Dieners

Handbuch Compliance im Gesundheitswesen

Handbuch Compliance im Gesundheitswesen

Kooperation von Ärzten, Industrie und Patienten

Herausgegeben und bearbeitet von

Dr. jur. Peter Dieners

Rechtsanwalt, Düsseldorf

Bearbeitet von

Marc Besen

Rechtsanwalt, Düsseldorf

Ulrich Lembeck

Rechtsanwalt und Steuerberater, Düsseldorf

Dr. jur. Ulrich Reese

Rechtsanwalt, Düsseldorf

Prof. Dr. jur. Jürgen Taschke

Rechtsanwalt, Frankfurt am Main

3. Auflage

Verlag C. H. Beck München 2010

Verlag C. H. Beck im Internet:
beck.de

ISBN 978 3 406 58458 9

© 2010 Verlag C. H. Beck oHG
Wilhelmstraße 9, 80801 München
Satz, Druck und Bindung: Druckerei C. H. Beck Nördlingen
(Adresse wie Verlag)

Gedruckt auf säurefreiem, alterungsbeständigem Papier
(hergestellt aus chlorfrei gebleichtem Zellstoff)

Vorwort

„Zusammenarbeit der Pharmaindustrie mit Ärzten" lautete der Titel der Vorauflagen dieses Werkes, das nunmehr in 3. Auflage unter dem neuen Titel „Handbuch Compliance im Gesundheitswesen" sowie in einem neuen Format erscheint. Die Titel- und Formatänderungen tragen dem Umstand Rechnung, dass sich der ursprüngliche Gegenstand des Werkes – die Kooperationsbeziehungen der Pharma- und Medizinprodukteindustrie mit Ärzten – seit dem Erscheinen der 1. Auflage zu einer eigenen Rechtsmaterie weiterentwickelt hat. Diese Materie geht inzwischen über das Verhältnis von Arzt und Industrie hinaus. Sie erfasst heute auch das Verhältnis der Industrie zu anderen Angehörigen der Fachkreise (z. B. Apothekern), zu Patientenorganisationen oder auch zu Regierungsvertretern und Mitarbeitern der gemeinsamen Selbstverwaltung im Gesundheitswesen, wenn es etwa um die Zusammenarbeit in gesundheitspolitischen Fragen geht. Zudem rücken – insbesondere nach der jüngsten Sektorenuntersuchung der Europäischen Kommission – auch die Kooperationsbeziehungen zwischen Industrieunternehmen weiter in den Fokus kartellrechtlich motivierter Compliance-Überlegungen. Das Werk behandelt nunmehr auch diese zusätzlichen Bereiche, was eine Änderung des Titels nicht nur nahe legte, sondern erforderlich machte. Der erweiterte Umfang und der Wunsch vieler Leser führten ferner zur Änderung des Formats des Werkes, welches nunmehr gebunden vorliegt.

Das Werk verfolgt auch in der 3. Auflage vornehmlich das Ziel, praktische Hinweise und konkrete Antworten zu den vielfältigen rechtlichen, steuerlichen und organisatorischen Fragen bei Kooperationsbeziehungen der pharmazeutischen und medizintechnischen Industrie zu geben. Insofern hat die freiwillige Selbstregulierung und Selbstkontrolle der Industrie weiter an Bedeutung gewonnen. Dies gilt nicht nur aufgrund der hohen Autorität, die die Spruchpraxis des FSA inzwischen gewonnen hat. Dies resultiert auch aus der zunehmenden Anerkennung der Verbandskodizes als allgemeine Verhaltensstandards im Gesundheitswesen. Neben dem FSA-Kodex Fachkreise ist seit der Vorauflage mit dem FSA-Kodex Patientenorganisationen ein weiteres Regelwerk in Kraft getreten, das hier erstmalig ausführlich kommentiert wird. Die Spruchpraxis des FSA ist bis zum 30. November 2009 berücksichtigt worden.

Die fortschreitende Ausdifferenzierung der Materie wird schließlich durch die Aufnahme von Herrn Rechtsanwalt Marc Besen und Herrn Rechtsanwalt Dr. Ulrich Reese als weitere Autoren des Werks begleitet, welche die Behandlung der kartellrechtlichen Compliance-Aspekte bzw. die Kommentierung des FSA-Kodex Patientenorganisationen übernommen haben. Ihnen und den ursprünglichen Mitautoren Herrn Rechtsanwalt und Steuerberater Ulrich Lembeck sowie Herrn Rechtsanwalt Professor Dr. Taschke danke ich für die freundschaftliche Zusammenarbeit.

Unser gemeinsamer Dank gilt Herrn Rechtsreferendar David Adler, Herrn Rechtsanwalt Dr. Raphael Oen, Herrn Rechtsanwalt Dr. Philipp Rau, Herrn Rechtsanwalt Dr. Christian Schoop, Frau Rechtsreferendarin Anna Wierzchowski sowie vor allem Herrn Rechtsreferendar Stefan Todt für die tatkräftige Unterstützung bei der Vorbereitung der Neuauflage.

Für Anregungen, Kritik und Hinweise sind die Herausgeber und die Autoren auch weiterhin stets dankbar.

Düsseldorf, im Januar 2010 *Peter Dieners*

Vorwort 2. Auflage

„Im Zentrum" steht „die Frage nach dem, was erlaubt und was verboten ist". Auf dieser Grundlage verfolgte die erste Auflage das Ziel, Antworten unter den verschiedensten rechtlichen, steuerlichen und organisatorischen Aspekten beizutragen. Zwei Jahre sind seit dem Erscheinen der ersten Auflage vergangen. Die Problembewältigung ist auch heute nicht abgeschlossen. Unübersehbar ist jedoch der Fortschritt, der in der Orientierung über das Erlaubte und Verbotene zwischenzeitlich eingetreten ist.

Einen maßgeblichen Beitrag hierzu hat die freiwillige Selbstkontrolle der pharmazeutischen Industrie geleistet. Zwei Vorteile dieses Systems einer freiwilligen Selbstkontrolle verdienen besondere Erwähnung. Zum einen wird sie der Tatsache gerecht, dass sich die Formen der Zusammenarbeit zwischen Industrie und Ärzten in der Praxis schnell entwickeln und wandeln. Hier ist die Branchennähe Garant für ein zeitlich kurzfristiges und kenntnisreiches Aufgreifen von und Reagieren auf Entwicklungen. Zum anderen tendiert die Rechtsprechung staatlicher Gerichte zunehmend dazu, die Verhaltensempfehlungen des Bundesverbandes der Arzneimittel-Hersteller (BAH), des Bundesverbandes der Pharmazeutischen Industrie (BPI) und des Verbandes Forschender Arzneimittelhersteller (VFA) als auch die Bestimmungen der Freiwilligen Selbstkontrolle für die Arzneimittelindustrie (FSA) als Indiz dafür anzuerkennen, welches Wettbewerbshandeln nach Auffassung der beteiligten Verkehrskreise als lauter bzw. unlauter anzusehen ist.

Was also hat sich in den beiden zurückliegenden Jahren geändert, was hat sich entwickelt? In Folge der Umsetzung des EFPIA-Kodex (Code of Practice on the Promotion of Medicines der European Federation of Pharmaceutical Industries and Associations) ist der FSA-Kodex nunmehr Teil europaweit harmonisierter Verbandsvorschriften zur Zusammenarbeit mit Angehörigen der Fachkreise sowie zur Werbung für Arzneimittel. Gleichzeitig hat der FSA durch seine bisherige Spruchpraxis die Regelungen des Kodex in einer Vielzahl unterschiedlicher Fallkonstellationen ausgelegt und weiterentwickelt. Schließlich wird sich die Zahl der Unternehmen, die sich freiwillig dem Kodex des FSA unterwerfen, durch die Entscheidung des BPI über den Beitritt der verschreibungspflichtige Arzneimittel herstellenden BPI-Mitgliedsunternehmen erheblich erhöhen. Durch diese Entwicklungen wird die Bedeutung der freiwilligen Selbstkontrolle der pharmazeutischen Industrie noch weiter zunehmen.

Neben den seit der Erstauflage notwendig gewordenen Aktualisierungen berücksichtigt die zweite Auflage vor allem die Änderungen und Ergänzungen der Regelwerke des FSA in Folge der Umsetzung des EFPIA-Kodex. Sie enthält eine Neukommentierung der Werberegelungen des Kodex (§§ 7 bis 16) sowie der neuen Kodexvorschriften zur Zusammenarbeit (§§ 20, 21, 25 und 26). Darüber hinaus wurden die bisherige Spruchpraxis des FSA (Stand: 25. 10. 2006) sowie eine Vielzahl von Anregungen und Hinweisen der Leser des Werks in die Kommentierung des Kodex und der Verfahrensordnung eingearbeitet. Schließlich wurde der Entwicklung der rechtlichen sowie steuerlichen Rechtsprechung und Literatur Rechnung getragen. Das Werk soll damit auch weiterhin als praktischer Ratgeber für die rechtliche, steuerliche und organisatorische Ausgestaltung der Zusammenarbeit der Industrie mit Ärzten und Kliniken dienen.

Unser Dank gilt Herrn Assessor Holger Diener, Herrn Rechtsanwalt Martin Gerner, Herrn Rechtsanwalt Georg Hoffmann, Herrn Rechtsanwalt Dr. Mathias Klümper, Herrn Rechtsreferendar Marc Oeben und Frau Stefanie Schmitz für die tatkräftige Unterstützung.

Für Anregungen, Kritik und Hinweise sind der Herausgeber und die Autoren auch weiterhin stets dankbar.

Düsseldorf, im Oktober 2006

Peter Dieners

Vorwort zur 1. Auflage

Pharma- und Medizinprodukteunternehmen stehen täglich in einer Vielzahl von Arbeitsbeziehungen und Kontakten zu Ärzten und Kliniken. Dies betrifft den Vertrieb und die Bewerbung von Produkten sowie die Beratung von Ärzten hinsichtlich des Einsatzes der Produkte durch Pharma- und Medizinproduktberater. Die Zusammenarbeit mit Ärzten richtet sich allerdings nicht nur auf den Absatz sowie einen möglichst sachgemäßen und effektiven Einsatz von Arzneimitteln und Medizinprodukten. Vielmehr sind die Hersteller von Arzneimitteln und Medizinprodukten auf eine stete Neu- und Weiterentwicklung von Produkten angewiesen, die ohne eine enge Zusammenarbeit mit Ärzten in den Bereichen der Forschung und Entwicklung sowie der klinischen Erprobung von Produkten nicht denkbar ist. Schließlich hängen sachgerechte Verordnungs- und Therapieentscheidungen sowie die richtige Anwendung von Arzneimitteln und Medizinprodukten entscheidend davon ab, dass Ärzte den Anschluss an den aktuellen Forschungs- und Wissensstand halten. Der Anspruch der Patienten geht berechtigter Weise dahin, dass ihre Behandlung auf der Grundlage neuester Standards und Entwicklung erfolgt. Während die Rechtsordnung einerseits im Bereich des Absatzes von Arzneimitteln und Medizinprodukten eine strikte Trennung zwischen Industrie und Ärzten vorschreibt, um die Verordnungs- und Therapieentscheidungen der Ärzte im Patienteninteresse möglichst unbeeinflusst zu lassen, erfordert die notwendige Kooperation von Industrie und Ärzten andererseits ein besonderes Näheverhältnis. Aus diesem Spannungsverhältnis einer „strikten Trennung" und gleichzeitiger „enger Kooperation" entsteht eine Vielzahl rechtlicher Probleme, die in der Praxis bewältigt werden müssen.

Die Bewältigung dieser Probleme ist nicht einfach. Es stellt sich nämlich nicht nur die Frage, welche Formen der Zusammenarbeit unter welchen genauen Voraussetzungen erlaubt oder verboten sind. Vielmehr gehen die in der täglichen Praxis entstehenden Fragen erheblich weiter und betreffen auch Aspekte der zivilrechtlichen Verantwortlichkeit, Ansprüche des Wettbewerbs wegen unlauterer Kooperationsformen, Verantwortlichkeiten im Unternehmen sowie die Frage, wie das jeweilige Unternehmen bei seiner Zusammenarbeit mit Ärzten gleichzeitig für eine Einhaltung der berufsrechtlichen Anforderungen an Ärzte sorgen kann. Schließlich können sich für die Beteiligten bei unlauteren Formen der Zusammenarbeit auch erhebliche betriebswirtschaftliche und steuerliche Belastungen ergeben.

Im Zentrum aller Überlegungen bleibt allerdings die Frage nach dem, was erlaubt und was verboten ist. Obgleich hierzu eine Vielzahl unterschiedlichster gesetzlicher Regelungen besteht und sich die beteiligten Verkehrskreise zudem eine Reihe von Hinweisen, Empfehlungen und Kodices erarbeitet haben, bleibt die genaue Bestimmung des im Einzelfall Verbotenen oder Erlaubten schwierig. Von besonderer Bedeutung ist hierbei der neue Kodex der Mitglieder des Vereins „Freiwillige Selbstkontrolle für die Arzneimittelindustrie e. V.", der erstmals für den Bereich der Zusammenarbeit der pharmazeutischen Industrie mit Ärzten Wettbewerbsregeln enthält, deren Verstoß von diesem Verein gegenüber den Mitgliedsunternehmen in einem speziellen Verfahren verfolgt und sanktioniert werden kann. Trotz der immensen Regelungsdichte verbleiben Risiken, die sowohl auf Seiten der Unternehmen als auch auf Seiten der Ärzte bewältigt werden müssen, wobei erfahrungsgemäß die schlichte Aufforderung, doch die bestehenden Gesetze oder Kodices einzuhalten, nicht immer ausreicht. Die Unternehmen der pharmazeutischen und medizintechnologischen Industrie stehen ferner vor der schwierigen Aufgabe, ihren Mitarbeitern verständliche Regeln für die praktische Umsetzung sämtlicher hier einschlägigen Bestimmungen an die Hand zu geben. Weder die Mitarbeiter der Unternehmen noch die betrof-

Vorwort zur 1. Auflage

fenen Ärzte sind Experten in den Bereichen des Straf-, Berufs-, Werbe-, Dienst-, Hochschul-, Steuer- oder Drittmittelrechts. Neben den zum Teil vielfältigen Differenzierungen dieser Rechtsmaterien sind den Beteiligten auch die regulatorischen Vorgaben des Arzneimittel- und Medizinprodukterechts nicht immer im Einzelnen bekannt. Umso mehr kommt es für die Unternehmen darauf an, ihren Mitarbeitern die bestehenden Rahmenbedingungen in einer verständlichen und praxisrelevanten Art und Weise zu vermitteln und im Unternehmen auch effektiv durchzusetzen.

Die zunehmende Komplexität der Zusammenarbeit pharmazeutischer und medizintechnologischer Unternehmen mit Ärzten und Kliniken ist nicht nur dem deutschen Rechtskreis eigen. Insbesondere im US-amerikanischen Rechtskreis hat sich hieraus bereits seit vielen Jahren eine eigene Rechtsmaterie entwickelt, die dort als „Healthcare Fraud and Abuse Prevention" bezeichnet wird und die es sich zur Aufgabe gemacht hat, den Unternehmen der pharmazeutischen und medizintechnologischen Industrie sogenannte „Safe Harbors" zu bieten, die Orientierungspunkte für eine einwandfreie Zusammenarbeit bieten können. Darüber hinaus gibt es die nicht nur in den USA erkennbare Tendenz, über die Mitarbeiter des jeweiligen Unternehmens hinaus auch deren Leitung für eine einwandfreie Umsetzung und Organisation der Zusammenarbeit verantwortlich zu machen. Bei Verstößen kann das Fehlen allgemeiner präventiver Maßnahmen, etwa in Form von Mitarbeiterrichtlinien und organisatorischen Maßnahmen zur Durchsetzung dieser Richtlinien, als Indiz für ein generelles Fehlverhalten des Unternehmens und der Geschäftsleitung auf diesem Gebiet gewertet werden. Aus diesem Grund hat die US-amerikanische Bundesregierung vor kurzem Anleitungen veröffentlicht, wie derartige „Compliance Programme" im Einzelnen ausgestaltet werden sollten, um eine einwandfreie Prävention sicherzustellen. Auch in Deutschland kommt präventiven Maßnahmen zur Verhinderung einer unlauteren Zusammenarbeit der pharmazeutischen und medizintechnologischen Industrie mit Ärzten eine wachsende Bedeutung zu. Dies ist bereits aus der Vielzahl der jüngst veröffentlichten Hinweise, Empfehlungen und Kodices ablesbar. Diese Entwicklung steht ferner im Zusammenhang mit der zunehmenden Bedeutung der Vorschriften zum Verfall unrechtmäßig erlangter Vermögenszuwächse nach §§ 73 ff. StGB oder 29a OWiG sowie mit der allgemeinen Diskussion über die Etablierung einer eigenen strafrechtlichen Verantwortung von Unternehmen.

Das vorliegende Werk will aus einer Hand für alle rechtlich relevanten Aspekte des deutschen Rechts Orientierungen bieten und den Unternehmen der pharmazeutischen und medizintechnologischen Industrie insbesondere Hinweise und Empfehlungen geben, wie ein eigenes effektives Programm für die „Compliance Governance" auf dem Gebiet der Zusammenarbeit mit Ärzten und Kliniken ausgestaltet und umgesetzt werden kann.

Mein Dank gilt an erster Stelle den Mitautoren Herrn Rechtsanwalt Ulrich Lembeck und Herrn Rechtsanwalt Dr. Jürgen Taschke für die anregende und freundschaftliche Zusammenarbeit, die uns seit vielen Jahren verbindet. Ferner danke ich allen, die uns bei der Erarbeitung des Werks zur Seite gestanden haben. Mein besonderer Dank gilt hierbei Herrn Rechtsanwalt Dr. Dominik Lentz, Herrn Rechtsanwalt Dr. Stefan Middendorf sowie Herrn Rechtsanwalt Dr. Philipp Rau für ihre wertvollen Hinweise zu den aktuellen unternehmens-, arbeits- und strafrechtlichen Entwicklungen, Frau Rechtsreferendarin Aygün Kutlu und Herrn stud. jur. Marc Oeben für ihre tatkräftige Unterstützung bei der Schlussredaktion sowie Frau Stefanie Schmitz für die zuverlässige Umsetzung der Manuskripte in druckfertige Vorlagen. Schließlich danke ich Herrn Dr. Johannes Wasmuth und Herrn Dr. Klaus Weber vom Verlag C. H. Beck, die die Erstellung des Werkes immer hilfreich und geduldig begleitet haben. Für Anregungen, Kritik und weiterführende Hinweise sind der Herausgeber und die Autoren stets dankbar.

Düsseldorf, im August 2004 *Peter Dieners*

Bearbeiterverzeichnis

Marc Besen   Kapitel 9

Dr. jur. Peter Dieners   Vorwort, Kapitel 1, 2 (Abschnitte A, C, D, E, F), 3, 4, 5, 6, 7, 10, 11, 13

Ulrich Lembeck   Kapitel 7, 8

Dr. jur. Ulrich Reese   Kapitel 12

Prof. Dr. jur. Jürgen Taschke   Kapitel 2 (Abschnitt B)

Inhaltsverzeichnis

	Seite
Bearbeiterverzeichnis	IX
Abbildungsverzeichnis	XXI
Abkürzungsverzeichnis	XXIII
Literaturverzeichnis	XXIX

Kapitel 1. Ausgangssituation

A. Einleitung	2
B. „Herzklappenskandal" und Ermittlungsverfahren	4
C. Spannungsverhältnis	5

Kapitel 2. Rechtliche Rahmenbedingungen

A. Einleitung	10
B. Strafrecht	10
I. Korruptionsdelikte	10
1. Schutzzweck	11
2. Normadressaten	11
3. Tathandlung	14
4. Drittvorteile	18
5. Rechtfertigung gem. §§ 331 Abs. 3, 333 Abs. 3 StGB	19
6. Auslandsstrafbarkeit bei Korruptionsdelikten	19
II. Untreue und Betrug	21
1. Untreue	21
2. Betrug	22
III. Verhalten bei Durchsuchungs- und Beschlagnahmemaßnahmen	23
C. Dienst- und Hochschulrecht	26
I. Allgemeine Rahmenbedingungen	26
II. Universitäre Drittmittelforschung	26
III. Nebentätigkeit	28
1. Verfassungsrechtlicher Hintergrund der neuen beamtenrechtlichen Regelungen	29
2. Änderungen durch die neuen Regelungen im Bereich der Nebentätigkeiten	30
3. Konsequenzen für die Vertragsgestaltung	30
4. Genehmigungspflicht als Basis	31
5. Ausnahmen von der grundsätzlichen Genehmigungspflicht	31
6. Rechtsanspruch auf Erteilung einer Nebentätigkeitsgenehmigung	32
7. Widerruf der Nebentätigkeitsgenehmigung	32
8. Vergütungshöhe	32
IV. Annahme von Belohnungen und Geschenken	33
1. Geschenke in Bezug auf das Amt	33
2. Bewirtungen	34
V. Kongruenz von dienst- und strafrechtlicher Genehmigung?	34
D. Wettbewerbsrecht	36
I. Gesetz gegen den unlauteren Wettbewerb	36
II. Heilmittelwerberecht	38
1. Generelles Zuwendungsverbot gem. § 7 Abs. 1 HWG	38
2. Förderung von Fort- und Weiterbildungsveranstaltungen	39
a) Medizinische Fachkongresse und wissenschaftliche Fortbildungsveranstaltungen	39
b) Fortbildungsveranstaltungen ohne ausschließlich wissenschaftlichen Charakter	41
c) Zusammenfassung	42
3. Ordnungswidrigkeit	43

Inhaltsverzeichnis

	Seite
E. Ärztliches Berufsrecht	43
I. Berufsrechtliche Rahmenbedingungen	43
II. Akkreditierung von Fortbildungsveranstaltungen	47
1. Voraussetzungen der Akkreditierung	47
2. Kartellrechtliche Aspekte der Akkreditierung	49
F. Sozialrecht	50
I. Depotverbot	51
II. Verbot der Beteiligung von Ärzten an der Versorgung	52
III. Krankenkassen als „Ordnungshüter"	54
IV. Zusatzleistungen durch die Vertragsärzte	55

Kapitel 3. Problemlagen in der Praxis

A. Einleitung	57
B. Industrie	58
C. Krankenhäuser	59
D. Ärzte	60

Kapitel 4. Problembewältigung durch Staat und Verbände

A. Korruptionsbekämpfungsgesetz und Drittmittelrecht	64
B. Systematik der Kodices	67
I. Funktionsstruktur und Funktionsweise der Kodices	69
II. Bedeutung der Kodices	70
III. Verhältnis der einzelnen Kodices zueinander	70
C. Kodex „Medizinprodukte"	71
D. „Gemeinsamer Standpunkt" der Verbände	72
E. Verhaltensempfehlungen von BAH, BPI und VFA	74
F. FSA-Kodex	75
I. Ursprungsfassung	75
II. Neufassung und Umsetzung des EFPIA-Kodex	76
1. Neufassung des FSA-Kodex Fachkreise vom 2. 12. 2005	76
2. Neufassung des FSA-Kodex Fachkreise vom 18. 1. 2008	78
III. Rechtliche Bedeutung des FSA-Kodex im Rahmen des UWG	80
IV. Ausblick	81
G. FSA-Kodex Patientenorganisationen	81
H. AKG-Kodices	81
I. Eigenanwendungs-IVD-Kodex	83
J. EFPIA-Kodices	84
K. Eucomed Code of Business Practice	86

Kapitel 5. Grundlagen der Kooperation

A. Einleitung	89
B. Trennungsprinzip	89
C. Transparenz-/Genehmigungsprinzip	90
D. Äquivalenzprinzip	91
E. Dokumentationsprinzip	91

Kapitel 6. Vertragsgestaltung – ausgewählte Kooperationsformen

A. Einleitung	94
B. Leistungsaustauschbeziehungen	95
I. Grundsätze	96
1. Keine unlautere Beeinflussung von Beschaffungsentscheidungen	96
2. Sachliche Rechtfertigung der Vertragsbeziehung	96

Inhaltsverzeichnis

Seite

    3. Wahl des Vertragspartners 97
    4. Einbeziehung der Dienstherren/Arbeitgeber 98
    5. Angemessenheit von Leistung und Gegenleistung 100
    6. Zahlungsbedingungen 100
  II. Typische Vertragsbeziehungen 101
    1. Klinische Prüfungen von Arzneimitteln und Medizinprodukten 101
    2. Anwendungsbeobachtungen von Arzneimitteln und Medizinprodukten/klinische Prüfungen nach § 23 MPG 102
    3. Beraterverträge 104
    4. Referentenverträge 105
    5. Sponsoringverträge 105
C. Einseitige Leistungen 106
  I. Grundsätze 107
  II. Typische Formen einseitiger Leistungen 107
    1. Unterstützung der Teilnahme an Fortbildungsveranstaltungen 107
      a) Formen der Unterstützung der Teilnahme 108
      b) „Aktive Teilnahme" 108
      c) „Passive Teilnahme" 110
      d) Straf- und dienstrechtliches Risikopotential im Klinikbereich 110
      e) Kriterien für die individuelle Unterstützung 113
    2. Spenden 115
    3. Geschenke und Bewirtungen 116
    4. Exkurs: Geräteüberlassung 118
D. Übersicht 119

Kapitel 7. Compliance-Management in der betrieblichen Praxis

A. Begriff und Erscheinungsformen 125
B. Compliance und Risikomanagement 126
C. Compliance als Werte-Management 131
D. Compliance im Gesundheitssektor 132
  I. Regulatorische Vorgaben 132
    1. Arzneimittelrecht 132
      a) Stufenplanbeauftragter 132
      b) Informationsbeauftragter 132
      c) Sachkundige Person 132
      d) Pharmaberater 132
      e) Qualitätsmanagement für die Produktion 133
    2. Medizinprodukterecht 133
      a) Sicherheitsbeauftragter 133
      b) Zur Funktionsprüfung und Einweisung befugte Person 133
      c) Medizinprodukteberater 133
      d) Qualitätsmanagement 133
    3. Heilmittelwerberecht 133
  II. Spannungsverhältnis von „Trennung" und „Kooperation" 134
  III. Empfehlungen und Kodices der Verbände 136
  IV. Bedeutung innerbetrieblicher Organisationsstrukturen 136
  V. Compliance-Programm 139
  VI. Kernelemente einer Compliance-Organisation 141
    1. Unternehmensrichtlinien und Dienstanweisungen 141
    2. Vertragsmanagement 142
    3. Compliance-Officer 143
    4. Abschluss von Verträgen 143
    5. „Follow-up" von Projekten und Dokumentation 143
    6. Compliance-Hotlines und Helplines 144
    7. Budgetierung und Verbuchung 144
    8. Mitarbeiterschulungen 144

	Seite
9. Compliance-Audits	145
10. Unternehmensbroschüren	145
11. Durchsetzung der Unternehmensleitlinien gegenüber Dritten	146
12. Förderung und Implementierung von Branchenkodices	146
13. Verhalten bei Durchsuchungen und Beschlagnahmen	146
VII. Verhältnis von Compliance-Richtlinien und praktischer Umsetzung	147
VIII. Umsetzungsprobleme und –defizite	147
1. Fehlende prozessorientierte Betrachtung	147
2. Fehlen prozessimmanenter Korrekturmechanismen	148
3. Fehlende Handbücher	148
4. Fehlende Aktualisierungen	148
5. Zeitaufwändigkeit von Prüf- und Genehmigungsverfahren	148
6. Fehlendes elektronisches Umlaufverfahren	149
7. Unterschiedliches Compliance-Know-how	149
8. Personelle Unterausstattung	149
9. Schulungsdefizite	149
10. Fehlende Audits	149
11. Fehlende Involvierung der Einkaufsabteilung	150
IX. Lösungsmöglichkeiten zur Beseitigung von Umsetzungsproblemen und -defiziten	150
1. „Traditionelle" Ansätze	150
2. „Innovative Ansätze"	150
a) Beispiel: Einsatz elektronischer Unterstützungstools beim Vertragsmanagement	151
b) Beispiel: Sicherstellung standardisierter Arbeitsabläufe beim Event-Management	152
c) Beispiel: Monitoring durch Audits	153
d) Beispiel: Bewertung der Effektivität des Compliance-Managements	153
E. Zusammenfassung	154

Kapitel 8. Steuerrechtliche Fragen

A. Einleitung	157
B. Ausgewählte Kooperationsformen und einseitige Leistungen	158
I. Leistungsaustauschbeziehungen	159
1. Klinische Prüfungen, Leistungsbewertungsprüfungen und Anwendungsbeobachtungen	159
a) Abzugsverbot des § 4 Abs. 5 Satz 1 Nr. 1 EStG (Geschenke)	160
b) Abzugsverbot des § 4 Abs. 5 Satz 1 Nr. 10 EStG (Korruptionsdelikte etc.)	162
aa) Zusammenhang der Aufwendungen mit der rechtswidrigen Zuwendung	162
bb) Vorteilszuwendung durch den Steuerpflichtigen	164
cc) Die rechtswidrige Handlung	165
dd) Mitteilungspflicht der Finanzbehörde im Verdachtsfall	167
ee) Mitteilungspflicht ohne Erklärung von Betriebsausgaben	168
ff) Mitteilungspflicht bei Vorliegen anderer Abzugsverbote	169
gg) Mitteilungspflicht bei Entgegennahme von Vorteilen	170
hh) Mitteilungspflicht bei Verzicht auf Einnahmen	170
ii) Mitteilungspflicht bei eingetretener Strafverfolgungsverjährung	170
jj) Mitteilungen in das Ausland	171
kk) Belehrungspflichten	172
ll) Korrespondenzprinzip, Kontrollmitteilungen	173
c) Abzugsverbote des § 4 Abs. 5 Satz 1 Nr. 8 EStG (Geldbußen, Ordnungsgelder, Verwarnungsgelder) und des § 12 Nr. 4 EStG (Geldstrafen, sonstige Rechtsfolgen vermögensrechtlicher Art)	173
d) Abzugsverbot des § 4 Abs. 5 Satz 1 Nr. 7 EStG (Private Lebensführung, Unangemessenheit)	174
e) Umsatzsteuerliche Aspekte	175
aa) Umsatzsteuer bei tauschähnlichen Umsätzen	175
bb) Vorsteuerabzug bei Abzugsverboten	176
cc) Vorsteuerabzug bei unzutreffendem Leistungsausweis	176
f) Auswirkungen auf medizinische Einrichtungen und Ärzte	176

Inhaltsverzeichnis

Seite

    2. Berater- und Referentenverträge 177
    3. Sponsoringverträge 177
II. Einseitige Leistungen 180
    1. Spenden 180
       a) Spendenbegriff 180
       b) Sachspenden 182
       c) Aufwandsspenden 182
    2. Geschenke (Abzugsverbot des § 4 Abs. 5 Satz 1 Nr. 1 EStG) 183
III. Ertragsteuerliche Folgen der Förderung medizinischer Fortbildungsveranstaltungen durch die Industrie 184
    1. Ertragsteuerliche Folgen für die Ärzte 184
       a) Vorliegen einer Zuwendung/Bereicherung 184
       b) Ermittlung des Zuwendungsempfängers 185
       c) Zusammenhang mit einer Einkunftsart oder private Mitveranlassung? 186
       d) Höhe der Betriebseinnahmen oder des steuerpflichtigen Lohns ... 188
       e) Abzug von Werbungskosten oder Betriebsausgaben 188
       f) Abzug von Werbungskosten beim angestellten Arzt 189
       g) Abzug von Betriebsausgaben beim niedergelassenen, selbständig tätigen Arzt 191
    2. Ertragsteuerliche Folgen für die Unternehmen 191
       a) Spendenabzug 192
       b) Abzug als unternehmensnütziges betriebliches Geschenk 193
       c) Versagung des Betriebsausgabenabzugs bei Korruptionsdelikten und anderen rechtswidrigen Zuwendungen 194
    3. Zusammenfassung der Auswirkungen der Förderung von Fortbildungsveranstaltungen 194
IV. Bewirtungsaufwendungen 195
    1. Unbeschränkt abziehbare Bewirtungsaufwendungen 196
    2. Beschränkt abziehbare Bewirtungsaufwendungen 197
    3. Nicht abziehbare Bewirtungsaufwendungen 198
    4. Umsatzsteuerliche Aspekte der Bewirtung 199

Kapitel 9. Kartellrechtliche Compliance

A. Einleitung 203
B. Rechtsfolgen 204
    I. Rechtsfolgen für das Unternehmen 204
    II. Rechtsfolgen für die handelnden Personen 205
    III. Rechtsfolgen für die Unternehmensleitung 205
C. Risikofelder 206
    I. Das Verbot wettbewerbsbeschränkender Absprachen, Art. 101 Abs. 1 AEUV, § 1 GWB ... 206
       1. Umgang mit Wettbewerbern 206
       2. Forschungs- und Entwicklungskooperationen 208
       3. Technologietransfervereinbarungen 209
       4. Einkaufsgemeinschaften 209
       5. Informationsaustausch 210
       6. Vertikale Vereinbarungen 211
          a) Bindung des Kunden/Vertragshändlers 211
          b) Bindung des Herstellers 212
          c) Vertriebsbeschränkungen 212
          d) Bindung in Handelsvertreterverträgen 212
       7. Co-Promotion/Co-Marketing 213
       8. Zwischenresümee 214
    II. Das Verbot des Missbrauchs einer marktbeherrschenden Stellung, Art. 102 AEUV, §§ 19, 20 GWB 214
       1. Behinderungsmissbrauch 214
          a) Kampfpreisstrategien 214
          b) Missbräuchliche Rabattgestaltung 215

Inhaltsverzeichnis

Seite

c) Das Verhältnis der Missbrauchsaufsicht zum Schutz des geistigen Eigentums 215
d) Verhinderung von Parallelimporten 216
2. Ausbeutungsmissbrauch 216
3. Diskriminierungsverbot 216
4. Zwischenresümee 217
III. Fusionskontrolle 217
1. Aufgreifschwellen 218
2. Materielle Prüfungskriterien 218
a) Arzneimittelbereich 219
b) Krankenhaussektor 219
D. Ermittlungen der Kartellbehörde 220
I. Zuständigkeiten Bundeskartellamt/Europäische Kommission 220
II. Ermittlungsverfahren 220
E. Maßnahmen zur Risikobegrenzung 222
I. Bedeutung 222
II. Schulungen 222
III. Internetbasierte Lernprogramme 222
IV. Überprüfungen 223
V. Verhaltensanleitung für Dawn Raids 223

Kapitel 10. Lobbying

A. Lobbying im Gesundheitswesen 225
I. Regelungsdichte im Gesundheitssektor 226
II. Begriff und Ruf des „Pharma-Lobbying" 226
III Ziele und Struktur der Lobbyarbeit 227
B. Die Risiken des Lobbyings 229
I. Vermeidung unsachlicher Beeinflussung 229
II. Mögliche Spannungsfelder bei der Zusammenarbeit 230
1. Mitarbeiter der gemeinsamen Selbstverwaltung im Gesundheitswesen 230
2. Regierungs- und Verwaltungsvertreter 232
3. Abgeordnete 233
C. Die praktische Umsetzung im Unternehmen 233
I. Einseitige Leistungsbeziehungen 234
1. Annahme von Geschenken und Belohnungen 234
2. Bewirtungen 235
3. Spenden 236
II. Gegenseitige Leistungsbeziehungen 238
1. Sponsoringvertrag 238
2. Beratervertrag 238
III. Gestaltung unternehmensinterner Richtlinien 239

Kapitel 11. Kodex der Mitglieder des Vereins „Freiwillige Selbstkontrolle für die Arzneimittelindustrie e. V." (FSA-Kodex Fachkreise)

A. Einleitung 242
I. FSA-Kodex 242
II. Konzeption 243
III. Bedeutung 248
IV. Auslegung 249
V. „Compliance Governance" 250
B. Kodex – Erläuterungen 251
I. Ausgangsposition 252
II. Zielvorgaben 252
§ 1 Anwendungsbereich 253
§ 2 Definitionen 266

Inhaltsverzeichnis

Seite

§ 3 Verantwortlichkeit für das Verhalten Dritter 267
§ 4 Allgemeine Auslegungsgrundsätze 270
§ 5 Werbung 272
§ 6 Zusammenarbeit 273
§ 7 Irreführungsverbot 276
§ 8 Verbot der Schleichwerbung/Transparenzgebot 281
§ 9 Verbot der Werbung für nicht zugelassene Arzneimittel und nicht zugelassene Indikationen 282
§ 10 Pflichtangaben 284
§ 11 Bezugnahme auf Veröffentlichungen 286
§ 12 Vergleichende Werbung 288
§ 13 Unzumutbare belästigende Werbung 289
§ 14 Rote Hand 291
§ 15 Muster 292
§ 16 Verbot der Fernbehandlung/Beantwortung individueller Anfragen 295
§ 17 Verordnungen und Empfehlungen 295
§ 18 Vertragliche Zusammenarbeit mit Angehörigen der Fachkreise 296
§ 19 Nichtinterventionelle Studien mit zugelassenen Arzneimitteln 309
§ 20 Einladung zu berufsbezogenen wissenschaftlichen Fortbildungsveranstaltungen 325
§ 21 Geschenke 373
§ 22 Bewirtung 388
§ 23 Gewinnspiele für Angehörige der Fachkreise 395
§ 24 Zusammenarbeit mit Angehörigen der Fachkreise als Amtsträger und/oder Mitarbeiter medizinischer Einrichtungen 399
§ 25 Spenden und andere Zuwendungen an Institutionen 400
§ 26 Gegenseitige Leistungsbeziehungen mit Institutionen 403
§ 27 Qualifikation und Pflichten der Mitarbeiter 404
§ 28 Verpflichtung und Schulung von Mitarbeitern und beauftragten Dritten 407
§ 29 Inkrafttreten 408

Kapitel 12. FSA-Kodex zur Zusammenarbeit mit Patientenorganisationen („FSA-Kodex Patientenorganisationen")

A. Einleitung 412
  I. FSA-Kodex Patientenorganisationen – Ausgangssituation und Entwicklung 412
  II. Bestehende Regelwerke 419
    1. Memorandum von 1999 419
    2. EFPIA-Kodex Patientenorganisationen 421
    3. FSA-Kodex Patientenorganisationen 422
B. FSA-Kodex Patientenorganisationen – Erläuterungen 423
§ 1 Anwendungsbereich 425
§ 2 Definitionen 428
§ 3 Verantwortlichkeit für das Verhalten Dritter 431
§ 4 Auslegungsgrundsätze 432
§ 5 Leitlinien des FSA-Vorstands 434
§ 6 Neutralität und Unabhängigkeit 435
§ 7 Trennung 439
§ 8 Transparenz 442
§ 9 Empfehlungs- und Werbebeschränkungen 444
§ 10 Beachtung von Werbebeschränkungen 449
§ 11 Schriftliche Vereinbarungen 450
§ 12 Verwendung von Logos und urheberrechtlich geschützten Materialien 452
§ 13 Verbot unsachlicher und redaktioneller Einflussnahmen 454
§ 14 Unterrichtung der Öffentlichkeit 456
§ 15 Keine Exklusivität 459
§ 16 Veranstaltungen 460
§ 17 Überwachung 466
§ 18 Verpflichtung und Schulung von Mitarbeitern und beauftragten Dritten 466

Inhaltsverzeichnis

Seite

§ 19 Fortschreibung des Kodex 468
§ 20 Inkrafttreten 468

**Kapitel 13. Verfahrensordnung des Vereins
„Freiwillige Selbstkontrolle für die Arzneimittelindustrie e. V." – Erläuterungen**

A. Einleitung 470
   I. FSA-Verfahrensordnung 470
  II. Änderungen der Verfahrensordnung 470
      1. Änderungen vom 2. 12. 2005 470
      2. Änderungen vom 18. 1. 2008 471
      3. Änderungen vom 28. 11. 2008 471
  III. Konzeption 472
  IV. Organisation 472
      1. Grundmodell 472
      2. Mitgliederstruktur und „unterworfene Unternehmen" 472
      3. Vereinsorgane 473
      4. Spruchkörper 473
  V. Verfahren 474
      1. Einleitung 474
      2. Beanstandung 474
      3. Besetzung der Spruchkörper 476
  VI. Entscheidungs- und Sanktionsmöglichkeiten 476
B. Verfahrensordnung – Erläuterungen 477
   § 1 Grundsätze 478
   § 2 Beanstandungsberechtigung 484
   § 3 Weitere Rechte des Beanstandenden 487
   § 4 Inhalt und Form der Beanstandung 489
   § 5 Zuständigkeiten 491
   § 6 Ablauf des Verfahrens 494
   § 7 Mündliche Verhandlung 498
   § 8 Vertretung des betroffenen Mitglieds 501
   § 9 Akteneinsichtsrechte 502
   § 10 Fristen 503
   § 11 Entscheidungen 505
   § 12 Verhinderungsfälle 509
   § 13 Befangenheit 510
   § 14 Aktenverwaltung 515
   § 15 Informationspflichten und Berichte über die Arbeit der Spruchkörper 515
   § 16 Geheimhaltung 517
   § 17 Dauer der Bestellung der Mitglieder der Spruchkörper 1. und 2. Instanz 518
   § 18 Zusammensetzung 519
   § 19 Aufgaben 521
   § 20 Regelverfahren vor dem Spruchkörper 1. Instanz 522
   § 21 Fortsetzung des Verfahrens vor dem Spruchkörper 1. Instanz 527
   § 22 Sanktionen des Spruchkörpers 1. Instanz 528
   § 23 Zusammensetzung 533
   § 24 Sanktionen des Spruchkörpers 2. Instanz 534
   § 25 Einspruch/Beschwerde wegen Untätigkeit 538
   § 26 Unanfechtbarkeit der Entscheidungen 542
   § 27 Wiederaufnahme des Verfahrens 543
   § 28 Aussetzung des Verfahrens 546
   § 29 Regelverfahren 548
   § 30 Kosten bei Fortsetzung des Verfahrens vor dem Spruchkörper 1. Instanz ... 548
   § 31 Verfahren vor dem Spruchkörper 2. Instanz 548
   § 32 Notwendige Auslagen 549
   § 33 Fälligkeit der Verfahrensgebühren und notwendigen Auslagen/Umsatzsteuer 550
   § 34 Wiederaufnahme des Verfahrens 550

Inhaltsverzeichnis

Seite

Anhang

I. Kodex der Mitglieder des Vereins „Freiwillige Selbstkontrolle für die Arzneimittelindustrie e.V." („FSA-Kodex Fachkreise") 553
II. FSA-Kodex zur Zusammenarbeit mit Patientenorganisationen („FSA-Kodex Patientenorganisationen") 573
III. EFPIA-Kodex 585
IV. EFPIA Code of Practice on Relationships between the Pharmaceutical Industry and Patient Organisations 601
V. Eucomed Guidelines on interactions with health care professionals 607
VI. Q&A on the Eucomed Guidelines on interactions with health care professionals 614
VII. Gemeinsamer Standpunkt zur strafrechtlichen Bewertung der Zusammenarbeit zwischen Industrie, medizinischen Einrichtungen und deren Mitarbeitern 621
VIII. Strafgesetzbuch (StGB) – Auszug (§§ 263, 266, 299, 331 ff. StGB) 636
IX. Heilmittelwerbegesetz (HWG) – Auszug (§ 7 HWG Verbot von Werbegaben) 640
X. (Muster-)Berufsordnung für die deutsche Ärztinnen und Ärzte (Auszug) 641

Die Bearbeiter 643
Sachverzeichnis 645
Register der Spruchpraxis des FSA 655

Abbildungsverzeichnis

		Seite
Abb. 1:	Anwendbarkeit des generellen Zuwendungsverbots des § 7 Abs. 1 Satz 1 HWG	43
Abb. 2:	Übersicht zur deutschen „Kodexlandschaft"	71
Abb. 3:	Auslegung der Kodices des FSA	80
Abb. 4:	Kategorien typischer Leistungsbeziehungen	95
Abb. 5:	Vertragstypen und anwendbare Vorschriften	120
Abb. 6:	Compliance-spezifische Risikobereiche (Auswahl)	126
Abb. 7:	Risiken und Vorbeugung	129
Abb. 8:	Arbeitsschritte und mögliche (zum Teil überlappende) Verantwortlichkeiten für die Organisation und Durchführung einer medizinischen Fortbildungsveranstaltung (Auswahl)	138
Abb. 9:	Kernelemente eines Compliance-Programms	139
Abb. 10:	Entwicklung und Etablierung von Compliance-Programmen sowie deren fortwährende Überprüfung und Anpassung	141
Abb. 11:	Grundregeln für die Erstellung eines Schulungskonzepts	145
Abb. 12:	Integriertes Compliance-System	152
Abb. 13:	Typik möglicher Compliance-Szenarien	153
Abb. 14:	Die unterschiedlichen steuerlichen Sphären steuerbegünstigter medizinischer Einrichtungen	179
Abb. 15:	Abziehbarkeit betrieblich veranlasster Bewirtungskosten	196
Abb. 16:	Überblick über die wesentlichen Verhaltensregeln bei kartellrechtlichen Nachprüfungen/Durchsuchungen	224
Abb. 17:	Synoptische Darstellung der bisherigen Kodexfassungen, der entsprechenden Regelungen des EFPIA-Kodex sowie des HWG	245
Abb. 18:	Anwendungsbereich des FSA-Kodex	265
Abb. 19:	Unterstützung der Teilnahme von Ärzten an internen und externen sowie internationalen Fort- und Weiterbildungsveranstaltungen	332
Abb. 20:	Am Veranstaltungsort geltende Kodices gem. § 20 Abs. 9 Satz 3 FSA-Kodex	358
Abb. 21:	Systematik des § 27 FSA-Kodex	407
Abb. 22:	Synoptische Darstellung des FSA-Kodex Patientenorganisationen und der entsprechenden Regelungen des EFPIA- Kodex Patientenorganisationen	423
Abb. 23:	Prinzipien der Zusammenarbeit	424
Abb. 24:	Betätigungsmöglichkeiten von Unternehmen bei Patientenorganisationen	442
Abb. 25:	Schriftlichkeitserfordernis	452
Abb. 26:	Unterrichtung der Öffentlichkeit	459
Abb. 27:	Übersicht der Beanstandungen von 2004 bis 2008	474
Abb. 28:	Verfahrensübersicht – Überwachung und Sanktionierung der FSA-Kodices	475
Abb. 29:	Struktur des FSA	476

Abkürzungsverzeichnis

a. A.	andere Ansicht
a. a. O.	am angegebenen Ort
ABDA	Bundesvereinigung Deutscher Apothekenverbände
Abl.EG	Amtsblatt der Europäischen Gemeinschaften
Abs.	Absatz
AdvaMed	Advanced Medical Technology Association
AEUV	Vertrag über die Arbeitsweise der Europäischen Union
a. F.	alte Fassung
AG	Aktiengesellschaft, Amtsgericht, Die Aktiengesellschaft (Zeitschrift)
AKG	Arzneimittel und Kooperation im Gesundheitswesen AKG e. V.
AktG	Aktiengesetz
AllMBl.	Allgemeines Ministerialblatt der Bayerischen Staatsregierung
AMG	Arzneimittelgesetz
ÄndG	Änderungsgesetz
Anm.	Anmerkung
AO	Abgabenordnung
AOK	Allgemeine Ortskrankenkasse
A&R	Arzneimittel und Recht (Zeitschrift)
ArbG	Arbeitsgericht
ArbEG	Arbeitnehmererfindergesetz
Arg.	Argument
Art.	Artikel
ArztR	Arztrecht (Zeitschrift)
Aufl.	Auflage
AusR	Der Arzt und sein Recht (Zeitschrift)
AWB	Anwendungsbeobachtung
AWMF	Arbeitsgemeinschaft der Wissenschaftlichen Medizinischen Fachgesellschaften
Az.	Aktenzeichen
BÄK	Bundesärztekammer
BAH	Bundesverband der Arzneimittel Hersteller e.V.
BAnz.	Bundesanzeiger
BAT	Bundesangestelltentarifvertrag
BB	Betriebs-Berater (Zeitschrift)
BBG	Bundesbeamtengesetz
Bd.	Band
BDI	Bundesverband der Deutschen Industrie
Bek.	Bekanntmachung
Beschl.	Beschluss
betr.	betreffend
BfArM	Bundesinstitut für Arzneimittel und Medizinprodukte
BFH	Bundesfinanzhof
BFH/NV	Sammlung amtlich nicht veröffentlichter Entscheidungen des Bundesfinanzhofs (Zeitschrift)
BFHE	Sammlung der Entscheidungen (bis 77.1963: und Gutachten) des Bundesfinanzhofs (55.1952 ff.)
BGB	Bürgerliches Gesetzbuch
BGBl.	Bundesgesetzblatt
BGesundBl	Bundesgesundheitsblatt – Gesundheitsforschung – Gesundheitsschutz (Zeitschrift)

Abkürzungsverzeichnis

BGH	Bundesgerichtshof
BGHSt	Entscheidungen des BGH in Strafsachen
BGHZ	Entscheidungen des BGH in Zivilsachen
BKK	Betriebskrankenkasse
Bl.	Blatt, Blätter
BMA	Bundesministerium für Arbeit und Soziales
BMF	Bundesministerium der Finanzen
BMF-Schr.	Schreiben des Bundesministers für Finanzen
BMG	Bundesministerium für Gesundheit
BMGS	Bundesministerium für Gesundheit und Soziale Sicherung
BMJ	Bundesministerium der Justiz
BMWi	Bundesministerium für Wirtschaft und Technologie
BPI	Bundesverband der Pharmazeutischen Industrie
BR-Drs.	Bundesratsdrucksache
BRRG	Beamtenrechtsrahmengesetz
BSG	Bundessozialgericht
BSGE	Amtliche Sammlung der Entscheidungen des Bundessozialgerichts
BSHG	Bundessozialhilfegesetz
BStBl.	Bundessteuerblatt
BT-Drs.	Bundestagsdrucksache
betr.	betreffend
BVerfG	Bundesverfassungsgericht
BVerfGE	Entscheidungssammlung des Bundesverfassungsgerichts
BVMed	Bundesverband Medizintechnologie e. V. (früher: Bundesfachverband Medizinprodukteindustrie e. V.)
BW	Baden-Württemberg
bzw.	beziehungsweise
CRF	Case Report Form
CRO	Contract/Clinical Research Organisation
DAZ	Deutsche Apotheker Zeitung (Zeitschrift)
DÄBl.	Deutsches Ärzteblatt (Zeitschrift)
DB	Der Betrieb (Zeitschrift)
ders.	derselbe
d. h.	das heißt
DH	Deutscher Hochschulverband
dies.	dieselbe
DStR	Deutsches Steuerrecht (Zeitschrift)
DStRE	Deutsches Steuerrecht Entscheidungsdienst (Zeitschrift)
DStZ	Deutsche Steuer-Zeitung (Zeitschrift)
DVBl.	Deutsches Verwaltungsblatt (Zeitschrift)
EFG	Entscheidungen der Finanzgerichte (Zeitschrift)
EFPIA	European Federation of Pharmaceutical Industries and Associations
EG	Europäische Gemeinschaften; Vertrag zur Gründung der Europäischen Gemeinschaft (EG-Vertrag)
EGV	EG-Vertrag
Einf.	Einfügung
Einl.	Einleitung
EN	Europäische Norm
endg.	endgültig
EStDV	Einkommensteuer-Durchführungsverordnung
EStG	Einkommensteuergesetz
EStR	Einkommensteuer-Richtlinien
etc.	et cetera
EU	Europäische Union
EUBestG	EU-Bestechungsgesetz

Abkürzungsverzeichnis

EUCOMED	The European Medical Technology Industry Association
EuGH	Gerichtshof der Europäischen Gemeinschaften
e. V.	eingetragener Verein
EWiR	Entscheidungen zum Wirtschaftsrecht (Zeitschrift)
EWR	Europäischer Wirtschaftsraum
f.	folgende
FDA	Food and Drug Administration
F&E	Forschung und Entwicklung
ff.	fortfolgende
FG	Finanzgericht
FR	Finanz-Rundschau (Zeitschrift)
FS	Festschrift
FSA	Freiwillige Selbstkontrolle für die Arzneimittelindustrie e. V.
gem.	gemäß
GemSOBG	Gemeinsamer Senat der obersten Bundesgerichte
GesR	Gesundheitsrecht (Zeitschrift)
GG	Grundgesetz
ggf.	gegebenenfalls
GKV	Gesetzliche Krankenversicherung
GmbH	Gesellschaft mit beschränkter Haftung
GmbHG	Gesetz betreffend die Gesellschaften mit beschränkter Haftung
GMDS	Deutsche Gesellschaft für Medizinische Informatik, Biometrie und Epidemiologie
GOÄ	Gebührenordnung für Ärzte
GrS	Großer Senat
GRUR	Gewerblicher Rechtsschutz und Urheberrecht (Zeitschrift)
GV. NRW	Gesetz- und Verordnungsblatt des Landes Nordrhein-Westfalen
GWB	Gesetz gegen Wettbewerbsbeschränkungen
HansOLG	Hanseatisches Oberlandesgericht
HFR	Höchstrichterliche Finanzrechtsprechung (Zeitschrift)
HGB	Handelsgesetzbuch
HRG	Hochschulrahmengesetz
Hrsg.	Herausgeber
Hs.	Halbsatz
HWG	Gesetz über die Werbung auf dem Gebiete des Heilwesens
i. d. F.	in der Fassung
i. d. R.	in der Regel
i. E.	im Erscheinen
IFPMA	International Federation of Pharmaceutical Manufacturers
INF	Die Information über Steuer und Wirtschaft (Zeitschrift)
IntBestG	Gesetz zur Bekämpfung internationaler Bestechung
i. S. d.	im Sinne des
IStR	Internationales Steuerrecht (Zeitschrift)
i. S. v.	im Sinne von
IVD	In-vitro-Diagnostikum
IVDD	In vitro Diagnostic Medical Devices Directive
i. V. m.	in Verbindung mit
JPMA	Juvenile Products Manufacturers Association
JZ	Juristen Zeitung (Zeitschrift)
Kap.	Kapitel
KBV	Kassenärztliche Bundesvereinigung
KMA	Krankenhaus Management Aktuell (Zeitschrift)
KOL	Key Opinion Leader

Abkürzungsverzeichnis

KÖSDI	Kölner Steuerdialog (Zeitschrift)
KSt	Körperschaftsteuer
KStG	Körperschaftsteuergesetz
KStR	Körperschaftsteuer-Richtlinien
KV	Kassenärztliche Vereinigung
LAG	Landesarbeitsgericht
LG	Landgericht
LK	Leipziger Kommentar zum Strafgesetzbuch
LSG	Landessozialgericht
MBl.	Ministerialblatt
MBl.	NRW Ministerialblatt des Landes NRW
MBO-Ä	Musterberufsordnung für die Deutschen Ärztinnen und Ärzte
MedR	Medizinrecht (Zeitschrift)
MFJFG	Ministerium für Frauen, Jugend, Familie und Gesundheit
Mitt.	Mitteilungen der deutschen Patentanwälte
MPG	Medizinproduktegesetz
MPJ	Medizinprodukte Journal (Zeitschrift)
MPR	MedizinProdukte Recht (Zeitschrift)
m. w. N.	mit weiteren Nachweisen
m. W. v.	mit Wirkung vom
NJW	Neue Juristische Wochenschrift (Zeitschrift)
n. F.	neue Fassung
Nr.	Nummer(n)
NRW	Nordrhein-Westfalen
NStZ	Neue Zeitschrift für Strafrecht (Zeitschrift)
NVwZ	Neue Zeitschrift für Verwaltungsrecht (Zeitschrift)
o. Ä.	oder Ähnliches
o. g.	oben genannt
OFD	Oberfinanzdirektion
OHG	Offene Handelsgesellschaft
OLG	Oberlandesgericht
OWiG	Gesetz über Ordnungswidrigkeiten
PatG	Patentgesetz
PhRMA	The Pharmaceutical Research and Manufacturers of America
PEI	Paul-Ehrlich-Institut
PHAGRO	Bundesverband des pharmazeutischen Großhandels
Pharm. Ind.	Pharmazeutische Industrie (Zeitschrift)
PharmR	Pharma Recht (Zeitschrift)
PhRMA	Pharmaceutical Research and Manufacturers of America
PKV	private Krankenversicherung
PStR	Praxis Steuerstrafrecht (CD-ROM)
RAF	Regulatory Affairs Focus (Zeitschrift)
RAJ	Regulatory Affairs Journal (Zeitschrift)
Rdnr.	Randnummer(n)
RPG	Recht und Politik im Gesundheitswesen (Zeitschrift)
S.	Satz, Seite
s.	siehe
Schr.	Schreiben
SG	Sozialgericht
SGB	Sozialgesetzbuch
sog.	sogenannte/r/s
SozR	Sozialrecht

Abkürzungsverzeichnis

StA	Staatsanwaltschaft
StBp	Die steuerliche Betriebsprüfung (Zeitschrift)
st. Rspr.	ständige Rechtsprechung
StGB	Strafgesetzbuch
StPO	Strafprozessordnung
str.	streitig
StraFo	Strafverteidiger-Forum (Zeitschrift)
StV	Strafverteidiger (Zeitschrift)
Suppl.	Supplement
TÜV	Technischer Überwachungsverein e. V.
TVöD	Tarifvertrag für den öffentlichen Dienst
Tz.	Textzahl
u.	und
u. Ä.	und Ähnliches
u. a.	unter anderem
UA	Unterausschuss
UG	Universitätsgesetz
UG BW	Universitätsgesetz des Landes Baden-Württemberg
UG NW	Universitätsgesetz des Landes Nordrhein-Westfalen
UR	Umsatzsteuer-Rundschau (Zeitschrift)
Urt.	Urteil
UStG	Umsatzsteuergesetz
usw.	und so weiter
u. U.	unter Umständen
UWG	Gesetz gegen den unlauteren Wettbewerb
v.	vom
VDGH	Verband der Diagnostica-Industrie e. V.
VerwaltungsA	Verwaltungsarchiv (Zeitschrift)
VFA	Verband Forschender Arzneimittelhersteller e. V.
VG	Verwaltungsgericht
vgl.	vergleiche
Vol.	Volume
Vorb.	Vorbemerkung
VwGO	Verwaltungsgerichtsordnung
VwVfG	Verwaltungsverfahrensgesetz
wistra	Zeitschrift für Wirtschafts- und Steuerstrafrecht (Zeitschrift)
WissR	Wissenschaftsrecht (Zeitschrift)
ZaeF	Zeitschrift für ärztliche Fortbildung (Zeitschrift)
ZaeFQ	Zeitschrift für ärztliche Fortbildung und Qualitätssicherung (Zeitschrift)
z. B.	zum Beispiel
ZBR	Zeitschrift für Beamtenrecht (Zeitschrift)
ZCG	Zeitschrift für Corporate Governance
ZRFG	Zeitschrift für Risk, Fraud & Governance
Z Gastroenterol	Zeitschrift für Gastroenterologie (Zeitschrift)
Ziff.	Ziffer
ZIP	Zeitschrift für Wirtschaftsrecht (Zeitschrift)
ZPO	Zivilprozessordnung
ZRP	Zeitschrift für Rechtspolitik (Zeitschrift)
z. T.	zum Teil
ZVEI	Zentralverband Elektrotechnik- und Elektronikindustrie e. V.
z. Z.	zur Zeit

Literaturverzeichnis

Albert, Wann ist die Teilnahme an Tagungen und Fortbildungsveranstaltungen steuerpflichtiger Arbeitslohn?, FR 2001, 516;

v. Altenhain, Vorteilsgewährung durch Weihnachtsgeschenke an Regierungsmitglieder, Status: Recht 2008, 393 f.;

Alvermann, Steuerliche Probleme bei Fortbildungsreisen, AG 2007, 236;

Anhalt/Dieners, Handbuch des Medizinprodukterechts, München 2003;

Arbeitsgemeinschaft der Wissenschaftlichen Medizinischen Fachgesellschaften (AWMF) u. a. (Hrsg.), Gemeinsamer Standpunkt zur strafrechtlichen Bewertung der Zusammenarbeit zwischen Industrie, medizinischen Einrichtungen und deren Mitarbeitern, Düsseldorf 2000 (zit. als „Gemeinsamer Standpunkt");

Ax/Schneider (Hrsg.), Rechtshandbuch Korruptionsbekämpfung, Berlin 2006;

Badle, Betrug und Korruption im Gesundheitswesen – ein Erfahrungsbericht aus der staatsanwaltschaftlichen Praxis, NJW 2008, 1028;

Backhaus, Schranken des UWG für eine Zusammenarbeit von Ärzteschaft und pharmazeutischer Industrie, in: Forschungsstelle für Pharmarecht der Philipps-Universität Marburg (Hrsg.), Ärzteschaft und Industrie zwischen Forschungsförderung und Kriminalität, Frankfurt am Main 2001, S. 146;

Badura, Die Anzeigepflicht für eine schriftstellerische oder wissenschaftliche Nebentätigkeit von Beamten, ZBR 2000, 109;

Bahr, Die Behandlung von Vertikalvereinbarungen nach der 7. GWB-Novelle, WuW 2004, 259;

Balzer, Die Akkreditierung industrieunterstützter Fortbildungsveranstaltungen nach Umsetzung des GKV-Modernisierungsgesetzes – Eine Reform der Reform?, MedR 2004, 76;

dies., „Industriesponsoring" und ärztliche Fortbildung – ein Auslaufmodell?, NJW 2003, 3325;

dies./Dieners, Die neue „Schiedsstelle" der pharmazeutischen Industrie – Konsequenzen für Arzt und Unternehmen, NJW 2004, 908;

dies./Milbradt, Arbeitnehmererfinderrecht: Die Abschaffung des Hochschullehrerprivilegs und ihre Auswirkungen auf Forschungsverträge mit Universitätskliniken, PharmR 2003, 378;

Bannenberg, Korruption, in: Wabnitz/Janovsky (Hrsg.), Handbuch des Wirtschafts- und Steuerstrafrechts, 3. Aufl., München 2007, S. 615;

Bartenbach/Jung/Fock, Aktuelles aus dem Wettbewerbsrecht: Das „neue" UWG nach Umsetzung der Richtlinie über unlautere Geschäftspraktiken, Mitteilungen der deutschen Patentanwälte 2009, 99;

ders./Volz, Erfindungen an Hochschulen, GRUR 2002, 758;

Bauer, Falschabrechnungen – Untersuchungen der AOK, AusR 2002, 101;

Bauer, Pharmastandort Deutschland – Marktwirtschaft muss das Gesundheitswesen kurieren, in: Merz, Wachstumsmotor Gesundheit, München 2008, S. 264 ff.;

Bechtold, EG-Gruppenfreistellungsverordnungen – eine Zwischenbilanz, EWS 2001, 49;

ders., Kartellgesetz GWB, 5. Aufl., München 2008;

Becker/Kingreen, SGB V, München 2008;

Bender/Reulecke, Handbuch des deutschen Lobbyisten, Frankfurt am Main 2003;

Benz/Heißner/John/Möllering, Korruptionsprävention in Wirtschaftsunternehmen und durch Verbände, in: Dölling (Hrsg.), Handbuch der Korruptionsprävention für Wirtschaftsunternehmen und öffentlicher Verwaltung, München 2007, S. 44;

Bepler/Böhle/Martin/Stöhr, Beck'scher Online-Kommentar TVöD;

Berg, Korruption in Unternehmen und Risikomanagement nach § 91 Abs. 2 AktG, AG 2007, 271;

Bernsmann/Schloß, Vertragsarzt und „kick-back" – zugleich Anmerkung zu OLG Hamm, Urteil vom 22. 12. 2004, GesR 2005, 193;

Berndt, Zur Zukunft der Corporate Governance – Regulierung der Unternehmensführung auf dem Prüfstand, ZCG 2006, 1 ff.;

Besen, Fusionskontrolle frühzeitig beachten – Prüfen lassen, bevor das Kartellamt ein Entflechtungsverfahren einleitet, KU 2009, 54;

ders., Kooperationspflichten bei Dawn Raids, in: Marktzugangsbedingungen und Marktzugangsschranken, Tagungsband zu den Marburger Gesprächen zum Pharmarecht 2009, i. E., Baden-Baden, S. 94;

ders., Krankenhausfusionen im Blickpunkt des Kartellrechts, KU 2008, 48;
ders. Pharmabranche unter Verdacht – EU-Wettbewerbskommission startet Sektoruntersuchung, CHEManager 3/2008, 1;
ders., Registration under Reach – Unavoidable Risks of Competition Law Infringements, CHEManager Europe 6/2008, 1, 4;
ders./Gronemeyer, Kartellrechtliche Risiken bei Unternehmenskäufen – Informationsaustausch und Clean Team, CCZ 2009, 67;
ders./Mayer, Medizinprodukteindustrie – im Fokus der Kartellbehörden?, MPJ 2008, 16, 89;
dies., Sektoruntersuchung der Europäischen Kommission im Pharmabereich, pharmind 2009, 80 f.;
dies., Untersuchung des Pharmasektors durch die Europäische Kommission – branchenübergreifende Bedeutung für Kartell- und geistiges Eigentumsrecht, EWS 2009, 28 ff.;
Bialos/Husisian, The Foreign Corrupt Practices Act, New York 1996;
Bienert, Arzneimittel und Kooperation im Gesundheitswesen e. V. (AKG), PharmR 2008, 533;
ders./Hein, Auf einen Blick – Pharma-Verhaltenskodex in der Praxis, Hamburg 2009;
Bischof/Hein, Ethik in der Pharmaindustrie, PharmR 2008, 283 ff.;
Bleile, Pharmaindustrie: Ist kodexkonform immer kodexkonform?, Convention International Juli/August 2009, 86;
Böckenförde, Die politische Funktion wirtschaftlich-sozialer Verbände und Interessenträger in der sozialstaatlichen Demokratie, in: Steinberg (Hrsg.), Staat und Verbände, Darmstadt 1985, S. 305;
Böhmann, Steuerrechtsfolgen der Drittmitteleinwerbung, in: Tag/Tröger/Taupitz (Hrsg.), Drittmitteleinwerbung – Strafbare Dienstpflicht, Berlin/Heidelberg 2004, S. 261;
Bonstein, Kranke Geschäfte, Der Spiegel v. 21. 4. 2008;
Bordewin/Brandt, Kommentar zum Einkommensteuergesetz, Wiesbaden, Loseblatt-Ausg. (Stand: 04/2006);
Böse/Mölders, Die Durchführung sog. Anwendungsbeobachtungen durch den Kassenarzt als Korruption im Geschäftsverkrehr (§ 299 StGB)?, MedR 2008, 585;
Braun, Das Abzugsverbot für Schmiergeldzahlungen nach § 4 Abs. 5 Nr. 10 EStG, DStZ 1999, 644;
ders. Praxisfragen zum Abzugsverbot bei Schmiergeldern, PStR 2003, 39;
Breven, Fusionskontrolle: Kommt die zweite Umsatzschwelle?, BB 2008, 2195;
Broudré, Bewirtungskosten als Betriebsausgaben, DB 1995, 1430;
Bruns, Der sogenannte Herzklappenskandal – eine strafrechtliche Zwischenbilanz –, ArztR 1998, 237;
Bundesfachverband Medizinprodukteindustrie – BVMed (Hrsg.), Kodex „Medizinprodukte" (zit. als Kodex „Medizinprodukte"), Wiesbaden 1997;
Bundesverband der Pharmazeutischen Industrie – BPI (Hrsg.), Antikorruptionsgesetz, Aulendorf 2001;
Bülow/Ring, Heilmittelwerbegesetz, 3. Aufl., Köln u. a. 2005;
Burchert, Das Abzugsverbot für Bestechungs- und Schmiergelder i. S. des § 4 Abs. 5 S. 1 Nr. 10 EStG, INF 2003, 260;
Bürger, Bestechungsgelder im privaten Wirtschaftsverkehr – doch noch steuerlich abzugsfähig?, DStR 2003, 1421;
Bürkle, Corporate Compliance als Standard guter Unternehmensführung des deutschen Corporate Governance Kodex, BB 2007, 1797;
ders., Unternehmensinterne Selbstkontrolle durch Compliance-Beauftragte, in: Hauschka (Hrsg.), Corporate Compliance. Handbuch der Haftungsvermeidung im Unternehmen, München 2007, S. 127;
Busch, Kostenloser Computer für eine Schulfotoaktion – Erlaubtes „Schulsponsoring" oder strafbare Korruption?, NJW 2006, 1100;
Buschmann, Die ertragsteuerliche Behandlung von Sponsoringaufwendungen, StBP 1996, 35;
Bussmann/Salvenmoser, Der Wert von Compliance und Unternehmenskultur, CCZ 2008, 192;
Campbell, Doctors and Drug Companies – Scrutinizing Influential Relationships, The New England Journal of Medicine 2007, 1797;
Carrington, American Law and Transnational Corruption: Is There a Need for Lincoln's Law Abroad?, in: Meyer (Hrsg.), The Civil Law Consequences of Corruption, Baden-Baden 2009, S. 37, 40;
Chon et al., Evaluation der Fortbildung: Einfluss des Sponsorings im Urteil der Teilnehmer, Medizinische Klinik 2008, 341 ff.;
Clade, Ein Abschlussbericht und viele Spekulationen, DÄBl. 1996, B-1575;
Cohen/Holland, Fünf Punkte, die ausländische Unternehmen über den United States Foreign Corrupt Practices Act (FCPA) wissen sollten, CCZ 2008, 7;
Cramer/Henkel, Standesordnung und Wettbewerb – Plädoyer für Einheit von Norm und Vollzug, MedR 2000, 565;

Literaturverzeichnis

v. Czettritz, Das Anti-Korruptionsgesetz und seine Auswirkungen auf das Sponsoring, in: Hiersche/ Wigge/Broglie (Hrsg.), Spenden, Sponsoren – Staatsanwalt?, 2. Aufl., Frankfurt am Main 2001, S. 16;

ders., Versuch einer Annäherung an den FS-Arzneimittelindustrie-Kodex, in: Festschrift für Sander, Frankfurt am Main 2008, S. 387 ff.;

Dannecker, Steuerliche Behandlung von Schmiergeldern und Provisionen, 4. Teil, Strafrechtliche und steuerrechtliche Maßnahmen zur Bekämpfung der Korruption in Deutschland, IWB Fach 3 Gruppe 1, S. 1737 ff.;

Daum, Drittmittelvergabe aus Sicht der Industrie, in: Steuerrechtsfolgen der Drittmitteleinwerbung, in: Tag/Tröger/Taupitz (Hrsg.), Drittmitteleinwerbung – Strafbare Dienstpflicht, Berlin/Heidelberg 2004, S. 15;

Dauster, Private Spenden zur Förderung von Forschung und Lehre: Teleologische Entschärfung des strafrechtlichen Vorteilsbegriffs nach §§ 331 ff. StGB und Rechtfertigungsfragen, NStZ 1999, 63;

Demuth/Peykan, Zur Reichweite des Abzugsverbots nach § 4 Abs. 5 Satz 1 Nr. 10 EStG bei Zuwendung an Angestellte und Beauftragte im Ausland nach der Einfügung von § 299 Abs. 3 StGB, DStR 2003, 1426;

Diener, Aktuelle Erweiterung und Präzisierung des FSA-Kodex Fachkreise, PharmR 2008, 478;

Dieners, Auditierung und Zertifizierung von Compliance Organisationen in der Immobilienwirtschaft, CCZ 2009, 111;

ders., Compliance-Management in der betrieblichen Praxis von Pharmaunternehmen, in: Festschrift für Ulf Doepner, hrsg. v. Ulrich Reese u. a., München 2008, S. 181;

ders., Der Gemeinsame Standpunkt der Verbände zur künftigen Zusammenarbeit von Industrie, Krankenhäusern und Ärzten, Pharm. Ind. 2000, 938;

ders, Der neue FSA Kodex Fachkreise – Zur Umsetzung des aktuellen EFPIA-Kodex und der NIS-Empfehlungen des VFA, CCZ 2008, 214;

ders, Der neue FSA-Kodex zur Zusammenarbeit mit Patientenorganisation, PharmR 2009, 6;

ders., Die Neufassung des FSA-Kodex, A&R 2006, 110;

ders., Rabattverträge nach § 130a Abs. 8 SGB V – Inhalt und Grenzen, in: Iuri pharmaceutico Festschrift für Axel Sander zum 65. Geburtstag, Frankfurt am Main 2008, S. 31;

ders., Selbstkontrolle der Wirtschaft zur Verhinderung von Korruption, JZ 1998, 181;

ders., Sponsoring im Gesundheitswesen – Abgrenzung zur Bestechung, Opthalmo-Chirurgie 1999, 141;

ders., Der Umgang der Industrie mit dem Antikorruptionsgesetz, in: Hiersche/Wigge/Broglie (Hrsg.), Spenden, Sponsoren – Staatsanwalt?, 2. Aufl., Frankfurt am Main, 2001, S. 20 (= MPR 2001, 3);

ders., Vermeidung von Korruptionsrisiken aus Unternehmenssicht – Rechtliche Gestaltung von Geschäftsbeziehungen, Behördenkontakten und Lobbying –, in: Dölling (Hrsg.), Handbuch der Korruptionsprävention für Wirtschaftsunternehmen und öffentlicher Verwaltung, München 2006, Kap. 4;

ders./Heil, Das GKV-Wettbewerbsstärkungsgesetz – Stärkung oder Einschränkung des Wettbewerbs im Arzneimittelmarkt, PharmR 2007, 89, 142;

ders./Lembeck, Kooperation der Industrie mit Krankenhäusern und Ärzten, in: Anhalt/Dieners (Hrsg.), Handbuch des Medizinprodukterechts, München 2003, S. 551;

ders./Lembeck/Taschke, Der „Herzklappenskandal" – Zwischenbilanz und erste Schlussfolgerungen für die weitere Zusammenarbeit der Industrie mit Ärzten und Krankenhäusern, PharmR 1999, 156;

ders./Miege, Akkreditierung von Online-Fortbildungsveranstaltungen durch die Landesärztekammern, A&R 2009, 71;

ders./Milbradt, Gestaltung von Forschungsverträgen der Pharma- und Medizinprodukteindustrie mit universitären Einrichtungen und deren Mitarbeitern, in: Festschrift für Reimann, Köln 2009, S. 49;

ders./Milbradt/Balzer, The Abolition of the University Scientist Privilege and its Effects on Research Agreements, RAF 2004, 40;

ders./Oeben, Die 4. MPG-Novelle – Änderungen und praktische Auswirkungen, MPR 2009, 105;

ders./Oen, Anmerkung zum Urteil des BGH v. 17. 7. 2009 – 5 StR 394/08 (Strafbarkeitsrisiken eines Compliance Officers), MPR 2009, 157;

ders./Reese, Handbuch des Pharmarechts, München 2010;

ders./Stallberg, Mehr Schein als Sein – Auswirkungen des neuen § 128 SGB V auf die pharmazeutische Industrie, MPR 2009, 243;

ders./Taschke, Die Kooperation der medizinischen Industrie mit Ärzten und Krankenhäusern – Die aktuelle Rechtsprechung und ihre Konsequenzen, PharmR 2000, 309;

ders./Wachenhausen, Die Zusammenarbeit von Industrie, Krankenhäusern und ihren Mitarbeitern, Krankenhauspharmazie 2001, 150;

Literaturverzeichnis

Dierlamm, Untreue – ein Auffangtatbestand?, NStZ 1997, 534;
Dietel, Unerlaubte Zuwendungen aus Sicht der universitären Forschung, ZaeFQ 1998, 620;
Diettrich/Schatz, Sicherung der privaten Drittmittelförderung, ZRP 2001, 521;
Doepner, Heilmittelwerbegesetz, 2. Aufl., München 2000;
ders., Schranken der Arzneimittelwerbung, WuW 1978, 611;
ders./Reese, Auswirkungen von EG-Richtlinien auf die innerstaatliche Anwendung wettbewerbsregelnden Nebenstrafrechts, GRUR 1998, 761;
Dörn, Nichtabzugsfähigkeit von Bestechungsgeldern als Betriebsausgaben, DStZ 2001, 736;
Dreher, Die kartellrechtliche Bußgeldverantwortlichkeit von Vorstandsmitgliedern. Vorstandshandeln zwischen aktienrechtlichem Legalitätsprinzip und kartellrechtliche Unsicherheit, FS Konzen, Tübingen 2006, S. 85;
Dreyer, Verhaltenskodizes im Referentenentwurf eines Ersten Gesetzes zur Änderung des Gesetzes gegen unlauteren Wettbewerb, WRP 2007, 1294;
Ehle/Schütze, Lizenzvertrieb, Co-Promotion, Co-Marketing und Mitvertrieb in: Dieners/Reese, Handbuch des Pharmarechts, München 2010, § 10;
Ehlers/Laschner, Freiwillige Selbstkontrolle für die Pharmaindustrie, Pharm. Ind. 2004, 544;
ders./Streib, Einschränkung von Rabatten durch das AVWG, Pharm. Ind. 2006, 443;
Ellbogen/Wichmann, Zu Problemen des ärztlichen Abrechnungsbetruges, insbesondere der Schadensberechnung, MedR 2007, 10;
Engelsing/Rohde, Ertrag- und umsatzsteuerliche Folgen des Sponsorings bei Berufsverbänden sowie gemeinnützigen Organisationen, NWB Nr. 18 vom 26. 4. 2004, S. 1371;
Erlinger, Drittmittelforschung unter Korruptionsverdacht?, MedR 2002, 60;
Felder/Lippert, Der Krankenhausarzt als Berater der pharmazeutischen Industrie – Probleme bei der Gestaltung von Beraterverträgen, GesR 2008, 225;
Fenger/Göben, Sponsoring im Gesundheitswesen, München 2004;
Fezer, UWG, München 2005;
Fink-Anthe, Transparenz und Verhaltensregeln für mehr Vertrauen, Pharm. Ind. 2006, 265;
Finn, Unentgeltliche Abgabe von Forschungsliteratur an Ärzte – Welche rechtlichen Vorgaben haben pharmazeutische Unternehmer zu beachten?, PharmR 2009, 481;
Finzen, Pharma-Sponsoring: Wir dankbaren Ärzte, DÄBl. 2002, A-766;
Fischer, Kommentar zu BFH-Urteil vom 26. 1. 2000, IX R 87/95 (Die Rückzahlung von Bestechungsgeldern unterliegt nicht dem Verrechnungsverbot des § 22 Nr. 3 Satz 3 EStG), FR 2000, 775;
Fischer, Strafgesetzbuch und Nebengesetze, 56. Aufl., München 2009;
Fleischer, Kartellverstöße und Vorstandsrecht, BB 2008, 1070;
ders., Vorstandsverantwortlichkeit und Fehlverhalten von Unternehmensangehörigen – Von der Einzelüberwachung zur Errichtung einer Compliance-Organisation, AG 2003, 291;
Forsthoff, Der Staat der Industrie-Gesellschaft, München 1971;
Freitag, Ärztlicher und zahnärztlicher Abrechnungsbetrug im deutschen Gesundheitswesen, Baden-Baden 2009;
Freiwillige Selbstkontrolle für die Arzneimittelindustrie e. V. – FSA (Hrsg.), Jahresberichte 2004 bis 2008, Berlin 2005 bis 2009;
Freiwillige Selbstkontrolle für die Arzneimittelindustrie e. V. – FSA (Hrsg.), Kodex zur Zusammenarbeit mit Patientenorganisationen („FSA-Kodex Patientenorganisationen"), Berlin 2008;
Freiwillige Selbstkontrolle für die Arzneimittelindustrie e. V. – FSA (Hrsg.), Kodex für die Zusammenarbeit der pharmazeutischen Industrie mit Ärzten, Apothekern und anderen Angehörigen der Fachkreise (zit. als „FSA-Kodex Fachkreise"), Berlin 2008;
Fuchs, Drittmittelforschung und Strafrecht in Österreich, MedR 2002, 65;
Gaßner/Klass, Korruptionsfalle Gesundheitswesen, Frankfurt am Main 2003;
Gebhardt, Ausgewählte EU-Initiativen auf den Gebieten der Corporate Governance und des Aktienrechts – Ein Statusbericht zur Rechtsentwicklung, ZCG 2006, 13;
Geiger, Drei Jahre Spruchpraxis der Freiwilligen Selbstkontrolle der Arzneimittelindustrie zur Ausrichtung von Fortbildungsveranstaltungen durch die Pharmaindustrie – eine Bilanz, PharmR 2007, 316, 364;
ders., Die Neufassung des FSA-Kodex Fachkreise – Auswirkungen auf die vertragliche Zusammenarbeit zwischen FSA-Mitgliedsunternehmen und Angehörigen der Fachkreise, A&R 2008, 195, 254;
ders., Sponsoringverträge im Lichte des FSA-Kodex „Fachkreise", A&R 2009, 203;

Literaturverzeichnis

Geis, Ist jeder Kassenarzt ein Amtsarzt – Zu „Vorschlägen" neuer Strafbarkeiten nach § 299 und den §§ 331 ff. StGB, wistra 2007, 361;

ders., Das sozialrechtliche Wirtschaftlichkeitsgebot – kriminalstrafbewehrtes Treuegesetz des Kassenarztes?, GesR 2006, 345;

ders., Tatbestandsüberdehnungen im Arztrecht am Beispiel der „Beauftragtenbestechung" des Kassenarztes nach § 299 StGB, wistra 2005, 369;

Gehrmann, Siemens-Affäre – Geschmiert, gelocht, abgelegt, DIE ZEIT, Nr. 26 v. 19. 6. 2008;

Göben, Die Auswirkungen des Gesetzes zur Bekämpfung der Korruption auf die Forschungstätigkeit von Hochschulangehörigen, MedR 1999, 345;

ders., Drittmittelbeschaffung, in: Eiff/Fenger u. a., Der Krankenhausmanager, Bd. 2, 2. Aufl., Berlin u. a. 2002, Kap. 12/03;

ders., Kooperation zwischen Genmedizin und Industrie: Möglichkeiten und Grenzen, in: Winter/Fenger/Schreiber (Hrsg.), Genmedizin und Recht, München 2001, S. 347;

ders., Vorgaben und Rahmenbedingungen im Dienst- und Nebentätigkeitsrecht der Wissenschaftler, in: Forschungsstelle für Pharmarecht der Philipps-Universität Marburg (Hrsg.), Ärzteschaft und Industrie zwischen Forschungsförderung und Kriminalität, Frankfurt am Main 2001, S. 37;

Goedel, Spenden, Sponsoren, Staatsanwalt – Das Problem aus der Sicht der Strafverfolgungsbehörde –, in: Forschungsstelle für Pharmarecht der Philipps-Universität Marburg (Hrsg.), Ärzteschaft und Industrie zwischen Forschungsförderung und Kriminalität, Frankfurt am Main 2001, S. 18;

Goldhaber, Trendsetter, The American Lawyer 2008, 92;

Goslich, Pflaumenweich, KMA 05/2004;

Gotzens, Nützliche Aufwendungen und das Abzugsverbot nach § 4 Abs. 5 Nr. 10 EStG, DStR 2005, 673;

Grabitz/Hilf, Das Recht der Europäischen Union, München, Stand November 2008;

von Graevenitz, Grenze des Informationsaustausches – EU-Kommission definiert zulässiges Verhalten unter Wettbewerbern, Lebensmittelzeitschrift 2008, 32;

ders./Besen, Die Übertragung von Arzneimittelzulassungen im Lichte der Fusionskontrolle, PharmR 2009, 1;

Griebenow et al., Evaluation der Fortbildung in Printmedien, Deutsche Medizinische Wochenschrift 2003, 725;

ders. et al, Zertifizierte Fortbildung im Bereich der Ärztekammer Nordrhein, Deutsche Medizinische Wochenschrift 2003, 734;

Grill, Kranke Geschäfte. Wie die Pharmaindustrie uns manipuliert, 1. Aufl., Reinbek 2007;

Gröning, Perspektiven für die Heilmittelwerbeverbote, WRP 1994, 355;

ders./Weihe-Gröning, Heilmittelwerberecht, 2 Bde., Stuttgart, Loseblatt-Ausg. (Stand: 6/2006);

Guéguen, European Lobbying, Brüssel 2007;

Günzler, Steuerrecht und Korruption, Die steuerrechtliche Berücksichtigung national und international gezahlter Schmiergelder, Frankfurt am Main 1999;

Haeser, Erfahrungen mit der neuen Rechtslage im Korruptionsstrafrecht und Drittmittelrecht – Aus Sicht des Staatsanwalts, MedR 2002, 55;

Hagl, Drittmittel und das Odium des Strafbaren, in: Steuerrechtsfolgen der Drittmitteleinwerbung, in: Tag/Tröger/Taupitz (Hrsg.), Drittmitteleinwerbung – Strafbare Dienstpflicht, Berlin/Heidelberg 2004, S. 37;

Hahn, Die Kontrolle von Zusammenschlüssen nach ihrem Vollzug, WuW 2007, 1084;

Hamann, Geld für gute Worte, DIE ZEIT, Nr. 4 v. 20. 1. 2005, S. 19;

Hansen, Die wettbewerbspolitische Beurteilung von Forschungs- und Entwicklungskooperationen zwischen konkurrierenden Unternehmen, WuW 1999, 468;

Hartmann, Geschenke an „Geschäftsfreunde", DStZ 1998, 509;

ders. et al., Unzulässige Zusammenarbeit zwischen Leistungserbringern und Vertragsärzten – Eine erste Bestandsaufnahme der Neuregelung des § 128 SGB V i. d. F. der 15. AMG-Novelle, MPR 2009, 110;

Hasselblatt (Hrsg.), Gewerblicher Rechtsschutz, 2. Aufl., München 2005;

Hauschka, Compliance, Compliance-Manager, Compliance-Programme: Eine geeignete Reaktion auf gestiegene Haftungsrisiken für Unternehmen und Management?, NJW 2004, 257;

ders., Einführung, in: Hauschka (Hrsg.), Corporate Compliance. Handbuch der Haftungsvermeidung im Unternehmen, München 2007, S. 1;

ders., Grundsätze pflichtgemäßer Unternehmensführung, ZRP 2004, 65;

Häusler, Was versteht man unter Medical Affairs?, Schweizerische Ärztezeitung 2008, 2127;

Hautkapp, Unter Strom, Neue Rhein Zeitung v. 12. 2. 2004, S. 2;
Heerspink, Bestechung und das Abzugsverbot, PStR 2002, 279;
ders., Zum Konflikt zwischen der steuerlichen Mitteilungspflicht des § 4 Abs. 5 Nr. 10 EStG und dem nemo-tenetur-Prinzip, wistra 2001, 441;
Hefermehl/Köhler/Bornkamm, Wettbewerbsrecht, 27. Aufl., München 2009;
Heil/Klümper, Die Werbung mit der sozialen Verantwortung – „Social Sponsoring" im Bereich der Arzneimittelwerbung, PharmR 2008, 226;
Heil/Oeben, Der neue § 128 SGB V – Krankenkassen als „Ordnungshüter" in der Hilfsmittelversorgung?, MPR 2009, 13;
Hellmann/Herffs, Der ärztliche Abrechnungsbetrug, Berlin u. a. 2006;
Herrmann/Heuer/Raupach (Hrsg.), Einkommensteuer- und Körperschaftsteuergesetz mit Nebengesetzen, 21. Aufl., Köln 2002, Loseblatt-Ausg. (Stand: 6/2006);
Hirsch/Montag/Säcker (Hrsg.), Münchener Kommentar zum Europäischen und deutschen Wettbewerbsrecht (Kartellrecht), Band 1, Europäisches Wettbewerbsrecht, München 2007;
dies., Münchener Kommentar zum Europäischen und deutschen Wettbewerbsrecht (Kartellrecht), Band 2, Gesetz gegen Wettbewerbsbeschränkungen, München 2008;
Hirthammer-Schmidt-Bleibtreu, Ärzteschaft und Industrie zwischen Forschungsförderung und Kriminalität, in: Forschungsstelle für Pharmarecht der Philipps-Universität Marburg (Hrsg.), Frankfurt am Main 2001, S. 94;
Hoepner, Pferdediebe und Fassadenbauer, Handelsblatt v. 27. 5. 2008, S. 10;
ders./Hofer, Ein gutes Geschäft für die Anwälte, Handelsblatt v. 2. 5. 2008, S. 12;
ders./Hofer, Vom Workflow weggespült, Handelsblatt v. 24. 4. 2008, S. 17;
Hofer/Shinde, Das Gewissen von Siemens, Handelsblatt v. 10. 4. 2008, S. 13;
Hofmann/Zimmermann, Steuerliche Behandlung von Schmiergeldern als Hindernis für die effiziente Korruptionsbekämpfung, ZRP 1999, 49;
Hollatz, Missbräuchlicher Ausweis von Umsatzsteuer bei Bestechlichkeit?, NWB Fach 7, 5557;
Horn, Die Haftung des Vorstands der AG nach § 93 AktG und die Pflichten des Aufsichtsrats, ZIP 1997, 1129;
Huber/Prikoszovits, Universitäre Drittmittelforschung und EG-Beihilfenrecht, EuZW 2008, 171;
Hüttemann, Das Buchwertprivileg bei Sachspenden nach § 6 Abs. 1 Nr. 4 Satz 5 EStG, DB 2008, 1590;
Immenga/Mestmäcker, GWB, 4. Aufl., München 2007;
Jahn/Krekeler/Kreuser, Die Corporate Governance – Diskussion und ihre Konsequenzen für Krankenhäuser (Teile I–III), das krankenhaus 2008, 468, 596, 710;
Janovsky, Straftaten im Gesundheitswesen, in: Wabnitz/Janovsky (Hrsg.), Handbuch des Wirtschafts- und Steuerstrafrechts, 3. Aufl., München 2007, S. 693;
Joecks, Abzugsverbot für Bestechungs- und Schmiergelder, DStR 1997, 1025;
Kander, Drittmitteleinwerbung – strafbare Dienstpflicht?, in: Tag/Tröger/Taupitz (Hrsg.), Drittmitteleinwerbung – Strafbare Dienstpflicht, Berlin/Heidelberg 2004, S. 267;
Kaiser, Derzeitiger Umgang mit Drittmitteln am Beispiel des Landes Baden-Württemberg, in: Tag/Tröger/Taupitz (Hrsg.), Drittmitteleinwerbung – Strafbare Dienstpflicht, Berlin/Heidelberg 2004, S. 229;
Kaiser, Spenden an politische Parteien und strafbare Vorteilsnahme, NJW 1981, 321;
Kapp, Die Einfallstore des Kartellrechts, CCZ 2008, 11;
ders./Schlump, Ist die Vernichtung von (kartellrechtlich relevanten) Unternehmensunterlagen zulässig?, BB 2008, 2478;
Kappel/Acker, Korruption und Zivilrecht, Teil 2 – Ansprüche des geschädigten Unternehmens gegen die schmiergeldzahlende Partei, ZRFG 2007, 216;
Kasseler Kommentar zum Sozialversicherungsrecht, München, Losebl., (Stand Januar 2009);
Keuchel, Schmiergelder erweisen sich für Firmen als Bumerang, Handelsblatt v. 7. 7. 2004;
Kiesel, Die Zuwendung an Angestellte und Beauftragte im Ausland und das Abzugsverbot des § 4 Abs. 5 Nr. 10 EStG, DStR 2000, 949;
Kießling/Buchna, Gemeinnützigkeit im Steuerrecht, 7. Aufl., Achim bei Bremen 2000;
Kirchof, Steuerrechtsfolgen der Drittmitteleinwerbung, in: Tag/Tröger/Taupitz (Hrsg.), Drittmitteleinwerbung – Strafbare Dienstpflicht? Berlin/Heidelberg 2004;
ders./Söhn/Mellinghoff, Einkommensteuergesetz – Kommentar, Heidelberg 2004, Loseblatt-Ausg. (Stand: 5/2006);
Kleist/Hess/Hoffmann, Heilmittelwerbegesetz, 2. Aufl., Frankfurt am Main 1986 (Stand: 9/1998);

Literaturverzeichnis

Klötzer, Ist der niedergelassene Vertragsarzt tatsächlich tauglicher Täter der §§ 299, 331 StGB?, NStZ 2008, 12;

Klümper, Freiwillige Selbstkontrolle durch die Pharmaindustrie – die Zukunft der Korruptionseindämmung im Gesundheitswesen?, PharmR 2006, 304;

ders., Zusammenarbeit der Pharmaindustrie mit Ärzten, in: Gehl (Hrsg.), Tatort Gesundheitsmarkt, Weimar 2007;

Klümper/Hofer, Ein neuer Stern am Kodexhimmel?, MPJ 2009, 23;

Koenig/Engelmann, Parallelhandelsbeschränkungen im Arzneimittelbereich auf dem Prüfstand des Art. 82 EG, GRUR Int. 2005, 304;

ders./Schreiber, Das Verbot von Veranstaltungen der pharmazeutischen Industrie im Ausland auf dem Prüfstand der EG-Dienstleistungsfreiheit, PharmR 2008, 309;

Köhler, Die UWG-Novelle 2009, WRP 2009, 109;

Köhn, Korruptionsverdacht- Mehr als 100 Beschuldigte im Fall MAN, www.sueddeutsche.de, 12. 5. 2009;

Kort, Verhaltensstandardisierung durch Corporate Compliance, NZG 2008, 81;

Klingelhöfer, Im Spannungsfeld von Steuer- und Strafrecht: Schmiergelder, StBp 1999, 309;

Kloesel/Cyran, Arzneimittelrecht Kommentar, Stuttgart, Loseblatt-Ausg. (Stand: 1/2006);

Klümper/Hofer, Ein neuer Stern am Kodexhimmel?, MPJ 2009, 23;

Köhler, Die UWG-Novelle 2009, WRP 2009, 109;

Korn/Carlé/Stahl, Einkommensteuergesetz: Kommentar, Bonn, Loseblatt-Ausg. (Stand: 5/2006);

Korn/Lagodny, Drittmitteleinwerbung – Strafbare Dienstpflicht auch in Österreich, in: Tag/Tröger/Taupitz (Hrsg.), Drittmitteleinwerbung – Strafbare Dienstpflicht, Berlin/Heidelberg 2004, S. 123;

Korte, Der Einsatz des Strafrechts zur Bekämpfung internationaler Korruption, wistra 1999, 81;

Korzilius, Freiwillige Selbstkontrolle für die Arzneimittelindustrie – „Es hat sich ein Wandel im Denken vollzogen", Deutsches Ärzteblatt, 29. 2. 2008, A-433;

Koyuncu, Compliance und Vertragsgestaltung bei Nichtinterventionellen Studien – unter besonderer Berücksichtigung der Ärztevergütung bei Anwendungsbeobachtungen, PharmR 2009, 211;

Kraßer, Ein Lehr- und Handbuch zum deutschen Patent- und Gebrauchsmusterrecht, Europäischen und Internationalen Patentrecht, 5. Aufl., München 2005;

Krause/Vogel, Bestechungsbekämpfung im internationalen Geschäftsverkehr, RIW 1999, 488;

Kroth, Informationen an Ärzte über besonders wichtige Arzneimittelrisiken in den ICH-Regionen, Pharm. Ind. 2006, 409;

Kuchinke/Hermann, Aktuelle Kontroversen bezüglich der ökonomischen Beurteilung von Krankenhauszusammenschlüssen in Deutschland, WuW 2006, 991;

Kuhlen, Die Zusammenarbeit der Ärzte mit der Pharmaindustrie, AusR 2004, 39;

Kühnen, Die verfahrensrechtliche Behandlung der Entflechtungsverfügung in der deutschen Fusionskontrolle, Diss. 2008;

Lademann/Söffing, Kommentar zum Einkommensteuergesetz, 4. Aufl., Stuttgart 1997, Loseblatt-Ausg. (Stand: 1/2006);

Lampert, Compliance-Organisation, in: Hauschka (Hrsg.): Corporate Compliance. Handbuch der Haftungsvermeidung im Unternehmen, München 2007, S. 142;

Langbein/Martin/Weiss, Bittere Pillen, 77. Aufl., Köln 2005;

Langen/Bunte (Hrsg.), Kommentar zum deutschen und europäischen Kartellrecht, Band 1, Deutsches Kartellrecht, München 2006;

dies. (Hrsg.), Kommentar zum deutschen und europäischen Kartellrecht, Band 2, Europäisches Kartellrecht, München 2006;

Leipziger Kommentar, Strafgesetzbuch, 12. Aufl., Berlin 2006 ff.;

Leipold, Compliance in der pharmazeutischen Industrie, in: Hauschka (Hrsg.), Corporate Compliance, München 2007, S. 680;

Lembeck, Steuerrecht und Korruptionseindämmung – Inhalt, Grenzen, Spannungsfelder –, in: Dölling (Hrsg.), Handbuch der Korruptionsprävention für Wirtschaftsunternehmen und öffentlicher Verwaltung, München 2006, Kap. 5;

ders./Lützeler/Happe, Vertragsgestaltung für die Kooperation von Krankenhäusern, Industrie und Ärzten, das Krankenhaus 2001, S. 980;

Lesch, Anwaltliche Akquisition zwischen Sozialadäquanz, Vorteilsgewährung und Bestechung im geschäftlichen Verkehr, AnwBl. 2003, 261;

Lettl, Unwirksamkeit von Rechtsgeschäften nach § 41 Abs. 1 Satz 2 GWB bei Verstoß gegen das Vollzugsverbot, WuW 2009, 249;

Leucht, Die steuerliche Behandlung von „Nützlichen Abgaben" an inländische und ausländische Empfänger – aus Sicht der steuerlichen Betriebsprüfung, StBP 1997, 117 (Teil I) und 141 (Teil II);

Lippert, Ethikkommissionen – wie unabhängig sind sie und wie unabhängig sollen sie sein?, GesR 2009, 355;

ders./*Ratzel*, Arzt und Industrie nach den Beschlüssen des 106. Deutschen Ärztetags 2003, NJW 2003, 330;

Littwin, Aktuelle Entwicklungen bei der steuerlichen Behandlung von Schmier- und Bestechungsgeldern, BB 1998, 2398;

ders., Maßnahmen zur Bekämpfung der nationalen und internationalen Korruption, ZRP 1996, 308;

ders., Die steuerliche Abzugsfähigkeit von Provisionen, Schmier- und Bestechungsgeldern, BB 1994, 2326;

Löhe, Korruptionsbekämpfung in Deutschland: Institutionelle Ressourcen der Bundesländer im Vergleich, Dokumentation von Transparency International, Berlin, November 2008;

Lübbig/Klasse, Kartellrecht im Pharma- und Gesundheitssektor, Baden-Baden 2007;

Lüderssen, Antikorruptions-Gesetze und Drittmittelforschung, JZ 1997, 112;

ders., Drosselung des medizinischen Fortschritts durch Kriminalisierung der Drittmittelförderung – Selbstregulierung der Betroffenen als Ausweg?, in: Forschungsstelle für Pharmarecht der Philipps-Universität Marburg (Hrsg.), Frankfurt am Main 2001, S. 80;

ders., Die Symbiose von Markt und Stadt, auseinanderdividiert durch Strafrecht?, StV 1997, 318;

ders., Die Zusammenarbeit von Medizinprodukte-Industrie, Krankenhäusern und Ärzten – strafbare Kollision oder sinnvolle Kooperation?, Stuttgart 1998;

ders., Zweckverfehlende Kriminalisierung, in: Tag/Tröger/Taupitz (Hrsg.), Drittmitteleinwerbung – Strafbare Dienstpflicht, Berlin/Heidelberg 2004;

Makoski, Zusammenarbeit zwischen Krankenhäusern und Vertragsärzten – sozialrechtlich erwünscht, berufsrechtlich verboten?, MedR 2009, 376;

Mand, Das Rabattverbot gemäß § 7 Abs. 1 Heilmittelwerbegesetz (HWG), A&R 2006, 54;

Maschmann, Vermeidung von Korruptionsrisiken, in: Dölling (Hrsg.), Handbuch der Korruptionsprävention für Wirtschaftsunternehmen und öffentlicher Verwaltung, München 2007, S. 93;

Maxwell, National associations' vital role in helping Eucomed focus on the right themes, Clinica 1320, 22. 8. 2008, S. 4;

Mayer/Miege, Die Rechtsfolgen eines Verstoßes gegen das Zusammenschlussrechtliche Vollzugsverbot – Nichtigkeit der den Verstoß begründenden Rechtsgeschäfte?, BB 2008, 2031;

Meck, Die große Siemens-Familie weint, FAS v. 27. 4. 2008, S. 39;

Meister/Dieners, Gemeinsamer Standpunkt zur strafrechtlichen Bewertung der Zusammenarbeit zwischen Industrie, medizinischen Einrichtungen und deren Mitarbeitern, das krankenhaus 2000, 876;

Meurer, Im Visier der Staatsanwaltschaften, Forschung & Lehre 1997, 572;

Merten/Rabbata, Korruptionsbekämpfung im Gesundheitswesen: Vertrauen ist gut – Kontrolle ist besser, DÄBl. 2007, A-2625;

Meyer, Combating Corruption by Means of Private Law – The German Experience, in: Meyer (Hrsg.), The Civil Law Consequences of Corruption, Baden-Baden 2009, S. 145;

ders., Die Neuregelung produktbezogener Rabatte im Arzneimittelbereich, A&R 2006, 60;

ders., Das Rabattverbot nach dem Entwurf eines Gesetzes zur Verbesserung der Wirtschaftlichkeit in der Arzneimittelversorgung (AVWG), A&R 2006, 10;

Michalke, Drittmittel und Strafrecht – Licht am Ende des Tunnels?, NJW 2002, 3381;

Moench, Erbschaft- und Schenkungsteuer, Kommentar, 2004, Loseblatt-Ausg. (Stand: 5/2006), § 7, 86 ff.;

Mueller-Thuns, Sponsoring aus Sicht des Steuerrechts – Eine kritische Bestandsaufnahme –, in: Forschungsstelle für Pharmarecht der Philipps-Universität Marburg (Hrsg.), Ärzteschaft und Industrie zwischen Forschungsförderung und Kriminalität, Frankfurt am Main 2001, S. 101;

Münchener Kommentar zum Strafgesetzbuch, München 2006;

Mündnich/Hartmann, Unzulässige Zusammenarbeit zwischen Leistungserbringern und Vertragsärzten nach der Neuregelung des § 128 SGB V i. d. F. des GKV-OrgWG, SGb 2009, 395;

Neumann, Das Verhältnis des Leistungsrechts zum Vertragsarztrecht, in: Schnapp/Wigge (Hrsg.), Handbuch des Vertragsarztrechts, 2. Aufl., München 2006, S. 378;

Nell, Korruptionsbekämpfung ja – aber richtig! – Reformüberlegungen zur Unternehmenshaftung nach OWiG, ZRP 2008, 149;

Neupert, Risiken und Nebenwirkungen: Sind niedergelassene Vertragsärzte Amtsträger im strafrechtlichen Sinne?, NJW 2006, 2811;

Literaturverzeichnis

Nietzer, Die rechtliche Behandlung von Schmiergeldzahlungen in den USA („Foreign Corrupt Practices Act") und Deutschland, IStR 1998, 187;

Noak, Betrugstäterschaft bzw. -teilnahme von Ärzten beim Bezug von Röntgenkontrastmitteln, MedR 2002, 76;

Nolte, Reform des EG-Kartellrechts für Vertriebs- und Zulieferverträge, BB 1998, 2429;

Offerhaus, Zur Wertneutralität im Steuerrecht – Zur Abziehbarkeit von Schmier- und Bestechungsgeldzahlungen, in: Crezelius/Haas (Hrsg.), Steuerrecht und Gesellschaftsrecht als Gestaltungsaufgabe, Freundesgabe für Franz Josef Hass zur Vollendung des 70. Lebensjahres, Herne 1997, S. 237;

Office of Inspector General, Compliance Program Guidance for Pharmaceutical Manufacturers, April 2003 (Federal Register/Vol. 68, No.: 86 v. 5. 5. 2003, S. 23 731);

Oschmann, Praxisfragen zu F&E Verträgen, KliFoRe 2007, 86;

Ostendorf, Bekämpfung der Korruption als rechtliches Problem oder zunächst moralisches Problem?, NJW 1999, 615;

Osterieth, Patentrecht, 3. Aufl., München 2007;

ders./Holeweg, Aktuelle Fragen des gewerblichen Rechtsschutzes (I) – Die Abschaffung des Hochschullehrerprivilegs und ihre praktischen Auswirkungen, MPR 2002, 18;

Pampel, Die Bedeutung von Compliance-Programmen im Kartellordnungswidrigkeitenrecht, BB 2007, 1636;

Partsch, The Foreign Corrupt Practices Act (FCPA) der USA, Berlin 2007;

ders./Scheffner, Die Genehmigung der Vorteilsannahme gem. § 331 Abs. 3 StGB, GesR 2007, 102;

Park, Die Ausweitung des Abzugsverbots für Bestechungs- und Schmiergelder durch das Steuerentlastungsgesetz 1999/2000/2002, DStR 1999, 1097;

Pelz, Sponsoring – zwischen Marketing und Korruption, LMuR 2009, 50;

ders., Die Bekämpfung der Korruption im Auslandsgeschäft, StraFo 2000, 300;

Pfeifer, Drittmittelforschung unter Korruptionsverdacht? Die Hochschulmedizin zwischen Leistungsdruck und Strafrecht, MedR 2002, 68;

Pfeiffer, Von der Freiheit der klinischen Forschung zum strafrechtlichen Unrecht?, NJW 1997, 782;

Pflüger, Neuerungen beim Industriesponsoring ärztlicher Fortbildung, MPJ 2004, 4;

Pieth, Drittmitteleinwerbung und Strafrecht in der Schweiz, in: Tag/Tröger/Taupitz (Hrsg.), Drittmitteleinwerbung – Strafbare Dienstpflicht, Berlin/Heidelberg 2004, S. 118;

ders., Steuerliche Behandlung von Schmiergeldern und Provisionen, 1. Teil, Internationale Vorgaben zur Strafbarkeit verbotener Zuwendungen und zum Ausschluss der steuerlichen Absetzbarkeit (OECD, EU, Europarat), IWB Fach 3 Gruppe 1, S. 1691;

Piper/Ohly, UWG, 4. Aufl., München 2006;

Pragal, Das Pharma-„Marketing" um die niedergelassenen Kassenärzte: „Beauftragtenbestechung" gemäß § 299 StGB!, NStZ 2005, 133;

Pragal/Apfel, Bestechlichkeit und Bestechung von Leistungserbringern im Gesundheitswesen, A&R 2007, 10;

Preising/Kiesel, Korruptionsbekämpfung durch das Steuerrecht? – Zu den Problemen des Abzugsverbots und der Mitteilungspflicht gemäß § 4 Abs. 5 Nr. 10 EStG, DStR 2006, 118;

Randt, Abermals Neues zur Korruptionsbekämpfung: Die Ausdehnung der Angestelltenbestechung des § 299 StGB auf den Weltmarkt, BB 2002, 2252;

ders., Schmiergeldzahlungen bei Auslandssachverhalten, BB 2000, 1006;

Ratzel, Drittmittelforschung unter Korruptionsverdacht?, MedR 2002, 63;

ders., Der verkürzte Versorgungsweg – ein Auslaufmodell?, GesR 2008, 623;

ders./Lippert, Kommentar zur Musterberufsordnung der deutschen Ärzte (MBO), 4. Aufl., Berlin u. a. 2006;

Räpple, Rechtliche Aspekte der Unterstützung von Klinik, Forschung und Fortbildung durch die Industrie, in: Hiersche/Wigge/Broglie (Hrsg.), Spenden, Sponsoren – Staatsanwalt, 2. Aufl., Frankfurt am Main 2001, S. 45;

ders., Rechtliche Aspekte der Unterstützung von Klinik, Forschung und Fortbildung durch die Industrie, Z Gastroenterol (Suppl. 2) 1999, 33;

ders., Unterstützungsleistungen für Krankenhausmitarbeiter, implant 1997, 9;

ders., Zuwendungen und Rabatte im Gesundheitswesen, in: Engler/Geserich/Räpple/Rieger (Hrsg.), Werben und Zuwenden im Gesundheitswesen, 2. Aufl., Heidelberg 2000, S. 157;

Reese, Europarecht, in: Hasselblatt (Hrsg.), Münchener Anwaltshandbuch Gewerblicher Rechtsschutz, 2. Aufl., München 2005;

Literaturverzeichnis

ders., Vertragsärzte und Apotheker als Straftäter? – eine strafrechtliche Bewertung des „Pharma-Marketings", PharmR 2006, 92;
Rehborn, Der Kodex „Medizinprodukte" im Lichte des Antikorruptionsgesetzes, in: Hiersche/Wigge/Broglie (Hrsg.), Spenden, Sponsoren – Staatsanwalt?, 2. Aufl., Frankfurt am Main 2001, S. 57;
Rehmann, AMG, 3. Aufl., München 2008;
Reichelsdorfer, Compliance Regeln einhalten, DATEV magazin 2008, 36;
Rieser, Benimmkodex mit Lücken, DÄBl. 2004, A-542;
Rogall, § 130 OWiG, in: Karlsruher Kommentar zum OWiG, 3. Aufl., München 2006;
Römer, Drittmitteleinwerbende MedizinerInnen im Ermittlungs- und Strafverfahren, in: Tag/Tröger/Taupitz (Hrsg.), Drittmitteleinwerbung – Strafbare Dienstpflicht, Berlin/Heidelberg 2004, S. 79;
Rosbach, Ethik in einem Wirtschaftsunternehmen – nützlich oder überflüssige Förmelei, CCZ 2008, 101;
Rößler, Nochmals: Das Abzugsverbot für Schmiergeldzahlungen nach § 4 Abs. 5 Nr. 10 EStG, DStZ 2000, 131;
Rubner, Trommeln in Brüssel. Die EU braucht strengere Regeln für Lobbyisten, Süddeutsche Zeitung, Nr. 295 v. 19. 12. 2008, S. 17;
Runge, Korruptionsvorwürfe: Reaktionen und Konzepte der Industrie, in: Hiersche/Wigge/Broglie (Hrsg.), Spenden, Sponsoren – Staatsanwalt?, 2. Aufl., Frankfurt am Main 2001, S. 61;
Rust/Wostry, Die Tätertauglichkeit des Vorstandes einer gesetzlichen Krankenkasse nach §§ 331 ff. StGB, MedR 2009, 319;
Sachs, Grundgesetz, 5. Aufl., München 2009;
Saller, Bußgelder und Geldstrafen als abzugsfähige Betriebsausgaben?, DStR 1996, 534;
Salzberger/Theisen, Jahressteuergesetz 1996: Steuerliche Beschränkung der Abzugsfähigkeit von Schmiergeldzahlungen – Ein Windei, DB 1996, 396;
Sander, Das Antikorruptionsgesetz und seine Auswirkungen auf den Kodex BPI, in: Hiersche/Wigge/Broglie (Hrsg.), Spenden, Sponsoren – Staatsanwalt?, 2. Aufl., Frankfurt am Main 2001, S. 73;
ders., Arzneimittelrecht Kommentar, Stuttgart, Loseblatt-Ausg. (Stand: 3/2006);
Schachtmeyer, Die Berichtigung der Aufwendungen für Bewirtungen aus betrieblichem Anlass, DB 1996, 351;
Schäfer, Drittmittel und Strafrecht, in: Tag/Tröger/Taupitz (Hrsg.), Drittmitteleinwerbung – Strafbare Dienstpflicht, Berlin/Heidelberg 2004, S. 65;
Schaub, Sponsoringverträge und Lauterkeitsrecht, GRUR 2008, 955;
Schaumburg in Steuerberater-Jahrbuch 2001/2002, Mitwirkung von Betriebsprüfung und Staatsanwaltschaft bei nützlichen Abgaben, S. 239;
Schiff, Compliance Auditing of a Medical Device Company, Journal of Medical Device Regulation, November 2008, 15;
Scherer, Case law in Gesetzesform – Die Schwarze Liste als neuer UWG-Anhang, NJW 2009, 324;
Schlegel/Voelzke, SGB V, Saarbrücken 2008;
Schmitz-Elvenich, Bestechlichkeit und Bestechung von niedergelassenen Ärzten, Die Krankenversicherung 2007, 240;
Schmidt, E., Bewirtungen bei Besprechungen, FR 1990, 245;
Schmidt/Güntner, Drittmitteleinwerbung und Korruptionsstrafbarkeit – Rechtliche Prämissen und rechtspolitische Konsequenzen, in: Tag/Tröger/Taupitz (Hrsg.), Drittmitteleinwerbung – Strafbare Dienstpflicht, Berlin/Heidelberg 2004, S. 95;
Schmidt, L., Einkommensteuergesetz – Kommentar, 27. Aufl., München 2008;
Schmidt/Leyh, Verdacht auf Schmiergeldzahlungen, zwingender Informationsaustausch zwischen Finanzamt und Strafverfolgungsbehörden, NWB 2008, 4197;
Schmitt, Von Sponsorship zur Kriminalität? – Das neue Antikorruptionsgesetz und seine Auswirkungen, in: Hiersche/Wigge/Broglie (Hrsg.), Spenden, Sponsoren – Staatsanwalt?, 2. Aufl., Frankfurt am Main 2001, S. 75;
Schneider, Compliance als Aufgabe der Unternehmensleitung ZIP 2003, 645;
Schneider C., Drittmittelvergabe aus der Sicht von Forschungseinrichtungen, in: Tag/Tröger/Taupitz (Hrsg.), Drittmitteleinwerbung – Strafbare Dienstpflicht?, Berlin/Heidelberg 2004, S. 27;
Scholz, Anmerkung zum Urteil des VG Hamburg vom 21. 1. 2009, GesR 2009, 302;
ders./Finkeißen, Ärztliche Fortbildungspflicht in Deutschland, MedR 2004, 141;
Schönke/Schröder, Strafgesetzbuch Kommentar, 27. Aufl., München 2006;
Schreier, Drittvorteil und Unrechtsvereinbarung, Hamburg 2002;

Literaturverzeichnis

Schubert/Glaeske, Einfluss des pharmazeutischen Komplexes auf die Selbsthilfe, Universität Bremen – Zentrum für Sozialpolitik November 2006;
Schütze, Forschung und Entwicklung, in: Loewenheim/Meessen/Riesenkampff (Hrsg.), Kartellrecht, Band 1, Europäisches Kartellrecht, München 2005;
Schwarze, EU-Kommentar, 2. Aufl., Baden-Baden 2009;
Sedemund, Due Diligence bei Unternehmenskauf: Existenzbedrohung bei unterlassener Prüfung von Schmiergeld- und Bestechungszahlungen DB 2004, 2251;
ders., Der Verfall von Unternehmensvermögen bei Schmiergeldzahlungen durch die Geschäftsleitung von Organschaften, DB 2003, 323;
Semler/Bauer, Die neue EU-Gruppenfreistellungsverordnung für vertikale Wettbewerbsbeschränkungen – Folgen für die Rechtspraxis, DB 2000, 193;
Senge, Karlsruher Kommentar zum Gesetz über Ordnungswidrigkeiten, 3. Aufl., München 2006;
Sickmüller, Der Rote Hand Brief, Pharm. Ind. 2006, 252;
dies./Breitkopf, „Points to Consider" zu Anwendungsbeobachtungen, pharmind 2009, 764;
Siebert/Pries, Kartellrechtliche Marktabgrenzung im Pharma-Bereich, Pharma Recht 2007, 147;
Sodan, GG, München 2009;
Soergel, Bürgerliches Gesetzbuch, Bd. 1. Allgemeiner Teil (§§ 1–103), 13. Aufl., Stuttgart 2000;
Soltesz/Puffer, Krankenhäuser im Fokus des Europäischen Wettbewerbsrechts, EWS 2006, 438;
Spatscheck, Die Rolle des Steuer(straf)rechts bei der Korruptionsbekämpfung, NJW 2006, 641;
ders./Ehnert, Übernahme von Geldsanktionen und Verteidigerhonorar – Straf- und steuerrechtliche Aspekte, StraFo 2005, 265;
Stahl, „Schmiergelderlass": Abzugsverbot und Strafverfolgungshilfe durch die Finanzbehörden, KÖSDI 2003, 13874;
ders., Schmiergeld: Steuerliche sowie zivil- und strafrechtliche Probleme, KÖSDI 1999, 12022;
Stapf, Steuerliche Folgen der Zuwendung korrumpierender Vorteile ab 1999, DB 2000, 1092;
Starck, Föderalismusreform, München 2007;
Steinau-Steinrück/Schmidt, Überblick zum TVöD: „Ein Weiter so in neuem Gewand"?, NJW 2006, 518;
Steinberg, Die Interessenverbände in der Verfassungsordnung, in: Steinberg (Hrsg.), Staat und Verbände, Darmstadt 1985, S. 228;
Stöckli, Geldwerte Vorteile nach dem Schweizerischen Heilmittelgesetz, Teil 2, PharmR 2008, 304;
Storm, Vorgaben im Dienst- und Nebentätigkeitsrecht der WissenschaftlerInnen, in: Tag/Tröger/Taupitz (Hrsg.), Drittmitteleinwerbung – Strafbare Dienstpflicht, Berlin/Heidelberg 2004, S. 195;
Tag, Drittmitteleinwerbung – strafbare Dienstpflicht? – Überlegungen zur Novellierung des Straftatbestandes der Vorteilsannahme, in: Tag/Tröger/Taupitz (Hrsg.), Drittmitteleinwerbung – Strafbare Dienstpflicht, Berlin/Heidelberg 2004, S. 153;
Taschke, Die Bekämpfung der Korruption in Europa auf Grundlage der OECD-Konvention, StV 2001, 78;
ders., Drittmittelforschung und Strafrecht – Zugleich eine Besprechung der Urteile des Bundesgerichtshofs vom 23. 5. 2002 (1 StR 372/01) und vom 23. 10. 2002 (1 StR 5412/01), PharmR 2002, 409 (= MPR 2002, 101);
ders., Strafbarkeit des Vertragsarztes bei der Verordnung von Rezepten – Anmerkung zu BGH, Beschluss vom 25. 11. 2003, 4 StR 239/03, StV 2005, 406;
ders., Straftaten im Interesse von Unternehmen – auch strafbar wegen Untreue?, in: Prittwitz/Bauermann/Günther/Kuhlen/Merkel/Nestler/Schulz (Hrsg.), Festschrift für Klaus Lüderssen, Baden-Baden 2002, S. 663;
ders., Strafvorschriften und Ordnungswidrigkeiten, in: Anhalt/Dieners (Hrsg.), Handbuch des Medizinprodukterechts, München 2003, S. 471;
ders., Verteidigung von Unternehmen – Die wirtschaftsstrafrechtliche Unternehmensberatung, StV 2007, 495;
Tiedtke, Zweckgebundene Spenden als abziehbare Aufwendungen, BB 1985, 985;
Tipke/Lang, Steuerrecht, 19. Aufl., Köln 2008;
Tröger, Drittmittel aus Sicht der Universität, in: Tag/Tröger/Taupitz (Hrsg.), Drittmitteleinwerbung – Strafbare Dienstpflicht, Berlin/Heidelberg 2004, S. 5;
Ulsenheimer, Arztstrafrecht in der Praxis, 4. Aufl., Heidelberg 2007;
ders., Industriesponsoring und Vorteilsnahme/Bestechlichkeit, in: Laufs/Uhlenbruck (Hrsg.), Handbuch des Arztrechts, 3. Aufl., München 2002, S. 1417;
Umnuß, Corporate Compliance Checklisten, München 2008;

Literaturverzeichnis

Van Haute, How to Comply With the New AdvaMed Code of Ethics, RAJ Devices May/June 2009, 161;

Veranstaltungsplaner.de Services GmbH (Hrsg.), kodexkonform.de, Bad Kreuznach 2006;

VFA, Ethik-Handbuch, November 2007;

Vilmar, Grundlagen und Auswirkungen der (Muster-)Berufsordnung für die Ärzte in Deutschland, in: Winter/Fenger/Schreiber (Hrsg.), Genmedizin und Recht, München 2001, S. 183;

Volz, Der FSA-Kodex – „Healthcare Compliance" in Deutschland, CCZ 2008, 22;

Wallraff, In Mehdorns Diensten, DIE ZEIT v. 23. 4. 2009 Nr. 18;

Wedemeyer/Hohlfeld, Geldstrafen, Geldbußen und Verfahrenskosten sowie deren Erstattung in ihren steuerlichen Auswirkungen, DStZ 1985, 79;

Weidemann, Zum Abzugsverbot des § 4 V Satz 1 Nr. 10 EStG: Erfasst § 299 StGB auch „Auslandssachverhalte"?, DStZ 2002, 329;

Weihe-Gröning, Der heilmittelrechtliche Werbebegriff, WRP 1997, 409;

Weizel, Fortbildungsnachweis auch für Krankenhausärzte – Konsequenzen der gesetzlichen Neuregelung des GMG, klinikarzt 2004, S. XI;

Werner, BMF-Anwendungsschreiben zu § 4 Abs. 5 S. 1 Nr. 10 EStG, PStR 2002, 207;

Weyand, Beratungswissen zum Straftatbestand der „Angestelltenbestechung" nach den §§ 299, 300 StGB, INF 2003, 476;

Wezel/Liebold, Der Kommentar zu EBM und GOÄ, 8. Aufl., Sankt Augustin, Loseblatt-Ausg. (Stand: 04/2008);

Wichterich/Glockemann, Steuer- und strafrechtliche Aspekte von Schmiergeldzahlungen an Mitarbeiter von Staatsunternehmen – Teil I, INF 2000, 1

Wiedemann (Hrsg.), Handbuch des Kartellrechts, München 1999;

ders./Willaschek, Das Arzneimittelversorgungswirtschaftlichkeitsgesetz – Motive, Inhalte, rechtliche Bewertung, GesR 2006, 298;

Wieland, Unternehmensethik und Compliance Management – Zwei Seiten einer Medaille, CCZ 2008, 15;

Wigge, Die Auswirkungen des Antikorruptionsgesetzes auf die Tätigkeit von Krankenhausärzten, in: Hiersche/Wigge/ Broglie (Hrsg.), Spenden, Sponsoren – Staatsanwalt?, 2. Aufl., Frankfurt am Main 2001, S. 85;

Wissmann/Dreyer/Witting, Kartell- und regulierungsbehördliche Ermittlungen im Unternehmen und Risikomanagement, München 2008;

Wolters, Die Änderungen des StGB durch das Gesetz zur Bekämpfung der Korruption, JuS 1998, 1100;

Wünning, Drittmittel aus gemeinnützigen Stiftungen – strafbare Dienstpflicht?, in: Tag/Tröger/Taupitz (Hrsg.), Drittmitteleinwerbung – Strafbare Dienstpflicht, Berlin/Heidelberg 2004, S. 287;

Zieschang, Anmerkung zu OLG Hamburg, Beschluss v. 14. 1. 2000 – 2 Ws 243/99, OLG Hamburg, Beschluss v. 11. 7. 2000 – 2 Ws 129/00 – und OLG Karlsruhe, Beschluss v. 30. 3. 2000 – Ws 181/99 – (Bestechlichkeit von Krankenhausärzten im Zusammenhang mit der Bestellung von Medizinprodukten), StV 2001, 291;

Zieschang, Die Auswirkungen des Gesetzes zur Bekämpfung der Korruption auf den Forschungsbereich, WissR 32/1999, 111;

ders., Das EU-Bestechungsgesetz und das Gesetz zur Bekämpfung internationaler Bestechung, NJW 1999, 105;

Zöller/Greger, Zivilprozessordnung, Kommentar, 27. Aufl., Köln 2009.

Kapitel 1. Ausgangssituation

Literatur: *Bauer,* Falschabrechnungen – Untersuchungen der AOK, AusR 2002, 101; *Bruns,* Der sogenannte Herzklappenskandal – eine strafrechtliche Zwischenbilanz, ArztR 1998, 237; *Campbell,* Doctors and Drug Companies – Scrutinizing Influential Relationships, The New England Journal of Medicine 2007, 1797; *Clade,* Ein Abschlussbericht und viele Spekulationen, DÄBl. 1996, B-1575; *Dieners,* Sponsoring im Gesundheitswesen – Abgrenzung zur Bestechung, Opthalmo-Chirurgie 1999, 141; *Dieners/Lembeck/Taschke,* Der „Herzklappenskandal" – Zwischenbilanz und erste Schlussfolgerungen für die weitere Zusammenarbeit der Industrie mit Ärzten und Krankenhäusern, PharmR 1999, 156; *Erlinger,* Drittmittelforschung unter Korruptionsverdacht?, MedR 2002, 60; *Finzen,* Pharma-Sponsoring: Wir dankbaren Ärzte, DÄBl. 2002, A-766; *Fuchs,* Drittmittelforschung und Strafrecht in Österreich, MedR 2002, 65; *Göben,* Die Auswirkungen des Gesetzes zur Bekämpfung der Korruption auf die Forschungstätigkeit von Hochschulangehörigen, MedR 1999, 345; *Goedel,* Spenden, Sponsoren, Staatsanwalt – Das Problem aus der Sicht der Strafverfolgungsbehörde, in: Forschungsstelle für Pharmarecht der Philipps-Universität Marburg (Hrsg.), Ärzteschaft und Industrie zwischen Forschungsförderung und Kriminalität, Frankfurt am Main 2001, S. 18; *Haeser,* Erfahrungen mit der neuen Rechtslage im Korruptionsstrafrecht und Drittmittelrecht – Aus Sicht des Staatsanwalts, MedR 2002, 55; *Hagl,* Drittmittel und das Odium des Strafbaren, in: Steuerrechtsfolgen der Drittmitteleinwerbung, in: Tag/Tröger/Taupitz (Hrsg.), Drittmitteleinwerbung – Strafbare Dienstpflicht, Berlin/Heidelberg 2004, S. 37; *Kander,* Drittmitteleinwerbung – strafbare Dienstpflicht?, in: Tag/Tröger/Taupitz (Hrsg.), Drittmitteleinwerbung – Strafbare Dienstpflicht, Berlin/Heidelberg 2004, S. 267; *Korn/Lagodny,* Drittmitteleinwerbung – Strafbare Dienstpflicht auch in Österreich, in: Tag/Tröger/Taupitz (Hrsg.), Drittmitteleinwerbung – Strafbare Dienstpflicht, Berlin/Heidelberg 2004, S. 123; *Lüderssen,* Antikorruptions-Gesetze und Drittmittelforschung, JZ 1997, 112; *Lüderssen,* Die Symbiose von Markt und Stadt, auseinanderdividiert durch Strafrecht?, StV 1997, 318; *Lüderssen,* Die Zusammenarbeit von Medizinprodukte-Industrie, Krankenhäusern und Ärzten – strafbare Kollision oder sinnvolle Kooperation?, Stuttgart 1998; *Lüderssen,* Zweckverfehlende Kriminalisierung, in: Tag/Tröger/Taupitz (Hrsg.), Drittmitteleinwerbung – Strafbare Dienstpflicht, Berlin/Heidelberg 2004, S. 269; *Meurer,* Im Visier der Staatsanwaltschaften, Forschung & Lehre 1997, 572; *Ostendorf,* Bekämpfung der Korruption als rechtliches Problem oder zunächst moralisches Problem?, NJW 1999, 615; *Pfeifer,* Drittmittelforschung unter Korruptionsverdacht? Die Hochschulmedizin zwischen Leistungsdruck und Strafrecht, MedR 2002, 68; *Pfeiffer,* Von der Freiheit der klinischen Forschung zum strafrechtlichen Unrecht?, NJW 1997, 782; *Pieth,* Drittmitteleinwerbung und Strafrecht in der Schweiz, in: Tag/Tröger/Taupitz (Hrsg.), Drittmitteleinwerbung – Strafbare Dienstpflicht, Berlin/Heidelberg 2004, S. 118; *Reese,* Vertragsärzte und Apotheker als Straftäter? – eine strafrechtliche Bewertung des „Pharma-Marketings", PharmR 2006, 92; *Römer,* Drittmitteleinwerbende MedizinerInnen im Ermittlungs- und Strafverfahren, in: Tag/Tröger/Taupitz (Hrsg.), Drittmitteleinwerbung – Strafbare Dienstpflicht, Berlin/Heidelberg 2004, S. 79; *Sander,* Das Antikorruptionsgesetz und seine Auswirkungen auf den Kodex BPI, in: Hiersche/Wigge/Broglie (Hrsg.), Spenden, Sponsoren – Staatsanwalt?, 2. Aufl., Frankfurt am Main 2001, S. 73; *Schäfer,* Drittmittel und Strafrecht, in: Tag/Tröger/Taupitz (Hrsg.), Drittmitteleinwerbung – Strafbare Dienstpflicht, Berlin/Heidelberg 2004, S. 65; *Schmidt/Güntner,* Drittmitteleinwerbung und Korruptionsstrafbarkeit – Rechtliche Prämissen und rechtspolitische Konsequenzen, in: Tag/Tröger/Taupitz (Hrsg.), Drittmitteleinwerbung – Strafbare Dienstpflicht, Berlin/Heidelberg 2004, S. 95; *Schmitt,* Von Sponsorship zur Kriminalität? – Das neue Antikorruptionsgesetz und seine Auswirkungen, in: Hiersche/Wigge/Broglie (Hrsg.), Spenden, Sponsoren – Staatsanwalt?, 2. Aufl., Frankfurt am Main 2001, S. 75; *Tröger,* Drittmittel aus Sicht der Universität, in: Tag/Tröger/Taupitz (Hrsg.), Drittmitteleinwerbung – Strafbare Dienstpflicht, Berlin/Heidelberg 2004, S. 5; *Ulsenheimer,* Industriesponsoring und Vorteilsnahme/Bestechlichkeit, in: Laufs/Uhlenbruck (Hrsg.), Handbuch des Arztrechts, 3. Aufl., München 2002, S. 1417; *Wigge,* Die Auswirkungen des Antikorruptionsgesetzes auf die Tätigkeit von Krankenhausärzten, in: Hiersche/Wigge/Broglie (Hrsg.), Spenden, Sponsoren – Staatsanwalt?, 2. Aufl., Frankfurt am Main 2001, S. 85; *Zieschang,* Die Auswirkungen des Gesetzes zur Bekämpfung der Korruption auf den Forschungsbereich, WissR 32/1999, 111.

Kapitel 1. Ausgangssituation

Übersicht

	Rdnr.
A. Einleitung	1
B. „Herzklappenskandal" und Ermittlungsverfahren	5
C. Spannungsverhältnis	8

A. Einleitung

1 Seit dem sog. „Herzklappenskandal" ist die Zusammenarbeit zwischen der medizintechnologischen und der pharmazeutischen Industrie einerseits sowie öffentlichen, aber auch privaten Kliniken und deren Mitarbeitern andererseits, insbesondere Ärzten, ins Gerede gekommen. Korruptionsvorwürfe, Hunderte von Ermittlungsverfahren und eine Reihe gerichtlicher Verurteilungen, aber auch bloße Gerüchte und Fehlinformationen haben seitdem in der Praxis zu erheblichen **Unsicherheiten** geführt, ob und gegebenenfalls wie die seit Jahrzehnten üblichen Formen der Zusammenarbeit fortgeführt werden können, ohne auch nur den Eindruck eines rechtswidrigen Verhaltens zu begründen. Es steht dabei außer Frage, dass in der Medizin die Forschung und Produktentwicklung, aber auch die Fort- und Weiterbildung von Ärzten auf dem bestehenden hohen Niveau ohne eine enge Zusammenarbeit zwischen der Industrie auf der einen Seite und Krankenhäusern und Klinikärzten auf der anderen Seite nicht denkbar ist. Dementsprechend verlangt der Staat, der sich zunehmend aus der Forschungsförderung zurückzieht, nach einer solchen Zusammenarbeit: Hochschulen werden nicht nur aufgefordert, sich um Sponsoren aus der Industrie und Industrie-Drittmittel zu bemühen und sich hierbei einem Leistungswettbewerb mit anderen Hochschulen zu stellen. Die Länder gewähren Forschungszuschüsse vielfach nur dann, wenn zugleich Gelder aus der Industrie bereitgestellt werden. Während auf der einen Seite eine enge Kooperation der Industrie mit Krankenhäusern und Ärzten also nicht nur notwendig, sondern auch forschungs- und gesundheitspolitisch gewollt ist, findet diese Zusammenarbeit insbesondere in einer Reihe strafrechtlicher Reglungen (§§ 331 ff., 299 StGB) ihre Grenzen. Klinikärzte und andere Mitarbeiter medizinischer Einrichtungen der **öffentlichen Hand** unterliegen als **Amtsträger** den strengen **Korruptionsdelikten** (§§ 331 ff. StGB), die die Lauterkeit des öffentlichen Dienstes und das Vertrauen der Allgemeinheit in diese Lauterkeit schützen sollen. Auch die Mitarbeiter medizinischer Einrichtungen in **privater** oder **kirchlicher Trägerschaft** können sich strafbar machen, wenn sie mit der Industrie unlauter zusammenarbeiten (§ 299 StGB). Da diese Verbote spiegelbildlich auch für die Mitarbeiter der Industrie gelten, dürfen weder die Industrie, noch die Mitarbeiter medizinischer Einrichtungen in ihrer Eigenschaft als Amtsträger oder Angestellte – nicht einmal ansatzweise – den Eindruck erwecken, ihre Zusammenarbeit beeinflusse die Entscheidungen zur Beschaffung von Arzneimitteln und Medizinprodukten.

2 Die Kooperation zwischen Industrie, medizinischen Einrichtungen und Klinikärzten erzeugt jedoch unweigerlich ein Näheverhältnis und birgt dadurch für alle Beteiligten Risiken. Um diese zu verringern, haben neben den Kultus- und Justizministerkonferenzen insbesondere die im Gesundheitswesen tätigen Verbände Hinweise, Empfehlungen und Kodices erarbeitet, unter welchen **rechtlichen Rahmenbedingungen** sie die Zusammenarbeit zwischen Industrie, Krankenhäusern und deren Mitarbeitern als zulässig ansehen.[1] Von besonderer Bedeutung ist der von den führenden Verbänden der pharmazeutischen und medizintechnologischen Industrie, der Krankenhäuser und der forschenden Ärzteschaft herausgegebene „**Gemeinsame Standpunkt zur strafrechtlichen Bewertung der Zusammenarbeit zwischen Industrie, medizinischen Einrichtungen und**

---

[1] Grundlegend hierzu: *Lüderssen,* Medizinprodukte-Industrie, S. 9 ff., 19 ff.; *ders.,* StV 1997, 318 f.; *ders.,* JZ 1997, 112 ff.; Zweckverfehlende Kriminalisierung, S. 269 ff.; *Pfeiffer,* NJW 1997, 782 ff.

A. Einleitung

deren Mitarbeitern", der Handlungsempfehlungen für eine möglichst risikofreie Zusammenarbeit enthält. In der täglichen Praxis der Zusammenarbeit zwischen Industrie, Krankenhäusern und Ärzten geht es häufig vor allem darum, wie Verträge und Abreden zwischen den Beteiligten konkret auszugestalten sind und was alle Seiten hierbei beachten müssen. Die Schwierigkeit besteht in der Praxis regelmäßig darin, dass neben strafrechtlichen Aspekten eine Vielzahl anderer Gesichtspunkte, zum Beispiel solche des **Dienst-, des Berufs-, des Wettbewerbs-, des Steuer- sowie des allgemeinen Vertragsrechts** beachtet und in Einklang gebracht werden müssen.

Eine enge Kooperation der pharmazeutischen und medizintechnologischen Industrie findet nicht nur im klinischen Bereich statt. Vielmehr arbeitet die Industrie auch mit Ärzten im **niedergelassenen Bereich** zusammen, etwa bei der Vermittlung aktueller Informationen über neue Arzneimittel und Medizinprodukte im Zusammenhang der ärztlichen Fort- und Weiterbildung, anlässlich der Durchführung von Anwendungsbeobachtungen auf dem Markt eingeführter Produkte oder bei der Beurteilung von produktbezogenen Fragen im Rahmen von Beratungsverträgen. Obgleich das öffentliche Dienstrecht auf niedergelassene Ärzte keine Anwendung findet und jedenfalls der herrschenden Meinung zufolge die Korruptionsstraftatbestände (§§ 331 ff., 299 StGB) ebenfalls nicht anwendbar sind, da es sich bei niedergelassenen Ärzten weder um Amtsträger noch um „Beauftragte eines geschäftlichen Betriebes" (etwa der Kostenträger) handelt[2] (Kap. 2 Rdnr. 8 ff.), sind auch hier die rechtlichen Rahmenbedingungen komplex und nicht immer einfach zu verstehen. Im Vordergrund stehen – neben bestimmten strafrechtlichen Aspekten (§§ 263, 266 StGB) – in erster Linie wettbewerbs- und berufsrechtliche Aspekte. Daneben sind – wie im Klinikbereich – steuer- und vertragsrechtliche Fragen bei der Umsetzung von Kooperationen mit der Industrie von Bedeutung. 3

Aufgrund der in der Praxis nicht immer einfachen Umsetzung aller einschlägigen rechtlichen Anforderungen an eine einwandfreie Zusammenarbeit, aber auch vor dem Hintergrund des steigenden politischen Drucks auf die Industrie sowie die Ärzteschaft, die allgemein anerkannten Verhaltensstandards des „Gemeinsamen Standpunkts" auch – soweit als möglich – **auf den niedergelassenen Bereich zu übertragen,** hat die Bundesärztekammer im Mai 2003 das ärztliche Berufsrecht im Hinblick auf die Zusammenarbeit von Ärzten mit der Industrie grundlegend überarbeitet und dem „Gemeinsamen Standpunkt" angepasst (Kap. 2 Rdnr. 71 ff.). Das ärztliche Berufsrecht verfolgt insofern das Ziel, einerseits die zwingend erforderliche Zusammenarbeit von Industrie und Ärzteschaft sicherzustellen, ohne hierdurch die Ärzte in ihren Therapie-, Verordnungs- oder Beschaffungsentscheidungen unlauter zu beeinflussen. Die führenden Verbände der Arzneimittelindustrie (BAH, BPI und VFA) haben daraufhin entsprechende **„Verhaltensempfehlungen für die Zusammenarbeit der pharmazeutischen Industrie mit Ärzten"** herausgegeben, um von Seiten der Industrie einen Gleichklang mit dem neuen ärztlichen Berufsrecht herzustellen (Kap. 4 Rdnr. 25 f.). Schließlich haben die Mitglieder des Vereins „Freiwillige Selbstkontrolle für die Arzneimittelindustrie" diese Verhaltensempfehlungen als **verbindlichen Kodex** (FSA-Kodex Fachkreise) übernommen, dessen Einhaltung von dem Verein überwacht und sanktioniert wird (Kap. 4 Rdnr. 27; Kap. 11). Mit dem neuen ärztlichen Berufsrecht und den Verhaltensempfehlungen bzw. dem Kodex hat auch die Zusammenarbeit der pharmazeutischen Industrie mit niedergelassenen Ärzten wertvolle und vor allem praktikable Orientierungspunkte gewonnen, die durch eine eigene Spruchpraxis weiter ausgestaltet und fortentwickelt werden. In den letzten Jahren hat die Regelungsdichte der verschiedenen Kodices weiter zugenommen. Der FSA hat den FSA-Kodex Fachkreise bereits zum zweiten Mal revidiert und dazu einen Kodex mit Regeln zur Zusammenarbeit mit Patientenorganisationen (FSA-Kodex Patientenorganisationen) geschaffen. Ein dem FSA-Kodex Fachkreise ähnlicher Kodex ist mit dem AKG-Kodex entstanden, der für die Mitglieder des BPI gilt. Und auch zum FSA-Kodex Patientenorganisationen wurde ein 4

---

[2] Vgl. *Reese*, PharmR 2006, 92 ff.

Pendant des AKG in Kraft gesetzt. Ferner wurde mit dem Eigenanwendungs-IVD-Kodex des VDGH eine dem FSA-Kodex Fachkreise vergleichbare Regelung für den Bereich der In-Vitro-Diagnostika zur Eigenanwendung geschaffen. Auf europäischer Ebene haben die Dachverbände EFPIA und Eucomed durch Verabschiedung von Kodices für **europaweite Mindeststandards** gesorgt, die von ihren nationalen Mitgliedsverbänden umgesetzt werden müssen und hierdurch zu einer **europaweiten Harmonisierung** der Compliance-Regeln im Gesundheitswesen geführt haben, die über den bestehenden, gesetzlichen Harmonisierungsbestand hinausgeht. (Eine Übersicht über die verschiedenen Kodices findet sich in Kap. 4 Rdnr. 27 ff.)

B. „Herzklappenskandal" und Ermittlungsverfahren

5   Ausgangspunkt für die aktuelle Diskussion der Zusammenarbeit von Industrie, medizinischen Einrichtungen und Ärzten und die beschriebene Entwicklung der Kodices ist der sog. „Herzklappenskandal", der im August 1994 mit Durchsuchungen mehrerer Medizinproduktehersteller durch die Staatsanwaltschaft Wuppertal wegen des Verdachts der Vorteilsgewährung und Bestechung von Klinikärzten seinen Anfang nahm.[3] Begleitet wurden diese Ermittlungen von spektakulären Presseberichterstattungen über schwere Verfehlungen von Kardiologen und Herzchirurgen, die sich hätten bestechen lassen. Von privaten Urlaubsreisen, finanziert über Medizinproduktehersteller, war die Rede, ebenso von teuren Geschenken, Privatanschaffungen für Ärzte und anderes mehr. Das Vorgehen der Staatsanwaltschaften hat zunächst zu einer erheblichen generellen Verunsicherung[4] der medizintechnologischen und pharmazeutischen Industrie, aber auch der beteiligten Ärztegruppen[5] geführt, da die aufgegriffenen Vorgänge nicht nur (wenige) Fälle privater Bereicherungen durch Ärzte, sondern **grundsätzliche Fragen der Zusammenarbeit** der pharmazeutischen und medizintechnologischen Industrie mit Klinikärzten und medizinischen Einrichtungen betrafen.

6   Im Verlauf der Ermittlungsverfahren haben sich die ursprünglich erhobenen Vorwürfe privater Bereicherungen nur in wenigen Fällen bestätigt. In Einzelfällen stellte sich tatsächlich heraus, dass Klinikärzte teilweise mit Wissen, teilweise ohne Wissen finanzierender Unternehmen etwa Kongressaufenthalte verlängert oder Ehefrauen mit zu Kongressreisen genommen haben. Die ursprünglich erhobenen Vorwürfe des Betrugs zum Nachteil von Krankenkassen oder der Untreue von Ärzten zum Nachteil der Kliniken wurden faktisch nicht mehr aufrechterhalten. Von daher haben sich die in den Medien berichteten massiven Verfehlungen von Ärzten und Mitarbeitern von Medizinprodukteherstellern im Wesentlichen also nicht bestätigt. Dennoch führten die ermittelnden Staatsanwaltschaften die Untersuchungen fort, und zwar auch in den Fällen, in denen es eindeutig zu keinen privaten Bereicherungen gekommen war. Im Fokus der Ermittlungen standen **Formen der Zusammenarbeit** zwischen der Industrie, medizinischen Einrichtungen und deren Mitarbeitern, die seit jeher als zulässig und sinnvoll erachtet wurden:[6]

---

[3] Hierzu *Dieners/Lembeck/Taschke*, PharmR 1999, 156 ff.; *Clade*, DÄBl. 1996, B-1575 f.; *Meurer*, Forschung & Lehre 1997, 572 ff.; *Bruns*, ArztR 1998, 237 ff.; eine Übersicht zu den Vorwürfen der Staatsanwaltschaften auch bei *Dieners*, Opthalmo-Chirurgie 1999, 141; *Römer*, S. 79 ff.; krit. zu den Ermittlungen der Staatsanwaltschaften: *Voscherau*, Hamburger Abendblatt v. 27./28. 1. 2001; zur Perspektive der Staatsanwaltschaften s. etwa *Haeser*, MedR 2002, 55 ff.; *Ostendorf*, NJW 1999, 617 oder *Goedel*, S. 18 ff.; eine gründliche Zusammenstellung von Gerichtsentscheidungen betreffend Ärzte bei *Ulsenheimer*, Industriesponsoring, Rdnr. 9 ff.; eine kritische Selbstbetrachtung aus Sicht der Ärzteschaft bei *Finzen*, DÄBl. 2002, A-766; zu Falschabrechnungen aus Sicht der AOK vgl. *Bauer*, AusR 2002, 101 ff.

[4] Hierzu etwa *Halter/Stockinger*, Der Spiegel 17/2000, S. 236 ff.

[5] Hierzu *Hagl*, S. 37 ff., 49 ff.

[6] Hierzu ausführlich *Dieners/Lembeck/Taschke*, PharmR 1999, 156 ff.

– die Durchführung von klinischen Prüfungen, Produkt- und Anwendungsbeobachtungen, die Zurverfügungstellung von Geräten zum Zwecke der Durchführung von Studien und zur Verbesserung der Indikationsstellung und damit der Patientenversorgung,
– die Finanzierung von Stellen (Ärzte im Praktikum, Assistenzärzte) im Zusammenhang mit der Durchführung von Studien,
– Spenden an medizinische Einrichtungen und Fördervereine sowie
– die Unterstützung bei der Ausrichtung von medizinischen Fachkongressen und der Finanzierung von Kongressteilnahmen durch Ärzte, sei es als aktiv Vortragende oder als passive Teilnehmer.

Die **Änderungen der Korruptionsdelikte im Jahr 1997**[7] haben die bestehenden Unsicherheiten, unter welchen genauen Bedingungen die Zusammenarbeit von Industrie, Krankenhäusern und deren Mitarbeitern zukünftig (noch) möglich ist, weiter verschärft. Die Folgen dieser Unsicherheiten haben sich in Einbrüchen der industriefinanzierten Drittmittelforschung, aber auch in der teilweisen Einstellung der Industrieunterstützung für Fort- und Weiterbildungsmaßnahmen durch verschiedene Unternehmen gezeigt.

C. Spannungsverhältnis

Die strafrechtlichen Ermittlungsverfahren sind Ausdruck des **schwierigen Spannungsverhältnisses,** in dem sich die Zusammenarbeit der medizintechnologischen und pharmazeutischen Industrie mit Krankenhäusern und Ärzten vollzieht.[8] Die Industrie, Krankenhäuser und Ärzte müssen einerseits eng zusammenarbeiten. Ohne diese enge Zusammenarbeit sind weder die klinische Forschung noch die Entwicklung von Medizinprodukten oder Arzneimitteln und damit der hohe Stand der medizinischen Forschung und Gesundheitsversorgung in Deutschland denkbar. Diese Zusammenarbeit funktioniert faktisch dort am besten, wo sie direkt und ohne bürokratische Fesseln stattfinden kann. Auch der Staat fördert und unterstützt eine möglichst enge Kooperation von Industrie und medizinischer Forschung. Hierzu zählt, dass bei Berufungsverhandlungen von Hochschulmedizinern inzwischen die eingeworbenen Drittmittel neben der wissenschaftlichen Reputation zu den mitentscheidenden Berufungskriterien gehören. Während also auf der einen Seite eine möglichst enge Kooperation von Industrie, medizinischen Einrichtungen und Klinikärzten gefordert und gefördert wird, ziehen auf der anderen Seite das Strafrecht, insbesondere das Korruptionsbekämpfungsrecht, das öffentliche Dienstrecht sowie das ärztliche Berufsrecht eine strikte Trennungslinie.[9] Danach ist die **„Gewährung bzw. Annahme von Vorteilen"** grundsätzlich unzulässig, oder, besser gesagt: Die regelmäßig in öffentlich-rechtlichen Dienstbeziehungen stehenden Klinikärzte dürfen nicht einmal den Eindruck erwecken, ihre Entscheidungen zur Beschaffung von Arzneimitteln und Medizinprodukten seien durch diese Kooperationsbeziehungen beeinflusst. Umgekehrt ist es der Industrie

---

[7] Hierzu *Erlinger,* MedR 2002, 60 ff.; *Haeser,* MedR 2002, 55 ff.; *Sander,* S. 73 ff.; *Schmitt,* S. 75 ff.; *Wigge,* S. 85 ff.; *Zieschang,* WissR 32/1999, 111 ff.; *Göben,* MedR 1999, 345 ff.; *Lüderssen,* JZ 1997, 112 ff.

[8] Grundlegend hierzu: *Lüderssen,* Medizinprodukte-Industrie, S. 9 ff.; 19 ff.; *ders.,* StV 1997, 318 f.; *ders.,* JZ 1997, 112 ff.; *Pfeiffer,* NJW 1997, 782 ff.; zur Situation in der Schweiz s. *Pfeifer,* MedR 2002, 68 ff.; *Pieth,* S. 111 ff.; Dieses Spannungsverhältnis ist keineswegs nur ein deutsches „Phänomen". Vielmehr ist es typisch für alle Rechtssysteme, in denen eine Zusammenarbeit zwischen der pharmazeutischen und medizintechnologischen Industrie mit Angehörigen der Fachkreise stattfindet. So beschreibt *Campbell,* Doctors and Drug Companies – Scrutinizing Influential Relationships, The New England Journal of Medicine 2007, S. 1797, anschaulich die Problemlage in den USA. Zum Verhältnis von Drittmittelforschung und Strafrecht in Österreich s. *Fuchs,* MedR 2002, 65 ff.; *Korn/Lagodny,* S. 123 ff.

[9] Hierzu *Tröger,* S. 5 ff.; *Schäfer,* S. 65 ff.; *Flach,* S. 89 ff., *Schmidt/Güntner,* S. 95 ff.; *Kander,* S. 267 ff.; *Lüderssen,* S. 269 ff.

Kapitel 1. Ausgangssituation

untersagt, Zuwendungen dazu zu missbrauchen, um Einfluss auf Beschaffungsentscheidungen von Klinikärzten (oder anderen Mitarbeitern medizinischer Einrichtungen) zu nehmen.

9   Das beschriebene **Spannungsverhältnis** ist nicht nur Ausdruck des Schutzzwecks der für Ärzte und Mitarbeiter von medizinischen Einrichtungen der öffentlichen Hand geltenden Korruptionsdelikte, wonach bereits der Eindruck der Käuflichkeit von Amtshandlungen vermieden werden soll. Ein im Übrigen ähnliches Spannungsverhältnis besteht bei der Zusammenarbeit der Industrie im **niedergelassenen Bereich,** und zwar auch dann, wenn man der herrschenden Meinung folgt, wonach die Korruptionsdelikte (§§ 331 ff., 299 StGB) nicht auf niedergelassene Ärzte anwendbar sind. Denn auch hier besteht, wie der Vorsitzende der Berufsordnungsgremien der Bundesärztekammer, *Professor Dr. Flenker,* anlässlich der Vorstellung der novellierten Regelungen im Rahmen des 106. Deutschen Ärztetages 2003 betont hat, kein Zweifel, dass „die Zusammenarbeit von Ärzten mit der pharmazeutischen Industrie und Medizinprodukteherstellern wünschenswert, notwendig und zwingend erforderlich"[10] sei. Auch dem ärztlichen Berufsrecht zufolge muss nach wie vor gleichzeitig sichergestellt sein, dass Ärzte durch die Annahme von Vorteilen für sich oder Dritte nicht einmal den „Eindruck" erwecken, in der „Unabhängigkeit der Ärztlichen Entscheidung beeinflusst" zu werden (§ 32 MBO-Ä).

---

[10] Vgl. näher das Referat von *Prof. Dr. Ingo Flenker* im Rahmen des 106. Deutschen Ärztetages 2003, im Internet abrufbar unter www.bundesaerztekammer.de/arzt2003/start.htm, dort unter Top IV.

Kapitel 2. Rechtliche Rahmenbedingungen

Literatur: *Arbeitsgemeinschaft der Wissenschaftlichen Medizinischen Fachgesellschaften (AWMF)* u. a. (Hrsg.), Gemeinsamer Standpunkt zur strafrechtlichen Bewertung der Zusammenarbeit zwischen Industrie, medizinischen Einrichtungen und deren Mitarbeitern, Düsseldorf 2000 (zit. als „Gemeinsamer Standpunkt"); *Badle,* Betrug und Korruption im Gesundheitswesen – ein Erfahrungsbericht aus der staatsanwaltschaftlichen Praxis, NJW 2008, 1028; *Backhaus,* Schranken des UWG für eine Zusammenarbeit von Ärzteschaft und pharmazeutischer Industrie, in: Forschungsstelle für Pharmarecht der Philipps-Universität Marburg (Hrsg.), Ärzteschaft und Industrie zwischen Forschungsförderung und Kriminalität, Frankfurt am Main 2001, S. 146; *Badura,* Die Anzeigepflicht für eine schriftstellerische oder wissenschaftliche Nebentätigkeit von Beamten, ZBR 2000, 109; *Balzer,* Die Akkreditierung industrieunterstützter Fortbildungsveranstaltungen nach Umsetzung des GKV-Modernisierungsgesetzes – Eine Reform der Reform?, MedR 2004, 76; *Balzer,* „Industriesponsoring" und ärztliche Fortbildung – ein Auslaufmodell?, NJW 2003, 3325; *Bannenberg,* Korruption, in: Wabnitz/Janovsky (Hrsg.), Handbuch des Wirtschafts- und Steuerstrafrechts, 3. Aufl., München 2007, S. 615; *Bartenbach/Jung/Fock,* Aktuelles aus dem Wettbewerbsrecht: Das „neue" UWG nach Umsetzung der Richtlinie über unlautere Geschäftspraktiken, Mitteilungen der deutschen Patentanwälte 2009, 99; *Bepler/Böhle/Martin/Stöhr,* Beck'scher Online-Kommentar TVöD; *Bernsmann/Schloß,* Vertragsarzt und „kick-back" – zugleich Anmerkung zu OLG Hamm, Urteil vom 22. 12. 2004, GesR 2005, 193; *Böhmann,* Steuerrechtsfolgen der Drittmitteleinwerbung, in: Tag/Tröger/Taupitz (Hrsg.), Drittmitteleinwerbung – Strafbare Dienstpflicht, Berlin/Heidelberg 2004, S. 261; *Bülow/Ring,* Heilmittelwerbegesetz, 3. Aufl., Köln u. a. 2005; *Busch,* Kostenloser Computer für eine Schulfotoaktion – Erlaubtes „Schulsponsoring" oder strafbare Korruption?, NJW 2006, 1100; *Chon et al.,* Evaluation der Fortbildung: Einfluss des Sponsorings im Urteil der Teilnehmer, Medizinische Klinik 2008, 341; *Cramer/Henkel,* Standesordnung und Wettbewerb – Plädoyer für Einheit von Norm und Vollzug, MedR 2000, 565; *Daum,* Drittmittelvergabe aus Sicht der Industrie, in: Steuerrechtsfolgen der Drittmitteleinwerbung, in: Tag/Tröger/Taupitz (Hrsg.), Drittmitteleinwerbung – Strafbare Dienstpflicht, Berlin/Heidelberg 2004, S. 15; *Dieners/Lembeck,* Kooperation der Industrie mit Krankenhäusern und Ärzten, in: Anhalt/Dieners (Hrsg.), Handbuch des Medizinprodukterechts, München 2003, S. 551; *Dieners/Lembeck/Taschke,* Der „Herzklappenskandal" – Zwischenbilanz und erste Schlussfolgerungen für die weitere Zusammenarbeit der Industrie mit Ärzten und Krankenhäusern, PharmR 1999, 156; *Dieners/Miege,* Akkreditierung von Online-Fortbildungsveranstaltungen durch die Landesärztekammern, A&R 2009, 71; *Dieners/Reese,* Handbuch des Pharmarechts, München 2010; *Dieners/Stallberg,* Mehr Schein als Sein – Auswirkungen des neuen § 128 SGB V auf die pharmazeutische Industrie, A&R 2009, 243; *Dieners/Taschke,* Die Kooperation der medizinischen Industrie mit Ärzten und Krankenhäusern – Die aktuelle Rechtsprechung und ihre Konsequenzen, PharmR 2000, 309; *Dierlamm,* Untreue – ein Auffangtatbestand?, NStZ 1997, 534; *Doepner,* Heilmittelwerbegesetz, 2. Aufl., München 2000; *Dreyer,* Verhaltenskodizes im Referentenentwurf eines Ersten Gesetzes zur Änderung des Gesetzes gegen unlauteren Wettbewerb, WRP 2007, 1294; *Ellbogen/Wichmann,* Zu Problemen des ärztlichen Abrechnungsbetruges, insbesondere der Schadensberechnung, MedR 2007, 10; *Fenger/Göben,* Sponsoring im Gesundheitswesen, München 2004; *Fezer,* UWG, München 2005; *Fischer,* Strafgesetzbuch und Nebengesetze, 56. Aufl., München 2009; *Freitag,* Ärztlicher und zahnärztlicher Abrechnungsbetrug im deutschen Gesundheitswesen, Baden-Baden 2009; *Gaßner/Klass,* Korruptionsfalle Gesundheitswesen, Frankfurt am Main 2003; *Geis,* Ist jeder Kassenarzt ein Amtsarzt? – Zu „Vorschlägen" neuer Strafbarkeiten nach § 299 und den §§ 331 ff. StGB, wistra 2007, 361; *Geis,* Das sozialrechtliche Wirtschaftlichkeitsgebot – kriminalstrafbewehrtes Treuegesetz des Kassenarztes?, GesR 2006, 345; *Geis,* Tatbestandsüberdehnungen im Arztrecht am Beispiel der „Beauftragtenbestechung" des Kassenarztes nach § 299 StGB, wistra 2005, 369; *Göben,* Die Auswirkungen des Gesetzes zur Bekämpfung der Korruption auf die Forschungstätigkeit von Hochschulangehörigen, MedR 1999, 345; *Göben,* Drittmittelbeschaffung, in: Eiff/Fenger u. a. (Hrsg.), Der Krankenhausmanager, Bd. 2, 2. Aufl., Berlin u. a. 2002, Kap. 12/03; *Göben,* Kooperation zwischen Genmedizin und Industrie: Möglichkeiten und Grenzen, in: Winter/Fenger/Schreiber (Hrsg.), Genmedizin und Recht, München 2001, S. 347; *Göben,* Vorgaben und Rahmenbedingungen im Dienst- und Nebentätigkeitsrecht der Wissenschaftler, in: Forschungsstelle für Pharmarecht der Philipps-Universität Marburg

Kapitel 2. Rechtliche Rahmenbedingungen

(Hrsg.), Ärzteschaft und Industrie zwischen Forschungsförderung und Kriminalität, Frankfurt am Main 2001, S. 37; *Griebenow et al.*, Zertifizierte Fortbildung im Bereich der Ärztekammer Nordrhein, Deutsche Medizinische Wochenschrift 2003, 734; *Gröning/Weihe-Gröning*, Heilmittelwerberecht, 2 Bde., Stuttgart, Loseblatt-Ausg. (Stand: 6/2006); *Hartmann et al.*, Unzulässige Zusammenarbeit zwischen Leistungserbringern und Vertragsärzten – Eine erste Bestandsaufnahme der Neuregelung des § 128 SGB V i.d.F. der 15. AMG-Novelle, MPR 2009, 110; *Hefermehl/Köhler/Bornkamm*, Wettbewerbsrecht, 27. Aufl., München 2009; *Heil/Oeben*, Der neue § 128 SGB V – Krankenkassen als „Ordnungshüter" in der Hilfsmittelversorgung?, MPR 2009, 13; *Hellmann/Herffs*, Der ärztliche Abrechnungsbetrug, Berlin u. a. 2006; *Hirthammer-Schmidt-Bleibtreu*, Ärzteschaft und Industrie zwischen Forschungsförderung und Kriminalität, in: Forschungsstelle für Pharmarecht der Philipps-Universität Marburg (Hrsg.), Frankfurt am Main 2001, S. 94; *Huber/Prikoszovits*, Universitäre Drittmittelforschung und EG-Beihilfenrecht, EuZW 2008, 171; Immenga/Mestmäcker, GWB, 4. Aufl., München 2007; *Janovsky*, Straftaten im Gesundheitswesen, in: Wabnitz/Janovsky (Hrsg.), Handbuch des Wirtschafts- und Steuerstrafrechts, 3. Aufl., München 2007, S. 693; *Kleist/Hess/Hoffmann*, Heilmittelwerbegesetz, 2. Aufl., Frankfurt am Main 1986 (Stand: 9/1998); *Klötzer*, Ist der niedergelassene Vertragsarzt tatsächlich tauglicher Täter der §§ 299, 331 StGB?, NStZ 2008, 12; *Köhler*, Die UWG-Novelle 2009, WRP 2009, 109; *Korte*, Der Einsatz des Strafrechts zur Bekämpfung internationaler Korruption, wistra 1999, 81; *Krause/Vogel*, Bestechungsbekämpfung im internationalen Geschäftsverkehr, RIW 1999, 488; *Kuhlen*, Die Zusammenarbeit der Ärzte mit der Pharmaindustrie, AusR 2004, 39; Leipziger Kommentar, Strafgesetzbuch, 12. Aufl., Berlin 2006 ff.; *Lippert/Ratzel*, Arzt und Industrie nach den Beschlüssen des 106. Deutschen Ärztetags 2003, NJW 2003, 330; *Löhe*, Korruptionsbekämpfung in Deutschland: Institutionelle Ressourcen der Bundesländer im Vergleich, Dokumentation von Transparency International, Berlin, November 2008; *Lüderssen*, Die Zusammenarbeit von Medizinprodukte-Industrie, Krankenhäusern und Ärzten – strafbare Kollision oder sinnvolle Kooperation?, Stuttgart 1998; *Makoski*, Zusammenarbeit zwischen Krankenhäusern und Vertragsärzten – sozialrechtlich erwünscht, berufsrechtlich verboten?, MedR 2009, 376; *Michalke*, Drittmittel und Strafrecht – Licht am Ende des Tunnels?, NJW 2002, 3381; Münchener Kommentar zum Strafgesetzbuch, München 2006; *Mündnich/Hartmann*, Unzulässige Zusammenarbeit zwischen Leistungserbringern und Vertragsärzten nach der Neuregelung des § 128 SGB V i.d.F. des GKV-OrgWG, SGb 2009, 395; *Neumann*, Das Verhältnis des Leistungsrechts zum Vertragsarztrecht, in: Schnapp/Wigge (Hrsg.), Handbuch des Vertragsarztrechts, 2. Aufl., München 2006, S. 378; *Neupert*, Risiken und Nebenwirkungen: Sind niedergelassene Vertragsärzte Amtsträger im strafrechtlichen Sinne?, NJW 2006, 2811; *Noak*, Betrugstäterschaft bzw. -teilnahme von Ärzten beim Bezug von Röntgenkontrastmitteln, MedR 2002, 76; *Oschmann*, Praxisfragen zu F&E Verträgen, KliFoRe 2007, 86; *Partsch/Scheffner*, Die Genehmigung der Vorteilsannahme gem. § 331 Abs. 3 StGB, GesR 2007, 102; *Pelz*, Die Bekämpfung der Korruption im Auslandsgeschäft, StraFo 2000, 300; *Pfeiffer*, Von der Freiheit der klinischen Forschung zum strafrechtlichen Unrecht?, NJW 1997, 782; *Pflüger*, Neuerungen beim Industriesponsoring ärztlicher Fortbildung, MPJ 2004, 4; *Piper/Ohly*, UWG, 4. Aufl., München 2006; *Pragal*, Das Pharma-„Marketing" um die niedergelassenen Kassenärzte: „Beauftragtenbestechung" gemäß § 299 StGB!, NStZ 2005, 133; *Pragal/Apfel*, Bestechlichkeit und Bestechung von Leistungserbringern im Gesundheitswesen, A&R 2007, 10; *Räpple*, Zuwendungen und Rabatte im Gesundheitswesen, in: Engler/Geserich/Räpple/Rieger (Hrsg.), Werben und Zuwenden im Gesundheitswesen, 2. Aufl., Heidelberg 2000, S. 157; *Ratzel*, Drittmittelforschung unter Korruptionsverdacht?, MedR 2002, 63; *Ratzel*, Der verkürzte Versorgungsweg – ein Auslaufmodell?, GesR 2008, 623; *Ratzel/Lippert*, Kommentar zur Musterberufsordnung der deutschen Ärzte (MBO), 4. Aufl., Berlin u. a. 2006; *Reese*, Vertragsärzte und Apotheker als Straftäter? – eine strafrechtliche Bewertung des „Pharma-Marketings", PharmR 2006, 92; *Sachs*, Grundgesetz, 5. Aufl., München 2009; *Schäfer*, Drittmittel und Strafrecht, in: Tag/Tröger/Taupitz (Hrsg.), Drittmitteleinwerbung – Strafbare Dienstpflicht, Berlin/Heidelberg 2004, S. 65; *Scherer*, Case law in Gesetzesform – Die Schwarze Liste als neuer UWG-Anhang, NJW 2009, 324; *Schmitz-Elvenich*, Bestechlichkeit und Bestechung von niedergelassenen Ärzten, Die Krankenversicherung 2007, 240; *Schneider C.*, Drittmittelvergabe aus der Sicht von Forschungseinrichtungen, in: Tag/Tröger/Taupitz (Hrsg.), Drittmitteleinwerbung – Strafbare Dienstpflicht?, Berlin/Heidelberg 2004, S. 27; *Scholz*, Anmerkung zum Urteil des VG Hamburg vom 21.1.2009, GesR 2009, 302; *Scholze/Finkeißen*, Ärztliche Fortbildungspflicht in Deutschland, MedR 2004, 141; *Schreier*, Drittvorteil und Unrechtsvereinbarung, Hamburg 2002; *Sodan*, GG, München 2009; *Starck*, Föderalismusreform, München 2007; *Steinau-Steinrück/Schmidt*, Überblick zum TVöD: „Ein Weiter so in neuem Gewand"?, NJW 2006, 518; *Tag*, Drittmitteleinwerbung – strafbare Dienstpflicht? – Überlegungen zur Novellierung des Straftatbestandes der Vorteilsannahme, in: Tag/Tröger/Taupitz (Hrsg.), Drittmit-

Übersicht

teleinwerbung – Strafbare Dienstpflicht, Berlin/Heidelberg 2004, S. 153; *Taschke,* Die Bekämpfung der Korruption in Europa auf Grundlage der OECD-Konvention, StV 2001, 78; *Taschke,* Drittmittelforschung und Strafrecht – Zugleich eine Besprechung der Urteile des Bundesgerichtshofs vom 23. 5. 2002 (1 StR 372/01) und vom 23. 10. 2002 (1 StR 5412/01), PharmR 2002, 409 (= MPR 2002, 101); *Taschke,* Strafbarkeit des Vertragsarztes bei der Verordnung von Rezepten – Anmerkung zu BGH, Beschluss vom 25. 11. 2003, 4 StR 239/03, StV 2005, 406; *Taschke,* Straftaten im Interesse von Unternehmen – auch strafbar wegen Untreue?, in: Prittwitz/Bauermann/Günther/Kuhlen/Merkel/Nestler/Schulz (Hrsg.), Festschrift für Klaus Lüderssen, Baden-Baden 2002, S. 663; *Taschke,* Strafvorschriften und Ordnungswidrigkeiten, in: Anhalt/Dieners (Hrsg.), Handbuch des Medizinprodukterechts, München 2003, S. 471; *Ulsenheimer,* Industriesponsoring und Vorteilsnahme/Bestechlichkeit, in: Laufs/Uhlenbruck (Hrsg.), Handbuch des Arztrechts, 3. Aufl., München 2002, S. 1417; *Vilmar,* Grundlagen und Auswirkungen der (Muster-)Berufsordnung für die Ärzte in Deutschland, in: Winter/Fenger/Schreiber (Hrsg.), Genmedizin und Recht, München 2001, S. 183; *Weizel,* Fortbildungsnachweis auch für Krankenhausärzte – Konsequenzen der gesetzlichen Neuregelung des GMG, klinikarzt 2004, S. XI; *Wünning,* Drittmittel aus gemeinnützigen Stiftungen – strafbare Dienstpflicht?, in: Tag/Tröger/Taupitz (Hrsg.), Drittmitteleinwerbung – Strafbare Dienstpflicht, Berlin/Heidelberg 2004, S. 287; *Zieschang,* Anmerkung zu OLG Hamburg, Beschluss v. 14. 1. 2000 – 2 Ws 243/99, OLG Hamburg, Beschluss v. 11. 7. 2000 – 2 Ws 129/00 – und OLG Karlsruhe, Beschluss v. 30. 3. 2000 – Ws 181/99 – (Bestechlichkeit von Krankenhausärzten im Zusammenhang mit der Bestellung von Medizinprodukten), StV 2001, 291; *Zieschang,* Das EU-Bestechungsgesetz und das Gesetz zur Bekämpfung internationaler Bestechung, NJW 1999, 105.

Übersicht

	Rdnr.
A. Einleitung	1
B. Strafrecht	2
I. Korruptionsdelikte	3
1. Schutzzweck	4
2. Normadressaten	6
3. Tathandlung	10
4. Drittvorteile	19
5. Rechtfertigung gem. §§ 331 Abs. 3, 333 Abs. 3 StGB	20
6. Auslandsstrafbarkeit bei Korruptionsdelikten	22
II. Untreue und Betrug	26
1. Untreue	27
2. Betrug	29
III. Verhalten bei Durchsuchungs- und Beschlagnahmemaßnahmen	32
C. Dienst- und Hochschulrecht	35
I. Allgemeine Rahmenbedingungen	35
II. Universitäre Drittmittelforschung	36
III. Nebentätigkeit	38
1. Verfassungsrechtlicher Hintergrund der neuen beamtenrechtlichen Regelungen	41
2. Änderungen durch die neuen Regelungen im Bereich der Nebentätigkeiten	42
3. Konsequenzen für die Vertragsgestaltung	43
4. Genehmigungspflicht als Basis	44
5. Ausnahmen von der grundsätzlichen Genehmigungspflicht	45
6. Rechtsanspruch auf Erteilung einer Nebentätigkeitsgenehmigung	47
7. Widerruf der Nebentätigkeitsgenehmigung	48
8. Vergütungshöhe	49
IV. Annahme von Belohnungen und Geschenken	50
1. Geschenke in Bezug auf das Amt	51
2. Bewirtungen	53
V. Kongruenz von dienst- und strafrechtlicher Genehmigung?	54
D. Wettbewerbsrecht	57
I. Gesetz gegen den unlauteren Wettbewerb	57
II. Heilmittelwerberecht	61
1. Generelles Zuwendungsverbot gem. § 7 Abs. 1 HWG	61
2. Förderung von Fort- und Weiterbildungsveranstaltungen	63
a) Medizinische Fachkongresse und wissenschaftliche Fortbildungsveranstaltungen	64

Kapitel 2. Rechtliche Rahmenbedingungen

Rdnr.

b) Fortbildungsveranstaltungen ohne ausschließlich wissenschaftlichen Charakter	68
c) Zusammenfassung	69
3. Ordnungswidrigkeit	70
E. Ärztliches Berufsrecht	71
I. Berufsrechtliche Rahmenbedingungen	71
II. Akkreditierung von Fortbildungsveranstaltungen	76
1. Voraussetzungen der Akkreditierung	76
2. Kartellrechtliche Aspekte der Akkreditierung	79
F. Sozialrecht	82
I. Depotverbot	86
II. Verbot der Beteiligung von Ärzten an der Versorgung	88
III. Krankenkassen als „Ordnungshüter"	92
IV. Zusatzleistungen durch die Vertragsärzte	95

A. Einleitung

1 Die rechtlichen Rahmenbedingungen der Zusammenarbeit der Industrie mit Mitarbeitern medizinischer Einrichtungen und niedergelassenen Ärzten sind in erster Linie durch **straf-, dienst-, sozial- und wettbewerbsrechtliche Anforderungen** bestimmt. Ärzte unterliegen darüber hinaus dem **ärztlichen Berufsrecht**.

B. Strafrecht

2 Bei der Planung und Durchführung von Verträgen bzw. anderen Abreden zwischen der Industrie, medizinischen Einrichtungen und deren Mitarbeitern kann unter bestimmten Voraussetzungen die Verwirklichung folgender Straftatbestände in Betracht kommen:
– § 263 StGB (Betrug),
– § 266 StGB (Untreue),
– § 299 StGB (Bestechlichkeit und Bestechung im geschäftlichen Verkehr),
– § 331 StGB (Vorteilsannahme),
– § 333 StGB (Vorteilsgewährung),
– § 332 StGB (Bestechlichkeit) und
– § 334 StGB (Bestechung).

Hierbei stehen in den bisherigen Ermittlungsverfahren sowie in der derzeitigen juristischen Diskussion insbesondere die **Korruptionsdelikte** (§§ 331 ff. StGB) im Vordergrund.[1]

I. Korruptionsdelikte

3 Unter strafrechtlichen Gesichtspunkten verbieten die §§ 331 ff. StGB[2] **Amtsträgern** das Fordern, Sich-versprechen-Lassen oder die Annahme entgeltlicher oder unentgeltlicher Zuwendungen jeglicher Art im Zusammenhang mit der dienstlichen Tätigkeit, insbesondere (aber nicht nur) in **Abhängigkeit von Umsatzgeschäften**. Zuwendungen dürfen insbesondere nicht gefordert oder angenommen werden, um Beschaffungsentscheidungen herbeizuführen oder hierauf Einfluss zu nehmen. Dasselbe gilt spiegelbildlich für die Geberseite.

---

[1] Hierzu ausführlich *Taschke*, Strafvorschriften, Rdnr. 149–232 und *Janovsky*, S. 693 ff.
[2] Hierzu zusammenfassend *Fischer*, § 331 StGB, Rdnr. 27 ff.; s. hierzu ausführlich *Taschke*, Strafvorschriften, Rdnr. 166 ff.

B. Strafrecht

1. Schutzzweck

Geschütztes Rechtsgut der für den öffentlichen Bereich relevanten Straftatbestände der §§ 331 ff. StGB ist hierbei die **„Lauterkeit des öffentlichen Dienstes"** sowie das **„Vertrauen der Allgemeinheit in diese Lauterkeit"**.[3] Ziel des Gesetzgebers ist es, bereits den Anschein der Käuflichkeit von Amtshandlungen zu vermeiden. Der gemeinsame Unrechtskern der Korruptionsbekämpfungsgesetze ist die sich aus der verbotenen Beziehung ergebende generelle Gefährdung des Staatsapparats, dessen Ansehen durch die Annahme von Zuwendungen für amtliche Tätigkeiten beeinträchtigt wird, da hierdurch das Vertrauen der Allgemeinheit in die Sachlichkeit staatlicher Entscheidungen leidet.[4] 4

Geschütztes Rechtsgut der Vorschrift der Bestechlichkeit und Bestechung im geschäftlichen Verkehr (§ 299 StGB) ist der **freie Wettbewerb**. Geschützt sind aber nach überwiegender Auffassung auch die Mitbewerber sowie der „Geschäftsherr" von Angestellten und Beauftragten.[5] 5

2. Normadressaten

Adressaten der §§ 331 ff. StGB sind nicht nur die Beschäftigten medizinischer Einrichtungen, die als Beamte oder Angestellte des öffentlichen Rechts in öffentlich-rechtlichen Dienstverhältnissen stehen und als sog. **„Amtsträger"** (§ 11 Abs. 1 Nr. 2 lit. c StGB) besonders strengen Verhaltensanforderungen unterliegen. Das geltende Strafrecht behandelt vielmehr auch die Beschäftigten medizinischer Einrichtungen als „Amtsträger", wenn die Einrichtungen etwa als GmbH oder AG privatrechtlich organisiert sind, es sich jedoch um **Unternehmen der öffentlichen Hand** handelt.[6] Spiegelbildlich führt dies auf Seiten des Gebers (Mitarbeiter der medizintechnologischen und pharmazeutischen Industrie) von Vorteilen dazu, dass bei Vorliegen der weiteren Voraussetzungen eine Vorteilsgewährung bzw. Bestechung (§§ 333 bzw. 334 StGB) vorliegen kann. 6

Selbst wenn Mitarbeiter auf Seiten medizinischer Einrichtungen als **Angestellte für Krankenhäuser in privater oder kirchlicher Trägerschaft** tätig sind, können sich diese wegen Bestechlichkeit im geschäftlichen Verkehr gem. § 299 StGB strafbar machen.[7] Adressaten der Korruptionsdelikte i. S. d. §§ 331 ff. bzw. des § 299 StGB sind damit alle Mitarbeiter (z. B. Ärzte und Krankenhausapotheker) sämtlicher medizinischer Einrichtungen ungeachtet ihrer rechtlichen Organisationsform. Auch in diesem Zusammenhang gilt dies spiegelbildlich für die Geberseite. 7

Für den **niedergelassenen Arzt** ergeben sich aufgrund einer Entscheidung des 4. Strafsenats des Bundesgerichtshofs[8] zu den Tatbeständen der Untreue und des Betrugs (siehe Rdnr. 26 ff.) möglicherweise auch Konsequenzen für den Bereich der Korruptionsstrafbarkeit. Da das Gericht im Zusammenhang mit seinen Ausführungen zu § 266 StGB den Vertragsarzt (früher auch Kassenarzt genannt) hinsichtlich seiner Berechtigung zur Verschreibung von Arzneimitteln als einen **mit öffentlich-rechtlicher Rechtsmacht „Beliehenen"** bezeichnet, könnte möglicherweise der Vertragsarzt künftig nach § 11 Abs. 1 Nr. 2 lit. c StGB als Amtsträger einzuordnen sein. Nach § 11 Abs. 1 Nr. 2 lit. c StGB ist derjenige Amtsträger, der (ohne in einem öffentlich-rechtlichen Anstellungsverhältnis zu stehen) sonst dazu bestellt ist, bei einer Behörde oder bei einer sonstigen Stelle oder in 8

---

[3] *Fischer*, § 331 StGB, Rdnr. 3; *Ulsenheimer*, Industriesponsoring, § 151 a Rdnr. 56; s. hierzu auch *Taschke*, Strafvorschriften, Rdnr. 162–165.

[4] S. *Arbeitsgemeinschaft der Wissenschaftlichen Medizinischen Fachgesellschaften (AWMF)* u. a. (Hrsg.), Der Gemeinsame Standpunkt zur strafrechtlichen Bewertung der Zusammenarbeit zwischen Industrie, medizinischen Einrichtungen und ihren Mitarbeitern (zit. nachfolgend als „Gemeinsamer Standpunkt"), S. 7.

[5] *Fischer*, § 299 StGB, Rdnr. 2 und *BGHSt* 31, 211 (zu § 12 UWG).

[6] *Fischer*, § 331 StGB, Rdnr. 4 a.

[7] *Fischer*, § 299 StGB, Rdnr. 4; *Ulsenheimer*, Industriesponsoring, § 151 a Rdnr. 103.

[8] *BGH* NJW 2004, 454 ff.

deren Auftrag Aufgaben der öffentlichen Verwaltung unbeschadet der zur Aufgabenerfüllung gewählten Organisationsform wahrzunehmen. Bisher hat sich (soweit ersichtlich) noch kein Gericht mit dieser Frage auseinandergesetzt. In der Literatur haben bisher insbesondere *Neupert*[9] und *Pragal/Apfel*[10] die Amtsträgereigenschaft von Vertragsärzten gemäß § 11 Abs. 1 Nr. 2 lit. c StGB bejaht. Ein Verständnis der Entscheidung des 4. Strafsenats dahingehend, der Vertragsarzt müsse wegen seiner öffentlich-rechtlichen Rezeptverordnungskompetenz als Amtsträger im Sinne dieser Vorschrift angesehen werden, ist demgegenüber mit der überwiegenden Lehre **abzulehnen**.[11] Nach den an anderer Stelle vom Bundesgerichtshof entwickelten allgemeinen Kriterien zu dem Begriff des Amtsträgers, ist für die Erfüllung von § 11 Abs. 1 Nr. 2 lit. c StGB erforderlich, dass Aufgaben der öffentlichen Verwaltung wahrgenommen werden, bei denen der Handelnde der Steuerung des Staats unterliegt und dabei gleichsam als dessen verlängerter Arm erscheint.[12] Die Tätigkeit des Privatrechtssubjekts muss hierbei Merkmale aufweisen, die ihre Gleichstellung mit behördlichem Handeln rechtfertigen können.[13] Aufgrund seiner ärztlichen Tätigkeit (insbesondere seiner Rezeptverordnungen) nimmt der Vertragsarzt bereits keine öffentliche Aufgabe wahr.[14] Gemäß der historischen Entwicklung und dem allgemeinen gesellschaftlichen Verständnis handelt es sich bei der Tätigkeit des (Vertrags-)Arztes um keine Tätigkeit, die „ihrer Natur nach typischerweise dem Staat vorbehalten" ist.[15] Weiterhin unterliegt der Vertragsarzt nicht der staatlichen Steuerung, da er – ohne Weisungen der Krankenkassen hinsichtlich seiner Behandlungstätigkeit unterworfen zu sein – ausschließlich eigenverantwortlich heilend und lindernd für die Patienten tätig wird.[16] Nach der neueren Rechtsprechung des Bundesgerichtshofs ergeben sich im Übrigen bereits allgemein deutliche **Grenzen einer Anwendung** von § 11 Abs. 1 Nr. 2 lit. c StGB auf den Bereich der öffentlichen Gesundheitsvorsorge. Das Urteil des Bundesgerichtshofs zum Bayerischen Roten Kreuz (BRK)[17] zeigt, dass die Gesundheitsfürsorge keineswegs allgemein als öffentliche Aufgabe im Sinne von § 11 Abs. 1 Nr. 2 lit. c StGB anzusehen ist.

9   Auch eine **Anwendung von § 299 Abs. 1 StGB** auf den Arzneimittel verschreibenden Vertragsarzt ist im Lichte der Entscheidung des 4. Strafsenats des Bundesgerichtshofs[18] **abzulehnen**. Auch diese Frage ist bisher in der Rechtsprechung (soweit ersichtlich) noch nicht behandelt worden. Umso mehr hat sich im Anschluss an die Entscheidung des Bundesgerichtshofs die Literatur mit der Frage auseinandergesetzt, ob der Vertragsarzt, soweit er Rezepte mit vermögensrechtlicher Wirkung für und gegen die Kasse verschreibt, in dieser Funktion als „Beauftragter" eines geschäftlichen Betriebes (der Krankenkasse bzw. der Kassenärztlichen Vereinigung) nach § 299 Abs. 1 StGB anzusehen ist. Allgemein wird als Beauftragter angesehen, wer (ohne Angestellter zu sein) befugtermaßen für einen Geschäftsbetrieb tätig wird.[19] Das Urteil des Bundesgerichtshofs wurde in der Literatur vereinzelt zum Anlass genommen, eine Beauftragtenstellung des Vertragsarztes zu bejahen.[20] Zur Begründung wird angeführt, die Voraussetzungen des Beauftragtenbegriffs seien erfüllt, weil

---

[9] *Neupert*, NJW 2006, 2811 ff.
[10] *Pragal/Apfel*, A&R 2007, 10 ff.
[11] Siehe dazu ausführlich *Taschke*, StV 2005, 406, 409 f.; *Geis*, wistra 2007, 361 ff.; *Klötzer*, NStZ 2008, 12, 16.
[12] *BGH* NJW 1998, 2102, 2104.
[13] *BGH* wistra 2001, 267 ff. und wistra 1998, 143 ff.
[14] *Geis*, wistra 2007, 361, 364. Zu dem freiberuflichen Charakter der (vertrags-)ärztlichen Tätigkeit auch nachstehend Rdnr. 9.
[15] Zutreffend *Geis*, wistra 2007, 361, 363 mit Hinweis auf *BGH* wistra 2001, 267 ff.
[16] *Geis*, wistra 2007, 361, 364.
[17] *BGH* NJW 2001, 2102 ff.
[18] *BGH* NJW 2004, 454 ff.; siehe hierzu auch *Geis*, GesR 2006, 345.
[19] *Fischer*, § 299 StGB, Rdnr. 10; *BGH* GRUR 1968, 587, 588.
[20] *Pragal*, NStZ 2005, 133 ff.; *Fischer*, § 299 StGB, Rdnr. 10 b; *Schmitz-Elvenich*, Die Krankenversicherung 2007, 240, 243.

der Vertragsarzt „aufgrund der ihm von den Krankenkassen eingeräumten Vollmacht zur Abgabe eines auf den Abschluss eines Kaufvertrages über die Medikamente bzw. sonstige Behandlungsmittel gerichteten Angebots in ihrem Namen" befugt sei.[21] Diese Auffassung hat einhellige Kritik erfahren[22], wobei in erster Linie auf die von den Gerichten definierten konkretisierenden Merkmale hinsichtlich des Beauftragtenbegriffes Bezug genommen wird, die der Vertragsarzt jedoch nicht erfüllt:

(1) Der Betreffende (hier: der Vertragsarzt) muss befugtermaßen **geschäftlich für den Betrieb** (hier: die Krankenkasse) tätig werden.[23] Das ist beim Vertragsarzt nicht der Fall[24]: Gem. § 72 Abs. 1 Satz 1 SGB V wirkt er als freiberuflicher Mediziner mit den Kostenträgern bei der ärztlichen Versorgung zusammen.

(2) Als weiteres Merkmal der Beauftragung wird in der Rechtsprechung angesehen, dass der Betreffende **„unter dem bestimmenden Einfluss"** des geschäftlichen Betriebes tätig wird.[25] Auch dieses Merkmal ist nicht gegeben. Maßgaben wie § 12 Abs. 1 SGB V (Wirtschaftlichkeitsgebot bei der Verordnung) stellen nur allgemeine Verpflichtungen des Vertragsarztes gegenüber den Kostenträgern dar, die den Wesenskern des Verhältnisses von Vertragsarzt und Krankenkasse nicht berühren. Dieses zeichnet sich dadurch aus, dass der Vertragsarzt die alleinige Verantwortung und Entscheidungsgewalt für seine Behandlung trägt.[26] Der **freiberufliche Charakter** der Tätigkeit des Arztes trotz seiner Einbindung in das System der Kassen ist auch vom Bundesverfassungsgericht in einer frühen Leitentscheidung (damals noch zum Tätigkeitsbereich des Kassenarztes) betont worden[27]:

> „Entscheidend ist, dass die Tätigkeit des Kassenarztes auch im Rahmen dieses Systems freiberuflich bleibt. Die Krankenversicherung bedient sich des freien Berufs der Ärzte zur Erfüllung ihrer Aufgaben; sie baut nicht nur ihr Kassenarztsystem auf dem Arztberufe als einem freien Berufe auf, indem sie das Vorhandensein eines solchen Berufes praktisch und rechtlich voraussetzt und sich zunutze macht, sondern sie belässt auch die Tätigkeit des Kassenarztes im Rahmen dieses freien Berufes".[28]

(3) Darüber hinaus wird in der Literatur darauf hingewiesen, dass die Stellung als Beauftragter eine **rechtsgeschäftliche Befugniserteilung** erfordert, die im Verhältnis der Krankenkassen zu den Vertragsärzten **nicht vorliegt**.[29] Die Einbindung der Vertragsärzte in das kassenärztliche Versorgungssystem erfolgt aufgrund der gesetzlichen Regelungen des SGB V, die durch die Vereinbarung der Krankenkassen mit den kassenärztlichen Vereinigungen konkretisiert werden. Unmittelbare Rechtsbeziehungen der Krankenkassen mit den Vertragsärzten, aus denen eine rechtsgeschäftliche Befugniserteilung der Krankenkassen

---

[21] *Pragal*, NStZ 2005, 133, 135.

[22] *Bernsmann/Schoß*, GesR 2005, 193 ff.; *Geis*, wistra 2005, 369 ff.; GesR 2006, 347; *Reese*, PharmR 2006, 92 ff.

[23] *Fischer*, § 299 StGB, Rdnr. 10a; LK-*Tiedemann*, § 299 StGB, Rdnr. 22; *Bannenberg*, in: Wabnitz/Janovsky, Kap. 10 Rdnr. 101; *BGHSt* 2, 401; *BGH* GRUR 1968, 587.

[24] Dies betonen auch *Reese*, PharmR 2006, 92, 96, *Bernsmann/Schoß*, GesR 2005, 193, 196, sowie *Geis*, wistra 2005, 369, 370, der zu Recht darauf hinweist, dass es zuweilen an Interessenverrat an seinem Patienten grenzte, würde der Vertragsarzt auch für die Krankenkasse geschäftlich tätig. Siehe auch *ders.*, wistra 2007, 361, 362 f. mit dem Hinweis, dass nach den einschlägigen sozialversicherungsrechtlichen Regelungen (beispielsweise § 72a SGB V) unmittelbare Rechtsbeziehungen der Krankenkassen mit den Vertragsärzten ausgeschlossen sind.

[25] *BGH* GRUR 1964, 263, 267; *BGHZ* 28, 12.

[26] *Taschke*, StV 2005, 406, 411.

[27] *BVerfGE* 11, 31, 40.

[28] Zu den generalpräventiven Zwecken der Einbindung der Angestelltenbestechung in das StGB siehe BT-Drs. 13/5584 v. 24. 9. 1996.

[29] *Geis*, wistra 2005, 369, 370. Demgegenüber bejahen *Pragal/Apfel*, A&R 2007, 10, 12 und *Schmitz-Elvenich*, Die Krankenversicherung, 2007, 240, 241 f. eine rechtsgeschäftliche Befugniserteilung der Krankenkassen gegenüber den Vertragsärzten aufgrund der von den Ärzten beantragten Kassenzulassung.

gegenüber den Vertragsärzten abgeleitet werden könnte, sind gemäß dem Regelungsgefüge des SGB V ausgeschlossen.[30]

Hinsichtlich einer Anwendung des § 299 StGB auf den Vertragsarzt erscheint – neben einer insofern höchst problematischen Vermischung der Tatbestände der §§ 266 und 299 StGB –[31] schließlich auch fraglich, ob aus **rechtspolitischer Perspektive** ein Bedürfnis für eine derart weite Strafbarkeitsausdehnung besteht.[32] Zudem ist zu beachten, dass die Annahme einer Beauftragtenstellung des Vertragsarztes gegenüber den Krankenkassen mit den sich daraus ergebenden (korruptions-)strafrechtlichen Konsequenzen einerseits und die vom Grundgesetz garantierte und sozialversicherungsrechtlich ausgestaltete Freiheit der ärztlichen Tätigkeit andererseits in ein kaum aufzulösendes Spannungsverhältnis geraten könnten, dessen rechtliche Konsequenzen für die Stellung der Vertragsärzte gegenwärtig nicht abschließend prognostiziert werden können. Im Ergebnis kann daher der Vertragsarzt nicht als Beauftragter der Krankenkasse bzw. der Kassenärztlichen Vereinigungen angesehen werden.[33]

3. Tathandlung

10   Die Tatbestände der §§ 331 ff. StGB sind dann anwendbar, wenn ein „Amtsträger" für die **Dienstausübung** (Vorteilsannahme) bzw. als Gegenleistung für eine **pflichtwidrige Diensthandlung** (Bestechlichkeit) für sich oder einen Dritten einen Vorteil fordert, sich versprechen lässt oder annimmt. Dasselbe gilt wiederum spiegelbildlich für die Geberseite (Vorteilsgewährung und Bestechung). Hierbei kann es für die Erfüllung der Tatbestände der Vorteilsannahme bzw. Vorteilsgewährung bereits ausreichen, wenn ein Vorteil **„für die Dienstausübung",** also im Hinblick auf **rechtmäßige Diensthandlungen,** geleistet bzw. angenommen wird.[34]

11   Zur Verwirklichung der Tatbestände der Korruptionsbekämpfungsgesetze ist das Vorliegen einer **Unrechtsvereinbarung**[35] zwischen Geber und Nehmer erforderlich. Dies bedeutet, dass eine beiderseitige Übereinstimmung hinsichtlich der Gewährung der Zuwendung als Gegenleistung für die Dienstausübung besteht. Unter einem Vorteil versteht man dabei jede Leistung des Zuwendenden, auf die der Amtsträger keinen gesetzlich begründeten Anspruch hat und die ihn materiell oder – nach der nicht unumstrittenen und abzulehnenden Auffassung verschiedener Staatsanwaltschaften und Gerichte – auch nur immateriell (etwa im Sinne eines Karrierevorteils) in seiner wirtschaftlichen, rechtlichen oder persönlichen Lage objektiv besser stellt.[36] Das Vorliegen einer Unrechtsvereinbarung wird regelmäßig dann bejaht, wenn über die gewährten Zuwendungen Einfluss auf die Bestellung von Produkten genommen oder Bestellungen von Seiten des Amtsträgers belohnt werden sollen. Hierbei wird über den jeweiligen Einzelfall hinaus von den Gerichten in der Praxis das gesamte **„Beziehungsgeflecht"** zwischen Unternehmen und Zuwendungsempfängern als Bewertungsgrundlage im Rahmen der Beweiswürdigung herangezogen.

---

[30] *Geis,* wistra 2007, 361, 362 und bereits vorstehend bei Fn. 24.

[31] *Geis,* wistra 2005, 369, 370.

[32] Siehe hierzu auch *Bernsmann/Schloß,* GesR 2005, 193, 196.

[33] Ähnlich lehnt *Ulsenheimer,* Industriesponsoring, § 151 a Rdnr. 102 mit Verweis auf die Geschäftsherrenstellung des frei praktizierenden Arztes eine Anwendbarkeit von § 299 Abs. 1 StGB ab. Dementsprechend haben die Staatsanwaltschaften Ermittlungsverfahren gegen niedergelassene Ärzte wegen Verstoßes gegen § 299 StGB, soweit bekannt, jeweils eingestellt, siehe etwa Der Spiegel 38/2009, 122 ff.

[34] *Fischer,* § 331 StGB, Rdnr. 6 ff.

[35] Hierzu mit einer umfassenden Auswertung der aktuellen Rechtsprechung *Taschke,* Strafvorschriften, Rdnr. 195–197; das Erfordernis einer Unrechtsvereinbarung gilt hierbei nach herrschender Auffassung auch im Rahmen des § 331 Abs. 1 StGB n. F. weiterhin, s. *Ulsenheimer,* Industriesponsoring, § 151 a Rdnr. 80. Zur Unrechtsvereinbarung und Vorteilsgewährung insgesamt *Lüderssen,* Die Zusammenarbeit von Medizinprodukte-Industrie, Krankenhäusern und Ärzten – Strafbare Kollusion oder sinnvolle Kooperation, 1998, S. 35 ff.

[36] Hierzu im Einzelnen *Taschke,* Strafvorschriften, Rdnr. 169–178.

B. Strafrecht

Nach der nicht unumstritten gebliebenen Rechtsprechung des Bundesgerichtshofes und des HansOLG Hamburg[37] kann ein Vorteil bereits in der **Chance auf den Abschluss eines Vertrags** liegen, der Leistungen an den Amtsträger oder die medizinische Einrichtung zur Folge hat, und zwar auch dann, wenn dieser in einem angemessenen Verhältnis zu den aufgrund dieses Vertrags geschuldeten Gegenleistungen steht.[38]

12

Die Frage nach der **Pflichtwidrigkeit der Diensthandlung** betrifft die Abgrenzung der Vorteilsannahme bzw. Vorteilsgewährung von der Bestechung und Bestechlichkeit. Die Bejahung der Pflichtwidrigkeit der Diensthandlung führt zur Annahme eines höher bestraften Bestechungsdeliktes. Die Feststellung der Pflichtwidrigkeit der Diensthandlung kann dann Schwierigkeiten bereiten, wenn der Amtsträger eine Entscheidung nach pflichtgemäßem Ermessen innerhalb eines gewissen Spielraums zu treffen hat (sog. Ermessensbeamter). Die Rechtsprechung bejaht die Pflichtwidrigkeit der Diensthandlung regelmäßig dann, wenn die Unbefangenheit eines Ermessensbeamten in der Ausübung des Ermessensspielraums durch den Vorteil beeinträchtigt ist, und er seine Entscheidung aufgrund sachfremder Erwägungen trifft bzw. sich hierzu bereit zeigt. So wird eine Pflichtwidrigkeit der Diensthandlung von den Gerichten bereits dann angenommen, wenn der Amtsträger (etwa ein Arzt) den Vorteil **„auf die Waagschale künftiger Entscheidungen"** legt, ohne dass der Vorteil für die tatsächlich getroffene Entscheidung ausschlaggebend sein muss.[39] Dies bedeutet, dass selbst dann ein Bestechungsdelikt in Betracht kommen kann, wenn sich der Amtsträger (richtigerweise) für das objektiv günstigere Angebot entscheidet, bei dieser Entscheidung jedoch die erhaltenen Vorteile Einfluss hatten. Sofern etwa ein Arzt die Beschaffungsentscheidungen selbst trifft oder hierauf Einfluss ausüben sollte – und sei es nur durch eine interne Stellungnahme –, entscheidet sich die Frage, ob er die tatsächlich von der Industrie erhaltenen Vorteile „auf die Waagschale seiner Entscheidungen" gelegt hat, im Rahmen der **Beweiswürdigung** durch die Gerichte. Die Gerichte sind in der Beweiswürdigung grundsätzlich frei (§ 261 StPO). Es kann daher bei Zugrundelegung dieser materiellen Kriterien nicht verlässlich prognostiziert werden, zu welchen Ergebnissen ein Gericht bei der Beurteilung eines Einzelfalls letztlich kommen wird. Angesichts der bestehenden Rechtsprechung wird bei der Beweiswürdigung tendenziell darauf abgestellt, ob das Verhältnis des Arztes zur Industrie in seiner Gesamtheit besonders eng war. Dies kann nach der Rechtsprechung etwa durch die persönliche Betreuung durch Außendienstmitarbeiter bei Kongressreisen, regelmäßige Bewirtungen im Anschluss an Schulungsveranstaltungen, die Mitnahme von Ehefrauen zu Kongressen, den Wechsel des Lieferanten in zeitlichem Zusammenhang mit der Aufnahme von Unterstützungsleistungen, die Beibehaltung des Lieferanten trotz höherer Produktpreise oder durch die Gesamthöhe der von einem Unternehmen über die Dauer der Jahre übernommenen Fortbildungskosten zum Ausdruck kommen.[40]

13

Gleichwohl sind im Rahmen der Beweiswürdigung auch folgende Umstände zu berücksichtigen: Ärzte und andere Mitarbeiter medizinischer Einrichtungen, die über die Beschaffung von Medizinprodukten (oder auch pharmazeutischen Erzeugnissen) entscheiden, sind auch die Anwender dieser Produkte und bedürfen eines Höchstmaßes an wissenschaftlicher Qualifikation, um eine sach- und zweckgemäße Patientenversorgung zu gewährleisten und damit verbundene Beschaffungsentscheidungen fällen zu können. Dies gilt auch für die Weiterentwicklung der Produkte und der damit in Zusammenhang stehenden Therapien.

14

---

[37] *BGHSt* 31, 264, 279 f.; *BGH* wistra 2003, 303, 304; *HansOLG Hamburg* StV 2001, 277, 279; StV 2001, 284; hierzu auch *Taschke*, Strafvorschriften, Rdnr. 171.

[38] Zutreffend a. A. *Lüderssen*, Medizinprodukte-Industrie, S. 38 f.; *Pfeiffer*, NJW 1997, 782 ff.; *Ulsenheimer*, Industriesponsoring, § 151 a Rdnr. 69; *Zieschang*, StV 2001, 291 und „Gemeinsamer Standpunkt", S. 8.

[39] *BGHSt* 15, 88, 92; *BGH* wistra 2003, 59, 63.

[40] Zum aktuellen Stand der Rechtsprechung s. im Einzelnen *Taschke*, Strafvorschriften, Rdnr. 194–202; s. auch *Dieners/Taschke*, PharmR 2000, 309 ff. sowie *Taschke*, PharmR 2002, 409 ff. und *Ulsenheimer*, Industriesponsoring, Rdnr. 9 ff. siehe auch *Kuhlen*, AusR 2004, 39 ff.

Deshalb ist **zwangsläufig eine enge Zusammenarbeit** dieser Entscheidungsträger mit der medizintechnologischen und pharmazeutischen Industrie **notwendig,** etwa im Rahmen von Studien- und Fortbildungsprojekten oder bei der Durchführung von Anwendungsbeobachtungen. Dies gilt auch für die **medizinische und wissenschaftliche Fortbildung,** da ohne sie der erforderliche Kenntnisstand für sachgerechte Anwendungen und Weiterentwicklungen – und damit verbunden eine lege artis erfolgende Patientenversorgung – nicht erworben bzw. beibehalten werden kann. Eine enge Zusammenarbeit der Industrie mit Ärzten und das dadurch entstehende Näheverhältnis liegen damit in der **Natur der Sache.** Die ansonsten dem Korruptionsbekämpfungsrecht innewohnende strikte Trennung von Amtsträger und Industrie ist in diesem Bereich jedenfalls potenziell aufgehoben, zumindest aber stark eingeschränkt.

15 Die für die Wissenschaft und Praxis gleichermaßen **bedeutsamen Entscheidungen** von Mai[41] und Oktober 2002[42] sowie von Februar 2003[43] haben jedoch für den Bereich der universitären Drittmitteleinwerbung wichtige rechtliche Klärungen erbracht.

16 In der Entscheidung vom 23. 5. 2002, 1 StR 372/01, führt der 1. Strafsenat aus, dass dem Schutzgut des § 331 Abs. 1 StGB (Vertrauen in die Sachgerechtigkeit und „Nicht-Käuflichkeit" von Entscheidungen) bereits angemessen Rechnung getragen werde, sofern das im Hochschulrecht vorgeschriebene Verfahren für die Drittmitteleinwerbung (Anzeige und Genehmigung nach den landesrechtlichen Bestimmungen für die Hochschulen) eingehalten werde (Rdnr. 21 und 35 ff.).[44] Zu der Drittmitteleinwerbung außerhalb des universitären Bereichs fehlt bisher eine entsprechende Entscheidung des Bundesgerichtshofs.[45] Hieraus ergibt sich, dass die vorstehenden Erwägungen, welche die frühere Rechtsprechung des Bundesgerichtshofs zu allen Fällen der Drittmitteleinwerbung betrafen, im Hinblick auf den universitären Forschungsbereich nur noch sekundäre Bedeutung besitzen: Vorrangig ist daher für den Bereich der universitären Drittmittelforschung danach zu fragen, ob bereits aufgrund **formeller Kriterien (Anzeige und Genehmigung)** eine Strafbarkeit wegen § 331 Abs. 1 StGB ausgeschlossen ist. Allerdings sind durch die Entscheidung aus dem Jahr 2002 die Maßgaben der früheren Rechtsprechung auch im universitären Forschungsbereich noch relevant, da im Falle einer fehlenden Anzeige oder unwirksamen Genehmigung die beschriebenen materiellen Kriterien zum Zuge kommen. Außerhalb des universitären Forschungsbereichs ist (mangels anderweitiger Anhaltspunkte in der neueren Rechtsprechung) sogar generell von den beschriebenen materiellen Kriterien auszugehen (allerdings ist in diesem Fall die Genehmigungsmöglichkeit gem. § 331 Abs. 3 StGB zu beachten).[46] Darüber hinaus darf auch außerhalb des universitären Forschungsbereichs bei der Beweiswürdigung der Umstand der vorausgehenden Genehmigung durch die privaten Arbeitgeber angestellter Ärzte nicht unberücksichtigt bleiben: Sofern die privaten Arbeitgeber der betroffenen Ärzte die entsprechenden Kooperationsbeziehungen bei gleichzeitiger Kenntnis der Funktion des Arztes im Rahmen von Beschaffungsentscheidungen **zustimmend zur Kenntnis genommen** haben, spricht die Lebenserfahrung dafür, dass der Arbeitgeber nicht davon ausgegangen ist, dass die Zuwendungen einen Einfluss auf die Beschaffungsentscheidungen haben bzw. nach außen einen entsprechenden Eindruck vermitteln könnten.[47]

---

[41] *BGH* Urt. v. 23. 5. 2002, 1 StR 372/01, *BGHSt* 47, 295 ff. = NJW 2002, 2801 ff. Siehe zu dieser Entscheidung insbesondere die Besprechung von *Taschke,* PharmR 2002, 417 ff. und *Michalke,* NJW 2002, 3381 f.
[42] *BGH* Urt. v. 23. 10. 2002, 1 StR 541/01, wistra 2003, 59 ff.
[43] *BGH* Urt. v. 25. 2. 2003, 5 StR 363/02, wistra 2003, 303 ff.
[44] *BGH* NJW 2002, 2801, 2804 f.
[45] Dazu auch *Taschke,* PharmR 2002, 417, 425 f. und *Michalke,* NJW 2002, 3381, 3382.
[46] Dazu auch *Taschke,* PharmR 2002, 417, 425.
[47] Für eine konsequente Gleichbehandlung auch *Michalke,* NJW 2002, 3381, 3382, die auf die Gefahr eines „Zwei-Klassen-Strafrechts" im Hinblick auf universitäre und außeruniversitäre Drittmitteleinwerbung verweist.

B. Strafrecht

In seiner Entscheidung vom 23. 10. 2002, 1 StR 541/01, bestätigt der 1. Strafsenat den **17** von ihm eingeschlagenen Weg in einem obiter dictum. Der Aspekt einer tatbestandsausschließenden Genehmigung des Dienstvorgesetzten war in diesem Urteil nicht fallentscheidend, da schon keine solche Genehmigung vorlag.[48] Der Schwerpunkt dieser Entscheidung liegt bei der Frage der sachgerechten Abgrenzung von § 332 StGB (Bestechlichkeit) und § 331 StGB a. F. (Vorteilsannahme) bei der Annahme von Zuwendungen durch Klinikärzte im Hochschulbereich. Hierbei befasst sich das Gericht insbesondere mit dem **Merkmal des „Sich-bereit-Zeigens"** gem. § 332 Abs. 3 Nr. 2 StGB und stellt dazu fest, das bloße Fordern, Vereinbaren oder die Annahme eines Vorteils könne als gewichtiges Beweisanzeichen für ein „Sich-bereit-Zeigen" angesehen werden, wenn dem Vorteil jeglicher dienstlicher Verwendungsbezug fehle. Habe der Vorteil hingegen einen derartigen (wie auch immer gearteten) dienstlichen Bezug und könnten andere Gesichtspunkte gegen einen bewusst vermittelten Eindruck der Beeinflussbarkeit sprechen, bedürfe es einer ausdrücklichen richterlichen Würdigung aller Umstände.[49] In diesem Fall müsse dazu auch festgestellt werden, welche Vorstellungen über den Zweck der Vorteilsgewährung und deren Annahme bei den Beteiligten bestanden hätten.[50] Der Entscheidung ist die wichtige Aussage zu entnehmen, dass allein das Fordern oder die Annahme von Vorteilen (vor allem mit Bezug zur dienstlichen Tätigkeit) **keineswegs automatisch** zur Annahme der Pflichtwidrigkeit von Beschaffungsentscheidungen (und damit zur Anwendung der §§ 332, 334 StGB) führt, die mit den Vorteilszuwendungen im Zusammenhang stehen. Anderenfalls bliebe auch für die Anwendung von §§ 331, 333 StGB in den Fällen der Drittmitteleinwerbung nur wenig Raum. (Derartige Beschaffungsmaßnahmen beruhen regelmäßig auf Ermessensentscheidungen.) Zudem stellt die Entscheidung klar, dass im Fall von Zuwendungen, die (auch) der Anstellungskörperschaft (etwa im Rahmen der Klinikversorgung) zugute kommen und die von dem verhandelnden Arzt der Anstellungskörperschaft gegenüber **offen gelegt werden,** regelmäßig schon keinen „Vorteil" i. S. d. §§ 331 ff. StGB darstellen.[51] Dies gelte auch dann, wenn damit zugleich verbesserte Wirkungsmöglichkeiten für den verhandelnden Arzt verbunden seien. Hingegen sei im Falle eines verheimlichten Vorteils durch den verhandelnden Arzt (mag der ausgehandelte Vorteil auch der Klinik zugute kommen) regelmäßig ein korruptionsstrafrechtliches Gegenseitigkeitsverhältnis gegeben.[52]

Mit seiner Entscheidung vom 25. 2. 2003, 5 StR 363/02, hat der 5. Strafsenat die **18** Rechtsprechung zur Drittmitteleinwerbung im ärztlichen Hochschulbereich bestätigt.[53] In diesem Fall scheiterte eine Strafbarkeit des Hochschularztes an dem fehlenden Nachweis einer Unrechtsvereinbarung (allerdings erging die Entscheidung zu § 331 StGB a. F.). Der Senat weist in einem umfangreichen obiter dictum („Hinweis") ausdrücklich darauf hin, dass auch er (wie der 1. Strafsenat) in Zukunft der **Transparenz im Wege der Einholung hochschulrechtlicher Genehmigungen** zentrale Bedeutung zumessen werde.[54]
Dort heißt es:

„Die Sensibilität der Rechtsgemeinschaft bei der Erwägung der Strafwürdigkeit der Entgegennahme von Vorteilen durch Amtsträger ist [...] mittlerweile deutlich geschärft. Mithin wird in derartigen Fällen künftig Amtsträgern vor der Annahme jeglicher Vorteile, die in Zusammenhang mit ihrer Dienstausübung gebracht werden können, die strikte Absicherung von Transparenz im Wege von Anzeigen und Einholungen von Genehmigungen [...] abzuverlangen sein. Die Gewährleistung eines derartigen Verhaltens obliegt namentlich auch der besonderen Verantwortung des jeweiligen Vorgesetzten."[55]

---

[48] *BGH* wistra 2003, 59, 63.
[49] *BGH* wistra 2003, 59, 63.
[50] *BGH* wistra 2003, 59, 63.
[51] *BGH* wistra 2003, 59, 65.
[52] *BGH* wistra 2003, 59, 65.
[53] *BGH* wistra 2003, 303 ff.
[54] *BGH* wistra 2003, 303, 305.
[55] *BGH* wistra 2003, 303, 305.

Zu der Drittmittelwerbung außerhalb des universitären Bereiches fehlt bisher, wie bereits gesagt, eine entsprechende Entscheidung des Bundesgerichtshofs. Allerdings haben sich hier unterschiedliche Positionen gebildet, die insofern leider keine klare Linie für die Praxis erkennen lassen. So hat die StA München jüngst hinsichtlich der Einholung von Genehmigungen vertreten, dass „dienstnahe" und „dienstferne" Tätigkeiten von Ärzten in jedem Fall einer Prüfung bedürften. Ferner sei bei „dienstnahen" Nebentätigkeiten zusätzlich eine „strafrechtliche Genehmigung" der Annahme des Vorteils nach § 331 Abs. 3 StGB bei der Verwaltungsleitung einzuholen. Die „Handreichung Vorteilnahme" des Verbandes der Universitätskliniken Deutschland (VUD) sieht hingegen vor, dass eine „strafrechtliche Genehmigung" im Sinne des § 331 Abs. 3 StGB nur dann erfolgen soll, wenn es sich um Tätigkeiten von Mitarbeitern handelt, die als „Dienstaufgaben" erbracht werden (mit oder ohne Gegenleistungen dieser Mitarbeiter). Sofern dies nicht der Fall sein sollte, sei eine strafausschließende Genehmigung im Sinne des § 331 Abs. 3 StGB dagegen nicht erforderlich. Dies gelte etwa auch für Referenten- oder Beratertätigkeiten von Mitarbeitern bei Universitätskliniken, die in Nebentätigkeit ausgeübt werden. In der pharmazeutischen und medizintechnologischen Industrie ist allerdings die **Einholung der schriftlichen Genehmigung der Dienstherren und Arbeitgeber** inzwischen aus Gründen einer möglichst weitgehenden strafrechtlichen Risikominimierung **der Regelfall** (siehe hierzu auch Rdnr. 20 ff.).

4. Drittvorteile

19   Durch die im August 1997 in Kraft getretenen Antikorruptionsgesetze wurden die bis dahin geltenden Straftatbestände weiter verschärft. Danach kann auch die Annahme von sog. **„Drittvorteilen"** unzulässig sein. Während es früher nur strafbar war, dem Amtsträger selbst einen Vorteil für die konkrete Handlung zu gewähren, reicht es nunmehr aus, dass ein Amtsträger einen Vorteil für sich selbst „oder einen Dritten" fordert, sich versprechen lässt oder annimmt. Die Zuwendung an einen Dritten konnte nach der alten Gesetzesfassung die Strafbarkeit des Amtsträgers nur dann begründen, wenn letzterer daraus zumindest einen mittelbaren Vorteil (z. B. greifbare Verbesserung der Arbeitsbedingungen) zog.[56] Diese Einschränkung ist durch die Gesetzesänderung von 1997 entfallen. Danach sollen etwa nunmehr auch die Fälle erfasst werden, in denen wirtschaftliche Vorteile an Personenvereinigungen – Parteien und Vereine – fließen, deren Mitglied der Amtsträger ist. Daher kann auch der Vorteil, der einem Dritten (etwa Fördervereinen von Krankenhäusern oder wissenschaftlichen Fachgesellschaften) zugute kommt, den genannten Straftatbeständen unterfallen. Noch offen ist, ob auch Vorteile (etwa Spenden), die von Ärzten zu Gunsten medizinischer Einrichtungen (d. h. zu Gunsten ihrer Anstellungskörperschaft) eingeworben werden, einen Drittvorteil im Sinne der neuen Korruptionsbekämpfungsdelikte darstellen.[57] Dies soll jedenfalls dann nicht der Fall sein, wenn die im Drittmittel-, Vergabe- und Dienstrecht vorgesehenen Verfahren eingehalten worden sind.[58] Auf eine entsprechende Nachfrage von Verbandsseite hat das Bundesministerium der Justiz geäußert, dass **auch medizinische Einrichtungen durchaus „Dritte"** i. S. d. §§ 331 ff. StGB sein können. Diese Auffassung ist abzulehnen, da eine solche Argumentation im Ergebnis bedeuten würde, dass auch ein Amtsträger (Arzt), der besonders gute Einkaufspreise für seine medizinische Einrichtung aushandelt, automatisch einen Straftatbestand verwirklichen würde (siehe hierzu auch Kap. 4 Rdnr. 1 ff.). Es bleibt jedoch abzuwarten, wie sich die Gerichte hierzu verhalten werden.[59]

---

[56] *Dieners/Taschke,* PharmR 2000, 316 f.
[57] Hierzu im Einzelnen *Taschke,* Strafvorschriften, Rdnr. 176–178; hierzu auch *Schreier,* S. 97 ff.
[58] *BGH* NJW 2006, 225; siehe hierzu *Busch,* NJW 2006, 1100, 1102 f.
[59] Der BGH hat in einem vergleichbaren Fall die mögliche Zahlung eines Bußgeldes an eine Stadt als Anstellungskörperschaft eines Amtsträgers nicht als „Drittvorteil" im Sinne der §§ 331 ff. StGB angesehen, da die Zahlungspflicht lediglich die gesetzliche Folge der Verwirklichung eines Ordnungswidrigkeitstatbestandes sei. Ein Beziehungsverhältnis zu der Dienstausübung des Amtsträgers läge in solchen Fällen nicht vor (*BGH* NStZ 2005, 693 f.).

B. Strafrecht

5. Rechtfertigung gem. §§ 331 Abs. 3, 333 Abs. 3 StGB

Eine Besonderheit besteht hinsichtlich der Tatbestände der Vorteilsannahme bzw. Vorteilsgewährung gem. §§ 331 Abs. 3 bzw. 333 Abs. 3 StGB. Danach ist die Annahme eines auf eine pflichtgemäße Diensthandlung gerichteten Vorteils dann gerechtfertigt, wenn diese von der Behörde im Rahmen ihrer Befugnisse entweder **vorab oder nach unverzüglicher Anzeige genehmigt**[60] wird.[61] Eine Genehmigung i. S. v. § 331 Abs. 3 StGB ist jedoch dann ausgeschlossen, wenn es sich um die Annahme von Vorteilen für pflichtwidrige Handlungen handelt. 20

Im Übrigen richtet sich die Frage, ob eine Vorteilsannahme mit rechtfertigender Wirkung genehmigt werden kann, nach dem öffentlichen Dienstrecht (Rdnr. 35 ff.). Das Hans-OLG Hamburg hat hierzu klargestellt, dass Genehmigungen nach §§ 331 Abs. 3, 333 Abs. 3 StGB alle für die Verwirklichung der gerade bezeichneten Straftatbestände relevanten Tatsachen umfassen müssen.[62] Die **Genehmigung einer Nebentätigkeit oder eines Sonderurlaubs** durch den Dienstvorgesetzten enthält nach dieser Rechtsprechung dabei nicht notwendigerweise die Genehmigung einer Vorteilsannahme. Nur wenn – so diese Rechtsprechung – bei Beantragung der Genehmigung von Nebentätigkeiten oder deren Anzeige bzw. bei Urlaubs- und Dienstanträgen diejenigen Tatsachen, die für das nach dem in § 331 StGB geschützte Rechtsgut erforderliche Prüfprogramm bedeutsam sind, unterbreitet werden, kann insoweit in der einschränkungslosen Genehmigung einer Nebentätigkeit, des (Sonder-)Urlaubs oder der Dienstreise zugleich die stillschweigende Genehmigung der Vorteilsannahme enthalten sein. 21

6. Auslandsstrafbarkeit bei Korruptionsdelikten

Im Zuge einer allgemeinen Reformdiskussion wurde Ende der neunziger Jahre in Deutschland die Strafbarkeit von Korruptionsdelikten für im **Ausland** begangene Taten eingeführt. Mit dem Gesetz zu Bekämpfung internationaler Bestechung (IntBestG)[63] wurden die Voraussetzungen für eine Strafbarkeit der Bestechung von Amtsträgern im Ausland geschaffen. Speziell für den Bereich der Europäischen Union wurde mit dem EU-Bestechungsgesetz (EUBestG)[64] die Möglichkeit geschaffen, die Bestechung von **Amtsträgern** der Europäischen Gemeinschaften sowie der Mitgliedsstaaten der EU zu bestrafen. Bereits zuvor war durch das Korruptionsbekämpfungsgesetz[65] § 12 UWG a. F. als § 299 StGB in das Strafgesetzbuch überführt worden. Durch eine weitere Gesetzesergänzung wurde im Jahr 2002 auch die Strafbarkeit von Bestechungshandlungen im privaten Geschäftsverkehr im Ausland in einem neuen Absatz 3 der Vorschrift geregelt.[66] Zur Eröffnung des Anwendungsbereichs des IntBestG ist es erforderlich, dass es sich um eine **Auslandstat** handelt. 22

---

[60] *Fischer,* § 331 StGB, Rdnr. 32.
[61] So sehen etwa die Richtlinien für aus Drittmitteln finanzierten Forschungsvorhaben der Charité Berlin in § 11 Nr. 4 ausdrücklich eine vorherige Genehmigung als Rechtfertigung im Sinne von § 331 Abs. 3 StGB vor, www.charite.de/fileadmin/user_upload/portal/charite/presse/publikationen/amtl-mitteilungsblatt/2007/AMB071219-030.pdf.
[62] *OLG Hamburg* StV 2001, 277, 283 f.
[63] Gesetz zu dem Übereinkommen vom 17. 12. 1997 über die Bekämpfung der Bestechung ausländischer Amtsträger im internationalen Geschäftsverkehr v. 10. 9. 1998, BGBl. II S. 2327. Zu der Gesetzesreform: *Zieschang,* NJW 1999, 105; *Korte,* wistra 1999, 81; *Taschke,* StV 2001, 78 ff.
[64] Gesetz zu dem Protokoll vom 27. 9. 1996 zum Übereinkommen über den Schutz der finanziellen Interessen der Europäischen Gemeinschaften v. 10. 9. 1998, BGBl. II S. 2340, geändert durch Änderungsgesetz v. 22. 8. 2002, BGBl. I S. 3387. Zu der Gesetzesreform: *Zieschang,* NJW 1999, 105; *Korte,* wistra 1999, 81.
[65] Gesetz zur Bekämpfung der Korruption v. 13. 8. 1997, BGBl. I S. 2038. Hierzu auch *Fischer,* vor § 298 StGB, Rdnr. 1.
[66] Gesetz zur Ausführung der Gemeinsamen Maßnahme betreffend die Bestechung im privaten Sektor v. 22. 12. 1998 (ABl. EG Nr. L 358/2) v. 22. 8. 2002, BGBl. I S. 3387. Hierzu *Fischer,* § 299 StGB, Rdnr. 1 f.

Als „Auslandstat" wird die Bestechung ausländischer Amtsträger dann verfolgt, wenn alle Handlungen im Ausland erfolgten, also kein Berührungspunkt zu Deutschland vorliegt, und der Täter Deutscher ist. Praktische Relevanz hat die Unterscheidung zwischen Inlands- und Auslandstaten also nur wie folgt: Bei einer Auslandstat werden in Deutschland nur deutsche Staatsangehörige verfolgt, bei einer Inlandstat auch Angehörige anderer Nationalitäten.[67] Um diesen Sachverhalt an Beispielen zu illustrieren: Der deutsche und der französische Geschäftsführer einer in Deutschland ansässigen Gesellschaft beschließen und veranlassen eine Bestechungszahlung an einen ausländischen Amtsträger. Da eine (Teil-)Handlung in Deutschland erfolgt, gilt diese Bestechung als **Inlandstat**. Der deutsche und der französische Geschäftsführer können in diesem Fall strafrechtlich auf der Grundlage des IntBestG verfolgt und – sofern ein voller Tatnachweis erfolgt – auch verurteilt werden. Eine Auslandstat läge dann vor, wenn die Gesellschaft ihren Sitz im Ausland hat und die beiden Geschäftsführer (wiederum deutscher und französischer Nationalität) ausschließlich im Ausland gehandelt haben. In diesem Fall könnte der deutsche Geschäftsführer in Deutschland verfolgt und verurteilt werden (obwohl die Tat keinen räumlichen Bezugspunkt zu Deutschland hat). Der französische Geschäftsführer könnte nicht in Deutschland verfolgt werden. Dies wäre dann gegebenenfalls Angelegenheit der französischen Justiz.

23 Diese **erweiterte Korruptionsstrafbarkeit** ist insbesondere für die Fallkonstellationen von Bedeutung, die sich seit dem „Herzklappenskandal" im deutschen Rechtsbereich ergeben haben (Einforderung von Drittmitteln unter sachwidriger Verknüpfung mit entsprechenden Gegenleistungen): Ärzte werden von Herstellern oder Vertreibern von Arzneimitteln oder Medizinprodukten durch Gewährung von Vorteilen dazu veranlasst, diese Produkte bevorzugt zu verwenden. In diesen Fällen ergibt sich ein Auslandsbezug mit der Folge einer Anwendung des EUBestG, des IntBestG oder des § 299 Abs. 3 StGB, sofern es sich um einen ausländischen Arzt handelt, der Amtsträger (etwa einer Universitätsklinik) oder Angestellter (etwa in einem privaten Krankenhaus) ist. Vom Bundesgerichtshof wurde mit Urteil vom 29. 8. 2008 die wichtige Frage geklärt, auf welcher rechtlichen Grundlage die Amtsträgereigenschaft gemäß dem IntBestG bestimmt wird. Nach Auffassung des BGH ist der Amtsträgerbegriff des IntBestG nicht im Sinne der jeweiligen nationalen Rechtsordnung, sondern autonom auf der Grundlage des OECD-Übereinkommens über die Bekämpfung der Bestechung ausländischer Amtsträger im internationalen Geschäftsverkehr vom 17. 12. 1997 auszulegen.[68] Diese rechtliche Frage hat in mehrfacher Hinsicht erhebliche praktische Bedeutung. So kann § 299 StGB zur Anwendung kommen, sofern der betreffende Arzt in einem Anstellungsverhältnis steht. Ist er hingegen Inhaber einer eigenen Praxis (und damit als Geschäftsherr anzusehen), scheidet eine Anwendung von § 299 StGB hinsichtlich seines eigenen Betriebes aus.[69] Zudem vereinfacht die Rechtsprechung des Bundesgerichtshofs den Ermittlungsaufwand im Zusammenhang mit der strafrechtlichen Verfolgung von Taten nach dem IntBestG, da aufgrund der autonomen Bestimmung des Amtsträgerbegriffs nicht durch aufwändige Sachverständigengutachten geklärt werden muss, ob der Betreffende nach dem Recht des jeweiligen ausländischen Staates als Amtsträger einzustufen ist oder nicht.[70]

---

[67] Dazu *Taschke*, StV 2001, 80.

[68] *BGH* Urt. v. 29. 8. 2008, 2 StR 587/07, NJW 2009, 89 ff. Nach verbreiteter Ansicht in der Literatur bestimmt sich demgegenüber der Begriff des Amtsträgers gemäß dem IntBestG nach dem nationalen Recht des Staates, in dem der Betreffende tätig ist (*Krause/Vogel*, RIW 1999, 488, 492; *Pelz*, StraFo 2000, 302, 303).

[69] *Fischer*, § 299 StGB, Rdnr. 10 c; zur Unanwendbarkeit von § 299 StGB auf den Geschäftsinhaber siehe auch *Bannenberg*, Kap. 10 Rdnr. 101.

[70] Im Gegensatz zu dem IntBestG legt Art. 2 § 1 Abs. 1 Nr. 2 lit. a EUBestG ausdrücklich den rechtlichen Maßstab für die Bestimmung der Amtsträgereigenschaft nach dem EUBestG fest. Gemäß dieser Vorschrift steht für die Anwendung des Bestechungstatbestands ein Amtsträger eines anderen Mitgliedstaats der Europäischen Union einem deutschen Amtsträger gleich, soweit seine Stellung derjenigen eines Amtsträgers i. S. d. § 11 Abs. 1 Nr. 2 StGB entspricht.

B. Strafrecht

Für die Anwendung des IntBestG sind gegenüber den §§ 331 ff. StGB Besonderheiten **24** zu beachten: Durch das IntBestG wird zunächst (ebenso wie durch das EUBestG) ausschließlich die **Bestechung ausländischer Amtsträger,** nicht jedoch die Vorteilsgewährung geahndet. Daher ist für die Anwendung des IntBestG stets der Nachweis einer konkreten **Unrechtsvereinbarung** zwischen dem Arzt und dem Unternehmen erforderlich.[71] Obgleich das Merkmal der Unrechtsvereinbarung in der Rechtsprechung bisher eher weit ausgelegt wurde[72] ergibt sich hier insgesamt eine deutliche Strafbarkeitseinschränkung, da der Nachweis eines konkreten Zusammenhangs zwischen einzelnen Vorteilsgewährungen und den Diensthandlungen des Arztes (etwa der Entscheidung für die Beschaffung von Arzneimitteln oder Medizinprodukten) erforderlich ist. Das IntBestG verlangt ferner, dass das Ziel der Bestechung die Verschaffung oder Sicherung eines Auftrags oder eines unbilligen Vorteils im internationalen geschäftlichen Verkehr ist. Dieses **einschränkende Merkmal** ist im Zusammenhang mit Pharma- oder Medizinproduktegeschäften mutmaßlich nur von geringer Bedeutung, da z. B. bei kollusiven Absprachen betreffend den Ankauf bestimmter medizinischer Produkte als „Gegenleistung" für die Gewährung von Vorteilen nach Auffassung von Staatsanwaltschaften und Gerichten das Merkmal der „Verschaffung eines Auftrags" praktisch regelmäßig erfüllt sein dürfte.

Sofern es sich bei dem Arzt um einen **Angestellten** handelt, der aber nicht die Eigen- **25** schaften eines Amtsträgers aufweist, kommt eine Strafbarkeit des Arztes bzw. des Vorteilsgebers gem. § 299 Abs. 3 i. V. m. Abs. 1 oder 2 StGB in Betracht. Dies gilt insbesondere für Ärzte, die in anderen Staaten in privaten Krankenhäusern angestellt sind (oder in der Praxis eines anderen Arztes als Angestellte arbeiten).

II. Untreue und Betrug

Sogenannte **„Kick-back-Zahlungen"** an Ärzte können darüber hinaus den Tatbestand **26** der Untreue (§ 266 Abs. 1 StGB) zu Lasten der medizinischen Einrichtungen bzw. Träger erfüllen, für die der Arzt tätig ist.[73] Daneben kommt unter bestimmten Voraussetzungen auch die Verwirklichung des Betrugstatbestands (§ 263 StGB) zu Lasten der entsprechenden medizinischen Einrichtung, deren Träger oder auch zu Lasten der Kostenträger in Betracht.[74]

1. Untreue

Für die bereits erwähnten **„Kick-back-Zahlungen"** an Klinikärzte kann sich (neben **27** der Strafbarkeit aufgrund von Korruptionsdelikten) eine Erfüllung des Straftatbestands der Untreue (§ 266 StGB)[75] zu Lasten der medizinischen Einrichtungen bzw. Träger ergeben.[76] Eine Strafbarkeit kann allerdings dann ausscheiden, wenn die Rückflüsse für die Anstellungskörperschaft verwendet werden.[77]

---

[71] Zu dem Merkmal der Unrechtsvereinbarung siehe die Ausführungen von *Taschke*, Strafvorschriften, Rdnr. 195 ff.
[72] Dazu die Ausführungen von *Taschke* a. a. O.
[73] Zur Frage, ob die Verwirklichung von Korruptionsstraftaten, die Übernahme von Verteidigerkosten für Mitarbeiter oder etwa die fehlende Geltendmachung von Schadensersatzansprüchen gegenüber Mitarbeitern für die Vorstände und Geschäftsführer eine Untreue zu Lasten des betroffenen Unternehmens bedeuten können, siehe (verneinend) *Taschke*, in: FS Lüderssen, S. 663 ff.
[74] Hierzu im Einzelnen *Taschke*, Strafvorschriften, Rdnr. 233–249; s. auch *Noak*, MedR 2002, 76 ff., *Ellbogen/Wichmann*, MedR 2007, 10 ff. und *Badle*, NJW 2008, 1028 ff.
[75] Eine umfassende Darstellung des Untreuetatbestands und seiner Bezüge zum Medizinprodukterecht bietet *Taschke*, Strafvorschriften, Rdnr. 250–264, siehe auch *Dierlamm*, NStZ 1997, 534 und *Geis*, GesR 2006, 345.
[76] Zu „Kick-back-Zahlungen" allgemein siehe *Dierlamm*, Münchener Kommentar zum Strafgesetzbuch, § 266 Rdnr. 231 ff.
[77] Dazu auch *BGHSt* 47, 295, 298 ff.

28 Für die strafrechtliche Verantwortlichkeit des niedergelassenen **Vertragsarztes** bei der vorsätzlich falschen Verschreibung von Medikamenten unter Verstoß gegen § 12 Abs. 1 SGB V (Wirtschaftlichkeitsgebot) ist eine Entscheidung des 4. Strafsenats des Bundesgerichtshofs[78] von besonderer Bedeutung. Der 4. Strafsenat bejaht die Anwendung des Untreuetatbestands auf den unter Verstoß gegen § 12 Abs. 1 SGB V verordnenden Vertragsarzt, sofern dieser vorsätzlich unter Verstoß gegen die Maßgaben des § 12 Abs. 1 SGB V medizinisch nicht indizierte Rezepte verordnet. Der 4. Strafsenat sieht den Vertragsarzt insoweit aufgrund seiner sozialrechtlichen Stellung als einen mit öffentlich-rechtlicher Rechtsmacht „Beliehenen" an, mit der Verpflichtung, den materiellen und formellen Rahmen der kassenärztlichen Versorgung einzuhalten (insbesondere § 12 Abs. 1 SGB V). In dem Verstoß gegen § 12 SGB V liege eine Verletzung der Vermögensbetreuungspflicht, die dem Vertragsarzt als mit öffentlich-rechtlicher Kompetenz „Beliehenem" zukomme.[79] Wenn der Vertragsarzt Arzneimittel für Kassenpatienten verordne, nehme der Vertragsarzt Vermögensinteressen der Kasse wahr.[80] Diese Entscheidung des Bundesgerichtshofs hat erhebliche **Folgewirkungen.**[81] Da § 266 StGB ein Sonderdelikt darstellt, ist auch der aus Gefälligkeit verordnende Arzt durchweg als Täter anzusehen, der Patient hingegen nur als Gehilfe oder Anstifter. Auch ist zu fragen, ob bereits jeder geringfügige vorsätzliche Verstoß gegen § 12 Abs. 1 SGB V (Wirtschaftlichkeitsgebot) zu einer Strafbarkeit des Arztes gem. § 266 StGB führen kann.[82] Im Ergebnis ist das abzulehnen.

2. Betrug

29 Wegen der bereits angesprochenen **„Kick-back-Zahlungen"** (Rdnr. 26) an Klinikärzte ist unter bestimmten Voraussetzungen neben dem Untreuetatbestand (§ 266 Abs. 1 StGB) auch die Verwirklichung des Betrugstatbestands[83] zu Lasten der entsprechenden medizinischen Einrichtung und deren Träger in Betracht in Betracht gezogen worden.[84]

30 Im Hinblick auf die strafrechtliche Verantwortlichkeit des niedergelassenen **Vertragsarztes** bei der vorsätzlich falschen Verschreibung von Medikamenten unter Verstoß gegen § 12 Abs. 1 SGB V (Wirtschaftlichkeitsgebot) hat der Bundesgerichtshof in der bereits angesprochenen Entscheidung[85] nunmehr festgestellt, dass eine Strafbarkeit wegen Betrugs ausscheide. Mit Hinweis auf die Rechtsprechung des Bundessozialgerichts[86] führt das Gericht aus, der Vertragsarzt sei als mit öffentlich-rechtlicher Rechtsmacht „beliehener" Verwaltungsträger Vertreter der Kassen, so dass insoweit eine Täuschung bei Verordnung von Medikamenten ausscheide.[87] Ein Betrug durch **Einreichung des Rezepts** beim Apotheker komme ebenfalls nicht in Betracht. Der Apotheker habe nur sehr eingeschränkte Prüfungskompetenzen hinsichtlich der sachlichen Richtigkeit der verordneten Medikamente.[88] Auch eine Täuschungshandlung gegenüber der Krankenkasse, die vermittelt durch den

---

[78] *BGH* NJW 2004, 454 ff.

[79] *BGH* NJW 2004, 454, 456.

[80] *BGH* NJW 2004, 454, 456; zu den Straftaten im Pharmazie- und Rezeptbereich allgemein siehe *Janovsky,* S. 786 ff.

[81] Siehe auch *OLG Hamm* GesR 2005, 175 ff.

[82] Hierzu auch *Taschke,* StV 2005, 406, 408 f. und ausführlich *Geis,* GesR 2006, 345.

[83] Eine umfassende Darstellung des Betrugstatbestands und seiner Bezüge zum Medizinprodukterecht findet sich bei *Taschke,* Strafvorschriften, Rdnr. 233–249. Ausführlich zum ärztlichen Abrechnungsbetrug s. *Freitag* und auch *Hellmann/Herffs,* S. 39 ff.

[84] Hierzu im Einzelnen *Taschke* a. a. O.; siehe im Überblick *Noack,* MedR 2002, 76 ff. und *Badle,* NJW 2008, 1028. Auch *Ellbogen/Wichmann,* MedR 2007, 10 ff. (mit Fallbeispielen), die allerdings die Entscheidung *BGH* NJW 2004, 454 in ihren Ausführungen nicht berücksichtigen.

[85] *BGH* NJW 2004, 454, 455. Zu dieser Entscheidung *Taschke,* StV 2005, 406 ff.; zum Abrechnungsbetrug im Gesundheitswesen allgemein *Janovsky,* S. 695 ff.

[86] Etwa *BSGE* 73, 271, 278 f.; *BSGE* 77, 194, 199 f. Kritisch zu der Konzeption des Vertragsarztes als „Beliehenem" *Neumann,* Rdnr. 18 ff.

[87] *BGH* NJW 2004, 454, 455.

[88] *BGH* NJW 2004, 454, 455.

(gutgläubigen) Apotheker letztendlich das Rezept erhält, scheidet nach Ansicht des 4. Strafsenats aus. Sofern der Kostenträger überhaupt eine nachträgliche inhaltliche Prüfung der Verschreibung vornehme, erfolge dies allein im Hinblick auf eine nachträgliche Korrektur im Innenverhältnis zwischen Vertragsarzt und Krankenkasse.[89]

Das VG Mainz hat in einem bislang unveröffentlichten Urteil vom 23. 6. 2006[90] entschieden, dass von Herstellern oder Lieferanten gewährte **Rabatte auf Zahnimplantate** von Zahnärzten an Privatpatienten weitergereicht werden müssen. Zwar lägen keine ausdrücklichen Regelungen hinsichtlich einer solchen Pflicht zur Weitergabe der Rabatte an die Privatpatienten vor, doch könne der in § 9 der Gebührenordnung für Zahnärzte (GOZ) geregelte Rechtsgrundsatz, dass der Zahnarzt lediglich die tatsächlich entstandenen (angemessenen) Kosten berechnen könne, auf die Gewährung von Rabatten übertragen werden.[91] Auf Grundlage dieser Rechtsprechung könnte die vorsätzlich unterlassene Weitergabe von Rabatten an Privatpatienten als Betrug des Zahnarztes (§ 263 StGB) zum Nachteil der von ihm betreuten Privatpatienten angesehen werden, sofern der Zahnarzt den vollen Listenpreis für erbrachte zahnärztliche Leistungen gegenüber den Privatpatienten (ohne Hinweis auf die an ihn gewährten Rabatte) abrechnet und die Privatpatienten daraufhin den vollen Listenpreis bezahlen. Verpflichtungen zur **Weitergabe von Rabatten** im zahnärztlichen Bereich bestehen insbesondere auch für Vertragszahnärzte[92], wobei im Falle vorsätzlich unterlassener Weitergabe der Rabatte, je nach Sachlage, gleichfalls eine Strafbarkeit wegen Betrugs (oder wegen Untreue [vorstehend Rdnr. 30]) angenommen werden könnte.[93] Es ist gegenwärtig noch nicht absehbar, ob und inwieweit diese auf den (privat-) zahnärztlichen Tätigkeitsbereich bezogene Rechtsprechung zur Weiterleitung von Rabatten auch auf weitere Bereiche ärztlicher Tätigkeit außerhalb der Zahnmedizin – insbesondere mit Hinweis auf das allgemeine Wirtschaftlichkeitsgebot (§ 12 SGB V) – übertragen werden könnte. Das Urteil des VG Mainz belegt, dass mögliche strafrechtliche Risiken im Zusammenhang mit ärztlichen Abrechnungen eng mit den jeweiligen **kostenerstattungsrechtlichen Rahmenbedingungen** zusammenhängen. Dies gilt insbesondere für die Frage, ob und gegebenenfalls gegenüber welcher Person oder Stelle in den komplexen Beziehungen von Ärzten, Patienten, Krankenkassen und Apotheken Täuschungshandlungen des Arztes vorliegen, die zur Annahme einer Betrugsstrafbarkeit führen könnten. Für die strafrechtliche Würdigung müssen hierbei nicht nur die grundsätzlich verschiedenen Abrechnungssysteme im vertrags- und privatärztlichen Bereich unterschieden, sondern darüber hinaus die weiteren Einzelheiten des jeweiligen Abrechnungswesens berücksichtigt werden (beispielsweise Besonderheiten der Abrechnung von Leistungen außerhalb der Gebührenordnungen für Ärzte (GOÄ) und für Zahnärzte (GOZ) im privatärztlichen Bereich).

31

III. Verhalten bei Durchsuchungs- und Beschlagnahmemaßnahmen

Die Erfahrungen in der Praxis zeigen, dass Beschuldigte und betroffene Unternehmen in zahlreichen Fällen von gegen sie geführten Ermittlungsverfahren erst aufgrund sorgfältig vorbereiteter, auf Überraschungseffekt angelegter Durchsuchungs- und Beschlagnahmemaßnahmen Kenntnis erhalten. Insbesondere bei Korruptionsvorwürfen gegen Ärzte und Mitarbeiter der Pharmaindustrie erfolgten in der Vergangenheit teils groß angelegte, bundesweit koordinierte **Durchsuchungs- und Beschlagnahmeaktionen** bei den beschul-

32

---

[89] BGH NJW 2004, 454, 456.
[90] Az.: 4 K 82/06. Anscheinend ist dieses Urteil bislang nicht rechtskräftig.
[91] § 9 GOZ lautet im vollen Wortlaut: *„Neben den für die einzelnen zahnärztlichen Leistungen vorgesehenen Gebühren können als Auslagen nur die Zahnarzt tatsächlich entstandenen angemessenen Kosten für zahntechnische Leistungen berechnet werden, soweit diese Kosten nicht nach den Bestimmungen des Gebührenverzeichnisses mit den Gebühren abgegolten sind."*
[92] Z. B. für Bayern: § 9 Abs. 2 Nr. 2 des Gesamtvertrages-Zahnärzte zwischen der Kassenzahnärztlichen Vereinigung Bayern und den Landesverbänden der Krankenkassen in Bayern.
[93] Ausführlich zum ärztlichen und zahnärztlichen Abrechnungsbetrug s. *Freitag*.

digten Ärzten, den beschuldigten Mitarbeitern der Pharmaunternehmen sowie deren Arbeitgebern. Nachstehend werden einige Grundregeln zu dem Verhalten bei Durchsuchungs- und Beschlagnahmemaßnahmen sowie Empfehlungen zur Vorbereitung auf solche Maßnahmen zusammengefasst, da das Verhalten bei Durchsuchungs- und Beschlagnahmemaßnahmen für den weiteren Gang der Ermittlungen erfahrungsgemäß erhebliche Bedeutung hat.

33   Folgende **Grundregeln** sollten im Zusammenhang mit der Durchführung von Durchsuchungs- und Beschlagnahmemaßnahmen beachtet werden:
- Zu Beginn der Durchsuchung sollte von den Ermittlungsbeamten eine **Kopie des Durchsuchungs- und Beschlagnahmebeschlusses** erbeten werden. Dem Beschluss können insbesondere zusammenfassende Informationen zu den Tatvorwürfen, den beschuldigten Personen und der maßgeblichen Rechtsgrundlage der Durchsuchungs- und Beschlagnahmemaßnahme entnommen werden. Zudem ermöglicht die Kenntnis des Beschlusses eine Einschätzung, ob die durchgeführte Maßnahme örtlich, räumlich und – hinsichtlich der beschlagnahmten Gegenstände – auch inhaltlich von dem Beschluss gedeckt ist.
- Die **Namen, Dienstgrade und Dienststellen** sämtlicher an der Durchsuchungs- und Beschlagnahmemaßnahme **beteiligten Ermittlungsbeamten** sollten schriftlich dokumentiert werden. Insbesondere sollte von allen Ermittlungsbeamten die Vorlage der Dienstmarken erbeten werden, die, sofern möglich, zu Dokumentationszwecken kopiert werden sollten.
- **Vernehmungen oder informelle Befragungen** im Zusammenhang mit Durchsuchungs- und Beschlagnahmemaßnahmen oder auch nur inhaltliche Gespräche mit den Ermittlungsbeamten ohne offiziellen Vernehmungscharakter „am Rande" des Durchsuchungsgeschehens sollten vermieden werden. Im Zusammenhang mit der Aufforderung zur Vernehmung während einer Durchsuchungs- und Beschlagnahmemaßnahme ist Folgendes zu beachten: Beschuldigte können jederzeit die Aussage verweigern. Zeugen haben gegenüber Beamten der Staatsanwaltschaft sowie (im Steuerstrafverfahren) gegenüber Beamten der Steuerfahndung eine Aussagepflicht, **nicht** jedoch gegenüber Polizeibeamten. Im Einzelfall kann der Zeuge aufgrund seines beruflichen Status oder aus sonstigen Gründen ein **Zeugnisverweigerungsrecht** geltend machen oder die Auskunft auf einzelne Fragen verweigern, sofern bei deren Beantwortung Strafverfolgungsmaßnahmen gegen den Zeugen oder seine Angehörige (§ 52 Abs. 1 StPO) erfolgen könnten.
- Zeugenvernehmungen können während Durchsuchungs- und Beschlagnahmemaßnahmen auch ohne förmliche Ladung durchgeführt werden. Jedoch hat der Zeuge das **Recht, einen Rechtsanwalt als Zeugenbeistand** zu seiner Vernehmung hinzuzuziehen. In der Praxis sollte, sofern möglich, in jedem Fall ein Rechtsanwalt als Zeugenbeistand hinzugezogen werden, der insbesondere sachkundig beurteilen kann, ob im Einzelfall eine Pflicht zur Aussage besteht und Zeugnis- oder Auskunftsverweigerungsrechte geltend gemacht werden können.
- Bei der Durchführung von Vernehmungen sollte darauf geachtet werden, dass ein **förmliches Vernehmungsprotokoll** erstellt und der vernommenen Person zur Durchsicht und Unterschrift vorgelegt wird. Zudem sollte eine Kopie des Vernehmungsprotokolls erbeten werden. Weiterhin sollte von dem vernommenen Mitarbeiter (oder dessen Zeugenbeistand) nach der Vernehmung zeitnah ein Gedächtnisprotokoll erstellt werden, das die Inhalte der Vernehmung so detailliert wie möglich wiedergibt.
- Unterlagen und elektronische Daten, die von dem Durchsuchungs- und Beschlagnahmebeschluss umfasst sind, sollten in vollem Umfang an die Ermittlungsbeamten herausgegeben werden. **Keinesfalls** sollten Unterlagen oder Daten **vernichtet oder zurückgehalten** werden, da ein solches Verhalten als Strafvereitelung (§ 258 StGB) verfolgt werden könnte und wegen Verdunkelungsgefahr Untersuchungshaft angeordnet werden kann. Es sollte darauf hingewirkt werden, dass die von den Ermittlungsbeamten benötigten Unterlagen und Daten zusammengestellt und anschließend den Ermittlungsbeamten übergeben

werden, um ausufernde Sichtungen von Geschäftsunterlagen oder sonstigen sensiblen Dokumenten zu vermeiden. Zudem sollten, sofern möglich, die erbetenen Unterlagen und Daten nicht im Original, sondern in Kopie an die Ermittlungsbeamten ausgehändigt werden (oder zumindest Kopien ausgehändigter Originale zurückbehalten werden), um den ordnungsgemäßen weiteren Geschäftsgang im Unternehmen nicht zu gefährden. Die übergebenen Unterlagen und Daten sollten sorgfältig schriftlich dokumentiert werden.

– Bei der **Beschlagnahme elektronischer Daten** ist ergänzend Folgendes zu beachten: In der Praxis kann die Beschlagnahme elektronischer Daten in verschiedener Weise erfolgen (beispielsweise aufgrund der Beschlagnahme der Hardware [Computer, Laptops etc.], der Erstellung von elektronischen Datenkopien oder des Ausdrucks von Datenbeständen in Papierform.) Häufig wird in der Praxis die gesamte Hardware beschlagnahmt und anschließend der auf dieser Hardware gespeicherte Datenbestand in einem speziellen Verfahren von den Ermittlungsbehörden gespiegelt. Der Online-Zugriff auf Server, die sich an anderen Standorten (innerhalb Deutschlands) befinden, ist nur zulässig, soweit der Durchsuchungsbeschluss sich auch auf den Standort des Servers bezieht. Nach überwiegender Auffassung ist bei einem Standort des Servers außerhalb von Deutschland ein Zugriff auf die Serverdaten ausschließlich im Wege eines Rechtshilfeverfahrens zulässig.

– Die Ermittlungsbeamten könnten insbesondere auch Gegenstände beschlagnahmen, die sich auf andere als die in dem Durchsuchungsbeschluss genannten Straftaten beziehen (sog. **Zufallsfunde**). Eine gezielte Suche nach Zufallsfunden ist jedoch unzulässig.

– Den an der Durchsuchung beteiligten Ermittlungsbeamten sollte eine ausreichende Anzahl qualifizierter Mitarbeiter oder externer Rechtsanwälte zur Seite gestellt werden, die sämtliche Maßnahmen der Ermittlungsbeamten bei der Durchsuchung im Unternehmen **begleiten und anschließend dokumentieren.**

– Die Durchsicht von Papieren oder Computerdaten durch Polizeibeamte als Ermittlungspersonen der Staatsanwaltschaft (§ 152 GVG) ist lediglich zulässig, wenn dies von der **Staatsanwaltschaft angeordnet** worden ist oder von dem berechtigten Inhaber genehmigt wurde.

– Es sollte nach Abschluss der Durchsuchungs- oder Beschlagnahmemaßnahme in Kopie ein **detailliertes Verzeichnis** der sichergestellten oder beschlagnahmten Gegenstände erbeten werden.

– Der Beschlagnahme (oder Sicherstellung) sollte in jedem Falle **vorsorglich widersprochen** werden, um mögliche Rechtsbehelfe nicht zu präkludieren. Der eingelegte Widerspruch sollte in dem Protokoll der Ermittlungsbeamten zu dem Vorgang schriftlich dokumentiert werden.

Zur **Vorbereitung** auf mögliche künftige Durchsuchungs- und Beschlagnahmemaßnahmen sollten folgende Grundsätze beachtet werden: **34**

– Es sollte ein **unternehmensinterner Ablaufplan** erstellt werden, der präzise regelt, welche Stellen (Geschäftsleitung, zuständige Abteilungsleiter, Rechtsabteilung etc.) bei Durchsuchungs- oder Beschlagnahmemaßnahmen informiert werden.

– Dieser Ablaufplan sollte bei der Pforte im **Eingangsbereich des Unternehmens** hinterlegt werden, die regelmäßig zuerst von der Durchsuchungs- und Beschlagnahmemaßnahme Kenntnis erlangt (Ankunft der Ermittlungsbeamten).

– Der Ablaufplan sollte zudem bereits mögliche Rechtsanwälte als **Ansprechpartner (Zeugenbeistände und Vertreter des Unternehmens) benennen**, die im Falle möglicher Durchsuchungs- und Beschlagnahmemaßnahmen umgehend „vor Ort" für das Unternehmen und deren Mitarbeiter tätig werden können.

– **Alle Mitarbeiter,** die mit möglichen Durchsuchungs- und Beschlagnahmemaßnahmen befasst sein können, sollten in regelmäßigen Abständen hinsichtlich der vorgenannten Verhaltensweisen bei Durchsuchungs- und Beschlagnahmemaßnahmen **geschult werden.**

C. Dienst- und Hochschulrecht

I. Allgemeine Rahmenbedingungen

35 Die Bedeutung der **Involvierung der für Klinikärzte zuständigen Dienstherren und Verwaltungen** folgt auch aus dem öffentlichen Dienstrecht, das mit den Vorschriften zur Bekämpfung der Korruption eng verzahnt ist.[94] Unternehmen der pharmazeutischen und medizintechnologischen Industrie arbeiten in vielen Bereichen mit Ärzten und anderen Mitarbeitern eng zusammen, die bei medizinischen Einrichtungen beschäftigt sind. Die Zusammenarbeit der Industrie findet oftmals insbesondere im Rahmen von Forschungs- und Entwicklungs- sowie von Beratungsverträgen statt.[95] Typische Beispiele hierfür sind etwa die Durchführung von klinischen Studien sowie Produktbeobachtungs- und Vergleichsstudien. Forschungsprojekte werden in der Regel von Angehörigen der medizinischen Hochschulen durchgeführt, obgleich dies nicht zwingend ist.[96] In den vergangenen Jahren hat auch eine große Zahl nicht-universitärer Einrichtungen beachtliche Forschungskapazitäten aufgebaut, um hierdurch in dem zunehmend härteren Wettbewerb der medizinischen Einrichtungen untereinander zu bestehen und ihre Reputation zu steigern. Bei Kooperationen der Industrie mit Mitarbeitern dieser Einrichtungen stellt sich – insbesondere vor dem Hintergrund des öffentlichen Dienst- und Hochschulrechts (Rdnr. 36 ff.) – in der Praxis oftmals die Frage, ob ein Vertragsschluss mit der Einrichtung selbst zwingend ist (in diesem Fall betraut die medizinische Einrichtung den Mitarbeiter mit der Durchführung der vertraglich vereinbarten Aufgaben im Rahmen seiner **Dienstaufgaben**) oder ob auch eine Vertragsbeziehung mit dem einzelnen Mitarbeiter selbst in Betracht kommt, der die vertraglich vereinbarten Aufgaben dann im Rahmen einer **Nebentätigkeit** durchführt. In diesem Fall stellt sich wiederum die Frage, wann aus dienstrechtlicher Sicht eine Nebentätigkeit vorliegt und ob bzw. unter welchen Voraussetzungen eine derartige Nebentätigkeit genehmigungs- oder anzeigepflichtig ist. Dies ist nicht nur aus dienstrechtlicher Perspektive für den jeweiligen Mitarbeiter der Einrichtung von Bedeutung, sondern aufgrund der engen Verzahnung des öffentlichen Dienstrechts mit dem Korruptionsbekämpfungsrecht für beide Parteien, also auch für das Unternehmen und seine Mitarbeiter, da die strafrechtliche Unbedenklichkeit derartiger Kooperationen durch die Gerichte maßgeblich von der Einhaltung der dienstrechtlichen Anforderungen abhängig gemacht wird. Darüber hinaus stellt sich in der Praxis oftmals die Frage, wie unentgeltliche Zuwendungen und Bewirtungen von Ärzten und anderen Mitarbeitern medizinischer Einrichtungen dienstrechtlich zu bewerten sind. Auch das Verhältnis zwischen dienst- und strafrechtlicher Genehmigung ist nicht immer klar (s. Rdnr. 42 ff., 54 ff.).

II. Universitäre Drittmittelforschung

36 Sofern medizinische Hochschulen im Auftrag von Unternehmen der medizintechnologischen und pharmazeutischen Industrie etwa Forschungs- und Entwicklungsprojekte

---

[94] Hierzu im Einzelnen *Fenger/Göben*, S. 23 ff.; *Göben*, Vorgaben und Rahmenbedingungen, S. 37 ff.; *ders.*, Kooperation zwischen Genmedizin und Industrie, S. 347 sowie *ders.*, MedR 1999, 349; *Schneider*, S. 27 ff.; *Schäfer*, S. 65 ff.; *Tag*, S. 153 ff.; *Storm*, S. 195; *Böhmann*, S. 261 ff., *Wünning*, S. 287 ff.

[95] Hierzu etwa *Daum*, S. 15 ff.

[96] Zu beachten ist in diesem Zusammenhang auch das Arbeitnehmererfindungsrecht, das den Hochschulen durch die Neufassung des § 42 ArbnErfG die Möglichkeit eröffnet, Erfindungen selbst in Anspruch zu nehmen. Vgl. dazu *Dieners/Milbradt*, in: FS Reimann, S. 49 ff.; siehe dazu auch *Oschmann*, KliFoRe 2007, 86 ff.

C. Dienst- und Hochschulrecht

durchführen,[97] findet diese Forschung für die Angehörigen der Hochschulen in der Regel im Rahmen ihrer Dienstaufgaben statt. Man spricht insofern von der **„klassischen Drittmittelforschung"**[98] i. S. d. § 25 Abs. 1 Hochschulrahmengesetz (HRG).[99] Nach dieser Bestimmung sind die in der Forschung tätigen Hochschulmitglieder berechtigt, im Rahmen ihrer dienstlichen Aufgaben auch solche Forschungsvorhaben durchzuführen, die aus Mitteln Dritter finanziert werden.[100] Dieser **sog. Auftragsforschung** liegt eine Vereinbarung zwischen dem jeweiligen Unternehmen und der Universität bzw. dem Hochschullehrer zugrunde, in der Leistungen und Gegenleistungen bestimmt werden.[101] Die Durchführung eines aus (privaten) Drittmitteln finanzierten Forschungsprojekts darf dabei nicht von einer Genehmigung abhängig gemacht werden, da es sich um eine **Dienstaufgabe** handelt. Allerdings sind solche Vorhaben anzuzeigen (§ 25 Abs. 3 Satz 1 HRG). Die Regelung des § 25 Abs. 1 HRG ist von einer Reihe von Bundesländern durch Universitätsgesetze, Drittmittelverordnungen und -erlasse umgesetzt und konkretisiert worden.[102] Verschiedene Länder, wie etwa das Land Baden-Württemberg, haben insofern ihre Vorschriften auf den Beschluss der Kultusministerkonferenz vom 17. 9. 1999 hin angepasst und klargestellt, dass die Einwerbung von Drittmitteln uneingeschränkt zu den Aufgaben der Universitäten und den Dienstaufgaben der Professoren und ihrer Mitarbeiter gehört (s. Kap. 4 Rdnr. 5).[103] Der Bundesgerichtshof hat in seinem Urteil vom 23. 5. 2002 festgestellt, dass die Vorschrift über Vorteilsannahme (§ 331 Abs. 1 StGB) aus systematischen Gründen und im Interesse der Einheit der Rechtsordnung in ihrem Anwendungsbereich einschränkend auszulegen ist, wenn Fördermittel dem sachlichen Gehalt nach Drittmittel sind und der Förderung von Forschung und Lehre dienen.[104] Erforderlich ist danach ferner im Interesse des Schutzgutes der Strafvorschrift (Vertrauen in die Sachgerechtigkeit der Entscheidungen) die Offenlegung, d. h. die Anzeige der Mitteleinwerbung und ihre Genehmigung in dem hochschulrechtlich dafür vorgesehenen Verfahren.[105] Aus diesem Grund ist die genaue Beachtung der hochschulrechtlichen Vorschriften der einzelnen Bundesländer von hoher Bedeutung.

Grundsätzlich lassen die Regelungen über die Drittmittelforschung die Vorschrift über die Ausübung von **Nebentätigkeiten** unberührt. Der medizinische Hochschullehrer, der von einem pharmazeutischen oder medizintechnologischen Unternehmen beauftragt wird, kann vor Übernahme des Auftrags grundsätzlich wählen, ob er den Auftrag als Dienstaufgabe oder als Nebentätigkeit wahrnehmen will.[106] Dabei kann der Auftrag nicht dahingehend getrennt werden, dass bestimmte Teile des Auftrages als Dienstaufgabe und andere Teile als Nebentätigkeit durchgeführt werden **(sog. Splittingverbot)**. Die entsprechenden

37

---

[97] Im Folgenden wird davon ausgegangen, dass bei der Heranziehung von staatlich finanzierten Einrichtungen zur Durchführung von Forschungsvorhaben für ein Unternehmen die europarechtlichen Bestimmungen und dort insbesondere die Anforderungen an die europarechtlichen Beihilfebestimmungen beachtet werden. Zu diesen Themenkomplex siehe *Huber/Prikoszovitz*, EuZW 2008, S. 173.

[98] *Fenger/Göben*, S. 20 ff. und *Göben*, Kooperation, S. 354; siehe auch *Storm*, S. 195 ff.

[99] Beachte zum HRG BVerfG NJW 2004, 2803 ff. Durch dieses Urteil wurde das 5. HRGÄndG nichtig, vgl. BGBl. I, 2004 S. 2316.

[100] Z. T. wird vertreten, dass ein Verstoß gegen das Beihilfenverbot gem. Art. 87 EG-Vertrag vorliegen könnte, wenn seitens der Universität nicht eine sog. „Vollkostenrechnung" vorgenommen wird, *Huber/Prikoszovits*, EuZW 2008, 171 ff.

[101] *Göben*, Kooperation, S. 354.

[102] Nachweis der Drittmittelerlasse der Länder bei *Göben*, Drittmittelbeschaffung, S. 3.

[103] Hierzu *Storm*, S. 195 ff.; *Kaiser*, S. 229 ff.

[104] BGH Urt. v. 23. 5. 2002, 1 StR 372/01, NJW 2002, 2801 ff.; hierzu *Michalke*, NJW 2002, 3381 f.; *Taschke*, PharmR 2002, 409 ff. (= MPR 2002, 101 ff.) sowie *Taschke*, Strafvorschriften, Rdnr. 152, 160, 166 ff.

[105] Vgl. dazu auch die ausführliche Darstellung in dem Beitrag von *Taschke*, Strafvorschriften, Rdnr. 160, 168 ff.

[106] *Göben*, Kooperation, S. 357.

Hochschulnebentätigkeitsverordnungen der Länder erlauben die Übernahme einer Nebentätigkeit im Übrigen nur dann, wenn der Hochschulangehörige die wesentlichen Maßnahmen zur Auftragsausführung selbst anordnet, ihre Durchführung überwacht und dafür die persönliche Verantwortung trägt. Bei der Inanspruchnahme von sächlichen Mitteln der Hochschule ist er zur Zahlung eines Nutzungsentgelts verpflichtet. Bei der Abgrenzung zwischen der Ausführung von Aufgaben im Rahmen der Dienstaufgaben wird insofern auf die der Vergabe zugrunde liegende Vereinbarung abgestellt: Sofern ausdrücklich auf die Förderung der Hochschulforschung abgestellt wird, ist der Mittelempfänger in seiner Funktion als Hochschullehrer angesprochen, wobei es sich in der Regel dann um ein Drittmittelprojekt handelt. Werden die Mittel dem Hochschullehrer hingegen persönlich zur Verfügung gestellt, liegt eine private Nebentätigkeit vor.[107] In der Praxis wird in der Regel in den Fällen, in denen die Mittel für Forschung und Lehre verwendet werden sollen, ein Vertragsschluss mit den universitären Einrichtungen selbst bevorzugt, um auf diese Weise die volle Involvierung der Verwaltungen von vornherein sicherzustellen und der gebotenen Transparenz auf diese Weise bereits zu genügen.

III. Nebentätigkeit

38   Unter einer **Nebentätigkeit** ist nach allgemeinen arbeitsrechtlichen Grundsätzen jede Tätigkeit zu verstehen, in der der Arbeitnehmer außerhalb seines Hauptarbeitsverhältnisses seine Arbeitskraft zur Verfügung stellt. Dies gilt dem Grunde nach auch für Beamte und Angestellte im öffentlichen Dienst. Dort ist einer Nebentätigkeit all das zuzurechnen, was **nicht Dienstaufgabe** ist. Maßgeblich für die Frage, ob eine Nebentätigkeit vorliegt, ist also die jeweils bekleidete konkret-funktionale Stelle. Diese wird in der Regel durch Stellen- und Funktionsbeschreibungen, allgemeine Arbeitsverteilungspläne, Dienstvorschriften und Arbeitsanweisungen konkretisiert. Jede Tätigkeit, die hiervon nicht umfasst ist, stellt eine Nebentätigkeit dar.

39   Die Ausübung einer Nebentätigkeit bedarf nach allgemeinen Grundsätzen nicht der Genehmigung des Arbeitgebers. Im Rahmen eines Arbeitsvertrags verpflichtet sich der Arbeitnehmer nämlich zur „Leistung der versprochenen Dienste" und nicht etwa dazu, seine gesamte Arbeitskraft zur Verfügung zu stellen. Der Arbeitnehmer ist jedoch verpflichtet, dem Arbeitgeber eine geplante Nebentätigkeit anzuzeigen, soweit hiervon die Interessen des Arbeitgebers berührt werden können. Die Nebentätigkeit eines Arbeitnehmers darf nicht in einer Konkurrenztätigkeit bestehen. Außerdem hat der Arbeitnehmer jede Nebentätigkeit zu unterlassen, die zu einer Vernachlässigung seiner Arbeitspflicht im Hauptarbeitsverhältnis führen würde. Dies gilt insbesondere für die Ausübung von Nebentätigkeiten während der Arbeitszeit im Hauptarbeitsverhältnis. Ferner ist zu beachten, dass bei der Beschäftigung in mehreren Arbeitsverhältnissen die einzelnen Beschäftigungen zusammen die gesetzliche Höchstgrenze der Arbeitszeit nicht überschreiten dürfen. Im Hinblick auf die in Art. 12 GG verankerte Berufsfreiheit kann einzelvertraglich ein Nebentätigkeitsverbot vereinbart werden, allerdings nur, soweit der Arbeitgeber hieran ein berechtigtes Interesse hat. Ein berechtigtes Interesse besteht dann, wenn durch die Nebentätigkeit die **vertraglich geschuldete Leistung beeinträchtigt** wird. Eine Vertragsklausel, die dem Arbeitnehmer jede vom Arbeitgeber nicht genehmigte Nebentätigkeit verbietet, ist demnach so auszulegen, dass nur solche Nebentätigkeiten verboten sind, an deren Unterlassung der Arbeitgeber ein berechtigtes Interesse hat. Ein vollständiges Verbot von Nebentätigkeiten kann demnach allenfalls in Ausnahmefällen wirksam vereinbart werden.

40   Bei **Nebentätigkeiten von Beamten und Angestellten im öffentlichen Dienst** gilt abweichend von den zuvor beschriebenen Grundsätzen eine Vielzahl von besonderen Regelungen. Da Beamte nicht nur zur Arbeitsleistung, sondern zur vollen Hingabe an den Beruf verpflichtet sind, ordneten die beamtenrechtlichen Vorschriften bislang eine **grund-**

---

[107] *Göben*, Kooperation, S. 357.

sätzliche **Genehmigungspflicht für jede Nebentätigkeit** von **Beamten** an (§ 42 BRRG, § 65 BBG a. F.). Für Bundesbeamte bleibt die Genehmigungspflicht auch weiterhin bestehen (§ 99 BBG), für Beamte der Länder, Gemeinden und anderen Körperschaften des öffentlichen Rechts gilt aber mittlerweile nach den bundesrechtlichen Vorgaben zunächst lediglich eine Anzeigepflicht, § 40 BeamtStG. Nach dieser Vorschrift ist aber ein Erlaubnis- bzw. Verbotsvorbehalt vorzusehen, soweit die Tätigkeit geeignet ist, dienstliche Interessen zu beeinträchtigen (siehe dazu unten, Rdnr. 47). Die Regelungen für **Angestellte** im öffentlichen Dienst haben sich mit Abschluss des Tarifvertrages für den öffentlichen Dienst (**TVöD**) verändert.[108] Während durch § 11 BAT „die für die Beamten des Arbeitgebers jeweils geltenden Bestimmungen sinngemäß Anwendung" fanden, findet sich im TVöD keine generelle Verweisung mehr auf die entsprechenden Vorschriften für Beamte. Nach § 3 Abs. 3 Satz 1 TVöD müssen Angestellte im öffentlichen Dienst ihrem Arbeitgeber Nebentätigkeiten gegen Entgelt lediglich rechtzeitig **vorher schriftlich anzeigen**. Die Notwendigkeit einer Genehmigung entfällt. Der Arbeitgeber kann gemäß § 3 Abs. 3 Satz 2 TVöD die „Nebentätigkeit untersagen oder mit Auflagen versehen, wenn diese geeignet ist, die Erfüllung der arbeitsvertraglichen Pflichten der Beschäftigten oder berechtigte Interessen des Arbeitgebers zu beeinträchtigen". In Anlehnung an die frühere Regelung in § 11 BAT liegt eine Beeinträchtigung der arbeitsrechtlichen Pflichten nicht vor, wenn der zeitliche Umfang einer oder mehrerer Nebentätigkeiten $1/5$ der regelmäßigen wöchentlichen Arbeitszeit nicht übersteigt.[109] Die Pflicht zur Anzeige einer Nebentätigkeit besteht nur dann, wenn der TVöD Anwendung auf das Arbeitsverhältnis des betreffenden Angestellten findet. Ausgenommen sind nach § 1 Abs. 1 lit. a TVöD Chefärztinnen und Chefärzte sowie Beschäftigte als leitende Angestellte im Sinne des § 5 Abs. 3 BetrVG, wenn ihre Arbeitsbedingungen einzelvertraglich vereinbart sind. Für diese Angestellten, zu denen regelmäßig auch die Vorstände, also die Leiter und Geschäftsführer der öffentlichen Arbeitgeber zählen, können also hinsichtlich der Nebenbeschäftigung einzelvertraglich individuelle Regelungen getroffen werden, sofern sie mit den zuvor dargestellten arbeitsrechtlichen Grundsätzen zur Nebentätigkeit übereinstimmen. Als Zwischenergebnis bleibt somit festzuhalten, dass nur noch für **Bundesbeamte** eine **grundsätzliche Genehmigungspflicht** für Nebentätigkeiten besteht, bei Landesbeamten muss für eine abschließende Betrachtung die Entwicklung der landesrechtlichen Beamtengesetze sowie der entsprechenden Rechtsprechung abgewartet werden. Angestellte des öffentlichen Dienstes müssen eine Nebentätigkeit lediglich rechtzeitig vor der Aufnahme schriftlich anzeigen.

1. Verfassungsrechtlicher Hintergrund der neuen beamtenrechtlichen Regelungen

Im Zuge der **Föderalismusreform** ist die Rahmengesetzgebung des Bundes gem. Art. 75 GG a. F. entfallen, die Gesetzgebungskompetenzen des Bundes beschränken sich jetzt auf ausschließliche und konkurrierende Gesetzgebung.[110] Teil der **Rahmengesetzgebung** waren gem. Art. 75 Abs. 1 Nr. 1 GG a. F. auch „*die Rechtsverhältnisse der im öffentlichen Dienste der Länder, Gemeinden und anderen Körperschaften des öffentlichen Rechtes stehenden Personen*". Daraus resultierte das Beamtenrechtsrahmengesetz („BRRG"). Mit dem Wegfall der Rahmengesetzgebung im Zuge der Föderalismusreform[111] wurde diese Regelungsmaterie in die konkurrierende Gesetzgebung als Art. 74 Abs. 1 Nr. 27 GG n. F. aufge- **41**

---

[108] Der TVöD trat am 1. 10. 2005 zunächst nur verbindlich für den Bund und die Vereinigung der kommunalen Arbeitgebervereinigungen (VKA) in Kraft. Der TVöD gilt zwischenzeitlich in allen Bundesländern außer Berlin und Hessen, dort gilt nach wie vor der BAT. Ein Überblick über die mit dem TVöD verbundenen Änderungen findet sich bei *Steinau-Steinrück/Schmidt*, NJW 2006, 518 ff.

[109] *Wendl*, TVöD-AT, § 3, Rdnr. 8.

[110] Überblick dazu bei *Starck*, Föderalismusreform, 2007, Rdnr. 38 ff.; sowie bei *Sachs*, GG, 5. Aufl. 2009, Art. 74, Rdnr. 112 ff.

[111] Hier ist das Gesetz zur Änderung des Grundgesetzes, BGBl. I 2006 S. 2034 maßgeblich.

nommen, demzufolge sich die **konkurrierende Gesetzgebung** auf „*die Statusrechte und -pflichten der Beamten der Länder, Gemeinden und anderen Körperschaften des öffentlichen Rechts sowie der Richter in den Ländern mit Ausnahme der Laufbahnen, Besoldung und Versorgung*" erstreckt. Aufgrund dieser Gesetzgebungskompetenz hat der Bundesgesetzgeber das Beamtenstatusgesetz[112] („BeamtStG") erlassen.

2. Änderungen durch die neuen Regelungen im Bereich der Nebentätigkeiten

42   Die Änderungen im Bereich der Nebentätigkeiten betreffen unter den hier maßgeblichen Gesichtspunkten insbesondere die Frage, ob eine Nebentätigkeit eines Beamten lediglich anzeige- oder auch genehmigungspflichtig ist. Der Bundesgesetzgeber hat mit der Schaffung des § 40 BeamtStG die Vorgabe aufgestellt, dass Nebentätigkeiten zunächst nur anzeigepflichtig sind, jedoch ein Erlaubnis- oder Verbotsvorbehalt zu erlassen ist, wenn die Nebentätigkeit geeignet ist, dienstliche Interessen zu beeinträchtigen. Der Bundesgesetzgeber wollte nämlich mit der Änderung hin zur Anzeigepflicht **keine abschließende Regelung** treffen. Der Gesetzentwurf der Bundesregierung sah noch das Erfordernis der „vorherigen Genehmigung" wie in § 42 BRRG vor.[113] Erst mit der Stellungnahme des Bundesrates wurde der „Erlaubnis- oder Verbotsvorbehalt" eingebracht. Damit sollte den Ländern **kein einheitlicher Verfahrensstandard** vorgeschrieben werden, wie es im Falle der Genehmigungspflicht der Fall gewesen wäre.[114] Demzufolge können die Länder auch weiterhin das Genehmigungsverfahren für Nebentätigkeiten wählen, sind jedoch nicht dazu verpflichtet. Die **Anzeigepflicht** ist damit lediglich eine **„Mindestvoraussetzung"**. Es bleibt abzuwarten, wie sich die landesrechtlichen Vorschriften für die Nebentätigkeit entwickeln.[115] Das Beamtenstatusgesetz ist erst zum 1. 4. 2009 in Kraft getreten. Es ist fraglich, ob sich langfristig eine einheitliche Haltung der Länder hinsichtlich Anzeige oder Genehmigung von Nebentätigkeiten entwickelt. Auch der mit dieser Thematik verwandte Bereich der Korruptionsbekämpfung, der hinsichtlich der Landesbeamten ebenfalls föderalistisch geregelt wird, zeigt im Vergleich der Bundesländer untereinander diverse Abweichungen.[116]

3. Konsequenzen für die Vertragsgestaltung

43   Aus § 40 BeamtStG sowie den neuen landesrechtlichen Beamtengesetzen lässt sich erkennen, dass insofern ein Trend zur Liberalisierung im Bereich der Nebentätigkeiten der Beamten besteht. Die Abkehr von der grundsätzlichen Genehmigungspflicht ist hierfür ein deutliches Zeichen. Gleichzeitig verlangt aber die strafrechtliche Risikominimierung das Vorliegen einer Genehmigung (siehe Rdnr. 20f.). Bereits nach dem bisherigen Beamtenrecht war das Verhältnis von strafrechtlicher und beamtenrechtlicher Genehmigung problematisch.[117] Durch die Neuregelung des Beamtenrechts **divergieren Strafrecht und Beamtenrecht** nun noch mehr. Strafrechtlich ist entweder eine Genehmigung oder zumindest die objektive Genehmigungsfähigkeit und die Annahme des Täters, die Genehmigung werde erfolgen, notwendig.[118] Die zuständige Behörde muss also ihr Einverständnis erklärt haben oder es muss damit zu rechnen sein, dass sie ihr Einverständnis geben wird.

---

[112] Zum Begriff der Statusrechte und -pflichten siehe *Sodan*, GG, 2009, Art. 74, Rdnr. 56ff.
[113] BT-Drs. 16/4027, S. 15.
[114] BT-Drs. 16/4027, S. 45f.
[115] Die Beamtengesetze der Länder Niedersachsen, Schleswig-Holstein und Saarland sind bereits angepasst, sie sehen lediglich eine Anzeigepflicht vor, vielfach sind jedoch noch die alten Landesbeamtengesetze mit einer Genehmigungspflicht für Nebentätigkeiten in Kraft.
[116] Vergleiche die Dokumentation *Löhe*, „Korruptionsbekämpfung in Deutschland: Institutionelle Ressourcen der Bundesländern im Vergleich" von Transparency International, November 2008.
[117] Siehe *Fischer*, StGB, 56. Aufl. 2009, § 331, Rdnr. 32ff.
[118] *Fischer*, StGB, 56. Aufl. 2009, § 331, Rdnr. 36.

C. Dienst- und Hochschulrecht

Die bloße Anzeige einer Nebentätigkeit führt aber nicht zu einem Einverständnis. Das wird bereits aus der geänderten Formulierung in den beamtenrechtlichen Vorschriften deutlich. Daher besteht strafrechtlich nach wie vor die Notwendigkeit, eine Genehmigung der Nebentätigkeit von der zuständigen Behörde einzuholen. Natürlich führt eine fehlende Genehmigung nicht unmittelbar zur Strafbarkeit der Beteiligten. Da zudem in einigen Bundesländern nach wie vor die Genehmigungspflicht besteht und die Unternehmen erfahrungsgemäß ohnehin holzschnittartig einheitliche Vertragsentwürfe verwenden, ohne hierbei nach Bundesländern zu unterscheiden, sollte nach wie vor die Genehmigung gefordert werden.

4. Genehmigungspflicht als Basis

44 Sowohl in **einigen Bundesländern**[119] als auch im Bereich des **Bundesbeamtenrechts** (§ 99 BBG) gilt nach wie vor die **dienstrechtliche Genehmigungspflicht.** Nachfolgend werden daher die wesentlichen Punkte dargestellt, die in diesen Fällen berücksichtigt werden müssen. Zudem erscheint die Einholung einer Genehmigung vorerst als der beste Weg, um **strafrechtliche Risiken** der Vorteilsgewährung bzw. Vorteilsannahme auszuschließen bzw. weitgehend zu minimieren.

5. Ausnahmen von der grundsätzlichen Genehmigungspflicht

45 Die beamtenrechtlichen Vorschriften, die grundsätzlich eine Genehmigungspflicht statuieren, sehen Ausnahmen von der generellen Genehmigungspflicht vor. **Nicht genehmigungspflichtig** und damit genehmigungsfrei ist z. B. regelmäßig die schriftstellerische, wissenschaftliche oder künstlerische Tätigkeit des Beschäftigten des öffentlichen Dienstes sowie seine Vortragstätigkeit (vgl. § 100 Abs. 1 Nr. 2 BBG).[120] Über die Reichweite dieser Ausnahmebestimmungen bestehen allerdings in der Praxis oftmals **Missverständnisse.**

46 Die Annahme einer **wissenschaftlichen Tätigkeit** im Sinne der beamtenrechtlichen Vorschriften[121] erfordert eine **freie Methodenwahl** des Ausführenden. Dies wird aber insbesondere bei der Durchführung einer klinischen Prüfung im Auftrag eines medizintechnologischen oder pharmazeutischen Unternehmens regelmäßig zu verneinen sein. Gleiches gilt für die Fälle, in denen ein Prüfarzt des öffentlichen Dienstes eine Anwendungsbeobachtung im Auftrag eines Industrieunternehmens durchführt. Hinsichtlich der Auslegung des Begriffs „**Vortragstätigkeit**" bestehen zum Teil unterschiedliche Auffassungen. Teilweise wird die Auffassung vertreten, dass es sich um eine „Vortragstätigkeit" nur dann handelt, wenn es um gelegentliche Vorträge geht und wenn diese Vorträge keinen Schulungscharakter haben. Dies wird von den Dienstherren jedoch in der Praxis teilweise auch anders gesehen und „großzügiger" ausgelegt. Gleichwohl sollte man davon ausgehen, dass Vorträge mit Schulungscharakter im Regelfall genehmigungspflichtig sind. Auch die mit den Lehr- oder Forschungsaufgaben zusammenhängende **selbstständige Gutachtertätigkeit** von Hochschullehrern und Beamten an wissenschaftlichen Instituten und Anstalten ist grundsätzlich genehmigungsfrei (vgl. § 100 Abs. 1 Nr. 3 BBG).[122] Eine genehmigungsfreie Gutachtertätigkeit setzt aber ebenfalls grundsätzlich eine **freie Methodenwahl** voraus. Demnach sind Gutachten auf der Basis von Methoden, die von dem Auftraggeber festgelegt wurden, genehmigungsbedürftig. Selbst wenn das Gutachten auf der Grundlage freier Methodenwahl basiert, scheidet eine Genehmigungsfreiheit dann aus, wenn der Gutachter nicht zu einer freien Veröffentlichung befugt ist. Dies wird immer

---

[119] Siehe z. B. § 79 Abs. 1 Hessisches Beamtengesetz; Art. 81 Abs. 2 Bayerisches Baemtengesetz.

[120] Diese Regelungen finden sich mit ähnlichem Wortlaut auch in vielen Landesbeamtengesetzen, die eine Genehmigungspflicht vorsehen. Siehe z. B. Art. 82 Abs. 1 Nr. 4 Bayerisches Beamtengesetz; § 80 Abs. 1 Nr. 1 Hessisches Beamtengesetz.

[121] Hierzu auch *Badura,* ZBR 2000, 109 ff.

[122] Siehe auch z. B. § 80 Abs. 1 Nr. 2 Hessisches Beamtengesetz; Art. 82 Abs. 1 Nr. 5 Bayerisches Beamtengesetz.

dann der Fall sein, wenn ein Unternehmen hierdurch die Verbreitung von Daten und Informationen befürchtet, die unter dem Gesichtspunkt des gewerblichen Rechtsschutzes für das Unternehmen relevant sind oder aufgrund anderer Umstände geheim gehalten werden sollen. Als weiteres Zwischenergebnis bleibt somit festzuhalten, dass die Durchführung von klinischen Prüfungen und Anwendungsbeobachtungen, Vortragsveranstaltungen mit Schulungscharakter sowie gutachterliche Tätigkeiten als Nebentätigkeiten in der Praxis regelmäßig genehmigungspflichtig sein dürften. Dasselbe gilt für allgemeine **Beratungsverträge**.

6. Rechtsanspruch auf Erteilung einer Nebentätigkeitsgenehmigung

47   Der Beschäftigte des öffentlichen Dienstes hat grundsätzlich einen Rechtsanspruch auf Erteilung der Nebentätigkeitsgenehmigung, wenn die Tätigkeit genehmigungspflichtig ist und kein Versagungsgrund nach § 99 Abs. 2 BBG oder den entsprechenden landesbeamtenrechtlichen Vorschriften vorliegt. Nach § 99 Abs. 2 Satz 2 Nr. 1 BBG kann die Nebentätigkeit z. B. versagt werden, wenn die Besorgnis besteht, dass durch die Nebentätigkeit **die dienstlichen Leistungen beeinträchtigt** werden, weil die Arbeitskraft des Beamten durch die Nebentätigkeit so stark in Anspruch genommen wird, dass dadurch die ordnungsgemäße Erfüllung seiner dienstlichen Pflichten beeinflusst wird. Die Genehmigung ist gem. § 99 Abs. 2 Satz 2 Nr. 1, Abs. 3 BBG auch zu versagen, wenn die zeitliche Beanspruchung durch eine oder mehrere Nebentätigkeiten in der Woche ein Fünftel der regelmäßigen wöchentlichen Arbeitszeit überschreitet. Ferner kann die Nebentätigkeit versagt werden, wenn es durch die Nebentätigkeit zum Widerstreit mit dienstlichen Interessen kommen kann. Die Genehmigung ist bei den jeweiligen Dienstvorgesetzten einzuholen. Bei Professoren ist dies in der Regel (noch) der jeweilige Wissenschaftsminister. Die Genehmigungskompetenz wird insofern jedoch zunehmend auf die Hochschulleitungen verlagert. Bei rechtlich verselbstständigten Universitätskliniken entscheidet der Klinikumsvorstand über die Genehmigungsanträge. Ferner ist nach dem am 9. 9. 1997 in Kraft getretenen Zweiten Nebentätigkeitsbegrenzungsgesetz die Genehmigung für Nebentätigkeiten auf höchstens fünf Jahre begrenzt (vgl. § 99 Abs. 4 BBG).[123]

7. Widerruf der Nebentätigkeitsgenehmigung

48   Eine erteilte Nebentätigkeitsgenehmigung ist gem. § 99 Abs. 4 Satz 3 BBG[124] dann zu widerrufen, wenn sich nach der Erteilung der Genehmigung ein **Versagungsgrund** ergibt.[125] Auf der Grundlage verschiedener landesbeamtenrechtlicher Bestimmungen soll dem ehemals Begünstigten nach dem Widerruf einer genehmigten oder als genehmigt geltenden Nebentätigkeit jedoch eine angemessene **Frist zur Abwicklung der Nebentätigkeit** eingeräumt werden, soweit die dienstlichen Interessen dies gestatten.

8. Vergütungshöhe

49   Für **Nebentätigkeiten im öffentlichen Dienst** sind nach verschiedenen landesbeamtenrechtlichen Nebentätigkeitsverordnungen Vergütungen nur bis zu einer bestimmten Höchstgrenze zulässig. Darüber hinaus gehende Vergütungen müssen an den Arbeitgeber abgeführt werden.[126] Die Beschränkung der Vergütung besteht hierbei regelmäßig dem

---

[123] Siehe auch z. B. Art. 81 Abs. 3 Satz 5 Bayerisches Beamtengesetz; § 79 Abs. 2 Satz 6 Hessisches Beamtengesetz.

[124] Siehe auch z. B. Art. 81 Abs. 3 Satz 7 Bayerisches Beamtengesetz; § 79 Abs. 2 Satz 7 Hessisches Beamtengesetz.

[125] Insoweit herrscht weitgehende Übereinstimmung mit den Regelungen, die nur eine Anzeigepflicht vorsehen, da § 40 Satz 2 BeamtStG einen Erlaubnis- oder Verbotsvorbehalt der Tätigkeit vorsieht, soweit sie geeignet ist, dienstliche Interessen zu beeinträchtigen.

[126] So sieht etwa die Verordnung über Nebentätigkeiten der Beamten und Richter im Lande Nordrhein-Westfalen (Nebentätigkeitsverordnung – NtV) vom 21. 9. 1982, zuletzt geändert durch die Verordnung vom 5. 4. 2005 (GV.NRW. S. 274), in § 13 Abs. 1 vor, dass Vergütungen für eine Nebentätigkeit über einer Höhe von 6000 Euro im Kalenderjahr an den Dienstherrn abzuführen sind.

C. Dienst- und Hochschulrecht

Grunde und der Höhe nach z. B. nicht für Lehr-, Unterrichts-, Vortrags- oder Prüfungstätigkeiten, Tätigkeiten auf dem Gebiet der wissenschaftlichen Forschung oder Gutachtertätigkeiten von Ärzten und Zahnärzten für Versicherungsträger oder für andere juristische Personen des öffentlichen Rechts sowie ärztliche und zahnärztliche Verrichtungen dieser Personen, für die nach den Gebührenordnungen Gebühren zu zahlen sind. Für diese Nebentätigkeiten, wie auch für **Nebentätigkeiten außerhalb des öffentlichen Dienstes** (sofern diese nicht auf Veranlassung des Dienstvorgesetzten ausgeübt werden), besteht in der Regel keine Pflicht zur Abführung der erzielten Einkünfte, und zwar auch dann nicht, wenn diese die vorgesehenen Höchstgrenzen überschreiten.

IV. Annahme von Belohnungen und Geschenken

Nach der dienstrechtlichen Terminologie können unentgeltliche Zuwendungen „Geschenke" oder „Belohnungen", für Angestellte des öffentlichen Dienstes zusätzlich „Provisionen" oder „sonstige Vergünstigungen" sein. Unter „Geschenken" werden alle Zuwendungen verstanden, auf die Beamte oder Angestellte des öffentlichen Dienstes keinen Rechtsanspruch haben und die sie materiell oder immateriell objektiv besser stellen. Derartige Zuwendungen werden in den jeweiligen landesrechtlichen Vorschriften auch als „Vorteile" bezeichnet. Wie im Strafrecht kann ein „Vorteil" daher z. B. auch in der Zahlung von Geld, der Überlassung von Gutscheinen, besonderen Vergünstigungen bei Privatgeschäften (z. B. zinslose oder zinsgünstige Darlehen) oder aber auch in Bewirtungen liegen.[127] Das öffentliche Dienstrecht verbietet grundsätzlich die Annahme von Belohnungen und Geschenken und erlaubt Beschäftigten des öffentlichen Dienstes deren Annahme ausnahmsweise nur dann, wenn die Zustimmung des Arbeitgebers oder Dienstherrn vorliegt (vgl. § 42 BeamtStG, § 71 BBG, § 3 Abs. 2 TVöD). Allgemein lässt sich sagen, dass eine Zustimmung nur in engen Grenzen erteilt werden kann. Eine Genehmigung scheidet bereits dann aus, wenn der **„Anschein der Käuflichkeit"** von Amtshandlungen entstehen kann. Detaillierte Regelungen zum Verbot der Annahme von Belohnungen und Geschenken enthalten die entsprechenden Erlasse der Bundesländer,[128] sowie die Texte zur Korruptionsbekämpfung des BMI[129] (siehe dazu auch Kap. 10 Rdnr. 22 ff.).

50

1. Geschenke in Bezug auf das Amt

Beamte und Angestellte des öffentlichen Dienstes dürfen nach den für sie maßgebenden Bestimmungen grundsätzlich keine Geschenke in Bezug auf ihr Amt bzw. ihre Tätigkeit annehmen. Ausnahmen bedürfen insofern der Zustimmung der zuständigen Behörde, d. h. des Dienstherrn bzw. Arbeitgebers. **„In Bezug auf das Amt bzw. die Tätigkeit"** ist ein Vorteil immer dann gewährt, wenn die zuwendende Person sich davon leiten lässt, dass der Zuwendungsempfänger ein bestimmtes Amt bekleidet, wobei ein Bezug zu einer bestimmten Amtshandlung nicht erforderlich ist. Lediglich Vorteile, die ausschließlich mit Rücksicht auf Beziehungen innerhalb der privaten Sphäre gewährt werden, sind nicht „in Bezug

51

---

[127] Vgl. *Fischer*, StGB, 56. Aufl. 2009, § 331, Rdnr. 11 ff.
[128] Vgl. etwa die Verwaltungsvorschrift „Korruptionsbekämpfung in der öffentlichen Verwaltung des Freistaats Thüringen" vom 22. 10. 2002 (abrufbar unter www.mi.brandenburg.de/sixcms/detail.php?gsid=lbm1.c.359443.de); Verwaltungsvorschrift zu § 78 Niedersächsisches Beamtengesetz – „Annahme von Belohnungen und Geschenken" vom 15. 3. 2000 (abrufbar unter http://cdl.niedersachsen.de/blob/images/C1339819_L20.pdf); Gemeinsame Bekanntmachung der Thüringer Staatskanzlei, der Thüringer Ministerien, der Thüringer Landtagsverwaltung und des Thüringer Rechnungshofes zum Verbot der Annahme von Belohnungen oder Geschenken vom 27. 4. 2004 (abrufbar unter: www.thueringen.de/imperia/md/content/tkm/ministerium/antikorruption/vv_verbot_der_annahme_geschenken_belohnungen.pdf).
[129] Abrufbar unter www.bmi.bund.de/cln_095/SharedDocs/Downloads/DE/Broschueren/DE/2006/Texte_zur_Korruptionspraevention2006.html.

auf das Amt bzw. die Tätigkeit" gewährt. Derartige Beziehungen dürfen aber nicht mit Erwartungen in Bezug auf die dienstliche Tätigkeit des Beamten oder Angestellten des öffentlichen Dienstes verknüpft sein. Geschenke, die Mitarbeitern medizinischer Einrichtungen der öffentlichen Hand von Unternehmen der pharmazeutischen oder medizintechnologischen Industrie bzw. deren Mitarbeitern gemacht werden, werden grundsätzlich nicht innerhalb der privaten Sphäre gewährt. Demnach ist die Annahme von Geschenken oder anderen unentgeltlichen Zuwendungen nur dann erlaubt, wenn die ausdrückliche **Zustimmung des Dienstherrn bzw. Arbeitgebers** vorliegt oder **diese als stillschweigend erteilt anzusehen ist.**

52 Anhaltspunkte, wann von einer stillschweigend erteilten Zustimmung des Dienstherrn auszugehen ist, liefern die bereits erwähnten Erlasse der Bundesländer. Danach kann für die Annahme von nach allgemeiner Auffassung nicht zu beanstandenden **geringwertigen Aufmerksamkeiten** (z. B. Massenwerbeartikel, Kugelschreiber, Kalender, Schreibblocks) die Zustimmung als allgemein stillschweigend erteilt angesehen werden. Daraus folgt, dass die Annahme von Geschenken und anderen unentgeltlichen Zuwendungen, die keine üblichen Massenwerbeartikel darstellen, durch Beamte oder Angestellte des öffentlichen Dienstes die Zustimmung des jeweiligen Dienstherrn bzw. Arbeitgebers voraussetzen.

2. Bewirtungen

53 Die gleichen Gesichtspunkte (Rdnr. 51 f.) gelten für Einladungen zu Bewirtungen. Es ist in den landesrechtlichen Vorschriften allgemein anerkannt, dass bei **angemessenen Bewirtungen** auf Veranstaltungen, an denen Beschäftigte des öffentlichen Dienstes teilnehmen, eine Genehmigung der zuständigen Behörde als stillschweigend erteilt angesehen werden kann, wenn diese üblich und angemessen sind oder ihren Grund in den Regeln des Umgangs und der Höflichkeit haben, denen sich auch eine Beamtin oder ein Beamter nicht entziehen kann, ohne gegen gesellschaftliche Formen zu verstoßen. Sowohl in den gesetzlichen Vorschriften als auch in den Erlassen der Bundesländer werden hierzu keine konkreten Wertgrenzen festgelegt. Zu berücksichtigen ist insoweit aber, dass bei Beschäftigten des öffentlichen Dienstes in der Regel wesentlich strengere Maßstäbe gelten als die, die in der Privatwirtschaft üblich sind.

V. Kongruenz von dienst- und strafrechtlicher Genehmigung?

54 Soweit ein dienstrechtliches bzw. aus Bestimmungen zu Nebentätigkeiten resultierendes Genehmigungserfordernis besteht, kommt dieser Genehmigung auch aus strafrechtlichen Gesichtspunkten eine besondere Bedeutung zu. Sofern „ein Vorteil für die Dienstausübung" gefordert bzw. gewährt sein sollte, kommt der Tatbestand des § 331 Abs. 1 StGB im Hinblick auf den Vorteilsnehmer bzw. der Tatbestand des § 333 Abs. 1 StGB für denjenigen in Betracht, der einen Vorteil gewährt. Die entsprechende Tat ist nach § 331 Abs. 3 bzw. § 333 Abs. 3 StGB grundsätzlich nicht strafbar, wenn die Annahme des Vorteils von Seiten der zuständigen Behörde (Dienstherr, Arbeitgeber) vorher oder unverzüglich nach Annahme genehmigt worden ist. Dies gilt nicht für die Tatbestände der Bestechlichkeit (§ 332 StGB) bzw. der Bestechung (§ 334 StGB), in der der Amtsträger durch die vorgenommene Diensthandlung auch seine Dienstpflichten verletzt hat. Im Regelfall wird in der **dienstrechtlichen Genehmigung zugleich auch eine „strafrechtliche Genehmigung"** i. S. d. § 331 Abs. 3 bzw. § 333 Abs. 3 StGB zu sehen sein, wenn alle Gesichtspunkte offen gelegt werden, die für die Tatbestandsmerkmale der §§ 331 und 333 StGB von Bedeutung sind. Daher wird durch die (dienstrechtliche) Genehmigung des Dienstvorgesetzten in der Regel auch eine strafrechtliche Verfolgung wegen Vorteilsannahme und Vorteilsgewährung i. S. d. §§ 331 und 333 StGB vermieden. Darüber hinaus kann die tatsächliche und rechtliche Vorprüfung eines Vorgangs durch die genehmigende Stelle den

C. Dienst- und Hochschulrecht

möglichen Eindruck erheblich reduzieren, ein Vorteil sei auf eine pflichtwidrige Diensthandlung im Sinne der Bestechlichkeitsdelikte (§§ 332, 334 StGB) gerichtet.

Zum Teil ist aber auch das Strafrecht weiter als das Dienstrecht. Dienstrechtlich ist die Annahme von Vorteilen nur mit vorheriger Zustimmung des Dienstvorgesetzten möglich. Strafrechtlich lässt aber unter bestimmten Voraussetzungen auch eine nachträgliche Genehmigung die Strafbarkeit entfallen. Umgekehrt gibt es auch einen Fall, in dem das Dienstrecht weitergehend ist als das Strafrecht, obwohl beide eine Genehmigung verlangen. Nach dem Wortlaut des § 331 Abs. 3 StGB ist im Fall der Vorteilsannahme eine Genehmigung nur dann möglich, wenn der Täter den Vorteil nicht gefordert hat (eine entsprechende Regelung sieht der Genehmigungstatbestand des § 333 Abs. 3 StGB für die Vorteilsgewährung nicht vor, so dass diese Einschränkung für die „Geberseite" nicht besteht). Jedoch wird auch die Regelung des § 331 Abs. 3 StGB im Hinblick auf die Genehmigungsfähigkeit im Rahmen der Vorteilsannahme durch die Nehmerseite in der Kommentarliteratur[130] zu Recht **einschränkend interpretiert.** Insoweit wird in dem Ausschluss der Genehmigungsfähigkeit für „geforderte Vorteile" ein Widerspruch zum öffentlichen Dienstrecht erkannt, da nach § 42 BeamtStG, § 71 BBG, § 3 Abs. 2 TVöD und den entsprechenden landesrechtlichen Regelungen eine Genehmigung nicht ausgeschlossen ist, wenn der Amtsträger sie gefordert hat. Der Bundesgerichtshof ist in seinem Urteil vom 23. 5. 2002 (Rdnr. 16), in dem es um die Einwerbung von Drittmitteln durch einen Hochschullehrer ging, hingegen davon ausgegangen, dass die Rechtfertigungsbestimmung des § 331 Abs. 3 StGB nicht eingreift, wenn die eingeworbenen Mittel gefordert worden sind. Er hat es deshalb für „vorzugswürdig" gehalten, den Tatbestand einschränkend auszulegen, wenn das Beziehungsverhältnis durch eine vom Dienstherrn an sich erwünschte und grundsätzlich genehmigungsfähige Einwerbung von Drittmitteln beeinflusst und mit geprägt wird.[131] Ungeachtet der Frage, ob eine widerspruchsfreie Lösung dogmatisch über eine einschränkende Auslegung des Tatbestands oder eine weite Auslegung auf der Rechtfertigungsebene erfolgt, oder wie die konkrete Vertragsgestaltung sinnvollerweise erfolgen sollte (siehe dazu Rdnr. 43), dürfen die hinsichtlich der unterschiedlichen Genehmigungen widersprüchlichen Regelungen des Dienst- und Hochschulrechts im Ergebnis nicht zu Lasten des Betroffenen gehen. Diese Forderung nach einer **verwaltungsrechtsakzessorischen Auslegung** gebietet der Grundsatz der Einheitlichkeit und Widerspruchsfreiheit der Rechtsordnung, der aus dem in Art. 103 Abs. 2 GG enthaltenen Bestimmtheitsgrundsatz[132] hergeleitet wird.

Problematisch ist darüber hinaus der Fall, wenn nach neuem Beamtenrecht eine Anzeige genügt, eine Genehmigung also nicht als erforderlich angesehen wird, während unter strafrechtlichen Gesichtspunkten eine Genehmigung zum Ausschluss der Strafbarkeit gemäß dem Gesetzeswortlaut immer vorliegen muss (siehe zur Vertragsgestaltung Rdnr. 43). Obwohl gerade durch das neue Beamtenrecht in diesem Bereich große Verwirrung entstanden ist, kann mit guten Gründen die Auffassung vertreten werden, dass Strafrecht und Dienstrecht in Übereinstimmung gebracht werden müssen, indem man auch die erfolgte **Anzeige als Genehmigung** i. S. d. § 331 Abs. 3 bzw. des § 333 Abs. 3 StGB ausreichen lässt, wenn der Dienstvorgesetzte die Anzeige (etwa der Nebentätigkeit) widerspruchs- und kommentarlos entgegengenommen hat.[133] Die strafrechtliche Genehmigung wird in diesem Fall gleichsam durch die entsprechende Anzeige und deren Entgegennahme durch den Dienstvorgesetzten ersetzt. Rechtssicherheit kann in dieser Frage aber nur durch die Rechtsprechung oder eine Gesetzesänderung hergestellt werden.

---

[130] *Fischer,* § 331 StGB, Rdnr. 33; vgl. hierzu auch *Michalke,* NJW 2002, 3382.
[131] *BGH* NJW 2002, 2801 ff.; hierzu *Michalke,* NJW 2002, 3381 f.; *Taschke,* PharmR 2002, 409 ff. (= MPR 2002, 101 ff.) sowie *Taschke,* Strafvorschriften, Rdnr. 152, 160, 166 ff.
[132] Siehe dazu *Sodan,* GG, Art. 103, Rdnr. 19.
[133] Dies muss insbesondere für Angestellte des öffentlichen Dienstes gelten, da der TVöD lediglich eine Anzeige an den Dienstherrn vor Aufnahme der Tätigkeit genügen lässt.

D. Wettbewerbsrecht

I. Gesetz gegen den unlauteren Wettbewerb

57 Das Gesetz gegen den unlauteren Wettbewerb (UWG) stellt die Grundlage des Lauterkeitsrechts dar, indem es Wettbewerber und Verbraucher vor **unlauteren geschäftlichen Handlungen** schützt. Es enthält daher Verbotstatbestände sowie Rechtsfolgen in Form von Ansprüchen, Verfahrensregelungen und Sanktionen. Durch die UWG-Novelle 2008 wurde die Richtlinie 2005/29/EG über unlautere Geschäftspraktiken (UGP-Richtlinie) umgesetzt.[134] Bislang bildeten im Bereich der Business Compliance die Regelungen des UWG die **Basis von wettbewerbsrechtlichen Verfahren**. Die eigentliche Verbotsnorm ergab sich jedoch oft aus einer anderen Regelung, wie z.B. dem HWG (siehe zum HWG Rdnr. 61). Das HWG ist eine **Marktverhaltensregelung** i. S. d. § 4 Nr. 11 UWG[135]. Ein Verstoß gegen eine Regelung des HWG stellt also in der Regel auch eine unlautere geschäftliche Handlung[136] i. S. d. § 3 Abs. 1[137] dar und ist damit auch nach dem UWG untersagt. Ein Verstoß gegen diese **Generalklausel**[138] i. V. m. §§ 8, 9 UWG ermöglicht insbesondere den Wettbewerbern und Verbänden die Geltendmachung zivilrechtlicher Ansprüche, etwa von Unterlassungs- und Schadensersatzansprüchen, die durch unlautere Kooperationsmaßnahmen eines Wettbewerbers benachteiligt werden. Die Kooperation der Industrie mit medizinischen Einrichtungen und Ärzten kann von daher etwa dann als unlauter zu beanstanden sein, wenn sie geeignet ist, den Wettbewerb zum Nachteil der Mitbewerber, der Verbraucher oder der sonstigen Marktteilnehmer nicht nur unerheblich zu beeinträchtigen, so dass sich das Wettbewerbsverhalten nicht mehr primär an Leistungsparametern wie Preis, Qualität, Service u. a. orientiert, sondern durch sachfremde Gesichtspunkte bestimmt wird.[139] Zur Verletzung des § 3 Abs. 1 UWG i. V. m. § 4 Nr. 11 UWG kann es auch im Fall des Rechtsbruchs „wertbezogener Normen" kommen, deren Verletzung als unlauter angesehen wird (etwa im Fall der Verletzung des § 299 StGB).[140]

58 Neben dieser „klassischen" Vorgehensweise gewinnen die Verhaltenskodices und ihre Umsetzung im Bereich des UWG gerade im Gesundheitswesen massiv an Bedeutung. Sie stellen – das sei hier ausdrücklich erwähnt – **keine Marktverhaltensregeln** dar. Ein Verstoß gegen einen Kodex ist also nicht per se ein Wettbewerbsverstoß.[141] Das ist auch gar nicht von den Verbänden beabsichtigt und widerspräche dem Sinn der Selbstregulierung, denn dann wäre letztlich jeder Kodexverstoß auch vor den ordentlichen Gerichten angreifbar und die Spruchkörper der Verbände, die eine zügige, einheitliche Interpretation und instruktive Umsetzung des Kodex sicherstellen, würden verdrängt.[142] Allerdings kommt einem *„Kodexverstoß eine indizielle Bedeutung zu, was in der betreffenden Branche bzw. von den*

---

[134] Ein Überblick zum neuen UWG findet sich bei *Köhler*, WRP 2009, 109 ff.
[135] *Piper/Ohly*, UWG, 4. Aufl. 2006, § 4, Rdnr. 11/15.
[136] Früher „Wettbewerbshandlung", der Begriff der „geschäftlichen Handlung" ist aber weiter, vgl. *Köhler*, WRP 2009, 109, 110; *Bartenbach/Jung/Fock,* Mitteilungen der deutschen Patentanwälte, 2009, 99, 101.
[137] § 3 Abs. 1 UWG n. F. ist die neue Fassung des § 3 UWG a. F., zu den enthaltenen Neuerungen im Detail sowie den einzelnen Tatbestandsvoraussetzungen siehe *Köhler*, in: Hefermehl/Köhler/Bornkamm, UWG, 27. Aufl. 2009, § 3, Rdnr. 55 ff.
[138] Vergleiche *Piper/Ohly*, UWG, 4. Aufl. 2006, § 3, Rdnr. 3.
[139] *Backhaus*, S. 147 f.
[140] *Piper/Ohly*, UWG, 4. Aufl. 2006, § 11, Rdnr. 11/314.
[141] *Bornkamm,* in: Hefermehl/Köhler/Bornkamm, UWG, 27. Aufl. 2009, § 5, Rdnr. 5.164.
[142] Siehe dazu auch *Bornkamm,* in: Hefermehl/Köhler/Bornkamm, UWG, 27. Aufl. 2009, § 5, Rdnr. 5.164.

D. Wettbewerbsrecht

einschlägigen Verkehrskreisen als lauter oder unlauter angesehen wird,"[143] bzw. die Selbstverpflichtungserklärungen sind Anhaltspunkt für die Bestimmung der *„anständigen Gepflogenheiten in Gewerbe und Handel"*[144] (siehe auch Kap. 11 Rdnr. 21). Folglich werden die Kodices von den Gerichten zur Interpretation der geltenden Gesetze herangezogen, indem sie zur Auslegung unbestimmter Rechtsbegriffe insbesondere des UWG dienen.

Neben dieser sich in der letzten Zeit immer mehr durchsetzenden Spruchpraxis der ordentlichen Gerichte ergibt sich die wachsende Bedeutung der Kodices auch direkt aus der UWG Novelle 2008. Gem. § 2 Abs. 1 Nr. 5 UWG bedeutet **Verhaltenskodex** „Vereinbarungen oder Vorschriften über das Verhalten von Unternehmern, zu welchem diese sich in Bezug auf Wirtschaftszweige oder einzelne geschäftliche Handlungen verpflichtet haben, ohne dass sich solche Verpflichtungen aus Gesetzes- oder Verwaltungsvorschriften ergeben". Leider ist die Umsetzung der UGP-Richtlinie insofern **unscharf** erfolgt. Nach dem Wortlaut der deutschen Definition könnte man daher zu der Auffassung kommen, dass nur solche Kodices, die ausschließlich die gesetzlichen Vorgaben verschärfen, als Verhaltenskodex i. S. d. UWG anzusehen sind. Diese Auffassung ist allerdings nicht zutreffend. Denn die UGP-Richtline definiert den „Verhaltenskodex" in Art. 2 lit. f) als „eine Vereinbarung oder ein[en] Vorschriftenkatalog, die bzw. der nicht durch die Rechts- und Verwaltungsvorschriften eines Mitgliedstaates vorgeschrieben ist und das Verhalten der Gewerbetreibenden definiert, die sich in Bezug auf eine oder mehrere spezielle Geschäftspraktiken oder Wirtschaftszweige auf diesen Kodex verpflichten". Daraus wird deutlich, dass auch Kodices, die Bestimmungen enthalten, die die gesetzlichen Vorschriften (nur) wiederholen oder konkretisieren unter diesen Begriff zu subsumieren sind.[145] Dafür spricht auch Erwägungsgrund 20 der UGP-Richtlinie, der auf die Möglichkeit abstellt, durch Verhaltenskodices „die Grundsätze dieser Richtlinie in spezifischen Wirtschaftsbranchen wirksam anzuwenden." Zudem handelt es sich bei den Kodices um Wettbewerbsregeln i. S. d. §§ 24 ff. GWB.[146] Daher unterliegen sie der kartellrechtlichen Kontrolle.[147] Durch diese Kontrolle sind die Möglichkeiten für die Vereinigungen, in ihren Kodices Regelungen zu erlassen, die die gesetzlichen Bestimmungen verschärfen, ohnehin eingeschränkt.[148]

Die Einordnung als Verhaltenskodex i. S. d. § 2 Abs. 1 Nr. 5 UWG ist entscheidend, denn sowohl in § 5 Abs. 1 Nr. 6 UWG als auch in Nr. 1 Anhang zu § 3 Abs. 3 UWG finden sich **Verbotsnormen, die an dieses Tatbestandsmerkmal anknüpfen.** Zwar ist § 5 UWG durch die UWG Novelle 2008 neu gefasst worden (im UWG a. F. besteht z. B. keine Parallelvorschrift zu Nr. 6). Dennoch ist der Kern der Regelung des § 5 UWG gleich geblieben. § 5 Abs. 1 Satz 1 UWG bestimmt, dass unlauter handelt, wer eine irreführende geschäftliche Handlung vornimmt. Was eine irreführende geschäftliche Handlung ist, ergibt sich aus den nachfolgenden Bestimmungen. Für einen Wettbewerbsverstoß der geeignet ist, die o. g. Rechtsfolgen auszulösen, müssen zu der Irreführung auch die Voraussetzungen des § 3 Abs. 1 UWG kommen.[149] An dieser Konstruktion hat sich durch die UWG Novelle 2008 nichts geändert.[150] Nach § 5 Abs. 1 Nr. 6 UWG liegt eine Irreführung vor, wenn unwahre oder zur Täuschung geeignete Angaben gemacht werden „über die Einhaltung eines Verhaltens-

---

[143] *OLG München,* Urt. v. 7. 8. 2009, 29 U 2026/08 zu § 21 FSA-Kodex Fachkreise (nicht rechtskräftig).
[144] *LG München I,* PharmR 2008, 330 ff. (nicht rechtskräftig) zu § 21 Abs. 2 FSA-Kodex Fachkreise.
[145] So auch *Köhler,* in: Hefermehl/Köhler/Bornkamm, UWG, 27. Aufl. 2009, § 2, Rdnr. 114; im Ergebnis ebenfalls zustimmend *Dreyer,* WRP 2007, 1294, 1297 f.
[146] *Köhler,* in: Hefermehl/Köhler/Bornkamm, UWG, 27. Aufl. 2009, § 2, Rdnr. 114 f.
[147] Ein Verzeichnis der Wirtschafts- und Berufsvereinigungen findet sich bei *Kellermann,* in: Immenga/Mestmäcker, GWB, 4. Aufl. 2007, § 24, Rdnr. 24.
[148] Siehe dazu *BGH* GRUR 2006, 773 ff.
[149] *Bornkamm,* in: Hefermehl/Köhler/Bornkamm, UWG, 27. Aufl. 2009, § 5, Rdnr. 2.1.
[150] Vergleiche Vorauflage zu § 5 UWG a. F.: *Bornkamm,* in: Hefermehl/Köhler/Bornkamm, UWG, 26. Aufl. 2008, § 5, Rdnr. 2.1.

kodexes, auf den sich der Unternehmer verbindlich verpflichtet hat, wenn er auf diese Bindung hinweist".

Um auf diesem Wege zu einem Wettbewerbsverstoß zu gelangen muss als Voraussetzung des § 3 Abs. 1 UWG insbesondere die sog. **„Erheblichkeitsschwelle"**[151] überschritten sein, bzw. die „Bagatellklausel" beachtet werden.[152] Diese besagt, dass nur dann eine unlautere Handlung vorliegen kann, wenn auch tatsächlich Auswirkungen auf die Marktteilnehmer erkennbar sind.[153] Letztlich muss also eine Interessenabwägung vorgenommen werden.[154] Dadurch wird die Beurteilung der Frage, ob tatsächlich ein Verstoß gegen dass Wettbewerbsrecht vorliegt, u. U. erschwert. Eben diese Voraussetzung muss nicht vorliegen, wenn ein Verstoß gegen einen Tatbestand der sog. **„Black List"** des Anhangs zu § 3 Abs. 3 UWG[155] gegeben ist.[156] Nach Nr. 1 des Anhangs ist eine unzulässige geschäftliche Handlung i. S. d. § 3 Abs. 3 UWG „die unwahre Angabe eines Unternehmers, zu den Unterzeichnern eines Verhaltenskodexes zu gehören".[157] Ist das der Fall, wird das Überschreiten der Erheblichkeitsschwelle unwiderleglich vermutet.[158] Damit ist ein Verstoß gegen einen der im Anhang zu § 3 Abs. 3 UWG benannten Tatbestände automatisch unzulässig i. S. d. § 3 Abs. 1 UWG und kann entsprechende Rechtsfolgen nach sich ziehen.

II. Heilmittelwerberecht

1. Generelles Zuwendungsverbot gem. § 7 Abs. 1 HWG

61   Im Hinblick auf die Gewährung von Werbegaben oder sonstiger (unentgeltlicher) Zuwendungen der Industrie an medizinische Einrichtungen und Ärzte kann **unter heilmittelwerberechtlichen Gesichtspunkten** gegebenenfalls ein Verstoß gegen **§ 7 Abs. 1 HWG** vorliegen.[159] Diese Vorschrift verbietet dem Grundsatz nach jedes Anbieten, Ankündigen oder Gewähren von (unentgeltlichen) Zuwendungen und sonstigen Werbegaben (Waren oder Leistungen) und erstreckt sich auf wirtschaftliche Vorteile jeder Art.[160] Dies gilt auch für die Annahme von solchen Zuwendungen durch „Angehörige der Fachkreise". Von diesem generellen Zuwendungsverbot macht die Vorschrift eine Reihe von **Ausnahmen** (§ 7 Abs. 1 Satz 1 Nr. 1–5 HWG). Dementsprechend ist die Zuwendung geringwertiger Reklamegegenstände (z. B. Notizblöcke, Kalender und Stifte etc.) erlaubt (§ 7 Abs. 1 Satz 1 Nr. 1 HWG), deren Funktion als Werbeträger durch den Reklameaufdruck gegenüber der Gebrauchseignung dominiert.[161] Eine weitere Ausnahme besteht etwa dann, wenn die Zuwendungen oder Werbegaben nur in **„handelsüblichem Zubehör"** zur Ware oder in **„handelsüblichen Nebenleistungen"** bestehen (§ 7 Abs. 1 Satz 1 Nr. 3 HWG). Werbegaben für Angehörige der Heilberufe sind unbeschadet von § 7 Abs. 1 Satz 1 HWG nach § 7 Abs. 1 Satz 2 HWG nur dann zulässig, wenn sie zur Verwendung in der ärztlichen Praxis bestimmt sind. Damit dürfen Gegenstände, die ausschließlich eine private Verwendungsbestimmung haben, an Ärzte nicht abgegeben werden. Da die Verletzung von Bestimmungen des HWG grundsätzlich per se als unlauter angesehen wird, führt

---

[151] Siehe zu diesem Begriff i. R. d. § 3 UWG a. F. *Fezer*, in: Fezer, UWG 2005, § 3, Rdnr. 23 ff.

[152] *Köhler*, in: Hefermehl/Köhler/Bornkamm, UWG, 27. Aufl. 2009, § 3, Rdnr. 108 ff. verwendet diesen Begriff zur Bestimmung des Merkmals der „Spürbarkeit" in § 3 Abs. 1 UWG n. F.

[153] *Köhler*, in: Hefermehl/Köhler/Bornkamm, UWG, 27. Aufl. 2009, § 3, Rdnr. 114; *Fezer*, in: Fezer, UWG 2005, § 3, Rdnr. 20 ff.

[154] *Fezer*, in: Fezer, UWG 2005, § 3, Rdnr. 38 ff.

[155] Überblick bei *Scherer*, NJW 2009, 324 ff.

[156] *Köhler*, in: Hefermehl/Köhler/Bornkamm, UWG, 27. Aufl. 2009, § 3, Rdnr. 136.

[157] Überblick zu diesem Tatbestand im Entwurfsstadium bei *Dreyer*, WRP 2007, 1294 ff.

[158] *Köhler*, in: Hefermehl/Köhler/Bornkamm, UWG, 27. Aufl. 2009, § 3, Rdnr. 6.

[159] Ein aktueller Überblick zum Heilmittelwerberecht findet sich bei *Reese/Holtorf*, in: Dieners/Reese, Handbuch des Pharmarechts, Kap. 10.

[160] *Räpple*, Zuwendungen, S. 171.

[161] *Räpple*, Zuwendungen, S. 171.

D. Wettbewerbsrecht

auch ein Verstoß gegen § 7 Abs. 1 HWG in der Regel ohne weiteres zur Annahme der Unlauterkeit i. S. v. § 3 UWG (vormals § 1 UWG a. F.) i. V. m. § 4 Nr. 11 UWG. Allerdings führt nicht jede Verletzung einer gesetzlichen Vorschrift zwingend zur Unlauterkeit eines Verhaltens, da nach § 4 Nr. 11 UWG verlangt wird, dass diejenige gesetzliche Vorschrift, die verletzt wird, auch dazu bestimmt ist, im Interesse der Marktteilnehmer das Marktverhalten zu regeln (siehe dazu auch oben, Rdnr. 57). Der Bundesgerichtshof hat beispielsweise mit Blick auf die zu diesem Zeitpunkt noch geltende vormalige Fassung des UWG etwa die Verletzung des § 47 Abs. 1 AMG im Rahmen eines Forschungsprojektes nicht als sittenwidrig betrachtet und einen hierauf gestützten Anspruch eines Wettbewerbers aus § 1 UWG a. F. verneint.[162]

Ob und unter welchen Voraussetzungen das Verbot des § 7 Abs. 1 HWG im Hinblick **62** auf die üblichen Kooperationsformen der Industrie mit medizinischen Einrichtungen und Ärzten eingreift, ist nicht in jedem Fall einfach zu beurteilen und kann nur nach den konkreten Umständen des Einzelfalls entschieden werden. Dies liegt auch daran, dass diese Vorschrift allseits zu Recht als „kein gesetzgeberisches Meisterwerk"[163] begriffen wird. Die Anwendbarkeit des § 7 Abs. 1 HWG hängt zunächst davon ab, ob es sich in dem jeweiligen Einzelfall um eine **produkt- bzw. leistungsbezogene Absatzwerbung** mit Werbegaben oder Zuwendungen handelt. Eine **allgemeine Vertrauenswerbung,** um über Leistungen des Unternehmens zu informieren und so um Vertrauen zu werben, zielt dagegen nicht unmittelbar auf die Förderung des Absatzes von Wirtschaftsgütern i. S. v. § 1 HWG ab und soll daher von § 7 Abs. 1 HWG grundsätzlich nicht erfasst sein, wobei es zu **Abgrenzungsschwierigkeiten** kommen kann.

2. Förderung von Fort- und Weiterbildungsveranstaltungen

Diese Unterscheidung hat insbesondere Bedeutung bei der **Förderung von Fort- und** **63** **Weiterbildungsveranstaltungen** bzw. der Unterstützung der Teilnahme von Ärzten an solchen Veranstaltungen oder Werksbesichtigungen. Hier wird entsprechend Art. 9 und 10 der Richtlinie 92/28/EWG des Rates vom 31. 3. 1992 über die Werbung für Humanarzneimittel,[164] auf der das HWG basiert, zwischen Verkaufsförderungstagungen einerseits sowie berufsbezogenen und wissenschaftlichen Veranstaltungen andererseits unterschieden.[165] Dementsprechend wird im Hinblick auf die Anwendbarkeit von § 7 Abs. 1 HWG darauf abgestellt, ob die Veranstaltung „gezielt zur Absatzförderung" erfolgt oder ob – wie in der Regel[166] – die „wissenschaftlich-informative Zielsetzung und/oder eine allgemeine Vertrauenswerbung im Vordergrund" stehen.[167] Ist Letzteres der Fall, scheidet die Anwendbarkeit des § 7 Abs. 1 HWG von vornherein aus.[168]

a) Medizinische Fachkongresse und wissenschaftliche Fortbildungsveranstaltungen

Dies bedeutet, dass die Unterstützung **medizinischer Fachkongresse** (bzw. der Teil- **64** nahme von Ärzten an solchen Kongressen), die gewöhnlich nicht von der Industrie, sondern von unabhängigen Dritten (etwa Fachgesellschaften) veranstaltet werden und nicht zugleich Werbung für (bestimmte) Heilmittel darstellen, dem Anwendungsbereich des § 7 HWG im Regelfall von vornherein nicht unterliegen.[169] In solchen Fällen gilt § 7 HWG

---

[162] *BGH* NJW 2000, 864 ff.; hierzu auch *Backhaus,* S. 151 f.
[163] *Doepner,* § 7 HWG, Rdnr. 17.
[164] Inzwischen integriert in die Richtlinie 2001/83/EG des Europäischen Parlaments und des Rates v. 6. 11. 2001 zur Schaffung eines Gemeinschaftskodex für Humanarzneimittel (ABl. EG Nr. L 311 v. 28. 11. 2001, S. 67).
[165] *Gröning/Weihe-Gröning,* Bd. 1, § 7 HWG, Rdnr. 4.
[166] Hierzu auch *Doepner,* § 7 HWG, Rdnr. 27.
[167] *Doepner,* § 7 HWG, Rdnr. 27.
[168] *Doepner,* § 7 HWG, Rdnr. 27; *Reese/Holtorf,* in: Dieners/Reese, Handbuch des Pharmarechts, Kap. 10, Rdnr. 267.
[169] *Gröning/Weihe-Gröning,* Bd. 1, § 7 HWG, Rdnr. 21.

also selbst dann nicht, wenn das Unternehmen gegen § 7 Abs. 2 HWG verstößt, beispielsweise indem es „Begleitpersonen" die Reise- und Aufenthaltskosten erstattet oder einen unverhältnismäßig luxuriösen Aufwand treibt. Derartige Verstöße können auch nicht nach § 15 Abs. 1 Nr. 3 HWG i. V. m. § 7 Abs. 1 HWG als Ordnungswidrigkeit geahndet werden.[170] Allerdings können Veranstaltungen mit übertriebenem Repräsentationsaufwand ggf. als unlauter und damit als Verstoß gegen § 3 Abs. 1 UWG einzuordnen sein.[171]

65 Die Anwendbarkeit wird ferner für wissenschaftliche Fortbildungsveranstaltungen (wie auch für Betriebsbesichtigungen) verneint, die von der Industrie selbst getragen werden, vorausgesetzt, auch hier **steht die wissenschaftlich-informative Zielsetzung und/oder eine allgemeine Vertrauenswerbung gegenüber einer gezielten Absatzwerbung im Vordergrund.**[172] Sie sollen grundsätzlich auch dann keine Zuwendung i. S. v. § 7 HWG darstellen, wenn sie von einem gesellschaftlichen Rahmenprogramm begleitet werden, es sei denn, besondere Umstände (Wert und Ausmaß der Bewirtungen, ungewöhnlich attraktive Ausgestaltung des Rahmenprogramms, Einbeziehung von Partnern der Angehörigen der Heilberufe, dominant-werbliche Propagierung bestimmter Heilmittel etc.) lassen den Werbecharakter dieser Veranstaltungen völlig in den Vordergrund treten.[173]

66 Sofern sich konkret produktbezogene Absatzwerbung in die berufsbezogene wissenschaftliche Veranstaltung einfügt, ohne deren Ausschließlichkeitscharakter zu sprengen, was zur Folge hat, dass die Absatzwerbung insoweit selbst einen berufsbezogenen wissenschaftlichen Charakter haben muss, unterliegen die in diesem Zusammenhang getätigten Zuwendungen zwar dem Grundsatzverbot des § 7 Abs. 1 HWG. Jedoch nimmt die **Ausnahmeregelung** des **§ 7 Abs. 2 HWG** von diesem Grundsatzverbot solche Zuwendungen aus, die im Rahmen ausschließlich berufsbezogener wissenschaftlicher Veranstaltungen erfolgen, einen vertretbaren Rahmen nicht überschreiten, in Bezug auf den wissenschaftlichen Zweck der Veranstaltung von untergeordneter Bedeutung sind und sich nicht auf andere als im Gesundheitswesen tätige Personen erstrecken. Insofern soll nicht nur das „Rahmenprogramm" in einer angemessenen Relation zu der wissenschaftlichen Veranstaltung stehen, also nur „Beiwerk" sein und für die Teilnehmer der wissenschaftlichen Veranstaltung ein Nebenzweck, nicht aber heimlich der eigentliche Zweck der Teilnahme sein.[174] Vielmehr soll die Industrie den Teilnehmern – nicht auch „Begleitpersonen" – nach der herrschenden Meinung[175] ebenfalls **grundsätzlich Reise- und Aufenthaltskosten erstatten**

---

[170] *Gröning/Weihe-Gröning*, Bd. 1, § 7 HWG, Rdnr. 21.
[171] *Gröning/Weihe-Gröning*, Bd. 1, § 7 HWG, Rdnr. 21.
[172] *Doepner*, § 7 HWG, Rdnr. 27.
[173] *Doepner*, § 7 HWG, Rdnr. 27.
[174] *Bülow/Ring*, § 7 HWG, Rdnr. 45; *Doepner*, § 7 HWG, Rdnr. 72; *Kleist/Hess/Hoffmann*, § 7 HWG, Rdnr. 4.1.
[175] *Gröning/Weihe-Gröning*, Bd. 1, § 7 HWG, Rdnr. 23; *Doepner*, § 7 HWG, Rdnr. 72; *Räpple*, Zuwendungen, S. 173; in der Tendenz auch *Lüderssen*, Medizinprodukte-Industrie, S. 64; *Gröning/Weihe-Gröning* (Bd. 1, § 7 HWG, Rdnr. 23) leitet die grundsätzliche Zulässigkeit der Übernahme angemessener Reise- und Übernachtungskosten durch die Industrie aus einem Rückgriff auf Art. 10 i. V. m. Art. 1 Abs. 3, 7. Spiegelstrich der Richtlinie 92/28/EWG ab, wonach der Begriff der Bewirtung auch die Reise- und Übernachtungskosten einschließen soll (s. hierzu auch *Gröning/Weihe-Gröning*, Bd. 2, Art. 9 und 10 der Richtlinie 92/28/EWG, Rdnr. 8). Aufgrund des Wortlauts von § 7 Abs. 2 HWG, wonach auf Zuwendungen „im Rahmen" wissenschaftlicher Veranstaltungen abgestellt wird, spricht *Räpple*, Zuwendungen, S. 173, zwar die Frage an, ob damit auch die Übernahme der Kosten für die Reise zum Kongressort und der Kosten für die Übernachtung am Kongressort von dieser Regelung gedeckt sind, kommt aber zugleich zu dem Ergebnis, dass auch der Wortlaut eine weite Auslegung des Veranstaltungsrahmens im Hinblick auf die Übernahme solcher Kosten durchaus zulässt. *Doepner* (§ 7 HWG, Rdnr. 72) stellt insofern nicht nur auf Zuwendungen „im Rahmen" wissenschaftlicher Kongresse, sondern auch auf Zuwendungen „für" solche Veranstaltungen ab, unter die auch die Finanzierung der Reise des Teilnehmers zu wissenschaftlichen Veranstaltungen fällt. *Kleist/Hess/Hoffmann*, § 7 HWG, Rdnr. 41, scheinen hiervon ebenfalls auszugehen, wenn sie davon sprechen, dass sich die „Einladung" zu einer Informationsveranstaltung nur an den Arzt oder Apotheker richten

D. Wettbewerbsrecht

oder diese selbst übernehmen dürfen, sofern diese Kosten einen vertretbaren Rahmen nicht übersteigen und von untergeordneter Bedeutung sind.[176] Der Sinn der Regelung des § 7 Abs. 2 HWG soll danach darin bestehen, dass nicht etwa eine von der Industrie finanzierte wissenschaftliche Veranstaltung mit Kurzreferaten zu fachlichen Standardthemen zum Anlass genommen wird, diese wissenschaftliche Veranstaltung an einen exotischen Urlaubsort zu verlegen, um damit mittelbar dem Teilnehmer eine Fernreise zu finanzieren oder mit einem üppigen kulturellen Rahmenprogramm (z. B. Opernveranstaltungen) zu „garnieren".[177] Dies entspricht im Übrigen auch dem **„Gemeinsamen Standpunkt"** (Kap. 4 Rdnr. 19 ff.) der Verbände sowie den **„Verhaltensempfehlungen zur Zusammenarbeit der pharmazeutischen Industrie mit Ärzten"** (Kap. 4 Rdnr. 25 f.) bzw. dem **FSA-Kodex** (Kap. 4 Rdnr. 27; Kap. 11 Rdnr. 1 ff.) sowie dem EFPIA-Kodex (Kap. 4 Rdnr. 54 ff.), wonach bei der Unterstützung der Teilnahme an Kongressen, Informationsveranstaltungen und Betriebsbesichtigungen etc. darauf zu achten ist, dass derartige Veranstaltungen der Vermittlung und Verbreitung von berufsbezogenem Wissen und praktischen Erfahrungen dienen, wobei die wissenschaftliche Information und die Weitergabe von zur Berufsausübung des Arztes erforderlichen Fachkenntnissen in Diagnostik und Therapie im Vordergrund stehen müssen.[178] Während bei Einhaltung der entsprechenden Anforderungen nach dem „Gemeinsamen Standpunkt", den „Verhaltensempfehlungen" sowie dem FSA-Kodex die Übernahme angemessener Hin- und Rückreisekosten zum/vom Veranstaltungsort, der Übernachtungskosten und auch der Kongressgebühren als zulässig angesehen werden, dürfen, entsprechend der Regelung des § 7 Abs. 2 HWG, auch nach dem „Gemeinsamen Standpunkt", den „Verhaltensempfehlungen" sowie dem FSA-Kodex keine unangemessenen Bewirtungen erfolgen. Die „Kosten für Unterhaltung" (z. B. Theater, Konzertbesuche, Rundflüge, Sportveranstaltungen, Besuch von Freizeitparks) dürfen nach dem „Gemeinsamen Standpunkt", den „Verhaltensempfehlungen" sowie dem FSA-Kodex grundsätzlich nicht erstattet werden.

Damit verbleibt lediglich ein **minimaler Anwendungsbereich** für das (nicht durch die Ausnahme des § 7 Abs. 2 HWG durchbrochene) Grundsatzverbot des § 7 Abs. 1 HWG in Bezug auf Veranstaltungen, nämlich insofern die Veranstaltung eine Absatzwerbung betrifft, ohne dass sie einen ausschließlich berufsbezogenen und wissenschaftlichen Charakter hat. Dies dürfte in der Praxis selten der Fall sein, da in der Regel selbst bei produktbezogenen Veranstaltungen (z. B. einem Seminar über die Erfahrungen mit dem Einsatz von Produkten) die wissenschaftlich-informative Zielsetzung bzw. damit in Zusammenhang stehende thematische Aspekte im Vordergrund stehen.[179] Dies kommt häufig bereits dadurch zum Ausdruck, dass als (Fach-)Referenten derartiger Veranstaltungen entweder erfahrene ärztliche Anwender mit hoher wissenschaftlicher Reputation oder Vertreter der wissenschaftlich-medizinischen Abteilungen der entsprechenden Unternehmen auftreten. 67

b) Fortbildungsveranstaltungen ohne ausschließlich wissenschaftlichen Charakter

Selbst wenn es sich um eine bloße produktbezogene Veranstaltung ohne einen ausschließlich berufsbezogenen wissenschaftlichen Charakter (d. h., dass der bloße Produktgegenüber dem wissenschaftlichen Themenbezug eindeutig dominiert) mit der Folge handelt, dass das generelle Zuwendungsverbot des § 7 Abs. 1 Satz 1 HWG grundsätzlich eingreift (und die Anwendung der Ausnahmeregelung des § 7 Abs. 2 HWG ausscheidet), ist in jedem Einzelfall zu prüfen, ob die entsprechenden Unterstützungsleistungen nicht als **„handelsübliche Nebenleistungen"** den Ausnahmetatbestand des § 7 Abs. 1 Satz 1 Nr. 3 HWG erfüllen. Daneben kommt der Ausnahmetatbestand des § 7 Abs. 1 Satz 1 Nr. 4 68

---

darf, nicht aber an die Ehefrau oder andere Familienangehörige, sofern diese nicht zu den im Gesundheitswesen tätigen Personen gehören.

[176] Die Rechtsprechung hat sich dagegen mit dieser Frage – soweit ersichtlich – bislang nicht befasst.
[177] *Doepner,* § 7 HWG, Rdnr. 72.
[178] Vgl. etwa „Gemeinsamer Standpunkt", S. 20.
[179] *Doepner,* § 7 HWG, Rdnr. 27 und 69.

HWG in Betracht, wonach das generelle Zuwendungsverbot ebenfalls nicht gelten soll, wenn die Zuwendungen in der Erteilung von **„Auskünften oder Ratschlägen"** bestehen. Diese Ausnahmetatbestände könnten dann erwogen werden, wenn die Veranstaltungen etwa der bloßen Einweisung bzw. Instruktion der Teilnehmer in die richtige technische Handhabung von konkreten Produkten (beispielsweise medizinischen Geräten) oder aber der Weitergabe von Erkenntnissen aus der laufenden Beobachtung dieser Produkte zum Gegenstand haben, soweit dies nicht wieder selbst einen ausschließlich berufsbezogenen wissenschaftlichen Charakter haben sollte (s. für diese Fallkonstellation Rdnr. 65). Die Rechtsprechung und Literatur haben diese vormals unter § 1 Abs. 2 lit. d und lit. f ZugabeVO geregelten Ausnahmetatbestände früher eher eng ausgelegt, ohne sich jedoch mit der Frage befasst zu haben, ob die Bestimmungen auch die Unterstützung von Fort- und Weiterbildungsveranstaltungen bzw. der Teilnahme von Ärzten durch die Industrie erfassen. Allerdings könnten – nach der Abschaffung des allgemeinen Zugabeverbots – je nach den Umständen des konkreten Einzelfalls Gründe dafür sprechen, insbesondere die Regelung des früher in § 1 Abs. 2 lit. d ZugabeVO und nunmehr in § 7 Abs. 1 Satz 1 Nr. 3 HWG geregelten Ausnahmetatbestands für „handelsübliche Nebenleistungen" großzügig auszulegen, wenn die entsprechenden Veranstaltungen geeignet sind, die Anwendung von Produkten und damit in Zusammenhang stehenden Therapien zum Wohle einer besseren Patienten- und Gesundheitsversorgung sachlich zu ermöglichen oder irgendwie zu fördern, und sie sich nach allgemeiner Auffassung im Rahmen vernünftiger kaufmännischer Gepflogenheiten halten. Eine Grundvoraussetzung dürfte allerdings auch hier in jedem Fall sein, dass die **Rahmenbedingungen des „Gemeinsamen Standpunkts" eingehalten** sind, sich die entsprechenden Unterstützungsleistungen also insbesondere in einem angemessenen Rahmen halten und ausschließlich der Einweisung in die konkrete Handhabung der Produkte und nicht privaten Interessen (Urlaub etc.) dienen. Die „Verhaltensempfehlungen der pharmazeutischen Industrie zur Zusammenarbeit mit Ärzten" bzw. der FSA-Kodex Fachkreise sehen eine Übernahme von Kosten für die Teilnahme von Ärzten an Fort- und Weiterbildungsveranstaltungen nur dann vor, wenn in diesen Veranstaltungen ein wissenschaftlich-informativer Charakter im Vordergrund steht. Da sie im Übrigen auch eine sehr restriktive Handhabung des § 7 HWG vorgeben, dürfte sich allerdings die Frage stellen, ob und gegebenenfalls inwieweit sich die beschriebene Interpretationsmöglichkeit des § 7 Abs. 1 Satz 1 Nr. 3 HWG mit der Ratio der „Verhaltensempfehlungen" bzw. des FSA-Kodex Fachkreise im Ergebnis verträgt. Darüber hinaus dürfte die Anwendbarkeit des § 7 Abs. 1 Satz 1 Nr. 3 HWG angesichts der gewöhnlichen Vertriebswege von Arzneimitteln eher die Ausnahme darstellen, anders etwa als bei Medizinprodukten.

c) Zusammenfassung

69 Entscheidend für die Anwendbarkeit des § 7 HWG ist damit, ob eine konkret absatzbezogene Zielsetzung verfolgt wird, bei der die Gewährung von Werbegaben und ähnlichen Zuwendungen grundsätzlich unzulässig sein soll; nur Zuwendungen, die gezielt auf die Absatzförderung bestimmter Heilmittel abzielen, sind erfasst. Selbst wenn es sich um eine gezielte Absatzförderung handelt, führt dies nicht unweigerlich zu einem Verbot von Zuwendungen in diesem Zusammenhang. Zulässig ist es vielmehr, den allgemeinen berufsbezogenen und wissenschaftlichen Kenntnisstand auf Seiten der Ärzte und medizinischen Einrichtungen zu fördern. Auch wenn dieser erhöhte Kenntnisstand unmittelbar die bessere Handhabung und Bewertung der Unternehmensprodukte und somit letztlich auch den Absatz der Unternehmensprodukte fördern kann, verstößt dies nicht gegen die Ratio des § 7 HWG, der seinem Kern nach lediglich verhindern will, dass eine Werbegabe oder ähnliche Zuwendungen **selbst zum ausschlaggebenden Kriterium** für die Produktauswahl werden. Zusammengefasst heißt dies, dass § 7 HWG nicht die mögliche Beeinflussung des berufsbezogenen und wissenschaftlichen Kenntnisstands verbietet, selbst wenn diese reflexartig auch den Unternehmen zugute kommen sollte. Diese Ratio trifft sich mit den Grundüberlegungen des „Gemeinsamen Standpunkts", der im Hinblick auf die strafrechtlichen Verbote zur Beeinflussung von Beschaffungsentscheidungen nichts anderes vertritt. Insofern besteht hier durchaus eine Einheitlichkeit der Rechtsordnung. Mit anderen Worten: Die Beeinflussung des berufs- und wissenschaftsbezogenen Kenntnisstands der ärztlichen Anwender unter Gewährung angemessener Zuwendungen zur Förderung hierfür bedeutet **keine unlautere Beeinflussung von Beschaffungsentscheidungen**. Damit ergeben sich im Hinblick auf die Anwendbarkeit des § 7 HWG die in Abbildung 1 zusammengefassten Fallkonstellationen:

	Unterstützung von Fort- und Weiterbildungsveranstaltungen		
	1. Fallkonstellation	2. Fallkonstellation	3. Fallkonstellation
Art der Veranstaltung	– wissenschaftlich-informative Zielsetzung – kein Produktbezug bzw. keine gezielte Absatzförderung	– ausschließlich berufsbezogener und wissenschaftlicher Charakter – gezielte Absatzförderung	– kein ausschließlich berufsbezogener und wissenschaftlicher Charakter – gezielte Absatzförderung
Rechtsfolgen	– § 7 Abs. 1 Satz 1 HWG nicht anwendbar **aber:** – ggf. unlauter nach § 3 UWG n. F. (vormals § 1 UWG a. F.) bei übertriebenem Repräsentationsaufwand	– § 7 Abs. 1 Satz 1 HWG anwendbar **aber:** – zulässig, wenn Voraussetzungen von § 7 Abs. 2 HWG vorliegen („angemessen", „von untergeordneter Bedeutung")	– § 7 Abs. 1 Satz 1 HWG anwendbar **aber:** – zulässig, wenn Voraussetzungen des § 7 Abs. 1 Satz 1 Nr. 3 oder 4 HWG („handelsübliche Nebenleistungen" oder „Auskünfte und Ratschläge") vorliegen

Abb. 1: Anwendbarkeit des generellen Zuwendungsverbots des § 7 Abs. 1 Satz 1 HWG

3. Ordnungswidrigkeit

70 Ein Verstoß gegen § 7 Abs. 1 HWG ist eine **Ordnungswidrigkeit** (§ 15 Abs. 1 Nr. 3 HWG) des Zuwenders (nicht aber des Empfängers der Zuwendungen). Ob insofern auch Verstöße gegen § 7 Abs. 1 HWG durch Zuwendungen, die den Rahmen von § 7 Abs. 2 HWG sprengen, zu einer Ordnungswidrigkeit führen können, war bis vor kurzem **umstritten**.[180] Zum Teil wurde vertreten, dass derartige Verstöße sanktionslos bleiben, da die Tatbestandsmerkmale des § 7 Abs. 2 HWG insoweit zu unbestimmt seien.[181]

E. Ärztliches Berufsrecht

I. Berufsrechtliche Rahmenbedingungen

71 Die Zusammenarbeit der Industrie mit Ärzten unterliegt neben straf-, dienst- und wettbewerbsrechtlichen Bestimmungen auch dem **ärztlichen Berufsrecht**. Die (Muster-)Berufsordnung für die deutschen Ärztinnen und Ärzte – MBO-Ä 1997[182] – enthält in ih-

---

[180] Bejahend h.M.: *Doepner*, § 7 HWG, Rdnr. 73; *Gröning/Weihe-Gröning*, Bd. 1, § 7 HWG, Rdnr. 26.
[181] So noch *Bülow/Ring*, § 7 HWG (2. Aufl.), Rdnr. 62, 64 und § 15 HWG, Rdnr. 3, *Bülow/Ring*, § 7 HWG (3. Aufl.) haben sich inzwischen der h.M. angeschlossen.
[182] I. d. F. der Beschlüsse des 100. Deutschen Ärztetages 1997 in Eisenach, geändert durch die Beschlüsse des 103. Deutschen Ärztetages 2000 in Köln, des 105. Deutschen Ärztetages 2002 in Rostock, des 106. Deutschen Ärztetages 2003 in Köln und des 107. Deutschen Ärztetages 2004 in Bremen sowie durch den Beschluss des Vorstandes der Bundesärztekammer in der Sitzung vom 24. 11. 2006 (§ 18 Abs. 1).

rem 4. Abschnitt (§§ 30–35) Regelungen zur Wahrung der ärztlichen Unabhängigkeit bei der Zusammenarbeit mit Dritten. Das ärztliche Berufsrecht ist insofern für alle Ärzte anwendbar, also für niedergelassene Ärzte wie auch für Ärzte, die für medizinische Einrichtungen tätig sind. Grundsätzlich gilt, dass eine Zusammenarbeit von Ärzten mit der Industrie unterbleiben muss, „wenn hierdurch der Eindruck erweckt wird, dass die Unabhängigkeit der ärztlichen Entscheidung beeinflusst wird" (§ 32 MBO-Ä).[183] Diese Grundregel des ärztlichen Berufsrechts stimmt mit dem zentralen „Trennungsprinzip" des „Gemeinsamen Standpunkts" überein, wonach die Kooperation zwischen Industrie, medizinischen Einrichtungen und Ärzten nicht dazu missbraucht werden darf, Therapie-, Verordnungs- oder Beschaffungsentscheidungen unlauter zu beeinflussen (siehe auch Kap. 5 Rdnr. 2). Die Beachtung dieses berufsrechtlichen Grundsatzes ist gleichzeitig auch von zentraler Bedeutung in den „Verhaltensempfehlungen für die Zusammenarbeit der pharmazeutischen Industrie mit Ärzten" (Kap. 4 Rdnr. 25 f.) bzw. dem FSA-Kodex (dort unter § 4 Abs. 1, § 6 Abs. 1 Nr. 1, siehe hierzu Kap. 11 Rdnr. 60 ff., 69 ff.). Geschütztes Rechtsgut der berufsrechtlichen Vorgaben ist der Schutz der ärztlichen (diagnostischen und/oder therapeutischen) Entscheidung vor unlauterer Beeinflussung durch Dritte (§§ 31–34 MBO-Ä) sowie der Schutz des Arzt-Patienten-Verhältnisses bei Untersuchung und Behandlung (§ 30 MBO-Ä).[184] § 35 MBO-Ä regelt schließlich die **Unabhängigkeit der Ärzteschaft** bei der Teilnahme an Fortbildungsveranstaltungen.[185]

72   Ursprünglich waren die berufsrechtlichen Regelungen zur Ausgestaltung der Zusammenarbeit mit Dritten nach intensiven Auseinandersetzungen auf dem 86. Deutschen Ärztetag 1983 eingeführt, seitdem jedoch kaum überarbeitet worden.[186] Vor diesem Hintergrund wurde immer wieder der Vorwurf laut, dass die berufsrechtlichen Vorgaben den **praxisrelevanten Fragestellungen** nicht gerecht würden und auf diese Weise die für den Rechtsanwender eigentlich entscheidenden Detailfragen ungeklärt blieben.[187] In der Folge wurden viele Regelungen sowohl auf Seiten der Ärzte als auch der Industrie häufig entweder gar nicht mehr oder nur halbherzig beachtet oder bestimmte Normsetzungsdefizite kammerseits durch einen zurückhaltenden Normenvollzug ausgeglichen.[188] Diese unbefriedigende Situation führte anlässlich des 106. Deutschen Ärztetages im Jahr 2003 zu **weitreichenden Änderungen bei der Zusammenarbeit mit Dritten**.[189] Diese wurden ausdrücklich mit den bereits angesprochenen Umsetzungsproblemen der Kooperationsvorschriften für die Praxis begründet und sollten das Berufsrecht den gerade ent-

---

[183] Hierzu *Ratzel*, MedR 2002, 63 f.; *Ratzel/Lippert*, § 32 MBO-Ä, Rdnr. 1 ff., 6 und § 33 MBO-Ä, Rdnr. 1; eine allgemeine Darstellung der rechtlichen Grundlagen des ärztlichen Berufsrechts bei *Vilmar*, S. 183 ff.; zu den Wechselwirkungen zwischen Korruptionsstrafrecht und ärztlichem Berufsrecht siehe *Lippert*, S. 177 ff.; zu der Zusammenarbeit von Krankenhäusern und Vertragsärzten siehe *Makoski*, MedR 2009, 376 ff.

[184] Vgl. *Lippert/Ratzel*, NJW 2003, 3301; zur alten Rechtslage *Lippert*, in: Ratzel/Lippert, Musterberufsordnung für die Deutschen Ärzte, 3. Aufl. (2002), §§ 30 ff.

[185] Vgl. zu den berufsrechtlichen Konkretisierungen im Fortbildungsbereich die „Empfehlungen zur ärztlichen Fortbildung" der Bundesärztekammer in 2. Aufl. v. 30. 11. 2004, im Internet abrufbar unter www.bundesaerztekammer.de/30/Richtlinien/Empfidx/FortAerzt.html.

[186] Vgl. dazu näher das Referat von *Prof. Dr. Ingo Flenker*, Präsident der Ärztekammer Westfalen-Lippe und Vorsitzender der Berufsordnungsgremien der Bundesärztekammer, zur Vorstellung der modifizierten §§ 30 ff. MBO-Ä im Rahmen des 106. Deutschen Ärztetages 2003, im Internet abrufbar unter http://www.bundesaerztekammer.de/arzt2003/start.htm, dort unter Top IV.

[187] Zur historischen Entwicklung der Regelungen unter besonderer Berücksichtigung der Industrie-Kodices wie dem „Gemeinsamen Standpunkt" vgl. ausführlich *Dieners/Lembeck*, Kooperation, Rdnr. 54 m. w. N.

[188] Dazu und zu den damit verbundenen Gefahren *Cramer/Henkel*, MedR 2000, 565.

[189] Hierzu sowie zur Frage der ärztlichen Selbstkontrolle *Hirthammer-Schmidt-Bleibtreu*, S. 95 ff.; zu den aktuellen Änderungen vgl. ausführlich *Lippert/Ratzel*, NJW 2003, 3301 ff.; zu den damit verbundenen Auswirkungen für den – industrieunterstützten – Fortbildungsbereich *Balzer*, MedR 2004, 76 ff.; *dies.*, NJW 2003, 3325 f.

E. Ärztliches Berufsrecht

wickelten und allseits anerkannten Verhaltensstandards des „Gemeinsamen Standpunkts" anpassen.[190] Dementsprechend betonte der Vorsitzende der Berufsordnungsgremien der Bundesärztekammer, *Professor Dr. Flenker,* bei der Vorstellung der novellierten Regelungen im Rahmen des 106. Deutschen Ärztetages 2003, dass „die Zusammenarbeit von Ärzten mit der pharmazeutischen Industrie und Medizinprodukteherstellern wünschenswert, notwendig und zwingend erforderlich"[191] sei. Die Ärzteschaft sei daher gehalten, effektive Rahmenbedingungen zu schaffen, die gleichzeitig eine sinnvolle Kooperation gewährleisten und die Unabhängigkeit der Ärzte in ihrem Verordnungs- und Therapieverhalten sicherstellen können. Es bedürfe „weiterer Konkretisierungen und klarerer Regelungen", wobei die Ärzteschaft, „anders als sie es vor 20 Jahren getan hat, Regelungen entwickeln müsse, die sie auch durchsetzen."[192]

Zu diesem Zweck orientieren sich die berufsrechtlichen Vorgaben zur Zusammenarbeit nunmehr ausdrücklich an den Grundsätzen des **„Gemeinsamen Standpunkts"**, der sich, ursprünglich für den Klinikbereich entwickelt, auch aus berufsrechtlicher Sicht der Bundesärztekammer in der Praxis bewährt hat. Von daher wurde er bei der Vorstellung der neuen Regeln explizit in Bezug genommen, um dessen wesentliche Grundsätze aufzunehmen und zugleich auf den niedergelassenen Bereich zu übertragen.[193] Darüber hinaus werden einzelne Aspekte der Zusammenarbeit – über den neuen Wortlaut der berufsrechtlichen Vorschriften hinaus – durch zusätzliche **„Hinweise und Erläuterungen zu § 33 (Muster-) Berufsordnung"** konkretisiert.[194] In diesem Zusammenhang wird klargestellt, dass die dem „Gemeinsamen Standpunkt" zugrundeliegenden Transparenz- und Lauterkeitskriterien „so weit wie möglich im Berufsrecht verankert werden sollen".[195] Diese Hinweise und Erläuterungen führen die rechtlichen Rahmenbedingungen anhand der wesentlichen Kooperationsformen mit der pharmazeutischen oder medizintechnologischen Industrie mittels einer Vielzahl konkreter Beispiele im Detail weiter aus. 73

Von grundlegender Bedeutung ist ferner die neue Regelung des § 33 Abs. 4 MBO-Ä. Sie gestattet erstmals ausdrücklich das **individuelle „Fortbildungssponsoring"** und trägt dem Umstand Rechnung, dass es Ärzten ohne die Zurverfügungstellung von Mitteln der Industrie häufig nicht möglich wäre, Fortbildungsveranstaltungen wie etwa internationale Fachkongresse zu besuchen. Dies ist deshalb sinnvoll, weil angesichts der rasanten Entwicklung der medizinischen Forschung ein möglichst enger Erfahrungs- und Wissensaustausch zwischen Ärzten selbst, aber auch zwischen Ärzten und der Industrie für eine optimale Patientenversorgung unentbehrlich ist. Dieser besonderen Interessenlage wird berufsrechtlich dadurch Rechnung getragen, dass der Arzt nicht (mehr) gegen berufsrechtliche Vorschriften verstößt, wenn er für die Teilnahme an wissenschaftlichen Fortbildungsveranstaltungen einen „geldwerten Vorteil in angemessener Höhe" von der Industrie annimmt (§ 33 Abs. 4 Satz 1 MBO-Ä).[196] Der einzelne Arzt kann daher, ohne standesrechtliche Restriktionen befürchten zu müssen, angemessene finanzielle Unterstützungen Dritter annehmen, sofern diese allein dazu dienen, ihm die Teilnahme an Fortbildungsveranstaltungen zu ermöglichen. Das Gleiche gilt nach § 34 Abs. 4 Satz 3 MBO-Ä für den Besuch **berufsbezogener Informationsveranstaltungen,** die von den Herstellern selbst angeboten wer- 74

---

[190] Dazu *Flenker,* a. a. O.
[191] *Flenker,* a. a. O.
[192] *Flenker,* a. a. O.
[193] *Flenker,* a. a. O.
[194] „Wahrung der ärztlichen Unabhängigkeit bei der Zusammenarbeit mit Dritten, Hinweise und Erläuterungen zu § 33 (Muster-)Berufsordnung, beschlossen von den Berufsordnungsgremien der Bundesärztekammer am 12. August 2003" („Hinweise und Erläuterungen"), im Internet abrufbar unter http://www.bundesaerztekammer.de/page.asp?his=1.100.1144.1155.
[195] *Flenker,* a. a. O.
[196] Vgl. dazu die ausführlichen Hinweise und Erläuterungen zu § 33 MBO-Ä der Bundesärztekammer unter Ziff. 2.4.

den.[197] Die Umsetzung der Regelung des § 33 Abs. 4 MBO-Ä durch die entsprechenden Berufsordnungen der Landesärztekammern ist allerdings nicht bundesweit erfolgt, was im Sinne einer einheitlichen Handhabung zu bedauern ist.[198] Die MBO-Ä stellt nämlich lediglich eine Empfehlung der Bundesärztekammer dar, wobei allein die Berufsordnungen der einzelnen Landesärztekammern für die entsprechenden Ärzte verbindlich sind. Also beinhalten nur die Berufsordnungen der Landesärztekammern die für die jeweils betroffenen Ärzte geltenden Normen.[199] Bei konsequenter Umsetzung folgt daraus, dass z. B. im Falle einer Veranstaltung mit Beteiligung von Ärzten aus dem ganzen Bundesgebiet eine **Kostenübernahme nur für die Teilnehmer zulässig wäre, deren Landesärztekammern § 33 Abs. 4 MBO-Ä auch tatsächlich umgesetzt haben.** Im Hinblick auf die Anwendung der Regelungen in § 20 FSA-Kodex Fachkreise, der in Einklang mit § 33 Abs. 4 MBO-Ä steht, spielen die Abweichungen einzelner Landesärztekammern keine Rolle, da gem. § 4 Abs. 1 nur die „**allgemein anerkannten Grundsätze des Berufsrechts**" der Angehörigen der Fachkreise" zu beachten sind (vgl. Kap. 11 Rdnr. 60). Dieser Gesichtspunkt dürfte auch gegen eine Anwendung von §§ 3, 4 Nr. 11 UWG sprechen, da nicht jeder Verstoß gegen das ärztliche Berufsrecht, sondern nur Verstöße gegen die „allgemein anerkannten Grundsätze" des ärztlichen Berufsrechts wettbewerbswidrig sein können.

75 Die Kosten, die zugunsten des Arztes von Seiten der Industrie getragen werden dürfen, beschränkt § 33 Abs. 4 MBO-Ä auf die „**Kosten der Teilnahme**". Diese Begrifflichkeiten werden durch die Hinweise und Erläuterungen der Bundesärztekammer dahingehend konkretisiert, dass die Unterstützung Dritter auf die Übernahme der „notwendigen Reisekosten und Tagungsgebühren" zu beschränken ist. Erfolgt die Anreise per Flugzeug, sollen zumindest die Flugkosten für die Economy-Class industrieseits übernommen werden dürfen. Ausnahmen zugunsten der Erstattungsfähigkeit von Business-Class-Flügen sind jedoch bei Überbuchung oder bei Langstreckenzielen denkbar. Kann der Veranstaltungsort auch per Bahn erreicht werden, sind die Reisekosten 1. Klasse zugunsten des Arztes erstattungsfähig.[200] Auch die Übernahme zusätzlicher Reisekosten, wie etwa die Kosten notwendiger Taxi- oder Busfahrten, ist nicht berufswidrig. Unzulässig ist dagegen eine Kostenübernahme für privat motivierte „Verlängerungstage", die Kostenübernahme für Begleitpersonen oder anderweitig hinsichtlich der Höhe übersetzter Kosten wie etwa dem Aufenthalt in einem „Luxushotel". In jedem Fall muss der Fortbildungszweck und nicht der Freizeitwert des Aufenthaltes im Vordergrund stehen. Indikatoren für einen unzulässigen **touristisch oder privat motivierten** Veranstaltungsbesuch ergeben sich insbesondere dann, wenn der eigentlichen Fortbildung nur ein zeitlich geringer Anteil im Programmablauf eingeräumt wird. Weitere Indizien sind der Ort der Veranstaltung (Urlaubsregion oder touristisch in besonderem Maße geprägte Städte), vor allem wenn die Veranstaltung im Ausland stattfindet, obwohl kein internationaler Themenbezug der Fortbildung erkennbar ist.

---

[197] Eine berufsbezogene Informationsveranstaltung von Herstellern liegt dabei dann vor, wenn in diesem Rahmen Innovationen im Arzneimittelbereich im wissenschaftlichen Kontext vorgestellt werden. Handelt es sich demgegenüber um eine Veranstaltung, die ausschließlich der Absatzsteigerung von Medizinprodukten oder Arzneimitteln dient, dürfen keine Reisekosten übernommen werden (s. dazu Ziff. 2.4 der Hinweise und Erläuterungen). Zu den im Einzelfall schwierigen Abgrenzungsfragen unter Berücksichtigung der „Empfehlungen zur ärztlichen Fortbildung" der Bundesärztekammer *Balzer*, MedR 2004, 77 f.
[198] Ausdrückliche Umsetzungen von § 33 Abs. 4 MBO-Ä finden sich in der weit überwiegenden Zahl der Berufsordnungen der Landesärztekammern. In die Berufsordnungen der Landesärztekammern Niedersachsen (Stand 3. 12. 2008), Nordrhein (Stand 17. 3. 2007) und Baden-Württemberg (Stand 19. 9. 2007) wurde dieser Absatz bislang nicht integriert.
[199] BGH NJW 2000, 2745–2749; *Köhler*, in: Hefermehl/Köhler/Bornkamm, UWG, 27. Aufl. 2009, § 4, Rdnr. 11.74.
[200] Zu den im Einzelnen übernahmefähigen Kosten vgl. *Balzer*, MedR 2004, 78.

II. Akkreditierung von Fortbildungsveranstaltungen

1. Voraussetzungen der Akkreditierung

Die berufsrechtlichen Vorgaben zur Ausgestaltung der Veranstaltungen werden zusätzlich auch durch die „Empfehlungen zur ärztlichen Fortbildung" der Bundesärztekammer konkretisiert (**„Empfehlungen"**).[201] Hinsichtlich der Möglichkeiten des „Industrie-Sponsorings" sehen die Empfehlungen im Wesentlichen Folgendes vor:[202] 76

– Sponsoring ist transparent zu machen, die Referenten müssen etwaige Verbindungen zur Industrie offen legen.
– Wissenschaftliche Leiter stellen die Produktneutralität sicher.
– Die Inhalte ärztlicher Fortbildungen müssen **unabhängig von** kommerziellen, gesundheitsökonomischen oder werbenden **Interessen Dritter** und frei von kommerziellen Einflüssen auf Diagnostik und Therapie in Klinik und Praxis sein. Objektive Produktinformation aufgrund wissenschaftlicher Kriterien ist bei Nennung des Wirkstoffs statt des Produktnamens z. B. durch die pharmazeutische Industrie zulässig.
– Produktwerbung auf Einladungen und Programmen zu monothematischen Fortbildungsveranstaltungen ist grundsätzlich nicht zulässig, bei multithematischen Veranstaltungen (Kongresse) kann dagegen eine Werbung für mehrere Produkte verschiedener Hersteller erfolgen.
– Eine Sponsortätigkeit darf Form und Inhalt der Fortbildungsmaßnahme nicht beeinflussen.
– Die Fortbildungsmaßnahme soll einen **ausgewogenen Überblick** über alle Therapiemöglichkeiten vermitteln.
– Werden **kommerzielle Ausstellungen** im zeitlichen und räumlichen Zusammenhang mit Fortbildungsmaßnahmen durchgeführt, sollten diese weder die Konzeption noch die Durchführung der Fortbildungsmaßnahme beeinflussen.
– Von der Industrie unterstützte gesellschaftliche Veranstaltungen (Rahmenprogramm), die aus Anlass einer Fortbildungsmaßnahme durchgeführt werden, sind nicht grundsätzlich verboten, dürfen jedoch nicht zeitlich parallel zu Lehrveranstaltungen erfolgen oder einen größeren zeitlichen Umfang haben als die Lehrveranstaltung selbst.
– Die Zulässigkeit der Annahme von Vorteilen ist durch das Berufsrecht der Länder geregelt.
– In anerkannten Online-Fortbildungen ist Produktwerbung nicht zulässig, Banner oder Pop-Ups sind ebenso wie Verlinkungen mit kommerziellen Internetseiten unzulässig.

Werden diese Vorgaben bei der Durchführung der Veranstaltung eingehalten, ist grundsätzlich auch davon auszugehen, dass die jeweilige Veranstaltung zugunsten der teilnehmenden Ärzte **akkreditierungsfähig** ist, d. h. im Rahmen ihrer (gesetzlichen) Fortbildungsverpflichtungen angerechnet werden kann.[203] Zweifel an einer solchen Akkre- 77

---

[201] Die aktuelle Fassung der Empfehlungen datiert in 3. Aufl. vom 30. 5. 2007 und ist auch im Internet abrufbar unter http://www.bundesaerztekammer.de/downloads/EmpfFortbildung3Aufl0807.pdf.

[202] Vgl. dazu S. 8, 9, 18 der Empfehlungen.

[203] Zu den Einzelheiten der Akkreditierung im vertragsärztlichen Bereich auf der Grundlage des durch das GKV-Modernisierungsgesetz zum 1. 1. 2004 eingeführten § 95d SGB V *Balzer*, NJW 2003, 3325 f.; *Pflüger*, MPJ 2004, 4 ff.; *Scholze/Finkeißen*, MedR 2004, 141 ff.; zu den gesetzlichen Neuerungen im Fortbildungsbereich für Klinikärzte vgl. § 137 Abs. 1 Nr. 2 SGB V, im Rahmen dessen dem Gemeinsamen Bundesausschuss entsprechende Kompetenzen zur Ausgestaltung des Fortbildungsnachweises bei Klinikärzten eingeräumt worden sind. Es bleibt abzuwarten, inwieweit dieser Aussagen zum Industrie-Sponsoring im Fortbildungsbereich treffen wird oder sich insoweit auf die Bezugnahme auf die – bereits existierenden – berufsrechtlichen Vorgaben beschränkt. Dazu auch *Weizel*, Klinikarzt 2004, S. XI f.

ditierungsfähigkeit industrieunterstützter Fortbildungsbildungsveranstaltungen waren im Rahmen der Umsetzung der „Gesundheitsreform" insbesondere für den vertragsärztlichen Bereich laut geworden. Nach der zum 1. 1. 2004 eingeführten Vorschrift des § 95d Abs. 1 Satz 3 SGB V müssen Fortbildungsveranstaltungen „**frei von wirtschaftlichen Interessen** sein",[204] da dem Arzt andernfalls die Veranstaltungsteilnahme nicht auf den erforderlichen Nachweis seiner Fortbildungsverpflichtungen angerechnet wird. Mangels näherer Definition des „wirtschaftlichen Interesses" blieb jedoch unklar, was genau der Gesetzgeber unter diesem Begriff verstanden wissen will. In der Amtlichen Begründung hierzu heißt es[205] „Fortbildungsinhalte sind insbesondere dann nicht frei von wirtschaftlichen Interessen, wenn ein Unternehmen der pharmazeutischen Industrie, ein Medizinproduktehersteller, ein Unternehmen vergleichbarer Art oder eine Vereinigung solcher Unternehmen eine **produktbezogene** Informationsveranstaltung durchführt oder den Teilnehmern an einer solchen Veranstaltung entsprechende Mittel zuwendet." Im Ergebnis wird damit der Begriff des „wirtschaftlichen Interesses" durch den des „Produktbezugs" ersetzt. Auch hier stellt sich aber wieder die Frage nach einer genauen Eingrenzung des unzulässigen Produktbezugs. Insbesondere bleibt unklar, inwieweit bereits die bloße Benennung einzelner Produkte oder Herstellernamen zur Annahme unzulässiger wirtschaftlicher Interessen und damit zum Ausschluss der Akkreditierung führen könnte. Eine solche Auslegung würde sich in Widerspruch zu den ausgewogenen berufsrechtlichen Vorgaben setzen, die ausdrücklich von einer grundsätzlichen Zulässigkeit des Industrie-Sponsorings ausgehen, wenn dieses in einem objektiven Rahmen erfolgt und die unlautere „Anpreisung" einzelner Präparate unterbleibt. Andernfalls wären nicht nur Fortbildungsveranstaltungen mit einem unangemessenen „Werbe-" oder „Anpreisungscharakter" von der Akkreditierung ausgeschlossen. Stattdessen würden den Ärzten allein wegen der Benennung einzelner Hersteller oder Präparate auch solche Fortbildungsveranstaltungen nicht (mehr) angerechnet, die über einen ausgesprochen sachlichen Produktbezug verfügen.[206] Gerade mit Blick auf neue Therapien oder innovative Arzneimittel sind Fort- und Weiterbildungsveranstaltungen ohne die Teilnahme von Vertretern der Herstellerunternehmen bzw. ohne **Nennung bestimmter Produkte** häufig gar nicht vorstellbar.[207] Darüber hinaus sind die Ärzte auch angesichts der wirtschaftlichen Realitäten im Gesundheitssektor vielfach auf die Kooperation mit der Industrie angewiesen, um ein gleichmäßig hohes Niveau in der Fort- und Weiterbildung aufrechterhalten zu können. Ein allzu enges Verständnis der neu eingeführten sozialrechtlichen Vorschriften würde daher im Ergebnis zu einem kontraproduktiven Komplettausschluss der Industrie im Fortbildungssektor führen, ohne dass dies durch übergeordnete Aspekte wie etwa den Schutz der Ärzteschaft vor einer unlauteren Beeinflussung oder das Patienteninteresse zwingend erforderlich wäre. Im Einklang mit den berufsrechtlichen Vorgaben wird daher ein die Akkreditierung ausschließender, unzulässiger Produktbezug nur dann angenommen werden, wenn es sich um einen „besonderen Produktbezug" handelt.[208] Dieser läge etwa dann vor, wenn es an der notwendigen Ausgewogenheit der Fortbildungsveranstaltung fehlen würde, d. h. etwa einzelne Produkte anpreisend herausgehoben werden.

---

[204] Zur Situation außerhalb des vertragsärztlichen Bereichs vgl. *Weizel*, Klinikarzt 2004, S. XI f.

[205] BT-Drs. 15/1525, S. 110.

[206] Zum Alternativmodell einer „Poollösung", bei der Hersteller Gelder in einen „Fortbildungspool" einzahlen sollen, der für produktunabhängige Fortbildung zur Verfügung stünde, vgl. den Artikel in der Frankfurter Allgemeinen Zeitung v. 4. 9. 2003: „Ärzte wollen Pharmakonzerne zur Kasse bitten".

[207] Für eine „sachbezogene" Beteiligung der pharmazeutischen Industrie *Ottmann*, Bayerisches Ärzteblatt 5/2003, 227; so auch die „Verhaltensempfehlungen für die Zusammenarbeit der pharmazeutischen Industrie mit Ärzten" vom 27. 5. 2003 unter Ziff. 6, herausgegeben vom Bundesverband der Arzneimittel-Hersteller e. V. (BAH), Bundesverband der Pharmazeutischen Industrie e. V. (BPI) sowie dem Verband Forschender Arzneimittelhersteller e. V. (VFA).

[208] Vgl. *Balzer*, NJW 2003, 3326; ähnlich *Pflüger*, MPJ 2004, 7.

E. Ärztliches Berufsrecht

Eine abweichende Auffassung ergibt sich auch nicht aus dem **Urteil des Verwaltungs- 78 gerichts Hamburg vom 21. 1. 2009.**[209] Nach dieser Entscheidung entspricht eine Fortbildungsveranstaltung, in der Kenntnisse zur Praxiswerbung an Ärzte vermittelt werden, nicht den Anforderungen an eine anerkennungsfähige Fortbildungsveranstaltung i. S. d. § 95 d SGB V, da sie nicht der fachlichen Weiterbildung dient. Das erscheint durchaus nachvollziehbar, denn die **Fortbildung dient der Qualität der vertragsärztlichen Versorgung**, wie das VG in seiner Urteilsbegründung richtigerweise festgestellt hat. Das Gericht hat sich in der Urteilbegründung lediglich auf die Inhalte der Veranstaltung bezogen und dabei festgestellt, dass Kenntnisse über die Bewerbung der eigenen Praxis nicht unter den Bereich der ärztlichen Fortbildung i. S. d. § 95 d SGB V fallen. Ein **Rückschluss** auf die Zulässigkeit des Sponsorings von Fortbildungsveranstaltungen durch Pharmaunternehmen kann aus diesem Urteil **nicht gezogen** werden.[210]

2. Kartellrechtliche Aspekte der Akkreditierung

Das Bundeskartellamt hat sich in der Vergangenheit unter kartellrechtlichen Gesichts- 79 punkten mit der Akkreditierung von online-basierten Fortbildungsveranstaltungen befasst, wie sich aus einem Schreiben der 3. Beschlussabteilung des Bundeskartellamts vom Februar 2008 ergibt. In diesem beschäftigte sich die Beschlussabteilung mit der Frage, ob die Zertifizierung kostenloser online-basierter Fortbildungsveranstaltungen durch die Landesärztekammern möglicherweise den **Missbrauch einer marktbeherrschenden Stellung** i. S. d. §§ 19, 20 GWB darstellen könnte.[211] Die Beschlussabteilung vermutete hierbei zunächst, dass kostenlose Fortbildungen nicht „frei von wirtschaftlichen Interessen" seien[212] und ihre Zertifizierung somit rechtswidrig sein und zu einer **Marktverstopfung** führen könnte, indem durch eine rechtswidrige Zertifizierung kostenloser Online-Fortbildungen die Anbieter kostenpflichtiger Online-Fortbildungen aus dem Markt gedrängt würden.

Das Schreiben der Beschlussabteilung beruhte auf der Prämisse, dass die kostenlosen On- 80 line-Fortbildungen gleichsam naturgemäß nicht frei von wirtschaftlichen Interessen sein könnten und so – durch die (vermeintlich rechtswidrige) Zulassung solcher Fortbildungen durch die Ärztekammern – praktisch keine kostenpflichtigen unabhängigen Fortbildungsangebote auf den Markt gelangen könnten. Damit stand auch hier das **Spannungsverhältnis** der Zusammenarbeit der Pharmaindustrie mit den Fachkreisen im Vordergrund, nämlich die Frage, wie sich der – dem Grunde nach wohl unstreitig bestehende – Bedarf des Informationsaustauschs bzw. der Informationsweitergabe einerseits mit der Notwendigkeit der Nicht-Beeinflussung der Fachkreise andererseits verbinden lässt. Sowohl die Begründung der **Unternehmenseigenschaft** der Landesärztekammern als auch die von der Beschlussabteilung vorgenommene **Marktabgrenzung**[213] konnten allerdings nicht überzeugen.[214] In Bezug auf den ersten Punkt wurde nicht überzeugend dargelegt, dass die

---

[209] *VG Hamburg* GesR 2009, 302 f.

[210] Ein solcher Rückschluss findet sich hingegen unberechtigter Weise bei *Scholz,* GesR 2009, 302 f.

[211] Ausführlich hierzu siehe *Dieners/Miege,* A&R 2009, 71 ff.

[212] Auch in der Pressemitteilung des NDR-Magazins „Panorama" vom 16. 8. 2007, abrufbar unter http://daserste.ndr.de/panorama/archiv/2007/erste4252.html, werden Bedenken hinsichtlich der Freiheit von wirtschaftlichen Interessen von Online-Fortbildungen geäußert.

[213] Die verschiedenen Evaluationen der Fortbildungsveranstaltungen sowie die Vergabe der Fortbildungspunkte lassen nicht auf einen eigenen Markt von Online-Fortbildungen schließen, sondern legen die Vermutung nahe, dass es sich um einen gemeinsamen Markt handelt. Die Entscheidung, eine konkrete Veranstalung zu besuchen, ist danach zunächst themenspezifisch. Ob diese Veranstaltung online oder als Präsenzveranstaltung abgehalten wird, ist dagegen zweitrangig. Siehe dazu *Griebenow et al.,* Deutsche Medizinische Wochenschrift 2003, 734 ff.; *Chon et al.,* Medizinische Klinik 2008, 341 ff.

[214] Eine detaillierte Beschreibung der kartellrechtlichen Problematik bei *Dieners/Miege,* A&R 2009, 71, 73 ff.

Kammern vorliegend unternehmerisch tätig wurden, da die Akkreditierung eine gesetzlich vorgegebene Aufgabe betraf. Die Marktabgrenzung wurde final offengelassen, so dass unklar blieb, ob nur der Markt für Online-Fortbildungen oder der gesamte ärztliche Fortbildungsmarkt betroffen waren, was für die Feststellung einer möglichen Marktverstopfung essentiell gewesen wäre. Hinzu kommt, dass auch die Fakten gegen eine solche Annahme sprachen, denn Evaluationen von Fortbildungsveranstaltungen zeigen, dass selbst bei gesponserten Veranstaltungen eine werbliche Beeinflussung nur von 10% der Teilnehmer festgestellt wurde. Lediglich 12,5% gaben an, dass durch die Veranstaltung eine Veränderung ihrer Behandlungsstrategie erfolgt sei.[215]

81   Das Bundeskartellamt hat sich zwischenzeitlich der Auffassung, dass in dem Verhalten der Bundesärztekammern kein Verstoß gegen kartellrechtliche Bestimmungen zu erkennen ist, angeschlossen und das **Verfahren eingestellt.**[216] Einerseits wurde der Schwerpunkt der Problematik nicht im Kartellrecht sondern im Sozial- und Berufsrecht gesehen. Andererseits bezweifelte auch das Bundeskartellamt mit Verweis auf die Präsenzveranstaltungen, die durchaus kostenpflichtig sein können, dass tatsächlich die von der Beschlussabteilung angeführten Marktzugangsbeschränkungen für kostenpflichtige Fortbildungen bestehen.

F. Sozialrecht

82   Ein weiterer Rechtsbereich, der den Rahmen der Zusammenarbeit der Pharma- und Medizinprodukteindustrie mit Ärzten bzw. medizinischen Einrichtungen in zunehmendem Maße bestimmt, ist das Sozialrecht. Diesbezüglich kann man von einer „**sozialrechtlichen Compliance**" sprechen, die insoweit vor allem mit dem Inkrafttreten des Gesetzes zur Weiterentwicklung der Organisationsstrukturen in der gesetzlichen Krankenversicherung (**GKV-OrgWG**)[217] entstanden ist. Mit ihr verfolgt der Gesetzgeber das Ziel, die Leistungserbringer im Rahmen des Systems der GKV sowie auch ihre möglichen Vertragspartner auf den Handelsstufen etc. in ihrer Zusammenarbeit zu reglementieren und hierdurch vermeintlichen Fehlentwicklungen und Missbräuchen, etwa im Bereich der Hilfsmittelversorgung, zu begegnen. Gleichzeitig werden den Kostenträgern Sanktionsmechanismen an die Hand gegeben, um Regelverstößen nachzugehen. Dieser legislative Ansatz ist insofern neu, als die Fragen der Bekämpfung von Missbräuchen bei der Zusammenarbeit bislang vornehmlich Gegenstand straf- und wettbewerbsrechtlicher Vorschriften waren. Offensichtlich ist der Gesetzgeber der Auffassung, dass „sozialrechtliche Sanktionen", wie etwa der Ausschluss von Leistungserbringern aus der Erstattung, ein zumindest vergleichbar effektives oder möglicherweise effektiveres rechtliches Instrumentarium darstellen. Gleichzeitig besteht allerdings auch die Tendenz des Gesetzgebers, diese Regelungen als Vehikel zu gebrauchen, um die entsprechenden Vertragsärzte unter voller Kontrolle der Kostenträger in sozialrechtliche Vertragsbeziehungen (etwa nach § 128 Abs. 4, 4a und 4b SGB V n. F.) zu integrieren.

83   Der Gesetzgeber hat mit der Schaffung des GKV-OrgWG ursprünglich die Neuordnung von Insolvenzen bzw. Schließungen von Krankenkassen bezweckt.[218] Im Laufe des Gesetzgebungsverfahrens wurden allerdings durch den Gesundheitsausschuss weitere Änderungen in dieses Gesetz aufgenommen, die sich mit völlig anderen Themen befassen. Dazu gehört auch eine Neuregelung der Hilfsmittelversorgung durch die Neufassung bzw. Wiedereinführung der §§ 126 bis 128 SGB V, wie sie in der Stellungnahme des Gesundheitsausschus-

---

[215] Chon et al., Medizinische Klinik 2008, 341 ff.
[216] Siehe PM-Report 4/09, S. 31 („Das Bundeskartellamt ermittelte"); zu diesem Ergebnis kommen auch bereits Dieners/Miege, A&R 2009, 71, 73 ff.
[217] BGBl. I 2008 S. 2426.
[218] BT-Drs. 16/9559, S. 1.

ses vorgenommen wurden.[219] Hinsichtlich der „sozialrechtlichen Compliance" ist insbesondere **§ 128 SGB V** von Belang, der zum 1. 4. 2009 in Kraft getreten ist. Unter der Überschrift „Unzulässige Zusammenarbeit zwischen Leistungserbringern und Vertragsärzten" finden sich dort Regelungen, die die Zusammenarbeit von Leistungserbringern im Hilfsmittelsektor sowohl mit niedergelassenen Ärzten als auch mit Krankenhäusern und sonstigen Anbietern von Gesundheitsleistungen betreffen. Bereits aus der Überschrift ist ersichtlich, dass damit **Kernfragen** der Business Compliance durch den Gesetzgeber geregelt werden sollen. Die Regelung ist allerdings in ihrem Anwendungsbereich sachlich beschränkt. Durch die **Verortung im SGB V** wird „nur" der Bereich der gesetzlichen Krankenversicherung abgedeckt, der allerdings gleichzeitig den „Löwenanteil" des deutschen Marktes darstellt. Da sich diese Regelungen nicht in einer allgemein gültigen Norm wie z. B. dem HWG, sondern im SGB V finden, wird hiervon somit die Zusammenarbeit zwischen der Pharma- und Medizinprodukteindustrie und Ärzten bzw. medizinischen Einrichtungen im Bereich der GKV, nicht aber im Bereich der PKV reguliert. Ob insoweit mittelbar eine Ausstrahlwirkung auf den Bereich der PKV erfolgen wird (etwa über den „Hebel" der §§ 3 und 4 Nr. 1 UWG), bleibt abzuwarten.

In der derzeit geltenden Fassung des § 128 SGB V erfolgte durch die 15. AMG-Novelle eine **teilweise Adaption auf den Arzneimittelmarkt**.[220] Diese Novelle betrifft neben Änderungen der Absätze 2 und 4 die neuen Absätze 4, 4a und 6 zu § 128 SGB V (nachfolgend „n. F."). Nach **§ 128 Abs. 6 SGB V** n. F. sollten die derzeit nur im Rahmen der Hilfsmittelversorgung anwendbaren Absätze 1 bis 3 des § 128 SGB V[221] auch auf die Arzneimittelversorgung nach § 31 SGB V sowie nach § 116b Abs. 6 SGB V Anwendung finden.[222]

84

§ 128 SGB V wirft sowohl in der alten Fassung als auch in der Fassung der 15. AMG-Novelle zahlreiche, noch **ungeklärte Fragen** auf. Auf diese wird im Folgenden hingewiesen. Es bleibt insoweit abzuwarten, welche Lösungen die beteiligten Verkehrskreise sowie die Gerichte für diese Probleme entwickeln werden.

85

I. Depotverbot

Nach § 128 Abs. 1 SGB V ist die **Abgabe von Hilfsmitteln über Depots** bei Vertragsärzten[223] oder Krankenhäusern bzw. anderen medizinischen Einrichtungen grundsätzlich untersagt,[224] soweit es sich nicht um Hilfsmittel handelt, die zur Versorgung in Notfällen benötigt werden.[225] Durch § 128 Abs. 6 SGB V n. F. soll diese Vorschrift auch auf die ambulante Arzneimittelversorgung gem. §§ 31, 116b Abs. 6 SGB V Anwendung finden. Es wird daher vertreten, dass der Anwendungsbereich des § 128 SGB V sich auf den sog. „Homecare Markt" reduziert, in dem der Versicherte die Produkte zur häuslichen Anwendung erhält.[226]

86

---

[219] BT-Drs. 16/10609, Text S. 12 ff., Begründung S. 70 ff.
[220] Siehe Beschlussempfehlung des Ausschusses für Gesundheit vom 17. 6. 2009, BT-Drs. 16/13428, S. 94 ff.
[221] Eine detaillierte Übersicht über die Probleme, die sich aus § 128 SGB V für die Hilfsmittelversorgung ergeben, findet sich bei *Heil/Oeben*, MPR 2009, 13 ff.
[222] Hierzu *Dieners/Stallberg*, A&R 2009, 243 ff.
[223] Bereits die Interpretation des Begriffs „bei" Vertragsärzten ist umstritten *Hartmann et al.*, MPR 2009, 110 vertreten, dass nur im Falle eines gewissen räumlichen Bezugs des Depots zur Arztpraxis das Depotverbot einschlägig sein soll.
[224] Gleiches gilt nach § 31 Abs. 1 SGB V natürlich auch für die Versorgung mit Verbandmitteln, Harn- und Blutteststreifen, die Versorgung mit Arzneimitteln soll jedoch nachfolgend im Mittelpunkt der Betrachtung stehen.
[225] Zu der Definition des Notfalls i. S. d. § 128 Abs. 1 SGB V siehe *Mündnich/Hartmann*, SGb 2009, 395, 396 f.
[226] So *Hartmann et al.*, MPR 2009, S. 110.

87 Hinsichtlich der Hilfsmittelversorgung dient diese Vorschrift der **Verhinderung des sog. „verkürzten Versorgungswegs".**[227] Hierbei erhielten die Versicherten das Hilfsmittel direkt durch den verschreibenden Arzt. Nach Auffassung des Gesetzgebers wurde dadurch die Wahlfreiheit der Versicherten faktisch eingeschränkt und ein Anreiz zur Schaffung unzulässiger Wettbewerbsvorteile durch die Gewährung rechtswidriger Zuwendungen seitens der Hersteller an die jeweiligen Ärzte geschaffen.[228] Bereits die Frage, wie der Begriff „Depot" zu definieren ist, hat hinsichtlich der Hilfsmittelversorgung zu kontroversen Diskussionen geführt.[229] Die entsprechende Anwendung dieser Vorschrift auf die Arzneimittelversorgung gem. §§ 31, 116b Abs. 6 SGB V dürfte ferner nur äußerst wenige Fallkonstellationen betreffen.[230] Aus dem Wortlaut ergibt sich nämlich bei einer entsprechenden Anwendung, dass sich Absatz 1 auf die **Abgabe** der Produkte beschränkt, die **Anwendung** des Arzneimittels am Patienten durch den Arzt selbst und die entsprechende Bevorratung einer Praxis oder eines Krankenhauses sind daher nicht tangiert. Aufgrund der Struktur des Arzneimittelvertriebs ist die Abgabe von Arzneimitteln durch Ärzte i. d. R. ohnehin nicht möglich (abgesehen von Mustern und dem sog. Sprechstundenbedarf), sondern gem. § 43 AMG grundsätzlich den **Apotheken** vorbehalten. Der Anwendungsbereich des § 128 Abs. 1 i. V. m. Abs. 6 SGB V dürfte sich damit auf Ausnahmefälle der Versorgung im Bereich der §§ 31, 116b Abs. 6 SGB V beschränken.

II. Verbot der Beteiligung von Ärzten an der Versorgung

88 § 128 Abs. 2 SGB V a. F. enthält das **Verbot für Leistungserbringer**, Vertragsärzte gegen Entgelt oder Gewährung sonstiger wirtschaftlicher Vorteile an der Versorgung mit Hilfsmitteln zu beteiligen, solche Zuwendungen im Zusammenhang mit der Hilfsmittelverordnung zu gewähren oder für zusätzliche privatärztliche Leistungen, die im Rahmen der Versorgung mit Hilfsmitteln erbracht werden, eine Vergütung zu zahlen. Bereits in dieser bisherigen Fassung war die Interpretation des Abs. 2 aufgrund des missglückten, unklaren Wortlauts **nicht eindeutig**. Es ist auch nach der 15. AMG-Novelle nicht klar, welcher genaue **sachliche und zeitliche Zusammenhang** und damit welcher Kausalitätsgrad zwischen der Versorgung und der Gewährung „wirtschaftlicher Vorteile" bestehen muss, damit ein Verstoß gegen Abs. 2 anzunehmen ist. Durch die Gesetzesformulierung, dass eine Beteiligung der Ärzte „an der Durchführung der Versorgung" unzulässig ist, liegt der Schluss nahe, dass sich der Anwendungsbereich auf die unmittelbare Abgabe des Hilfsmittels an den Patienten beschränkt. Gleiches gilt für das Verbot der Zuwendungen im Zusammenhang mit der Verordnung von Hilfsmitteln. Durch diese Regelungen soll verhindert werden, dass durch den Arzt eine Steuerung des Patienten zu einem bestimmten Leistungserbringer erfolgt und der Arzt aus dieser Steuerung profitiert.[231] Das Tatbestandsmerkmal „im Zusammenhang mit der Verordnung" bedeutet daher, dass auf das Verordnungsverhalten durch eine darauf bezogene Gewährung von Entgelten oder Vorteilen Einfluss genommen werden soll. In der aktuellen Diskussion wird zum Teil eine teleologische Reduktion dieses Tatbestands auf rechtswidrig gewährte Vorteile gefordert, um einer uferlosen Ausweitung des Verbotstatbestandes entgegen zu wirken. Bei dieser Argumentation besteht allerdings das Risiko eines Zirkelschlusses, da erst die Bejahung des erforderlichen Kausalitätsgrads die Verordnung rechtswidrig macht. Deshalb muss eine teleologische Reduktion richtigerweise an das Tatbestandsmerkmal des „Zusammenhangs mit der Verord-

---

[227] Zum Begriff der verkürzten Versorgung sowie zu den diesbezüglichen Problemen i. R. d. § 128 SGB V siehe *Ratzel,* GesR 2008, 623 ff.; *Gaßner/Klass,* Korruptionsfalle Gesundheitswesen, 2003, S. 33 sehen den verkürzten Versorgungsweg hinsichtlich nicht indizierter Leistungsausweitung als problematisch an.
[228] Gesetzgebungsmaterialien zum GKV-OrgWG, BT-Drs. 16/10609, S. 73.
[229] Siehe *Heil/Oeben,* MPR 2009, 13 ff.
[230] Vgl. hierzu *Dieners/Stallberg,* A&R 2009, 243 ff.
[231] BT-Drs. 16/10609, S. 73.

nung" und den insoweit anzulegenden Anforderungen an den Kausalitätsgrad anknüpfen. Eine einschränkende Auslegung ist bereits unter verfassungsrechtlichen Gesichtspunkten (Art. 12, 14 GG) geboten.

Durch die **15. AMG-Novelle** wurde § 128 Abs. 2 SGB V ferner hinsichtlich der Hilfsmittelversorgung dahingehend ergänzt, dass einerseits eine **Erweiterung des Anwendungsbereichs** auch auf Ärzte in Krankenhäusern und Krankenhausträgern erfolgt. Andererseits wird der Begriff des **wirtschaftlichen Vorteils dahingehend ausgelegt,** dass auch die unentgeltliche oder verbilligte Überlassung von Geräten und Materialien, die Durchführung von Schulungsmaßnahmen sowie die Gestellung von Räumlichkeiten oder Personal oder die Beteiligung an den Kosten hierfür als Vorteil i. S. d. § 128 Abs. 2 Satz 1 SGB V anzusehen sind. Auch diese von dem Gesetzgeber eigentlich als Klarstellung des Begriffs des „wirtschaftlichen Vorteils" beabsichtigte Regelung wirft wieder neue, ungeklärte Fragen auf, etwa was genau unter „Schulungsmaßnahmen" der Hersteller zu verstehen ist und ob hierdurch auch eine (unentgeltliche oder verbilligte) Teilnahme der entsprechenden Ärzte an üblichen allgemeinen Fortbildungsveranstaltungen der Unternehmen verboten werden soll. Dabei ist zu beachten, dass nicht die Vorteilsgewährung per se durch § 128 Abs. 2 SGB V untersagt wird, sondern dass nur die Gewährung von Vorteilen für die „Durchführung der Versorgung" bzw. im „Zusammenhang mit der Verordnung" unzulässig ist. Auch hier liegt eine einschränkende Auslegung nahe, wobei diese entweder mit Blick auf das Tatbestandsmerkmal der „Durchführung von Schulungen" oder aber im Rahmen der erforderlichen Kausalitätsbetrachtung zu erfolgen hat. Angesichts der auch hier auftretenden Unklarheiten und Auslegungsschwierigkeiten muss sich der Gesetzgeber fragen lassen, ob der verfassungsrechtliche Bestimmtheitsgrundsatz (Art. 20 Abs. 3 GG) im Rahmen der Vorschrift noch gewahrt ist. Die Klärung dieser Frage sowie die hiermit verbundene Abgrenzung, unter welchen Umständen dieser Bezug zu der Hilfsmittelversorgung bzw. -verordnung anzunehmen ist und damit ein Beteiligungsverbot besteht, kann letztlich nur durch die Gerichte geleistet werden.

Durch § 128 Abs. 6 SGB V n. F. wird auch das Beteiligungsverbot für Ärzte auf die **Versorgung nach §§ 31, 116 b Abs. 6 SGB V** ausgeweitet.[232] Zusätzlich zu den bereits im Rahmen der Hilfsmittelversorgung erörterten Problemen stellen sich in diesem Zusammenhang weitere neue Fragen, die aus der **besonderen Vertriebssituation von Arzneimitteln** resultieren. Eine Versorgung mit Arzneimitteln durch den Arzt ist aufgrund des § 43 AMG nur sehr eingeschränkt möglich. Eine Beteiligung des Arztes aufgrund der Verordnung von Arzneimitteln ist daneben bereits aufgrund berufs- und heilmittelwerberechtlicher Bestimmungen sowie der Arzneimittelpreisvorschriften unzulässig. Der genaue Regelungsgehalt des § 128 Abs. 2 i. V. m. Abs. 6 SGB V n. F. ist daher bislang nicht nachvollziehbar und muss somit letztlich durch die Rechtsprechung erst noch ermittelt und konkretisiert werden.

Ob es sich bei Verstößen gegen § 128 Abs. 2 sowie Abs. 4a Satz 5 SGB V n. F. um unlautere geschäftliche Handlungen gem. § 3 Abs. 1 UWG handelt und damit gegen sie im Wege der Abmahnung oder einstweiligen Verfügung vorgegangen werden kann, ist ebenfalls als Frage offen und muss gegebenenfalls durch die Rechtsprechung entschieden werden. Voraussetzung dafür wäre, dass eine Einordnung dieser sozialrechtlichen Normen als **Marktverhaltensregelung i. S. d. § 4 Nr. 11 UWG** erfolgt. Bislang wurde ein solcher Marktbezug für sozialrechtliche Vorschriften häufig abgelehnt.[233] Die Begründung für das Fehlen des Marktbezugs wurde in der (insoweit systemwidrig) **abschließenden Regelung des § 69 SGB V** gesehen.[234] Dabei wird jedoch nur auf die Normen Bezug genommen, die die **Rechtsverhältnisse zwischen Krankenkassen und Leistungserbringern** regeln. Für diese ist § 69 SGB V abschließend, auch soweit durch diese Rechtsverhältnisse

---

[232] Ausführlich hierzu *Dieners/Stallberg,* A&R 2009, 243 ff.
[233] Siehe *Piper,* in: Piper/Ohly, UWG, 4. Aufl. 2006, § 4.11, Rdnr. 11/38 sowie 11/304.
[234] *BGH* GRUR 2004, 247 ff.

die Rechte Dritter betroffen sind (§ 69 Abs. 1 Satz 4 SGB V). Durch die Neufassung des § 128 sind mit Abs. 2 sowie mit Abs. 4a Satz 5 jedoch Regelungen in das SGB V aufgenommen worden, die nicht das Rechtsverhältnis von Krankenkassen zu Leistungserbringern regeln, sondern die die Vertragsbeziehungen **zweier Leistungserbringer** untereinander bzw. von Leistungserbringern mit Dritten reglementieren. Die bisherige Judikatur neigt dazu, auch solche Rechtsbeziehungen nicht am Maßstab des UWG zu messen, solange die Handlungen in Erfüllung eines öffentlich-rechtlichen Versorgungsauftrags erfolgen.[235] Es bleibt abzuwarten, ob die Rechtsprechung diese Linie auch auf Verstöße gegen § 128 SGB V erstreckt. Soweit ein Handeln nicht in Erfüllung eines öffentlich-rechtlichen Versorgungsauftrags erfolgt, wäre dann ein Vorgehen von Wettbewerbern oder Verbänden auch im Wege des vorläufigen Rechtsschutzes vor den Zivilgerichten möglich.

III. Krankenkassen als „Ordnungshüter"

92   Nach § 128 Abs. 3 SGB V kommt den Krankenkassen eine „**Ordnungshüterfunktion**" zu. Für den Fall eines Verstoßes gegen § 128 Abs. 1, 2 SGB V müssen sie sich selbst durch die – gesetzlich vorgeschriebene – Implementierung von **Vertragsstrafenklauseln** in die Lage versetzen, gegenüber den Leistungserbringern ein Sanktionspotential auszuüben.[236] Nach § 128 Abs. 3 Satz 2 SGB V ist für schwerwiegende Verstöße vorzusehen, dass Leistungserbringer für bis zu zwei Jahre von der Versorgung der Versicherten ausgeschlossen werden können. Freilich kann dieses Sanktionspotential nur dort und nur soweit bestehen, wie tatsächlich Verträge mit den Krankenkassen geschlossen sind. Bezüglich der **Hilfsmittelversorgung** könnte sich ein wirksames Sanktionspotential durch die **Versorgungsverträge nach § 127 SGB V** ergeben. Diese sind nach der Neustrukturierung der Hilfsmittelversorgung gem. § 126 Abs. 1 SGB V Voraussetzung für die Berechtigung zur Versorgung der Versicherten.[237]

93   Auch die Anwendbarkeit des § 128 Abs. 3 SGB V wird durch § 128 Abs. 6 SGB V n. F. auf die Versorgung nach §§ 31, 116b Abs. 6 erweitert. Damit ergeben sich auch in diesem Fall aus der **Rechtslage in der Arzneimittelversorgung** neue Fragen, die für Unklarheiten in der Rechtsanwendung der neuen Vorschriften des § 128 SGB V sorgen. § 128 Abs. 6 SGB V n. F. bezieht sich sowohl auf **pharmazeutische Unternehmer** als auch auf die einzelnen **Handelsstufen** in der Arzneimittelversorgung, wie z. B. Großhändler und Apotheker. Pharmazeutische Unternehmer schließen zwar in der Regel mit den Krankenkassen Rabattverträge ab. In den nachgelagerten Handelsstufen bestehen aber in der Regel keine direkten Verträge mit den Krankenkassen. Soweit jedoch zwischen den Beteiligten und den Krankenkassen keine vertraglichen Beziehungen bestehen, scheint auch eine Sanktionierung von Verstößen gegen § 128 Abs. 1, 2 SGB V durch die Krankenkassen von vornherein nur schwerlich vorstellbar.

94   Pharmazeutische Unternehmer schließen zwar Verträge mit Krankenkassen. Dabei handelt es sich jedoch in der Regel um reine **Rabattverträge,** dies ggf. gekoppelt mit etwaigen Mehrwertelementen. Diese Rabattverträge sind nicht Voraussetzung für die Berechtigung zur Versorgung der Versicherten der GKV mit Arzneimitteln. Stattdessen richtet sich diese – zumindest außerhalb von strukturierten Behandlungsprogrammen – nach den **allgemeinen Regeln der Erstattungsfähigkeit**, insbesondere nach den Richtlinien des gemeinsamen Bundesausschusses gem. § 92 SGB V. Ist ein konkretes Arzneimittel aufgrund dieser Regelungen erstattungsfähig, so ist es dem Grunde nach vom Leistungsanspruch der

---

[235] BGH GRUR 2006, 517 – Blutdruckmessungen; WRP 2009, 846 – Integrierte Versorgung.

[236] Zu der Funktion der Krankenkassen sowie zu den verfassungsrechtlichen Bedenken gegen die Zuweisung dieser Funktion siehe *Heil/Oeben*, MPR 2009, 13 ff.

[237] Gem. § 127 Abs. 2 Satz 3 SGB V gilt eine Übergangsfrist bis zum 31. 12. 2009, in der die bislang durch Zulassung zur Versorgung berechtigten Leistungserbringer auch weiterhin zur Hilfsmittelversorgung berechtigt bleiben, soweit keine Ausschreibung nach § 127 Abs. 1 SGB V erfolgt ist.

Versicherten erfasst, sofern sie die entsprechende Indikation aufweisen. Die Rabattverträge regeln insoweit lediglich die bevorzugte Abgabe des rabattierten Arzneimittels im Falle einer möglichen Substitution nach § 129 Abs. 2 SGB V. Da das Sanktionspotential der Krankenkassen nach § 128 Abs. 3 SGB V auf vertraglichen Absprachen basiert, die grundsätzliche Berechtigung zur Teilnahme an der Arzneimittelversorgung jedoch nicht Gegenstand dieser Verträge ist, dürfte sich die Möglichkeit eines Ausschlusses von der Versorgung i.S.d. § 128 Abs. 3 Satz 2 SGB V auch hinsichtlich der pharmazeutischen Unternehmer insoweit nicht ergeben. Theoretisch vorstellbar wäre allenfalls die Möglichkeit einer Aussetzung des Rabattvertrags mit der hieran anknüpfenden Rechtsfolge einer Abgabe des Arzneimittels nach den üblichen Substitutionskriterien. Losgelöst von der Frage der Zulässigkeit eines solchen Vorgehens (entsprechende Anwendung von § 128 Abs. 3 SGB V?), stellt sich allerdings die Frage, ob Krankenkassen, die den Vertragsschluss eines solchen Rabattvertrags (unter Berücksichtigung des komplexen vergaberechtlichen Verfahrens) bewältigt haben, tatsächlich ein Interesse an der Aussetzung eines ihnen günstigen Vertrags haben können. Erst die praktische Anwendung der neuen Vorschriften wird hier Klarheit bringen können.

IV. Zusatzleistungen durch die Vertragsärzte

Nach § 128 Abs. 4 SGB V ist eine **Mitwirkung von Vertragsärzten** an der Versorgung mit Hilfsmitteln über die vertragsärztliche Versorgung hinaus nur auf Grundlage **vertraglicher Vereinbarungen mit den Krankenkassen** zulässig. Gem. § 128 Abs. 4a Satz 5 SGB V n.F. ist jede Mitwirkung der Leistungserbringer an der Vergütung dieser Leistungen unzulässig. Diese Bestimmung findet keine Anwendung auf die Versorgung nach §§ 31, 116b Abs. 6 SGB V, sondern bleibt auf die Hilfsmittelversorgung beschränkt. Hier stellt diese Regelung eine Einschränkung der Möglichkeiten der Kooperation zwischen Vertragsärzten und Hilfsmittelherstellern dar. Die genaue Auslegung dieser neuen Vorschriften sowie die sich daraus ergebende Rechtslage kann sich nur durch Rechtsprechung ergeben.

95

Kapitel 3. Problemlagen in der Praxis

Literatur: *Bialos/Husisian,* The Foreign Corrupt Practices Act, New York 1996; *Bundesverband der Pharmazeutischen Industrie – BPI* (Hrsg.), Antikorruptionsgesetz, Aulendorf 2001; *Carrington,* American Law and Transnational Corruption: Is There a Need for Lincoln's Law Abroad?, in: Meyer (Hrsg.), The Civil Law Consequences of Corruption, Baden-Baden 2009, S. 37, 40; *v. Czettritz,* Das Anti-Korruptionsgesetz und seine Auswirkungen auf das Sponsoring, in: Hiersche/Wigge/Broglie (Hrsg.), Spenden, Sponsoren – Staatsanwalt?, 2. Aufl., Frankfurt am Main 2001, S. 16; *Dieners,* Der Umgang der Industrie mit dem Antikorruptionsgesetz, in: Hiersche/Wigge/Broglie (Hrsg.), Spenden, Sponsoren – Staatsanwalt?, 2. Aufl., Frankfurt am Main, 2001, S. 20 (= MPR 2001, 3); *Dieners/Lembeck/Taschke,* Der „Herzklappenskandal" – Zwischenbilanz und erste Schlussfolgerungen für die weitere Zusammenarbeit der Industrie mit Ärzten und Krankenhäusern, PharmR 1999, 156; *Fenger/Göben,* Sponsoring im Gesundheitswesen, München 2004; *Lembeck/Lützeler/Happe,* Vertragsgestaltung für die Kooperation von Krankenhäusern, Industrie und Ärzten, das Krankenhaus 2001, S. 980; *Runge,* Korruptionsvorwürfe: Reaktionen und Konzepte der Industrie, in: Hiersche/Wigge/Broglie (Hrsg.), Spenden, Sponsoren – Staatsanwalt?, 2. Aufl., Frankfurt am Main 2001, S. 61; *Sander,* Das Antikorruptionsgesetz und seine Auswirkungen auf den Kodex BPI, in: Hiersche/Wigge/Broglie (Hrsg.), Spenden, Sponsoren – Staatsanwalt?, 2. Aufl., Frankfurt am Main 2001, S. 73; *Schmitt,* Von Sponsorship zur Kriminalität? – Das neue Antikorruptionsgesetz und seine Auswirkungen, in: Hiersche/Wigge/Broglie (Hrsg.), Spenden, Sponsoren – Staatsanwalt?, 2. Aufl., Frankfurt am Main 2001, S. 75; *Taschke,* Straftaten im Interesse von Unternehmen – auch strafbar wegen Untreue?, in: Prittwitz/Bauermann/Günther/Kuhlen/Merkel/Nestler/Schulz (Hrsg.), Festschrift für Klaus Lüderssen, Baden-Baden 2002, S. 663; *Wigge,* Die Auswirkungen des Antikorruptionsgesetzes auf die Tätigkeit von Krankenhausärzten, in: Hiersche/Wigge/Broglie (Hrsg.), Spenden, Sponsoren – Staatsanwalt?, 2. Aufl., Frankfurt am Main 2001, S. 85.

Übersicht

	Rdnr.
A. Einleitung	1
B. Industrie	3
C. Krankenhäuser	6
D. Ärzte	12

A. Einleitung

Im Zentrum der Compliance-Fragen im Gesundheitswesen steht das Verhältnis der 1 Pharma- und Medizinprodukteindustrie mit Ärzten und medizinischen Einrichtungen. Gegenstand von Verträgen zwischen der Industrie einerseits und Krankenhäusern bzw. deren Mitarbeitern sowie niedergelassenen Ärzten andererseits sind regelmäßig folgende Projekte:
– **klinische Prüfungen** und **Leistungsbewertungsprüfungen,**
– **Anwendungsbeobachtungen,**
– **Beratungsverhältnisse,**
– **„Sponsoring"** und
– **Geräteüberlassungen.**

Neben diesen zweiseitigen Vertragsverhältnissen gibt es häufig auch Absprachen über die konkrete Ausgestaltung von:
– **Teilnahmen** von Mitarbeitern medizinischer Einrichtungen (zumeist von Klinikärzten oder niedergelassenen Ärzten, aber auch nachgeordnetem Personal) an **medizinischen**

Fachkongressen oder **Produktschulungen** der Industrie (bei denen es um die Frage geht, ob und ggf. in welcher Weise Unternehmen die Kosten übernehmen dürfen),
- **Geschenkgewährungen** bzw. **-annahmen** und
- **Spenden.**

2   Für alle Beteiligten, d. h. für die Unternehmen, die medizinischen Einrichtungen und deren Mitarbeiter sowie für niedergelassene Ärzte, stellen sich insofern eine Vielzahl sowohl **materiell-rechtlicher** als auch **organisatorischer Fragen,** um eine rechtlich einwandfreie Ausgestaltung der genannten Kooperationsbeziehungen und Absprachen zu erreichen. Von wesentlicher Bedeutung ist hierbei zunächst die Klärung, ob und ggf. unter welchen Voraussetzungen überhaupt die Eingehung der genannten Vertragsverhältnisse oder Absprachen rechtlich zulässig ist. Von besonderer Bedeutung ist insofern die Beantwortung der Frage, ob und unter welchen Voraussetzungen der Abschluss von zweiseitigen Vertragsverhältnissen zwischen Unternehmen und Mitarbeitern medizinischer Einrichtungen in Betracht kommt. Daneben stellt sich in der Praxis für alle Beteiligten die Frage, in welcher geeigneten Weise die entsprechenden Kooperationsbeziehungen rechtlich ausgestaltet und dokumentiert werden sollten.

B. Industrie

3   Aus der Perspektive der einzelnen Unternehmen[1] steht vor allem die Vermeidung des Risikos im Vordergrund, dass sich die Geschäftsführung oder Mitarbeiter wegen Korruptionsdelikten strafbar machen oder auch nur unter **Korruptionsverdacht** geraten.[2] Ungeachtet des Ausgangs von Ermittlungs- oder späterer Gerichtsverfahren führt bereits die Einleitung von Ermittlungsverfahren regelmäßig zu erheblichen persönlichen Belastungen. Aber auch Geschäftsbeziehungen werden nicht unerheblich belastet, wenn sich Krankenhäuser und Ärzte von den betroffenen Unternehmen ab- und den nicht betroffenen Wettbewerbern zuwenden. Dies kann schlicht auf dem Motiv beruhen, selbst aus dem „Dunstkreis" von Ermittlungsverfahren zu bleiben. Für Unternehmen mit US-amerikanischen Muttergesellschaften oder für deutsche Unternehmen mit US-amerikanischer Börsennotierung ist darüber hinaus auch der Umstand von Bedeutung, dass sich tatsächliche oder vermeintliche Korruptionshandlungen unter dem **„Foreign Corrupt Practices Act"** von 1977[3] auch auf die Muttergesellschaften auswirken können, bis hin zur **Gefährdung der US-amerikanischen Börsenzulassung.**[4]

Schließlich können Korruptionshandlungen auch finanziell empfindliche strafrechtliche und ordnungswidrigkeitenrechtliche Folgen nach sich ziehen, wie etwa den Verfall von Gewinnen aus unrechtmäßigen Handlungen, die Abschöpfung erzielter Gewinne und die Verhängung von Geldbußen gegen Unternehmen. Zu Argumentationsproblemen kann es in der Praxis kommen, wenn die Unternehmensleitungen für ihre Mitarbeiter keine Verhaltensregeln festgelegt bzw. **organisatorische Maßnahmen** ergriffen und umgesetzt haben (etwa im Rahmen von Ermittlungsverfahren oder aber auch bereits im Rahmen von internen Audits durch die Muttergesellschaften), um allfälligen Fehlhandlungen präventiv zu begegnen (Kap. 7 Rdnr. 45 ff.).

---

[1] Zur Perspektive der Industrie s. etwa *Dieners/Lembeck/Taschke,* PharmR 1999, 158 ff.; *Dieners,* Umgang der Industrie, S. 20 ff. (= MPR 2001, 3 ff.); *v. Czettritz,* S. 16 ff.; *Runge,* S. 61 ff.; *Sander,* S. 73 ff.; *Schmitt,* S. 75 ff.; s. auch hierzu die Hinweise des Bundesverbandes der Pharmazeutischen Industrie – BPI (Hrsg.), S. 11 ff.

[2] Zur Frage einer möglichen Strafbarkeit der Vorstände und Geschäftsführer der betroffenen Unternehmen wg. Untreue zu Lasten der Unternehmen s. (im Ergebnis verneinend) *Taschke,* S. 663.

[3] Siehe dazu *Carrington,* American Law and Transnational Corruption: Is There a Need for Lincoln's Law Abroad ?, in: Meyer (Hrsg.), The Civil Law Consequences of Corruption, 2009, S. 37, 40 ff.

[4] Hierzu etwa *Bialos/Husisian,* S. 9 ff.

Neben der Vermeidung möglicher strafrechtlicher Risiken kann eine rechtswidrige Ausgestaltung von Kooperationsbeziehungen mit medizinischen Einrichtungen, Klinikärzten oder niedergelassenen Ärzten für Unternehmen der pharmazeutischen oder medizintechnologischen Industrie auch zu zivilrechtlichen Konsequenzen führen, wenn sich die entsprechende Zusammenarbeit als unlauter und damit als Verstoß gegen § 3 UWG (vormals § 1 UWG a. F.) erweist (Kap. 2 Rdnr. 57 ff.). Ein Verstoß gegen das Zuwendungsverbot des § 7 Abs. 1 HWG i. V. m. §§ 3, 4 Nr. 11 und 9 UWG kann etwa zur Geltendmachung von Unterlassungs- und Schadensersatzansprüchen von Unternehmen führen, die **sich durch unlautere Kooperationsbeziehungen** eines Wettbewerbers benachteiligt fühlen. In jüngster Zeit ist ferner zu beobachten, dass sich auch **Wettbewerbsvereine**, wie etwa die „Zentrale zur Bekämpfung des unlauteren Wettbewerbs", unlauteren Kooperationsbeziehungen zwischen der pharmazeutischen und medizintechnologischen Industrie einerseits und Krankenhäusern, Klinikärzten oder niedergelassenen Ärzten andererseits in verstärktem Maße annehmen. Dies geschieht überwiegend auf Veranlassung von Wettbewerbsunternehmen, die bei der Einschaltung eines Wettbewerbsvereins im Hintergrund bleiben können und deren Namen in einer rechtlichen Auseinandersetzung nicht bekannt wird. 4

Diejenigen Unternehmen der pharmazeutischen Industrie, die Mitglieder des **Vereins „Freiwillige Selbstkontrolle für die Arzneimittelindustrie e. V." (FSA)** sind, sind zudem zur Beachtung des Kodex dieses Vereins (FSA-Kodex) verpflichtet, der von dem Verein auch überwacht und sanktioniert wird (Kap. 11 Rdnr. 1 ff.). Ein Verstoß gegen die Regelungen dieses Kodex kann unter Umständen zu empfindlichen Geldstrafen sowie zu einer öffentlichen Rüge führen (Kap. 13 Rdnr. 266, 268). Darüber hinaus wird der Verein **gegenüber Nichtmitgliedern als Wettbewerbsverein** tätig, um die Lauterkeit bei der Zusammenarbeit der Industrie mit Ärzten zu fördern. 5

C. Krankenhäuser

Die Krankenhausverwaltungen werden seit einigen Jahren, insbesondere aufgrund des in dem „Gemeinsamen Standpunkt" der Verbände (Kap. 4 Rdnr. 19 ff.) verankerten „Transparenz-/Genehmigungsprinzips" (Kap. 5 Rdnr. 3 ff.) erheblich mehr in **Kooperationen und Absprachen** mit der Industrie ihrer Fachabteilungen bzw. Mitarbeiter involviert. Auch für sie stellt sich die Frage, wie sie diese Aufgaben effektiv lösen sollen.[5] 6

Sofern Verträge oder Absprachen von Seiten der Industrie direkt mit der medizinischen Einrichtung getroffen werden sollen, das **Krankenhaus also selbst Vertragspartner** der Industrie wird, ist oftmals eine Vielzahl unterschiedlicher Funktionsträger aus allen Fachabteilungen mit der Prüfung und Abwicklung der Vertragsgestaltung befasst. In vielen Fällen fehlt jedoch bislang eine ausreichende Koordination und Spezialisierung. Als Folge davon entsteht regelmäßig ein hoher Zeitaufwand sowohl für die Einarbeitung in die rechtlichen Rahmenbedingungen als auch für die Befassung mit fachlichen Fragen der konkreten Projekte. Gleichzeitig werden einzelne Probleme oft nicht erkannt bzw. adäquat behandelt. In der Regel fehlt es an einer **zentralen Stelle,** die sämtliche relevanten Gesichtspunkte routinemäßig prüft und verfolgt bzw. an der Erledigung durch andere Abteilungen (insbesondere wissenschaftlich-medizinische Fachabteilungen, Personalabteilung und Abteilung für Finanz- und Rechnungswesen) mitwirkt. 7

In vielen Fällen ist auch unklar, wer im Krankenhaus dazu befugt ist, über den **Abschluss** von Forschungsverträgen etc. zu entscheiden oder andere Absprachen zu treffen. Ist es die Geschäftsleitung, die Personalverwaltung, der Ärztliche Direktor oder die Fachabteilung? Das Gleiche gilt für die **rechtliche Vertretungsmacht.** Daneben belastet die Durchführung von Kooperationen mit der Industrie häufig auch das Budget des Kranken- 8

---

[5] Hierzu ausführlich *Lembeck/Lützeler/Happe,* das krankenhaus 2001, 980 ff.; *Fenger/Göben,* S. 5 ff.

hauses aufgrund der Inanspruchnahme von Personal- und Sachmitteln, ohne dass eine regelmäßige Abstimmung mit den Abteilungen für Finanz- und Rechnungswesen vorgesehen ist.

9   Ein weiteres Problemfeld betrifft die **Zuständigkeiten** sowie die **Standardisierung** von Verfahrensabläufen bei der Ausstellung von Spendenquittungen, bei der Annahme von Geld- oder Sachspenden bzw. bei der Inventarisierung von Geräten, die von der Industrie vermietet werden. Unklar ist oft auch, wer für das „**Follow-up**" von Forschungsprojekten mit der Industrie bzw. für deren Dokumentation zuständig ist, weil die medizinischen Einrichtungen nach den entsprechenden regulatorischen Vorgaben oder vertraglichen Regelungen, etwa bei klinischen Prüfungen, häufig eine Aufbewahrungspflicht trifft.

10   Sofern Verträge bzw. Absprachen mit Ärzten oder anderen Mitarbeitern des Krankenhauses getroffen werden, sehen sowohl die einschlägigen dienstrechtlichen Bestimmungen als auch der „Gemeinsame Standpunkt" regelmäßig **Genehmigungs- und Anzeigepflichten** dieser Mitarbeiter vor. Wer ist in der Krankenhausverwaltung dafür zuständig und was soll jeweils geprüft werden? Hat der rechtlich zuständige Dienstherr diese Befugnisse ausdrücklich an die bearbeitenden Verwaltungsstellen delegiert oder muss er selbst in jedem Einzelfall involviert werden? Selbst wenn eine zentrale Verwaltungsstelle mit der Prüfung der Projekte betraut worden ist, stellt sich die Frage, welches **Prüfungsprogramm** hierbei durchlaufen werden muss. Weil Ärzte und andere Mitarbeiter oft **nicht ausreichend geschult** sind, wenden sie sich mit denselben Fragen immer wieder an die Verwaltung und belasten diese dadurch zusätzlich.

11   Was die steuerlichen Gesichtspunkte betrifft, so wissen die Krankenhausverwaltungen häufig nicht, dass klinische Prüfungen und Anwendungsbeobachtungen bzw. andere Vertragsleistungen umsatzsteuerpflichtig sind. Hierauf beschränken sich die steuerlichen Fragestellungen jedoch nicht. Nicht selten werden durch Verträge und Sponsoringvereinbarungen gesonderte steuerpflichtige wirtschaftliche Geschäftsbetriebe begründet. Bei Kongressreisen taucht die Frage der **Lohnsteuer-** und der **Sozialversicherungspflicht** auf. Ferner muss die Ausstellung unrichtiger Spendenquittungen verhindert werden, da es ansonsten zu einer entsprechenden steuerrechtlichen Haftung kommen kann.

D. Ärzte

12   Für Klinikärzte sowie andere Mitarbeiter medizinischer Einrichtungen, aber auch für niedergelassene Ärzte stellt sich ebenfalls zunächst die grundlegende Frage, ob und gegebenenfalls unter welchen Voraussetzungen **überhaupt eine Zusammenarbeit** mit der Industrie in Betracht kommt.[6] Diese Problemstellung ist regelmäßig dann von besonderer Brisanz, wenn Klinikärzte oder auch andere Mitarbeiter gleichzeitig **Einfluss auf Bestell- und Beschaffungsentscheidungen** ihrer Einrichtungen haben. Niedergelassene Ärzte haben regelmäßig Einfluss auf Beschaffungs- oder Verordnungsentscheidungen.

13   Sofern Klinikärzte direkt Verträge mit Unternehmen schließen, sie selbst also Vertragspartner der Industrie werden, sind nicht nur strafrechtliche Aspekte, dienst- und berufsrechtliche Regelungen, sondern auch die internen **Dienstanweisungen** ihrer Arbeitgeber zu beachten, die in der Regel von den Krankenhausverwaltungen erlassen werden. Klinikärzten und anderen Mitarbeitern sind allerdings die bestehenden dienstrechtlichen Restriktionen (insbesondere des Nebentätigkeitsrechts) oft nicht bekannt, oder sie sind sich deren Anwendbarkeit zumindest nicht immer bewusst. Vielfach fehlt es zudem an **klaren Vorgaben der Krankenhausverwaltungen** hierzu bzw. an einer **effektiven Organisation** auf Seiten der Verwaltungen (hierzu Kap. 7 Rdnr. 32 ff.). Gleichzeitig besteht bei vielen Klinikärzten in der Praxis (noch immer) die Auffassung, Nebentätigkeiten für die Industrie

---

[6] Hierzu *Wigge*, S. 92 ff.

D. Ärzte

seien allein ihre eigene Angelegenheit. Eine Involvierung der Dienstherren oder Arbeitgeber sei daher nicht erforderlich, was rechtlich in der Regel nicht der Fall ist. Derartige Auffassungen sind Ausdruck einer jahrzehntelangen faktischen Unabhängigkeit der Ärzteschaft (insbesondere im Universitätsbereich) gegenüber den Verwaltungsstellen, die psychologisch oft nur schwer zu überwinden ist und von den betroffenen Klinikärzten, insbesondere im Bereich der Hochschulmedizin, (unrichtigerweise) als Eingriff in ihre grundrechtlich gesicherte Freiheit der Forschung begriffen wird.

Auch dort, wo sich Klinikärzte und andere Mitarbeiter von Krankenhäusern über die Notwendigkeit und die risikominimierenden Folgen einer vollen Einbindung ihrer Dienstherren bzw. Arbeitgeber (in der Regel wird diese Funktion durch die Verwaltungen ausgeübt) bewusst sind, führen vielfach **lange und undurchsichtige Verwaltungsverfahren** für die Erlangung der notwendigen Genehmigungen, zuweilen auch die Verschleppung von Entscheidungen oder sogar die kategorische Weigerung von Krankenhausverwaltungen, überhaupt Genehmigungen zu erteilen, zu Frustrationen. Diese fördern die Einhaltung der entsprechenden dienstrechtlichen Rahmenbedingungen für Verträge und Absprachen mit der Industrie keineswegs. 14

Hinzu kommen **Irritationen,** die auf Seiten vieler forschender Klinikärzte durch eine Reihe von Ermittlungsverfahren und strafgerichtlichen Entscheidungen entstanden sind, die die Einwerbung von Forschungs-Drittmitteln, Assistenzarztstellen, Geräten etc. betreffen, und durch die sich diese Ärzte nicht persönlich bereichert, sondern vielmehr ihre Fachabteilungen oder die Forschung und damit die entsprechenden medizinischen (zumeist universitären) Einrichtungen unterstützt haben. Die Aufnahme des „Drittvorteils" in die gesetzlichen Tatbestände der Korruptionsdelikte hat diese Unsicherheiten noch verstärkt. 15

Schließlich erkennen Ärzte und andere Mitarbeiter medizinischer Einrichtungen oftmals auch nicht die **steuerlichen Risiken,** die ihre Zusammenarbeit mit der Industrie birgt. Werden Ärzte selbst Vertragspartner der Industrie, so können sie umsatz- und ertragsteuerliche Folgen treffen. Aber auch ohne selbst Verträge geschlossen zu haben, können Ärzten geldwerte Vorteile zuzurechnen sein, die das steuerpflichtige Einkommen bei ihnen erhöhen (hierzu im Einzelnen Kap. 8 Rdnr. 77 ff.). 16

Kapitel 4. Problembewältigung durch Staat und Verbände

Literatur: *Arbeitsgemeinschaft der Wissenschaftlichen Medizinischen Fachgesellschaften – AWMF* u.a. (Hrsg.), Gemeinsamer Standpunkt zur strafrechtlichen Bewertung der Zusammenarbeit zwischen Industrie, medizinischen Einrichtungen und deren Mitarbeitern, Düsseldorf 2000 (zit. als „Gemeinsamer Standpunkt"); *Balzer/Dieners*, Die „Schiedsstelle" der pharmazeutischen Industrie – Konsequenzen für Arzt und Unternehmen, NJW 2004, 908; *Bienert*, Arzneimittel und Kooperation im Gesundheitswesen e. V. (AKG), PharmR 2008, 533; *Bienert/Hein*, Auf einen Blick – Pharma-Verhaltenskodex in der Praxis, Hamburg 2009; *Bischof/Hein*, Ethik in der Pharmaindustrie, PharmR 2008, 283 ff.; *Bundesfachverband Medizinprodukteindustrie – BVMed* (Hrsg.), Kodex „Medizinprodukte" Wiesbaden 1997 (zit. als Kodex „Medizinprodukte"); *Bundesverband der Pharmazeutischen Industrie – BPI* (Hrsg.), Antikorruptionsgesetz, Aulendorf 2001; *Bussmann/Salvenmoser*, Der Wert von Compliance und Unternehmenskultur, CCZ 2008, 192; *Czettritz*, Versuch einer Annäherung an den FS-Arzneimittelindustrie-Kodex, in: Festschrift für Sander, S. 387 ff.; *Diener*, Aktuelle Erweiterung und Präzisierung des FSA-Kodex Fachkreise, PharmR 2008, 478; *Dieners*, Auditierung und Zertifizierung von Compliance Organisationen in der Immobilienwirtschaft, CCZ 2009, 111; *Dieners*, Compliance-Management in der betrieblichen Praxis von Pharmaunternehmen, in: Festschrift für Ulf Doepner, hrsg. v. Ulrich Reese u. a., München 2008, S. 181 ff.; *Dieners*, Der Gemeinsame Standpunkt der Verbände zur künftigen Zusammenarbeit von Industrie, Krankenhäusern und Ärzten, Pharm. Ind. 2000, 938; *Dieners*, Der neue FSA Kodex Fachkreise – Zur Umsetzung des aktuellen EFPIA-Kodex und der NIS-Empfehlungen des VFA, CCZ 2008, 214; *Dieners*, Die Neufassung des FSA-Kodex, A&R 2006, 110; *Dieners*, Selbstkontrolle der Wirtschaft zur Verhinderung von Korruption, JZ 1998, 181; *Dieners/Milbradt*, Gestaltung von Forschungsverträgen der Pharma- und Medizinprodukteindustrie mit universitären Einrichtungen und deren Mitarbeitern, in: Festschrift für Reimann, Köln 2009; *Dieners/Wachenhausen*, Die Zusammenarbeit von Industrie, Krankenhäusern und ihren Mitarbeitern, Krankenhauspharmazie 2001, 150; *Dietel*, Unerlaubte Zuwendungen aus Sicht der universitären Forschung, ZaeFQ 1998, 620; *Diettrich/Schatz*, Sicherung der privaten Drittmittelförderung, ZRP 2001, 521; *Fenger/Göben*, Sponsoring im Gesundheitswesen, München 2004; *Fischer*, Strafgesetzbuch und Nebengesetze, 56. Aufl., München 2009; *Freiwillige Selbstkontrolle für die Arzneimittelindustrie e. V. – FSA* (Hrsg.), Kodex für die Zusammenarbeit der pharmazeutischen Industrie mit Ärzten, Apothekern und anderen Angehörigen der Fachkreise Berlin 2008 (zit. als „FSA-Kodex"); *Gehrmann*, Siemens-Affäre – Geschmiert, gelocht, abgelegt, DIE ZEIT, v. 19. 6. 2008 Nr. 26; *Geiger*, Die Neufassung des FSA-Kodex Fachkreise – Auswirkungen auf die vertragliche Zusammenarbeit zwischen FSA-Mitgliedsunternehmen und Angehörigen der Fachkreise, A&R 2008, 195, 254; *Goldhaber*, Trendsetter, The American Lawyer 2008, 92 ff.; *Goslich*, Pflaumenweich, KMA 05/2004; *Grabitz/Hilf*, Das Recht der Europäischen Union, München, Stand November 2008; *Kaiser*, Derzeitiger Umgang mit Drittmitteln am Beispiel des Landes Baden-Württemberg, in: Tag/Tröger/Taupitz (Hrsg.), Drittmitteleinwerbung – Strafbare Dienstpflicht, Berlin/Heidelberg 2004, S. 229; *Klümper*, Freiwillige Selbstkontrolle durch die Pharmaindustrie – die Zukunft der Korruptionseindämmung im Gesundheitswesen?, PharmR 2006, 304; *Klümper*, Zusammenarbeit der Pharmaindustrie mit Ärzten, in: Gehl (Hrsg.), Tatort Gesundheitsmarkt, Weimar 2007; *Klümper/Hofer*, Ein neuer Stern am Kodexhimmel?, MPJ 2009, 23; *Koenig/Schreiber*, Das Verbot von Veranstaltungen der pharmazeutischen Industrie im Ausland auf dem Prüfstand der EG-Dienstleistungsfreiheit, PharmR 2008, 309 ff.; *Köhn*, Korruptionsverdacht – Mehr als 100 Beschuldigte im Fall MAN, www.sueddeutsche.de, 12. 5. 2009; *Korzilius*, Freiwillige Selbstkontrolle für die Arzneimittelindustrie – „Es hat sich ein Wandel im Denken vollzogen", Deutsches Ärzteblatt, 29. 2. 2008, A-433; *Langbein/Martin/Weiss*, Bittere Pillen, 77. Aufl., Köln 2005; *Lüderssen*, Antikorruptions-Gesetze und Drittmittelforschung, JZ 1997, 112; *Lüderssen*, Drosselung des medizinischen Fortschritts durch Kriminalisierung der Drittmittelförderung – Selbstregulierung der Betroffenen als Ausweg?, in: Forschungsstelle für Pharmarecht der Philipps-Universität Marburg (Hrsg.), Frankfurt am Main 2001, S. 80; *Maxwell*, National associations' vital role in helping Eucomed focus on the right themes, Clinica 1320, 22. 8. 2008, S. 4 f.; *Meister/Dieners*, Gemeinsamer Standpunkt zur strafrechtlichen Bewertung der Zusammenarbeit zwischen Industrie, medizinischen Einrichtungen und deren Mitarbeitern, das krankenhaus 2000, 876; *Merten/Rabbata*, Korruptionsbekämpfung im Gesundheitswesen: Vertrauen ist gut – Kontrolle ist besser, DÄBl. 2007, A-2625; *Meyer*,

Kapitel 4. Problembewältigung durch Staat und Verbände

Combating Corruption by Means of Private Law – The German Experience, in: Meyer (Hrsg.), The Civil Law Consequences of Corruption, Baden-Baden 2009, S. 145; *Pelz,* Sponsoring – zwischen Marketing und Korruption, LMuR 2009, 50; *Pfeiffer,* Von der Freiheit der klinischen Forschung zum strafrechtlichen Unrecht?, NJW 1997, 782; *Rehborn,* Der Kodex „Medizinprodukte" im Lichte des Antikorruptionsgesetzes, in: Hiersche/Wigge/Broglie (Hrsg.), Spenden, Sponsoren – Staatsanwalt?, 2. Aufl., Frankfurt am Main 2001, S. 57; *Rieser,* Benimmkodex mit Lücken, DÄBl. 2004, A-542; *Rosbach,* Ethik in einem Wirtschaftsunternehmen – nützlich oder überflüssige Förmelei, CCZ 2008, 101; *Schmidt/ Günter,* Drittmitteleinwerbung und Korruptionsstrafbarkeit – Rechtliche Prämissen und rechtspolitische Konsequenzen, NJW 2004, 474; *Schwarze,* EU-Kommentar, 2. Aufl., Baden-Baden 2009; *Stöckli,* Geldwerte Vorteile nach dem Schweizerischen Heilmittelgesetz, Teil 2, PharmR 2008, 304 ff.; *Storm,* Vorgaben im Dienst- und Nebentätigkeitsrecht der WissenschaftlerInnen, in: Tag/Tröger/Taupitz (Hrsg.), Drittmitteleinwerbung – Strafbare Dienstpflicht, Berlin/Heidelberg 2004, S. 195; *Tag,* Drittmitteleinwerbung – strafbare Dienstpflicht? – Überlegungen zur Novellierung des Straftatbestandes der Vorteilsannahme, in: Tag/Tröger/Taupitz (Hrsg.), Drittmitteleinwerbung – Strafbare Dienstpflicht, Berlin/Heidelberg 2004, S. 153; *Taschke,* Strafvorschriften und Ordnungswidrigkeiten, in: Anhalt/ Dieners (Hrsg.), Handbuch des Medizinprodukterechts, München 2003, S. 471; *Van Haute,* How to Comply With the New AdvaMed Code of Ethics, RAJ Devices May/June 2009, 161; *Wallraff,* In Mehdorns Diensten, DIE ZEIT v. 23. 4. 2009 Nr. 18.

Übersicht

	Rdnr.
A. Korruptionsbekämpfungsgesetz und Drittmittelrecht	1
B. Systematik der Kodices	7
I. Funktionsstruktur und Funktionsweise der Kodices	10
II. Bedeutung der Kodices	13
III. Verhältnis der einzelnen Kodices zueinander	14
C. Kodex Medizinprodukte	15
D. „Gemeinsamer Standpunkt" der Verbände	19
E. Verhaltensempfehlungen von BAH, BPI und VFA	25
F. FSA-Kodex	27
I. Ursprungsfassung	27
II. Neufassung und Umsetzung des EFPIA-Kodex	28
1. Neufassung des FSA-Kodex Fachkreise vom 2. 12. 2005	28
2. Neufassung des FSA-Kodex Fachkreise vom 18. 1. 2008	34
III. Rechtliche Bedeutung des FSA-Kodex im Rahmen des UWG	44
IV. Ausblick	45
G. FSA-Kodex Patientenorganisationen	46
H. AKG-Kodices	47
I. Eigenanwendungs-IVD-Kodex	53
J. EFPIA-Kodices	54
K. Eucomed Code of Business Practice	59

A. Korruptionsbekämpfungsgesetz und Drittmittelrecht

1 Die beschriebenen Unsicherheiten haben sich in der Praxis durch das Korruptionsbekämpfungsgesetz des Jahres 1997 weiter erhöht.[1] Im Zuge der Änderung einer Vielzahl von Gesetzen, insbesondere der Korruptionsdelikte, des Dienstrechts und des Nebentätigkeitsrechts hat der Gesetzgeber die Straftatbestände der Vorteilsgewährung und der Bestechung weiter verschärft.[2] War es früher „nur" strafbar, einem Amtsträger – unmittelbar oder mittelbar – einen Vorteil für eine konkrete Dienstleistung zu gewähren, steht es seitdem bereits unter Strafe, wenn in Zusammenhang mit der Dienstausübung eines Amtsträgers der Vor-

---

[1] Hierzu im Einzelnen *Taschke,* Strafvorschriften, Rdnr. 152.
[2] *Meyer,* Combating Corruption by Means of Private Law – The German Experience, in: Meyer (Hrsg.), The Civil Law Consequences of Corruption, 2009, S. 145 ff. sieht dennoch einen Bedarf an stärkerer Fokussierung auf zivilrechtliche Konsequenzen zur Korruptionsbekämpfung.

A. Korruptionsbekämpfungsgesetz und Drittmittelrecht

teil (nicht an den Amtsträger, sondern) an einen Dritten gegeben wird (Kap. 2 Rdnr. 19). Diese **Einbeziehung des Drittvorteils** hat vor allem für Studienverträge, Verträge über die Zurverfügungstellung von Geräten oder die Finanzierung von Arztstellen Bedeutung, die zwischen der Industrie einerseits und der Verwaltung der medizinischen Einrichtung andererseits abgeschlossen werden, bei denen also Vertragspartner und Empfänger der Leistung die jeweilige medizinische Einrichtung selbst und nicht ein beamteter oder in einem öffentlichen Dienstverhältnis stehender Klinikarzt ist. Durch die **Einbeziehung des Drittvorteils** in den gesetzlichen Tatbestand ist nach dem heute geltenden Recht nicht mehr auszuschließen, dass auch derartige Gestaltungen in den Fokus strafrechtlicher Ermittlungen geraten. In der Tat gibt es verschiedene (unverbindliche) Äußerungen von Staatsanwälten, dass sie auch derartige Fallkonstellationen unter die Korruptionstatbestände subsumieren werden.[3]

Die Einbeziehung von Drittvorteilen in den gesetzlichen Tatbestand hat zusätzlich eine **weitere Schwierigkeit** geschaffen: Nach altem (und neuem) Recht konnte die Gewährung oder Annahme von Vorteilen genehmigt werden. Auf der Basis des alten Rechts konnte in dem Abschluss eines Vertrags mit der Verwaltung der medizinischen Einrichtung zugleich auch die Genehmigung einer ansonsten strafbaren Vorteilsgewährung gesehen werden. Auf der Grundlage des neuen Rechts stellt sich nunmehr die Frage, ob der Empfänger des Drittvorteils, hier also die medizinische Einrichtung, zugleich die Gewährung oder Annahme der Zuwendung mit rechtfertigender Wirkung genehmigen kann. Auch bei diesem Punkt vertreten verschiedene Staatsanwaltschaften die Auffassung, dass eine Genehmigung nicht durch die medizinische Einrichtung erfolgen kann, die von dem Vorteil profitiert, sondern allenfalls durch den Träger der medizinischen Einrichtung. Gültige und verlässliche Antworten lassen sich auf die durch die neuen gesetzlichen Regelungen aufgeworfenen Fragen nur bedingt geben. Die rechtswissenschaftliche Diskussion hat diese Fragen – von wenigen Ausnahmen abgesehen – bisher weitgehend vernachlässigt.[4]

Die ausdrückliche Einbeziehung von Zuwendungen Dritter in die Korruptionsbekämpfungsdelikte und die sich hieraus ergebenden Konflikte mit der hochschulpolitisch gewollten Drittmittelforschung haben auf staatlicher Seite bislang insbesondere die Kultus- und Justizministerkonferenzen beschäftigt, die das **Spannungsverhältnis** zwischen der Einbeziehung des Drittvorteils und der Ausgestaltung der **Drittmittelforschung** in Deutschland erkannt haben. Dementsprechend heißt es in dem Beschluss der Kultusministerkonferenz vom 17. 9. 1999:

„Das Spannungsverhältnis von strafrechtlich relevanter Vorteilsnahme und der Erfüllung von Dienstaufgaben durch die hochschulpolitisch besonders gewollte Einwerbung von Drittmitteln erhält dadurch zusätzliche Relevanz, dass künftig die staatliche Finanzierung der Hochschulen, die Verteilung der Mittel von der zentralen Hochschulebene auf die Fachbereiche und die weitere Verteilung auf die Institute leistungsorientiert erfolgen soll. Dabei wird u. a. auf den Erfolg bei der Einwerbung der Drittmittel abgestellt werden. Noch weiter verschärft wird die Problematik dadurch, dass auch die persönliche Besoldung der Professoren in Zukunft teilweise leistungsabhängig erfolgen soll und auch hier wiederum auf die Einwerbung von Drittmitteln als Leistungsindikator abgestellt werden dürfte."[5]

---

[3] Auf eine entsprechende Nachfrage eines Industrieverbandes im Jahr 1999 hat das Bundesministerium der Justiz die Ansicht vertreten, dass auch medizinische Einrichtungen „Dritte" i. S. d. §§ 331 ff. StGB sein können. Nach *Fischer,* § 331 StGB, Rdnr. 27 c, fehlt es schon an einem Vorteil im Sinne der Korruptionsbekämpfungsdelikte, soweit Drittmittel nur das Entgelt für eine dem dienstlichen Aufgabenbereich unterfallende Erfüllung von Verträgen darstellen (z. B. ein Vertrag mit einem Universitätsinstitut über die Durchführung von Grundlagenforschung). Die Abgrenzung zwischen unbedenklicher honorierter Forschungstätigkeit und § 331 StGB unterfallender Vorteilsannahme könne dennoch gerade dann im Einzelfall schwierig werden, wenn sich über längere Zeiträume ein Geflecht unbedenklicher Drittmittel- oder Spendenfinanzierung, der „Stimmungspflege" oder organisatorischer Abhängigkeiten entwickelt habe.

[4] Zur „Drittvorteilsproblematik" siehe auch *Dieners/Milbradt,* in: FS Reimann, S. 49, 70 f.

[5] Abgedr. in: *BPI* (Hrsg.), S. 70.

Kapitel 4. Problembewältigung durch Staat und Verbände

4   Die „Nähe zur strafrechtlichen Relevanz bei der Drittmitteleinwerbung" soll nach Auffassung der Kultusministerkonferenz dadurch eingeschränkt werden, dass die **Drittmittelrichtlinien** klare Vorgaben für die Einwerbung von Drittmitteln, für die Vertragsgestaltung und Durchführung der Beschaffung enthalten. Dazu zählen nach Auffassung der Kultusministerkonferenz folgende Maßnahmen:
   – Beschaffungsentscheidungen dürfen **nicht von Drittmittelzuwendungen abhängig** gemacht oder sonst dazu in Beziehung gesetzt werden.
   – Bei Zuwendungen zur Forschung (Sponsoring[6]) ist eine **Einwilligung (vorherige Genehmigung) der Hochschule** einzuholen.
   – Bei Abschluss von Verträgen über die Durchführung von Drittmittel-Forschungsvorhaben muss die Vertragsgestaltung klar die **Hochschule,** nicht den einzelnen Professor **als Vertragspartner** ausweisen.
   – Das Verfahren bei Beschaffungen muss eine **klare personelle Trennung von Bedarfsbeschreibung und Auftragsvergabe** gemäß VOL andererseits treffen; Hochschullehrer, für die eine Teilnahme an Drittmittelvorhaben in Frage kommt, dürfen nur in die Bedarfsbeschreibung einbezogen sein.

5   Ferner soll durch neue landesrechtliche Regelungen verdeutlicht werden, dass die Drittmittelforschung und damit die **Einwerbung und Entgegennahme von Drittmitteln** zu den **Aufgaben der Hochschullehrer** zählen und dass dies hochschulpolitisch in besonderer Weise gewollt ist. Diese Auffassung der Kultusministerkonferenz wird auch in dem Beschluss der Justizministerkonferenz vom 15. 12. 1999 geteilt, wonach die rechtliche Sicherheit für diejenigen Personen, die Drittmittel einwerben, erhöht werden kann, wenn „die **Drittmittelwerbung** noch deutlicher als bisher als ihre **Dienstaufgabe** beschrieben wird und in Richtlinien klare Vorgaben für die Einwerbung, Verwaltung und Verwendung von Drittmitteln gemacht werden".[7] Diese Forderung hat zunächst zu einer Initiative des Deutschen Hochschulverbands geführt, die unter Beteiligung staatlicher Stellen, verschiedener Verbände und der Rechtswissenschaft eine „Arbeitsgruppe Korruptionsbekämpfung"[8] zur Erarbeitung eines **„Entwurfs einer Rechtsverordnung für die Einwerbung und Verwendung von Mitteln Dritter durch Universitätsmitglieder"** ins Leben gerufen hat. Ein entsprechender Entwurf ist am 15. 12. 2000 von dieser Arbeitsgruppe verabschiedet worden.[9] Dieser Vorschlag sollte den Bundesländern quasi als Muster dienen können, um für den „Bereich der als Dienstaufgabe wahrgenommenen Drittmittelforschung im Bereich der Hochschulmedizin" die Einwerbung, Verwaltung und insbesondere Verwendung (privater) Drittmittel zu regeln und damit die aus der Zusammenarbeit zwischen der medizinischen Wissenschaft einerseits und der Wirtschaft andererseits resultierenden strafrechtlichen Risiken durch klare Vorgaben zu minimieren. Inhaltlich konkretisiert dieser Entwurf die Vorgaben der Beschlüsse der Kultus- und Justizministerkonferenzen und orientiert sich im Übrigen eng an dem „Gemeinsamen Standpunkt" der Verbände (hierzu Rdnr. 19–24). Vor dem Hintergrund der Forderung der Justizministerkonferenz nach der Schaffung klarer Vorgaben ist auch ein Schreiben des Ministeriums für Schule, Wissenschaft und Forschung des Landes Nordrhein-Westfalen vom 22. 9. 2000 zu begrüßen, in dem unter Bezugnahme auf § 101 UG NW klargestellt wird, dass die For-

---

[6] Zum Begriff des Sponsoring siehe *Pelz*, LMuR 2009, 50 ff.
[7] Abgedr. in: *BPI* (Hrsg.), S. 73 (Hervorhebungen durch den Verfasser).
[8] Bestehend aus der Arbeitsgemeinschaft der Wissenschaftlichen Medizinischen Fachgesellschaften (AWMF), der Ständigen Konferenz der Kultusminister der Länder in der Bundesrepublik Deutschland, dem Deutschen Hochschulverband, der Bundesvereinigung der Landeskonferenzen ärztlicher und zahnärztlicher Leiter von Kliniken, Instituten und Abteilungen der Universitäten und Hochschulen Deutschlands (BVL), der Hochschulrektorenkonferenz, dem Bundesverband der Pharmazeutischen Industrie (BPI), dem Verband Forschender Arzneimittelhersteller (VFA), dem Bundesverband Medizintechnologie (BVMed) und dem Frankfurter Universitätsprofessor *Dr. Klaus Lüderssen* als unabhängigem rechtswissenschaftlichem Sachverständigen.
[9] Abgedr. in: *BPI* (Hrsg.), S. 74 ff.

schung mit Mitteln Dritter zu den Aufgaben der in der Forschung tätigen Hochschulmitglieder zählt und die Einwerbung von Drittmitteln vom Land Nordrhein-Westfalen ausdrücklich erwünscht ist. Bemerkenswert ist in diesem Zusammenhang auch die bereits Ende 1999 erfolgte Änderung des baden-württembergischen Universitätsgesetzes, wonach die Erklärung der Universität über die Annahme von Drittmitteln zugleich die „Zustimmung zur Inanspruchnahme der damit verbundenen Vorteile für die beteiligten Mitglieder der Universität" umfasst (§ 8 Abs. 2 Satz 5). Zudem stellt § 59 Abs. 1 UG BW ausdrücklich klar, dass die „Einwerbung und Verwendung von Mitteln Dritter für die Durchführung von Forschungsvorhaben [...] zu den Dienstaufgaben der in der Forschung tätigen Mitglieder der Universität" gehört. Diese Änderung wurde begleitet durch den Erlass von detaillierten „Verwaltungsvorschriften zur Annahme und Verwendung von Mitteln Dritter (Drittmittelrichtlinien – DMRL)" zu den §§ 8 und 59 UG BW vom 21. 3. 2001.[10] Auf dieser Linie bewegen sich auch die Verwaltungsvorschriften des Bayerischen Staatsministeriums für Wissenschaft, Forschung und Kunst zur Annahme und Verwendung von Mitteln Dritter an Hochschulen (Drittmittelrichtlinien – DriMiR) vom 21. 10. 2002. Sie sind zudem erkennbar durch den „Gemeinsamen Standpunkt" geprägt (hierzu Rdnr. 19–24).

Dagegen ist zurzeit eine klarstellende Änderung des StGB nicht zu erwarten. Zwar wurden insofern von Seiten verschiedener Strafrechtsprofessoren[11] sowie von der AWMF Vorschläge[12] unterbreitet und auch bereits mit Vertretern des Bundesministeriums der Justiz sowie des Bundesministeriums für Bildung und Forschung erörtert. Von Seiten des Bundesministeriums der Justiz wird allerdings für eine Änderung oder Ergänzung des StGB im Hinblick auf die Schaffung von Sonderregelungen für die medizinische Drittmittelforschung bislang noch keine zwingende Notwendigkeit erkannt, die zudem gesetzessystematisch schwer durchführbar und politisch nicht umsetzbar sei. Vor diesem Hintergrund hat der Bundesrat am 27. 9. 2001 auf Antrag der Freien und Hansestadt Hamburg eine **Entschließung zur rechtlichen Absicherung der Drittmittelförderung** gefasst. Danach wird die Bundesregierung um Vorlage eines Gesetzentwurfs gebeten, der den Umgang mit Mitteln Dritter für Forschung, Lehre, Krankenversorgung sowie Aus- und Fortbildung an Hochschulen und Hochschulkliniken im Hinblick auf die strafrechtlichen Bestechungsdelikte auf eine „einwandfreie Grundlage" stellt. Der Beschluss des Bundesrates zielt auf eine eigenständige Regelung (d.h. ein selbstständiges „Gesetzes zur Absicherung der Drittmittelförderung"), in deren Rahmen die Bedingungen für die lautere Annahme und Verwendung von Drittmitteln beschrieben werden sollen.[13] Inwieweit eine eigenständige Regelung die allseits gewollte Rechtssicherheit herstellen kann und ob eine solche Regelung im Ergebnis politisch durchsetzbar ist, ist jedoch fraglich.[14]

B. Systematik der Kodices

Die in Kapitel 2 dargestellten gesetzlichen Rahmenbedingungen und die in Kapitel 3 dargestellten Problemlagen haben in der Vergangenheit immer wieder zu rechtlichen Unsicherheiten im Bereich des Gesundheitssektors geführt. Das Gesundheitswesen sieht sich

---

[10] Hierzu *Storm,* S. 195 ff.; *Kaiser,* S. 229 ff.
[11] *Pfeiffer,* NJW 1997, 784 f.; *Lüderssen,* JZ 1997, 116 f.; hierzu auch *Tag,* S. 153 ff., 171 ff. Gegen die Notwendigkeit einer klarstellenden Änderung *Schmidt/Günter,* NJW 2004, 474.
[12] *Diettrich/Schatz,* ZRP 2001, 524; *Fenger/Göben,* S. 126 f.
[13] Hierzu BR-Drs. 541/01 v. 4. 7. 2001 und BR-Drs. 541/01 (Beschluss) v. 27. 9. 2001; s. auch den gleichzeitigen Entschließungsantrag der Bundestagsfraktion der FDP zur „Abgrenzung zwischen der erwünschten Einwerbung von Drittmitteln durch Hochschullehrer und Vorteilsannahme nach dem Korruptionsbekämpfungsgesetz (KorrBekG)" (BT-Drs. 14/6323 v. 20. 6. 2001).
[14] Hierzu die Antwort der Bundesregierung v. 7. 12. 2001 auf die Anfrage des Abgeordneten *Hans Georg Faust* (BT-Drs. 14/7881, S. 72 f.) sowie der Bundesregierung v. 23. 4. 2002 auf die Anfrage des Abgeordneten *Norbert Geis* (BT-Drs. 14/8944, S. 6 f.).

einer Vielzahl von Regelungen diverser Teilbereiche gegenüber, wie sie wohl kaum ein anderer Sektor kennt. Es ist selbstverständlich, dass die Regelungsdichte in diesem Sektor nicht zufällig ist, sondern dass sie die Folge der ethischen Verantwortung darstellt, die im Bereich des Gesundheitssektors ohne Frage alle Akteure trifft.[15] Der daraus resultierende gesetzliche Rahmen ist jedoch zusehends unüberschaubarer geworden. Es mangelte zuweilen gleichermaßen an einer einheitlichen Auslegung wie auch an einer hinreichenden Durchsetzung von rechtlichen Bestimmungen. Infolge vieldiskutierter Skandale hat die gesamte Branche hat einen Imageschaden erlitten, der z. T. bis heute nicht behoben ist.[16] Industrie und Fachkreise müssen gleichzeitig zusammenarbeiten, denn sonst sind Forschung und Weiterentwicklung bestehender Produkte sowie die damit einhergehende Notwendigkeit der Fortbildung der Fachkreise nicht möglich. Angesichts der damit für alle Beteiligten bedeutsamen Fragestellung, wie die Zusammenarbeit zwischen Industrie, Krankenhäusern und Klinikärzten in Zukunft ausgestaltet werden muss, ohne allein durch den bloßen Umstand der Zusammenarbeit einen Korruptionsverdacht zu begründen (**„Spannungsverhältnis zwischen Trennung und Kooperation"**[17]) ergab sich für die Industrie die Notwendigkeit, durch unternehmensübergreifende Leitlinien und Aktivitäten Rahmenbedingungen festzulegen bzw. Handlungs- und Verhaltensempfehlungen zu geben. Diese Leitlinien haben die Verbände der Pharma- und Medizinprodukteindustrie in Form von Kodices geschaffen, deren Verständnis heute eine essentielle Bedeutung für die juristische Arbeit auf diesem Gebiet erreicht hat.[18] Denn die durch die **Kodices** geschaffenen Anforderungen an die Vertragsgestaltung und Durchführung seitens der Industrie haben erhebliche positive Auswirkungen auf die Compliance-Aktivitäten der medizinischen Einrichtungen. Daher finden sich z. B. auch immer häufiger in Krankenhäusern entsprechende Dienstanweisungen oder sogar ein Compliance Officer,[19] sodass die Schnittstellenproblematik in diesem Bereich immer weiter reduziert werden dürfte.[20] Zudem haben sie sowohl die Gesetzgebung im Rahmen des universitären Drittmittelrechts als auch die aktuelle Rechtsprechung beeinflusst.

8   Das Ergebnis der Implementierung der Kodices im Bereich des Gesundheitswesens wird auch als **„Wandel im Denken"** der Industrie begriffen.[21] Die konsequente Beachtung ethischer Grundsätze und damit auch die Beachtung der Kodices hat insbesondere im Marketing der Industrie massiv an Bedeutung gewonnen.[22] Das zeigt u. a. der Umgang mit dem Fall eines Arzneimittelherstellers, der Ärzte zu einem Wochenende im Spreewald eingeladen hatte, wobei diese Einladung eine nicht kodexkonforme Marketingmaßnahme gegenüber den Fachkreisen darstellte.[23] Als Reaktion verhängte der Spruchkörper des FSA

---

[15] Siehe dazu *Bischof Hein,* PharmR 2008, 283 ff.
[16] Siehe Interview mit *Michael Grusa,* PM-Report 5/08, 28 ff.; Interview mit *Wolfgang Plischke,* Wirtschaftswoche v. 22. 3. 2008.
[17] Siehe dazu *Dieners,* in: FS Doepner, S. 181, 187.
[18] Ein alternatives Modell zu den Verbandskodices findet sich in Schweiz. Hier hat die zuständige Behörde Swissmedic im Januar 2006 ihre Auslegung und Praxis insbesondere hinsichtlich des Art. 33 des Schweizerischen Heilmittelgesetzes (Versprechen und Annehmen geldwerter Vorteile) veröffentlicht und somit ebenfalls Leitlinien für die Industrie zur Zusammenarbeit mit den Fachkreisen geschaffen. Zu den rechtsstaatlichen Bedenken gegen diese Lösung siehe *Stöckli,* PharmR 2008, 304 ff.
[19] Siehe *Leidel,* Depesche MedTech-Kompass Nr. 6, April 2009, S. 4; *Asché,* Depesche MedTech-Kompass Nr. 5, Dezember 2008, S. 2.
[20] Ein Überblick zu dem Begriff Compliance bei *Dieners,* in: FS Doepner, S. 181 ff.
[21] *Korzilius,* in: Deutsches Ärzteblatt v. 29. 2. 2008, A-433; selbst das *LG München I* sieht i. R. d. „Wasserspender-Entscheidung" (PharmR 2008, 330 ff., nicht rechtskräftig) einen „Bewusstseinswandel" im Bereich der Zuwendungen an Ärzte.
[22] Dies wird auch bei der Betrachtung unabhängiger, kritischer Literatur deutlich. So hat der Anteil der von *Langbein/Martin/Weiss,* Bittere Pillen, 77. Aufl., Köln 2005 mit den Hinweisen „abzuraten" oder „wenig zweckmäßig" bezeichneten Arzneimitteln in den letzten Jahren deutlich abgenommen.
[23] Auslöser des Verfahrens war ein Artikel des Magazins *„stern"* in der Ausgabe 49/2007. Das Vorgehen des FSA fand in den Medien großes Interesse, vgl. nur Financial Times Deutschland v. 20. 2. 2008; FAZ v. 20. 2. 2008; stern, v. 28. 2. 2008; Apotheker Zeitung v. 25. 2. 2008.

ein Ordnungsgeld i.H.v. 50 000 Euro und veröffentlichte gem. § 15 Abs. 4 FSA-VerfO auch den Namen des Mitglieds. Die schnelle und konsequente Reaktion des FSA wurde insoweit dahingehend begriffen, dass unethisches Marketing seitens der Industrieverbände nicht toleriert wird.

Der Gesundheitssektor nimmt im Compliance-Bereich mittlerweile eine **Vorreiterrolle** ein. Denn durch die öffentliche Diskussion war der Bedarf nach einem **aktiven Umgang mit dem Thema Business Compliance** hier größer als in anderen Industriezweigen. Doch zeigen die Ereignisse der letzten Zeit, dass auch für **andere Branchen** die Etablierung derartiger Strukturen ebenso sinnvoll ist.[24] Sowohl im Bereich Datenschutz als auch im Bereich der Korruptionsbekämpfung[25] führte eine unzureichende Beachtung von Compliance-Gesichtspunkten zu einer Reihe von Schäden und Imageverlusten. In der Immobilienbranche wurde ein neues Compliance-Konzept eines Verbands erlassen, was die Parallelität der Entwicklung besonders verdeutlicht.[26]

9

I. Funktionsstruktur und Funktionsweise der Kodices

Die Regelungen der Kodices lassen sich in **drei Kategorien** einordnen, die (1.) materiell-rechtliche Aspekte, (2.) Sanktionen und Verfahrensgesichtspunkte sowie (3.) die Organisation der Mitgliedsunternehmen betreffen. Die Regelungen der Kodices, die **materiell-rechtliche Aspekte** umsetzen, lassen sich wiederum in zwei Untergruppen unterteilen. Zum einen stellen die Regelungen der Kodices lediglich die Zusammenstellung der gesetzlichen Vorschriften oder deren Interpretation durch die Verbände dar. Verbände können hierdurch etwa bei **unbestimmten Rechtsbegriffen** verdeutlichen, wie sie die bestehenden gesetzlichen **Vorschriften auslegen** und damit den Mitgliedsunternehmen eine Einschätzung an die Hand geben, welche konkreten Verhaltensweisen die Verbände nach den geltenden Gesetzen als zulässig oder unzulässig ansehen. Ein Beispiel hierfür sind etwa die Empfehlungen des „Gemeinsamen Standpunkts" der Verbände (s. dazu Rdnr. 19 ff.). Kodices können materiell-rechtliche Aspekte aber auch dadurch abdecken, dass sie strikter sind als die bestehenden Gesetze und hierdurch bestehende Gesetze also verschärfen. Auf diese Weise können ethisch unerwünschte Konfliktsituationen von vornherein entschärft werden. Ein Beispiel hierfür ist etwa die Regelung von § 21 Abs. 2 FSA-Kodex, dessen Regelungsinhalt über § 7 HWG hinausgeht und die Gewährung von Geschenken auf den Bereich der Imagewerbung beschränkt (Kap. 11 Rdnr. 288).

10

Eine weitere Kategorie von Regelungen betrifft die **Sanktionierung bzw. die Durchsetzung der Kodices.** Die Verbände schaffen hierdurch eigene Spruchkörper und Verfahrensordnungen, die eine Sanktionierung von Kodexverstößen ermöglichen sollen. Ein Beispiel für derartige Regelungen ist etwa die Verfahrensordnung des FSA (s. dazu Kap. 13).

11

Die dritte Kategorie von Kodexregelungen betrifft die **Organisation der Mitgliedsunternehmen.** Diese Regelungen verfolgen den Zweck durch bestimmte Vorgaben für die Compliance-Organisation der Unternehmen diesen eine **Organisationsstruktur** vor-

12

---

[24] Vgl. dazu *Rosbach,* CCZ 2008, 101 ff.; *Bussmann/Salvenmoser,* CCZ 2008, 192 ff.
[25] Siehe die Fälle „Deutsche Bahn" (dazu z. B. *Günter Wallraff,* In Mehdorns Diensten, Die Zeit, v. 23. 4. 2009 Nr. 18); „Lidl" (dazu: dpa, Reuters, Lidl entlässt Deutschland-Chef, Die Zeit Online, 6. 4. 2009); „Deutsche Bank" (dazu: „Deutsche-Bank-Datenaffäre – Aktionäre fordern Aufklärung", v. 26. 5. 2009, www.faz.de); „Siemens" (dazu: *Wolfgang Gehrmann,* Siemens-Affäre – Geschmiert, gelocht, abgelegt, Die Zeit, v. 19. 6. 2008 Nr. 26; *Goldhaber,* The American Laywer 2008, 92 ff.); „Volkswagen" (dazu: Lustreisen – übliche Praxis für den Betriebsrat – VW-Skandal, www.sueddeutsche.de, 8. 1. 2008).
[26] Die Immobilienbranche hat mit dem Kodex der Initiative Corporate Governance der deutschen Immobilienwirtschaft e. V. („ICG") eine Selbstverpflichtung für den Bereich der Compliance geschaffen; zu dem besonderen Compliance-Ansatz der Immobilienbranche siehe *Dieners,* CCZ 2009, 111 ff.

zugeben, um ein Verhalten zu fördern, welches der Einhaltung der Kodices dient. Beispiele hierfür sind die Verpflichtung der Mitgliedsunternehmen zur Etablierung eines **Compliance Officer**s in § 28 Abs. 1 FSA-Kodex sowie die Zuordnung bestimmter Aufgaben an den Leiter der Medizinischen Abteilung nach §§ 27 Abs. 6, 19 Abs. 2 Nr. 2 FSA-Kodex (s. dazu Kap. 11 Rdnr. 370 ff., 369 und Rdnr. 182 ff.). Es zeichnet sich in der aktuellen Diskussion zudem ein Trend ab, die Compliance-Organisation der Mitgliedsunternehmen zu auditieren und zu zertifizieren, da insbesondere in der Etablierung von gerechten Compliance-Organisationen und -strukturen die Gewähr für die ordnungsgemäße Einhaltung der materiell-rechtlichen Vorgaben gesehen wird. Ein Beispiel hierfür ist das jüngst in Kraft getretene Regelwerk der Initiative Corporate Governance der Deutschen Immobilienwirtschaft (ICG).[27] Dieses Regelwerk sieht u. a. die **Auditierung** der Compliance-Organisationen der Mitgliedsunternehmen der Initiative durch Dritte (etwa Wirtschaftsprüfer) sowie die Zertifizierung dieser Organisationen durch die Initiative selbst vor. Damit wird der bislang aus den Bereichen der Qualitätssicherung und des Qualitätsmanagements bekannte Gedanke der **Risikominimierung bzw. -vermeidung** durch Zertifizierung bestimmter Strukturen auch für Compliance fruchtbar gemacht. Die einschlägigen Regelungen der im Gesundheitswesen tätigen Verbände sehen allerdings die Zertifizierung von Compliance-Organisationen der Mitgliedsunternehmen derzeit noch nicht vor.

II. Bedeutung der Kodices

13   Die Kodices entfalten zunächst nur gegenüber den Mitgliedern der Verbände bzw. den sonstigen unterworfenen Unternehmern unmittelbare Wirkung. Diese erklären ihr Einverständnis mit den Regelungen **freiwillig** und verpflichten sich somit letztlich durch Rechtsgeschäft, die Regelungen einzuhalten und ggf. eine Sanktion anzuerkennen. Obgleich es sich bei den Kodices lediglich um Regelwerke von Industrieverbänden handelt, werden diese Regelwerke zunehmend auch von der Rechtsprechung als Maßstab für die Beurteilung der dort geregelten Fallkonstellationen anerkannt. Wenn ein Verband einen erheblichen Teil der Branche repräsentiert, kann sein Kodex als **Interpretationsgrundlage für allgemein verbindliche Gesetze** herangezogen werden. In diesem Fall kann ein Kodex eine (mittelbare) Wirkung auch für nicht unterworfene Unternehmen entfalten (siehe dazu ausführlich Kap. 11 Rdnr. 21).

III. Verhältnis der einzelnen Kodices zueinander

14   In den letzten Jahren wurden diverse **neue Kodices** verabschiedet, die teilweise inhaltlich neben bereits bestehende Kodices getreten sind, teilweise aber auch neue Regelungsmaterien enthalten. Da auch in **anderen europäischen Staaten** solche Selbstregulierungsmechanismen im Gesundheitswesen genutzt werden, werden durch **europaweite Dachverbände** ebenfalls Kodices verabschiedet worden, die die **europäischen Minimalstandards** repräsentieren, die allen Kodices der Mitgliedsverbände zugrunde liegen. Die bedeutendsten europäischen Dachverbände sind im Pharmabereich die **EFPIA** sowie im Medizinproduktebereich **Eucomed**. Beide Verbände haben jeweils einen Kodex zur Zusammenarbeit mit Fachkreisen veröffentlicht. Die EFPIA hat zudem noch einen Kodex zur Zusammenarbeit mit Patientenorganisationen veröffentlicht. Diese Kodices bilden den Mindeststandard, den die Dachverbände ihren Mitgliedern vorgeben. Die nationalen Mitgliedsverbände haben auf dieser Basis jeweils eigene Kodices erlassen, die über die Standards der Dachverbände hinausgehen können. Häufig bestanden diese nationalen Kodices bereits vor Schaffung der Kodices der Dachverbände und mussten lediglich entsprechend angepasst werden.

---

[27] Siehe hierzu *Dieners*, CCZ 2009, 113 ff.

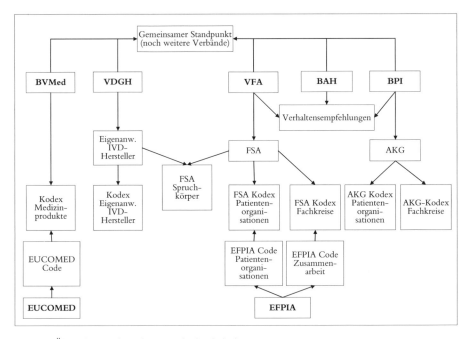

Abb. 2: Übersicht zur deutschen „Kodexlandschaft"

C. Kodex „Medizinprodukte"

Eine unternehmensübergreifende Konzeption auf Seiten der Industrie verfolgte zunächst der Bundesverband Medizintechnologie e. V. (BVMed) gemeinsam mit den Spitzenverbänden der Krankenkassen durch den am 12. 5. 1997 veröffentlichen **Kodex „Medizinprodukte"**,[28] um „über rechtlich zulässige Geschäftspraktiken zwischen medizinischen Einrichtungen, deren Mitarbeitern, Ärzten, sonstigen Leistungserbringern und den Herstellern von Medizinprodukten aufzuklären". Der Kodex „Medizinprodukte" konzentriert sich hierbei im Besonderen auf die Bereiche Forschung und Entwicklung, Drittmittelkonten, Fort- und Weiterbildung, Spenden, Geschenke sowie Beraterverträge. Darüber hinaus will der Kodex „Medizinprodukte" die bis zum Zeitpunkt seiner Veröffentlichung vorliegenden Erfahrungen aus den Ermittlungsverfahren im Hinblick auf vorhandene rechtliche Grenzbereiche und „Grauzonen" in der Weise umsetzen, dass im Fall seiner Beachtung vor allem strafrechtlichen Bestimmungen genügt wird.

15

Die Veröffentlichung des Kodex „Medizinprodukte" durch den BVMed und die Spitzenverbände der Krankenkassen ist zum Teil auf **Kritik** gestoßen, da weder die Krankenhausverbände noch die organisierte Ärzteschaft an der Erarbeitung des Kodex beteiligt gewesen sind. Insbesondere wurde die Regelung des § 4 Abs. 5 Satz 3 des Kodex bemängelt, wonach „*Einnahmen der medizinischen Einrichtung aus Forschungs- und Entwicklungsverträgen mit Herstellern/Vertreibern von Medizinprodukten bzw. ihrer Beschäftigten und sonstigen Leistungserbringer [...] den Krankenkassen auf Verlangen schriftlich offen zu legen*"[29] sein sollten. Hierin wurde, insbesondere von Seiten der Krankenhausverwaltungen, eine rechtlich unzulässige Informationsmöglichkeit der Kostenträger über die Kooperationsbeziehungen der Krankenhäuser mit der Industrie gesehen.

16

---

[28] Hierzu ausführlich *Dieners*, JZ 1998, 183 ff. und *Rehborn*, S. 57 ff.
[29] Kodex „Medizinprodukte", S. 9.

Kapitel 4. Problembewältigung durch Staat und Verbände

17   Ungeachtet dieser nicht ganz zu Unrecht vorgebrachten Kritik konnte bereits in den Regelungen des Kodex „Medizinprodukte" ein **brauchbarer Maßstab** zur Beurteilung der Rechtmäßigkeit von Zuwendungen der Industrie an medizinische Einrichtungen und Klinikärzte erkannt werden. Dies bestätigten nicht nur Äußerungen von hohen Ministerialbeamten auf juristischen Fachtagungen unmittelbar nach der Veröffentlichung des Kodex. Auch Universitätskliniken legten nach der Veröffentlichung des Kodex in zunehmendem Maße eigene praktische Verhaltensregeln und Dienstanweisungen fest, die sich maßgeblich an den Empfehlungen des Kodex „Medizinprodukte" ausrichteten, wie etwa in Mainz,[30] München,[31] Münster,[32] Erlangen, Freiburg, Leipzig,[33] Tübingen[34] oder bei der Charité Berlin.[35] Dem folgte die Deutsche Krankenhausgesellschaft mit einem allgemeinen Informationspapier,[36] das sich ebenfalls wesentlich an den Grundsätzen des Kodex „Medizinprodukte" orientierte.

18   Zudem hat der BVMed die **Initiative MedTech-Kompass** ins Leben gerufen. In diesem Rahmen werden verschiedene Aktivitäten zum Thema der Zusammenarbeit im Gesundheitsmarkt angeboten und auch ein **kostenloser Newsletter** namens „Depesche" zur Verfügung gestellt. Ziel dieser Initiative ist es, der Zusammenarbeit im Gesundheitswesen eine **sichere Grundlage** zu geben.[37] Der BVMed informiert auf diese Art seine Mitglieder, welche Verhaltensweisen als kodexkonform anzusehen sind und stellt Musterverträge zur Verfügung.[38] Die Einführung eines eigenen Spruchkörpers, wie dies im Pharmabereich durch den FSA erfolgt ist, ist seitens des BVMed allerdings bislang nicht vorgesehen. Die Sanktionierung von etwaigen Verstößen bleibt damit den Gerichten überlassen.[39]

D. „Gemeinsamer Standpunkt" der Verbände

19   Mangels präzisierender gesetzlicher Festlegungen waren (und sind) die Beschlüsse der Kultus- und Justizministerkonferenzen, der Kodex „Medizinprodukte" oder auch die Informationen der Deutschen Krankenhausgesellschaft **wertvolle Orientierungshilfen,** da sie jeweils in einfacher und leicht verständlicher Weise die einschlägigen Gesetze für die relevanten Fallkonstellationen übersetzen. Ihr Nachteil bestand (und besteht) allerdings darin, dass sie zum Teil unterschiedliche Anforderungen festlegen, die von der jeweils anderen Seite nicht immer akzeptiert werden.

20   Dies war auch den **führenden Verbänden** der Krankenhäuser und Ärzte sowie der medizintechnologischen und pharmazeutischen Industrie bewusst, die sich am 29. 9. 2000 auf einen „Gemeinsamen Standpunkt zur strafrechtlichen Bewertung der Zusammenarbeit

---

[30] Richtlinien für aus Drittmitteln finanzierte Forschungsvorhaben v. 20. 3. 1998.

[31] Klinikum rechts der Isar der Technischen Universität München, Richtlinien zur Annahme und Bewirtschaftung von Drittmitteln (entgeltliche und unentgeltliche Leistungen jeder Art) – Tha/Wü/ku v. 16. 11. 1998.

[32] Richtlinien für die Kooperation mit privaten Drittmittelgebern im Bereich der medizinischen Forschung.

[33] Merkblatt des Universitätsklinikums Leipzig (AöR), Anlage 1 zum Verwaltungsrundschreiben Nr. 6/2000 v. 10. 5. 2000.

[34] Hinweise zur Vermeidung von Korruptionsvorwürfen v. 11. 6. 1999.

[35] Richtlinien für aus Drittmitteln finanzierte Forschungsvorhaben – SVD L/F tä-wa – v. 30. 6. 1998, abgedruckt bei *Dietel*, ZaeFQ 1998, 625 f.

[36] Informationspapier zum Umgang mit drittfinanzierten Projekten/Veranstaltungen v. 20. 9. 1999.

[37] Siehe www.medtech-kompass.de/index.php; siehe dazu auch Pharma Relations 03/2008, 8 ff.

[38] www.medtech-kompass.de/service.

[39] Siehe PharmaRelations, Ausgabe 03/08, 8 ff.

D. „Gemeinsamer Standpunkt" der Verbände

zwischen Industrie, medizinischen Einrichtungen und deren Mitarbeitern" verständigt haben, der am 4. 10. 2000 mit einer gemeinsamen Presserklärung der Verbände veröffentlicht worden ist (abgedruckt: Anhang, III.). Der „Gemeinsame Standpunkt" wird **von folgenden Verbänden getragen:** Arbeitsgemeinschaft der Wissenschaftlichen Medizinischen Fachgesellschaften, Bundesverband der Arzneimittel-Hersteller e. V., Bundesverband Medizintechnologie e. V., Bundesverband der Pharmazeutischen Industrie e. V., Bundesverband Deutscher Krankenhausapotheker e. V., Deutsche Krankenhausgesellschaft, Deutscher Hochschulverband, Deutscher Industrieverband für optische, medizinische und mechatronische Technologien e. V.,[40] Fachverband Elektromedizinische Technik im ZVEI, Verband der Diagnostica-Industrie e. V., Verband der Krankenhausdirektoren Deutschlands e. V. und Verband Forschender Arzneimittelhersteller e. V.

Auch der „Gemeinsame Standpunkt" behandelt die grundsätzliche Frage, wie die Zusammenarbeit, etwa auf dem Gebiet der klinischen Forschung oder bei der Unterstützung der Fort- und Weiterbildung von Klinikärzten, ausgestaltet werden soll, um den Vorwurf eines gesetzwidrigen Verhaltens von vornherein zu vermeiden. Mit dem „Gemeinsamen Standpunkt" haben die führenden deutschen Verbände im Bereich der Gesundheitsversorgung darüber hinaus zum ersten Mal **verbandsübergreifende Hinweise** gegeben.[41] Dies hat bislang in der Praxis für eine **einheitlichere Behandlung** und damit auch für erheblich **mehr Klarheit und Rechtssicherheit** gesorgt. Die beteiligten Verbände haben es darüber hinaus im Sinne einer möglichst weitreichenden Risikominimierung als wünschenswert angeregt, wenn der „Gemeinsame Standpunkt" möglichst durch einheitliche Drittmittelrichtlinien und -erlasse der Bundesländer sowie in Form von Dienstanweisungen durch die jeweiligen Krankenhausträger bzw. Dienstherren der betroffenen Mitarbeiter ergänzt würde. 21

Der „Gemeinsame Standpunkt" verfolgt nicht nur die Zielrichtung, sämtlichen Beteiligten, d. h. der Industrie, den medizinischen Einrichtungen und deren Mitarbeitern, gegenüber verlässliche Hinweise zu geben, unter welchen Voraussetzungen eine Kooperation ohne Risiko bzw. mit einem möglichst geringen rechtlichen Risiko stattfinden kann. Der „Gemeinsame Standpunkt" beschreibt auch das **gemeinsame Verständnis der Verbände** im Hinblick auf die weitere Zusammenarbeit, d. h. in welchen Bereichen und unter welchen Voraussetzungen bestimmte Kooperationsformen im Verhältnis zwischen allen Beteiligten als legitim und rechtlich zulässig angesehen werden sollen. Insoweit verfolgt der „Gemeinsame Standpunkt" auch eine rechtspolitische Zielsetzung.[42] Beide Zielsetzungen lassen sich nicht in jedem Einzelaspekt und ohne weiteres in eine Deckungsgleichheit bringen. Der „Gemeinsame Standpunkt" versucht deshalb, beiden Perspektiven dadurch gerecht zu werden, dass auf bestehende Risiken ausdrücklich hingewiesen wird, ohne hierbei die Rechtsauffassung der Verbände im Hinblick auf die grundsätzliche Zulässigkeit und Legitimität bestimmter Kooperationsformen aufzugeben. 22

Der „Gemeinsame Standpunkt" der Verbände ist als **„Meilenstein"** auf dem Weg der Schaffung klarer und praxisnaher Vorgaben für die Zusammenarbeit der pharmazeutischen und medizintechnologischen Industrie mit medizinischen Einrichtungen und Klinikärzten zu verstehen. Der „Gemeinsame Standpunkt" wurde bereits unmittelbar nach seinem Erscheinen sowohl von der Industrie als auch von den medizinischen Einrichtungen nicht nur durchgehend als wichtige Orientierungshilfe, sondern auch als klare Vorgabe für die Ausgestaltung der Kooperationsbeziehungen begriffen. Dies hat dazu geführt, dass sich die von medizinischen Einrichtungen nach der Veröffentlichung des „Gemeinsamen Standpunkts" erlassenen **Dienstanweisungen** für die Zusammenarbeit mit der Industrie viel- 23

---

[40] Vormals „Verband der deutschen feinmechanischen und optischen Industrie e. V.".
[41] Hierzu *Dieners*, Pharm.Ind. 2000, 938 ff.; *Meister/Dieners*, das krankenhaus 2000, 876 ff. und *Dieners/Wachenhausen*, Krankenhauspharmazie 2001, 150 ff.; hierzu auch *Lüderssen*, Drosselung, S. 83 f., dem das „Trennungsprinzip" im Ergebnis zu eng gezogen ist.
[42] „Gemeinsamer Standpunkt", S. 6.

fach entweder an dem „Gemeinsamen Standpunkt" anlehnen oder den „Gemeinsamen Standpunkt" sogar wörtlich übernehmen. Ähnliche Beobachtungen lassen sich mit Blick auf die **Mitarbeiterrichtlinien** einer Vielzahl von Unternehmen machen.

24   Der „Gemeinsame Standpunkt" hat darüber hinaus erhebliche Auswirkungen auf die jüngst erlassenen **Regelungen der Bundesländer** zur Einwerbung und Entgegennahme von Drittmitteln. Bereits die Ende 1999 ergangene Novellierung des baden-württembergischen Universitätsgesetzes (Rdnr. 5) steht unter dem Eindruck des „Gemeinsamen Standpunkts", bei deren Erarbeitung ein Vertreter des Landes als Beobachter teilgenommen hatte. Noch deutlicher wird der Einfluss des „Gemeinsamen Standpunkts" bei einem Blick auf die Verwaltungsbestimmungen des Bayerischen Kultusministeriums zur Annahme und Verwendung von Drittmitteln an Hochschulen vom 21. 10. 2002, die die Grundprinzipien und viele Einzelregelungen des „Gemeinsamen Standpunkts" aufnehmen und in Verwaltungsvorschriften umsetzen. Im Rahmen der Novellierung des ärztlichen Berufsrechts diente der „Gemeinsame Standpunkt" ebenfalls als entscheidende Vorgabe (Kap. 2 Rdnr. 71 ff.). Schließlich knüpft auch der Bundesgerichtshof in seinem Urteil vom 23. 5. 2002 (Kap. 2 Rdnr. 16) ausdrücklich an den Grundprinzipien des „Gemeinsamen Standpunkts" an:

„[...] Das Vertrauen der Allgemeinheit in die „Nicht-Käuflichkeit" von dienstlichen Handlungen und in die Sachlichkeit der Entscheidungen der Amtsträger, kurz: in die Lauterkeit des öffentlichen Dienstes [...] ist gerade im Bereich der von Amtsträgern ausgeübten medizinischen Forschung und wahrgenommenen klinischen Versorgung in besonderer Weise schutzbedürftig, weil sich [...] hier die Verantwortung für Auswahl und Beschaffung medizinischer Produkte und von Medikamenten einerseits sowie die Verantwortung für die Einwerbung von Forschungsmitteln Dritter andererseits personell oft nicht trennen lassen wird (sog. Trennungsprinzip). Gerade hier soll der Patient, der sich in eine Universitätsklinik oder in eine sonst von einem Amtsträger geleitete Klinik begibt, das Vertrauen haben können, dass die Auswahl eines etwa zu implantierenden medizinischen Produkts allein nach medizinischen Kriterien, allenfalls bei gleicher Eignung auch unter weiteren aufgabengerechten Gesichtspunkten erfolgt. Es liegt darüber hinaus auch im Interesse der jeweiligen Verantwortungsträger, ihre Unbefangenheit bei der jeweiligen Entscheidung zu schützen und die abstrakte Gefahr einer unbewussten Beeinflussung der Auswahlentscheidung durch etwaige hohe, gar direkt umsatzabhängige Gewährung von Forschungsmitteln durch bestimmte Produktlieferanten unter Vernachlässigung medizinischer Gesichtspunkte zu minimieren. Das kann nach Lage der Dinge nur durch ein größtmögliches Maß an Durchschaubarkeit (Transparenz) und durch Gewährleistung von Kontrollmöglichkeiten sichergestellt werden. Eine solche Kontrolle wird durch Dokumentation und institutionalisierte Befassung von Aufsichtsinstanzen, namentlich über Anzeige- und Genehmigungspflicht erreicht. Damit wird einem Interessenkonflikt von vornherein entgegengewirkt.

Bei dieser Gesetzesauslegung im Sinne der Einheit der Rechtsordnung wird derjenige Forscher, der Drittmittel einwirbt und damit wie hochschulrechtlich und beamtenrechtlich vorgegeben verfährt, kaum je Gefahr laufen, in den Verdacht der Vorteilsannahme zu geraten. Verlässliche Richtschnur werden ihm auch in einem nicht-juristischen Sinne die allgemeinen Regeln der Lauterkeit und Offenheit bieten. [...]"[43]

E. Verhaltensempfehlungen von BAH, BPI und VFA

25   Die „Verhaltensempfehlungen für die Zusammenarbeit der pharmazeutischen Industrie mit Ärzten"[44] sind gemeinsam von den **führenden Verbänden der deutschen Arzneimittelindustrie,** d. h. dem Bundesverband der Arzneimittel-Hersteller (BAH), dem Bundesverband der Pharmazeutischen Industrie (BPI) sowie dem Verband Forschender Arzneimittelhersteller (VFA) erarbeitet und im Sommer 2003 herausgegeben worden. Mit den „Verhaltensempfehlungen" knüpfen diese Verbände an dem „Gemeinsamen Standpunkt"

---

[43] *BGH* NJW 2003, 2801, 2805.
[44] Abrufbar unter: www.vfa.de/verhaltensempfehlungen.

an, der sich jedoch allein mit dem Verhältnis der Industrie zu medizinischen Einrichtungen und Klinikärzten befasst, und übertragen dessen Grundsätze soweit als möglich und sinnvoll auch auf die Zusammenarbeit der pharmazeutischen Industrie mit **Ärzten im niedergelassenen Bereich**. Das ausdrückliche Ziel der „Verhaltensempfehlungen" ist es, ein den Grundsätzen des „Gemeinsamen Standpunkts" entsprechendes Verhalten auch im niedergelassenen Bereich zu fördern, um einen lauteren Wettbewerb bei der Zusammenarbeit mit Ärzten sicherzustellen. Der Anwendungsbereich erstreckt sich hierbei auf die Zusammenarbeit der Mitgliedsunternehmen der genannten Verbände mit in Deutschland tätigen Ärzten im Bereich von Forschung, Entwicklung, Herstellung und Vertrieb von Arzneimitteln.

Wie der „Gemeinsame Standpunkt" formulieren auch die „Verhaltensempfehlungen" **26** zunächst eine Reihe von Grundsätzen, die insbesondere auch die grundlegenden Bestimmungen des **ärztlichen Berufsrechts** aufnehmen, um hierdurch entsprechende Verhaltensstandards auf Seiten der Industrie festzulegen. Ferner konkretisieren die „Verhaltensempfehlungen" diese Grundsätze für eine Reihe in der Praxis besonders relevanter Formen der Kooperation zwischen der pharmazeutischen Industrie einerseits und Ärzten (vor allem niedergelassenen Ärzten) andererseits, wie etwa Anwendungsbeobachtungen, die Einladung zu berufsbezogenen wissenschaftlichen Fortbildungsveranstaltungen, Geschenke, Bewirtungen und bestimmte Werbemaßnahmen. Daneben enthalten die „Verhaltensempfehlungen" Regelungen zur Arzneimittelsicherheit sowie eine Empfehlung zur Schulung der Mitarbeiter der Unternehmen über den Inhalt der „Verhaltensempfehlungen" sowie über die wesentlichen Grundsätze des ärztlichen Berufsrechts.

F. FSA-Kodex

I. Ursprungsfassung

Der Kodex[45] zur Zusammenarbeit mit den Fachkreisen der Mitglieder des Vereins **27** „Freiwillige Selbstkontrolle für die Arzneimittelindustrie e. V." (FSA),[46] der von den Mitgliedsunternehmen[47] dieses Vereins am 16. 1. 2004 verabschiedet wurde, entsprach ursprünglich inhaltlich voll umfänglich den „Verhaltensempfehlungen für die Zusammenarbeit der pharmazeutischen Industrie mit Ärzten" (Rdnr. 25). In seiner Konzeption geht der FSA-Kodex aber einen Schritt weiter, indem er es nicht allein bei der Festlegung von **Empfehlungen** belässt, sondern die dort geregelten Verhaltensstandards für die Mitglieder des Vereins als **verbindlichen Kodex** festschreibt[48] (ausführliche Erläuterungen des FSA-Kodex in Kap. 11).[49] Darüber hinaus sollen die Bestimmungen des Kodex durch den FSA im Wege der Selbstregulierung der Industrie auch konsequent überwacht und Verstöße gegen den Kodex sanktioniert werden. Der FSA ist daher im Rahmen einer zusätzlichen Verfahrensordnung (FSA-Verfahrensordnung) (ausführliche Erläuterungen der Verfahrensordnung in Kap. 13) auch mit entsprechenden **Überwachungs- und Sanktionsbefugnissen** ausgestattet, mit denen die Einhaltung des Kodex sichergestellt werden soll.[50] Die Überwachung des FSA-Kodex Fachkreise wird hierbei von einer „Schiedsstelle" übernommen, die u. a. Geldstrafen von bis zu 250 000 Euro sowie bei besonders gravierenden

---

[45] Abrufbar unter: http://www.fs-arzneimittelindustrie.de/kodex-fachkreise.html.
[46] Die genaue Anschrift der Geschäftstelle des FS Arzneimittelindustrie e. V. lautet: Verein Freiwillige Selbstkontrolle für die Arzneimittelindustrie e. V., Friedrichstr. 50, 10111 Berlin; Einzelheiten zu dem Verein und dessen Gründung sind zu finden unter www.fs-arzneimittelindustrie.de.
[47] Liste der Mitgliedsunternehmen siehe www.fs-arzneimittelindustrie.de.
[48] Siehe hierzu *Rieser*, DÄBl. 2004, A-542; *Goslich*, KMA 05/2004, 9.
[49] Vgl. dazu auch zusammenfassend *Balzer/Dieners*, NJW 2004, 908 f.
[50] Siehe dazu auch *Klümper*, PharmR 2006, 304 ff.

Fällen eine „öffentliche Rüge" aussprechen kann.[51] Das von dem FSA umgesetzte Konzept einer eigenverantwortlichen sanktionsbewehrten Selbstkontrolle der pharmazeutischen Industrie ist von verschiedenen Bundesministerien, etwa dem BMG, bereits vor seiner Umsetzung nachdrücklich als Ausdruck der in diesem Bereich von der Industrie zu erwartenden Eigenverantwortung begrüßt worden. Vor diesem Hintergrund hat die Bundesregierung im Rahmen der Gesundheitsreform des Jahres 2003 auch ihre ursprüngliche Absicht nicht weiter verfolgt, einen „Bundesbeauftragten zur Bekämpfung von Missbrauch und Korruption im Gesundheitswesen" zu etablieren.[52] Dahinter steht die Erwartung, dass Missbräuchen und Korruption im Gesundheitswesen effektiver und bürokratieärmer durch eigenverantwortliche Instrumentarien der beteiligten Kreise entgegen gewirkt werden könne als durch staatliche Überwachungsmaßnahmen.

II. Neufassung und Umsetzung des EFPIA-Kodex

1. Neufassung des FSA-Kodex Fachkreise vom 2. 12. 2005

28   Durch die **Neufassung vom 2. 12. 2005** hat der Kodex eine Erweiterung der angesprochenen Personenkreise sowie auch eine Erweiterung der geregelten Themenkomplexe erfahren. Formelle Grundlage war der Beschluss der Mitgliederversammlung des FSA vom 2. 12. 2005. Mit der Bekanntmachung durch das Bundeskartellamt vom 16. 3. 2006 stellte er eine, in seiner überarbeiteten Fassung von staatlicher Seite anerkannte Wettbewerbsregel dar. Diese Fassung des Kodex setzte in vollem Umfang die Anforderungen des EFPIA-Kodex vom 19. 11. 2004 um.[53]

Sein Anwendungsbereich erfasste über die Zusammenarbeit der Industrie mit Ärzten hinaus nunmehr auch die Kooperationsbeziehungen der pharmazeutischen Industrie mit **allen Angehörigen der Fachkreise**. Als neuer Themenkomplex befasst sich der neue Abschnitt 3 mit der Werbung für Arzneimittel. Er entspricht den detaillierten Regelungen des EFPIA-Kodex für ein ethisches Pharmamarketing und spiegelt gleichzeitig die wesentlichen gesetzlichen Regelungen zum Heilmittelwerbe- und Wettbewerbsrecht auf deutscher und europäischer Ebene.

29   Die Regelungen des neuen Abschnitts 3 zur Werbung für Arzneimittel gelten mit einer gewichtigen Einschränkung: nur bei **produktbezogener Werbung** für verschreibungspflichtige Humanarzneimittel gegenüber Angehörigen der Fachkreise ist der FSA-Kodex anwendbar. Die bloße Imagewerbung eines Mitgliedsunternehmens ohne konkreten Produktbezug ist also nicht erfasst. Damit greifen die Regelungen nicht bei der produktbezogenen Werbung für OTC-Präparate, Tierarzneimittel oder Medizinprodukte.

– Das **Irreführungsverbot** des § 7 FSA-Kodex orientiert sich an § 3 HWG und regelt u. a. die Verwendung von Begriffen wie „sicher" oder „neu".
– Die Regelung des § 8 enthält ein umfassendes **Verbot von Schleichwerbung,** ergänzt durch ein Transparenzgebot bei gesponserten Veröffentlichungen.
– In Übereinstimmung mit § 3a HWG findet sich in § 9 FSA-Kodex Fachkreise ein **Verbot der Werbung für nicht zugelassene Arzneimittel und nicht zugelassene Indikationen.**
– Zusätzlich zu den von § 4 HWG vorgeschriebenen Pflichtangaben in der Heilmittelwerbung schreibt § 10 FSA-Kodex Fachkreise auch die Benennung des **Standes der Angaben** vor, wie es Artikel 2.01 des EFPIA-Kodex fordert.

---

[51] *Klümper,* in: Gehl, S. 64 spricht daher bildlich vom „Kodex mit Zähnen".
[52] Siehe hierzu den Gesetzesentwurf der Fraktionen SPD und Bündnis 90/Die Grünen, Entwurf eines Gesetzes zur Modernisierung des Gesundheitssystems (Gesundheitssystemmodernisierungsgesetz – GMG), BT-Drs. 15/1170, S. 36.
[53] Hierzu *Dieners,* A&R 2006, 110 ff.

F. FSA-Kodex

- Bei Werbung, die auf wissenschaftliche, fachliche oder sonstige Veröffentlichung Bezug nimmt, fordert § 11 FSA-Kodex Fachkreise die **korrekte Quellenangabe** und grundsätzlich eine **wortgetreue Wiedergabe**. Die Regelung entspricht damit dem § 6 Nr. 2 und 3 HWG.
- Eine **vergleichende Werbung** ist nach § 12 FSA-Kodex Fachkreise nur dann zulässig, wenn sie sich auf objektive, relevante, nachprüfbare und typische Eigenschaften der verglichenen Arzneimittel bezieht. Sie geht damit mit den §§ 5 Abs. 3 und 6 Abs. 2 Nr. 2 und 5 des UWG (Irreführungsverbot, Sachlichkeitsgebot, Herabsetzungsverbot) konform.
- § 13 FSA-Kodex Fachkreise verbietet jede **"unzumutbare belästigende Werbung"** und regelt detailliert verschiedene Kommunikationswege wie Fax oder Email.
- Schließlich enthalten die §§ 14 bis 16 FSA-Kodex Fachkreise weitere Vorschriften zu sog. **"Rote Hand"-Briefen**, der **Abgabe von Mustern** und dem **Verbot der Fernbehandlung**.

Im Bereich der **Zusammenarbeit mit Angehörigen der Fachkreise**, der in der Ursprungsfassung des FSA-Kodex Fachkreise den ausschließlichen Regelungsbereich darstellte, waren bei der Fassung vom 2. 12. 2005 kaum Änderungen erforderlich, da die vorhandenen Regelungen bereits weitgehend den Vorgaben des EFPIA-Kodex entsprachen. Mit der Erweiterung des angesprochenen Personenkreises von Ärzten auf **alle Angehörigen der Fachkreise** wurden nun beispielsweise auch Apotheker erfasst. Die Organisation, Durchführung und Unterstützung von **internationalen Veranstaltungen** erfuhr mit der Neufassung eine detailliertere Regelung, wobei zwischen zwei Kategorien von Veranstaltungen im Ausland unterschieden wurde. Zum einen sollten internationale Veranstaltungen zulässig sein, bei denen die **Mehrzahl der Teilnehmer aus einem anderen Land** als das organisierende/unterstützende Mitgliedsunternehmen kam. Zum anderen waren nach der Fassung vom 2. 12. 2005 internationale Veranstaltungen dann zulässig, wenn nur am Veranstaltungsort im Ausland die **notwendigen Ressourcen oder Fachkenntnisse vorhanden** waren. In beiden Fällen mussten zusätzlich logistische Gründe für eine Veranstaltung im Ausland sprechen. Bei internationalen Veranstaltungen galt neben der nationalen Umsetzung des EFPIA-Kodex des veranstaltenden Unternehmens auch dessen Umsetzung am Veranstaltungsort. Insofern legte der FSA-Kodex Fachkreise in dieser Fassung fest, dass die jeweils strengere Umsetzung Geltung finden sollte. Durch die Absprache mit dem lokalen Konzernunternehmen des Veranstaltungsortes und/oder die Einholung eines Rechtsrats für derartige "Konfliktfälle" konnte die Einhaltung der geltenden Standards sichergestellt werden.

Ferner sah der FSA-Kodex Fachkreise in der Fassung vom 2. 12. 2005 eine Änderung im Vergleich zur Urfassung für **Geschenke** vor, die im Rahmen der **Imagewerbung** gewährt werden. Danach mussten solche Geschenke zukünftig, wie Geschenke im Rahmen der produktbezogenen Werbung, ebenfalls zur Verwendung in der beruflichen Praxis bestimmt sein (vgl. § 7 Abs. 1 Satz 2 HWG).

Schließlich regelte die Fassung des Kodex vom 2. 12. 2005 im 5. Abschnitt eine Reihe von Anforderungen an die **Qualifikation und Pflichten der Mitarbeiter** der Mitgliedsunternehmen (Pharmaberater und Informationsbeauftragte), die im Wesentlichen den Vorgaben der §§ 74a ff. AMG entsprachen. Neben der Verpflichtung und Schulung von Mitarbeitern und beauftragten Dritten wurde die Etablierung und Ausgestaltung der Funktion eines **"Compliance Officers"** verlangt, wobei diese Funktion auf mehrere Mitarbeiter delegiert werden konnte.

Ergänzend hatte auch die FSA-Verfahrensordnung eine Überarbeitung erfahren, um den verfahrensmäßigen Anforderungen des EFPIA-Kodex gerecht zu werden:
- Das Beanstandungsrecht stand weiterhin "jedermann" zu. Ausnahmen: Wettbewerbsunternehmen stand kein Beanstandungsrecht gegen **Verstöße gegen Werberegelungen** zu. Sie konnten nur Verstöße gegen Regelungen zur Zusammenarbeit mit den **Angehörigen der Fachkreise** rügen. Wenn gegenüber dem Beanstandenden bereits eine Unterlassungserklärung abgegeben wurde oder dieser ein gerichtliches Verfahren anhängig gemacht hatte, entfiel sein Beanstandungsrecht ebenfalls.

Kapitel 4. Problembewältigung durch Staat und Verbände

– Um dem Beanstandenden die Wahrnehmung seiner **Rechtsmittel** zu ermöglichen, räumte ihm die FSA-Verfahrensordnung ein **Informationsrecht** hinsichtlich der wesentlichen Entscheidungsgründe der ihn betreffenden Entscheidung der FSA-Spruchkörper ein. Außerdem konnte eine sog. **„Untätigkeitsklage"** erhoben werden, wenn der Spruchkörper 1. Instanz mehr als sechs Monate untätig blieb.
– Die FSA-Verfahrensordnung erkannte nun auch **anonyme Beanstandungen** als grundsätzlich zulässig an.
– Mit dem Ziel einer möglichst **weitgehenden Transparenz,** veröffentlichte der FSA nunmehr Tätigkeitsberichte und seine Entscheidungen mit Tenor und wesentlichen Gründen im Internet: www.fs-arzneimittelindustrie.de. Die Namen der betroffenen Unternehmen wurden nur als Sanktion bei wiederholten oder schweren Verstößen oder im Rahmen der öffentlichen Rüge veröffentlicht.

2. Neufassung des FSA-Kodex Fachkreise vom 18. 1. 2008

34   Am 5. 10. 2007 hat die **EFPIA** zahlreiche Änderungen und Ergänzungen ihres Kodex beschlossen. Neben Präzisierungen beim **Anwendungsbereich** wurde der EFPIA-Kodex inhaltlich im Wesentlichen durch die Aufnahme von Regelungen zu Beraterverträgen und zu **nichtinterventionellen Studien (NIS)** ergänzt. Diese Vorgaben setzt die Neufassung des FSA-Kodex vollumfänglich um, geht aber, um eine möglichst umfassende Transparenz der Beziehungen zwischen der pharmazeutischen Industrie und den Angehörigen der Fachkreise zu gewähren, deutlich über die strengen Vorgaben des EFPIA-Kodex hinaus. Formelle Grundlage für die Neufassung des FSA-Kodex ist der Beschluss der Mitgliederversammlung des FSA vom 18. 1. 2008. Mit der Bekanntmachung durch das Bundeskartellamt vom 4. 8. 2008 stellt er eine, in seiner überarbeiteten Fassung von staatlicher Seite anerkannte, Wettbewerbsregel dar.

Im Folgenden soll auf die **wesentlichen Änderungen** kurz eingegangen werden.[54] Der FSA-Kodex wird in seiner aktuellen Fassung in Kapitel 11 erläutert.

35   Zunächst ist eine Änderung in der Regelungstechnik des Kodex hervorzuheben. Durch die Überarbeitung des § 6 Abs. 2 kann der Vorstand nun auch über die (mit der Neufassung ohnehin ausgeweiteten) ausdrücklichen Bestimmungen hinaus **Leitlinien zur Auslegung des Kodex** erlassen. Diese Leitlinien stellen ein Hilfsmittel dar, um unbestimmte Rechtsbegriffe im Kodex, deren Auslegung unklar ist, verbindlich zu definieren. Damit kann der Vorstand zügig auf aktuelle Problemstellungen reagieren und umgehend für Rechtssicherheit sorgen, ohne dass seitens der Unternehmen eine Konkretisierung im Wege von Entscheidungen der Spruchkörper (die natürlich mit einem gewissen Prozessrisiko behaftet sind) erreicht werden muss.[55]

36   Eine weitere Änderung mit nicht unerheblicher Bedeutung findet sich im neuen § 3 Abs. 2 des Kodex (detaillierte Ausführungen dazu finden sich in Kap. 11 Rdnr. 55). In Ergänzung zu § 3 Abs. 1 FSA-Kodex Fachkreise, welcher den **Anwendungsbereich** der Regelungen bestimmt, sieht der neu gefasste § 3 Abs. 2 FSA-Kodex Fachkreise vor, dass die FSA-Mitglieder zukünftig in angemessener Weise darauf hinzuwirken haben, dass **auch andere Vertragspartner** (z.B. Joint-Ventures oder Lizenznehmer), mit denen sie zusammenarbeiten und welche bislang nicht dem FSA-Kodex Fachkreise unterliegen, zumindest die Standards einhalten, die der EFPIA-Kodex vorgibt. Durch die Anlehnung an die Regelungen des EFPIA-Kodex soll die Flexibilität in der Zusammenarbeit mir Vertragspartnern im europäischen Ausland erhalten bleiben. Andererseits dürfte sich durch diese Regelung eine faktische Erweiterung des Anwendungsbereichs des EFPIA-Kodex ergeben, denn die durch dessen große Durchsetzung in der europäischen Pharmabranche ergibt sich z.B. für Unternehmen, die häufig mit Mitgliedern des FSA bzw. der EFPIA zusammenarbeiten (z.B. CMOs) zwangsläufig die Notwendigkeit, das eigene Handeln am Kodex auszurichten.

---

[54] Siehe auch *Dieners,* CCZ 2008, 214 ff.; sowie *Diener,* PharmR 2008, 478.
[55] Siehe dazu *Geiger,* A&R 2008, 195 ff.; 254 ff.

F. FSA-Kodex

Im Bereich der Regelungen zur **Werbung** über Arzneimittel wurde § 15 FSA-Kodex 37 Fachkreise, der vormals schon auf den einschlägigen Vorschriften des AMG (§§ 47 Abs. 3 und 4 AMG) beruhte, dahingehend geändert, dass statt der Wiederholung des Gesetzeswortlautes des AMG in § 15 Abs. 1 FSA-Kodex Fachkreise, im Sinne der Vereinfachung ein Verweis auf die relevanten Vorschriften des AMG aufgenommen wurde.

Durch die Neufassung wurden zudem auch die Voraussetzungen für die **vertragliche** 38 **Zusammenarbeit zwischen Unternehmen und Angehörigen** der Fachkreise detaillierter geregelt, indem in § 18 FSA-Kodex Fachkreise die neuen Vorgaben des EFPIA-Kodex umgesetzt wurden. So muss beispielsweise der Bedarf an der vertraglichen Gegenleistung „eindeutig feststellbar" sein. Zudem muss die Auswahl des Vertragspartners dem Bedarf entsprechen und die Anzahl der Vertragspartner notwendig sein. Neu eingeführt wurde eine Verwendungs- und Dokumentationspflicht der vertraglichen Leistungen sowie die Pflicht zur Aufbewahrung der Dokumente für mindestens 1 Jahr nach Vertragsende. **Ausnahmen** vom Anwendungsbereich des § 18 FSA-Kodex Fachkreise wurden ebenfalls normiert. So gelten die strengen Anforderungen an die Ausgestaltung der Vertragsbeziehungen in den Fällen der vertraglichen Leistungen nicht, bei denen es sich um vereinzelte Leistungen im Zusammenhang mit Marktforschungsaktivitäten handelt und die Vergütung „geringfügig" ist. „Geringfügigkeit" wird dabei im Kodex selbst nicht definiert, sondern durch eine Auslegungsleitlinie – auch das ist neu – konkretisiert. Der neu gefasste § 18 Abs. 4 FSA-Kodex Fachkreise überträgt die Regelungen zu Fortbildungsveranstaltungen nach § 20 des Kodex entsprechend auf Vertragspartner, sofern sie im Rahmen ihrer vertraglichen Tätigkeit für das jeweilige Unternehmen an Fortbildungsveranstaltungen teilnehmen.

Die beispielhaft aufgezeigten Änderungen haben für die dem Kodex unterworfenen 39 Pharmaunternehmen in der Praxis weitreichende **Konsequenzen**. So setzt die lückenlose Einhaltung der Bestimmungen in der Regel die Implementierung eines Vertragsmanagements mit einheitlichen Vertrags- und Formularmustern voraus. Daneben erfordern die Neuerungen zur vertraglichen Zusammenarbeit vor allem aber die Anpassung bestehender Prozesse als Bestandteil des innerbetrieblichen Compliance-Managements.[56]

Ferner wurde der Komplex **„Nichtinterventionelle Studien"** in § 19 FSA-Kodex 40 Fachkreise – vormals „Anwendungsbeobachtungen" – völlig neu strukturiert und stärker reguliert. Diese Änderungen des neuen FSA-Kodex beruhen auf den Vorgaben des EFPIA-Kodex, den Empfehlungen des VFA und verschiedener Behörden (BfArM, PEI, etc.). Zunächst hat sich der Bezugspunkt von § 19 FSA-Kodex Fachkreise geändert, da dieser nun von nichtinterventionellen Studien (NIS) und nicht mehr von Anwendungsbeobachtungen spricht. Mit dieser Änderung folgt der FSA der Vorgabe der EFPIA sowie der **Begrifflichkeit des AMG,** das in § 4 Abs. 23 Satz 3 AMG „nichtinterventionelle Prüfungen" definiert. Inhaltlich erfuhren die Anforderungen an NIS eine erhebliche **Verschärfung**. Die Regelungen gehen dabei über die Anforderungen des EFPIA-Kodex hinaus und setzen die Empfehlungen des VFA zu NIS vom 21. 1. 2007 um.[57] Die Änderungen sind insofern auch als Reaktion auf die in der Öffentlichkeit kritisch geführte Diskussion zu Anwendungsbeobachtungen zu verstehen und spiegeln das Bestreben wider, durch die Einführung klarer Standards die Qualität der NIS sowie ihre Transparenz zu verbessern.

Inhaltlich sind folgende, wesentliche Änderungen anzusprechen: Die zentrale Verantwortung für die Planung, Implementierung, Durchführung und Auswertung der jeweiligen Studie innerhalb des Unternehmens ist dem **Leiter der medizinischen Abteilung** auferlegt. Die Unternehmen müssen ihre Standard Operating Procedures (SOP) konkretisieren, Informationen über beabsichtigte NIS spätestens 21 Tage nach Beginn der Patientenrekrutierung in ein öffentlich zugängliches Register einstellen sowie die Zusammenfassung der ausgewerteten Studienergebnisse zwölf Monate nach Abschluss der NIS den Teilneh-

---

[56] Ausführlich hierzu *Dieners*, in: FS für Ulf Doepner, 2008, S. 181 ff.
[57] Abrufbar unter www.vfa.de/de/forschung/nisdb/Nis-vfa-empfehlungen.html.

mern und der Öffentlichkeit zur Verfügung stellen. Dies kann, wie auch bei klinischen Prüfungen, beispielsweise per Internet erfolgen. Pharmaberater dürfen allein zu administrativen Zwecken bei der Durchführung von NIS eingesetzt werden, nicht aber zu Werbezwecken.

41 Auch § 20 FSA-Kodex Fachkreise, der seit der Etablierung des Kodex zu dessen Kernbereichen gehört, erfuhr kleinere Änderungen wie beispielsweise die Ergänzung des § 20 Abs. 8 FSA-Kodex Fachkreise hinsichtlich **internationaler Veranstaltungen von sogenannten Dreiländergesellschaften**.

42 Neu eingeführt wurden zudem die §§ 25 und 26 FSA-Kodex Fachkreise, von denen sich § 25 FSA-Kodex Fachkreise ausführlich mit **Spenden und anderen Zuwendungen an Institutionen** befasst und damit auch diesen Bereich verbindlichen Regelungen unterzieht. § 26 FSA-Kodex Fachkreise widmet sich den **gegenseitigen Leistungsbeziehungen zwischen Unternehmen und Institutionen**. Nach § 25 FSA-Kodex Fachkreise dürfen Spenden nur erfolgen, wenn sie Zwecken des Gesundheitswesens oder vergleichbaren Zwecken dienen, ferner sind sie u. a. zu dokumentieren. In § 26 FSA-Kodex Fachkreise wird die Zulässigkeit vertraglicher Zusammenarbeit zwischen Unternehmen und Institutionen an die Einhaltung bestimmter Voraussetzungen geknüpft; so sind Verträge in diesem Bereich nur zulässig, wenn sie den Zwecken des Gesundheitswesens oder vergleichbaren Zwecken dienen und keine Beeinflussung von Therapie-, Verordnungs- und Beschaffungsentscheidungen stattfindet. In diesem Bereich ist insbesondere die im Vergleich zu den Art. 11 und 12 EFPIA-Kodex Fachkreise **abweichende Regelungstechnik** zu beachten. Obwohl aber § 25 und § 26 unterschiedliche Anwendungsbereiche betreffen und damit kein Auffangtatbestand besteht, ist hier keine Regelungslücke zu sehen (vgl. Kap. 11 Rdnr. 358).

43 Der **Qualifikationen- und Pflichtenkatalog der Mitarbeiter** in § 27 FSA-Kodex Fachkreise wurde durch die (Neu-)Regelungen in Abs. 4, Abs. 5 und dem Abs. 6 ebenfalls modifiziert.

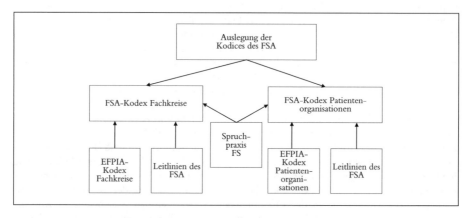

Abb. 3: Auslegung der Kodices des FSA

III. Rechtliche Bedeutung des FSA-Kodex im Rahmen des UWG

44 Ein Verstoß gegen eine Bestimmung des FSA-Kodex Fachkreise wird verschiedentlich auch von der Rechtsprechung als ein Indiz für einen **Wettbewerbsverstoß** im Sinne des UWG gesehen.[58] Allerdings steht eine eindeutige Klärung dieser Frage durch die Recht-

---

[58] *LG Aachen* Urt. v. 27. 6. 2006, 41 O 6/06. Bezugnehmend auf diese Entscheidung: FS I 2005.9–92, www.fs-arzneimittelindustrie.de; *LG München I* PharmR 2008, 330 ff. („Wasserspender" – nicht rechtskräftig); *OLG München* Urt. v. 7. 8. 2008, 29 U 2026/08 (nicht rechtskräftig).

sprechung noch aus. Davon wird auch die Bedeutung des FSA-Kodex Fachkreise für Nicht-Mitglieder abhängen (eine ausführliche Darstellung dieser Thematik findet sich in Kap. 11 Rdnr. 21).

IV. Ausblick

Die Implementierung der EFPIA-Vorgaben und der NIS Empfehlungen führt zu einer 45 Ausweitung der bisherigen Regelungsmaterie. Für die Mitgliedsunternehmen ist hiermit wiederum die Notwendigkeit der Vornahme einer Vielzahl von **Umsetzungsmaßnahmen** verbunden. Die Neuregelung des FSA-Kodex liegt insgesamt auf der bislang vom FSA verfolgten Linie, durch **hohe Anforderungen an die Transparenz und Lauterkeit** der Kooperationsbeziehungen zwischen der pharmazeutischen Industrie und den Angehörigen der Fachkreise sowohl die Qualität als auch die Reputation dieser Zusammenarbeit zu steigern. Die Erfolge auf diesem Weg finden auch auf Seiten der Politik und unabhängigen Organisationen Anerkennung. Von daher ist damit zu rechnen, dass die Fortschreibung der bisherigen Regelungen über den Kreis der Mitgliedsunternehmen hinaus für Dritte, etwa im Rahmen der Rechtsprechung der Wettbewerbsgerichte, weitere Maßstäbe setzen wird.

G. FSA-Kodex Patientenorganisationen

Nachdem das EFPIA Board am 31. 5. 2007 die Einführung eines Patientenorganisa- 46 tionskodex auf internationaler Ebene beschlossen hatte, erfolgte die Umsetzung dieses Kodex durch die Verabschiedung des FSA-Kodex Patientenorganisationen, der am 15. 10. 2008 in Kraft trat. Durch diese Regelwerke soll die **Unabhängigkeit von Patientenorganisationen**, wie z. B. Selbsthilfegruppen oder Selbsthilfeorganisationen gesichert werden. Zudem ist es Ziel dieses Kodex, die **Einhaltung der gesetzlichen Vorgaben**, insbesondere auf dem Gebiet der Heilmittelwerbung, sowie die notwendige **Transparenz der Beziehungen zwischen den Organisationen und der Pharmaindustrie** zu gewährleisten. Mit diesem Kodex erfolgt einerseits die Klarstellung, dass die in der Vergangenheit geäußerten Bedenken hinsichtlich des Einflusses der Pharmaindustrie auf Patientenorganisationen durchaus ernst genommen werden. Andererseits wird dadurch der Generalverdacht der manipulativen Beeinflussung von Patientenorganisationen durch die Förderungen der Pharmaindustrie abgeschwächt, so dass dieser Form der Zusammenarbeit in Zukunft ein höheres Maß an gesellschaftlicher Anerkennung zukommen dürfte (zu diesem Themenkomplex siehe Kap. 12).

H. AKG-Kodices

Zum 1. 1. 2008 nahm der Verein „**Arzneimittel und Kooperation im Gesund-** 47 **heitswesen e. V."** (**AKG e. V.**)[59] seine Arbeit auf. Am 7. 4. 2008 wurde der „Verhaltenskodex der Mitglieder des „Arzneimittel und Kooperation des Gesundheitswesens e. V." (AKG e. V.)" **(kurz: AKG-Verhaltenskodex)** von dessen Mitgliedern beschlossen. Darüber hinaus wurde am 6. 11. 2008 der „AKG-Kodex zur Zusammenarbeit mit Patienten-

---

[59] Nähere Informationen zum AKG finden sich unter www.ak-gesundheitswesen.de. Dort sind ebenfalls der AKG-Kodex Fachkreise, der AKG-Kodex Patientenorganisationen, die Verfahrensordnung und die Satzung zu finden.

Kapitel 4. Problembewältigung durch Staat und Verbände

organisationen" **(kurz: AKG-Patientenkodex)** beschlossen.[60] Der AKG-Patientenkodex gleicht in vielen Punkten dem FSA-Kodex Fachkreise. Das Bundeskartellamt hat den AKG-Patientenkodex als Wettbewerbsregeln anerkannt.[61] Der AKG-Patientenkodex ist damit verbindlich.

48   Der Verein AKG e.V. steht dem **Bundesverband der Pharmazeutischen Industrie (BPI)** nahe und besteht daher im Wesentlichen aus Mitgliedsunternehmen des BPI. Der AKG steht jedoch auch jedem anderen pharmazeutischen Unternehmen mit Sitz in Deutschland offen. Der AKG-Verhaltenskodex ist für die Mitglieder des BPI verbindlich und setzt verpflichtende Verhaltensregeln für die Zusammenarbeit mit Fachkreisangehörigen sowie die Werbung für verschreibungspflichtige Arzneimittel fest. Die Regeln zur Zusammenarbeit mit Fachkreisangehörigen im 4. Abschnitt des AKG-Verhaltenskodex werden durch eine Schlichtungs- und Schiedsstelle überwacht und gegenüber den Mitgliedsunternehmen ggf. in einem förmlichen Verfahren durchgesetzt. Der AKG versteht sich aber nicht nur als Schlichtungs- und Schiedsstelle, sondern will seine Mitglieder auch im Vorfeld beraten.[62] Der Verein hat insoweit die satzungsmäßige Aufgabe, die Mitgliedsunternehmen über die Verhaltensregeln des AKG-Verhaltenskodex und die für die Mitgliedsunternehmen relevanten gesetzlichen Regelungen wie z.B. AWG, UWG, AMG sowie die Antikorruptionsvorschriften des StGB zu beraten.[63]

49   Die Regelungsbereiche des AKG-Verhaltenskodex[64] und des FSA-Kodex Fachkreise entsprechen sich in vielen Fragen und stellen weitgehend identische **Regelungen derselben Materie** dar.[65]

50   Der BPI ist nicht (mehr) Mitglied der EFPIA. Daher gelten nicht die gleichen Mindeststandards. Abweichungen zwischen den Kodices sind daher grundsätzlich möglich. Ein **Vergleich der beiden Kodices** zeigt aber, dass die **Abweichungen bislang nur punktuellen Charakter** haben. Häufig finden sich entsprechende Bestimmungen in beiden Vorschriften. Der Grund liegt in den gemeinsamen Ursprüngen beider Kodices. Nachdem der BPI allerdings aus der EFPIA ausgetreten ist, dürfte in der Zukunft die Schere zwischen den Kodices des VFA und des BPI weiter werden. Erste Anzeichen dafür finden sich bereits im Bereich der nichtinterventionellen Studien (NIS). Abweichungen ergeben sich zudem insbesondere im Bereich der Durchführung bzw. des Sponsoring[66] von internationalen Veranstaltungen. Eine Fortbildungsveranstaltung ist nur dann „international" i.S.d. AKG-Verhaltenskodex, wenn sie außerhalb der EU und/oder des EWR und/oder der Schweiz stattfindet.[67] Desweiteren wird dem Wortlaut des AKG-Verhaltenskodex zufolge bloße Imagewerbung nicht erfasst. Zudem empfiehlt der AKG-Verhaltenskodex lediglich die Beachtung der Anforderungen des BfArM zur Durchführung von Anwendungsbeobachtungen,[68] während ihre Beachtung durch den FSA-Kodex Fachkreise verbindlich vorgeschrieben wird. Auch die Struktur der Mitglieder der Verbände unterscheidet sich. Tendenziell sind die Mitglieder des BPI unternehmergeführte Arzneimittelhersteller,[69] bei-

---

[60] Siehe Telegramm des BPI Nr. 205 vom 7.11.2008.

[61] Vgl. die Homepage des AKG: www.ak-gesundheitswesen.de/patientenkodex/, Stand 30.11.2009. Siehe auch die Bekanntmachung im BAnz. v. 29.7.2009, BAnz. Nr. 110, S. 2603.

[62] Diese Beratung ist jedoch nicht als Rechtsberatung im konkreten Einzelfall zu verstehen, sondern stellt, wie im Falle des FSA eine Entscheidungshilfe dar (*Bleicken,* Interview in Pharma Relations 02/2008, 20f.).

[63] Eine Übersicht über den AKG und seine Tätigkeit findet sich auch in: Info-Börse, Selbstkontrolle der Pharmaindustrie, pharmind 2008, 37.

[64] Siehe dazu *Bienert,* PharmR 2008, 533, 534.

[65] Zu den Details der Regelungen des AKG-Kodex siehe *Bienert/Hein,* Auf einen Blick – Pharmaverhaltenskodex in der Praxis, Hamburg 2009.

[66] Zum Begriff des Sponsoring siehe *Pelz,* LMuR 2009, 50ff.

[67] Siehe § 19 Abs. 8 UA 2 AKG-Kodex.

[68] Entwurfsfassung vom 9.5.2007, abrufbar unter www.bfarm.de.

[69] *Bienert,* PharmR 2008, 533, 534.

de Verbände stehen jedoch ausdrücklich allen pharmazeutischen Unternehmen mit Sitz in Deutschland offen.

Seinen bisherigen Verlautbarungen zufolge zielt der AKG tendenziell eher auf eine **Einigung der Parteien**.[70] Eine detaillierte Beurteilung der Arbeit des AKG ist allerdings zu dem jetzigen Zeitpunkt nicht möglich, da noch keine Entscheidungen des AKG bei Kodexverstößen bekannt geworden sind. 51

Der Schritt des BPI, einen eigenen Verband mit eigenem Kodex zu gründen, hat zu **Irritationen und Bedauern** auf Seiten des FSA[71] und der Öffentlichkeit[72] geführt. Teilweise wurde hierdurch sogar das Konzept der Selbstkontrolle als gescheitert angesehen.[73] Dem haben sowohl FSA als auch der BPI zu Recht widersprochen.[74] Der BPI hat mit dem AKG einen eigenen Weg eingeschlagen und sich damit sowohl von VFA und FSA als auch von der EFPIA distanziert, obwohl zunächst eine Zusammenarbeit von VFA und BPI im FSA verfolgt wurde.[75] Die Trennung ist bedauerlich. Denn der eigentliche Sinn der Kodices ist die Schaffung von Rechtssicherheit. Durch die parallele Regelung derselben Materie in zwei unterschiedlichen Kodices wird dies leider erschwert. Insbesondere im Bereich von Kooperationen kann diese Zweiteilung problematisch werden, denn für Vertragspartner von Unternehmen beider Verbände (z.B. Werbeagenturen) kann daraus die Notwendigkeit folgen, das eigene Verhalten abwechselnd an zwei verschiedenen Kodices auszurichten.[76] 52

I. Eigenanwendungs-IVD-Kodex

Die herausragende Bedeutung des Regelungssystems des FSA zeigt sich insbesondere an seinem Einfluss auf andere Verbände. Zuletzt wurde durch den **Verband der Diagnostica-Industrie (VDGH)** der sog. Eigenanwendungs-IVD-Kodex" vom 23. 6. 2008[77] erlassen,[78] der an den FSA-Kodex Fachkreise angelehnt ist und ebenfalls auf dem „Gemeinsamen Standpunkt der Verbände" basiert.[79] Ähnlich wie der FSA-Kodex Fachkreise trägt auch der Eigenanwendungs-IVD-Kodex dem Umstand Rechnung, dass zwar die Zusammenarbeit der Unternehmen in diesem Bereich mit Ärzten sowohl fachlich und wissenschaftlich notwendig als auch unter ökonomischen Aspekten wünschenswert ist, dass aber auf der anderen Seite die Unabhängigkeit der Fachkreise gewahrt werden muss. Daher bekennt sich auch der VDGH im Eigenanwendungs-IVD-Kodex zu den **Grundsätzen der Trennung, der Transparenz, der Dokumentation und der Äquivalenz gegenseitiger Leistungen**.[80] Es ist zu beachten, dass sich der Anwendungsbereich gem. § 1.1 des 53

---

[70] Siehe *Bienert,* PharmR 2008, 533, 535.
[71] Siehe die Pressemitteilung des FSA v. 22. 6. 2007, www.fs-arzneimittelindustrie.de.
[72] Siehe Editorial der Zeitschrift Pharma Relations Heft 03/2008, in dem die Neueinführung eines zweiten Kodex wie folgt bewertet wird: „Die deutsche Pharma-Industrie leistet sich zwei Selbstkontroll-Vereine und zwei Ehrenkodices. Ob sie darauf stolz sein darf? Es darf bezweifelt werden."
[73] Siehe die Pressemitteilung der Arbeitsgemeinschaft der Spitzenverbände der gesetzlichen Krankenkassen v. 7. 8. 2007, www.g-k-v.com/gkv/index.php?id=544&type=98.
[74] Vgl. die Pressemitteilung der FSA v. 13. 8. 2007, www.fs-arzneimittelindustrie.de und die des BPI v. 8. 8. 2007, www.bpi.de.
[75] Siehe zu dieser Entwicklung *Merten/Rabatta,* DÄBl. 2007, 2625; *Czettritz,* in: FS Sander, S. 387, 388.
[76] Beide Kodices kennen eine Verantwortlichkeit der Mitglieder für das Verhalten Dritter, vgl. jeweils § 3 der Kodices.
[77] BAnz. v. 3. 7. 2008, BAnz. Nr. 98, S. 2380).
[78] Siehe dazu *Klümper/Hofer,* MPJ 2009, 23, 27 ff.
[79] Siehe Einleitung zum Eigenanwendungs-IVD-Kodex.
[80] Siehe Einleitung zum Eigenanwendungs-IVD-Kodex; ausführlich dazu *Klümper/Hofer,* MPJ 2009, 23, 27 f.

Kodex auf die Vertreiber und Werbungtreibenden sog. Eigenanwendungs-IVD beschränkt und damit nicht pauschal auf alle Mitglieder des VDGH anwendbar ist. Das erscheint hinsichtlich der Vergleichbarkeit mit dem FSA-Kodex Fachkreise sinnvoll. Denn die Eigenanwendungs-IVD sind zumindest teilweise (Harn- und Blutteststreifen) von dem **Leistungsanspruch des Versicherten** gem. § 31 Abs. 1 SGB V erfasst, der auch den Leistungsanspruch bezüglich der Arzneimittel beinhaltet. Auch die geplante Beschränkung der Abgabe von HIV-Teststreifen zeigt Parallelen zur Arzneimittelversorgung.[81] Zudem **übernimmt der FSA die Überwachung und Sanktionierung** von Kodex-Verstößen.[82] Dies stellt ein Novum dar, da hierdurch erstmals Medizintechnikunternehmen dem **FSA-Spruchkörper** unterworfen werden. Es wird deutlich, dass die Selbstregulierung auch von anderen Branchen des Gesundheitswesens als sinnvoll erachtet wird. Die Ähnlichkeit der Umsetzung der Materie, die sogar die Verwendung des (beinahe) gleichen Spruchkörpers ermöglicht, zeigt, dass der FSA eine Vorreiterrolle einnimmt.

J. EFPIA-Kodices

54   Die European Federation of Pharmaceutical Industries and Associations („EFPIA") repräsentiert als europäischer Dachverband der **Pharmaindustrie 31 Mitgliedsverbände und 44 weitere pharmazeutische Unternehmen**, sodass insgesamt über **2.200 Unternehmen** von der EFPIA mittelbar repräsentiert werden.[83] Die EFPIA hat, ähnlich wie die zuvor beschriebenen nationalen Verbände, Kodices erlassen, deren Umsetzung für ihre Mitglieder verbindlich ist. Es handelt sich dabei zum einen um den „EFPIA Code on the Promotion of prescription-only medicines to, and interactions with, Healthcare Professionals", der in Deutschland durch den FSA-Kodex Fachkreise umgesetzt wird. Zum anderen ist dies der „EFPIA Code of Practice on relationships between the pharmaceutical industry and patient organisations", der die Basis für den FSA-Kodex Patientenorganisationen bildet. Wie die übrigen Verhaltenskodizes sind auch die Kodices der EFPIA nur für die Verbände und Unternehmen verbindlich, die dem Verband als Mitglieder angehören. Dies ist beim BPI nicht der Fall. Daher wurde der AKG-Kodex auch nicht an die jüngsten Änderungen des EFPIA-Kodex angepasst (siehe dazu auch Rdnr. 47 ff.). Inhaltlich wird auf die einzelnen Aussagen der EFPIA-Kodices im Rahmen von Kap. 11 und 12 eingegangen, wo bei der Erörterung der Umsetzungsnormen auf die jeweilige Bestimmung des europäischen Codes verwiesen wird.

55   Diskutiert wurde in jüngster Zeit die Umsetzung des EFPIA-Kodex zur Zusammenarbeit mit den Fachkreisen vor allem im Bereich der Durchführung bzw. des Sponsoring von internationalen Veranstaltungen.[84] Der EFPIA-Kodex verbietet grundsätzlich die Durchführung von **Veranstaltungen mit Beteiligung der Fachkreise im Ausland** (Art. 9.02), sieht aber zwei Ausnahmefälle vor. Demnach sind Veranstaltungen außerhalb des Landes, in dem das organisierende bzw. unterstützende Unternehmen seinen Sitz hat, nur zulässig, wenn
– die meisten der Teilnehmer aus einem anderen Land kommen und logistische Gründe für die Wahl des in diesem Land gelegenen Veranstaltungsortes sprechen, oder
– Ressourcen oder Fachkenntnisse am Veranstaltungsort zur Verfügung stehen und logistische Gründe für die Wahl des in diesem Land gelegenen Veranstaltungsortes sprechen.

---

[81] Siehe Gesetzesentwurf der Bundesregierung zur 4. MPG-Novelle vom 18. 2. 2009, S. 7.
[82] Pressemitteilung des FSA v. 20. 1. 2009, www.fs-arzneimittelindustrie.de.
[83] Quelle: http://www.efpia.org/content/Default.asp?PageID=349.
[84] In Art. 7 des EFPIA-Codes zur Zusammenarbeit mit Patientenorganisationen findet sich eine entsprechende Bestimmung, die nachfolgenden Ausführungen gelten also soweit übertragbar auch in diesem Rahmen.

J. EFPIA-Kodices

Diese Regelung ist auf **Kritik** gestoßen. Es wurde insofern vertreten, sie verstoße gegen 56 die **EG-Dienstleistungsfreiheit**.[85] Dem ist entgegen zu halten, dass die EFPIA hinsichtlich ihrer Kodices bereits nicht als Verpflichtete der Grundfreiheiten des EGV anzusehen ist. Bei den Regelungen der EFPIA handelt es sich nämlich nicht um sog. **„kollektive Regelungen"**. Die zu dieser Frage ergangenen Entscheidungen des EuGH betrafen arbeitsrechtliche Regelungen von Sportverbänden, die die Möglichkeit für Sportler, an den Sportveranstaltungen eines mitgliedstaatlichen Verbandes teilzunehmen, abhängig von der Staatsangehörigkeit des Sportlers einschränkten.[86] Eine direkte Übertragung dieser Grundsätze auf den vorliegenden Fall ist nicht möglich, da es durch die Regelung der EFPIA mitnichten ausländischen Ärzten erschwert wird, an Veranstaltungen teilzunehmen. Dennoch mag man als Argument anführen, es könnte die Dienstleistungsfreiheit des Unternehmens betroffen sein, das durch diese Bestimmung des EFPIA-Kodex nicht in der Lage sein könnte, Informationen an Fachkreise durch im Ausland stattfindende Veranstaltungen weiterzugeben.[87] Auch dies ist aus verschiedenen Gründen unzutreffend. Nachfolgend werden die Aspekte, die gegen einen Verstoß gegen die aus dem EG-Vertrag resultierende Dienstleistungsfreiheit sprechen, in der an dieser Stelle gebotenen Kürze dargestellt.

Es liegt bereits keine Beeinträchtigung der Dienstleistungsfreiheit vor: 57
– Die Vergleichbarkeit mit den Urteilen zu „kollektiven Regelungen" scheitert daran, dass die Unterwerfung unter den EFPIA-Kodex **weder rechtlich noch faktisch zwingend ist.**[88] Die EFPIA stellt mit ihren Kodices lediglich einen gewissen europaweiten Minimum-Standard für ihre Mitglieder auf, der dauerhaft zu einer Angleichung der Kodices seiner Mitglieder führen dürfte und damit sogar zu einer **Förderung des Binnenmarktes** beitragen kann.
– Bei den Bestimmungen der EFPIA handelt es sich nicht um originäre Regelungen ohne Entsprechung im Gesetz. Der EFPIA-Kodex dient nur der Konkretisierung der ohnehin bestehenden gesetzlichen Regelungen.[89] Nach Art. 94 Abs. 2, 95 RL 2001/83/EG muss der **Repräsentationsaufwand** im Zusammenhang mit Verkaufsveranstaltungen und der Bewirtung im Rahmen von berufsbezogenenen oder wissenschaftlichen Veranstaltungen **immer streng auf den Hauptzweck der Veranstaltung begrenzt** sein. **Die EFPIA legt diese Bestimmung lediglich aus,** indem sie eine Veranstaltung im Ausland unter bestimmten Voraussetzungen als unzulässigen Repräsentationsaufwand ansieht.
– Die Dienstleistungsfreiheit erstreckt sich nur auf **entgeltliche Leistungen.**[90] Um eine solche handelt es sich nicht bei der Durchführung und Unterstützung von Informationsveranstaltungen im Hinblick auf die unentgeltliche (passive) Teilnahme von Angehörigen der Fachkreise. Dies ist stattdessen eine einseitige Leistung.[91]
– Eine abweichende Betrachtung ergibt sich auch nicht aus einem Zusammenhang mit der „wirtschaftlichen Tätigkeit von pharmazeutischen Unternehmern"[92]. Die **wirtschaftliche Tätigkeit der Pharmaunternehmen** ist letztlich der **Absatz von Arznei-**

---

[85] *Koenig/Schreiber*, PharmR 2008, 309 ff.
[86] Vgl. *EuGH* Rs. 36/74, *Walrave und Koch*, Slg. 1974, 1405 ff.; Rs. 13/76, *Donà*, Slg. 1976, 1333 ff.; Rs. C-415/93, *Bosmann*, Slg. 1995, 4921 ff.; weitere Nachweise bei *Randelzhofer/Forsthoff*, in: Grabitz/Hilf, EGV, vor Art. 39–55, Rdnr. 73 f.
[87] So *Koenig/Schreiber*, PharmR 2008, 309, 312.
[88] Diese Verpflichtung ergibt sich nicht aus der Wasserspender-Entscheidung des *LG München I* PharmR 2008, 330 ff. (nicht rechtskräftig). Das Gericht hat hier nur ausgeführt, dass die Verhaltenskodices der Verbände allgemein von der Branche geschaffen wurden, um einer „angedrohten gesetzlichen Regelung des Gesamtkomplexes" zuvorzukommen. Hieraus ergibt sich weder eine allgemeine Verpflichtung, irgendeinem Verband beizutreten, noch eine konkrete Verpflichtung, sich den Regelungen der EFPIA zu unterwerfen.
[89] Art. 86 ff. der RL 2001/83/EG.
[90] *Holoubek*, in: Schwarze, EU-Recht, 2. Aufl. 2009, Art. 49/50 EGV, Rdnr. 19 ff.
[91] So selbst *Koenig/Schreiber*, a. a. O.
[92] Diese Auffassung vertreten *Koenig/Schreiber*, a. a. O.

mitteln. Soll also ein solcher Zusammenhang bestehen, müsste es sich bei den Informationsveranstaltungen um eine Absatzförderung, i. e. **Werbung**[93] handeln. In diesem Fall müsste allerdings nach der „Überwiegensregel"[94] davon ausgegangen werden, dass die Dienstleistungsfreiheit hier lediglich **Annexcharakter** hat und von der – hinsichtlich des Arzneimittelabsatzes einschlägigen – Warenverkehrsfreiheit umfasst ist.[95]

– Anderenfalls muss eine **Aufspaltung** beider Bereiche und damit eine isolierte Betrachtung der Durchführung und Unterstützung von Informationsveranstaltungen stattfinden. In diesem Falle fehlte es aber, wie bereits ausgeführt, an dem Kriterium der Entgeltlichkeit.

58 Zudem liegen Gründe vor, die eine Beeinträchtigung rechtfertigen würden:

– Als Rechtfertigungsgrund kommt der **Schutz der Gesundheit der Bevölkerung** in Betracht,[96] da diese Vorschrift der Unabhängigkeit der Fachkreise und damit der bestmöglichen Arzneimittelversorgung der Patienten dient.[97]

– Zur Erreichung dieses Zwecks ist sie auch **geeignet,** denn sie steht im Zusammenhang mit den weiteren Regelungen des Art. 9 EFPIA-Kodex, der insgesamt verhindert, dass eine unsachliche Beeinflussung der Teilnehmer durch die Wahl eines besonders attraktiven Veranstaltungsortes erreicht wird.[98] Allein durch eine große Entfernung zum Veranstaltungsort kann bereits eine unsachliche Beeinflussung entstehen oder ein entsprechender Eindruck erweckt werden. Daher dient die grundsätzliche Begrenzung auf das Inland der Verhinderung übermäßig großer Entfernungen zum Veranstaltungsort und ist demzufolge auch geeignet zur Erreichung des Zwecks.

– Die **Erforderlichkeit** ergibt sich aus dem Umstand, dass, wie die Spruchpraxis des FSA zeigt (siehe Kap. 11 Rdnr. 278 ff.), bereits für das Inland nur schwer zu beurteilen ist, ob ein Veranstaltungsort eine unangemessene touristische Attraktivität besitzt. Allein durch die Wahl des ausländischen Veranstaltungsortes kann also ein unangemessener Werbeeffekt zumindest im Rahmen der Einladung erreicht werden. Daher ist diese Regelung der EFPIA effektiver als die bloße Forderung nach angemessener touristischer Attraktivität ohne Einschränkung bezüglich ausländischer Veranstaltungsorte.

– Letztlich ist die Regelung der EFPIA auch **angemessen,** denn angesichts des hohen Schutzguts ist eine effektive **Durchsetzbarkeit dieser Regelung notwendig.** Durch die grundsätzliche Begrenzung auf das Inland wird eine leicht nachvollziehbare Grenze für die Wahl der Veranstaltungsorte geschaffen. Zudem ergibt sich für die betroffenen Unternehmen letztlich keine massive Einschränkung durch diese Regelung, da die Information der Teilnehmer als Zweck der Veranstaltung auch im eigenen Land in der Regel adäquat durchzuführen sein dürfte, sofern nicht vernünftige Gründe für die Veranstaltung im Ausland sprechen.

K. Eucomed Code of Business Practice

59 Der Eucomed Code of Business Practice („Eucomed-Kodex") ist das **Regelwerk der europäischen Medizinprodukteindustrie** zur Zusammenarbeit mit Fachkreisen. Eucomed Dachverband der europäischen Medizinprodukteindustrie, dem verschiedene nationale

---

[93] Das ergibt sich aus der Definition nach Art. 2 Nr. 1 der RL 84/450/EWG, derzufolge Werbung „jede Äußerung bei der Ausübung eines Handels, Gewerbes, Handwerks oder freien Berufs mit dem Ziel, den Absatz von Waren oder die Erbringung von Dienstleistungen, einschließlich unbeweglicher Sachen, Rechte und Verpflichtungen zu fördern." Der Begriff der Äußerung ist dabei weit auszulegen (*Köhler*, in: Hefermehl/Köhler/Bornkamm, UWG, 27. Aufl. 2009, Rdnr. 27).

[94] *EuGH* Rs. C-202/88, *Französische Republik gegen Kommission*, Slg. 1991, 1223 ff.

[95] Siehe dazu *Holoubek*, in: Schwarze, EU-Recht, 2. Aufl. 2009, Art. 49/50 EGV, Rdnr. 29.

[96] Auch im Falle von Beeinträchtigungen durch Verbandsregelungen sind die Rechtfertigungsgründe zu prüfen, *EuGH* Rs. C-415/93, *Bosmann*, Slg. 1995, 4921 ff.

[97] So selbst *Koenig/Schreiber*, a. a. O.

[98] A. A. *Koenig/Schreiber*, a. a. O.

K. Eucomed Code of Business Practice

Verbände (u. a. der BVMed) und auch einzelne Unternehmen der Medizinprodukteindustrie als Direktmitglieder angehören. Der Eucomed-Kodex stellt gleichsam das Pendant zum EFPIA-Kodex und die „**Compliance-Benchmark" für die europäische Medizinprodukteindustrie** dar, der insofern die europäischen Mindeststandards vorgibt. Die nationale Umsetzung des Eucomed Kodex ist der Kodex Medizinprodukte. Ein vergleichbares Regelwerk in den USA stellt der AdvaMed Code of Ethics dar.[99] Eucomed hat neben dem Code ein Guidance Document in Form einer Q&A-List veröffentlicht,[100] das durch Antworten auf konkrete Fragestellungen und durch Beispiele eine Auslegungshilfe zum Eucomed–Kodex darstellt. Die Kernprinzipien des Eucomed-Kodex sind das Trennungs-, Transparenz-, Äquivalenz- und das Dokumentationsprinzip. Sie entsprechen denen der Kodices im Pharmabereich (siehe dazu Kap. 5). Auch die Kernaussagen des Eucomed-Kodex entsprechen weitgehend denen der Kodices der Pharmabranche und müssen daher an dieser Stelle nicht im Detail ausgeführt werden. Aufgrund der im Vergleich zum Pharmabereich stärkeren Ausrichtung der Medizinprodukteindustrie auf den Klinikbereich ist insofern die jüngst eingeführte Konkretisierung des Transparenzprinzips bemerkenswert, da dies die erste europaweite Regelung eines Kodex darstellt, die Mindestanforderungen an die **Involvierung der Klinikverwaltungen** bei Abschluss von Verträgen mit Klinikärzten vorsieht. Dort heißt es: „*Interactions between industry and Health Care Professionals must be transparent and comply with national and local laws, regulations and professional codes of conduct. In countries where specific provision is not made, members shall nevertheless maintain appropriate transparency by requiring prior written notification is made to the hospital administration, the Health Care Professional's superior or other locally-designated competent authority, fully disclosing the purpose and scope of interaction.*"

In den Kodices für die Medizinprodukteindustrie fanden sich bislang keine Bestimmungen zur **Durchsetzung** der sich aus den Kodices ergebenden Verpflichtungen durch die Verbände. Im Arzneimittelbereich ist eine solche Sanktionsmöglichkeit seitens des FSA in Form des Spruchkörpers bereits seit einigen Jahren etabliert. Auch auf europäischer Ebene schreibt die EFPIA ihren Mitgliedern Maßnahmen zur Durchsetzung der eigenen Kodices vor. Der Eigenanwendungs-IVD-Kodex des VDGH führt zwar erstmals im Medizinproduktebereich eine solche Regelung ein, allerdings verweist dieser Kodex wiederum auf den Spruchkörper des FSA. Auf Seiten von Eucomed ist am 9. 10. 2009 ebenfalls im Rahmen eines sog. „Procedural Framework" die verbindliche **Etablierung von Durchsetzungsbestimmungen der Kodices** und von **Sanktionierungen von Kodexverstößen** durch die Mitgliedsverbände beschlossen worden,[101] wobei die Systematik und Verfahrensregeln den Vorgaben der EFPIA ähneln. Eucomed schreibt den nationalen Verbänden allerdings die Etablierung von eigenen Spruchkörpern nur dort vor, wo die zur Verfügung stehenden Rechtsschutzmöglichkeiten auf nationaler Ebene nicht als ausreichend angesehen werden, um die Durchsetzung des eigenen Kodex und die Sanktionierung von Verstößen zu gewährleisten. Für Deutschland ist der **BVMed** der Auffassung, dass die deutsche Rechtsordnung bereits hinreichend effektive Mechanismen vorsähen, die die Etablierung einer eigenen Spruchrichtertätigkeit des BVMed nicht zwingend erforderlich machten. Das strafrechtliche Sanktionspotential in Verbindung mit der hohen Sensibilität und der daraus erwachsenden Ermittlungstätigkeit der Staatsanwaltschaften, die heilmittelwerbe- und wettbewerbsrechtlichen Bestimmungen wie das HWG und das UWG sowie das System des vorläufigen Rechtsschutzes bieten bislang nach Auffassung des BVMed auch ohne ein eigenes zusätzliches Sanktionspotential genügend Möglichkeiten, wettbewerbswidrigen Verhaltensweisen von Marktteilnehmern effektiv entgegenzutreten.

60

---

[99] Abrufbar unter www.advamed.org/MemberPortal/About/code, zu beachten ist insbesondere die Neufassung vom 1. 7. 2009. Siehe dazu auch *Van Haute*, RAJ Devices May/June 2009, 161 ff.
[100] Diese Dokumente sowie weitere Informationen sind abrufbar unter www.eucomed.org.
[101] Siehe hierzu Eucomed press release 18/09, www.eucomed.be.

Kapitel 5. Grundlagen der Kooperation

Literatur: *Arbeitsgemeinschaft der Wissenschaftlichen Medizinischen Fachgesellschaften (AWMF)* u. a. (Hrsg.), Gemeinsamer Standpunkt zur strafrechtlichen Bewertung der Zusammenarbeit zwischen Industrie, medizinischen Einrichtungen und deren Mitarbeitern, Düsseldorf 2000 (zit. als „Gemeinsamer Standpunkt"); *Bundesfachverband Medizinprodukteindustrie – BVMed* (Hrsg.), Kodex „Medizinprodukte", Wiesbaden 1997 (zit. als Kodex „Medizinprodukte"); *Dieners*, Vermeidung von Korruptionsrisiken aus Unternehmenssicht – Rechtliche Gestaltung von Geschäftsbeziehungen, Behördenkontakten und Lobbying, in: Dölling (Hrsg.), Handbuch der Korruptionsprävention, München 2006, Kap. 4; *Fenger/ Göben*, Sponsoring im Gesundheitswesen, München 2004; *Freiwillige Selbstkontrolle für die Arzneimittelindustrie e. V. – FSA* (Hrsg.), Kodex für die Zusammenarbeit der pharmazeutischen Industrie mit Ärzten, Apothekern und anderen Angehörigen der Fachkreise, Berlin 2008 (zit. als „FSA-Kodex"); *Räpple*, Zuwendungen und Rabatte im Gesundheitswesen, in: Engler/Geserich/Räpple/Rieger (Hrsg.), Werben und Zuwenden im Gesundheitswesen, 2. Aufl., Heidelberg 2000, S. 157; *Ulsenheimer*, Arztstrafrecht in der Praxis, 4. Aufl., Heidelberg 2007; *Ulsenheimer*, Industriesponsoring und Vorteilsnahme/Bestechlichkeit, in: Laufs/Uhlenbruck (Hrsg.), Handbuch des Arztrechts, 3. Aufl., München 2002, S. 1417; *VFA*, Ethik-Handbuch, November 2007.

Übersicht

	Rdnr.
A. Einleitung	1
B. Trennungsprinzip	2
C. Transparenz-/Genehmigungsprinzip	3
D. Äquivalenzprinzip	6
E. Dokumentationsprinzip	7

A. Einleitung

Aus den bestehenden gesetzlichen Vorgaben des Straf-, Dienst- und Wettbewerbsrechts sowie des ärztlichen Berufsrechts sind **vier zentrale Grundsätze**[1] abzuleiten,[2] deren Einhaltung die bestehenden rechtlichen Risiken ausschließen bzw. weitgehend minimieren soll. Diese Grundsätze gelten mit Ausnahme des Genehmigungsprinzips sowohl für Klinikärzte als auch für niedergelassene Ärzte.[3]

1

B. Trennungsprinzip

Nach dem Trennungsprinzip dürfen Zuwendungen an Mitarbeiter medizinischer Einrichtungen oder an niedergelassene Ärzte **nicht in Abhängigkeit von Umsatzgeschäften, Beschaffungs-, Verordnungs- oder Therapieentscheidungen** erfolgen: Entgeltliche und unentgeltliche Leistungen an Klinikärzte und andere Mitarbeiter medizinischer Einrichtungen oder auch an niedergelassene Ärzte dürfen also nicht gewährt werden, um

2

---

[1] Neben den hier genannten vier zentralen Grundsätzen führt etwa *Ulsenheimer*, Arztstrafrecht, S. 434 noch die „Prinzipien der Bargeldlosigkeit", der „Kontendistanz" und der „Fremdnützigkeit" auf.
[2] Siehe *VFA*, Ethik-Handbuch, November 2007, S. 7.
[3] Siehe hierzu auch *Dieners*, Vermeidung von Korruptionsrisiken, Kap. 4, Rdnr. 94.

Einfluss auf Beschaffungs- oder Verordnungsentscheidungen etc. zu nehmen, wobei bereits ein entsprechender Eindruck vermieden werden sollte.[4] Das Trennungsprinzip setzt das allgemeine straf-, dienst-, wettbewerbs- und berufsrechtliche Grundpostulat um, wonach Zuwendungen an Ärzte zur Beeinflussung von Beschaffungsentscheidungen oder ärztlichen Verordnungs- oder Therapieentscheidungen unzulässig sind. Um bereits einen **entsprechenden Eindruck zu vermeiden,** sollten grundsätzlich keine Zuwendungen gewährt oder angenommen werden, die privaten Zwecken dienen. Es sollte nicht einmal der Eindruck entstehen, der Klinikarzt (oder ein anderer Mitarbeiter einer medizinischen Einrichtung) lege den Vorteil auf die „Waagschale der Entscheidung" bzw. die Zuwendung erfolge von Seiten der Industrie im Hinblick darauf. Dasselbe gilt für Beschäftigte medizinischer Einrichtungen in privater oder kirchlicher Trägerschaft. Entsprechende rechtliche Anforderungen gelten im Übrigen auch für alle Ärzte, also auch für Ärzte im niedergelassenen Bereich, denen nach dem ärztlichen Berufsrecht die Annahme von Vorteilen untersagt ist, wenn der Eindruck entstehen kann, der Arzt sei hierdurch in seiner ärztlichen Verordnungs- oder Therapiefreiheit beeinflusst.

C. Transparenz-/Genehmigungsprinzip

3   Nach dem Transparenz-/Genehmigungsprinzip sind sämtliche Sach- oder Geldzuwendungen an Mitarbeiter medizinischer Einrichtungen, durch die diese begünstigt werden bzw. begünstigt werden könnten, schriftlich anzuzeigen und genehmigungspflichtig. Das Transparenzprinzip sieht damit eine **grundsätzliche Involvierung der Dienstherren bzw. Arbeitgeber** bzw. der diese vertretenden **Krankenhausverwaltungen** in die Beziehungen der Industrie mit Ärzten oder anderen Mitarbeitern medizinischer Einrichtungen vor. Dies gilt für gegenseitige und für einseitige Leistungsbeziehungen, also sowohl für den Abschluss von Forschungs- oder Beraterverträgen als auch bei der Gewährung bzw. der Annahme sowie der Verwaltung von Unterstützungsleistungen der Industrie zur Teilnahme an wissenschaftlichen Fort- und Weiterbildungsveranstaltungen oder für Spenden. Leistungen durch die Industrie dürfen danach erst nach erfolgter Anzeige und Genehmigung erbracht werden.

4   Die Einhaltung des Transparenz-/Genehmigungsprinzips ist sowohl ein **entscheidender Eckpunkt** des Kodex „Medizinprodukte" als auch des „Gemeinsamen Standpunkts" der Verbände.[5] Dasselbe gilt für die „Verhaltensempfehlungen" der Verbände der pharmazeutischen Industrie sowie für den FSA-Kodex Fachkreise, die für die Zusammenarbeit mit Klinikärzten jeweils die Einhaltung der Hinweise und Empfehlungen des „Gemeinsamen Standpunkts" vorschreiben.[6] Mit der Einbeziehung der Dienstherren bzw. Arbeitgeber (in der Regel üben die Verwaltungen diese Funktion aus) soll sowohl strafrechtlichen als auch dienstrechtlichen Anforderungen genüge getan werden. Dies hat insbesondere folgenden Hintergrund: Die faktische Unabhängigkeit von Ärzten und anderen Mitarbeitern medizinischer Einrichtungen gegenüber den Verwaltungen hat in der Vergangenheit dazu geführt, dass oftmals ohne Kenntnis der Verwaltungen Forschungsverträge mit der Industrie abgeschlossen oder Unterstützungsleistungen der Industrie entgegen genommen wurden. Die Beachtung des Transparenz-/Genehmigungsprinzips vermeidet oder vermindert zumindest den möglichen Eindruck unzulässiger Einflussnahmen auf ärztliche Entscheidungen. Darüber hinaus entspricht dieses Prinzip den dienstrechtlichen Anforderungen an Transparenz und Involvierung der Dienstherren und Arbeitgeber (zu den Änderungen im Bereich der

---

[4] „Gemeinsamer Standpunkt", S. 10f.; Kodex „Medizinprodukte", S. 6; § 6 Abs. 1 Nr. 1 und § 17 FSA-Kodex; hierzu auch *Fenger/Göben*, S. 210; *Ulsenheimer*, Industriesponsoring, Rdnr. 110ff., KMA 2000, 23 und *Räpple*, Zuwendungen, S. 194.

[5] „Gemeinsamer Standpunkt", S. 11; Kodex „Medizinprodukte", S. 7.

[6] Nr. 10 der „Verhaltensempfehlungen", § 24 FSA-Kodex Fachkreise.

Dienstherrengenehmigung siehe Kap. 2 Rdnr. 42). Schließlich scheidet eine strafrechtliche Verfolgung in Fällen der §§ 331 und 333 StGB nur dann aus, wenn die Genehmigung des Dienstherrn bzw. des Arbeitgebers vorliegt bzw. die gegebenenfalls bestehenden hochschul- und drittmittelrechtlichen Genehmigungs- und Anzeigeverfahren eingehalten werden.

Dagegen gilt eine Genehmigungspflicht von Kooperationsbeziehungen mit der Industrie grundsätzlich **nicht für Ärzte im niedergelassenen Bereich**, da diese regelmäßig selbständig sind und keine Dienstherren oder Arbeitgeber haben. Allerdings kennt auch das ärztliche Berufsrecht, das sowohl für Klinikärzte als auch für niedergelassene Ärzte gilt, den **Transparenzgedanken**: Nach § 33 Abs. 1 Satz 2 MBO-Ä sind nämlich Verträge über die Zusammenarbeit mit der Industrie schriftlich zu schließen und sollen der Ärztekammer (auf deren Nachfrage) vorgelegt werden können.

D. Äquivalenzprinzip

Das Äquivalenzprinzip verlangt bei Vertragsbeziehungen mit medizinischen Einrichtungen oder deren Mitarbeitern sowie mit niedergelassenen Ärzten, dass Leistungen und Gegenleistungen in einem **angemessenen Verhältnis** zueinander stehen.[7] Die Einhaltung dieses Prinzips soll sicherstellen, dass es sich bei Zahlungen der Industrie für Leistungen der medizinischen Einrichtungen oder deren Mitarbeitern bzw. von niedergelassenen Ärzten ausschließlich um das Entgelt für die Erfüllung der Verträge und nicht etwa um das Erkaufen von Beschaffungs-, Verordnungs- oder Therapieentscheidungen oder ein damit in Zusammenhang stehendes Wohlwollen handelt. Die Beachtung des Äquivalenzprinzips soll dazu beitragen, dass in der Vergütung von vertraglichen Leistungen keine unlauteren oder (bei Klinikärzten) möglicherweise auch strafbaren Vorteile gesehen werden können.

E. Dokumentationsprinzip

Schließlich erfordert das Dokumentationsprinzip, dass sämtliche Leistungen **schriftlich und vollständig dokumentiert** werden.[8] Dies gilt nicht nur für Forschungs- und Beraterverträge, sondern auch für die auf dieser Grundlage ausgetauschten Leistungen, insbesondere Forschungsergebnisse und Beratungsleistungen. Die Einhaltung dieses Prinzips erleichtert es, ordnungsgemäß abgewickelte und rechtlich nicht zu beanstandende Geschäftsbeziehungen zwischen medizinischen Einrichtungen bzw. deren Beschäftigten oder niedergelassenen Ärzten einerseits und der Industrie andererseits anhand einer vollständigen Dokumentation der zugrunde liegenden Vertragsbeziehungen und der gegenseitigen Leistungen nachzuvollziehen. Hierdurch kann der mögliche Verdacht unlauterer bzw. strafbarer Momente vermieden oder ausgeräumt werden. Darüber hinaus ist die Einhaltung des Schriftlichkeitserfordernisses insbesondere für die betroffenen Ärzte von Bedeutung, da § 33 Abs. 1 Satz 2 MBO-Ä vorsieht, dass Verträge über die Zusammenarbeit mit der Industrie schriftlich zu schließen sind und der Ärztekammer (auf deren Nachfrage) vorgelegt werden sollen. Ein Schriftlichkeitserfordernis sehen auch die „Verhaltensempfehlungen" der Verbände der pharmazeutischen Industrie (Nr. 4.1) sowie der FSA-Kodex (§ 18 Abs. 1) vor (Kap. 11 Rdnr. 146 ff.).

---

[7] „Gemeinsamer Standpunkt", S. 11 f.; Kodex „Medizinprodukte", S. 8; Nr. 4.3 der „Verhaltensempfehlungen"; § 18 Abs. 1 Nr. 6 FSA-Kodex.
[8] „Gemeinsamer Standpunkt", S. 11; Kodex „Medizinprodukte", S. 7.

Kapitel 6. Vertragsgestaltung
– ausgewählte Kooperationsformen

Literatur: *Arbeitsgemeinschaft der Wissenschaftlichen Medizinischen Fachgesellschaften – AWMF* – u. a. (Hrsg.), Gemeinsamer Standpunkt zur strafrechtlichen Bewertung der Zusammenarbeit zwischen Industrie, medizinischen Einrichtungen und deren Mitarbeitern, Düsseldorf 2000 (zit. als „Gemeinsamer Standpunkt"); *Balzer/Milbradt*, Arbeitnehmererfinderrecht: Die Abschaffung des Hochschullehrerprivilegs und ihre Auswirkungen auf Forschungsverträge mit Universitätskliniken, PharmR 2003, 378; *Bartenbach/Volz*, Erfindungen an Hochschulen, GRUR 2002, 758; *Bundesfachverband Medizinprodukteindustrie – BVMed* (Hrsg.), Kodex „Medizinprodukte", Wiesbaden 1997 (zit. als Kodex „Medizinprodukte"); *Bundesverband der Pharmazeutischen Industrie – BPI* (Hrsg.), Antikorruptionsgesetz, Aulendorf 2001; *Dauster*, Private Spenden zur Förderung von Forschung und Lehre: Teleologische Entschärfung des strafrechtlichen Vorteilsbegriffs nach §§ 331 ff. StGB und Rechtfertigungsfragen, NStZ 1999, 63; *Dieners*, Die Neufassung des FSA-Kodex, A&R 2006, 110; *Dieners/Lembeck/Taschke*, Der „Herzklappenskandal" – Zwischenbilanz und erste Schlussfolgerungen für die weitere Zusammenarbeit der Industrie mit Ärzten und Krankenhäusern, PharmR 1999, 156; *Dieners/Milbradt*, Gestaltung von Forschungsverträgen der Pharma- und Medizinprodukteindustrie mit universitären Einrichtungen und deren Mitarbeitern, in: Festschrift für Reimann, Köln 2009, S. 49 ff.; *Dieners/Milbradt/Balzer*, The Abolition of the University Scientist Privilege and its Effects on Research Agreements, RAF 2004, 40; *Dieners/Oeben*, Die 4. MPG-Novelle – Änderungen und praktische Auswirkungen, MPR 2009, 105; *Dieners/Taschke*, Die Kooperation der medizinischen Industrie mit Ärzten und Krankenhäusern – Die aktuelle Rechtsprechung und ihre Konsequenzen, PharmR 2000, 309; *Felder/Lippert*, Der Krankenhausarzt als Berater der pharmazeutischen Industrie – Probleme bei der Gestaltung von Beraterverträgen, GesR 2008, 225; *Fischer*, Strafgesetzbuch und Nebengesetze, 56. Aufl., München 2009; *Freiwillige Selbstkontrolle für die Arzneimittelindustrie e. V. – FSA* (Hrsg.), Kodex für die Zusammenarbeit der pharmazeutischen Industrie mit Ärzten, Apothekern und anderen Angehörigen der Fachkreise, Berlin 2008 (zit. als „FSA-Kodex"); *Göben*, Kooperation zwischen Genmedizin und Industrie: Möglichkeiten und Grenzen, in: Winter/Fenger/Schreiber (Hrsg.), Genmedizin und Recht, München 2001, S. 347; *Leipold*, Compliance in der pharmazeutischen Industrie, in: Hauschka (Hrsg.), Corporate Compliance, München 2007, S. 680; *Michalke*, Drittmittel und Strafrecht – Licht am Ende des Tunnels?, NJW 2002, 3381; *Oschmann*, Praxisfragen zu F&E Verträgen, KliFoRe 2007, 86; *Osterrieth*, Patentrecht, 3. Aufl., München 2007; *Osterrieth/Holeweg*, Aktuelle Fragen des gewerblichen Rechtsschutzes (I) – Die Abschaffung des Hochschullehrerprivilegs und ihre praktischen Auswirkungen, MPR 2002, 18; *Räpple*, Rechtliche Aspekte der Unterstützung von Klinik, Forschung und Fortbildung durch die Industrie, in: Hiersche/Wigge/Broglie (Hrsg.), Spenden, Sponsoren – Staatsanwalt, 2. Aufl., Frankfurt am Main 2001, S. 45; *Räpple*, Rechtliche Aspekte der Unterstützung von Klinik, Forschung und Fortbildung durch die Industrie, Z Gastroenterol (Suppl. 2) 1999, 33; *Räpple*, Unterstützungsleistungen für Krankenhausmitarbeiter, implant 1997, 9; *Räpple*, Zuwendungen und Rabatte im Gesundheitswesen, in: Engler/Geserich/Räpple/Rieger (Hrsg.), Werben und Zuwenden im Gesundheitswesen, 2. Aufl., Heidelberg 2000, S. 157; *Taschke*, Drittmittelforschung und Strafrecht – Zugleich eine Besprechung der Urteile des Bundesgerichtshofs vom 23. 5. 2002 (1 StR 372/01) und vom 23. 10. 2002 (1 StR 5412/01), PharmR 2002, 409 (= MPR 2002, 101); *Taschke*, Strafvorschriften und Ordnungswidrigkeiten, in: Anhalt/Dieners (Hrsg.), Handbuch des Medizinprodukterechts, § 19; *Ulsenheimer*, Arztstrafrecht in der Praxis, 4. Aufl., Heidelberg 2007.

Übersicht

	Rdnr.
A. Einleitung	1
B. Leistungsaustauschbeziehungen	3
I. Grundsätze	4
1. Keine unlautere Beeinflussung von Beschaffungsentscheidungen	4
2. Sachliche Rechtfertigung der Vertragsbeziehung	5

Kapitel 6. Vertragsgestaltung – ausgewählte Kooperationsformen

	Rdnr.
3. Wahl des Vertragspartners	6
4. Einbeziehung der Dienstherren/Arbeitgeber	10
5. Angemessenheit von Leistung und Gegenleistung	12
6. Zahlungsbedingungen	13
II. Typische Vertragsbeziehungen	15
1. Klinische Prüfungen von Arzneimitteln und Medizinprodukten	15
2. Anwendungsbeobachtungen von Arzneimitteln und Medizinprodukten/ klinische Prüfungen nach § 23 MPG	21
3. Beraterverträge	23
4. Referentenverträge	28
5. Sponsoringverträge	32
C. Einseitige Leistungen	35
I. Grundsätze	37
II. Typische Formen einseitiger Leistungen	38
1. Unterstützung der Teilnahme an Fortbildungsveranstaltungen	39
a) Formen der Unterstützung der Teilnahme	40
b) „Aktive Teilnahme"	41
c) „Passive Teilnahme"	45
d) Straf- und dienstrechtliches Risikopotential im Klinikbereich	46
e) Kriterien für die individuelle Unterstützung	54
2. Spenden	58
3. Geschenke und Bewirtungen	61
4. Exkurs: Geräteüberlassung	67
D. Übersicht	70

A. Einleitung

1 Die in der Praxis bestehenden Rechtsbeziehungen zwischen der Industrie einerseits und medizinischen Einrichtungen und deren Mitarbeitern bzw. niedergelassenen Ärzten andererseits können in **zwei verschiedene Kategorien** unterteilt werden, für die jeweils unterschiedliche rechtliche Anforderungen an die Ausgestaltung der Rechtsbeziehungen bestehen. Danach muss differenziert werden, ob es sich um den **Austausch von Leistungen** zwischen der Industrie und Krankenhäusern, deren Mitarbeitern oder niedergelassenen Ärzten handelt, oder ob von Seiten der Industrie **einseitige Leistungen** an medizinische Einrichtungen oder deren Mitarbeiter oder niedergelassene Ärzte gewährt werden. Im ersten Fall spricht man von sog. **Leistungsaustauschbeziehungen;** der „Gemeinsame Standpunkt" nennt sie „Dienstleistungsbeziehungen". Beispiele hierfür sind etwa Vereinbarungen über klinische Prüfungen und Anwendungsbeobachtungen oder Beratungsleistungen. Zum Teil werden diese vertraglichen Austauschbeziehungen auch als „Vertragsbeziehungen" bezeichnet, im Gegensatz zu „einseitigen Leistungen", obgleich dies rechtsdogmatisch nicht ganz korrekt ist, da rechtlich auch der Gewährung von einseitigen Leistungen an medizinische Einrichtungen oder deren Mitarbeiter vertragliche Regelungen zugrunde liegen, etwa im Rahmen der Gewährung einer Spende an eine medizinische Einrichtung oder im Hinblick auf die Ausgestaltung der Unterstützung der Teilnahme von Ärzten an medizinischen Fachkongressen. Typische Beispiele für die Gewährung einseitiger Leistungen an Krankenhäuser und Ärzte sind neben der Gewährung von Spenden an medizinische Einrichtungen etwa die Abgabe von (Werbe-)Geschenken an Mitarbeiter medizinischer Einrichtungen oder auch die Bewirtung von Ärzten durch die Industrie.

2 Neben den Kriterien des „Austauschs" und der „Einseitigkeit" von Leistungen können die in der Praxis bestehenden Rechtsbeziehungen zwischen der Industrie, Krankenhäusern und Ärzten auch nach dem jeweiligen **Vertragspartner** bzw. **Empfänger** der Leistungen der Industrie unterschieden werden. Entsprechende Verträge bzw. Absprachen können sowohl zwischen der Industrie und **medizinischen Einrichtungen** als auch zwischen der Industrie und **Mitarbeitern** von Krankenhäusern oder zwischen der Industrie und **niedergelassenen Ärzten** geschlossen werden. Danach ergeben sich folgende Kategorien (Abb. 4):

	Medizinische Einrichtung	Klinikarzt/ niedergelassener Arzt	
Industrie	– Verträge über klinische Prüfungen – Beraterverträge – Sponsoringverträge	– Verträge über klinische Prüfungen – Beraterverträge – Referentenverträge – Autorenverträge	Leistungsaustauschbeziehungen
	– Spenden – Geschenke	– Unterstützung der Teilnahme an Fort- und Weiterbildungsveranstaltungen – Geschenke – Bewirtungen	Einseitige Leistungen

Abb. 4: Kategorien typischer Leistungsbeziehungen

B. Leistungsaustauschbeziehungen

Leistungsaustauschbeziehungen sind solche Rechtsbeziehungen zwischen der Industrie einerseits und medizinischen Einrichtungen oder Klinikärzten bzw. niedergelassenen Ärzten andererseits, bei denen die medizinischen Einrichtungen oder deren Mitarbeiter bzw. niedergelassene Ärzte für die Industrie Leistungen erbringen und hierfür als Gegenleistung eine Vergütung erhalten. Auch solche Rechtsbeziehungen können gegebenenfalls unter dem Gesichtspunkt der Korruptionsbekämpfungsgesetze oder unter dienstrechtlichen Gesichtspunkten (bei Klinikärzten) bzw. unter wettbewerbs- oder berufsrechtlichen Aspekten (bei Klinikärzten und niedergelassenen Ärzten) problematisch sein. Im Hinblick auf Klinikärzte scheidet zwar nach der gängigen Definition ein „Vorteil" im Sinne der Korruptionsbekämpfungsgesetze regelmäßig dann aus, wenn der Amtsträger auf die Leistung der Zuwendenden einen gesetzlich begründeten Anspruch hat. Von daher macht die Ergänzung der oben genannten Prinzipien (Kap. 5 Rdnr. 1 ff.) um ein weiteres Prinzip, das sog. **Gegenseitigkeitsprinzip,** Sinn, wonach die Annahme von einseitigen Leistungen der Industrie (bzw. deren Gewährung) nach Möglichkeit vermieden werden sollte.[1] Insofern ist allerdings die Rechtsprechung des Bundesgerichtshofes zu beachten,[2] wonach ein Vorteil bereits in dem **Abschluss des Vertrags** liegen kann, auf den der Arzt keinen Anspruch hat. Zu beachten ist ferner, dass durch die **Einbeziehung des „Drittvorteils"** (Kap. 2 Rdnr. 19) in den gesetzlichen Tatbestand der Korruptionsbekämpfungsdelikte auch Vertragsbeziehungen, die von einem Arzt für die medizinische Einrichtung, für die er tätig ist, nur „eingeworben" werden und die im Ergebnis zwischen der Industrie und seiner medizinischen Einrichtung zustande kommen, einen „Drittvorteil" im Sinne des Gesetzes darstellen können. Diese Auffassung ist im Ergebnis nicht haltbar (Kap. 2 Rdnr. 19; Kap. 4 Rdnr. 1 ff.). In der Literatur wird insoweit vertreten, dass bei gesetzlich vorgeschriebenen Studien, etwa Zulassungsstudien, im Abschluss eines Vertrages nicht bereits ein „Vorteil" gesehen werden kann. Dasselbe gilt danach auch in den Fällen, in denen Medizinprodukte- und Pharmaunternehmen ihren Pflichten zur laufenden Produkt-/ Anwendungsbeobachtung[3] entsprechen. Dem ist die Rechtsprechung allerdings bislang nicht gefolgt. Angesichts der daher auch bei Leistungsaustauschbeziehungen bestehenden rechtlichen Risiken sind demnach auch beim Abschluss von Verträgen zwischen der Industrie einerseits und medizinischen Einrichtungen und deren Mitarbeitern andererseits

3

---

[1] *Räpple,* Zuwendungen, S. 194.
[2] *BGHSt* 31, 264; s. auch *OLG Hamburg* StV 2001, 277, 279; StV 2001, 284.
[3] *Dieners/Lembeck/Taschke,* PharmR 1999, 163; *Ulsenheimer,* S. 417 m.w.N.

über klinische Prüfungen oder Anwendungsbeobachtungen, Beratungs- und Referentenleistungen etc. die oben genannten Grundprinzipien (Kap. 5 Rdnr. 1 ff.) sorgsam zu beachten, um Strafbarkeitsrisiken auszuschließen oder zumindest weitgehend zu minimieren.[4]

I. Grundsätze

1. Keine unlautere Beeinflussung von Beschaffungsentscheidungen

4   In Umsetzung des Trennungsprinzips dürfen Leistungsaustauschbeziehungen zwischen der Industrie einerseits und medizinischen Einrichtungen oder deren Mitarbeitern bzw. niedergelassenen Ärzten andererseits **nicht dazu missbraucht werden, Beschaffungs-, Verordnungs- oder Therapieentscheidungen zu beeinflussen.** Dies bedeutet, dass der Abschluss von Verträgen mit medizinischen Einrichtungen oder deren Mitarbeitern bzw. niedergelassenen Ärzten, etwa über die Durchführung von klinischen Prüfungen oder Anwendungsbeobachtungen bzw. im Hinblick auf die Erbringung von Beratungsleistungen, nicht dazu instrumentalisiert werden darf, Entscheidungen des jeweiligen Vertragspartners über den Bezug oder die Verordnung von Produkten zu veranlassen oder zu beeinflussen. Dies wäre etwa dann der Fall, wenn der Abschluss eines solchen Vertrags von Seiten der Industrie ausdrücklich oder auch nur implizit von Beschaffungs- oder Verordnungsentscheidungen zugunsten des Unternehmens abhängig gemacht würde, oder umgekehrt Krankenhäuser oder Ärzte als Vertragspartner Beschaffungs- oder Verordnungsentscheidungen zugunsten des Unternehmens nur unter der Voraussetzung in Aussicht stellen würden, dass sie in ein Forschungs- und Entwicklungsprojekt des Unternehmens einbezogen würden.

2. Sachliche Rechtfertigung der Vertragsbeziehung

5   Die Korruptionsbekämpfungsgesetze bezwecken den Schutz der Lauterkeit der öffentlichen Verwaltung. Lauterkeitsgesichtspunkte verfolgen daneben auch das ärztliche Berufsrecht sowie natürlich das Heilmittelwerberecht und das allgemeine Wettbewerbsrecht. Nach den Korruptionsbekämpfungsgesetzen und dem ärztlichen Berufsrecht darf nicht einmal der Eindruck entstehen, Beschaffungsentscheidungen würden aufgrund sachfremder Erwägungen getroffen. Um einen derartigen Eindruck bereits im Ansatz zu vermeiden, ist es für die Begründung und Durchführung von Leistungsbeziehungen zwischen der Industrie einerseits und Krankenhäusern oder deren Mitarbeitern andererseits von besonderer Bedeutung, dass ein **sachlich gerechtfertigtes und für unbeteiligte Dritte nachvollziehbares Interesse** an der Durchführung dieser Leistungsbeziehungen besteht. Das Gleiche gilt für die Projekte, die Gegenstand dieser Leistungsbeziehungen sind. Ein Strafbarkeitsrisiko besteht für Klinikärzte bzw. niedergelassene Ärzte daher nicht nur in dem krassen Fall, in dem etwa ein Vertrag mit einem Klinikarzt nur zum Schein getroffen würde (**„Scheinvertrag"**), um diesem unter dem Deckmantel des Vertrags einen Vorteil zukommen zu lassen. Problematisch kann vielmehr auch die Vertragsbeziehung werden, aus der nicht klar wird, aus welchem sachlich gerechtfertigten Interesse das Projekt durchgeführt werden soll oder bei dem Bedenken im Hinblick auf die rechtliche Ausgestaltung der Vertragsbeziehung bestehen. Beispiele aus der Praxis hierfür sind etwa Forschungs- und Entwicklungsverträge zwischen Industrieunternehmen und Klinikärzten, die (ohne hinreichenden Grund) keine Regelungen über das Schicksal gewerblicher Schutzrechte, die gegebenenfalls im Zusammenhang des Vertragsprojekts entstehen könnten, zugunsten der Unternehmen (etwa durch eine Übertragung von Patenten oder Einräumung von Lizenzrechten) vorsehen.[5] Die Staatsanwaltschaften haben in bisher bekannt gewordenen Ermitt-

---

[4] Unter www.medtech-kompass.de/mustervertraege/pdf/mustervertraege_mai06.pdf sind Musterverträge des *BVMed* zu häufigen Vertragstypen abrufbar.

[5] Zu der Gestaltung deratiger Verträge und den Problemen im Bereich der gewerblichen Schutzrechte siehe *Dieners/Milbradt,* in: FS Reimann, 2009, S. 49 ff.

lungsverfahren die Frage gestellt, welchen Wert ein solches Projekt für das vertragsschließende Unternehmen haben soll. Dies bedeutet nicht, dass der Abschluss eines derartigen Vertrags ohne Übertragung der gewerblichen Schutzrechte bzw. dessen Durchführung unweigerlich zu einer Strafbarkeit der Beteiligten führen muss. Allerdings sind **gute Gründe** erforderlich, die die gewählte Vertragsgestaltung rechtfertigen. Dasselbe gilt für die Auswahl des Vertragspartners, die allein von dessen **fachlicher Qualifikation** und frei von dessen Einfluss oder Einflussnahme auf Beschaffungsentscheidungen geprägt sein soll.

3. Wahl des Vertragspartners

Im Klinikbereich können Leistungsaustauschbeziehungen grundsätzlich sowohl zwischen der Industrie einerseits und medizinischen Einrichtungen oder deren Mitarbeitern (vor allem Klinikärzten) andererseits geschlossen werden. In der Praxis sind oftmals, insbesondere beim Abschluss von Verträgen über klinische Prüfungen und Anwendungsbeobachtungen, auch dreiseitige Vertragsbeziehungen zwischen der Industrie, Krankenhäusern und Ärzten üblich. Dies ist etwa dann der Fall, wenn der Prüfarzt im Hinblick auf die von ihm im Rahmen der Prüfung zu übernehmenden regulatorischen Pflichten oder aber auch hinsichtlich der Übertragung gewerblicher Schutzrechte auf das Unternehmen persönlich (mit-)verpflichtet werden soll. Dies ist insbesondere aufgrund der Neufassung des § 42 ArbEG notwendig geworden.[6] Im Hinblick auf die Umsetzung des Trennungsprinzips ist zu empfehlen, dass Verträge, jedenfalls im Regelfall, von Seiten der Industrie **mit der medizinischen Einrichtung** und nicht mit einzelnen Klinikärzten oder anderen Mitarbeitern medizinischer Einrichtungen abgeschlossen werden. Dies hat den Vorteil, dass die Vergütungen unter den entsprechenden Verträgen nicht dem Arzt, sondern der medizinischen Einrichtung zugute kommen. Wenn hierdurch auch vor dem Hintergrund der sog. „Drittvorteilsproblematik" (Kap. 2 Rdnr. 19) ein gänzlicher Risikoausschluss nicht erreicht werden kann, führt ein Vertragsschluss mit der medizinischen Einrichtung jedoch grundsätzlich bereits zur **Vermeidung des Eindrucks,** wonach durch die Zuwendung der vertraglichen Vergütung an eine Einzelperson ein Vorteil zugewendet wird, durch den Einfluss auf die Beschaffungs- oder Verordnungsentscheidungen des Klinikarztes oder Mitarbeiters genommen werden soll. Zugleich werden auf diese Weise Konflikte mit dienst- und/oder drittmittelrechtlichen Vorschriften von vornherein weitgehend ausgeschlossen. Die Empfehlung, Leistungsaustauschbeziehungen vorrangig mit medizinischen Einrichtungen und nicht mit einzelnen Klinikärzten oder anderen Mitarbeitern dieser Einrichtungen abzuschließen, findet sich daher im Hinblick auf bestimmte Leistungsbeziehungen (klinische Prüfungen, Forschungs- und Entwicklungsverträge) auch in dem Kodex „Medizinprodukte"[7] und dem „Gemeinsamen Standpunkt"[8] der Verbände. Dort wird darüber hinaus darauf hingewiesen, dass derartige Rechtsbeziehungen, etwa im Hinblick auf die Durchführung von klinischen Prüfungen, vielfach die **Inanspruchnahme von Sachmitteln oder Personal der medizinischen Einrichtung** voraussetzen und dass sichergestellt werden muss, dass Klinikärzte Sachmittel und Personal nicht ohne Wissen der Verwaltung bzw. gegen deren Willen nutzen. Von daher sollten Verträge, deren Durchführung die Inanspruchnahme von Sachmitteln oder Personal der medizinischen Einrichtung voraussetzt, grundsätzlich mit der medizinischen Einrichtung selbst abgeschlossen werden.

Der Abschluss von Verträgen über Leistungsaustauschbeziehungen zwischen der Industrie einerseits und medizinischen Einrichtungen andererseits ist jedoch **nicht zwingend.** Verträge können auch mit dem jeweiligen Mitarbeiter der medizinischen Einrichtung (hier kommen in der Praxis vor allem Klinikärzte in Betracht) abgeschlossen werden. Im Einzel-

---

[6] *Osterrieth/Holeweg,* MPR 2002, 18 ff.; *Bartenbach/Volz,* GRUR 2002, 743 ff., 758; *Balzer/Milbradt,* PharmR 2003, 378 ff.; *Dieners/Milbradt/Balzer,* RAF 2004, 40 ff.; *Osterrieth,* S. 315 ff.; *Dieners/Milbradt,* in: FS Reimann, 2009, S. 49 ff.
[7] Kodex „Medizinprodukte", S. 9.
[8] „Gemeinsamer Standpunkt", S. 13.

fall liegt dies aufgrund der Natur der entsprechenden Leistungsbeziehungen bei bestimmten Formen der Zusammenarbeit (etwa im Hinblick auf die Erbringung von **Beratungs-, Referenten- oder Autorenleistungen**) eher nahe. Insofern ist jedoch die vorherige Einbeziehung bzw. Genehmigung der Dienstherren oder Arbeitgeber der Vertragspartner von besonderer Bedeutung (Kap. 2 Rdnr. 16 ff., 35 ff.; Kap. 5 Rdnr. 3 ff.; unten Rdnr. 10 f.).

8   Soweit der Vertrag mit der medizinischen Einrichtung selbst abgeschlossen wird, werden Klinikärzte und andere Mitarbeiter medizinischer Einrichtungen im Rahmen ihrer Dienstaufgaben für die medizinische Einrichtung bei der Durchführung der jeweiligen Projekte tätig. Trotz ihres Mitwirkens erfolgt der Vertragsschluss jedoch nicht mit ihnen selbst. Der Vertrag wird vielmehr zwischen dem jeweiligen Unternehmen und der **medizinischen Einrichtung** als Vertragspartner geschlossen. Von daher wird ein solcher Vertrag in der Regel auch von den Verwaltungen unterzeichnet, die insofern ihre Einrichtung als deren vertretungsberechtigte Repräsentanten vertreten. Dabei ist es von Bedeutung, dass Klinikärzten oder anderen (medizinischen oder wissenschaftlichen) Mitarbeitern medizinischer Einrichtungen in der Praxis zumeist **keine Vertretungsbefugnis** bei dem Abschluss von Verträgen für die medizinischen Einrichtungen zusteht. Teilweise haben medizinische Einrichtungen allerdings ihren Ärztlichen Direktoren entsprechende Vertretungsbefugnisse eingeräumt. Dies ist gegebenenfalls im Einzelfall zu klären. Von Bedeutung ist ferner beim Abschluss von Verträgen mit medizinischen Einrichtungen, dass die vertraglich vereinbarte Vergütung der medizinischen Einrichtung zugute kommt. Von daher muss in den entsprechenden Verträgen auch eine Kontoverbindung der medizinischen Einrichtung und nicht etwa die Kontonummer einzelner Ärzte angegeben werden.

9   Wird der Vertrag dagegen mit einem Klinikarzt oder einem anderen Mitarbeiter der medizinischen Einrichtung geschlossen, werden diese Vertragspartner und unterzeichnen die Verträge. Das jeweilige Unternehmen sollte hier sicherstellen, dass der Vertragspartner seinen Dienstherrn bzw. Arbeitgeber umfassend informiert hat und die im Regelfall erforderliche **Genehmigung** des Dienstherrn oder Arbeitgebers vorliegt (Kap. 2 Rdnr. 16 ff., 35 ff.; Kap. 5 Rdnr. 3 ff.; unten Rdnr. 10 f.). Sofern Klinikärzte oder andere Mitarbeiter medizinischer Einrichtungen Vertragspartner der Industrie werden, erfolgt die Zahlung der Vergütung auf die in dem Vertrag angegebene Bankverbindung des Klinikarztes bzw. eines anderen Mitarbeiters (hierzu unten Rdnr. 14 f.).

4. Einbeziehung der Dienstherren/Arbeitgeber

10 Bei der Eingehung und der Durchführung vertraglicher Leistungsaustauschbeziehungen mit Klinikärzten ist die **Beachtung des Transparenz-/Genehmigungsprinzips** von größter Bedeutung. Von Seiten der Staatsanwaltschaften wird immer wieder betont, dass Korruption „im Dunkeln gedeiht". Die **Offenlegung** von Leistungsbeziehungen vermeidet oder vermindert daher schlechthin den Eindruck unzulässiger Einflussnahme auf ärztliche Entscheidungen. Sofern dienstrechtlich die Genehmigung durch den Dienstherrn oder den Arbeitgeber vorgeschrieben ist (siehe dazu Kap. 2 Rdnr. 35 ff., 50 ff.), stellt die Einhaltung des Transparenz-/Genehmigungsprinzips sicher, dass eine solche Genehmigung eingeholt wird. Darüber hinaus hat das Transparenz-/Genehmigungsprinzip auch strafrechtliche Bedeutung. Wenn der Dienstherr des Arztes die Gewährung einer Zuwendung in Kenntnis aller entscheidungserheblichen Tatsachen genehmigt, ist eine Verurteilung wegen Vorteilsannahme bzw. Vorteilsgewährung (§§ 331, 333 StGB) ausgeschlossen.[9] Dies gilt zwar nicht für eine Verurteilung wegen Bestechung und Bestechlichkeit (§§ 332, 334 StGB); hier ist vielmehr eine pflichtwidrige Diensthandlung Voraussetzung, die nicht genehmigungsfähig ist. Ungeachtet dessen kann jedoch die tatsächliche und rechtliche Vor-

---

[9] So sehen etwa die Richtlinien für aus Drittmitteln finanzierten Forschungsvorhaben der Charité Berlin in § 11 Nr. 4 ausdrücklich eine vorherige Genehmigung als Rechtfertigung i. S. v. § 331 Abs. 3 StGB vor, www.charite.de/fileadmin/user_upload/portal/charite/presse/publikationen/amtl-mitteilungsblatt/2007/AMB071219-030.pdf.

prüfung eines Vorgangs durch den Dienstherrn oder Arbeitgeber sowie die hiermit verbundene Transparenz den möglichen **Eindruck erheblich reduzieren,** ein Vorteil sei auf eine pflichtwidrige Diensthandlung im Sinne der Bestechungsdelikte gerichtet (Kap. 2 Rdnr. 16ff., 35ff.; Kap. 5 Rdnr. 3ff.). Eine Genehmigung kann nämlich unter dienstrechtlichen Gesichtspunkten nur dann gewährt werden, wenn nach Lage des Falls nicht zu besorgen ist, dass die Annahme die objektive Amtsführung beeinträchtigt oder bei dritten Personen, die hiervon Kenntnis erlangen, der Eindruck der Befangenheit des Amtsträgers entstehen könnte. Vor diesem Hintergrund ist also die umfassende vorherige Information des Dienstherrn/Arbeitgebers und die Einholung der im Regelfall erforderlichen Genehmigung beim Abschluss von Verträgen zwischen der Industrie und Klinikärzten bzw. anderen Mitarbeitern der medizinischen Einrichtungen unbedingt notwendig, um eine möglichst weitreichende Risikominimierung zu erzielen.

In der Praxis wird oft danach gefragt, ob es ausreicht, dass der Mitarbeiter der medizinischen Einrichtung als Vertragspartner der Industrie das Unternehmen lediglich darüber informiert, dass eine Unterrichtung seines Dienstherrn/Arbeitgebers erfolgt ist bzw. eine entsprechende Genehmigung eingeholt wurde, oder ob vielmehr die Vorlage der schriftlichen Genehmigung des Dienstherrn/Arbeitgebers selbst erforderlich ist. Sofern die Unterrichtung bzw. Einholung der Genehmigung auch tatsächlich erfolgt ist, reicht eine Information durch den Arzt, jedenfalls theoretisch, aus. Aus **Dokumentationsgründen** sollte jedoch unbedingt die Vorlage der entsprechenden schriftlichen Genehmigung des Dienstherrn/Arbeitgebers von dem Vertragspartner auf Seiten der Industrie verlangt werden, um diesem eine eigene Nachprüfung der Richtigkeit der Auskunft zu ermöglichen.[10] Darüber hinaus ist der Erhalt der schriftlichen Genehmigung des Dienstherrn/Arbeitgebers erfahrungsgemäß auch notwendig, um im Fall der Einleitung von Ermittlungsverfahren eine vollständige Vertragsdokumentation zu besitzen, aus der die Ordnungsgemäßheit der Vertragsbeziehungen eindeutig hervorgeht. Da das Verlangen der Industrie auf Überlassung der schriftlichen Genehmigung des Dienstherrn/Arbeitgebers von Seiten der ärztlichen Vertragspartner – zu Unrecht – zuweilen als ein Zeichen des Misstrauens gewertet und daher abgelehnt wird, sieht der „Gemeinsame Standpunkt" der Verbände ausdrücklich eine Regelung vor, wonach die Überlassung der schriftlichen Genehmigung an den Vertragspartner auf Seiten der Industrie auf dessen Verlangen **nicht verweigert** werden sollte (zu den hiermit verbundenen Schwierigkeiten in der Praxis vgl. im Einzelnen auch Kap. 11 Rdnr. 146ff.).[11] Wie hoch die Bedeutung der Einhaltung des Transparenz-/Genehmigungsprinzips aus Sicht des Bundesgerichtshofs ist, geht aus einem Urteil vom 25. 2. 2003 hervor. Dort heißt es:

„Die Sensibilität der Rechtsgemeinschaft bei der Erwägung der Strafwürdigkeit der Entgegennahme von Vorteilen durch Amtsträger ist [...] mittlerweile deutlich geschärft. Mithin wird in derartigen Fällen künftig Amtsträgern vor der Annahme jeglicher Vorteile, die in Zusammenhang mit ihrer Dienstausübung gebracht werden können, die strikte Absicherung von Transparenz im Wege von Anzeigen und Einholungen von Genehmigungen [...] abzuverlangen sein. Die Gewährleistung eines derartigen Verhaltens obliegt namentlich auch der besonderen Verantwortung des jeweiligen Vorgesetzen".[12]

---

[10] Angestellte des öffentlichen Dienstes wurden in den meisten Bundesländern in den Tarifvertrag für den öffentlichen Dienst (TVöD) überführt. Nur in Hessen und Berlin gilt nach wie vor der BAT. Nach § 3 Abs. 3 Satz 1 TVöD müssen Angestellte im öffentlichen Dienst ihrem Arbeitgeber Nebentätigkeiten gegen Entgelt lediglich rechtzeitig vorher anzeigen. Das bisherige Genehmigungserfordernis für eine Nebentätigkeit gilt selbst für Beamte nur noch eingeschränkt (vgl. Kap. 2 Rdnr. 36f). Der Arbeitgeber ist damit nicht mehr verpflichtet, eine schriftliche Genehmigung zu erteilen. Dies steht jedoch im Widerspruch zum Genehmigungsgrundsatz, nach welchem sich aus Gründen einer möglichst weitreichenden strafrechtlichen Risikominimierung auch hier die Einholung von entsprechenden Genehmigungen der Dienstherrn/Arbeitgeber nach wie vor empfiehlt.
[11] „Gemeinsamer Standpunkt", S. 12.
[12] *BGH* NJW 2003, 171, 172.

5. Angemessenheit von Leistung und Gegenleistung

12 Leistung und Gegenleistung müssen in einem **angemessenen Verhältnis** zueinander stehen. Dies bedeutet, dass keine unangemessen hohen Vergütungen für die Tätigkeit des jeweiligen Vertragspartners gezahlt werden dürfen. Sofern dies der Fall sein sollte, besteht das Risiko, dass der über eine angemessene Vergütung hinausgehende Betrag als Vorteil im Sinne der Korruptionsdelikte (bei Klinikärzten) bewertet wird. Daneben kommt auch eine Bewertung als unlauterer Vorteil unter wettbewerbsrechtlichen Gesichtspunkten bzw. unter berufsrechtlichen Gesichtspunkten in Betracht (bei Klinikärzten und niedergelassenen Ärzten). Allgemeingültige feste Regeln für die Berechnung der jeweiligen Vergütung bestehen jedoch nicht. Nach § 18 Abs. 1 Nr. 6 FSA-Kodex kann eine Orientierung an der GOÄ empfehlenswert sein (vgl. Kap. 11 Rdnr. 155 ff.). Zwingend ist dies allerdings nicht (vgl. § 18 Abs. 1 Nr. 6 Satz 3 FSA-Kodex). Bei der Festlegung der Vergütungshöhe sollte man sich grundsätzlich daran orientieren können, was „marktüblich" ist und auch dann gezahlt würde, wenn es sich bei dem Vertragspartner nicht um eine Person handelt, die Produkte des Unternehmens bezieht oder die Einfluss auf den Bezug von Produkten hat (**„arms-length-principle"**). Es empfiehlt sich, dafür intern generelle Kriterien zu erarbeiten und diese beispielsweise in tabellarischer Form festzuhalten, damit nicht der Eindruck einer Bevorzugung einzelner Vertragspartner entstehen kann. Diese Kriterien sollten sich u. a. an dem Schwierigkeitsgrad der gestellten Aufgaben, dem hierfür erforderlichen Zeitaufwand, den Qualifikationen des Vertragspartners etc. orientieren.

6. Zahlungsbedingungen

13 Die Zahlung der vertraglich vereinbarten Vergütung darf nur dann erfolgen, wenn die geschuldeten Leistungen **ordnungsgemäß erbracht** worden sind. Dies schließt nicht aus, Vorabzahlungen, etwa zum Zwecke einer Vorauszahlung als sog. **„Anschubfinanzierung"** zu Beginn eines Forschungsprojekts, zu leisten, wenn diese Vorauszahlung nach Abschluss des Projekts mit der geschuldeten Gesamtvergütung ordnungsgemäß verrechnet wird. Die Zahlung der vertraglich vereinbarten Vergütung sollte ferner nur **per Überweisung** auf das in dem jeweiligen Vertrag angegebene Bankkonto erfolgen und **nicht bar oder per Scheck**. Die „Verhaltensempfehlungen" der Verbände der pharmazeutischen Industrie sowie der FSA-Kodex sehen zwingend vor, dass die Vergütung nur „in Geld" und **nicht in Sachleistungen** bestehen darf.[13]

14 In der Praxis kommt es zuweilen vor, dass der Vertragspartner die unmittelbare Zahlung der Vergütung nicht an sich selbst, sondern **an einen Dritten** verlangt. Ein Beispiel hierfür wäre etwa das Verlangen einer medizinischen Einrichtung, die Vergütung für die Durchführung einer klinischen Prüfung nicht auf ein Konto der medizinischen Einrichtung zu zahlen, sondern stattdessen an einen Förderverein der entsprechenden Einrichtung. Ein anderes Beispiel wäre das Verlangen eines ärztlichen Vertragspartners aus dem Klinikbereich, das ihm im Rahmen eines Beratervertrags geschuldete Honorar auf ein Drittmittelkonto der medizinischen Einrichtung oder auf ein Konto einer Fachgesellschaft zu überweisen. Derartige Regelungen sind zwar vertragsrechtlich grundsätzlich möglich. Sie sollten jedoch **vermieden** werden, da sie zum einen die Abwicklung der Vertragsverhältnisse, insbesondere im Fall von Schlechtleistungen die Rückerstattung von (zu Unrecht) gezahlten Beträgen, erheblich erschweren. Zum anderen erschweren sie auch die Identifizierung des steuerlichen Leistungsempfängers (Kap. 8 Rdnr. 5) bzw. lassen möglicherweise unerwünschte steuerliche Folgen auf Seiten aller Beteiligten entstehen. Darüber hinaus entsprechen sie auch nicht der insoweit wünschenswerten Transparenz, die in der Regel schon an sich rechtlich (insbesondere strafrechtlich) risikominimierend wirkt. Von daher ist

---

[13] Nr. 4.3 Satz 1 der „Verhaltensempfehlungen"; § 18 Abs. 1 Nr. 6 FSA-Kodex; auch *Ulsenheimer*, Arztstrafrecht, S. 134, verlangt zudem mit Blick auf das „Prinzip der Bargeldlosigkeit", dass alle Geldzuwendungen nur in Form von Überweisungen oder Schecks, niemals jedoch in bar angenommen werden dürfen.

II. Typische Vertragsbeziehungen

1. Klinische Prüfungen von Arzneimitteln und Medizinprodukten

Die klinische Prüfung eines **Arzneimittels** (§§ 40 ff. AMG) ist für seine Zulassung erforderlich (§ 22 Abs. 2 Nr. 3 AMG) und dient der Arzneimittelsicherheit. Nach § 19 Abs. 1 MPG ist die Eignung von **Medizinprodukten** für den vorgesehenen Verwendungszweck durch eine klinische Bewertung anhand von klinischen Daten zu belegen, soweit nicht in begründeten Ausnahmefällen andere Daten ausreichend sind. Die klinische Bewertung ist ggf. auf die Ergebnisse aller **klinischen Prüfungen** zu stützen. Zum Nachweis der Eignung von **In-vitro-Diagnostika** für den vorgesehenen Verwendungszweck sieht das MPG in § 19 Abs. 2 Satz 2 eine Leistungsbewertung anhand geeigneter Daten vor, die sich gem. § 19 Abs. 2 Satz 2 Nr. 2 MPG auf die Ergebnisse aller Leistungsbewertungsprüfungen oder sonstigen geeigneten Prüfungen stützen kann.

15

Der Abschluss eines Vertrags über die Durchführung klinischer Prüfungen von Arzneimitteln oder Medizinprodukten bzw. Leistungsbewertungsprüfungen von In-vitro-Diagnostika stellt einen notwendigen Fall der Kooperation zwischen der Industrie und medizinischen Einrichtungen bzw. Ärzten dar. Mit einem Vertrag für die Durchführung derartiger Prüfungen darf nicht der Zweck verfolgt werden, einer medizinischen Einrichtung oder einem Arzt unter dem Deckmantel dieses Vertrags finanzielle Zuwendungen zukommen zu lassen, um damit Einfluss auf seine Beschaffungs-, Verordnungs- oder Therapieentscheidungen zu nehmen. Der Prüfarzt soll auch in der Entscheidung der Rekrutierung der Patienten der klinischen Prüfung nicht beeinflusst werden, damit der wissenschaftliche Zweck der Studie nicht gefährdet wird. Vor Abschluss des Vertrags muss ein **sachlich gerechtfertigtes Interesse** an der Durchführung derartiger Prüfungen sowie an deren Ergebnissen bestehen. Dies ist im Regelfall dann unproblematisch, wenn etwa zu Zwecken der Zulassung eines Arzneimittels oder im Rahmen eines Konformitätsbewertungsverfahrens für ein Medizinprodukt der Nachweis der Wirksamkeit, Verträglichkeit und Sicherheit eines Produkts zu erbringen ist und die hierfür erforderlichen Daten nicht vorliegen. Darüber hinaus muss der vorgesehene Prüfarzt die nach § 40 Abs. 1 Nr. 4 AMG oder § 20 Abs. 1 Nr. 4 MPG erforderliche **Qualifikation** und eine mindestens zweijährige Erfahrung in der klinischen Prüfung von Medizinprodukten nachweisen können.

16

Verträge über klinische Prüfungen und Leistungsbewertungsprüfungen setzen in den meisten Fällen die **Inanspruchnahme von Sachmitteln und Personal** der medizinischen Einrichtung voraus, in denen die Prüfungen regelmäßig stattfinden. Erfahrungsgemäß werden die hierfür von der Industrie erbrachten Vergütungsleistungen in den medizinischen Einrichtungen zum Zwecke der Forschung, aber auch zur Finanzierung von Geräteinvestitionen oder zur Schaffung bestimmter Stellen (etwa sog. „study nurses") verwendet. Es liegt daher nahe, grundsätzlich als **Vertragspartner solcher Verträge die medizinische Einrichtung** selbst und nicht den jeweiligen Prüfarzt vorzusehen, der jedoch im Hinblick auf die Übernahme der ihn unmittelbar betreffenden regulatorischen Verpflichtungen sowie hinsichtlich der **Übertragung von gewerblichen Schutzrechten** (oben Rdnr. 6) in die Vertragsbeziehungen zwischen der Industrie und der medizinischen Einrichtung (entweder im Rahmen des Vertrags oder auf der Grundlage einer gesonderten Vereinbarung) eingeschlossen werden sollte.[14] In diesem Fall erfolgt die Tätigkeit des Prüfarztes im Rahmen seiner **Dienstaufgaben** für die medizinische Einrichtung.

17

Soweit der Klinikarzt als Prüfarzt im Ausnahmefall selbst alleiniger Vertragspartner werden soll, ist die vorherige **schriftliche Genehmigung des Dienstherrn** bzw.

18

---

[14] Siehe dazu ausführlich *Dieners/Milbradt*, in: FS Reimann, 2009, S. 49 ff.

Arbeitgebers, d.h. im Regelfall der Verwaltung, einzuholen, um die Einhaltung der entsprechenden dienstrechtlichen Anforderungen sowie der Verpflichtung zur Abführung allfälliger Nutzungsentgelte für die Inanspruchnahme von Sachmitteln und Personal der medizinischen Einrichtung sicherzustellen. Insofern erfolgt die Tätigkeit des Prüfarztes im Rahmen einer **Nebentätigkeit.** Ob eine derartige Nebentätigkeit rechtlich zulässig ist, entscheidet sich nach der Vereinbarkeit der Durchführung entsprechender Projekte mit den geltenden dienstrechtlichen Bestimmungen (Kap. 2 Rdnr. 35 ff.). Eine Genehmigung ist dann ausgeschlossen, wenn sich eine Kollision der Nebentätigkeit mit den Dienstpflichten des Prüfarztes ergibt. Eine derartige Kollision liegt in der Regel nur dann nicht vor, wenn die gesamte Nebentätigkeit des Prüfarztes eine zeitliche Beanspruchung von etwa einem Arbeitstag pro Woche nicht übersteigt. Auch hier sollte die medizinische Einrichtung bzw. der Dienstherr hinsichtlich der Übertragung gewerblicher Schutzrechte ggf. in die Vertragsbeziehung eingeschlossen werden (oben Rdnr. 6).

19 Leistungen und Gegenleistungen der Vertragspartner müssen in einem **angemessenen Verhältnis** zueinander stehen. Dies bedeutet, dass die medizinische Einrichtung (oder der Arzt) als Vertragspartner des Unternehmens im Hinblick auf die Durchführung einer klinischen Prüfung im Regelfall keine pauschale Vergütung, sondern ein Honorar für jeden ordnungs- und vertragsgemäß ausgefüllten Prüfbogen (CRF) erhält. Die Höhe der Vergütung sollte vor Abschluss des Vertrags bestimmt und dokumentiert worden sein. Auch § 33 Abs. 1 Satz 1 MBO-Ä bestimmt für Leistung von Ärzten an die Hersteller von Arznei-, Heil-, Hilfsmitteln oder medizinisch-technischen Geräten, dass „die hierfür bestimmte Vergütung der erbrachten Leistungen entsprechen" muss. Entsprechendes gilt nach § 40 Abs. 4 Nr. 5 AMG und nach Nr. 5.2 ISO 14155-1 (früher Nr. 5.4.9 der Europäischen Norm 540 zur Durchführung klinischer Prüfungen von Medizinprodukten an Menschen). Letztere will auch verhindern, dass Ärzte bei der Rekrutierung von Patienten unsachgemäß beeinflusst werden, und dadurch eigene finanzielle Interessen in den Vordergrund stellen und ihre Entscheidung nicht auschließlich am Wohl des Patienten orientieren. Die zitierte ISO-Norm kann – aufgrund vergleichbarer Interessenlage – auch als Auslegungshilfe im Bereich klinischer Studien von Arzneimitteln herangezogen werden.

20 Im Rahmen der Durchführung von klinischen Prüfungen und Leistungsbewertungen kann es vorkommen, dass hierfür **Geräte,** insbesondere Diagnosegeräte, benötigt werden, die der medizinischen Einrichtung nicht zur Verfügung stehen. Diese können von dem Unternehmen für den Zeitraum der Durchführung der klinischen Prüfung **beigestellt** werden. Allerdings können sich insbesondere unter steuerrechtlichen Gesichtspunkten dann Probleme und Fragen ergeben, wenn das beigestellte Gerät nicht nur im Rahmen der klinischen Prüfung oder Leistungsbewertungsprüfung, sondern auch für den normalen Klinikbetrieb eingesetzt werden soll (Kap. 8 Rdnr. 47 ff.). In der Praxis kommt es zuweilen auch vor, dass medizinische Einrichtungen keine Vergütung in Geld, sondern die dauerhafte **Überlassung eines Geräts als Gegenleistung** für die Durchführung einer klinischen Prüfung verlangen. Eine derartige Vereinbarung widerspricht nicht nur der Empfehlung, dass die Vergütung grundsätzlich in Geld geleistet werden sollte, sondern löst regelmäßig auch komplizierte steuerrechtliche Folgen aus (Kap. 8 Rdnr. 48). Eine solche Vereinbarung würde im Übrigen gegen § 18 Abs. 1 FSA-Kodex verstoßen (vgl. hierzu Kap. 11 Rdnr. 146 ff.).

2. Anwendungsbeobachtungen von Arzneimitteln und Medizinprodukten/ klinische Prüfungen nach § 23 MPG

21 Anwendungsbeobachtungen von **Arzneimitteln** sind systematische Sammlungen von Kenntnissen und Erfahrungen, die bei der Anwendung eines bestimmten bereits zugelassenen oder registrierten Arzneimittels gemacht werden. Sie unterliegen **nicht den**

Regelungen über die Durchführung klinischer Studien (zu den regulatorischen Einzelheiten siehe auch Kap. 11 Rdnr. 181 ff.). Klinische Prüfungen von **Medizinprodukten** nach § 23 MPG bzw. Anwendungsbeobachtungen von Medizinprodukten unterscheiden sich von klinischen Prüfungen nach §§ 19 ff. MPG dadurch, dass sie mit Medizinprodukten durchgeführt werden, die **bereits eine CE-Kennzeichnung tragen dürfen.**[15] Sie verschaffen den Unternehmen die Möglichkeit zur Überprüfung der **Anwendungsvorteile** im Rahmen der Zweckbestimmung des Produkts oder seiner Verträglichkeit auf breiterer (Patienten-)Basis.

In der staatsanwaltschaftlichen Ermittlungspraxis sind derartige Prüfungen oftmals deshalb nicht ganz unumstritten, da ihre Notwendigkeit bzw. ihr Wert für das Unternehmen nicht immer erkannt und solche Prüfungen oftmals als bloße „Marketingstudien" diskreditiert werden, deren eigentliches Ziel in der Erhöhung des Verbrauchs von Arzneimitteln oder Medizinprodukten und damit in einer bloßen Umsatzsteigerung gesehen wird. Tatsächlich kann aber an der Berechtigung von Anwendungsbeobachtungen oder klinischen Prüfungen nach § 23 MPG **an sich kein Zweifel** bestehen,[16] da die entsprechenden regulatorischen Vorgaben (etwa § 67 Abs. 6 und § 49 Abs. 6 AMG oder § 23 MPG bzw. Art. 15 Abs. 3 i. V. m. Anhang X der Richtlinie 93/42/EWG) derartige Prüfungen ausdrücklich vorsehen und die Hersteller von Medizinprodukten auch nach deren Markteinführung aus regulatorischen, aber auch aus produkthaftungsrechtlichen Gründen verpflichtet sind, die Wirksamkeit, Funktionstauglichkeit und Sicherheit ihrer Produkte laufend zu überwachen bzw. zu überprüfen. Die zunehmende Bedeutung der klinischen Prüfung wird insbesondere durch die Änderungen i. R. d. 4. MPG-Novelle deutlich.[17] Im Medizinproduktebereich ist es bei vielen international tätigen Unternehmen zudem auf der Grundlage interner Qualitäts- und Sicherheitsvorgaben üblich, dass Medizinproduktehersteller nach der Erlangung der CE-Kennzeichnung trotz der damit erreichten allgemeinen Marktfähigkeit diese Produkte nicht umfassend auf dem Markt einführen, sondern zunächst für einen bestimmten Zeitraum und in quantitativ begrenzter Stückzahl vertreiben und ihre bereits festgestellte Funktionsfähigkeit im Rahmen etwa von Anwendungsbeobachtungen weiter verfolgen. Hierdurch sollen zusätzliche Erkenntnisse und Daten erlangt werden, bevor die eigentliche Markteinführung beginnt. Anwendungsbeobachtungen liegen daher per se **im Interesse der Produktsicherheit** und damit im Interesse der Patienten an funktionsfähigen Medizinprodukten. Kritisch wird es hingegen dort, wo derartige Prüfungen dazu instrumentalisiert werden, um den Absatz von Arzneimitteln und Medizinprodukten durch die Einbeziehung von medizinischen Einrichtungen oder Ärzten in Anwendungsbeobachtungen nach § 23 MPG zu steigern. Aus diesem Grund ist es besonders wichtig, dass derartige Prüfungen **sachlich gerechtfertigt** sind. Es kommt hier ganz besonders darauf an, dass solchen Prüfungen ein tatsächlich bestehendes und auch nachvollziehbares sowie dokumentiertes Erkenntnisinteresse zugrunde liegt. Im Übrigen kann hinsichtlich der Voraussetzungen für den Abschluss von Vertragsbeziehungen mit medizinischen Einrichtungen oder deren Mitarbeitern auf die Grundsätze für die klinische Prüfung von Arzneimitteln und Medizinprodukten unter Rdnr. 15–20 verwiesen werden. Besonderheiten zur Vergütung und zur Transparenz von Anwendungsbeobachtungen von Arzneimitteln enthält § 19 FSA-Kodex (siehe hierzu im Einzelnen Kap. 11 Rdnr. 174 ff.), durch dessen Neufassung die strikte Trennung von NIS und Marketing nochmals verdeutlicht wird.[18]

---

[15] Der Bereich der klinischen Prüfung von Medizinprodukten erhält nach der derzeit geplanten 4. MPG-Novelle umfassende Änderungen. Siehe dazu BT-Drs. 16/12258 sowie BT-Drs. 16/12676; siehe dazu auch die hib-Mitteilung v. 11. 5. 2009, abrufbar unter www.bundestag.de.
[16] So auch *Fischer*, § 331 StGB, Rdnr. 27 b.
[17] BT-Drs. 16/12258; BT-Drs. 16/12676; *Dieners/Oeben*, MPR 2009, 105.
[18] Siehe dazu auch die Leitlinien zur Auslegung des Begriffs „nicht mit Werbeaktivitäten für Arzneimittel verbinden" nach § 19 Abs. 2 Nr. 12 S. 3 FSA-Kodex Fachkreise.

3. Beraterverträge

23 Beraterverträge betreffen **Beratungsleistungen,** die von Klinikärzten oder anderen Mitarbeitern medizinischer Einrichtungen, von den medizinischen Einrichtungen selbst oder auch von niedergelassenen Ärzten für die Industrie erbracht werden.[19]

24 Sofern im Klinikbereich das **Beratungsverhältnis mit der medizinischen Einrichtung** eingegangen wird, betraut diese einen Klinikarzt, der die Beratungsleistung für die medizinische Einrichtung ausführt. In diesem Fall wird die medizinische Einrichtung selbst Vertragspartner. Die Unterzeichnung des Vertrags erfolgt durch einen vertretungsberechtigten Repräsentanten der medizinischen Einrichtung (im Regelfall durch einen Mitarbeiter der Verwaltung). Die Vergütung wird hierbei an die medizinische Einrichtung gezahlt. Der mit der Ausführung der Beratungsleistungen von der medizinischen Einrichtung betraute Arzt erbringt diese Leistungen im Rahmen seiner Dienstaufgaben für die medizinische Einrichtung. Ein genereller Vorrang der medizinischen Einrichtung in der Wahl des Vertragspartners besteht jedoch nicht, da Beratungsverhältnisse häufig auf dem Vertrauen in die besondere Fachkompetenz eines bestimmten Klinikarztes beruhen. Beratungsleistungen setzen in der Regel auch **nicht die Inanspruchnahme von Sachmitteln oder (weiterem) Personal** der medizinischen Einrichtung voraus, so dass auch unter diesem Aspekt ein Vertragsabschluss mit dem Klinikarzt selbst in Betracht kommen kann. Sofern die Durchführung des Beratungsvertrages jedoch die Inanspruchnahme von Sachmitteln oder Personal der medizinischen Einrichtung voraussetzen sollte, sollte auch hier der Beratervertrag vorrangig mit der medizinischen Einrichtung selbst abgeschlossen werden. Auch hier können sich dreiseitige Vertragsbeziehungen empfehlen, um dadurch die Übertragung gewerblicher Schutzrechte auf das Unternehmen zu sichern (Rdnr. 6).

25 Soweit das **Beratungsverhältnis mit einem Klinikarzt** oder einem anderen Mitarbeiter einer medizinischen Einrichtung eingegangen wird, muss unbedingt der Eindruck vermieden werden, der Vertrag sei zu dem Zweck abgeschlossen worden, dem Klinikarzt oder einem anderen Mitarbeiter der medizinischen Einrichtung im Mantel eines Beratervertrags finanzielle Zuwendungen zukommen zu lassen, um Beschaffungsentscheidungen zugunsten des Bezugs von Arzneimitteln oder Medizinprodukten des Unternehmens zu fördern. Derselbe Gedanke gilt auch für den Abschluss von **Beratungsverträgen mit niedergelassenen Ärzten**. Auch hier darf das Beratungsverhältnis nicht dazu missbraucht werden, den Arzt in seinen Beschaffungs-, Verordnungs- oder Therapieentscheidungen zu beeinflussen. Vor Abschluss des Vertrags muss daher in jedem Fall die **sachliche Rechtfertigung der Beratungsleistungen** geprüft und bejaht worden sein.

26 Von **besonderer Bedeutung** ist bei der Durchführung von Beratungsverhältnissen die **Dokumentation** der von dem Vertragspartner erbrachten Leistungen. Beratungsleistungen erfolgen nicht immer in Schriftform, etwa durch Erarbeitung von Berichten oder Dokumentationen, sondern vielfach mündlich, etwa im Rahmen von Besprechungen oder auch telefonisch. Nach Abschluss der Beratungsverhältnisse lässt sich daher oftmals nur schwer feststellen bzw. rekonstruieren, welche Beratungsleistungen von Seiten des ärztlichen Vertragspartners tatsächlich erbracht worden sind. Dies kann jedoch später notwendig werden, um nachzuweisen, dass das Rechtsverhältnis korrekt und die Höhe der geleisteten Vergütungen nicht zu beanstanden war. Aus diesem Grund ist zu empfehlen, möglichst sämtliche Beratungsleistungen schriftlich festzuhalten und zu der Vertragsakte zu nehmen, etwa in Form von **Besprechungsprotokollen, Telefonnotizen oder regelmäßigen Zwischenberichten des Beraters**.

27 Der Abschluss eines Beratervertrags mit einem Klinikarzt oder einem anderen Mitarbeiter medizinischer Einrichtungen setzt in der Regel die **Genehmigung des Dienstherrn bzw. Arbeitgebers** voraus, die ebenfalls schriftlich dokumentiert sein sollte.

---

[19] Dazu auch *Felder/Lippert,* GesR 2008, 225 ff.

B. Leistungsaustauschbeziehungen

4. Referentenverträge

Referentenverträge sind Verträge, durch die sich ein Klinikarzt, ein anderer Mitarbeiter einer medizinischen Einrichtung, die medizinische Einrichtung selbst oder aber ein niedergelassener Arzt verpflichtet, einen **(Fach-)Vortrag für ein Unternehmen** zu halten.[20]

Auch Referentenverträge können grundsätzlich mit dem einzelnen Arzt geschlossen werden. Daher gilt hier dasselbe wie für Beraterverträge. Auch hier ist jedoch darauf zu achten, dass nicht der Eindruck entsteht, auf diesem Wege solle dem jeweiligen Vertragspartner ein verdeckter Vorteil zugewendet werden. Das Unternehmen muss also auch hier ein **legitimes Bedürfnis** für den Abschluss eines Vertrags haben. Ein derartiges Bedürfnis besteht in der Regel nur dann, wenn das Referat einen **erkennbaren Bezug zu den Produkten** des Unternehmens oder damit in Zusammenhang stehenden Fragestellungen hat. Dies ist regelmäßig gegeben, wenn der ärztliche Vertragspartner Vorträge oder Moderationen auf Fort- und Weiterbildungsveranstaltungen übernimmt, die von den jeweiligen Unternehmen veranstaltet oder mitveranstaltet werden. Referentenverträge kommen jedoch auch dann in Betracht, wenn der Referent Vorträge auf sog. Fremdveranstaltungen, zumeist medizinischen Fachtagungen oder Kongressen halten soll und sich das Referat auf Produkte des Unternehmens oder damit in Zusammenhang stehende Therapieformen etc. bezieht. Voraussetzung ist ferner, dass ein berechtigtes Interesse des Unternehmens besteht, hierdurch zu einem besseren Verständnis, einer einfacheren Handhabung oder einer effizienteren Nutzung der Produkte zu gelangen. Ein Beispiel hierfür ist etwa der Bericht eines Prüfarztes als Referent des Unternehmens auf einem medizinischen Fachkongress über die Ergebnisse einer klinischen Prüfung eines bestimmten Arzneimittels oder Medizinprodukts.

Im Klinikbereich werden Referentenverträge regelmäßig nicht mit der medizinischen Einrichtung, sondern mit einzelnen Klinikärzten oder anderen Mitarbeitern medizinischer Einrichtungen geschlossen. Insofern kommt der Vertrag direkt mit dem Arzt bzw. anderen Mitarbeiter der medizinischen Einrichtung als Vertragspartner zustande. Auch hier ist in der Regel die vorherige **Genehmigung des Dienstherrn bzw. Arbeitgebers** erforderlich. Im Übrigen gelten dieselben Voraussetzungen wie bei Beraterverträgen (Rdnr. 23–27).

Die **Dokumentation** sollte dadurch sichergestellt werden, dass Kopien des Vortragsmanuskripts, der entsprechenden Vortragsfolien oder Poster etc. zu der Vertragsakte genommen werden.

5. Sponsoringverträge

Unter Sponsoringverträgen werden hier Vereinbarungen verstanden, bei denen Unternehmen von den Veranstaltern wissenschaftlicher Tagungen, Kongressen oder Fachmessen **„imagefördernde Werbeaktivitäten"** als Gegenleistung für die Zahlung einer Vergütung eingeräumt werden. Als solche imagefördernde Werbeaktivitäten kommt etwa die Gelegenheit in Betracht, als **„Sponsor"** genannt zu werden oder anderweitig werblich auftreten zu können, etwa durch die Anbringung eines Logos, die Vorführung von Videos zur Anwendung von Produkten, durch die Auslegung von Produkt- und Firmenbroschüren oder durch einen Stand am Rande einer Veranstaltung. Vielfach sehen Sponsoringvereinbarungen auch vor, dass der Druck von Einladungskarten zu Veranstaltungen finanziert wird, wenn im Gegenzug das Unternehmen auf diesen Einladungskarten als Sponsor genannt wird.

Sponsoringverträge (auch in Form eines Vertrags über die **Anmietung eines Ausstellungsstands**) werden zwischen dem Unternehmen (Sponsor) und dem Veranstalter abgeschlossen: Sofern Veranstaltungen von medizinischen Einrichtungen oder unter Verwen-

---

[20] Siehe *BVMed,* Mustervertäge zu ausgewählten Kooperationsformen zwischen Medizinprodukteunternehmen sowie medizinischen Einrichtungen und deren Mitarbeitern, S. 11, abrufbar unter www.medtech-kompass.de/mustervertraege/pdf/mustervertraege_mai06.pdf.

dung von Sachmitteln und Personal medizinischer Einrichtungen durchgeführt werden, sollte der Sponsoringvertrag **vorrangig mit der medizinischen Einrichtung** selbst abgeschlossen werden (und nicht etwa mit Klinikärzten, die diese Veranstaltungen für die medizinische Einrichtung organisieren). Sofern Veranstaltungen von unabhängigen Organisationen (etwa von medizinischen Fachgesellschaften) veranstaltet werden, sollten die Sponsoringverträge vorrangig mit **diesen Organisationen** abgeschlossen werden und ebenfalls nicht mit den Ärzten, die die Veranstaltungen für diese Organisationen organisieren.

34   Die Vergütung muss auch hier in einem **angemessenen Verhältnis** zu dem Umfang der Werbeaktivitäten stehen, die dem Unternehmen im Gegenzug eingeräumt werden. Dies folgt bereits daraus, dass sonst der Eindruck verdeckter finanzieller Zuwendungen entstehen könnte. Außerdem besteht ansonsten die Gefahr, dass der entsprechende Aufwand steuerlich nicht anerkannt wird. Als Anhaltspunkte für die Bestimmung der Angemessenheit der Vergütung bei Sponsoringverträgen können folgende Faktoren dienen: Teilnehmerzahl, Anzahl und Umfang der konkret zur Verfügung gestellten Werbemöglichkeiten sowie die Bedeutung, die die jeweils zu erreichende Fachgemeinschaft der konkreten Veranstaltung beimisst. Beim Abschluss von Sponsoringverträgen ist ferner zu beachten, dass auf Seiten des Vertragspartners der Industrie Sponsoringverträge ggf. zu ertrag- und umsatzsteuerlichen Konsequenzen führen können (Kap. 8 Rdnr. 55 ff.).

C. Einseitige Leistungen

35   **Einseitige Leistungen** liegen immer dann vor, wenn die Industrie medizinischen Einrichtungen, Klinikärzten, anderen Mitarbeitern oder niedergelassenen Ärzten Zuwendungen gewährt, ohne dafür eine Gegenleistung zu erhalten. Hierbei kommen verschiedene Gründe für die Gewährung einseitiger Leistungen durch Unternehmen in Betracht. Es steht außer Frage, dass die pharmazeutische sowie die medizintechnologische Industrie hinsichtlich einer sicheren Anwendung ihrer Produkte durch ärztliche Anwender, aber auch im Hinblick auf deren Fort- und Weiterbildung ein **legitimes Interesse** daran hat, die Teilnahme von Anwendern und medizinischem Fachpersonal an Fort- und Weiterbildungsveranstaltungen zu unterstützen. Nur hierdurch kann der erforderliche Kenntnisstand erworben bzw. beibehalten und die sachgerechte Anwendung von medizinischen Produkten im Sinne einer optimalen Patientenversorgung gesichert werden. Darüber hinaus unterstützt die medizinische Industrie regelmäßig die medizinische Wissenschaft und Forschung, aber auch Einrichtungen des Gesundheitswesens, durch Spenden oder andere Leistungen, um hierdurch zur Weiterentwicklung von Wissenschaft und Forschung beizutragen. Derartige Unterstützungsleistungen sind zur Wahrung sowie zum weiteren Ausbau des **Forschungs- und Wissenschaftsstandorts Deutschland** auch unbedingt notwendig. Sie sind zudem **politisch gewollt,** insbesondere angesichts der dramatischen Verknappung öffentlicher Mittel in den Bereichen des Gesundheitswesens sowie der universitären medizinischen Forschung. Von daher besteht dem Grundsatz nach ein **weitgehender Konsens,** dass die entstandenen Unsicherheiten im Hinblick auf die Zusammenarbeit zwischen Industrie mit Ärzten und medizinischen Einrichtungen und deren Mitarbeitern nicht zu einer Gefährdung dieser unverzichtbaren Unterstützungsmaßnahmen der Industrie führen dürfen.

36   Gleichzeitig bergen vor allem einseitige Leistungen an Klinikärzte im besonderen Maße das **Risiko,** unter dienst- und strafrechtlichen Gesichtspunkten **als unzulässige Einflussnahmen** auf die Beschaffungsentscheidungen von Mitarbeitern medizinischer Einrichtungen gewertet zu werden. Die Einfügung des Tatbestandsmerkmals des „Drittvorteils" in die gesetzlichen Tatbestände der Korruptionsdelikte hat diese Problematik weiter erhöht (Kap. 2 Rdnr. 19 und Kap. 4 Rdnr. 1 ff.). Es empfiehlt sich daher grundsätzlich, dass die Gewährung bzw. Annahme einseitiger Leistungen (etwa Geschenke, Unterstützungen zur passiven Teilnahme an Kongressen etc.) im Klinikbereich zum Zwecke der strafrechtlichen

C. Einseitige Leistungen

Risikominimierung entweder völlig vermieden wird oder sich im Rahmen der strengen Grundsätze des „Gemeinsamen Standpunkts" bewegen sollte. Diese orientieren sich wiederum an § 7 HWG sowie an dem Gesichtspunkt der Sozialadäquanz.[21]

I. Grundsätze

Im Hinblick auf die Gewährung von einseitigen Unterstützungsleistungen an Klinikärzte, aber auch an medizinische Einrichtungen, ist vor dem Hintergrund der **aktuellen Rechtsprechung**[22] ein vollständiger Risikoausschluss nur bei völliger Einstellung dieser Leistungen möglich. Dies betrifft insbesondere die direkte finanzielle Unterstützung der Industrie an Ärzte für deren Teilnahme an Fortbildungsveranstaltungen und medizinischen Fachkongressen, bei denen in der Vergangenheit selbst bei vorheriger Offenlegung gegenüber der Verwaltung bzw. bei Genehmigung durch den Vorgesetzten gerichtliche Verurteilungen wegen Bestechlichkeit zu verzeichnen sind. Eine **Risikominimierung** kann hier dadurch erreicht werden, dass entsprechende Unterstützungsleistungen an die medizinischen Einrichtungen gewährt werden, die die teilnehmenden Ärzte auswählen und die Kosten der Veranstaltungsteilnahmen aus den zur Verfügung gestellten Drittmitteln übernehmen. Grundsätzlich sollten bei sämtlichen einseitigen Unterstützungsformen folgende Gesichtspunkte bedacht werden: 37

– Preisnachlässe, Rabatte und dergleichen müssen offen erfolgen und dürfen **nicht über den Umweg von Spenden an medizinische Einrichtungen** oder gemeinnützige Organisationen oder anderweitig gewährt werden.
– Die bestehenden **Genehmigungserfordernisse** durch die Träger, Verwaltungen und Vorstände medizinischer Einrichtungen sowie durch die Dienstherren der Mitarbeiter medizinischer Einrichtungen sind für die Gewährung einseitiger Leistungen der Industrie an medizinische Einrichtungen und deren Mitarbeiter von **besonders hoher Bedeutung** und daher strikt zu beachten. Angesichts der besonderen strafrechtlichen Risiken, die mit der Annahme und Gewährung einseitiger Leistungen verbunden sind, sollte die Gewährung einseitiger Leistungen im Klinikbereich in keinem Fall ohne vorherige Einholung/Vorlage entsprechender schriftlicher Genehmigungen erfolgen.

II. Typische Formen einseitiger Leistungen

Die Gewährung einseitiger Leistungen durch die Industrie an medizinische Einrichtungen und deren Mitarbeiter betrifft in der Praxis regelmäßig die Unterstützung der **Teilnahme von Klinikärzten an medizinischen Fort- und Weiterbildungsveranstaltungen,** die Gewährung von **Spenden** an medizinische Einrichtungen oder hiervon unabhängige Organisationen (etwa Fördervereine oder medizinische Fachgesellschaften) sowie die **Gewährung von Geschenken** an und **Bewirtungen** von Mitarbeitern medizinischer Einrichtungen. Im niedergelassenen Bereich findet ebenfalls in der Praxis eine Unterstützung der Teilnahme von Ärzten an Fort- und Weiterbildungsveranstaltungen, aber auch die Gewährung von Geschenken und Bewirtungen durch die Industrie statt. Dagegen ist die Gewährung von Spenden an niedergelassene Ärzte von vornherein nicht möglich, da diese nur an gemeinnützige Organisationen erfolgen dürfen (Kap. 8 Rdnr. 68). 38

1. Unterstützung der Teilnahme an Fortbildungsveranstaltungen

Die Industrie unterstützt seit jeher die Teilnahme an Symposien, Konferenzen, Kongressen, Fortbildungs- und Informationsveranstaltungen sowie Betriebsbesichtigungen. Die Unterstützung von Seiten der Industrie hat regelmäßig die **Gewährung von Reise- und** 39

---

[21] „Gemeinsamer Standpunkt", S. 22.
[22] Hierzu der Beitrag von *Taschke*, Strafvorschriften, Rdnr. 166–205; s. auch *Dieners/Taschke*, PharmR 2000, 310 ff.

Unterbringungskosten zum Gegenstand, bei internationalen Fachkongressen wird zum Teil auch die **Teilnahmegebühr** übernommen. Diesen Leistungen der Industrie liegt regelmäßig folgende Motivation zugrunde:
– Die Vermittlung von Fachwissen über neue wissenschaftliche Erkenntnisse und Therapieformen erfolgt im Wesentlichen im Rahmen nationaler und internationaler Fachkongresse. Die pharmazeutische und medizintechnologische Industrie hat im Hinblick auf die Vermittlung dieser Kenntnisse an der Teilnahme von Ärzten an solchen Fachkongressen ein erhebliches Interesse, und zwar sowohl im Hinblick auf das **bessere Verständnis neuer Produkte und Therapieformen** als auch im Hinblick auf eine **sichere bzw. verbesserte Anwendung von Produkten** und damit in Zusammenhang stehende Therapien. Es ist allgemein anerkannt, dass ein Wegfall der Industrieunterstützung den hohen medizinischen und wissenschaftlichen Kenntnisstand der deutschen Medizin und damit auch den Wissenschafts- und Industriestandort Deutschland gefährden würde.
– Fort- und Weiterbildungsveranstaltungen werden in der Regel von wissenschaftlichen Fachgesellschaften, aber auch von medizinischen Einrichtungen selbst veranstaltet, um **wissenschaftliche Erkenntnisse über bereits eingeführte oder neue Produkte sowie über entsprechende Therapieformen** durch erfahrene Anwender an andere Ärzte (meistens junge Mediziner) zu vermitteln. Auch hier ist eine finanzielle Unterstützung durch die Industrie im Interesse der Fort- und Weiterbildung dieser Ärzte, der Verbesserung der Patientenversorgung sowie im Interesse an einer wissenschaftlich fundierten sachgemäßen Anwendung von Produkten und damit verbundenen Therapieformen notwendig. Dies wäre ohne die regelmäßige Übernahme von Reise- und Übernachtungskosten durch die Industrie gefährdet.
– Schließlich findet die Vermittlung von medizinischem Wissen und von zur Berufsausbildung des Arztes erforderlichen Fachkenntnissen in Diagnostik und Therapie auch im Rahmen von **Produktschulungen** durch Industrieunternehmen statt, zu denen Ärzte eingeladen werden und bei denen die Industrie in der Regel ebenfalls die anfallenden Reise- und Übernachtungskosten der Teilnehmer trägt. Die Durchführung derartiger Produktschulungen ist insbesondere bei der Neueinführung von Produkten bzw. damit verbundener Therapieformen von unverzichtbarer Bedeutung, da nur auf diese Weise die für eine **sachgerechte Anwendung der Produkte** am Patienten erforderlichen Kenntnisse vermittelt werden können.
– Dasselbe kann für **Betriebsbesichtigungen** gelten, sofern die in diesem Zusammenhang vermittelten Kenntnisse für ein **besseres allgemeines Verständnis für die Anwendung der Produkte** von Bedeutung sind.

a) Formen der Unterstützung der Teilnahme

40   Gemeinhin unterscheidet man bei der Behandlung dieses Themas danach, in welcher Weise Ärzte und andere Mitarbeiter medizinischer Einrichtungen an medizinischen Fachkongressen, Fort- und Weiterbildungsveranstaltungen sowie Betriebsbesichtigungen etc. teilnehmen. Hierbei kommt entweder eine „aktive" oder eine „passive Teilnahme" in Betracht. Als weiteres Differenzierungskriterium wird angesehen, ob die jeweilige Veranstaltung von dem Unternehmen selbst oder von Dritten veranstaltet oder organisiert wird. In dem einen Fall handelt es sich üblicherweise um **produktbezogene Fort- und Weiterbildungsveranstaltungen** oder **Betriebsbesichtigungen** eines Unternehmens, in dem anderen Fall um **medizinische Fachkongresse** oder **Symposien,** die von medizinischen Einrichtungen oder Dritten (etwa Kongressveranstaltern oder nationalen oder internationalen Fachgesellschaften) ausgerichtet werden (fremdorganisierte Fortbildungs- und Informationsveranstaltungen).

b) „Aktive Teilnahme"

41   Von einer „aktiven Teilnahme" an Veranstaltungen der Industrie bzw. fremdorganisierten Veranstaltungen wird dann gesprochen, wenn ein Arzt derartige Veranstaltungen moderiert

C. Einseitige Leistungen

oder in deren Rahmen referiert bzw. eine Präsentation darbietet. Regelmäßig steht die Moderation, das Referat oder die Präsentation in einem engen Zusammenhang mit Problemen oder Therapieformen, die für Produkte des Unternehmens bzw. deren Anwendung unmittelbar oder mittelbar von besonderem Interesse sind. Dies ist etwa der Fall, wenn ein Arzt im Rahmen der Produktschulung eines Unternehmens die fachgerechte Anwendung von Produkten des Unternehmens erläutert. Dies gilt aber gleichermaßen auch für den Fall, dass ein Arzt im Rahmen einer fremdorganisierten Veranstaltung einen Vortrag über die Ergebnisse von Studien- und Forschungsprojekten hält, die dieser zuvor für das Unternehmen im Rahmen eines Forschungsprojekts oder einer klinischen Prüfung durchgeführt hat. Für den Fall, dass eine „aktive Teilnahme" in dem oben genannten Sinn vorliegt, sollte die Übernahme der entsprechenden Aufwendungen für Reise-, Übernachtungs- und ggf. Registrierungsgebühren ebenso wie die Zahlung eines Honorars auf der Grundlage eines **Referentenvertrages** erfolgen, da es sich in einem solchen Fall nicht um einseitige Leistungen des Unternehmens, sondern um ein vertragliches Austauschverhältnis zwischen dem Arzt und dem Industrieunternehmen handelt. Dementsprechend müssen die Voraussetzungen für den Abschluss eines Referentenvertrags erfüllt sein (hierzu ausführlich oben Rdnr. 28–31):

- Die Vereinbarung eines Referentenvertrags muss den **legitimen Bedürfnissen** des Unternehmens entsprechen, d. h. in einem Zusammenhang mit Problemen und Therapieformen stehen, die für Produkte des Unternehmens bzw. deren Anwendung von besonderem Interesse sind.
- Das **Trennungsprinzip** muss beachtet werden. Dies bedeutet, dass Preisnachlässe, Rabatte etc. nicht über den Umweg eines solchen Vertrags gewährt werden dürfen. Ferner muss bei der Auswahl des Vertragspartners dessen **fachliche Qualifikation** und nicht seine Bedeutung als möglicher „Besteller" von Produkten des Unternehmens ausschlaggebend sein. Der Abschluss des Referentenvertrags darf also nicht auf eine Beeinflussung von Beschaffungs-, Verordnungs- oder Therapieentscheidungen des ärztlichen Referenten zielen.
- Leistungen und Gegenleistungen müssen in einem **angemessenen Verhältnis** zueinander stehen. Dies ist bei Abschluss des Referentenvertrags zu prüfen und zu dokumentieren. Zu dokumentieren sind auch die Vertragsabwicklung und die Arbeitsergebnisse (Redemanuskript, Präsentation etc.). Diese sollten in der Vertragsakte des Unternehmens aufbewahrt werden.
- Die Zahlung der vertraglich vereinbarten Vergütung sollte erst dann erfolgen, wenn zuvor die geschuldete **Leistung** (Referat, Präsentation etc.) **erbracht** und auf ihre Ordnungsgemäßheit überprüft worden ist.
- Falls ein Klinikarzt oder ein anderer Mitarbeiter einer medizinischen Einrichtung Vertragspartner werden soll, ist die vorherige **Genehmigung des Dienstherrn bzw. des Arbeitgebers** unter Offenlegung der für die Tatbestände der §§ 331, 333 StGB relevanten Tatsachen einzuholen.

Sofern „aktive Teilnahmen" auf der Grundlage eines solchen Referentenvertrags erfolgen und dieser den genannten Voraussetzungen entspricht, liegt ein **Gegenleistungsverhältnis und keine einseitige Leistung** vor. Die besonderen Risiken, die gemeinhin mit der Gewährung oder Annahme einseitiger Leistungen verbunden sind, bestehen in einem solchen Fall nicht. 42

Im Klinikbereich kommt bei der Auswahl des Vertragspartners nicht nur der Klinikarzt, der etwa als Referent auftreten soll, in Betracht, sondern auch die **medizinische Einrichtung.** In einem solchen Fall verpflichtet sich die medizinische Einrichtung gegenüber dem Unternehmen, dass ein bestimmter Arzt (etwa der Arzt, der als Prüfarzt oder als Leiter der klinischen Prüfung eine Studie durchgeführt hat) im Rahmen seiner Dienstaufgaben das entsprechende Referat hält. Eine derartige Auswahl des Vertragspartners führt im Regelfall zu einer **weiteren Risikominimierung.** 43

Von einer „aktiven Teilnahme" in dem oben genannten Sinn kann auch gesprochen werden, wenn etwa ein Klinikarzt verpflichtet wird, einen **Kongressbericht zu verfassen.** Al- 44 lerdings sollten einem solchen Kongressbericht besondere Fragestellungen des Unternehmens zugrunde liegen, die von dem Unternehmen bzw. den Mitarbeitern des Unternehmens, die ebenfalls an der entsprechenden Veranstaltung teilnehmen, nicht ohne weiteres beantwortet werden können. Dies ist dann der Fall, wenn ein Arzt besondere medizinische Fragestellungen im Rahmen der Veranstaltung erfasst, auswertet und an das Unternehmen übermittelt. Für diesen Fall bietet sich eine entsprechende vertragliche Vereinbarung auf der Grundlage eines „Beratervertrags" an, der ebenfalls die oben genannten Voraussetzungen erfüllen muss (hierzu ausführlich Rdnr. 23–27). Sofern ein Unternehmen eine Vielzahl von Ärzten, die an der Veranstaltung teilnehmen, mit der Erstellung von Kongressberichten beauftragt, denen dieselben oder ähnliche Fragestellungen zugrunde liegen, können Zweifel in Bezug auf das legitime Interesse am Abschluss entsprechender Vertragsbeziehungen entstehen, wenn nicht hinreichend nachvollziehbar nachgewiesen werden kann, aus welchen Gründen eine solche Vielzahl von Kongressberichten benötigt wird. In solchen Fällen haben Staatsanwaltschaften in der Vergangenheit das Vorliegen einer „echten Gegenleistung" in Frage gestellt.

c) „Passive Teilnahme"

45 Von einer „passiven Teilnahme" an unternehmensinternen oder fremdorganisierten Fort- und Weiterbildungsveranstaltungen wird dann gesprochen, wenn Klinikärzte, andere Mitarbeiter medizinischer Einrichtungen oder niedergelassene Ärzte an Veranstaltungen teilnehmen, ohne dass ein Fall der „aktiven Teilnahme" vorliegt und das Unternehmen Aufwendungen, etwa für Reise- und Übernachtungskosten sowie ggf. Registrierungsgebühren übernimmt. Hierzu gehört auch der Fall, dass Ärzte zwar auf der Veranstaltung Moderationen, Referate oder Präsentationen übernehmen, diese jedoch in keinem engen Zusammenhang mit Problemen oder Therapieformen stehen, die für Produkte des Unternehmens bzw. deren Anwendung unmittelbar oder zumindest mittelbar von besonderem Interesse sind. In diesem Fall wird die Übernahme von Aufwendungen durch das Unternehmen regelmäßig als **Gewährung von einseitigen Leistungen** verstanden. Ob diese Einschätzung tatsächlich zutrifft, wird allerdings nicht einheitlich beurteilt. In juristischen Fachdiskussionen wird verschiedentlich mit guten Argumenten eingewandt, dass auch dem Fall der „passiven Teilnahme" eigentlich ein vertragliches Austauschverhältnis zugrunde liegt, da die Übernahme derartiger Aufwendungen nur unter der Bedingung der ordnungsgemäßen Teilnahme von Ärzten an den Veranstaltungen erfolgt und eine solche Teilnahme für die **Vermittlung von Know-how für die sachgerechte Anwendung von Produkten der Industrie** unerlässlich ist. Die Übernahme von Aufwendungen stelle danach quasi eine Gegenleistung dafür dar, dass sich etwa Klinikärzte bereit erklären, sich mit den Produkten eines Unternehmens, deren Anwendung oder damit in Zusammenhang stehenden Therapieformen zu befassen und hierfür Zeit aufzuwenden etc. Die Rechtsprechung hat sich, soweit ersichtlich, mit dieser Argumentation noch nicht ausdrücklich auseinandergesetzt. Vielmehr wird die Gewährung von Aufwendungsersatz zur passiven Teilnahme an medizinischen Fortbildungs- und Weiterbildungsveranstaltungen in der Praxis vielfach als Vorteil betrachtet, auf den der Klinikarzt keinen Anspruch haben soll. Ungeachtet dessen zeigt die vorgenannte Argumentation jedoch durchaus die strukturellen Unterschiede zur Gewährung von Geschenken und Zuwendungen an Amtsträger, die ansonsten in der strafgerichtlichen Praxis, etwa bei der Vergabe öffentlicher Bauaufträge, im Mittelpunkt stehen. Hier geht es in der Regel um private Bereicherungen, die bei ordnungsgemäß durchgeführten Fortbildungsveranstaltungen nicht vorliegen, da sie die Vermittlung von medizinischem Fachwissen zum Ziel haben.

d) Straf- und dienstrechtliches Risikopotential im Klinikbereich

46 Die **bisherige Ermittlungspraxis der Staatsanwaltschaften** sowie die **Spruchpraxis der Gerichte** haben sich, soweit bekannt, im Klinikbereich bislang vorwiegend auf folgende Fallkonstellationen konzentriert:
– Teilnahme an (fremdorganisierten) medizinischen Fachkongressen im **Ausland**,

C. Einseitige Leistungen

- Charakter des Kongressortes als beliebtes **Ziel des Tourismus,**
- Mitnahme von Ehefrauen oder anderen **Begleitpersonen** (und deren Kostentragung durch die Industrie),
- Verbindung von Kongress- mit **Urlaubsaufenthalten,**
- Tagesprogramme mit erheblichem Spielraum für **typische Urlaubsaktivitäten,**
- Betriebsbesichtigungen im Ausland mit **luxuriösen Bewirtungen** und **Begleitprogrammen** (z. B. Opernbesuch).

47 Dies bedeutet nicht, dass nicht auch die finanzielle Unterstützung der Teilnahme von Klinikärzten oder anderen Mitarbeitern medizinischer Einrichtungen an ordnungsgemäß organisierten Veranstaltungen, die von dritter Seite bzw. von der Industrie im In- und Ausland durchgeführt werden, Gegenstand von Ermittlungsverfahren werden kann. Jedoch stellt die bisherige Ermittlungs- und Rechtspraxis eine Reihe von Orientierungspunkten zur Verfügung, die für eine **Risikobewertung** im Hinblick auf die Fortführung der genannten Unterstützungsleistungen von Bedeutung sind.[23]

48 Von den bislang damit befassten Gerichten wurde die Erstattung von Reisekosten für berufliche Fortbildungen oder für die Teilnahme an wissenschaftlichen Fachkongressen und Betriebsbesichtigungen regelmäßig als Vorteil i. S. d. §§ 331 ff. StGB bejaht. Allerdings führt die bloße Annahme des Vorliegens eines Vorteils noch nicht unweigerlich zu einer Strafbarkeit im Sinne der genannten Straftatbestände. Vielmehr muss eine **Unrechtsvereinbarung** mit dem Amtsträger (d. h. mit dem Arzt oder einem anderen Mitarbeiter einer medizinischen Einrichtung) vorliegen.[24] Dies soll nach der Rechtsprechung dann der Fall sein, wenn die Zuwendung für die Bestellung von Produkten gewährt wird. Insoweit muss ein sog. „Äquivalenzverhältnis" zwischen Zuwendung und Gegenleistung bestehen. Ein solches Äquivalenzverhältnis wird regelmäßig dann bejaht, wenn über Zuwendungen Einfluss auf die Bestellung von Produkten genommen oder eine Bestellung von Seiten des Arztes belohnt wird. Hierbei wird von den Gerichten über den jeweiligen Einzelfall hinaus das gesamte **„Beziehungsgeflecht"** zwischen Unternehmen und Arzt im Rahmen der Beweiswürdigung herangezogen, wobei insbesondere der zeitliche Zusammenhang von Unterstützungsleistungen und Bestellentscheidungen von Bedeutung sein soll. Ferner soll auch eine **fehlende dienstrechtliche Involvierung** der Anstellungskörperschaft bzw. des Dienstherrn ein Beziehungsverhältnis der gewährten Vorteile zu Diensthandlungen indizieren. In einer umstrittenen Entscheidung hat das AG Hamburg-Wandsbek das Vorliegen einer „konkludenten Unrechtsvereinbarung" bereits dann bejaht, wenn Unterstützungsleistungen zur Teilnahme an Kongressveranstaltungen in Kenntnis bestehender Geschäftsbeziehungen zwischen Arzt und Industrie von dem Arzt angenommen werden. Insofern soll die Annahme des Vorteils, so das AG Hamburg-Wandsbek, bereits gezeigt haben, dass die Zuwendungen nicht auf einer uneigennützigen Motivation beruhen, sondern zur Stabilisierung und Steigerung des Absatzes gewährt würden. Nach der Entscheidung des Bundesgerichtshofes vom 23. 5. 2002 (s. Kap. 2 Rdnr. 16) wird jedoch zu Recht eine direkte Manifestation nach außen verlangt.[25]

49 Die Frage nach der **Pflichtwidrigkeit der Diensthandlung** betrifft die Abgrenzung der Vorteilsannahme bzw. Vorteilsgewährung zu den Tatbeständen der Bestechung und Bestechlichkeit. Verschiedene Gerichte haben insofern die Auffassung vertreten, dass es bei Produktentscheidungen nach einer vorhergehenden Zuwendung nicht auf die Sachwidrigkeit der Entscheidungsergebnisse ankomme. Vielmehr sei bereits dann von einer Pflichtwidrigkeit der Diensthandlung auszugehen, wenn der Arzt den Vorteil **„auf die Waagschale der Entscheidung"** gelegt habe.[26] Dies wurde von diesen Gerichten dann an-

---

[23] Hierzu auch *Räpple,* Z Gastroenterol (Suppl. 2) 1999, 36; s. auch *Räpple,* S. 53 f.
[24] Hierzu im Einzelnen der Beitrag von *Taschke,* Strafvorschriften, Rdnr. 182.
[25] *AG Hamburg-Wandsbek* Urt. v. 12. 8. 1999, 727 a Cs/2047 Js 132/96; *BGH* Urt. v. 23. 5. 2002, 1 StR 372/01, NJW 2002, 2801 ff.
[26] Hierzu im Einzelnen der Beitrag von *Taschke,* Strafvorschriften, Rdnr. 198–201.

genommen, wenn dem Arzt bewusst gewesen sein musste, dass etwa an die Annahme von finanziellen Unterstützungen zur Teilnahme an medizinischen Fachkongressen die Erwartung geknüpft war, er werde auch in Zukunft Produkte der entsprechenden Lieferanten bestellen. In anderen Fällen gingen die Gerichte davon aus, dass sich die Erwartung einer Gegenleistung für die Zuwendung aufdrängen musste, insbesondere dann, wenn es sich hierbei nicht nur um kleinere Aufmerksamkeiten, sondern um relativ hohe Beträge handelte.

50 Auch das OLG Hamburg und der Bundesgerichtshof[27] gehen davon aus, dass bei Ermessensentscheidungen eine Pflichtwidrigkeit bereits dann vorliegen soll, wenn der Amtsträger den ihm gewährten Vorteil auf die Waagschale seiner Entscheidung lege. Allein die Vereinbarung oder Annahme eines Vorteils besage aber noch nicht, dass die Unbefangenheit des Ermessensbeamten beeinträchtigt sei und er diese Entscheidung aufgrund sachfremder Erwägungen getroffen bzw. sich hierzu bereit erklärt habe. Der Tatbestand der Bestechlichkeit erfordere daher gegenüber der Vorteilsannahme **zusätzliche Umstände,** aus denen folge, dass sich der Amtsträger gegenüber dem Vorteilsträger bereit gezeigt habe, sich bei der Ermessensausübung durch den Vorteil beeinflussen zu lassen. Während die Vorteilsannahme bzw. Vorteilsgewährung nach den §§ 331 Abs. 3 bzw. 333 Abs. 3 StGB durch eine Genehmigung des Dienstherrn bzw. des Arbeitgebers mit der Folge gerechtfertigt werden kann, dass eine Strafbarkeit ausscheidet, ist ein Strafbarkeitsausschluss aufgrund einer Genehmigung dann nicht möglich, wenn auch die Pflichtwidrigkeit der Diensthandlung bejaht wird, da in diesem Fall die Tatbestände der Bestechung bzw. Bestechlichkeit vorliegen, die nicht genehmigungsfähig sind. Daher ist die Diskussion, ob und gegebenenfalls wann eine Pflichtwidrigkeit der Diensthandlung zu bejahen ist, insbesondere bei der Unterstützung von Ärzten oder anderen Mitarbeitern medizinischer Einrichtungen von besonderer Bedeutung.

51 Unter dienstrechtlichen Gesichtspunkten ist zu berücksichtigen, dass derartige Unterstützungsleistungen als **„Geschenke"** oder **„Belohnungen"** (Kap. 2 Rdnr. 50 ff.) eingeordnet werden könnten, deren Annahme Beamten oder Angestellten des öffentlichen Dienstes ausnahmsweise und nur mit vorheriger Genehmigung ihres Dienstherrn bzw. Arbeitgebers gestattet ist. Dienstreisegenehmigungen oder die Erteilung von Sonderurlaub durch die Verwaltung reichen hierzu im Regelfall allein nicht aus, da diese Genehmigungen lediglich das Fernbleiben vom Dienst, jedoch nicht die Annahme der Industrieunterstützung betreffen. Dasselbe gilt für den Fall, dass für den Besuch von Fortbildungsveranstaltungen Erholungsurlaub gewährt wurde. Auch betrifft die Erlaubnis der Verwaltung regelmäßig nicht auch die Annahme finanzieller Unterstützungen durch die Industrie.

52 In der Vergangenheit wurde von einigen Staatsanwälten in inoffiziellen Äußerungen am Rande von juristischen Fachtagungen zur Kooperation der Industrie mit Krankenhäusern und Ärzten die finanzielle Unterstützung von Ärzten für eine passive Teilnahme an **im Ausland** stattfindenden Informationsveranstaltungen der Industrie als unzulässig eingestuft. Diese Auffassung verkennt den Umstand, dass der Ort der Veranstaltung kein Kriterium für die rechtliche Zulässigkeit von Unterstützungsleistungen sein darf, da der Meinungsaustausch in der medizinischen Forschung nicht auf die deutschen Landesgrenzen beschränkt werden kann und auch die rechtlichen Rahmenbedingungen für die Unterstützung derartiger Teilnahmen nicht an einen Inlands- oder Auslandsbezug anknüpfen. Vielmehr sollten Ärzte auch die Möglichkeit erhalten, am Meinungsaustausch auf nationalen wie auch internationalen Kongressen teilzunehmen. Durch die geschilderte restriktive Auffassung werden deutsche Mediziner benachteiligt, die oft die mit erheblichen Kosten verbundene Teilnahme an internationalen Kongressen nicht finanzieren können. Eine derartige Beschränkung des internationalen Fachdiskurses ist aber nicht zeitgemäß und für den Forschungsstandort Deutschland schädlich.

---

[27] *OLG Hamburg* StV 2001, 277, 281 f.; *BGH* NJW 2002, 2801 ff.; hierzu *Michalke,* NJW 2002, 3381 f.; *Taschke,* PharmR 2002, 409 ff. (= MPR 2002, 101 ff.) sowie der Beitrag von *Taschke,* Strafvorschriften, Rdnr. 152, 160, 166 ff.

C. Einseitige Leistungen

In diesem Argumentationskontext sind auch die Empfehlungen des „Gemeinsamen 53
Standpunkts" der Verbände hinsichtlich der Unterstützung der Teilnahme von Klinikärzten an Fort- und Weiterbildungsveranstaltungen zu verstehen, welche die forschungs- und wissenschaftspolitische Notwendigkeit derartiger Unterstützungen deutlich herausstellen. Die Verbände fordern insofern, dass die derzeitigen Unsicherheiten nicht zu einer Gefährdung der Unterstützungsmaßnahmen führen dürfen. Gleichzeitig weisen die Verbände jedoch auch darauf hin, dass diese Unterstützungsleistungen die Gefahr bergen, unter strafrechtlichen Gesichtspunkten als unzulässige Einflussnahmen auf Beschaffungsentscheidungen betrachtet zu werden. Der „Gemeinsame Standpunkt" der Verbände präferiert vor diesem Hintergrund, dass **der medizinischen Einrichtung** von Seiten der Industrie auf der Grundlage einer entsprechenden Vereinbarung Mittel für die Veranstaltungsteilnahme zur Verfügung gestellt werden, so dass die Mitarbeiter der Einrichtung an diesen Veranstaltungen **im Rahmen ihrer Dienstaufgaben teilnehmen.**[28] Sofern entsprechende Vereinbarungen mit der medizinischen Einrichtung selbst nicht vorliegen, sollten die Dienstherren oder Arbeitgeber, Krankenhausverwaltungen bzw. Krankenhausträger über Art und Inhalt der Veranstaltung informiert sein und die Teilnahme genehmigt haben. Zu Recht weisen die Verbände darauf hin, dass von einer **einschränkungslosen Genehmigung** auch der Unterstützungsleistungen insofern nur dann gesprochen werden kann, wenn bei deren Beantragung von dem Mitarbeiter sämtliche Tatsachen unterbreitet worden sind, die für die Beziehung zwischen dem Arzt bzw. dem Mitarbeiter der Einrichtung und dem Unternehmen bedeutsam sind.

e) Kriterien für die individuelle Unterstützung

Sofern sich ein Unternehmen dazu entscheiden sollte, die **individuelle finanzielle** 54
Unterstützung von Ärzten oder für die Teilnahme an internen Produktschulungen sowie an fremdorganisierten Fort- und Weiterbildungsveranstaltungen weiterzuführen, ist insbesondere auf Folgendes zu achten:
– Die Unterstützungsleistungen dürfen **nicht dazu missbraucht werden,** Beschaffungs-, Verordnungs- oder Therapieentscheidungen des jeweiligen Klinikarztes, anderer Mitarbeiter der medizinischen Einrichtung oder auch von niedergelassenen Ärzten zugunsten des Unternehmens unsachlich zu beeinflussen oder auch nur einen entsprechenden Eindruck zu erwecken.
– Die Veranstaltung darf ausschließlich der **Vermittlung und Verbreitung von medizinischem Wissen** und praktischen Erfahrungen dienen. Die wissenschaftlichen Informationen und die Weitergabe von Kenntnissen in Diagnostik und Therapie müssen im Vordergrund stehen. Die Teilnahme soll nur unterstützt werden, wenn ein Bezug zum Tätigkeitsgebiet des Unternehmens und gleichzeitig zum Tätigkeitsgebiet des Veranstaltungsteilnehmers vorliegt.
– Es dürfen nur folgende Kosten erstattet werden:
  • angemessene **Hin- und Rückreisekosten** zum/vom Veranstaltungsort;
  • **Übernachtungskosten;**
  • ggf. **Kongressgebühren;**
– Kosten für Bewirtungen nur insoweit, als sie einen **angemessenen Rahmen** nicht überschreiten und von untergeordneter Bedeutung bleiben.
– Darüber hinausgehende Kosten (für Theater, Konzertbesuche, Rundflüge, Sportveranstaltungen, Besuche von Freizeitparks etc.) dürfen **nicht erstattet** werden. Ein Verbleiben auf Kosten des Unternehmens über den für die Veranstaltung notwendigen Zeitraum

---

[28] Eine entsprechende Regelung sieht die Anlage zu Nr. 4.2 der Verwaltungsvorschriften zur Annahme und Verwendung von Mitteln Dritter (Drittmittelrichtlinien – DMRL) zu den §§ 8 und 59 UG BW des Landes Baden-Württemberg vor. Eine Regelung, die sich eng an den „Gemeinsamen Standpunkt" anlehnt, sieht ferner Nr. 4.3 der Verwaltungsvorschriften zur Annahme und Verwendung von Mitteln Dritter an Hochschulen (Drittmittelrichtlinien – DriMiR) des Bayerischen Staatsministeriums für Wissenschaft, Forschung und Kunst vom 21. 10. 2002 vor.

hinaus darf nicht erfolgen. Die Annahme bzw. Gewährung von sonstigen Belohnungen, Geschenken und geldwerten Vorteilen mit privatem Charakter (z.B. Kosten für Begleitpersonen) darf ebenfalls nicht erfolgen.
- Die Übernahme der Kosten sollte ferner davon abhängig gemacht werden, dass sich der von einem Unternehmen eingeladene Arzt **zur Teilnahme an der Veranstaltung verpflichtet** und an ihr auch **tatsächlich teilnimmt**.
- Es sollte aus Gründen der vollständigen **Dokumentation** eine Liste der Teilnehmer erstellt werden, die die Veranstaltung tatsächlich besucht haben.
- Es sollte auch darauf geachtet werden, dass es sich bei der Veranstaltung um eine allgemein **anerkannte wissenschaftliche Veranstaltung** handelt, der Veranstaltungsort kein beliebtes Touristenziel darstellt, die Veranstaltung nicht in der üblichen Urlaubszeit stattfindet und das Tagesprogramm keinen erheblichen Spielraum zur Entfaltung typischer Urlaubsaktivitäten bietet.
- Eine Unterstützung von Klinikärzten darf nur erfolgen, wenn zuvor die **Genehmigung** von Seiten des Dienstherrn bzw. des Arbeitgebers des betroffenen Klinikarztes **in schriftlicher Form vorliegt**.
- In **keinem Fall** darf die Auswahl der entsprechenden Mitarbeiter der Einrichtung im Hinblick auf deren Stellung bei der Beschaffung von Produkten des Unternehmens erfolgen bzw. von Beschaffungsentscheidungen abhängig gemacht werden.

55   Diese **Kriterien** sind inzwischen **allgemein anerkannt**. Sie entsprechen den Voraussetzungen, die nach dem „Gemeinsamen Standpunkt" der Verbände an eine strafrechtlich einwandfreie Unterstützung der Teilnahme von Klinikärzten an Fort- und Weiterbildungsveranstaltungen gestellt werden. Sie liegen ferner dem verbandsübergreifenden „Entwurf einer Rechtsverordnung für die Einwerbung und Verwendung von Mitteln Dritter durch Universitätsmitglieder" vom 15.12.2000 (Kap. 4 Rdnr. 5) zugrunde (dort: § 12).[29] Darüber hinaus hat die novellierte Regelung des § 33 MBO-Ä zum „individuellen Fortbildungssponsoring" die Empfehlungen und Hinweise des „Gemeinsamen Standpunkts" ausdrücklich übernommen (Kap. 2 Rdnr. 71 ff., zu beachten sind jedoch in diesem Zusammenhang die unterschiedlichen Umsetzungen der MBO-Ä durch die einzelnen Landesärztekammern, vgl. Kap. 2 Rdnr. 74). Eine entsprechende Regelung sehen die „Verhaltensempfehlungen" der Verbände der pharmazeutischen Industrie (Nr. 6) sowie § 20 FSA-Kodex vor (Kap. 11 Rdnr. 208 ff.). Die dem „Gemeinsamen Standpunkt" entsprechenden Kriterien haben im Übrigen auch verschiedene Bundesländern, etwa in Baden-Württemberg oder Bayern, als Vorbild für die Regelung der Frage gedient, ob und unter welchen Voraussetzungen ihren Hochschulangehörigen die Annahme von Unterstützungsleistungen von der Industrie zur Teilnahme an internen und externen Fort- und Weiterbildungsveranstaltungen möglich ist (Kap. 4 Rdnr. 5). Diese Kriterien können daher als **gute Orientierungspunkte**[30] dienen, deren Einhaltung den Grad der rechtlichen Risiken erheblich minimiert. Diese Kriterien entsprechen im Übrigen offensichtlich auch der Intention der Kultusministerkonferenz, die in ihrem Beschluss vom 17.9.1999 nicht schlechthin die finanzielle Unterstützung zur Teilnahme an Fortbildungsveranstaltungen als strafrechtlich kritisch ansieht, sondern die „Finanzierung von Fortbildungsveranstaltungen mit erheblichem Freizeitwert" bzw. die „Finanzierung von Urlaubsreisen (auch für Angehörige)", und nach der „solche Fallgestaltungen [...] in den zutreffenden Detailregelungen (Drittmittelrichtlinien) eindeutig ausgeschlossen werden" müssen.[31]

56   Auch bei Einhaltung der genannten Kriterien besteht angesichts der bisherigen Ermittlungspraxis sowie der bislang ergangenen Rechtsprechung im Klinikbereich ein gewisses **Restrisiko,** dass Ermittlungsbehörden dennoch entsprechende Vorgänge wegen des Verdachts der Bestechlichkeit bzw. Bestechung verfolgen bzw. Gerichte entsprechende Verurtei-

---

[29] Abgedr. in: *BPI* (Hrsg.), Antikorruptionsgesetz, S. 74 ff., 82.
[30] Zustimmend *Göben,* Kooperation, S. 360 f.
[31] Beschluss der Kultusministerkonferenz v. 17.9.1999, abgedr. in: *BPI* (Hrsg.), Antikorruptionsgesetz, S. 71.

lungen aussprechen. Aus diesem Grund sehen einige Unternehmen von der Fortführung der Unterstützung von Ärzten zur „passiven Teilnahme" bei fremdorganisierten Veranstaltungen gänzlich ab. Sofern derartige Unterstützungsleistungen nicht völlig eingestellt worden sind, beschränken sich Unternehmen vielfach auch darauf, den medizinischen Einrichtungen im Wege einer **Geldspende oder einer Sachspende** (etwa in Form eines „Reisegutscheins") oder eines **betrieblichen Geschenks** Mittel zur Verfügung zu stellen, um Klinikärzten und anderen Mitarbeitern medizinischer Einrichtungen die Teilnahme an fremdorganisierten Fort- und Weiterbildungsveranstaltungen zu ermöglichen. In diesen Fällen ist es aus steuerlichen Gründen (Kap. 8 Rdnr. 79) empfehlenswert, dass die konkreten Klinikärzte bzw. anderen Mitarbeiter, die an der Veranstaltung teilnehmen sollen, von der medizinischen Einrichtung und nicht von dem Unternehmen benannt werden. Dies hat auch unter strafrechtlichen Gesichtspunkten den Vorteil, dass eine Individualisierung der entsprechenden Klinikärzte und Mitarbeiter durch die medizinische Einrichtung erfolgt. In der Praxis führen jedoch insbesondere Geldspenden für die Teilnahme von Mitarbeitern an medizinischen Fachkongressen zu Problemen, da die Verwaltungen oftmals keine Kapazitäten oder Erfahrungen haben, die Teilnahme von Ärzten an medizinischen Fachkongressen zu organisieren. Ferner erhöhen sich regelmäßig die Kosten für die Teilnahme, wenn nicht von Sammelbestellungen Gebrauch gemacht werden kann. Von daher kommt der Möglichkeit, eine bereits organisierte Kongressreise in **Form einer Sachspende** oder eines **betrieblichen Geschenks** von Seiten der Industrie zu gewähren, eine höhere Praktikabilität zu.

Im Sinne einer möglichst weitreichenden straf- und dienstrechtlichen Risikominimierung bleibt es nach allem wünschenswert, wenn die Empfehlungen des „Gemeinsamen Standpunkts" durch **einheitliche Drittmittelrichtlinien und -erlasse** der Bundesländer sowie in Form von Dienstanweisungen durch die jeweiligen Krankenhausträger bzw. Dienstherren der betroffenen Mitarbeiter weiter ergänzt würden, um in Zukunft auf diesem Gebiet die erforderliche Rechtssicherheit weiter zu verbessern. 57

2. Spenden

In der Praxis werden von Unternehmen oftmals an gemeinnützige medizinische Einrichtungen oder andere gemeinnützige Organisationen Spenden zum Zwecke der Unterstützung von Forschung und Lehre, zur Verbesserung der Gesundheits- bzw. Patientenversorgung, zur Aus- und Weiterbildung bzw. für mildtätige Zwecke gewährt. Mit der Neufassung des FSA-Kodex Fachkreise vom 18. 1. 2008 wurde dieser Bereich durch die neu eingeführten §§ 25, 26 reguliert, soweit es Spenden und sonstige Zuwendungen an solche Institutionen betrifft, die sich aus Angehörigen der Fachkreise zusammensetzen (siehe dazu Kap. 11 Rdnr. 347 ff.). Doch auch außerhalb des Anwendungsbereichs dieser speziellen Vorschriften sind die folgenden Grundsätze zu beachten. Spenden müssen grundsätzlich **unabhängig von Umsatzgeschäften** erfolgen und dürfen auch nicht zu deren Voraussetzung gemacht werden.[32] Um bereits den Eindruck zu vermeiden, Spenden dienten individuellen persönlichen Interessen von Beschäftigten medizinischer Einrichtungen, sollte darauf geachtet werden, dass die Spende nicht auf ein Privatkonto (etwa des ärztlichen Abteilungsdirektors) überwiesen wird. Spenden sollten nur auf ein Spenden- oder Drittmittelkonto der medizinischen Einrichtung erfolgen, das in der **Verfügungsgewalt der Verwaltung** steht. Gleichzeitig gewährleistet dies eine Einbeziehung der Krankenhaus- und Universitätsverwaltungen bei der Einwerbung und Administration von Spenden. Entsprechendes gilt, wenn Spendengelder für Fördervereine von Krankenhäusern oder Universitätskliniken eingeworben werden. Auch hier sollten die Dienstherren bzw. Arbeitgeber der einwerbenden Klinikärzte (d. h. in der Regel die Verwaltung) in die Administration und Verwendung der Spenden eingebunden sein.[33] 58

---

[32] Zu strafrechtlichen Fragen im Zusammenhang der Gewährung von Spenden an universitäre Einrichtungen s. *Dauster*, NStZ 1999, 63 ff.

[33] Hierzu auch „Gemeinsamer Standpunkt", S. 22.

59 Die Notwendigkeit der vorherigen Einbeziehung des Dienstherrn bzw. Arbeitgebers folgt auch hier aus den geltenden Korruptionsbekämpfungsgesetzen. Danach besteht ein Strafbarkeitsrisiko für Ärzte, die als Amtsträger oder Angestellte Vorteile für sich oder einen Dritten fordern, sich versprechen lassen oder annehmen. Folglich kann das Strafbarkeitsrisiko durch die vorherige Genehmigung der Dienstherren bzw. Arbeitgeber weitgehend minimiert werden.[34] Voraussetzung ist allerdings auch hier, dass die Einwerbung bzw. Gewährung von Spenden **nicht im Zusammenhang mit Beschaffungsentscheidungen** steht. Diese Grundregeln sind in den Fällen nicht ohne weiteres anwendbar, in denen die Spende nicht für eine bestimmte medizinische Einrichtung, sondern an eine von der medizinischen Einrichtung unabhängige Institution (etwa an wissenschaftliche Fachgesellschaften oder karitative oder wissenschaftliche Organisationen) gewährt werden soll. Da auch in diesen Fällen ein Strafbarkeitsrisiko in Folge der Drittvorteilsproblematik (Kap. 2 Rdnr. 19) nicht ausgeschlossen werden kann, ist zu empfehlen, dass bei der Einwerbung von Spenden für unabhängige Organisationen ebenfalls die Dienstherren und Arbeitgeber der einwerbenden Ärzte die Einwerbung bzw. Gewährung der Spende vorher genehmigen. Diese Empfehlung gilt nicht nur für Ärzte, die als Funktionsträger (etwa als Vorsitzende oder Schatzmeister) Spenden für ihre Organisationen einwerben, sondern auch für sonst einwerbende Klinikärzte, die lediglich einfache Mitglieder dieser Organisationen sind oder Spenden einwerben, ohne selbst dieser Organisation anzugehören. In der Praxis hat sich die Einholung von Genehmigungen in solchen Fällen vielfach als schwierig oder unmöglich herausgestellt, da die für Klinikärzte zuständigen Verwaltungsstellen der medizinischen Einrichtungen oftmals die Notwendigkeit einer Genehmigung nicht einsehen oder aber nach ihrer Auffassung nicht über die notwendigen Hintergrundinformationen zur Erteilung einer Genehmigung verfügen. Aus diesem Grund empfiehlt der „Gemeinsame Standpunkt" der Verbände, dass aus Gründen einer möglichst weitreichenden Risikominimierung unter dem Gesichtspunkt des sog. „Drittvorteils" bzw. zu Dokumentationszwecken **zumindest die entsprechende Information an den Dienstherrn bzw. Arbeitgeber** gegeben werden soll.

60 Sofern Dienstherren bzw. Arbeitgeber mit der Verwaltung der medizinischen Einrichtung identisch sind, der die Spende zu Gute kommen soll, ist zu empfehlen, dass auch die vorgesetzte Behörde des Dienstherrn bzw. des Arbeitgebers die Einwerbung bzw. Gewährung der Spende vorher genehmigt. Der Grund hierfür besteht darin, dass es rechtlich bisher nicht eindeutig geklärt ist, ob der Dienstherr bzw. Arbeitgeber die Gewährung eines Vorteils auch dann genehmigen kann, wenn der genehmigte Vorteil der von ihm verwalteten Einrichtung selbst zugute kommt. Dies führt im Regelfall dazu, dass in diesen Fällen auch der Träger der medizinischen Einrichtung einzubeziehen ist, der die Spende gewährt werden soll. Hier sollte es jedoch ausreichen, wenn eine **generelle Genehmigung des Trägers** vorliegt und die entsprechende Verwaltungsstelle das Vorliegen dieser Genehmigung bestätigt. Die genannten Grundsätze gelten auch im Hinblick auf Sachspenden an gemeinnützige medizinische Einrichtungen oder andere gemeinnützige Organisationen, etwa im Zusammenhang der Überlassung von **Geräten** oder **Fachliteratur**.

3. Geschenke und Bewirtungen

61 Sofern es sich bei Klinikärzten um Beamte und Angestellte des öffentlichen Rechts handelt, ist die Annahme von Geschenken ohne Zustimmung des Dienstherrn bzw. Arbeitgebers grundsätzlich untersagt. Nach der sowohl für Klinikärzte als auch für niedergelassene Ärzte geltenden Regelung des § 32 MBO-Ä des ärztlichen Berufsrechts ist es dem Arzt nicht gestattet, Geschenke oder andere Vorteile für sich oder Dritte zu fordern, sich oder Dritten versprechen zu lassen oder anzunehmen, wenn hierdurch der Eindruck erweckt wird, dass die Unabhängigkeit der ärztlichen Entscheidung beeinflusst wird. Nach § 32

---

[34] *Räpple,* implant 1997, 9, setzt die hohe Bedeutung der Dienstherreninvolvierung mit einer „rechtlichen Lebensversicherung" gleich.

C. Einseitige Leistungen

Satz 2 MBO-Ä liegt eine **derartige Beeinflussung nicht vor,** wenn der Wert des Geschenkes oder des anderen Vorteils geringfügig ist.

Das Landesberufsgericht für Heilberufe Nordrhein-Westfalen (LandesberufsG f. Heilberufe Nordrh.-Westf.) hat in einem Fall[35], in dem ein Arzt Geldgeschenke eines Patienten in Höhe von **mehreren hunderttausend Euro innerhalb von drei Jahren** angenommen hatte, entschieden, dass dieser durch sein Verhalten gegen seine Berufspflicht aus § 32 der Berufsordnung der Ärztekammer Westfalen-Lippe (BerufsO W-L)[36] verstoßen hat. Dabei hat das Gericht zwar betont, dass auch berufsrechtliche Sanktionen dem Bestimmtheitsgebot des Art. 103 Abs. 2 GG genügen müssen. Das Gericht lehnte jedoch in diesem Fall einen Verstoß des § 32 BerufsO W-L gegen den **Bestimmtheitsgrundsatz nach § 103 Abs. 2 GG** ab. Damit folgte es nicht dem Vortrag des Beschuldigten, der die Unbestimmtheit der Begriffe „übliches Maß kleiner Anerkennung", „geringfügig" bzw. „*der Eindruck erweckt wird, dass die Unabhängigkeit der ärztlichen Entscheidung beeinflusst wird*", rügte. Das Gericht führte aus, dass dem Bestimmtheitsgebot bei Straf- und Bußgeldvorschriften besondere Bedeutung zukomme, da Art. 103 Abs. 2 GG verlange, dass die in einer Vorschrift geregelten Straf- oder Bußgeldandrohung für den Bürger erkennbar und vorhersehbar sei. Auch berufsrechtliche Sanktionen müssten dabei den Anforderungen des Art. 103 Abs. 2 GG genügen. Für das Landesberufungsgericht war dieses Erfordernis im Ergebnis aber erfüllt, weil die Auslegung der genannten unbestimmten Rechtsbegriffe auch für den Laien keine Probleme bereite. Das Gericht kam zu der Auffassung, durch das Verhalten des Arztes sei § 32 BerufsO W-L verletzt worden. Nach der Begründung des Gerichts **übersteige** die Annahme von Geldgeschenken in der Höhe von mindestens 362 429,82 Euro in einem Zeitraum von drei Jahren **bei weitem das berufsrechtliche unproblematische Maß** und stelle auch einen gewichtigen Anhaltspunkt dafür dar, dass der Arzt in seinen ärztlichen Entscheidungen nicht mehr frei sein konnte, da er sich der Schenkerin immer zu Dank und Wohlverhalten verpflichtet gefühlt haben müsse.

Nach § 33 Abs. 3 MBO-Ä ist es dem Arzt ferner nicht gestattet, für den Bezug von Arznei-, Heil- und Hilfsmitteln oder Medizinprodukten Geschenke oder andere Vorteile für sich oder einen Dritten zu fordern. Diese darf er auch nicht sich oder Dritten versprechen lassen oder annehmen, es sei denn, der Wert ist geringfügig. Schließlich sieht § 7 Abs. 1 HWG ein grundsätzliches heilmittelwerberechtliches Verbot vor, im Rahmen der produktbezogenen Werbung für Heilmittel Zuwendungen oder sonstige Werbegaben (Waren oder Leistungen) anzubieten, zu gewähren, zu fordern oder anzunehmen (Kap. 2 Rdnr. 61 ff.). Demnach beschränkt sich die Möglichkeit der Gewährung von Geschenken an Ärzte dem Grunde nach auf **„sozialadäquate Zuwendungen",** also Werbegaben von geringem Wert (bei einer produktbezogenen Werbung) sowie Zuwendungen im Rahmen der normalen, gesellschaftlichen Ordnung, sofern es sich nicht um eine produktbezogene Werbung handelt. Eine betragsmäßige Höchstgrenze ist hierfür nicht gesetzlich geregelt. Die Erläuterungen der Bundesärztekammer zu § 33 Abs. 3 MBO-Ä sehen insofern allerdings eine Höchstgrenze von 50 Euro vor.[37] Bei regelmäßigen Zuwendungen, die im Einzelfall innerhalb dieser Grenze liegen, soll nach den Erläuterungen der Bundesärztekammer nicht der Wert der einzelnen Leistungen zugrunde gelegt, sondern eine Gesamtbetrachtung vorgenommen werden. Für Klinikärzte wird zum Teil empfohlen, dass ein Betrag von 25 Euro bis 40 Euro nicht überschritten werden sollte. Es ist hierbei zu beachten, dass verschiedene Kliniken die Gewährung von Geschenken an die bei ihnen tätigen Ärzte bzw. deren Annahme gänzlich untersagen. In Zweifelsfällen sollte zur Vermeidung jeden Risikos zuvor die **Genehmigung des Dienstherrn bzw. Arbeitgebers** (d.h. im Regelfall der Verwaltung) eingeholt werden.

---

[35] Vgl. LandesberufsG f. Heilberufe Nordrh.-Westf. Beschl. v. 6. 11. 2007, 6t E 1292/06.T (VG Münster), MedR 2008, 397.
[36] Dieser ist mit § 32 MBO-Ä weitgehend identisch.
[37] Siehe www.bundesaerztekammer.de/page.asp?his=1.100.1144.1155.

64 Sogenannte „**Sozialspenden**", d. h. finanzielle Unterstützungen für Dienstjubiläumsveranstaltungen, Betriebsausflüge, Weihnachts- und Geburtstagsfeiern, Ausrichtung von Tennisturnieren von Krankenhausabteilungen etc. dürfen weder gefordert noch gewährt werden. Im Klinikbereich sollte auch darauf geachtet werden, dass medizinische Fachbücher bzw. Abonnements medizinischer Fachzeitschriften nicht als persönliche Geschenke gewährt oder entgegengenommen werden. Möglich ist die Entgegennahme als Sachspende (oder als betriebliches Geschenk) für die jeweilige medizinische Einrichtung. Es empfiehlt sich hierbei, gemeinsam mit den Verwaltungen eine generelle Verfahrensweise festzulegen, die dies ausreichend dokumentiert.

65 Zu beachten ist ferner, dass § 21 Abs. 2 FSA-Kodex für die diesem Kodex unterworfenen Unternehmen (Kap. 13 Rdnr. 8) eine erhebliche Verschärfung gegenüber der gesetzlichen Regelung des § 7 Abs. 1 HWG, aber auch gegenüber §§ 32 und 33 Abs. 3 MBO-Ä vorsieht, indem die Abgabe von **Geschenken** im Rahmen einer produktunabhängigen „Imagewerbung" nur zu „besonderen Anlässen", in einem sozialadäquaten Rahmen zulässig sein soll. Durch § 21 Abs. 2 a. E. FSA-Kodex wurde die Bestimmung nochmals verschärft, wonach sämtliche Geschenke im Rahmen der produkt- und absatzbezogenen Werbung als auch zur Imagewerbung nur zur Verwendung in der beruflichen Praxis bestimmt sein dürfen (Kap. 11 Rdnr. 307).

66 In der Praxis der Unternehmen wird die in den Erläuterungen der Bundesärztekammer zu § 33 MBO-Ä für Geschenke festgelegte Höhe von 50 Euro auch als Orientierungsgröße für die Angemessenheit der **Bewirtung von Ärzten** herangezogen. Die Überschreitung dieser Orientierungsgröße bedeutet gleichzeitig jedoch nicht ohne Weiteres, dass von einer unangemessenen oder nicht sozialadäquaten Bewirtung auszugehen ist (siehe hierzu im Einzelnen Kap. 11 Rdnr. 324 ff.). Die Bewirtung von Ärzten im Rahmen von Luxusrestaurants oder Gourmet-Restaurants ist regelmäßig nicht als „angemessen" oder sozialadäquat zu betrachten.

4. Exkurs: Geräteüberlassung

67 Ein Komplex, der eine Reihe rechtlicher Fragen aufwirft, ist die Überlassung von Geräten oder auch anderer Gegenstände. Es handelt sich dabei vor allem um die Fälle, in denen Angehörigen der Fachkreise oder auch medizinischen Einrichtungen Geräte zur Verfügung gestellt werden. Erfolgt diese Überlassung zu normalen Konditionen im Wege gegenseitiger Austauschverhältnisse wie **Kauf** oder **Miete**, steht die Zulässigkeit außer Frage. Dasselbe gilt bei einseitigen Leistungsbeziehungen in Form einer sog. **Sachspende,** sofern die hierfür erforderlichen Voraussetzungen erfüllt werden (siehe Kap. 8 Rdnr. 71). Schwierig können diese Konstellationen werden, wenn neben der Geräteüberlassung noch **weitere Leistungsbeziehungen** zwischen den Beteiligten bestehen. Dies kann z. B. der Fall sein, wenn ein pharmazeutischer Unternehmer etwa ein zur **Durchführung einer Anwendungsbeobachtung oder klinischen Prüfung** benötigtes Gerät dem ausführenden Krankenhaus zur Verfügung stellt, dieses Gerät jedoch während der Studie auch ansonsten im Krankenhaus genutzt wird oder nach Beendigung der Studie zur unentgeltlichen Nutzung im Krankenhaus verbleibt. Eine weitere Konstellation, in der die Geräteüberlassung problematisch werden kann, ist eine Geräteüberlassung an ein Krankenhaus durch einen Unternehmer, die gleichzeitig an einen dauerhaften Liefervertrag über andere Produkte gekoppelt ist. In diesen Fällen kommt es für die rechtliche Bewertung zunächst darauf an, ob die Geräte von dem Kaufpreis umfasst sind oder als „Zugabe" unentgeltlich zu den veräußerten Produkten überlassen werden. Je nach den Einzelheiten des Falls können sich hieraus kartell- und heilmittelwerberechtliche Fragestellungen ergeben. Die Überlassung von Geräten kann aber auch unter strafrechtlichen Gesichtspunkten[38] bedenklich sein, wenn hierdurch die Dienstausübung von Mitarbeitern medizinischer Ein-

---

[38] Hierzu *Leipold*, in: Hauschka, Corporate Compliance, § 33, Rdnr. 32 f.

richtungen in unlauterer Weise tangiert wird bzw. dies nicht im Einklang mit internen Dienstanweisungen oder Drittmittelrichtlinien[39] oder aber zulasten der Kostenträger erfolgt.[40]

Von diesen Fällen ist die **Beistellung** abzugrenzen (vgl. Kap. 11 Rdnr. 157). Bei der Beistellung besteht zwar eine Leistungsbeziehung neben der Geräteüberlassung, diese Überlassung ist jedoch auf das zur Durchführung der eigentlichen Kooperation notwendige Maß beschränkt (etwa nach Zeit und Umfang der Nutzung eines Geräts). **68**

Die Überlassung von Geräten kann im Wege einer entgeltlichen, dauerhaften Überlassung des Gerätes im Wege eines Kaufs erfolgen, oder im Rahmen einer entgeltlichen Überlassung befristet in Form der Miete. Auch **unentgeltliche Überlassungen** wie Leihe oder Schenkung sind in bestimmten Konstellationen rechtlich denkbar, vielfach aber wohl eher bedenklich. Die Abgabe von sogenannten „Medizinproduktemustern" nach § 47 Abs. 3 AMG analog[41] dürfte in der Regel zulässig sein, wenn die entsprechenden Voraussetzungen gewahrt werden und auch unter allgemeinen Gesichtspunkten, insbesondere nach dem UWG (etwa unter dem Gesichtspunkt des Verbots des übertriebenen Anlockens oder der Marktverstopfung etc.) keine Bedenken bestehen. Unter dem Gesichtspunkt der zulässigen Abgabe von Medizinproduktemustern dürfte auch die Überlassung von Produkten zu Probe-, Test- und Demonstrationszwecken in der Regel fallen. Sofern eine Geräteüberlassung ansonsten unentgeltlich erfolgt, sind in der Regel sowohl die heilmittelwerberechtlichen Vorschriften wie § 7 Abs. 1 HWG[42] als auch die berufsrechtlichen Restriktionen wie § 33 Abs. 4 MBO-Ä zu beachten. Beide Vorschriften können aufgrund des § 4 Nr. 11 UWG auch für den überlassenden Unternehmer unmittelbar von Bedeutung sein (siehe Kap 2 Rdnr. 61 ff., 71 ff.). Gegebenenfalls können dazu weitere Einschränkungen aus anwendbaren Kodices wie z. B. § 19 Abs. 2 Nr. 7, § 21 FSA-Kodex Fachkreise resultieren. Der **Gesetzgeber** hat in jüngster Zeit die Geräteüberlassung durch die Industrie an Fachkreise auch im Rahmen der „**sozialrechtlichen Compliance**" (siehe dazu Kap. 2 Rdnr. 82 ff.) im Zuge der 15. AMG-Novelle[43] reguliert und mit Blick auf die unentgeltliche oder verbilligte Überlassung explizit als (unzulässigen) **wirtschaftlichen Vorteil** i. S. d. § 128 Abs. 2 Satz 1 SGB V definiert. Insbesondere in den Fällen, in denen die Geräteüberlassung bei gleichzeitig bestehenden weiteren Leistungsbeziehungen zwar nicht unentgeltlich, aber zu besonders günstigen Konditionen erfolgt, ist eine abschließende Beurteilung der Zulässigkeit nach den oben genannten Vorschriften problematisch. Unter präventiven Gesichtspunkten ist die allgemeine Regel hilfreich, wonach Leistung und Gegenleistung grundsätzlich in einem **angemessenen Verhältnis** zueinander stehen sollten. **69**

D. Übersicht

Wie die Ausführungen dieses Kapitels zeigen, müssen je nach Vertragstyp und Vertragspartner eine Vielzahl von Regelungen bedacht werden, die sich oft überlagern. Die nachfolgende Tabelle soll eine **Hilfestellung für die Überprüfung** der Frage geben, ob die **einschlägigen Regelungen** bei der Vertragsgestaltung bedacht wurden, ohne hierbei einen Anspruch auf Vollständigkeit zu erheben. **70**

---

[39] Siehe etwa *LG Karlsruhe* NJW 2001, 907.
[40] *OLG Hamm* GesR 2005, 175.
[41] Siehe dazu WiKo, § 7 HWG, Rdnr. 8.
[42] Siehe dazu z. B. *LG Konstanz* wrp 2004, 917.
[43] BT-Drs. 16/13 428, S. 95.

Kapitel 6. Vertragsgestaltung – ausgewählte Kooperationsformen

Vertragstyp	Vertragspartner	Anwendbare Vorschriften	Besonderheiten
Referentenvertrag	Niedergelassener Arzt	– HWG (bei Produktbezug) – Berufsrecht – FSA-Kodex Fachkreise	– schriftlicher Vertrag – Angemessenheit der Vergütung – Angabe der Privatadresse
	Klinikarzt	– HWG (bei Produktbezug) – Berufsrecht – Dienstrecht (bei öffentlich-rechtlicher Trägerschaft) – FSA-Kodex Fachkreise – §§ 331, 333 StGB	– schriftlicher Vertrag – Angemessenheit der Vergütung – Genehmigungspflicht – Angabe der Privatadresse
	Arzt als Vertreter der Verwaltung, Politik, etc.	– HWG (bei Produktbezug) – Berufsrecht – Dienstrecht (bei öffentlich-rechtlicher Trägerschaft) – §§ 331, 333 StGB (nicht bei Abgeordneten)	– schriftlicher Vertrag – Angemessenheit der Vergütung – i. d. R. Genehmigungspflicht – Angabe der Privatadresse
Einladung zu Veranstaltungen	Niedergelassener Arzt	– HWG (bei Produktbezug) – Berufsrecht – FSA-Kodex Fachkreise	– Angemessene Reisekosten, Unterkunft – Fortbildungsveranstaltungen mit Berufsbezug – Bezug zum Tätigkeitsgebiet des Unternehmens
	Klinikarzt	– HWG (bei Produktbezug) – Berufsrecht – Dienstrecht (bei öffentlich-rechtlicher Trägerschaft) – FSA-Kodex Fachkreise – §§ 331, 333 StGB	– Angemessene Reisekosten, Unterkunft, Bewirtung – Genehmigungspflicht – Fortbildungsveranstaltungen mit Berufsbezug – Bezug zum Tätigkeitsgebiet des Unternehmens

D. Übersicht

Vertragstyp	Vertragspartner	Anwendbare Vorschriften	Besonderheiten
	Arzt als Vertreter der Verwaltung, Politik, etc.	– HWG (bei Produktbezug) – Berufsrecht – Dienstrecht (bei öffentlich-rechtlicher Trägerschaft) – §§ 331, 333 StGB (nicht bei Abgeordneten)	– angemessene Reisekosten, Unterkunft, Bewirtung – Genehmigungspflicht – Fortbildungsveranstaltungen mit Berufsbezug – Bezug zum Tätigkeitsgebiet des Unternehmens
Unterstützung externer Veranstaltungen	Veranstalter	– HWG (bei Produktbezug) – FSA	– Fortbildungsveranstaltungen mit Berufsbezug – Bezug zum Tätigkeitsgebiet des Unternehmens – Offenlegung der Unterstützung – zur Verfügung stellen allgemeiner finanzieller Mittel für die Veranstaltung aber zulässig
Sponsoring-Vertrag	Klinik/Veranstalter	§ 26 FSA-Kodex Fachkreise	– schriftlicher Vertrag – Hinweispflichten seitens des Gesponserten
Geschenke	Niedergelassener Arzt	– HWG (bei Produktbezug) – Berufsrecht – FSA	**HWG:** – geringer Wert oder geringwertige Kleinigkeiten (übliche Reklamegegenstände) **Berufsrecht:** – nur geringfügig (50 Euro) **FSA:** – nur geringwertig (5 Euro) oder zu besonderen Anlässen
	Klinikarzt	– HWG (bei Produktbezug) – Berufsrecht – Dienstrecht (bei öffentlich-rechtlicher Trägerschaft) – FSA – §§ 331, 333 StGB (bei öffentlich-rechtlicher Trägerschaft)	**HWG:** – geringer Wert oder geringwertige Kleinigkeiten (übliche Reklamegegenstände) **Berufsrecht:** – nur geringfügig (50 Euro) **Dienstrecht:** – evtl. Anzeige- bzw. Genehmigungspflicht **FSA:** nur geringwertig (5 Euro) oder zu besonderen Anlässen

Kapitel 6. Vertragsgestaltung – ausgewählte Kooperationsformen

Vertragstyp	Vertragspartner	Anwendbare Vorschriften	Besonderheiten
	Arzt als Vertreter der Verwaltung, Politik, etc.	– HWG (bei Produktbezug) – Berufsrecht – Dienstrecht – §§ 331, 333 StGB (nicht bei Abgeordneten)	**HWG:** – geringer Wert oder geringwertige Kleinigkeiten (übliche Reklamegegenstände) **Berufsrecht:** – nur geringfügig (50 EUR) **Dienstrecht:** – evtl. Anzeige- bzw. Genehmigungspflicht – besondere Wertgrenzen des Dienstherrn
Spende	Angehörige der Fachkreise	§ 25 Abs. 2 FSA-Fachkreise	**UNZULÄSSIG**
	Institution	§ 25 FSA-Fachkreise	– Veröffentlichungspflichten
NIS	Niedergelassener Arzt	– FSA – Berufsrecht	– schriftlicher Vertrag – Bedarf seitens des Unternehmens – Angemessenheit der Vergütung (ggf. nach GOÄ) – Nichtintervention – Verantwortung bei „Medical Affairs"
	Klinikarzt	– FSA – Berufsrecht – Dienstrecht – §§ 331, 333 StGB	
	Klinik	– FSA – §§ 331, 333 StGB	
F&E Vertrag	Niedergelassener Arzt	– FSA – Berufsrecht	– schriftlicher Vertrag – Arbeitnehmererfindungsrecht (insb. bei Hochschulen)
	Klinikarzt/Hochschulprofessor	– FSA – Berufsrecht – Dienstrecht – §§ 331, 333 StGB	
	Klinik/Hochschule	– FSA – §§ 331, 333 StGB	

Abb. 5: Vertragstypen und anwendbare Vorschriften

Kapitel 7. Compliance-Management in der betrieblichen Praxis

Literatur: *Anhalt/Dieners,* Handbuch des Medizinprodukterechts, München 2003; *Ax/Schneider* (Hrsg.), Rechtshandbuch Korruptionsbekämpfung, Berlin 2006; *Benz/Heißner/John/Möllering,* Korruptionsprävention in Wirtschaftsunternehmen und durch Verbände, in: Dölling (Hrsg.), Handbuch der Korruptionsprävention für Wirtschaftsunternehmen und öffentlicher Verwaltung, München 2007, S. 44; *Berndt,* Zur Zukunft der Corporate Governance – Regulierung der Unternehmensführung auf dem Prüfstand, ZCG 2006, 1 ff.; *Bürkle,* Unternehmensinterne Selbstkontrolle durch Compliance-Beauftragte, in: Hauschka (Hrsg.), Corporate Compliance. Handbuch der Haftungsvermeidung im Unternehmen, München 2007, S. 127; *Cohen/Holland,* Fünf Punkte, die ausländischen Unternehmen über den United States Foreign Corrupt Practices Act (FCPA) wissen sollten, CCZ 2008, 7; *Dieners,* Der Gemeinsame Standpunkt der Verbände zur künftigen Zusammenarbeit von Industrie, Krankenhäusern und Ärzten, Pharm. Ind. 2000, 938; *Dieners,* Die Neufassung des FSA-Kodex, A&R 2006, 110; *Dieners,* Selbstkontrolle der Wirtschaft zur Verhinderung von Korruption, JZ 1998, 181; *Dieners,* Vermeidung von Korruptionsrisiken aus Unternehmenssicht – Rechtliche Gestaltung von Geschäftsbeziehungen, Behördenkontakten und Lobbying, in: Dölling (Hrsg.), Handbuch der Korruptionsprävention für Wirtschaftsunternehmen und öffentlicher Verwaltung, München 2007, S. 185; *Dieners/ Milbradt,* Gestaltung von Forschungsverträgen der Pharma- und Medizinprodukteindustrie mit universitären Einrichtungen und deren Mitarbeitern, in: Festschrift für Reimann, Köln 2009, S. 49 ff.; *Dieners/Oen,* Anmerkung zum Urteil des BGH v. 17. 7. 2009 – 5 StR 394/08 (Strafbarkeitsrisiken eines Compliance Officers), MPR 2009, 156; *Doepner,* Heilmittelwerbegesetz, 2. Aufl., München 2000; *Fleischer,* Vorstandsverantwortlichkeit und Fehlverhalten von Unternehmensangehörigen – Von der Einzelüberwachung zur Errichtung einer Compliance-Organisation, AG 2003, 291; *Grill,* Kranke Geschäfte. Wie die Pharmaindustrie uns manipuliert, 1. Aufl., Reinbek 2007; *Hauschka,* Compliance, Compliance-Manager, Compliance-Programme: Eine geeignete Reaktion auf gestiegene Haftungsrisiken für Unternehmen und Management?, NJW 2004, 257; *Hauschka,* Einführung, in: Hauschka (Hrsg.), Corporate Compliance. Handbuch der Haftungsvermeidung im Unternehmen, München 2007, S. 1; *Hauschka,* Grundsätze pflichtgemäßer Unternehmensführung, ZRP 2004, 65; *Häusler,* Was versteht man unter Medical Affairs?, Schweizerische Ärztezeitung 2008, 2127; *Jahn/Krekeler/Kreuser,* Die Corporate Governance – Diskussion und ihre Konsequenzen für Krankenhäuser (Teile I-III), das krankenhaus 2008, 468f., 596f., 710f.; *Gebhardt,* Ausgewählte EU-Initiativen auf den Gebieten der Corporate Governance und des Aktienrechts – Ein Statusbericht zur Rechtsentwicklung, ZCG 2008, 13 ff.; *Kammerer-Galahn,* Compliance – Herausforderung für Unternehmensleiter und deren Rechtsberater, AnwBl 2009, 77; *Kappel/Acker,* Korruption und Zivilrecht, Teil 2 – Ansprüche des geschädigten Unternehmens gegen die schmiergeldzahlende Partei, ZRFG 2007, 216ff.; *Lampert,* Compliance-Organisation, in: Hauschka (Hrsg.), Corporate Compliance. Handbuch der Haftungsvermeidung im Unternehmen, München 2007, S. 142; *Lembeck,* Steuerrecht und Korruptionseindämmung – Inhalt, Grenzen, Spannungsfelder –, in: Dölling (Hrsg.), Handbuch der Korruptionsprävention für Wirtschaftsunternehmen und öffentlicher Verwaltung, München 2007, S. 240, S. 129; *Lembeck/Lützeler/ Happe,* Vertragsgestaltung für die Kooperation von Krankenhäusern, Industrie und Ärzten, das krankenhaus 2001, 980; *Maschmann,* Vermeidung von Korruptionsrisiken in: Dölling (Hrsg.), Handbuch der Korruptionsprävention für Wirtschaftsunternehmen und öffentlicher Verwaltung, München 2007, S. 93; *Meck,* Die große Siemens-Familie weint, FAS v. 27. 4. 2008, S. 39; *Nell,* Korruptionsbekämpfung ja – aber richtig! – Reformüberlegungen zur Unternehmenshaftung nach OWiG, ZRP 2008, 149 f.; *Office of Inspector General,* Compliance Program Guidance for Pharmaceutical Manufacturers, April 2003 (Federal Register/Vol. 68, No. 86 v. 5. 5. 2003, S. 23731); *Partsch,* The Foreign Corrupt Practices Act (FCPA) der USA, Berlin 2007; *Reichelsdorfer,* Compliance Regeln einhalten, DATEV magazin 2008, 36; *Rogall,* § 130 OWiG, in: Karlsruher Kommentar zum OWiG, 3. Aufl., München 2006; *Schiff,* Compliance Auditing of a Medical Device Company, Journal of Medical Device Regulation, November 2008, 15 ff.; *Schneider,* Compliance als Aufgabe der Unternehmensleitung, ZIP 2003, 645; *Sedemund,* Due Diligence bei Unternehmenskauf: Existenzbedrohung bei unterlassener Prüfung von Schmiergeld- und Bestechungszahlungen, DB 2004, 2251; *Taschke,* Strafvorschriften und Ord-

Kapitel 7. Compliance-Management in der betrieblichen Praxis

nungswidrigkeiten, in: Anhalt/Dieners (Hrsg.), Handbuch des Medizinprodukterechts, München 2003, S. 471 ff.; *Taschke*, Verteidigung von Unternehmen – Die wirtschaftsstrafrechtliche Unternehmensberatung, StV 2007, 495; *Umnuß*, Corporate Compliance Checklisten, München 2008; *Volz*, Der FSA-Kodex – „Healthcare Compliance" in Deutschland, CCZ 2008, 22; *Wieland*, Unternehmensethik und Compliance Management – Zwei Seiten einer Medaille, CCZ 2008, 15; *Veranstaltungsplaner.de Services GmbH* (Hrsg.), kodexkonform.de, Bad Kreuznach 2006.

Übersicht

	Rdnr.
A. Begriff und Erscheinungsformen	1
B. Compliance als Risikomanagement	2
C. Compliance als Werte-Management	9
D. Compliance im Gesundheitssektor	11
I. Regulatorische Vorgaben	11
1. Arzneimittelrecht	12
a) Stufenplanbeauftragter	13
b) Informationsbeauftragter	14
c) Sachkundige Person	15
d) Pharmaberater	16
e) Qualitätsmanagement für die Produktion	17
2. Medizinprodukterecht	18
a) Sicherheitsbeauftragter	19
b) Zur Funktionsprüfung und Einweisung befugte Person	20
c) Medizinprodukteberater	21
d Qualitätsmanagement	22
3. Heilmittelwerberecht	23
II. Spannungsverhältnis von „Trennung" und „Kooperation"	24
III. Empfehlungen und Kodices der Verbände	31
IV. Bedeutung innerbetrieblicher Organisationsstrukturen	32
V. Compliance-Programm	37
VI. Kernelemente einer Compliance-Organisation	45
1. Unternehmensrichtlinien und Dienstanweisungen	46
2. Vertragsmanagement	49
3. Compliance-Officer	50
4. Abschluss von Verträgen	51
5. „Follow-up" von Projekten und Dokumentation	52
6. Compliance-Hotlines und Helplines	53
7. Budgetierung und Verbuchung	55
8. Mitarbeiterschulungen	56
9. Compliance-Audits	57
10. Unternehmensbroschüren	58
11. Durchsetzung der Unternehmensleitlinien gegenüber Dritten	59
12. Förderung und Implementierung von Branchenkodices	60
13. Verhalten bei Durchsuchungen und Beschlagnahmen	61
VII. Verhältnis von Compliance-Richtlinien und praktischer Umsetzung	62
VIII. Umsetzungsprobleme und -defizite	63
1. Fehlende prozessorientierte Betrachtung	64
2. Fehlen prozessimmanenter Korrekturmechanismen	65
3. Fehlende Handbücher	66
4. Fehlende Aktualisierungen	67
5. Zeitaufwändigkeit von Prüf- und Genehmigungsverfahren	68
6. Fehlendes elektronisches Umlaufverfahren	69
7. Unterschiedliches Compliance-Know-how	70
8. Personelle Unterausstattung	71
9. Schulungsdefizite	72
10. Fehlende Audits	73
11. Fehlende Involvierung der Einkaufsabteilung	74
IX. Lösungsmöglichkeiten zur Beseitigung von Umsetzungsproblemen und -defiziten	75
1. „Traditionelle" Ansätze	76
2. „Innovative Ansätze"	77
a) Beispiel: Einsatz elektronischer Unterstützungstools beim Vertragsmanagement	80
b) Beispiel: Sicherstellung standardisierter Arbeitsabläufe beim Event-Management	81

	Rdnr.
c) Beispiel: Monitoring durch Audits	82
d) Beispiel: Bewertung der Effektivität des Compliance-Managements	83
E. Zusammenfassung	84

A. Begriff und Erscheinungsformen

Der Begriff „Compliance" verzeichnet seit einigen Jahren auch im deutschen Rechts- **1** raum eine beachtliche Erfolgsgeschichte.[1] Der Begriff entstammt ursprünglich der US-amerikanischen juristischen Nomenklatur. Dort wurde „Compliance" zunächst vor allem in der Bankenwelt zur Bezeichnung eines systematischen Konzepts zur Sicherstellung eines regelkonformen Verhaltens in den klassischen Risikobereichen der Banken (Verhinderung von Insidergeschäften, Behandlung von Interessenkonflikten, **Einhaltung aufsichtsrechtlicher Bestimmungen des Bank- und Börsenrechts** sowie Verhinderung von Geldwäsche) verwendet. Der „Compliance"-Begriff ist aber auch dem Gesundheitssektor nicht fremd. Hier bezeichnet er seit jeher die Befolgung regulatorischer Vorgaben und die Einrichtung entsprechender organisatorischer Maßnahmen im Hinblick auf die ordnungsgemäße Produktion von Arzneimitteln und Medizinprodukten sowie auf die Überwachung von Risiken nach der Markteinführung. In der **Pharmakologie** bedeutet „Compliance" die Einhaltung von Einnahme- und Dosierungsempfehlungen und in der Medizin die allgemeine Bereitschaft von Patienten, Empfehlungen des Arztes zu befolgen.

In seiner Verwendung als allgemeiner Rechtsbegriff besagt Compliance die **Übereinstimmung mit und die Befolgung von rechtlichen oder regulativen Vorgaben**. Entgegen mancher kritischer Stimme wäre es verfehlt, Compliance als juristische Modeerscheinung begreifen zu wollen[2], die auf die verschiedenen Fehlentwicklungen der letzten Jahre überreagiert. Auch geht Compliance über die bloße Forderung hinaus, dass sich Unternehmen und deren Organe an die bestehenden Gesetze halten müssen, was in der Tat eine Banalität wäre.[3] Von Compliance-Anforderungen werden nämlich nicht nur rechtliche Gebote, sondern auch Vorgaben erfasst, die nicht auf Gesetzen beruhen, wie z.B. Industriestandards oder Kodices, die die „Best Practice" bestimmter Branchen abbilden.[4] Darüber hinaus geht es bei Compliance darum, mögliche Regelverstöße der Mitarbeiter und Organe eines Unternehmens als wirtschaftliches Risiko für das Unternehmen zu begreifen, das es zu vermeiden gilt.[5] Compliance ist daher in erster Linie als das **Risikomanagement** zu verstehen, mit dem ein Unternehmen den bestehenden Risiken im Wege einer vorbeugenden Unternehmensorganisation begegnet.[6] Neben dem Aspekt der **Schadensvermeidung** spielt auch der Gedanke einer **Effizienzsteigerung** unternehmerischer Aktivitäten sowie der Schaffung nachhaltigen profitablen Wachstums eine zunehmende Rolle. Denn die Bewirkung von Umsätzen, die auf fairem Wettbewerb und nicht auf un-

---

[1] Hierfür steht beispielhaft der Umstand, dass allein seit 2007 zwei großvolumige Handbücher und eine Zeitschrift zum Thema erschienen sind, siehe *Dölling* (Hrsg.), Handbuch der Korruptionsprävention für Wirtschaftsunternehmen und öffentliche Verwaltung, 2007; *Hauschka* (Hrsg.), Corporate Compliance. Handbuch der Haftungsvermeidung im Unternehmen, 2007; Corporate Compliance Zeitschrift, CCZ, herausgegeben von *Epe* u.a., 1. Jg. 2008.

[2] So definiert *Meck* „Compliance" als „Modewort, das irgendwie „sauber" bedeutet und klären soll, wo die Höflichkeit aufhört und die Korruption beginnt", FAZ v. 27.4.2008, S. 39.

[3] *Schneider*, ZIP 2003, 246.

[4] Zur Abgrenzung von rechtlichen oder gesetzlichen Vorgaben wird hierbei von „regulativen Vorgaben" gesprochen. Die Terminologie ist allerdings nicht einheitlich, was in vielen Fällen auch für die übrige Compliance-Terminologie zutrifft und zu einer babylonischen Sprachverwirrung auf diesem Gebiet beiträgt, die die Verständigung, aber auch die rechtsdogmatische Durchdringung erschwert.

[5] *Hauschka*, in: Hauschka (Hrsg.) (Fn. 1), 2007, § 1 Rdnr. 4.

[6] Ebd.

lauteren Maßnahmen beruhen, stärken das Unternehmen nicht nur unter dem Gesichtspunkt der Risikominimierung, sondern machen es auch effizienter.

B. Compliance als Risikomanagement

2   Die einem Unternehmen drohenden Risiken, die durch ein Compliance-Management bewältigt werden sollen, können in der Praxis durchaus **unterschiedlicher Natur und Gewichtung** sein. Solche Risiken bestimmen sich im Einzelfall unter anderem nach der Gesellschaftsform und dem Gegenstand des Unternehmens, der Natur der angebotenen Waren oder Dienstleistungen, dem Kundenkreis, der Position des Unternehmens in der Wertschöpfungskette, der Marktstärke des Unternehmens oder auch nach einer (gegebenenfalls abträglichen) öffentlichen Wahrnehmung der Unternehmenstätigkeit. Angesichts dessen können beim Aufbau eines vorbeugenden Risikomanagements etwa kapitalmarktrechtliche, kartell- und vertriebsrechtliche, arbeitsrechtliche, steuer- und buchführungsrechtliche und datenschutzrechtliche Aspekte oder die Abwehr korruptiver Einflussnahmen eine stärkere oder weniger ausgeprägte Rolle spielen. Hinzu kommen jeweils bestimmte sektorspezifische Anforderungen.[7]

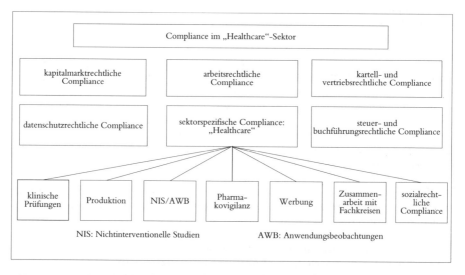

Abb. 6: Compliance-spezifische Risikobereiche (Auswahl)

3   Die zunehmende Bedeutung eines effektiven Compliance-Managements beruht derzeit vor allem auf kapitalmarktrechtlichen Vorgaben (**Corporate Governance**)[8] sowie auf **korruptionspräventiven Aspekten**[9] und den hiermit in Zusammenhang stehenden straf- und haftungsrechtlichen Konsequenzen.[10] Verstöße gegen die rechtlichen Vorgaben kön-

---

[7] Siehe die sektorspezifischen Abschnitte bei *Hauschka* (Hrsg.) (Fn. 1), §§ 31–38; eine praxisorientierte Darstellung der Risiken und Lösungen im Bereich der Compliance – ohne sepzifischen Healthcare-Bezug – findet sich auch bei *Umnuß*, Corporate Compliance Checklisten, 2008; zu Compliance und Risikomanagement siehe auch *Kammerer-Galahn,* AnwBl 2009, 77 ff.

[8] Siehe zum Begriff der Corporate Governance sowie den Entwicklungen in diesem Bereich *Berndt,* ZCG 2006, 1 ff.; *Gebhardt,* ZCG 2006, 13 ff.; siehe zum „Deutschen Corporate Governance Kodex" *Reichelsdorfer,* DATEV magazin 2008, 36 ff.

[9] Siehe hierzu etwa *Benz/Heißner/John/Möllering*, in: Dölling (Hrsg.) (Fn. 1), S. 44 ff.

[10] *Kappel/Acker* ZRFG 2007, 216 ff. weisen zudem auf die zivilrechtlichen Risiken hin, die aus einer Schmiergeldzahlung entstehen können.

nen sowohl die Mitarbeiter und Führungskräfte eines Unternehmens als auch das Unternehmen selbst empfindlich treffen. Die aktuelle allgemeine Diskussion wird hierbei auch durch spektakuläre Beispiele vermeintlichen korruptiven Verhaltens bestimmt.

Im Fall von Korruptionssachverhalten besteht das Risiko einer Strafandrohung nicht nur für diejenigen **Mitarbeiter,** die unzulässige Vorteile gewähren, sondern auch für die **Leitungsorgane** des Unternehmens, die derartige Geschäftspraktiken fördern. Selbst bei nur passiver Kenntnisnahme von unternehmensinternen Sachverhalten können sich die verantwortlichen Leitungsorgane sowie der Compliance-Officer beispielsweise wegen Vorteilsgewährung, Bestechung oder Betrug, begangen durch Unterlassung, strafbar machen oder zivilrechtlich haftbar sein, weil sich das Verhalten der Mitglieder des Vorstands eines Unternehmens nicht mehr im Rahmen der Grundsätze pflichtgemäßer Unternehmensführung bewegt.[11] Das Unternehmen selbst ist zwar im strafrechtlichen Sinn weder handlungs- noch schuldfähig und kann daher nicht Subjekt einer Kriminalstrafe sein. Dennoch kennt auch das deutsche Recht Instrumente zur Verhängung von Maßnahmen und Sanktionen gegen Unternehmen, wenn deren Mitarbeiter Straftaten oder Ordnungswidrigkeiten begangen haben (§§ 72 ff. StGB, §§ 20 a, 30 OWiG).[12] Nach § 130 OWiG kann gegen den Inhaber eines Betriebes auch eine Geldbuße von bis zu 1 Mio. Euro[13] verhängt werden, wenn er vorsätzlich oder fahrlässig **Aufsichtsmaßnahmen** unterlässt, die erforderlich sind, um im Betrieb den Verstoß gegen Pflichten zu verhindern, deren Verletzung mit einer Strafe oder Geldbuße bedroht ist. Dies gilt jedenfalls dann, wenn ein solcher Pflichtenverstoß bei gehöriger Aufsicht der Mitarbeiter verhindert (oder zumindest wesentlich erschwert) worden wäre.

Eine Bedeutung können Sanktionen gegenüber dem Unternehmen durch **Verfallsanordnungen** nach §§ 73 ff. StGB auch im Rahmen von **Unternehmenskäufen** erlangen. Dies kann dann der Fall sein, wenn Schmiergeld- und Bestechungszahlungen eines erworbenen Unternehmens im Rahmen der Due Diligence von dem Erwerber nicht erkannt wurden. Dann besteht die latente Gefahr, dass sich eine Verfallsanordnung gegenüber dem neuen Tochterunternehmen aufgrund einer Ergebnisübernahme auch auf die Muttergesellschaft auswirkt.[14] Daneben droht dem Unternehmen im Inland eine Sperre bei der **Vergabe öffentlicher Aufträge**[15] und im Ausland der Ausschluss von Finanzierungen durch Institutionen wie der EU oder der Weltbank. Eine unzureichende Unternehmensführung und -kontrolle, die im Unternehmen zu korruptiven Handlungen führt, kann schließlich auch zu einer **zivilrechtlichen Haftung** des Unternehmens und allgemein zu einer abträglichen öffentlichen Kritik führen. Selbst wenn etwa eine Sperre bei der Vergabe öffentlicher Aufträge nicht verhängt wird, führt bereits die negative Presseberichterstattung, welche die Einleitung von Ermittlungsverfahren regelmäßig zur Folge hat, in der Praxis oftmals zu einer Zurückhaltung öffentlicher Auftraggeber, um in keiner Weise auch nur in den **„Dunstkreis" negativer Schlagzeilen** zu geraten. Auch nur vermeintliche Regelverstöße, die zu einer späteren Einstellung von Ermittlungsverfahren führen, können daher bereits zu einem Imageverlust führen, der weiteren wirtschaftlichen Schaden auslösen kann.

In der die Spielregeln der Weltwirtschaft maßgeblich bestimmenden **anglo-amerikanischen Sphäre**, also den USA und Großbritannien, in zunehmendem Maße aber auch in

---

[11] Siehe etwa *BGHZ* 135, 244; *Hauschka*, ZRP 2004, 65 ff.; zur Haftung des Compliance-Officers siehe *BGH* MPR 2009, 156 ff.

[12] Hierzu ausführlich *Taschke*, Strafvorschriften und Ordnungswidrigkeiten, in: Anhalt/Dieners (Hrsg.), Handbuch des Medizinprodukterechts, 2003, S. 471 ff.

[13] Der in § 130 Abs. 3 Satz 1 OWiG genannte Höchstbetrag der Geldbuße in Höhe von 1 Mio. Euro kann überschritten werden, um mögliche wirtschaftliche Vorteile des Ordnungswidrigkeitdelikts abzuschöpfen (§ 17 Abs. 4 Satz 2 OWiG).

[14] Siehe hierzu *BGH* DB 2004, 2265; sowie *Sedemund*, DB 2004, 2256.

[15] *Lembeck/Lützeler/Happe*, das Krankenhaus 2001, 980; *Ax/Schneider* (Hrsg.), Rechtshandbuch Korruptionsbekämpfung, 2006, S. 198 ff.

Deutschland, wird von größeren Unternehmen erwartet, dass sie sich **freiwillig** zur Einhaltung besonders hoher **Verhaltensstandards** verpflichten.[16] Diese Erwartung richtet sich heute nicht mehr allein an börsennotierte Gesellschaften, die ohnehin strengeren gesetzlichen Anforderungen an eine ordnungsgemäße Unternehmensführung unterliegen. Dies gilt insbesondere dann, wenn sie zugleich eine Börsenzulassung in den USA besitzen und den Regeln der US-amerikanischen Börsenaufsicht (SEC) und damit auch dem „United States Foreign Corrupt Practices Act" (FCPA) unterliegen.[17] Gerade in den USA belegen die Entwicklungen der vergangenen Jahre, dass das **Risikopotential** im Compliance-Sektor weiter wächst. Insbesondere im Gesundheitssektor finden sich immer wieder Beispiele, in denen Verstöße gegen Regelungen in klassischen Feldern der Business Compliance zu **enormen Zahlungsverpflichtungen** für pharmazeutische Unternehmen führen. So zeigt die Pressemitteilung des amerikanischen **Office of Inspector General (OIG)** vom 3. 12. 2008[18] gleich zwei dieser Fälle. Der pharmazeutische Unternehmer Cephalon verpflichtete sich infolge einer Vermarktung mehrerer Arzneimittel unter Verwendung von nicht von der Zulassung der Arzneimittel umfassten Off-label Indikationen über einen Zeitraum von mehreren Jahren zur Zahlung einer Vergleichssumme von 375 Millionen US-Dollar. Dazu wurde ein Bußgeld i. H. v. 50 Millionen US-Dollar verhängt. Die amerikanische Merck and Company, Inc. verpflichtete sich zu einer Zahlung von 650 Millionen US-Dollar wegen unrichtiger Abrechnungen gegenüber den US-amerikanischen Sozialleistungsträgern in Verbindung mit illegalen Vergütungen für Leistungserbringer für die Verschreibung von Arzneimitteln der Merck and Company, Inc. Diese Fälle zeigen, dass durch Regelverstöße massive Belastungen für Unternehmen im Gesundheitssektor entstehen können, die mit ausreichenden Business Compliance-Maßnahmen wahrscheinlich zu verhindern gewesen wären.

7   Das bestehende rechtliche Risikopotential, und dies gilt nicht nur für das Beispiel der Korruptionsrisiken, legt es mithin für jedes Unternehmen und seine Leitungsorgane nicht nur nahe, Regelverstößen im Wege **rückwärts gewandter Einzelmaßnahmen** zu begegnen. Vielmehr ergibt sich hieraus auch die Notwendigkeit der **Einrichtung einer vorbeugenden Compliance-Organisation**. Dazu zählen neben dem Einschreiten bei Verdachtsmomenten, der laufenden Kontrolle gefahrgeneigter Geschäftsbereiche, gesteigerten Überwachungspflichten im Fall von Unregelmäßigkeiten in der Vergangenheit und der Etablierung mehrstufiger Überwachungspflichten in größeren Unternehmensorganisationen auch weiter reichende Organisations- und Überwachungspflichten zur Verhinderung von Gesetzesverstößen unabhängig von bereits eingetretenen oder erkannten Fehlentwicklungen.[19] Normative Anknüpfungspunkte sind insofern neben § 130 OWiG die aktienrechtlichen Vorschriften der §§ 91 Abs. 2 und 93 Abs. 2 AktG. Die Rechtsprechung[20] hat insbesondere hinsichtlich der Delegation von Aufgaben seitens des Managements an nachgeordnete Mitarbeiter folgende Kriterien entwickelt, bei deren Beachtung Aufsichts- und Kontrollverstöße des Managements gemäß § 130 OWiG in der Regel ausgeschlossen sein sollen:

– sorgfältige Auswahl der Mitarbeiter;
– transparente Organisation und sachgerechte Zuweisung der Aufgabenbereiche;
– sorgfältige Einweisung und Fortbildung der Mitarbeiter hinsichtlich ihrer Aufgaben und Pflichten sowie der zu beachtenden gesetzlichen Regelungen;

---

[16] CHE-Manager 16/2008, 18 sieht in deutschen Unternehmen hinsichtlich der Compliance Nachholbedarf.

[17] Hierzu weiterführend *Cohen/Holland*, CCZ 2008, 7 ff.; *Partsch*, The Foreign Corrupt Practices Act (FCPA) der USA, 2007.

[18] Abrufbar unter http://oig.hhs.gov/publications/docs/press/2008/semiannual_press_fall2008.pdf; weitere Details finden sich im entsprechenden Halbjahresbericht, abrufbar unter http://www.oig.hhs.-gov/publications/docs/semiannual/2008/semiannual_fall2008.pdf.

[19] Hierzu etwa *Fleischer*, AG 2003, 299 m. w. N.

[20] Zu den einzelnen Prüfkriterien OLG *Düsseldorf* NStZ-RR 1999, 151; OLG *Stuttgart* NJW 1977, 1410. Zusammenfassend *Rogall*, in: Karlsruher Kommentar zum OWiG, § 130, Rdnr. 41 m. w. N.

– ausreichende Beaufsichtigung und Kontrolle der Mitarbeiter;
– angemessenes Einschreiten im Fall von Verstößen.[21]

Dieser Rechtsprechung kann insbesondere entnommen werden, dass die Einrichtung eines Compliance-Systems die Verhängung von Geldbußen wegen Aufsichtspflichtverstößen gemäß § 130 OWiG nicht ausschließt, sofern nicht – über die Einrichtung des Compliance-Systems hinaus – die kontinuierliche **Überwachung, Schulung** und stichprobenartige **Kontrolle** der Mitarbeiter als zeitlich gestreckte „Dauerpflicht" gewährleistet wird. Eine solche kontinuierliche Gewährleistung ausreichender Aufsichts- und Kontrollmaßnahmen schließt die fortwährende sorgfältige Prüfung und, sofern erforderlich, Anpassung des gesamten Compliance-Systems mit ein, da die unternehmensinternen Compliance-Regelungen und die Verfahrensabläufe die aktuelle Rechtslage berücksichtigen müssen und diese Regelungen und Verfahrensabläufe die Grundlage für die Instruktion und fortwährende Schulung der Mitarbeiter bilden. Mit Blick auf die Art und den Umfang der erforderlichen Aufsichtsmaßnahmen hat der Bundesgerichtshof (zur Vermeidung von Kartellabsprachen) zwar festgestellt, dass sich solche Aufsichtsmaßnahmen nicht allein an dem Ziel auszurichten haben, durch eine möglichst umfassende Beaufsichtigung der Mitarbeiter jegliche Zuwiderhandlung gegen betriebliche Pflichten zu verhindern.[22] Allerdings können Maßnahmen dann geboten sein, wenn sie erfahrungsgemäß besonders geeignet sind, ein gesetzwidriges Verhalten zu verhindern.[23] Dies bedeutet gleichzeitig, dass universell gültige Rezepte zur Etablierung und genauen Ausgestaltung einer effektiven Compliance nicht existieren, da die erforderlichen Maßnahmen immer von dem konkreten Unternehmen und den mit seiner Tätigkeit verbundenen Geschäftsfeldern sowie den hieraus resultierenden rechtlichen Risiken abhängen.

	Verhaltensweisen (Beispiele)	Risiken	Vorbeugung
Management	• Persönliche Involvierung in Kick-back-Zahlungen an Ärzte • Fehlende interne Prozesse, Kontrollsysteme und Trainingseinrichtungen erleichtern kriminelles/unzulässiges Verhalten von Mitarbeitern, z. B. – Kein follow-up von Verträgen mit Ärzten – Unzulässige Zahlungen an Ärzte oder sonstige Amtsträger – Finanzierung der Mitreise von Begleitpersonen zu Fortbildungsveranstaltungen	• Strafrechtliche Sanktionen/Geldbußen – Korruptive Praktiken – Unzulässiges Geschäftsgebaren – Uneffektive Managementstrukturen • Schadensersatzansprüche (zivilrechtlich) – Korruptive Praktiken – Unzulässiges Geschäftsgebaren – Uneffektive Managementstrukturen • Kündigung von Mitarbeitern	• Etablierung und Praktizierung eines Wertemanagements (Mission, Vision, Werte) • Sorgfältige Auswahl der Mitarbeiter • Transparente Organisation • Effektive Allokation von Geschäftsaufgaben • Implementierung schriftlicher Richtlinien und Prozesse • Ernennung eines Compliance Officers • Durchführung effektiver Schulungen und Trainings • Entwicklung effektiver Kommunikationslinien

---

[21] Dem status quo kritisch gegenüberstehend *Nell*, ZRP 2008, 149 f.
[22] *BGH* WuW-E, 2262.
[23] Ebd.

Kapitel 7. Compliance-Management in der betrieblichen Praxis

	Verhaltensweisen (Beispiele)	Risiken	Vorbeugung
	– Fehlende Genehmigung des Dienstherren/ Arbeitgebers bei finanziellen Unterstützungen von passiven Teilnahmen von Klinikärzten – Unzulässige Selbstbegünstigung der Mitarbeiter (Untreue)	– Korruptive Praktiken – Unzulässiges Geschäftsgebaren	• Durchführung interner Überwachung und Auditierung • Durchsetzung der Standards durch bekanntgemachte Verhaltensrichtlinien • Zeitnahe Reaktion auf erkannte Probleme und Einleitung korrektiver Maßnahmen
Andere Mitarbeiter	• Persönliche Involvierung in die Gewährung unzulässiger Vorteile an Ärzte	• Strafrechtliche Sanktionen/ Geldbußen – Korruptive Praktiken • Schadensersatzansprüche (zivilrechtlich) – Korruptive Praktiken – Unzulässiges Geschäftsgebaren • Kündigung von Mitarbeitern – Korruptive Praktiken – Unzulässiges Geschäftsgebaren	
Unternehmen	• Involvierung von Mitarbeitern (Management oder andere Mitarbeiter) in die Gewährung unzulässiger Vorteile • Fehlen interner Prozesse, Kontrollsysteme und Training	• Strafrechtliche Sanktionen (Anordnung des Verfalls) oder Geldbußen – Korruptive Praktiken • Schadensersatzansprüche (zivilrechtlich) – Kunden/Wettbewerber/Kostenträger • Ausschluss von öffentlichen Vergabeverfahren (schwarze Liste) • Reputationsschäden • Ermittlungen der SEC/FCPA	

Abb. 7: Risiken und Vorbeugung

C. Compliance als Werte-Management

Die Einrichtung eines **vorbeugenden Risikomanagements** beruht auch auf der (nicht **9** neuen) Einsicht, dass eine „gute Unternehmenspraxis" auf der **Basis moralischer Werte und Ansprüche** beruhen muss. Ein Compliance Management als vorbeugende Unternehmensorganisation ist, so die Überlegung, immer nur dann (auch wirtschaftlich) in nachhaltiger Weise erfolgreich, wenn sie integrativer Bestandteil von **Werte-Management-Systemen** ist. Unter solchen Systemen werden unternehmensspezifische Instrumente verstanden, die die moralische Verfassung eines Unternehmens sowie dessen Leitwerte definieren und in der betrieblichen Praxis mit Leben erfüllen.[24] Dies erfolgt, indem zunächst die Grundwerte („Mission, Vision, Values") und die Kultur des Unternehmens in einem sog. „Mission-Statement" sowie einem „Code of Ethics" kodifiziert werden. Hierauf sollen alle weiteren Prozessstufen eines Werte-Management-Systems beruhen, angefangen von Policies und Procedures (Code of Conduct mit der Zusammenfassung der rechtlichen Gesichtspunkte, Arbeitsanweisungen, Arbeitsverträge etc.) über Überwachungsinstrumente (Audits) bis hin zur Festlegung und Organisation von innerbetrieblichen Verantwortlichkeiten (Compliance Officer, Qualitätsmanagement, Revision etc.).[25]

Demgegenüber wird Compliance von einer eher rechtstechnisch gesinnten Grund- **10** philosophie her vielfach in einem engeren und formelleren Sinn ausschließlich als innerbetriebliche **Erzwingung der Einhaltung von Rechtsnormen** durch **Dokumentation und Transparenz** schaffende Verfahren verstanden. Die Erfahrungen der letzten Jahre haben allerdings gezeigt, dass ein nur an formellen Kriterien ausgerichtetes Compliance-Management zur Vermeidung der bestehenden Risiken allein nicht ausreicht, wenn nicht auch eine vom Topmanagement gewollte Unternehmenskultur eindeutig kommuniziert und konsequent umgesetzt wird. Vielmehr ist ein funktionierendes Compliance-Management immer auch Teil der moralischen Substanz und Führungskultur eines Unternehmens, die mit entsprechenden Anreiz- und Kontrollmechanismen verbunden werden müssen. Die bloße Ablehnung korruptiver Maßnahmen im Vertrieb von Waren ist dementsprechend nur äußerst schwierig umzusetzen und daher von geringem Wert, wenn gleichzeitig die Karriere- und Einkommensperspektiven der entsprechenden Mitarbeiter, die in sensiblen, d. h. korruptionsanfälligen Märkten tätig werden, einseitig an Umsatzerfolgen ausgerichtet werden.[26] Ein funktionierendes Compliance-Management als Ausdruck auch einer **moralischen Führungskultur des Unternehmens** würde für einen solchen Bereich gerade alternative Anreize voraussetzen, die nicht allein an der Höhe des erzielten Umsatzes des Mitarbeiters orientiert werden, sondern etwa auch an der Art und Weise, wie ein Umsatz erzielt wurde. Diese Einbindung der Geschäftstätigkeit in ein umfassendes Wertesystem, das nicht auf eine kurzfristige Gewinnmaximierung ausgerichtet ist, sondern ein **nachhaltiges Wachstum** des Unternehmens beinhaltet, beugt insbesondere der in der Praxis häufig festzustellenden Argumentation von Mitarbeitern vor, sie hätten korruptive Zuwendungen ohne persönliche Bereicherungsabsicht ausschließlich „im besten Interesse des Unternehmens" zur Umsatz- und Gewinnsteigerung vorgenommen. Mit anderen Worten: Es muss ein Verständnis dafür entstehen, dass Umsatz um jeden Preis gerade nicht im Interesse eines Unternehmens liegt.

---

[24] *Wieland*, CCZ 2008, 15 ff.
[25] Ebd., 15 f.
[26] Ebd., 15.

D. Compliance im Gesundheitssektor

I. Regulatorische Vorgaben

11   Die genannten allgemeinen Gesichtspunkte gelten natürlich auch für die im Gesundheitssektor tätigen Unternehmen.[27] In der Tat sind dort etwa Programme zur **Kartellrechts-Compliance** (zur Vermeidung kartellrechtlich unzulässiger Absprachen) seit vielen Jahren gang und gäbe. Dasselbe gilt für **branchenspezifische Compliance-Anforderungen**, etwa für die Planung und Durchführung klinischer Studien oder von Anwendungsbeobachtungen, die den pharmazeutischen Unternehmer treffenden Überwachungs- und Nachsorgepflichten beim Vertrieb zugelassener Arzneimittel und im Verkehr befindlicher Medizinprodukte oder für die Sicherstellung der Befolgung des Heilmittelwerbegesetzes (HWG) bei der Bewerbung dieser Produkte, die in einer Vielzahl von Standard Operating Policies (SOP) unternehmensintern weiter umgesetzt werden.

1. Arzneimittelrecht

12   Das **Arzneimittelgesetz (AMG)** gibt selbst bereits eine Reihe bestimmter organisatorischer Maßnahmen vor, um die Einhaltung der entsprechenden gesetzlichen Anforderungen sicherzustellen:

a) Stufenplanbeauftragter

13   Nach § 63a AMG hat der pharmazeutische Unternehmer bei der Inverkehrbringung von Fertigarzneimitteln eine **„qualifizierte Person"** mit der **erforderlichen Sachkenntnis** zu beauftragen, um bekannt gewordene Meldungen über Arzneimittelrisiken zu sammeln, zu bewerten und die notwendigen Maßnahmen zu koordinieren (Stufenplanbeauftragter).

b) Informationsbeauftragter

14   Gemäß § 74a AMG hat ein pharmazeutischer Unternehmer, der Fertigarzneimittel in den Verkehr bringt, eine Person welche die **notwendige Sachkenntnis** besitzt und zuverlässig ist, mit der **wissenschaftlichen Information über die Arzneimittel** zu beauftragen (Informationsbeauftragter).

c) Sachkundige Person

15   Zur Erlangung einer Herstellungserlaubnis gemäß § 13 AMG ist das Vorhandensein einer **„sachkundigen Person"** mit den Qualifikationen gemäß § 15 Abs. 1 AMG erforderlich, die für die **Prüfung der hergestellten Arzneimittelchargen** verantwortlich ist.

d) Pharmaberater

16   Nach § 75 AMG darf der pharmazeutische Unternehmer nur Personen mit **besonderer Sachkenntnis** beauftragen, hauptberuflich Angehörige von Heilberufen aufzusuchen, um diese **über Arzneimittel fachlich zu informieren** (Pharmaberater).

---

[27] Zur Corporate Governance in Krankenhäusern siehe *Jahn/Krekeler/Kreuser*, das Krankenhaus 2008, 468f., 596f., 710f. Die Autoren behandeln dabei neben den Grundlagen der Corporate Governance in Krankenhäusern (Teil I), auch deren praktischen Umsetzung, indem sie geeignete Leitungsstrukturen entsprechend den Zielen und Vorgaben der Corporate Governance aufzeigen, welche eine effiziente Krankenhausführung unterstützen (Teil II). Schließlich befassen sich die Autoren mit der Bedeutung und Ausgestaltung der Überwachung und Kontrolle im Rahmen der Corporate Governance von Krankenhäusern (Teil III).

e) Qualitätsmanagement für die Produktion

Die Arzneimittel- und Wirkstoffherstellungsverordnung enthält eine Vielzahl von Anforderungen an **Qualitätsmanagement-Systeme** für die Herstellung von Arzneimitteln und das für die **Leitung der Herstellung** und die **Leitung der Qualitätskontrolle** erforderliche Personal (s. etwa § 12 AMWHV). 17

2. Medizinprodukterecht

Auch im Medizinproduktesektor finden sich verschiedene regulatorische Vorgaben, die die Organisation der Verantwortlichen beeinflussen. Das medizinprodukterechtliche **Pendant zum pharmazeutischen Unternehmer** im Arzneimittelrecht ist der **Verantwortliche für das erstmalige Inverkehrbringen** gem. § 5 MPG, wobei es sich in der Regel um den Hersteller oder den Importeur handeln wird. 18

a) Sicherheitsbeauftragter

Der Verantwortliche hat gem. § 30 MPG unverzüglich nach der Aufnahme seiner Tätigkeit eine Person mit der zur Ausübung ihrer Tätigkeit **erforderlichen Sachkenntnis** und der **erforderlichen Zuverlässigkeit** als Sicherheitsbeauftragten für Medizinprodukte zu bestimmen.[28] Der Sicherheitsbeauftragte für Medizinprodukte hat bekannt gewordene **Meldungen über Risiken bei Medizinprodukten** zu sammeln, zu bewerten und die notwendigen Maßnahmen zu koordinieren. Er ist für die Erfüllung von Anzeigepflichten verantwortlich, soweit sie Medizinprodukterisiken betreffen. Damit gleicht seine Tätigkeit weitgehend dem Stufenplanbeauftragten nach § 63a AMG. 19

b) Zur Funktionsprüfung und Einweisung befugte Person

Gem. § 5 Abs. 1 MPBetreibV darf ein Medizinprodukt der Anlage 1 der MPBetreibV nur betrieben werden, wenn zuvor eine Funktionsprüfung sowie eine Einweisung durch den Hersteller oder eine befugte Person erfolgt ist.[29] Damit ist der Hersteller zumindest im Wege einer **vertraglichen Nebenpflicht** dazu verpflichtet, für eine entsprechende Funktionsprüfung und Einweisung zu sorgen. 20

c) Medizinprodukteberater

In § 31 MPG finden sich die Anforderungen an die Qualifikationen für eine Tätigkeit des Medizinprodukteberaters. Diese Vorschrift **entspricht insoweit § 75 AMG.** 21

d) Qualitätsmanagement

Das Medizinprodukterecht kennt umfangreiche **Konformitätsbewertungsverfahren**, die in Zusammenarbeit mit den **Benannten Stellen** durchgeführt werden müssen, bevor das Medizinprodukt in Verkehr gebracht wird.[30] 22

3. Heilmittelwerberecht

Für den Bereich der Bewerbung von Heilmitteln sorgt bereits der starke **Wettbewerb** unter den Unternehmen in Verbindung mit einem hoch effektiven System des **vorläufigen Rechtsschutzes** in Deutschland seit Jahrzehnten auch für die Notwendigkeit einer vorbeugenden Unternehmensorganisation auf diesem Gebiet. Nur auf diese Weise können Unternehmen sicherstellen, dass ihre Werbung nicht gegen Vorschriften des HWG, AMG oder MPG bzw. gegen bereits abgegebene Unterlassungs- und Verpflichtungserklärungen verstößt. 23

---

[28] Umfassend dazu *Will*, in: Anhalt/Dieners, § 11, Rdnr. 10 ff.
[29] Zur Einweisung siehe *Böckmann*, in: Anhalt/Dieners, § 9, Rdnr. 32 ff.
[30] Ausführlich zu Klassifizierung von Medizinprodukten und Konformitätsbewertungsverfahren siehe *Edelhäuser*, in: Anhalt/Dieners, § 5.

II. Spannungsverhältnis von „Trennung" und „Kooperation"

24 Die derzeitige Aktualität des Compliance-Themas beruht unter sektorspezifischen Gesichtspunkten des Gesundheitswesens vor allem auf dem Bedürfnis den aus Korruption oder vergleichbaren missbräuchlichen Maßnahmen resultierenden Risiken für das Unternehmen durch präventive Maßnahmen zu begegnen. In der US-amerikanischen Terminologie wird dieser Bereich auch als **„Healthcare Fraud and Abuse Prevention"** bezeichnet. Die Etablierung einer vorbeugenden Unternehmensorganisation ist gerade im Gesundheitswesen anspruchsvoll, da dieser Sektor zu den Branchen zählt, die sich durch eine besondere **Komplexität der Geschäftsbeziehungen** zwischen den Unternehmen einerseits und den für die Beschaffung oder Verordnung von Produkten zuständigen Personen (vor allem Ärzten) andererseits auszeichnet, welche die Gefahr der Verwirklichung von korruptiven Situationen im Sinne der §§ 331 ff., 299 StGB oder auch der Verwirklichung von Vermögensdelikten zu Lasten von Kliniken oder Krankenkassen (§§ 263, 266 StGB) in sich bergen können. Diese Komplexität der Geschäftsbeziehungen beruht nicht nur auf der Vielzahl von Arbeitsbeziehungen und Kontakten, in denen sich Mitarbeiter von Unternehmen und Ärzten in ihrer täglichen Praxis begegnen und die etwa die Bewerbung von Heilmitteln oder die Beratung der Ärzte hinsichtlich eines sachgemäßen und effektiven Einsatzes von Heilmitteln durch die für die Industrie tätigen Pharma- und Medizinprodukteberater zum Gegenstand haben. Vielmehr sind die Unternehmen der Industrie für eine erfolgreiche Geschäftstätigkeit auch auf eine ständige Neu- und Weiterentwicklung ihrer Produkte angewiesen, die ohne eine enge **Zusammenarbeit mit Ärzten** in den Bereichen von Forschung und Entwicklung oder der klinischen Erprobung nicht denkbar ist. Sachgerechte Verordnungs- und Therapieentscheidungen sowie die richtige Anwendung von Arzneimitteln und Medizinprodukten hängen zudem davon ab, dass Ärzte den Anschluss an den aktuellen Forschungs- und Wissensstand halten. Dies erfolgt in signifikantem Maße dadurch, dass die Unternehmen selbst eigene Fortbildungsveranstaltungen organisieren.

25 Der Grad der notwendigen Kooperation ist daher im Vergleich mit anderen Branchen besonders eng und intensiv. Während die notwendige Kooperation von Industrie und Ärzten einerseits ein besonderes **Näheverhältnis** erfordert, schreibt die Rechtsordnung andererseits im Bereich des Absatzes von pharmazeutischen Produkten und Medizinprodukten eine **strikte Trennung zwischen Industrie und Ärzten** vor, um die Beschaffungs-, Verordnungs- und Therapieentscheidungen der Ärzte möglichst unbeeinflusst zu lassen. Aus derartigen Spannungsverhältnissen einer „strikten Trennung" einerseits und „enger Kooperation" andererseits entstehen eine Vielzahl rechtlicher Probleme, die in der Unternehmenspraxis bewältigt werden müssen. Die Umsetzung einer **effektiven Präventionsstrategie** kann aber auch bereits unabhängig von solchen **Spannungsverhältnissen** schwierig sein, wenn ambitionierte Umsatzerwartungen bestehen und gleichzeitig die Einhaltung höchster rechtlicher und ethischer Verhaltensstandards gefordert wird. Die Unternehmensführung steht insofern nicht nur vor dem Problem, strukturellen Korruptionsrisiken konsequent entgegen zu wirken, sondern auch Fälle „situativer Korruption" von Mitarbeitern zu erkennen und zu vermeiden.

Neben möglichen strafrechtlichen Risiken kann eine rechtswidrige Ausgestaltung von Kooperationsbeziehungen mit Klinikärzten oder niedergelassenen Ärzten für die Unternehmen auch zu zivilrechtlichen Konsequenzen führen, wenn sich die Zusammenarbeit als unlauter und damit als Verstoß gegen § 3 UWG erweist. Ein Verstoß gegen das äußerst komplex ausgestaltete Zuwendungsverbot des § 7 Abs. 1 HWG[31] i. V. m. §§ 3, 4 Nr. 11 und 9 UWG kann zur Geltendmachung von Unterlassungs- und Schadensersatzansprüchen von Unternehmen führen, die sich durch unlautere Kooperationsbeziehungen eines Wett-

---

[31] *Doepner*, Heilmittelwerbegesetz, 2. Aufl. 2000, § 7 HWG, Rdnr. 17, betont zu Recht, dass es sich bei § 7 HWG um „kein gesetzgeberisches Meisterwerk" handelt, was den Umgang mit dieser Vorschrift weiter erschwert.

bewerbers benachteiligt fühlen. Schließlich erwarten die ärztlichen Kooperationspartner der Unternehmen heute in zunehmendem Maße, dass die entsprechenden Rechtsbeziehungen in einer Art und Weise gestaltet werden, dass diese auch unter berufsrechtlichen Gesichtspunkten über alle Zweifel erhaben sind.

Diesem Spannungsverhältnis tragen die Verhaltensempfehlungen und Kodices der Verbände Rechnung (siehe Kap. 4), in dem sie das **Trennungsprinzip** als einen Eckpfeiler der Zusammenarbeit zwischen Industrie und Fachkreisen begreifen. Dabei verwirklichen sie das Trennungsprinzip in unterschiedlichen Stufen. So finden sich in den früheren Texten in der Regel nur die Interpretation der gesetzlichen Bestimmungen oder darüber hinausgehende Verhaltensempfehlungen (zur Funktionsweise der Kodices siehe Kap. 4 Rdnr. 10 ff.). In den neueren Versionen wird dagegen immer mehr auf die konkreten **Organisationsstrukturen der Unternehmen** Einfluss genommen, indem z.B. Schulungen der Mitarbeiter im Umgang mit dem Kodex oder die Einführung eines Compliance-Officers (siehe § 28 des FSA-Kodex Fachkreise) als verbindliche Anforderungen an alle Mitgliedsunternehmen genannt werden. Ähnlich wie im regulatorischen Bereich (siehe Rdnr. 11 ff.) wird dadurch eine zwingende Umsetzung der Verhaltensregeln in der Unternehmensstruktur erreicht. 26

Doch neben dieser Möglichkeit, das Trennungsprinzip sozusagen auf „materielle" Art im Unternehmen umzusetzen, besteht auch ein „**organisatorischer**" Ansatz, die Trennung zwischen „**Medizin und Marketing**" zu erreichen. Unter Medizin ist in diesem Fall der gesamte Bereich der sog. Medical Affairs zu verstehen.[32] Marketing dagegen ist die Förderung des Absatzes durch entsprechende Präsentation der Produkte. Die Bedeutung dieses Spannungsverhältnisses wird am Beispiel der Studien nach Markteinführung, wie z.B. nicht-interventionelle Studien (NIS) besonders deutlich. 27

Das **materielle Trennungskonzept** würde im Falle der NIS schlicht vorschreiben, dass sie nur zu Forschungszwecken, nicht aber auch zu Zwecken des Marketings eingesetzt werden dürfen. Gerade im Bereich der NIS zeigen nämlich die Erfahrungen, dass z.T. Studien durchgeführt wurden, deren wissenschaftlicher Nutzen nicht in einem angemessenen Verhältnis zum betriebenen Aufwand stand. Wenn dem an der Studie teilnehmenden Arzt eine unangemessen hohe Vergütung für die zu erbringende Leistung gezahlt wird, besteht ein Risiko, dass die Studie zu Absatzzwecken missbraucht wird. Gerade dieser Umstand wurde in letzten Änderungen der Kodices der Industrieverbände EFPIA und FSA berücksichtigt, die u.a. festlegen, dass NIS zur Vermeidung solcher unlauteren Einflussnahmen dem Verantwortungsbereich des **Leiters der medizinischen Abteilung** unterstehen müssen. 28

In dieser Zuweisung liegt aber mehr, als nur eine weitere „materielle" Trennung, vielmehr wurde hier ein **innovativer Schritt** in Richtung der Ordnung nach „**organisatorischen**" **Gesichtspunkten** unternommen. Das herkömmliche materielle Trennungskonzept birgt einen systembedingten Nachteil, nämlich den Umstand, dass eine strikte Trennung von Medical Affairs und Marketing eigentlich unnötig, wenn nicht sogar unmöglich ist. Wird z.B. ein neues Arzneimittel auf den Markt gebracht, ist selbstverständlich der größte Werbeeffekt ein gegenüber bisherigen Therapien gesteigerter Nutzen bzw. eine Verbesserung des Nutzen-Risiko-Verhältnisses oder des Kosten-Nutzen-Verhältnisses. Genau diese Punkte will das Unternehmen gegenüber den Fachkreisen und den für die Kostenerstattung maßgeblichen Stellen hervorheben und das Interesse daran ist auch berechtigt. Ohne diese Informationen besteht die Gefahr, dass neue Entwicklungen keine adäquate **Marktdurchsetzung** erreichen und damit am Ende den Patienten nicht zur Verfügung stehen. Führt die Unterbindung der Information indessen zu einem solchen Ergebnis, ist die ratio legis der Werbebeschränkungen überschritten. 29

Durch die Unterstellung der NIS unter den Bereich der Medical Affairs wird das Trennungsprinzip im Wege der Zuweisung in der Organisationsstruktur des Unternehmens 30

---

[32] Näher zu diesem Begriff *Häusler*, Schweizerische Ärztezeitung 2008, 2127, abrufbar unter www.saez.ch/pdf_d/2008/2008-49/2008-49-860.PDF.

umgesetzt. Damit wird bereits im organisatorischen Bereich eine Abgrenzung des Verhältnisses von **Medizin und Marketing** vollzogen, indem das Marketing auf die Studiengestaltung zumindest im Endergebnis keinen Einfluss hat, sondern sich nach den Vorgaben der Abteilung „Medical Affairs" richten muss.

III. Empfehlungen und Kodices der Verbände

31   Unabhängig von den rechtlichen Konsequenzen führen unlautere oder bereits auch nur als unethisch betrachtete Kontakte zwischen der Industrie und Ärzten regelmäßig zu hohen **Reputationsschäden**, und zwar sowohl für das konkret **betroffene Unternehmen** als auch für die **Branche** insgesamt, sobald solche Vorgänge öffentlich bekannt werden. Die Medien wiederum greifen jede Gelegenheit gerne auf, um auf der Grundlage einzelner Vorfälle den ethischen Selbstanspruch der gesamten Industrie in Frage zu stellen.[33] Um solchen Vorwürfen entgegen zu arbeiten, verfolgen die im Pharmabereich tätigen internationalen und nationalen Industrieverbände in zunehmendem Maße das Ziel, ihre Mitgliedsunternehmen auf die Einhaltung nicht nur der gesetzlichen Rahmenbedingungen sondern auch bestimmter ethischer Grundwerte zu verpflichten.[34] Auch die Verbände der Medizinprodukte-Industrie etablieren zunehmend Verhaltensregeln mit der gleichen Zielsetzung. Diese Entwicklung beruht letztlich auf der Erkenntnis, dass die **Industrie als echter Partner** der Politik, der Kostenträger sowie der im Gesundheitswesen tätigen Angehörigen der Fachkreise nur dann ernst genommen wird, wenn sie auch unter ethischen Gesichtspunkten über Zweifel bei der Zusammenarbeit mit den Fachkreisen oder auch den Patientenorganisationen erhaben ist. Die Empfehlungen und Kodices stellen vor diesem Hintergrund das Werte-Management-System der gesamten Branche dar.[35] Ein Überblick über die einzelnen nationalen und internationalen Kodices und Verhaltensregelungen findet sich in Kapitel 4, detaillierte Erläuterungen zu den FSA-Kodices Fachkreise und Patientenorganisationen in den Kapiteln 11 und 12.

IV. Bedeutung innerbetrieblicher Organisationsstrukturen

32   Zur Vermeidung von strafrechtlichen Risiken sowie zur Einhaltung der übrigen gesetzlichen Vorgaben und Verbandskodices bei der Zusammenarbeit mit Ärzten und anderen Angehörigen der Fachkreise sind von den Unternehmen eine Vielzahl **organisatorischer Vorkehrungen** zu treffen. Dies gilt auch für die Abwehr steuerlicher Risiken und Mehrbelastungen, die mit einem Verstoß gegen die materiellen Rahmenbedingungen ebenfalls einhergehen können.[36] Eine Reihe der erforderlichen organisatorischen Maßnahmen ist hierbei, wie gezeigt, durch **gesetzliche Vorgaben** bzw. für die Mitgliedsunternehmen des FSA durch dessen **Kodex** bereits festgelegt. Darüber hinaus folgt das Erfordernis solcher organisatorischer Vorkehrungen aus der zwingenden Erkenntnis, dass eine effektive und ökonomische Sicherstellung der geltenden materiellrechtlichen Rahmenbedingungen nur dann möglich ist, wenn bestimmte **institutionelle Vorkehrungen** getroffen werden und zugleich eine möglichst weitgehende **Standardisierung der Einzelvorgänge** durch die Etablierung innerbetrieblicher Prozesse erreicht wird. Zum einen wirkt eine weitgehende

---

[33] Vgl. etwa *Grill*, Kranke Geschäfte, 1. Aufl. 2007, S. 181 ff.
[34] Hierzu *Volz*, CCZ 2008, 23 ff.
[35] Die Überlegung, dass Rechtstreue, die Verbindlichkeit beruflicher Standards und die Orientierung an ethischen Werten die Grundpfeiler sowohl einer professionellen Kultur als auch der Reputation der Branche sind, hat in anderen Branchen zu vergleichbaren Initiativen geführt, in der Immobilienwirtschaft etwa zu den Empfehlungen „Wertemanagement in der Immobilienwirtschaft" des Arbeitskreises „Wertemanagement/Compliance" und des Vorstands der „Initiative Corporate Governance der Deutschen Immobilienwirtschaft e.V." oder zum „EMB-Wertemanagement Bau" der Bauwirtschaft in Bayern.
[36] Siehe hierzu im Einzelnen *Lembeck*, in: Dölling (Hrsg.) (Fn. 1), S. 240 ff., sowie Kap. 8.

Standardisierung der Möglichkeit entgegen, dass einzelne Mitarbeiter im Rahmen individueller Lösungen risikogeneigte Einzelfallmaßnahmen treffen. Zum anderen bewirkt die Standardisierung eine erhebliche Reduzierung des Kontroll- und Bearbeitungsaufwands. Eine individuelle Befassung mit Fällen sollte möglichst nur noch dann erfolgen, wenn dies aufgrund der Besonderheiten des jeweiligen Falls tatsächlich erforderlich ist („Management by Exception"). Die Erfahrungen mit der praktischen Umsetzung der unternehmensinternen Mitarbeiterrichtlinien zur Zusammenarbeit mit Angehörigen der Fachkreise haben nämlich gezeigt, dass eine lückenlose Einhaltung der dort oft bis ins Detail beschriebenen materiellen Handlungsvorgaben schwierig ist bzw. leicht übersehen wird, sofern keine effektiven organisatorischen Rahmenbedingungen und klar definierten Prozessabläufe für eine praktikable Umsetzung bestehen. Gleichzeitig besteht die Gefahr, dass Vorgänge, die aufgrund ihres Risikopotentials, ihrer Komplexität oder ihrer Besonderheiten einer individuellen Behandlung bedürfen, nicht die erforderliche Betreuung (etwa durch die Rechtsabteilung oder den Compliance Officer) erfahren können, sofern nicht das Gros der übrigen Fälle einem standardisierten Verfahren unterworfen ist.

Jedem Unternehmen stellt sich damit zunächst die grundsätzliche Frage, mit welchen betrieblichen Organisationsstrukturen eine **Minimierung der beschriebenen Risiken** am besten zu erreichen ist. Dies ist deshalb von Bedeutung, weil in den Prozess der Kooperation mit medizinischen Einrichtungen und Ärzten in der Regel **zahlreiche unterschiedliche Stellen** eingebunden sind. Neben den Pharma- bzw. Medizinprodukteberatern eines Unternehmens stehen beispielsweise auch die Mitarbeiter der Forschungs- und Entwicklungsabteilung gleichzeitig in Kontakt mit derselben medizinischen Einrichtung oder demselben Arzt, dies zum Teil unabhängig voneinander oder auch gemeinsam. Folge eines solchen Kontakts kann innerbetrieblich die Involvierung weiterer Abteilungen neben Sales, Marketing, F&E oder der medizinisch-wissenschaftlichen Abteilung sein, etwa der für das Vertragsmanagement zuständigen Stellen oder der Finanzabteilung. Von ähnlicher Komplexität ist in der Regel die **Organisation von Fortbildungsveranstaltungen** für Ärzte sowie die Einladung von Ärzten zur Teilnahme an solchen Veranstaltungen. Diese Aufgaben sind vielfach eigenen Abteilungen (zum Teil als „Event Management" bezeichnet) übertragen, wobei auch weitere Abteilungen involviert sein können (etwa die medizinische Abteilung bei der Festlegung des wissenschaftlichen Tagungsprogramms und der Auswahl hierfür geeigneter ärztlicher Referenten, die Einkaufabteilung bei der Auswahl geeigneter Tagungsstätten und Hotels, die Rechtsabteilung bei der Gestaltung von Verträgen mit Referenten und Veranstaltungsagenturen oder die Finanzabteilung bzw. die Buchhaltung hinsichtlich der Auszahlung von Referentenhonoraren oder Reisekosten für eingeladene Ärzte).

Eine solche Zusammenarbeit unterschiedlicher Abteilungen eines Unternehmens wirft naturgemäß **Schnittstellenprobleme** auf, die gewöhnlich umso größer sind, je arbeitsteiliger ein Unternehmen organisiert ist. In welcher Weise die innerbetriebliche Organisation strukturiert und welche genauen Arbeitsabläufe festgelegt werden müssen, um die beschriebenen Risiken möglichst weitgehend zu minimieren, lässt sich nicht in allgemein gültiger Weise sagen. Hierzu sind die Verhältnisse in den verschiedenen Unternehmen, die vertriebenen Produkte und Marktanforderungen zu unterschiedlich. Ausgehend von einer **prozessorientierten Betrachtung** („Structure follows Process") ist allerdings festzuhalten, dass sich die Geschäftsprozesse der Unternehmen im Gesundheitssektor durch einer Reihe **branchenspezifischer Kernelemente** auszeichnen:

– Die Forschung und Entwicklung findet regelmäßig in enger Zusammenarbeit mit medizinischen Einrichtungen, Klinikärzten oder niedergelassenen Ärzten statt.
– Die Anwendung der Erzeugnisse erfordert häufig eine Zuarbeit und Unterstützung des Unternehmens (etwa mit Blick auf die richtige Handhabung, die Diagnose etc.) durch Ärzte.
– Der Produkteinführung geht häufig die vorherige Durchführung von klinischen Prüfungen voraus, die vornehmlich durch Klinikärzte in medizinischen Einrichtungen durchgeführt werden.

	Event Management	Rechtsabteilung	Einkauf	Medizinische Abteilung	Finanzabteilung/ Buchhaltung	Business Unit	Externe Dienstleister
Business Need				X		X	
Budget	X				X	X	
Erarbeitung Agenda				X			
Logistische Organisation	X						X
Identifikation möglicher Referenten	X			X			
Vertragsabschluss mit Referenten		X					
Einladung an Teilnehmer	X	X					
Anweisung Honorar an Referenten					X		
Durchführung der Veranstaltung	X					X	X
Auswertung Feedback der Teilnehmer	X			X			
Dokumentation	X	X			X		
Briefing externer Dienstleister	X			X		X	X
Identifikation/Bestimmung Hotel/ Tagungsstätte	X		X				

Abb. 8: Arbeitsschritte und mögliche (zum Teil überlappende) Verantwortlichkeiten für die Organisation und Durchführung einer medizinischen Fortbildungsveranstaltung (Auswahl)

– Die Schulungen von Ärzten sind vielfach Voraussetzungen eines sachgerechten Einsatzes innovativer Produkte.
– Die Ermöglichung der Kostenerstattung erfordert neben einem allgemeinen gesundheitspolitischen Gedankenaustausch häufig eine detaillierte Informationsvermittlung über Art und Qualität der Produkte gegenüber medizinischen Einrichtungen und Ärzten, etwa auch zur Vermeidung von Regressen.

35 Diese stichwortartige Zusammenfassung zeigt, dass im Kontakt der betreffenden Unternehmen zu medizinischen Einrichtungen und Ärzten oder auch anderen Angehörigen der Fachkreise eine **Vielzahl von Themen** zu bewältigen ist, die unterschiedliche Kenntnisse, Spezialisierungen und Erfahrungen voraussetzen. Regelmäßig sind diese Kenntnisse, Spezialisierungen und Erfahrungen nicht in einer einzelnen Person oder Unternehmensabteilung vereint. Ganz grundsätzlich sind aus diesem Gesichtspunkt Unternehmensorganisationen weniger geeignet, die eine klassische **Stabstellenstruktur** besitzen, in der die einzelnen Unternehmensbereiche organisatorisch getrennt sind und wenig miteinander kooperieren und kommunizieren. Eine Bewältigung der Gesamtheit der dargestellten Themen wird eher durch eine Unternehmensorganisation gewährleistet werden können, die den ganzheitlich zu bewältigenden Arbeitsumfang einem **Netzwerk von Prozessen** überträgt. Bei einem solchen Netzwerk steht das Arbeitsprodukt mehr im Vordergrund als die Abgrenzung von Verantwortlichkeiten und Unternehmensbereichen.

36 Der Erfolg der innerbetrieblichen Umsetzung der bestehenden gesetzlichen Anforderungen sowie der einschlägigen Verbandskodices etwa durch Compliance-Programme hängt damit maßgeblich davon ab, dass das Unternehmen bereits durch eine **Unternehmensorganisation** eine Struktur vorgibt, durch welche die entsprechende Umsetzung der Kodices ermöglicht, erleichtert und gefördert wird. Dementsprechend kann die Struktur und Organisation eines Unternehmens entweder ein Hemmnis oder ein Vorteil bei der Umset-

zung von Programmen zur Minimierung rechtlicher Risiken bzw. Einhaltung von Verbandskodices bzgl. der Zusammenarbeit mit medizinischen Einrichtungen und Ärzten oder anderen Angehörigen der Fachkreise sein.

V. Compliance-Programm

Ungeachtet der jeweils bestehenden innerbetrieblichen Organisationsstrukturen empfiehlt sich für jedes pharmazeutische Unternehmen die Erarbeitung eines „Compliance-Programms".[37] Als Teil der allgemeinen Unternehmensorganisation[38] dient ein solches Programm in erster Linie dazu, durch **organisatorische Maßnahmen** dafür zu sorgen, dass die Zusammenarbeit mit medizinischen Einrichtungen, Ärzten und anderen Angehörigen der Fachkreise in vollem Einklang mit der Vielzahl der in diesem Bereich einschlägigen Bestimmungen stattfindet. Zu berücksichtigen sind dabei insbesondere die verschiedenen Standpunkte und Verhaltenskodices der Verbände (eine Übersicht findet sich in Kap. 4), ethische und falls einschlägig auch bio-ethische Standards sowie der Bereich der Korruptionsbekämpfung. Die **Kernelemente** eines solchen „Compliance-Programms" bestehen regelmäßig in der Festlegung und Umsetzung von **Verhaltensregeln** für die betroffenen Mitarbeiter sowie deren kontinuierliche **Schulung**, in der Etablierung eines zentralen Vertragsmanagements, dem systematischen „Follow-up" von Kooperationsprojekten und schließlich der Kommunikation der intern festgelegten Regeln gegenüber Ärzten und medizinischen Einrichtungen.[39]

37

1. Schriftliche Festlegung von Compliance-Standards, Programmen, Prozeduren und Protokollen
2. Beauftragung eines Compliance-Officers und ggf. sonstiger Compliance-Organe, die direkt gegenüber der Geschäftsführung oder dem Vorstand Bericht erstatten
3. Compliance-Schulungen und Trainings
4. Möglichkeit der direkten Meldung an den Compliance-Officer
5. Durchführung von Compliance-Audits sowie andere Maßnahmen zur Aufdeckung von Compliance-Verstößen
6. Schaffung von Programmen und Prozeduren, die den Vertragsschluss mit Personen verhindern, die gegen die Compliance-Standards handeln und Sanktionierung von Verstößen (Beendigung des Vertrags und/oder Disziplinarmaßnahmen)
7. Programme und Prozeduren für Ermittlungen und Folgemaßnahmen im Falle eines Verdachts auf Compliance-widriges Fehlverhalten im Unternehmen

Abb. 9: Kernelemente eines Compliance-Programms

---

[37] Hierzu im Einzelnen *Dieners*, in: Dölling (Hrsg.) (Fn. 1), S. 196 ff.
[38] Siehe hierzu auch *Hauschka*, NJW 2004, 257 ff.; ZRP 2004, 65 ff.; *Schneider*, ZIP 2003, 645 ff; *Fleischer*, AG 2003, 291 ff.
[39] Hierzu allgemein das von Transparency International herausgegebene „A-B-C der Korruptionsprävention – Leitfaden für Unternehmen" (www.transparency.de); zu den grundlegenden Elementen eines Compliance-Programms siehe *OIG*, Compliance Program Guidance for Pharmaceutical Manufacturers, April 2003, 6 ff. (Federal Register/Vol. 68, No.: 86 v. 5. 5. 2003, S. 23 731).

Für die Erarbeitung eines „Compliance-Programms" empfehlen sich in der Praxis folgende Schritte:

38 – Es sollen **Grundsätze und Leitwerte für eine lautere Zusammenarbeit** gemeinsam mit anderen Leitwerten erarbeitet werden, auf die sich das Unternehmen verpflichten will. Diese Unternehmensgrundsätze sollten einen gültigen Handlungsrahmen für die gesamte Geschäftspolitik des Unternehmens festschreiben. Den Mitarbeitern kann auf diese Weise deutlich gemacht werden, dass es sich bei der Festlegung der notwendigen Detailregelungen nicht um isolierte Verhaltensgebote, sondern um die Konkretisierung von ethischen Grundwerten des Unternehmens handelt.

39 – Als zweiter Schritt empfiehlt sich eine Untersuchung, an welchen Stellen der Unternehmensorganisation, in welchen Geschäfts- bzw. Kooperationsfällen und in welchen konkreten Situationen die **Gefahr einer unlauteren Zusammenarbeit** zwischen dem Unternehmen einerseits sowie Ärzten und medizinischen Einrichtungen entstehen kann. Eine derartige Untersuchung sollte nicht am „Grünen Tisch" sondern unter **Beteiligung der Mitarbeiter** vorgenommen werden, deren Funktionen betroffen sein können. Es empfiehlt sich, diese Untersuchung zugleich auf ein Audit zu stützen, das sowohl die bisherigen Compliance-Strukturen und -Verfahren als auch eine Analyse von konkreten Stichproben zum Gegenstand hat.

40 – In einem dritten Schritt geht es um die Erarbeitung von möglichen **Maßnahmen** zum Ausschluss oder zur Verringerung der festgestellten Risiken.

41 – An nächster Stelle steht die hieraus abgeleitete Erarbeitung von **Regeln für das Verhalten der Mitarbeiter** in Form von verbindlichen internen **Richtlinien bzw. Dienstanweisungen**. Abhängig von der konkreten Ausgestaltung der Richtlinien und Dienstanweisungen ist unter Umständen der jeweilige Betriebsrat gemäß § 87 Abs. 1 Nr. 1 BetrVG bei der Erarbeitung der Regeln zu beteiligen. In diesem Zusammenhang ist auf die sog. „Wal-Mart-Entscheidung" des Arbeitsgerichts Wuppertal und des Landesarbeitsgerichts Düsseldorf als zweiter Instanz hinzuweisen. Die Gerichte zogen in diesen Entscheidungen für die Prüfung der Zulässigkeit einer innerbetrieblichen Ethikrichtlinie insbesondere das allgemeine Persönlichkeitsrecht der Mitarbeiter aus Art. 1 und 2 GG heran und sahen daneben große Regelungsbereiche der Ethikrichtlinie – beispielsweise hinsichtlich der Annahme von Geschenken und Zuwendungen durch die Arbeitnehmer – als mitbestimmungspflichtig an.[40]

42 – In einem weiteren Schritt erfolgt die **praktische Umsetzung** der internen Richtlinien. Die innerbetriebliche Implementierung solcher Handlungsanweisungen darf sich hierbei nicht nur in der Aushändigung der Verhaltensrichtlinien an die Mitarbeiter erschöpfen. Vielmehr handelt es sich bei dieser Phase um einen **kontinuierlichen Prozess**. Dabei müssen die Mitarbeiter im Rahmen von **Schulungen** anhand von praxisnahen Fallbeispielen mit dem Inhalt der Verhaltensregeln vertraut gemacht werden. Im Anschluss daran sollten die Mitarbeiter schriftlich auf die Einhaltung der Richtlinien verpflichtet werden. Die entsprechende Vereinbarung sollte auch Sanktionen für den Fall der Nichtbeachtung der Richtlinien vorsehen.

43 – Schließlich muss das „Compliance-Programm" in seiner praktischen Umsetzung **ständig beobachtet und ausgewertet** werden. Die Unternehmensleitung sollte das Thema „auf der Tagesordnung halten" und darf nicht den Eindruck entstehen lassen, mit der Verabschiedung des Programms seien sämtliche Fragen und Probleme gelöst. Um dies sicherzustellen, empfiehlt es sich, die Funktion eines **„Compliance Officers"** im Unternehmen zu etablieren (s. hierzu im Einzelnen unten), der mit allen Fragen der Umsetzung, Einhaltung und Sanktionierung der Verhaltensregeln betraut wird und insbesondere als Ansprechpartner für die Mitarbeiter bei Fragen zum Themenkomplex der

---

[40] *ArbG Wuppertal* Beschl. v. 15. 6. 2005, 5 BV 20/05, NZA 2005, 1015; *LAG Düsseldorf* Beschl. v. 14. 11. 2005, 10 TaBV 46/05, NZA-RR 2006, 81. Zu arbeitsrechtlichen Fragen bei der Vermeidung von Korruptionsrisiken allgemein: *Maschmann*, in: Dölling (Hrsg.) (Fn. 1), S. 93 ff.

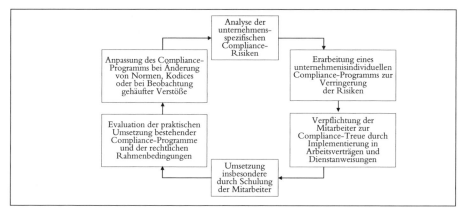

Abb. 10: Entwicklung und Etablierung von Compliance-Programmen sowie deren fortwährende Überprüfung und Anpassung

Compliance zur Verfügung steht. Die im Rahmen einer solchen Funktion gewonnenen Erfahrungen (einschließlich des von den Mitarbeitern mitgeteilten Feedbacks), insbesondere zu Schwachstellen der Verhaltensrichtlinien oder der internen Organisationsabläufe, erleichtern erfahrungsgemäß die **Fortschreibung der Verhaltensrichtlinien** sowie eine kontinuierliche **Verbesserung** der Strukturen und Prozesse und damit der eingeleiteten präventiven Maßnahmen.

– Ohne **fortwährende Überprüfungen und Anpassungen des Compliance-Programms** läuft dieses Gefahr, nicht mehr den aktuellen rechtlichen Rahmenbedingungen oder einschlägigen Kodices zu entsprechen. Auch ein ständiger Abgleich mit den existenten Korruptionsrisiken ist erforderlich, da etwa die Veränderung von Geschäftsfeldern auch veränderte Risikolagen mit sich bringen kann. Für die Akzeptanz des Compliance-Programms bei den Mitarbeitern des Unternehmens ist es schließlich von herausragender Bedeutung, dass ein fortwährender Überprüfungs- und Anpassungsprozess sichtbar bzw. spürbar wird. Der Akzeptanz höchst abträglich ist der Eindruck, dass ein Compliance-Programm etabliert wird, allein weil dies den gängigen Erwartungen entspricht und dem mit Aushändigung der entsprechenden Druckschriften genüge getan ist. Demgegenüber demonstriert ein lebender Anpassungsprozess, dass die fortgesetzte Compliance dem Unternehmen ein ernstes Anliegen ist und die Akzeptanz seiner sämtlichen Mitarbeiter verdient.

VI. Kernelemente einer Compliance-Organisation

Die Compliance-Organisation[41] eines Unternehmens des Gesundheitssektors wird in der Regel durch folgende institutionelle **Kernelemente** bestimmt:

1. Unternehmensrichtlinien und Dienstanweisungen

Die von den Mitarbeitern zu beachtenden Verhaltensregeln werden in internen „**Compliance-Richtlinien**" bzw. **Dienstanweisungen** festgehalten. Sie enthalten regelmäßig einen Katalog von Geboten und Verboten, die auch eine arbeitsrechtlich verbindliche Grundlage für das Verhalten der Mitarbeiter vorgeben. Das primäre Ziel eines derartigen unternehmensinternen Verhaltenskodex ist es, bereits das Entstehen von unlauteren oder korruptionsgefährdeten Situationen zu verhindern. Ferner empfiehlt es sich auch, dass zentral entsprechende Formulare für die internen Verwaltungsabläufe (elektronisch) zur Verfügung gestellt werden. Beides trägt in hohem Maße zu einer Standardisierung der

---

[41] Hierzu allgemein *Lampert*, in: Hauschka (Hrsg.) (Fn. 1), § 9 Rdnr. 1 ff.

Verfahrensabläufe und damit nicht nur zu einer Risikoverringerung, sondern auch zu einer Entlastung der Verwaltung dieser Prozesse bei. Die internen Richtlinien und Dienstanweisungen sollten ferner Regelungen vorsehen, in welcher Weise und durch welche Stellen die Ergebnisse von Forschungsprojekten und anderen Vorgängen dokumentiert und aufbewahrt werden.

47   Die Erarbeitung derartiger interner Richtlinien und Dienstanweisungen kann sich im Regelfall nicht auf die bloße Übernahme eines einschlägigen Verbandskodex oder des „Gemeinsamen Standpunkts" beschränken, die zwar im Regelfall gute Orientierungspunkte für eine rechtliche einwandfreie Kooperation bieten mögen, ihrer Natur nach allerdings nicht die erforderlichen organisatorischen Maßnahmen und Verfahrens- sowie Genehmigungsabläufe vorgeben. Zudem sind die Verhältnisse in den Unternehmen angesichts ihrer Produkte und Geschäftsfelder vielfach unterschiedlich, weshalb die in den internen Richtlinien und Dienstanweisungen festgelegten Verhaltensregeln den Besonderheiten **des jeweiligen Geschäftsfeldes** Rechnung tragen sollten.[42] Die einschlägigen Kodices können aber nicht für jeden Fall die entsprechenden Detailregelungen bereithalten. Die Festlegung der materiell-rechtlichen Rahmenbedingungen in Mitarbeiterrichtlinien und Dienstanweisungen ist daher immer nur ein – wenn auch wichtiger – Teil des durchzuführenden „Compliance-Programms". Unter materiell-rechtlichen Gesichtspunkten kann es sich hierbei empfehlen, in der praktischen Umsetzung der bestehenden Vorgaben restriktiver und damit **„holzschnittartiger"** vorzugehen, als dies eigentlich nach dem Gesetz, dem ärztlichen Berufsrecht oder auch den jeweils einschlägigen Verbandskodices zulässig wäre, weil nur auf diese Weise eine **effiziente Prävention unlauteren Verhaltens** mit einem wirtschaftlich vertretbaren Aufwand möglich ist. Jede Handlung eines Mitarbeiters, die an die Grenze rechtlicher Vorgaben geht, schafft einen Bearbeitungsaufwand, wohingegen eine Handlung, die sich klar auf der erlaubten Seite der Grenze befindet, keine finanzielle Belastung mit sich bringt.

48   Von ähnlicher Bedeutung sind die **Festlegung von Entscheidungs- und Prüfungsprozessen** im Unternehmen, die **Zuweisung von Verantwortlichkeiten** sowie die Vorgabe und Zuordnung von **standardisierten Antragsformularen und Verträgen**. In der Praxis erlauben sie es, Projekte zeitnah zu initiieren und sich auf kompliziertere Vorgänge konzentrieren zu können. Dasselbe gilt für die Erstellung von Rechnungen und die Überprüfung von Zahlungseingängen. In der Praxis der Unternehmen werden die aktuellen Fassungen der internen Verhaltensrichtlinien regelmäßig in das Intranet eingestellt, um einen unmittelbaren Zugriff aller Mitarbeiter zu gewährleisten. Die internen Richtlinien sollten auch ihre regelmäßige Aktualisierung vorsehen.

2. Vertragsmanagement

49   Die Implementierung eines ordnungsgemäßen Vertragsmanagements ist von hoher Bedeutung, weil ordnungsgemäße Vertragsbeziehungen sowie deren **Dokumentation** erheblich zur Risikominimierung beitragen können. Einer Anbindung an die F&E-Abteilung oder die medizinischen Abteilungen der Unternehmen ist zu empfehlen, weil hier regelmäßig die größte **Sachnähe** zu den meisten Kooperationsformen besteht. Bereits hierdurch kann eine Unabhängigkeit der entsprechenden Kooperationsbeziehungen von Umsatzgeschäften auch organisatorisch untermauert werden. Im Wege einer Zentralisierung des Vertragsmanagements kann es ferner zu einer weiteren Entkopplung der Kooperationsbeziehungen von Umsatzgeschäften kommen. Die Implementierung eines entsprechenden zentralen Vertragsmanagements setzt voraus, dass einheitliche Vertrags- bzw. Formularmuster (etwa für Kongresseinladungsschreiben oder Spendengewährungen) zur Verfügung stehen, die den einschlägigen rechtlichen Anforderungen entsprechen.

---

[42] Eine Hilfestellung der zu bearbeitenden Themenfelder kann die US-amerikanische „OIG Compliance Program Guidance for Pharmaceutical Manufacturers" darstellen (Federal Register/Vol. 68, No. 86 v. 5. 5. 2003, S. 23731).

D. Compliance im Gesundheitssektor

3. Compliance-Officer

In größeren Unternehmen werden, in Anlehnung an entsprechende organisatorische 50
Maßnahmen der Industrie in den USA, Zuständigkeiten im Hinblick auf die Zusammenarbeit mit medizinischen Einrichtungen und Ärzten, aber auch andere Zuständigkeiten in der Compliance-Organisation, oftmals einem Compliance-Officer[43] übertragen. Der **FSA-Kodex Fachkreise** verlangt von seinen Mitgliedsunternehmen zwingend die Schaffung einer derartigen Funktion (§ 28 Abs. 1 FSA-Kodex Fachkreise, siehe dazu auch Kap. 11 Rdnr. 370 ff.). Der Compliance-Officer ist in der Regel für die **Implementierung, Dokumentation und Weiterentwicklung des Compliance-Systems** zuständig, welches von der Geschäftsleitung beschlossen wird. Er unterstützt und berät zudem die Unternehmensführung in allen compliance-relevanten Fragen, überwacht die Einhaltung der Compliance-Vorgaben und meldet Verstöße.[44]

4. Abschluss von Verträgen

Es ist in größeren Unternehmen heute üblich geworden, **Gremien** einzurichten, in denen insbesondere größere Projekte, die mit medizinischen Einrichtungen und Ärzten durchgeführt werden sollen, auf ihre **Sinnhaftigkeit** überprüft und ggf. auch genehmigt werden müssen. Dies erfolgt in Anlehnung an das etwa im Bereich der öffentlichen Verwaltung bei der Vergabe von Aufträgen vorgesehene „**Vier-Augen-**" oder „**Sechs-Augen-Prinzip**", das seiner Natur nach bereits regelmäßig dafür sorgt, inhaltlich zweifelhafte oder rechtlich bedenkliche Projekte durch eine weitgehende innerbetriebliche Transparenz im Ansatz zu vermeiden. 51

5. „Follow-up" von Projekten und Dokumentation

Von besonderer Bedeutung ist auch ein ordnungsgemäßes „Follow-up" der vertraglichen 52
Beziehungen und Absprachen, die mit Krankenhäusern oder Ärzten getroffen werden. Die Erfahrungen haben gezeigt, dass insbesondere **klinische Prüfungen und Anwendungsbeobachtungen** von den Staatsanwaltschaften verschiedentlich nur dann als strafrechtlich unbedenklich bewertet werden, wenn die Ergebnisse dieser Projekte in einer **gründlich dokumentierten Form** nachgehalten und in den Unternehmen tatsächlich genutzt bzw. berücksichtigt werden. In Fällen, in denen die Forschungsergebnisse nicht (mehr) vorzufinden waren bzw. nicht zum Zwecke der Produktentwicklung oder zur Weiterentwicklung von Produkten verwendet wurden, hat dies teilweise zu Vorwürfen von Staatsanwaltschaften geführt, es handele sich bei den zugrundeliegenden Verträgen um bloße Fassaden zur **Kaschierung von unzulässigen Zuwendungen** im Mantel von Forschungsverträgen. Sind also Forschungsergebnisse im Unternehmen verwendet worden, ist zur Entkräftung entsprechender Vorwürfe auch sicherzustellen, dass ein geeigneter Nachweis geführt werden kann. Dies kann durch eine sorgfältige zentrale Organisation in der Abwicklung und Aufbewahrung solcher Verträge gewährleistet werden. Diejenigen Unternehmen, für die die Regelungen des FSA-Kodex Fachkreise verbindlich sind, müssen daher nach § 18 Abs. 1 Nr. 1 dieses Kodex Leistungsbeziehungen mit Ärzten und anderen Angehörigen der Fachkreise auf der Grundlage eines schriftlichen Vertrages eingehen (siehe dazu auch Kap. 11 Rdnr. 146 ff.).

---

[43] Siehe hierzu allgemein *Hauschka*, NJW 2004, 259 f.; eine detaillierte Darstellung des Aufgabenprofils und der Anforderungen an die grundlegenden Elemente eines Compliance-Programms findet sich bei *OIG*, Compliance Program Guidance for Pharmaceutical Manufacturers, April 2003, 39 ff. (Federal Register/Vol. 68, No.: 86 v. 5. 5. 2003, S. 23 731).

[44] Siehe hierzu im Einzelnen *Bürkle*, in: Hauschka (Hrsg.) (Fn. 1), § 8 Rdnr. 10 ff.; zur strafrechtlichen Verantwortlichkeit von Compliance-Beauftragten siehe *BGH* MPR 2009, 156 f. sowie die Anmerkung von *Dieners/Oen*, MPR 2009, 157 f.

6. Compliance-Hotlines und Helplines

53 Die effektive Umsetzung eines Compliance-Programms verlangt auch die **Kontrolle der ordnungsgemäßen Einhaltung** der internen Verhaltensrichtlinien. Daher richten größere Unternehmen in der Praxis oftmals telefonische **„Hotlines"** ein, bei denen Mitarbeiter unter Außerachtlassung des eigentlich vorgeschriebenen innerbetrieblichen Berichtsweges die Nichteinhaltung der entsprechenden Vorgaben (ggf. auch anonym) melden können. Derartige Hotlines basieren auf dem US-amerikanischen Konzept des sogenannten „Whistleblowing"[45], ohne dass jedoch die Informanten, wie in den USA, einen besonderen gesetzlich abgesicherten Schutz genießen (Section 806 des Sarbanes Oxley Act).

54 Hiervon unterschieden wird die Einrichtung einer allgemeinen **Compliance-Helpline**, über die Mitarbeiter (beispielsweise per Telefon oder E-Mail) jederzeit allgemeine oder konkrete **Fragen zur Anwendung und Auslegung** der internen Richtlinien bzw. Dienstanweisungen an interne Compliance-Funktionen oder auch für das Unternehmen insoweit tätige externe Berater richten können.

7. Budgetierung und Verbuchung

55 Die Budgetierung und Verbuchung der Ausgaben für Forschungs- und Entwicklungsprojekte, klinische Prüfungen oder Anwendungsbeobachtungen sollte möglichst auf internen **Konten der entsprechenden Abteilungen** (etwa F&E-Abteilung, medizinische Abteilung) und nicht auf Konten der Marketingabteilungen erfolgen. Die Erfassung auf internen Konten der Marketingabteilungen hat in der Vergangenheit häufig deshalb stattgefunden, weil der Außendienst zum einen für Marketing und Vertrieb und zum anderen für Forschungskooperationen etc. zuständig ist. Grundsätzlich steht es den Unternehmen selbstverständlich auch frei, den Außendienst auch weiterhin mit mehreren Zuständigkeiten zu betrauen. Gleichwohl sollte die **Budgetverantwortlichkeit** für Forschungs- und Entwicklungsprojekte möglichst nicht in der Marketingabteilung liegen, weil dies in der Vergangenheit verschiedentlich zu Vermutungen der Staatsanwaltschaften geführt hat, diese Ausgaben seien als bloße Marketingaktivitäten zur Beeinflussung von Beschaffungs-, Therapie- und Verordnungsentscheidungen auf Seiten der Ärzte zu bewerten. Zur Vermeidung der genannten Risiken schreibt der FSA-Kodex Fachkreise den Mitgliedsunternehmen des FSA in § 19 Abs. 2 Nr. 2 Satz 2 daher etwa vor, dass der Leiter der medizinischen Abteilung bei der Durchführung nichtinterventioneller Studien auch die Budgetverantwortlichkeit haben muss (siehe dazu auch Kap. 11 Rdnr. 184).

8. Mitarbeiterschulungen

56 Die Unternehmen sollten ihren Mitarbeitern die zu beachtenden Verhaltensregeln durch entsprechende Schulungen vermitteln. Solche Schulungen sollten **kontinuierlich** durchgeführt werden. Die Erfahrung zeigt, dass eine regelmäßige Wiederholung von Schulungen (bei abwechslungsreicher Gestaltung der wiederholt präsentierten Inhalte) zur Vermittlung der Kenntnisse der bei der Zusammenarbeit mit Ärzten und medizinischen Einrichtungen zu beachtenden Regeln sinnvoll ist.[46] Dies erlaubt es auch, neue Mitarbeiter hiermit vertraut zu machen. Pharmazeutische Unternehmen, für die die Regelungen des FSA-Kodex Fachkreise verbindlich sind, müssen nach § 28 Abs. 2 Satz 1 dieses Kodex ihre Mitarbeiter auf die Einhaltung des Kodex verpflichten, über den Inhalt des Kodex schulen sowie über die wesentlichen Grundsätze des ärztlichen Berufsrechts informieren (siehe dazu auch Kap. 11 Rdnr. 372). Genau wie die Verhaltensregeln selbst sind auch die Gestaltung und Durchführung der Schulungen von **unternehmensspezifischen Faktoren** abhängig, allgemein gültige Empfehlungen können daher nur eingeschränkt gegeben werden. Dennoch sollten die folgenden Grundregeln in jedem Schulungskonzept Beachtung finden:

---

[45] Hierzu im Einzelnen *Maschmann*, in: Dölling (Hrsg.) (Fn. 1), S. 128 ff.
[46] Hierzu *Dieners*, A&R 2006, 112.

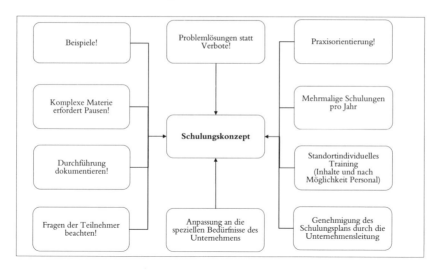

Abb. 11: Grundregeln für die Erstellung eines Schulungskonzepts

9. Compliance-Audits

Die Bedeutung der Durchführung regelmäßiger Compliance-Audits kann nicht überschätzt werden, da solche Audits wertvolle Erkenntnisse über die **tatsächliche Einhaltung der Unternehmensrichtlinien** anhand von Stichproben darstellen. Solche Audits finden in der Praxis vielfach als Teil oder im zeitlichen Zusammenhang von internen oder externen „Financial Audits" statt. So zeigt auch die **praktische Erfahrung**, dass die Auditoren häufig aus den Bereichen Corporate Compliance oder Finance stammen. Daneben oder stattdessen nehmen oft auch sonstige Mitglieder des Compliance-Teams oder externe Auditoren an Compliance-Audits teil. Sie dienen nicht allein der Frage, ob in dem jeweils zurückliegenden Beurteilungszeitraum **Verstöße gegen die Unternehmensrichtlinien** vorgefallen sind. Zweck dieser Audits ist es auch, **Schwachstellen** der eingerichteten innerbetrieblichen Prozesse und Genehmigungsabläufe zu identifizieren.[47] Von den Unternehmen wird der Ausgang der Audits vielfach auch zum Anlass genommen, ihre Richtlinien, standardisierten Formulare und Verträge der zwischenzeitlichen Rechtsentwicklung und etwaigen neuen Kooperationsformen in einem regelmäßigen zeitlichen Abstand anzupassen und hierdurch die einmal etablierten organisatorischen Maßnahmen immer wieder zu aktualisieren.

57

10. Unternehmensbroschüren

Um den medizinischen Einrichtungen und Ärzten, mit denen die Unternehmen **Kooperationsbeziehungen** unterhalten, die eigenen Leitlinien bzw. die allgemeinen Rahmenbedingungen nahe zu bringen, kann es sich empfehlen, diese in Form von unternehmenseigenen oder mehr allgemein gehaltenen Broschüren Dritter zur Verfügung zu stellen.[48] In der Praxis wird davon auch in zunehmendem Maße Gebrauch gemacht. Dies trägt dazu bei, das **Verständnis der Vertragspartner** auf Seiten der Ärzte oder medizinischen Einrichtungen für die von dem Unternehmen zu beachtenden rechtlichen Rahmen-

58

---

[47] Hierzu *Dieners*, in: Dölling (Hrsg.) (Fn. 1), S. 221. Siehe auch die „Checkliste für Self-Audits zur Korruptionsbekämpfung in Unternehmen" von Transparency International (Version 2.3.2 v. 28. 11. 2007).

[48] Siehe etwa die Broschüre „kodexkonform.de" (hrsg. von der Veranstaltungsplaner.de Services GmbH, 2006) zu den allgemeinen Rahmenbedingungen.

bedingungen und die dahinter stehenden Unternehmensgrundsätze zu erhöhen. Beispielsweise kann in Vertragswerken oder schriftlicher Korrespondenz standardmäßig auf diese Broschüren verwiesen werden, sofern diese von den Unternehmen auch auf ihren öffentlich zugänglichen Internet-Seiten elektronisch verfügbar sind. Derartige Unternehmensbroschüren erleichtern auch den zumeist juristisch nicht vorgebildeten Mitarbeitern des Unternehmens die rechtliche Argumentation.

11. Durchsetzung der Unternehmensleitlinien gegenüber Dritten

59 Im Hinblick auf eine möglichst effektive Durchsetzung der eigenen Unternehmensrichtlinien zur Abwehr missbräuchlicher Einflussnahmen auf Ärzte und andere Angehörige der Fachkreise kann es auch sinnvoll sein, die von dem Unternehmen engagierten Berater, **Mietaußendienste, Werbeagenturen etc.** zur Einhaltung dieser Unternehmensrichtlinien zu verpflichten. Eine derartige Verpflichtung empfiehlt sich, da die Unternehmen bereits nach den gesetzlichen Vorschriften des UWG und des HWG sowie der hierauf basierenden Rechtsprechung in der Regel auch dann für eine einwandfreie Ausgestaltung der Zusammenarbeit mit Angehörigen der Fachkreise rechtlich **verantwortlich** sind, wenn Dritte von ihnen beauftragt werden, diese Zusammenarbeit durchzuführen.[49] Eine entsprechende Verpflichtung sieht auch § 3 FSA-Kodex Fachkreise vor (siehe dazu auch Kap. 11 Rdnr. 54). Darüber hinaus empfiehlt es sich auch, Distributoren und unabhängige Handelsvertreter auf die Einhaltung der Unternehmensleitlinien zu verpflichten und deren Einhaltung regelmäßig zu überprüfen.

12. Förderung und Implementierung von Branchenkodices

60 Die Akzeptanz unternehmensinterner Verhaltensrichtlinien leidet erfahrungsgemäß dann, wenn sich ein Unternehmen nicht gleichzeitig auf ähnliche oder gleichlautende Verhaltensempfehlungen oder Kodices berufen kann, die für die gesamte Branche gelten. Dies gilt sowohl für die **Akzeptanz der Richtlinien** durch die Mitarbeiter des Unternehmens als auch für diejenigen, die mit dem Unternehmen in Geschäftskontakt treten. Vor diesem Hintergrund kann sich beispielsweise der Verweis auf den europaweit geltenden **EFPIA-Kodex und den FSA-Kodex Fachkreise** (als dessen nationaler Umsetzung), die den unternehmenseigenen Richtlinien zugrunde gelegt werden, als nützlich für eine Akzeptanz erweisen. Diese Kodices ziehen durch ihre Vorbildfunktionen neue Mitgliedsunternehmen an und sorgen auch in „Grauzonen" für das erforderliche „Level-Playing-Field". Daneben können sie dazu beitragen, einem zuweilen in Folge von vereinzelten tatsächlichen oder auch nur vermeintlichen Unregelmäßigkeiten eingetretenen, vielfach aber alle Unternehmen in der Branche treffenden Vertrauensverlust in der Öffentlichkeit oder gegenüber der Politik zu begegnen. Es empfiehlt sich daher für jedes Unternehmen auch im Rahmen der Verbandsmitgliedschaften an der **Weiterentwicklung der bestehenden Branchenkodices** aktiv mitzuarbeiten und hierbei eigene Erfahrungen im unternehmensinternen Compliance-Alltag in diesen weiteren Rahmen einzubringen.

13. Verhalten bei Durchsuchungen und Beschlagnahmen

61 Es ist nicht auszuschließen, dass die **Geschäftsbeziehungen und Behördenkontakte** des Unternehmens zu Ermittlungsverfahren führen, in deren Zusammenhang die Staatsanwaltschaft und die Polizeibehörden Durchsuchungen nach §§ 102 ff. StPO durchführen und hierbei aufgefundenes Beweismaterial beschlagnahmen (§ 94 StPO). Kommt es zu einer Durchsuchung, stellen sich für das betroffene Unternehmen eine Reihe von Fragen, die etwa von der **Sinnhaftigkeit einer Kooperation** mit der Staatsanwaltschaft und den Polizeibehörden sowie den Rechten von Mitarbeitern im Zusammenhang von Befragungen durch Polizeibeamte und Staatsanwälte über die **Durchsicht von Unterlagen** durch

---

[49] Siehe hierzu *Doepner*, (Fn. 21), § 1 HWG, Rdnr. 13 und 117, vor §§ 14, 15 HWG, Rdnr. 56 f. m. w. N.

Polizeibeamte (§ 110 Abs. 1 StPO) und die möglichen Rechtsmittel des Unternehmens bis hin zu einer möglichst zeitnahen Einschaltung eines **beratenden Rechtsanwalts** reichen.[50] Darüber hinaus müssen in solchen Fällen die **Berichtswege** im Unternehmen klar sein, um die zuständigen Abteilungen (etwa die Rechtsabteilung) oder Leitungsorgane möglichst umgehend informieren zu können. Es sollte in diesem Zusammenhang auch feststehen, welcher Mitarbeiter im Unternehmen für die ggf. erforderliche Kommunikation gegenüber der Presse zuständig ist und welche Stelle mögliche – regelmäßig schnell benötigte – Presseerklärungen als Reaktion auf strafrechtliche Ermittlungsmaßnahmen konzipiert. Derartige Fragen sollten ebenfalls im Vorfeld geklärt und in die Verhaltensrichtlinien des Unternehmens aufgenommen werden, um hierdurch die Wahrung der Rechte des Unternehmens sowie seiner Mitarbeiter bereits im Vorfeld zu sichern. Wichtig ist auch hierbei eine regelmäßige Schulung der Mitarbeiter.

VII. Verhältnis von Compliance-Richtlinien und praktischer Umsetzung

Jedes noch so ausgefeilte „Compliance-Programm" erweist sich im Ergebnis als wertlos, **62** wenn nicht von der Unternehmensführung sichergestellt wird, dass die Regelungen tatsächlich in der Praxis umgesetzt werden. Bei tatsächlichen oder auch nur vermeintlichen Verstößen trotz bestehender „Compliance-Programme" kann möglicherweise der Eindruck entstehen, das Unternehmen habe nur **zum Zwecke eines positiven Außenauftritts** entsprechende Richtlinien eingeführt, die jedoch im Unternehmensalltag ignoriert würden. Auch wenn sich ein solcher Eindruck im Ergebnis nicht erhärten lassen sollte, kann sich eine **ungenügende Umsetzung** als nachteilig erweisen. Sofern nämlich Ordnungswidrigkeiten- oder strafrechtliche Verfahren eingeleitet werden, wird vielfach bei der Beurteilung des **Vorsatzes**, möglicher **Verbotsirrtümer** und jedenfalls bei der **Bemessung von Sanktionen** von der jeweiligen staatlichen Instanz darauf verwiesen werden können, aufgrund der bestehenden „Compliance-Richtlinien" sei jeder Person im Unternehmen bekannt gewesen, dass es sich bei dem Fehlverhalten um sanktionierbare Verstöße handelt. Die praktische Erfahrung mit „Compliance-Richtlinien" zeigt jedenfalls, dass es vor allem einen zentralen Umstand gibt, der über den Erfolg oder Misserfolg in der Umsetzung entscheidet: Es muss bei den einzelnen Mitarbeitern des Unternehmens das Verständnis für die Notwendigkeit solcher Richtlinien geweckt (vor allem im Rahmen regelmäßiger Schulungen) und das Bewusstsein gestärkt werden, dass deren Einhaltung nicht ein Hemmnis zur Erreichung von Umsatzzielen darstellt, sondern mittel- und langfristig Garant für einen stabilen Umsatz ist.

VIII. Umsetzungsprobleme und -defizite

Angesichts der möglichen Risiken einer **ungenügenden praktischen Umsetzung** **63** **der Compliance-Richtlinien** für das Unternehmen und seiner Mitarbeiter, kommt der Analyse und Bewältigung von Umsetzungsproblemen und -defiziten eine besondere Bedeutung zu. Zwar stellen die beschriebenen Elemente eines Compliance-Programms inzwischen in zunehmendem Maße einen Standard jeder vorbeugenden Unternehmensorganisation dar, dies jedenfalls dann, wenn es sich um größere Unternehmen handelt. Trotz der Etablierung dieser Elemente sind in der betrieblichen Praxis dennoch vielfach Probleme und Defizite zu beobachten, die die Qualität, Effizienz und Akzeptanz der innerbetrieblichen Compliance-Organisation belasten können:

1. Fehlende prozessorientierte Betrachtung

Vielfach fehlt es an einer prozessorientierten Betrachtung hinsichtlich der Bearbeitung **64** von Vorgängen, da keine **einheitlichen Prozesse und Workflows** festgelegt sind oder

---

[50] Siehe hierzu *Taschke*, StV 2007, 495, 498.

(klare) Prozessbeschreibungen fehlen. Hierzu zählt auch das Fehlen klarer „Entscheidungsregeln". Infolgedessen sind die vollständigen und abteilungsübergreifenden Abläufe insbesondere den Mitarbeitern der Marketing- und Vertriebsabteilungen oftmals nicht hinreichend bekannt.

2. Fehlen prozessimmanenter Korrekturmechanismen

65   Wenn hingegen solche Prozesse existieren, mangelt es vielfach an **prozessimmanenten Korrekturmechanismen**. Dies kann zu einem unnötigen und zugleich kostenintensiven **Bearbeitungsaufwand** führen. Gemeint ist beispielsweise der Fall, dass in einem festgelegten Prozess bestimmte Abteilungen oder auch externe Agenturen bereits intensiv mit bestimmten Teilaspekten eines Kooperationsprojekts mit Ärzten befasst werden, das sich letztlich bereits seiner Grundanlage nach als mit dem HWG oder einem anwendbaren Industriekodex unvereinbar erweist. Die Aufgabe prozessimmanenter Kontrollmechanismen ist es, für einen **rechtzeitigen Abbruch** solcher Projekte zu sorgen, ohne zuvor wertvolle personelle oder finanzielle Ressourcen in Anspruch zu nehmen.

3. Fehlende Handbücher

66   Die Einhaltung vorhandener Prozesse wird in der Praxis auch durch **fehlende Ablaufschemata oder Checklisten** bzw. das Fehlen „kompletter" Handbücher erschwert. Derartige Handbücher sollten alle Informationen, Prozessbeschreibungen, Checklisten, Tools und Methoden enthalten, die für das Verständnis des Compliance-Managements des Unternehmens erforderlich sind. Das Fehlen solcher Handbücher kann zu einer erheblichen Belastung der Compliance-Funktion mit Fällen führen, die offensichtlich nicht „zulässig" sind oder die ohne die für eine Beurteilung erforderlichen Basisinformationen zur Prüfung oder Freigabe vorgelegt werden.

4. Fehlende Aktualisierungen

67   Die Etablierung eines Compliance-Programms wird häufig nicht der **kontinuierliche Aufgabe** verstanden. Dies kann aufgrund fehlender Anpassungen dazu führen, dass neue Entwicklungen (etwa neue Kodex-Bestimmungen, aktuelle Rechtsprechung der Gerichte und Spruchpraxis der Verbände) nicht berücksichtigt werden.

5. Zeitaufwändigkeit von Prüf- und Genehmigungsverfahren

68   Die internen Prüf- und Genehmigungsverfahren sind oftmals zu zeitaufwändig. Dies kann auf der **fehlenden Standardisierung** hinsichtlich der erforderlichen Sachverhaltsaufklärung beruhen. In größeren Unternehmen treten Verzögerungen in den internen Prüf- und Genehmigungsabläufen auch dann auf, wenn die zuständigen Ansprechpartner nicht eindeutig festgelegt oder bekannt sind. Zeitliche Verzögerungen können auch darauf beruhen, dass bei Vertragsprojekten mit klinischen Forschern bzw. medizinischen Einrichtungen (vor allem Universitätskliniken) keine klaren Vorgaben zum **Umgang mit gewerblichen Schutzrechten** vorgesehen sind. Standardverträge sehen oftmals auch dann weitreichende Regelungen mit Blick auf die Übertragung von gewerblichen Schutzrechten auf das Unternehmen vor, wenn aufgrund des Forschungsgegenstandes mit der Entstehung solcher Rechte eher nicht zu rechnen ist oder dies von vornherein ausgeschlossen werden kann. Zudem sind heute die universitären Einrichtungen bzw. ihre Verwertungsgesellschaften aufgrund des nunmehr (geltenden) Arbeitnehmererfinderrechts (§ 42 ArbEG) auch dann zu involvieren, wenn etwa im Rahmen einer klinischen Prüfung ein Prüfarzt hinsichtlich der Übertragung gewerblicher Schutzrechte auf das Unternehmen mitverpflichtet werden soll.[51] Dies hat vielfach äußerst zeitintensive Verhandlungen mit diesen Verwaltungsstellen zur Folge, sofern keine standardisierten vertraglichen Alternativszenarien zur Verfügung stehen, um den Prozess zu beschleunigen.

---

[51] Siehe dazu ausführlich *Dieners/Milbradt,* in: FS für Reimann, 2009, S. 49 ff.

6. Fehlendes elektronisches Umlaufverfahren

Schließlich kann auch der Umstand, dass Vorgänge vornehmlich auf „papierbasierten" Umläufen beruhen und nicht als „elektronische Umlaufverfahren" vorgesehen sind, zu einer erheblichen zeitlichen Verzögerung der Vorgänge beitragen. Ein „papierbasiertes" Umlaufverfahren setzt nämlich in der Regel die **physische Anwesenheit** der jeweiligen Entscheidungsträger im Unternehmen voraus, die jedoch häufig nicht gegeben ist.

7. Unterschiedliches Compliance-Know-how

Problematisch kann auch der Umstand sein, wenn das Compliance-Know-how in den verschiedenen Einheiten des Unternehmens (etwa in der Unternehmenszentrale und bei Tochterunternehmen) unterschiedlich ausgebildet ist. Diesem Problembereich unterfällt auch das in der Praxis oftmals anzutreffende **geringe Compliance-Know-how von Agenturen**. Beide Phänomene können in der Regel auf eine fehlende Einbindung der Tochterunternehmen bzw. der Agenturen in die vorhandenen Prozessabläufe zurückgeführt werden.

8. Personelle Unterausstattung

Defizite in der Compliance-Organisation können oft auch auf eine personelle Unterausstattung der entsprechenden Compliance-Funktionen im Unternehmen zurückgeführt werden. Dies beruht darauf, dass die personellen Ressourcen mit den in den letzten Jahren **rasant gestiegenen Compliance-Anforderungen** nicht immer Schritt gehalten haben. Diese Situation kann durch Wissensverluste als Folge der **Mitarbeiterfluktuation** weiter verschlimmert werden, sofern nicht durch genaue Prozessbeschreibungen, Ablaufschemata, Checklisten etc. für eine genaue **Dokumentation des vorhandenen Compliance-Know-hows** gesorgt ist. Die **praktische Erfahrung** zeigt leider, dass teilweise selbst in Unternehmen mit 10 000 oder mehr Mitarbeitern gerade einmal vier oder fünf Mitarbeiter in der Compliance-Abteilung tätig sind. Zwar kann durch effektives Compliance-Management die Stundenbelastung und damit der Personalbedarf einer Compliance-Abteilung gesenkt werden (vgl. Rdnr. 32 ff.), doch selbstverständlich stoßen auch diese Konzepte an systematische Grenzen. Angesichts der Bedeutung der effektiven Umsetzung der Business Compliance im Unternehmen, die sowohl aus der ethischen Verantwortung als auch aus dem finanziellen Risiko resultiert, ist diese zurückhaltende Personalpolitik vieler Unternehmen nicht nachzuvollziehen.

9. Schulungsdefizite

Kapazitätsprobleme der Compliance-Funktionen können auf Schulungsdefiziten und einem damit verbundenen fehlenden Verständnis der Mitarbeiter für die einschlägigen Anforderungen beruhen. Dies wiederum kann in der Folge zu einer erhöhten **Arbeitsbelastung der Compliance-Funktionen** (etwa Compliance-Officer, Rechtsabteilung) führen. Hierzu gehört auch die Erwartungshaltung, wonach etwa die Funktion eines Compliance-Officers neben anderen Aufgaben ausgeübt werden kann.

10. Fehlende Audits

Die Compliance-Organisation und die Compliance-Prozesse sind schließlich keine statischen Einrichtungen. Sie funktionieren vielmehr nur dann in dem erwünschten Sinn, wenn sie in regelmäßigen Abständen im Wege von internen und externen Audits überprüft und entsprechend angepasst werden. Derartige Audits werden oft allenfalls anlässlich der **Implementierung eines Compliance-Programms** vorgenommen. Sie sind allerdings auch darüber hinaus erforderlich, da sie einer **kontinuierlichen Bestandsaufnahme der Compliance-Strukturen** (Verantwortlichkeiten, Verfahrensabläufe und materielle Regelungen) sowie des Gesamtbildes dienen, das sich aus einer Sichtung und Verprobung konkreter Vorgänge ergibt. Ein solches Bild ist in regelmäßigen Abständen erforderlich, um die eigene Entwicklung des Unternehmens verfolgen und mit den jeweiligen Standards und „Benchmarks" der gesamten Branche vergleichen zu können. Die Einhaltung der von einem Unternehmen zu beachtenden Sorgfaltspflichten richtet sich nämlich nicht nur nach rein objektiven Faktoren, sondern wird auch danach beurteilt, welche Sorgfaltspflichten in der einschlägigen Branche jeweils üblich sind.

11. Fehlende Involvierung der Einkaufsabteilung

74   Es werden nicht sämtliche **Sparpotentiale** ausgeschöpft, indem es etwa in bestimmten Bereichen (etwa bei der Organisation von Fortbildungsveranstaltungen) an einer regelmäßigen Involvierung der Einkaufsabteilung fehlt (beispielsweise hinsichtlich der Auswahl von Tagungsstätten und Hotels).

IX. Lösungsmöglichkeiten zur Beseitigung von Umsetzungsproblemen und -defiziten

75   Es stellt sich damit die Frage, welche weiteren Maßnahmen eine **vorbeugende Unternehmensorganisation** ergreifen sollte, um die dargestellten Defizite im Sinne einer Qualitäts- und Effizienzsteigerung der Compliance-Organisation zu verringern.

1. „Traditionelle" Ansätze

76   In der betrieblichen Praxis der Unternehmen findet man insofern zuweilen den hier als „traditionell" bezeichneten Ansatz, die bestehenden Compliance-Anforderungen vorrangig durch den **Erlass von Regelungen**, zumeist im Wege extrem detaillierter „Standard Operating Policies" (SOPs) zu verankern. Es werden vielfach **zusätzliche Kontrollprozesse** entwickelt und auf bereits bestehende Prozesse aufgesetzt, ohne gleichzeitig für eine Integration bei der Gestaltung der Abläufe und Workflows zu sorgen. Derartige Ansätze zeichnen sich in der Praxis oft auch dadurch aus, dass Compliance-Funktionen, wie etwa der Compliance-Officer oder die Rechtsabteilung, vorrangig als **reaktive Kontrollinstanzen** verstanden werden, dies mit der Folge einer zu späten Einbindung und auch fehlenden Akzeptanz dieser Funktionen durch die Mitarbeiter. Dies kann weiter dazu führen, dass Compliance in der übrigen Unternehmensorganisation als „Feindbild" verstanden wird. Für die eingeführten hohen (zumeist papierbasierten) Dokumentationsanforderungen besteht gleichzeitig nur wenig Verständnis.

2. „Innovative" Ansätze

77   Demgegenüber versuchen hier als „innovativ" bezeichnete Ansätze einer **vorbeugenden Unternehmensorganisation** die bestehenden Compliance-Vorgaben stärker in die Unternehmensstruktur zu integrieren und **transparente Prozessabläufe** mit praktischen Fallbezügen aufzusetzen. Diese Ansätze beruhen auf drei Grundüberlegungen:
Erstens verlangen sie neben einer klaren **Definition der einzelnen Prozessschritte** deren gleichzeitige **Entschlackung und Beschleunigung**, indem etwa nach „Normalfällen", „fehlerträchtigen Fällen" und „Sonderfällen" unterschieden wird. Dabei werden die entsprechenden Prozesse mit unterschiedlich hohen Prüf- und Freigabeanforderungen verbunden („Management by Exception"). Dies setzt zunächst eine gründliche Analyse der denkbaren Kooperations- und Marketingaktivitäten und deren Zerlegung in einzelne „Bauelemente" voraus. Diese Bauelemente werden dann zu möglichst **schlanken Teilprozessen** zusammengefügt und jeweils in einen eigenen **Organisationsablauf** integriert. Aus der Vernetzung dieser Teilprozesse entstehen schließlich die fertigen Prozeduren für die zu erfassenden Praxisfälle mit klar definierten Regeln, die in die Unternehmensstruktur (Aufbauorganisation, Compliance-Funktionen) mit Eskalations- und Konfliktlösungsmechanismen integriert werden. Die genaue Definition der Prozeduren setzt insbesondere auch eine gründliche Überprüfung der jeweiligen rechtlichen Rahmenbedingungen vo-

raus, d. h. die genaue Bestimmung, für welche Arbeitsschritte welche Gesetze oder Kodices bzw. internen Policies, Guidelines und SOPs etc. zu berücksichtigen sind.

Die Ansätze setzen zweitens auf **interaktive elektronische Unterstützungstools,** also eine prozessgetriebene Automation für die Einleitung von Prozessschritten, zur Sicherstellung standardisierter Arbeitsschritte, zur Überwachung von „Lead Times" und Response-Zeiten sowie für die Dokumentation aller notwendigen Genehmigungen und Unterlagen. Derartige elektronische Unterstützungstools beruhen auf Technologie-Plattformen, mit denen in Unternehmen die Zusammenarbeit im Team und der Zugriff auf Informationen aus unterschiedlichen Quellen organisiert werden können. Diese Zusammenarbeit wird hierbei in Form von online-gestützten Systemen organisiert, die Internetseiten ähneln. Zu solchen elektronischen Unterstützungsinstrumenten gehören ferner auch elektronische Trainingstools. Elektronische Trainingstools dienen etwa dem Ziel, die Mitarbeiter kontinuierlich zu schulen. Sie erlauben es, dass sich die Mitarbeiter auch ohne Trainer im **Selbststudium** das erforderliche Compliance-Wissen aneignen können. Sie lassen zudem je nach Mitarbeiter unterschiedliche Lernprofile zu und können auch die Prüfungen und Zertifizierungen der Mitarbeiter vorsehen. Die Nutzung derartiger elektronischer Unterstützungstools hat vor allem folgende **Ziele** im Auge: die Beschleunigung von Compliance-Prozessen, eine Arbeitsentlastung der mit Compliance-Vorgängen befassten Mitarbeiter, eine höhere Sicherheit im Umgang mit Compliance-Vorgängen, einheitliche Abläufe, eine erhöhte Transparenz sowie geringere Kosten.

78

Drittens wird schließlich die **Funktion des Compliance-Officers bzw. der Rechtsabteilung** weniger als reine Kontrollinstanzen, sondern als **proaktive Begleitung** zur Erreichung einer ordnungsgemäßen Gestaltung von Compliance-Vorgängen verstanden. Hierzu finden die entsprechenden Mitarbeiter aufgrund der Umsetzung der zuvor genannten Punkte auch die erforderliche Zeit, da die Involvierung dieser Mitarbeiter in der Regel nur in fehlerträchtigen Fallkonstellationen oder in Sonderfällen stattfindet, denen dann aber auch die gesamte Konzentration gelten kann.

79

Auch hier sind die **ethische Grundphilosophie** des Unternehmens und die **bestehende Führungskultur** von entscheidender Bedeutung für den Erfolg der Compliance-Strategie. Nur dann, wenn auch die Führungskräfte davon überzeugt sind, dass eine ernsthafte Compliance-Strategie zur Risikoreduzierung und für ein **nachhaltiges profitables Wachstum** des Unternehmens notwendig ist, wird sich auch die erforderliche Motivation und Aufbruchstimmung bei den Mitarbeitern bewirken lassen.

a) Beispiel: Einsatz elektronischer Unterstützungstools beim Vertragsmanagement

Im Gesundheitssektor tätige Unternehmen unterhalten in der Regel eine **Vielzahl von Vertragsbeziehungen** mit Ärzten, medizinischen Einrichtungen oder anderen Vertragspartnern, die unter Compliance-Gesichtspunkten relevant sein können. Beim Vertragsmanagement führt die Aufgabe von papierbasierten Prozessen und die Einführung elektronischer Unterstützungstools zunächst zu einer Beschleunigung der Vorgänge, indem Prozesse automatisch vorangetrieben und Prüf- und Genehmigungsprozesse aufgrund einer gleichzeitigen Zuordnung der erforderlichen Arbeitsschritte bzw. Aufgaben parallelisiert werden.

80

Kapitel 7. Compliance-Management in der betrieblichen Praxis

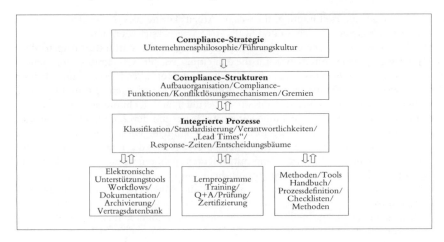

Abb. 12: Integriertes Compliance-System

Vereinfacht wird auch die **Auswahl des richtigen Vertragsmusters**. Ferner wird sichergestellt, dass – jedenfalls im Normalfall – nur vorher definierte Passagen geändert werden können. **„Erinnerungsfunktionen"** ermöglichen ein Follow-up hinsichtlich der rechtzeitigen Erledigung der Aufgaben. Von Bedeutung sind ferner die **Dokumentationsfunktionen**, durch die der jeweilige Vorgang auch immer den gesamten Workflow mit allen Prüf- und Genehmigungspflichten sowie sämtliche fallrelevante Daten und Unterlagen enthält. Schließlich erlauben elektronische Unterstützungstools auch eine Verlinkung mit der für die Anweisung von Honorarzahlungen verantwortlichen Abteilungen (insbesondere der Finanzabteilung/Buchhaltung), damit Zahlungen nur dann erfolgen, wenn vorher die tatsächliche Fälligkeit solcher Zahlungen nach den zugrunde liegenden Verträgen sowie die Ordnungsgemäßheit der Rechnungen geklärt worden ist.

b) Beispiel: Sicherstellung standardisierter Arbeitsabläufe beim Event-Management

81 Sämtliche Aufgaben, die mit der Organisation von Fort- und Weiterbildungsveranstaltungen sowie der Einladung von Ärzten zur Teilnahme an solchen Veranstaltungen bzw. medizinischen Fachkongressen verbunden sind, werden in den Unternehmen vielfach in **speziellen Abteilungen** wahrgenommen (oft auch als **„Event-Management"** bezeichnet). Zu den Aufgaben dieser Abteilung gehört auch die **Auswahl von geeigneten Tagungsstätten und -hotels.** An deren Ordnungsmäßigkeit legen der FSA-Kodex sowie die Spruchpraxis des FSA, aber auch die Staatsanwaltschaften, besonders hohe Anforderungen, da Ärzte und andere Angehörige der Fachkreise nicht durch unsachgemäß ausgewählte Tagungsstätten und extravagante Hotels etc. in ihren Therapie-, Verordnungs- und Beschaffungsentscheidungen beeinflusst werden dürfen. Nach den oben beschriebenen „traditionellen Ansätzen" könnten hier inhaltliche Kriterien in Form von Checklisten der jeweiligen Einzelfallprüfung zugrunde gelegt werden, um eine unsachgemäße Auswahl auszuschließen. Demgegenüber könnten **standardisierte Arbeitsabläufe** darauf abzielen, auf der Grundlage einer entsprechenden Checkliste eine Vorauswahl solcher Lokalitäten zu treffen, die dann als geeignete Einrichtungen generell für entsprechende Fort- und Weiterbildungsveranstaltungen genehmigt wären. Im Idealfall würde eine solche Auswahl in Zusammenarbeit mit der Einkaufsabteilung erfolgen, um auf diese Weise die Expertise dieser Abteilung zugleich zum Zwecke von Budgeteinsparungen zu nutzen. Die positive Folge einer solchen Standardisierung wäre, dass die individuellen Freigabeverfahren und die damit vielfach verbundene Involvierung des Compliance-Officers bzw. der Rechtsabteilung minimiert und somit das Event-Management in diesem Punkt effizienter gestaltet werden könnte.

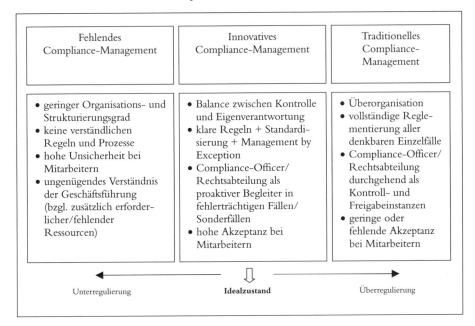

Abb. 13: Typik möglicher Compliance-Szenarien

c) Beispiel: Monitoring durch Audits

Die Durchführung regelmäßiger Audits ist ein wesentlicher Bestandteil jeder Compliance-Organisation. In der betrieblichen Praxis werden Compliance-Audits vielfach als Teil oder im zeitlichen Zusammenhang mit **Wirtschaftsprüfer-Audits** durchgeführt, und zwar mit sehr unterschiedlichen Gegenstandsbereichen, die jedenfalls nicht immer auch sämtliche Compliance relevanten Gesichtspunkte (wie etwa die Einhaltung der einschlägigen Verbands-Kodices) abdecken. Demgegenüber besteht alternativ die Möglichkeit, eine laufende Überprüfung von ausgewählten Vorgängen durch **elektronische Auditierungstools** vorzunehmen, indem etwa automatisch bestimmte Vorgänge, die sich nach dem Zufallsprinzip, nach dem einschlägigen Vertragsvolumen oder anderen Kriterien richten können, automatisch an interne oder externe Auditeure, etwa in den Controlling-, Finanz- oder Rechtsabteilungen der Unternehmen, weitergeleitet werden, so dass ständig eine bestimmte Anzahl von Vorgängen auditiert werden.[52] Dies hat den Vorteil, dass Fehlerquellen oder Ineffizienzen rechtzeitig erkannt werden können und gleichzeitig die Arbeitsbelastung auf die entsprechenden Auditeure gleichmäßig verteilt wird.

d) Beispiel: Bewertung der Effektivität des Compliance-Managements

Die ersten drei Beispiele dienen im Ergebnis der Sicherstellung, dass die Compliance-Maßnahmen im täglichen Geschäft umgesetzt werden. Daneben sollte aber auch eine Bewertung der Effektivität des Compliance-Programms selbst erfolgen, denn nur so kann sichergestellt werden, dass die vorhandenen Ressourcen im Bereich der Business-Compliance optimal genutzt werden. Problematisch erscheint dabei aber die Bestimmung der **Kriterien,** an denen die Effektivität gemessen werden soll (sog. **„Key Performance Indicators" – KPI**). Im Gegensatz zu anderen Bereichen, wie z.B. Produktion oder Sales & Marketing kann nicht pauschal auf eine gewisse Auslastungsquote oder die Rela-

---

[52] Zum Ablauf eines Audits siehe *Schiff,* Journal of Medical Device Regulation – November 2008, 15 ff.

tion von Umsatz und Personalaufwand als KPI verwiesen werden. Es bedarf stattdessen einer auf das jeweilige Unternehmen und die entsprechende Compliance-Struktur abgestimmten Festlegung der KPI, die die Effektivität des Compliance-Programms erkennen lassen. Beispiele für solche KPI können jedoch die folgenden Punkte sein:
- Zahl der durchgeführten Schulungen sowie der Mitarbeiter, die an den Schulungen teilgenommen haben
- Umfang der sonstigen Compliance-Maßnahmen (z. B. Überprüfung einzelner Verträge durch die Compliance-Abteilung, Überwachung von Zulieferern, usw.)
- Zahl der Meldungen von Compliance-Verstößen
- Zahl der festgestellten Compliance-Verstöße
- Kosten für das gesamte Compliance-Programm

Selbstverständlich kann auch anhand dieser Kriterien **keine pauschale Bewertung** der Effektivität des Compliance-Programms vorgenommen werden, denn z. B. eine hohe Zahl an Meldungen von Verstößen belegt einerseits, dass viele Mitarbeiter hinreichend sensibilisiert sind, aber auch gleichermaßen, dass die Compliance-Maßnahmen noch zu wenig im alltäglichen Geschäft beachtet werden. Umgekehrt kann eine niedrige Zahl von Meldungen gleichermaßen ein Zeichen für gute Umsetzung der Maßnahmen wie auch für mangelnde Sensibilisierung der Mitarbeiter sein. Eine regelmäßiger Evaluation kann jedoch anhand der **statistischen Veränderungen** der verschiedenen KPIs die Effektivität einzelner Maßnahmen erkennen lassen und damit zur Effektivierung des gesamten Compliance-Managements beitragen.

E. Zusammenfassung

84   Ein **vorbeugendes Risikomanagement** der Unternehmen erfordert vor allem, dass risikobehaftete Geschäftsvorgänge sicher (d. h. „compliant") gestaltet werden. Zur Einhaltung der Compliance-Anforderungen bestehen keine Alternativen, da sich ansonsten erhebliche Haftungs- und Reputationsrisiken verwirklichen können und auch ein nachhaltiges profitables Wachstum des Unternehmens gefährdet wird. Eine möglichst lückenlose Befassung von Compliance-Vorgaben ist gerade für Unternehmen des Gesundheitssektors eine besonders anspruchsvolle Herausforderung: Die für die Entwicklung und Anwendung erforderliche enge Zusammenarbeit mit Angehörigen der Fachkreise ist im Zusammenhang mit dem Absatz der Produkte zunehmend komplexer geworden. Die bloße Umsetzung der klassischen Kernelemente eines Compliance-Programms kann dieser Komplexität, aber auch der Erwartungshaltung an die Effizienz und die Geschwindigkeit innerbetrieblicher Prüf- und Genehmigungsvorgänge nicht gerecht werden. Dies gilt insbesondere dann, wenn die innerbetrieblichen Prozesse auf einer „papierbasierten" Behandlung und durchgehenden Involvierung von Compliance-Officer-Funktionen bzw. der Rechtsabteilung beruhen. Das Ziel eines effektiven Compliance-Managements sollte es vielmehr sein, mindestens 60 bis 70 % der Vorgänge als **„Normalfälle"** einem **standardisierten Verfahren** zu unterwerfen, in dessen Rahmen die Behandlung der Vorgänge mit Hilfe **elektronischer Unterstützungstools** beschleunigt wird. Dies hat zur Folge, dass die Compliance-Officer-Funktionen bzw. die Rechtsabteilungen lediglich bei bestimmten fehleranfälligen Fällen und/oder Sonderfällen eingeschaltet werden müssen.

Kapitel 8. Steuerrechtliche Fragen

Literatur: *Albert,* Wann ist die Teilnahme an Tagungen und Fortbildungsveranstaltungen steuerpflichtiger Arbeitslohn?, FR 2001, 516; *Alvermann,* Steuerliche Probleme bei Fortbildungsreisen, AG 2007, 236; *von Bechtolsheim,* Sponsoringeinnahmen gemeinnütziger Einrichtungen – Drei-Stufen Modell zur Steuer(un)schädlichkeit, NJOZ 2009, 2550; *Bordewin/Brandt,* Kommentar zum Einkommensteuergesetz, Wiesbaden, Loseblatt-Ausg. (Stand: 04/2006); *Braun,* Das Abzugsverbot für Schmiergeldzahlungen nach § 4 Abs. 5 Nr. 10 EStG, DStZ 1999, 644; *Braun,* Praxisfragen zum Abzugsverbot bei Schmiergeldern, PStR 2003, 39; *Broudré,* Bewirtungskosten als Betriebsausgaben, DB 1995, 14 030; *Burchert,* Das Abzugsverbot für Bestechungs- und Schmiergelder i. S. des § 4 Abs. 5 S. 1 Nr. 10 EStG, INF 2003, 260; *Bürger,* Bestechungsgelder im privaten Wirtschaftsverkehr – doch noch steuerlich abzugsfähig?, DStR 2003, 1421; *Buschmann,* Die ertragssteuerliche Behandlung von Sponsoringaufwendungen, StBP 1996, 35; *Dannecker,* Steuerliche Behandlung von Schmiergeldern und Provisionen, 4. Teil, Strafrechtliche und steuerrechtliche Maßnahmen zur Bekämpfung der Korruption in Deutschland, IWB Fach 3 Gruppe 1, S. 1737 ff.; *Demuth/Peykan,* Zur Reichweite des Abzugsverbots nach § 4 Abs. 5 Satz 1 Nr. 10 EStG bei Zuwendung an Angestellte und Beauftragte im Ausland nach der Einfügung von § 299 Abs. 3 StGB, DStR 2003, 1426; *Dörn,* Nichtabzugsfähigkeit von Bestechungsgeldern als Betriebsausgaben, DStZ 2001, 736; *Engelsing/Rohde,* Ertrag- und umsatzsteuerliche Folgen des Sponsorings bei Berufsverbänden sowie gemeinnützigen Organisationen, NWB Nr. 18 vom 26. 4. 2004, S. 1371; *Fischer,* Kommentar zu BFH-Urteil vom 26. 1. 2000, IX R 87/95 (Die Rückzahlung von Bestechungsgeldern unterliegt nicht dem Verrechnungsverbot des § 22 Nr. 3 Satz 3 EStG), FR 2000, 775; *Gotzens,* Nützliche Aufwendungen und das Abzugsverbot nach § 4 Abs. 5 Nr. 10 EStG, DStR 2005, 673; *Günzler,* Steuerrecht und Korruption, Die steuerrechtliche Berücksichtigung national und international gezahlter Schmiergelder, Frankfurt am Main 1999; *Hartmann,* Geschenke an „Geschäftsfreunde", DStZ 1998, 509; *Heerspink,* Bestechung und das Abzugsverbot, PStR 2002, 279; *Heerspink,* Zum Konflikt zwischen der steuerlichen Mitteilungspflicht des § 4 Abs. 5 Nr. 10 EStG und dem nemo-tenetur-Prinzip, wistra 2001, 441; *Herrmann/Heuer/Raupach (Hrsg.),* Einkommensteuer- und Körperschaftsteuergesetz mit Nebengesetzen, 21. Aufl., Köln 2002, Loseblatt-Ausg. (Stand: 6/2006); *Hofmann/Zimmermann,* Steuerliche Behandlung von Schmiergeldern als Hindernis für die effiziente Korruptionsbekämpfung, ZRP 1999, 49; *Hollatz,* Missbräuchlicher Ausweis von Umsatzsteuer bei Bestechlichkeit?, NWB Fach 7, 5557; *Hüttemann,* Das Buchwertprivileg bei Sachspenden nach § 6 Abs. 1 Nr. 4 Satz 5 EStG, DB 2008, 1590; *Joecks,* Abzugsverbot für Bestechungs- und Schmiergelder, DStR 1997, 1025 ff.; *Keuchel,* Bestechungsgelder erweisen sich für Firmen als Bumerang, Handelsblatt v. 7. 7. 2004; *Kiesel,* Die Zuwendung an Angestellte und Beauftragte im Ausland und das Abzugsverbot des § 4 Abs. 5 Nr. 10 EStG, DStR 2000, 949; *Kießling/Buchna,* Gemeinnützigkeit im Steuerrecht, 7. Aufl., Achim bei Bremen 2000; *Kirchhof,* Steuerrechtsfolgen der Drittmitteleinwerbung, in: Tag/Tröger/Taupitz (Hrsg.), Drittmitteleinwerbung – Strafbare Dienstpflicht?, Berlin/Heidelberg 2004; *Kirchhof/Söhn/Mellinghoff,* Einkommensteuergesetz – Kommentar, Heidelberg 2004, Loseblatt-Ausg. (Stand: 5/2006); *Klingelhöfer,* Im Spannungsfeld von Steuer- und Strafrecht: Schmiergelder, StBp 1999, 309; *Korn/Carlé/Stahl,* Einkommensteuergesetz: Kommentar, Bonn, Loseblatt-Ausg. (Stand 5/2006); *Lademann/Söffing,* Kommentar zum Einkommensteuergesetz, 4. Aufl., Stuttgart 1997, Loseblatt-Ausg. (Stand: 1/2006); *Lembeck,* Steuerrecht und Korruptionsbekämpfung – Inhalt, Grenzen, Spannungsfelder, in: Dölling (Hrsg.), Handbuch der Korruptionsprävention, München 2006, Kap. 5; *Leucht,* Die steuerliche Behandlung von „Nützlichen Abgaben" an inländische und ausländische Empfänger – aus Sicht der steuerlichen Betriebsprüfung, StBP 1997, 117 (Teil I) und 141 (Teil II); *Littwin,* Aktuelle Entwicklungen bei der steuerlichen Behandlung von Schmier- und Bestechungsgeldern, BB 1998, 2398; *Littwin,* Maßnahmen zur Bekämpfung der nationalen und internationalen Korruption, ZRP 1996, 308; *Littwin,* Die steuerliche Abzugsfähigkeit von Provisionen, Schmier- und Bestechungsgeldern, BB 1994, 2326; *Moench,* Erbschaft- und Schenkungsteuer, Kommentar, Freiburg 2004, Loseblatt-Ausg. (Stand: 7/2009), § 7, 86 ff.; *Mueller-Thuns,* Sponsoring aus Sicht des Steuerrechts – Eine kritische Bestandsaufnahme –, in: Forschungsstelle für Pharmarecht der Philipps-Universität Marburg (Hrsg.), Ärzteschaft und Industrie zwischen Forschungsförderung und Kriminalität, Frankfurt am Main 2001, S. 101; *Nietzer,* Die rechtliche Behandlung von Schmiergeldzahlungen in den USA („Foreign Corrupt Practi-

Kapitel 8. Steuerrechtliche Fragen

ces Act") und Deutschland, IStR 1998, 187; *Offerhaus,* Zur Wertneutralität im Steuerrecht – Zur Abziehbarkeit von Schmier- und Bestechungsgeldzahlungen, in: Crezelius/Haas (Hrsg.), Steuerrecht und Gesellschaftsrecht als Gestaltungsaufgabe, Freundesgabe für Franz Josef Hass zur Vollendung des 70. Lebensjahres, Herne 1997, S. 237; *Park,* Die Ausweitung des Abzugsverbots für Bestechungs- und Schmiergelder durch das Steuerentlastungsgesetz 1999/2000/2002, DStR 1999, 1097; *Pieth,* Steuerliche Behandlung von Schmiergeldern und Provisionen, 1. Teil, Internationale Vorgaben zur Strafbarkeit verbotener Zuwendungen und zum Ausschluss der steuerlichen Absetzbarkeit (OECD, EU, Europarat), IWB Fach 3 Gruppe 1, S. 1691 ff.; *Preising/Kiesel*; Korruptionsbekämpfung durch das Steuerrecht? – Zu den Problemen des Abzugsverbots und der Mitteilungspflicht gemäß § 4 Abs. 5 Nr. 10 EStG, DStR 2006, 118; *Randt,* Abermals Neues zur Korruptionsbekämpfung: Die Ausdehnung der Angestelltenbestechung des § 299 StGB auf den Weltmarkt, BB 2002, 2252; *Randt,* Schmiergeldzahlungen bei Auslandssachverhalten, BB 2000, 1006; *Rößler,* Nochmals: Das Abzugsverbot für Schmiergeldzahlungen nach § 4 Abs. 5 Nr. 10 EStG, DStZ 2000, 131; *Saller,* Bußgelder und Geldstrafen als abzugsfähige Betriebsausgaben?, DStR 1996, 534; *Salzberger/Theisen,* Jahressteuergesetz 1996: Steuerliche Beschränkung der Abzugsfähigkeit von Schmiergeldzahlungen – Ein Windei, DB 1996, 396; *Schachtmeyer,* Die Berichtigung der Aufwendungen für Bewirtungen aus betrieblichem Anlass, DB 1996, 351; *Schaumburg* in: Steuerberater-Jahrbuch 2001/2002, Mitwirkung von Betriebsprüfung und Staatsanwaltschaft bei nützlichen Abgaben, S. 239; *Schmidt, E.*, Bewirtungen bei Besprechungen, FR 1990, 245; *Schmidt, L.*, Einkommensteuergesetz – Kommentar, 27. Aufl., München 2008; *Schmidt/Leyh,* Verdacht auf Schmiergeldzahlungen, zwingender Informationsaustausch zwischen Finanz- und Strafverfolgungsbehörden, NWB 2008, 4197; *Sedemund,* Der Verfall von Unternehmensvermögen bei Schmiergeldzahlungen durch die Geschäftsleitung von Organschaften, DB 2003, 323; *Spatscheck,* Die Rolle des Steuer(straf)rechts bei der Korruptionsbekämpfung, NJW 2006, 641; *Spatscheck/Ehnert,* Übernahme von Geldsanktionen und Verteidigerhonorar – Straf- und steuerrechtliche Aspekte, StraFo 2005, 265; *Stahl,* „Schmiergelderlass": Abzugsverbot und Strafverfolgungshilfe durch die Finanzbehörden, KÖSDI 2003, 13874; *Stahl,* Schmiergeld: Steuerliche sowie zivil- und strafrechtliche Probleme, KÖSDI 1999, 12022; *Stapf,* Steuerliche Folgen der Zuwendung korrumpierender Vorteile ab 1999, DB 2000, 1092; *Taschke,* Straftaten im Interesse von Unternehmen – auch strafbar wegen Untreue?, in: Prittwitz/Bauermann/Günther/Kuhlen/Merkel/Nestler/Schulz (Hrsg.), Festschrift für Klaus Lüderssen, Baden-Baden 2002, S. 663; *Tiedtke,* Zweckgebundene Spenden als abziehbare Aufwendungen, BB 1985, 985; *Tiedtke,* Zweckgebundene Spenden als abziehbare Aufwendungen, BB 1985, 985; *Tipke/Lang,* Steuerrecht, 19. Aufl., Köln 2008; *Wedemeyer/Hohlfeld,* Geldstrafen, Geldbußen und Verfahrenskosten sowie deren Erstattung in ihren steuerlichen Auswirkungen, DStZ 1985, 79; *Weidemann,* Zum Abzugsverbot des § 4 V Satz 1 Nr. 10 EStG: Erfasst § 299 StGB auch „Auslandssachverhalte"?, DStZ 2002, 329; *Werner,* BMF-Anwendungsschreiben zu § 4 Abs. 5 S. 1 Nr. 10 EStG, PStR 2002, 207; *Weyand,* Beratungswissen zum Straftatbestand der „Angestelltenbestechung" nach den §§ 299, 300 StGB, INF 2003, 476 ff.; *Wichterich/Glockemann,* Steuer- und strafrechtliche Aspekte von Schmiergeldzahlungen an Mitarbeiter von Staatsunternehmen – Teil I, INF 2000, 1.

Übersicht

	Rdnr.
A. Einleitung	1
B. Ausgewählte Kooperationsformen und einseitige Leistungen	4
I. Leistungsaustauschbeziehungen	5
1. Klinische Prüfungen, Leistungsbewertungsprüfungen und Anwendungsbeobachtungen	6
a) Abzugsverbot des § 4 Abs. 5 Satz 1 Nr. 1 EStG (Geschenke)	8
b) Abzugsverbot des § 4 Abs. 5 Satz 1 Nr. 10 EStG (Korruptionsdelikte etc.)	16
aa) Zusammenhang der Aufwendungen mit der rechtswidrigen Zuwendung	17
bb) Vorteilszuwendung durch den Steuerpflichtigen	21
cc) Die rechtswidrige Handlung	23
dd) Mitteilungspflicht der Finanzbehörde im Verdachtsfall	25
ee) Mitteilungspflicht ohne Erklärung von Betriebsausgaben	28
ff) Mitteilungspflicht bei Vorliegen anderer Abzugsverbote	29
gg) Mitteilungspflicht bei Entgegennahme von Vorteilen	30
hh) Mitteilungspflicht bei Verzicht auf Einnahmen	31
ii) Mitteilungspflicht bei eingetretener Strafverfolgungsverjährung	32

A. Einleitung

	Rdnr.
jj) Mitteilungen in das Ausland	35
kk) Belehrungspflichten	36
ll) Korrespondenzprinzip, Kontrollmitteilungen	39
c) Abzugsverbote des § 4 Abs. 5 Satz 1 Nr. 8 EStG (Geldbußen, Ordnungsgelder, Verwarnungsgelder) und des § 12 Nr. 4 EStG (Geldstrafen, sonstige Rechtsfolgen vermögensrechtlicher Art)	41
d) Abzugsverbot des § 4 Abs. 5 Satz 1 Nr. 7 EStG (Private Lebensführung, Unangemessenheit)	43
e) Umsatzsteuerliche Aspekte	46
aa) Umsatzsteuer bei tauschähnlichen Umsätzen	47
bb) Vorsteuerabzug bei Abzugsverboten	49
cc) Vorsteuerabzug bei unzutreffendem Leistungsausweis	50
f) Auswirkungen auf medizinische Einrichtungen und Ärzte	51
2. Berater- und Referentenverträge	53
3. Sponsoringverträge	55
II. Einseitige Leistungen	63
1. Spenden	64
a) Spendenbegriff	65
b) Sachspenden	70
c) Aufwandsspenden	73
2. Geschenke (Abzugsverbot des § 4 Abs. 5 Satz 1 Nr. 1 EStG)	74
III. Ertragsteuerliche Folgen der Förderung medizinischer Fortbildungsveranstaltungen durch die Industrie	76
1. Ertragsteuerliche Folgen für die Ärzte	77
a) Vorliegen einer Zuwendung/Bereicherung	77
b) Ermittlung des Zuwendungsempfängers	79
c) Zusammenhang mit einer Einkunftsart oder private Mitveranlassung?	80
d) Höhe der Betriebseinnahmen oder des steuerpflichtigen Lohns	84
e) Abzug von Werbungskosten oder Betriebsausgaben	85
f) Abzug von Werbungskosten beim angestellten Arzt	86
g) Abzug von Betriebsausgaben beim niedergelassenen, selbständig tätigen Arzt	89
2. Ertragsteuerliche Folgen für die Unternehmen	90
a) Spendenabzug	91
b) Abzug als unternehmensnütziges betriebliches Geschenk	93
c) Versagung des Betriebsausgabenabzugs bei Korruptionsdelikten und anderen rechtswidrigen Zuwendungen	96
3. Zusammenfassung der Auswirkungen der Förderung von Fortbildungsveranstaltungen	97
IV. Bewirtungsaufwendungen	98
1. Unbeschränkt abziehbare Bewirtungsaufwendungen	100
2. Beschränkt abziehbare Bewirtungsaufwendungen	102
3. Nicht abziehbare Bewirtungsaufwendungen	104
4. Umsatzsteuerliche Aspekte der Bewirtung	108

A. Einleitung

Die Kooperation der Pharma- und Medizinproduktenindustrie mit Krankenhäusern und Ärzten birgt eine Fülle steuerlicher Risiken. Für alle Beteiligten kann die Kooperation erhebliche steuerliche Belastungswirkungen mit sich bringen. Bei den **Unternehmen** steht ertragsteuerlich regelmäßig im Vordergrund, ob Aufwendungen im Zusammenhang mit der Kooperation abzugsfähige Betriebsausgaben darstellen. Sofern ein Betriebsausgabenabzug nicht möglich ist, kann dies bei Kapitalgesellschaften zu einem **steuerlichen Nachteil in einer Höhe von rund 30% bis 40%** der Aufwendungen führen. Dementsprechend haben Unternehmen ein erhebliches wirtschaftliches Interesse daran, dass diese Steuerbelastung vermieden wird. Zur Senkung des Aufwands und der Kosten, die im Rahmen der Kooperation entstehen, legen die Unternehmen einen hohen Wert darauf, dass Spenden, Sponsoringaufwendungen, Fortbildungsförderungen, Zuwendungen jeder Art und Aufwendungen im Rahmen von Leistungsaustauschverhältnissen steuerlich abzugsfähig sind.

1

Neben die ertragsteuerlichen Aspekte treten bei den Unternehmen auch umsatzsteuerliche Fragen. Zahlreiche Aufwendungen im Zusammenhang mit der Zusammenarbeit lösen für die Unternehmen eine Belastung durch Umsatzsteuer oder nicht abziehbare Vorsteuer aus. Auch dies bedeutet eine Erhöhung der Kosten der Kooperation mit Ärzten und medizinischen Einrichtungen. Neben Mehrsteuern kann das Steuerrecht für die Unternehmen auch eine weitere Belastung mit sich bringen. Etwa wird die Beziehung des Unternehmens mit einem Arzt dann erheblich beeinträchtigt, wenn im Rahmen von Betriebsprüfungen Kontrollmitteilungen an die für den Kooperationspartner zuständigen Finanzbehörden gesandt werden oder Mitteilungen an Strafverfolgungsbehörden wegen des Verdachts korruptiver Handlungen erfolgen. Für einen Arzt oder eine Klinik lösen solche Vorgänge regelmäßig einen Bearbeitungsaufwand aus und führen für das Unternehmen zu einem stets wenig angenehmen Erläuterungsbedarf, gleich ob die Mitteilungen der Finanzbehörden berechtigt sind oder nicht. Schließlich können Unternehmen ein **steuerstrafrechtliches Risiko** laufen, wenn z. B. wissentlich oder grob fahrlässig nicht abzugsfähige Aufwendungen in der Buchhaltung und in Steuererklärungen als abzugsfähig dargestellt werden.

2 Auch für Ärzte und **medizinische Einrichtungen** kann die Kooperation erhebliche steuerliche Belastungswirkungen und damit Kosten mit sich bringen. Insbesondere stellen sich steuerliche Fragen im Hinblick auf die Versteuerung empfangener Geldbeträge oder Vorteile. Unklar ist vielen Beteiligten oftmals, ob und ggf. in welcher Höhe sie ertragsteuerlich relevante Vorteile erhalten. Ob die Teilnahme an einer Fortbildungsveranstaltung zu einem geldwerten Vorteil führen kann, hängt stark von deren Ausgestaltung und den Begleitumständen ab. Da solche Vorteile zu den Einkünften im Sinne des Steuerrechts zählen können, sind diese unter Umständen im Rahmen der Einkommensteuererklärung zu erklären. Neben den ertragsteuerlichen Aspekten sind wie bei den Unternehmen auch hier umsatzsteuerliche Pflichten zu berücksichtigen, weil Ärzte oder Kliniken unter bestimmten Voraussetzungen auf vereinnahmte Beträge Umsatzsteuer an das Finanzamt abzuführen haben. **Auch bei Ärzten** stellt sich häufig die Frage, ob **Steuerverkürzungen** durch die Nichtangabe steuerpflichtiger Einnahmen oder Vorteile vorliegen. Schließlich können auch bei Kliniken Risiken auftreten, beispielsweise im Zusammenhang mit zu Unrecht ausgestellten Spendenquittungen oder steuerpflichtigen Sponsoringaktivitäten.

3 Nachfolgend werden in erster Linie die dargestellten steuerlichen Fragen auf Seiten der Unternehmen behandelt. Sobald Kooperationen aus Unternehmenssicht steuergünstig gestaltet werden sollen, stellt sich jedoch auch für die Krankenhäuser und die Ärzte die Frage, ob die eine oder andere Gestaltungsvariante für sie mehr oder weniger steuerliche Nachteile oder Risiken mit sich bringt. Aus diesem Grund ist es für die Unternehmen der pharmazeutischen und medizintechnologischen Industrie von Bedeutung, nicht nur die steuerlichen Auswirkungen der Kooperation für sich selbst zu erkennen, sondern auch die **steuerlichen Probleme ihrer Kooperationspartner** zu verstehen und im Blick zu halten. Dieses Kapitel geht beispielhaft auf die steuerliche Situation der Empfängerseite in einem in der Praxis immer wieder relevanten Problemfall ein: die Förderung medizinischer Fortbildungsveranstaltungen durch die Industrie. Hier ist im besonderen Maße augenfällig, dass die Förderungen je nach Ausgestaltung (Übernahme von Reisekosten, Übernachtungen, Kongressgebühren etc.) erhebliche Vorteile für den Empfänger darstellen können. Hierdurch kann im besonderen Maße auch die steuerliche Situation der teilnehmenden Ärzte berührt sein.

B. Ausgewählte Kooperationsformen und einseitige Leistungen

4 In steuerlicher Hinsicht sind die verschiedenen Kooperationsformen in einem ersten Schritt zunächst danach zu differenzieren, ob sie den **wechselseitigen Austausch von Leistungen** zwischen der Industrie und den Krankenhäusern bzw. deren Mitarbeitern be-

B. Ausgewählte Kooperationsformen und einseitige Leistungen

treffen oder ob von Seiten der Industrie **einseitig Leistungen** gewährt werden. Die nachfolgende Darstellung folgt dieser Differenzierung und geht daher zunächst auf die Leistungsaustauschbeziehungen (insbesondere Studienverträge, Beraterverträge etc.) ein, um danach die steuerlichen Auswirkungen einseitiger Leistungen (Geschenke, Spenden, Fortbildungsförderung etc.) darzustellen.

I. Leistungsaustauschbeziehungen

Leistungsaustauschbeziehungen sind solche Rechtsbeziehungen zwischen der Industrie 5
einerseits und medizinischen Einrichtungen oder Ärzten andererseits, bei denen die medizinischen Einrichtungen oder deren Mitarbeiter für die Industrie Leistungen erbringen und hierfür eine **Gegenleistung** erhalten. Bei sämtlichen Leistungsaustauschbeziehungen ist aus steuerlicher Sicht in der Praxis oft fraglich, wen die steuerlichen Folgen des Leistungsaustauschs treffen. Das Steuerrecht stellt in der Regel nicht allein auf diejenigen ab, die etwa in Vertragsdokumenten formell als diejenigen bezeichnet werden, die in einen Leistungsaustausch eintreten. Aufgrund der **wirtschaftlichen Betrachtungsweise** des Ertragsteuerrechts treffen die Wirkungen eines Leistungsaustauschs vielmehr in der Regel diejenigen, die tatsächlich eine Leistung erbringen oder diese erhalten. Bei sämtlichen Absprachen und Vereinbarungen über den Austausch von Leistungen empfiehlt es sich daher, die am Leistungsaustausch beteiligten Personen klar zu ermitteln und zu bezeichnen. In der Praxis treten insoweit Probleme auf, dass bei Verträgen zwischen Unternehmen und Krankenhäusern vielfach auf Seiten der Krankenhäuser nicht nur die vertretungsberechtigten Repräsentanten, im Regelfall Mitarbeiter der Verwaltungen, für die medizinische Einrichtung unterzeichnen, sondern in den Vertragsdokumenten auch Ärzte aufgeführt werden. Dies geschieht, weil Ärzte etwa im Rahmen von Studienverträgen als die das jeweilige Projekt durchführenden Studienleiter benannt werden. Bei unklarer **Bezeichnung der Vertragsparteien** und unklarer Definition der Funktionen können bei der Identifizierung des steuerlichen Leistungsempfängers Zweifel auftreten.

1. Klinische Prüfungen, Leistungsbewertungsprüfungen und Anwendungsbeobachtungen

Klinische Prüfungen, Leistungsbewertungsprüfungen und Anwendungsbeobachtungen 6
sind typische Leistungsaustauschverhältnisse, bei denen das pharmazeutische Unternehmen üblicherweise einen Geldbetrag zahlt, um Leistungen zu erhalten. Bei den aufgewendeten Geldbeträgen stellt sich ertragsteuerlich die Frage, ob sie zu **abziehbarem Aufwand** führen. Gem. § 4 Abs. 4 EStG liegen abziehbare Betriebsausgaben immer dann vor, wenn die Aufwendungen durch den Betrieb veranlasst sind. Nach Auffassung der Rechtsprechung sind Aufwendungen durch den Betrieb veranlasst, wenn sie objektiv mit dem Betrieb zusammenhängen, wenn sie subjektiv dem Betrieb zu dienen bestimmt sind und wenn es sich nicht um Aufwendungen für die Lebensführung des Steuerpflichtigen handelt. Dabei ist es ohne Belang, ob sie notwendig, üblich oder zweckmäßig sind.[1] Grundsätzlich steht die betriebliche Veranlassung bei den in Rede stehenden Studienleistungen außer Frage, da sie mit dem Betrieb des Unternehmens im Zusammenhang stehen und ihm dienen sollen.

Der geschilderte Grundsatz, dass es für die Abzugsfähigkeit nicht darauf ankommt, ob 7
die Aufwendungen notwendig, üblich oder zweckmäßig sind, findet seine Grenzen jedoch in den **gesetzlich normierten Abzugsverboten.** Hierbei sind insbesondere zwei Abzugsverbote von Bedeutung. Es handelt sich hierbei zum einen um das Verbot des Abzugs von Aufwendungen für Geschenke (Rdnr. 8 ff.) und zum anderen um das Abzugsverbot für Aufwendungen, die mit der Zuwendung von Vorteilen zusammenhängen, wenn die Zuwendung der Vorteile – neben weiteren Voraussetzungen – eine rechtswidrige Handlung

---

[1] Dazu beispielsweise *BFHE* (GrS) 126, 533, 540; *BFHE* (GrS) 140, 50, 55.

darstellt (Rdnr. 16 ff.). Sofern im Gefolge rechtswidriger Zuwendungen zu Lasten des Unternehmens Geldbußen, Ordnungsgelder oder Verwarnungsgelder verhängt werden, so sind diese nach § 4 Abs. 5 Satz 1 Nr. 8 EStG nicht abzugsfähig. In der Unternehmenspraxis kann daneben schließlich auch das Abzugsverbot des § 4 Abs. 5 Satz 1 Nr. 7 EStG eine Rolle spielen, wenn etwa der Eindruck aufkommt, bestimmte Zahlungen seien unangemessen hoch.

a) Abzugsverbot des § 4 Abs. 5 Satz 1 Nr. 1 EStG (Geschenke)

8   Gem. § 4 Abs. 5 Satz 1 Nr. 1 EStG sind Betriebsausgaben dann nicht abzugsfähig, wenn es sich um **Aufwendungen für Geschenke** an Personen handelt, die nicht Arbeitnehmer des Steuerpflichtigen sind und wenn der Wert der einem Empfänger im Wirtschaftsjahr zugewendeten Geschenke 35 Euro überschreitet. Personen in diesem Sinne sind auch Körperschaften.

9   Sofern etwa ein Unternehmen Aufwendungen im Zusammenhang mit einer Anwendungsbeobachtungsstudie tätigt, stellt sich die Frage, welchen Zusammenhang dies mit einem Abzugsverbot für Geschenke haben kann, da die Zahlung des vereinbarten Geldbetrags ja schließlich der Erlangung einer Gegenleistung dient. Die entscheidende Frage ist hier, ob der von dem Unternehmen aufgewendete **Geldbetrag allein der Erlangung der Studienleistung** dienen soll oder ob (zumindest ein Teil) des Geldbetrags anderen Zwecken dient. Geschenke i. S. v. § 4 Abs. 5 Satz 1 Nr. 1 EStG sind nämlich grundsätzlich alle unentgeltlichen Zuwendungen, die aus Sicht beider Beteiligten nicht als Gegenleistung für bestimmte Leistungen des Empfängers erbracht werden und nicht in unmittelbarem zeitlichen oder wirtschaftlichen Zusammenhang mit solchen Leistungen stehen.[2] Zuwendungen werden dann nicht als Gegenleistung für bestimmte Leistungen des Empfängers erbracht, wenn durch die Zuwendungen lediglich das Wohlwollen des Bedachten erzielt werden soll, auch wenn der Zuwendende daraus Vorteile für seinen Betrieb ziehen will. Außerdem muss die Gegenleistung bestimmt, d. h. hinreichend konkretisiert sein; sie muss im Hinblick auf eine bestimmte Handlung des Empfängers erbracht werden, damit sie nicht unter den Geschenk-Begriff des § 4 Abs. 5 Satz 1 Nr. 1 EStG fällt.[3]

10   Auch wenn durch Teile des für eine Anwendungsbeobachtungsstudie gezahlten Entgelts nicht auf Beschaffungsentscheidungen der Kliniken Einfluss genommen werden soll (hier griffe aus dem Gesichtspunkt eines Korruptionsdelikts unter Umständen das Abzugsverbot des § 4 Abs. 5 Satz 1 Nr. 10 EStG; vgl. nachstehende Ausführungen), so unterfielen diese dem **Abzugsverbot für Geschenke,** wenn sie nicht als Gegenleistung für die Studie zu sehen sind, sondern etwa den bestehenden guten Geschäftsbeziehungen Rechnung tragen sollen. Dasselbe gilt, wenn in dem Studienvertrag die Erreichung von Milestones vorgesehen ist, um die Zahlungspflicht des Unternehmens auszulösen, die Zahlung aber geleistet wird, ohne dass die Voraussetzungen der Milestones vorliegen.

11   Gesetzt den Fall, dass von dem Unternehmen ein Geldbetrag gezahlt wird, der tatsächlich nur zum Teil die Erlangung von Studienleistungen bezweckt, im Übrigen also ein Geschenk vorliegt, stellt sich die Frage, ob sodann der gesamte gezahlte Betrag vom Betriebsausgabenabzug ausgeschlossen ist. Im Bereich des Ausgabenabzugs für Geschenke gilt grundsätzlich ein **Aufteilungsverbot.** Dies würde also bedeuten, dass jeder – noch so kleine – Geschenkanteil zum Abzugsverbot der gesamten Zahlung führt und nicht etwa nur herausgerechnet werden kann, mit der Folge, dass die übrige Zahlung abzugsfähig bliebe. Ein solches Ergebnis kann insbesondere dann unbillig sein, wenn der Geschenkanteil in Relation zur Gesamtleistung klein ist und sich leicht von den Zahlungen mit Gegenleistungscharakter abgrenzen lässt. Der Bundesfinanzhof hat eine Abgrenzung in Abweichung vom Aufteilungsverbot in anderem Kontext bejaht. Bei Fortbildungsreisen etwa, die ein

---

[2] *BFH* BStBl. II 1987, 296, 297; BMF-Schr. v. 29. 5. 1995, DStR 1995, 1150.
[3] *BFH* BStBl. II 1993, 806, 808.

B. Ausgewählte Kooperationsformen und einseitige Leistungen

Arbeitgeber seinem Arbeitnehmer zahlt, kann fraglich sein, ob die Reise allein der Fortbildung dient oder auch einen gewissen Belohnungscharakter hat. Hier hat der Bundesfinanzhof bei teilweisem Belohnungscharakter der Reise eine Aufteilungsmöglichkeit bejaht, wenn sich die Kosten als rein betriebsfunktionelle Elemente – hier also das Interesse an der betrieblich nützlichen Fortbildung des Arbeitnehmers – leicht und eindeutig von den sonstigen Zuwendungen mit Entlohnungscharakter abgrenzen lassen.[4] Bei Übertragung dieses Grundsatzes auf den Kontext einer Anwendungsbeobachtung und der damit in Zusammenhang stehenden Zahlungen könnte somit die Abzugsfähigkeit für den Teil, der keinen Geschenkcharakter hat, erhalten bleiben. Die Rechtsprechung hat in Spendenfällen – Geschenken insoweit vergleichbar, als auch bei der Spende eine Gegenleistung des Empfängers fehlt – angenommen, dass bei **überwiegender Spendenmotivation** die getätigten Aufwendungen insgesamt als Spende einzuordnen sind.[5] Das FG Baden-Württemberg hat im Zusammenhang mit einer Leistung, die nur zum Teil der Erlangung einer Gegenleistung diente, Folgendes entschieden: Wenn nur eine konkrete Gegenleistung für 30% der gezahlten Vergütung festzustellen ist, ist das gesamte gezahlte Entgelt nicht abzugsfähig.[6] In der Literatur wird vereinzelt vertreten, bei teilweise feststellbarer Gegenleistung und teilweise anzunehmendem Geschenk die gänzliche Abzugsfähigkeit davon abhängig zu machen, ob die erhaltene Gegenleistung angemessen ist. Dies sei der Fall, wenn die Gegenleistung mehr als 50% des Werts der Aufwendungen ausmache.[7] Die Finanzverwaltung hat in dem Sponsoringerlass vom 18. 2. 1998 das Kriterium des **„krassen Missverhältnisses"** von Leistung und Gegenleistung eingeführt. Allerdings ist nicht quantifiziert, ab wann ein solches krasses Missverhältnis anzunehmen ist.[8]

Sollte somit der Teil eines von einem Unternehmen aufgewandten Geldbetrags, der nicht zur Erlangung der Studienleistungen gezahlt wird und somit ein Geschenk darstellt, keinen allzu großen Teil der Gesamtvergütung ausmachen, besteht nach den dargestellten Kriterien mit guten Gründen die **Möglichkeit, den Gesamtbetrag** in einen abziehbaren und einen nicht abziehbaren Teil **aufzuteilen**. 12

In der Praxis kann allerdings gegebenenfalls schwer zu ermitteln sein, ob die Zahlung eines Unternehmens allein zur Erlangung der vertraglich beschriebenen Gegenleistung des Krankenhauses oder des Arztes dient. Grundsätzlich hat das steuerpflichtige Unternehmen den **Nachweis für begünstigende Umstände** zu führen.[9] Dementsprechend trägt das Unternehmen das Risiko, ob der Nachweis dafür gelingt, dass sämtliche von ihm geleisteten Zahlungen der Erlangung der Studienergebnisse dienten. Die Frage wird in Betriebsprüfungen von der Finanzverwaltung in der Regel dann gestellt, wenn bereits bei erstem Ansehen der Belege und Verträge fraglich ist, wofür die eine oder andere Studie in Auftrag gegeben worden ist. Erfahrungsgemäß sind es u. a. folgende Indizien, die eine nähere Prüfung durch die Finanzverwaltung begründen: 13
– unklare **Vertragsstruktur,** insbesondere keine klare Bezeichnung der Vertragsparteien und der ihnen zugeordneten Funktionen,
– keine hinreichende Beschreibung des **wissenschaftlichen Hintergrunds** und damit des Unternehmensnutzens, etwa in einer Präambel,
– keine Regelungen hinsichtlich von **gewerblichen Schutz- und Verwertungsrechten,** an denen ein Unternehmen naturgemäß eine Interesse haben muss,
– unklare **Zahlungs- und Fälligkeitszeitpunkte,**
– kein **Follow-up** durch medizinisch-wissenschaftliche Abteilungen.

---

[4] *BFH* BStBl. II 1997, 97.
[5] *BFH* BStBl. II 1988, 220.
[6] *FG Baden-Württemberg,* EFG 1988, 461.
[7] *Buschmann,* StBp 1996, 35.
[8] BMF-Schr. betr. ertragsteuerliche Behandlung des Sponsoring v. 18. 2. 1998, BStBl. I 1998, 212, Tz. 5.
[9] *BFH* BStBl. II 1989, 879, 881; *BFH* BStBl. II 1987, 675.

14 Diese Aufzählung zeigt, dass bereits die **Dokumentationslage** erste und wesentliche Anhaltspunkte gibt. Den Betriebsprüfungen liegen in der Regel nur Schriftstücke vor, die ihnen als Grundlage ihrer Beurteilung dienen. Wenn bereits die Schriftstücke und deren Ordnung – die Studienprotokolle sind etwa nie zur medizinisch-wissenschaftlichen Abteilung gelangt, sondern allein in der Abteilung Rechnungswesen abgelegt – signalisieren, dass die Studie nur wenig medizinisch-wissenschaftlichen Hintergrund hat und der Unternehmensnutzen daher fraglich ist, so wird ein Betriebsprüfer hinreichend Grund für Zweifel oder zumindest weiter gehende Untersuchungen haben. Es ist somit für die Unternehmen von herausragender Bedeutung, ein wohl geordnetes Vertrags- und Dokumentationsmanagement zu besitzen oder gegebenenfalls zu etablieren (hierzu im Einzelnen Kap. 7 Rdnr. 32 ff.).

15 Geben die vorgelegten Verträge, Studienprotokolle, Rechnungen etc. **Anlass zu substantiierten Zweifeln,** hat das Unternehmen den Nachweis zu führen, dass die gesamten Aufwendungen ausschließlich zur Erlangung der Studienleistung gezahlt wurden. Bei einer Analyse der verschiedenen in Betracht kommenden Studienleistungen dürften die gesetzlich vorgeschriebenen Studien am wenigsten Anlass zu Zweifeln bieten. Am oberen Ende der Risikoskala stehen die nicht gesetzlich in jedem Fall zwingend vorgeschriebenen Studien, beispielsweise Anwendungsbeobachtungsstudien. Selbst wenn Anwendungsbeobachtungsstudien auf der Grundlage wohlstrukturierter und detaillierter Verträge erbracht und hinreichend dokumentiert sind, wird in der Praxis zuweilen die Frage gestellt, ob bei der **Vielzahl von Anwendungsbeobachtungsstudien,** die das Unternehmen zu einem gleichen oder ähnlichen Thema vergibt nicht schon Zweifel daran geäußert werden können, ob diese Studien im Sinne eines wissenschaftlichen Erkenntniswerts von Nutzen sind. Generelle Zweifel der Finanzverwaltung lassen jedoch nicht den Schluss zu, das steuerpflichtige Unternehmen sei seiner Beweislast nicht nachgekommen. Vielfach wird auch bei in großer Zahl vergebenen Anwendungsbeobachtungsstudien ein wissenschaftlicher Wert für das Unternehmen feststellbar sein, der sich aus den einzelnen Vertragsunterlagen und Dokumentationen einer Anwendungsbeobachtungsstudie nicht ergibt. Hilfreich kann auch hier eine schriftliche Darstellung sein, die den Wert der Vielzahl von Studien für das Unternehmen in einer Gesamtschau erläutert. Zweifel entstehen in der Regel nicht, wenn sich das Unternehmen an die einschlägigen Empfehlungen des BfArM sowie der Industrie-Kodices zur Planung und Durchführung von Anwendungsbeobachtungen hält (siehe hierzu im Einzelnen Kap. 6 Rdnr. 21 ff. sowie Kap. 11 Rdnr. 181 ff.). Sofern die Finanzverwaltung Zweifel hinreichend substantiieren kann, ist der wissenschaftliche Wert der in Auftrag gegebenen Anwendungsbeobachtungen vom Unternehmen nachzuweisen. Hierzu kommen insbesondere Sachverständigengutachten in Betracht.

b) Abzugsverbot des § 4 Abs. 5 Satz 1 Nr. 10 EStG (Korruptionsdelikte etc.)

16 Gemäß § 4 Abs. 5 Satz 1 Nr. 10 EStG sind die Zuwendungen von Vorteilen sowie damit zusammenhängende Aufwendungen vom Betriebsausgabenabzug ausgeschlossen, wenn die Zuwendung der Vorteile eine **rechtswidrige Handlung** darstellt, die den Tatbestand eines Strafgesetzes oder eines Gesetzes verwirklicht, das die Ahndung mit einer Geldbuße zulässt. Die Finanzverwaltung hat sich mit diesem Abzugsverbot in einem ausführlichen Schreiben auseinander gesetzt.[10] Auch in der Literatur finden sich zahlreiche Beiträge, die sich insbesondere mit der Verschärfung der gesetzlichen Regelung durch das Steuerentlastungsgesetz 1999/2000/2002 kritisch auseinander setzen.[11]

aa) Zusammenhang der Aufwendungen mit der rechtswidrigen Zuwendung

17 Gegenstand des Abzugsverbots sind nicht angebotene oder versprochene Geld- und Sachvorteile, sondern nur solche, die **tatsächlich zugewandt** wurden. Werden daher bei

---

[10] BMF-Schr. v. 10. 10. 2002, IV – A 6 – S 2145 – 35/02.
[11] Vgl. zum Stand u.a. *Lembeck,* Steuerrecht und Korruptionseindämmung, Rdnr. 3 ff.; *Bürger,* DStR 2003, 1421; *Demuth/Peykan,* DStR 2003, 1426; *Stahl,* KÖSDI 2003, 13 874.

B. Ausgewählte Kooperationsformen und einseitige Leistungen

Leistungsaustauschverhältnissen, etwa einer Anwendungsbeobachtungsstudie, mit dem gezahlten Geldbetrag nicht nur die Studienleistungen vergütet, sondern soll mit einem Teil des zugewandten Entgelts Einfluss auf Beschaffungsentscheidungen eines Amtsträgers genommen oder auch nur sein generelles Wohlwollen gesteigert werden, kann ein **Korruptionsdelikt** verwirklicht sein. Es ist dann von einer rechtswidrigen Handlung auszugehen, wodurch jedenfalls das entsprechende Teilentgelt nicht als Betriebsausgabe abziehbar ist. Die Formulierung des § 4 Abs. 5 Satz 1 Nr. 10 EStG ist sehr weit, weil diese Vorschrift die Zuwendung von Vorteilen „sowie damit zusammenhängende Aufwendungen" vom Betriebsausgabenabzug ausschließt. In dem angesprochenen Beispiel der Anwendungsbeobachtungsstudie stellt etwa die Zuwendung des Teilentgelts, das nicht die Bezahlung für die erhaltene Studienleistung darstellt, unzweifelhaft eine Aufwendung dar, die mit der Zuwendung eines Vorteils zusammenhängt. Das Entgelt, das für den Erhalt des werthaltigen Teils der Studienleistung aufgewendet wurde, hängt nur äußerst mittelbar mit der Zuwendung des sanktionierten Vorteils zusammen, der nicht für die Erlangung einer Studienleistung zugewendet wurde. Hier ist entscheidend, ob das Teilentgelt für die Erlangung der Studienleistung auch ohne Zahlung des anderen Teilentgelts zur Beeinflussung der Beschaffungsentscheidung gezahlt worden wäre. Steht dies fest, dürfte das Teilentgelt für die Erlangung der werthaltigen Studienleistung nicht vom Abzugsverbot umfasst sein. In der Praxis stellt sich eine Vielzahl weiterer Fragen, welche Aufwendungen der Höhe und der Art nach mit einer rechtswidrigen Zuwendung von Vorteilen zusammenhängen. Der Wert der einem Empfänger zugewendeten Leistung ist in der Regel leicht zu ermitteln. Aus der Sicht des Empfängers einer Kongressreise handelt es sich hier um die Kosten, die das zuwendende Unternehmen etwa für den Flug, die Hotelunterbringung und die Kongressregistrierungsgebühr getragen hat. Aus der Sicht des zuwendenden Unternehmens können mit der zugewendeten Leistung allerdings mittelbar zahlreiche weitere Kosten verbunden sein. Auch die Kosten eines mitreisenden Außendienstmitarbeiters, der an der Organisation der Kongressveranstaltung mitwirkt und teilnehmende Ärzte betreut, können Aufwendungen sein, die mit der „Zuwendung eines Vorteils zusammenhängen". Letztlich könnte ein Zusammenhang auch mit Gemeinkosten des zuwendenden Unternehmens hergestellt werden, die – wie etwa anteilige Sekretariatskosten für die Organisation eines Kongresses oder einer Kongressreise – anteilig vom Abzug ausgeschlossen sein könnten. Das Gesetz definiert nicht, wie nah oder fern der Zusammenhang der Aufwendungen mit der rechtswidrigen Zuwendung zu sein hat, um die Rechtsfolge der Abzugsbeschränkung auszulösen. Eine **Begrenzung des Zurechnungszusammenhangs** kommt mangels Aussagen des Gesetzgebers im Gesetzgebungsverfahren auf der Grundlage des Sinns und Zwecks der gesetzlichen Regelung in Betracht. Die steuerliche Abzugsbeschränkung soll im Sinne der Einheitlichkeit der Rechtsordnung einen Beitrag zur Bekämpfung der Korruption leisten.[12] Aufwendungen, die korrumpierenden Charakter haben, sollen steuerlich nicht dadurch begünstigt werden, dass sie die steuerliche Bemessungsgrundlage reduzieren. Der Ausschluss einer steuerlichen Begünstigung endet aber dort, wo Aufwendungen betroffen sind, die auch ohne eine rechtswidrige Zuwendung entstanden wären. Sollten vom gesetzlichen Abzugsverbot auch Aufwendungen erfasst sein, die zwar mittelbar mit einer rechtswidrigen Zuwendung zusammenhängen, aber auch ansonsten angefallen wären, hätte das Abzugsverbot einen Strafcharakter. Es ist aber nicht Sinn und Zweck der gesetzlichen Regelung, steuerlich Strafwirkung im Hinblick auf solche Aufwendungen zu entfalten. Anteilige Gemeinkosten, wie die angesprochenen Sekretariatskosten, sind daher nicht vom Abzugsverbot erfasst. Bei den Kosten des mitreisenden Außendienstmitarbeiters ist danach zu fragen, ob der Außendienstmitarbeiter auch dann zu dem Kongress gereist wäre, wenn es anlässlich des Kongresses nicht zu einer rechtswidrigen Zuwendung an einen der Teilnehmer gekommen wäre. In der Praxis werden vom Abzugsverbot des § 4 Abs. 5 Satz 1 Nr. 10 EStG

---

[12] BT-Drs. 13/1686 v. 13. 6. 1995: Anlage 2 (Stellungnahme des Bundesrats Nr. 11 b).

in der Regel die Aufwendungen erfasst, die beim Zuwendungsempfänger zu einer Bereicherung geführt haben.

18 In der Praxis stellt sich für Unternehmen, die von Ermittlungen wegen Korruptionsdelikten betroffen sind, ferner auch die Frage, wie mit Aufwendungen zu verfahren ist, die im Rahmen der Verteidigung gegen Korruptionsvorwürfe entstehen. Die gleiche Frage stellt sich, wenn Ermittlungen gegen Mitarbeiter von Unternehmen zur Verhängung von Geldbußen und Geldstrafen führen. Häufig werden den betroffenen Mitarbeitern von den Unternehmern solche Geldbußen und **Geldstrafen oder Strafverteidigungskosten** ersetzt.

19 Soweit **Geldauflagen erstattet** werden, die keinen Strafcharakter haben, ist die Erstattung für das Unternehmen eine abzugsfähige Betriebsausgabe. Die Abzugsfähigkeit von Aufwendungen im Zusammenhang mit der Erstattung von Geldauflagen, bei denen der Strafcharakter überwiegt, oder im Zusammenhang mit Geldstrafen ist hingegen zweifelhaft. Bei Unternehmen in der Rechtsform der Kapitalgesellschaft dürfte ein Abzug zu bejahen sein. Die Bestimmung des § 10 Nr. 3 KStG ist wortgleich mit § 12 Nr. 4 EStG (Abzugsverbot für Geldstrafen). Aus dem Zusammenspiel mit § 4 Abs. 5 Nr. 8 EStG und der Historie der Gesetzgebung ist davon auszugehen, dass entweder der Täter oder das Unternehmen, für das der Täter gehandelt hat, in voller Höhe getroffen werden soll.[13] Der Gesetzgeber wollte aber keinesfalls beide treffen.[14] Wenn somit die Geldauflage oder Geldstrafe für den Mitarbeiter des Unternehmens keine abziehbare Sonderausgabe darstellt, soll nicht auch gleichzeitig dem Unternehmen, das diese Geldauflage erstattet, der Betriebsausgabenabzug versagt werden. Zumindest soll dies gelten, wenn die Übernahme einer Geldstrafe durch den Arbeitgeber zu lohnsteuerpflichtigem Arbeitslohn bei dem Arbeitnehmer führt.[15]

20 Im Hinblick auf die **Erstattung von Strafverteidigungskosten** durch das Unternehmen ist in der Praxis Richtlinie 49 Satz 5 KStR einschlägig. Hiernach sind Verfahrenskosten, wie z.B. Gerichts- und Anwaltskosten, bei einer Körperschaft abzugsfähig. Die Richtlinien differenzieren hier nicht zwischen Strafverteidigungskosten für Korruptionsdelikte oder anderen Straf- oder Zivilprozessen. Auch in der Gesetzesbegründung zu § 10 Nr. 3 KStG ist nicht die Rede davon, dass der Abzug von Strafverteidigungskosten im Zusammenhang mit strafrechtlichen Ermittlungen bei Buß- und Strafverfahren gegen eine Körperschaft versagt werden soll.[16] Das BMF-Schreiben vom 10. 10. 2002 vertritt in Textziffer 8 augenscheinlich eine andere Auffassung, allerdings ohne eine Begründung.

bb) Vorteilszuwendung durch den Steuerpflichtigen

21 Die Rechtsfolge des § 4 Abs. 5 Satz 1 Nr. 10 EStG, nämlich der Ausschluss einer betrieblichen Aufwendung vom Abzug, setzt voraus, dass es sich um eine Aufwendung des Steuerpflichtigen handelt. Nach Tz. 7 des BMF-Schreibens muss es sich um **Vorteilszuwendungen des Steuerpflichtigen** oder um solche, die **ihm zuzurechnen** sind, handeln. Hierbei ist nach den unterschiedlichen Rechtsformen, die Steuerpflichtige besitzen, zu unterscheiden. Wird die Vorteilszuwendung durch einen Einzelunternehmer oder durch die Mitunternehmer einer Mitunternehmerschaft bewirkt, handelt es sich ohne weiteres um eine Vorteilszuwendung des Steuerpflichtigen. Bei Steuerpflichtigen in der Rechtsform einer juristischen Person ist ebenfalls ohne weiteres von einer Vorteilszuwendung durch den Steuerpflichtigen auszugehen, wenn der Vorteil von einem Organ oder von Handlungsbevollmächtigten der Gesellschaft zugewendet wird. Allerdings stellt sich ein **Zurechnungsproblem** dann, wenn ein Mitunternehmer eine Zuwendung ohne Kenntnis der anderen Mitunternehmer tätigt oder ein nicht vertretungsberechtigter Mitarbeiter eines Unternehmens einen Vorteil aus Mitteln des Unternehmens zuwendet. Nach Tz. 7 des

---

[13] BT-Drs. 10/1634, S. 7.
[14] Hierzu *Saller*, DStR 1996, 534 ff.; *Wedemeier/Hohlfeld*, DStZ 1985, 79 ff.
[15] *Spatscheck/Ehnert*, StraFo 2005, 265, 270.
[16] BT-Drs. 10/1314, S. 5 ff.

BMF-Schreibens vom 10. 10. 2002 soll eine solche Vorteilszuwendung dem Steuerpflichtigen zuzurechnen sein, wenn der Steuerpflichtige oder eines seiner vertretungsberechtigten Organe nachträglich von einer rechtswidrigen Vorteilszuwendung eines sonstigen Mitarbeiters erfahren und diese genehmigen. Diese Auffassung ist insoweit auf Kritik gestoßen, als eine nachträgliche Genehmigung nichts daran ändert, dass das Korruptionsdelikt im Zeitpunkt der Erteilung der Genehmigung durch die Unternehmensleitung bereits beendet ist.[17] Wenn also bis zum Zeitpunkt der Genehmigung keine Mittäterschaft oder Beihilfe der entsprechenden Personen vorlag, mit anderen Worten die Unternehmensleitung bzw. der vertretungsberechtigte Vorgesetzte von der Bestechung oder Vorteilsgewährung nichts wussten, liegt eine Vorteilszuwendung durch den Steuerpflichtigen nicht vor.

Für dieses Ergebnis spricht, dass Unternehmen, die etwa durch interne rechtliche und organisatorische Maßnahmen, wie z.B. Compliance-Programme korruptive Praktiken von Mitarbeitern unterbinden (siehe Kap. 7 Rdnr. 37 ff.), bei dennoch eintretendem Fehlverhalten einzelner Mitarbeiter nicht vom **Sinn und Zweck der gesetzlichen Abzugsbeschränkung** erfasst werden. Solche Unternehmen haben ihren Beitrag zur Korruptionsbekämpfung geleistet und können weder durch strafrechtliche noch steuerrechtliche Sanktionen zu weiterer Rechtstreue angehalten werden. Es dürfte in der Praxis auch selten zu ausdrücklichen Genehmigungen korruptiver Handlungen von Mitarbeitern kommen. Rechtstreue Unternehmen werden das Fehlverhalten von Mitarbeitern regelmäßig nicht nachträglich gutheißen. Sofern Unternehmen rechtswidrig durch Mitarbeiter bewirkte Vorteilszuwendungen nicht zurückfordern, so kann dies vielfältige Gründe haben, die nicht in einer Billigung von Vorteilszuwendungen liegen müssen. Es kann aus geschäftspolitischen Erwägungen opportun sein, von einem Amtsträger oder von dem Angestellten eines Lieferanten empfangene Vorteile nicht zurückzufordern oder die Handlungen dieser Personen nicht zur Anzeige zu bringen. Jedenfalls ist in einer solchen unternehmerischen Entscheidung nicht ohne weiteres eine konkludente Genehmigung einer rechtswidrigen Zuwendung zu sehen. Selbst wenn bei dem Hinzutreten weiterer Umstände von einer Begünstigung des Mitarbeiters durch den Inhaber oder die Leitung eines Unternehmens auszugehen sein sollte, führt dies nicht zu dem Abzugsverbot nach § 4 Abs. 5 Satz 1 Nr. 10 EStG.[18] Aufwendungen im Zusammenhang mit § 257 StGB (Begünstigung) sind nicht von der gesetzlichen Abzugsbeschränkung erfasst. **22**

cc) Die rechtswidrige Handlung

Im Falle der Verwirklichung eines Korruptionsdelikts ist im Zusammenhang mit § 4 Abs. 5 Satz 1 Nr. 10 EStG darauf hinzuweisen, dass eine Verurteilung oder Ahndung wegen eines Korruptionsdelikts nicht erforderlich ist. Das Gesetz stellt darauf ab, ob „die Zuwendung der Vorteile eine rechtswidrige Handlung darstellt". Es genügt somit die **abstrakte Strafbarkeit,** unabhängig von einem Verschulden und ohne Rücksicht auf das Vorliegen eines Strafantrags oder einer Verurteilung. Die Beurteilung, ob ein rechtswidriges Korruptionsdelikt vorliegt, hat der Gesetzgeber damit in die Hände der Finanzverwaltung gelegt. Die Betriebsprüfer haben diese Frage somit im Rahmen der Betriebsprüfungen selbst zu klären. Dies begegnet u.a. deshalb Bedenken, weil die Betriebsprüfer in der Regel nicht die erforderliche juristische Ausbildung haben und die Korruptionsdelikte in der Subsumtion eine Vielzahl von Zweifelsfragen aufwerfen. Das BMF-Schreiben vom 10. 10. 2002 sieht daher in Textziffer 29 relativierend vor, dass bei einem Verdacht eines Betriebsprüfers eine **vorläufige Steuerfestsetzung** erfolgen soll, die den Betriebsausgabenabzug in der Regel gewährt, bis ein Strafverfahren abgeschlossen ist. Sofern während der Betriebsprüfung kein Strafverfahren oder Ermittlungsverfahren anhängig ist, kommt eine vorläufige Festsetzung nur dann in Betracht, wenn der Betriebsprüfer eigene hinreichende Verdachtsmomente für ein Korruptionsdelikt hat. Im Übrigen ist der **Kreis der** **23**

---

[17] *Stahl*, KÖSDI 2003, 13 874, 13 875.
[18] *Stahl*, ebd.

Delikte, der von § 4 Abs. 5 Satz 1 Nr. 10 EStG angesprochen wird, **beschränkt.** Nach dem Gesetzesentwurf sollten die Zuwendung von Vorteilen sowie damit zusammenhängende Aufwendungen erfasst werden, wenn die Zuwendung eine rechtswidrige Tat i. S. d. §§ 108b, 108e, 299, 333, 334, 335 StGB, ergänzt durch Art. 2 §§ 1 und 2 des Gesetzes zum Protokoll zum Übereinkommen über den Schutz der finanziellen Interessen der Europäischen Gemeinschaften vom 10. 9. 1998[19] und Art. 2 §§ 1 bis 3 des Gesetzes vom 10. 9. 1998 zu dem Übereinkommen vom 17. 12. 1997 über die Bekämpfung der Bestechung ausländischer Amtsträger im internationalen Geschäftsverkehr,[20] § 48 des Wehrstrafgesetzes, § 119 Abs. 1 des Betriebsverfassungsgesetzes, § 21 Abs. 2 i. V. m. § 81 Abs. 1 Nr. 1 des Gesetzes gegen den unlauteren Wettbewerb, § 405 Abs. 3 Nr. 3 und 7 des Aktiengesetzes, § 152 des Gesetzes betreffend die Erwerbs- und Wirtschaftsgenossenschaften oder § 23 Abs. 1 Nr. 3 des Gesetzes betreffend die gemeinsamen Rechte der Besitzer von Schuldverschreibungen ist.[21] Aus rechtstechnischen Gründen wurde diese lange Aufzählung im weiteren Gesetzgebungsverfahren abgekürzt. Nach dem Dritten Bericht des Finanzausschusses wird in § 4 Abs. 5 Satz 1 Nr. 10 EStG nur noch abstrakt auf die einschlägigen Paragraphen verwiesen.[22] Einschlägig sind insoweit die zuvor aufgelisteten Tatbestände. Nicht vom Anwendungsbereich des § 4 Abs. 5 Satz 1 Nr. 10 EStG erfasst sind somit rechtswidrige Handlungen im Zusammenhang mit berufsrechtlichen oder heilmittelwerberechtlichen Vorschriften, etwa § 7 HWG.

24 Die **Rechtswidrigkeit** einer Handlung im Zusammenhang mit den einschlägigen vorstehend aufgelisteten Tatbeständen kann allerdings in zahlreichen Fällen durch eine Genehmigung **ausgeschlossen** sein (vgl. Kap. 2 Rdnr. 20 f.). Hierbei geht es im Wesentlichen um Genehmigungen, die der Dienstherr einem Amtsträger im Hinblick auf die Annahme eines Vorteils erteilt. Es ist im Einzelfall schwierig zu beurteilen, ob eine erteilte **Genehmigung wirksam** ist. Oftmals ist es bereits nicht einfach zu ermitteln, wer im Aufbau der Behörden, Anstalten und Körperschaften nach Bundes- oder Landesrecht die für die Erteilung von Genehmigungen zuständige Stelle ist. Dies gilt insbesondere dann, wenn der Dienstherr die Befugnis zur Erteilung von Genehmigungen auf nachgelagerte Behörden oder Stellen delegiert hat. Oftmals werden bestimmten Amtsträgern auch Genehmigungen genereller Art erteilt, die etwa auf bestimmte Fallgruppen abstellen oder der Höhe nach Beschränkungen enthalten. Sofern der Amtsträger über eine rechtmäßige und die in Rede stehende Vorteilsnahme rechtfertigende Genehmigung verfügt, entfällt die Rechtswidrigkeit und dem Steuerpflichtigen kann der Betriebsausgabenabzug nicht nach § 4 Abs. 5 Satz 1 Nr. 10 EStG versagt werden. In der Praxis fällt es dem Steuerpflichtigen allerdings regelmäßig schwer, das Bestehen der Genehmigung nachzuprüfen und zu belegen. Nur in seltenen Fällen wird der den Vorteil annehmende Amtsträger dem zuwendenden Steuerpflichtigen eine Kopie oder gar das Original einer schriftlichen Genehmigung überlassen. Der Steuerpflichtige kann sich dann allein auf die Angaben oder Versicherungen des Amtsträgers, im **Besitz einer wirksamen Genehmigung** zu sein, verlassen. Den Steuerpflichtigen trifft die Feststellungslast für die grundsätzliche Berechtigung des Betriebsausgabenabzugs im Zusammenhang mit einer Vorteilszuwendung, nicht aber die Feststellungslast dafür, dass die Voraussetzungen für ein Abzugsverbot nicht gegeben sind. Behauptet die Finanzbehörde, dass die Voraussetzungen für das Abzugsverbot des § 4 Abs. 5 Satz 1 Nr. 10 EStG vorliegen, so trägt sie hierfür die Feststellungslast.[23] Somit hat die Finanzbehörde auch positiv festzustellen, dass die Zuwendung eines Vorteils eine rechts-

---

[19] BGBl. II S. 2340.
[20] BGBl. II S. 2327.
[21] BT-Drs. 14/23 v. 9. 11. 1998, S. 5.
[22] BT-Drs. 14/443 v. 3. 3. 1999, S. 48: „Die Änderung des Satzes 1 ist rechtstechnischer Art. An Stelle der umfassenden Auflistung aller einschlägigen gesetzlichen Vorschriften wird abstrakt auf die einschlägigen Paragraphen verwiesen".
[23] BMF-Schreiben vom 10. 10. 2002, (Fn. 41) Tz. 28.

widrige Handlung darstellt. Kann die Finanzbehörde keine Zweifel substantiieren, wonach die Auskunft eines Amtsträgers, er sei im Besitz einer wirksamen Genehmigung für die Annahme eines Vorteils, etwa unzutreffend wäre, so geht dies zu Lasten der Finanzbehörde. Das Abzugsverbot greift in diesem Falle nicht. Im Übrigen hat die Finanzbehörde bei Prüfung des Abzugsverbots auch nachträglich erteilte Genehmigungen zu berücksichtigen. Grundsätzlich können **nachträgliche Genehmigungen** die Rechtswidrigkeit einer Vorteilsannahme ebenfalls entfallen lassen (vgl. Kap. 2 Rdnr. 55). Hier hat die Finanzbehörde die Wirksamkeit der Genehmigung im Einzelnen zu untersuchen.

dd) Mitteilungspflicht der Finanzbehörde im Verdachtsfall

Im Rahmen von **Betriebsprüfungen** ist auch zu beachten, dass die Finanzbehörden gem. § 4 Abs. 5 Satz 1 Nr. 10 EStG verpflichtet sind, Tatsachen, die den Verdacht einer Straftat oder einer Ordnungswidrigkeit im Sinne eines Korruptionsdelikts begründen, der Staatsanwaltschaft oder der Verwaltungsbehörde mitzuteilen.[24] Umgekehrt haben auch Gerichte, Staatsanwaltschaften oder Verwaltungsbehörden Tatsachen, die sie dienstlich erfahren und die den Verdacht einer der in Rede stehenden Taten begründen, der Finanzbehörde für Zwecke des Besteuerungsverfahrens und zur Verfolgung von Steuerstraftaten und Steuerordnungswidrigkeiten mitzuteilen.

25

Die **wechselseitige Unterrichtungspflicht** soll nach Auffassung des BMF sicherstellen, dass es zwischen den Finanzbehörden und den Strafverfolgungsbehörden und Strafgerichten nicht zu unterschiedlichen Entscheidungen über die Verwirklichung eines Straftatbestandes kommt.[25] Was den Verdachtsgrad angeht, der eine Mitteilungspflicht der Finanzbehörde auslöst, ist nach dem Wortlaut der gesetzlichen Regelung in § 4 Abs. 5 Satz 1 Nr. 10 EStG keine Einschränkung vorgesehen. Danach käme grundsätzlich jede Form eines Verdachts für die Begründung der Mitteilungspflicht in Betracht, also auch Verdachtsstufen, die mehr Vermutungen oder Verdachtsmomente aufgrund allgemeiner Lebenserfahrung darstellen. In diesem Zusammenhang ist § 4 Abs. 5 Satz 1 Nr. 10 EStG jedoch vor dem Hintergrund des Steuergeheimnisses, § 30 AO, und dem Verwertungsverbot für Angaben, die der Steuerpflichtige vor oder bekannt gegebener Einleitung eines Strafverfahrens in Erfüllung steuerlicher Pflicht gemacht hat, § 392 Abs. 2 AO, einschränkend auszulegen.[26] Dementsprechend wird allgemein für die Auslösung der Mitteilungspflicht zumindest ein **Anfangsverdacht** i. S. d. § 152 Abs. 2 StPO für erforderlich gehalten.[27] Der BFH ist mit Urteil vom 14. 7. 2008 anderen Stimmen entgegengetreten, wonach ein **hinreichender Tatverdacht** bestehen muss, also die Verurteilung des Täters in einem Strafprozess mit Wahrscheinlichkeit zu erwarten ist.[28] Der BFH begründet dies unter Hinweis darauf, dass die Mitteilungspflicht der Staatsanwaltschaft gerade die Prüfung ermöglichen soll, ob ein Ermittlungsverfahren einzuleiten ist. Dabei wäre es sinnwidrig, diese Entscheidung von einem Verdachtsgrad abhängig zu machen, der für eine Anklageerhebung erforderlich wäre.[29] In jedem Fall müssen zureichende tatsächliche Anhaltspunkte geben sein, dass eine (verfolgbare) Straftat oder Ordnungswidrigkeit vorliegt.[30] Bloße Vermutungen, Gerüchte oder Verdachtsmomente aufgrund allgemeiner Lebenserfahrung begründen keine Mitteilungspflicht der Finanzbehörde.

26

---

[24] Vgl. Anweisungen für das Straf- und Bußgeldverfahren (Steuer) v. 18. 12. 2003, BStBl. I 2003, 654, 686.
[25] BMF-Schreiben v. 10. 10. 2002, (Fn. 41) Tz. 33.
[26] *Heerspink*, wistra 2001, 441.
[27] *Bahlau*, in: Herrmann/Heuer/Raupach, § 4 Anm. 1866, 1873; *Dörn*, DStZ 2001, 736; *Stahl*, KÖSDI 1999, 12 022, 12 025.
[28] *Preising/Kiesel*, DStR 2006; 118; *Meurer*, in: Lademann/Söffing, § 4 Anm. 766; *Bordewin*, in: Bordewin/Brandt, vor §§ 4–5 Rdnr. 123.
[29] BFH NV 2008, 1754.
[30] *Bahlau*, in: Herrmann/Heuer/Raupach, § 4 Anm. 1873; *Söhn*, in: Kirchhof/Söhn/Mellinghoff, § 4 Rdnr. Q 120; *Spatscheck*, NJW 2006, 641, 645; *Gotzens*, DStR 2005, 673, 677.

27 Ein **ausreichender Verdacht** besteht zum Beispiel nicht schon deshalb, weil in einer bestimmten Branche erfahrungsgemäß häufig Schmiergeld gezahlt wird oder weil der Steuerpflichtige den Empfänger einer Zahlung nicht benennt und ihm deshalb der Betriebsausgabenabzug nach § 160 AO versagt wird.[31] Auch die Tatsache einer Zahlung an einen Amtsträger kann für sich allein nicht einen die Mitteilungspflicht auslösenden Tatverdacht darstellen. Die gelegentlich geäußerte Ansicht, wonach zwischen einem Unternehmer und einem Amtsträger aufgrund allgemeiner Lebenserfahrung keine Geschäftsbeziehungen im Sinne eines rechtmäßigen Leistungsaustauschs bestehen,[32] verkennt die Tatsache, dass Amtsträger dem Bürger und den Unternehmen keineswegs nur in Form des Über- und Unterordnungsverhältnisses gegenübertreten. Zwar mag dies in den Bereichen der Eingriffsverwaltung (Finanzverwaltung, Ordnungsbehörden etc.) und anderen klassischen Formen hoheitlichen Tätigwerdens (Polizei, Bauverwaltung etc.) der Fall sein. Es existieren jedoch zahlreiche andere Formen staatlichen Handelns, in denen Amtsträger mit Privaten und Unternehmen in **kooperativer Wechselbeziehung** stehen, in deren Rahmen es zu rechtmäßigen Leistungsaustauschbeziehungen mit Amtsträgern bzw. deren Dienstherren oder Anstellungskörperschaften kommt. Beispielhaft seien hier Forschungsleistungen genannt, die von öffentlichen Kliniken, wie etwa Universitätskliniken oder Lehrkrankenhäusern erbracht werden. Hier erbringt die öffentliche Hand Leistungen und erhält dafür ein Entgelt. Gleichzeitig bezieht die öffentliche Hand von dem Pharmaunternehmen, das die Forschung in Auftrag gegeben hat, Arzneimittel und entrichtet hierfür ebenfalls ein Entgelt. Leistungsaustauschsbeziehungen dieser Art sind weder mit einem Generalverdacht zu belegen, noch gar generell zweifelhaft. Sie sind vielmehr von staatlicher Seite grundsätzlich erwünscht. Ohne Hinzutreten von tatsächlichen Anhaltspunkten kann in den geschilderten Fällen kein hinreichender Verdacht einer strafrechtlich relevanten Korruptionshandlung bejaht werden. Dementsprechend ersetzt die allgemeine Lebenserfahrung den konkreten Tatverdacht nicht und ist nicht geeignet, die Mitteilung auf der Grundlage von § 4 Abs. 5 Satz 1 Nr. 10 EStG zu rechtfertigen.

ee) Mitteilungspflicht ohne Erklärung von Betriebsausgaben

28 Eine Mitteilungspflicht der Finanzbehörden in dem Fall, dass das Unternehmen die den Verdacht auslösenden Ausgaben von vornherein als nicht abzugsfähig behandelt hat, wird in großen Teilen der Literatur verneint.[33] Hierbei wird unter anderem auf die systematische Stellung von § 4 Abs. 5 Satz 1 Nr. 10 EStG abgestellt. Die Mitteilungspflicht sei im Zusammenhang mit einem ertragsteuerlichen Abzugsverbot geregelt und daher in diesem Lichte auszulegen. Für eine **allgemeine Mitteilungspflicht** der Finanzbehörden außerhalb der ertragsteuerlichen Vorschriften zu der Gewährung oder Versagung des ertragsteuerlichen Betriebsausgabenabzugs sei eine explizite Regelung durch den Gesetzgeber erforderlich. Eine solche Regelung wäre systematisch in der Abgabenordnung (AO) etwa im Zusammenhang mit § 30 Abs. 4 Nr. 5 AO anzusiedeln. Andere Teile der Literatur sprechen sich im Zusammenhang mit nicht als abziehbar erklärten Aufwendungen nicht explizit gegen eine Mitteilungspflicht der Finanzbehörden aus, halten die Frage aber jedenfalls für umstritten und verweisen auf das **Verwertungsverbot** nach § 393 Abs. 2 Satz 1 AO.[34] Das Verwertungsverbot besteht nach dieser Vorschrift, so weit der Staatsanwaltschaft oder dem Gericht in einem Strafverfahren aus den Steuerakten Tatsachen oder Beweismittel bekannt werden, die der Steuerpflichtige der Finanzbehörde vor Einleitung des Strafverfahrens oder in Unkenntnis der Einleitung des Strafverfahrens in Erfüllung steuerrechtlicher

---

[31] *Burchert*, INF 2003, 260, 262.
[32] *Meurer*, in: Lademann/Söffing, § 4 Anm. 766.
[33] *Preising/Kiesel*, DStR 2006; 118; *Stahl*, KÖSDI 1999, 12 022, 12 026; *Joecks*, DStR 1997, 1025, 1030; *Söhn*, in: Kirchhof/Söhn/Mellinghoff, § 4 Rdnr. Q125; *Schmidt/Leyh*, NWB 2008, 4197, 4199.
[34] *Bahlau*, in: Herrmann/Heuer/Raupach, § 4 Anm. 1876.

Pflichten offenbart hat. Eine Ausnahme gilt dann, wenn die so gewonnenen Kenntnisse für die Verfolgung einer Tat verwendet werden, die keine Steuerstraftat ist und an deren Verfolgung ein zwingendes öffentliches Interesse (§ 30 Abs. 4 Nr. 5 AO) besteht. Diese Ausnahme greift jedoch regelmäßig nicht, d. h. es bleibt bei einem Verwertungsverbot, wenn der Steuerpflichtige die in Rede stehenden Aufwendungen nicht als abzugsfähig deklariert. Eine Steuerstraftat des Steuerpflichtigen liegt nämlich in diesem Fall nicht vor, sodass ein zwingendes öffentliches Interesse bejaht werden müsste. Die Entscheidung darüber, ob ein zwingendes öffentliches Interesse besteht, ist auf der Ebene der Finanzverwaltung zu treffen.[35] Andere Stimmen in der Literatur halten eine Mitteilungspflicht bei nicht als abzugsfähig erklärten Betriebsausgaben generell für rechtmäßig und stellen hierbei auf den nicht eingeschränkten Wortlaut des § 4 Abs. 5 Satz 1 Nr. 10 EStG ab, sowie die generalpräventive Zielrichtung der Vorschrift.[36] Angesichts der gewichtigen Argumente im Zusammenhang mit § 393 Abs. 2 AO und des darin zum Ausdruck kommenden Verfassungsgrundsatzes des **nemo tenetur**[37] scheinen allein generalpräventive Zielrichtungen mit Blick auf Korruptionsdelikte, also Delikte fernab des Steuerrechts, nicht geeignet, unbeschränkte Mitteilungspflichten im Steuerrecht zu rechtfertigen.[38] Auch die Finanzverwaltung scheint die geäußerten Bedenken zu berücksichtigen. Das BMF-Schreiben vom 19. 10. 2002 formuliert das Bestehen einer Mitteilungspflicht positiv allein für den Fall, dass der Steuerpflichtige die Vorteilszuwendungen in der steuerlichen Gewinn- oder Einkommensermittlung als Betriebsausgaben abgezogen hat. Dann „jedenfalls" bestehe die Pflicht zur Mitteilung.

ff) Mitteilungspflicht bei Vorliegen anderer Abzugsverbote

Für den Fall, dass der Steuerpflichtige Aufwendungen als abzugsfähig erklärt hat, diese aber aufgrund eines anderen **Abzugsverbots** als § 4 Abs. 5 Satz 1 Nr. 10 EStG vom Abzug ausgeschlossen werden, stellt sich die Frage, ob dennoch eine Mitteilungspflicht und Mitteilungsbefugnis der Finanzbehörden nach § 4 Abs. 5 Satz 1 Nr. 10 Satz 3 EStG besteht. Denkbar sind hier etwa Fälle, in denen eine Außenprüfung den Abzug erklärter Aufwendungen auf der Grundlage von § 160 AO (Nichtbenennung von Zahlungsempfängern), § 4 Abs. 5 Satz 1 Nr. 1 EStG (Geschenk), § 12 EStG (private Mitveranlassung) oder § 3c EStG (Zusammenhang mit steuerfreien Einkünften) etc. versagt hat, im Anschluss an die bestandskräftige Veranlagung aber Kontrollmitteilungen eingehen, die den Schluss rechtfertigen, dass die Voraussetzungen des Abzugsverbots nach § 4 Abs. 5 Satz 1 Nr. 10 EStG ebenfalls erfüllt waren. Es ist zweifelhaft, ob die dergestalt im Rahmen einer Außenprüfung gewonnenen Sachverhaltskenntnisse, die im Nachhinein in einem korruptionsstrafrechtlichen Licht erscheinen, zulässigerweise nach § 4 Abs. 5 Satz 1 Nr. 10 Satz 3 EStG an die Strafverfolgungsbehörde mitgeteilt werden dürfen. Dies dürfte allein auf der Grundlage von § 30 Abs. 4 Nr. 4 und Nr. 5 AO zulässig sein. Zum einen wäre in der Außenprüfung die **erforderliche Belehrung** mit Blick auf § 4 Abs. 5 Satz 1 Nr. 10 EStG unterblieben, da andere Abzugsverbote für einschlägig gehalten wurden. Bereits von daher liegt ein strafrechtliches Verwertungsverbot nahe, so dass bereits deshalb Zweifel an einer Mitteilungspflicht und -befugnis bestehen (vgl. Ausführungen unter Rdnr. 37). Zum anderen ist eine generelle Mitteilungspflicht, die keinen Zusammenhang mit einer materiellen Steuerfolge in Form einer Versagung des Betriebsausgabenabzugs mehr haben kann, aus § 4 Abs. 5 Satz 1 Nr. 10 EStG nicht herauszulesen. Hier ist es steuersystematisch zutreffend, für die Mitteilung auf die generell geregelten Mitteilungspflichten und -befugnisse abzustellen, also etwa auf den Fall des § 30 Abs. 4 AO zu beschränken.

---

[35] *Heerspink*, wistra 2001, 441, 447.
[36] *Randt*, BB 2000, 1066, 1013; *Klingelhöfer*, StBP 1999, 309; *Stapf*, DB 2000, 1092.
[37] *BVerfGE* 56, 37.
[38] So auch *Schaumburg*, Steuerberater-Jahrbuch 2001/2002, S. 239, 264 ff.

gg) Mitteilungspflicht bei Entgegennahme von Vorteilen

30   Sofern bei dem Empfänger einer rechtswidrigen Zuwendung eine Betriebsprüfung durchgeführt wird, stellt sich die Frage, ob eine Mitteilungspflicht auch dann besteht. Nach dem Regelungsinhalt von § 4 Abs. 5 Satz 1 Nr. 10 Satz 3 EStG besteht die Mitteilungspflicht dann, wenn der Verdacht einer Straftat oder einer Ordnungswidrigkeit i. S. d. Satzes 1 besteht. Satz 1 der Vorschrift stellt jedoch allein auf die Zuwendung von Vorteilen und nicht auf deren Empfang ab. Die Mitteilungspflicht wird daher bei der Entgegennahme von Vorteilen **nicht ausgelöst**.[39] Hierbei ist es unerheblich, ob der Empfänger des Vorteils die Zuwendung wahrheitsgemäß erklärt hat oder nicht. Bei Verstoß gegen bestehende Erklärungspflichten mögen den Empfänger des Vorteils steuerstrafrechtliche Folgen treffen. Am Regelungsinhalt des § 4 Abs. 5 Satz 1 Nr. 10 EStG ändert dies indes nichts.

hh) Mitteilungspflicht bei Verzicht auf Einnahmen

31   Strafrechtlich betrachtet kann ein Korruptionsdelikt auch dadurch verwirklicht sein, dass ein Steuerpflichtiger auf Einnahmen verzichtet oder sich mit der Verminderung einer an sich höher geschuldeten Einnahme einverstanden erklärt. Im Beispielsfall 1 errichtet der Bauunternehmer einem Amtsträger das private Haus weit unter Preis, verzichtet also darauf, das übliche bzw. maximal erzielbare Entgelt abzurechnen. Dementsprechend vermindert der Bauunternehmer die Höhe der erklärten steuerpflichtigen Einkünfte. Für das Bestehen der Mitteilungspflicht in diesem Fall ist nach § 4 Abs. 5 Satz 1 Nr. 10 EStG entscheidend, ob der Bauunternehmer eine **Betriebsausgabe** getätigt hat. Nach Tz. 7 des BMF-Schreibens vom 10. 10. 2002 besteht die Pflicht zur Mitteilung nicht, wenn der Steuerpflichtige nichts aufgewendet hat. Das Schreiben nennt in diesem Kontext die Erbringung unentgeltlicher Dienstleistungen, die Hingabe zinsloser oder verbilligter Darlehen oder die Gewährung von Rabatten. Im Fall des Bauunternehmers ist auf dieser Grundlage jedenfalls eine Verbilligung in Höhe der Marge folgenlos. Ob dann jedoch eine Mitteilungspflicht besteht, wenn mit dem Verzicht auf Einnahmen auch Gestehungskosten verbunden sind, wird unterschiedlich gesehen. So soll zum Beispiel bei der Gewährung eines **zinsverbilligten Darlehens** der Refinanzierungsaufwand abziehbar bleiben.[40] Es bestünde also auch in diesem Fall keine Mitteilungspflicht der Finanzbehörden. Im Übrigen wird im Zusammenhang mit den Meldepflichten der Finanzbehörde aus Kreisen der Finanzverwaltung gefordert, dass eine Nichtaufgriffsgrenze Beachtung finden sollte.[41] Auf diese Weise könnten Bagatellfälle in der Praxis von der Meldepflicht ausgenommen werden, was für Betriebsprüfungen eine erhebliche Erleichterung im Sinne der Verwaltungsökonomie mit sich bringen würde. Der Vorschlag geht dahin, die Nichtaufgriffsgrenze bei 150 Euro anzusetzen.

ii) Mitteilungspflicht bei eingetretener Strafverfolgungsverjährung

32   Die Strafverfolgungsverjährung tritt bei Korruptionsdelikten in der Regel **fünf Jahre** nach Bewirkung der rechtswidrigen Vorteilszuwendung ein. Oftmals finden Betriebsprüfungen für Veranlagungszeiträume statt, in denen es zu Vorteilszuwendungen gekommen ist, die mehr als fünf Jahre zurückliegen. In solchen Fällen stellt sich die Frage, ob solche Vorteilszuwendungen die Mitteilungspflicht nach § 4 Abs. 5 Satz 1 Nr. 10 Satz 3 EStG auslösen, und zwar unbeschadet der Entscheidung darüber, ob der Betriebsausgabenabzug aus dem Gesichtspunkt einer rechtswidrigen Zuwendung zu versagen ist. Der Wortlaut der gesetzlichen Regelung enthält keine Einschränkung im Hinblick auf strafrechtlich verjährte Zuwendungen. Zu berücksichtigen ist jedoch, dass der Sinn und Zweck der gesetzlichen Regelung darin besteht, im Sinne der Einheitlichkeit der Rechtsordnung einen Beitrag zur

---

[39] So auch *Wichterich/Glockemann*, INF 2000, 40, 43; *Dörn*, DStZ 2001, 736, 737.
[40] *Stahl*, KÖSDI 2003, 13874, 13875.
[41] *Burchert*, INF 2003, 260, 261.

Bekämpfung der Korruption zu leisten.[42] Dieser Sinn und Zweck kann durch eine Mitteilung der Finanzbehörden an die Strafverfolgungsbehörden dann nicht mehr erreicht werden, wenn die Strafverfolgungsbehörden an einer Verfolgung der Tat aufgrund eingetretener Verjährung gehindert sind. Aus diesem Grunde ist eine einschränkende Auslegung der gesetzlichen Regelung geboten, wenn und so weit eine rechtswidrige Vorteilszuwendung strafrechtlich aus Verjährungsgründen nicht mehr verfolgt werden kann. Die Befugnis zur Mitteilung an die Strafverfolgungsbehörden auf der Grundlage von § 4 Abs. 5 Satz 1 Nr. 10 Satz 3 EStG besteht in einem solchen Fall daher nicht.

Es wird auch vertreten, dass eine Mitteilung der Finanzbehörde unter Berücksichtigung des Grundsatzes der **Verhältnismäßigkeit** unterbleiben könne, sofern für die Finanzbehörde erkennbar feststehe, dass bei einem der von § 4 Abs. 5 Satz 1 Nr. 10 Satz 1 EStG erfassten Tatbestände Strafverfolgungsverjährung eingetreten ist.[43] Im Übrigen blieben Mitteilungen zulässig, solange der Eintritt der Strafverfolgungsverjährung zweifelhaft sei. 33

In diesem Zusammenhang ist anzumerken, dass die tatsächlichen Feststellungen der Finanzbehörde jedenfalls den die **Mitteilungspflicht auslösenden Verdachtsgrad** erreichen müssen. Unbeschadet der unterschiedlichen Auffassungen dazu, wie konkret ein Verdacht insoweit sein muss, wird allgemein angenommen, dass zureichende tatsächliche Anhaltspunkte bestehen müssen, wonach eine (verfolgbare) Straftat oder Ordnungswidrigkeit vorliegt. Die Finanzbehörde hat insoweit die notwendigen Feststellungen selbst zu treffen. Bei Zweifeln an dem Eintritt der Strafverfolgungsverjährung hat sie daher zu prüfen, ob diese noch den Schluss zulassen, dass eine verfolgbare Tat vorliegt. Hier sind allein die getroffenen tatsächlichen Feststellungen maßgeblich. Zum anderen ist zu der geäußerten Ansicht anzumerken, dass es im Zusammenhang mit der Regelung von § 4 Abs. 5 Satz 1 Nr. 10 Satz 3 EStG um eine Durchbrechung des Steuergeheimnisses geht. Die Mitteilungspflicht steht insoweit nicht dergestalt zur Disposition, dass die Finanzbehörde von ihr unter Verhältnismäßigkeitsgesichtspunkten absehen kann; sie ist vielmehr in einem Spannungsfeld mit der Befugnis der Finanzbehörde zu betrachten, das Steuergeheimnis durch eine offenbarende Mitteilung zu durchbrechen. Insofern ist die angesichts des Steuergeheimnisses gebotene Reduktion der Mitteilungspflicht ein zwingendes Hindernis für die Mitteilung, wenn und soweit die tatsächlichen Feststellungen der Finanzbehörde die für eine Mitteilung erforderliche Verdachtsstufe nicht erreichen. 34

jj) Mitteilungen in das Ausland

Sofern rechtswidrige Zuwendungen an Empfänger im Ausland geleistet werden, kann sich die Frage stellen, ob die deutsche Finanzverwaltung verpflichtet oder berechtigt ist, auch ausländische Strafverfolgungs- oder Finanzbehörden zu unterrichten. Im Hinblick auf ausländische Strafverfolgungsbehörden ergibt sich jedenfalls aus § 4 Abs. 5 Satz 1 Nr. 10 EStG weder eine Verpflichtung noch eine Berechtigung. Eine Mitteilung an ausländische Strafverfolgungsbehörden, etwa in dem Fall, dass ein inländisches Unternehmen einen ausländischen Amtsträger (Klinikarzt) bestochen hat, wäre eine Verletzung des Steuergeheimnisses, wenn die deutsche Finanzbehörde über die Höhe des geleisteten Bestechungsgeldes informierte. Unterrichtungen ausländischer Strafverfolgungsbehörden haben vielmehr im zwischenstaatlichen Verkehr zu erfolgen, der für **Strafverfolgungsübernahmeersuchen** gilt. Allerdings ist es unter bestimmten Voraussetzungen zulässig, dass deutsche Finanzbehörden Informationen an ausländische Finanzbehörden weiterleiten, etwa wenn es um die Versteuerung empfangener Vorteile im Ausland geht. Insoweit kommen grenzüberschreitende Kontrollmitteilungen in Form von Spontanauskünften gem. § 117 AO i.V.m. § 2 Abs. 2 EG AHiG in Betracht. Allerdings müssen in einem solchen Fall objektive Anhaltspunkte für die Vermutung vorliegen, dass Steuern eines Mitgliedstaates der EU verkürzt worden sind oder werden können. Ferner kommen auch Spontanauskünfte auf der Grund- 35

---

[42] BT-Drs. 13/1686 v. 13. 6. 1995: Anlage 2 (Stellungnahme des Bundesrats Nr. 11 b).
[43] *Burchert*, INF 2003, 260, 263.

lage von Doppelbesteuerungsabkommen in Betracht, je nachdem, ob diese kleine oder große Auskunftsklauseln enthalten.[44]

kk) Belehrungspflichten

36   Sofern die Finanzbehörde eine rechtswidrige Zuwendung von Vorteilen vermutet, hat sie den Steuerpflichtigen zu belehren, bevor sie ihn zur Mitwirkung an der Sachverhaltsaufklärung auffordert.[45] Die **Belehrung** hat folgende Hinweise zu beinhalten:
– die mögliche Mitteilungspflicht nach § 4 Abs. 5 Satz 1 Nr. 10 Satz 3 EStG,
– die Möglichkeit der straf- bzw. bußgeldrechtlichen Selbstbelastung im Falle der Mitwirkung und
– das Zwangsmittelverbot im Zusammenhang mit Mitwirkungspflichten des Steuerpflichtigen.

Das Belehrungserfordernis wird allgemein auf den Grundsatz des Verbots des Zwangs zur straf- und bußgeldrechtlichen Selbstbelastung (nemo-tenetur-Grundsatz) gestützt, oder für den Fall, dass die rechtswidrige Vorteilszuwendung auch eine Steuerstraftat oder -ordnungswidrigkeit darstellt, auf § 393 Abs. 1 Satz 4 AO. Im Rahmen von Außenprüfungen ergibt sich die Belehrungspflicht auch aus § 10 Abs. 1 Satz 4 BPO, wobei die Belehrung auf Verlangen des Steuerpflichtigen schriftlich zu bestätigen ist. Da die Pflicht zur Belehrung des Steuerpflichtigen schon dann einsetzt, wenn die Finanzbehörde eine rechtswidrige Zuwendung bloß vermutet, hat der Steuerpflichtige die Möglichkeit, die Vermutung zu entkräften und so eine Mitteilung an die Strafverfolgungsbehörde zu vermeiden, wenn er entsprechend der Pflicht der Finanzbehörde tatsächlich belehrt worden ist. Hat die Finanzbehörde nur die Vermutung einer rechtswidrigen Zuwendung, ist sie aufgrund der Vermutung nicht zu einer Mitteilung an die Strafverfolgungsbehörden nach § 4 Abs. 5 Satz 1 Nr. 10 Satz 3 EStG berechtigt und verpflichtet.

37   Bei unterlassener Belehrung gilt ein **strafrechtliches Verwertungsverbot**.[46] Zweifelhaft ist, ob trotz eines strafrechtlichen Verwertungsverbots aufgrund unterlassener oder fehlerhafter Belehrung die Mitteilungspflicht der Finanzbehörde gem. § 4 Abs. 5 Satz 1 Nr. 10 Satz 3 EStG bestehen bleibt. Gesetzt den Fall, dass ein Steuerpflichtiger aufgrund seiner Mitwirkung an der Sachverhaltsaufklärung die Vermutung des Außenprüfers dergestalt verstärkt, dass dieser nun von einer für die Mitteilung ausreichenden Verdachtsstufe ausgeht, sind die Strafverfolgungsbehörden an einer Verwertung der so gewonnenen Informationen gehindert. Die Mitteilung der Finanzbehörden an die Strafverfolgungsbehörden kann somit ihren Zweck, einen Beitrag zur Verfolgung von Korruptionsstraftaten zu leisten, nicht mehr erreichen. Gleichwohl postuliert die Finanzverwaltung, dass die Mitteilungspflicht trotz strafrechtlichen Verwertungsverbots bestehen bleiben soll.[47] Begründet wird diese Auffassung damit, dass über die Frage des strafrechtlichen Verwertungsverbots letztlich im Strafverfahren zu entscheiden sei. Diese Begründung vermag angesichts der vom Gesetzgeber in die Hände der Finanzverwaltung gelegten Zuständigkeit und Kompetenz zur Beurteilung korruptionsstrafrechtlicher Tatbestände nicht in jedem Fall zu überzeugen. Die Finanzbehörden haben in eigener Zuständigkeit zu prüfen, ob eine Vorteilszuwendung eine rechtswidrige Handlung darstellt, die den Tatbestand eines deutschen Strafgesetzes oder eines deutschen Gesetzes erfüllt, das die Ahndung mit einer Geldbuße zulässt. Dem gegenüber ist die Prüfung der Voraussetzungen eines strafrechtlichen Verwertungsverbots zumindest in klaren Fällen der Mitwirkung des Steuerpflichtigen an der Sachverhaltsaufklärung trotz unterlassener Belehrung keine schwierige, außersteuerrechtliche

---

[44] Zusammenfassend hierzu *Schmidt/Leyh*, NWB 2008, 4197, 4207.
[45] BMF-Schreiben vom 10. 10. 2002, (Fn. 41) Tz. 30.
[46] BMF-Schreiben vom 10. 10. 2002, (Fn. 41) Tz. 30; ebenso die h. M. in der Literatur, vgl. Zusammenstellung in *Schaumburg*, Steuerberater-Jahrbuch 2001/2002, S. 239, 263.
[47] *OFD München* Verfügung v. 11. 7. 2003, DB 2003, 1821 (koordiniert mit den obersten Finanzbehörden des Bundes und der Länder).

B. Ausgewählte Kooperationsformen und einseitige Leistungen

Beurteilung. Jedenfalls bei Vorliegen eines zweifelsfreien strafrechtlichen Verwertungsverbots dürfte die Mitteilungspflicht angesichts des Spannungsfelds von Steuergeheimnis und § 4 Abs. 5 Satz 1 Nr. 10 Satz 3 EStG beschränkt sein.[48]

Die Kenntnisse, die die Finanzbehörde bei Verstoß gegen die Belehrungspflicht erlangt, sollen nach Auffassung der Finanzverwaltung jedoch für das weitere Besteuerungsverfahren verwertet werden dürfen.[49] Insofern würde das strafrechtliche Verwertungsverbot nicht mit einem **steuerrechtlichen Verwertungsverbot** korrelieren. Zweifel sind indes an einer unbeschränkten Verwertbarkeit geäußert worden, wenn die Finanzbehörde den Steuerpflichtigen nicht nur fahrlässig ohne Belehrung weiter an der Sachverhaltsaufklärung mitwirken lässt,[50] z. B. also bei vorsätzlicher und böswilliger Unterlassung der Belehrung. 38

ll) Korrespondenzprinzip, Kontrollmitteilungen

Soweit bei Unternehmen **Betriebsausgaben** auf der Grundlage von § 4 Abs. 5 Satz 1 Nr. 10 EStG nicht zum Abzug zugelassen werden, bedeutet dies keineswegs, dass der Empfänger der Vorteile diese nicht zu versteuern hätte. Insoweit existiert kein Korrespondenzprinzip, wonach die steuerliche Belastung durch Versagung des Abzugs eine weitere steuerliche Belastung beim Empfänger ausschließen würde.[51] Es ist somit in Betriebsprüfungen stets damit zu rechnen, dass im Zusammenhang mit Vorteilszuwendungen zahlreiche Kontrollmitteilungen an die Finanzbehörden erfolgen, die für die Besteuerung der Vorteilsempfänger zuständig sind. 39

Im Kontext von Korruption und Steuerrecht ist jedoch im Rahmen von Leistungsaustauschverhältnissen nicht nur das Abzugsverbot des § 4 Abs. 5 Satz 1 Nr. 10 EStG von Bedeutung. Auch wenn ein steuerlicher Betriebsprüfer aufgrund seiner Prüfungshandlungen nicht zu dem Verdacht einer korruptiven Aktivität des Unternehmens bzw. seiner Mitarbeiter gelangt oder sich bei vorläufiger Steuerfestsetzung keine relevante Verurteilung oder Verfahrenseinstellung anschließt, kann der Abzug unter Umständen aus einem anderen Gesichtspunkt, nämlich dem des **Geschenks** (siehe hierzu nachfolgend Rdnr. 74 ff.) versagt werden. 40

c) Abzugsverbote des § 4 Abs. 5 Satz 1 Nr. 8 EStG (Geldbußen, Ordnungsgelder, Verwarnungsgelder) und des § 12 Nr. 4 EStG (Geldstrafen, sonstige Rechtsfolgen vermögensrechtlicher Art)

Nach der gesetzlichen Regelung des § 4 Abs. 5 Satz 1 Nr. 8 EStG sind von einem Gericht oder einer Behörde im Geltungsbereich dieses Gesetzes oder von Organen der Europäischen Gemeinschaften festgesetzte Geldbußen, Ordnungsgelder und Verwarnungsgelder vom Betriebsausgabenabzug ausgeschlossen. Sofern Mitarbeiter pharmazeutischer oder medizintechnologischer Unternehmen wegen Korruptionsdelikten belangt werden, ist hiermit nicht automatisch auch eine Verantwortlichkeit des Unternehmens verbunden, die etwa in die Verhängung einer Geldbuße oder eines Ordnungsgeldes mündet. In der Praxis geht allerdings die strafrechtliche Belangung von Mitarbeitern wegen Korruptionsdelikten gelegentlich damit einher, dass bei dem Unternehmen der **Verfall** der etwaig aus den rechtswidrigen Taten erlangten **Vermögensvorteile** angeordnet wird. Bei solchen Verfallsanordnungen auf der Grundlage von §§ 73 ff. StGB ist dann das Abzugsverbot des § 12 Nr. 4 EStG zu untersuchen, wonach bei sonstigen Rechtsfolgen vermögensrechtlicher Art, bei denen der Strafcharakter überwiegt, ebenfalls der Betriebsausgabenabzug ausgeschlossen ist. 41

---

[48] Vgl. Ausführungen oben zur Mitteilungspflicht im Fall eingetretener Strafverfolgungsverjährung, Rdnr. 32.

[49] BMF-Schreiben vom 10. 10. 2002, (Fn. 41) Tz. 30.

[50] *Burchert*, INF 2003, 260, 264.

[51] BMF-Schreiben betreffend ertragsteuerliche Behandlung des Sponsoring vom 18. 2. 1998, BStBl. I 1998, 212, Tz. 9.

42 Es wird in der Literatur zum Teil problematisiert, ob Verfallsanordnungen zu den Rechtsfolgen vermögensrechtlicher Art gehören, bei denen der Strafcharakter überwiegt.[52] Die Finanzverwaltung ist jedenfalls der Auffassung, dass der Verfall von Tatentgelten (§ 73 StGB) in erster Linie dem Ausgleich von rechtswidrig erlangten Vermögensvorteilen dient und keinen Strafcharakter hat.[53] In der Praxis dürften Auseinandersetzungen mit der Finanzverwaltung bei Fortbestand der derzeit geltenden Einkommensteuerrichtlinien daher in diesem Punkt ausscheiden. Es ist im Übrigen schwer nachvollziehbar, warum sich die Rechtsprechung unter Umständen einmal anders zu der **Frage des Strafcharakters** einer Verfallsanordnung stellen sollte, weil sich die Berechnungsmethode für die Höhe eines angeordneten Verfalls geändert hat.[54] Nach der nunmehr geltenden Bruttomethode kann es sein, dass große Teile der Einzelkosten oder anteilig zurechenbarer Gemeinkosten bei Berechnung des dem Verfall unterliegenden Vorteils nicht abgezogen werden dürfen. Auch können Vorteile, die sich für das Unternehmen nicht unmittelbar aus einer korruptiven Handlung eines Mitarbeiters ergeben, dem Verfall unterliegen. Dies bedeutet, dass nicht nur der durch eine Vorteilsgewährung gewonnene Auftrag, sondern auch ein sich nur mittelbar ergebender Wettbewerbsvorteil in die Ermittlung der Verfallsumme einbezogen werden kann. Die Art der Ermittlung innerhalb der verfassungsrechtlich zulässigen Grenzen ist jedoch nicht erheblich für die Frage nach dem Strafcharakter einer Verfallsanordnung.

Im Übrigen ist auch im Rahmen der Bruttomethode und selbst dann, wenn unter strafrechtlichen Kategorien dem Verfall ein Strafcharakter beizumessen wäre, in steuerlicher Hinsicht das verfassungsrechtliche Prinzip der **Besteuerung nach der wirtschaftlichen Leistungsfähigkeit** zu beachten. Was im Rahmen des strafrechtlichen Verfalls abgeschöpft wird, kann nicht noch zusätzlich der steuerrechtlichen Belastung unterliegen.[55] Mit anderen Worten: Hat das Unternehmen bei voller Abschöpfung eines erlangten Vorteils im Wege der Verfallsanordnung keine Mittel aus dem in Rede stehenden Geschäftsvorfall, die ihm die Entrichtung der Steuer ermöglichen würden, ist es insoweit nicht leistungsfähig. Der dem Verfall unterliegende Betrag, der an die Staatskasse abzuführen ist, bleibt somit eine abziehbare Betriebsausgabe.

d) Abzugsverbot des § 4 Abs. 5 Satz 1 Nr. 7 EStG (Private Lebensführung, Unangemessenheit)

43 Schließlich ist im Rahmen der einschlägigen Abzugsverbote auch die Vorschrift des § 4 Abs. 5 Satz 1 Nr. 7 EStG von Bedeutung. Hiernach sind andere als die in den Nummern 1 bis 6 bezeichneten Aufwendungen, die die **Lebensführung des Steuerpflichtigen** oder anderer Personen berühren, soweit sie nach allgemeiner Verkehrsauffassung als unangemessen anzusetzen sind, ebenfalls nicht abzugsfähig. Mit der Formulierung „andere als die in den Nummern 1 bis 6 bezeichneten Aufwendungen" wird zum Ausdruck gebracht, dass das Abzugsverbot der Nr. 7 nur dann Bedeutung hat, wenn die Aufwendungen des Unternehmens nicht bereits aus dem Gesichtspunkt des Geschenks nicht abziehbar sind. Dieser Gesichtspunkt betrifft damit das Abzugsverbot, das im Rahmen der Kooperationsbeziehungen zwischen Industrie und Ärzten die größte Bedeutung haben dürfte. Liegt also kein Geschenk vor, ist in einem weiteren Schritt zu prüfen, ob die Aufwendungen angemessen waren und die Lebensführung nicht berührt haben.

44 Die Berührung mit der Lebensführung kommt im Rahmen der Geschäftsbeziehungen von Unternehmen der pharmazeutischen und medizintechnologischen Industrie mit medizinischen Einrichtungen und Ärzten vornehmlich dann in Betracht, wenn es um die Auf-

---

[52] Zusammenfassend zum Meinungsstand *Sedemund*, DB 2003, 323, 328.
[53] R 4.13 Abs. 1 Satz 3 EStR.
[54] Diese Befürchtung äußernd *Sedemund*, DB 2003, 328 unter VI.
[55] Für den vergleichbaren Fall des Bußgeldes im Rahmen von § 4 Abs. 5 Satz 1 Nr. 8 EStG: *BVerfG* Beschl. des Ersten Senats v. 23. 1. 1990, BStBl. II 1990, 483, 486.

B. Ausgewählte Kooperationsformen und einseitige Leistungen

wendungen für die Unterhaltung, Beköstigung und Beherbergung von Geschäftsfreunden geht (siehe auch Rdnr. 82). Im Rahmen der **„Unterhaltung von Geschäftsfreunden"** kann es dann zu einer Berührung mit der Lebensführung kommen, wenn Einladungen besonders unterhaltenden Charakter haben. Einladungen in Nachtbars dürften unzweifelhaft Privatvergnügen mit unterhaltendem Charakter darstellen und somit eine abzugsschädliche Berührung mit der Lebensführung aufweisen. Der Abzug scheidet in diesem Fall unabhängig davon aus, ob sich die Aufwendungen beim Besuch der Nachtbar in bescheidenen Grenzen hielten. Zu einer Angemessenheitsprüfung kommt es hier gar nicht mehr, da bereits der Ort und die Umstände der Unterhaltung des Geschäftsfreundes im Beispielsfall der Nachtbar die betriebliche Veranlassung wohl eher unwahrscheinlich machen kann. Allerdings ist zweifelhaft, ob in anderen Fällen, die stark unterhaltende Elemente beinhalten, wie Theater- oder Opernbesuche mit Geschäftsfreunden, ebenfalls ein schädlicher Zusammenhang mit der Lebensführung anzunehmen ist. Auch wenn während der Aufführungen selten Gespräche geführt werden, die Geschäft oder Betrieb betreffen, bieten sich entsprechende Möglichkeiten am Rande solcher Veranstaltungen. Unzweifelhaft können erfolgreiche geschäftliche Gespräche auch von dem richtigen Rahmen der Begegnung mit Geschäftsfreunden abhängen. Ein generelles Abzugsverbot wird insoweit rechtsdogmatisch und von den wirtschaftlichen Auswirkungen her für bedenklich gehalten.[56]

Die Angemessenheit von Aufwendungen nach § 4 Abs. 5 Satz 1 Nr. 7 EStG wird von der Finanzverwaltung im Allgemeinen daran gemessen, ob ein ordentlicher und gewissenhafter Geschäftsführer die Aufwendungen angesichts der erwarteten Vorteile ebenfalls auf sich genommen hätte, R 4.10 Abs. 12 „Angemessenheit" EStR. Es gilt somit bei der notwendigen Einzelfallbetrachtung ein Maßstab allgemeiner Verkehrsauffassung. Allerdings sind auch die Größe des Unternehmens, die Höhe des längerfristigen Umsatzes und Gewinns und vor allem die Bedeutung des Repräsentationsaufwandes für den Geschäftserfolg und seine **Üblichkeit in vergleichbaren Betrieben** als Beurteilungskriterien von Bedeutung.[57] 45

e) Umsatzsteuerliche Aspekte

Im Rahmen der Vergabe von Studien können für Unternehmen auch umsatzsteuerliche Aspekte zu beachten sein, etwa wenn medizinischen Einrichtungen Geräte zur Durchführung der Studien zur Verfügung gestellt werden, Teile der Zahlungen des Unternehmens einem Abzugsverbot unterfallen oder wenn medizinische Einrichtungen Rechnungen für nicht erbrachte Leistungen ausstellen. 46

aa) Umsatzsteuer bei tauschähnlichen Umsätzen

In umsatzsteuerlicher Hinsicht entsteht bei Leistungsaustauschbeziehungen ein besonderes Problem, wenn das Unternehmen für die Erbringung der Studienleistungen nicht nur Geld bezahlt, sondern auch **Gegenstände** hingibt. Oftmals werden von medizinischen Einrichtungen zur Durchführung von Studien bestimmte Diagnose- oder Anwendungsgeräte benötigt, die sie entweder nicht oder nicht in neuester Version besitzen. Zum Teil werden Geräte ausschließlich für die Dauer der Studiendurchführung vom Unternehmen gestellt oder verbleiben nach Abschluss der Studie endgültig in der medizinischen Einrichtung. Solche Vorgänge sind umsatzsteuerlich dann ohne Folgen, wenn sie als **Beistellung** (siehe auch Kap. 11 Rdnr. 157) angesehen werden können. Beistellungen liegen dann vor, wenn das Unternehmen einen Teil des für die Studiendurchführung erforderlichen Materials zur Verfügung stellt; es kann sich auch um andere Beiträge zur Erstellung der Studie handeln, z. B. Arbeitskräfte. Solche Beistellungen führen umsatzsteuerrechtlich dazu, dass die beigestellten Faktoren aus dem Leistungsaustausch zwischen dem Unternehmen und dem Erbringer der Studienleistung ausscheiden. 47

---

[56] *Schmidt/Heinicke*, § 4 EStG, Rdnr. 601.
[57] *BFH* NV 1996, 308; *BFH* NV 1989, 362.

48 Sofern die medizinische Einrichtung das überlassene Gerät jedoch nicht ausschließlich zur Erbringung der Studienleistung nutzt, sondern auch im normalen Klinikbetrieb einsetzen darf oder wenn das Gerät nach Abschluss der Studie dauerhaft in der medizinischen Einrichtung verbleibt, ist nicht (ausschließlich) von einer Beistellung auszugehen. Es handelt sich bei dem überlassenen Gerät oder bei der überlassenen Nutzungsmöglichkeit dann um einen Teil des Entgelts, das neben einer Barvergütung für die Erbringung der Studienleistung gezahlt wird. Ein solcher Vorgang stellt einen **tauschähnlichen Umsatz** i. S. v. § 3 Abs. 12 Satz 2 UStG dar. Das Unternehmen hat hierauf Umsatzsteuer abzuführen. Die Bemessungsgrundlage für die Umsatzsteuer ist gem. § 10 Abs. 2 Satz 2 UStG der Wert der empfangenen Studienleistung, so weit diese mit der Gerätestellung bezahlt worden ist. Der Wert der anteiligen Studienleistung als Entgelt für die Gerätestellung kann anhand des Werts der hingegebenen Sachleistung schätzungsweise bestimmt werden.[58] Dementsprechend empfängt das Unternehmen nicht nur eine Rechnung der medizinischen Einrichtung über die erbrachte Studienleistung, sondern stellt der medizinischen Einrichtung eine Rechnung aus, in der es umsatzsteuerlich über die gewährte Gerätestellung abrechnet.

bb) Vorsteuerabzug bei Abzugsverboten

49 Kommt es im beschriebenen Fall der Gerätestellung im Zusammenhang mit der Erbringung von Studienleistungen zu der Versagung eines Betriebsausgabenabzugs aus dem Gesichtspunkt des Geschenks, sind zusätzlich die Bestimmungen des § 15 Abs. 1a Nr. 1 UStG und des § 10 Nr. 2 KStG zu beachten. Hiernach sind **Vorsteuerbeträge**, die auf Aufwendungen entfallen, für die das Abzugsverbot des § 4 Abs. 5 Satz 1 Nr. 1 EStG gilt, **nicht abziehbar**. Die Abzugsbeschränkung des § 4 Abs. 5 Satz 1 Nr. 10 EStG löst hingegen keine Pflicht zur Berichtigung von Vorsteuerbeträgen aus.[59]

cc) Vorsteuerabzug bei unzutreffendem Leistungsausweis

50 In den Fällen, in denen ein Bestochener dem Vorteilsgewährenden eine Rechnung über nicht erbrachte Leistungen stellt oder in der Rechnung einen überhöhten Betrag ausweist, stellt sich die Frage, ob der Empfänger der Rechnung hieraus den **Vorsteuerabzug** geltend machen kann. § 15 Abs. 1 Satz 1 Nr. 1 UStG sieht für die Berechtigung zum Abzug der Vorsteuer vor, dass diese gesetzlich geschuldet ist für eine sonstige Leistung, die von einem anderen Unternehmer für sein Unternehmen ausgeführt worden ist. Nach Auffassung der Finanzverwaltung ist bei unzutreffendem Ausweis der erbrachten Leistung nicht davon auszugehen, dass die Umsatzsteuer gesetzlich „für" sonstige Leistungen im Sinne von § 15 Abs. 1 Satz 1 Nr. 1 UStG geschuldet wird. Ein Vorsteuerabzug ist nicht zulässig, soweit der die Rechnung ausstellende Unternehmer die Steuer nach § 14 c UStG schuldet, vgl. R 192 Abs. 1 Satz 2 UStR. Bei Aufdeckung einer Korruptionstat läuft somit ein Unternehmer, der eine Rechnung akzeptiert, die einen falschen Leistungsgegenstand oder einen falschen Leistungsumfang ausweist, das Risiko, den Vorsteuerabzug insoweit nicht zu erhalten. Fälle der nachträglichen Berichtigung der Rechnung, die dem Unternehmer sodann den Vorsteuerabzug ermöglichen, dürften in der Praxis die Ausnahme bilden.

f) Auswirkungen auf medizinische Einrichtungen und Ärzte

51 Die Erbringung von Studienleistungen durch Ärzte oder medizinische Einrichtungen unterliegt im Regelfall der Umsatzsteuer. Umsatzsteuerfrei sind in diesem Zusammenhang allein Leistungen, die in einem **engen Zusammenhang zur ärztlichen Heilbehandlung,** Diagnostik, Befunderhebung oder Pflege kranker und pflegebedürftiger Personen stehen. Die Erbringung von Studienleistungen weist in der Regel einen solch engen Zusammenhang zu einer Heilbehandlung etc. nicht auf.

52 Aus Unternehmenssicht sind diese umsatzsteuerlichen Grundsätze bedeutsam, wenn die Vergütungsregelung in den vertraglichen Vereinbarungen über die Erbringung von Studien-

---

[58] BFH BStBl. II 1984, 686; BFH BStBl. II 1989, 210, 211 f.
[59] Zur Begründung vgl. *Lembeck*, Steuerrecht und Korruptionseindämmung, Rdnr. 116 ff.

leistungen keine Bestimmung zur Umsatzsteuer enthält. Sofern die Verträge nicht bestimmen, dass zusätzlich zu der ausgewiesenen Vergütung die gesetzliche Umsatzsteuer von dem Unternehmen geschuldet wird, kann dies dann zu Problemen führen, wenn der Arzt oder die medizinische Einrichtung von der Finanzverwaltung mit Umsatzsteuer belastet wird. In diesem Falle werden die Ärzte oder medizinischen Einrichtungen versuchen, von dem Unternehmen zusätzlich zu dem vereinbarten Entgelt die Umsatzsteuer zu verlangen. Ohne eine vertragliche Vereinbarung haben sie jedoch gegenüber dem Unternehmen **keinen rechtlichen Anspruch** auf Zahlung eines Betrages in Höhe der Umsatzsteuer, da kein Handelsbrauch besteht, wonach Unternehmen generell zusätzlich zu einem vereinbarten Preis auch die Umsatzsteuer an den Vertragspartner zu zahlen haben. Die Unternehmen werden den Wünschen der Ärzte oder medizinischen Einrichtungen in der Regel aber nachkommen, wenn diese eine Rechnung mit Ausweis von Umsatzsteuer erteilen und den Unternehmen der Vorsteuerabzug hieraus im konkreten Fall auch noch möglich ist.

2. Berater- und Referentenverträge

Beraterverträge sind solche Verträge, die von Unternehmen mit Ärzten oder medizinischen Einrichtungen abgeschlossen werden, um Beratungsleistungen für das Unternehmen zu erhalten. Bei Referentenverträgen bezieht sich die Leistung darauf, dass der Arzt oder die medizinische Einrichtung sich verpflichtet, einen Vortrag für ein Unternehmen zu halten. Die steuerlichen Risiken, die solche Verträge im Hinblick auf die Abzugsfähigkeit der gezahlten Honorare mit sich bringen, ähneln denen, die unter Rdnr. 6ff. im Zusammenhang mit Studienverträgen dargestellt sind. In ertragsteuerlicher Hinsicht kommt es für die Abzugsfähigkeit der gezahlten Beratungs- oder Referentenhonorare besonders auf den **Nachweis** an, dass die erbrachten **Beratungs- oder Referentenleistungen werthaltig** waren. Gerade Beratungsleistungen werden oft mündlich oder telefonisch erbracht. Dem Vorhalt der Betriebsprüfungen, dass Leistungen nicht oder nur in sehr geringem Umfang erbracht worden seien, kann nur durch eine möglichst detailgenaue Dokumentation begegnet werden. Dementsprechend ist es ratsam, empfangene Beratungsleistungen schriftlich unter Angabe des Zeitpunkts fest zu halten. Es kann sich auch empfehlen, dem Berater entsprechende Berichts- und Dokumentationspflichten aufzuerlegen. Zum Beispiel kann vereinbart werden, dass der beratende Arzt bei turnusmäßiger Rechnungsstellung die erbrachten Beratungsleistungen nach Zeitpunkt und Inhalt auflistet. 53

In umsatzsteuerlicher Hinsicht ist zu berücksichtigen, dass Referenten- oder Beratertätigkeiten von Ärzten oder medizinischen Einrichtungen **in der Regel der Umsatzsteuer** unterliegen. Die Umsatzsteuerpflicht der Leistungen sollte bereits bei Abfassung der vertraglichen Vereinbarungen thematisiert und gegebenenfalls geregelt werden, damit Ärzte die Umsatzsteuer nicht später von den Unternehmen nachfordern. Sofern Ärzte betroffen sind, stellt sich die Frage, ob sie Umsatzsteuer auf die erbrachten Leistungen an das Finanzamt abzuführen haben, dann nicht, wenn sie **Kleinunternehmer** im Sinne des Umsatzsteuergesetzes sind. Gemäß § 19 Abs. 1 UStG wird die Finanzverwaltung von dem Arzt Umsatzsteuer nicht erheben, wenn der Umsatz im vorangegangenen Kalenderjahr 17500 Euro nicht überstiegen hat und im laufenden Kalenderjahr 50000 Euro voraussichtlich nicht übersteigen wird. 54

3. Sponsoringverträge

Im Kontext der Kooperation von Unternehmen mit medizinischen Einrichtungen und Ärzten wird der **Begriff des Sponsoring**[60] nicht einheitlich verwandt. Sponsoring wird vielfach so verstanden, dass ein Unternehmen einseitig Zuwendungen tätigt, um die Kunst- und Kulturlandschaft, den Sport, die Wissenschaft oder gesellschaftliche Einrichtungen selbstlos bzw. gemeinnützig zu fördern. In steuerrechtlichen Kategorien sind jedoch von gemeinnützigem Streben getragene Förderungen oder Zuwendungen nicht mit Spon- 55

---

[60] Vgl. hierzu das Merkblatt des DWSVerlages: Sponsoring – steuerlich optimal gestalten, Stand Januar 2008, www.dws-verlag.de/pdf/muster/Nr1611.pdf.

soring, sondern mit den Kategorien Spenden und Geschenke assoziiert. Bei Spenden und Geschenken sind die Möglichkeiten des Betriebsausgabenabzugs anders als beim Sponsoring indessen stark eingeschränkt.

56   Bei **echtem Sponsoring** ist für das Unternehmen ein **uneingeschränkter Betriebsausgabenabzug** möglich. Daher kommt es entscheidend darauf an, Aufwendungen für Sponsoring klar von Geschenken und Spenden abzugrenzen. Diese klare Abgrenzung kommt in der Definition der Finanzverwaltung für das Sponsoring zum Ausdruck. Unter Sponsoring wird danach üblicherweise die Gewährung von Geld oder geldwerten Vorteilen durch Unternehmen verstanden, mit der regelmäßig auch eigene unternehmensbezogene Ziele der Werbung oder Öffentlichkeitsarbeit verfolgt werden. Leistungen eines Sponsors, hier also des Unternehmens, beruhen häufig auf einer vertraglichen Vereinbarung zwischen dem Sponsor und dem Empfänger der Leistungen (Sponsoringverträge), in der Art und Umfang der Leistung des Sponsors und des Empfängers geregelt sind. Zwar werden in dieser Definition auch das Allgemeininteresse und die gesellschaftspolitische Bedeutung von Sponsoring angesprochen, doch wird für die steuerliche Anerkennung des Betriebsausgabenabzugs beim Sponsor maßgeblich auf den Leistungsaustausch abgestellt.

57   Der Leistungsaustausch beinhaltet zunächst, dass das Unternehmen in der Regel einen Geldbetrag an die medizinische Einrichtung entrichtet. Die medizinische Einrichtung erbringt hierfür im Gegenzug eine Leistung, die darin bestehen kann, dass sie bei der Durchführung von Fortbildungsveranstaltungen, Tagungen und Kongressen in den Einladungen, Veranstaltungshinweisen oder den Veranstaltungsräumen auf das sponsernde Unternehmen **werbewirksam hinweist**. Am Rande von Veranstaltungen der medizinischen Einrichtungen kommt es als Gegenleistung auch in Betracht, dass es die medizinische Einrichtung dem Unternehmen gestattet, Stände aufzubauen und Plakate aufzuhängen. Als Mitwirkung der medizinischen Einrichtungen kommt auch ein Hinweis bei der Begrüßung oder bei der Eröffnung der einzelnen Veranstaltungen auf den Beitrag des Unternehmens zum Gelingen der Veranstaltung in Betracht.

58   Gegenleistungen der medizinischen Einrichtungen können jedoch auch **unabhängig von Veranstaltungen** erfolgen. So kann sich z.B. die medizinische Einrichtung verpflichten, einzelne Räume oder Gebäudeteile nach dem Namen des Sponsors zu benennen. Die Tauglichkeit einer solchen Verpflichtung als zulässige Sponsoringmaßnahme ist finanzgerichtlich im Zusammenhang mit einem Automobilhersteller entschieden worden. Diesem gegenüber war die gesponserte Einrichtung verpflichtet, einen Gebäudeteil als „BMW-Saal" zu bezeichnen. Ferner kommt auch die zeitlich länger andauernde Gestattung einer medizinischen Einrichtung in Betracht, etwa im Eingangsbereich einer Klinik Ausstellungsvitrinen zu platzieren und Werbetafeln anzubringen.

59   Je ausgeprägter die **Gegenleistungsverpflichtung der medizinischen Einrichtung** ist, umso größer sind die Chancen für das Unternehmen, seine Sponsoringaufwendungen steuerlich als Betriebsausgaben geltend machen zu können. Fraglich ist allerdings, in welchem Verhältnis die vom Unternehmen aufgewendeten Beträge zum Wert der erbrachten Leistungen des Sponsoring-Partners stehen müssen. Grundsätzlich kommt es für die Berücksichtigung der Aufwendungen als Betriebsausgaben nicht darauf an, ob die Leistungen notwendig, üblich oder zweckmäßig sind. Nach Auffassung der Finanzverwaltung ist allerdings bei einem **krassen Missverhältnis** zwischen den Leistungen des Sponsors und dem erstrebten wirtschaftlichen Vorteil der Betriebsausgabenabzug zu versagen.[61] Definitionen, was ein krasses Missverhältnis bedeutet, sind dem einschlägigen BMF-Schreiben nicht zu entnehmen. Aus Vorsichtsgründen ist den Unternehmen anzuraten, den angestrebten wirtschaftlichen Vorteil in möglichst substantiierter Form zu dokumentieren. Da sich zur Durchführung von Sponsoringmaßnahmen regelmäßig ein schriftlicher Vertrag empfiehlt, sollte dieser auch klar zum Ausdruck bringen, welche Art von Veranstaltung betroffen ist

---

[61] BMF-Schr. betr. ertragsteuerliche Behandlung von Sponsoring v. 18. 2. 1998, BStBl. I 1998, 212, Tz. 5.

B. Ausgewählte Kooperationsformen und einseitige Leistungen

und aus welchem Grund und aufgrund welcher Begleitumstände das Unternehmen eine Werbe- oder Imagewirkung für sich erwartet. In dem Vertrag sollte ferner klar dokumentiert sein, welche Leistungen die medizinische Einrichtung im Detail zu erbringen hat.

Die Finanzverwaltung stellt im Zusammenhang mit dem von dem Sponsoringunternehmen angestrebten wirtschaftlichen Vorteil auch darauf ab, ob die **imagefördernden Maßnahmen** in seine Öffentlichkeitsarbeit eingebunden sind.[62] Aus diesem Grund kann es hilfreich sein, Sponsoringmaßnahmen in das Gesamtkonzept der Öffentlichkeitsarbeit des Unternehmens zu integrieren und hierzu die entsprechenden Erwägungen und Motive für steuerliche Nachweiszwecke zu dokumentieren. 60

Sofern Unternehmen Sponsoringverträge im vorbezeichneten Sinne mit medizinischen Einrichtungen abschließen, bestehen sie oftmals aus den dargelegten steuerlichen Gründen auf einer möglichst ausgeprägten Gegenleistung der medizinischen Einrichtung. Diesem Wunsch wird auf Seiten der medizinischen Einrichtung ebenfalls aus steuerlichen Gründen oftmals nicht gerne entsprochen, wenn es sich bei den medizinischen Einrichtungen um steuerbegünstigte Körperschaften handelt. **Krankenhäuser in öffentlicher Trägerschaft** sind steuerlich in **unterschiedliche Sphären** aufgeteilt. Sofern sie im Rahmen ihres eigentlichen Krankenhausbetriebs handeln, d. h. diagnostische und heilbehandliche Tätigkeiten durchführen, sind sie als Zweckbetrieb steuerbegünstigt. Daneben besitzen Krankenhäuser einen steuerbegünstigten ideellen Bereich und den steuerbegünstigten Bereich der Vermögensverwaltung. Sie können aber auch Aktivitäten entfalten, die im Rahmen wirtschaftlicher Geschäftsbetriebe zu einer **partiellen Steuerpflicht** führen. Im Zusammenhang mit Gegenleistungen, die medizinische Einrichtungen im Rahmen von Sponsoringverträgen erbringen, kann eine solche partielle Steuerpflicht entstehen. Dies ist insbesondere dann der Fall, wenn die medizinische Einrichtung an Werbemaßnahmen mitwirkt.[63] Dieses **steuerschädliche „Mitwirken"** liegt dann nicht vor, wenn die medizinische Einrichtung auf Plakaten, Veranstaltungshinweisen, in Ausstellungskatalogen oder in anderer Weise auf die Unterstützung durch einen Sponsor lediglich hinweist. Je aktiver die medizinische Einrichtung jedoch werbend für ein Unternehmen tätig wird und je stärker der Hinweis auf den Sponsor hervorgehoben wird, desto größer ist die Gefahr, dass sie insoweit steuerpflichtig wird. Im Einzelfall sind von der medizinischen Einrichtung rechtlich und tatsächlich schwierige Abgrenzungsentscheidungen zu treffen.[64] Abbildung 14 fasst die Eingruppierungsmöglichkeiten für die verschiedenen Formen der Leistungsvereinnahmung vereinfachend wie folgt zusammen: 61

Ideeller Bereich	Vermögensverwaltung	Zweckbetrieb	Wirtschaftlicher Geschäftsbetrieb (GB)
			Steuerpflichtiger wirtschaftlicher GB
Verwirklichung der Satzungszwecke	Überlassung von Vermögen an Dritte gegen Entgelt	Einnahmeerzielung, durch die unmittelbar Satzungszwecke verwirklicht werden	nur Überschüsse dienen der Finanzierung der Satzungszwecke
keine GewSt/KSt		GewSt/KSt	
Keine USt	regelmäßig 7% USt (echte Krankenhausleistungen umsatzsteuerfrei)		regelmäßig 19% USt

Abb. 14: Die unterschiedlichen steuerlichen Sphären steuerbegünstigter medizinischer Einrichtungen

---

[62] BMF-Schr. betr. ertragsteuerliche Behandlung von Sponsoring v. 18. 2. 1998, BStBl. I 1998, 212, Tz. 3.
[63] BMF-Schr. betr. ertragsteuerliche Behandlung von Sponsoring v. 18. 2. 1998, BStBl. I 1998, 212, Tz. 9; mit weiteren Beispielen *Engelsing/Rohde*, S. 1373.
[64] *Mueller-Thuns*, S. 124; *von Bechtolsheim*, NJOZ 2009, 2557, mit einem Vorschlag eines Drei-Stufen-Modells für die Ausfüllung des Begriffs des steuerschädlichen Mitwirkens.

62 Die in Abbildung 14 erwähnte Umsatzsteuerpflicht folgt im Grundsatz ertragsteuerlichen Kategorien. Bloße passive Duldungsleistungen unterliegen dem ermäßigten Steuersatz, da kein wirschaftlicher Geschäftsbetrieb vorliegt.[65] Die von Unternehmen als nachteilig empfundene Zurückhaltung mancher medizinischer Einrichtungen im Zusammenhang mit Leistungsaustauschverhältnissen, wie etwa dem echten Sponsoring, ist somit durchaus erklärbar. Größere medizinische Einrichtungen verfügen jedoch neben ihren **steuerbegünstigten Zweckbetrieben** über **steuerpflichtige wirtschaftliche Geschäftsbetriebe**, um bereits von ihrer Struktur her auch Finanzierungsquellen im Zusammenhang mit dem Sponsoring besser erschließen zu können.

II. Einseitige Leistungen

63 Im Gegensatz zum vorstehend erläuterten Leistungsaustausch sind einseitige Leistungen solche Leistungen der Unternehmen, denen **keine Gegenleistung** der medizinischen Einrichtungen oder Ärzte gegenüber steht. Einseitige Leistungen sind unter Umständen nicht nur mit einem erhöhten strafrechtlichen Risiko (Korruptionsdelikte etc.) behaftet, sondern sind auch steuerlich einem gesteigerten Risiko ausgesetzt. Spenden, Geschenke und Bewirtungen sind entweder nur eingeschränkt oder gar nicht abziehbar und bedürfen deshalb besonderer Aufmerksamkeit.

1. Spenden

64 Allen Spenden ist zu Eigen, dass sie nur **beschränkt abziehbar** sind. Ist der Spender ein Unternehmen in der Rechtsform der Körperschaft, besteht eine Höchstbetragsregelung dergestalt, dass der Abzug nach § 9 Abs. 1 Nr. 2 Satz 1 KStG auf:
– 20% des Einkommens oder
– 4‰ der Summe der gesamten Umsätze und der im Kalenderjahr aufgewendeten Löhne und Gehälter beschränkt ist.

a) Spendenbegriff

65 Das Gesetz definiert den Begriff der Spende nicht. Nach der Rechtsprechung sind Spenden Zuwendungen, die freiwillig oder aufgrund einer freiwillig eingegangenen Rechtspflicht geleistet werden, kein Entgelt für eine bestimmte Leistung des Empfängers darstellen und nicht in einem tatsächlichen wirtschaftlichen Zusammenhang mit den Leistungen des Zuwendenden stehen; ferner muss die Verfolgung steuerbegünstigter Zwecke **uneigennützig** zur Förderung bestimmter, im Allgemeininteresse liegender Zwecke erfolgen.[66] Die altruistischen Motive des Zuwendenden müssen aus den äußeren Umständen erkennbar sein.[67]

66 Dieser allgemeinen Definition ist zu entnehmen, dass stets die **fremdnützige Motivation** des Spenders im Vordergrund steht. Die Tätigkeit eines pharmazeutischen oder medizintechnologischen Unternehmens ist in der Regel vorwiegend auf die Erzielung eines Gewinns ausgerichtet. Mit einer Spende soll demgegenüber kein eigener wirtschaftlicher Vorteil erzielt werden. Wendet beispielsweise ein Unternehmen einem Universitätslabor eine neue Einrichtung zu, will es sich aber im Gegenzug den guten Ruf der Fakultät zu eigen machen, indem es sich werbewirksam als Ausrüster der Universität präsentiert, ist die Grenze der uneigennützigen Zuwendung überschritten.[68] Die Motivation, eine Spende

---

[65] *OFD Frankfurt* Schreiben betr. umsatzsteuerliche Behandlung des Sponsoring v. 18. 3. 2009 (StED Nr. 265), S 7100 A-203-St 110). Wenn die medizinische Einrichtung jedoch eine über den Duldungsbegriff hinausgehende Werbeaktivität zugunsten des Sponsors entfaltet, unterliegt die Leistung dem vollen Steuersatz.
[66] *BFH* BStBl. II 1991, 258, 259; *BFH* BStBl. II 1988, 220.
[67] *BFH* BStBl. II 1990, 237, 238.
[68] *Kirchof*, S. 248.

leisten zu wollen, wird nach der Rechtsprechung an äußerlichen, objektiven Umständen festgemacht. Ein Spendenabzug wird somit insbesondere dann abzulehnen sein, wenn der objektiv erkennbare äußere Geschehensablauf gegen eine selbstlose Zuwendung durch den Spender spricht. Auch eine missbräuchliche Gestaltung eines Leistungsentgelts als Spende kann den Spendenabzug ausschließen.[69]

Dem entsprechend **scheitert der Spendenabzug** regelmäßig dann, wenn die medizinische Einrichtung eine **Gegenleistung** erbringt, beispielsweise durch Überlassung einer Standfläche im Rahmen eines von ihr ausgerichteten Kongresses. Überlässt die medizinische Einrichtung diese Standfläche an das Unternehmen und zahlt das Unternehmen hierfür einen Geldbetrag, kann und darf die medizinische Einrichtung über den empfangenen Geldbetrag keine Spendenquittung ausstellen. Angesichts der von der medizinischen Einrichtung erbrachten Gegenleistung (Vermietungsleistung, Sponsoringleistung) empfiehlt sich in solchen Fällen der Abschluss eines Vertrags mit Ausweis von Leistung und Gegenleistung. Bei einer teilweisen Gegenleistung fehlt der Zuwendung insgesamt die notwendige Uneigennützigkeit. Aus diesem Grunde kommt die Aufteilung der Zahlung in einen entgeltlichen und einen unentgeltlichen (Spenden-)Teil nicht in Betracht.[70] **67**

Der Empfänger der Spende muss stets eine inländische juristische Person des öffentlichen Rechts, eine inländische öffentliche Dienststelle oder eine steuerbefreite Körperschaft oder Personenvereinigung sein.[71] Im Zusammenhang mit Krankenhäusern ist auf § 67 AO hinzuweisen. Danach dienen Krankenhäuser dann gemeinnützigen oder mildtätigen Zwecken, wenn sie in den Anwendungsbereich der Bundespflegesatzverordnung fallen und mindestens 40% der jährlichen Pflegetage auf Patienten entfallen, bei denen nur Entgelte für allgemeine Krankenhausleistungen berechnet werden. Es ist somit **ausgeschlossen,** dass **natürliche Personen,** beispielsweise niedergelassene oder angestellte Ärzte, Empfänger von Spenden sein können. Ebenfalls ist es unzulässig, einem gemeinnützigen Krankenhaus einen Geldbetrag unter der Auflage zu spenden, diesen an einen bestimmten Arzt für dessen Fort- und Weiterbildung zu verwenden. **68**

Allgemein zulässig sind aber **Zweckspenden,** d.h. Zuwendungen, bei denen ein sachlicher Verwendungszweck bestimmt wird, sofern der vorbestimmte Verwendungszweck selbst steuer- bzw. satzungsgemäß begünstigt ist.[72] Zulässig ist hiernach eine Spende an ein gemeinnütziges Krankenhaus mit der Auflage, die Spende zum Aufbau einer bestimmten Abteilung zu verwenden. Zulässig ist es auch, eine Spende mit der Zweckbestimmung zu versehen, dass der gespendete Betrag zur Fort- und Weiterbildung des medizinischen Personals verwendet wird. Es ist in diesem Zusammenhang stets darauf zu achten, dass die Angabe des Zwecks nicht so eng gefasst wird, dass eine bestimmte natürliche Person als Empfänger der Zuwendung individualisierbar ist.[73] Eine Zweckbestimmung, die vorsieht, dass die Fort- und Weiterbildung beispielsweise der Leitung der kardiologischen Abteilung eines Krankenhauses zu Gute kommen soll, wäre insoweit schädlich. Steht die Gewährung (auch teilweise) im Zusammenhang mit einer Gegenleistung des Spendenempfängers oder ist eine natürliche Person unmittelbar als Begünstigter zu identifizieren, so kann sich das Unternehmen auch nicht auf eine Zuwendungsbestätigung gem. § 50 Abs. 1 EStDV (auch Spendenbestätigung oder Spendenquittung genannt) der medizinischen Einrichtung verlassen. Zwar kann der Spender grundsätzlich auf die **Richtigkeit der Spendenbestätigung** vertrauen.[74] Dies gilt aber dann nicht, wenn die Bestätigung durch unlautere Mittel oder falsche Angaben erwirkt wurde oder dem spendenden Unternehmen die Unrichtigkeit der Spendenquittung bekannt oder infolge grober Fahrlässigkeit nicht bekannt war. **69**

---

[69] *BFH* BStBl. II 2000, 65; *FG Düsseldorf* DStRE 2000, 630 m.w.N.
[70] *BFH* BStBl. II 2007, 8.
[71] § 5 Abs. 1 Nr. 9 KStG, § 10b Abs. 1 EStG.
[72] *Tiedtke,* BB 1985, 985.
[73] R 10b Abs. 1 Satz 3 EStR.
[74] § 10b Abs. 4 EStG, § 9 Abs. 3 KStG.

b) Sachspenden

70   Spenden können Geld- oder Sachspenden sein. Nutzungen und Leistungen können keine abziehbaren Spenden sein, so weit sie nicht mit einer **Wertabgabe** aus dem geldwerten Vermögen des Zuwendenden verbunden sind.[75] Dementsprechend sind Vermögensminderungen, die durch zeitlichen Aufwand oder Verwendung von Arbeitskraft entstehen oder Vermögensminderungen, die lediglich durch die Nutzung eines Wirtschaftsguts verursacht sind, grundsätzlich vom Spendenabzug ausgeschlossen.[76]

71   Unproblematisch ist die Zuwendung von **medizinischen Geräten** als Sachspende. Aus Unternehmenssicht kann insbesondere die Spende von solchen Geräten vorteilhaft sein, die bereits von dem Unternehmen abgeschrieben bzw. teilweise abgeschrieben wurden. Gemäß § 6 Abs. 1 Nr. 4 Satz 5 EStG können nämlich Sachspenden an körperschaftsteuerbefreite Körperschaften und an juristische Personen des öffentlichen Rechts zur Verwendung eines steuerbegünstigten Zwecks mit dem Buchwert angesetzt werden. Dieses **Buchwertprivileg** führt somit dazu, dass für das Unternehmen Spendenaufwand nur in Höhe des Restbuchwerts des zugewendeten Gegenstands entsteht. Dementsprechend ist der Restbuchwert dem Spendenempfänger mitzuteilen, damit dieser die entsprechende Zuwendungsbestätigung in zutreffender Höhe ausstellen kann. Unschädlich ist es, wenn ein Krankenhaus als Empfänger einer Sachspende das medizinische Gerät alsbald wiederveräußert und hierbei einen weit höheren Betrag als den Restbuchwert erzielt. Es ist nämlich gerade Sinn und Zweck des Buchwertprivilegs, dem Zuwendenden eine steuerneutrale Übertragung zu ermöglichen, damit gemeinnützigen Einrichtungen mehr Kapital zur Stärkung ihrer wirtschaftlichen Grundlage zugewendet wird.[77]

72   Bei **Sachspenden** aus dem Betriebsvermögen ist aber darauf zu achten, dass diese eine **Umsatzsteuerpflicht** des Unternehmens auslösen können. Gemäß § 3 Abs. 1 lit. b Nr. 3 UStG steht eine solche Sachspende der Lieferung gegen Entgelt gleich. Somit fällt Umsatzsteuer an. Die Bemessungsgrundlage ist gem. § 10 Abs. 4 Nr. 1 UStG der Wiederbeschaffungspreis oder die Selbstkosten. Dementsprechend ist die Bemessungsgrundlage für die Umsatzsteuer in der Regel höher als der ertragsteuerliche Restbuchwert des gespendeten Gegenstands. Die Finanzverwaltung lässt die so ermittelte Umsatzsteuer als zusätzliche Spende zu.[78] Auch wenn somit durch das Buchwertprivileg der Spendenaufwand für das Unternehmen geringer bleibt und die Höchstbeträge nicht in gleichem Maße ausgeschöpft werden wie bei einer Geldspende, wird der Spendenaufwand somit durch die an die Finanzverwaltung abzuführende Umsatzsteuer wieder leicht erhöht. Der Vorteil aus dem Buchwertprivileg einer Sachspende ist insoweit zumindest teilweise relativiert.

c) Aufwandsspenden

73   Sofern Gegenstände oder Geräte nicht als Sachspende an eine medizinische Einrichtung übereignet werden, stellt sich die Frage, ob eine Sachspende auch dann anzunehmen ist, wenn die medizinische Einrichtung den Gegenstand nur **leihweise** erhält. Grundsätzlich kann – wie dargestellt – eigener Aufwand des Unternehmens nicht gespendet werden. Das Gesetz macht jedoch dann eine Ausnahme, wenn der Spender auf den Ersatz von entstandenen Aufwendungen verzichtet.[79] Nach dem Wortlaut des Gesetzes darf der **Anspruch auf Aufwendungsersatz** aber nicht unter der Bedingung eingeräumt werden, dass später auf ihn verzichtet wird. Dies bedeutet, dass für eine Aufwandsspende stets ein Anspruch auf die Erstattung der Aufwendungen – im vorliegenden Kontext durch Vertrag – entstanden sein muss, auf den später freiwillig und mit der erforderlichen Spendenmotivation verzichtet wird. Gestaltungen, die diesen Geschehensablauf bereits vorweg-

---

[75] § 10b Abs. 3 Satz 1 EStG, § 9 Abs. 2 Satz 2 KStG.
[76] *Kießling/Buchna*, S. 280.
[77] *Hüttemann*, DB 2008, 1590, 1593.
[78] R 10b Abs. 1 Satz 5 EStR.
[79] § 10b Abs. 3 Satz 4 und 5 EStG, § 9 Abs. 2 Satz 4 und 5 KStG.

nehmen, sind unzulässig. Der Aufwendungsersatzanspruch muss im Übrigen auch der Höhe nach angemessen sein.

2. Geschenke (Abzugsverbot des § 4 Abs. 5 Satz 1 Nr. 1 EStG)

Unternehmen wenden medizinischen Einrichtungen und Ärzten in der Praxis Geschenke in verschiedenen Erscheinungsformen zu. Zumeist handelt es sich hierbei um Gegenstände, wie z. B. Werbeartikel, Gaben zu besonderen Anlässen (etwa Blumensträuße zur Ernennung zum Chefarzt) oder Gegenstände des Praxisbedarfs etc. Geschenke sind in der Praxis zuweilen aber auch in Form **medizinischer Großgeräte oder von Sachleistungen** an medizinische Einrichtungen in Form von Personalüberlassungen oder Fortbildungsveranstaltungen anzutreffen. Wie bereits ausgeführt (vgl. Rdnr. 8f.) sind Geschenke dadurch geprägt, dass es sich um unentgeltliche Zuwendungen handelt, die aus Sicht beider Beteiligten nicht als Gegenleistung für bestimmte Leistungen des Empfängers erbracht werden und nicht in unmittelbarem zeitlichen oder wirtschaftlichen Zusammenhang mit solchen Leistungen stehen. Diese Definition deckt sich zu einem großen Teil mit dem Spendenbegriff. Dementsprechend ist hier zunächst eine **Abgrenzung des Geschenks zur Spende** vorzunehmen. Maßgebliches Unterscheidungskriterium ist insofern die Uneigennützigkeit. Die Spende ist dadurch charakterisiert, dass sie aus altruistischen Motiven ohne eigenen Nutzen geleistet wird. Sofern die Uneigennützigkeit einer unentgeltlichen Zuwendung nicht vorliegt, ist von einem Geschenk auszugehen.[80]

74

Sämtliche vorstehend erwähnten Beispiele unentgeltlicher Zuwendungen sind daher unter dem Gesichtspunkt des § 4 Abs. 5 Satz 1 Nr. 1 EStG zu prüfen. Hiernach sind Betriebsausgaben bei der steuerlichen Gewinnermittlung dann nicht abzugsfähig, wenn es sich um Geschenke an Personen handelt, die nicht Arbeitnehmer des Steuerpflichtigen sind und wenn der Wert der einem Empfänger im Wirtschaftsjahr zugewendeten Gegenstände EUR 35 überschreitet. Unzweifelhaft greift dieses Abzugsverbot, wenn von Unternehmen Geldgeschenke gemacht werden. Werden jedoch Gegenstände geschenkt, hängt die Abzugsfähigkeit davon ab, um welche Gegenstände es sich im Einzelnen handelt. Nach dem Sinn und Zweck des § 4 Abs. 5 Satz 1 Nr. 1 EStG besteht kein Abzugsverbot für Zuwendungen, die die private Lebensführung des Geschenkempfängers nicht berühren oder bei denen ein Missbrauch des Betriebsausgabenabzugs von vornherein ausgeschlossen ist.[81] Die **teleologische Reduktion** von § 4 Abs. 5 Satz 1 Nr. 1 EStG erfolgt insbesondere im Zusammenhang mit Gegenständen, die ausschließlich zur Verwendung im Betrieb des Empfängers bestimmt und geeignet sind.[82] Die Finanzverwaltung hat beispielsweise als ausschließlich betrieblich nutzbare Gegenstände Ärztemuster, Blutdruckmessgeräte, medizinische Fachbücher, Notfallkoffer und Rezeptblocks etc. eingestuft.[83] Betragsmäßig ist der Betriebsausgabenabzug für die genannten schenkweise zugewendeten Gegenstände grundsätzlich nicht beschränkt. Entscheidend ist allein die Bestimmung der Gegenstände für die Verwendung im Betrieb des Empfängers und deren ausschließ-liche **Geeignetheit für die betriebliche Nutzung.** Unter das Abzugsverbot für Geschenke fallen somit Gegenstände, die auch privaten Zwecken dienen können. Hierzu gehören z. B. Mobiltelefone, die zwar der Rufbereitschaft eines Arztes dienen können, aber eben auch für private Gespräche nutzbar sind. Medizinische Geräte, die ausschließlich im medizinischen Betrieb eingesetzt werden können, wie z. B. Programmiereinheiten für Herzschrittmacher oder Ultraschallgeräte etc. sind einer privaten Nutzung grundsätz-lich nicht zugänglich. Daher ist bei deren unentgeltlicher Zuwendung von einer Abzugsfähigkeit der entsprechenden Aufwendungen auszugehen, wenn die Zuwendung nicht – wie im Regelfall – bereits Nebenleistung im Rahmen eines Leistungsaustauschs ist. Auf die Besonderheit unentgeltlicher Zuwendungen zur Förderung

75

---

[80] Kirchhof/Söhn/Kirchhof, § 10b EStG, A 99 m. w. N.
[81] Herrmann/Heuer/Raupach/Bahlau, § 4 EStG, Rdnr. 1162.
[82] R 4.10 Abs. 2 Satz 4 EStR; Herrmann/Heuer/Raupach/Bahlau, § 4 EStG, Rdnr. 1162 m. w. N. zu Literatur und Rechtsprechung.
[83] BMF-Schr. v. 3. 8. 1981, BB 1981, 1383; OFD Münster Verfügung v. 14. 4. 1989, FR 1989, 314f.

der Teilnahme von Ärzten an Fortbildungsveranstaltungen wird nachfolgend gesondert eingegangen (vgl. Rdnr. 76 ff.).

III. Ertragsteuerliche Folgen der Förderung medizinischer Fortbildungsveranstaltungen durch die Industrie

76   Vielfach fördern Unternehmen der pharmazeutischen und medizintechnologischen Industrie die Teilnahme von niedergelassenen Ärzten und Klinikärzten an Fortbildungsveranstaltungen wie z. B. Kongressen, Fachtagungen, Praxisworkshops etc. In diesem Zusammenhang stellt sich die Frage, ob und in welcher Weise sich für die fördernden Unternehmen und die teilnehmenden Ärzte ertragsteuerliche Folgen ergeben können. Die Industrie fördert die Teilnahme im Allgemeinen unentgeltlich. In manchen Fällen erwarten die Unternehmen als Gegenleistung von den Ärzten Vorträge, Moderationen, Auswertungen o. Ä. (aktive Teilnahme). Die steuerliche Behandlung richtet sich dann nach den unter Rdnr. 5 ff. dargestellten Grundsätzen, die bei Leistungsaustauschbeziehungen Anwendung finden. Der nachfolgende Abschnitt untersucht allein die ertragsteuerlichen Folgen im Falle der **Förderung einer passiven Teilnahme** (vgl. auch Kap. 6 Rdnr. 45 ff. und Kap. 11 Rdnr. 212) ohne Verpflichtung der Ärzte zur Erbringung von Gegenleistungen. Hierbei werden zunächst die Folgen für die Ärzte und sodann diejenigen für die Unternehmen beleuchtet.

1. Ertragsteuerliche Folgen für die Ärzte

a) Vorliegen einer Zuwendung/Bereicherung

77   Die Förderung der Teilnahme an einer Fortbildungsveranstaltung ist für einen teilnehmenden Arzt steuerlich relevant, wenn sie bei ihm zu Einnahmen führt. Dies ist der Fall, wenn Güter zugewendet werden, die in Geld oder Geldeswert bestehen (vgl. § 8 Abs. 1 EStG). Gemäß § 8 Abs. 2 Satz 1 EStG gehören zu solchen Gütern auch Nutzungen und Leistungen. Auf der Grundlage dieser Definition scheint es auf der Hand zu liegen, dass ein Arzt, dem die Teilnahme an einer Fortbildungsveranstaltung ermöglicht wird, eine Zuwendung in Geldeswert erhält, wenn er selbst hierfür keine eigenen Aufwendungen tätigt. Erspart sich der Arzt eigene Aufwendungen für die Teilnahme an einer Fortbildungsveranstaltung aufgrund der Förderung durch die Industrie, liegt bei ihm jedoch **nicht zwangsläufig auch eine Einnahme** i. S. v. § 8 Abs. 1 EStG vor. Ersparte Aufwendungen führen vielmehr nur dann zu Einnahmen, wenn beim Steuerpflichtigen eine objektive Bereicherung eintritt und diese Bereicherung ihm von außen zufließt.[84] Entscheidend ist somit zunächst, ob eine objektive Bereicherung des Zuwendungsempfängers eintritt.[85] Für die Annahme einer objektiven Bereicherung ist es erforderlich, dass der Zuwendung ein wirtschaftlicher Wert zukommt, da lediglich ideelle Vorteile keine Einnahmen darstellen.[86]

78   Bei der Bestimmung des wirtschaftlichen Wertes einer Zuwendung sind **objektive Gesichtspunkte** entscheidend, d. h. es ist nicht erforderlich, dass der Empfänger die Vorstellung hat, es fließe ihm ein geldwerter Vorteil zu.[87] Dementsprechend ist der vielfach geäußerte Hinweis, dass Kongressteilnahmen aus der Sicht des Arztes eher eine Strapaze und Belastung denn einen Vorteil darstellen, nicht durchgreifend. Der subjektiven Sicht des Arztes kommt insoweit keine Bedeutung zu. Auch ebenfalls gelegentlich ins Feld geführte weitere Umstände sind unerheblich, wie etwa, dass der Arzt auch ohne die Förderung durch die Industrie an dem Kongress teilgenommen hätte. Es ist nach der Ansicht des Bundesfinanzhofs irrelevant, ob der Steuerpflichtige auch dann bereit gewesen wäre, Ausgaben zu tätigen, wenn er die Vorteile nicht kostenlos hätte bekommen können.[88] Es wird

---

[84] Vgl. *Hermann/Heuer/Raupach/Birk*, § 8 EStG, Rdnr. 27.
[85] Vgl. *BFH* BStBl. II 1986, 178.
[86] Vgl. *BFH* BStBl. II 1983, 39.
[87] Vgl. *Hermann/Heuer/Raupach/Birk*, § 8 EStG, Rdnr. 25.
[88] Vgl. *BFH* BStBl. II 1990, 711.

jedoch im Rahmen einer wertenden Betrachtung für erheblich gehalten, ob die Kosten einer Reise dann abzugsfähig wären, wenn sie von dem Reiseteilnehmer tatsächlich selbst getragen worden wären.[89] Das FG Köln hat zumindest Zweifel daran geäußert, ob eine Bereicherung dann anzunehmen ist, wenn der Empfänger die Kosten der Reise für den Fall, dass er sie selbst getragen hätte, als Betriebsausgaben oder Werbungskosten geltend machen könnte. Obwohl das FG Köln die Revision zugelassen hatte, um diese grundsätzliche Frage einer Klärung durch den Bundesfinanzhof zuzuführen, kam es zu dieser Klärung nicht, weil die Finanzverwaltung von der Einlegung der Revision Abstand nahm. Es spricht viel für die Ansicht des FG Köln, von vornherein keine Bereicherung anzunehmen, da eine Betrachtung vom Ergebnis her keinen Unterschied ergibt, wenn die Kosten jedenfalls als Werbungskosten oder Betriebsausgaben abziehbar wären. Nach anderer Auffassung ist von einer Bereicherung dann nicht auszugehen, wenn die konkrete Reise hinsichtlich Programm und Durchführung so gestaltet ist, dass sie im allgemeinen Wirtschaftsverkehr keinen Geldwert besitzt.[90] Dies ist insbesondere dann der Fall, wenn die Reise nach der Art ihrer Durchführung nicht als Pauschalreise gegen Entgelt buchbar ist. Nach den dargelegten Kriterien ist somit entweder danach zu fragen, ob der Arzt die Kosten der Reise bei eigener Verausgabung als Betriebsausgaben oder Werbungskosten hätte geltend machen können oder ob die Reise als Pauschalreise buchbar wäre. Ist beides nicht der Fall, fehlt es an einer **objektiven Bereicherung** und somit an einer steuerpflichtigen Einnahme.

b) Ermittlung des Zuwendungsempfängers

Bei der Beurteilung der steuerlichen Situation ist im vorliegenden Zusammenhang zu beachten, dass dann, wenn von einer Bereicherung auszugehen ist, **steuerliche Folgen nur beim Bereicherten,** d. h. dem Zuwendungsempfänger, eintreten können. Bei der Förderung niedergelassener selbständiger Ärzte ist der bereicherte Zuwendungsempfänger ohne weiteres zu identifizieren. Bei angestellten Klinikärzten oder solchen, die in einem öffentlichen Dienstverhältnis stehen, kommt es jedoch in Betracht, dass durch die Zuwendung einer Fortbildungsmöglichkeit die medizinische Einrichtung (als Arbeitgeber oder Dienstherr), der angestellte Arzt oder beide gemeinsam bereichert sind. Denn auch eine Klinik, die einen angestellten Arzt normalerweise zur Fortbildung im Rahmen einer Dienstreise zu dem Kongress entsandt hätte, kann bereichert sein, wenn ihr von der Industrie eine solche Teilnahmemöglichkeit zugewendet wird, die sie ihrerseits an den Arzt weitergibt. In der Praxis werden häufig Verträge oder Absprachen zwischen dem Unternehmen und der medizinischen Einrichtung direkt getroffen, wonach das Unternehmen der medizinischen Einrichtung Kontingente zur Teilnahme an Fortbildungsveranstaltungen zur Verfügung stellt. Die medizinische Einrichtung wählt die Ärzte, die an der Fortbildungsveranstaltung teilnehmen sollen, im Rahmen eigenen Ermessens dann selbst aus. In diesem Fall ist zunächst die medizinische Einrichtung der bereicherte Zuwendungsempfänger. Bei dieser Bereicherung bleibt es aber nicht, da die medizinische Einrichtung die Fortbildungsmöglichkeit an eine natürliche Person weitergibt. Mit der Weitergabe der Teilnahmemöglichkeit kommt auf der zweiten Ebene der teilnehmende Arzt als weiterer Zuwendungsempfänger in Betracht. Diese nachfolgende Zuwendung erfolgt jedoch nicht unmittelbar durch das Industrieunternehmen an den Arzt. Mit der freien Auswahl des Arztes, dem die Teilnahme im Rahmen seiner Dienstaufgaben ermöglicht wird, bewirkt vielmehr die medizinische Einrichtung eigenständig eine Bereicherung des Arztes. Bei angestellten Klinikärzten, die beispielsweise als Chefärzte das Recht zur Behandlung von Privatpatienten in der Klinik haben und die insoweit auch als selbständige Freiberufler tätig sind, kann die Identifizierung des Bereicherten schwierig sein. Dies gilt jedenfalls dann, wenn keine klaren Absprachen darüber getroffen worden sind, ob der Arzt die Teilnahmemöglichkeit in seiner Eigenschaft als Selbständiger unmittelbar oder als Angestellter der

---

[89] *FG Köln* Urt. v. 22. 5. 2003, 10-K-3932/98 rkr.
[90] *Alvermann*, AG 2007, 236, 237.

Klinik mittelbar erhält. Hier kann nur eine **Auslegung der getroffenen Absprachen** zu einer Ermittlung des Zuwendungsempfängers führen.

c) Zusammenhang mit einer Einkunftsart oder private Mitveranlassung?

80   Ist der Zuwendungsempfänger ermittelt, stellt sich mit Blick auf die Steuerpflicht der empfangenen geldwerten Vorteile beim bereicherten Zuwendungsempfänger eine weitere Frage. Die Steuerpflicht eines Vorteils setzt nämlich ferner voraus, dass ein Zusammenhang mit dem steuerbaren Einkünftebereich des Empfängers besteht. Das ist dann der Fall, wenn der Empfang des Vorteils durch den gewerblichen Betrieb des Empfängers[91] bzw. seine selbständige Tätigkeit veranlasst ist oder ihm im Rahmen seiner nichtselbständigen Tätigkeit zufließt, § 8 Abs. 1 EStG. Bei selbständig tätigen Ärzten ist der erforderliche unmittelbare Veranlassungszusammenhang mit der auf eine Einkünfteerzielung gerichteten Tätigkeit als Arzt in der Regel anzunehmen. Ohne seine Praxistätigkeit und die Abnahme von Leistungen eines Unternehmens bzw. seine Verordnungstätigkeit würde die Teilnahme des Arztes an Fortbildungsveranstaltungen in aller Regel nämlich von dem Unternehmen nicht gefördert. Bei angestellten Klinikärzten ist hingegen eine konkrete Verbindung des geldwerten Vorteils mit ihrer nichtselbständigen Tätigkeit fraglich. Nach der Rechtsprechung liegen Einnahmen aus nichtselbständiger Tätigkeit (Arbeitsvergütung im weiteren Sinne) dann vor, wenn der Vorteil nur deshalb gewährt wird, weil der Vorteilsempfänger Arbeitnehmer des betreffenden Arbeitgebers ist. Dazu muss der Vorteil mit Rücksicht auf das Dienstverhältnis eingeräumt werden und sich im weitesten Sinne als Gegenleistung für das Zurverfügungstellen der individuellen Arbeitskraft des Arbeitnehmers erweisen.[92] Unerheblich in diesem Zusammenhang ist, ob Einnahmen von dritter Seite zufließen.[93] Wenn der Arbeitnehmer den Vorteil vernünftigerweise als Frucht seiner Leistung für den Arbeitgeber ansehen muss, ist es auch unerheblich, ob es sich bei der Zuwendung eines Dritten um ein Geschenk handelt oder ob ein Rechtsanspruch auf die Zuwendung besteht.[94] Für den angestellten Arzt stellt sich also die Frage, ob die Möglichkeit, ohne eigene Kosten an einer Fortbildungsveranstaltung teilnehmen zu können, als eine Entlohnung für von ihm geleistete Dienste anzusehen ist. Bei Fortbildungsveranstaltungen, die in rein dienstlichem Interesse des Arbeitgebers absolviert werden, dürfte **weder subjektiv bei einem Arzt noch bei objektiver Betrachtung** der Eindruck entstehen, die Teilnahme entlohne den Arzt für die Leistungen, die er seinem Arbeitgeber erbringt.

81   Die Rechtsprechung stellt für die Frage der Zurechnung zum steuerpflichtigen Arbeitslohn des angestellten Arztes zutreffend auf das **eigenbetriebliche Interesse des Arbeitgebers** an der Teilnahme des Angestellten an der Fortbildungsveranstaltung ab. Immer dann, wenn ein überwiegend eigenbetriebliches Interesse des Arbeitgebers vorliegt[95] oder sich der Vorteil nahezu ausschließlich als notwendige Begleiterscheinung betriebsfunktionaler Zielsetzung erweist,[96] liegt kein steuerpflichtiger Arbeitslohn und somit keine steuerpflichtige Einnahme des Arbeitnehmers vor. Dient die Reise unter Würdigung aller Umstände des Einzelfalls hingegen ausschließlich oder ganz überwiegend der Entlohnung des Reiseteilnehmers, ist insgesamt von steuerpflichtigem Arbeitslohn auszugehen.[97] Fraglich ist in diesem Zusammenhang, ob dann teilweise steuerpflichtiger Lohn und teilweise steuerfreie Vorteile anzunehmen sind, wenn zu einem beschränkten Teil ein Belohnungscharakter oder eine private Mitveranlassung zu verzeichnen sind. Eine Aufteilung dahingehend, dass nur ein Teil des Vorteils als steuerpflichtiger Arbeitslohn zu werten ist, kam

---

[91] Vgl. *BFH* BStBl. II 1988, 995.
[92] Vgl. *BFH* BStBl. II 1985, 529; *BFH* BStBl. II 1985, 532; *BFH* BStBl. II 1985, 641.
[93] Zur Lohnzahlung durch Dritte vgl. *BFH* BStBl. II 1996, 545.
[94] Vgl. *FG Rheinland-Pfalz* DStRE 1998, 707.
[95] Vgl. *BFH* BStBl. II 1988, 726.
[96] Vgl. *BFH* BStBl. II 2006, 30, *BFH* BStBl. II 1997, 97.
[97] Vgl. *BFH* BStBl. II 2006, 30.

B. Ausgewählte Kooperationsformen und einseitige Leistungen

nach bisheriger Rechtsprechung nicht in Betracht.[98] Der Bundesfinanzhof leitete dies allerdings nicht aus dem **Aufteilungsverbot** des § 12 EStG ab, da diese Vorschrift nur für die Ausgaben- und nicht für die Einnahmenseite gilt.[99] Er folgerte dies vielmehr aus dem Umstand, dass bei einer einheitlichen Zuwendung grundsätzlich kein tauglicher Maßstab für eine quantitative Abgrenzung zwischen Arbeitslohn und Nicht-Arbeitslohn vorhanden sei. Eine Ausnahme machte der Bundesfinanzhof bisher dann, wenn sich die Kosten rein betriebsfunktionaler Elemente leicht und eindeutig von sonstigen Zuwendungen mit Entlohnungscharakter abgrenzen lassen.[100]

Der 6. Senat des Bundesfinanzhofs hat diese Rechtsprechung nunmehr aufgegeben und im Hinblick auf die Aufteilbarkeit gemischt veranlasster Reiseaufwendungen in Werbungskosten und Aufwendungen der Lebensführung die gleichgelagerte Rechtsfrage dem großen Senat zur Entscheidung vorgelegt.[101] Hierbei stellt der Bundesfinanzhof darauf ab, dass auch bei Fehlen eines geeigneten Aufteilungsmaßstabes eine **Schätzung** zur Ermittlung oder Berechnung der Besteuerungsgrundlagen gemäß § 162 AO vorzunehmen ist. Für einen sachgerechten Aufteilungsmaßstab hält der Bundesfinanzhof das Verhältnis der Zeitanteile, in dem die **Reise-Bestandteile mit Vorteilscharakter** zu den aus betriebsfunktionalen Gründen durchgeführten Reise-Bestandteilen stehen. Hervorzuheben ist, dass die Aufteilung im Wege der Schätzung nur bei solchen Kosten vorzunehmen ist, die sich nicht von Vorneherein – bei isolierter Betrachtung – entweder dem betriebsfunktionalen Bereich oder dem Entlohnungsbereich (touristisches Programm, Ausflüge, Spiel- und Sportprogramm sowie gemeinsame Feiern und Unterhaltung etc.) zuordnen lassen. Für eine Aufteilung kommen also insbesondere die Kosten für die Beförderung, die Hotelunterbringung, die Verpflegung sowie weitere, nicht direkt zuordenbare Kosten in Betracht. Keine Aufteilung findet statt bei betriebsfunktionalen Reise-Bestandteilen, zu denen eindeutig etwa die Zurverfügungstellung von Tagungsräumen, Tagungsunterlagen und Referenten gehören.

82

Die Erwägungen des Bundesfinanzhofs[102] zur Zuordnung der Fortbildungsveranstaltung zur beruflichen Sphäre und die in diesem Zusammenhang herangezogenen Kriterien der **betriebsfunktionalen Zielsetzung** liegen vom Grundsatz her deckungsgleich auf der Linie der verschiedenen Leitlinien und Kodices, die sich die Industrie und deren Verbände zur Regulierung der Zusammenarbeit mit medizinischen Einrichtungen und Ärzten gegeben haben. Der FSA-Kodex sieht im Zusammenhang mit Fortbildungsveranstaltungen und der Förderung von Ärzten zur Teilnahme an solchen Veranstaltungen durch die Industrie vor, dass die Förderung nur unter engen Voraussetzungen erfolgen darf (siehe hierzu Kap. 11 Rdnr. 209 ff.). Zum Kernbereich dieser Voraussetzungen gehört etwa das Verbot der Kostenübernahme für Rahmen- und Unterhaltungsprogramme oder Begleitpersonen sowie das Gebot einer untergeordneten Bedeutung von Unterbringungs- und Bewirtungskosten. Sofern die Unternehmen sich an diese Voraussetzungen halten, kann in der Praxis weit gehend davon ausgegangen werden, dass auch die Voraussetzungen für eine steuerliche Abzugsfähigkeit der hiermit in Zusammenhang stehenden Aufwendungen gegeben sind. Als Zwischenergebnis ist somit fest zu halten, dass der für die Steuerpflicht von Vorteilen notwendige Zusammenhang mit einer Einkunftsart bei selbständig tätigen Ärzten in aller Regel nicht vorliegt, wenn die Reisen in Übereinstimmung mit dem FSA-Kodex oder auch dem „Gemeinsamen Standpunkt" der Verbände (siehe Kap. 4 Rdnr. 19 ff.) erfolgen. Bei angestellt tätigen Ärzten besteht der Zusammenhang mit einer Einkunftsart dann, wenn die Zuwendung des Vorteils als steuerpflichtige Lohnzahlung zu interpretieren ist. Dies ist allerdings nur anzunehmen, wenn die Fortbildung nicht im ganz überwiegend

83

---

[98] Vgl. *BFH* BStBl. II 1994, 954.
[99] Vgl. *BFH* BStBl. II 1997, 97.
[100] Vgl. *BFH* BStBl. II 1997, 97.
[101] Vgl. *BFH* BStBl. II 2006, 30; *BFH* BStBl. II 2007, 121 (eine Entscheidung des Großen Senats wird Ende 2009 oder Anfang 2010 erwartet).
[102] So jedenfalls der 6. Senat, vgl. *BFH* BStBl. II 2006, 30.

eigenbetrieblichen Interesse der medizinischen Einrichtung liegt. Mit anderen Worten ist keine der Steuerpflicht unterliegende Zahlung gegeben, wenn die Teilnahme des Arztes diesem Interesse des Arbeitgebers entspricht. Ist die medizinische Einrichtung bereicherter Zuwendungsempfänger, liegt der erforderliche konkrete Veranlassungszusammenhang für den Empfang geldwerter Vorteile mit steuerpflichtigen Einkünften in der Regel vor. Dies gilt bei nicht steuerbefreiten Körperschaften, also z.B. Privatkliniken, uneingeschränkt. Hier weist der Empfang des geldwerten Vorteils einen **unmittelbaren Zusammenhang** zu der betrieblichen Tätigkeit der Privatklinik auf. Sofern eine gemeinnützige steuerbefreite medizinische Einrichtung den Vorteil erhält, ist stets zu prüfen, ob der Vorteil dem steuerbegünstigten Bereich (einschließlich Vermögensverwaltung und Zweckbetrieb) zuzuordnen ist oder dem steuerpflichtigen Bereich (etwa wirtschaftliche Geschäftsbetriebe im Rahmen von Sponsoring, Forschung etc.).

d) Höhe der Betriebseinnahmen oder des steuerpflichtigen Lohns

84 Bei einer dem Grundsatz nach bestehenden Steuerpflicht der Zuwendung einer Fortbildungsmaßnahme ist sodann fraglich, in welcher Höhe steuerpflichtige Einnahmen bei dem Bereicherten vorliegen. Die Höhe der steuerpflichtigen Einnahmen bemisst sich nach den **üblichen Endpreisen am Abgabeort,** soweit angestellte Ärzte betroffen sind.[103] Bei selbständigen Ärzten bemisst sich die Höhe der Betriebseinnahmen nach dem objektiven Wertzugang; dieser ist ebenfalls mit den üblichen Endverbraucherpreisen anzusetzen.[104] Die Höhe der Betriebsausgaben bei dem Unternehmen, das die Fortbildung fördert, und dessen Berechtigung zum Betriebsausgabenabzug sind bei der Ermittlung der Höhe der Betriebseinnahmen bei dem Bereicherten ohne Bedeutung. Im Ergebnis heißt dies, dass die Finanzbehörden dem zuwendenden Unternehmen die steuerliche Entlastung durch Versagung des Betriebsausgabenabzugs gegebenenfalls in vollem Umfang verweigern können, aber gleichwohl bei dem geförderten Arzt oder der medizinischen Einrichtung die Einnahmen der vollen Besteuerung unterwerfen. Diese Form der **Doppelbesteuerung** sollte allerdings bei steuerlichen Betriebsprüfungen, die mit Augenmaß durchgeführt werden, die Ausnahme bleiben.

e) Abzug von Werbungskosten oder Betriebsausgaben

85 Fraglich bleibt jedoch, ob der Arzt in dem Fall, in dem für ihn durch die Teilnahme an einer Fortbildungsveranstaltung steuerpflichtige Einnahmen oder Betriebseinnahmen entstanden sind, **Betriebsausgaben oder Werbungskosten** geltend machen kann. Hätte der Arzt abziehbare Betriebsausgaben oder Werbungskosten in gleicher Höhe wie die ermittelten Einnahmen, so ergäbe sich für ihn per Saldo keine steuerliche Belastung. Für die Frage, ob der Arzt Werbungskosten oder Betriebsausgaben geltend machen kann, ist es im vorliegenden Zusammenhang zunächst ohne Bedeutung, dass der Arzt die Reise, Unterbringung und Fortbildungsteilnahme gar nicht selbst gezahlt hat. Werbungskosten und Betriebsausgaben setzen grundsätzlich Aufwendungen voraus.[105] Aufwendungen sind einerseits die beim Steuerpflichtigen abfließenden Güter in Geld oder Geldeswert[106] andererseits aber auch alle Wertabflüsse, die nicht Entnahmen sind.[107] Es kann dahinstehen, ob die dem Arzt zugewendete Reise-, Unterbringungs- und Teilnahmemöglichkeit als Gut in Geldeswert oder als gesonderter Wert anzusehen ist. In dem Augenblick, in dem die Beförderung erfolgt ist, die Unterbringung in Anspruch genommen und die Teilnahme absolviert wurde, ist der vormals bestehende Anspruch des Arztes auf Erbringung dieser Leistungen verbraucht und somit erloschen. Der vormals vorhandene Anspruch ist ein Gut in Geldeswert,

---

[103] Vgl. § 8 Abs. 2 Satz 1 EStG.
[104] Vgl. *Schmidt/Heinicke*, § 4 EStG, Rdnr. 452; *BFH* BStBl. II 1988, 995.
[105] Vgl. § 9 Abs. 1 Satz 1 EStG und § 4 Abs. 4 EStG.
[106] Vgl. z.B. *BFH* BStBl. II 1987, 108.
[107] Vgl. z.B. *BFH* BStBl. II 1986, 904.

das dann als in Anspruch genommen und somit als abgeflossen gilt. Werbungskosten oder Betriebsausgaben können daher dem Grunde nach vorliegen, wenn der Arzt die angebotene Teilnahme an einer Fortbildungsveranstaltung in Anspruch nimmt und damit verwendet.

f) Abzug von Werbungskosten beim angestellten Arzt

Bei einem angestellten Arzt liegt bei einem überwiegend eigenbetrieblichen Interesse der medizinischen Einrichtung an der Teilnahme – wie oben ausgeführt – bereits kein lohnsteuerpflichtiger Vorteil vor. Die Frage nach einem Werbungskostenabzug stellt sich für den Arzt in diesem Fall daher gar nicht. Falls kein überwiegend eigenbetriebliches Interesse der medizinischen Einrichtung an der Teilnahme des angestellten Arztes gegeben ist, kommt es für den Abzug von Werbungskosten gem. § 12 Nr. 1 Satz 2 EStG darauf an, ob neben der beruflichen Veranlassung auch eine private Mitveranlassung vorliegt. Hat die Teilnahme an der Fortbildungsveranstaltung Belohnungscharakter, etwa weil es sich um eine touristisch geprägte Reise handelt, schließt der Arzt vorher oder nachher einen Kurzurlaub an oder nimmt er Begleitpersonen mit, dann kann eine solche private Mitveranlassung vorliegen. Die Finanzverwaltung hat in diesem Zusammenhang **umfangreiche und weit gehend restriktive Kriterien entwickelt,**[108] die wie folgt zusammengefasst werden können:

– Das Reiseprogramm muss auf die besonderen beruflichen/betrieblichen Bedürfnisse und Gegebenheiten des Teilnehmers zugeschnitten sein und der Reise muss offensichtlich ein unmittelbarer beruflicher Anlass oder ein **konkreter Bezug zur beruflichen Tätigkeit** des Steuerpflichtigen zu Grunde liegen. Die Indienreise einer Englisch-Lehrerin gilt nicht allein deshalb, weil die Reise in ein englischsprachiges Land durchgeführt wird, als beruflich veranlasst.

– Der **Teilnehmerkreis** der Reise muss im Wesentlichen **homogen** sein. Die Teilnahme des Ehegatten oder anderer Angehöriger spricht regelmäßig gegen eine berufliche/betriebliche Veranlassung. Sind daher bei einer als medizinische Kongressreise deklarierten Reise neben einigen Ärzten auch andere Berufsgruppen vertreten, gilt dies als Anscheinsbeweis dafür, dass die Reise nicht beruflich/betrieblich veranlasst ist. Ebenso spricht die Begleitung durch den Ehegatten gegen eine berufliche Veranlassung der Reise.

– Die **fachliche Organisation** einer Reise unter fachkundiger Leitung kann für ihre berufliche/betriebliche Veranlassung sprechen. Für eine beruflich veranlasste Reise spricht daher eine Organisation als Kongressreise durch eine medizinische Fachgesellschaft.

– Ist die Reiseroute auseinander gezogen sowie mit häufigen Ortswechseln während des Reiseverlaufes verbunden und sind die besuchten Orte gleichzeitig beliebte Ziele des Tourismus, spricht dies für die private Mitveranlassung der Reise. Ist der Ort einer Fachtagung oder eines Kongresses wegen seiner schönen Lage oder wegen seines Kultur- und Erholungswertes regelmäßig auch Reiseziel für Urlaubsreisende, sind an das Reise- und Kongressprogramm besonders strenge Maßstäbe anzulegen. In diesem Fall muss das Reiseprogramm **besonders straff organisiert** sein. Die Programmgestaltung darf – von Pausen und vortragsfreien Wochenenden abgesehen – keine Zeit für private Erholungs- und Bildungsinteressen lassen.

– Die Benutzung eines erholsamen Beförderungsmittels, das zeitaufwändig und mitunter auch kostspieliger ist als das sonst **übliche Beförderungsmittel** ist als Indiz für eine private Mitveranlassung zu werten. Das ist z. B. dann der Fall, wenn bei der Teilnahme an einem Fachkongress zwischen Reise- und Kongressdauer ein Missverhältnis besteht. So spricht es gegen die berufliche oder betriebliche Veranlassung, wenn der Besuch eines Ärztekongresses nur vier oder fünf Tage dauert, während die Hin- und Rückreise auf einem Schiff 16 Tage beansprucht. Auch ein Symposium auf einem Passagierschiff während einer Ostseefahrt ist insgesamt als privat veranlasst zu beurteilen. Während die eigentlichen Symposiums-Kosten beruflich veranlasst sind, sind die Aufwendungen für die Fahrt auf dem Schiff als privat veranlasst anzusehen.

---

[108] Vgl. *OFD Frankfurt* Rundverfügung v. 3. 4. 2001, DStR 2001, 1073.

- Die **Gestaltung der Wochenenden und Feiertage** ist in die Gesamtbetrachtung einzubeziehen. Sind diese Tage als reine Ruhetage deklariert, lässt dies nicht unbedingt auf außerberufliche Motive schließen. Etwas anderes gilt, wenn sich die Ausgestaltung der Wochenenden oder Feiertage an allgemein-touristischen Zielen orientiert und in die Reisezeit besonders viele Feiertage einbezogen sind.
- Die Teilnehmer des Kongresses oder der Reise müssen zur Teilnahme an dem straff durchorganisierten Programm verpflichtet sein. Dadurch soll verhindert werden, dass die Kosten für eine straff organisierte Reise steuerlich geltend gemacht werden, und sich der Teilnehmer nur an ihrem äußeren Ablauf oder nur teilweise am Programm beteiligt. Der Nachweis kann durch **Teilnahme-/Abschlusszertifikate, Mitschriften** oder andere geeignete Unterlagen erbracht werden. Die Anforderungen an diese Nachweise müssen umso strenger sein, je mehr der Tagungsort oder die Reiseroute die Verfolgung privater Interessen nahe legt oder ermöglicht.
- Die Studien- oder Kongressreise ist unter **Würdigung aller Umstände** insgesamt und als Einheit daraufhin zu prüfen, ob und in welchem Umfang gegebenenfalls private Gründe die Reise mitveranlasst haben. Vor allem dann, wenn sich eine Reise aus einem Kongress und einem vorangehenden oder nachfolgendem Privataufenthalt zusammensetzt, ist die Reise nicht mehr als beruflich/betrieblich veranlasst anzusehen, es sei denn, der Privataufenthalt wäre im Verhältnis zur Reise von absolut untergeordneter Bedeutung.
- Bei einer insgesamt nicht beruflich oder betrieblich veranlassten Reise sind grundsätzlich alle Kosten nicht abzugsfähig. Lediglich einzelne, abgrenzbare ausschließlich und **eindeutig beruflich/betrieblich veranlasste Aufwendungen** sind als Betriebsausgaben abzuziehen. Abgrenzbar sind solche beruflich und betrieblich veranlassten Aufwendungen, die dem Steuerpflichtigen zusätzlich zu den eigentlichen Reisekosten erwachsen sind.

87 Auf die weit gehende Übereinstimmung dieser Kriterien mit den einschlägigen Kodices und Leitlinien der Industrie wurde bereits hingewiesen (vgl. Rdnr. 83). Zur Prüfung sämtlicher Voraussetzungen kann das Finanzamt das vollständige Reiseprogramm anfordern und auch die **Namen und Anschriften der Teilnehmer** ermitteln. In dem Schreiben der OFD Frankfurt am Main v. 2. 11. 1999 wird ausdrücklich darauf hingewiesen, dass die vorgenannten Kriterien auch sinngemäß bei der Beurteilung der Teilnahme an (Auslands-)Kongressen und (Auslands-)Fachtagungen anzulegen sind. Insbesondere wird darüber hinaus ausdrücklich hervorgehoben, dass bei Auslandsgruppenreisen und Auslandsfachtagungen besondere Schwierigkeiten bei der Prüfung der Veranlassung auftreten. Die Finanzverwaltung beabsichtigt somit offenbar, die o. g. Kriterien besonders streng auf Auslandsreisen anzuwenden. Allerdings darf das Kriterium des Veranstaltungsortes im Ausland für die Frage der Abzugsfähigkeit als Betriebsausgabe für eine Kongressreise insofern nicht herangezogen werden, als es sich um Reisen in ein Land der Europäische Gerichtshof handelt. Der EuGH hat nämlich entschieden, dass es gegen Art. 59 EG-Vertrag verstößt, wenn ein Mitgliedstaat bei Fortbildungsreisen in übliche Urlaubsorte anderer Mitgliedstaaten vermutet, dass die Reisen in erheblichem Umfang touristisch geprägt seien und deshalb die Abzugsfähigkeit verneint, während diese Vermutung bei Fortbildungsreisen an übliche Urlaubsorte in dem betreffenden Mitgliedstaat nicht gilt.[109] Daraus lässt sich der allgemeine Grundsatz ableiten, dass bei einer Reise in ein Mitgliedsland der EU mit Blick auf eine eventuelle private Mitveranlassung zumindest keine strengeren Kriterien anzulegen sind, als bei Reisen im Inland.

88 In der Praxis ist bei angestellten Ärzten die Frage der privaten Mitveranlassung im Ergebnis allerdings von eher untergeordneter Bedeutung. Dies ergibt sich aus folgender Überlegung: Besteht ein **überwiegend eigenbetriebliches Interesse des Arbeitgebers** daran, dass der Angestellte an der Fortbildungsveranstaltung teilnimmt, dann liegt bei ihm – wie oben ausgeführt – bereits **kein steuerpflichtiger Lohn** vor. Die Frage nach einem Werbungskostenabzug und in diesem Zusammenhang nach einer privaten Mitveranlassung stellt sich dann nicht. Die Frage nach einer privaten Mitveranlassung ist somit erst zu stel-

---

[109] *EuGH* HFR 2000, 66.

len, wenn ein überwiegend eigenbetriebliches Interesse des Arbeitgebers zu verneinen ist. Obwohl die Qualifizierung empfangener Vorteile als steuerpflichtiger Lohn in Anwendung der dargestellten Kriterien nicht zwangsweise zur Annahme führt, der Arbeitnehmer, d. h. der angestellte Arzt könne insoweit auch keine Werbungskosten geltend machen, gilt dieser Schluss gleichwohl in der Praxis. Dementsprechend ist das überwiegende eigenbetriebliche Interesse an der Fortbildung und der Ausschluss privater Mitveranlassung sowohl für die Behandlung der Aufwendungen beim zuwendenden Unternehmen indiziell, als auch für die Bejahung steuerpflichtigen Lohns für den angestellten Klinikarzt oder die Versagung des Werbungskostenabzugs beim angestellt tätigen Arzt. Im Übrigen bleibt abzuwarten, wie der Große Senat des BFH zur Aufteilung gemischt veranlasster Reisen entscheidet, wenn die Aufwendungen für die beruflich (betrieblich) veranlassten Zeitanteile feststehen und nicht von untergeordneter Bedeutung sind.[110]

g) Abzug von Betriebsausgaben beim niedergelassenen, selbständig tätigen Arzt

Der niedergelassene, selbständig tätige Arzt hat die empfangenen Vorteile stets im Rahmen seiner Einkünfte als **steuerpflichtige Einnahmen** zu behandeln. Erst im Zusammenhang mit der Frage, ob der selbständig tätige Arzt Betriebsausgaben in gleicher Höhe geltend machen kann, ist die Frage der privaten Mitveranlassung oder des ausschließlich beruflichen Interesses zu prüfen. Die Kriterien entsprechen im Grundsatz denen, die auch für den Werbungskostenabzug bei angestellten Ärzten gelten. Liegen durch die Inanspruchnahme bzw. den Verbrauch der zugewandten Teilnahmemöglichkeit abzugsfähige Betriebsausgaben vor und erklärt der Arzt diese im Rahmen seiner Steuererklärung, so ergibt sich für ihn im Zuge der Veranlagung per Saldo keine Belastung. **89**

2. Ertragsteuerliche Folgen für die Unternehmen

Die Unternehmen der pharmazeutischen und medizintechnologischen Industrie fördern die passive Teilnahme von Ärzten an Kongressen und anderen Fortbildungsveranstaltungen auf unterschiedliche Weisen. Bei der Förderung der Teilnahme von Ärzten des Öffentlichen Dienstes (Universitätskliniken, Kliniken in kommunaler Trägerschaft etc.) wird die Förderung häufig explizit im Wege der Spende bewirkt. Wenn dies nicht der Fall ist, stellt sich die Frage, ob die Förderung als **einseitige Zuwendung ohne Erbringung einer Gegenleistung** einzuordnen ist oder als Zuwendung im Rahmen eines wechselseitigen Leistungsaustauschs. Ein Leistungsaustausch liegt in jedem Fall dann vor, wenn die teilnehmenden Ärzte verpflichtet sind, als Gegenleistung für die Förderung einen Vortrag o. Ä. zu halten. Es spricht viel dafür, eine Gegenleistung der teilnehmenden Ärzte auch dann anzunehmen, wenn diese sich dem Unternehmen gegenüber verpflichten, an der Fortbildungsveranstaltung ordnungsgemäß teilzunehmen, d. h. nicht nur die erforderliche Zeit aufzubringen, sondern den einzelnen Veranstaltungen mit der gebotenen Aufmerksamkeit zu folgen, damit die erwartete Wissensmehrung auch tatsächlich eintritt. Nur eine solche Art der Teilnahme gewährleistet dem fördernden Unternehmen nämlich den erwarteten Nutzen aus der Förderung. Dies gilt insbesondere für Veranstaltungen, die einen Schulungscharakter haben, bei denen den teilnehmenden Ärzten etwa die Anwendung oder Implantation von Produkten des Unternehmens vermittelt wird. Wenn der teilnehmende Arzt die angebotene Fortbildung nicht nur passiv entgegennimmt, sondern durch die aktive Mehrung seines Wissens oder seiner beruflichen Erfahrung unter Einsatz von Zeit und Aufmerksamkeit eine **eigene Leistung erbringt,** so liegen gewichtige Argumente für eine Gegenleistung vor. Die nachfolgenden Ausführungen beschränken sich allein auf die Probleme des körperschaftsteuerlichen Betriebsausgabenabzugs für das Unternehmen in den Fällen, in denen eine Gegenleistung der Ärzte nicht anzunehmen sein sollte. Wenn also die Förderung der Teilnahme durch ein Unternehmen unentgeltlich erfolgt, stellt sich wegen der Unentgeltlichkeit u. a. die Frage, ob die Aufwendungen als Spende nur im beschränkten Umfang abzugsfähig sind oder beispiels- **90**

---

[110] BFH Vorlagebeschluss an den Großen Senat des BFH v. 20. 7. 2006, BStBl. II 2007, 121.

weise dem Abzugsverbot des § 4 Abs. 5 Satz 1 Nr. 1 EStG (Geschenk) oder des § 4 Abs. 5 Satz 1 Nr. 10 EStG (Korruptionsdelikte etc.) unterliegen können.

a) Spendenabzug

91 Spenden kommen nur bei unentgeltlichen Zuwendungen an bestimmte gemeinnützige medizinische Einrichtungen in Betracht (vgl. Rdnr. 63 ff.). Bei der Förderung von Fortbildungsmaßnahmen zu Gunsten niedergelassener Ärzte, privater Kliniken oder einzelner angestellter Ärzte ist ein Abzug als Spende ausgeschlossen. Sofern gemeinnützige medizinische Einrichtungen eine Zuwendung erhalten, können Spenden als Geldspenden unter einer Zweckbestimmung (Förderung der ärztlichen Fortbildung) oder Sachspenden (Zuwendung von Reise- oder Teilnahmegutscheinen) gewährt werden. Hier kommt es auf Unternehmensseite zunächst auf das Vorliegen einer **Spendenmotivation** an. Beabsichtigt das Unternehmen im Rahmen eines allgemeinen sozialen Engagements die wissenschaftliche Fortbildung uneigennützig zu fördern und kann dies auch an den äußerlichen, objektiven Umständen festgemacht werden, ist eine Spende anzunehmen.[111] In der Praxis ist die Geldspende eines Unternehmens unter der Zweckbestimmung „Fortbildung" eher die Ausnahme, da die begünstigte medizinische Einrichtung dann selbst Reise, Unterbringung und Kongressregistrierung organisieren bzw. veranlassen müsste und ihr dies im Regelfall aufgrund fehlender organisatorischer Mittel nicht möglich ist. Für das Vorliegen einer Sachspende muss die Zuwendung zu einer Wertabgabe aus dem geldwerten Vermögen des Unternehmens führen, denn die Zuwendung von Nutzungen und Leistungen kann gem. § 10b Abs. 3 Satz 1 EStG keine Spende sein. In diesem Zusammenhang wird häufig erörtert, ob nicht eine Spende dadurch möglich ist, dass das Unternehmen auf die Geltendmachung einer Erstattung verzichtet. Der Verzicht auf einen Aufwendungsersatz ist jedoch nur im Nachhinein möglich; es wäre gem. § 10b Abs. 3 Satz 5 EStG unzulässig, wenn schon bei der Zuwendung der Teilnahme an einer Fortbildungsveranstaltung zwischen den Parteien klar ist, dass auf die Geltendmachung eines Erstattungsanspruchs später verzichtet werden wird oder die Zuwendung gar unter der Bedingung des späteren Verzichts erfolgt.

92 Bei der Förderung der Teilnahme von Ärzten an fremdveranstalteten Fortbildungsveranstaltungen (Kongresse, Fachtagungen etc.) liegt eine Zuwendung des Unternehmens **in Form einer Sachleistung** auch vor, wenn Dritte (Reiseveranstalter, Kongressausrichter, Hotels) die Leistungen erbringen. Die Leistungen setzen sich in der Regel zusammen aus dem Transport und der Unterbringung des Arztes sowie der Übernahme der Kongressregistrierungsgebühr. Das Unternehmen verschafft den geförderten Teilnehmern oder medizinischen Einrichtungen somit jedenfalls Dienstleistungen Dritter. Diese werden nach der Rechtsprechung des Bundesfinanzhofs als Zuwendung von Sachleistungen eingeordnet, sofern sie Fremdleistungen betreffen.[112] Unternehmen kaufen im Zusammenhang mit der Förderung von Fortbildungen in der Regel bei Drittveranstaltern (Agenturen, Reisebüros) ganze Kontingente ein. Der Anspruch auf Durchführung der Reise und Unterbringung sowie auf Teilnahme an der Veranstaltung wird bei Zuwendung an die medizinische Einrichtung an diese abgetreten. Hierdurch kommt es zu einer Wertabgabe auf Seiten des Unternehmens und nicht nur zu einer abzugsschädlichen Zuwendung von Nutzungen oder Leistungen. Je nach Art der Zuwendung kann auch von der Zuwendung eines Wirtschaftsguts auszugehen sein. Im Rahmen von **Sachspenden** werden den medizinischen Einrichtungen nämlich gelegentlich auch Gutscheine zugewendet, die die medizinische Einrichtung an von ihr ausgewählte Ärzte weiterleitet. Diese können die Teilnahme gegenüber den Veranstaltern, Reisebüros oder Agenturen dann durch Vorlage der Gutscheine beanspruchen. In einem solchen Fall führt die Übertragbarkeit in jedem Fall zur Annahme eines Wirtschaftsguts.[113]

---

[111] *BFH* BStBl. II 1990, 237, 238.
[112] *BFH* BStBl. II 1993, 806, 807.
[113] *BFH* BStBl. II 1988, 995 ff. (zur Behandlung einer Reise als aktivierungsfähiges Wirtschaftsgut bei fehlender Konvertibilität).

B. Ausgewählte Kooperationsformen und einseitige Leistungen

Es liegt dann insoweit keine abzugsschädliche Zuwendung von Nutzungen oder Leistungen vor.

b) Abzug als unternehmensnütziges betriebliches Geschenk

Unternehmen fördern die Teilnahme von Ärzten an Fortbildungsveranstaltungen aber auch aus nicht gemeinnützigen Erwägungen heraus, etwa weil sie sich von der Fortbildung der Ärzte eine **Steigerung von deren wissenschaftlicher Qualifikation** und eine Verbesserung der technischen Handhabung der unternehmensspezifischen Produkte versprechen. Diese Steigerung des berufsbezogenen Wissens und die Verbesserung der Handhabung unternehmensspezifischer Produkte soll sodann als Reflex auch dem Unternehmen zu gute kommen. Letztlich fördert es das Unternehmensinteresse, wenn die Ärzte die Unternehmensprodukte optimal beurteilen, einsetzen und komplikationsfrei anwenden können. Bei einer solchen Motivation und bei Nichtvorliegen eines Gegenleistungsverhältnisses besteht an der betrieblichen Veranlassung des entsprechenden Förderaufwands kein Zweifel. Allerdings kann die Zuwendung im Zusammenhang mit der Teilnahme von Ärzten an Fortbildungsveranstaltungen als Geschenk einzuordnen sein, für das gem. § 4 Abs. 5 Satz 1 Nr. 1 EStG dem Wortlaut nach grundsätzlich ein Abzugsverbot besteht, auch wenn das Geschenk der Fortbildung der Ärzte dient und somit auf lautere Art und Weise dem Unternehmen nutzt. Die Versagung des Abzugs solcher Aufwendungen des Unternehmens kommt jedoch aus dem Gesichtspunkt eines Geschenks auch dann nur unter bestimmten Voraussetzungen in Betracht (vgl. Rdnr. 74 f.). Der Zweck der Abzugsbeschränkung des § 4 Abs. 5 Satz 1 Nr. 1 EStG liegt darin, Zuwendungen in den privaten Bereich zu verhindern; Zuwendungen, die die private Lebensführung des Empfängers nicht berühren, fallen nicht unter den Anwendungsbereich dieser Vorschrift.[114] Mit anderen Worten entfällt die Abzugsbeschränkung des § 4 Abs. 5 Satz 1 Nr. 1 EStG, sofern die Aufwendungen bei dem Empfänger eindeutig und ausschließlich dem betrieblichen Bereich zuzuordnen sind.[115] Für die Abziehbarkeit von Aufwendungen im Zusammenhang mit solchen Zuwendungen ist es somit entscheidend, ob die allgemeine (private) Lebensführung des Empfängers berührt ist.[116] Nach der Rechtsprechung wird dieser Zusammenhang mit der privaten Lebensführung des Empfängers dann bejaht, wenn die von dem Unternehmen zugewendete Sachleistung in nicht untergeordnetem Maße touristische und damit private Motive mit betrieblichen oder beruflichen Interessen verbindet.[117] Nach der weiter gehenden Auffassung des FG Köln tritt Schädlichkeit sogar erst dann ein, wenn die Verfolgung **privater Interessen einen Schwerpunkt** der Reise bildet.[118]

93

Die Kriterien, die die Finanzverwaltung für die Beurteilung aufgestellt hat, ob die Teilnahme eines angestellten Arztes an einer von der Industrie geförderten Fortbildungsveranstaltung bei ihm zu steuerpflichtigem Lohn führt (vgl. Rdnr. 83), sind grundsätzlich auch taugliche Abgrenzungskriterien für die Frage, ob auf der Unternehmensseite ein **abziehbares betriebliches Geschenk** vorliegt oder nicht. Definitiv ist jedoch die Behandlung auf Seiten des Empfängers, d.h. die Einordnung, ob bei diesem ein steuerpflichtiger Vor-teil vorliegt und ob er gegebenenfalls Werbungskosten oder Betriebsausgaben gegenrechnen kann, strikt von der Behandlung bei dem zuwendenden Unternehmen zu trennen. Es gilt kein Korrespondenzprinzip, sodass die steuerliche Behandlung von Zuwendungen beim Zuwendenden unabhängig von deren steuerlicher Behandlung beim Empfänger ist.[119]

94

---

[114] Zusammenfassend *Hermann/Heuer/Raupach/Bahlau*, § 4 EStG, Rdnr. 1162.
[115] *FG Brandenburg* EFG 2003, 832, rechtskräftig, mit weiterer Begründung im Zusammenhang mit steuersystematischen Gesichtspunkten und der gesetzgeberischen Zielvorstellung.
[116] *Alvermann*, AG 2007, 236, 237.
[117] *BFH* BStBl. II 1993, 806, 808.
[118] *FG Köln* Urt. v. 22. 5. 2003, 10 K 3932/98, rkr., DStRE 2003, 1075.
[119] *BFH* BStBl. II 1996, 545, 546; *BFH* BStBl. II 1996, 273, 275.

95 Dass es für die steuerliche Abzugsfähigkeit auf Seiten des Unternehmens nicht auf die Behandlung beim Zuwendungsempfänger ankommen kann, bestätigt auch folgende Überlegung: Sofern das Unternehmen die Teilnahme eines Arztes an einer Fortbildungsveranstaltung in Übereinstimmung mit den einschlägigen Kodices beispielsweise dergestalt fördert, dass weder die An- und Abreise noch die Art und Organisation der Fortbildungsveranstaltung Freiraum zur Entfaltung typischer Freizeitaktivitäten lassen, kann es dennoch sein, dass der teilnehmende Arzt abredewidrig keine der Kongressveranstaltungen besucht. Es kann nicht ausgeschlossen werden, dass der Arzt die Zeit für private Zwecke nutzt, eine Begleitperson mitbringt oder dem Kongress einige Urlaubstage anschließt. Bei dem teilnehmenden Arzt kann sich dessen Verhalten durchaus so auswirken, dass er durch die Inanspruchnahme der angebotenen Fortbildungsveranstaltung einen steuerpflichtigen Vorteil hat und auch keine Werbungskosten geltend machen kann. Ein solch **abredewidriges Verhalten des Arztes** kann jedoch dann nicht zur Versagung der steuerlichen Abzugsfähigkeit bei dem Unternehmen führen, wenn dieses allein eine an Fortbildungszwecken orientierte Veranstaltung gefördert bzw. angeboten hat und der Arzt entgegen den mit dem Unternehmen getroffenen Vereinbarungen handelt. Für die Unternehmen kann es sich daher empfehlen, bei der Förderung von Fortbildungsveranstaltungen gegenüber den Teilnehmern den **Vorbehalt** zum Ausdruck zu bringen, dass die Förderung nur bei einer ordnungsgemäßen Teilnahme an der geförderten Veranstaltung erfolgt. Darüber hinaus kann es aus Gründen höchster Vorsicht ratsam sein, dass sich die teilnehmenden Ärzte gegenüber dem Unternehmen im Rahmen einer schriftlichen Erklärung verpflichten, an der Veranstaltung keinen Urlaub anzuschließen, keine Begleitpersonen mitzunehmen und Testate für die Teilnahme an den einzelnen Veranstaltungen vorzulegen. Sofern eine medizinische Einrichtung Empfänger der zugewandten Teilnahme ist, ist eine ordnungsgemäße Teilnahme jedenfalls dann ohne weiteres zu unterstellen, wenn der Arzt an der Fortbildungsmaßnahme im Rahmen seiner Dienstaufgaben teilnimmt. Die Tatsache, dass die Teilnahme des Arztes im Rahmen seiner Dienstaufgaben erfolgt, ist für den Betriebsausgabenabzug auf Unternehmensseite ein ausschlaggebendes Indiz dafür, dass die Zuwendung die allgmeine (private) Lebensführung des Empfängers nicht berührt, sondern alleine seiner beruflichen Fortbildung dient. Andernfalls würde der Dienstherr dem teilnehmenden Arzt keine Genehmigung erteilen.

c) Versagung des Betriebsausgabenabzugs bei Korruptionsdelikten und anderen rechtswidrigen Zuwendungen

96 Sofern die Förderung medizinischer Fortbildungsveranstaltungen solche Ärzte betrifft, die **Amtsträger** sind (etwa in Universitätskliniken, kommunalen medizinischen Einrichtungen etc.) kommt eine Versagung des Betriebsausgabenabzugs unter dem Gesichtspunkt des § 4 Abs. 5 Satz 1 Nr. 10 EStG in Betracht. Die Voraussetzungen dieser Abzugsbeschränkung sind unter Rdnr. 16 ff. dargestellt.

3. Zusammenfassung der Auswirkungen der Förderung von Fortbildungsveranstaltungen

97 Wird die Teilnahme von Ärzten an Fortbildungsveranstaltungen durch die Industrie gefördert, so entsteht auf der Empfängerseite unter Umständen ein geldwerter Vorteil. Bei angestellten, nicht selbständig tätigen Ärzten kann ein geldwerter Vorteil zu **steuerpflichtigem Lohn** führen, falls die medizinische Einrichtung **kein überwiegend eigenbetriebliches Interesse** an der Teilnahme des Arztes an der Fortbildungsveranstaltung hat. Niedergelassene, selbständig tätige Ärzte haben durch Empfang geldwerter Vorteile in der Regel steuerpflichtige Betriebseinnahmen. Der Abzug von Werbungskosten oder Betriebsausgaben hängt maßgeblich von der berufsbezogenen Ausrichtung der Fortbildungsveranstaltung ab. Private Mitveranlassungen, etwa touristische Aktivitäten, ein ausgeprägtes Beiprogramm und die Mitnahme von Begleitpersonen können sich insoweit nachteilig

auswirken. Auf der Unternehmensseite hängt die Abziehbarkeit der Aufwendungen zunächst davon ab, ob eine Spendenmotivation vorliegt oder eine Gegenleistung anzunehmen ist. Ist dies nicht der Fall, kommt bei unentgeltlicher Förderung der Abzug als **unternehmensnütziges betriebliches Geschenk** in Betracht. Entscheidend für den Abzug ist auch insoweit die berufsbezogene Ausrichtung der Fortbildungsveranstaltung und der Ausschluss privater Mitveranlassung. Bei der Prüfung, ob der Betriebsausgabenabzug etwa aus dem Gesichtspunkt eines Korruptionsdeliktes ausscheidet, bieten insbesondere der FSA-Kodex und der „Gemeinsame Standpunkt" der Verbände verlässliche Orientierungspunkte (vgl. hierzu Kap. 11 Rdnr. 209 ff.).

IV. Bewirtungsaufwendungen

Ebenso vielfältig wie die unterschiedlichen Erscheinungsformen der Kooperation zwischen Industrie und Ärzten sind die Anlässe für die wechselseitigen Bewirtungen. Bei Befolgung der einzelnen Kodices ist der **Missbrauch von Bewirtungen zu Zwecken der Belohnung oder der Beeinflussung von Entscheidungen** ausgeschlossen. Gleichwohl bleibt auf Seiten desjenigen, der zu einer Bewirtung einlädt – tendenziell ist dies eher die Industrie – die Frage im Raum, ob und in welchem Umfang die Bewirtungsaufwendungen ertragsteuerlich abzugsfähig sind. Bedeutung hat am Rande auch die Frage, in welchem Umfang insoweit gezahlte Umsatzsteuer als Vorsteuer abziehbar ist. Die nachfolgenden Ausführungen beschränken sich auf Bewirtungen, die keine korruptive Handlung darstellen und bei denen somit das Abzugsverbot des § 4 Abs. 5 Satz 1 Nr. 10 EStG nicht greift. **98**

Wie bei allen Betriebsausgaben setzt auch die Abzugsfähigkeit von Bewirtungsaufwendungen allgemein eine **betriebliche Veranlassung** voraus. Dies bedeutet, dass die Bewirtung und die hiermit verbundenen Aufwendungen objektiv mit dem Betrieb zusammen hängen müssen und subjektiv dem Betrieb zu dienen bestimmt sind; ferner darf es sich nicht um Aufwendungen für die Lebensführung des Steuerpflichtigen handeln.[120] Es liegt in der Natur der Bewirtung, dass gerade das letztgenannte Kriterium die meisten Probleme bereitet, da das Essen und Trinken einen wesentlichen Teil der Lebensführung ausmacht, also typischer Weise außerbetrieblich veranlasst ist. Bei grundsätzlich betrieblich veranlassten Bewirtungen hat der Gesetzgeber dem zwangsläufig bei der Beköstigung von Personen bestehenden Zusammenhang mit der privaten Lebensführung Rechnung dadurch getragen, indem in § 4 Abs. 5 Satz 1 Nr. 2 EStG pauschal 30% der angemessenen Bewirtungsaufwendungen vom Abzug ausgeschlossen werden. Allerdings ist nicht jede Beköstigung von Personen eine Bewirtung im Sinne dieser Vorschrift und deshalb mit einer 30prozentigen Kürzung verbunden. Vielmehr gilt die Kürzungsvorschrift bei Bewirtungen aus „geschäftlichem" Anlass, nicht bei geringen Aufmerksamkeiten oder Beköstigung eigener Angestellter. Die Kürzungsvorschrift ist auch dann nicht einschlägig, wenn die Beköstigung unangemessen ist; dann nämlich sind die Aufwendungen nicht nur zu kürzen, sondern gänzlich vom Abzug ausgeschlossen. Schließlich dürfte die **Nähe** sämtlicher Beköstigungen **zur privaten Lebensführung** auch der Grund dafür sein, dass der Gesetzgeber strenge Anforderungen an den Nachweis sowie die Verbuchung von Bewirtungsaufwendungen stellt und bei deren Verletzung die Aufwendungen ebenfalls gänzlich vom Abzug ausschließt. In einer Übersicht lässt sich diese Systematik der Abziehbarkeit von Bewirtungsaufwendungen wie folgt zusammenfassen (Abb. 15). **99**

Die nachfolgende Darstellung einzelner Aspekte der Bewirtung folgt der Systematik der Übersicht.

---

[120] *BFHE* (GrS) 140, 50, 55.

unbeschränkt abziehbar	beschränkt abziehbar	nicht abziehbar
– Aufmerksamkeiten in geringem Umfang (Kaffee, Tee, Gebäck etc.) – Bewirtung ist vertraglich im Rahmen eines Leistungsaustauschs geschuldet – bewirtete Personen sind Arbeitnehmer des bewirtenden Unternehmens (es sei denn, es liegt ein geschäftlicher Anlass vor)	– Bewirtung erfolgt aus „geschäftlichem" Anlass – Beschränkung auch für Bewirtung von eigenen Angestellten, die an „geschäftlicher" Bewirtung teilnehmen – abziehbar sind 70% der angemessenen Bewirtungskosten (nach 31. 12. 2003 beginnende Wirtschaftsjahre; vorher 80%)	– unangemessene Bewirtungskosten – nicht korrekt nachgewiesene Bewirtungskosten – nicht korrekt verbuchte Bewirtungskosten

Abb. 15: Abziehbarkeit betrieblich veranlasster Bewirtungskosten

1. Unbeschränkt abziehbare Bewirtungsaufwendungen

100   Zu den Bewirtungsaufwendungen, die nicht der Kürzung unterliegen, gehören **Aufmerksamkeiten in geringem Umfang** und Produkt- oder Warenverkostungen. Zu den Aufmerksamkeiten in geringem Umfang zählen z. B. Kaffee, Tee und Gebäck anlässlich betrieblicher Besprechungen, wenn es sich hierbei um eine übliche Geste der Höflichkeit handelt.[121] Auch wenn ein üblicher Höflichkeitsstandard sicherlich nur schwer zu definieren ist, dürfte das Anbieten von Wasser, Säften und anderen nichtalkoholischen Getränken zweifellos dazu gehören. Im Hinblick auf das in den Einkommensteuerrichtlinien beispielhaft erwähnte Gebäck liegt die schädliche Grenze wohl darin, dass die Backwaren eine Art oder einen Umfang annehmen, der dem einer Hauptmahlzeit gleichkommt. Gleichzeitig dürften jedoch auch andere Esswaren, die zwar kein Gebäck sind aber andere Kleinigkeiten darstellen und die typischer Weise zwischen den Hauptmahlzeiten verzehrt werden, diese aber nicht ersetzen, zu den zulässigen üblichen Gesten der Höflichkeit zu zählen sein. Bei den ebenfalls nicht zu Bewirtungsaufwendungen mit Kürzung zählenden Verkostungen handelt es sich beispielsweise um Produktpräsentationen auf Messen.[122] Dem entsprechend sind etwa diätetische Produkte oder Proben künstlicher Ernährung, die auf Messen oder Kongressen angeboten werden, bereits begrifflich ebenso keine Bewirtungen im vorliegenden Sinne, wie die erwähnten Aufmerksamkeiten. Aufwendungen hierfür bleiben im vollen Umfang abziehbar.

101   Ein weiteres Beispiel uneingeschränkt abziehbarer Aufwendungen für **Beköstigungen** ist es, wenn die Beköstigung **im Rahmen eines Leistungsaustauschs** geschuldet ist.[123] In dem von dem FG Düsseldorf am 16. 1. 2001 entschiedenen Fall bot ein Unternehmen der medizintechnologischen Industrie einem Kunden ein selbstveranstaltetes Ausbildungsseminar an, in dessen Rahmen die Anwender der Medizingeräte geschult wurden. Auf der Grundlage des Vertrages, den das Unternehmen zur Durchführung des Seminars mit dem Kunden abschloss, sollten die Mitarbeiter des Kunden für den Aufenthalt, also auch für die Verpflegung nichts zahlen müssen. Das FG Düsseldorf kam zu dem (zutreffenden) Schluss, dass die Verpflegung der Mitarbeiter des Kunden keine der Kürzung unterliegende Bewirtung darstelle. Bemerkenswert ist bei dem entschiedenen Fall, dass der Kunde des medizintechnologischen Unternehmens für die in Anspruch genommenen Ausbildungsseminare keine separate Vergütung zu entrichten hatte. Das Finanzgericht stellte fest, dass es sich

---

[121] So die Finanzverwaltung in R 4.10 Abs. 5 Satz 9 Nr. 1 EStR; mit weiterer Begründung *Schmidt*, FR 1990, 245.

[122] Vgl. *FG Münster* Urt. v. 29. 9. 1995 zu Bewirtungskosten auf Messeständen, EFG 1996, 1203; das Urteil wurde wegen anderer Gründe, die nicht die hier angesprochene Problematik betreffen, aufgehoben.

[123] *FG Düsseldorf* Urt. v. 16. 1. 2001, rkr., EFG 2001, 731; R 4.10 Abs. 5 Satz 7 EStR; *OFD Münster* Vfg. v. 2. 10. 2003, DStR 2003, 2225.

mangels separater Vergütung aber keinesfalls um eine unentgeltliche Zuwendung handelte, weil die Aufwendungen für das Seminar und die Verpflegung in vollem Umfang in die Kalkulation der verkauften medizintechnischen Anlage eingegangen waren. Dem entsprechend war das Seminar einschließlich Bewirtung in dem Gesamtpreis vom Kunden mitbezahlt. Schließlich sind auch **Lebensmittel-Präsentkörbe** keine Bewirtungen im vorliegenden Sinne.[124] Es handelt sich bei solchen Präsentkörben ebenso wie bei der Zuwendung von Alkoholika in geschlossenen Behältnissen (etwa Sekt- oder Weinpräsente) um Geschenke, die voll abziehbar bleiben, falls sie die Freigrenze des § 4 Abs. 5 Satz 1 Nr. 1 EStG von 35 EUR nicht übersteigen.

2. Beschränkt abziehbare Bewirtungsaufwendungen

Die in § 4 Abs. 5 Satz 1 Nr. 2 EStG vorgesehene Beschränkung der Abziehbarkeit auf 70% der angemessenen Bewirtungsaufwendungen bezieht sich auf Bewirtungen aus geschäftlichem Anlass. Dies bedeutet nicht, dass bei Bewirtungen, bei denen ein geschäftlicher Anlass fehlt, der Abzug uneingeschränkt zulässig ist. Wie dargelegt, muss die **betriebliche Veranlassung der Bewirtung** als allgemeine Voraussetzung der Abziehbarkeit stets gegeben sein. Das zusätzliche Merkmal des geschäftlichen Anlasses dient vielmehr dazu, bei betrieblich veranlassten Bewirtungen, die nicht gleichzeitig auch einen „geschäftlichen" Anlass haben, die uneingeschränkte Abziehbarkeit zu bewahren. Geschäftlich veranlasst ist insbesondere die Bewirtung von Personen, zu denen bereits Geschäftsbeziehungen bestehen oder zu denen Geschäftsbeziehungen aufgenommen werden sollen. Nehmen an der Bewirtung von Personen aus geschäftlichem Anlass Arbeitnehmer des Steuerpflichtigen teil, gilt auch für sie die Abzugsbegrenzung. Nicht geschäftlich, sondern allgemein betrieblicher Natur – und damit nicht im Abzug begrenzt – ist die ausschließliche Bewirtung von Arbeitnehmern des bewirtenden Unternehmens.[125] Es stellen sich dann allenfalls lohnsteuerliche Fragen. So weit aber Arbeitnehmer des Unternehmens bei einer Veranstaltung wie einer Fortbildungsveranstaltung oder einem Betriebsfest anwesend sind, fallen die Aufwendungen für deren Mahlzeiten nicht unter § 4 Abs. 5 Satz 1 Nr. 2 EStG. Die gesamten Bewirtungsaufwendungen können nach der Zahl der Teilnehmer aufgeteilt werden und die Aufwendungen, die auf die Arbeitnehmer entfallen, können unbegrenzt abgezogen werden. Überwiegt dagegen der geschäftliche Anlass des Essens z.B. anlässlich eines Geschäftsabschlusses, bei dem sowohl Geschäftspartner als auch Arbeitnehmer des Unternehmens anwesend sind, so fallen die Aufwendungen für die Bewirtung der Arbeitnehmer unter § 4 Abs. 5 Satz 1 Nr. 2 EStG und die Aufwendungen sind nur begrenzt abziehbar.[126]

Die **Angemessenheit von Aufwendungen** für die Bewirtung richtet sich insbesondere nach der allgemeinen Verkehrsauffassung. Dabei sind die Umstände des Einzelfalls zu berücksichtigen. Als Kriterien für die Beurteilung der Angemessenheit kommen vor allem in Betracht die Größe des Unternehmens, die Höhe des Umsatzes/Gewinns, Umfang und Intensität der Geschäftsbeziehungen zu den bewirteten Geschäftspartnern, wirtschaftliche Bedeutung des angestrebten Geschäftsabschlusses oder der Geschäftsbeziehungen (z.B. will der Steuerpflichtige die Geschäftsbeziehungen gegen starke Konkurrenz erhalten), die Bedeutung der Repräsentation für den Geschäftserfolg, die Stellung der bewirteten Personen und schließlich auch die Gepflogenheiten des (potentiellen) Geschäftspartners. Nach Auffassung der Finanzverwaltung ist die Angemessenheit besonders an den jeweiligen Branchenverhältnissen zu beurteilen. Entscheidend ist, ob ein **ordentlicher und gewissenhafter Unternehmer** angesichts der erwarteten Vorteile und Kosten die Aufwendungen ebenfalls auf sich genommen hätte.[127] Auch wenn es nach den Verhältnissen der Branchen

---

[124] *Broudré*, DB 1995, 1430, 1431.
[125] R 4.10 Abs. 7 EStR.
[126] R 4.10 Abs. 6 Satz 7 EStR; *Herrmann/Heuer/Raupach/Bahlau,* § 4 EStG, Rdnr. 1215 m.w.N.
[127] H 4.10 Abs. 12 Stichwort „Angemessenheit" EStR; *Herrmann/Heuer/Raupach/Bahlau,* § 4 EStG, Rdnr. 1223 m.w.N.

der Arzneimittel- und Medizinprodukteherstellern üblich sein sollte, auch Bewirtungen gehobener Kategorie durchzuführen, wird die Angemessenheit im Sinne des Steuerrechts sicherlich nicht die in der Unternehmenspraxis zu beachtende Obergrenze bilden. Vielmehr dürften die Obergrenzen durch die Vorschriften des Strafrechts und der einschlägigen Branchenkodices vorgegeben sein (vgl. Kap. 11 Rdnr. 324 ff.). Mit der Einhaltung dieser Grenzen ist in der Regel nicht zu befürchten, dass die steuerlichen Maßstäbe der Angemessenheit überschritten werden.

3. Nicht abziehbare Bewirtungsaufwendungen

104 Bei der Frage, welche Bewirtungskosten nicht abziehbar sind, stellt sich allgemein zunächst die Frage, was überhaupt Teil der Bewirtungskosten sein kann und inwieweit auch **Nebenkosten** einer Bewirtung in die Betrachtung einzubeziehen sind. Typische Kosten im Zusammenhang mit einer Bewirtung können z. B. **Trinkgelder** sein, **Garderobegebühren, Eintrittszahlungen, Taxikosten, Saalmiete** und Kosten der Darbietung für Musik oder andere Aufführungen. Inwieweit die anzuerkennenden Nebenkosten einer Bewirtung abziehbar sein können, richtet sich sodann wieder nach der Angemessenheit (vgl. hierzu Rdnr. 103).

105 Nachdem die zu berücksichtigenden Bewirtungsaufwendungen festgestellt worden sind, deren Angemessenheit feststeht und wegen geschäftlichen Anlasses die Kürzung um die gesetzlich vorgesehenen 30% vorgenommen worden ist, müssen weitere Voraussetzungen für die Abziehbarkeit des so ermittelten Betrags erfüllt sein. Materielle Voraussetzung des Abzugs von Bewirtungskosten ist der **Nachweis**. Dieser hat grundsätzlich schriftlich zu erfolgen, wobei die Verwendung eines bestimmten Vordrucks nicht vorgeschrieben ist. Inhaltlich sind die Anforderungen an den Nachweis jedoch streng. Keine Probleme bereitet in der Praxis die Angabe zu Tag und Ort der Bewirtung, zur Höhe der Aufwendungen sowie der Namen der Bewirteten sowie des Bewirtenden. Bei einer großen Zahl von Bewirteten und einhergehender Unzumutbarkeit der Ermittlung des Namens jedes Teilnehmers ist die bloße Angabe der Zahl der Teilnehmer ausreichend.[128] Ein typischer Fall für die bloße Angabe der Zahl der Teilnehmer ist ein **„Business Lunch"** im Rahmen eines Kongresses. Sofern ein Unternehmen beispielsweise im Rahmen eines Kongresses oder einer Fortbildungsveranstaltung für eine gewisse Zeit einen der Kongressräume zur Abhaltung eines selbst veranstalteten Vortrages anmietet und die Teilnehmer des Kongresses dort bewirtet, ist es ausreichend, eine Zählung der Teilnehmer durchzuführen und auf dem Bewirtungsbeleg die Zahl zu vermerken. Voraussetzung für eine Bewirtung ist in diesem Zusammenhang, dass es sich bei dem „Business Lunch" nicht nur um den Verzehr von Kleinigkeiten handelt, die noch als unbeschränkt abzugsfähige Aufmerksamkeiten gelten. Wenn im Rahmen des „Business Lunch" ein Büfett angeboten wird, das bei Inanspruchnahme eine Hauptmahlzeit darstellt, so dürfte allerdings von einer Bewirtung auszugehen sein.

106 In der Praxis bereitet eine Nachweisvoraussetzung erfahrungsgemäß die meisten Probleme. Hierbei handelt es sich um den Anlass der Bewirtung. Dieser muss konkret angegeben werden. Allgemeine Angaben wie „Kundenpflege", „Geschäftsfreundebewirtung", „wissenschaftlicher Austausch" oder „Kontaktpflege" kennzeichnen den Anlass nicht in ausreichender Weise.[129] Dem entsprechend sind im Kontext der Kooperation mit medizinischen Einrichtungen und Ärzten Aussagen wie „wissenschaftlicher Austausch", „Besprechung von Anwendungsproblemen" oder „medizinisches Informationsgespräch" nicht ausreichend. Die dargestellten Beispiele für einen Anlass sind allerdings dann ausreichend, wenn die konkrete wissenschaftliche Frage etwa im Zusammenhang mit einer Studie erwähnt wird, die Anwendungsprobleme eines bestimmten Produktes genannt werden oder Informationen über bestimmte genannte Produkte betroffen sind. In der Praxis ist streng darauf zu achten, dass die Angaben zum Anlass der Bewirtung nicht nur zutreffend und

---

[128] R 4.10 Abs. 9 Satz 2 ff. EStR.
[129] *BFH/NV* 1997, 218.

möglichst detailreich beschrieben werden, sondern dass die Angabe auch zeitnah geschieht. Die Erstellung des Nachweises und die **Angabe des Anlasses** können grundsätzlich nicht nachgeholt werden. Jedenfalls ist streitig, ob die spätere Ergänzung von Angaben zum Anlass der Bewirtung zulässig ist. Die höchstrichterliche Rechtsprechung zur Möglichkeit der nachträglichen Ergänzung betrifft vorwiegend Fälle, in denen – wie dies früher vorgesehen war – ein amtlicher Vordruck zum Nachweis auszufüllen war. In der Kommentarliteratur wird davon ausgegangen, dass nachträgliche Ergänzungen zulässig sind.[130] Im Rahmen von Gaststättenbewirtungen ist dem Nachweis die Rechnung der Gaststätte beizufügen. Bei Rechnungen über 100 Euro wird von der Finanzverwaltung die Angabe des Namens des Bewirtenden auf der Rechnung durch die Gaststätte selbst verlangt.[131]

Schließlich setzt der steuerliche Abzug der Bewirtungsaufwendungen eine **getrennte Verbuchung** voraus. Gemäß § 4 Abs. 7 Satz 1 EStG sind die Bewirtungsaufwendungen einzeln und getrennt von den sonstigen Betriebsausgaben aufzuzeichnen. § 4 Abs. 7 Satz 2 EStG bestimmt, dass die Bewirtungsaufwendungen bei der Gewinnermittlung nur berücksichtigt werden, wenn sie nach Satz 1 besonders aufgezeichnet sind. Die Berichtigung von Buchungen, die entgegen dem Trennungsgrundsatz oder Einzelerfassungsgrundsatz erfolgen, ist in bestimmten Grenzen zulässig.[132]

107

4. Umsatzsteuerliche Aspekte der Bewirtung

Für das bewirtende Unternehmen stellt sich stets die Frage, ob die in den Bewirtungsaufwendungen enthaltene **Umsatzsteuer als Vorsteuer abziehbar** ist. Die gesetzliche Kernvorschrift in diesem Zusammenhang ist § 15 Abs. 1a Satz 1 UStG, der bestimmt, dass Vorsteuerbeträge nicht abziehbar sind, die auf Aufwendungen entfallen, für die das Abzugsverbot des § 4 Abs. 5 Satz 1 Nr. 1 bis 4, 7, Abs. 7 EStG oder des § 12 Nr. 1 EStG gilt. Demgemäß betrifft das Verbot des Vorsteuerabzugs alle vorstehend abgehandelten ertragsteuerlichen Abzugsverbote bzw. -beschränkungen, d.h. Abzugsverbote des § 4 Abs. 5 Satz 1 EStG aus dem Gesichtspunkt des Geschenks (Nr. 1), der Bewirtung (Nr. 2), der Unangemessenheit und des Zusammenhangs mit der Lebensführung (Nr. 7) sowie des § 4 Abs. 7 EStG (unkorrekte Nachweise oder Verbuchungen). Eine Ausnahme von den dargestellten Abzugsverboten gilt allerdings, denn § 4 Abs. 5 Satz 1 Nr. 10 EStG ist im Katalog der vorsteuerschädlichen Abzugsverbote nicht enthalten. Verwirklicht somit eine Bewirtung den Tatbestand eines Korruptionsdelikts, bleibt der Vorsteuerabzug erhalten, falls nicht gleichzeitig ein anderes ertragsteuerliches Abzugsverbot einschlägig ist. Im Übrigen wird der Vorsteuerabzug im Hinblick auf den nach § 4 Abs. 5 Satz 1 Nr. 2 EStG vorzunehmenden Kürzungsanteil von 30% nicht ausgeschlossen, vgl. § 15 Abs. 1a Satz 2 UStG.

108

---

[130] Vgl. *Schmidt/Heinicke*, § 4 EStG, Rdnr. 554.
[131] R 4.10 Abs. 8 Satz 4 EStR.
[132] *Schachtmeyer*, DB 1996, 351.

Kapitel 9. Kartellrechtliche Compliance

Literatur: *Bahr*, Die Behandlung von Vertikalvereinbarungen nach der 7. GWB-Novelle, WuW 2004, 259; *Bechtold*, EG-Gruppenfreistellungsverordnungen – eine Zwischenbilanz, EWS 2001, 49; *Bechtold*, Kartellgesetz GWB, 5. Aufl., München 2008; *Berg*, Korruption in Unternehmen und Risikomanagement nach § 91 Abs. 2 AktG, AG 2007, 271; *Besen*, Fusionskontrolle frühzeitig beachten – Prüfen lassen, bevor das Kartellamt ein Entflechtungsverfahren einleitet, KU 2009, 54; *Besen*, Kooperationspflichten bei Dawn Raids, in: Marktzugangsbedingungen und Marktzugangsschranken, Tagungsband zu den Marburger Gesprächen zum Pharmarecht 2009, i. E., Baden-Baden, S. 94; *Besen*, Krankenhausfusionen im Blickpunkt des Kartellrechts, KU 2008, 48; *Besen*, Pharmabranche unter Verdacht – EU-Wettbewerbskommission startet Sektoruntersuchung, CHEManager 3/2008, 1; *Besen*, Registration under Reach – Unavoidable Risks of Competition Law Infringements, CHEManager Europe 6/2008, 1, 4; *Besen/Gärtner/Mayer/Vormann*, Zum Kommissionsbericht über die Untersuchung des Arzneimittelsektors – Kritische Notizen aus patent- und kartellrechtlicher Sicht, PharmR 2009, 432; *Besen/Gronemeyer*, Kartellrechtliche Risiken bei Unternehmenskäufen – Informationsaustausch und Clean Team, CCZ 2009, 67; *Besen/Mayer*, Medizinprodukteindustrie – im Fokus der Kartellbehörden?, MPJ 2008, 16, 89; *Besen*, Sektoruntersuchung der Europäischen Kommission im Pharmabereich, pharmind 2009, 80 f.; *Besen*, Untersuchung des Pharmasektors durch die Europäische Kommission – branchenübergreifende Bedeutung für Kartell- und geistiges Eigentumsrecht, EWS 2009, 28 ff.; *Brevern*, Fusionskontrolle: Kommt die zweite Umsatzschwelle?, BB 2008, 2195; *Bürkle*, Corporate Compliance als Standard guter Unternehmensführung des deutschen Corporate Governance Kodex, BB 2007, 1797; *Dieners*, Kommentierung des § 29 AMG, in: Sander (Hrsg.), Arzneimittelrecht, Loseblattsammlung, Stuttgart (Stand: Dez. 2008); *Dreher*, Die kartellrechtlicher Bußgeldverantwortlichkeit von Vorstandsmitgliedern. Vorstandshandeln zwischen aktienrechtlichem Legalitätsprinzip und kartellrechtlicher Unsicherheit, FS Konzen, Tübingen 2006, S. 85; *Ehle/Schütze*, Lizenzvertrieb, Co-Promotion, Co-Marketing und Mitvertrieb, in: Dieners/Reese (Hrsg.), Handbuch des Pharmarechts, München 2010, § 10; *Fleischer*, Kartellverstöße und Vorstandsrecht, BB 2008, 1070; *Fleischer*, Vorstandsverantwortlichkeit und Fehlverhalten von Unternehmensangehörigen – Von der Einzelüberwachung zur Errichtung einer Compliance-Organisation, AG 2003, 291; *von Graevenitz/Besen*, Die Übertragung von Arzneimittelzulassungen im Lichte der Fusionskontrolle, PharmR 2009, 1 ff.; *von Graevenitz*, Grenze des Informationsaustausches – EU-Kommission definiert zulässiges Verhalten unter Wettbewerbern, Lebensmittelzeitschrift 2008, 32; *Hahn*, Die Kontrolle von Zusammenschlüssen nach ihrem Vollzug, WuW 2007, 1084; *Hansen*, Die wettbewerbspolitische Beurteilung von Forschungs- und Entwicklungskooperationen zwischen konkurrierenden Unternehmen, WuW 1999, 468; *Hasselblatt* (Hrsg.), Gewerblicher Rechtsschutz, 2. Aufl., München 2005; *Hauschka*, Compliance, Compliance-Manager, Compliance-Programme – Eine geeignete Reaktion auf gestiegene Haftungsrisiken für Unternehmen und Management?, NJW 2004, 257; *Hirsch/Montag/Säcker* (Hrsg.), Münchener Kommentar zum Europäischen und deutschen Wettbewerbsrecht (Kartellrecht), Band 1, Europäisches Wettbewerbsrecht, München 2007; *dies.*, Münchener Kommentar zum Europäischen und deutschen Wettbewerbsrecht (Kartellrecht), Band 2, Gesetz gegen Wettbewerbsbeschränkungen, München 2008; *Horn*, Die Haftung des Vorstands der AG nach § 93 AktG und die Pflichten des Aufsichtsrats, ZIP 1997, 1129; *Immenga/Mestmäcker* (Hrsg.), Wettbewerbsrecht, Band 2, GWB, Kommentar zum Deutschen Kartellrecht, 4. Aufl., München 2007; *Kapp*, Die Einfallstore des Kartellrechts, CCZ 2008, 11; *Kapp/Schlump*, Ist die Vernichtung von (kartellrechtlich relevanten) Unternehmensunterlagen zulässig?, BB 2008, 2478; *Koenig/Engelmann*, Parallelhandelsbeschränkungen im Arzneimittelbereich auf dem Prüfstand des Art. 82 EG, GRUR Int. 2005, 304; *Kort*, Verhaltensstandardisierung durch Corporate Compliance, NZG 2008, 81; *Kraßer*, Ein Lehr- und Handbuch zum deutschen Patent- und Gebrauchsmusterrecht, Europäischen und Internationalen Patentrecht, 5. Aufl., München 2005; *Kuchinke/Hermann*, Aktuelle Kontroversen bezüglich der ökonomischen Beurteilung von Krankenhauszusammenschlüssen in Deutschland, WuW 2006, 991; *Kühnen*, Die verfahrensrechtliche Behandlung der Entflechtungsverfügung in der deutschen Fusionskontrolle, Diss. 2008, Köln u. a. 2008; *Langen/Bunte* (Hrsg.), Kommentar zum deutschen und europäischen Kartellrecht, Band 1, Deutsches Kartellrecht, München 2006; *dies.* (Hrsg.), Kommentar zum deutschen und europäischen Kartellrecht, Band 2, Europäisches Kartellrecht, München 2006; *Lettl*, Unwirksamkeit von Rechtsgeschäften nach § 41 Abs. 1 Satz 2 GWB bei Verstoß gegen das Vollzugsverbot, WuW 2009, 249; *Lübbig/Klasse*, Kartellrecht im Pharma- und Gesundheits-

Kapitel 9. Kartellrechtliche Compliance

sektor, Baden-Baden 2007; *Mayer/Miege*, Die Rechtsfolgen eines Verstoßes gegen das zusammenschlussrechtliche Vollzugsverbot – Nichtigkeit der den Verstoß begründenden Rechtsgeschäfte?, BB 2008, 2031; *Nolte*, Reform des EG-Kartellrechts für Vertriebs- und Zulieferverträge, BB 1998, 2429; *Pampel*, Die Bedeutung von Compliance-Programmen im Kartellordnungswidrigkeitenrecht, BB 2007, 1636; *Reese*, Europarecht, in: Hasselblatt (Hrsg.), Münchener Anwaltshandbuch Gewerblicher Rechtsschutz, 2. Aufl., München 2005; *Schneider*, Compliance als Aufgabe der Unternehmensleitung, ZIP 2003, 645; *Schütze*, Forschung und Entwicklung, in: Loewenheim/Meessen/Riesenkampff (Hrsg.), Kartellrecht, Band 1, Europäisches Kartellrecht, München 2005; *Semler/Bauer*, Die neue EU-Gruppenfreistellungsverordnung für vertikale Wettbewerbsbeschränkungen – Folgen für die Rechtspraxis, DB 2000, 193; *Senge*, Karlsruher Kommentar zum Gesetz über Ordnungswidrigkeiten, 3. Aufl., München 2006; *Siebert/Pries*, Kartellrechtliche Marktabgrenzung im Pharma-Bereich, Pharma Recht 2007, 147; *Soltesz/Puffer*, Krankenhäuser im Fokus des Europäischen Wettbewerbsrechts, EWS 2006, 438; *Wiedemann* (Hrsg.), Handbuch des Kartellrechts, München 1999; *Wissmann/Dreyer/Witting*, Kartell- und regulierungsbehördliche Ermittlungen im Unternehmen und Risikomanagement, München 2008.

Übersicht

	Rdnr.
A. Einleitung	1
B. Rechtsfolgen	6
I. Rechtsfolgen für das Unternehmen	7
II. Rechtsfolgen für die handelnden Personen	8
III. Rechtsfolgen für die Unternehmensleitung	9
C. Risikofelder	10
I. Das Verbot wettbewerbsbeschränkender Absprachen, Art. 101 Abs. 1 AEUV, § 1 GWB	11
1. Umgang mit Wettbewerbern	12
2. Forschungs- und Entwicklungskooperationen	17
3. Technologietransfervereinbarungen	19
4. Einkaufsgemeinschaften	21
5. Informationsaustausch	24
6. Vertikale Vereinbarungen	28
a) Bindung des Kunden/Vertragshändlers	29
b) Bindung des Herstellers	30
c) Vertriebsbeschränkungen	31
d) Bindung in Handelsvertreterverträgen	32
7. Co-Promotion/Co-Marketing	33
8. Zwischenresümee	34
II. Das Verbot des Missbrauchs einer marktbeherrschenden Stellung, Art. 102 AEUV, §§ 19, 20 GWB	35
1. Behinderungsmissbrauch	36
a) Kampfpreisstrategien	36
b) Missbräuchliche Rabattgestaltung	37
c) Das Verhältnis der Missbrauchsaufsicht zum Schutz des geistigen Eigentums	38
d) Verhinderung von Parallelimporten	40
2. Ausbeutungsmissbrauch	41
3. Diskriminierungsverbot	42
4. Zwischenresümee	43
III. Fusionskontrolle	44
1. Aufgreifschwellen	45
2. Materielle Prüfungskriterien	47
a) Arzneimittelbereich	48
b) Krankenhaussektor	49
D. Ermittlungen der Kartellbehörde	50
I. Zuständigkeiten Bundeskartellamt/Europäische Kommission	50
II. Ermittlungsverfahren	51
E. Maßnahmen zur Risikobegrenzung	57
I. Bedeutung	57
II. Schulungen	59
III. Internetbasierte Lernprogramme	60
IV. Überprüfungen	61
V. Verhaltensanleitung für Dawn Raids	62

A. Einleitung

Mehr als sechs Jahre ist es her, dass die EG-Verordnung 1/2003 (VO 1/2003)[1] in Kraft getreten ist und das europäische Kartellverfahrensrecht grundlegend reformiert hat.[2] Das bis dahin 40 Jahre lang geltende Prinzip des Kartellverbots mit Erlaubnisvorbehalt („Anmeldesystem") wurde durch ein **System der Legalausnahme** ersetzt. Der nationale Gesetzgeber führte mit der 7. Novelle des Gesetzes gegen Wettbewerbsbeschränkungen (GWB) ebenfalls das Legalausnahmensystem ein.[3]

Die Freistellungswirkung des Art. 101 Abs. 3 Vertrag über die Arbeitsweise der Europäischen Union (AEUV)[3a] bzw. § 2 GWB ergibt sich bei Vorliegen der Freistellungsvoraussetzungen nunmehr automatisch. Den Unternehmen obliegt damit eine **kartellrechtliche Selbsteinschätzung**.[4] Sie können also bei den Kartellbehörden nicht mehr die Beurteilung und Billigung des beabsichtigten Verhaltens beantragen, sondern müssen selbst prüfen, ob sie kartellrechtskonform handeln. Die dadurch frei gewordenen Kapazitäten der Kartellbehörden werden verstärkt für Ermittlungstätigkeiten eingesetzt.[5] Gleichzeitig stocken die Behörden ihre für die Verfolgung von Kartellverstößen notwendigen Ressourcen kontinuierlich auf. Hinzu kommen die sogenannten **Kronzeugenregelungen**, die einen erheblichen Anreiz (Bußgeldreduzierung bis hin zur vollständigen Immunität) bieten, den Wettbewerbsbehörden ein Kartell anzuzeigen.[6]

Diese Entwicklungen bergen für die Unternehmen erhebliche Risiken: Stellen die Behörden im Zuge einer Überprüfung einen Kartellrechtsverstoß fest, drohen empfindliche Konsequenzen für das Unternehmen, die handelnden Personen und die Unternehmensleitung. Eine verantwortungsbewusste Unternehmensleitung hat daher auch ein besonderes Augenmerk darauf zu legen, dass kartellrechtliche Vorgaben eingehalten werden. Nach Möglichkeit sind Maßnahmen zu ergreifen, die das kartellrechtskonforme Verhalten des Unternehmens, der Organmitglieder und der Mitarbeiter hinsichtlich kartellrechtlicher Vorgaben gewährleisten (**„Compliance"**).[7] Es wäre ein Trugschluss zu glauben, dass nur große, international operierende Unternehmen vorbeugende Maßnahmen treffen müssten. Zunehmend rücken auch mittelständische und kleinere Unternehmen in den Fokus der Kartellrechtsbehörden.[8]

Die Wettbewerbsbehörden erstrecken ihre Ermittlungen auf eine Vielzahl von Industriesektoren. Insbesondere der Gesundheitssektor ist in jüngster Zeit jedoch verstärkt untersucht worden: Die Europäische Kommission hat beispielsweise am 8. 7. 2009 ihren Abschlussbericht zur breit angelegten **Untersuchung der Wettbewerbsbedingungen im Pharmasektor** vorgelegt.[9] Nach den Erkenntnissen der Kommission funktioniert der Wettbewerb

---

[1] Verordnung (EG) Nr. 1/2003 des Rates vom 16. 12. 2002 zur Durchführung der in den Artikeln 81 und 82 des Vertrages [Art. 101 und 102 AEUV] niedergelegten Wettbewerbsregeln, ABl. EG 2003 L 1/1.
[2] Die Europäische Kommission hat im Sommer diesen Jahres eine öffentliche Anhörung zu den Erfahrungen mit der VO 1/2003 eingeleitet, vgl. hierzu die Presseerklärung vom 24. 7. 2008, www.europa.eu (rapid/press releases).
[3] Dem deutschen Gesetzgeber blieb wegen des erweiterten Vorrangs des Gemeinschaftsrechts keine andere Wahl, als diesen Wechsel ebenfalls zu vollziehen, *Immenga/Mestmäcker,* in: Immenga/Mestmäcker, GWB, Einleitung, Rdnr. 28.
[3a] Umbenannt durch den Vertrag von Lissabon, vormals: Vertrag über die Europäische Gemeinschaft.
[4] *Fleischer,* BB 2008, 1070, 1071.
[5] *Besen/Mayer,* MPJ 2008, 16.
[6] So wurden im Jahr 2008 beispielsweise alleine beim Bundeskartellamt 35 Bonusanträge in 21 Fällen gestellt, http://www.bundeskartellamt.de/wDeutsch/archiv/PressemeldArchiv/2008/2008_12_18.php.
[7] Die nachfolgenden Ausführungen beleuchten lediglich die speziellen kartellrechtlichen Aspekte der Compliance. Allgemeine Ausführungen dazu finden sich in Kapitel 7.
[8] *Kapp,* CCZ 2008, 11.
[9] Der Abschlussbericht und weitere Informationen hierzu sind im Internet auf den Seiten der Kommission unter http://ec.europa.eu/competition/sectors/pharmaceuticals/inquiry/index.html abrufbar.

im Pharmabereich nicht ordnungsgemäß. Insbesondere bei innovativen und/oder generischen Arzneimitteln soll der Wettbewerb verfälscht bzw. eingeschränkt sein, was eine ungünstige Preisentwicklung zulasten des Patienten verursache. In ihrem Abschlussbericht wirft die Kommission den Herstellern von Originalpräparaten vor, die Markteinführung von Generika zu verzögern. Darüber hinaus sollen Pharmaunternehmen defensive Patentstrategien verfolgen, um Wettbewerber an der Entwicklung neuer Arzneimittel zu hindern.[10] Mit weiteren Ermittlungstätigkeiten der Europäischen Kommission und der nationalen Kartellbehörden in diesem Bereich ist vor dem Hintergrund des Berichts zu rechnen.[11]

5   Dass die Kartellbehörden auch faktisch in der Lage sind, ihrem Überwachungsauftrag Nachdruck zu verleihen, zeigt die Vielzahl aktueller Ermittlungsverfahren. Im Januar 2008 verhängte etwa das Bundeskartellamt ein Bußgeld von 150 000 Euro gegen acht Apotheken. Seit Anfang 2004 unterliegen nicht rezeptpflichtige, aber apothekenpflichtige Arzneimittel (OTC-Arzneimittel) nicht mehr der Preisbindung, sodass jeder Apotheker seine Preise frei bestimmen kann. Den Apotheken wurde vorgeworfen, eine „Werbegemeinschaft" gegründet und mit abgesprochenen (reduzierten) Preisen versucht zu haben, eine „Discount-Apotheke" vom Markt zu verdrängen.[12] Der Gesichtspunkt des **Ausschlusses des Preiswettbewerbs** lag auch einem ebenfalls im Januar 2008 abgeschlossenen Verfahren des Bundeskartellamts zu Grunde. Im Rahmen dieses Verfahrens wurden Bußgelder gegen neun Landesapothekenverbände, einen Herstellerverband sowie fünf Pharmaunternehmen verhängt. Den Ermittlungen des Bundeskartellamtes zufolge sollen Landesapothekenverbände und der Herstellerverband Ende 2003 Vortragsveranstaltungen in verschiedenen deutschen Städten organisiert haben. Auf diesen Vortragsveranstaltungen, an denen mehrere tausend Apotheker teilnahmen, seien Redner der Apothekerverbände, von Beratungsunternehmen und von pharmazeutischen Herstellern aufgetreten, die den anwesenden Apothekern nahegelegt haben sollen, vom Preiswettbewerb Abstand zu nehmen, und sich statt dessen an die unverbindlichen Preisempfehlungen der Hersteller zu halten.[13] Zwar betreffen diese Verfahren in erster Linie den Arzneimittelbereich. Es dürfte jedoch nur eine Frage der Zeit sein, bis auch **andere Bereiche des Gesundheitsmarktes** in den Fokus der Kartellbehörden rücken.[14]

B. Rechtsfolgen

6   Das mit einem Kartellverstoß einhergehende Risiko ist nicht zu unterschätzen. Nicht nur mittelständischen Unternehmen fehlt aber oftmals die erforderliche **Sensibilität** für die von Verstößen gegen das Kartellrecht ausgehenden rechtlichen Risiken für das Unternehmen und die handelnden Mitarbeiter.

I. Rechtsfolgen für das Unternehmen

7   Gegen das Unternehmen können **Geldbußen** in Höhe von bis zu zehn Prozent des im vorangegangenen Geschäftsjahr erzielten Gesamtumsatzes verhängt werden.[15] Ein Bußgeld

---

[10] Siehe hierzu ausführlich *Besen/Gärtner/Mayer/Vormann*, PharmR 2009, 432 ff.; *Besen/Mayer*, EWS 2009, 28 ff.; *Besen/Mayer*, pharmind 2009, 80 f.
[11] Erste Dawn Raids hat die Europäische Kommission am 6. 10. 2009 vorgenommen.
[12] Siehe die Pressemitteilung des Bundeskartellamts vom 8. 1. 2008, abrufbar unter www.bundeskartellamt.de (Aktuelles/Pressemeldungen).
[13] Hierzu die Pressemitteilung des Bundeskartellamts, abrufbar unter www.bundeskartellamt.de (Aktuelles/ Pressemeldungen).
[14] *Besen/Mayer*, MPJ 2008, 16; das Bundeskartellamt hat zwischenzeitlich etwa Ermittlungen in den Bereichen Kontaktlinsen und Hörgeräte vorgenommen.
[15] Vgl. § 81 Abs. 4 S. 2 GWB. Zur Festlegung des Bußgeldrahmens und Zumessung des konkreten Bußgeldes: *Dannecker/Biermann* in: Immenga/Mestmäcker, GWB, § 81, Rdnr. 314–319.

kann also existenzbedrohend sein. Soweit eine Geldbuße Ahndungscharakter hat, kann sie im Übrigen auch nicht von den Ertragssteuern, insbesondere der Einkommenssteuer, abgezogen werden.[16] Hinzu treten können **Schadensersatzansprüche** Dritter gemäß § 33 Abs. 3 Satz 1 GWB, selbst wenn diese den erlittenen Preisnachteil an nachfolgende Absatzstufen weitergegeben haben. Die Anspruchsteller können sich im Rahmen eines Schadensersatzprozesses der bestandskräftigen Entscheidung der Kartellbehörden bedienen, um so das kartellrechtswidrige Verhalten nachzuweisen. Materiell kaum oder nur schwer bezifferbar sind die Auswirkungen eines Kartellverfahrens für Image und Ansehen eines Unternehmens sowie den Unternehmenswert als solchen. Für die Praxis bedeutsam ist weiterhin, dass kartellrechtswidrige **Vereinbarungen unwirksam** und damit gerichtlich nicht durchsetzbar sind.

II. Rechtsfolgen für die handelnden Personen

Im Gegensatz zum europäischen Kartellrecht nimmt das deutsche Kartellrecht auch die unmittelbar am kartellrechtswidrigen Verhalten beteiligten Personen in die Pflicht. Es kann ein **Bußgeld** von bis zu 1 Mio. Euro verhängt werden (§ 81 Abs. 4 Satz 1 GWB). Strafrechtliche Sanktionen können ebenfalls nicht ausgeschlossen werden, etwa bei Submissionskartellen[17]: Submissionsabsprachen erfüllen den Straftatbestand des Betruges (§ 263 StGB), wenn die Kartellmitglieder den Veranstalter einer Ausschreibung über die Ordnungsmäßigkeit der Preisbildung für ihre Angebote täuschen und ihm oder einem Dritten durch irrtumsbedingte Verfügung ein Vermögensschaden entsteht. Die bloße Abgabe eines Angebots in einem Ausschreibungsverfahren, das auf einer rechtswidrigen Absprache beruht, stellt § 298 StGB unter Strafe. Das Gesetz sieht in beiden Fällen eine Strafandrohung einer **Freiheitsstrafe** von bis zu fünf Jahren vor. Schließlich treten in der Praxis häufig auch arbeitsrechtliche Konsequenzen hinzu. 8

III. Rechtsfolgen für die Unternehmensleitung

Handelt ein Mitglied der Unternehmensleitung ordnungswidrig, kann unmittelbar gegen das jeweilige Mitglied ein Bußgeld verhängt werden, § 130 Abs. 1, 3 OWiG. Ordnungswidrig handelt nach dieser Vorschrift, wer vorsätzlich oder fahrlässig **Aufsichtsmaßnahmen**[18] **unterlässt**, die erforderlich gewesen wären, um in dem Betrieb oder Unternehmen Gesetzesverstöße, zu denen nicht zuletzt Verstöße gegen das Kartellrecht zählen, zu verhindern. Hierzu genügt in der Regel nicht, wenn Mitarbeiter lediglich darauf hingewiesen werden, dass (kartellrechtliche) Bestimmungen einzuhalten sind. Es bedarf zumindest einer konkreten, für jeden Mitarbeiter verständlichen Belehrung.[19] Erforderlich ist weiterhin eine kontinuierliche Überwachung[20] sowie – je nach Unternehmensgröße und Branche – das Treffen von Vorkehrungen, um Kartellverstöße rechtzeitig verhindern zu können.[21] Die Etablierung von Compliance-Programmen erscheint damit nicht nur 9

---

[16] *Bechtold*, GWB, § 81, Rdnr. 3 ff.

[17] Submissionskartelle sind trotz reger Verfolgungsaktivität der Kartellbehörden und drohender Strafverfolgung (§ 298 StGB) in zahlreichen Branchen verbreitet. Kennzeichnend für Submissionskartelle ist die Verpflichtung der Beteiligten, bei Ausschreibungen (z. B. zur Durchführung von Werkverträgen) oder Versteigerungen sich zugunsten eines Kartellmitglieds eines wettbewerbsgerechten Angebots zu enthalten oder Scheinangebote abzugeben, *Zimmer*, in: Immenga/Mestmäcker, GWB, § 1 Rdnr. 258–260. In anderen (europäischen) Staaten können auch allgemeine Kartellverstöße Straftatbestände darstellen.

[18] Die erforderliche Aufsicht gliedert sich in Leitungs-, Koordinations-, Organisations- und Kontrollpflichten. Hierzu *Rogall*, in: Karlsruher Kommentar zum OWiG, § 130, Rdnr. 40 m. w. N.

[19] Vgl. *OLG Düsseldorf* WuW/E 1983, 1893, 1896 f. – „Transportbeton"; *Bechtold*, GWB, § 81, Rdnr. 57; *Fleischer*, BB 2008, 1070, 1071.

[20] BGHSt 9, 319, 323.

[21] *OLG Düsseldorf* WuW/E DE-R 1893 ff.; *Pampel*, BB 2007, 1636, 1637.

tatsächlich sinnvoll, es besteht wohl sogar eine Pflicht hierzu.[22] Mitglieder der Unternehmensleitung können bei einem Kartellverstoß auch dem Unternehmen gegenüber haften. So haben beispielsweise Vorstände einer Aktiengesellschaft gemäß § 93 Abs. 1 Satz 1 AktG bei der Geschäftsführung „die Sorgfalt eines ordentlichen und gewissenhaften Geschäftsleiters anzuwenden".[23] Bei Verstößen (etwa durch mangelnde Aufsicht der Mitarbeiter) sind sie der Gesellschaft nach Abs. 2 dieser Vorschrift zum Ersatz des entstandenen Schadens verpflichtet.[24] Im Ergebnis handelt es sich hierbei um einen Regressanspruch für das von der Kartellbehörde gegen das Unternehmen festgesetzte Bußgeld.

C. Risikofelder

10   Die kartellrechtsrelevanten Risikofelder im Gesundheitssektor sind vielschichtig.[25] In der täglichen Praxis sind insbesondere zwei kartellrechtliche Grundregeln zu beachten: Das Verbot **wettbewerbsbeschränkender Vereinbarungen,** Art. 101 AEUV, § 1 GWB, sowie das Verbot des **Missbrauchs einer marktbeherrschenden Stellung**, Art. 102 AEUV, §§ 19, 20 GWB. Daneben gilt es aber auch, die Vorschriften der Zusammenschlusskontrolle nicht aus den Augen zu verlieren.

I. Das Verbot wettbewerbsbeschränkender Absprachen, Art. 101 Abs. 1 AEUV, § 1 GWB

11   Wettbewerbsbeschränkende Absprachen sind grundsätzlich **verboten.** Hierunter versteht man Vereinbarungen zwischen Unternehmen, Beschlüsse von Unternehmensvereinigungen und aufeinander abgestimmte Verhaltensweisen, die (spürbar) eine Verhinderung, Einschränkung oder Verfälschung des Wettbewerbs bezwecken oder bewirken (vgl. Art. 101 Abs. 1 AEUV, § 1 GWB). Ursprünglich erfasste § 1 GWB ausschließlich zwischen Wettbewerbern zu Stande gekommene Verträge, Vereinbarungen etc., also horizontal wettbewerbsbeschränkende Absprachen. Der europäische Gesetzgeber verfolgt seit jeher einen weitergehenden Ansatz: Art. 101 Abs. 1 AEUV (vormals Art. 81 Abs. 1 EG) erfasst auch vertikal wettbewerbsbeschränkende Absprachen, also Absprachen zwischen Unternehmen, die auf verschiedenen Stufen der Produktions- oder Vertriebsketten tätig sind.[26] Seit der 7. GWB-Novelle verbietet auch § 1 GWB vertikale wettbewerbsbeschränkende Absprachen. Materiellrechtlich unterscheiden sich die Tatbestände von Art. 101 Abs. 1 AEUV und § 1 GWB damit kaum noch.[27]

1. Umgang mit Wettbewerbern

12   Ein besonderes kartellrechtliches Problembewusstsein erfordert jedoch weiterhin der Umgang mit Wettbewerbern. Hier liegen die klassischen, besonders wettbewerbsschädlichen Formen von Kartellen.[28] Eine Reihe von Kooperationsformen auf dieser Ebene sind

---

[22] *Berg*, AG 2007, 271, 274 ff.; *Bürkle*, BB 2007, 1797, 1798, 1800; *Fleischer*, AG 2003, 291, 298 ff.; *ders.*, BB 2008, 1070, 1072; *Schneider*, ZIP 2003, 645, 647.

[23] Ganz ähnlich spricht § 43 Abs. 1 GmbHG von der „Sorgfalt eines ordentlichen Geschäftsmanns".

[24] *Fleischer*, BB 2008, 1070, 1073 f.; *Kort*, NZG 2008, 81, 86. Teile der Literatur stehen einer Überwälzung von Unternehmensgeldbußen kritisch gegenüber. Die damit einhergehende Entlastung des Unternehmens widerspreche dem Sanktionszweck, vgl. *Dreher*, FS Konzen, S. 85, 103 ff.; *Horn*, ZIP 1997, 1129, 1136.

[25] *Besen/Mayer*, MPJ 2008, 89.

[26] *Zimmer*, in: Immenga/Mestmäcker, GWB, § 1, Rdnr. 4, 349.

[27] *Säcker*, in: MünchKomm GWB, Einleitung, Rdnr. 28, § 1, Rdnr. 2.

[28] *Zimmer*, in: Immenga/Mestmäcker, GWB, § 1, Rdnr. 258.

kartellrechtlich bedenklich oder gar verboten und können nur selten von einer so genannten Freistellung profitieren. Besonders kritisch sind **Preisabsprachen**. Sie gehören zu den **Kernbeschränkungen**, die – als „bezweckte" Wettbewerbsbeschränkungen – mit empfindlichen Geldbußen geahndet werden.

Neben direkten Preisabsprachen, z. B. zwischen zwei oder mehreren Arznei- oder Medizinprodukteunternehmern, werden auch mittelbare Preisabsprachen vom Anwendungsbereich des Kartellverbots erfasst.[29] So können etwa Absprachen über Allgemeine Geschäftsbedingungen bzw. sonstige Vertragskonditionen einen Verstoß gegen kartellrechtliche Vorschriften darstellen, soweit sie beispielsweise eine einheitliche Preisbildung herbeiführen. Damit sind auch Absprachen über Rabatte bzw. Nachlässe[30], Marketingzuschläge[31], Boni oder sonstige Preiselemente kartellrechtlich grundsätzlich unzulässig. Kartellrechtlich bedenklich ist in der Regel schon die bloße Verwendung einer **identischen Preisformel.** Dies führt nämlich häufig faktisch zu einem einheitlichen Preis für die betreffenden Produkte. Ein Kartellrechtsverstoß läge wohl selbst dann vor, wenn die Beteiligten über eine einheitliche Preisformel lediglich diskutierten und dabei vom wechselseitigen Verwenden der Preisformel ausgingen. 13

In diesem Zusammenhang musste sich das Bundeskartellamt auch wiederholt mit der Zulässigkeit von Preis- und Rabattabsprachen im **pharmazeutischen Großhandel** befassen und verhängte in einer Entscheidung vom 1. 9. 2006 Bußgelder gegen mehrere Pharmagroßhändler.[32] Den Ermittlungen des Bundeskartellamtes zufolge hatte ein einzelner Pharmagroßhändler einen (lokalen) Preiskampf mittels Rabattaktionen initiiert und auf diese Weise Marktanteile gewonnen. Vier weitere Großhändler wollten die verlorenen Marktanteile zurückgewinnen und den Rabattwettbewerb beenden. Hierzu sollen auf regionaler Basis Saldenlisten ausgetauscht worden sein, denen wohl entnommen werden konnte, wie viele Apotheken mit welchem durchschnittlichen Monatsumsatz in der betreffenden Region von dem ursprünglichen „Maverick"[33] zu dem jeweiligen Wettbewerber gewechselt waren und umgekehrt. Die Differenz sollte in der Weise ausgeglichen werden, dass der „Maverick" Apotheken mit einem entsprechenden Einkaufsvolumen nunmehr ungünstige Einkaufskonditionen gewährt. 14

Ebenso schwerwiegende Verstöße gegen Art. 101 AEUV, § 1 GWB stellen **Kunden- und Marktaufteilungen** dar. Letztere können beispielsweise dann vorliegen, wenn sich zwei Unternehmen darauf verständigen, sich in bestimmten Gebieten bzw. bei bestimmten Kunden keinen Wettbewerb zu machen. Dies gilt auch dann, wenn es um die Erschließung von neuen Liefergebieten oder die Werbung von neuen Kunden geht. Mittelbare Marktaufteilungen jeglicher Art fallen grundsätzlich ebenfalls unter das Kartellverbot. 15

Wettbewerbswidrige Absprachen sind im Gesundheitssektor nicht nur auf Herstellerebene denkbar. Zu „Preisabsprachen" kann es beispielsweise auch zwischen Ärzten oder Ärzteverbänden kommen: Die Höhe einer ärztlichen Behandlungsgebühr bestimmt sich nach der Gebührenordnung für Ärzte („GOÄ"). Im Einzelfall kann mit dem Patienten eine von der GOÄ abweichende Vergütung vereinbart werden, vgl. § 2 Abs. 1 GOÄ. Kartellrechtlich verboten wäre es beispielsweise, wenn in derselben Stadt praktizierende Ärzte sich darüber verständigten, nicht miteinander zu konkurrieren und Privatpatienten nur zu behandeln, wenn die Patienten bereit sind, eine Vereinbarung über eine abweichende Gebührenhöhe zu unterzeichnen.[34] Problematisch kann auch das Gebührenverhalten von 16

---

[29] *Wollmann/Schedl*, in: MünchKomm EuWettbR, Art. 81 EG, Rdnr. 114; *Zimmer*, in: Immenga/ Mestmäcker, GWB, § 1, Rdnr. 237.

[30] BKartA WuW/E BKartA 2005, 2006 („Behälterglas").

[31] *Zimmer*, in: Immenga/ Mestmäcker, GWB, § 1, Rdnr. 238.

[32] Vgl. die Presseerklärung des Bundeskartellamts vom 19. 4. 2007. Auf der Internetseite des Bundeskartellamts wurde zugleich eine anonymisierte Fassung des Bußgeldbescheides zum Gesch.-Z.: B 3–129/03 veröffentlicht.

[33] Kartellrechtliche Bezeichnung für einen Preistreiber.

[34] Vgl. *OLG München* WuW/E OLG 3395 („Orthopäden").

Ärzteverbänden sein. Nimmt etwa eine Ärztevereinigung eine zentrale, auf eine Gebührenvereinheitlichung ausgerichtete Rolle in Preisverhandlungen der Ärzteschaft mit Vertretern der Krankenversicherungswirtschaft ein, kann hierin eventuell durchaus ein kartellrechtlicher Verstoß gesehen werden.[35]

2. Forschungs- und Entwicklungskooperationen

17   Die Entwicklung neuer Gesundheitsprodukte ist zeit- und kostenintensiv und daher mit einem hohen unternehmerischen Risiko verbunden. Dies gilt nicht nur für Arzneimittel. Gerade im Gesundheitssektor bilden daher Unternehmen, die bei einer Forschung oder einer Entwicklung einen gemeinsamen Zweck verfolgen, Kooperationen („F&E-Kooperationen").[36] F&E-Kooperationen fördern eine schnellere Entwicklung von Produkten und Technik, als dies ohne derzeitige Kooperationen möglich wäre. Unerwünschte Parallelforschungen werden vermieden und die Produktivität gesteigert. F&E-Kooperationen können aber neben weiteren positiven Gesichtspunkten **auch negative Effekte** für den Wettbewerb haben. Denkbar sind nicht zuletzt beschränkende Vereinbarungen über Preise, die Produktion oder Innovation. Aus den Leitlinien über horizontale Zusammenarbeit[37] geht jedoch hervor, dass F&E-Kooperationen nur unter engen Voraussetzungen einen Verstoß gegen Art. 101 Abs. 1 AEUV darstellen.

18   Wettbewerbsrechtlich unbedenklich sind in der Regel F&E-Kooperationen, die sich allein auf ein theoretisches Stadium **(Grundlagenforschung)** beziehen und von einem marktfähigen Produkt weit entfernt sind.[38] Auch die Kooperation zwischen Nichtwettbewerbern oder die Zusammenarbeit im Wege der Auslagerung auf spezialisierte Forschungsinstitute verstoßen in der Regel nicht gegen kartellrechtliche Bestimmungen.[39] Gehen F&E-Kooperationen über diesen Bereich hinaus, kommt eine **Freistellung** nach der Gruppenfreistellungsverordnung (EG) Nr. 2659/2000 vom 20. 11. 2000 („F&E-GVO")[40] in Betracht. Art. 4 Abs. 2 dieser VO stellt Kooperationen frei, wenn zum Zeitpunkt des Abschlusses der Forschungsvereinbarung die Summe der Anteile der beteiligten Unternehmen am sachlich relevanten Markt derjenigen Produkte, die durch die Vertragsprodukte verbessert oder ersetzt werden können, 25% nicht überschreiten. Unanwendbar ist die F&E-GVO in der Regel, wenn es um die Erforschung eines gänzlich neuen Wirkstoffs oder Medikaments geht. Gelingt es keinem anderen Wettbewerber ein Konkurrenzprodukt auf den Markt zu bringen, wird die **Marktanteilsschwelle von 25%** nämlich überschritten. Eine kartellrechtliche Unzulässigkeit wäre aber nicht sachgerecht: Es sind gerade solche Projekte, die den Verbrauchern offensichtlich Vorteile in Gestalt eines innovativen Produktes garantieren.[41] Im Einzelfall kann daher auch eine F&E-Kooperation bei Marktanteilen von mehr als 25% freigestellt sein.

---

[35] Die irischen Kartellbehörden hatten sich in ihrer Entscheidung vom 28. 9. 2005 mit einem vergleichbaren Sachverhalt zu beschäftigen. Letztlich konnten die Vorwürfe nicht abschließend geklärt werden. Das Verfahren wurde daher gegen die Verpflichtung eingestellt, dass sich die Ärztevereinigung in Zukunft nicht mehr in die Preisvereinigungen einschalten solle, vgl. Entscheidung der irischen Kartellbehörde vom 28. 9. 2005, Irish Hospital Consultants Association, veröffentlicht in e-Competitions, EU Competition Laws e-Bulletin, November 2005. Näher *Lübbig/Klasse*, Kartellrecht im Pharma- und Gesundheitssektor, § 3, Rdnr. 12 (auch zu weiteren kartellrechtlichen Problembereichen im Zusammenhang mit der Rolle von Ärzteverbänden).
[36] *Hansen*, WuW 1999, 468 ff.; *Wollmann/Schedl*, in: MünchKomm EuWettbR, Art. 81, Rdnr. 171.
[37] Leitlinien zur Anwendbarkeit von Art. 81 EG [Art. 101 AEUV] auf Vereinbarungen über horizontale Zusammenarbeit, ABl. EG 2001 C 3/2.
[38] *Schütze*, in: Löwenheim/Meesen/Riesenkampf, Kartellrecht, Bd. 1, GVO-F&E, Art. 1, Rdnr. 6.
[39] Leitlinien zur Anwendbarkeit von Art. 81 EG [Art. 101 AEUV] auf Vereinbarungen über horizontale Zusammenarbeit, ABl. EG 2001 C 3/2, Rdnr. 56.
[40] ABl. EG 2000 L 304/07.
[41] *Lübbig/Klasse*, Kartellrecht im Pharma- und Gesundheitssektor, § 3, Rdnr. 35.

C. Risikofelder

3. Technologietransfervereinbarungen

Von besonderer Wichtigkeit für die Pharma- und Medizinprodukteindustrie ist auch die Frage der kartellrechtlichen Zulässigkeit von Patent- und Know-how-Lizenzverträgen. Solche **Technologietransfervereinbarungen,** die auch Patentanmeldungen oder ergänzende Schutzzertifikate für Arzneimittel oder andere Produkte erfassen, fallen regelmäßig in den Anwendungsbereich der Gruppenfreistellungsverordnung (EG) Nr. 772/2004 vom 27. 4. 2004[42] („Technologietransfer-GVO"), die durch die Leitlinien der Kommission zur Anwendung von Art. 101 AEUV auf Technologietransfer-Vereinbarungen[43] konkretisiert werden. 19

Ähnlich wie bei der F&E-GVO finden sich in der Technologietransfer-GVO **Marktanteilsschwellen.** Demzufolge sollen Technologietransfer-Vereinbarungen zwischen Wettbewerbern nur unter der Voraussetzung freigestellt sein, dass der gemeinsame Marktanteil der Parteien auf dem betroffenen relevanten Technologie- und Produktmarkt 20% nicht überschreitet. Bei Nicht-Wettbewerbern darf hingegen der individuelle Marktanteil der Parteien auf dem betroffenen relevanten Technologie- und Produktmarkt 30% nicht überschreiten. Artikel 4 der Technologietransfer-GVO enthält eine Liste nicht-freigestellter **Kernbeschränkungen** (z.B. Outputbeschränkungen). Auch in diesem Zusammenhang wird zwischen Vereinbarungen zwischen Wettbewerbern und solchen zwischen Nicht-Wettbewerbern unterschieden. Das Verbot der Beschränkung der Preishoheit der jeweils anderen Partei gilt hiernach jedoch für beide Konstellationen. 20

4. Einkaufsgemeinschaften

Schwierigkeiten bereitet auch die kartellrechtliche Behandlung von Einkaufsgemeinschaften. Hierbei handelt es sich um eine Kooperation mehrerer Unternehmen zur **Bündelung der Nachfrage** und gemeinsamer Durchführung der Einkaufstätigkeit (z.B. von einer Vielzahl von Krankenhäusern). Sie können sowohl die gemeinsame Beschaffung von Waren als auch den gemeinsamen Einkauf von Dienstleistungen zum Gegenstand haben. Solche Kooperationsformen können prinzipiell wettbewerbsfördernd wirken. Auf der anderen Seite führen Vereinbarungen über den gemeinsamen Einkauf zu einer Beschränkung des Wettbewerbs auf dem Nachfragemarkt für eine bestimmte Art von Gütern oder Leistungen. Ist die damit verbundene Beschränkung des Wettbewerbs spürbar, liegt regelmäßig ein Verstoß gegen Art. 101 Abs. 1 AEUV, § 1 GWB vor. 21

Für **kleine und mittlere Unternehmen** („KMU") in Deutschland sieht § 3 GWB eine Sonderregelung vor, die es den KMU ermöglicht, Kooperationen einzugehen, um die Wettbewerbschancen gegenüber größeren Unternehmen zu verbessern. Durch gemeinsamen Einkauf können KMU etwa aufgrund der höheren Einkaufsvolumina bessere Konditionen (Rabatte, Boni, etc.) bei ihren Lieferanten aushandeln, um so zumindest teilweise ihren strukturellen Größennachteil auszugleichen. Dementsprechend sind nach § 3 GWB solche Vereinbarungen zwischen KMU, die die Rationalisierung betrieblicher Vorgänge durch eine zwischenbetriebliche Zusammenarbeit zum Ziel haben, die auf die Steigerung ihrer Wettbewerbsfähigkeit ohne wesentliche Beeinträchtigung des Wettbewerbs abzielen, vom allgemeinen Kartellverbot nach § 1 GWB befreit. Aufgrund des Ausnahmecharakters der Vorschrift soll diese Freistellung jedoch nur gelten, sofern die Vereinbarung keinerlei Zwischenstaatlichkeitsbezug zu einem anderen EU-Staat aufweist. 22

Auf europäischer Ebene gibt es diesbezüglich keine besonderen Regelungen für KMU. Dort gilt die allgemeine Annahme, derzufolge eine Einkaufskooperation wohl dann kartellrechtlich zulässig ist, wenn der **gemeinsame Marktanteil** der Beteiligten sowohl auf den Einkaufs- als auch auf den Verkaufsmärkten **unter 15%** liegt.[44] Liegt lediglich der Markt- 23

---

[42] ABl. EG 2004 L 123/11.
[43] ABl. EG 2004 C 101/2.
[44] Leitlinien zur Anwendbarkeit von Art. 81 EG [Art. 101 AEUV] auf Vereinbarungen über horizontale Zusammenarbeit, ABl. EG 2001 C 3/2, Rdnr. 130.

anteil auf dem Verkaufsmarkt über 15%, kann der gemeinsame Einkauf bestimmter Produkte dennoch möglich sein. Voraussetzung ist jedoch, dass der Anteil der gemeinsam eingekauften Produkte an den jeweiligen Gesamtkosten gering ist, so dass es nicht zu einer Kostenangleichung kommt.

5. Informationsaustausch

24 Auch beim bloßen Austausch von Informationen ist aus kartellrechtlicher Sicht Vorsicht geboten. Hierdurch kann nämlich der **„Geheimwettbewerb"**, also die Ungewissheit über das Marktverhalten der Wettbewerber, gefährdet werden.[45] Nach der Praxis der Gemeinschaftsorgane stellt der Informationsaustausch einen Wettbewerbsverstoß dar, wenn Wettbewerber aktuelle, marktsensible und nicht anonymisierte Informationen, z.B. über Kunden, Lieferungen, Investitionen, Ausschreibungsergebnisse, Marktanteilsentwicklungen und Kostendaten, entweder unmittelbar oder über ein sogenanntes **Marktinformationssystem** austauschen.[46] Auch das Bundeskartellamt verfolgt hier einen sehr strengen Ansatz. In dem sogenannten „Schlossrunden"-Fall verhängte es etwa Bußgelder von knapp 10 Mio. Euro gegen Hersteller hochwertiger Parfümerie- und Kosmetikartikel. Diese sollen sich seit 1995 über eine Vielzahl unternehmensinterner Daten (Werbeausgaben, Retouren, geplante Produkteinführungen und Preisanhebungen) ausgetauscht haben, worin das Bundeskartellamt einen Verstoß gegen § 1 GWB gesehen hat.[47]

25 In der Praxis dienen häufig **Verbands- und Ausschusssitzungen** als Foren zum Austausch von Informationen. Grundsätzlich ist die Verbandsarbeit politisch gewollt und vom Grundgesetz sogar garantiert.[48] Der Verband darf allerdings nicht zu einer unzulässigen Wettbewerbsabsprache der Verbandsmitglieder missbraucht werden. Kartellrechtlich unzulässig ist es jedenfalls, wenn einzelne Unternehmer auf einer Verbandssitzung konkret ihre geplanten Preiserhöhungen im nächsten Jahr beziffern.[49] Auch Diskussionen über die Bildung von Werbegemeinschaften[50] oder **Boykottaufrufe**[51] sind kartellrechtlich bedenklich. Werden derartige Themen im Rahmen von Verbandssitzungen oder Sitzungen anderer Gremien diskutiert, empfiehlt es sich, nicht nur auf eine aktive Teilnahme zu verzichten, sondern nach erklärtem Protest auch die Sitzung zu verlassen.[52] Da Protokolle derartiger Sitzungen im Rahmen von Kartellverfahren regelmäßig gewichtige Indizien oder gar Beweise für ein kartellrechtswidriges Verhalten liefern, ist es zudem wichtig, dass das Verlassen der Sitzung protokolliert wird.

26 Die genannten Verhaltensregeln gelten im Übrigen grundsätzlich auch im Rahmen von Unternehmensprüfungen **(Due Diligences)**, die anlässlich von Unternehmenskäufen durchgeführt werden.[53] Hier stellt sich das systemimmanente Dilemma, dass der Kaufinteressent ein großes (und berechtigtes) Interesse daran hat, möglichst genau über das Kaufobjekt, dessen Auftragslage, eventuelle Risiken etc. Bescheid zu wissen. Auf der anderen Seite wäre ein Erhalt sämtlicher soeben genannter Informationen insbesondere dann prob-

---

[45] *von Graevenitz*, LZ 2008, 32; *Zimmer*, in: Immenga/Mestmäcker, GWB, § 1, Rdnr. 304, 306.
[46] Vgl. *EuGH* Urt. v. 23. 11. 2006, (C-238/05, „ASNEF-EQUIFAX"). Eine gute Orientierungshilfe bieten die Leitlinien für die Anwendung von Artikel 81 EG-Vertrag [Art. 101 AEUV] auf Seeverkehrsdienstleistungen vom 1. 7. 2008, SEK(2008)2151 endgültig (dort: Rdnr. 38 ff.); siehe hierzu *von Graevenitz*, LZ 2008, 32.
[47] Siehe die Pressemitteilung des Bundeskartellamts vom 10. 7. 2008.
[48] *Besen/Mayer*, MPJ 2008, 89, 90; *Kapp*, CCZ 2008, 11, 14.
[49] *Kapp*, CCZ 2008, 11, 14.
[50] Die Bildung von Werbegemeinschaften wird kartellrechtlich nur als zulässig angesehen, soweit die Eigenwerbung der beteiligten Unternehmen nicht beeinträchtigt wird. Hierzu *Zimmer*, in: Immenga/Mestmäcker, GWB, § 1, Rdnr. 343.
[51] Siehe § 21 GWB; hierzu *Markert*, in: Immenga/Mestmäcker, GWB, § 21, Rdnr. 1 ff.
[52] In der Gerichtspraxis wurde bereits das Verbleiben in solchen Diskussionsrunden als Teilnahme an einer Preisabsprache gewürdigt, vgl. z.B. *EuGH* Slg. 1991, II-867 Rdnr. 122 f. („Rhône-Poulenc").
[53] *Zimmer*, in: Immenga/Mestmäcker, GWB, § 1, Rdnr. 128.

lematisch, wenn es sich bei Kaufinteressent und Zielunternehmer um unmittelbare Wettbewerber handelt. Eine Lösung bietet sich hier in Form der Bildung sog. **Clean Teams** an.[54] Clean Teams bestehen in der Praxis aus einer Gruppe von Mitarbeitern des Kaufinteressenten, die eine Geheimhaltungsverpflichtung unterzeichnet haben und im Idealfall nicht im operativen Tagesgeschäft tätig sind, sodass die erlangten Informationen nicht zum eigenen Vorteil des Kaufinteressenten verwendet werden können. Sobald die Transaktion (soweit erforderlich) durch die zuständige Kartellbehörde genehmigt und vollzogen wurde, wäre die uneingeschränkte Verwendung der erlangten Information dann zulässig.

Die europäische Kommission hat den kartellrechtlichen Problemkreis des „Informationsaustauschs" zwischen Wettbewerbern um eine Facette erweitert: Die am 1. 6. 2007 in Kraft getretene EU-Verordnung zur Registrierung, Bewertung, Zulassung und Beschränkung chemischer Stoffe (**„REACH-VO")**[55] will das Chemikalienrecht harmonisieren und vereinfachen. Hierzu soll unter anderem ein System errichtet werden, das die Schaffung von Foren zum Austausch von Stoffinformationen („SIEF") vorsieht. Zudem sollen Unternehmen zur Konsortienbildung angehalten werden. Kartellrechtlich birgt dieses System Risiken: Bilden solche **Foren und Konsortien** doch die Basis für einen Informationsaustausch zwischen Wettbewerbern. Zwar ordnet Art. 25 Nr. 2 der REACH-VO an, dass keine Informationen über das Marktverhalten ausgetauscht werden dürfen. Insgesamt ist die Formulierung jedoch zu vage, um klar sagen zu können, welche Informationen ausgetauscht werden dürfen.[56]

27

6. Vertikale Vereinbarungen

Wie bereits oben dargelegt, gilt das Verbot wettbewerbsbeschränkender Vereinbarungen auch im **Vertikalverhältnis**. Es ist jedoch anerkannt, dass vertikale Beschränkungen nicht nur negative, sondern auch positive Auswirkungen haben können (Erleichterung der Erschließung eines neuen Marktes; Sicherstellung, dass sich die Investitionen eines Lieferanten für einen bestimmten Kunden amortisieren etc.).[57] Zur Schaffung von Rechtssicherheit, wann die positiven Auswirkungen die negativen überwiegen und eine an sich wettbewerbsbeschränkende Vereinbarung in einem vertikalen Verhältnis ausnahmsweise zulässig ist, hat die Europäische Kommission die sogenannte **Gruppenfreistellungsverordnung für vertikale Vereinbarungen** („Vertikal-GVO")[58] erlassen. Die Kommission hat im Übrigen die Anwendung des Art. 101 AEUV auf vertikale Vereinbarungen in ihren Leitlinien für vertikale Beschränkungen[59] näher erläutert.

28

a) Bindung des Kunden/Vertragshändlers

Hersteller haben regelmäßig ein großes Interesse daran, dass die von ihnen eingesetzten Vertragshändler keine konkurrierenden Produkte vertreiben. Darüber hinaus wird es häufig Ziel sein, dass Abnehmer ausschließlich ihre Produkte verwenden, wobei eine solche **Alleinbezugsverpflichtung** gemäß Art. 1 lit. b Vertikal-GVO bereits dann gegeben ist, wenn der Abnehmer mehr als 80% seines Gesamtbedarfs beziehen soll[60]. Auch Anreizrege-

29

---

[54] *Besen/Gronemeyer*, CCZ 2009, 67, 69.
[55] Verordnung (EG) Nr. 1907/2006, ABl. EG L 396 vom 30. 12. 2006.
[56] Näher *Besen*, CHEManager Europe 6/2008, S. 1, 4.
[57] *Besen/Mayer*, MPJ 2008, 89, 91.
[58] Verordnung (EG) Nr. 2790/1999 der Kommission vom 22. 12. 1999 über die Anwendung von Art. 81 Absatz 3 des Vertrages [Art. 101 AEUV] auf Gruppen von vertikalen Vereinbarungen und aufeinander abgestimmten Verhaltensweisen, ABl. EG 1999 L 336/21. Diese Verordnung befindet sich gerade in Überarbeitung.
[59] Europäische Kommission, Leitlinien für vertikale Beschränkungen, ABl. EG 2000 C 291/1.
[60] Hersteller versuchen im Übrigen häufig ihre Kunden/Vertragshändler hinsichtlich der Abgabepreise zu binden (Preisbindung). Näher *Bahr*, WuW 2004, 259, 264 ff. Das Bundeskartellamt ermittelt derzeit in verschiedenen Bereichen, wann sog. unverbindliche Preisempfehlungen wettbewerbsbeschränkend sind.

lungen, z. B. in Form von Rabattgewährungen, die den Abnehmer wirtschaftlich dazu zwingen, seinen Bedarf bei nur einem Lieferanten zu decken, können mittelbar zu einer derartigen Bindung führen.[61] Derartige **Wettbewerbsverbote** werden jedoch bei einem Marktanteil des Herstellers von unter 30% nach der Vertikal-GVO grundsätzlich freigestellt. Zusätzlich ist gemäß Art. 5 lit. a Vertikal-GVO erforderlich, dass diese Vereinbarung keine Laufzeit von mehr als fünf Jahren hat und sich nicht automatisch verlängert. Diese zeitliche Höchstgrenze gilt nicht, wenn der Abnehmer die Vertragsprodukte aus Räumlichkeiten vertreibt, die im Eigentum des Lieferanten stehen.[62]

b) Bindung des Herstellers

30   Auch der Abnehmer kann ein Interesse daran haben, dass er (innerhalb der Europäischen Union) exklusiv von seinem Hersteller beliefert wird. Eine solche **Alleinbelieferungsvereinbarung** ist in der Regel nach der Vertikal-GVO freigestellt, sofern der Marktanteil des Abnehmers im betreffenden Markt 30% nicht übersteigt. Zulässig sind regelmäßig auch Preisbindungen zu Lasten des Herstellers.[63] Zu den zulässigen Preisbindungen gehören etwa **Meistbegünstigungsklauseln**[64] oder die Verpflichtung, die Preise für die Käufer so zu gestalten, dass diesen beim Wiederverkauf eine ausreichende Marge bleibt.

c) Vertriebsbeschränkungen

31   Daneben enthalten die meisten Vertriebsverträge auch sogenannte Vertriebsbeschränkungen. Hierunter versteht man eine Vereinbarung zwischen einem Hersteller von Produkten und seinem Groß- oder Vertriebshändler, die eine Beschränkung des Gebiets, in dem der Abnehmer die bezogenen Produkte weiterverkaufen darf, oder des Kundenkreises bzw. des Verwendungszwecks vorsieht.[65] Auch solche Vereinbarungen können den Wettbewerb beschränken/ausschließen. Während Beschränkungen des aktiven Verkaufs bei Vorliegen bestimmter Voraussetzungen als zulässig angesehen werden, ist eine **Einschränkung des passiven Verkaufs** grundsätzlich unzulässig. Da es sich hierbei um eine sogenannte Kernbeschränkung handelt, gilt dies unabhängig vom jeweiligen Marktanteil der betroffenen Unternehmen.[66] Unter Aktivverkäufen versteht man die gezielte Kundenakquise außerhalb des Vertriebsgebiets.[67] Beim Passivverkauf geht es um die Bedienung von nicht veranlassten Kundennachfragen. Solche Kunden werden auch als „Komm-Kunden" bezeichnet.[68]

d) Bindung in Handelsvertreterverträgen

32   Der Abschluss von Handelsvertreterverträgen ist im Gesundheitssektor üblich. Handelsvertreter werden typischerweise in weit stärkerem Maße als sonstige Vertreiber durch den Hersteller/Lieferanten gebunden. Für die kartellrechtliche Einordnung solcher Vertriebsvereinbarungen kommt es entscheidend darauf an, ob es sich um **einen echten oder un-**

---

[61] Siehe hierzu *Kommission*, Leitlinien für vertikale Beschränkungen, ABl. EG 2000 C 291/1, Rdnr. 138; *Witting*, in: Wissmann/Dreyer/Witting, § 2, Rdnr. 71 a. E.
[62] Näher *Habermeier/Ehlers*, in: MünchKomm EuWettbR, Einleitung Vertikal-GVO Rdnr. 34; *Nolte*, in: Langen/Bunte, Bd. 2, Art. 81 EG, Fallgruppen Rdnr. 683.
[63] *Habermeier/Ehlers*, in: Münchkomm EuWettbR, Art. 81 EG, Rdnr. 277.
[64] *Nolte*, BB 1998, 2429, 2435; *Semler/Bauer*, DB 2000, 193, 197. Unterschieden wird zwischen echten und unechten Meistbegünstigungsklauseln. Durch eine echte Meistbegünstigungsklausel verpflichtet sich der Hersteller, Dritten keine besseren Konditionen und Preise zu gewähren als dem begünstigten Vertragspartner. Mit einer unechten Meistbegünstigungsklausel verpflichtet sich der Hersteller, dem Vertragspartner (Vertreiber) die günstigsten, gleich günstige oder keine ungünstigeren Konditionen einzuräumen.
[65] *Habermeier/Ehlers*, in: Münchkomm EuWettbR, Art. 81 EG, Rdnr. 234.
[66] *Besen/Mayer*, MPJ 2008, 89, 91. Enthält ein Vertrag eine Kernbeschränkung, entfällt automatisch die Freistellung für grundsätzlich freigestellte Wettbewerbsbeschränkungen („Alles oder Nichts").
[67] Kommission, Leitlinien für vertikale Beschränkungen, ABl. EG 2000 C 291/1, Rdnr. 50.
[68] *Bechtold*, EWS 2001, 49, 50.

C. Risikofelder

echten Handelsvertretervertrag handelt: Die Abgrenzung zwischen einem echten und einem unechten Handelsvertretervertrag ist schwierig und umstritten. Einigkeit herrscht jedoch darüber, dass ein echter Handelsvertretervertrag jedenfalls dann vorliegt, wenn die Gewinne und Verluste aus den vermittelten Geschäften den Hersteller/Lieferanten treffen, dieser also die Chancen und Risiken trägt.[69] Derartige Handelsvertreterverträge sind kartellrechtlich grundsätzlich unbedenklich. Handelt jemand im Namen und auf **Risiko des Herstellers,** erscheint die Tätigkeit wirtschaftlich als Tätigkeit des Herstellers selbst. Unechte Handelsvertretervereinbarungen fallen demgegenüber in den Anwendungsbereich des Art. 101 AEUV, § 1 GWB, so dass die allgemeinen Regeln gelten. Praktisch bedeutsam ist, dass Handelsvertreterverträge oftmals Kernbeschränkungen im Sinne von Art. 4 Vertikal-GVO zum Inhalt haben. Selbst bei einem Marktanteil von weniger als 30% wären die Bindungen des Handelsvertretervertrages nicht freigestellt.

7. Co-Promotion/Co-Marketing

Im Gesundheitssektor sind, soweit dies regulatorisch zulässig ist,[70] Vertragsgestaltungen üblich, die mit den Begriffen „Co-Promotion" und „Co-Marketing" bezeichnet werden. Die Verwendung beider Begriffe ist uneinheitlich. Bei dem Begriff „Co-Promotion" bestehen bereits zwischen dem deutschen und dem internationalen Verständnis deutliche Unterschiede. Co-Promotion ist nach dem international etablierten Verständnis keine Form des **gemeinsamen Vertriebs,** da der Partner des Herstellers lediglich mit seiner Vertriebsmannschaft das betreffende Produkt bewirbt und zu diesem Zweck Arzneibesuche durchführt, ohne eigene Abverkäufe zu tätigen.[71] Demgegenüber stellt Co-Marketing insgesamt eine Vertriebsform dar, die durch eine Parallelität der Vertriebsaktivitäten beider Vertragspartner gekennzeichnet ist. Den Kern bildet aber die Duplizierung der Herstellungs- und Vertriebsressourcen zum Zweck der besseren Marktdurchdringung in jeweils eigener Regie.[72] Im Rahmen einer kartellrechtlichen Bewertung wird man zu unterscheiden haben, ob es sich bei den Vertriebspartnern um Wettbewerber handelt (horizontales Verhältnis) oder nicht: Nicht als typische horizontale Beziehung ist es anzusehen, wenn eine Partei als Wiederverkäufer die Produkte des anderen Vertragspartners mitvertreibt. Solche Formen des Mitvertriebs bieten sich im Gesundheitssektor in der Regel bei komplementären Produkten an, z. B. in der Zusammenarbeit zwischen einem Medizingeräteherstellers und dem Hersteller der therapeutischen oder diagnostischen Produkte, die als Verbrauchsmaterialien bei der Anwendung des jeweiligen Gerätes eingesetzt werden.[73] Vertreiben die beiden Vertragspartner anschließend das Co-Marketingprodukt in demselben Vertragsgebiet, stehen beide zwar im Wettbewerb zueinander. Dennoch sind solche Formen der **Dualdistribution,** soweit sie wettbewerbsbeschränkend wirken (z. B. aufgrund von Wettbewerbsverboten), in der Regel nach der Vertikal-GVO freigestellt (vgl. Art. 2 Abs. 4 lit. b). Dies setzt jedoch voraus, dass die jeweiligen Vereinbarungen keine Kernbeschränkungen enthalten und die Marktanteilsschwellen eingehalten werden. Keine Anwendung wird die Vertikal-GVO finden, wenn beide Vertragsparteien in demselben sachlich relevanten Markt Produkte, die Gegenstand von Co-Marketing- oder Co-Promotion-Vereinbarungen sind, herstellen oder vertreiben. Für die materiell-rechtliche Beurteilung kommt es dann möglicherweise darauf an, ob nur ein Wirkstoff oder das Fertigarzneimittel geliefert wird. Die Europäische Kommission stellt in den **Horizontalleitlinien** darauf ab, ob bei derartigen Vereinbarungen der Anteil des gelieferten Produkts nur einen kleinen Teil der Gesamtkosten für das Fertigprodukt ausmacht.

33

---

[69] Vgl. *BGHZ* 97, 317, 322 f.

[70] Siehe bspw. zum Arzneimittelrecht: *Sander,* Arzneimittelrecht, Erl. § 29 (c) AMG, S. 7; *Lübbig/Klasse,* Kartellrecht im Pharma- und Gesundheitssektor, § 3, Rdnr. 45.

[71] Nach deutschem Verständnis werden demgegenüber unter Co-Promotion häufig Formen des Mitvertriebs verstanden (vgl. *Lübbig/Klasse,* Kartellrecht im Pharma- und Gesundheitssektor, § 3, Rdnr. 46.).

[72] *Ehle/Schütze,* in: Dieners/Reese, Handbuch des Pharmarechts, § 10, Rdnr. 63.

[73] *Lübbig/Klasse,* Kartellrecht im Pharma- und Gesundheitssektor, § 3, Rdnr. 48.

So kann es bei Lieferung eines Wirkstoffs demzufolge möglich sein, dass die weitere Verarbeitung einen hohen Anteil der Gesamtkosten des belieferten Unternehmens ausmacht und diesem Unternehmen damit eine genügend große Autonomie im Preis- und Wettbewerbsverhalten verbleibt.[74] Sollte dies jeweils nicht der Fall sein, wäre zu prüfen, ob die betreffende Zuliefervereinbarung Abschottungswirkungen entfaltet. Dies wird unterhalb eines gemeinsamen Marktanteils von 20% regelmäßig unwahrscheinlich sein.

8. Zwischenresümee

34   Kontakte mit anderen Unternehmen und insbesondere solchen, die auf derselben horizontalen Marktstufe tätig sind, können regelmäßig kartellrechtliche Relevanz entfalten. Daher gilt es, innerhalb eines Unternehmens ein **Problembewusstsein** zu entwickeln und frühzeitig eine rechtliche Prüfung anzustrengen, um klar die Grenzen zwischen kartellrechtlich zulässigem und verbotenem Handeln abzustecken.

II. Das Verbot des Missbrauchs einer marktbeherrschenden Stellung, Art. 102 AEUV, §§ 19, 20 GWB

35   Ein Unternehmen gilt als marktbeherrschend, wenn es als Anbieter oder Nachfrager einer bestimmten Art von Waren oder gewerblichen Leistungen auf dem sachlich und räumlich relevanten Markt ohne Wettbewerber agiert oder keinem wesentlichen Wettbewerb ausgesetzt ist oder eine im Verhältnis zu seinen Wettbewerbern **überragende Marktstellung** hat.[75] Eine marktbeherrschende Stellung wird nach deutschem Recht z.B. ab einem Marktanteil von einem Drittel (widerleglich) vermutet, § 19 Abs. 3 GWB.[76] Der Missbrauch kann insbesondere darin liegen, dass ein marktbeherrschendes Unternehmen ohne sachliche Rechtfertigung
– versucht, sich gegen den Markteintritt anderer Wettbewerber mit Maßnahmen zu wehren, die nicht dem Leistungswettbewerb entsprechen (Behinderungsmissbrauch);
– unmittelbar oder mittelbar unangemessene Verkaufspreise erzwingt (Ausbeutungsmissbrauch) oder
– die Wettbewerbsmöglichkeiten anderer Wettbewerber auf horizontaler Ebene in erheblicher Weise beeinträchtigt bzw. auf vertikaler Ebene verschiedene Abnehmergruppen ungleich behandelt (Diskriminierung).

1. Behinderungsmissbrauch

a) Kampfpreisstrategien

36   Marktbeherrschende Unternehmen haben in der Vergangenheit zuweilen versucht, Wettbewerber mit **Niedrigpreisstrategien** zu verdrängen. Durch Einführung von Niedrigpreisen erreicht das marktbeherrschende Unternehmen eine Vergrößerung der eigenen Preisbildungsspielräume.[77] Dies erlaubt später eine (Über-)Kompensation der mit dieser Maßnahme kurzfristig verbundenen Gewinneinbußen. Da dem Preiswettbewerb unstreitig eine wettbewerbsfördernde Wirkung zukommt, dürfen ihn selbstverständlich auch marktbeherrschende Unternehmen betreiben. Erst der mit Verdrängungsabsicht geführte Preiskampf ist missbräuchlich und damit kartellrechtlich verboten. Nach der durch den EuGH geprägten **Akzo-Formel** kann vermutet werden, dass es sich wettbewerbsrechtlich um eine verbotene Niedrigpreisstrategie handelt, wenn die variablen Kosten des vertriebenen Produkts

---

[74] Leitlinien zur Anwendbarkeit von Art. 81 EG [Art. 101 AEUV] auf Vereinbarungen über horizontale Zusammenarbeit, ABl. EG 2001 C 3/2, Rdnr. 88.
[75] Nach deutschem Recht gilt ein ähnlicher Maßstab für Unternehmen, von denen kleinere oder mittlere Unternehmen abhängig sind („relative Marktmacht"), vgl. § 20 Abs. 2 GWB.
[76] Weitere Vermutungen existieren für mehrere Unternehmen („Oligopol").
[77] *Eilmansberger,* in: MünchKomm EuWettbR, Art. 82 EG, Rdnr. 501.

unterschritten werden. Bei Preisen, die unter den durchschnittlichen Gesamtkosten, aber über den durchschnittlichen variablen Kosten liegen, ist ein Missbrauch anzunehmen, wenn diese Preise im Rahmen eines Planes festgelegt wurden, der die Ausschaltung eines Mitbewerbers bezweckt.[78]

b) Missbräuchliche Rabattgestaltung

In der Praxis gibt es oftmals auch Bestrebungen, eine Kundenbindung durch Rabattsysteme zu erreichen. Je höher der Marktanteil des Rabatt gewährenden Unternehmens ist, desto sorgfältiger muss die Überprüfung des Rabattsystems auf seine kartellrechtliche Zulässigkeit ausfallen. Der bedeutendste Grund für den Missbrauch durch ein Rabattsystem ist die Herbeiführung/Verstärkung einer wirtschaftlichen **Sogwirkung** auf das Nachfrageverhalten der Kunden. Schaffen Rabattbedingungen einen übermäßigen Anreiz für die Kunden zum Alleinbezug, entsteht eine Marktabschottung.[79] Während dies bei **Treue- und Gesamtumsatzrabattsystemen** regelmäßig der Fall sein wird, werden lineare Mengenrabatte sowie Funktionsrabatte in den meisten Fällen unbedenklich sein, soweit die Rabatte auf möglichen Ersparnissen des Lieferanten beruhen, angemessen sind und diskriminierungsfrei gewährt werden. 37

c) Das Verhältnis der Missbrauchsaufsicht zum Schutz des geistigen Eigentums

Von sogenannten Pionierpatenten kann häufig eine, kartellrechtlich bedenkliche, Monopolwirkung ausgehen.[80] Gleichzeitig haben Unternehmen ein berechtigtes Interesse an Beantragung, Gewährung und gegebenenfalls auch Verlängerung eines Patentschutzes für die von ihnen entwickelten Produkte. Gesteht man den Unternehmen diesen Schutz nicht zu, stellt man den mit Pioniergewinnen verbundenen Innovationsanreiz in Frage.[81] Den wettbewerbsrechtlichen Bedenken könnte insbesondere dadurch Rechnung getragen werden, dass man den Patentinhaber verpflichtet, den Wettbewerbern Lizenzen zu erteilen („**Zwangslizenzen**").[82] Der Europäische Gerichtshof[83] hat jedoch klargestellt, dass die Verweigerung einer Lizenz als solche grundsätzlich keinen Missbrauch einer marktbeherrschenden Stellung darstellen kann. Die Ausübung des ausschließlichen Rechts könne jedoch unter außergewöhnlichen Umständen ein missbräuchliches Verhalten darstellen. Dies soll nach der Rechtsprechung des EuGH dann der Fall sein, wenn drei Bedingungen kumulativ erfüllt sind: Die Weigerung muss erstens das Auftreten eines neuen Erzeugnisses verhindern, bezüglich dessen eine potentielle Nachfrage der Verbraucher besteht. Sie darf zweitens nicht gerechtfertigt sein und muss drittens geeignet sein, jeglichen Wettbewerb auf einem abgeleiteten Markt auszuschließen.[84] 38

Auch Maßnahmen zur **Verlängerung des Patentschutzes** können missbräuchlich sein. Dies kann beispielsweise dann der Fall sein, wenn ein Unternehmen die Patentämter mit widersprüchlichen Informationen in die Irre führt.[85] Anderseits darf es den Unternehmen nicht verboten sein, sich die tatsächliche Gestaltung der Anmeldeverfahren der 39

---

[78] *EuGH* Slg. 1991, I-3395 Rdnr. 71, 72.
[79] *EuGH* Slg. 1979, 461 Rdnr. 111.
[80] *Kraßer,* Lehrbuch des Patentrechts, 5. Aufl. 2005, § 3 V 1 m. w. N.; *Möschel,* in: Immenga/Mestmäcker, GWB, § 19, Rdnr. 219.
[81] *Möschel,* in: Immenga/Mestmäcker, GWB, § 19, Rdnr. 219.
[82] Zu kartellrechtlichen Zwangslizenzen *Möschel,* in: Immenga/Mestmäcker, GWB, § 19, Rdnr. 219, 259.
[83] *EuGH* Urt. v. 29. 4. 2004, C-418/01, EuZW 2004, 345 – IMS Health II.
[84] *Reese,* in: Hasselblatt, Gewerblicher Rechtsschutz, § 11, Rdnr. 83 m. w. N.
[85] Mit einem solchen Sachverhalt hatte sich die Europäische Kommission in ihrer Entscheidung vom 15. 6. 2005 zu befassen. Dem Unternehmen Astra Zeneca wurde vorgeworfen, in der Zeit von 1993 bis 2000 den Markteintritt für generische Versionen eines Magengeschwürpräparats durch Irreführung der Patentämter hinausgezögert zu haben. *Lübbig/Klasse,* Kartellrecht im Pharma- und Gesundheitssektor, § 4, Rdnr. 42.

jeweiligen Länder zunutze zu machen.[86] Hier gilt es, negative Auswirkungen auf die Innovationsfreudigkeit der Pharmaindustrie zu verhindern.[87]

d) Verhinderung von Parallelimporten

40 Ein Missbrauch einer marktbeherrschenden Stellung kann auch dann vorliegen, wenn sich ein Unternehmen weigert, normale Bestellungen von Großhändlern auszuführen, um **Parallelexporte** zu verhindern.[88] Die Frage, ob eine „normale" Bestellung vorliegt, bestimmt sich im Verhältnis zum Bedarf des betroffenen nationalen Marktes sowie zu den früheren Geschäftsbeziehungen.[89]

2. Ausbeutungsmissbrauch

41 Im Gegensatz zum Behinderungsmissbrauch richtet sich der Ausbeutungsmissbrauch nicht gegen die Wettbewerber des marktbeherrschenden Unternehmens, sondern gegen die Marktgegenseite. Ein Ausbeutungsmissbrauch ist dann gegeben, wenn ein marktbeherrschendes Unternehmen als Anbieter oder Nachfrager Entgelte oder sonstige Geschäftsbedingungen fordert, die von denjenigen abweichen, die sich bei wirksamem Wettbewerb mit hoher Wahrscheinlichkeit ergeben würden. Hierzu ist ein Vergleich mit den Verhaltensweisen von Unternehmen auf vergleichbaren Märkten mit wirksamem Wettbewerb einzustellen (sog. **Vergleichsmarktkonzept**). Hauptanwendungsfall des Ausbeutungsmissbrauchs ist der Preismissbrauch. Die Missbrauchsaufsicht der Kartellbehörden konzentrierte sich jedoch eher auf den Tatbestand des Behinderungsmissbrauchs, um zu gewährleisten, dass die Wettbewerbsstruktur der betroffenen Märkte so beschaffen ist, dass eine langfristige Durchsetzung missbräuchlich überhöhter Preise unterbunden wird.[90] Der Tatbestand des Ausbeutungsmissbrauchs ist für den Gesundheitssektor weniger relevant und soll vor diesem Hintergrund daher an dieser Stelle nicht weiter vertieft werden.

3. Diskriminierungsverbot

42 Das kartellrechtliche Missbrauchsverbot untersagt es marktbeherrschenden Unternehmen, Handelspartner im Wettbewerb dadurch zu benachteiligen, dass sie ohne sachlichen Grund ungleich behandelt werden. Stellt beispielsweise ein marktbeherrschendes Unternehmen wichtige Vorprodukte her und behandelt die nachgelagerten Abnehmer ungleich, kann dies zu einer Verzerrung des Wettbewerbs unter den Abnehmern führen. Anerkannt ist aber, dass es einem marktbeherrschenden Unternehmen möglich sein muss, auf unterschiedliche Marktgegebenheiten differenzierend zu reagieren.[91] Eine **Ungleichbehandlung** durch unterschiedliche Vermarktungs- oder Transportkosten[92] ist in der Regel zulässig.[93] Problematisch sind insbesondere Lieferantenpreisdifferenzierungen. So können beispielsweise bereits die zwischen dem Lieferanten und den einzelnen Abnehmern vereinbarten Preise pro Mengeneinheit differieren und dafür allein individuelle Gründe maßge-

---

[86] *Lübbig/Klasse*, Kartellrecht im Pharma- und Gesundheitssektor, § 4, Rdnr. 42 a. E.
[87] Vgl. *Besen*, CHEManager 3/2008, 1.
[88] Zur Problematik von Parallelexporten *Koenig/Engelmann*, GRUR Int. 2005, 304 ff. Hiervon sind die Fälle zu unterscheiden, in denen ein Unternehmen intern seinen Vertrieb derartig strukturiert hat, dass Bestellungen von seinen Tochterunternehmen zur Erfüllung an die jeweils nationale Einheit weitergeleitet werden. Eine solche Struktur ist grundsätzlich nicht zu beanstanden.
[89] *EuGH* Urt. v. 16. 9. 2008, C-468/06 bis 478/06.
[90] *Lübbig/Klasse*, Kartellrecht im Pharma- und Gesundheitssektor, § 4, Rdnr. 13; *Markert,* in: Immenga/Mestmäcker, GWB, § 20, Rdnr. 114.
[91] *BGH* WuW/E BGH 1413, 1415; *BGH* WuW/E BGH 3058, 3064; *BGH* WuW/E DE-R 1329, 1333; *K. Westermann*, in: MünchKomm GWB, § 20, Rdnr. 96.
[92] *BKartA* WuW/E BKartA 1131, 1137 („Westfälische Zementwerke II").
[93] *Lübbig/Klasse*, Kartellrecht im Pharma- und Gesundheitssektor, § 4, Rdnr. 52.

bend sein (besseres Verhandlungsgeschick, größere Nachfragemacht des Abnehmers etc.). Die unterschiedliche Behandlung kann aber auch das generelle Preisbildungssystem des Lieferanten hervorrufen; wenn etwa auf einen für alle Abnehmer gleichermaßen geltenden Basispreis pro Mengeneinheit nach systematischen oder individuellen Gesichtspunkten Rabatte und sonstige Preisnachlässe einschließlich Boni und Skonti gewährt werden.[94] Eine sog. Dual-Price-Strategy ist nicht per se unzulässig. Dies jedenfalls dann nicht, wenn die unterschiedlichen Preise/Konditionen aufgrund sachgerechter Erwägungen eingeräumt wurden und nicht **willkürlich** sind.[95] Versucht sich etwa ein Medizinproduktehersteller gegen preisliche Angriffe von Wettbewerbern zu wehren und vernachlässigt er dabei nicht die allgemeinen Grundsätze der Wirtschaftlichkeit, ist eine Preisdifferenzierung regelmäßig zulässig.

4. Zwischenresümee

Das Innehaben einer marktbeherrschenden Stellung ist nicht illegal. Da ihr Missbrauch 43 jedoch gemäß Art. 102 AEUV, §§ 19 Abs. 1, 20 GWB verboten ist, gelten für ein Unternehmen mit einer solchen Marktposition besondere und auch vielschichtige Verhaltensregeln. Da die Bestimmung des relevanten Marktes und damit der genauen Marktposition eines Unternehmens sehr komplex ist (siehe hierzu Rdnr. 47ff.), sollte zumindest immer dann Vorsicht geboten sein, wenn ein Unternehmen entweder sicher einen hohen zweistelligen Marktanteil (ab ca. 20%) hält oder sich subjektiv als marktführend einstuft. Auch in diesen Fällen gilt, dass eine **frühzeitige rechtliche Analyse** des beabsichtigten Verhaltens unerlässlich ist.

III. Fusionskontrolle

Von hoher praktischer Relevanz ist auch die Fusionskontrolle. Durch dieses Verfahren 44 soll festgestellt werden, ob Unternehmenszusammenschlüsse zu einer langfristigen strukturellen Veränderung der Wettbewerbsstruktur führen.[96] Die Einhaltung der fusionskontrollrechtlichen Vorschriften im Gesundheitssektor ist nicht nur vor dem Hintergrund der drohenden Bußgelder von enormer Bedeutung. Nach geänderter **Verwaltungspraxis** des Bundeskartellamtes können bereits vollzogene anmeldepflichtige Fusionen nicht mehr (nachträglich) angemeldet werden.[97] Vielmehr soll zwingend ein kosten- und zeitaufwendiges Entflechtungsverfahren durchgeführt werden, welches bei materiell-rechtlich unproblematischen Zusammenschlüssen eingestellt wird. Das Bundeskartellamt erteilt demzufolge in derartigen Fällen keine ausdrückliche Freigabe. Hieraus resultieren Rechtsunsicherheiten hinsichtlich der zivilrechtlichen Wirksamkeit. Probleme treten insbesondere dann auf, wenn ein unter Verstoß gegen das **Vollzugsverbot** des § 41 Abs. 1 Satz 1 GWB erworbenes Unternehmen oder Vermögensteil (wie z.B. eine Arzneimittelzulassung) weiter veräußert werden soll, da eine Freigabemitteilung des Bundeskartellamtes, etwa als Bestandteil des Eigentumsnachweises, regelmäßig fehlen wird.[98] Aus diesem Grund wird zunehmend die Auffassung vertreten, der Entscheidung des Bundeskartellamtes zur Einstellung des Entflechtungsverfahrens eine nachträgliche Heilungswirkung zuzubilligen.[99] Dieser Auffassung ist uneingeschränkt zuzustimmen, da nur so die mit einer unheilbaren **Unwirksamkeit**

---

[94] *Markert*, in: Immenga/Mestmäcker, GWB, § 20, Rdnr. 177.
[95] *K. Westermann*, in: MünchKomm GWB, § 20, Rdnr. 97.
[96] *Mestmäcker/Veelken*, in: Immenga/Mestmäcker, GWB, vor § 35, Rdnr. 28.
[97] Siehe die Mitteilung des Bundeskartellamtes zur Behandlung von nachträglich angemeldeten Zusammenschlüssen vom 13. 5. 2008, abrufbar unter www.bundeskartellamt.de.
[98] Vgl. *Mayer/Miege*, BB 2008, 2031, 2032.
[99] So *Mayer/Miege*, BB 2008, 2031, 2034; *Hahn*, WuW 2007, 1084, 1095; *Lettl*, WuW 2009, 449, 256; a. A. *Kühnen*, Rdnr. 268, 286 ff.

verbundene Rechtsunsicherheit vermieden werden kann.[100] Ob die neue Verwaltungspraxis des Bundeskartellamtes einer gerichtlichen Überprüfung standhalten wird, bleibt abzuwarten. Bis dahin müssen die an einem Zusammenschluss beteiligten Unternehmen noch genauer prüfen, ob es sich bei dem Zusammenschluss um ein anmeldepflichtiges Vorhaben handelt.

1. Aufgreifschwellen

45   Zusammenschlüsse, die die Aufgreifkriterien der §§ 35, 37 GWB erfüllen, sind grundsätzlich fusionskontrollpflichtig. Als **Zusammenschluss** i.S.d. GWB gilt neben dem Erwerb von Anteilen (25%/50%) an, der Kontrolle oder ein sogenannter wettbewerblich erheblicher Einfluss über ein Unternehmen auch der Erwerb des ganzen oder eines wesentlichen Teils des Vermögens eines anderen Unternehmens. Letzteres kann schon bei dem Erwerb einer einzelnen Arzneimittelzulassung der Fall sein.[101]

46   Nach § 35 Abs. 1 GWB ist ein Zusammenschluss anmeldepflichtig, wenn im letzten Geschäftsjahr vor dem Zusammenschluss der weltweite Umsatz aller Beteiligten 500 Mio. Euro erreicht sowie im Inland mindestens ein beteiligtes Unternehmen Umsatzerlöse von mehr als 25 Mio. Euro und ein anderes beteiligtes Unternehmen Umsatzerlöse von mehr als 5 Mio. Euro erzielt hat.[102] In § 35 Abs. 2 GWB werden hiervon zwei Ausnahmen gemacht. Die oben genannten Schwellenwerte finden gemäß § 35 Abs. 2 Nr. 1 GWB keine Anwendung, soweit ein (kleineres) Unternehmen, das im letzten Geschäftsjahr weltweit Umsatzerlöse von weniger als 10 Mio. Euro erzielt hat, mit einem anderen Unternehmen fusioniert.[103] Bei der zweiten Ausnahme handelt es sich gemäß § 35 Abs. 2 Nr. 2 GWB um die sog. **Bagatellmarktklausel.** Nach dieser Vorschrift ist der Anwendungsbereich der Fusionskontrolle ebenfalls nicht eröffnet, wenn durch den Zusammenschluss ein seit fünf Jahren bestehender Markt betroffen wird, auf dem im letzten Kalenderjahr weniger als 15 Mio. Euro umgesetzt wurden. Hierbei gilt es zu beachten, dass der Bundesgerichtshof in seinem Beschluss Sulzer/Kelmix die Bagatellmarktklausel auf den Inlandsmarkt beschränkt hat.[104] Mehrere benachbarte Bagatellmärkte können hingegen unter bestimmten Voraussetzungen zusammenzufassen sein. Werden die höheren Umsatzschwellen der EG-Fusionskontrollverordnung erreicht, ändert sich die Zuständigkeit und es ist eine Anmeldung des Zusammenschlussvorhabens bei der Europäischen Kommission erforderlich.[105]

2. Materielle Prüfungskriterien

47   Ist von einem Zusammenschluss zu erwarten, dass er eine marktbeherrschende Stellung begründet oder verstärkt, untersagt das Bundeskartellamt die Fusion nach § 36 Abs. 1 GWB, es sei denn, die Parteien weisen nach, dass der Zusammenschluss auch zu Verbesserungen der Wettbewerbsbedingungen führt und diese die Nachteile der Marktbeherrschung überwiegen. Dabei erfolgt die Marktabgrenzung entsprechend dem sog. **Bedarfsmarktkonzept,** also nach der funktionellen Austauschbarkeit der Produkte bzw. Dienst-

---

[100] Dieses Problem stellt sich im Übrigen nicht im Rahmen von Fusionskontrollverfahren bei der Europäischen Kommission, da hier auch eine nachträgliche Anmeldung samt späterer Heilung grundsätzlich möglich ist.

[101] Vgl. hierzu ausführlich *v. Graevenitz/Besen*, PharmR 2009, 1 ff.

[102] Diese zweite Inlandsumsatzschwelle wurde im März 2009 durch das „Dritte Gesetz zum Abbau bürokratischer Hemmnisse insbesondere in der mittelständischen Wirtschaft" eingeführt. Vgl. hierzu *von Brevern*, BB 2008, 2195 ff.

[103] Sollte es sich bei dem kleineren Unternehmen um ein „abhängiges" Unternehmen i.S.d. § 36 Abs. 2 GWB handeln, sind ausnahmsweise auch die Umsätze des mit den veräußerten Unternehmen verbundenen Veräußerers und des veräußerten Unternehmens/-teils zu addieren.

[104] Siehe *BGH* WuW/E DE-R 2133 („Sulzer/Kelmix"), Beschl. v. 25. 9. 2007.

[105] Verordnung (EG) Nr. 139/2004 des Rates vom 20. 1. 2004, ABl. EG L 24 v. 29. 1. 2004, S. 1.

leistungen aus der Sicht der Abnehmer.[106] Die Beurteilung eines Zusammenschlusses nach § 36 Abs. 1 GWB setzt jedoch denknotwendig eine vorherige Bestimmung des relevanten Marktes in sachlicher und räumlicher Hinsicht voraus. Neben dem Arzneimittelbereich wird im Folgenden auch die Marktabgrenzung im Krankenhaussektor thematisiert, da diese beiden Bereiche des Gesundheitswesens in der aktuellen kartellrechtlichen Praxis eine besondere Stellung einnehmen.

a) Arzneimittelbereich

Die sachliche Produktmarktabgrenzung im Arzneimittelbereich orientiert sich vor allem an der sog. **Anatomical Therapeutic Chemical (ATC)** – Klassifizierung der European Pharmaceutical Marketing Research Association.[107] Maßgeblich ist zunächst die therapeutische Wirkung der Substanz.[108] In vielen Fällen wird jedoch eine weitere, engere Differenzierung vorgenommen, z. B. zwischen verschreibungs- und nicht verschreibungspflichtigen Medikamenten oder zwischen patentgeschützten Arzneimitteln und Generika. Weitere Besonderheiten gelten im Bereich der Parallelimporte oder ggf. bei vor- oder nachgelagerten Produktmärkten.[109] In räumlicher Hinsicht wird für Arzneimittel aufgrund der starken nationalen Besonderheiten der Gesundheitssysteme in den einzelnen Mitgliedstaaten der EU in den meisten Fällen der nationale Markt relevant sein. Die Märkte für vorgelagerte Wirkstoffe und für Forschung und Entwicklung der Arzneimittel werden dagegen in der Regel EU-weit, wenn nicht weltweit, abzugrenzen sein, da sie nicht der Regulierung durch nationale Gesetze unterliegen.

48

b) Krankenhaussektor[110]

Nach Auffassung des Bundeskartellamts umfasst der sachlich relevante Markt bei Zusammenschlüssen zwischen Krankenhäusern akutstationäre Krankenhausdienstleistungen.[111] Eine Abgrenzung nach medizinischen Fachabteilungen findet nicht statt. Eine Unterteilung in Fachkliniken und Allgemeinkrankenhäuser oder in Krankenhäuser unterschiedlicher Versorgungsstufen wurde ebenfalls verworfen.[112] In räumlicher Hinsicht sind nach Auffassung des Bundeskartellamts vor allem die **Patientenströme** zu berücksichtigen. Entscheidend sei, welche Krankenhäuser in der näheren Umgebung für Patienten eine tatsächliche Behandlungsmöglichkeit darstellen.[113] In seinem Beschluss vom 16. 1. 2008 hat der BGH die Auffassung des Bundeskartellamtes in vollem Umfang bestätigt.[114]

49

---

[106] Vgl. hierzu *Ruppelt,* in: Langen/Bunte, Bd. 1, § 19 GWB, Rdnr. 9. Als Korrektiv dient hier die Angebotssubstituierbarkeit sowie die Produktumstellungsflexibilität.

[107] Die komplette Liste ist unter www.ephmra.org abrufbar.

[108] Die Europäische Kommission hat kürzlich sogar die wettbewerblichen Wirkungen zwischen Arzneimitteln auf der Basis selber Moleküle analysiert (Fusionskontrollverfahren Teva/Barr, Fall-Nr. COMP/M.5295).

[109] Vgl. hierzu *Siebert/Pries,* Pharma Recht 2007, 147 ff.

[110] Vgl. dazu *Besen,* KU 2008, 48 ff. sowie *ders.,* KU 2009, 54 f.

[111] Bundeskartellamt Beschl. v. 10. 3. 2005 („Rhön-Klinikum AG/Landkreis Rhön-Grabenfeld") Gesch.-Z.: B 10–123/04 Rdnr. 71 ff.; Bundeskartellamt Beschl. v. 6. 6. 2006 („Marienhaus Kranken- und Pflegegesellschaft/Landkreis Neunkirchen") Gesch.-Z.: B 10–024/06, S. 20; Bundeskartellamt Beschl. v. 7. 9. 2006 („Fresenius/Humaine-Kliniken") Gesch.-Z.: B 3–1000/06, S. 6. Kritisch: *Kuchinke/Hermann,* WuW 2006, 991, 995; *Soltesz/Puffer,* EWS 2006, 438, 440.

[112] Hierzu *Lübbig/Klasse,* Kartellrecht im Pharma- und Gesundheitssektor, 2007, § 2, Rdnr. 135 a. E.

[113] *Lübbig/Klasse,* Kartellrecht im Pharma- und Gesundheitssektor, § 2, Rdnr. 150.

[114] BGH KVR 26/07 („Krankenhaus Bad Neustadt"). Als geklärt dürfte nun vor allem die Frage gelten, dass sich aus § 69 SGB V kein kartellrechtsfreier Rechtsraum für Krankenhäuser ergibt. Aufgrund der engen Marktabgrenzung kann ein Zusammenschluss leicht zu einer marktbeherrschenden Stellung führen oder eine solche verstärken. Dies wird auch durch eine kürzlich ergangene weitere Untersagungsentscheidung des Bundeskartellamts (Gesundheit Nordhessen Holding/Gesundheitsholding Werra-Meißner; vgl. www.bundeskartellamt.de/wDeutsch/aktuelles/presse/2009_06_19.php) illustriert.

D. Ermittlungen der Kartellbehörde

I. Zuständigkeiten Bundeskartellamt/Europäische Kommission

50   Ermittlungsverfahren von Kartellbehörden gehören auch im Gesundheitssektor zu regelmäßig wiederkehrenden Vorgängen. Die Zuständigkeit der **Europäischen Kommission** für derartige Verfahren ergibt sich unmittelbar aus der VO 1/2003.[115] Nach Einführung der VO 1/2003 sind neben der Kommission in gleicher Weise auch die Kartellbehörden der Mitgliedsstaaten zur Durchsetzung der Art. 101 und 102 AEUV berechtigt und verpflichtet. In Deutschland ist regelmäßig das **Bundeskartellamt** gemäß §§ 50, 130 GWB zum Vollzug des EG-Rechts zuständig, soweit sich potentielle Verhaltensweisen auch in Deutschland auswirken. Auch bei Verstößen gegen nationales Kartellrecht ist in erster Linie das Bundeskartellamt zuständig, § 48 Abs. 2 GWB.

II. Ermittlungsverfahren

51   Die Behörden sind bei Ermittlungsverfahren auf eine umfassende Sachverhaltskenntnis angewiesen. Unterlagen Dritter oder sonst frei zugängliches Material eignen sich allerdings häufig nicht, wettbewerbswidriges Verhalten aufzudecken und zu beweisen. Die Behörden verfügen daher über **weitreichende Ermittlungsbefugnisse** (z.B. Auskunftsrechte[116]). Unternehmen sind häufig nicht bereit, mit den Kartellrechtsbehörden zusammenzuarbeiten. Der Nachweis eines Verstoßes lässt sich dann nur durch Beweise führen, die im Rahmen einer Nachprüfung/Durchsuchung (**„Dawn Raid"**) vor Ort erlangt wurden. Kronzeugen führen die Kartellbehörden hier verstärkt auf die richtige Fährte.

52   Werden die deutschen Kartellbehörden nach § 59 Abs. 4 GWB tätig, spricht man von einer „Durchsuchung" (§§ 59 Abs. 4 GWB, 46 Abs. 1 OWiG i.V.m. 102ff. StPO). Die Kommission nimmt demgegenüber **„Nachprüfungen"** vor (Art. 20 Abs. 1 VO 1/2003). Die Nachprüfung ist eine dem Gemeinschaftsrecht eigentümliche Ermittlungshandlung sui generis, die der Durchsuchung sehr nahe kommt. Bei Nachprüfungen besteht eine eingeschränkte **Mitwirkungspflicht,** bei Durchsuchungen lediglich eine Duldungspflicht.

53   Tritt der „Ernstfall" ein, steht also eine Durchsuchung/Nachprüfung bevor bzw. findet gerade statt, ist ein kooperatives Verhalten ratsam. Dies kann nämlich zu einem Erlass bzw. einer **Reduktion möglicher Geldbußen** führen. Von einem zu entgegenkommenden Verhalten ist aber ebenfalls abzuraten, da die Befugnisse der Beamten nicht unbegrenzt sind. Rechte und Pflichten bei einer Durchsuchung/Nachprüfung sollten daher im Grundsatz bekannt sein.[117] Im konkreten Fall sollte die Vorgehensweise mit dem Rechtsanwalt abgestimmt werden.

54   Die Beamten der Kartellbehörden sind berechtigt, die in der **Nachprüfungsentscheidung/Durchsuchungsanordnung** genannten Räume zu betreten bzw. Zugang zu verlangen. Unter engen Voraussetzungen ist auch ein Betreten von Privatgrundstücken, z.B. Wohnungen von Mitgliedern der Geschäftsleitung, möglich. Nach deutschem Recht darf auch Gewalt gegen Sachen angewendet werden (z.B. Aufbrechen von verschlossenen Schränken, auch unter Zuhilfenahme von Polizeibeamten). Die Beamten dürfen bei ihrer Arbeit Bücher und sonstige Geschäftsunterlagen, wie z.B. Besprechungsprotokolle oder Reiseaufzeichnungen, durchsehen. Weiterhin steht es den Beamten frei, Aufzeichnun-

---

[115] Siehe Fn. 1.
[116] Für die Europäische Kommission ergibt sich das Auskunftsrecht aus Art. 18 VO 1/2003, für die nationalen Kartellbehörden aus § 59 GWB.
[117] Siehe dazu ausführlich *Besen*, in: Marktzugangsbedingungen und Marktzugangsschranken, 2009, S. 94ff.

D. Ermittlungen der Kartellbehörde

gen über geführte Korrespondenz, Terminkalender, Spesenabrechnungen, Dokumente in Aktenmappen und Aktenkoffern, Buchhaltungs- und Finanzdokumente, elektronisch gespeicherte Dokumente wie E-Mails, fotografisches Material, Tonaufzeichnungen, Fax-Sendeberichte, Magnetbandaufzeichnungen etc. einzusehen. Dokumente, die Geschäftsgeheimnisse enthalten, sind von diesem umfassenden Einsichtsrecht nicht ausgenommen. Die Betroffenen sind grundsätzlich zur Duldung verpflichtet. Bei Nachprüfungen der Europäischen Kommission besteht eine Mitwirkungspflicht der Betroffenen, jedenfalls soweit Fragen nach dem Aufbewahrungsort von bestimmten Geschäftsunterlagen gestellt werden. Dem sollte man nicht zuletzt auch deshalb nachkommen, um **Zufallsfunde** zu verhindern. Die Europäische Kommission darf Unterlagen auch lediglich kopieren, wenn deren Relevanz zuvor geprüft wurde. Verfahren des Bundeskartellamts rechtfertigen auch eine Beschlagnahme, ohne dass ein Widersetzen vorliegt.

Für die Dauer der Überprüfung dürfen die Behörden Geschäftsräume und Unterlagen aller Art **versiegeln**. Der Bruch eines solchen Siegels kann nicht nur zu einer separaten Verhängung von Bußgeldern führen,[118] sondern stellt sogar eine Straftat gemäß § 136 StGB dar.   55

Bei Nachprüfungen der Europäischen Kommission können mündliche Erklärungen zu gefundenen Dokumenten oder zu sonstigen Umständen verlangt und die Antworten zu Protokoll genommen werden. Da hier allerdings die Grenze einer Antwortpflicht mit Blick auf den Gegenstand der Befragung überschritten werden könnte,[119] empfiehlt es sich, die Befragung nur **in Anwesenheit eines Rechtsanwalts** durchzuführen. Korrespondenz mit externen, in der Europäischen Union zugelassenen Rechtsanwälten darf zumindest im Rahmen von Nachprüfungen durch die Europäische Kommission grundsätzlich nicht eingesehen werden, wenn diese zur Beratung oder Verteidigung erfolgte oder es sich um unternehmensinterne Zusammenfassungen eines solchen Rechtsrats bzw. der Vorbereitung eines solchen handelt.[120] Eine oberflächliche Kenntnisnahme zur Prüfung der Privilegierung ist u. U. zu gestatten.[121] Bei Untersuchungen des Bundeskartellamts gibt es eine Privilegierung von Dokumenten nur unter sehr engen Voraussetzungen für Verteidigungsunterlagen. Nach neuerer Rechtsprechung in Kartellamtsermittlungen können hierzu auch Verteidigungsunterlagen beim Mandanten zählen. Das Vorliegen einer Privilegierung sollte im Einzelfall von einem Rechtsanwalt geprüft werden.   56

---

[118] Die Europäische Kommission hat beispielsweise gegen die E.ON Energie AG eine Geldbuße in Höhe von 38 Mio. Euro verhängt, nachdem in deren Geschäftsräumen während einer Nachprüfung ein Siegel der Europäischen Kommission (fahrlässig) beschädigt worden war. Siehe hierzu die Entscheidung der Europäischen Kommission vom 30. 1. 2008, COMP/B-1/39.326 („E.ON Energie").

[119] Insbesondere ist auch der Umfang des Rechts auf mündliche Erklärungen bzw. des Fragerechts noch nicht abschließend geklärt (siehe hierzu ausführlich *Besen,* in: Marktzugangsbedingungen und Marktzugangsschranken, 2009, S. 94 ff.).

[120] Dieses Privileg gilt nach der bisherigen Rechtsprechung des *Gerichtshofs* nicht für (angestellte) Syndikusanwälte (*EuGH* Slg. 1982, 1575 Rdnr. 25). In einem Eilverfahren der Akzo gegen die Europäische Kommission hatte das *Gericht* diese Position überdacht und eine Verwendung entsprechender Dokumente zu Beweiszwecken bis zur Entscheidung in der Hauptsache vorläufig ausgeschlossen, da es die Anwendbarkeit des Anwaltsprivilegs als nicht von vornherein ausgeschlossen sah (Beschl. v. 30. 10. 2003, Slg. 2003, II-4777). Der Präsident des *Gerichtshofs* hat diesen Beschluss aus formalen Gründen (wegen fehlender Dringlichkeit) aufgehoben (*EuGH* Beschl. v. 27. 9. 2004, WuW/E-R 837). Das *Gericht* hat mittlerweile im Hauptsacheverfahren bestätigt (*EuG,* verb. Rs. T-125/03 und T-253/03, Urt. v. 17. 9. 2007, Rdnr. 134, 168 f. und 173 ff., curia.europa.eu), dass weiterhin kein Anwaltsprivileg für den angestellten Anwalt nach EG-Recht besteht. Die Entscheidung des *Gerichtshofs* in der Hauptsache steht noch aus. Nach deutschem Recht wird das Verteidigerprivileg für angestellte Anwälte zumeist ebenfalls verneint, soweit diese nicht unabhängig sind, also die Rechtsangelegenheiten der juristischen Person und nicht einzelne Mandate unabhängig betreuen (*BGH* NJW 2003, 884 unter II.4).

[121] *Dieckmann,* in: Wiedemann, § 42, Rdnr. 47 m. w. N.

E. Maßnahmen zur Risikobegrenzung

I. Bedeutung

57　Einer verantwortungsvoll handelnde Unternehmensleitung wird nach alledem keine andere Wahl bleiben, als **vorbeugende Maßnahmen** (siehe hierzu auch die allgemeinen Ausführungen in Kapitel 7) zu treffen, um die Gefahr eines Kartellrechtsverstoßes zu minimieren. Doch wie können solche Maßnahmen aussehen?

58　Ziel muss jedenfalls die Schaffung eines **kartellrechtlichen Bewusstseins** bei den Mitarbeitern sein. Die Unternehmensleitung sollte sich daher klar zu einem kartellrechtskonformen Verhalten bekennen (sog. Mission Statement). Nur so kann nachhaltig ein Bewusstsein bei den Mitarbeitern geschaffen werden, kartellrechtliche Vorschriften einzuhalten. Die Ernennung eines Compliance-Beauftragten kann hierbei einen wichtigen Bestandteil darstellen.[122] Um eine nachhaltige Wirkung zu erzielen, sollte jedes Compliance-Progamm auf die konkreten Bedürfnisse des Unternehmens abgestimmt werden. Zudem sollten den Mitarbeitern **praktische Hilfestellungen** für Situationen geliefert werden, denen sie in der täglichen Arbeit begegnen, um so die Grenzen zwischen rechtskonformem und unrechtmäßigem Verhalten zu kennen. Eine abstrakte Darstellung der Rechtsmaterie ist hierzu ungeeignet (siehe dazu Kapitel 6).

II. Schulungen

59　Unabhängig von der Größe eines Unternehmens haben sich in der Praxis kartellrechtliche Schulungen als ein geeignetes Grund-Instrument zur Verringerung des Risikos kartellrechtswidrigen Verhaltens erwiesen. Die Auswahl der zu schulenden Mitarbeiter sollte sich an der kartellrechtlichen Relevanz ihrer Aufgabengebiete orientieren und ihre tatsächliche Teilnahme **nachhaltig dokumentiert** werden. Regelmäßig sind jedenfalls die Managementebene sowie der Vertrieb zu schulen. Wie diese Schulungsmaßnahmen inhaltlich gestaltet werden können, hängt von vielen Faktoren ab. Die Schulungsmaßnahmen müssen darauf gerichtet sein, die Teilnehmer für kartellrechtlich problematische Situationen zu sensibilisieren. Im Sinne einer Nachhaltigkeit ist es ferner ratsam, jährliche Auffrischungskurse durchzuführen.

III. Internetbasierte Lernprogramme

60　Das Problem der soeben geschilderten „regulären" Schulungsmaßnahmen ist oft die Terminsfindung. Dies gilt insbesondere bei Unternehmen mit großer Vertriebsmannschaft. Hier können **internetbasierte Lernprogramme,** die anhand konkreter Beispiele die wesentlichen Grundzüge des geltenden Kartellrechts zusammenfassen, eine Alternative oder sinnvolle Ergänzung darstellen. Sie können jederzeit abgerufen und durchgeführt werden. Der Inhalt des Programms sollte aber an den jeweiligen Geschäftsbereich des Unternehmens angepasst werden. Ein weiterer Vorteil eines solchen Ansatzes besteht darin, dass in der Regel eine Dokumentation der Teilnahme der Mitarbeiter automatisch durch das Programm generiert werden kann. Selbst den Versand von Erinnerungen an säumige Mitarbeiter bereiten manche Programme vor.

---

[122] *Besen/Mayer*, MPJ 2008, 89, 94. Bei angelsächsischen Unternehmen ist der Titel „Compliance-Manager" gebräuchlicher. Hierzu *Hauschka*, BB 2004, 257, 259. Der *BGH* hat mit Urteil v. 17. 7. 2009 (5 StR 394/08) festgestellt, dass ein Compliance-Beauftragter eine Sonderverantwortlichkeit in Form einer strafrechtlichen Garantenpflicht (§ 13 Abs. 1 StGB) hat.

E. Maßnahmen zur Risikobegrenzung

IV. Überprüfungen

Wie bei jeder Schulungsmaßnahme ist es ferner sinnvoll, das gelernte theoretische Wissen in der Praxis zu testen und so zu vertiefen. Ein Compliance-Beauftragter oder die Rechtsabteilung sollte dazu regelmäßig Prüfungstermine bei den gefährdeten Unternehmensbereichen vornehmen. Hier bieten sich **Audits** oder sogenannte „Mock Dawn Raids" an: Im Rahmen eines Audits, das häufig durch den Compliance-Beauftragten initiiert wird, werden die vorhandenen Vertragsbeziehungen, die Kommunikationstätigkeit, etc. untersucht und Hinweise auf mögliche Rechtsverstöße gesammelt. Bei den **„Mock Dawn Raids"** werden Nachprüfungen/Durchsuchungen simuliert und das Verhalten der Mitarbeiter getestet. Hierdurch kann anhand konkreter praktischer Empfehlungen ein noch höheres Maß an Problembewusstsein erzielt werden.[123]

61

V. Verhaltensanleitung für Dawn Raids

Darüber hinaus ist es empfehlenswert, eine Verhaltensanleitung für Dawn Raids, die sich oft über mehrere Tage erstrecken und den gesamten Geschäftsbetrieb eines Unternehmens buchstäblich lahmlegen können, auszugeben. Diese Maßnahme kann zwar nur in beschränktem Maße als präventiv bezeichnet werden, da sie erst dann relevant wird, wenn der Anfangsverdacht bzgl. eines Kartellverstoßes bereits vorliegt. Jedoch können unzulässige Verhaltensweisen während einer Durchsuchung ebenfalls unangenehme Konsequenzen nach sich ziehen. Beispielsweise die **Vernichtung von Dokumenten**[124] oder das unbefugte Betreten von Räumen, die den Kartellbehörden zur Verfügung gestellt werden, kann sowohl zu Bußgeldern gegen das betroffene Unternehmen als auch gegen die einzelnen Mitarbeiter persönlich führen.

62

Treffen die Ermittlungsbeamten ein, muss unverzüglich die Geschäftsleitung über die Geschehnisse informiert werden. Hat das Unternehmen eine Rechtsabteilung, sollte auch diese über die anstehende Durchsuchung/Nachprüfung unmittelbar in Kenntnis gesetzt werden. Darüber hinaus sollte für sofortigen externen Rechtsbeistand, der Erfahrung mit solchen Verfahren hat, gesorgt werden. Hierzu sollte unbedingt eine **Liste der zu informierenden Personen** (einschließlich Büro-, Privat- und Mobiltelefonnummern) erstellt werden. Diese Liste sollte beim Rezeptionisten, Pförtner, Sicherheitspersonal und in jeder Abteilung verfügbar sein. Weiterhin ist eine ähnlich aufgebaute Liste von Personen zu erstellen, die im Falle von Nachprüfungen/Durchsuchungen abgestellt werden können (z. B. um die Beamten der Kartellbehörde bei ihren Nachprüfungs-/Durchsuchungshandlungen zu begleiten, Fotokopien der von den Beamten kopierten oder beschlagnahmten Unterlagen zu erstellen, die durchgeführten Nachprüfungs-/Durchsuchungshandlungen zu protokollieren, etc.).

63

Weiterhin sollten ein oder mehrere Räume im Unternehmen bestimmt werden, die vom laufenden Geschäftsbetrieb getrennt sind und die den Beamten der Kartellbehörden für ihre Nachprüfungs-/Durchsuchungshandlungen zur Verfügung gestellt werden können. In diesen Räumen sollten die Beamten keinen unmittelbaren Zugriff auf Dokumente haben und keine Gespräche zwischen den Angestellten des Unternehmens hören können. Dort sollten zumindest kurzfristig **Kopiergeräte** bereit gestellt werden können.[125] Ferner sollten ein oder mehrere Räume möglichst in der Nähe zu diesen Räumen identifiziert sein, die als Lagerräume für Akten, Datenträger und gegebenenfalls Computer in Betracht kommen, um dort gegebenenfalls eine Versiegelung durch die Ermittlungsbehörden zu ermöglichen. Diese Örtlichkeiten sollten der Geschäftsführung und der Rechtsabteilung –

64

---

[123] *Besen/Mayer*, MPJ 2008, 89, 94.
[124] Siehe hierzu auch *Kapp/Schlump*, BB 2008, 2478 ff.
[125] Zur Frage, ob seitens des Unternehmens auch eine Pflicht besteht, bei der Erstellung von Kopien zu helfen siehe *Besen*, in: Marktzugangsbedingungen und Marktzugangsschranken, 2009, S. 94 ff.

soweit vorhanden – bekannt und kurzfristig zugänglich sein. Außerdem sollten mindestens zwei zu den Türen passende **Zylinderschlösser** separat vorgehalten werden, die nicht zur Schließanlage gehören, damit diese gegebenenfalls gegen die vorhandenen Schlösser der Schließanlage ausgetauscht werden können.

65   Bevor den Beamten Einsicht in die Dokumente des Unternehmens gewährt wird, sollte die **Legitimation der Beamten** geprüft und deren Namen und Funktion notiert werden. Im Einzelnen sollten geprüft werden: Dienstausweis, schriftlicher Prüfungsauftrag oder Nachprüfungsentscheidung der Europäischen Kommission, Durchsuchungs-/Beschlagnahmebeschluss des Bundeskartellamts, einer Regulierungsbehörde oder richterlicher Durchsuchungsbeschluss eines Amtsgerichts. Fotokopien der jeweiligen Dokumente sollten angefertigt werden oder der wesentliche Inhalt der Dokumente schriftlich festgehalten werden. Die Beamten sollten gebeten werden zu warten, bis externe Rechtsanwälte eintreffen: Liegt lediglich ein Prüfungsauftrag der Europäischen Kommission vor, besteht ohnehin keine Verpflichtung, die Nachprüfung zu dulden.[126] Die Beamten müssen dann warten. Die Beamten der Kommission sind aber auch bei Vorliegen einer **Nachprüfungsentscheidung** erfahrungsgemäß bereit, zumindest kurze Zeit zu warten. Das Gleiche gilt grundsätzlich auch für deutsche Beamte. Nach Abschluss der Durchsuchung sollte ein **Protokoll** und ein Verzeichnis der kopierten oder beschlagnahmten Beweismittel verlangt und überprüft werden.

Überblick über die wesentlichen Verhaltensregeln bei kartellrechtlichen Nachprüfungen/Durchsuchungen

1. Benachrichtigen Sie unverzüglich Ihren externen Rechtsbeistand.
2. Behindern Sie nicht die Nachprüfung/Durchsuchung.
3. Seien Sie grundsätzlich kooperativ. Beachten Sie dabei aber, dass die Befugnisse der Beamten nicht unbegrenzt sind.
4. Vernichten Sie keine Akten und informieren keine Dritten über die Nachprüfung/Durchsuchung.
5. Stellen Sie für die Dauer der Nachprüfung/Durchsuchung Begleitpersonen für die Beamten ab.
6. Sorgen Sie in Abstimmung mit den Beamten frühzeitig für Kopien von allen beschlagnahmten Dokumenten und/oder erstellen Sie einen zweiten Satz der von den Beamten kopieren Dokumenten oder Dateien.
7. Sorgen Sie für ein vollständiges Protokoll über die Nachprüfung/Durchsuchung.

Abb. 16: Überblick über die wesentlichen Verhaltensregeln bei kartellrechtlichen Nachprüfungen/Durchsuchungen

---

[126] Es kann mit Blick auf die Verteidigungsrechte einen Unterschied machen, ob im Fall einer von der Europäischen Kommission veranlassten Nachprüfung lediglich ein Prüfungsauftrag nach Art. 20 Abs. 3 VO 1/2003 oder eine Nachprüfungsentscheidung (Anordnung nach Art. 20 Abs. 4 VO 1/2003) vorliegt. Letzteres ist der Standardfall.

Kapitel 10. Lobbying

Literatur: *v. Altenhain,* Vorteilsgewährung durch Weihnachtsgeschenke an Regierungsmitglieder, Status: Recht 2008, 393 f.; *Bauer,* Pharmastandort Deutschland – Marktwirtschaft muss das Gesundheitswesen kurieren, in: Merz (Hrsg.), Wachstumsmotor Gesundheit, München 2008, S. 264 ff.; *Bender/Reulecke,* Handbuch des deutschen Lobbyisten, Frankfurt am Main 2003; *Böckenförde,* Die politische Funktion wirtschaftlich-sozialer Verbände und Interessenträger in der sozialstaatlichen Demokratie, in: Steinberg (Hrsg.), Staat und Verbände, Darmstadt 1985, S. 305; *Dannecker,* Die Entwicklung des Wirtschaftsrechts in der Bundesrepublik Deutschland, in: Wabnitz/Janovsky (Hrsg.), Handbuch des Wirtschafts- und Steuerstrafrechts, 2. Aufl., München 2004, S. 3 ff.; *Dieners,* Compliance-Management in der betrieblichen Praxis von Pharmaunternehmen, in: Festschrift für Doepner, München 2008, S. 181 ff.; *Dieners,* Vermeidung von Korruptionsrisiken aus Unternehmenssicht – Rechtliche Gestaltung von Geschäftsbeziehungen, Behördenkontakten und Lobbying, in: Dölling (Hrsg.), Handbuch zur Korruptionsbekämpfung, München 2007, S. 183 ff.; *Fischer,* StGB, 56. Aufl., München 2009; *Forsthoff,* Der Staat der Industrie-Gesellschaft, München 1971; *Grill,* Kranke Geschäfte – Wie die Pharmaindustrie uns manipuliert, Hamburg 2007; *Guéguen,* European Lobbying, Brüssel 2007; *Hamann,* Geld für gute Worte, Die Zeit, Nr. 4 v. 20. 1. 2005, S. 19; *Hautkapp,* Unter Strom, Neue Rhein Zeitung v. 12. 2. 2004, S. 2; *Lesch,* Anwaltliche Akquisition zwischen Sozialadäquanz, Vorteilsgewährung und Bestechung im geschäftlichen Verkehr, AnwBl. 2003, 261; Münchener Kommentar zum StGB, 1. Aufl., München 2006; *Morlok,* Spenden – Rechenschaft – Sanktionen – Aktuelle Rechtsfragen der Parteienfinanzierung, NJW 2000, 761; *Rubner,* Trommeln in Brüssel. Die EU braucht strengere Regeln für Lobbyisten, Süddeutsche Zeitung, Nr. 295 v. 19. 12. 2008, S. 17; *Rust/Wostry,* Die Tätertauglichkeit des Vorstandes einer gesetzlichen Krankenkasse nach §§ 331 ff. StGB, MedR 2009, 319 ff.; *Steinberg,* Die Interessenverbände in der Verfassungsordnung, in: Steinberg (Hrsg.) Staat und Verbände, Darmstadt 1985, S. 228; *Wolters,* Die Änderungen des StGB durch das Gesetz zur Bekämpfung der Korruption, JuS 1998, 1100.

Übersicht

	Rdnr.
A. Lobbying im Gesundheitswesen	1
I. Regelungsdichte im Gesundheitssektor	2
II. Begriff und Ruf des „Pharma-Lobbying"	3
III. Ziele und Struktur der Lobbyarbeit	4
B. Die Risiken des Lobbyings	8
I. Vermeidung unsachlicher Beeinflussung	8
II. Mögliche Spannungsfelder bei der Zusammenarbeit	10
1. Mitarbeiter der gemeinsamen Selbstverwaltung im Gesundheitswesen	11
2. Regierungs- und Verwaltungsvertreter	16
3. Abgeordnete	17
C. Die praktische Umsetzung im Unternehmen	18
I. Einseitige Leistungsbeziehungen	21
1. Annahme von Geschenken und Belohnungen	21
2. Bewirtungen	24
3. Spenden	27
II. Gegenseitige Leistungsbeziehungen	29
1. Sponsoringvertrag	29
2. Beratervertrag	30
III. Gestaltung unternehmensinterner Richtlinien	31

A. Lobbying im Gesundheitswesen

Der wirtschaftliche Erfolg eines Unternehmens im Gesundheitssektor beruht wie der jedes anderen Unternehmens auf einer Vielzahl unterschiedlicher Umstände. Neben den offensichtlichen Faktoren wie etwa der Qualität seiner Produkte und Dienstleistungen, der

1

Qualifikation und dem Fleiß seiner Mitarbeiter, einer günstigen Kostenstruktur sowie dem unternehmerischen Geschick und dem Fortune seines Managements hängt das wirtschaftliche Schicksal von Unternehmen vielfach auch entscheidend von politischen und gesetzgeberischen Rahmenbedingungen und deren Veränderungen ab. Dies gilt umso mehr in den Branchen, in denen eine besonders hohe Regulierungsdichte vorliegt. Aus diesem Grund haben Unternehmen ein natürliches Interesse daran, möglichst zeitnahe **Informationen** über anstehende politische und legislatorische Projekte zu erhalten, ihre Positionen zu bestimmen und im Sinne dieser Positionen auch auf **Entscheidungsprozesse einzuwirken.**

I. Regelungsdichte im Gesundheitssektor

2   Aus Gründen der Patientensicherheit wie auch der Wirtschaftlichkeit des Gesundheitswesens herrscht im Gesundheitssektor seit langem eine besonders **hohe Regelungsdichte**. Der Gesetzgeber nimmt also massiven Einfluss auf die Geschicke der in diesem Sektor agierenden Unternehmen.[1] Daher ist die politische Interessenvertretung insbesondere für die Pharma- und Medizinprodukteindustrie aufgrund der **besonderen Situation des Zulassungs-, Vertriebs- und Kostenerstattungsrechts** von enormer Bedeutung. Gerade in diesen Bereichen besteht eine besonders komplexe Struktur verschiedener Organe der Verwaltung bzw. der Selbstverwaltung im Gesundheitswesen. Beispielhaft sind das Bundesamt für Arzneimittel und Medizinprodukte (BfArM), die Apotheker- und Ärztekammern, die Kassenärztlichen Vereinigungen (KVen), die Krankenkassen, der Gemeinsame Bundesausschuss (GBA) oder das Institut für Qualität und Wirtschaftlichkeit im Gesundheitswesen (IQWiG) zu nennen. Der Erfolg eines Pharma- und Medizinprodukteunternehmens hängt mithin nicht nur von der Qualität seiner Produkte, der Leistung seiner Mitarbeiter, der Kosteneffektivität und dem Verhandlungsgeschick des Managements, sondern eben auch von **günstigen rechtlichen Rahmenbedingungen** für die jeweiligen Produkte ab. Als jüngste Beispiele für diese Regulierung durch Gesetzgeber und Rechtsprechung lassen sich die Neustrukturierung der Hilfsmittelversorgung gem. §§ 126 ff. SGB V im Rahmen des GKV-OrgWG,[2] das Verbot der Einschaltung privater Abrechnungsstellen im Bereich der ambulanten Versorgung im GKV-Sektor durch das BSG[3] oder die Bestätigung des Fremdbesitzverbots für Apotheken durch den EuGH[4] nennen. Die Diskussionen im Vorfeld dieser Entscheidung zeigen auch, wie stark Lobbyarbeit betrieben wurde, um die wirtschaftlichen Interessen der Beteiligten geltend zu machen.[5]

II. Begriff und Ruf des „Pharma-Lobbying"

3   Der Begriff „Lobbying" bezeichnet zunächst schlicht die **politische Interessenvertretung**.[6] Es gibt wohl nur wenige Begriffe, die gleichermaßen eine ebenso wichtige und legitime Tätigkeit beschreiben, aber dennoch im allgemeinen Sprachgebrauch eher negativ besetzt sind wie das Lobbying. Die Bezeichnung Lobbying weckt in der breiteren Öffentlichkeit häufig die Assoziation, es handele sich um die zwielichtige, moralisch fragwürdige Einflussnahme der Wirtschaft auf politische Entscheidungen zu ihren Gunsten. Diese Ein-

---

[1] *Bauer,* in: Merz, Wachstumsmotor Gesundheit, S. 265, 271 bezeichnet dieses Regulierungsinstrumentarium sogar als „planwirtschaftlich".
[2] Siehe dazu BT-Drs. 16/10609, S. 12 ff.
[3] *BSG* Urt. v. 10. 12. 2008, B 6 KA 37/07 R.
[4] *EuGH* Urt. v. 19. 5. 2009 Rs. C-171/07 und C-172/07.
[5] Vgl. „Apothekenurteil des EuGH: Waldeck für Apotheker-Lobby erfolgreich" vom 19. 5. 2009, abrufbar auf www.juve.de.
[6] Zum allgemeinen Begriff des Lobbying siehe auch *Dieners,* in: Dölling, Handbuch zur Korruptionsbekämpfung, S. 183 ff.

schätzung scheint sich noch zu verstärken, wenn die Sprache auf das sog. **„Pharma-Lobbying"** kommt.[7] Das zum Teil schlechte Image und die hierauf beruhende oftmals negative Belegung der „Lobbyarbeit" oder des „Lobbying" bestehen allerdings zu Unrecht. Die Formulierung und die Wahrung von Interessen eines Unternehmens, eines Berufsstandes oder einer Branche gehören vielmehr zu den notwendigen Elementen der parlamentarischen Demokratie. Sie sind nicht nur Ausdruck der legitimen Teilnahme von Unternehmen an dem politischen Willensbildungsprozess. Sie sind auch für die Qualität politischer Entscheidungsprozesse selbst von Bedeutung, da die politischen Entscheidungsträger ohne die Lobbyarbeit von Unternehmen oder ihrer Verbände oftmals weder die politischen und wirtschaftlichen Folgen ihrer Entscheidungen oder aber die Konsequenzen unterbliebener Entscheidungen sachgerecht abschätzen können. Aufgrund der zunehmenden Komplexität und wirtschaftlichen Auswirkungen legislativer Vorhaben sind nicht nur die politischen Entscheidungsträger, sondern vor allem auch die mit der Ausarbeitung und Umsetzung politischer Leitlinien befasste Ministerialbürokratie regelmäßig auf die **Expertise und den Sachverstand** sowie die kritische Begleitung von Interessenvertretern der Wirtschaft angewiesen, um im Ergebnis sachgerechte Entscheidungen treffen zu können. Dementsprechend kommt in der Praxis keine EU-Richtlinie und kein deutsches Gesetz ohne die Mitwirkung einer Vielzahl von Lobbyisten zustande, sei es die Chemie-Richtlinie „Reach", die Tausende Stoffe einem Zulassungsregime unterwirft, das Gesetz zu erneuerbaren Energien, die steuerliche Förderung des Dieselrußfilters oder seien es – im Bereich des Gesundheitswesens – die regelmäßigen Novellierungen des Arzneimittelgesetzes. Zum Teil findet sich als Begriff auch statt des Begriffs „Lobbying" die neutrale Bezeichnung **„politische Kommunikation."**[8] Wie auch an anderer Stelle befindet sich der Gesundheitssektor auch hier in einem gewissen **Spannungsverhältnis.** Denn auch diese Industrie besteht aus Wirtschaftsunternehmen, die ein legitimes Interesse an der Steigerung des Absatzes ihrer Produkte haben. Allerdings erfolgt die **Finanzierung der Absatzsteigerung** nicht durch den verschreibenden Arzt oder den Patienten als Verbraucher, sondern in der Regel durch die gesetzliche Krankenversicherung oder eine private Absicherung. Diese Kostenträger haben jedoch ihrerseits ein legitimes Interesse an der Wirtschaftlichkeit der Versorgung ihrer Versicherten, sodass in diesem Bereich ein Konfliktpotential besteht. Dazu ist wohl unbestritten, dass die Pharmaindustrie sowohl aufgrund ihrer **Bedeutung für den Wirtschaftsstandort Deutschland** als auch aufgrund ihrer **Notwendigkeit für Innovation und Versorgung** auf dem Gesundheitssektor ein großes politisches Gewicht darstellt,[9] was häufig per se zu einer negativen Sichtweise des Pharma-Lobbyings führt.

III. Ziele und Struktur der Lobbyarbeit

Die politische Interessenvertretung ist für Unternehmen des Gesundheitssektors von großer Bedeutung. Ziel der Lobbyarbeit für ein Unternehmen ist letztlich die „Schaffung und Erhaltung eines bestmöglichen Klimas sowie eines entsprechenden Umfeldes als Basis für die Implementierung der Business-Pläne" des Unternehmens. Die Arbeit lässt sich dabei üblicherweise in **drei Stufen** einteilen.[10] Die erste Stufe ist das Sammeln, Filtern, Aufbereiten und Weitergeben von Informationen aus dem politischen Umfeld **(Informationsgewinnung).** Die zweite Stufe ist die Weitergabe der Informationen an unternehmensinterne Entscheidungsträger, sowie die Koordination der erforderlichen Maßnahmen **(internes Kommunikationsmanagement).** Stufe drei ist die Umsetzung der Maßnahmen durch die Kommunikation mit den maßgeblichen Entscheidungsträgern und

4

---

[7] Dieses Verständnis wird deutlich bei *Grill,* Kranke Geschäfte, S. 45 ff.; ein ähnliches Bild zeichnet *Grill* im Beitrag auf www.stern.de vom 19. 12. 2007, Pharmalobby – Das Pharma-Duell.
[8] *Bender/Reulecke,* Handbuch des deutschen Lobbyisten, S. 11.
[9] Siehe dazu *Bauer,* in: Merz, Wachstumsmotor Gesundheit, S. 265 ff.
[10] Siehe auch *Dieners,* in: Dölling, Handbuch zur Korruptionsbekämpfung, S. 183 ff.

sogenannten „Key Opinion Leaders" **(externe Kommunikation).**[11] Gerade im Bereich des Gesundheitssektors ist allerdings ein langfristig erfolgreiches Lobbying daran geknüpft, nicht nur die Interessen des eigenen Unternehmens zu vertreten, sondern ein vernünftiges Gleichgewicht mit den übrigen Erfordernissen des komplexen Gesundheitssystems zu finden. Damit wird der sozialen Verantwortung („Social Responsibility") des Unternehmens Rechnung getragen und die Nachhaltigkeit der getroffenen Kompromisse gestärkt.

5   Die Vertretung eigener Interessen im Rahmen der politischen Diskussion gehört zu den **wesentlichen Elementen des parlamentarischen Entscheidungsprozesses.** Durch die Lobbyarbeit der einzelnen Beteiligten des Gesundheitssektors (neben der sog. „Pharmalobby" sind hier natürlich auch die „Medizinprodukte-Lobby", die „Apotheker-Lobby", die „Ärzte-Lobby", die „Patienten-Lobby" der Patientenorganisationen usw. zu erwähnen) werden die parlamentarischen Entscheidungsträger oft überhaupt erst in die Lage versetzt, die **Folgen legislativer Vorhaben** für die einzelnen Gruppen einschätzen zu können.[12]

6   Traditionell organisieren sich in Deutschland die Interessengruppen politisch in **Verbänden.**[13] Gegenüber dem Präsidenten des deutschen Bundestages sind derzeit 2085 Interessenverbände registriert.[14] Auch die Unternehmen des Gesundheitssektors haben sich durch diverse Verbände organisiert. Es finden sich hier u.a. BAH, VFA, BPI, Pro Generika, BVMed oder der VDGH. Doch auch die weiteren Beteiligten im Gesundheitswesen haben Verbände zur Vertretung ihrer Interessen. Beispielhaft seien hier der Marburger Bund, ABDA und PHAGRO genannt. Die Interessenvertretung durch Verbände gewinnt auch über den nationalen Rahmen hinaus immer mehr an Bedeutung. Das ist bereits an den europaweit agierenden Dachverbänden EFPIA und Eucomed erkennbar, die die Interessen der Pharma- und Medizinprodukteindustrie auf der europäischen Ebene vertreten (zu den entsprechenden Kodices siehe Kap. 4 Rdnr. 54ff., 59f.). Dazu nimmt auch die Aktivität der nationalen Verbände auf europäischer Ebene zu.[15] Sie tragen damit zu dem erheblich gewachsenen Lobbying in Brüssel bei. Schätzungsweise sind derzeit insgesamt ca. 15 000 hauptberufliche Lobbyisten im Rahmen der EU tätig.[16]

7   Obgleich sich aus Sicht der Wirtschaft die Interessenvertretung durch ihre Verbände im Großen und Ganzen sehr bewährt hat, vertreten **Unternehmen** ihre Interessen in zunehmendem Maße auf der politischen Bühne auch in **eigener Regie** und folgen damit dem US-amerikanischen Vorbild. Die Gründe für eine eigene Lobbyarbeit können in der Notwendigkeit großer Unternehmen und Unternehmensverbünde bestehen, die auseinander driftenden internen Partikularinteressen im Unternehmen zu bündeln, um gegenüber den Wirtschaftsverbänden, in denen das Unternehmen oder auch Teile des Unternehmens Mitglieder sind, koordiniert aufzutreten. Die Gründe für die Entfaltung eigener Lobbying-Tätigkeiten können aber auch darin liegen, dass die eigenen Positionen und Interessen durch die in den großen Wirtschaftsverbänden repräsentierte Meinungsvielfalt aus Sicht des jeweiligen Einzelunternehmens verwässert werden und an Konturen verlieren.

---

[11] *Bender/Reulecke,* Handbuch des deutschen Lobbyisten, S. 19f.

[12] *Hamann,* Die Zeit, Nr. 4 v. 20.1.2005, S. 20, zitiert etwa die EU-Abgeordnete Erika Mann: „Ich will meine Freiheit. Aber ich will auch kluges Lobbying. Wenn die Unternehmen nicht zu mir kommen würden, ginge ich zu ihnen. Da liegt so viel Wissen."

[13] *Forsthoff,* Der Staat der Industrie-Gesellschaft, S. 119ff., 123; *Böckenförde,* Die politische Funktion wirtschaftlich-sozialer Verbände und Interessengruppen in der sozialstaatlichen Demokratie, in: Steinberg (Hrsg.), Staat und Verbände, S. 305ff.; *Steinberg,* Die Interessenverbände in der Verfassungsordnung, ebd., S. 228ff.

[14] Stand der Liste 14.5.2009. Die aktuelle Liste der registrierten Verbände ist auf www.bundestag.de/interakt/registrierteVerbaende/index.html abrufbar.

[15] Der VFA ist z.B. auch in das freiwillige europäische Lobbyregister eingetragen, siehe Pressemitteilung vom 19.9.2008.

[16] *Guéguen,* European Lobbying, S. 21. Hier findet sich auch ein detaillierter Überblick über die Lobbying-Strukturen auf europäischer Ebene.

B. Die Risiken des Lobbyings

I. Vermeidung unsachlicher Beeinflussung

Die Risiken des Lobbyings sind denen bei der **Zusammenarbeit der Industrie mit Fachkreisen** nicht unähnlich. Lobbying beinhaltet nämlich wie die Zusammenarbeit mit Fachkreisen immer auch eine gewisse **Beeinflussung** des anderen. Problematisch wird dies dort, wo eine solche Beeinflussung durch **unsachliche Methoden** oder ansonsten **missbräuchlich** erreicht wird. In diesen Fällen ist auch meist der Vorwurf der **Korruption** nicht weit. Doch selbst wenn es nicht zu einem Ermittlungsverfahren durch die Staatsanwaltschaften kommt, kann das Ziel des Lobbyings bereits schon durch **schlechte Schlagzeilen** unerreichbar werden. Allein durch den Anschein unlauteren Vorgehens kann der Großteil der bereits geleisteten Lobbyarbeit zunichte gemacht werden. Der Erfolg der Lobbyarbeit hängt nämlich letztlich davon ab, ob sie von Dritten als **sachorientiert** eingeschätzt wird. Ist aber erst der Eindruck entstanden, das Unternehmen versuche seine Ziele durch übermäßigen Druck oder andere unsachgemäße Beeinflussung zu erreichen, werden die Inhalte der Lobbyarbeit schnell in den Hintergrund rücken, und die weitere Argumentation kann ab diesem Punkt schon im Ansatz vergeblich sein, wie legitim die Ziele auch sein mögen. Zudem dürften auch künftige Bemühungen des Unternehmens unter dem schlechten Ruf leiden, den bereits der Vorwurf einer unlauteren Beeinflussung hervorrufen kann. Dem Risiko einer unsachlichen Einflussnahme auf politische Entscheidungsträger haben auch die Politikberater selbst Rechnung getragen. Die Deutsche Gesellschaft für Politikberatung (degepol) hat zum Beispiel einen eigenen Verhaltenskodex etabliert, der die Mitglieder der degepol u.a. dazu verpflichtet, ihre Arbeit ohne jede Setzung finanzieller Anreize auszuführen.[17] Auch hat die degepol für Kodexverstöße ein Sanktionspotential geschaffen. Sie kann im Falle eines Fehlverhaltens eine Rüge aussprechen oder den Betreffenden aus der degepol ausschließen.[18]

Die Ähnlichkeit der Risiken des Lobbyings und der Zusammenarbeit mit den Fachkreisen resultiert aus dem Umstand, dass sowohl die Angehörigen der Fachkreise als auch die Adressaten der Lobbyings letztlich Entscheidungsträger sind. Die Angehörigen der Fachkreise entscheiden über die Auswahl des Arzneimittels oder Medizinprodukts im konkreten Behandlungsfall, die Vertreter der Politik, der gemeinsamen Selbstverwaltung im Gesundheitswesen usw. dagegen entscheiden über den entsprechenden rechtlichen Rahmen. Sowohl gegenüber politischen Entscheidungsträgern als auch gegenüber den Angehörigen der Fachkreise besteht daher grundsätzlich die Gefahr einer **unsachlichen Beeinflussung**, z.B. durch Einladungen zu besonders attraktiven Tagungsorten, unangemessener Unterbringung und Bewirtung usw. Im Bereich des Lobbyings und der Zusammenarbeit mit politischen Entscheidungsträgern bzw. dem Umgang mit diesen bestehen bislang noch keine Kodices von Seiten der pharmazeutischen oder medizintechnologischen Industrie. Die bestehenden Kodices betreffen nur die Zusammenarbeit mit Fachkreisen und sind z.B. auf Vertreter der Krankenkassen, Kassenärztlichen Vereinigungen, des Gemeinsamen Bundesausschusses, des IQWiG, der Behörden oder Ministerien etc. nicht anwendbar, da diese Personenkreise nicht als Fachkreise im Sinne des FSA-Kodex Fachkreise anzusehen sind, selbst wenn sie approbierter Arzt oder Apotheker sind (vgl. Kap. 11 Rdnr. 51 ff.). Zudem sind die Entscheidungsträger auf politischer Ebene im Gesundheitssektor vielfach nicht zwingend Angehörige der Heilberufe, sondern vorrangig Juristen, Verwaltungsbeamte oder Naturwissenschaftler.

---

[17] Siege dazu www.degepol.de/grundlagendokumente/verhaltenskodex.
[18] Siehe dazu auf der Website der degepol unter Grundlagendokumente: www.degepol.de.

II. Mögliche Spannungsfelder bei der Zusammenarbeit

10 Logische Folge der skizzierten Umstände ist ein zusätzliches **Spannungsfeld,** in dem sich die Pharma- und Medizinprodukteindustrie bewegt. Es muss der Industrie einerseits gestattet sein, durch sachliche Argumentation gegenüber den Entscheidungsträgern ihre politischen Interessen zu vertreten. Ein ständiger Informationsaustausch sowie die Kooperation mit den Mitarbeitern der gemeinsamen Selbstverwaltung ist nämlich vielfach für Unternehmen von erheblicher Bedeutung zur Erlangung und Erarbeitung von Prognosen über die künftigen legislativen und gesundheitspolitischen Entwicklungen mit Folgen etwa für Investitionen im Bereich Forschung und Entwicklung. Andererseits ist die wirksame **Verhinderung bereits des Verdachts der Korruption** oder anderer unlauteren Einflussnahmen auch hier notwendig, um nicht dem Ruf des Unternehmens oder sogar der gesamten Branche einen erheblichen Schaden zuzufügen.

1. Mitarbeiter der gemeinsamen Selbstverwaltung im Gesundheitswesen

11 Im Gesundheitssektor stellt sich die besondere Problematik, dass ein ständiger **Informationsaustausch** zwischen Unternehmen und **Mitarbeitern der gemeinsamen Selbstverwaltung im Gesundheitswesen** für alle Beteiligten hilfreich oder sogar erforderlich sein kann. Hierunter fallen z. B. die Mitarbeiter der Kassenärztlichen Bundesvereinigung und der Kassenärztlichen Vereinigungen der Länder, der Krankenkassen und ihrer Spitzenverbände, des GBA, des IQWiG sowie der Bundesärztekammer und Landesärztekammern und deren wissenschaftlichen Fachausschüssen (hier insbesondere die Arzneimittelkommission der deutschen Ärzteschaft). Die zunehmende Bedeutung dieser Kontakte beruht auf dem derzeitigen **Umbruch des gesundheitspolitischen Umfelds.** Dieser Umbruch hat dazu geführt, dass ein erfolgreicher Absatz von Arzneimitteln und Medizinprodukten in zunehmendem Maße die Involvierung unterschiedlicher Einrichtungen im Gesundheitswesen verlangt. Hieraus resultieren gleichzeitig neue bzw. engere Kooperationsbeziehungen zwischen pharmazeutischen und medizintechnologischen Unternehmen und den genannten Einrichtungen im Gesundheitswesen. Auf der **regulatorischen Ebene** betrifft dies insbesondere die Erarbeitung der für die Erstattungsfähigkeit erforderlichen Daten und Informationen sowie den hierzu erforderlichen Austausch solcher Daten und Informationen. Auf der **vertraglichen Ebene** erlangen konsensuale Geschäftsbeziehungen mit den oben genannten Einrichtungen in Fragen der Erstattungsfähigkeit eine hohe wirtschaftliche Bedeutung, und zwar insbesondere beim Vertrieb von Produkten (etwa bei Rabatt oder Mehrwertverträgen).

12 Unternehmen der pharmazeutischen und medizintechnologischen Industrie treten nicht nur in geschäftliche Kontakte mit diesen Einrichtungen selbst. Vielmehr bestehen zunehmend auch Kontakte mit deren Mitarbeitern und Vorständen zum Zwecke des Informationsaustauschs, zur Generierung von Informationen oder im Rahmen des **allgemeinen gesundheitspolitischen Dialogs.** Diese Kontakte sind unterschiedlichster Natur. In den meisten Fällen treten einzelne Funktionäre oder Mitarbeiter von solchen Einrichtungen Unternehmen der pharmazeutischen und medizintechnologischen Industrie als Vertreter ihrer Einrichtungen gegenüber. In anderen Fällen werden diese Mitarbeiter für die Industrie auch individuell tätig, etwa
– als **Referenten** auf allgemeinen gesundheitspolitischen Tagungen oder in Veranstaltungen von Unternehmen (etwa Workshops), bei denen zum Teil auch Honorare gezahlt werden,
– als **Berater** von Unternehmen im Rahmen von **interdisziplinären Beratungsgremien (sog. Advisory Boards)** dieser Unternehmen (etwa im Hinblick auf das Design von Studien mit kostenerstattungsrelevanten Fragestellungen),
– als **Ansprechpartner für Marktstudien,** bei denen es um die Erhebung von Erstattungsdaten geht,

B. Die Risiken des Lobbyings

– als **Berater** von Unternehmen zu verschiedenen kostenerstattungsrechtlichen und gesundheitspolitischen Fragen (etwa zur Bewertung von Studienprogrammen hinsichtlich der Erstattungsfähigkeit von Produkten).

Diese Tätigkeiten erfolgen in der Praxis vielfach **unentgeltlich**. In andere Fällen werden bestimmte Kosten erstattet oder auch Tätigkeiten **honoriert**.

Diese Zusammenarbeit mit Mitarbeitern der Selbstverwaltung ist grundsätzlich **positiv zu bewerten**. Denn sie zielt darauf ab, im konsensualen Zusammenwirken einen rechtssicheren Rahmen für die Erstattung von Arzneimitteln im System der GKV zu gewährleisten. Hieraus kann sich aber auch – vergleichbar der Zusammenarbeit von Unternehmen der pharmazeutischen Industrie mit Klinikärzten – ein gewisses Spannungsverhältnis ergeben. Denn solche Kontakte und Kooperations- und Geschäftsbeziehungen von pharmazeutischen und medizintechnologischen Unternehmen mit Mitarbeitern der oben genannten Einrichtungen dienen einerseits dem erforderlichen gesundheitspolitischen Dialog sowie dem unabdingbaren Meinungs- und Informationsaustausch im Sinne einer qualitativ hohen und kosteneffizienten Versorgung mit Arzneimitteln zum Wohle der Arzneimittelversorgung und letztlich zum Wohle der Patienten. Andererseits ist die Mehrzahl der Mitarbeiter und Vorstände dieser Einrichtungen aber auch als „**Amtsträger**" im Sinne der Korruptionstatbestände des Strafgesetzbuchs (§§ 331 ff. StGB) anzusehen. Amtsträger sind nämlich nicht nur Beamte (§ 11 Abs. 1 Nr. 2 StGB). Vielmehr kommt als Amtsträger auch jede Person in Betracht, die dazu bestellt ist, bei einer Behörde oder bei einer sonstige Stelle oder in deren Auftrag Aufgaben der öffentlichen Verwaltung wahrzunehmen (§ 11 Abs. 2 Nr. 2 StGB). Für die (formfreie) „Bestellung" reicht bereits die Heranziehung zu einer über den einzelnen Auftrag hinausgehenden längerfristigen Tätigkeit. Zu den Aufgaben der öffentlichen Verwaltung zählt auch die Daseinsfürsorge.

13

Der **weit gefasste Amtsträgerbegriff** führt dazu, dass etwa Repräsentanten und Funktionäre des G-BA, der Landesärztekammern, der Kassenärztlichen Vereinigungen und der Kassenärztlichen Bundesvereinigung, der Arzneimittelkommission, der Krankenkassen und des Spitzenverbandes Bund sowie des IQWiG jeweils als Amtsträger gemäß § 11 Abs. 1 Nr. 2 lit. c StGB anzusehen sein dürften, sofern sie im Rahmen der Selbstverwaltung öffentliche Aufgaben wahrnehmen.[19] Dasselbe dürfte auch für die Funktionäre der Bundesärztekammer gelten. Zwar handelt es sich hierbei nicht um eine Körperschaft des öffentlichen Rechts, sondern um einen eingetragenen Verein. Sofern die Bundesärztekammer etwa bei der Unterstützung der Ärztekammern mittelbar auch gesetzliche Aufgaben wahrnimmt (z. B. im Rahmen der Qualitätssicherung oder der Transplantationsgesetzgebung), kann aber ebenfalls nicht ausgeschlossen werden, dass die insofern tätig werdenden Mitarbeiter von den damit befassten Gerichten als Amtsträger im Sinne von § 11 Abs. 1 Nr. 2 lit. c StGB angesehen werden. Gleichzeitig sind die maßgeblichen weiteren Rechtsbegriffe der Korruptionstatbestände sehr unbestimmt und haben in der Rechtsprechung in diesem Kontext noch keine hinreichende Konkretisierung erfahren. Hieraus können sich erhebliche Rechtsunsicherheiten ergeben. Daraus folgt dem Grundsatz nach das Erfordernis einer besonders strikten Einhaltung des **Trennungs- und Transparenzprinzips** einschließlich der für eine Risikominimierung erforderlichen Einholung von Genehmigungen.

14

---

[19] *BGH* NStZ 2005, 214 ff.; NJW 1954, 891 und NJW 1954, 1942. Zur Frage der „Tätertauglichkeit" des Vorstandes einer gesetzlichen Krankenkasse siehe *Rust/Worsty*, MedR 2009, 319 ff. m. w. N., die entgegen der herrschenden Meinung die Vorstände der gesetzlichen Krankenkassen aufgrund der jüngsten Reformen des GKV in einem Konflikt zwischen öffentlich-rechtlichem Versorgungsauftrag und „wettbewerbsortientierter" Aufgabenerfüllung sehen, der die Herausnahme dieser Personen aus dem Kreis der tauglichen Täter nach §§ 331 ff. StGB erfordern würde. Dieses Ergebnis ist insbesondere vor dem Hintergrund der jüngsten *EuGH*-Rechtsprechung (etwa Urt. v. 11. 6. 2009 R C-300/07) zum Status der GKV in Deutschland eher zweifelhaft, wonach die gesetzlichen Krankenkassen grundsätzlich als Einrichtungen des öffentlichen Rechts anzusehen seien, die nicht als privatwirtschaftliche Unternehmen (siehe hierzu auch *EuGH*, Urt. v. 16. 3. 2004 R C-264/01), sondern als öffentliche Auftraggeber auf dem Markt aufträten.

15 Darüber hinaus können im Einzelfall **unerwünschte Interessenkonflikte** entstehen. Dies kann der Fall sein, wenn Mitarbeiter von Einrichtungen sowohl für diese Einrichtungen selbst tätig sind als auch beratend für pharmazeutische oder medizintechnologische Unternehmen tätig werden. Solche Interessenkonflikte können die Integrität und Glaubwürdigkeit sowohl dieser Mitarbeiter als auch der Industrie in Frage stellen. Dies sollte durch Einhaltung der vorstehenden Prinzipien vermieden werden. Das beschriebene Spannungsverhältnis kann unter ethischen und rechtlichen Gesichtspunkten insbesondere etwa dann problematisch werden, wenn
– sich die Tätigkeit von Mitarbeitern der Selbstverwaltung für Unternehmen mit ihren Funktionen in der Selbstverwaltung **überschneiden,** ohne dass dies nach **außen transparent** wird und nicht präventiv Vorkehrungen getroffen werden, die dem Anschein einer unlauteren Vermischung entgegenwirken;
– es zwar nicht zu einer unmittelbaren Vermischung oder Überschneidung der Rolle als Berater und der Ausübung einer öffentlichen Funktion im Gesundheitswesen kommt, jedoch **indirekt** auf regulatorische Entscheidungen Einfluss genommen werden könnte, ohne dass dies transparent gemacht wird und dem Anschein einer unlauteren indirekten Beeinflussung präventiv entgegengewirkt wird;
– in den oben genannten Fallkonstellationen das Transparenzprinzip zwar in Bezug auf die Haupttätigkeit der Kooperation beachtet wird, darüber hinaus aber **weitere potentielle Konfliktfelder** aufgrund zusätzlicher öffentlicher Funktionen dieses Mitarbeiters bestehen (**"multiple Funktionsträger"**) (siehe hierzu auch Rdnr. 19);
– allgemein geldwerte Zuwendungen den **Eindruck einer unlauteren Beeinflussung** schaffen können (etwa durch die Einladung eines Funktionsträgers mit einem luxuriösen Rahmenprogramm).

Die Aufrechterhaltung eines gesundheitspolitisch erforderlichen und sinnvollen Dialogs von Unternehmen der pharmazeutischen Industrie mit Mitarbeitern der oben genannten Einrichtungen kann bei gleichzeitiger Vermeidung möglicher Interessenkonflikte und unlauterer Aktivitäten nur dann sichergestellt werden, wenn die Zusammenarbeit mit diesen Mitarbeitern **transparent** erfolgt, **ethische Standards beachtet** und **sämtliche rechtlichen Anforderungen eingehalten** werden (zur praktischen Umsetzung im Unternehmen s. Rdnr. 18 ff.).

2. Regierungs- und Verwaltungsvertreter

16 Auch die Angehörigen der Bundes- und Landesregierungen, Bürgermeister und Landräte sowie die Vertreter der Bundes- und Landesverwaltungen sowie die Behördenvertreter auf kommunaler Ebene sind **Amtsträger** im Sinne der §§ 331 ff. i. V. m. § 11 Abs. 1 Nr. 2 StGB. Die Ausgestaltung von Beziehungen eines Unternehmens im Rahmen seiner Beziehungen zu diesen Personen kann daher grundsätzlich nach den bereits oben ausgeführten Grundsätzen erfolgen (Rdnr. 13 ff.). Auch hier gilt natürlich der allgemeine Grundsatz der Korruptionsbekämpfungsgesetze, wonach es darauf ankommt, bereits den Anschein der Käuflichkeit von vornherein auszuschließen. Von besonderer Bedeutung ist hierbei der Umstand, dass die geltende Regelung des § 331 StGB, entgegen ihrer vormaligen Fassung, im Zusammenhang mit der Unrechtsvereinbarung auf das Merkmal der Gegenleistung sowie auf den Bezug zu einer konkreten Diensthandlung verzichtet. Der aktuelle Gesetzeswortlaut spricht vielmehr davon, dass der Vorteil „für die Dienstausübung" gefordert, versprochen oder angenommen wird. Diese Auflockerung der für die Verwirklichung des Tatbestandes erforderlichen Unrechtsvereinbarung erlaubt es, etwa auch Zuwendungen im Sinne des sogenannten „Anfütterns"[20] oder der „Klimapflege" zu erfassen, denen bestimmte Diensthandlungen ansonsten nicht konkret zugeordnet werden können.

---

[20] Hierzu *Wolters,* JuS 1998, 1105 f.

3. Abgeordnete

Eine besondere Rechtsstellung nehmen dagegen **Abgeordnete der Landtage oder** 17 **des Bundestages** ein. Im Gegensatz zu Regierungs- und Verwaltungsvertretern (wie z.B. Angehörige der Bundes- und Landesregierung, Bürgermeister, Landräte, Vertreter der Verwaltungen und Behörden sowie Mitarbeiter der gemeinsamen Selbstverwaltung) erfüllen sie **nicht den Begriff des Amtsträgers** im Sinne des § 11 Abs. 1 Nr. 2 StGB.[21] Daher sind sie auch nicht taugliche Täter bzw. Tatsubjekte einer Strafbarkeit nach §§ 331 bzw. 333 StGB. Für sie gilt auch kein generelles Verbot, für Industrieunternehmen tätig zu werden.[22] Grenzen findet die Zusammenarbeit mit Abgeordneten in § 108e Abs. 1 StGB, nach dem der Kauf bzw. Verkauf einer Stimme in einem Parlament untersagt ist, sowie in § 44a AbgG, demzufolge Zuwendungen an Abgeordnete untersagt sind, die nur gewährt werden, damit die Interessen des Zahlenden durch den Abgeordneten vertreten werden. Aufgrund der auf Grundlage des § 44a AbgG erlassenen Verhaltensregeln sind Abgeordnete **zu Auskünften** über von ihnen wahrgenommene entgeltliche Tätigkeiten **verpflichtet**. Auch hinsichtlich einer Zuwendung an Abgeordnete können Anzeigepflichten für die Abgeordneten[23] bestehen, wenn der Wert der Geschenke 200 EUR übersteigt.

C. Die praktische Umsetzung im Unternehmen

Nachfolgend soll eine Darstellung der **praktischen Konsequenzen** erfolgen, die seitens 18 der beteiligten Unternehmen Bereich des Lobbyings sowie im Umgang mit Mitarbeitern der gemeinsamen Selbstverwaltung im Gesundheitswesen beachtet werden sollten[24]. Sollten „Lobbyingaktivitäten" gegenüber Fachkreisen oder Patientenorganisationen erfolgen, kann an dieser Stelle auf die entsprechenden Kodices des FSA verwiesen werden (siehe Kap. 11 und 12). Wie bereits dargestellt ist der FSA-Kodex Fachkreise jedoch im Rahmen des Lobbying oft nicht anwendbar, da die Definition der Fachkreise nicht erfüllt ist.

Zuerst ist auch an dieser Stelle auf die **Grundprinzipien der Zusammenarbeit** mit 19 allen Entscheidungsträgern hinzuweisen. Auch in diesem Bereich sind das **Trennungs- und Transparenzprinzip** sowie bestehende **Anzeige- und Genehmigungspflichten** für solche Tätigkeiten zu beachten, sodass das Risiko einer strafrechtlichen Verfolgung und damit auch einer negativen Publizität minimiert wird. Besondere Schwierigkeiten können sich ergeben, wenn Mitarbeiter der Selbstverwaltung im Gesundheitswesen für ein Unternehmen Tätigkeiten ausüben, die sich mit den Aufgaben überschneiden, die sie im Rahmen der Selbstverwaltung übernehmen. Das gilt sowohl für die Hauptfunktion wie auch für Nebenfunktionen des Mitarbeiters, etwa wenn ein Amtsträger als Vertragspartner mehrere öffentliche Aufgaben bei unterschiedlichen Institutionen wahrnimmt **(multiple Funktionsträger)**. Insofern empfiehlt es sich, nicht nur die bestehenden Genehmigungserfordernisse aus der Hauptfunktion zu erfüllen, sondern auch im Bereich der Nebenfunktionen (etwa wenn Positionen im G-BA bekleidet werden) zumindest transparent zu machen, um das mögliche rechtliche oder auch nur reputationsbezogene Konfliktpotential möglichst weit zu reduzieren.

Vergütungen sollten immer **äquivalent zur Gegenleistung** erfolgen. Durch eine 20 Dienstherrengenehmigung können sowohl strafrechtliche als auch (für den Mitarbeiter der gemeinsamen Selbstverwaltung drohende) beamtenrechtliche Konsequenzen vermieden werden. Sämtliche Vertragsbeziehungen sollten **schriftlich vor Aufnahme der Tätigkeit** fixiert werden.

---

[21] *Fischer*, StGB, 56. Aufl., § 11, Rdnr. 16.
[22] Ein solches besteht für die Mitglieder der Bundesregierung gem. § 5 BMinG.
[23] Siehe Ausführungsbestimmung Nr. 11 (BGBl. I 2006 S. 60 ff.) zur Anlage 1 der GOBT zur Anzeigepflicht bei Gastgeschenken.
[24] Hinweise zur praktischen Umsetzung interner Compliancemaßnahmen finden sich auch bei *Dieners*, in: FS Doepner, S. 181 ff.

Kapitel 10. Lobbying

I. Einseitige Leistungsbeziehungen

1. Annahme von Geschenken und Belohnungen

21 Besondere Aufmerksamkeit sollte unter Aspekten der Korruptionsprävention dem Bereich der **einseitigen Leistungen,** also etwa Geschenken, Spenden usw. gewidmet werden. Dieser Bereich ist für die Bediensteten der einzelnen Bundesländer sowie für die Bediensteten des Bundes uneinheitlich geregelt. Es bestehen in der Praxis leider **unterschiedliche Wertgrenzen,** die eine einheitliche Beurteilung für die Bediensteten der unterschiedlichen Dienstherren unmöglich machen. Mit Blick auf die **praktische Umsetzung** ist dieses Ergebnis unbefriedigend, da Differenzierungen seitens der Unternehmen einen hohen administrativen Aufwand erfordern, um die jeweils einschlägigen Wertgrenzen und die damit verbundenen Genehmigungspflichten zu berücksichtigen.

22 Grundsätzlich bedürfen alle Geschenke an Beamte oder Angestellte des öffentlichen Dienstes aus beamten- bzw. dienstrechtlichen Gründen der **Genehmigung des Dienstherren** (vgl. § 42 BeamtStG, § 71 BBG, § 3 Abs. 2 TVöD; siehe dazu auch Kap. 2 Rdnr. 50 ff.). Allerdings bestehen teilweise auch Regelungen, nach denen bis zu einer bestimmten Wertgrenze von einer **stillschweigenden Genehmigung** auszugehen ist. Das Bundesministerium des Inneren (BMI) hat etwa in seinen „Texten zur Korruptionsbekämpfung"[25] eine solche stillschweigende Zustimmung bei geringwertigen Aufmerksamkeiten bis zu einem Wert von **25 Euro** vorgesehen. Von einer stillschweigenden Zustimmung ist zum Beispiel auch für die Bediensteten des Freistaats Thüringen auszugehen. In der Gemeinsamen Bekanntmachung für Thüringen vom 27. 4. 2004[26] wird nämlich ebenfalls eine allgemeine Zustimmung für die Annahme geringwertiger Aufmerksamkeiten erteilt. Allerdings dürfen diese den Wert von **10 Euro** nicht übersteigen. Die gleiche Grenze ergibt sich auch aus den Verwaltungsvorschriften zu § 78 des Niedersächsischen Beamtengesetzes vom 15. 3. 2000.[27] Hier wird zudem ein Maximalbetrag von **50 Euro** als Grenze für Genehmigungen im Einzelfall festgelegt. Aus der entsprechenden Verwaltungsvorschrift für das Land Brandenburg vom 12. 4. 1996[28] ergibt sich ebenfalls eine stillschweigende Genehmigung für die Annahme von Geschenken von geringem Wert, jedoch ohne Benennung eines Maximalbetrags. Die dort aufgeführte Höchstgrenze von 50 DM, also ca. **25 Euro,** stellt den Höchstbetrag dar, bis zu dem die Annahme von Zuwendungen im Einzelfall genehmigt werden kann.

23 Diese Beträge ergeben sich aufgrund **dienstrechtlicher** Bestimmungen. Die Rechtsfolgen einer Missachtung treffen zunächst nicht unmittelbar das jeweilige Unternehmen, sondern den dienstrechtlich Verpflichteten. Die Annahme von Belohnungen und Geschenken kann jedoch auch unter **strafrechtlichen Aspekten** relevant werden (auch hier ist aber das Verhältnis von dienstrechtlicher und strafrechtlicher Genehmigung zu beachten, siehe Kap. 2 Rdnr. 54 ff.). Das OLG Hamburg hat beispielsweise in zwei Entscheidungen aus dem Jahre 2000 Zuwendungen, die eine Größenordnung von 100 DM überschreiten, als unzulässig angesehen.[29] Eine **Bagatellgrenze für erlaubte Zuwendungen** wurde aber seitens der Rechtsprechung auch für das Strafrecht bislang nicht festgelegt. In der strafrechtlichen Literatur werden zu der Frage, ab welchem Wert Geschenke an Amtsträger über das sozialadäquate Maß hinausgehen und damit eine Vorteilsgewährung oder Vorteils-

---

[25] Stand Juli 2006, abrufbar unter: www.bmi.bund.de/cae/servlet/contentblob/134472/publication File/15220/Texte_zur_Korruptiospraevention2006.pdf;jsessionid=B7436068DDE3696E45 AA27595 B840553.

[26] Abrufbar unter www.thueringen.de/imperia/md/content/tkm/ministerium/antikorruption/vv_ verbot_der_annahme_geschenken_belohnungen.pdf.

[27] Abrufbar unter www.mi.niedersachsen.de/master/C642574_N13822_L20_D0_I522.html.

[28] Abrufbar unter www.bravors.brandenburg.de/sixcms/detail.php?gsid=land_bb_bravors_01.c. 7432.de.

[29] *HansOLG Hamburg* StV 2001, 277 ff.; StV 2001, 284 ff.

annahme darstellen können, verschiedene Auffassungen vertreten. Teilweise werden Zuwendungen mit einem Wert von 25 Euro bis 30 Euro nicht mehr als generell sozialadäquat angesehen,[30] oder erst bei Geschenken, deren Wert über 30 Euro liegt, die Sozialadäquanz abgelehnt.[31] Zum Teil wird diesbezüglich auch auf die Geringwertigkeitsgrenze nach § 248a StGB Bezug genommen und im Zuge dessen eine Obergrenze von ca. 50 Euro angenommen.[32]

2. Bewirtungen

Eng mit der Thematik der Annahme von Belohnungen und Geschenken ist die **Bewirtung** von Amtsträgern verbunden. Im Gegensatz zu der Frage der Zulässigkeit von Geschenken und Belohnungen bestehen allerdings im Bereich der Bewirtung in der Regel keinerlei feste, von den zuständigen Behörden festgelegte Wertgrenzen. Stattdessen wird häufig die stillschweigende Zustimmung für **übliche und angemessene Bewirtungen** anlässlich dienstlicher Veranstaltungen erteilt. Die Angemessenheit wird dabei regelmäßig auch nach der Stellung des jeweiligen Amtsträgers sowie nach der konkreten Veranstaltung beurteilt, in deren Rahmen die Bewirtung stattfindet. 24

Der **praktische Umgang** mit dieser Situation gestaltet sich somit für die Unternehmen ebenfalls höchst unbefriedigend. Ohne eine klare Leitlinie, die eine Obergrenze für Bewirtungen vorgibt, ist Rechtssicherheit hinsichtlich der Zulässigkeit einer Bewirtung nur schwer erreichbar. Auch seitens der Gerichte wurde bislang keine Festsetzung einer Obergrenze vorgenommen.[33] Aus Vorsichtsgründen wird zuweilen auf die **Wertgrenze für die Annahme von Geschenken** rekurriert (siehe Rdnr. 21 ff.). Hierbei muss jedoch beachtet werden, dass etwa die vom BMI für Geschenke vorgesehene Grenze von 25 Euro nur den Wert darstellt, bis zu dem von einer **stillschweigenden Zustimmung** seitens des BMI **für die Annahme von Geschenken und Belohnungen** ausgegangen werden darf. Sie stellt weder den abschließenden Höchstwert erlaubter Zuwendungen dar, noch ist sie ohne weiteres auf Bewirtungen übertragbar. Zudem bestehen hinsichtlich der Summe abweichende Regelungen auf Länderebene. Der **FSA** hat die Obergrenze für Bewirtungen der Fachkreise mit den neuen Leitlinien auf 60 Euro[34] festgesetzt, die weitgehend anerkannt und als sozialadäquat angesehen wird, ohne dass hierbei zwischen Amtsträgern (z.B. Klinikärzte in öffentlichen Krankenhäusern) und Nicht-Amtsträgern (etwa niedergelassene Ärzte oder Ärzte in privat betriebenen Krankenhausketten) unterschieden wird (siehe hierzu ausführlich auch Kap. 11, Rdnr. 324, 327). Es liegt nahe, diese Grenze auch als Maßstab für die Beurteilung der Zulässigkeit von Bewirtungen anderer Amtsträger zu verwenden, jedenfalls dann, wenn diese eine vergleichbare soziale Stellung bekleiden. Daher dürfte auch hier in der Regel ein Orientierungswert von 50 Euro bis 60 Euro angemessen sein. Wie bereits aus den „Texten zur Korruptionsbekämpfung" des BMI hervorgeht, ist der Maßstab auch die amtliche Funktion der Beschäftigten, so dass letztlich eine Abwägung im Einzelfall erfolgen muss. In der Rechtsprechung wird die Frage der Bewirtung von Amtsträgern nur selten behandelt und dann wiederum sehr unterschiedlich. Dies mag auch daran liegen, dass es der Bundesgerichtshof in ständiger Rechtsprechung ablehnt, betragsmäßige Bagatellgrenzen oder Werte zur genauen Bestimmung der Sozial- 25

---

[30] *Korte,* in: MüKo zum StGB, § 331, Rdnr. 130.
[31] *Fischer,* StGB, § 331, Rdnr. 26.
[32] So *Lesch,* AnwBl. 2003, 261 ff.
[33] *BGH* NStZ 2000, 90 f. hat zwar die Einladung eines im öffentlichen Dienst angestellten Oberartztes in Gourmet-Restaurants für die Bestellung von Herzschrittmachern als Bestechlichkeit angesehen. Diese Einladung stand jedoch im Zusammenhang mit „Bonus-Zahlungen" sowie mehrtägigen Auslandsreisen, so dass kein Rückschluss den zulässigen Wert der Bewirtung per se gezogen werden kann.
[34] Siehe Leitlinie zur Auslegung des Begriffe „angemessene Bewirtung" (§ 20 Abs. 2 Satz 2) und „angemessener Rahmen von Unterbringung und Bewirtung" (§ 20 Abs. 3 Satz 1), abrufbar unter www.fs-arzneimittelindustrie.de.

adäquanz festzulegen. In der Literatur und in Gerichtsentscheidungen werden Werte von 25, 30 oder auch 50 Euro genannt.[35] Neben der Position des Empfängers und seinen Repräsentationsfunktionen sind hierbei die Gepflogenheiten der Höflichkeit für die Bestimmung von Wertgrenzen von Bedeutung.[36] Für die Umsetzung in der Unternehmenspraxis empfiehlt es sich, holzschnittartig zu verfahren und einheitliche Regelungen vorzusehen, da eine zu hohe Differenzierung die Gefahr birgt, dass die unterschiedlichen Vorgaben von den Mitarbeitern nicht verstanden bzw. verwechselt werden. Eine **Risikominimierung** kann auch in diesem Bereich durch **Transparenz** im Wege von Anzeigen und Genehmigungen erzielt werden.

26 Neben den **dienstrechtlichen Aspekten** der Genehmigungspflichtigkeit ist auch hier wiederum das **strafrechtliche Risiko** zu berücksichtigen, das mit den dienstrechtlichen Aspekten in einer Einheit zu sehen ist. Stehen Bewirtungen im Umfang des Üblichen jeweils gleichwertige **Gegeneinladungen durch den Amtsträger** gegenüber, wobei Anlass und Status der Beteiligten zu berücksichtigen sind, dürften sie in der Regel von vornherein nicht als Vorteile im Sinne des § 331 StGB anzusehen sein.[37] Gleichzeitig ist aber die Tendenz verschiedener Staatsanwaltschaften zu beobachten, bei Bewirtungen von Amtsträgern eine eher strengere Sichtweise zu entwickeln.

3. Spenden

27 Bei **Spenden** an Stiftungen, Einrichtungen oder Parteien sind ebenfalls eine Reihe von Einschränkungen zu beachten.[38] Spenden sind nach § 27 Abs. 1 Satz 3 PartG Zahlungen, die über Mitglieds- oder Mandatsbeiträge hinausgehen. Spenden an Parteien sind ab einer Summe von 10 000 Euro unter Namensnennung des Spenders zu veröffentlichen. Ab 50 000 Euro sind sie unverzüglich dem Bundestagspräsidenten anzuzeigen, der die Anzeige als Bundestagsdrucksache veröffentlicht (siehe § 25 PartG). Bundes- bzw. Landtagsabgeordnete unterliegen in der Regel ebenfalls der Verpflichtung, Spenden großer Summen anzuzeigen bzw. zu veröffentlichen.[39] Eine effektive Korruptionsprävention auf Seiten des Unternehmens verlangt auch für diesen Bereich die konsequente Umsetzung der Prinzipien von **Trennung und Transparenz,** die als die **„goldenen Regeln"** der unternehmensinternen Maßnahmen zur Korruptionseindämmung gelten können. Diese Prinzipien treffen sich mit der von dem Grundgesetz in Art. 24 Abs. 1 Satz 1 vorgegebenen verfassungsrechtlichen Grundanforderung an die Finanzierung politischer Parteien, wonach diese „über die Herkunft und Verwendung ihrer Mittel sowie über ihr Vermögen öffentlich Rechenschaft ablegen müssen". Der Gesetzgeber hat dieses verfassungsrechtliche Grundpostulat im 5. Abschnitt des PartG im Einzelnen konkretisiert. Gemäß § 25 Abs. 2 Nr. 7 PartG ist es danach verboten, Spenden anzunehmen, die „der Partei erkennbar in Erwartung oder als Gegenleistung eines bestimmten wirtschaftlichen oder politischen Vorteils gewährt werden". Dazu zählen auch das Verbot, anonyme Spenden anzunehmen, Regeln über die Veröffentlichung der Herkunft und Verwendung von Mitteln Dritter, personelle Offenlegungspflichten für Großspenden, das Verbot der Entgegennahme von Barspenden über 1 000 Euro oder auch das Verbot der Entgegennahme von Spenden von Nicht-EU-Ausländern.[40] Wie so oft liegt auch hier die Tücke im Detail, etwa wenn es um Spenden verschiedener juristischen Personen eines Unternehmensverbundes geht, die für sich ge-

---

[35] *OLG Hamburg,* StV 2001, 277, 282, 284, 287; *Lesch,* AnwBl. 2003, 261, 262.
[36] Auch Bewirtungen, die die genannten Wertgrenzen unterschreiten, können unzulässig sein. Das zeigt der Fall *BGH* NStZ 1998, 194 ff. Hier wurde der Ausschank von je 2 Gläsern Bier in ca. 90 Fällen in einem Zeitraum von ca. zweieinhalb Jahren an einen Polizeibeamten als unzulässig gewertet.
[37] *BGH* NStZ 2003, 171 f.; *Fischer,* StGB, § 331, Rdnr. 26.
[38] Zu diesem Problem *Dieners,* in: Dölling, Handbuch zur Korruptionsbekämpfung, S. 183 ff.
[39] Für Bundestagsabgeordnete sind die Schwellenwerte für eine Anzeigepflicht 5 000 Euro und für eine Veröffentlichungspflicht 10 000 Euro, die landesrechtlichen Bestimmungen für Landtagsabgeordnete sehen i. d. R. ähnliche Grenzen vor.
[40] NVwZ 2002, 769 ff.

C. Die praktische Umsetzung im Unternehmen

nommen pro Kalenderjahr den Schwellenwert der zu veröffentlichenden Spenden nicht erreichen, während die Zusammenrechnung dieser Spenden die Publikationsschwelle übersteigt. Dem Grundsatz nach soll auf die formale Selbständigkeit der jeweiligen juristischen Person abgestellt werden, es sei denn, die Spende der einzelnen juristischen Personen wurde von der Leitung des Unternehmensverbundes in einer entsprechenden Gesamtgrößenordnung avisiert. Maßgeblich für das Eingreifen des Publikationsgebotes soll danach erst der für die Partei erkennbare Wille der Spenderseite sein, ihr gegenüber als einheitlicher Spender in Erscheinung zu treten.[41] Obgleich die Verletzung der spendenrechtlichen Vorschriften auf der Rechtsfolgenseite die jeweilige politische Partei und nicht das Unternehmen trifft (etwa durch den Verlust des Anspruchs auf staatliche Mittel in doppelter Höhe nach § 31a Abs. 1 PartG) und die Außerachtlassung der Vorschriften des PartG, etwa im Falle unzulässiger Stückelungen von Spenden durch das Unternehmen, auch per se noch nicht zur Annahme eines Korruptionsdeliktes auf Seiten des Unternehmens führt, zeigt die Parteispendenproblematik jedoch beispielhaft, dass präventive Maßnahmen des Unternehmens sinnvoller Weise mehr ins Auge fassen müssen als lediglich vorbeugende Festlegungen zur Vermeidung korruptiver Handlungen im Sinne der §§ 331 ff. StGB. Zu diesem Zweck muss das Unternehmen im Rahmen der Festlegung präventiver Maßnahmen vielmehr gleichsam über den Horizont der eigentlichen korruptionsrechtlichen Vorschriften hinausblicken, hier auf die **spendenrechtlichen Vorschriften des PartG.** Dies ist zum einen deshalb notwendig, weil ein Verstoß gegen diese Vorschriften zwar nicht unweigerlich zur Annahme eines Korruptionstatbestandes führen muss, jedoch ein Indiz hierfür sein kann. Zum anderen ist der Erfolg der Lobbyarbeit und die damit verbundene politische Glaubwürdigkeit eines Unternehmens nicht nur gefährdet, wenn seine Mitarbeiter aufgrund korruptiver Handlungen im politischen Raum zum Gegenstand von Ermittlungsverfahren werden, sondern auch dann, wenn das Unternehmen durch zweifelhafte Spendenpraktiken zum Gegenstand einer kritischen Berichterstattung in den Medien wird.

Daneben kann es sich aber auch empfehlen, generelle Festlegungen zur Spendenpraxis und dem Umgang des Unternehmens mit Spenden an politische Parteien zu treffen. Die Frage, ob die Gewährung von Parteispenden durch den Vorstand einer Aktiengesellschaft überhaupt zulässig ist, wird zwar kontrovers diskutiert, im Ergebnis jedoch von der herrschenden Meinung mit dem Argument bejaht, dass auch die Spenden an politische Parteien Ausdruck der Integration einer Aktiengesellschaft in ihr soziales und politisches Umfeld seien, daher einen Gemeinwohlbezug hätten und zu der eigenverantwortlichen Unternehmensleitung des Vorstandes nach § 76 Abs. 1 AktG zählten.[42] Es ist allerdings fraglich, ob von dem erforderlichen Gemeinwohlbezug auch dann noch ausgegangen werden kann, wenn derartige Spenden unter Verstoß gegen das Parteiengesetz nicht ordnungsgemäß deklariert und verbucht worden sind. Trotz der grundsätzlichen Zulässigkeit der Spendenvergabe darf der Vorstand nicht in unbegrenztem Umfang spenden, wenn er das Risiko einer Schadensersatzpflicht nach § 93 Abs. 2 AktG vermeiden will. Seine Befugnis wird daher allgemein auf Spenden in einem **angemessenen Umfang** beschränkt.[43] In der Literatur hat man vereinzelt versucht, eine Konkretisierung des Angemessenheitskriteriums vorzunehmen und eine feste Relation der Spendenpraxis zum Bilanzgewinn einer Aktiengesellschaft herzustellen, wobei etwa die Vergabe von (Partei-) Spenden bis zu 1% des Bilanzgewinns als erlaubt zu betrachten sei.[44] Darüber hinaus wird die Spendentätigkeit des Vorstands inhaltlich durch das langfristige Unternehmensinteresse an einer gesellschaftlich allgemein anerkannten Stellung begrenzt, so dass nicht nur Spenden an politische Parteien den Ermessensspielraum des Vorstands überschreiten, die den Eindruck des „Erkaufens"

28

---

[41] *Morlok*, NJW 2000, 761.
[42] *Kind*, NZG 2000, 567 ff. m. w. N.
[43] *BGHZ* 23, 150, 157.
[44] *Kind*, NZG 2000, 569; siehe hierzu auch *Geßler*, in: Geßler (Hrsg.), Aktiengesetz, § 76 AktG, Rdnr. 4.

politischer Entscheidungen vermitteln und gegebenenfalls auch eine Verletzung von § 25 Abs. 2 Nr. 7 PartG darstellen, sondern auch solche, die derart einseitig zu Gunsten einer Partei ausfallen, dass sie dem Sozialprestige des Unternehmens schaden.[45] Die Ermessensfreiheit des Vorstandes hängt ferner davon ab, ob die Spendenpraxis an einen Zustimmungsvorbehalt des Aufsichtsrates nach § 111 Abs. 4 S. 2 AktG geknüpft ist. Aus Sicht des Unternehmens kann es sich angesichts des erheblichen Einflusses größerer und publizierter Parteispenden empfehlen, dass für Parteispenden ab der Publikationsgrenze des PartG die Vergabe durch ein von der Hauptversammlung gewähltes Organ präventiv kontrolliert wird. Schließlich muss der Vorstand gerade in dem sensiblen Bereich der Parteispenden mit Auskunftsansprüchen von Aktionären in der Hauptversammlung rechnen, etwa im Zusammenhang mit der Entlastung der Mitglieder des Vorstands und des Aufsichtsrates. Allgemein anerkannt ist hier jedoch lediglich ein Anspruch des Aktionärs auf die Bekanntgabe des Gesamtbetrages der geleisteten Spenden[46], nicht aber auch auf eine Aufgliederung von Parteispenden nach Empfängern und Einzelbeträgen[47]. Dagegen wird ein detailliertes **Auskunftsrecht des Aktionärs** unter bestimmten Umständen aber auch bejaht, entweder generell[48], bei besonderen Anlässen[49] oder aber begrenzt auf Großspenden[50]. Vor diesem Hintergrund empfiehlt es sich für das Unternehmen und seine Vorstände, die Spendenvergabe an politische Parteien nicht nur an den bestehenden strafrechtlichen und parteienrechtlichen Rahmenbedingungen auszurichten. Vielmehr sollten auch Regeln für die unternehmensinterne Entscheidungsfindung und präventive Kontrolle sowie die Kommunikation gegenüber den Aktionären von vornherein festgelegt werden.

II. Gegenseitige Leistungsbeziehungen

1. Sponsoringvertrag

29   Ein weiterer kritischer Punkt, der häufig Berührungspunkte mit dem Feld der einseitigen Leistungen aufweist, ist das **Sponsoring von Veranstaltungen,** die von Parteien oder Stiftungen durchgeführt werden. Im Gegensatz zur Spende handelt es sich beim Sponsoring nicht um eine einseitige Zuwendung, sondern um einen **Leistungsaustausch.** Der Gesponserte stellt dem Vertragspartner entgeltlich Werbemöglichkeiten zur Verfügung. Daher ist es für die Annahme eines Sponsoringvertrages von entscheidender Bedeutung, dass ein solcher **Werbeeffekt** angenommen werden kann. Anderenfalls droht die Einstufung der Zahlung als verdeckte und damit unzulässige Parteispende.[51] Um einer solchen Einstufung vorzubeugen, sollte daher Sponsoring nur bei Veranstaltungen stattfinden, die einen thematischen Bezug zu den Geschäftsfeldern des Unternehmens haben.

2. Beratervertrag

30   Mit Blick auf Leistungsaustauschbeziehungen des Unternehmens kann vor allem der Abschluss von **Beraterverträgen** rechtlich problematisch werden, da diese von dem Tatbestand der Vorteilsgewährung bzw. -annahme erfasst werden, sofern hierdurch dem Amtsträger Vorteile gewährt werden, um ein Nähe- und Abhängigkeitsverhältnis aufzubauen.[52] Beraterverträge werden daher in der allgemeinen korruptionsrechtlichen Diskussion zuwei-

---

[45] *Kind,* NZG 2000, 569 f.; siehe hierzu auch *Martens,* in: Zöllner (Hrsg.), Kölner Kommentar zum AktG, Bd. 2, § 76 AktG, Rdnr. 36 ff.

[46] *OLG Frankfurt am Main* AG 1994, 39 f.; *Hüffer,* § 131 AktG, Rdnr. 18.

[47] *Zöllner,* in: Zöllner (Hrsg.), Kölner Kommentar zum AktG, Bd. 1, § 131 AktG, Rdnr. 54; *Decher,* in: Hopt/Wiedemann (Hrsg.), AktG, § 131 AktG, Rdnr. 411.

[48] *Kind,* NZG 2000, 572; *Kubis,* in: Kropff/Semler (Hrsg.), Münchener Kommentar zum AktG, § 131 AktG, Rdnr. 205.

[49] *OLG Frankfurt am Main* AG 1994, 39.

[50] *Schmidt-Leithoff,* Die Verantwortung der Unternehmensleitung, S. 430.

[51] Siehe *Hey,* DB 2005, 1403 ff.

[52] *Fischer,* § 331 StGB, Rdnr. 24.

len auch als mehr oder weniger subtile Form der Vorteilsgewährung verstanden, bei denen der Nachweis eines korruptiven Handelns vielfach sehr schwer fällt. Dasselbe gilt für die entgeltliche Mitgliedschaft von Politikern in Beiräten des Unternehmens.[53] In der aktuellen Diskussion ist allerdings bislang vergeblich gefordert worden, Amtsträgern im Sinne einer effektiveren Korruptionsprävention die Eingehung von Beraterverträgen mit Unternehmen, mit denen sie während ihrer Dienstzeit in Geschäftsbeziehungen standen, auch für eine gewisse Zeit nach ihrem Ausscheiden aus dem Amt zu untersagen.[54] Rechtliche Risiken können durch eine konsequente Einhaltung der einschlägigen Vorschriften für die Ausübung von Nebentätigkeiten und die **Beachtung des Transparenz- und Genehmigungsprinzips** (siehe hierzu auch Rdnr. 14) weitgehend minimiert werden. Die strengsten Vorschriften zu Nebentätigkeiten gelten für die Mitglieder der Bundesregierung. Nach § 5 des Bundesministergesetzes dürfen sie neben ihrem Amt „kein Gewerbe und keinen Beruf" ausüben und auch nicht dem Vorstand, Aufsichtsrat oder dem Verwaltungsrat „eines auf Erwerb gerichteten Unternehmens" angehören. Sie sollen nicht einmal „ein öffentliches Ehrenamt bekleiden". Ungeachtet der bestehenden rechtlichen Grenzen für die Aufnahme von Nebentätigkeiten empfiehlt sich für die Erarbeitung interner Handlungsanweisungen eines Unternehmens auch jeweils die Berücksichtigung des möglichen öffentlichen Eindrucks derartiger Vertragsbeziehungen und des mit ihrem allgemeinen Bekanntwerden möglicherweise verbundenen Reputations- und Glaubwürdigkeitsverlustes.

III. Gestaltung unternehmensinterner Richtlinien

Es empfiehlt sich, eine genaue **Überprüfung** der im jeweiligen Unternehmen bestehenden **Konfliktpotentiale** vorzunehmen und daran orientierte **unternehmensinterne Standards** in Form eigener Richtlinien zu etablieren. Es ist dabei wie immer im Bereich der Business Compliance zu beachten, dass nicht primär die Einhaltung der gesetzlichen Normen sichergestellt werden muss, sondern diese Normen im Gegenteil lediglich den selbstverständlich einzuhaltenden Rahmen vorgeben. Denn bereits mit der Einleitung eines Ermittlungsverfahrens durch die Staatsanwaltschaft kann ein irreparabler Schaden entstehen, indem eine negative Berichterstattung in den Medien erfolgt, selbst wenn am Ende des Tages das Verfahren eingestellt wird bzw. sich keine Strafbarkeit der Mitarbeiter des Unternehmens ergibt. Ziel der Richtlinien muss es also insbesondere sein, verbindliche Regelungen für die zwar ethisch bedenklichen, rechtlich aber zulässigen Grauzonen zu treffen. Besondere Berücksichtigung müssen dabei die ethischen Standards finden, denen sich das Unternehmen verpflichtet hat. Zudem muss eine Abwägung getroffen werden, ob die Richtlinien in besonders sensiblen Bereichen zu Gunsten der Effektivität „holzschnittartig" feste Vorgaben enthalten sollen, oder ob Entscheidungen in diesen Bereichen bewusst als Einzelfallentscheidungen auf höherer Ebene bzw. durch die Unternehmensleitung getroffen werden sollen. 31

Die betreffenden **Mitarbeiter** sind entsprechend zu **schulen** (siehe zur Compliance-Schulung von Mitarbeitern auch Kap. 7 Rdnr. 56). Dazu sollte ein festes System für die Berichterstattung eingeführt und dieses auch überwacht werden, damit auch die tatsächliche Umsetzung der Richtlinien erfolgt. Zudem sollte seitens des Unternehmens ein **proaktiver Umgang** mit den Beziehungen zu Mitarbeitern der Selbstverwaltung erfolgen. Je offener diese Materie seitens des Unternehmens angegangen wird, desto weniger kann der Verdacht einer unlauteren Beeinflussung im Verborgenen entstehen. 32

---

[53] *Hautkapp*, Neue Rhein Zeitung v. 12. 2. 2005, S. 2.
[54] *Dannecker*, Rdnr. 118 m. w. N.

Kapitel 11. Kodex der Mitglieder des Vereins „Freiwillige Selbstkontrolle für die Arzneimittelindustrie e. V." (FSA-Kodex Fachkreise)

Literatur: *Balzer/Dieners*, Die neue „Schiedsstelle" der pharmazeutischen Industrie – Konsequenzen für Arzt und Unternehmen, NJW 2004, 908; *Bleile*, Pharmaindustrie: Ist kodexkonform immer kodexkonform?, Convention International Juli/August 2009, 86; *Bülow/Ring*, Heilmittelwerbegesetz, 3. Aufl., Köln u. a. 2005; *Czettritz*, Versuch einer Annäherung an den FS Arzneimittelindustrie-Kodex, in: Festschrift für Axel Sander, Frankfurt am Main 2008, S. 387 ff.; *Dieners*, Aktuelle Erweiterung und Präzisierung des FSA-Kodex Fachkreise, PharmR 2008, 478 ff.; *Dieners*, Compliance-Management in der betrieblichen Praxis von Pharmaunternehmen, in: Festschrift für Doepner, München 2008, S. 181 ff.; *Dieners*, Der neue FSA-Kodex Fachkreise, CCZ 2008, 214 ff.; *Dieners*, Die Neufassung des FSA-Kodex, A&R 2006, 110; *Dieners*, Rabattverträge nach § 130a Abs. 8 SGB V – Inhalt und Grenzen, in: Iuri pharmaceutico Festschrift für Axel Sander zum 65. Geburtstag, Frankfurt am Main 2008, S. 31 ff.; *Dieners*, Vermeidung von Korruptionsrisiken aus Unternehmenssicht – Rechtliche Gestaltung von Geschäftsbeziehungen, Behördenkontakten und Lobbying –, in: Dölling (Hrsg.), Handbuch der Korruptionsprävention, München 2007, Kap. 4; *Dieners/Heil*, Das GKV-Wettbewerbsstärkungsgesetz – Stärkung oder Einschränkung des Wettbewerbs im Arzneimittelmarkt, PharmR 2007, 89, 142; *Dieners/Lembeck*, Kooperation der Industrie mit Krankenhäusern und Ärzten, in: Anhalt/Dieners (Hrsg.), Handbuch des Medizinprodukterechts, München 2003, S. 551; *Dieners/Miege*, Akkreditierung von Online-Fortbildungsveranstaltungen durch die Landesärztekammern, A&R 2009, 71; *Dieners/Reese*, Handbuch des Pharmarechts, München 2010; *Doepner*, Heilmittelwerbegesetz, 2. Aufl., München 2000; *Doepner*, Schranken der Arzneimittelwerbung, WuW 1978, 611; *Doepner/Reese*, Auswirkungen von EG-Richtlinien auf die innerstaatliche Anwendung wettbewerbsregelnden Nebenstrafrechts, GRUR 1998, 761; *Ehlers/Laschner*, Freiwillige Selbstkontrolle für die Pharmaindustrie, Pharm. Ind. 2004, 544; *Ehlers/Streib*, Einschränkung von Rabatten durch das AVWG, Pharm. Ind. 2006, 443; *Fenger/Göben*, Sponsoring im Gesundheitswesen, München 2004; *Fink-Anthe*, Transparenz und Verhaltensregeln für mehr Vertrauen, Pharm. Ind. 2006, 265; *Finn*, Unentgeltliche Abgabe von Forschungsliteratur an Ärzte – Welche rechtlichen Vorgaben haben pharmazeutische Unternehmer zu beachten?, PharmR 2009, 481; *Fischer*, Strafgesetzbuch, 56. Aufl., München 2009; *Freiwillige Selbstkontrolle für die Arzneimittelindustrie* e. V. – FSA (Hrsg.), Jahresbericht 2005, Berlin 2006; *Freiwillige Selbstkontrolle für die Arzneimittelindustrie* e. V. – FSA (Hrsg.), Kodex für die Zusammenarbeit der pharmazeutischen Industrie mit Ärzten, Apothekern und anderen Angehörigen der Fachkreise, Berlin 2008 (zit. als „FSA-Kodex"); *Geiger*, Drei Jahre Spruchpraxis der Freiwilligen Selbstkontrolle der Arzneimittelindustrie zur Ausrichtung von Fortbildungsveranstaltungen durch die Pharmaindustrie – eine Bilanz, PharmR 2007, 316, 364; *Geiger*, Die Neufassung des FSA-Kodex Fachkreise, A&R 2008, 195, 254; *Geiger*, Sponsoringverträge im Lichte des FSA-Kodex „Fachkreise", A&R 2009, 203; *Griebenow et al.*, Evaluation der Fortbildung in Printmedien, Deutsche Medizinische Wochenschrift 2003, 725 ff.; *Griebenow et al*, Zertifizierte Fortbildung im Bereich der Ärztekammer Nordrhein, Deutsche Medizinische Wochenschrift 2003, 734 ff.; *Gröning/Weihe-Gröning*, Heilmittelwerberecht, 2 Bde., Stuttgart, Loseblatt-Ausg. (Stand: 6/2006); *Hauschka*, Compliance, Compliance-Manager, Compliance-Programme: Eine geeignete Reaktion auf gestiegene Haftungsrisiken für Unternehmen und Management?, NJW 2004, 257; *Hefermehl/Köhler/Bornkamm*, Wettbewerbsrecht, 27. Aufl., München 2009; *Heil/Klümper*, Die Werbung mit der sozialen Verantwortung – „Social Sponsoring" im Bereich der Arzneimittelwerbung, PharmR 2008, 226; *Kaiser*, Spenden an politische Parteien und strafbare Vorteilsnahme, NJW 1981, 321; *Kloesel/Cyran*, Arzneimittelrecht Kommentar, Stuttgart, Loseblatt-Ausg. (Stand: 1/2006); *Klümper/Hofer*, Ein neuer Stern am Kodexhimmel?, MPJ 2009, 23; *Köhler*, Die UWG-Novelle 2009, WRP 2009, 109; *Koyuncu*, Compliance und Vertragsgestaltung bei Nichtinterventionellen Studien – unter besonderer Berücksichtigung der Ärztevergütung bei Anwendungsbeobachtungen, PharmR 2009, 211; *Kroth*, Informationen an Ärzte über besonders wichtige Arzneimittelrisiken in den ICH-Regionen, Pharm. Ind. 2006, 409; *Leipold*, Compliance in der pharmazeutischen Industrie, in: Hauschka (Hrsg.), Corporate Compliance, München 2007, S. 680; *Lippert*, Ethikkommissionen – wie unabhängig sind sie und wie unabhängig sollen sie sein?, GesR

2009, 355 ff.; *Mand,* Das Rabattverbot gemäß § 7 Abs. 1 Heilmittelwerbegesetz (HWG), A&R 2006, 54; *Meyer,* Die Neuregelung produktbezogener Rabatte im Arzneimittelbereich, A&R 2006, 60; *Meyer,* Das Rabattverbot nach dem Entwurf eines Gesetzes zur Verbesserung der Wirtschaftlichkeit in der Arzneimittelversorgung (AVWG), A&R 2006, 10; *Rehmann,* AMG, 3. Aufl., München 2008; *Sander,* Arzneimittelrecht Kommentar, Stuttgart, Loseblatt-Ausg. (Stand: 3/2006); *Scherer,* Case law in Gesetzesform – Die Schwarze Liste als neuer UWG-Anhang, NJW 2009, 324; *Schönke/Schröder,* Strafgesetzbuch Kommentar, 27. Aufl., München 2006; *Sickmüller,* Der Rote Hand Brief, Pharm. Ind. 2006, 252; *Sickmüller/Breitkopf,* „Points to Consider" zu Anwendungsbeobachtungen, pharmind 2009, 764 ff.; *Volz,* Der FSA-Kodex – „Healthcare Compliance" in Deutschland, CCZ 2008, 22; *Wezel/Liebold,* Der Kommentar zu EBM und GOÄ, 8. Aufl., Sankt Augustin, Loseblatt-Ausg. (Stand: 04/2008); *Wiedemann/Willaschek,* Das Arzneimittelversorgungswirtschaftlichkeitsgesetz – Motive, Inhalte, rechtliche Bewertung, GesR 2006, 298.

Übersicht

	Rdnr.
A. Einleitung	1
I. FSA-Kodex	1
II. Konzeption	3
III. Bedeutung	4
IV. Auslegung	6
V. „Compliance Governance"	9
B. Kodex – Erläuterungen	10
I. Ausgangsposition	10
II. Zielvorgaben	11
§ 1 Anwendungsbereich	13
§ 2 Definitionen	51
§ 3 Verantwortlichkeit für das Verhalten Dritter	53
§ 4 Allgemeine Auslegungsgrundsätze	57
§ 5 Werbung	64
§ 6 Zusammenarbeit	68
§ 7 Irreführungsverbot	76
§ 8 Verbot der Schleichwerbung / Transparenzgebot	90
§ 9 Verbot der Werbung für nicht zugelassene Arzneimittel und nicht zugelassene Indikationen	94
§ 10 Pflichtangaben	100
§ 11 Bezugnahme auf Veröffentlichungen	107
§ 12 Vergleichende Werbung	114
§ 13 Unzumutbare belästigende Werbung	119
§ 14 Rote Hand	127
§ 15 Muster	131
§ 16 Verbot der Fernbehandlung/Beantwortung individueller Anfragen	138
§ 17 Verordnungen und Empfehlungen	141
§ 18 Vertragliche Zusammenarbeit mit Angehörigen der Fachkreise	144
§ 19 Nichtinterventionelle Studien mit zugelassenen Arzneimitteln	174
§ 20 Einladung zu berufsbezogenen wissenschaftlichen Fortbildungsveranstaltungen	208
§ 21 Geschenke	286
§ 22 Bewirtung	318
§ 23 Gewinnspiele für Angehörige der Fachkreise	334
§ 24 Zusammenarbeit mit Angehörigen der Fachkreise als Amtsträger und/oder Mitarbeiter medizinischer Einrichtungen	341
§ 25 Spenden und andere Zuwendungen an Institutionen	347
§ 26 Gegenseitige Leistungsbeziehungen mit Institutionen	357
§ 27 Qualifikation und Pflichten der Mitarbeiter	360
§ 28 Verpflichtung und Schulung von Mitarbeitern und beauftragten Dritten	370
§ 29 Inkrafttreten	374

A. Einleitung

I. FSA-Kodex

1 Sämtliche ordentlichen Mitgliedsunternehmen des Verbandes Forschender Arzneimittelhersteller e. V. (VFA) haben am 16. 2. 2004 den Verein „Freiwillige Selbstkontrolle für die

A. Einleitung

Arzneimittelindustrie e. V." **(FSA)** gegründet, der seinen Sitz in Berlin hat.[1] Der Verein hat die Aufgabe, im Wege der Selbstkontrolle und Selbstregulierung für eine korrekte und den Regeln eines lauteren Wettbewerbs entsprechende Zusammenarbeit von pharmazeutischen Unternehmen mit Angehörigen der Fachkreise, insbesondere Ärzten, und zwar sowohl im Klinikbereich als auch im niedergelassenen Bereich zu sorgen. Hierzu zählt nach der Satzung des FSA unter anderem die Entwicklung von Standards für die Bewerbung von Arzneimitteln und die Kooperation mit Angehörigen der Fachkreise sowie die Überwachung derartiger Aktivitäten.

Als verbindlichen Maßstab für diese Zusammenarbeit haben die Mitgliedsunternehmen des FSA am Tag seiner Gründung einen neuen Kodex („FS Arzneimittelindustrie"-Kodex, „FSA-Kodex Fachkreise", FSA-Kodex oder **kurz: „Kodex"**) beschlossen, der in seiner Ursprungsfassung am 22. 4. 2004 und in seiner zuletzt geänderten Fassung vom 19. 1. 2008 am 7. 5. 2008 im Bundesanzeiger[2] bekannt gemacht worden ist (abgedruckt: Anhang I.).[3] Der Kodex bildet den bisherigen Schlussstein der Bemühungen der pharmazeutischen Industrie, die für den medizinisch-therapeutischen Fortschritt unverzichtbare enge Zusammenarbeit von Unternehmen und Angehörigen der Fachkreise sicherzustellen und durch die **Vorgabe klarer Verhaltensstandards** Missbrauchsfällen und unlauterem Verhalten auf diesem Gebiet entgegen zu wirken.[4] Die geänderte Fassung des Kodex vom 2. 12. 2005 enthielt bereits umfangreiche Regelungen zur **Werbung** für Arzneimittel, durch die die Vermittlung zutreffender und objektiver Informationen über Arzneimittel gegenüber den Fachkreisen sichergestellt werden sollte. Die neueste Fassung des Kodex vom 18. 1. 2008 erhöht noch einmal die Regelungsdichte gerade hinsichtlich der Zusammenarbeit zwischen Angehörigen der Fachkreise und der Pharmaindustrie.[5] Der gesamte Anwendungsbereich des FSA-Kodex wurde durch die Änderung des § 3 erweitert. Die Kompetenz des Vorstandes zum Erlass von Leitlinien wurde durch die Änderung des § 6 erhöht. Daneben erfolgten Veränderungen an den spezielleren Normen. So wurde beispielsweise der Anwendungsbereich der Regelungen zur vertraglichen Zusammenarbeit zwischen den Angehörigen der Fachkreise und den Mitgliedsunternehmen i. R. d. § 18 erweitert und die weiteren Anforderungen verschärft (siehe Rdnr. 144).[6] Der gesamte Bereich der NIS/Anwendungsbeobachtungen in § 19 (Rdnr. 174 ff.) wurde überarbeitet,[7] ebenso wie die wichtige Regelung der Einladung zu Fortbildungsveranstaltungen in § 20 (Rdnr. 208 ff.). Neu hinzugekommen ist die Regelung von Spenden und gegenseitigen Leistungsbeziehungen mit Institutionen in den §§ 25, 26 (Rdnr. 347).

II. Konzeption

Das mit dem Kodex verfolgte Konzept lässt sich wie folgt zusammenfassen:
– Der Kodex fasst im Wesentlichen die bestehenden **gesetzlichen Grundlagen** sowie die allgemeinen Grundsätze des Berufsrechts der Angehörigen der Fachkreise, insbesondere diejenigen des **ärztlichen Berufsrechts,** in allgemein verständlicher Form zusammen und konkretisiert diese für die in der Praxis üblichen Kooperationsformen.
– Er konzentriert sich auf solche Kooperationsformen, in denen es in der Praxis in jüngster Vergangenheit entweder häufig zu **Missbrauchsfällen** gekommen ist oder aber eine einwandfreie Zusammenarbeit aufgrund fehlender Leitlinien für die Beteiligten nicht immer

---

[1] Die genaue Anschrift der Geschäftsstelle des FSA lautet: Verein Freiwillige Selbstkontrolle für die Arzneimittelindustrie e. V., Friedrichstr. 50, 10117 Berlin; Einzelheiten zu dem Verein und dessen Gründung sind zu finden unter www.fs-arzneimittelindustrie.de.
[2] BAnz. Nr. 76, S. 8732.
[3] Zur Entstehung des FSA siehe Kap. 4 sowie *Volz*, CCZ 2008, 22.
[4] Siehe hierzu *Balzer/Dieners*, NJW 2004, 908 f.; vgl. auch *Ehlers/Lauschner*, Pharm. Ind. 2004, 544.
[5] Überblick bei *Diener*, PharmR 2008, 478 ff.
[6] Dazu auch *Geiger*, A&R 2008, 195 ff.
[7] Hierzu *Diener*, PharmR 2008, 478 ff.; *Dieners*, CCZ 2008, 214 ff.

einfach war. Insofern spricht der Kodex etwa im Bereich der Einladung von Ärzten zu Fortbildungsveranstaltungen klar aus, dass eine Übernahme von Kosten für Begleitpersonen oder für Unterhaltungsprogramme unzulässig ist. Er tritt ferner Veranstaltungen mit touristischem Anstrich und Unterhaltungscharakter konsequent entgegen. Im Hinblick auf die Durchführung von Anwendungsbeobachtungen und anderen nichtinterventionellen Studien wirkt er der Gefahr eines Missbrauchs zu Marketingzwecken durch eine strenge Ausrichtung an den vom Bundesinstitut für Arzneimittel und Medizinprodukte (BfArM) veröffentlichten Empfehlungen sowie darüber hinausgehende Anforderungen an die Planung, Organisation und Durchführung solcher Studien entgegen. Ferner richtet er sich bei der Bemessung der Höhe der Vergütung von Anwendungsbeobachtungen dem Grundsatz nach an der ärztlichen Gebührenordnung aus. Der Kodex stellt weiter klar, dass ein Unternehmen auch für Formen der Zusammenarbeit mit Ärzten verantwortlich ist, die es von Dritten – etwa Agenturen – organisieren und durchführen lässt. Auf diese Weise soll möglichen Umgehungen des Kodex entgegen gearbeitet werden.

– Die Verhaltensstandards des Kodex konnten **in Übereinstimmung mit der Ärzteschaft** entwickelt werden, die anlässlich des 106. Deutschen Ärztetages vom 20. bis 23. 5. 2003 ihre (Muster-) Berufsordnung (MBO-Ä) hinsichtlich der Zusammenarbeit mit der Industrie grundlegend novelliert hat. Die Verhaltensstandards für Industrie und Ärzte entsprechen sich nunmehr weitgehend; unerfreuliche Divergenzen zwischen diesen Standards, etwa bei der Unterstützung der Teilnahme von Ärzten an Fort- und Weiterbildungsveranstaltungen, gehören damit, jedenfalls dem Grundsatz nach, der Vergangenheit an. Es bleibt abzuwarten, ob die noch verbleibenden Diskrepanzen in der Umsetzung durch einzelne Landesärztekammern (siehe hierzu Kap. 2 Rdnr. 74) zu weiterem Harmonisierungsbedarf führen.

– Der Kodex knüpft an den **„Gemeinsamen Standpunkt zur strafrechtlichen Bewertung der Zusammenarbeit zwischen Industrie, medizinischen Einrichtungen und deren Mitarbeitern"** an, der im Jahr 2000 von den maßgeblichen Verbänden der pharmazeutischen Industrie gemeinsam mit einer Vielzahl anderer Verbände des Gesundheitswesens und dem Deutschen Hochschulverband (DHV) veröffentlicht worden ist (vgl. hierzu Kap. 4 Rdnr. 19 ff.). Der „Gemeinsame Standpunkt" hat seit seiner Veröffentlichung nicht nur in der Praxis eine breite Zustimmung erfahren. Er dient in der Zwischenzeit selbst verschiedenen Landesgesetzgebern als Orientierungspunkt für die konkrete Ausgestaltung ihrer Drittmittelrichtlinien. Der Kodex führt die von dem „Gemeinsamen Standpunkt" eingeschlagene Linie fort und erfasst nunmehr zusätzlich auch die Zusammenarbeit der Industrie mit **niedergelassenen Ärzten** und anderen Angehörigen der Fachkreise (wie etwa **Apothekern**).

– Der Kodex entspricht inhaltlich den **„Verhaltensempfehlungen für die Zusammenarbeit der pharmazeutischen Industrie mit Ärzten"**, die gemeinsam von den führenden Verbänden der deutschen Arzneimittelindustrie, dem Bundesverband der Arzneimittel-Hersteller (BAH), dem Bundesverband der Pharmazeutischen Industrie (BPI) sowie dem Verband Forschender Arzneimittelhersteller (VFA) erarbeitet und im Sommer 2003 herausgegeben worden sind. Die Qualität der Verhaltensstandards des FSA geht allerdings noch hierüber hinaus, da diese Standards für die Mitglieder des FSA **nicht nur Verhaltensempfehlungen,** sondern einen **verbindlichen Kodex** darstellen.

– Die Konzeption des FSA belässt es schließlich nicht allein bei der Festlegung von Standards in der Form eines für die Mitglieder verbindlichen Kodex. Vielmehr sollen diese Bestimmungen im Wege der Selbstregulierung durch den FSA auch konsequent überwacht und Verstöße sanktioniert werden. Der Verein ist daher auch mit **Überwachungs- und Sanktionsbefugnissen** ausgestattet. Diese sollen die Einhaltung des Kodex sicherstellen. Die Überwachung des Kodex obliegt hierbei einer „Schiedsstelle" (siehe Kap. 13), die u. a. Geldstrafen von bis zu 250 000 Euro, die Veröffentlichung des Namens des betroffenen Unternehmens sowie bei besonders gravierenden Fällen auch eine „öffentliche Rüge" aussprechen kann.

A. Einleitung

– Der Kodex setzt in seiner geänderten Fassung vom 18. 1. 2008 schließlich den revidierten „EFPIA Code on the Promotion of prescription-only medicines to, and interactions with, Healthcare Professionals" der European Federation of Pharmaceutical Industries and Associations vom 5. 10. 2007 (kurz: **EFPIA-Kodex**)[8] um. Der EFPIA-Kodex legt für die 32 Mitgliedsverbände und über 40 Mitgliedsunternehmen dieses europäischen Pharmaverbandes (kurz: **EFPIA**) europaweite Mindeststandards fest, die zu ihrer Verbindlichkeit in die nationalen Kodices der Mitgliedsverbände umgesetzt werden mussten. Der EFPIA-Kodex enthält detaillierte Regelungen für ein ethisches Pharmamarketing und entspricht im Wesentlichen dem europäischen und deutschen Heilmittelwerbe- und Wettbewerbsrecht. Er enthält unter anderem Verbote für die Werbung mit nicht zugelassenen Arzneimitteln sowie zu irreführender und versteckter Werbung, Regelungen zur Organisation und Unterstützung von Veranstaltungen und Kongressen sowie zur Ausrichtung von internationalen Veranstaltungen, Regelungen bzw. Verbote zur Gewährung von Geschenken, Vorschriften zur Schulung von Mitarbeitern und Pharmareferenten sowie das Erfordernis der Bestellung eines Compliance Officers. Der EFPIA-Kodex verlangt ferner, bei Verstößen angemessene Sanktionen vorzusehen, wobei eine Kombination von Publikation und Geldstrafe als effektivste Möglichkeit angesehen wird, eine Einhaltung der Verhaltensstandards zu bewirken. Der FSA hat die Anforderungen des EFPIA-Kodex in dem FSA-Kodex sowie in der FSA-Verfahrensordnung umgesetzt (siehe Kap. 13 Rdnr. 3).

EFPIA-Kodex i. d. F. vom 19. 11. 2004	EFPIA-Kodex i. d. F. vom 5. 10. 2007	FSA-Kodex i. d. F. vom 16. 2. 2004	FSA-Kodex i. d. F. vom 2. 12. 2005	FSA-Kodex i. d. F. vom 18. 1. 2008	HWG
Scope EFPIA	Scope EFPIA	§ 1 Abs. 2	§ 1 Abs. 1	§ 1 Abs. 1	–
Scope EFPIA	Scope EFPIA	–	§ 1 Abs. 2 Nr. 1	§ 1 Abs. 2 Nr. 1	§ 1 Abs. 1 Nr. 1
–	–	§ 1 Abs. 1	§ 1 Abs. 2 Nr. 2	§ 1 Abs. 2 Nr. 2	–
Scope EFPIA	Scope EFPIA	–	§ 1 Abs. 3	§ 1 Abs. 3	–
Scope EFPIA	Scope EFPIA	–	§ 1 Abs. 3 Nr. 2	§ 1 Abs. 3 Nr. 2	§ 1 Abs. 5
Scope EFPIA	Scope EFPIA	–	§ 2	§ 2	§ 2
–	Scope EFPIA	§ 2 Abs. 2	§ 3	§ 3	–
Applicability of Codes	Applicability of Codes	§ 2 Abs. 1	§ 4 Abs. 1	§ 4 Abs. 1	–
Art. 5.01	Art. 5.01	–	§ 4 Abs. 2	§ 4 Abs. 2	–
Art. 3.01	Art. 3.01	–	§ 5 Nr. 1	§ 5 Nr. 1	–
Art. 3.03	Art. 3.03	–	§ 5 Nr. 2	§ 5 Nr. 2	–
Art. 13.01 (c)	17.01 (b)	–	§ 5 Nr. 3	§ 5 Nr. 3	–
Art. 10.01	Applicability of Codes, Art. 10.01	§ 3 Abs. 1	§ 6 Abs. 1 Nr. 1	§ 6 Abs. 1 Nr. 1	–
–	–	§ 3 Abs. 2	§ 6 Abs. 1 Nr. 2	§ 6 Abs. 1 Nr. 2	–
Art. 9.07, 10.05	Art. 9.08, 10.05	–	§ 6 Abs. 2	§ 6 Abs. 2	–

---

[8] Hierzu *Dieners,* A&R 2006, 110 ff.; siehe auch *Fink-Anthe,* Pharm. Ind. 2006, 265 ff.

Kapitel 11. FSA-Kodex Fachkreise

EFPIA-Kodex i. d. F. vom 19. 11. 2004	EFPIA-Kodex i. d. F. vom 5. 10. 2007	FSA-Kodex i. d. F. vom 16. 2. 2004	FSA-Kodex i. d. F. vom 2. 12. 2005	FSA-Kodex i. d. F. vom 18. 1. 2008	HWG
Art. 3.01	Art. 3.01,	–	§ 7 Abs. 1	§ 7 Abs. 1	§§ 3, 5
Art. 3.01	Art. 3.01, 3.04	–	§ 7 Abs. 2	§ 7 Abs. 2	§ 3
Art. 3.01	Art. 3.01, 3.04	–	§ 7 Abs. 3	§ 7 Abs. 3	–
Art. 1.02, 2.01 (a), 3.01, 3.02	Art. 1.02, 2.01 (a), 3.01, 3.02.	–	§ 7 Abs. 4	§ 7 Abs. 4	–
Art. 3.07	Art. 3.07	–	§ 7 Abs. 5	§ 7 Abs. 5	–
Art. 3.07, 3.09	Art. 3.07, 3.09	–	§ 7 Abs. 6	§ 7 Abs. 6	§ 3 Nr. 2b)
Art. 3.08	Art. 3.08	–	§ 7 Abs. 7	§ 7 Abs. 8	§ 3 Nr. 2b)
Art. 7.01	Art. 7.01	–	§ 8 Abs. 1	§ 8 Abs. 1	–
Art. 7.03	Art. 7.03	–	§ 8 Abs. 2	§ 8 Abs. 2	–
Art. 7.04	Art. 7.04	–	§ 8 Abs. 3	§ 8 Abs. 3	–
Art. 1.01	Art. 1.01	–	§ 9	§ 9	–
Art. 2.01 (a), (b)	Art. 2.01	–	§ 10 Abs. 1	§ 10 Abs. 1	§ 3a
–	–	–	§ 10 Abs. 2	§ 10 Abs. 2	§ 4 Abs. 1 Nr. 1–8
Art. 2.01	Art. 2.01	–	§ 10 Abs. 3	§ 10 Abs. 3	§ 4 Abs. 1a
Art. 2.02	Art. 2.02	–	§ 10 Abs. 4	§ 10 Abs. 4	§ 4 Abs. 2
Art. 13.01 (d)	Art. 3.02, 3.04	–	§ 10 Abs. 5	§ 10 Abs. 5	§ 4 Abs. 6
Art. 3.04	Art. 3.04, 4.01	–	§ 11 Nr. 1	§ 11 Nr. 1	–
Art. 3.06, 4.01	Art. 3.06, 4.01	–	§ 11 Nr. 2	§ 11 Nr. 2	§ 6 Nr. 2
Art. 3.05	Art. 3.05	–	§ 12 Abs. 1	§ 12 Abs. 1	§ 6 Nr. 3
Art. 3.05	Art. 3.05	–	§ 12 Abs. 2	§ 12 Abs. 2	–
Art. 3.05	Art. 3.05	–	§ 12 Abs. 3	§ 12 Abs. 3	–
Art. 6.01, 13.01 (f)	Art. 6.01	–	§ 13 Abs. 1	§ 13 Abs. 1	–
Art. 6.03	Art. 6.03	–	§ 13 Abs. 2	§ 13 Abs. 2	–
Art. 13.01 (g)	Art. 3.01	–	§ 13 Abs. 3	§ 13 Abs. 3	–
Art. 6.02	Art. 6.02	–	§ 13 Abs. 4	§ 13 Abs. 4	–
–	–	§ 11	§ 14	§ 14	–
Art. 12.01	Art. 16.01	–	§ 15 Abs. 1	§ 15 Abs. 1	–
Art. 12.02	Art. 16.01	–	§ 15 Abs. 2	§ 15 Abs. 2	–
Art. 12.03	Art. 16.03	–	§ 15 Abs. 3	§ 15 Abs. 3	–
Art. 12.04	Art. 16.04	–	§ 15 Abs. 4	§ 15 Abs. 4	–
Art. 12.05	Art. 16.05	–	§ 15 Abs. 5	§ 15 Abs. 5	–
–	Art. 8.01	–	§ 16	§ 16	–
Art. 10.01	Art. 10.01	§ 4 Abs. 6	§ 17	§ 17	–
–	Art. 14.01, 14.01 (a – g), 9. 01	§ 4	§ 18 Abs. 1	§ 18 Abs. 1	–

A. Einleitung

EFPIA-Kodex i. d. F. vom 19. 11. 2004	EFPIA-Kodex i. d. F. vom 5. 10. 2007	FSA-Kodex i. d. F. vom 16. 2. 2004	FSA-Kodex i. d. F. vom 2. 12. 2005	FSA-Kodex i. d. F. vom 18. 1. 2008	HWG
Art. 7.02	Art. 14.02	–	§ 18 Abs. 2	§ 18 Abs. 2	–
–	Art. 14.03	–	§ 18 Abs. 3	§ 18 Abs. 3	–
–	Art. 14.04, 9.01	–	§ 18 Abs. 4	§ 18 Abs. 4	–
–	Art. 14.04	–	§ 18 Abs. 5	§ 18 Abs. 5	–
–	Art. 15.01	§ 5	§ 19 Abs. 1	§ 19 Abs. 1	–
–	Art. 15.02, 15.02 (a – i)	–	§ 19 Abs. 2	§ 19 Abs. 2	–
–	Art. 15.03	–	§ 19 Abs. 3	§ 19 Abs. 3	–
–	–	–	§ 19 Abs. 4	–	–
Art. 7.02	Art. 15.02 (c)	–	§ 19 Abs. 5	–	–
–	–	§ 6	§ 20	§ 20	–
Scope EFPIA	Scope EFPIA	§ 6	§ 20 Abs. 1	§ 20 Abs. 1	–
Art. 9.01, 9.03, 9.05, 9.06	Art. 9.01, 9.03, 9.05, 9.06, 9.07	§ 6	§ 20 Abs. 2	§ 20 Abs. 2	vgl. § 2
Art. 9.01, 9.05, 9.06	Art. 9.01, 9.04, 9.05, 9.06, 9.07	§ 6	§ 20 Abs. 3	§ 20 Abs. 3	–
Art. 9.01, 9.02, 9.05	Art. 9.01, 9.02, 9.05	§ 6	§ 20 Abs. 4	§ 20 Abs. 4	–
Art. 9.01, 9.05, 9.06	Art. 9.01, 9.05, 9.06	§ 6	§ 20 Abs. 5	§ 20 Abs. 5	–
–	–	–	§ 20 Abs. 6	§ 20 Abs. 6	–
Art. 9.04	Art. 9.04, 9.05	§ 6	§ 20 Abs. 7	§ 20 Abs. 7	–
Art. 9.01, 9.02	Art. 9.02 (a), (b)	–	§ 20 Abs. 8	§ 20 Abs. 8	–
Applicability of Codes	Applicability of Codes	–	§ 20 Abs. 9	§ 20 Abs. 9	–
Scope EFPIA	Scope EFPIA	§ 6	§ 20 Abs. 10	§ 20 Abs. 10	–
–	Art. 9.08	–	–	§ 20 Abs. 11	–
Art. 10.03, 10.04	Art. 10.03, 10.04	§ 7	§ 21 Abs. 1	§ 21 Abs. 1	§ 7 Abs. 1
Art. 10.02, 10.04	Art. 10.02, 10.04	§ 7	§ 21 Abs. 2	§ 21 Abs. 2	§ 7 Abs. 1
–	Art. 10.05	–	–	§ 21 Abs. 3	–
–	Art. 9.04, 9.05	§ 8	§ 22 Sätze 1–2	§ 22 Abs. 1	§ 7 Abs. 1
Art. 9.04	Art. 9.08	§ 8	§ 22 Satz 3	§ 22 Abs. 2	–
Scope EFPIA	Scope EFPIA	§ 9	§ 23 Abs. 1	§ 23 Abs. 1	–
Scope EFPIA	Scope EFPIA	§ 9	§ 23 Abs. 2	§ 23 Abs. 2	–
–	–	§ 10	§ 24	§ 24	–
Art. 13.01 (a)	Art. 11.01	–	§ 25 Abs. 1	§ 25 Abs. 1	–
Art. 13.01 (b)	Art. 11.01	–	§ 25 Abs. 2	§ 25 Abs. 2	–

EFPIA-Kodex i. d. F. vom 19. 11. 2004	EFPIA-Kodex i. d. F. vom 5. 10. 2007	FSA-Kodex i. d. F. vom 16. 2. 2004	FSA-Kodex i. d. F. vom 2. 12. 2005	FSA-Kodex i. d. F. vom 18. 1. 2008	HWG
Art. 13.01 (a), 13.02 (a)	Art. 11.01	–	§ 25 Abs. 3	§ 25 Abs. 3	–
Art. 13.02 (b)	Art. 11.01	–	§ 25 Abs. 4	§ 25 Abs. 4	–
Art. 13.01 (e)	–	–	§ 25 Abs. 5	–	–
Art. 13.01 (f)	–	–	§ 25 Abs. 6	–	–
Art. 13.02 (a), (c)	Art. 12.01	§ 12	§ 26 Abs. 1	§ 26	
Art. 13.02 (a), (c)	–	§ 12	§ 26 Abs. 2	–	–
„Effective date" (EFPIA)	Art. 17.01	§ 13	§ 27	§ 27 Abs. 1	–
–	Art. 17.01 (a)	–	–	§ 27 Abs. 2	–
–	Art. 17.01, Art. 17.02	–	–	§ 27 Abs. 3	–
–	Art. 14.01 (c)	–	–	§ 27 Abs. 4	–
–	Art. 17.02 (a)	–	–	§ 27 Abs. 5	–
–	Art. 17.02 (a)	–	–	§ 27 Abs. 6	–
–	Art. 17.01 (d)	–	–	§ 27 Abs. 7	–
–	Art. 17.01 (e)	–	–	§ 27 Abs. 8	–
–	Art. 17.02 (a)	–	–	§ 28 Abs. 1	–
–	Art. 19.01	–	–	§ 28 Abs. 2	–
–	„Effective date" (FPIA)	–	–	§ 29	–

Abb. 17: Synoptische Darstellung der bisherigen Kodexfassungen, der entsprechenden Regelungen des EFPIA-Kodex sowie des HWG.

III. Bedeutung

4   Die Mitgliedsliste des FSA[9] (siehe Rdnr. 16 sowie Fn. 31) umfasst die ordentlichen Mitglieder des Verbandes Forschender Arzneimittelhersteller (VFA) sowie eine Reihe der mit diesen Unternehmen verbundenen Unternehmen, die sich freiwillig zur Mitgliedschaft verpflichtet haben. Nach der Satzung des FSA steht der Verein **allen Unternehmen der pharmazeutischen Industrie offen.** Angesichts des Appells der Bundesregierung an alle Verbände der pharmazeutischen Industrie, sich dem vorgeschlagenen Sanktionsmechanismus anzuschließen[10] sowie der allgemein als sehr konstruktiv und hilfreich empfundenen Spruchpraxis des FSA werden sich zukünftig möglicherweise noch weitere Verbände bzw. Unternehmen der pharmazeutischen Industrie dem FSA anschließen, dessen Konzeption sich in der Praxis bewährt hat.[11] Ungeachtet dessen dürften sich der Kodex sowie die

---

[9] Siehe www.fs-arzneimittelindustrie.de/fsa.nsf.

[10] Siehe Pressemitteilung des Bundesministeriums für Gesundheit und Soziale Sicherung, Nr. 40, 16. 2. 2004.

[11] Jüngstes Beispiel ist der Eigenanwendungs-IVD-Kodex des VDGH; siehe dazu *Klümper/Hofer*, MPJ 2009, 23 ff.

A. Einleitung

Spruchpraxis der Schiedsstelle des FSA[12] auch in der Zukunft weiter als zusätzliche **Erkenntnisquelle für die wettbewerbsrechtliche Rechtsprechung** herausbilden, was in der pharmazeutischen Industrie im Bereich der Zusammenarbeit mit Ärzten als lauter oder unlauter anzusehen ist (siehe dazu im Einzelnen auch Rdnr. 21). Es ist deshalb zu erwarten, dass die Regelungen des Kodex sowie ihre Interpretation auch für Nichtmitglieder des Vereins von zunehmender Bedeutung sein werden. Insofern werden nicht nur die Mitgliedsunternehmen des FSA bzw. diejenigen Unternehmen, die den Kodex für sich vertraglich gegenüber diesem Verein als verbindlich anerkannt haben, auf eine konsequente **firmeninterne Umsetzung** des Kodex angewiesen sein.

Im Bereich der Werbung findet sich ein weiterer Hinweis, dass Verhaltenskodices wie 5 der FSA-Kodex auch immer mehr die **Gesetzgebung beeinflussen.** So wurden im Rahmen der Umsetzung der **UGP-Richtlinie**[13] u. a. die §§ 3, 5 UWG grundlegend verändert. Gem. § 5 Abs. 1 Nr. 6 UWG werden unwahre oder zur Täuschung geeignete Angaben über die Einhaltung eines Verhaltenskodex als irreführend und damit unlauter angesehen. Darüber hinaus wurde in § 3 Abs. 3 UWG eine weitreichende Verbotsnorm eingefügt, die alle geschäftlichen Handlungen, die einen der Tatbestände der sog. **„Black List"** (Anhang zu § 3 Abs. 3 UWG) erfüllen, ohne weitere Prüfung der Umstände des Einzelfalls untersagt.[14] Unter diesen Tatbeständen der „Black List" finden sich in den Nr. 1 und 3 die folgenden Bestimmungen: „die unwahre Angabe eines Unternehmers, zu den Unterzeichnern eines Verhaltenskodexes zu gehören" und „die unwahre Angabe, ein Verhaltenskodex sei von einer öffentlichen oder anderen Stelle gebilligt". Damit wird der wachsenden Bedeutung von Verhaltenskodices und ihrer Einhaltung durch die Unternehmen Rechnung getragen.

IV. Auslegung

Der Kodex verfolgt das Ziel, ein lauteres Verhalten der pharmazeutischen Industrie bei 6 der Werbung für Arzneimittel sowie der Zusammenarbeit mit Angehörigen der Fachkreise sicherzustellen. Zu diesem Zweck fasst der Kodex die maßgeblichen, in einer Vielzahl unterschiedlicher Gesetze verstreuten und dort vielfach sehr abstrakt formulierten Grundlagen sowie die allgemeinen Grundsätze des Berufsrechts der Angehörigen der Fachkreise (insbesondere diejenigen des ärztlichen Berufsrechts) (vgl. hierzu § 4 Abs. 1) in einer **allgemein verständlichen Sprache** zusammen und **konkretisiert** diese für die in der Praxis häufigen Formen der Werbung und Zusammenarbeit. Den Mitgliedern des FSA sollen damit klare Verhaltensvorgaben gemacht werden, wie eine lautere Zusammenarbeit mit Ärzten und anderen Angehörigen der Fachkreise im Einzelnen ausgestaltet werden kann.

Obgleich die Regelungen des Kodex aufgrund ihrer Anschaulichkeit ohne Weiteres verständlich sind und auch von juristischen Laien nachvollzogen werden können, stellen sich 7 auch hier – wie bei allen Normtexten – aufgrund der **Vielzahl denkbarer praktischer Fallkonstellationen** Fragen, die eine Auslegung der jeweils einschlägigen Regelung notwendig machen. Es wird immer der fromme Wunsch jedes Regelungsgebers bleiben, dass seine Normtexte allein für sich sprechen und keiner weiteren Auslegung bedürfen. Das Ziel jeder Auslegung wird es dabei sein, eine **dem Kodex gerecht werdende Antwort** für die jeweilige Fallkonstellation zu finden. Diese Antwort muss sich von dem **Wortlaut** des Kodex einerseits sowie von dem **Sinn und Zweck** der jeweiligen Regelung andererseits leiten lassen. Der Kodex kann dabei nur dann dem selbst gesetzten Ziel gerecht werden, wenn vermieden wird, dass durch die alleinige Berücksichtigung des Wortlautes Ergebnisse

---

[12] Eine Aufstellung der Spruchpraxis findet sich im Jahresbericht 2005 des FSA, S. 20 ff.
[13] Auch die EU sieht die Verbandskodices als zweckmäßiges Mittel zur Verbesserung des Verbraucherschutzes an, siehe Erwägungsgrund 20 der RL 2005/29/EG. Dazu ausführlicher in Kap. 2 Rdnr. 59.
[14] Übersicht zum neuen UWG bei *Köhler*, WRP 2009, 109 ff.

erzielt werden, die in der einen oder anderen Richtung unbillig sind, also von dem Kodex nicht intendiert sind oder Umgehungen Vorschub leisten. Vor diesem Hintergrund ist bei der Auslegung des Kodex auch immer auf seinen Sinn und Zweck abzustellen. Gleichzeitig darf die Orientierung an dem Sinn und Zweck auch nicht dazu führen, einer nicht mehr an seinem Wortlaut orientierten Beliebigkeit Tür und Tor zu öffnen, indem etwa allein an vermeintliche Intentionen des Kodex angeknüpft wird, die im Wortlaut des Kodex keine Stütze mehr finden. Dies würde dem Kodex nicht gerecht, der gerade ein **verlässlicher Leitfaden** für die Ausgestaltung der Werbung für Arzneimittel sowie der Zusammenarbeit mit Angehörigen der Fachkreise sein soll. Zur Vereinfachung und Vereinheitlichung der Interpretation des Kodex hat der Vorstand des FSA eine Reihe von Leitlinien nach § 6 Abs. 2 zu auslegungsbedürftigen Begriffen des Kodex erlassen, um diese Begriffe weiter zu präzisieren und deren Auslegung zu vereinheitlichen.[15]

8   Die Regelungen des Kodex sind in erster Linie als Konkretisierungen der für die Werbung für Arzneimittel und für die Zusammenarbeit mit Angehörigen der Fachkreise geltenden Gesetze zu verstehen. In Zweifelsfragen bietet sich daher der Blick auf die jeweils einschlägigen Gesetze selbst sowie die hierauf basierende Rechtsprechung als Maßstab für seine Auslegung an. Von besonderer Bedeutung sind hierfür die Bestimmungen des **Arzneimittelgesetzes (AMG)**, des **Heilmittelwerbegesetzes (HWG)** und – vor allem im Hinblick auf Klinikärzte und andere Mitarbeiter medizinischer Einrichtungen – die Bestimmungen der §§ 331 ff., 299 **StGB**. Gleichzeitig verfolgt der Kodex das Ziel, einen Gleichklang der Verhaltensstandards der pharmazeutischen Industrie mit den für die Fachkreise jeweils geltenden berufsrechtlichen Bestimmungen herzustellen. Aus diesem Grund stellt § 4 Abs. 1 die Beachtung der allgemein anerkannten Grundsätze des für die Angehörigen der Fachkreise geltenden Berufsrechts, zu denen insbesondere die **Grundsätze des ärztlichen Berufsrechts** zählen, der Beachtung der einschlägigen Gesetze gleich. Daher liegt es nahe, sich bei der Auslegung der einzelnen Regelungen des Kodex zugleich etwa an der **(Muster-)Berufsordnung für Ärzte (MBO-Ä)**[16] zu orientieren, insbesondere an den Bestimmungen der §§ 30 bis 35 MBO-Ä (abgedruckt: Anhang, V) zur „Wahrung der ärztlichen Unabhängigkeit bei der Zusammenarbeit mit Dritten" sowie an den hilfreichen und sehr konkreten Hinweisen und Erläuterungen der Bundesärztekammer vom 12. 8. 2003 zu § 33 MBO-Ä (Arzt und Industrie).[17] Leider erfolgt die Umsetzung der MBO-Ä in den einzelnen Berufsordnungen der Landesärztekammern nicht immer einheitlich (siehe dazu Kap. 2 Rdnr. 74). In diesen Fällen ist gem. § 4 hinsichtlich der Interpretation des Kodex nur von den **allgemein anerkannten Grundsätzen** des ärztlichen Berufsrechts auszugehen (siehe Rdnr. 60 f.).

V. „Compliance Governance"

9   Die nachfolgenden Erläuterungen sind **nicht** allein im Sinne eines „**klassischen Kommentars**" zu verstehen. Sie wollen vielmehr zugleich auch Ratgeber für die Umsetzung des Kodex durch die betroffenen Unternehmen sein. Erfahrungsgemäß sind die oftmals feinen Differenzierungen der einschlägigen Gesetze sowie des ärztlichen Berufsrechts und der hierauf basierenden Regelungen des Kodex das Eine, die effektive und für alle Mitarbeiter verständliche praktische Um- und Durchsetzung dieser Bestimmungen in den Unternehmen jedoch das Andere. Daher kann es unter Umständen aus unternehmensinternen Gründen geboten sein, in der praktischen Umsetzung restriktiver und damit **holzschnittartiger** zu verfahren, als dies eigentlich nach dem Gesetz, dem ärztlichen Berufsrecht oder auch dem Kodex zulässig wäre, weil nur so im Unternehmen eine flächendeckende Einhaltung und damit eine effiziente Prävention unlauteren Verhaltens mit verhältnismäßigem

---

[15] Die aktuellen Fassungen der Leitlinien finden sich unter www.fs-arzneimittelindustrie.de.
[16] Siehe www.bundesaerztekammer.de/page.asp?his=1.100.1143
[17] Siehe www.bundesaerztekammer.de/page.asp?his=1.100.1144.1155.

Aufwand möglich ist. Auch hierzu möchten die Erläuterungen beitragen, indem jeweils entsprechende Hinweise und Empfehlungen gegeben werden, die man in der US-amerikanischen Rechtsmaterie der „Healthcare Fraud and Abuse Prevention" als **„Safe Harbors"** bezeichnen würde. Die nachfolgenden Erläuterungen verstehen sich damit zugleich als eine Hilfestellung für eine effektive **„Compliance Governance"**[18] pharmazeutischer Unternehmen auf dem Gebiet ihrer Zusammenarbeit mit Ärzten (siehe hierzu im Einzelnen Kap. 7).[19]

B. Kodex – Erläuterungen

Einleitung

Die Gesundheit ist das höchste Gut des Menschen. Arzneimittel tragen ganz wesentlich zur Gesundheit und zum Wohlbefinden bei. Die Erforschung, Entwicklung, Herstellung und der Vertrieb von Arzneimitteln stellen an die Unternehmen der pharmazeutischen Industrie hohe Anforderungen. Der Patient steht dabei im Mittelpunkt der Bemühungen, durch wirksame Arzneimittel Krankheiten vorzubeugen, diese zu heilen oder deren Folgen zu lindern.

Die Mitglieder des Vereins „Freiwillige Selbstkontrolle für die Arzneimittelindustrie e. V." sehen es als ihre Aufgabe, durch zutreffende und objektive wissenschaftliche Informationen über Arzneimittel das Wissen zu vermitteln, das für eine sachgerechte Auswahl und Anwendung von Arzneimitteln erforderlich ist. Arzneimittel sind technisch hochentwickelte und komplexe Güter, die umfassend erklärt werden müssen. Es gehört daher zu den unabdingbaren Aufgaben jedes pharmazeutischen Unternehmers, alle notwendigen und geeigneten Informationen über Bedeutung und Eigenschaften von Arzneimitteln an die Fachkreise zu vermitteln. Hierbei sollen nicht nur die Anwendungsmöglichkeiten und der Nutzen der Arzneimittel, sondern auch die Grenzen und Risiken ihrer Anwendung unter Berücksichtigung der neuesten Erkenntnisse der medizinischen Wissenschaften dargestellt werden. Darüber hinaus ist sowohl die Erforschung als auch die Entwicklung wirksamer Arzneimittel ohne eine enge fachliche Zusammenarbeit mit Ärzten, Apothekern und anderen Angehörigen der Fachkreise nicht vorstellbar. Das vertrauensvolle Verhältnis zwischen Arzt und Patient ist die Basis jeder Therapie. Die Therapieentscheidung liegt in der alleinigen Verantwortung der Ärzteschaft. Die Apotheker gewährleisten eine sachgerechte Beratung bei der Abgabe des von dem behandelnden Arzt verschriebenen Arzneimittels.

Die Werbung ist ein wesentliches Element der Marktwirtschaft und Ausdruck intensiven Wettbewerbs in der pharmazeutischen Industrie. Der lautere Wettbewerb soll durch diesen Kodex nicht beschränkt werden. Vielmehr gilt für die Mitglieder des Vereins „Freiwillige Selbstkontrolle für die Arzneimittelindustrie e. V." der Grundsatz, dass Arzneimittel zutreffend zu bewerben und dabei unlautere Praktiken und berufsethische Konflikte mit den Angehörigen der Fachkreise zu vermeiden sind. Alle Maßnahmen bei der Werbung und der Zusammenarbeit mit Ärzten und anderen Angehörigen der Fachkreise haben sich in einem angemessenen Rahmen und in den Grenzen der geltenden Gesetze zu halten. Hierbei markieren die Grundsätze der Trennung, der Transparenz, der Dokumentation und bei gegenseitigen Leistungen zudem der Äquivalenz, wie sie im „Gemeinsamen Standpunkt" der Verbände (Gemeinsamer Standpunkt der Verbände zur strafrechtlichen Bewertung der Zusammenarbeit zwischen Industrie, medizinischen Einrichtungen und deren Mitarbeitern) für den Klinikbereich niedergelegt sind, auch wertvolle Orientierungspunkte für die Zusammenarbeit der pharmazeutischen Industrie mit Ärzten und anderen Angehörigen der Fachkreise im niedergelassenen Bereich. Mit dem Ziel, ein diesen Grundsätzen entsprechendes Verhalten zu fördern, das Vertrauen der Allgemeinheit, dass die Auswahl ihrer Arzneimittel sich an den Vorteilen jedes Produktes und den gesundheitlichen Bedürfnissen der Patienten orientiert, zu festigen und einen lauteren Wett-

---

[18] Siehe hierzu allgemein auch *Hauschka,* NJW 2004, 257 ff.
[19] Siehe dazu *Dieners,* in: FS Doepner, S. 181 ff.

bewerb bei der Werbung und Zusammenarbeit mit den Ärzten und den anderen Angehörigen der Fachkreise sicherzustellen, hat die Mitgliederversammlung des Vereins „Freiwillige Selbstkontrolle für die Arzneimittelindustrie e. V." nachstehenden

FSA-Kodex
zur Zusammenarbeit
mit Fachkreisen
(FSA-Kodex Fachkreise)
beschlossen.

I. Ausgangsposition

10 Die pharmazeutische Industrie trägt durch die Erforschung, Entwicklung, Herstellung und den Vertrieb von Arzneimitteln maßgeblich zum Wohlergehen der Menschen bei. Die Einleitung stellt klar, dass der **Patient** jeweils **im Mittelpunkt** aller Bemühungen stehen muss, durch Arzneimittel Krankheiten vorzubeugen, zu heilen oder deren Folgen zu lindern. Damit der therapeutische Fortschritt den Patienten zu Gute kommen kann, sind die **Vermittlung sachgerechter Informationen** über die Bedeutung und Eigenschaften von Arzneimitteln sowie die **Zusammenarbeit der Industrie mit Angehörigen der Fachkreise unverzichtbar.** Letzteres gilt insbesondere für die Zusammenarbeit mit Ärzten. Denn nur der Arzt verfügt über den unmittelbaren Zugang zu den Patienten. Diese enge Zusammenarbeit mit Ärzten ist bei der Erforschung und Entwicklung neuer Arzneimittel ebenso notwendig wie bei der Beobachtung und Weiterentwicklung bereits eingeführter Arzneimittel. Ferner gehört es zu den unabdingbaren Aufgaben der Arzneimittelhersteller, Angehörigen der Fachkreise **Informationen** über die Wirkungsweise und die Eigenschaften der von Ihnen hergestellten und vertriebenen Arzneimittel in angemessener Form **zu vermitteln.** Denn keiner kennt ein Arzneimittel so gut, wie diejenigen, die es erforscht und entwickelt haben.

II. Zielvorgaben

11 Eine enge Zusammenarbeit zwischen der pharmazeutischen Industrie und den Angehörigen der Fachkreise ist unverzichtbar. Sie ist im Übrigen auch **forschungs- und gesundheitspolitisch erwünscht, weltweit etabliert** und **unbestritten**. Gerade weil die enge Zusammenarbeit von Unternehmen und Ärzten etwa für den medizinisch-therapeutischen Fortschritt unverzichtbar ist, müssen gleichzeitig klare und verlässliche Verhaltensstandards gelten, um zu verhindern, dass durch einzelne Missbrauchsfälle die Zusammenarbeit an sich bzw. bestimmte legitime Kooperationsformen generell in Misskredit geraten.[20]

12 Es ist hierbei eine Selbstverständlichkeit, dass sich alle Maßnahmen bei der Vermittlung von Informationen über Arzneimittel und der Zusammenarbeit mit Angehörigen der Fachkreise in einem **angemessenen Rahmen** und in den **Grenzen der geltenden Gesetze** zu halten haben. Für die Zusammenarbeit der pharmazeutischen Industrie im Klinikbereich verweist die Einleitung auf den „Gemeinsamen Standpunkt" der Verbände, der auch wertvolle Orientierungspunkte für die Zusammenarbeit mit Ärzten im niedergelassenen Bereich beinhaltet. Ziel des Kodex ist es, ein den Grundsätzen des „Gemeinsamen Standpunkts" entsprechendes Verhalten sowie einen lauteren Wettbewerb im Hinblick auf die Kooperation mit allen Angehörigen der Fachkreise, also insbesondere **auch mit den im niedergelassenen Bereich tätigen Ärzten** sowie mit **Apothekern** zu erreichen.

---

[20] Vgl. das Interview mit *Michael Grusa,* dem Geschäftsführer FS-Arzneimittelindustrie e. V., in PM-Report, Heft 5/2008, S. 28; sowie den Artikel „Pharmaverband bestraft umstrittene Vertriebsmethoden", Die Welt, v. 12. 3. 2008, S. 13.

1. Abschnitt: Anwendungsbereich

§ 1 Anwendungsbereich

(1) Der Kodex gilt für die Mitgliedsunternehmen sowie deren inländische Tochterunternehmen und die anderen verbundenen Unternehmen, sofern die verbundenen Unternehmen die Verbindlichkeit des FSA-Kodex Fachkreise („Kodex") durch eine gesonderte schriftliche Vereinbarung anerkannt haben („Mitgliedsunternehmen" oder „Unternehmen"). Die Zurechnung von Verstößen verbundener abhängiger Unternehmen, die weder Mitglied des Vereins sind noch die Verbindlichkeit des Kodex anerkannt haben, richtet sich nach § 1 Abs. 3 der „FS-Arzneimittelindustrie"-Verfahrensordnung.

(2) Der Kodex findet Anwendung
1. auf die im 3. Abschnitt dieses Kodex geregelte produktbezogene Werbung für Arzneimittel im Sinne des § 2 des Arzneimittelgesetzes, wenn
   a) es sich um gemäß § 48 Arzneimittelgesetz (AMG) verschreibungspflichtige Humanarzneimittel handelt und
   b) die Werbung gegenüber den Fachkreisen im Sinne des § 2 dieses Kodex erfolgt und
2. auf die im 4. Abschnitt dieses Kodex geregelte Zusammenarbeit der Mitgliedsunternehmen mit Angehörigen der Fachkreise im Bereich von Forschung, Entwicklung, Herstellung und Vertrieb von verschreibungspflichtigen Humanarzneimitteln.

(3) Der Kodex findet keine Anwendung auf nicht-werbliche Informationen; darunter sind im Sinne dieses Kodex insbesondere zu verstehen:
1. die Etikettierung eines Arzneimittels sowie die Packungsbeilage;
2. Schriftwechsel und Unterlagen, die nicht Werbezwecken dienen und die zur Beantwortung einer konkreten Anfrage zu einem bestimmten Arzneimittel erforderlich sind;
3. sachbezogene Informationen wie Ankündigungen von Packungsänderungen, Warnungen über Nebenwirkungen sowie Referenzmaterialien (z. B. Warenkataloge und Preislisten, die keine produktspezifischen Aussagen enthalten);
4. sachbezogene Informationen in bezug auf Krankheiten oder die menschliche Gesundheit;
5. unternehmensbezogene Informationen, z. B. an Investoren oder gegenwärtige oder zukünftige Mitarbeiter, einschließlich Finanzdaten, Berichte über Forschungs- und Entwicklungsprogramme sowie die Information über regulatorische Entwicklungen, die das Unternehmen und seine Produkte betreffen.

Übersicht

	Rdnr.
I. Vorbemerkung	13
II. Adressaten des Kodex (Abs. 1)	15
1. Mitgliedsunternehmen	16
2. Verbundene Unternehmen	17
3. Anwendbarkeit auf andere Unternehmen	18
III. Sachlicher Anwendungsbereich (Abs. 2)	24
1. Werbung für Arzneimittel (Abs. 2 Nr. 1)	25
a) Werbung	26
aa) Produktbezogene Werbung	26
bb) Nicht-werbliche Informationen (Abs. 3)	27
b) Verschreibungspflichtige Humanarzneimittel	30
c) Angehörige der Fachkreise	31
2. Zusammenarbeit mit Angehörigen der Fachkreise (Abs. 2 Nr. 2)	32
a) Mit Angehörigen der Fachkreise	32
b) Im Bereich von Forschung, Entwicklung, Herstellung und Vertrieb von Humanarzneimitteln	44
IV. Spruchpraxis	48
1. Absatz 1	48
2. Absatz 2 Nr. 2	49
3. Absatz 3 Nr. 5	50

I. Vorbemerkung

13 Die Regelung des § 1 Abs. 1 beruht auf § 1 Abs. 2 der ursprünglichen Fassung und trägt den **Anpassungen** des Kodex an den weitergehenden Anwendungsbereich des durch den Kodex umgesetzten **EFPIA-Kodex** Rechnung. Mit der Regelung des § 1 Abs. 2 Nr. 1 wurde der Anwendungsbereich des Kodex auf die produktbezogene Werbung für Arzneimittel im Sinne des § 1 Abs. 1 Nr. 1 HWG erweitert, der im 3. Abschnitt des Kodex geregelt ist. Der Kodex erfasst dabei nach Maßgabe des Anwendungsbereichs des EFPIA-Kodex nur die produktbezogene Werbung für verschreibungspflichtige Humanarzneimittel. Er betrifft weder die Bewerbung von OTC-Präparaten noch die von Tierarzneimittel (§ 1 Abs. 2 Nr. 1 lit. a)). Nach § 1 Abs. 2 Nr. 1 lit. b) ist ferner – ebenfalls entsprechend dem Anwendungsbereich des EFPIA-Kodex – nur die (produktbezogene) Werbung gegenüber den Fachkreisen, nicht aber die Werbung gegenüber dem Laienpublikum erfasst.

14 Daneben bleibt mit Blick auf den 4. Abschnitt des Kodex der vormals in § 1 Abs. 1 der ursprünglichen Fassung geregelte bisherige Anwendungsbereich des Kodex bestehen. Die Neufassung dieser Regelung (§ 1 Abs. 2 Nr. 2) bezieht nunmehr jedoch – entsprechend den EFPIA-Vorgaben – die Zusammenarbeit **mit allen Angehörigen der Fachkreise** (und nicht mehr nur mit Ärzten) ein. Entgegen der Ursprungsfassung des Kodex beschränkt sich der Anwendungsbereich nunmehr auch dem Wortlaut nach nur auf die Zusammenarbeit im Bereich verschreibungspflichtiger Arzneimittel. Bislang wurde diese Beschränkung des Anwendungsbereichs aus § 2 Abs. 2 der Verfahrensordnung des FSA abgeleitet. Danach ist der Kodex auf nicht verschreibungspflichtige Arzneimittel nur dann anwendbar, wenn sich das Unternehmen freiwillig dem FSA Kodex-Fachkreise auch für nicht verschreibungspflichtige Arzneimittel unterworfen hat. Durch die Änderung des § 1 Abs. 2 Nr. 2 des FSA-Kodex Fachkreise wird der Regelung des EFPIA-Kodex Rechnung getragen, welcher sich ebenfalls nur auf verschreibungspflichtige Arzneimittel bezieht. Dagegen ist eine „produktbezogene" Werbung keine Voraussetzung für die Anwendbarkeit des 4. Abschnitts.

II. Adressaten des Kodex (Abs. 1)

15 Der Kodex richtet sich an die Mitglieder („Mitgliedsunternehmen") des Vereins **„Freiwillige Selbstkontrolle für die Arzneimittelindustrie e. V."** (**„FSA"**) sowie deren inländische Tochterunternehmen und die mit diesen verbundenen Unternehmen, sofern die verbundenen Unternehmen die Verbindlichkeit des Kodex gegenüber dem FSA durch eine schriftliche Vereinbarung anerkannt haben. Der FSA-Kodex ist nach der Verfahrensordnung des FSA darüber hinaus für das Verhalten verbundener abhängiger Unternehmen anwendbar, sofern sich diese Unternehmen nicht selbst dem Kodex unmittelbar unterworfen haben. Mitgliedsunternehmen müssen sich auch Kodexverstöße zurechnen lassen, wenn die Kongressteilnahme des Mitgliedsunternehmens durch die ausländische Muttergesellschaft organisiert und durchgeführt wird, sofern Mitarbeiter des Unternehmens vor Ort eingesetzt werden (FS I 2004.10-32 und FS I 2004.10-39).[21] In dem der Schiedsstelle vorgelegten Fall hatte die Muttergesellschaft des Mitgliedsunternehmens im Rahmen einer Messe ein kodexwidriges Preisausschreiben veranstaltet. Die Mitarbeiter des Mitgliedsunternehmens waren vor Ort organisatorisch und beratend im Einsatz.

1. Mitgliedsunternehmen

16 Die Mitgliedsunternehmen des FSA sind:[22] Abbott GmbH & Co. KG; Actelion Pharmaceuticals Deutschland GmbH; ALK-Abelló Arzneimittel GmbH; Almirall Hermal

---

[21] Entscheidung zu § 1, § 23 Abs. 2 i. d. F. vom 8. 2. 2005, www.fs-arzneimittelindustrie.de.
[22] Stand April 2009. Die aktuelle Liste ist abrufbar unter www.fs-arzneimittelindustrie.de/fsa.nsf/0/209045905F32E303C12571BE004CF16B.

B. Kodex – Erläuterungen (§ 1)

GmbH; Amgen GmbH; Astellas Pharma GmbH; AstraZeneca GmbH; Bayer AG; Bayer HealthCare AG; Bencard Allergie GmbH; Berlin-Chemie AG; Biogen Idec GmbH; Boehringer Ingelheim GmbH; Boehringer Ingelheim Pharma GmbH & Co. KG; Bristol-Myers Squibb GmbH & Co. KGaA; Cephalon GmbH; Chugai Pharma Marketing Ltd.; C. H. Boehringer Sohn; Daiichi Sankyo Deutschland GmbH; Desma GmbH; Eisai GmbH; Encysive GmbH; Essex Pharma GmbH; Ferring Arzneimittel GmbH; GE Healthcare Buchler GmbH & Co. KG; Genzyme GmbH; Gilead Sciences GmbH; GlaxoSmithKline Consumer Healthcare GmbH & Co. KG; GlaxoSmithKline GmbH & Co. KG; Gödecke GmbH; Grifols Deutschland GmbH; Grünenthal GmbH; HAL Allergie GmbH; Intersan GmbH; Janssen-Cilag GmbH; Lilly Pharma Holding GmbH; Lundbeck GmbH; MediGene AG; Merck KGaA; Merz Pharma GmbH & Co. KGaA; MSD Sharp & Dohme GmbH; Mundipharma GmbH; Novartis Pharma GmbH; Novartis Vaccines and Diagnostics GmbH & Co. KG; Novo Nordisk Pharma GmbH; Nycomed Deutschland GmbH; Nycomed GmbH; Otsuka Pharma GmbH; Parke-Davis GmbH; Pfizer Deutschland GmbH; Pfizer GmbH; Pfizer Manufacturing Deutschland GmbH; Pfizer Pharma GmbH; Pharm-Allergan GmbH; Pharmacia GmbH; Procter & Gamble Pharmaceuticals-Germany GmbH; Roche Deutschland Holding GmbH; Roche Pharma AG; Sanofi-Aventis Deutschland GmbH; Sanofi Pasteur MSD GmbH; Schwarz Pharma AG; Serono Pharma GmbH; Servier Deutschland GmbH; Solvay Pharmaceuticals GmbH; Stallergenes GmbH & Co. KG; Stragen Pharma GmbH; Takeda Pharma GmbH; UCB GmbH; Vifor Deutschland GmbH; Wyeth Pharma GmbH. Die Mitgliedsunternehmen des FSA erwirtschaften **ca. 70% des gesamten deutschen Pharmaumsatzes.**[23]

2. Verbundene Unternehmen

Durch **gesonderte schriftliche Vereinbarung** mit dem FSA können sich verbundene Unternehmen dem Kodex unterwerfen. Erst durch diese Vereinbarung ist der Kodex auch auf diese Unternehmen unmittelbar anwendbar (siehe FS I 2004.10-33,[24] hierzu im Einzelnen auch Kap. 13 Rdnr. 28 ff., 42 ff.). 17

3. Anwendbarkeit auf andere Unternehmen

Seinem **Wortlaut** nach gilt der Kodex nun unmittelbar sowohl für die Mitgliedsunternehmen des FSA, für deren inländische Tochterunternehmen sowie für die mit den Mitgliedsunternehmen verbundenen Unternehmen, sofern diese Unternehmen den Kodex als für sie verbindlich anerkannt haben. Es handelt sich hierbei um „**Wettbewerbsregeln**" des FSA für seine Mitglieder i. S. v. § 24 Abs. 2 GWB, um einem den Grundsätzen der Lauterkeit zuwiderlaufenden Wettbewerb entgegenzuwirken und ein diesen Grundsätzen entsprechendes Verhalten im Wettbewerb anzuregen. Nach § 1 Abs. 3 der Verfahrensordnung des FSA (Kap. 13 Rdnr. 40 ff.) werden den Mitgliedsunternehmen im Rahmen der Tätigkeit der Spruchkörper des Vereins aber auch **Verstöße** von verbundenen abhängigen Unternehmen **zugerechnet**, die weder selbst Mitglied des Vereins sind noch sich durch schriftliche Vereinbarung dem Kodex unterworfen haben, sofern es sich hierbei um ein von dem jeweiligen Mitgliedsunternehmen beherrschtes abhängiges Unternehmen handelt (siehe dazu Kap. 13 Rdnr. 48 f.). 18

Wettbewerbsregeln besitzen **keine Allgemeinverbindlichkeit,** und zwar auch dann nicht, wenn sie – wie der Kodex – von dem Bundeskartellamt gem. § 26 Abs. 1 GWB anerkannt worden sind. Sie gelten vielmehr nur für die kraft Verbandsrecht oder sonstiger vertraglicher Vereinbarung gebundenen Wettbewerber, nicht aber auch für sogenannte „Dritte". 19

Ungeachtet dessen können die materiellen Bestimmungen des Kodex auch für **andere pharmazeutische Unternehmen von Bedeutung sein,** die nicht Mitglieder des FSA 20

---

[23] Quelle: FSA-Jahresbericht 2008, S. 11, abrufbar unter: www.fs-arzneimittelindustrie.de.
[24] Entscheidung zu § 6 Abs. 1 i. d. F. vom 16. 2. 2004, www.fs-arzneimittelindustrie.de.

sind, abhängige Unternehmen darstellen oder den Kodex als verbundene Unternehmen des FSA als für sie verbindlich schriftlich anerkannt haben. Dies folgt aus dem Umstand, dass der Kodex im Wesentlichen die ohnehin für alle Unternehmen der pharmazeutischen Industrie **geltende wettbewerbs- und heilmittelwerberechtliche Gesetzeslage** für die in der Praxis häufig vorkommenden Formen der Werbung für Arzneimittel und der Zusammenarbeit der pharmazeutischen Industrie mit Ärzten konkretisiert. In solchen Fällen findet allerdings nicht der Kodex selbst, sondern schlichtweg die für alle Marktteilnehmer jeweils geltende **gesetzliche Bestimmung** Anwendung. Soweit auch die (im Kodex ebenfalls abgebildete) **ärztliche Berufsordnung** Restriktionen für die Annahme von Zuwendungen durch Ärzte bestimmt (§§ 30 ff. MBO-Ä), begründet der Verstoß gegen die Berufsordnung durch einen Arzt im Allgemeinen zugleich den Verstoß eines insofern involvierten Unternehmens gegen § 3 UWG, wenn die weiteren Voraussetzungen dieser Vorschrift erfüllt sind.[25]

21   Mit Blick auf die **wenigen Bestimmungen,** in denen der Kodex über die aktuelle Gesetzeslage hinausgehende, strengere Bestimmungen vorsieht, kommt dem Kodex zunächst eine wettbewerbsrechtliche Funktion insofern zu, da er als **Erkenntnisquelle** dafür **dienen kann,** was in der pharmazeutischen Industrie als lauter oder unlauter gilt.[26] Der Kodex hat also wettbewerbsrechtlich im Verhältnis zu Nichtmitgliedern des FSA (bzw. den von diesen beherrschten abhängigen Unternehmen), die den Kodex nicht vertraglich als für sich verbindlich anerkannt haben, keine eigenständige Bedeutung. Vielmehr muss bei jeder Regelung, die nicht bereits einem spezifischen gesetzlichen Verbot entspricht, gefragt werden, ob der Verstoß **zugleich als Verstoß gegen § 3 Abs. 1 UWG** zu bewerten ist. Durch die Umsetzung der UGP-Richtlinie wurde die bisherige Generalklausel des § 1 UWG a. F. abgelöst. Ihr entspricht jedoch im wesentlichen § 3 Abs. 1 UWG n. F., der letztlich fast ausschließlich eine Erweiterung der bisherigen Generalklausel darstellt. Daher sind Rechtsprechung und Literatur zur § 3 UWG hinsichtlich der Relevanz des FSA-Kodex Fachkreise nach wie vor anwendbar.[27] Angesichts des weitreichenden Mitgliederkreises des FSA (siehe Rdnr. 16), aber auch vor dem Hintergrund der Zustimmung, die der Kodex bereits bei seiner Veröffentlichung von Seiten der Bundesregierung und der Bundesärztekammer erfahren hat, sowie in Anbetracht der zahlreichen ähnlichen Kodices anderer Verbände, hat auch die Rechtsprechung zwischenzeitlich die im Kodex abgebildeten Grundsätze verschiedentlich als sachgerecht beurteilt. Der FSA-Kodex Fachkreise wird daher bei der Auslegung wettbewerbsrechtlicher Normen berücksichtigt (zur Rechtsprechung siehe im Einzelnen unten), sofern für eine derartige Berücksichtigung die weiteren erforderlichen rechtlichen Voraussetzungen vorliegen. Dies gilt auch deshalb, weil die materiellen Regelungen des 4. Abschnitts des Kodex zur Zusammenarbeit weitgehend **inhaltsgleich** sind mit den Bestimmungen der **„Verhaltensempfehlungen für die Zusammenarbeit der pharmazeutischen Industrie mit Ärzten",**[28] die am 30. 10. 2003 von dem Bundesverband der Arzneimittelhersteller (BAH), dem Bundesverband der Pharmazeutischen Industrie (BPI) sowie dem Verband Forschender Arzneimittelhersteller (VFA) herausgegeben worden sind. Diese Verbände repräsentieren über den Mitgliederkreis des FSA hinaus die Interessen einer Vielzahl weiterer pharmazeutischer Unternehmen und damit **nahezu die gesamte pharmazeutische Industrie** in Deutschland. Durch die gemeinsame Veröffentlichung der mit dem Kodex weitgehend inhaltsgleichen „Verhaltensempfehlungen" hat die pharmazeutische Industrie jedenfalls ihre Auffassung eines redlichen Verkehrs bei der Zusammenarbeit mit Ärzten deutlich zum Ausdruck gebracht. Die überwiegende Zahl der Mitgliedsunternehmen der genannten Verbände hat den Kodex bzw. die „Verhaltensempfehlungen" zudem im Wege von Mitarbeiterrichtlinien intern umgesetzt und für die jeweilige Unterneh-

---

[25] *Bülow/Ring,* § 7 HWG, Rdnr. 46.
[26] BGH GRUR 1977, 257, 259; *Bülow/Ring,* Einf., Rdnr. 58 ff.; *Doepner,* Einl., Rdnr. 47 m. w. N.
[27] Zum neuen UWG siehe *Köhler,* WRP 2009, 109 ff.
[28] Siehe www.vfa.de/de/vfa/kodexliste.html/verhaltensempfehlungen.html.

menspraxis weiter konkretisiert. Das OLG Hamburg hat in einer Entscheidung festgestellt, dass ein Verstoß gegen die vom BfArM erlassenen Empfehlungen für die Durchführung von Anwendungsbeobachtungen gleichzeitig einen Verstoß gegen die guten Sitten im Wettbewerb darstellt.[29] Das Gericht hat als Nachweis der Bedeutung der Empfehlungen des BfArM auf den Umstand verwiesen, dass die Verhaltensempfehlungen des BfArM von den Verbänden BAH, BPI und VFA als **„Kunstregeln"** für die Planung und Durchführung von Anwendungsbeobachtungen von der pharmazeutischen Industrie anerkannt worden seien. Daraus ergibt sich zwar noch keine Akzeptanz der Verhaltensempfehlungen der Verbände oder des Kodex als Auslegungsmaßstab für die Beurteilung, ob eine Verhaltensweise als unlauter anzusehen ist.[30] Die Frage, ob und in welchem Maße der FSA-Kodex Fachkreise als Maßstab für die Lauterkeit eines Verhaltens herangezogen werden kann, ist bislang **nicht eindeutig geklärt**. Das LG Aachen hat in einer Entscheidung zur Durchführung von Anwendungsbeobachtungen die Verhaltensempfehlungen des BAH, des BPI und des VFA sowie erstmals ausdrücklich auch die Bestimmungen des **Kodex des FSA als Indiz** dafür angesehen, welches Wettbewerbshandeln nach der Auffassung der beteiligten Verkehrskreise als unlauter anzusehen ist.[31] Auch das LG München I hat in der sog. **„Wasserspender-Entscheidung"** den FSA-Kodex Fachkreise als Auslegungshilfe für die Frage der Beurteilung der „anständigen Gepflogenheiten in Gewerbe und Handel" herangezogen.[32] Dieser Entscheidung hat der 6. Zivilsenat des OLG München in 2. Instanz widersprochen. Neben tatsächlichen Gesichtspunkten hat der 6. Zivilsenat des OLG München in dem zur Entscheidung stehenden Fall jedenfalls die Anwendung der §§ 20, 21 FSA-Kodex Fachkreise auf Nicht-Mitglieder des FSA verneint, da diesen Regelungen insofern keine indizielle Bedeutung für die lauterkeitsrechtliche Beurteilung zukämen.[33] Dagegen hat der 27. Zivilsenat des OLG München in seiner Entscheidung vom 7. 8. 2008 einem Verstoß gegen § 21 des FSA-Kodex Fachkreise eine **indizielle Bedeutung** für die Frage beigemessen, ob eine Verhaltensweise von der Branche als unlauter angesehen wird.[34] Obwohl der beklagte Arzneimittelhersteller auch in diesem Fall nicht Mitglied des FSA ist, sei § 21 FSA-Kodex Fachkreise nach Auffassung des Gerichts in diesem Fall zu berücksichtigen. § 21 geht zurück auf Art. 10 des EFPIA-Kodex, daher, so das Gericht, „kann gerade nicht die Rede davon sein, dass der FSA-Kodex lediglich die partikulären Interessen eines einzigen Verbands innerhalb der Pharmaindustrie wiedergebe und jenem keine Aussagekraft für innerhalb der gesamten Branche anerkannte und allgemein geltende Regeln beizumessen sei. Vielmehr ist davon auszugehen, dass sich die Pharmaindustrie mit ihren – mit dem FSA-Kodex übereinstimmenden – Verhaltensempfehlungen eine Selbstbindung dahingehend auferlegt hat, zur Vermeidung des Vorwurfs unlauteren Verhaltens unentgeltliche Zuwendungen den streitgegenständlichen Fachkreisen nicht zu gewähren." In der aktuellen Fassung des FSA-Kodex Fachkreise vom 18. 1. 2008 sind insbesondere die Anforderungen der European Federation of Pharmaceutical Industries and Associations („EFPIA") umgesetzt worden, sodass der FSA-Kodex Fachkreise nun auf einem **europäischen Fundament** basiert.

Der Kodex ist auf Unternehmen, die **ausschließlich Medizinprodukte** herstellen oder **22** vertreiben, nicht anwendbar, da derartige Unternehmen nicht im Bereich von Forschung,

---

[29] *OLG Hamburg* PharmR 2005, 466 ff; siehe zu dieser und den nachfolgenden Entscheidungen auch bereits Rdnr. 4.

[30] Zutreffend *Czettritz*, in: FS Sander, S. 387, 389; a. A. noch *Dieners*, Zusammenarbeit der Pharmaindustrie mit Ärzten, 2. Aufl., Kap. 9, Rdnr. 20.

[31] *LG Aachen* Urt. v. 27. 6. 2006, 41 O 6/06; so auch das *LG München I*, PharmR 2008, 330 ff. (nicht rechtskräftig).

[32] *LG München I*, PharmR 2008, 330 ff. (nicht rechtskräftig).

[33] *OLG München I*, Urt. v. 26. 11. 2009, 6 U 2279/08 (zum Zeitpunkt des Redaktionsschlusses stand noch nicht fest, ob gegen die Entscheidung eine Beschwerde wegen Nichtzulassung der Revision eingelegt wird).

[34] *OLG München* Urt. v. 7. 8. 2008, 29 U 2026/08 (nicht rechtskräftig wg. Beschwerde gegen die Nichtzulassung der Revision).

Entwicklung, Herstellung und Vertrieb von **Arzneimitteln** tätig sind und daher auch nicht Mitglied des FSA werden können. Gleiches gilt auch für den FSA-Kodex Patientenorganisationen. Die den Kodices zu Grunde liegende wettbewerbs- und heilmittelwerberechtliche Gesetzeslage ist ungeachtet dessen selbstverständlich auch von Unternehmen der medizintechnologischen Industrie zu beachten, soweit diese Unternehmen von den jeweiligen Gesetzen erfasst werden. Darüber hinaus sind eine Vielzahl von Bestimmungen des FSA-Kodex Fachkreise inhaltsgleich mit dem u. a. von dem Bundesverband Medizintechnologie e. V. (BVMed) bereits im Mai 1997 herausgegebenen Kodex „Medizinprodukte" (Kap. 4 Rdnr. 15 ff.) und dem „Gemeinsamen Standpunkt" (Kap. 4 Rdnr. 19 ff.), der auf Seiten der medizintechnologischen Industrie von dem Bundesverband Medizintechnologie e. V. (BVMed), dem Forum Deutsche Medizintechnik in F+O und ZVEI sowie durch den Verband der Diagnostica Industrie e. V. (VDGH) mitgetragen wird. Ungeachtet dessen hat der FSA-Kodex Fachkreise auch eine gewisse Vorbildfunktion für Teilbereiche der Medizinprodukteindustrie. Dies wird deutlich an dem **Eigenanwendungs-IVD-Kodex** des VDGH, der nicht nur viele Passagen des FSA-Kodex Fachkreise wortgleich übernimmt, sondern auch den Spruchkörper des FSA (in geringfügig abgeänderter Besetzung) nutzt, um die Einhaltung dieses Kodex durch die insofern dem Kodex unterworfenen Mitglieder zu überwachen und ggf. Sanktionen zu verhängen (nähere Informationen zum Eigenanwendungs-IVD-Kodex finden sich in Kap. 4 Rdnr. 53).[35]

23   Sofern Unternehmen der pharmazeutischen Industrie, die den Kodex nach Abs. 1 zu beachten haben, gleichzeitig **auch Medizinprodukte herstellen oder vertreiben** und die Zusammenarbeit mit Ärzten auf den Gebieten der Forschung, Entwicklung, Herstellung oder des Vertriebs von Medizinprodukten betroffen sein sollte, ist die **direkte Anwendbarkeit des Kodex** dem Wortlaut von Abs. 2 zufolge ebenfalls **nicht gegeben,** da Abs. 2 Satz 2 die Zusammenarbeit mit Ärzten hinsichtlich der Forschung, Entwicklung, Herstellung oder des Vertriebs von **Arzneimitteln** für seine Anwendbarkeit verlangt (siehe auch FS I 2004.8-21)[36]. Gleiches gilt auch hier für den FSA-Kodex Patientenorganisationen. Abgesehen von dem Umstand, dass eine derartige Differenzierung zwischen der Arzneimittel- und der Medizinproduktesparte eines Unternehmens sehr unpraktisch sein dürfte, gilt hier das für reine Medizinproduktehersteller Gesagte entsprechend (Rdnr. 22).

III. Sachlicher Anwendungsbereich (Abs. 2)

24   Absatz 2 regelt die Anwendbarkeit des Kodex im Hinblick auf die beiden von dem Kodex erfassten Themenbereiche der **produktbezogenen Werbung** (Abs. 1 Nr. 1) und der **Zusammenarbeit** mit den Angehörigen der Fachkreise (Abs. 1 Nr. 2). Die Regelung des Abs. 2 setzt damit die Anforderungen des EFPIA-Kodex im Hinblick auf die Einbeziehung der produktbezogenen Werbung für Arzneimittel sowie die Erweiterung der Zusammenarbeit über Ärzte hinaus auch auf den Personenkreis aller anderen Angehörigen der Fachkreise um. Im Ergebnis ist der Kodex damit sowohl für die produktbezogene Werbung für verschreibungspflichtige Humanarzneimittel gegenüber sämtlichen Angehörigen der Fachkreise als auch bei jeglicher Form der Zusammenarbeit mit allen Angehörigen der Fachkreise anwendbar (siehe Rdnr. 26 ff.).

1. Werbung für Arzneimittel (Abs. 2 Nr. 1)

25   Nach Abs. 2 Nr. 1 findet der Kodex zunächst auf die im 3. Abschnitt geregelte produktbezogene Werbung für Arzneimittel im Sinne des § 2 AMG Anwendung, wenn es sich

---

[35] Siehe dazu auch *Klümper/Hofer*, MPJ 2009, 23 ff.
[36] Entscheidung zu § 1 i. d. F. vom 16. 2. 2004, www.fs-arzneimittelindustrie.de. Der FSA hatte in diesem Fall die Anwendbarkeit des Kodex auf eine Veranstaltung eines Mitgliedsunternehmens im Bereich der Medizintechnik (Diagnostik) verneint, da die Veranstaltung „nicht überwiegend arzneimittelbezogene Themen auf der Tagesordnung" hatte.

zum einen um gemäß § 48 AMG **verschreibungspflichtige Humanarzneimittel** handelt, und die Werbung zum anderen gegenüber den Fachkreisen im Sinne des § 2 des Kodex erfolgt. Für nicht verschreibungspflichtige Humanarzneimittel ist der 3. Abschnitt des Kodex über Werbung damit nicht anwendbar.

a) Werbung

aa) Produktbezogene Werbung

Die Anwendbarkeit der Regelungen des 3. Abschnitts des Kodex (Werbung) setzt zunächst voraus, dass es sich um eine produktbezogene Absatzwerbung für Arzneimittel handelt. Kennzeichnend hierfür ist entsprechend § 1 Abs. 1 Nr. 1 HWG, dass die in Rede stehenden Maßnahmen die Absicht einer eigenen oder fremden produkt- oder leistungsbezogenen Absatzförderung verfolgen.[37] Dies umfasst grundsätzlich sowohl die **„Anpreisung"** von Produkten oder Leistungen als auch nüchterne, eher objektiv gehaltene **Sachinformationen.**[38] Der grundsätzliche Einbezug auch von „sachlichen Informationen" oder „sachbezogener Aufklärung" unter den Begriff der Absatzwerbung entspricht der herrschenden Meinung[39] und berücksichtigt insofern die Erwartungshaltung des Verkehrs, der im Bereich der Gesundheitswerbung nicht nur einseitige, reklamehafte oder sonstige anpreisende Darstellungen erwartet, sondern auch und vor allem sachliche Informationen.[40] Dies ist insbesondere bei der Werbung für verschreibungspflichtige Arzneimittel der Fall, die Gegenstand der werblichen Regelungen des Kodex ist und sich ihrer Natur nach lediglich an Angehörige der Fachkreise wendet. In diesem Bereich sind die vertriebenen Produkte besonders erklärungsbedürftig. Gleichzeitig erwartet hier das angesprochene Fachpublikum in besonderer Weise wissenschaftliches Erkenntnismaterial bzw. dessen Auswertung und Aufbereitung. Der Umstand, dass im Bereich der „Werbung" für verschreibungspflichtige Arzneimittel solche „wissenschaftlichen Informationen" den wesentlichen Teil der „Werbeaktivitäten" der Unternehmen ausmachen, ändert im Regelfall nichts an deren Werbecharakter. Abzugrenzen vom Begriff der „produktbezogenen Werbung" sind allerdings sogenannte „nicht-werbliche Informationen", die Abs. 3 im Einzelnen definiert (siehe hierzu Rdnr. 27). 26

bb) Nicht-werbliche Informationen (Abs. 3)

Nach Abs. 3 findet der Kodex auf nicht-werbliche Informationen keine Anwendung. Hierunter sind nach Abs. 3 Nr. 1 bis 3 insbesondere die Etikettierung eines Arzneimittels sowie dessen Packungsbeilage (Nr. 1), Schriftwechsel und Unterlagen, die nicht zu Werbezwecken dienen oder der Beantwortung einer konkreten Anfrage gelten (Nr. 2), sachbezogene Informationen wie Ankündigungen von Packungsänderungen, Warnungen über Nebenwirkungen etc. (Nr. 3), sachbezogene Informationen mit Blick auf Krankheiten oder die menschliche Gesundheit (Nr. 4) oder auch unternehmensbezogene Informationen (Nr. 5) zu verstehen. Die „nicht-werblichen Informationen" im Sinne von Abs. 3 entsprechen dem Begriff der **„Non-Promotional Information" des EFPIA-Kodex** (Scope). 27

Die in Abs. 3 genannten Ausnahmen sind **eng auszulegen.** Soweit sich die Ausnahmeregelungen auch auf die Vorschriften des 4. Abschnitts des Kodex beziehen, handelt es sich um ein **Redaktionsversehen.** Abs. 3 ist daher nicht auf die Vorschriften des 4. Abschnitts anzuwenden. 28

Die Ausnahme für die Etikettierung eines Arzneimittels sowie die Packungsbeilage in Nr. 1 deckt sich hierbei mit der EG-Richtlinie 2001/83/EG und den Tendenzen in der 29

---

[37] *Doepner*, § 1 HWG, Rdnr. 12; *Bülow/Ring*, § 1 HWG, Rdnr. 3; *OLG Köln* GRUR 2000, 156.
[38] *Doepner*, ebd.
[39] *Doepner*, ebd., m.w.N.
[40] *Doepner/Reese*, GRUR 1998, 761, 762.

deutschen Rechtsprechung.⁴¹ Die Regelung der Nr. 2 entspricht der gesetzlichen Vorschrift des § 1 Abs. 5 HWG. Danach findet das HWG „keine Anwendung" auf den Schriftwechsel und die Unterlagen, die nicht Werbezwecken dienen und die zur Beantwortung einer konkreten Anfrage zu einem bestimmten Arzneimittel erforderlich sind.⁴² Die Ausnahmevorschrift des Nr. 3 entspricht der Rechtsprechung zur Anwendung des HWG und des UWG.⁴³ Die Regelung der Nr. 4 entspricht inhaltlich ebenfalls dem Wortlaut der EG-Richtlinie 2001/83/EG.⁴⁴ Schließlich beruht die Ausnahmeregelung der Nr. 5 auf der „Schwerpunktbetrachtung" durch die Rechtsprechung. Danach ist es entscheidend, ob nach dem **Gesamterscheinungsbild der Werbung** die Darstellung des Unternehmens im Vordergrund steht oder die Anpreisung bestimmter oder zumindest individualisierbarer Arzneimittel.⁴⁵ Alle in § 1 Abs. 3 Nr. 5 benannten Ausnahmen sind nur einschlägig, wenn es sich zuerst um **unternehmensbezogene Informationen** handelt (FS II 2006.6-130).⁴⁶ In einem der Schiedsstelle in zweiter Instanz zur Entscheidung vorgelegten Fall hatte ein Mitgliedsunternehmen Informationen zum AVWG kostenlos an Fachkreise weitergegeben. Es handelte sich dabei um nicht-werbliche Informationen über regulatorische Entwicklungen. Fraglich war aber, ob zu einem Ausschluss der Anwendbarkeit des FSA-Kodex Fachkreise gem. § 1 Abs. 3 Nr. 5 diese Informationen auch einen Unternehmensbezug aufweisen müssten, oder ob durch die Verknüpfung „sowie" diese Anforderung nicht mehr gelte. Die Schiedsstelle entschied, die Voraussetzung des Unternehmensbezugs der Informationen gelte für alle Ausnahmen nach § 1 Abs. 3 Nr. 5. In einer weiteren Entscheidung stellte die Schiedsstelle in zweiter Instanz fest, dass es zur Annahme des Unternehmensbezugs nicht ausreicht, wenn ein Unternehmen Informationen über die Wirtschaftlichkeitsprüfung von Ärzten, Arzneimittelbudgets, Bonus-/Malusregelungen etc. zum unentgeltlichen Download zur Verfügung stellt, auch wenn das Unternehmen mittelbar durch diese Regelungen betroffen ist (FS II 2008.2-228).⁴⁷

b) Verschreibungspflichtige Humanarzneimittel

30 Die Anwendung des **3. Abschnitts** des Kodex findet nur dann statt, wenn sich die produktbezogene Werbung auf verschreibungspflichtige Humanarzneimittel im Sinne der §§ 2, 48 AMG bezieht. Hieraus folgt, dass die Werberegelungen des 3. Abschnitts des Kodex **nicht auf OTC-Arzneimittel oder Tierarzneimittel** anwendbar sind.

c) Angehörige der Fachkreise

31 Schließlich sind die werblichen Regelungen des Kodex nur dann anwendbar, wenn sich die Werbung an Angehörige der Fachkreise im Sinne des § 2 richtet. Dies bedeutet, dass der Kodex im Bereich der Werbung nur die Fachkreiswerbung, nicht aber (auch) die Werbung gegenüber dem **Laienpublikum** betrifft (zu dem Begriff der Fachkreise siehe Rdnr. 51 f.).

2. Zusammenarbeit mit Angehörigen der Fachkreise (Abs. 2 Nr. 2)

a) Mit Angehörigen der Fachkreise

32 Der Kodex ist ferner auf die im **4. Abschnitt** geregelte **Zusammenarbeit** der Mitgliedsunternehmen mit **Angehörigen der Fachkreise** (zu dem Begriff der Fachkreise

---

⁴¹ Art. 86 Abs. 2, 1. Gedankenstrich der Richtlinie 2001/83/EG des Europäischen Parlaments und der Rates vom 6. 11. 2001 zur Schaffung eines Gemeinschaftskodex für Humanarzneimittel; *BGH GRUR* 1998, 959; *OLG Köln PharmR* 1997, 194.
⁴² *Bülow/Ring*, § 1 HWG, Rdnr. 3 b.
⁴³ Siehe dazu *Doepner*, § 1 HWG, Rdnr. 23 m. w. N.
⁴⁴ Art. 86 Abs. 2, 4. Gedankenstrich der Richtlinie 2001/83/EG.
⁴⁵ *BGH GRUR* 1992, 873; *BGH GRUR-RR* 2003, 352.
⁴⁶ Entscheidung zu § 21 i. d. F. vom 2. 12. 2005, www.fs-arzneimittelindustrie.de.
⁴⁷ Entscheidung zu § 1 Abs. 3 i. d. F. vom 18. 1. 2008, www.fs-arzneimittelindustrie.de.

siehe Rdnr. 51 f.) im Bereich von Forschung, Entwicklung, Herstellung und Vertrieb von verschreibungspflichtigen Humanarzneimitteln anwendbar.

Es war zunächst die Absicht der Ursprungsfassung des Kodex, die Hinweise und Emp- **33** fehlungen des „Gemeinsamen Standpunktes" auch auf den niedergelassenen Bereich in Deutschland zu übertragen. Dementsprechend sah § 1 Abs. 1 der Ursprungsfassung die Anwendbarkeit des Kodex für die „Zusammenarbeit mit in Deutschland tätigen Ärzten" vor. Der Terminus „in Deutschland tätig" war einschränkend im Sinne von **„in Deutschland tätig und ansässig"** auszulegen. Die Ursprungsfassung des Kodex verfolgte dagegen nicht die Absicht, auch im Ausland ansässige Ärzte mit seinen Regelungen zu erfassen (und zwar auch dann nicht, wenn diese in Deutschland tätig wurden, ohne hier auch ansässig zu sein). Der Kodex war damit also ursprünglich nur bei der Zusammenarbeit mit niedergelassenen Ärzten sowie Klinikärzten, die in Deutschland ansässig waren, zu beachten.

Der ursprüngliche **Anwendungsbereich** ist in Folge der Umsetzung des EFPIA-Kodex **34** erheblich **erweitert worden**. Der Anwendungsbereich erfasst nunmehr die Zusammenarbeit mit **allen Angehörigen der Fachkreise** (siehe hierzu Rdnr. 51 f.) und nicht mehr nur die Zusammenarbeit mit Ärzten. Darüber hinaus unterscheidet der Kodex aufgrund des Wegfalls des Tatbestandsmerkmals „in Deutschland tätig" nicht (mehr) zwischen in Deutschland und im Ausland tätigen bzw. ansässigen Ärzten. Es kommt demnach also für die Eröffnung des Anwendungsbereichs des 4. Abschnitts des Kodex nicht mehr darauf an, ob es sich um im In- oder Ausland ansässige oder tätige Angehörige der Fachkreise handelt. Sofern mit diesen Personenkreisen eine Zusammenarbeit im Sinne des 4. Abschnitts stattfindet, sind die entsprechenden **Regelungen unterschiedslos anwendbar.**

Bereits nach der Ursprungsfassung war der Kodex auch dann zu beachten, wenn die Zu- **35** sammenarbeit mit in Deutschland ansässigen Ärzten **im Ausland stattfand.** Dies bedeutete, dass etwa die Aktivitäten eines in Deutschland ansässigen Arztes im Rahmen einer im Ausland stattfindenden Studie oder das Referat eines solchen Arztes anlässlich einer Seminarveranstaltung im Ausland mit den Anforderungen des Kodex vereinbar sein mussten. Dasselbe galt auch bereits für die Bewirtung von in Deutschland tätigen Ärzten im Rahmen von Fortbildungsveranstaltungen, die im Ausland stattfanden.

Für die Zusammenarbeit mit **im Ausland ansässigen Ärzten** (und anderen im Ausland **36** ansässigen Angehörigen der Fachkreise) ist der Kodex nunmehr ebenfalls anwendbar, und zwar ungeachtet dessen, ob sie in Deutschland oder im Ausland für ein Mitgliedsunternehmen tätig werden.

Der Kodex verlangt dabei grundsätzlich nicht auch die Beachtung ausländischer Kodices, **37** durch die der EFPIA-Kodex in anderen Ländern umgesetzt worden ist (zur Ausnahme für internationale Veranstaltungen siehe Rdnr. 38 sowie Rdnr. 267 f.). Eine entsprechende Verpflichtung besteht auch nicht mit Blick auf andere Kodices, die die Zusammenarbeit mit Angehörigen der Fachkreise zum Gegenstand haben. Dies bedeutet, dass sowohl bei der Zusammenarbeit mit deutschen oder in Deutschland tätigen Fachkreisen als auch bei der Zusammenarbeit mit ausländischen oder im Ausland tätigen Fachkreisen für die Mitgliedsunternehmen des FSA in der Regel **allein der FSA-Kodex** zu beachten ist. Gewährt beispielsweise ein Mitgliedsunternehmen einem französischen Arzt in Madrid ein Werbegeschenk, sind als Beurteilungsmaßstab § 21 und ggf. weitere Vorschriften des Kodex, nicht aber auch die entsprechenden Regelungen eines französischen oder spanischen Kodex heranzuziehen.

Eine **Ausnahme** hiervon gilt nach § 20 Abs. 9 allerdings für die **Organisation,** **38** **Durchführung und/oder Unterstützung von internationalen Veranstaltungen.** In diesen Fällen ist für das Mitgliedsunternehmen sowohl der FSA-Kodex als auch der Kodex des Landes anwendbar, in dem die internationale Veranstaltung durchgeführt wird. Wird dagegen ein Angehöriger der Fachkreise zu einer Teilnahme an einer solchen Veranstaltung eingeladen oder seine Teilnahme unterstützt, findet sowohl der Kodex des Landes Anwendung, in dem das Unternehmen seinen Sitz hat, als auch der Kodex des Landes, in dem der betreffende als Angehöriger der Fachkreise tätig ist (eine Übersicht über die einschlägigen ausländischen Kodices findet sich in Abb. 20 a. E. der Rdnr. 270). Sehen die anwendbaren

Kodices unterschiedliche Regelungen zu derselben Thematik vor, ist die strengere Vorschrift vorrangig. Diese komplexe Regelung soll anhand folgenden **Fallbeispiels** verdeutlicht werden. Ein Mitgliedsunternehmen beabsichtigt, eine Fortbildungsveranstaltung für deutsche und spanische Ärzte durchzuführen. Da die Mehrheit der Teilnehmer aus Spanien kommt, entschließt sich das Unternehmen, die Veranstaltung in Madrid abzuhalten. Im Rahmen dieser Veranstaltung soll ein in Frankreich praktizierender Spezialist als Referent vortragen. In dieser Fallkonstellation sind insgesamt drei Kodices als nationale Umsetzungen des EFPIA-Kodex zu berücksichtigen, nämlich der deutsche FSA-Kodex Fachkreise, der spanische *Código de Buenas Prácticas para la Promoción de los Medicamentos* und der französische *Référentiel des Bonnes Pratiques de la Visite Médicale des Entreprises du Médicament*. Dabei sind für die **Durchführung der Veranstaltung** zum einen wegen des Sitzes des Unternehmens der FSA-Kodex Fachkreise und zum anderer wegen des Tagungsortes Madrid der spanische Kodex anzuwenden. Hinsichtlich der **Einladung des Referenten** sind dagegen wegen des Sitzes des Unternehmens der deutsche Kodex, sowie wegen der Tätigkeit des Referenten in Frankreich der französische Kodex anzuwenden. Sollten die beiden jeweils anwendbaren Kodices in einzelnen Punkten zu unterschiedlichen Ergebnissen führen, muss dem strengeren Kodex gefolgt werden. In der Praxis dürften die **Unterschiede** dieser Kodices allerdings **relativ gering** sein. Aufgrund der harmonisierten Vorgaben des EFPIA-Kodex entsprechen nämlich die ausländischen Kodices in ihren Grundzügen den auch in Deutschland geltenden Grundsätzen. Es ist jedoch nicht auszuschließen, dass nach ausländischen Kodices zusätzliche Voraussetzungen gefordert werden, die in der Regel auf den Besonderheiten des ausländischen Rechts beruhen.

39 Es ist gleichzeitig nicht zu verkennen, dass der Kodex **vornehmlich Werbeaktivitäten** der Mitgliedsunternehmen sowie Kooperationsbeziehungen gegenüber bzw. mit in Deutschland ansässigen und hier tätigen Angehörigen der Fachkreise oder zumindest einen Bezug zum deutschen Markt im Blick hat. Eine Reihe von Regelungen, die etwa auf Vorschriften des AMG Bezug nehmen, oder auch die Bestimmungen zur „Roten Hand" (§ 14) machen nur Sinn, wenn sie für Vorgänge mit Bezug auf den deutschen Markt angewendet werden. Dies gilt nicht nur für die Bewerbung von Arzneimitteln, sondern etwa auch für die Zusammenarbeit mit Mitarbeitern medizinischer Einrichtungen, bei denen der Kodex die Einhaltung der Anforderungen des Gemeinsamen Standpunktes empfiehlt, der wiederum maßgeblich auf den einschlägigen Regelungen des deutschen Strafrechts beruht. Der oben genannte Grundsatz, wonach die Mitgliedsunternehmen den Kodex bei der Werbung und der Zusammenarbeit ungeachtet der Frage zu beachten haben, ob es sich bei dem Werbeadressaten oder Kooperationspartner um in- oder ausländischen Ärzte, Apotheker etc. handelt oder ein Bezug zum deutschen Markt besteht, dürfte deshalb dann **einschränkend anzuwenden sein**, sofern einzelne Regelungen allein auf deutschen Besonderheiten beruhen, deren Anwendung im Verhältnis zu ausländischen Ärzten in der konkreten Fallkonstellation keinen Sinn macht, unmöglich oder sogar unzulässig ist.

40 Allein der Umstand, dass der Kodex im 3. Abschnitt (Werbung) verschiedentlich auf das AMG Bezug nimmt, bedeutet allerdings nicht unbedingt, dass eine Anwendung nur im Fall eines Bezugs zum deutschen Markt in Betracht käme. Der Kodex ist insofern **im Einklang mit dem EFPIA-Kodex** auszulegen. Finden die in Bezug genommenen Regelungen des AMG ihre Entsprechung im europäischen Arzneimittelrecht, auf dem auch der EFPIA-Kodex basiert, dürfte es bei der Anwendbarkeit des Kodex auch ohne Bezug zum deutschen Markt bleiben. Gleichzeitig würde es nicht dem Sinn und Zweck des Kodex entsprechen, für Mitteilungen von arzneimittelbedingten Gefahren oder anderen Risikoinformationen die Einhaltung der Regelung des § 14 (Rote Hand) zu verlangen, wenn dies den Anforderungen der anwendbaren ausländischen Rechtsordnung nicht entspricht oder dies danach für derartige Informationen sogar rechtlich unzulässig wäre.[48]

---

[48] Zu Informationssystemen bei Arzneimittelrisiken im Ausland (USA, Kanada, Japan, Schweiz) siehe *Kroth*, Pharm. Ind. 2006, 409.

B. Kodex – Erläuterungen (§ 1)

Unabhängig von den Regelungen des Kodex ist bei der Zusammenarbeit mit ausländischen Angehörigen der Fachkreise selbstverständlich das in dem betreffenden Herkunftsland jeweils anwendbare Recht zu beachten. Daneben kommt gegebenenfalls auch das deutsche **Gesetz zur Bekämpfung internationaler Bestechung (IntBestG)** zur Anwendung. Nach diesem Gesetz ist die Bestechung **ausländischer Amtsträger** auch in Deutschland strafbar, wenn ein deutscher Staatsangehöriger einen Amtsträger im Ausland besticht oder wenn ein Teilakt der Bestechungshandlung in Deutschland erfolgt. Solche Teilakte können zum Beispiel in der Zusage von Vorteilen durch das Unternehmen in Deutschland liegen, etwa in Telefonaten oder in Schreiben, in Genehmigungen für Zahlungen, die in Deutschland getätigt werden, oder auch in Zahlungen von Deutschland aus. Auch bei **angestellten** und **im Ausland ansässigen Ärzten** sind Strafbarkeitsrisiken nach deutschem Recht möglich, da die Bestechung von Angestellten im ausländischen Wettbewerb seit September 2002 unter Strafe gestellt ist. 41

Um in jedem Fall eine einwandfreie Zusammenarbeit auch mit ausländischen Ärzten und anderen Angehörigen der Fachkreise sicherzustellen, empfiehlt sich ungeachtet der einschlägigen Anforderungen des Kodex auch die Beachtung der in den betreffenden Ländern von den **dortigen Verbänden** der pharmazeutischen Industrie herausgegebenen Verhaltensempfehlungen und Kodices.[49] 42

Bei der Zusammenarbeit mit **Klinikärzten** sind zusätzlich die Hinweise des „Gemeinsamen Standpunkts" zu berücksichtigen (§ 24), die zum Teil Anforderungen vorsehen, die über die sonstigen Bestimmungen des Kodex hinausgehen. Für **Belegärzte** sind die für Klinikärzte geltenden zusätzlichen Anforderungen (§ 24) dagegen nicht anwendbar, da diese regelmäßig kein „Anstellungsverhältnis" zur medizinischen Einrichtung haben, in der sie tätig werden. 43

b) Im Bereich von Forschung, Entwicklung, Herstellung und Vertrieb von verschreibungspflichtigen Humanarzneimitteln

Die Anwendung des Kodex setzt ferner voraus, dass die Zusammenarbeit der Mitgliedsunternehmen des FSA mit Angehörigen der Fachkreise „im Bereich von Forschung, Entwicklung, Herstellung und Vertrieb von verschreibungspflichtigen Arzneimitteln" stattfindet. Dies bedeutet eine Eingrenzung des Anwendungsbereiches des Kodex. Erfasst ist damit nicht die Zusammenarbeit mit Angehörigen der Fachkreise, wenn diese Zusammenarbeit etwa mit Ärzten als **Vertretern berufsständischer Organisationen** oder der **Kostenträger** (FS I 2005.8-85[50]) bzw. als **Journalisten** im Rahmen der allgemeinen gesundheitspolitischen Aktivitäten der pharmazeutischen Unternehmen erfolgt. Problematisch erscheint aber die Zusammenarbeit der Industrie mit **Mitarbeitern von staatlichen** 44

---

[49] Die EFPIA hat auf ihrer Homepage 27 nationale Kodices veröffentlicht (www.efpia.eu/content/default.asp?PageID=296), u.a. auch den Kodex für Österreich, den „Verhaltenskodex in Österreich" v. 15. 10. 2004 von Pharmig (www.pharmig.at), oder für die Schweiz den von den dortigen Verbänden der pharmazeutischen Industrie (www.vips.ch) herausgegebenen „Verhaltenskodex der pharmazeutischen Industrie der Schweiz (Pharmakodex)" v. 4. 12. 2003. Im Vereinigten Königreich hat der „Code of Practice for the Pharmaceutical Industry" (2006 Edition) der Association of the British Pharmaceutical Industry (ABPI) (www.abpi.org.uk) große Bedeutung (www.abpi.org.uk/publications/pdfs/pmpca_code2006.pdf). Die vollständige Liste der auf der Website der EFPIA veröffentlichten Kodices in deren aktuellen Fassung, ist in Abb. 20 aufgeführt. In den USA existieren bedeutende Verhaltenskodices der pharmazeutischen Industrie („PhRMA Code on Interactions with Healthcare Professionals" v. 1.1.2009, hrsg. v. The Pharmaceutical Research and Manufacturers of America, PhRMA, www.phrma.org/files/PhRMA%20Marketing%20Code%202008.pdf), sowie der medizintechnologischen Industrie („Code of Ethics on Interactions with Health Care Professionals") gültig ab 1. 7. 2009, hrsg. v. Advanced Medical Technology Association, AdvaMed, www.advamed.org/NR/rdonlyres/61D30455-F7E9-4081-B219-12D6CE347585/0/AdvaMedCodeofEthicsRevisedand-RestatedEffective20090701.pdf). Zur Situation im Ausland auch *Fenger/Göben*, S. 195 ff.

[50] Entscheidung zu § 1 Abs. 1 i. d. F. vom 16. 2. 2004, www.fs-arzneimittelindustrie.de.

Einrichtungen im Gesundheitswesen (z. B. der Gemeinsame Bundesausschuss, das Institut für Qualität und Wirtschaftlichkeit im Gesundheitswesen, der GKV-Spitzenverband etc.). Diese Mitarbeiter sind oft selbst approbierte Ärzte oder Apotheker, können jedoch auch anderen Berufsgruppen angehören. Diesen Mitarbeitern kommt aufgrund ihrer Funktion z. T. eine für die Unternehmen äußerst **wichtige Entscheidungskompetenz** zu. Der FSA-Kodex Fachkreise findet dennoch keine direkte Anwendung. Wettbewerbs- und Strafrecht sind aber auch in diesen Fällen gültig. Soweit zwischen der Industrie und diesen Mitarbeitern typische einseitige oder gegenseitige Leistungsbeziehungen (Referentenvertrag, Beratervertrag, Geschenke, Einladung zu Veranstaltungen, etc.) zustande kommen, sollten die Prinzipien des FSA-Kodex Fachkreise auch bei diesen Kooperationsformen beachtet werden, um den Verdacht unlauterer oder sogar strafbarer Verhaltensweisen von vornherein auszuschließen (siehe dazu auch Rdnr. 51 ff. sowie Kap. 10).

45 Die Anwendbarkeit des Kodex setzt ferner voraus, dass sich die Zusammenarbeit mit Ärzten im Bereich der Forschung, Entwicklung, Herstellung und des Vertriebs von verschreibungspflichtigen **Humanarzneimitteln** entfaltet.[51] Hierunter sind Arzneimittel im Sinne von § 2 AMG zu verstehen. Während die vormalige Fassung des Kodex vom 2. 12. 2005 die Anwendbarkeit des Kodex, dem Wortlaut nach, auch auf nicht verschreibungspflichtige Humanarzneimittel ausdehnte, ist nun durch die Neuregelung klargestellt worden, dass sich der FSA-Kodex ausschließlich auf verschreibungspflichtige Humanarzneimittel bezieht. Dies stellt insoweit nur eine Klarstellung und keine echte, neue Begrenzung des Anwendungsbereiches des Kodex dar, als bereits zuvor § 1 Abs. 2 Nr. 2 i. d. F. vom 2. 12. 2005 im Zusammenhang mit der Satzung der FSA und der Verfahrensordnung des FSA gelesen wurde und dadurch der Kodex i. d. F. vom 2. 12. 2005 bis dato nicht auf verschreibungspflichtige Arzneimittel angewendet worden ist. Nach § 6 Abs. 2 der höherrangigen Satzung des FSA sowie § 2 Abs. 2 Satz 3 FSA-Verfahrensordnung (siehe hierzu auch Kap. 13 Rdnr. 55 ff.) waren nämlich die Regelungen des 4. Abschnitts des Kodex des FSA über die Zusammenarbeit mit Angehörigen der Fachkreise für **nicht verschreibungspflichtige Arzneimittel** von Mitgliedern und den mit ihnen verbundenen Unternehmen bereits früher grundsätzlich nicht anwendbar.

46 Die Regelungen des 4. Abschnitts sind hingegen **ausnahmsweise** auch für nicht verschreibungspflichtige Arzneimittel anwendbar, wenn der **EFPIA-Kodex** eine diesbezügliche **anderweitige verpflichtende Regelung** enthält, wenn einzelne Mitgliedsunternehmen sich freiwillig den Regelungen des 4. Abschnitts unterworfen haben oder die Mitgliederversammlung des FSA die Geltung der Regelungen des 4. Abschnitts auch für nicht verschreibungspflichtige Arzneimittel beschließt. Letzteres ist jedoch nicht vor dem 20. 10. 2009 möglich.

47 Die Anknüpfung an den Begriff des „Humanarzneimittels" bedeutet nicht, dass der 4. Abschnitt des Kodex nur dann anwendbar ist, wenn es sich um eine konkret produktbezogene Werbung im Sinne des HWG handelt. Die Anwendbarkeit des Kodex ist hiervon unabhängig und auch dann gegeben, wenn es sich um eine **„Imagewerbung"** handelt, die die Anwendbarkeit des HWG ausschließt. Sofern die Zusammenarbeit im Bereich von Forschung, Entwicklung, Herstellung und Vertrieb von Tierarzneimitteln oder **Medizinprodukten** stattfindet, ist der Kodex auf die entsprechenden Kooperationsbeziehungen nicht anwendbar.

---

[51] Die Ursprungsfassung des Kodex war dagegen auch anwendbar mit Blick auf Tierarzneimittel.

B. Kodex – Erläuterungen (§ 1)

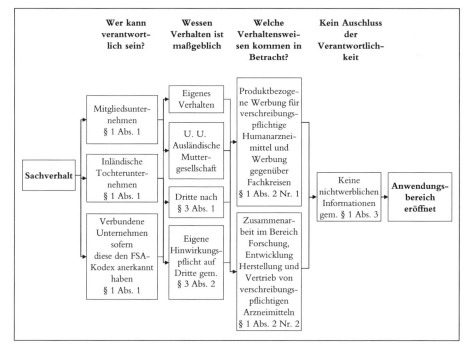

Abb. 18: Anwendungsbereich des FSA-Kodex

IV. Spruchpraxis

1. Absatz 1

– Aktivitäten **ausländischer Konzernobergesellschaften** oder rechtlich selbständiger **Schwesterunternehmen** unterfallen nicht dem Kodex, sofern diese nicht die Verbindlichkeit des Kodex schriftlich anerkannt haben (FS I 2004.10-33).[52]
– Bei Aktivitäten eines inländischen Mitglieds entbindet die **Schirmherrschaft der ausländischen Muttergesellschaft** nicht von der Einhaltung des Kodex (FS I 2004.10-33).[53]
– Aufgrund § 2 Abs. 1 seiner Satzung wird der FSA nur dann wettbewerbsrechtlich (§ 8 UWG) tätig, wenn die Zusammenarbeit zwischen pharmazeutischen Unternehmen und Angehörigen der Fachkreise in Form einer **unmittelbaren Leistungsbeziehung** betroffen ist (FS I 2004.12-48 und FS I 2005.8-85).[54]
– Wird die Kongressteilnahme eines Mitgliedsunternehmens durch die ausländische Mutter- und/oder Tochtergesellschaft in Deutschland organisiert und durchgeführt, so muss sich das Mitglied **Kodexverstöße** dann **zurechnen** lassen, wenn **Mitarbeiter** des Mitgliedsunternehmens während des Kongresses an der **Durchführung und Organisation mitgewirkt** haben (FS I 2004.10-32 und FS I 2004.10-39).[55]

2. Absatz 2 Nr. 2

– Veranstaltungen der Mitgliedsunternehmen, die im Bereich Medizintechnik stattfinden, können nicht an den Regelungen des Kodex gemessen werden, solange **keine arzneimittelbezogenen Themen auf der Agenda** stehen (FS I 2004.8-21).[56]

48

49

---

[52] Entscheidung zu § 1 Abs. 1 i. d. F. vom 16. 2. 2004, www.fs-arzneimittelindustrie.de.
[53] Entscheidung zu § 1 Abs. 1 i. d. F. vom 16. 2. 2004, www.fs-arzneimittelindustrie.de.
[54] Entscheidungen zu § 1 Abs. 1 i. d. F. vom 16. 2. 2004, www.fs-arzneimittelindustrie.de.
[55] Entscheidungen zu § 1 Abs. 1 i. d. F. vom 16. 2. 2004, www.fs-arzneimittelindustrie.de.
[56] Entscheidung zu § 1 Abs. 1 i. d. F. vom 16. 2. 2004, www.fs-arzneimittelindustrie.de.

3. Absatz 3 Nr. 5

50 – Alle in Nr. 5 genannten Beispiele fallen unter den Oberbegriff der „unternehmensbezogenen Informationen". Durch das Wort „sowie" ergibt sich für „Informationen über regulatorische Entwicklungen" **kein selbstständiger Ausnahmetatbestand** (FS II 2006.6-130;[57] FS II 2008.2-228[58]).

§ 2 Definitionen

„Angehörige der Fachkreise" sind Ärzte und Apotheker sowie alle Angehörigen medizinischer, zahnmedizinischer, pharmazeutischer oder sonstiger Heilberufe und sämtliche andere Personen, die im Rahmen ihrer beruflichen Tätigkeit Humanarzneimittel verschreiben oder anwenden oder mit diesen in erlaubter Weise Handel treiben.

Übersicht

	Rdnr.
I. Vorbemerkung	51
II. Beispiele	52

I. Vorbemerkung

51 Der Kodex regelt die Werbung der Mitgliedsunternehmen gegenüber Angehörigen der Fachkreise sowie die Zusammenarbeit mit ihnen. Der Begriff der „Angehörigen der Fachkreise" ist somit von zentraler Bedeutung. Die Definition beruht auf dem EFPIA-Kodex, der den **Begriff der „healthcare professionals"** als „any member of the medical, dental, pharmacy or nursing professions or any other person who in the course of his or her professional activities may prescribe, purchase, supply or administer a medicine" definiert. Beide Definitionen entsprechen inhaltlich der Legaldefinition in § 2 HWG, wobei § 2 sprachlich eine stärkere Fokussierung auf Ärzte und Apotheker vornimmt.[59] Zu den Angehörigen der Fachkreise im Sinne von § 2 gehören dagegen nicht Vertreter der Krankenkassen oder Fachjournalisten. Dies gilt auch dann, wenn die Vertreter der Krankenkassen oder Fachjournalisten als Arzt approbiert sein sollten und sie im Rahmen ihrer Kontakte mit Mitgliedsunternehmen nicht in ihrer Funktion als Arzt, sondern als Krankenkassenvertreter oder Journalist tätig werden (siehe dazu auch Rdnr. 44 sowie Kap. 10 Rdnr. 11 ff.).

II. Beispiele

52 In der **Literatur und Rechtsprechung zu § 2 HWG** haben sich bereits zahlreiche Beispiele für den Begriff der „Fachkreise" herausgebildet.[60] Hierunter fallen neben Ärzten, Zahnärzten und Apothekern etwa Krankenpfleger, Krankenschwestern, Hebammen, pharmazeutische Unternehmer und Großhändler.[61] Vertreter von anderen Interessengrup-

---

[57] Entscheidung zu § 21 i. d. F. vom 2. 12. 2005, www.fs-arzneimittelindustrie.de
[58] Entscheidung zu § 1 Abs. 3 i. d. F. vom 18. 1. 2008, www.fs-arzneimittelindustrie.de.
[59] Die Arzneimittelkommission der deutschen Ärzteschaft als Fachausschuss der Bundesärztekammer hatte in einer Stellungnahme vom 22. 5. 2008 gefordert, die Definition der Fachkreise auch auf „Selbsthilfegruppen" auszudehnen (abrufbar unter: www.akdae.de/46/10/20080522.pdf). Dabei wurde nicht beachtet, dass eine solche Erweiterung dem Begriff Fachkreise sowohl nach Wortsinn als auch nach allgemein anerkannter Auslegung widerspräche. Dem „Missbrauchspotential" hinsichtlich der Patientenorganisationen wird i. Ü. durch einen eigenen FSA-Kodex Rechnung getragen.
[60] Vgl. z. B. *Doepner*, § 2 HWG, Rdnr. 6 ff.
[61] Inwieweit die GinTec-Entscheidung des *EuGH* (Rs C-374/05, Slg. 2007 I-09517) langfristig Einfluss auf den Begriff der Fachkreise hat, bleibt abzuwarten. Art. 86 ff. der RL 2001/83/EG differenzieren nur zwischen Öffentlichkeitswerbung und Werbung gegenüber zur Verschreibung berechtigten Personen.

pen, staatlichen Organisationen (z. B. Krankenkassen, Gemeinsamer Bundesausschuss, Institut für Qualität und Wirtschaftlichkeit im Gesundheitswesen, Ministerien, Behörden, Kassenärztliche Vereinigungen, Ärztekammern, etc.) sowie Journalisten sind nicht von dem Begriff der Fachkreise nach dem Kodex erfasst (FS I 2005.8-85,[62] vgl. dazu auch Rdnr. 44 sowie Kap. 10 Rdnr. 11 ff.), auch wenn sie nach ihrer Ausbildung einer der Berufsgruppen angehören, die zu den Fachkreisen gerechnet wird. Diese **funktionale Auslegung der Definition der Fachkreise** in § 2 des Kodex deckt sich nicht mit der im Heilmittelwerberecht häufig gebrauchten weiten Auslegung.[63] Die Abweichung lässt sich allerdings bereits mit dem Wortlaut der Vorschriften begründen. Entscheidend für die Frage ist die genaue Formulierung insbesondere des letzten Teils der Vorschrift. In § 2 HWG lautet sie *„Angehörige der Heilberufe (...)* **oder sonstige Personen, soweit sie** *mit Arzneimitteln, Medizinprodukten, (...) erlaubterweise Handel treiben oder sie in Ausübung ihres Berufes anwenden."* Im Gegensatz dazu lautet § 2 des Kodex *„Ärzte, Apotheker, (...)* **und sämtliche andere Personen, die im Rahmen ihrer beruflichen Tätigkeit Humanarzneimittel verschreiben oder anwenden oder mit diesen in erlaubter Weise Handel treiben."* (Hervorhebungen in beiden Fällen durch den Autor). Im Falle des HWG sind daher Angehörige der Fachkreise entweder die Personen, bei denen eine der erstgenannten Gruppen zutrifft (Angehörige der Heilberufe, etc.) **oder sonstige Personen, soweit** die Voraussetzungen des letzten Halbsatzes vorliegen. Folglich sind alle Angehörigen der Heilberufe etc. und alle sonstigen Personen, auf die eines der Merkmale des letzten Halbsatzes zutrifft, Angehörige der Fachkreise i. S. d. HWG. Im Gegensatz dazu ist das Vorliegen beider **Voraussetzungen des § 2 des Kodex zwingend für alle dort benannten Personen**. Demnach sind nur die Ärzte, Apotheker, usw. als Angehörige der Fachkreise anzusehen, auf die auch die Voraussetzungen des letzten Halbsatzes zutreffen. Durch die Formulierung wird deutlich, dass im Regelfalle bei den Erstgenannten (Ärzte, Apotheker, etc.) davon auszugehen ist, dass sie zu den Fachkreisen gehören. Sollten sie dennoch ausnahmsweise nicht Arzneimittel verschreiben, anwenden o. ä., sind sie aber nicht zu den Fachkreisen i. S. d. Kodex zu zählen. Diese **funktionale Auslegung** wird auch von der ratio des Kodex gestützt. Er dient der Verhinderung unsachlicher Beeinflussung der Angehörigen der Fachkreise im Rahmen von Therapieentscheidungen und soll Regeln für die notwendige Zusammenarbeit der Beteiligten ermöglichen. Diese Aspekte treffen bei einem Vertreter staatlicher Organisationen, Journalisten etc. nicht zu, selbst wenn er approbierter Arzt oder Apotheker sein sollte. Das wird auch aus dem Umstand deutlich, dass in diesen Fällen vergleichbare Positionen nicht zwingend mit Angehörigen der medizinischen Berufsgruppen besetzt sein müssen. Beispielsweise auf einen Juristen trifft die Definition Fachkreise nach dem FSA-Kodex aber keinesfalls zu, denn er fällt nicht unter eine der Berufsgruppen, auf die die Fachkreisedefinition des FSA-Kodex beschränkt ist. Daher ist auch eine Anwendung auf solche Vertreter, die nach ihrer Ausbildung unter die Definition der Fachkreise fallen könnten, aber im Kontakt zu dem Unternehmen diese Funktion nicht ausüben, nicht angezeigt. Dennoch empfiehlt sich zur Vermeidung des Eindrucks unzulässiger Einflussnahmen auch in diesen Fällen eine Reduzierung von Bewirtungen, Unterbringungen, Veranstaltungen etc. auf den adäquaten Rahmen (siehe zum Lobbying Kap. 10).

§ 3 Verantwortlichkeit für das Verhalten Dritter

(1) Die Verpflichtungen nach diesem Kodex treffen Unternehmen auch dann, wenn sie Andere (z. B. Berater, Mietaußendienste, Werbeagenturen, Marktforschungsunternehmen) damit beauftragen, die von diesem Kodex erfassten Aktivitäten für sie zu gestalten oder durchzuführen.

(2) Die Unternehmen haben ferner in angemessener Weise darauf hinzuwirken, dass auch Andere, mit denen sie zusammenarbeiten (z. B. Joint Venture Partner, Lizenzneh-

---

[62] Entscheidung zu § 1 Abs. 1 i. d. F. vom 16. 2. 2004, www.fs-arzneimittelindustrie.de.
[63] Siehe zu diesem Problem bereits ausführlich *Doepner*, WuW 1978, 611, 613.

mer), die im **EFPIA Code on the Promotion of Prescription-only Medicines to, and Interactions with, Healthcare Professionals** niedergelegten Mindeststandards einhalten.

Übersicht

	Rdnr.
I. Vorbemerkung	53
II. Verantwortlichkeit für das Verhalten Dritter (Abs. 1)	54
III. Hinwirkungspflicht (Abs. 2)	55
IV. Spruchpraxis	56

I. Vorbemerkung

53   Die Regelung entspricht inhaltlich weitgehend § 2 Abs. 2 des Kodex i. d. F. vom 16. 2. 2004. Sie erfasst auch die neu eingeführten Regelungen des 3. Abschnitts zur Werbung für Arzneimittel. Das Mitgliedsunternehmen ist also auch in diesem Zusammenhang für das **Verhalten von beauftragten Dritten** verantwortlich. Der neu aufgenommene § 3 Abs. 2 des Kodex i. d. F. vom 18. 1. 2008 regelt die Übernahme der Verpflichtungen der im EFPIA-Kodex festgesetzten **Mindeststandards** auch auf andere Vertragsverhältnisse.

II. Verantwortlichkeit für das Verhalten Dritter (Abs. 1)

54   Die Regelung stellt klar, dass pharmazeutische Unternehmen bereits nach den gesetzlichen Vorschriften des UWG und des HWG sowie der hierauf basierenden Rechtsprechung in der Regel auch dann für eine einwandfreie Ausgestaltung der Zusammenarbeit mit Angehörigen der Fachkreise rechtlich verantwortlich sind, wenn Dritte (etwa Werbeagenturen, Kongress- und Veranstaltungsagenturen, Marktforschungsunternehmen oder etwa Contract/Clinical Research Organisations – CROs) von ihnen **beauftragt werden,** diese Zusammenarbeit durchzuführen.[64] Dasselbe gilt nach § 3 Abs. 1 für die vertragliche Zusammenarbeit mit Vertriebspartnern. Der FSA hat in diesem Zusammenhang entschieden, dass eine **Zurechnung von Kodexverstößen** (hier: „Schnuppergolfen") eine Verletzung von Sorgfaltspflichten für eine „gewisse Dauer" und mit „einer gewissen Häufigkeit" voraussetzt (FS I 2004.8-16).[65] In dem entschiedenen Fall war es zu einem kodexwidrigen Verhalten des betroffenen Unternehmens aufgrund des individuellen Fehlverhaltens eines Mitarbeiters des Vertriebspartners und unter Missachtung der Regelungen des Kooperationsvertrages gekommen. Soweit hierbei von einer Zurechnung gesprochen wird, handelt es sich nicht um eine Zurechnung i. S. d. § 278 BGB. Denn es wird nicht fremdes Verschulden zugerechnet, sondern ein Kodexverstoß. Die Verantwortlichkeit für das Verhalten Dritter hat zur Folge, dass pharmazeutische Unternehmen Werbeagenturen, Kongress- und Veranstaltungsagenturen, Marktforschungsunternehmen oder auch CROs **zur Einhaltung des Kodex anzuhalten haben,** wenn etwa Marketingaktionen, Fortbildungsveranstaltungen, Kongresse, klinische Forschungsprojekte oder Anwendungsbeobachtungen im Auftrag dieser pharmazeutischen Unternehmen durchgeführt werden sollen. Für die Praxis empfiehlt es sich, Dritte, die im Auftrag pharmazeutischer Unternehmen tätig werden sollen, vertraglich zur Einhaltung des Kodex zu verpflichten. Dies kann auch das Tätigwerden Dritter im Rahmen von Co-Promotion- oder Mitvertriebsverträgen betreffen.[66] Diese Schritte dienen der faktischen Reduzierung des Risikos einer Sanktion, führen aber nicht zu einer Exkulpation, falls eine Agentur trotz entsprechender vertraglicher Verpflichtung kodexwidrige Werbeaktivitäten entfaltet (FS I 2009.6-265).

[64] Siehe hierzu *Doepner,* § 1 HWG, Rdnr. 13 und 117, vor §§ 14, 15 HWG, Rdnr. 56 f. m. w. N.
[65] Entscheidung zu § 2 i. d. F. v. 16. 2. 2004, www.fs-arzneimittelindustrie.de.
[66] Die Abgrenzung und Bezeichnung der unterschiedlichen Kooperationsformen im Marketing und Vertrieb werden in der Literatur äußerst unterschiedlich gehandhabt. Zur Erläuterung der verschiedenen Formen siehe *Schütze/Ehle,* in: Dieners/Reese, Handbuch des Pharmarechts, Kap. 9.

III. Hinwirkungspflicht (Abs. 2)

Absatz 2 normiert eine Hinwirkungspflicht der Unternehmen gegenüber Dritten. Danach haben Unternehmen in angemessener Weise darauf hinzuwirken, dass die im EFPIA-Kodex niedergelegten Mindeststandards auch von Dritten eingehalten werden. Ganz bewusst wird hier nicht auf die Standards des FSA-Kodex abgestellt, um die Flexibilität bei der **Zusammenarbeit mit Dritten aus dem Ausland** nicht durch die Verpflichtung der Einhaltung (strengerer) Standards des FSA-Kodex unnötig zu erschweren, welche zudem ihrer Natur nach auf Verhältnisse auf dem deutschen Markt abstellen. Wichtig ist in diesem Zusammenhang die Differenzierung zwischen der Verantwortlichkeit für das Verhalten Dritter nach Abs. 1 und der Hinwirkungspflicht nach Abs. 2. Wie bereits erwähnt, stellt Abs. 1 eine Verantwortlichkeit für Verstöße anderer gegen den Kodex dar, die Handlungen **an Stelle des Unternehmens** vornehmen. Im Unterschied dazu betrifft Abs. 2 die Fälle, in denen aufgrund eines Vetrages (Lizenzvertrag, Joint-Venture usw.) ein Dritter **neben dem verpflichteten Unternehmen** tätig wird. In diesen Fällen erfolgt keine Zurechnung, sondern es besteht eine Pflicht des Unternehmens, auf ein kodexkonformes Verhalten seines Vertragspartners hinzuwirken. Der Vertrag sollte daher eine Verpflichtung des Vertragspartners vorsehen, sich im Rahmen der Durchführung des Vertragsverhältnisses kodexkonform zu verhalten, und zwar auch dann, wenn der Vertragspartner ansonsten nicht selbst dem Kodex unterworfen ist. Die Hinwirkungspflicht in Abs. 2 erschöpft sich nicht per se mit der Vertragsgestaltung. Die Unternehmen sollen darauf hinwirken, dass ihre Vertragspartner die Standards tatsächlich einhalten. Mithin kann sich die Hinwirkungspflicht ggf. auch auf die Geltendmachung der aus dem Vertragsverhältnis resultierenden Unterlassungsansprüche gegen den Vertragspartner erstrecken. Anwendungsfälle dieser Regelung können z.B. der Lizenzvertrieb oder das Co-Marketing sein.[67]

55

IV. Spruchpraxis

– Abweichend von zivilrechtlichen Grundsätzen der Duldungs- oder Anscheinsvollmacht ist eine Zurechnung im Rahmen des Kodex nur bei einer Sorgfaltspflichtverletzung des Vertriebspartners von **gewisser Dauer** und **gewisser Häufigkeit** gegeben (FS I 2004.8-16).[68]

56

– Ein Unternehmen bleibt nach § 3 Abs. 1 für das Verhalten der von ihm mit einer Werbeaktion beauftragten Agentur auch dann **verantwortlich,** wenn es darlegen kann, dass es die Agentur zur **Einhaltung aller** einschlägigen **Vorschriften** verpflichtet hat (FS I 2009.6-626).[69]

Praxishinweise: Anwendungsbereich
– Der FSA-Kodex gilt:
  • für alle Mitgliedsunternehmen und deren inländische Tochterunternehmen
  • für Unternehmen, die sich dem Kodex unterworfen haben
  • für verbundene Unternehmen, die sich dem Kodex nicht unterworfen haben
  • bei Verstößen beauftragter Dritter
– Der FSA Kodex wird von den Gerichten auch zunehmend als Verhaltensmaßstab für Nicht-Mitglieder anerkannt
– Der Kodex regelt nur die Werbung für verschreibungspflichtige Humanarzneimittel und die Zusammenarbeit auf diesem Gebiet
– Der FSA regelt dagegen nicht die Werbung und die Zusammenarbeit in den Bereichen von Tierarzneimitteln und Medizinprodukten

---

[67] *Schütze/Ehle,* ebenda.
[68] Entscheidung zu § 2 Abs. 2 i.d.F. v. 16. 2. 2004, www.fs-arzneimittelindustrie.de.
[69] Entscheidung zu § 13 Abs. 2 Satz 1, § 3 Abs. 1 i.d.F. v. 18. 1. 2008, www.fs-arzneimittelindustrie.de (= PharmR 2009, 578).

2. Abschnitt: Auslegungsgrundsätze

§ 4 Allgemeine Auslegungsgrundsätze

(1) Bei der Anwendung dieses Kodex sind nicht nur der Wortlaut der einzelnen Vorschriften, sondern auch dessen Geist und Intention sowie auch die geltenden Gesetze, insbesondere die Vorschriften des AMG, des Heilmittelwerbegesetzes (HWG), des Gesetzes gegen unlauteren Wettbewerb (UWG) und des Strafgesetzbuches (StGB) und die allgemein anerkannten Grundsätze des Berufsrechts der Angehörigen der Fachkreise zu beachten sowie die hierauf beruhenden Verhaltensempfehlungen der beteiligten Verbände der pharmazeutischen Industrie ihrem Wortlaut sowie ihrem Sinn und Zweck entsprechend zu berücksichtigen.

(2) Die Unternehmen müssen sich jederzeit an hohen ethischen Standards messen lassen. Insbesondere darf ihr Verhalten nicht die pharmazeutische Industrie in Misskredit bringen, das Vertrauen in sie reduzieren oder anstößig sein. Zudem muss die besondere Natur von Arzneimitteln und das berufliche Verständnis der angesprochenen Fachkreise berücksichtigt werden.

Übersicht

	Rdnr.
I. Vorbemerkung	57
II. Rechtliche Rahmenbedingungen (Abs. 1)	58
1. Allgemeines	58
2. Geltende Gesetze	59
3. Bedeutung des Berufsrechts der Angehörigen der Fachkreise	60
III. Ethische Standards (Abs. 2)	63

I. Vorbemerkung

57 Bei der Zusammenarbeit der pharmazeutischen Industrie mit Ärzten sind **selbstverständlich die geltenden Gesetze** zu beachten. Daneben ist das Berufsrecht der Angehörigen der Fachkreise zu berücksichtigen. Der Kodex verlangt ferner die Orientierung des Unternehmenshandelns an „hohen ethischen Maßstäben". Die Regelung des Abs. 1 beruht auf § 2 Abs. 2 der Ursprungsfassung des Kodex vom 16. 2. 2004 und entspricht dem EFPIA-Kodex. Absatz 2 beruht auf Art. 5.01 EFPIA-Kodex (vgl. auch Introduction zum EFPIA-Kodex).

II. Rechtliche Rahmenbedingungen (Abs. 1)

1. Allgemeines

58 Der in Abs. 1 beschriebene **Auslegungsgrundsatz** soll vermeiden, dass durch die Anwendung des Kodex Widersprüche zu den gesetzlichen Regelungen entstehen. Zudem wird entsprechend der Vorgabe des EFPIA-Kodex die Bedeutung einer an Sinn und Zweck orientierten Auslegung betont.

2. Geltende Gesetze

59 Die Zusammenarbeit der pharmazeutischen Industrie und deren Mitarbeitern mit Ärzten unterliegt vor allem den **Vorschriften des AMG, des HWG und des StGB**, die als gesetzliche Regelungen von jedermann zu beachten sind.

3. Bedeutung des Berufsrechts der Angehörigen der Fachkreise

60 Nach dem Kodex sind auch die „**allgemein anerkannten Grundsätze des Berufsrechts der Angehörigen der Fachkreise**" von der pharmazeutischen Industrie und deren Mitarbeitern zu berücksichtigen. Hierbei kommt dem ärztlichen Berufsrecht die größte Bedeutung zu. Das **ärztliche Berufsrecht** ist in der Muster-Berufsordnung für die deut-

schen Ärztinnen und Ärzte (**MBO-Ä**) sowie den hierauf basierenden Berufsordnungen der einzelnen Ärztekammern geregelt (Kap. 2 Rdnr. 71 ff.). Die MBO-Ä regelt unter § 33 MBO-Ä die Grundprinzipien für die Zusammenarbeit von Arzt und Industrie, die in den Hinweisen der Bundesärztekammer vom 12. 8. 2003[70] anhand einer Vielzahl von konkreten Beispielen näher erläutert werden. Darüber hinaus enthalten §§ 30 bis 35 MBO-Ä weitere Bestimmungen zum Verhältnis von Arzt und Industrie. Die Beachtung der jeweiligen Einzelbestimmungen der MBO-Ä sowie der hierauf beruhenden Berufsordnungen der einzelnen Landesärztekammern ist nach dem Kodex nur dann zwingend vorgeschrieben, wenn es sich dabei um die „allgemein anerkannten Grundsätze des ärztlichen Berufsrechts" handelt. Die Frage, ob es sich bei einer Bestimmung des ärztlichen Berufsrechts auch um einen **„allgemein anerkannten Grundsatz"** handelt, ist jeweils **im Einzelfall zu prüfen.** Bei den das Verhältnis zwischen Arzt und Industrie betreffenden Regelungen der MBO-Ä sowie den hierauf beruhenden Berufsordnungen der Landesärztekammern dürfte es sich allerdings im Regelfall auch um die „allgemein anerkannten Grundsätze" des ärztlichen Berufsrechts handeln. Abweichungen der auf der MBO-Ä beruhenden Berufsordnungen der Landesärztekammern zur MBO-Ä in einzelnen Aspekten sind dagegen nicht geeignet, die allgemeinen Grundsätze in Frage zu stellen (vgl. Rdnr. 8; Kap. 2 Rdnr. 74). In der Praxis wird diese Frage allerdings regelmäßig von eher untergeordneter Bedeutung sein, da die Regelungen des Kodex vielfach die für das Verhältnis von Industrie und Arzt geltenden Bestimmungen des ärztlichen Berufsrechts ausdrücklich aufnehmen und diese in dem Kodex für die pharmazeutische Industrie entsprechend umsetzen.

Die Berufsordnungen der einzelnen **Apothekerkammern** können ebenfalls als Auslegungsmaßstab für den Kodex dienen, sofern es sich hierbei um allgemein anerkannte Grundsätze handelt. Da für Apotheker keine Musterberufsordnung existiert, ist die Ermittlung dessen, was als „allgemein anerkannter" Grundsatz angesehen werden kann, schwieriger als bei Ärzten. Allerdings ist auch hier die **Wahrung der Unabhängigkeit** ein zentrales Anliegen aller Berufsordnungen. Dementsprechend heißt es etwa in § 2 der Berufsordnung der Apothekerkammer Hamburg vom 15. 11. 2005 und in § 3 der Berufsordnung der Apothekerkammer Rheinland-Pfalz vom 12. 11. 2005: „Apothekerinnen und Apotheker entscheiden in pharmazeutischen Fragen frei und eigenverantwortlich. Vereinbarungen, die diese Unabhängigkeit beeinträchtigen, sind unzulässig". Für die Zusammenarbeit mit Einrichtungen des Gesundheitswesens sehen § 14 der Berufsordnung der Apothekerkammer Nordrhein vom 13. 6. 2007 und § 6 der Berufsordnung der Apothekerkammer Berlin vom 26. 8. 1998 (zuletzt geändert am 27. 6. 2000) vor, dass Vereinbarungen, die eine bevorzugte Lieferung bestimmter Arzneimittel zum Gegenstand haben oder zur Folge haben könnten, unzulässig sind. **Heilpraktiker** fallen ebenfalls unter den Begriff der Fachkreise. Sie besitzen jedoch kein rechtlich verbindliches Berufsrecht. Die „Berufsordnung", die sich der Verband Freier Heilpraktiker und Naturärzte e. V. im Jahre 1992 gegeben hat,[71] ist als bloße verbandsinterne Verhaltensempfehlung anzusehen. Gleichwohl ist beachtenswert, dass in Art. 16 dieser „Berufsordnung" ein Verbot für den Heilpraktiker statuiert worden ist, sich für die Verordnung oder Empfehlung von Arzneimitteln, medizinischen Geräten usw. eine Vergütung oder sonstige Vergünstigungen gewähren zu lassen. Eine Heranziehung dieses Grundsatzes als Auslegungshilfe für den Kodex kann ebenfalls sachgerecht sein.

61

Die berufsrechtlichen Grundsätzen der MBO-Ä sowie die hierauf beruhenden Berufsordnungen der Landesärztekammern zum Verhältnis von Arzt und Industrie sind bereits **von Gesetzes wegen** nicht nur von Ärzten zu beachten, sofern sie „allgemein anerkannte Grundsätze" sind. Denn die Nichtbeachtung der allgemein anerkannten Grundsätze des ärztlichen Berufsrechts durch pharmazeutische Unternehmen und deren Mitarbeiter dürfte im Regelfall **gegen das Verbot unlauteren Wettbewerbs** und damit gegen § 3 Abs. 1

62

---

[70] Siehe http://www.bundesaerztekammer.de/page.asp?his=1.100.1144.1155.
[71] Abrufbar unter www.heilpraktikerverband.de/recht/berufs_ord.php.

UWG verstoßen. Dies gilt für die Berufsordnungen anderer Angehöriger der Fachkreise entsprechend.

III. Ethische Standards (Abs. 2)

63   Die auf Art. 5.01 EFPIA-Kodex beruhende Regelung des Abs. 2 ist im EFPIA-Kodex als eigenständige Gebotsvorschrift ausgestaltet. Der Kodex hat diese Vorschrift als **Auslegungsgrundsatz** ausgestaltet, der bei der Anwendung der Vorschriften des 3. und 4. Abschnitts zu berücksichtigen ist. Obgleich die Regelung aufgrund ihrer geringen Justiziabilität dem deutschen Rechtsverständnis auf den ersten Blick fremd erscheint, kann sie in konkreten Fällen für die Auslegung hilfreich sein, um den Sinn und Zweck der betroffenen Regelung besser zu bestimmen. Gleichzeitig muss hierbei vermieden werden, durch die Anwendung dieses Auslegungsgrundsatzes interpretatorischen Beliebigkeiten den Weg zu ebnen, die über die Grenzen des Wortlautes der jeweiligen Vorschrift des Kodex hinausgehen.

§ 5 Werbung
Bei der Anwendung des 3. Abschnitts dieses Kodex sind insbesondere die nachfolgenden Auslegungsgrundsätze zu berücksichtigen:
1. Werbung soll die angesprochenen Fachkreise in die Lage versetzen, sich ein eigenes Bild von dem therapeutischen Wert eines Arzneimittels zu machen. Sie muss daher so zutreffend, ausgewogen, fair, objektiv und vollständig sein, dass sie einen richtigen Gesamteindruck vermittelt. Sie sollte auf einer aktuellen Auswertung aller einschlägigen Erkenntnisse beruhen und diese Erkenntnisse klar und deutlich wiedergeben.
2. Werbung soll den vernünftigen Gebrauch von Arzneimitteln unterstützen, indem sie sie objektiv und ohne ihre Eigenschaften zu übertreiben, darbietet.
3. Pharmaberater müssen ihre Pflichten verantwortungsvoll und ethisch einwandfrei erfüllen.

Übersicht

	Rdnr.
I. Vorbemerkung	64
II. Richtiger Gesamteindruck (Nr. 1)	65
III. Vernünftiger Gebrauch von Arzneimitteln (Nr. 2)	66
IV. Verantwortungsvolles Handeln von Pharmaberatern (Nr. 3)	67

I. Vorbemerkung

64   Neben den in § 4 geregelten allgemeinen Auslegungsgrundsätzen sieht der Kodex unter § 5 **spezielle Auslegungsgrundsätze** für die Anwendung der Regelungen des 3. Abschnitts zur Werbung vor. Diese speziellen Auslegungsgrundsätze sind damit lediglich bei der Auslegung von §§ 7 bis 16 zu berücksichtigen.[72] Die Aufnahme der Auslegungsvorschriften basiert auf Vorgaben des EFPIA-Kodex (Nr. 1 auf Art. 3.01 EFPIA-Kodex, Nr. 2 auf Art. 3.03 EFPIA-Kodex und Nr. 3 auf Art. 17.01 (b) EFPIA-Kodex).

II. Richtiger Gesamteindruck (Nr. 1)

65   Nach Nr. 1 muss jede Werbung für Arzneimittel so zutreffend, ausgewogen, fair und vollständig sein, dass sie einen richtigen Gesamteindruck vermittelt. Sie soll zudem die jeweils

---

[72] Der Auffassung, dass diese Grundsätze bei der Auslegung der §§ 7 bis 16 zu berücksichtigen sind, hat sich auch der FSA angeschlossen, vgl. FS I 2007.11-210, Entscheidung zu § 7 Abs. 1, 2 i. d. F. vom 2. 12. 2005, www.fs-arzneimittelindustrie.de.

aktuellen Erkenntnisse klar und deutliche wiedergeben. Die Fachkreise sollen hierdurch in die Lage versetzt werden, sich selbst ein eigenes Bild von dem therapeutischen Wert eines Arzneimittels zu machen. Die Umsetzung der zugrunde liegenden Regelung von Art. 3.01 EFPIA-Kodex entspricht dem deutschen Rechtsverständnis, wonach das Objektivitätsgebot nur so weit reicht, wie dies zur **Vermeidung einer Irreführung** („richtiger Gesamteindruck") erforderlich ist.

III. Vernünftiger Gebrauch von Arzneimitteln (Nr. 2)

Nach Nr. 2 soll es das Ziel der Werbung sein, den vernünftigen Gebrauch von Arzneimitteln zu unterstützen. Arzneimittel sollen deshalb **objektiv** und **ohne Übertreibungen** ihrer Eigenschaften dargeboten werden. 66

IV. Verantwortungsvolles Handeln von Pharmaberatern (Nr. 3)

Pharmaberater sind im Regelfall die **„Schnittstelle"** zwischen den pharmazeutischen Unternehmen und Ärzten. An die Qualifikation von Pharmaberatern stellt Nr. 3 eine Reihe von Anforderungen, die insbesondere in § 27 Abs. 1, 2, 6 bis 8 im Detail beschrieben sind. Die Regelung der Nr. 3 stellt insofern die allgemeine Handlungsanforderung dar, wonach Pharmaberater ihre Pflichten verantwortungsvoll und ethisch einwandfrei erfüllen müssen. Der Kodex hat damit die entsprechenden Vorgaben des Art. 3.01 EFPIA-Kodex als Auslegungsgrundsatz für die Anwendung der Werberegeln des Kodex umgesetzt. 67

§ 6 Zusammenarbeit

(1) Bei der Anwendung des 4. Abschnitts dieses Kodex sind insbesondere die nachfolgenden Auslegungsgrundsätze zu berücksichtigen:
1. Die Angehörigen der Fachkreise dürfen in ihren Therapie-, Verordnungs- und Beschaffungsentscheidungen nicht in unlauterer Weise beeinflusst werden. Es ist daher verboten, ihnen oder einem Dritten unlautere Vorteile anzubieten, zu versprechen oder zu gewähren. Insbesondere dürfen die nachfolgend im 4. Abschnitt im Einzelnen beschriebenen möglichen Formen der Zusammenarbeit nicht in unlauterer Weise dazu missbraucht werden, die Freiheit der Angehörigen der Fachkreise in ihren Therapie-, Verordnungs- und Beschaffungsentscheidungen zu beeinflussen.
2. Unlauter sind insbesondere Vorteile, die unter Verstoß gegen die Vorschriften des HWG, des UWG, des StGB oder gegen die allgemein anerkannten Grundsätze des für die Angehörigen der Fachkreise geltenden Berufsrechts gewährt werden.

(2) Der Verein „Freiwillige Selbstkontrolle für die Arzneimittelindustrie e. V." kann auch über die in diesem Kodex vorgeschriebenen Fälle hinaus durch den Vorstand verbindliche Leitlinien zur Auslegung dieses Kodex erlassen. Der Verein veröffentlicht diese Leitlinien im Internet (www.fs-arzneimittelindustrie.de).

Übersicht

	Rdnr.
I. Vorbemerkung	68
II. Grenzen der Zusammenarbeit (Abs. 1)	69
1. Grundsatz (Abs. 1 Nr. 1 Satz 1)	69
2. Verbot unlauterer Zusammenarbeit (Abs. 1 Nr. 1 Satz 2)	70
3. Missbrauch zulässiger Kooperationsformen (Abs. 1 Nr. 1 Satz 3)	71
4. Unlauterkeit (Abs. 1 Nr. 2)	72
III. Leitlinien (Abs. 2)	73

I. Vorbemerkung

Neben den in § 4 geregelten allgemeinen Auslegungsgrundsätzen sieht der Kodex unter Abs. 1 **spezielle Auslegungsgrundsätze** für die Anwendung der Regelungen des 4. Ab- 68 schnitts zur Zusammenarbeit mit Angehörigen der Fachkreise vor. Diese Auslegungsgrundsätze beruhen auf der Regelung des § 3 der Ursprungsfassung des Kodex vom 16. 2. 2004 und entsprechen den Anforderungen des EFPIA-Kodex (Art. 10.01). Die Regelung von Abs. 2 i. d. F. vom 18. 1. 2008 basiert auf Art. 9.08 und 10.05 EFPIA-Kodex.

II. Grenzen der Zusammenarbeit (Abs. 1)

1. Grundsatz (Abs. 1 Nr. 1 Satz 1)

69 Pharmazeutische Unternehmen und ihre Mitarbeiter vermitteln Ärzten und anderen Angehörigen der Fachkreise für die Therapie relevante Informationen über ihre Arzneimittel und nehmen hierdurch natürlich auch Einfluss auf die Auswahl von Arzneimitteln durch Ärzte. Eine derartige Informations- und Wissensvermittlung ist in den bestehenden gesetzlichen Grenzen nicht nur zulässig, sondern zum Teil auch notwendig (vgl. etwa die Regelung über den „Pharmaberater" in § 75 AMG). Allerdings darf die Einflussnahme **nicht in unlauterer Weise** geschehen, indem etwa Ärzten zur Beeinflussung von Verordnungsentscheidungen wertvolle Geschenke oder andere Vorteile angeboten werden. Das Verbot der unlauteren Beeinflussung ärztlicher Therapie-, Verordnungs- und Beschaffungsentscheidungen ist keine Besonderheit des Kodex. Das Verbot reflektiert vielmehr die **Grundsätze des Heilmittelwerberechts** (vgl. etwa § 7 HWG) sowie **des ärztlichen Berufsrechts** (§§ 30 bis 35 MBO-Ä), wonach zum Schutze des Patienten alles vermieden werden muss, was auch nur den Eindruck erwecken kann, dass der Arzt in sachfremder und unlauterer Weise in seiner ärztlichen Unabhängigkeit beeinflusst wird. Dasselbe gilt mit Blick auf andere Angehörige der Fachkreise entsprechend.

2. Verbot unlauterer Zusammenarbeit (Abs. 1 Nr. 1 Satz 2)

70 Absatz 1 Nr. 1 Satz 2 konkretisiert das in Nr. 1 Satz 1 ausgesprochene Verbot, indem weder Angehörigen der Fachkreise noch Dritten unlautere Vorteile angeboten, versprochen oder gewährt werden dürfen. Es ist demnach nicht nur verboten, Ärzten selbst unlautere Vorteile anzubieten, zu versprechen oder zu gewähren. Vielmehr gilt dasselbe **auch im Hinblick auf Dritte,** wenn hierdurch der Arzt in seinen Therapie-, Verordnungs- und Beschaffungsentscheidungen unlauter beeinflusst werden soll. Der Einbezug Dritter soll, in Anlehnung etwa an § 331 Abs. 1 StGB und §§ 32 oder 33 Abs. 3 MBO-Ä, jede Umgehung der Gewährung unlauterer Vorteile verhindern, indem Dritten zum Zwecke der Beeinflussung des Arztes Vorteile angeboten werden, die dem Arzt selbst nicht angeboten, versprochen oder gewährt werden dürfen. Ein gegenüber dem Angehörigen der Fachkreise nach dem Kodex unzulässiges Geschenk darf also auch nicht seiner Ehefrau, dem Praxispersonal, Vereinen, Kongressveranstaltern oder medizinischen Fachgesellschaften etc. gewährt werden, um hierdurch Einfluss auf die ärztliche Unabhängigkeit zu nehmen.

3. Missbrauch zulässiger Kooperationsformen (Abs. 1 Nr. 1 Satz 3)

71 Die Regelung stellt klar, dass es auch unlauter ist, wenn zum Zwecke einer Beeinflussung der Therapie-, Verordnungs- oder Beschaffungsentscheidungen an sich zulässige Kooperationsformen (etwa die Übernahme von Kosten für die Teilnahme an Fortbildungsveranstaltungen oder Fachkongressen) als **Gegenleistung** für die zukünftige oder bereits erfolgte Verschreibung von Arzneimitteln oder als **„Belohnung"** für ein bestimmtes Verordnungsverhalten angeboten, versprochen oder gewährt werden. Ebenso unlauter ist es, wenn Dienstleistungsbeziehungen (etwa Beraterverträge, Verträge über klinische Prüfungen und Anwendungsbeobachtungen) lediglich dazu angeboten oder abgeschlossen werden, um einseitige Zuwendungen zu verdecken oder das Verbot einseitiger Zuwendungen zu umgehen. Eine unlautere Beeinflussung ist es auch, wenn die für die Erbringung einer bestimmten ärztlichen Leistung im Rahmen eines derartigen Vertrages vorgesehene Vergütung zu der erbrachten Gegenleistung nicht in einem angemessenen Verhältnis steht. Von daher sind auch die in dem Kodex an sich anerkannten konkreten Formen der Zusammen-

arbeit (§§ 17 ff.) selbst unter Einhaltung der dort beschriebenen Voraussetzungen nur dann zulässig, **wenn diese Kooperationsformen nicht gleichzeitig dazu missbraucht werden,** Ärzte oder andere Angehörige der Fachkreise in ihren Therapie-, Verordnungs- und Beschaffungsentscheidungen unlauter zu beeinflussen (indem etwa Ärzte nur dann in die Anwendungsbeobachtung eines pharmazeutischen Unternehmens eingeschlossen werden, wenn sie gleichzeitig einen bestimmten Mindestumsatz versprechen). Dasselbe gilt, wenn von ärztlicher Seite etwa ein bestimmter Umsatz unter der Voraussetzung in Aussicht gestellt wird, dass hierfür von einem pharmazeutischen Unternehmen entweder einseitige Vorteile (etwa die Kostenübernahme für die Teilnahme an einer Fortbildungsveranstaltung) gewährt werden oder aber ein Dienstleistungsvertrag (etwa ein Beratervertrag) abgeschlossen wird. Ein mit einer derartigen Intention geschlossener Vertrag ist selbst dann als eine unlautere Beeinflussung der Verordnungsentscheidung des Arztes im Sinne des Kodex anzusehen, wenn der Vertrag und dessen Durchführung bei isolierter Betrachtung nicht zu beanstanden wäre, d. h. wenn etwa die für die ärztliche Leistung bestimmte Vergütung der im Rahmen eines solchen Vertrages tatsächlich erbrachten Gegenleistung entspricht.

4. Unlauterkeit (Abs. 1 Nr. 2)

Absatz 1 Nr. 2 stellt klar, dass als „unlauter" insbesondere solche Vorteile zu verstehen sind, die unter Verstoß gegen das HWG, das UWG, das StGB oder die allgemein anerkannten Grundsätze des ärztlichen Berufsrechts gewährt werden. Der Kodex definiert von daher den **Begriff der „Unlauterkeit" nicht neu,** sondern enthält insofern lediglich Klarstellungen und Konkretisierungen. 72

III. Leitlinien (Abs. 2)

Nach Absatz 2 kann der Vorstand des FSA über die im Kodex enthaltenen, vorgeschriebenen Fälle hinaus Leitlinien zur Auslegung des Kodex erlassen. Den Erlass von verbindlichen Leitlinien sieht auch der EFPIA-Kodex an mehreren Stellen, wie beispielsweise in Art. 9.08 und 10.05 EFPIA-Kodex, vor. Diese Verpflichtungen werden aus Praktikabilitätsgründen jeweils in den betreffenden Vorschriften selbst umgesetzt. Dabei soll es die Regelung des § 6 Abs. 2 FSA-Kodex wie bisher ermöglichen, bei Bedarf verbindliche Leitlinien zu weiteren unbestimmten Rechtsbegriffen zu erlassen, **um die Rechtssicherheit zu erhöhen** oder den einschlägigen EFPIA-Vorgaben zu entsprechen. Solche Leitlinien sind von dem Verein im Internet zu veröffentlichen (Abs. 2 Satz 2). Die Regelungen beruhen auf Vorgaben des EFPIA-Kodex, prospektive „Guidance" zu geben. Hiervon hat der Vorstand des FSA Gebrauch gemacht. So hat der Vorstand des FSA jeweils eine Leitlinie zur Auslegung 73

- von Musterabgaben bei zentral zugelassenen Arzneimitteln nach § 15;
- des Begriffs „geringfügig" nach § 18 Abs. 3 Satz 2;
- des Begriffs „nicht mit Werbeaktivitäten für Arzneimittel verbunden" nach § 19 Abs. 2 Nr. 12 Satz 3;
- des Begriffs „angemessene Reisekosten" nach § 20 Abs. 2 Satz 1 und Abs. 4 Satz 1;
- der Begriffe „angemessene Bewirtung" nach § 20 Abs. 2 Satz 2 und „angemessener Rahmen von Unterbringung und Bewirtung" (§ 20 Abs. 3 Satz 1);
- des Begriffs „angemessener Umfang der finanziellen Unterstützung von externen Fortbildungsveranstaltungen" nach § 20 Abs. 5 Satz 1;
- des Begriffs „für ihren Unterhaltungswert bekannt" nach § 20 Abs. 3 Satz 4;
- des Begriffs „extravagant" nach § 20 Abs. 3 Satz 4;
- des Begriffs „geringwertig" nach § 21 Abs. 1 Satz 2 sowie
- des Begriffs „angemessen" nach § 22 Abs. 1 Satz 1

erlassen.[73]

---

[73] Abrufbar unter www.fs-arzneimittelindustrie.de.

Die Kompetenz des Vorstands zum Erlass von **Leitlinien** steht in einem gewissen **Spannungsverhältnis** zur Konkretisierung von Begriffen durch die **Spruchkörper des FSA**. Es dürfte daher grundsätzlich ratsam sein, wenn der Vorstand nur sehr zurückhaltend von der Möglichkeit des Erlasses von Leitlinien Gebrauch machen würde. Auslegungsbedürftige Begriffe können nämlich in verschiedenen Fallkonstellationen höchst unterschiedlich auszulegen sein. Diese Begriffe erlauben den Spruchkörpern daher eine auf den Einzelfall bezogene sachgerechte Anwendung der jeweiligen Vorschrift des Kodex. Der Erlass von Leitlinien (etwa mit der Festsetzung bestimmter Wertgrenzen zur Ausfüllung dieser Begriffe) birgt daher immer auch das Risiko einer zu **pauschalen Betrachtung.** Gleichzeitig ist allerdings zu beachten, dass die inzwischen vorliegende Vielzahl an Entscheidungen der Spruchkörper des FSA die Gefahr der Unübersichtlichkeit und auch der Widersprüchlichkeit birgt. Vor diesem Hintergrund können Leitlinien die Anwendung des Kodex erheblich vereinfachen.

3. Abschnitt: Werbung

I. Vorbemerkung

74   Der Abschnitt zur Werbung ist im Rahmen der Neufassung des Kodex vom 2. 12. 2005 neu eingefügt worden. Die Einfügung dieses Abschnitts dient der Umsetzung der entsprechenden Vorschriften des EFPIA-Kodex (Art. 3) in den Kodex. Die Regelungen reflektieren im Übrigen das geltende **deutsche und europäische Wettbewerbsrecht**.[74] Im 3. Abschnitt sind durch die Neufassung des Kodex vom 18. 1. 2008 nur geringfügige Änderungen vorgenommen worden. Lediglich die zuvor im Kodex detailliert geregelte Abgabe von **Arzneimittelmustern** in § 15 ist entfallen. Dafür wird stattdessen weitgehend auf die einschlägigen Bestimmungen des AMG verwiesen, die denen des Kodex ohnehin weitgehend entsprechen.

II. Sachlicher Geltungsbereich

75   Der 3. Abschnitt betrifft gemäß § 1 Abs. 2 Nr. 1 lit. a produktbezogene Werbung für **Arzneimittel** im Sinne von § 2 AMG, welche **verschreibungspflichtig (§ 48 AMG)** sind. Ausgenommen sind damit OTC („Over-the-Counter")-Arzneimittel, Tierarzneimittel und Medizinprodukte. Der Geltungsbereich entspricht damit dem des EFPIA-Kodex. Ferner beschränkt sich der sachliche Geltungsbereich des 3. Abschnitts im Einklang mit dem EFPIA-Kodex auf die Werbung gegenüber **Angehörigen der Fachkreise** im Sinne von § 2, vgl. § 1 Abs. 2 Nr. 1 lit. b.

---

§ 7 Irreführungsverbot

(1) Irreführende Werbung ist unzulässig, dies unabhängig davon, ob die Irreführung durch Verzerrung, Übertreibung, besondere Herausstellungen oder Auslassungen oder in sonstiger Weise hervorgerufen wird.

(2) Eine Irreführung liegt insbesondere dann vor, wenn
1. Arzneimitteln eine therapeutische Wirksamkeit, Wirkungen oder eine Verwendbarkeit beigelegt werden, die sie nicht haben,
2. fälschlich der Eindruck erweckt wird, dass ein Erfolg mit Sicherheit erwartet werden kann,
3. unwahre oder zur Täuschung geeignete Angaben über die Zusammensetzung oder Beschaffenheit von Arzneimitteln gemacht werden.

(3) Bei der Beurteilung, ob das Verschweigen einer Tatsache irreführend ist, ist insbesondere ihre Eignung, die Verordnungsentscheidung der angesprochenen Fachkreise zu beeinflussen, zu berücksichtigen.

---

[74] Siehe hierzu auch *Dieners*, A&R 2006, 111.

(4) Werbung muss hinreichend wissenschaftlich abgesichert sein und darf den Angaben in der Fachinformation nicht widersprechen. Dies gilt insbesondere für Werbeaussagen, die sich auf bestimmte Vorzüge, Qualitäten oder Eigenschaften eines Arzneimittels oder eines Wirkstoffes beziehen. Auch Werbeaussagen über Nebenwirkungen müssen alle verfügbaren Erkenntnisse widerspiegeln oder durch klinische Erfahrungen belegbar sein. Aussagen, die bereits in der Zulassung des Arzneimittels enthalten sind, bedürfen keiner weiteren wissenschaftlichen Absicherung. Auf Anfrage von Angehörigen der Fachkreise müssen die entsprechenden wissenschaftlichen Belege unmittelbar in angemessenem Umfang zur Verfügung gestellt werden können.

(5) Als „sicher" dürfen Arzneimittel nur bei entsprechender wissenschaftlicher Absicherung bezeichnet werden.

(6) Pauschale Aussagen, dass ein Arzneimittel keine Nebenwirkungen, toxischen Gefahren oder Risiken der Sucht oder Abhängigkeit birgt, sind unzulässig. Aussagen, dass bestimmte Nebenwirkungen, toxische Gefahren oder Risiken der Sucht oder Abhängigkeit bislang nicht bekannt geworden sind, sind nur zulässig, wenn sie hinreichend wissenschaftlich abgesichert sind.

(7) Als „neu" dürfen Arzneimittel nur innerhalb eines Jahres nach dem ersten Inverkehrbringen, Indikationen nur innerhalb eines Jahres seit deren erster Bewerbung bezeichnet werden.

Übersicht

	Rdnr.
I. Vorbemerkung	76
II. Anwendungsbereich und Zielsetzung (Abs. 1)	77
III. Regelfälle der Irreführung (Abs. 2)	81
IV. Verschweigen einer Tatsache (Abs. 3)	83
V. Fachinformationen (Abs. 4)	85
VI. Spezielle verbotene Werbeaussagen (Abs. 5–7)	86
VII. Spruchpraxis	89

I. Vorbemerkung

Die Vorschrift setzt in Abs. 1 bis 3 die Art. 3.01 und 3.04 des EFPIA-Kodex um. Absatz 4 beruht auf Art. 1.02, 2.01 (a), 3.01, und 3.02 EFPIA-Kodex. Absatz 4 beruht auf Art. 3.02 und 3.03 EFPIA-Kodex. Absatz 5 beruht auf Art. 3.07 EFPIA-Kodex, Abs. 6 auf Art. 3.07 und 3.09 EFPIA-Kodex sowie Abs. 7 auf Art. 3.08 EFPIA-Kodex. Das Verbot der Irreführung zählt zu den **fundamentalen Prinzipien** des deutschen und europäischen Wettbewerbsrechts. Auch §§ 3 HWG und 5 UWG statuieren Irreführungsverbote. Diese Vorschriften dienen als Auslegungshilfen für § 7. 76

II. Anwendungsbereich und Zielsetzung (Abs. 1)

Absatz 1 regelt ein **generelles Verbot** für irreführende Werbung, wobei es unerheblich ist, auf welche Weise die Irreführung erzeugt wird. Es kommt auch nicht darauf an, ob der Werbende schuldhaft oder gar absichtlich die Irreführung bei den angesprochenen Kreisen herbeiführen wollte.[75] Der sachliche Anwendungsbereich des § 7 FSA-Kodex beschränkt sich dabei im Einklang mit dem EFPIA-Kodex auf die Werbung gegenüber Angehörigen der Fachkreise. Ferner ist der Anwendungsbereich des FSA-Kodex betreffend OTC-Arzneimittel, Tierarzneimittel und Medizinprodukte gem. § 1 FSA-Kodex nicht eröffnet, sodass in diesen Fällen auf § 7 FSA-Kodex ebenfalls nicht zurückgegriffen werden kann.[76] 77

---

[75] Vgl. *Bornkamm*, in: Hefermehl/Köhler/Bornkamm, 27. Aufl. 2009, § 5 UWG, Rdnr. 2.66.
[76] Zur Anwendbarkeit des § 7 FSA-Kodex in Bezug auf „Social Sponsoring" vgl. *Heil/Klümper*, PharmR 2008, 226.

78 Die Abs. 2 bis 7 behandeln **einzelne Fallgruppen** der Irreführung und konkretisieren so den Begriff. Geschützt wird die sachgerechte Entscheidungsfindung des Werbeadressaten. Der EFPIA-Kodex (Art. 3.01) geht ebenfalls von einem generellen Verbot der Irreführung aus und statuiert für die Werbung das Erfordernis, objektiv und ausgewogen zu sein, so dass bei dem Adressaten eine sachgerechte Beurteilung des therapeutischen Nutzens des betreffenden Arzneimittels ermöglicht wird. Der Begriff der Irreführung findet sich ferner in zahlreichen deutschen Gesetzen, vor allem aber in § 3 HWG und § 5 UWG, so dass die dort entwickelten Konkretisierungen auch für § 7 herangezogen werden können, soweit es um produktbezogene Werbung geht.

79 Das Irreführungsverbot des § 7 ist sowohl seinem Schutzzweck als auch seinem Wortlaut nach so zu verstehen, dass es einen tatsächlichen Täuschungserfolg bei den Adressaten nicht verlangt. Wie für § 5 UWG und § 3 HWG gilt auch für § 7, dass ein Verstoß gegen das Irreführungsverbot nicht nur dann vorliegt, wenn eine Täuschung des Adressaten bereits eingetreten ist, sondern es bereits genügt, dass eine **Angabe geeignet** ist, den angesprochenen Verkehr irrezuführen, also seine sachgerechte Entscheidungsfindung zu beeinflussen.[77] Diese Auslegung ist auch mit Blick auf § 7 sachgerecht. Aufgrund der hohen Bedeutung von Arzneimitteln für die Volksgesundheit sollen die Beschaffungs-, Verordnungs- und Therapieentscheidungen der Angehörigen der Fachkreise, vor allem der Ärzte, frei von jedem Versuch einer irreführenden Beeinflussung bleiben. Dementsprechend spricht etwa Abs. 2 Nr. 3 von „zur Täuschung geeigneten Angaben". Im Übrigen geht auch Abs. 3 davon aus, dass die bloße Geeignetheit zur Beeinflussung der Auswahlentscheidung der Fachkreise (vor allem also der Ärzte) Maßstab zur Beurteilung der Irreführung sein soll.

80 Als **Beispiele** für die Erzeugung einer Irreführung nennt Abs. 1 die Verzerrung, Übertreibung, unsachgerechte Herausstellung oder Auslassung. Der Zusatz „oder in sonstiger Weise" eröffnet den Anwendungsbereich auch für andere Begehungsarten. Für die Beurteilung, wann auf sonstige Weise eine Irreführung hervorgerufen wird, bietet die zu § 3 HWG und § 5 UWG entwickelte Kasuistik Anhaltspunkte. Auch sind die von § 8 AMG gesetzten Maßstäbe von Bedeutung. **Praktische Fallbeispiele** sind einer Entscheidung des FSA zu entnehmen (FS I 2007.10-205):[78] Ein Mitgliedsunternehmen hatte in zwei Fachzeitschriften mit den Aussagen „mengenmäßig unbegrenzt verordnungsfähig innerhalb der zugelassenen Indikation" sowie „preisgünstiges Original innerhalb der Richtgrößenvolumina, hilft bei der Richtgrößenkontrolle" geworben. Darin sah der Spruchkörper 1. Instanz einen Verstoß gegen § 7 Abs. 1. In der Begründung führte der Spruchkörper aus, die Aussage „mengenmäßig unbegrenzt verordnungsfähig innerhalb der zugelassenen Indikation" beinhalte keinen Hinweis auf die Beachtung des in SGB V festgeschriebenen Wirtschaftlichkeitsgebots und sei damit irreführend, denn eine wirtschaftliche Verordnungsweise setze immer voraus, dass je Patient und Erkrankung nicht mehr als die benötigte Menge des Arzneimittels verordnet wird. Hinsichtlich der Aussage „preisgünstiges Original innerhalb der Richtgrößenvolumina, hilft bei der Richtgrößenkontrolle" führte der Spruchkörper aus, die Aussage suggeriere, dass die Verordnung des Arzneimittels tendenziell zur Kostensenkung beitrage und beinhalte damit eine Irreführung, da ein Hinweis auf billigere generische Präparate in vergleichbarer Wirkstärke und Packungsgröße fehle.

---

[77] Vgl. *Bornkamm*, in: Hefermehl/Köhler/Bornkamm, § 5 UWG, 27. Aufl. 2009, Rdnr. 2.65 und 2.169 f.; *Bülow/Ring*, § 3 HWG, Rdnr. 5. Die EU-Richtlinie 84/450/EWG über irreführende und vergleichende Werbung definiert in Art. 2 Nr. 2 irreführende Werbung entsprechend als eine Werbung „*die in irgendeiner Weise [...] die Personen, an die sie sich richtet oder die von ihr erreicht werden, täuscht oder zu täuschen geeignet ist und die infolge der ihr innewohnenden Täuschung ihr wirtschaftliches Verhalten beeinflussen kann oder aus diesen Gründen einen Mitbewerber schädigt oder zu schädigen geeignet ist.*"

[78] Entscheidung zu § 7 Abs. 1 i. d. F. v. 2. 12. 2005, www.fs-arzneimittelindustrie.de.

III. Regelfälle der Irreführung (Abs. 2)

Eine Irreführung liegt insbesondere dann vor, wenn Arzneimitteln eine therapeutische Wirksamkeit, Wirkungen oder eine Verwendbarkeit beigelegt wird, die sie tatsächlich nicht haben (Nr. 1). Diese Regelung entspricht wörtlich § 3 Nr. 1 HWG, so dass die hierzu ergangene Rechtsprechung zur weiteren Konkretisierung herangezogen werden kann. **Praktische Beispiele** für eine solche Irreführung sind folgende Aussagen auf einer frei zugänglichen Domäne: „Beauty-Effekt: [...] trägt zu einer schönen Haut bei"; „Feel-Good-Faktor: [...] lindert unangenehme Beschwerden vor und während der Periode"; „Figur-Bonus: unter [...] bleibt das Gewicht stabil" (FS I 2006.10-144).[79] Bei der Beurteilung, ob eine Irreführung vorliegt, kann auch der **Gesamteindruck** einer Werbemaßnahme maßgeblich sein (FS I 2007.11-210).[80] Dieser Entscheidung lagen Werbeaussagen einer vorgeblichen einmalig mit einem Arzneimittel behandelten Patientin, wie „Jeder Tag war ein Genuss!", „Ich bin von der neuartigen Therapie mit ... wahrhaftig begeistert!", „Es geht mir weiterhin richtig gut" oder „Unglaublich, dass nur eine einzige Infusion meine Lebensqualität so sehr verbessert hat!" zugrunde. Nach Auffassung der Schiedsstelle wird durch diese übertreibenden Aussagen dem Arzt „ein unrichtiger Gesamteindruck vermittelt, der den Arzt nicht in die Lage versetzt, sich ein eigenes Bild vom therapeutischen Wert und der Wirkung des Arzneimittels zu machen."

81

Ein weiterer Regelfall der Irreführung liegt vor, wenn bei der Werbung für ein Arzneimittel fälschlicherweise der Eindruck erweckt wird, dass ein **Erfolg** mit an **Sicherheit** grenzender Wahrscheinlichkeit erwartet werden kann (Nr. 2). Diese Bestimmung entspricht § 8 Abs. 1 Nr. 2 lit. b AMG und § 3 Abs. 2 lit. a HWG, so dass die dort vorliegende Rechtsprechung anwendbar ist. Schließlich liegt ein Fall der Irreführung auch dann vor, wenn unwahre oder zur Täuschung geeignete Angaben über die **Zusammensetzung oder Beschaffenheit** von Arzneimitteln gemacht werden (Nr. 3). „Beschaffenheit" bedeutet die Zusammenfassung aller äußeren und inneren Eigenschaften eines Arzneimittels.[81] Dieser Begriff stellt auf alle Tatsachen ab, die für das betroffene Mittel von Bedeutung sind. Der Begriff der „Zusammensetzung" eines Arzneimittels ist demgegenüber enger. Er erfasst wirksame Bestandteile und nicht wirksame Hilfsstoffe.

82

IV. Verschweigen einer Tatsache (Abs. 3)

Nach Art. 3.01 EFPIA-Kodex muss die Werbung hinreichend vollständig („sufficiently complete") sein. Hierfür ist die **Bedeutung der verschwiegenen Tatsache** ein wichtiges Kriterium. Die Regelung des Abs. 3 entspricht § 5a Abs. 1 UWG.

83

Absatz 3 stellt ferner klar, dass es auf den **Empfängerhorizont der Fachkreise** für die Relevanz des Verschweigens ankommt. Dies entspricht dem allgemeinen Wettbewerbsrecht, wonach das Irreführungsverbot an den Verständnismöglichkeiten des angesprochenen Verkehrs gemessen wird.[82]

84

V. Fachinformationen (Abs. 4)

Absatz 4 verlangt für Werbung, dass sie hinreichend **wissenschaftlich abgesichert** sein muss und den Angaben in der Fachinformation nicht widersprechen darf. Der Begriff der Fachinformation ist in § 11a AMG definiert. Nach Abs. 4 Satz 2 gilt dies insbesondere für Werbeaussagen, die sich auf bestimmte Vorzüge, Qualitäten oder Eigenschaften von Arzneimitteln oder Wirkstoffen beziehen. Werbeaussagen zu Nebenwirkungen müssen alle

85

---

[79] Entscheidung zu § 7 Abs. 2 i. d. F. v. 2. 12. 2005, www.fs-arzneimittelindustrie.de.
[80] Entscheidung zu § 7 Abs. 1, 2 Satz 1 i. d. F. v. 2. 12. 2005, www.fs-arzneimittelindustrie.de.
[81] Vgl. *Bülow/Ring*, § 3 HWG, Rdnr. 69 m. w. N.
[82] Vgl. *Bornkamm*, in: Hefermehl/Köhler/Bornkamm, 27. Aufl. 2009, § 5 UWG, Rdnr. 2.69.

verfügbaren Erkenntnisse widerspiegeln oder durch klinische Erfahrungen belegbar sein (Abs. 4 Satz 3). Sofern die Aussagen bereits in der Zulassung des Arzneimittels enthalten sind, bedürfen diese Aussagen keiner weiteren wissenschaftlichen Absicherung (Abs. 4 Satz 4). Eine über das deutsche Recht hinausgehende Verpflichtung sieht Abs. 4 Satz 5 vor. Danach müssen die entsprechenden wissenschaftlichen Belege auf Nachfrage von Angehörigen der Fachkreise unmittelbar in angemessenem Umfang zur Verfügung gestellt werden können. Die Regelung beruht auf Art. 3.02 Satz 1 EFPIA-Kodex („Promotion must be capable of substantiation which must be promptly provided in response to reasonable requests from healthcare professionals"). Die Vorschrift verlangt, wie auch die zugrunde liegende Vorschrift des EFPIA-Kodex deutlich macht, die tatsächliche Überlassung derartiger Belege. Der Begriff „können" beschränkt dies nicht nur auf die Möglichkeit der Überlassung. Die entsprechenden wissenschaftlichen Belege brauchen allerdings nur in einem **angemessenen Umfang** zur Verfügung gestellt werden. Weiterhin ist die Regelung im Sinne der zugrunde liegenden Vorschrift des EFPIA-Kodex dahingehend einzuschränken, dass es sich um eine **vernünftige bzw. angemessene Nachfrage** („reasonable request") von Angehörigen der Fachkreise handeln muss.

VI. Spezielle verbotene Werbeaussagen (Abs. 5–7)

86   Absatz 5 verbietet es, das Wort **„sicher"** in der Arzneiwerbung zu verwenden, wenn dies nicht wissenschaftlich abgesichert ist. Die Regelung entspricht Art. 3.07 des EFPIA-Kodex.

87   Nach Abs. 6 ist es untersagt, pauschal anzugeben, dass ein Arzneimittel **keine Nebenwirkungen** habe bzw. keine **toxischen Gefahren oder Risiken der Sucht oder Abhängigkeit** berge. Die Angabe, dass die genannten Umstände „nicht bekannt" seien, ist zulässig, soweit sie hinreichend wissenschaftlich abgesichert sind. Die Regelung entspricht im Ergebnis § 3 Nr. 2 lit. b HWG.[83]

88   Nach Abs. 7 dürften Arzneimittel nur **innerhalb eines Jahres** nach dem ersten Inverkehrbringen als „neu" bezeichnet werden. Indikationen dürften nur innerhalb eines Jahres seit deren erster Bewerbung als **„neu"** bezeichnet werden. Diese Regelung entspricht der Rechtsprechung zu § 3 HWG.[84]

VII. Spruchpraxis

89   – Die **Werbung** für ein verschreibungspflichtiges Arzneimittel auf einer allgemein zugänglichen Domain mit den Aussagen: „Beauty-Effekt: ... trägt zu einer schönen Haut bei", „Feel-Good-Faktor: [...] lindert unangenehme Beschwerden vor und während der Periode", „Figur-Bonus: unter [...] bleibt das Gewicht stabil" stellen eine irreführende Werbung im Sinne von § 7 Abs. 2 Ziff. 1 dar (FS I 2006.10-144).[85]
   – Die **Bewerbung von Arzneimitteln** in einem ärztlichen Fachblatt mit den Aussagen:
     1. „mengenmäßig unbegrenzt verordnungsfähig innerhalb der zugelassenen Indikation und
     2. „preisgünstiges Original innerhalb der Richtgrößenvolumina, hilft bei Richtgrößenkontrolle"

---

[83] § 3 Nr. 2 lit. B HWG untersagt zwar nur die *unwahre* Aussage, ein Arzneimittel habe keine Nebenwirkungen usw. Da jedoch der Nachweis, dass ein Arzneimittel keine Nebenwirkungen hat ebenso unmöglich ist wie der Nachweis, dass der Erfolg mit Sicherheit eintritt (siehe *Bülow/Ring*, HWG, 3. Aufl. 2005, § 3, Rdnr. 57), gleichen sich die Regelungen im Ergebnis.

[84] KG ES-HWG § 3/Nr. 73; *Bülow/Ring*, § 3 HWG, Rdnr. 71 m. w. N.; *Doepner*, § 3 HWG, Rdnr. 105 m. w. N.

[85] Entscheidung zu § 7 Abs. 2 i. d. F. v. 2. 12. 2005, www.fs-arzneimittelindustrie.de.

stellt eine irreführende Werbung i. S. v. § 7 Abs. 1 des FSA-Kodex dar (FS I 2007.10-205).[86]
- Durch **übertreibende Aussagen** einer vorgeblichen einmalig mit einem Arzneimittel behandelten Patientin, wie „Jeder Tag war ein Genuss!", „Ich bin von der neuartigen Therapie mit [...] wahrhaftig begeistert!", „Es geht mir weiterhin richtig gut", „Unglaublich, dass nur eine einzige Infusion meine Lebensqualität so sehr verbessert hat!", wird durch **unzutreffende, unausgewogene, unfaire, subjektive und unvollständige Werbung** dem angesprochenen Arzt ein unrichtiger Gesamteindruck vermittelt, der den Arzt nicht in die Lage versetzt, sich ein eigenes Bild vom therapeutischen Wert und der Wirkung des Arzneimittels zu machen (FS I 2007.11-210).[87]

§ 8 Verbot der Schleichwerbung/Transparenzgebot

(1) Der werbliche Charakter von Werbemaßnahmen darf nicht verschleiert werden.

(2) Anzeigen, die von einem Unternehmen bezahlt oder geschaltet werden, sind so zu gestalten, dass sie nicht mit unabhängigen redaktionellen Beiträgen verwechselt werden können.

(3) Bei Veröffentlichungen Dritter über Arzneimittel und ihren Gebrauch, die von einem Unternehmen ganz oder teilweise finanziert werden, muss dafür Sorge getragen werden, dass diese Veröffentlichungen einen deutlichen Hinweis auf die Finanzierung durch das Unternehmen enthalten.

Übersicht

	Rdnr.
I. Vorbemerkung	90
II. Verbot der Schleichwerbung (Abs. 1)	91
III. Unterscheidungsgebot bei Publikationen (Abs. 2)	92
IV. Offenlegung der Finanzierung (Abs. 3)	93

I. Vorbemerkung

Die Regelung hat das **Verbot** der Schleichwerbung und das **Gebot** der Transparenz 90 zum Gegenstand. Absatz 1 beruht auf Art. 7.01 EFPIA-Kodex, Abs. 2 auf Art. 7.03 EFPIA-Kodex und Abs. 3 auf Art. 7.04 EFPIA-Kodex.

II. Verbot der Schleichwerbung (Abs. 1)

Die auf Art. 7.01 EFPIA-Kodex beruhende Regelung von Abs. 1 ist ein **anerkanntes** 91 **Prinzip** im deutschen Wettbewerbsrecht. Dementsprechend verbieten § 11 Abs. 1 Nr. 9 HWG und § 4 Nr. 3 UWG die Schleichwerbung, ebenso Art. 89 Abs. 1 lit. a der Richtlinie 2001/83/EU zur Schaffung eines Gemeinschaftskodex für Humanarzneimittel. Sinn und Zweck des Verbotes der Schleichwerbung ist es, den Werbeadressaten vor einer Täuschung über die wahren, nämlich kommerziellen Absichten des Handelnden zu schützen. Zugleich dient das Verbot dem Schutz der Wettbewerber und dem Interesse der Allgemeinheit an einem **unverfälschten Wettbewerb**.[88] Schleichwerbung kann in verschiedensten Konstellationen auftauchen. Ein Beispielfall ist die **Tarnung** einer beabsichtigten Werbung durch einen redaktionellen Beitrag.[89] Dabei reicht es zur Offenlegung der kom-

---

[86] Entscheidung zu § 7 Abs. 2 i. d. F. v. 2. 12. 2005, www.fs-arzneimittelindustrie.de (=PharmR 2009, 106).

[87] Entscheidung zu § 7 Abs. 2 i. d. F. v. 2. 12. 2005, www.fs-arzneimittelindustrie.de.

[88] *Köhler*, in: Hefermehl/Köhler/Bornkamm, 27. Aufl. 2009, § 1 UWG, Rdnr. 40 f., § 4 UWG, Rdnr. 3.2.

[89] *Bülow/Ring*, HWG, 3. Aufl., § 11 Abs. 1 Nr. 9, Rdnr. 1; *Köhler*, in: Hefermehl/Köhler/Bornkamm, 27. Aufl. 2009, § 4 UWG, Rdnr. 3.18 f.

merziellen Inhalte nicht aus, wenn ein Beitrag eines Unternehmensangehörigen mit redaktioneller Aufmachung nur durch einen in kleiner Schriftgröße gedruckten Hinweis „Anzeige" auf den Werbecharakter hinweist, der Beitrag jedoch in der Rubrik „Fortbildung" plaziert ist (FS I 2009.6-264).[90]

III. Unterscheidungsgebot bei Publikationen (Abs. 2)

92 Anzeigen, die von einem Unternehmer bezahlt oder geschaltet werden, sind so zu gestalten, dass sie nicht mit unabhängigen **redaktionellen Beiträgen** verwechselt werden können. Der EFPIA-Kodex verbietet dies in Art. 7.03. Das Gebot der Trennung von Werbung und redaktionellem Text ist ein Unterfall von § 4 Nr. 3 UWG,[91] es findet sich auch als Verbotstatbestand der sog. „Black List" in Anhang zu § 3 Abs. 3 UWG, Nr. 11 (eine Erläuterung dieses Begriffs findet sich in Kap. 2 Rdnr. 60).[92] Eine Trennung erfolgt durch die äußere Gestaltung, ggf. ist die Überschrift „Anzeige" notwendig.[93]

IV. Offenlegung der Finanzierung (Abs. 3)

93 Die auf Art. 7.04 EFPIA-Kodex basierende Regelung statuiert das Gebot, bei der Veröffentlichung Dritter über Arzneimittel und ihren Gebrauch, die von einem Unternehmen ganz oder teilweise finanziert werden, dafür Sorge zu tragen, dass diese Veröffentlichung einen deutlichen **Hinweis auf die Finanzierung durch das Unternehmen** enthält. Dies ist Ausdruck des Transparenzgebotes und trägt auch den jüngeren Verlagsanforderungen Rechnung.

---

§ 9 Verbot der Werbung für nicht zugelassene Arzneimittel und nicht zugelassene Indikationen

Werbung für zulassungspflichtige Arzneimittel ist nur zulässig, wenn diese zugelassen sind. Eine Werbung, die sich auf Anwendungsgebiete oder Darreichungsformen bezieht, die nicht von der Zulassung erfasst sind, ist unzulässig.

Übersicht

	Rdnr.
I. Vorbemerkung	94
II. Normzwecke und Anwendbarkeit	95
III. Fehlende Zulassung eines Arzneimittels (Satz 1)	97
IV. Fehlende Zulassung eines Anwendungsgebietes oder einer Darreichungsform (Satz 2)	98
V. Spruchpraxis	99

I. Vorbemerkung

94 Die Vorschrift beruht auf Art. 1.01 EFPIA-Kodex und entspricht der gesetzlichen Regelung des **§ 3a HWG** sowie der hierzu ergangenen Rechtsprechung.

II. Normzwecke und Anwendbarkeit

95 Die Regelung verbietet die Werbung für zulassungspflichtige Arzneimittel, wenn diese überhaupt nicht oder nicht für das betreffende Anwendungsgebiet zugelassen sind. Ein

---

[90] Entscheidung zu § 8 i. d. F. v. 18. 1. 2008, www.fs-arzneimittelindustrie.de.
[91] Vgl. etwa *OLG München* NJW-RR 1996, 1132, 1133 (noch zu § 1 UWG a. F.).
[92] Zu der sog. „Black List" siehe auch *Scherer*, NJW 2009, 324 ff.
[93] *OLG München* NJW-RR 1996, 1132, 1133.

Normzweck ist hierbei die **Wahrung der Arzneimittelsicherheit**. Erst die Zulassung eines Arzneimittels bietet die Gewähr, dass die medizinisch-pharmakologische Prüfung zur Wirksamkeit und Unbedenklichkeit des Arzneimittels durchgeführt worden ist. Vor diesem Zeitpunkt soll keine Werbung für das betreffende Produkt stattfinden, da zu diesem Zeitpunkt nicht feststeht, ob das Produkt der Zulassungsprüfung gerecht werden wird.[94] Gleichzeitig soll die **Einhaltung des Irreführungsverbots** sichergestellt werden. Denn die Bewerbung eines tatsächlich nicht zugelassenen Arzneimittels kann bei den Adressaten ggf. die Fehlvorstellung hervorrufen, dass das Produkt verkehrsfähig sei.[95] Darüber hinaus zielt das Verbot auf die Absicherung der **Sachlichkeit der Therapieentscheidung** durch die Fachkreise. Sie sollen nicht bereits vor Markteinführung auf ein bestimmtes Produkt fixiert werden.[96]

Zu beachten ist, dass die Vorschrift nur jede konkret **produktbezogene Werbung** erfasst. Hieran fehlt es, wenn ein pharmazeutisches Unternehmen über den Forschungs- und Entwicklungsstand hinsichtlich einer neuen arzneilichen Wirksubstanz unter Benennung des INN-Namens ohne Nennung eines Präparatnamens berichtet.[97] Dabei wird verlangt, dass den angesprochenen Verkehrskreisen eine Identifikation des künftig zu vermarktenden Arzneimittels anhand von Arzneimittellisten etc. noch nicht möglich ist. Dies setzt voraus, dass der Produktname bzw. die künftige Markenbezeichnung des Präparats anderweitig noch nicht veröffentlicht wurde. Sofern das Arzneimittel im europäischen Ausland, nicht aber in Deutschland zugelassen ist, soll die Werbung in einer an Ärzte gerichteten Broschüre für den arzneilichen Wirkstoff bei gleichzeitiger Nennung des Unternehmens einen Verstoß gegen § 3 a HWG begründen.[98] Einen Verstoß gegen § 3 a HWG stellt es dagegen nicht dar, wenn Informationen über noch nicht zugelassene Arzneimittel bzw. Indikationen als **unternehmensbezogene** und damit **nicht-werbliche Information** im Sinne von § 1 Abs. 3 Nr. 5 zu bewerten sind.

96

III. Fehlende Zulassung eines Arzneimittels (Satz 1)

Die Zulassung eines Arzneimittels ist generell in §§ 21 bis 37 AMG geregelt, wobei § 25 AMG die Entscheidungsgrundlagen der zuständigen Behörde nennt. Einer Zulassung durch die Bundesoberbehörde steht es gleich, wenn ein Arzneimittel nach der EG-Verordnung 726/2004 für das Inverkehrbringen freigegeben worden ist, d.h. entweder im Wege der zentralen Zulassung oder im Wege der gegenseitigen Anerkennung (vgl. auch § 21 Abs. 1 AMG). Ansonsten darf ein Arzneimittel, welches nicht nach dem AMG zugelassen ist, nicht beworben werden. Es kommt nur auf die Verhältnisse im Inland an, so dass es für die Zulässigkeit der Werbung nicht genügt, wenn das Produkt stattdessen im (Nicht-EU) Ausland zugelassen ist.[99] Als nicht zugelassen ist es auch zu verstehen, wenn eine Zulassung gemäß § 30 AMG **widerrufen** oder **zurückgenommen** wurde oder ruht. Konsequenter Weise hat daher auch der FSA einen Verstoß gegen § 9 in der Werbung eines Mitgliedsunternehmens für ein zugelassenes Arzneimittel gesehen, da die Werbung des Unternehmens sich auf Anwendungsgebiete bezog, welche von der Zulassung nicht erfasst waren (FS I 2007.9-201).[100]

97

---

[94] *Bülow/Ring*, § 3 a HWG, Rdnr. 1.
[95] *Doepner*, § 3 a HWG, Rdnr. 6; auch die unwahre Angabe, ein Produkt sei verkehrsfähig, ist ein Tatbestand der „Black List", siehe Anhang zu § 3 Abs. 3 UWG, Nr. 9.
[96] *Doepner*, § 3 a HWG, Rdnr. 2.
[97] Vgl. auch *HansOLG* MD 1999, 857 ff.
[98] *OLG München* Pharm. Ind. 1999, 225, 226; *Doepner*, § 3 a HWG, Rdnr. 9.
[99] *HansOLG* Urt. v. 8. 11. 2001, 3 U 175/01.
[100] Entscheidung zu § 9 i. d. F. v. 2. 12. 2005, www.fs-arzneimittelindustrie.de (=PharmR 2008, 214).

IV. Fehlende Zulassung eines Anwendungsgebietes oder einer Darreichungsform (Satz 2)

98 Die Regelung **entspricht** § 3a Satz 2 HWG.

V. Spruchpraxis

99 – Die Werbung eines Mitgliedsunternehmens für ein zugelassenes Arzneimittel verstößt gegen § 9 des Kodex, sofern sich die Werbung auf Anwendungsgebiete bezieht, die von der **Zulassung nicht erfasst** sind (FS I 2007.9-201).[101]
 – Ein Verstoß liegt auch vor, wenn einem zulassungspflichtigen Arzneimittel (Impfstoff), das nur für Patienten anwendbar ist, die 65 Jahre oder älter sind, eine **Abrechnungsziffer** zugeordnet wird, die für die Anwendung des Arzneimittels bei jüngeren Patienten gilt (FS I 2008.11-247).[102]

§ 10 Pflichtangaben

(1) Jede Werbung für Arzneimittel muss klar und deutlich lesbar die folgenden Angaben enthalten:
1. den Namen oder die Firma und den Sitz des pharmazeutischen Unternehmers,
2. die Bezeichnung des Arzneimittels,
3. die Zusammensetzung des Arzneimittels gemäß § 11 Abs. 1 Satz 1 Nr. 6d) AMG,
4. die Anwendungsgebiete,
5. die Gegenanzeigen,
6. die Nebenwirkungen,
7. Warnhinweise, soweit sie für die Kennzeichnung der Behältnisse und äußeren Umhüllungen vorgeschrieben sind,
8. den Hinweis „verschreibungspflichtig" und
9. den Zeitpunkt des aktuellen Stands der Angaben.

(2) Bei Arzneimitteln, die nur einen arzneilich wirksamen Bestandteil enthalten, muss der Angabe nach Absatz 1 Nr. 2 die Bezeichnung dieses Bestandteils mit dem Hinweis: „Wirkstoff:" folgen; dies gilt nicht, wenn in der Angabe nach Absatz 1 Nr. 2 die Bezeichnung des Wirkstoffs enthalten ist.

(3) Die Angaben nach den Absätzen 1 und 2 müssen mit denjenigen übereinstimmen, die nach § 11 AMG für die Packungsbeilage vorgeschrieben sind.

(4) Absätze 1 und 2 gelten nicht für Erinnerungswerbung. Eine Erinnerungswerbung liegt vor, wenn ausschließlich mit der Bezeichnung eines Arzneimittels oder zusätzlich mit dem Namen, der Firma, der Marke des pharmazeutischen Unternehmers oder mit dem Wirkstoff geworben wird.

(5) Der Pharmaberater hat, soweit er einzelne Arzneimittel gegenüber den Angehörigen der Fachkreise bewirbt, die jeweilige Fachinformation vorzulegen.

Übersicht

	Rdnr.
I. Vorbemerkung	100
II. Pflichtangaben (Abs. 1 Nr. 1 bis 9)	101
III. Arzneimittel mit nur einem arzneilich wirksamen Bestandteil (Abs. 2)	102
IV. Übereinstimmung mit der Packungsbeilage (Abs. 3)	103
V. Erinnerungswerbung (Abs. 4)	105
VI. Offenlegungspflicht des Pharmaberaters (Abs. 5)	106

---

[101] Entscheidung zu § 9 i.d.F. v. 2.12.2005, www.fs-arzneimittelindustrie.de (=PharmR 2008, 214).

[102] Entscheidung zu § 9 i.d.F. v. 18.1.2008, www.fs-arzneimittelindustrie.de (=PharmR 2009, 148).

B. Kodex – Erläuterungen (§ 10)

I. Vorbemerkung

Absatz 1 Nr. 1 bis 3 beruht auf Art. 2.01 **EFPIA-Kodex** und entspricht mit Ausnahme von Nr. 9 der gesetzlichen Vorschrift des § 4 Abs. 1 Nr. 1 bis 8 HWG. Absatz 2 entspricht § 4 Abs. 1a HWG. Absatz 3 beruht auf Art. 2.01 EFPIA-Kodex und entspricht § 4 Abs. 2 HWG. Die Regelung des Abs. 4 basiert auf Art. 2.02 EFPIA-Kodex und entspricht § 4 Abs. 6 HWG. Absatz 5 stellt schließlich die Umsetzung von Art. 3.02 und 3.04 EFPIA-Kodex dar und entspricht § 76 Abs. 1 Satz 1 AMG.

100

II. Pflichtangaben (Abs. 1 Nr. 1 bis 9)

Der Katalog der Pflichtangaben entspricht, mit Ausnahme von Nr. 9, dem des § 4 Abs. 1 Nr. 1 bis 8 HWG. Nummer 9 ist eine spezielle Vorgabe aufgrund von Art. 2.01 (a) des EFPIA-Kodex. Die Gesetzesbegründung zu § 4 HWG nennt als Ziel der Pflichtangaben die **Versachlichung der Arzneimittelwerbung,** welche es dem Werbeadressaten ermöglichen soll, in den Stand gesetzt zu werden, sich über den Wert eines Arzneimittels klar zu werden.[103] Der Katalog der Pflichtangaben bleibt in einigen Punkten hinter dem Pflichtinhalt der Packungsbeilage nach § 11 AMG zurück, indem z.B. die Angabe von Darreichungsform und Dosierungsanleitung nicht notwendig ist. Der Katalog greift bei der Werbung nur den Informationskern der Packungsbeilage heraus.[104] Gleichzeitig besteht eine Pflicht zur Kongruenz, d.h. Pflichtangabenkatalog und Packungsbeilage (Abs. 3) dürfen nicht voneinander abweichen. Für die Konkretisierung einzelner Pflichtangaben (Nr. 1 bis 9) ist auf die **Rechtsprechung und Literatur zu § 4 HWG und § 11 AMG** zu verweisen.

101

III. Arzneimittel mit nur einem arzneilich wirksamen Bestandteil (Abs. 2)

Bei Arzneimitteln mit nur einem arzneilich wirksamen Bestandteil (sog. Monopräparate), wird die Bezeichnung des Arzneimittels nach Abs. 1 Nr. 2 ersetzt durch die **Bezeichnung des Wirkstoffs.** Dies gilt nicht, wenn in der Angabe nach Abs. 1 Nr. 2 die Bezeichnung des Wirkstoffs bereits enthalten ist. Die Regelung entspricht § 4 Abs. 1a HWG und soll zur **Transparenz des Arzneimittelmarktes** beitragen.[105]

102

IV. Übereinstimmung mit der Packungsbeilage (Abs. 3)

Die Pflichtangaben nach Abs. 1 müssen mit den Angaben der Packungsbeilage nach § 11 AMG im Einklang stehen. Diese Bestimmung setzt Art. 2.01 des EFPIA-Kodex um und entspricht § 4 Abs. 2 HWG. Die Pflichtangaben in der Arzneimittelwerbung stellen nur den **Informationskern der Packungsbeilage** (§ 11 AMG) dar, so dass nicht der volle Umfang der Packungsbeilage übernommen wurde.[106] Es bleibt dem Werbenden jedoch unbenommen, seine Pflichtangaben um weitere Angaben aus der Packungsbeilage zu ergänzen.[107] In jedem Fall müssen Pflichtangaben und Packungsbeilage ihrem Aussagegehalt nach übereinstimmen.

103

In der Literatur zu § 4 HWG wird kontrovers diskutiert, ob mit dem Begriff der Übereinstimmung eine wörtliche Übereinstimmung zu verstehen ist. Zumindest für den Bereich der Werbung gegenüber Fachkreisen wird hierbei überwiegend angenommen, dass wegen deren Sachkunde auch eine bloß **inhaltlich sinngemäße Übereinstimmung** genügen

104

---

[103] BT-Drs. 7/3060, S. 67.
[104] BT-Drs. 7/3060, S. 67.
[105] *Bülow/Ring,* § 4 HWG, Rdnr. 45.
[106] Vgl. *Doepner,* § 4 HWG, Rdnr. 57.
[107] *Doepner,* § 4 HWG, Rdnr. 57.

soll.[108] Dies erscheint auch für § 10 vertretbar, zumal die Fachkreise angesichts des Irreführungsverbotes (§ 7), des Gebotes der wissenschaftlichen Absicherung, sowie des Gebotes der Übereinstimmung der Werbung mit der Fachinformation nach § 11 a AMG (§ 7 Abs. 4) bereits hinreichend geschützt werden. Zu beachten ist dabei jedoch, dass bei einer Veränderung der Zulassung auch eine Änderung der Werbematerialien erforderlich sein kann. Dementsprechend hat der FSA die Abgabe von veralteten Werbematerialien zwölf Monate nach einer Änderung der Anwendungsgebiete als Verstoß gegen § 10 beurteilt (FS I 2009.6-266).[109]

V. Erinnerungswerbung (Abs. 4)

105   Absatz 4 setzt Art. 2.02 EFPIA-Kodex um und entspricht § 4 Abs. 6 HWG. Systematisch ist Abs. 4 eine **Ausnahme** vom Gebot der Anführung der in Abs. 1 und 2 genannten Pflichtangaben. Die Erinnerungswerbung wird in Abs. 4 definiert als Werbung, die ausschließlich mit der Bezeichnung eines Arzneimittels oder zusätzlich mit dem Namen, der Firma, der Marke des pharmazeutischen Unternehmers oder mit dem Wirkstoff wirbt. Die Aufzählung ist abschließend, so dass durch jede weitere Angabe eine Erinnerungswerbung ausscheidet. Jedoch ist es insofern unschädlich, wenn noch Menge und Preis genannt werden.[110]

VI. Offenlegungspflicht des Pharmaberaters (Abs. 5)

106   Die Vorschrift sieht für Pharmaberater die Pflicht vor, bei der Werbung gegenüber Fachkreisen die Fachinformation (§ 11 AMG) **vorzulegen**. Dies entspricht § 76 Abs. 1 Satz 1 AMG und Art. 17.01 (d) EFPIA-Kodex.

> § 11 Bezugnahme auf Veröffentlichungen
> Unzulässig ist eine Werbung, wenn
> 1. auf wissenschaftliche, fachliche oder sonstige Veröffentlichungen Bezug genommen wird, ohne dass aus der Werbung hervorgeht, ob die Veröffentlichung das Arzneimittel, das Verfahren, die Behandlung, den Gegenstand oder ein anderes Mittel selbst betrifft, für die geworben wird, und ohne dass der Name des Verfassers, der Zeitpunkt der Veröffentlichung und die Fundstelle genannt werden,
> 2. aus wissenschaftlichen Veröffentlichungen entnommene Zitate, Tabellen, Ablichtungen, sonstige Darstellungen oder fachliche Äußerungen Dritter nicht wortgetreu übernommen werden, es sei denn, es liegt ein sachlich gerechtfertigter Grund für eine nicht wortgetreue Übernahme vor. In diesem Fall ist auf die vorgenommene Modifikation deutlich und erkennbar hinzuweisen.

Übersicht

	Rdnr.
I. Vorbemerkung	107
II. Bezugnahme auf wissenschaftliche, fachliche oder sonstige Veröffentlichungen (Nr. 1)	108
III. Übernahme von Darstellungen oder fachlichen Äußerungen Dritter (Nr. 2)	111

I. Vorbemerkung

107   Die Regelung setzt in Nr. 1 Art. 3.04 **EFPIA-Kodex** und in Nr. 2 Art. 3.06 und 4.01 EFPIA-Kodex um. Nummern 1 und 2 orientieren sich dabei an § 6 Nr. 2 und 3 HWG.

---

[108] Vgl. bei *Doepner*, § 4 HWG, Rdnr. 54.
[109] Entscheidung zu § 10 Abs. 3 i.V.m. § 10 Abs. 1 i.d.F. v. 18. 1. 2008, www.arzneimittelindustrie.de.
[110] *BGH* Urt. v. 21. 4. 1983, I ZR 28/81.

II. Bezugnahme auf wissenschaftliche, fachliche oder sonstige Veröffentlichungen (Nr. 1)

Nummer 1 beruht auf Art. 3.04 EFPIA-Kodex und entspricht § 6 Nr. 2 HWG. Die gesetzliche Vorschrift des § 6 Nr. 2 HWG erfasst die **Werbung mit wissenschaftlichen bzw. fachlichen Veröffentlichungen** gegenüber Fachkreisen, während § 11 Nr. 1 HWG das Werbeverbot mit wissenschaftlichen bzw. fachlichen Veröffentlichungen außerhalb der Fachkreise abschließend regelt.[111] Da der Kodex nur die Werbung gegenüber Fachkreisen erfasst, deckt sich der Anwendungsbereich des § 11 Nr. 1 des Kodex mit dem des § 6 Nr. 2 HWG. 108

Zweck der Vorschrift ist es, dem Werbeadressaten die Möglichkeit zu geben, Zeitpunkt und Fundstelle der Veröffentlichung aufzufinden.[112] Die Vorschrift ist gleichzeitig Ausdruck des **Transparenzgebotes** und beugt damit einer Irreführung der Fachkreise vor. Aufgrund der Angaben in Nr. 1 können sich die Fachkreise selbst ein Bild von der angesprochenen Publikation machen. 109

Eine „**Veröffentlichung**" verlangt begrifflich, dass das Schriftstück einem größeren, nicht durch besondere Bindungen zusammengehörenden Personenkreis zur Kenntnis gebracht worden sein muss.[113] Zu einer wissenschaftlichen bzw. fachlichen Veröffentlichung gehört auch ein wertender Charakter, d. h. bloße Beschreibungen, die keinerlei Stellungnahmen zu den aufgeworfenen medizinischen Fragen enthalten, fallen nicht unter die Vorschrift.[114] 110

III. Übernahme von Darstellungen oder fachlichen Äußerungen Dritter (Nr. 2)

Die Vorschrift verlangt für die Werbung mit Zitaten oder sonstigen Darstellungen oder fachlichen Äußerungen Dritter, dass diese wortgetreu übernommen werden, und setzt damit Art. 3.06 und 4.01 **EFPIA-Kodex** um. Dies wiederum beruht auf einer Vorgabe des Gemeinschaftskodex 2001/83/EG für Humanarzneimittel (dort Art. 92 Abs. 3) und entspricht § 6 Nr. 3 HWG. 111

Eine Werbung mit einem Zitat liegt in der Regel bereits vor, wenn jemand mit der Angabe „nach ..." und anschließend der Literaturstelle wirbt.[115] Das Gebot der wortgetreuen Übernahme von Zitaten verbietet inhaltliche Ergänzungen oder Auslassungen des Textes. Bei Tabellen und sonstigen Darstellungen ist dabei zu beachten, dass sie **vollständig,** maßstabsgerecht und inhaltlich mit dem Original übereinstimmend zu verwenden sind. Die bloße Umsetzung des Zahlenmaterials ist keine wortgetreue Wiedergabe.[116] 112

Werden Zitate nicht wörtlich übernommen, sondern sollen sie nur als **Datenquelle** dienen, ist zu beachten, dass ein sachlich gerechtfertigter Grund für diese Vorgehensweise vorliegen muss (Abs. 2 Satz 1 2. Hs.). Außerdem ist in diesem Fall auf die vorgenommene Modifikation deutlich und erkennbar **hinzuweisen** (Abs. 2 Satz 2). Dies erfolgt beispielsweise durch den Zusatz „modifiziert nach".[117] 113

---

[111] Vgl. *HansOLG* Urt. v. 30. 12. 1999, 3 U 132/99.
[112] *Bülow/Ring*, § 6 HWG, Rdnr. 13.
[113] *Doepner*, § 6 HWG, Rdnr. 32.
[114] Vgl. *Doepner*, § 6 HWG, Rdnr. 35.
[115] *HansOLG* GRUR-RR 2001, 115 m. w. N.
[116] *HansOLG* GRUR-RR 2001, 115.
[117] *LG Hamburg*, PharmR 1995, 412.

§ 12 Vergleichende Werbung

(1) Vergleichende Werbung ist jede Werbung, die unmittelbar oder mittelbar die von einem Mitbewerber angebotenen Arzneimittel erkennbar macht.

(2) Eine vergleichende Werbung, die sich nicht objektiv auf eine oder mehrere wesentliche, relevante, nachprüfbare und typische Eigenschaften der verglichenen Arzneimittel bezieht, ist unzulässig.

(3) Vergleichende Werbung darf weder irreführend sein noch das Arzneimittel eines Mitbewerbers herabsetzen oder verunglimpfen.

Übersicht

	Rdnr.
I. Vorbemerkung	114
II. Begriff der vergleichenden Werbung (Abs. 1)	115
III. Rahmenbedingungen (Abs. 2)	116
IV. Irreführungs-, Herabsetzungs- und Verunglimpfungsverbot (Abs. 3)	118

I. Vorbemerkung

114 Die Regelung beruht auf Art. 3.05 **EFPIA-Kodex**. Absatz 1 entspricht dabei § 6 Abs. 1 UWG. Absatz 2 entspricht § 6 Abs. 2 Nr. 2 UWG. Absatz 3 steht im Einklang mit den Vorschriften der §§ 5 Abs. 3 sowie 6 Abs. 2 Nr. 5 UWG.

II. Begriff der vergleichenden Werbung (Abs. 1)

115 Die Definition der vergleichenden Werbung in Abs. 1 ist identisch mit der in § 6 Abs. 1 UWG. Über den Wortlaut der Vorschrift hinaus verlangt die vergleichende Werbung jedoch das Vorliegen eines **tatsächlichen Vergleichs**. Das bedeutet, dass aus Sicht des Verkehrs ein erkennbarer Bezug zu einem Mitbewerber oder dessen Waren hergestellt wird, sei es in anlehnender oder in kritisierender Weise.[118] Vergleichende Werbung ist grundsätzlich zu verneinen, wenn die Werbeaussage so allgemein gehalten ist, dass sich den angesprochenen Verkehrskreisen eine Bezugnahme auf Mitbewerber nicht aufdrängt, sondern diese sich nur reflexartig daraus ergibt, dass mit der Hervorhebung eigener Vorzüge unausgesprochen zum Ausdruck gebracht wird, dass nicht alle Mitbewerber die gleichen Vorteile zu bieten haben.[119] Auch die bloße Bezugnahme auf die Waren eines Mitbewerbers ist keine vergleichende Werbung, wenn keine konkreten Kaufalternativen gegenübergestellt werden.[120]

III. Rahmenbedingungen (Abs. 2)

116 Absatz 2 verbietet eine Werbung, die sich nicht objektiv auf eine oder mehrere wesentliche, relevante, nachprüfbare und typische Eigenschaften der verglichenen Arzneimittel bezieht. Die Vorschrift setzt Abschnitt 3.05 des EFPIA-Kodex um, der insoweit § 6 Abs. 2 Nr. 2 UWG entspricht. Sie ist Ausdruck des **Sachlichkeitsgebotes** und des **Irreführungsverbotes**.

117 Zu § 6 Abs. 2 Nr. 2 UWG wird vertreten, dass die Voraussetzungen für den Eigenschaftsvergleich kumulativ gelten,[121] d. h. die Werbung muss sich objektiv auf **wesentliche**, **relevante**, **nachprüfbare** und **typische** Eigenschaften der verglichenen Arzneimittel be-

---

[118] BGH GRUR 1999, 1100, 1101.
[119] BGH GRUR 1999, 1100, 1101.
[120] BGH GRUR 2005, 163, 165; *Köhler*, in: Hefermehl/Köhler/Bornkamm, 27. Aufl. 2009, § 6 UWG, Rdnr. 20.
[121] *Köhler*, in: Hefermehl/Köhler/Bornkamm, 27. Aufl. 2009, § 6 UWG, Rdnr. 56.

ziehen. Dies ist auch sachgerecht, da die Gefahr der Irreführung nicht besteht, wenn sich ein Eigenschaftsvergleich zwischen zwei Arzneimitteln z. B. auf eine zwar nachprüfbare, nicht aber wesentliche oder relevante Eigenschaft des Arzneimittels bezieht.

IV. Irreführungs-, Herabsetzungs- und Verunglimpfungsverbot (Abs. 3)

Absatz 3 beruht auf Art. 3.05 EFPIA-Kodex und entspricht §§ 5 Abs. 3 sowie 6 Abs. 2 Nr. 5 UWG. Da bereits Abs. 2 eine spezielle Form des **Irreführungsverbotes** erfasst, stellt sich Abs. 3 in diesem Punkt als eine Art Auffangtatbestand dar. Im Übrigen normiert Abs. 3 das bedeutsame Herabsetzungs- und Verunglimpfungsverbot. Eine **Herabsetzung** setzt begrifflich mehr voraus als die einem kritischen Werbevergleich immanente Gegenüberstellung der Vor- und Nachteile der verglichenen Produkte.[122] Eine Herabsetzung liegt dann vor, wenn zu den mit jedem Werbevergleich verbundenen (negativen) Wirkungen für den Wettbewerber **besondere Umstände** hinzutreten, die ihn als unangemessen abfällig, abwertend oder unsachlich erscheinen lassen.[123] Die **Verunglimpfung** ist von ihrem Unwert stärker als die Herabsetzung und besteht in der Verächtlichmachung in Gestalt eines abträglichen Werturteils ohne sachliche Grundlage.[124] Maßgeblich für die Beurteilung einer Herabsetzung oder Verunglimpfung ist die Vorstellung der angesprochenen Verkehrskreise.[125]

118

§ 13 Unzumutbare belästigende Werbung

(1) Werbung soll die Angehörigen der Fachkreise nicht unzumutbar belästigen. Eine unzumutbare Belästigung liegt vor, wenn eine Werbung erfolgt, obwohl es für den Werbenden erkennbar ist, dass der Empfänger diese nicht wünscht.

(2) Werbung unter Verwendung von Faxgeräten, automatischen Anrufmaschinen oder elektronischer Post ist nur zulässig, wenn eine Einwilligung des Empfängers vorliegt. Bei der Verwendung elektronischer Post ist eine mutmaßliche Einwilligung anzunehmen, wenn der Unternehmer die elektronische Postadresse von dem Empfänger erhalten hat und der Empfänger bei jeder Verwendung klar und deutlich darauf hingewiesen wird, dass er der Verwendung jederzeit widersprechen kann.

(3) Die Einwilligung des Werbeadressaten darf nicht durch Lock- oder Täuschungsmittel, insbesondere durch eine Irreführung bezüglich der Identität des Pharmaberaters oder des durch ihn vertretenen Unternehmens, erschlichen werden.

(4) Adresslisten dürfen zu Werbezwecken nur verwendet werden, soweit die darin enthaltenen Daten aktuell sind. Auf Verlangen eines Angehörigen der Fachkreise ist der ihn betreffende Eintrag von der Adressliste zu entfernen.

Übersicht

	Rdnr.
I. Vorbemerkung	119
II. Begriff der unzumutbaren Belästigung (Abs. 1)	120
III. Werbung unter Verwendung von Faxgeräten, automatischen Anrufmaschinen oder elektronischer Post (Abs. 2)	121
IV. Verbot von Lock- und Täuschungsmitteln (Abs. 3)	125
V. Adresslisten für Werbezwecke (Abs. 4)	126

---

[122] *BGH* NJW-RR 2002, 982, 984 m. w. N. Danach liegt in der sachlichen Wiedergabe wissenschaftlicher Erkenntnisse, die im Rahmen einer Vergleichsstudie über zwei Arzneimittel gewonnen wurden, keine Herabsetzung oder Verunglimpfung, auch wenn die Vergleichsstudie deutliche Nachteile des einen Präparats ergeben hat.
[123] *BGH* NJW-RR 2002, 982, 984 m. w. N.
[124] *Köhler*, in: Hefermehl/Köhler/Bornkamm, 27. Aufl. 2009, § 6 UWG, Rdnr. 74 f.
[125] *BGH* NJW 1999, 948.

I. Vorbemerkung

119　Die Regelung setzt die Vorgaben des EFPIA-Kodex zur unzumutbaren belästigenden Werbung um (Art. 6.01, 6.02, 6.03) und entspricht den **gesetzlichen Vorgaben von § 7 UWG**.

II. Begriff der unzumutbaren Belästigung (Abs. 1)

120　Bei der Beurteilung einer unzumutbaren Belästigung geht der EFPIA-Kodex (Art. 6.01) von dem Prinzip der vernünftigerweise zu vermutenden Einwilligung aus („Promotion should only be directed at those whose need for, or interest in, the particular information can reasonably be assumed"). Die Umsetzung durch Abs. 1 hat dies nicht wörtlich übernommen, sondern orientiert sich dem Wortlaut nach an der entsprechenden deutschen gesetzlichen Regelung in § 7 Abs. 1 Satz 2 UWG. Sie stellt also auf den **erkennbar entgegenstehenden Willen** des Empfängers ab. Dabei gilt ein objektiver Maßstab.

III. Werbung unter Verwendung von Faxgeräten, automatischen Anrufmaschinen oder elektronischer Post (Abs. 2)

121　Die Werbung unter Verwendung von Faxgeräten, automatischen Anrufmaschinen oder per elektronischer Post kann in der Praxis eine erhebliche Belästigung der Werbeadressaten darstellen, sofern eine solche Werbung entgegen dem Willen des jeweiligen Adressaten erfolgt. Nach Abs. 2 ist sie grundsätzlich nur dann zulässig, wenn die Einwilligung des Empfängers vorliegt. Dabei sind an die Einwilligung erhöhte Anforderungen zu stellen. So reicht es für die Annahme einer Einwilligung nicht aus, wenn die Faxnummer einer Arztpraxis in einem **öffentlichen Verzeichnis** aufgeführt ist (FS I 2009.6-265).[125a] Auch der EFPIA-Kodex (Art. 6.03) und § 7 Abs. 1 Nr. 3 UWG setzen für die in dieser Vorschrift genannten Fälle eine (im Falle des § 7 Abs. 1 Nr. 3 UWG sogar ausdrückliche) Einwilligung voraus. Normzweck ist der Schutz der Person als Teilnehmer eines elektronischen Kommunikationssystems vor einer Verletzung seiner **Privatsphäre** durch unerbetene Nachrichten für Werbezwecke.[126] Die Notwendigkeit dessen zeigt sich besonders deutlich bei der Werbung **per Telefax**. Der Empfänger wird hier durch Werbung besonders belästigt, indem sein Telefaxgerät für die Dauer der Übertragung für andere Nachrichten gesperrt wird und zudem Faxnachrichten anders als etwa Briefwurfsendungen den Eindruck von Wichtigkeit und Dringlichkeit erwecken.[127]

122　Für den Fall der Werbung unter Verwendung von **elektronischer Post** (E-Mails) sieht Abs. 2 Satz 2 eine Sonderregelung vor. Hier gilt im Einklang mit dem EFPIA-Kodex (Art. 6.03) sowie den gesetzlichen Wertungen von § 7 Abs. 3 UWG das Prinzip der **mutmaßlichen Einwilligung**. Dabei sind allerdings folgende Voraussetzungen zu beachten: Der Werbende muss die E-Mail-Adresse des Werbeadressaten von diesem erhalten haben, und der Empfänger muss bei jeder Verwendung klar und deutlich darauf hingewiesen worden sein, dass er der Verwendung **jederzeit widersprechen** kann.

123　Der Begriff der „elektronischen Post" meint nicht **nur E-Mails**. Die Datenschutzrichtlinie 2002/58/EG definiert in Art. 2 Satz 2 lit. h die „elektronische Post" als jede über ein öffentliches Kommunikationsnetz verschickte Text-, Sprach-, Ton- oder Bildnachricht, die im Netz oder im Endgerät des Empfängers gespeichert werden kann, bis sie von diesem abgerufen wird. Darunter fallen z. B. auch **SMS** („Short-Messaging-Service")-Nachrichten.

124　Die Werbung mit **automatischen Anrufmaschinen** hat in Deutschland in diesem Zusammenhang kaum Bedeutung. Sie wurden bislang lediglich im Rahmen von „Gewinnbenachrichtigungen" in nennenswertem Umfang eingesetzt.[128]

[125a] Entscheidung zu § 13 Abs. 2 Satz 1, § 3 Abs. 1 i. d. F. vom 18. 1. 2008, www.fs-arzneimittel-industrie.de (= PharmR 2009, 578).

[126] *Köhler*, in: Hefermehl/Köhler/Bornkamm, 27. Aufl. 2009, § 7 UWG, Rdnr. 184.

[127] *Köhler*, in: Hefermehl/Köhler/Bornkamm, 27. Aufl. 2009, § 7 UWG, Rdnr. 192.

[128] *Köhler*, in: Hefermehl/Köhler/Bornkamm, 27. Aufl. 2009, § 7 UWG, Rdnr. 190.

IV. Verbot von Lock- und Täuschungsmitteln (Abs. 3)

Absatz 3 beruht auf Art. 17.01 (f) EFPIA-Kodex und entspricht §§ 4 Nr. 3 und 7 Abs. 1 UWG. Die Vorschrift gehört systematisch zu den Irreführungsverboten. Danach darf die **Einwilligung** des Werbeadressaten **nicht durch** eine Täuschung bezüglich der Identität des Pharmaberaters oder des durch ihn vertretenen Unternehmens erschlichen werden. Das Verbot des Einsatzes von Lock- und Täuschungsmitteln dient ebenfalls der Wahrung der sachlichen Entscheidungsfindung beim Werbeadressaten. 125

V. Adresslisten für Werbezwecke (Abs. 4)

Absatz 4 setzt Art. 6.02 EFPIA-Kodex um. Er normiert einen **speziellen Fall der unzumutbaren Belästigung**. Adresslisten sollen danach nur verwendet werden dürfen, soweit die darin enthaltenen Daten aktuell sind. Eine mit Art. 6.02 EFPIA-Kodex wörtlich übereinstimmende Regelung existiert im UWG nicht, ist aber als Unterfall der unzumutbaren, weil erkennbar unerwünschten, belästigenden Werbung im Sinne von § 7 Abs. 2 UWG anerkannt.[129] 126

---

§ 14 Rote Hand

(1) Für Mitteilungen von neu erkannten, erheblichen arzneimittelbedingten Gefahren oder für andere Risikoinformationen, die den Arzt und/oder Apotheker bei Handlungsbedarf unmittelbar erreichen sollen, um eine Gefährdung des Patienten nach Möglichkeit auszuschließen, ist sowohl auf den Briefumschlägen als auch auf den Briefen das Symbol einer roten Hand mit der Aufschrift „Wichtige Mitteilung über ein Arzneimittel" zu benutzen. Beim Versand eines „Rote Hand"-Briefes können sämtliche zur Verfügung stehenden Medien genutzt und entsprechend den Erfordernissen einer möglichst flächendeckenden Zustellbarkeitsquote eingesetzt werden. In besonders eilbedürftigen Fällen kann es erforderlich sein, diese Mitteilungen auch mündlich, per Telefax oder durch öffentliche Aufrufe, z. B. über Presse, Rundfunk und Fernsehen zu verbreiten.

(2) Ein „Rote Hand"-Brief darf weder als ganzes noch in Teilen den Charakter von Werbesendungen haben oder werbliche Aussagen enthalten. Andere wissenschaftliche Informationen, Anzeigen oder Werbeaussendungen dürfen weder mit dem Symbol der „Roten Hand" noch als „Wichtige Mitteilung" gekennzeichnet werden.

Übersicht

	Rdnr.
I. Vorbemerkung	127
II. Bedeutung des Symbols der „Roten Hand" (Abs. 1)	128
III. Verbot des Missbrauchs des Symbols der „Roten Hand" (Abs. 2)	129
IV. Spruchpraxis	130

I. Vorbemerkung

Die Regelung beruht auf § 11 der Ursprungsfassung des Kodex vom 16. 2. 2004. Sie ist **kein Bestandteil des EFPIA-Kodex**. Die Regelung wurde anlässlich der durch die Implementierung des EFPIA-Kodex notwendigen Gesamtüberarbeitung des Kodex entsprechend neuer Empfehlungen zum „Rote-Hand"-Brief aktualisiert, etwa durch die Einfügung von Satz 2 in Abs. 1 oder Satz 1 in Abs. 2. 127

---

[129] Noch zu § 1 UWG a. F. *BGH* GRUR 2004, 517.

II. Bedeutung des Symbols der „Roten Hand" (Abs. 1)

128 Im Sinne der Arzneimittelsicherheit ist das Symbol einer roten Hand mit der Aufschrift „Wichtige Mitteilung über ein Arzneimittel" nur für Mitteilungen von neu erkannten erheblichen arzneimittelbedingten Gefahren oder Risikoinformationen zu verwenden, die einen Arzt oder Apotheker unmittelbar erreichen sollen, um eine Gefährdung von Patienten nach Möglichkeit auszuschließen. Dieses Vorgehen entspricht **langjähriger Praxis** der pharmazeutischen Industrie.[130] Es stellt eine **spezifisch deutsche** Herangehensweise in Fragen der Arzneimittelsicherheit dar.[131]

III. Verbot des Missbrauchs des Symbols der „Roten Hand" (Abs. 2)

129 Um aus Gründen der Arzneimittelsicherheit eine **Irreführung** von Ärzten oder Apothekern zu vermeiden, dürfen andere wissenschaftliche Informationen, Anzeigen oder Werbeaussagen weder mit dem Symbol der „Roten Hand" noch als „Wichtige Mitteilung" gekennzeichnet werden. Auch diese Regelung ist **in der Praxis allgemein anerkannt**.

IV. Spruchpraxis

130 – Es liegt ein Verstoß gegen § 14 des Kodex vor, wenn Briefe mit einem Rote-Hand-Symbol versehen werden und unter der Überschrift: „Finger weg. Wichtige Information zur Substitutionsfähigkeit von [...] Arzneimitteln", an die Fachkreise versandt werden und den Hinweis erhalten, dass bestimmte **Firmenpräparate nicht substituiert** werden dürfen (FS I 2007.6-182).[132]

§ 15 Muster

(1) Pharmazeutische Unternehmer dürfen nur im Rahmen von § 47 Abs. 3 und 4 sowie § 10 Abs. 1 Nr. 11 AMG Muster eines Arzneimittels den Angehörigen der Fachkreise zur Verfügung stellen, die dieses Produkt verschreiben dürfen, um sie mit dem Arzneimittel bekannt zu machen.

(2) Die Abgabe von Mustern darf nicht als ein darüber hinausgehender Anreiz zur Beeinflussung von Therapie-, Verordnungs- und Beschaffungsentscheidungen missbraucht werden.

Leitlinie
gemäß § 6 Abs. 2 i. V. m. § 15 zur Auslegung von Musterabgaben bei zentral zugelassenen Arzneimitteln (Stand: Juli 2008)

Auch von einem Fertigarzneimittel, das durch die Europäische Union in einem zentralen Zulassungsverfahren nach Verordnung (EG) 726/2004 zugelassen worden ist, kann derjenige, der pharmazeutischer Unternehmer nach § 4 Abs. 18 AMG ist, Muster an Ärzte abgeben. Vertreiben mehrere Firmen ein zentral zugelassenes Fertigarzneimittel gemeinsam (Mitvertrieb), so kann jede von Ihnen unter den Voraussetzungen und im Rahmen des § 15 des Kodex Muster abgeben, wenn jeder der Mitvertreiber pharmazeutischer Unternehmer gem. § 4 Abs. 18 AMG ist, eine schriftliche Mitvertriebsvereinbarung mit dem Zulassungsinhaber besteht und jede Firma der Verpflichtung nach § 94 AMG nachkommt.
Wer unter Nennung seines Namens Werbung für ein zentral zugelassenes Fertigarzneimittel betreibt oder das Fertigarzneimittel mit seinem Namen versieht, bringt es i. S. d. § 4 Abs. 17 und 18 AMG im eigenen Namen in den Verkehr, übernimmt die Verantwortung und ist daher pharmazeutischer Unternehmer mit allen Rechten und Pflichten.
Werden ausschließlich auf den Musterpackungen, nicht jedoch auf der Verkaufsware, die Namen mehrerer Firmen genannt und treten die auf den Musterpackungen genannten

---

[130] *Sickmüller*, Pharm. Ind. 2004, 253.
[131] Zu Informationssystemen bei Arzneimittelrisiken im Ausland siehe *Kroth*, Pharm. Ind. 2006, 409.
[132] Entscheidung zu § 14 Abs. 2 i. d. F. v. 2. 12. 2005, www.fs-arzneimittelindustrie.de.

B. Kodex – Erläuterungen (§ 15)

Firmen auch in sonstiger Weise (z. B. in der Werbung) nicht in Erscheinung, liegt eine Umgehung der in § 15 enthaltenen Beschränkung der Mustermenge auf zwei Muster der kleinsten Packungsgröße pro Jahr.

Übersicht

	Rdnr.
I. Vorbemerkung	131
II. Begriff der erlaubten Musterabgabe (Abs. 1)	133
III. Die Abgabe von Muster als Missbrauch zur Beeinflussung von Entscheidungen (Abs. 2)	135
IV. Musterabgaben bei zentral zugelassenen Arzneimitteln	136
V. Spruchpraxis	137

I. Vorbemerkung

Die Vorschrift regelt die Anforderungen an die Abgabe von Arzneimittelmustern an Angehörige der Fachkreise. Sie beruht auf Art. 16.01 bis 16.05 **EFPIA-Kodex** und entspricht den einschlägigen Vorschriften des AMG (§ 47 Abs. 3, 4).[133] Diese wiederum werden auch explizit als Voraussetzung für zulässige Musterabgaben genannt. Die Regelung des § 15 Abs. 3, Abs. 4 und Abs. 5 FSA-Kodex i. d. F. vom 2. 12. 2005 entsprachen den Bestimmungen in § 47 Abs. 3 und 4 AMG. Durch die Verweisung in § 15 Abs. 1 FSA-Kodex n. F. auf die AMG-Vorschriften wurde die Wiederholung im FSA-Kodex entbehrlich und ist im Zuge der Neufassung vom 18. 1. 2008 gestrichen worden. 131

Sofern Arzneimittelmuster über den in § 15 Abs. 1 bis 3 abgesteckten Rahmen abgegeben werden, greift in Anlehnung an § 7 Abs. 1 Satz 3 HWG auch die Regelung des § 21 Abs. 1 (Geschenke) tatbestandlich ein. Ein Verstoß gegen § 15 hat damit gleichzeitig einen Verstoß gegen § 21 Abs. 1 zur Folge.[134] Dies ist unter **verfahrensrechtlichen Gesichtspunkten** von Bedeutung, da ein Verstoß gegen § 21 Abs. 1 auch von Wettbewerbern vor den Spruchkörpern des FSA beanstandet werden darf (§ 2 Abs. 1 FSA-Verfahrensordnung). 132

II. Begriff der erlaubten Musterabgabe (Abs. 1)

Eine zulässige Mustergabe liegt vor, wenn ein Arzneimittel Angehörigen der Fachkreise zur Verfügung gestellt wird, die dieses Produkt verschreiben dürfen, um sie mit dem Arzneimittel **bekannt zu machen**. Weitere Voraussetzung ist, dass die Anforderungen von § 47 Abs. 3 und 4 sowie des § 10 Abs. 1 Nr. 11 AMG erfüllt werden. Somit muss gemäß § 47 Abs. 4 Satz 1 AMG eine schriftliche und mit einem Datum versehene **Anforderung** seitens der in § 47 Abs. 3 AMG genannten Personen vorliegen. Eine Abgabe von Arzneimittelmustern an Apotheker scheidet arzneimittelrechtlich aus.[135] 133

Als ein Arzneimittel im Sinne von § 47 Abs. 4 AMG wird jedes Arzneimittel verstanden, welches eine **eigene Zulassung** besitzt. Dies trifft in der Regel auf die verschiedenen **Darreichungsformen** und **Dosen** eines Arzneimittels zu. Damit kann ein pharmazeutischer Unternehmer von jeder Darreichungsform und von jeder Stärke eines Arzneimittels zwei Muster pro Jahr abgeben.[136] Die Abgabe einer **10er Packung** eines Arzneimittels mit je 30 Tabletten als Muster durch einen Außendienstmitarbeiter eines pharmazeutischen Unternehmens an einen niedergelassenen Arzt stellt daher keine kodexkonforme Musterabgabe dar (FS I 2005.10-98).[137] Die in § 15 Abs. 1 FSA-Kodex eingefügte Pflicht zur besonderen Kennzeichnung der Muster als **„unverkäufliches Muster"** setzt Art. 16.04 EFPIA-Kodex um. Ferner konkretisiert § 15 Abs. 1 FSA-Kodex zudem die Kennzeich- 134

---

[133] Vgl. *Diener*, PharmR 2008, 478, 479.
[134] Vgl. hierzu *Doepner*, § 7 HWG, Rdnr. 59.
[135] Hierzu *Doepner*, § 7 HWG, Rdnr. 59, 67.
[136] *Sander*, § 47 AMG, Erl. 20; *Kloesel/Cyran*, § 47 AMG, Rdnr. 50.
[137] Entscheidung zu § 7 Abs. 1 i. d. F. v. 16. 2. 2004, www.fs-arzneimittelindustrie.de.

nungspflicht des Musters anhand des Rückgriffs auf § 10 Abs. 1 Nr. 11 AMG. Da § 10 Nr. 11 AMG die Bezeichnung „unverkäufliches Muster" verlangt, sollte von diesem Wortlaut nicht abgewichen werden.[138]

III. Die Abgabe von Mustern als Missbrauch zur Beeinflussung von Entscheidungen (Abs. 2)

135 Statt der § 15 Abs. 2 bis 5 i. d. F. vom 2. 12. 2005 wurde ein neuer Abs. 2 in § 15 des Kodex aufgenommen. Danach darf die Abgabe von Mustern nicht als ein „darüber hinausgehender Anreiz" zur Beeinflussung von Therapie-, Verordnungs- und Beschaffungsentscheidungen missbraucht werden. Die Regelung gibt damit Art. 16.01 des EFPIA-Kodex wieder. Diese Vorschrift dürfte jedoch in Deutschland nicht sonderlich relevant werden. Der EFPIA-Kodex schreibt zwar in Art. 16.01 vor, dass nur eine begrenzte Anzahl an Mustern in einer bestimmten Zeit abgegeben werden darf (**„limited number"**). Das AMG (und damit in Abs. 1 auch der Kodex) konkretisiert diese Zahl jedoch in § 47 Abs. 4 AMG, indem pro anfordernder Person und pro Jahr **nur zwei Muster** abgegeben werden dürfen. Damit ist bereits die abstrakte Möglichkeit, mit einer derart geringen Anzahl von abgegebenen Arzneimitteln überhaupt eine missbräuchliche Beeinflussung zu erzielen, von vornherein äußerst gering.

IV. Musterabgaben bei zentral zugelassenen Arzneimitteln

136 Bezüglich der Musterabgabe bei zentral zugelassenen Arzneimitteln hat der Vorstand des FSA eine **Leitlinie nach § 6 Abs. 2** erlassen. In dieser Leitlinie wird der Mitvertrieb im Falle eines zentral zugelassenen Arzneimittels thematisiert. Der FSA stellt durch diese Leitlinie klar, dass derjenige, der pharmazeutischer Unternehmer nach § 4 Abs. 18 AMG ist, auch zur Musterabgabe berechtigt ist. Im Falle des Vertriebs durch mehrere pharmazeutische Unternehmen ist nur dann jedes Unternehmen zur Abgabe von Mustern berechtigt, wenn die weiteren Voraussetzungen des 1. Absatzes der Leitlinie vorliegen. Dazu definiert der FSA nochmals den pharmazeutischen Unternehmer als Inverkehrbringer und legt so die **Zulässigkeit der Musterabgabe** fest. Voraussetzung der Musterabgabe ist dabei, dass für das abzugebende Arzneimittel eine Deckungsvorsorge nach § 94 AMG besteht. Wie diese auszugestalten ist, richtet sich nach den **allgemeinen Regeln des AMG.** Der FSA stellt lediglich klar, dass jeder seiner (aufgrund der Bestimmungen des AMG bestehenden) Verpflichtung zur Deckungsvorsorge nachkommen muss. Absatz 3 der Leitlinie dient der Verhinderung einer faktisch über § 15 hinausgehenden Abgabe von Mustern, indem diese anders gekennzeichnet werden als die Verkaufsware.

V. Spruchpraxis

137 – Die Abgabe einer **10er Packung** eines Arzneimittels mit je 30 Tabletten als Muster durch einen Außendienstmitarbeiter eines pharmazeutischen Unternehmens an einen niedergelassenen Arzt stellt keine kodexkonforme Musterabgabe dar (FS I 2005.10-98).[139]
– Es stellt einen Verstoß gegen § 15 dar, wenn die Abgabemenge von zwei Mustern der kleinsten Packungsgröße eines Arzneimittels pro Arzt/pro Jahr dadurch überschritten wird, dass außer dem Mitgliedsunternehmen vier **weitere Konzerngesellschaften** Muster des Arzneimittels jeweils bis zur zulässigen Höchstmenge abgeben, ohne dass diese Konzerngesellschaften das Arzneimittel im eigenen Namen in den Verkehr bringen (FS I 2007.12-218 (a)).[140]

---

[138] So auch *Rehmann,* AMG, 3. Aufl. 2008, § 10, Rdnr. 15.
[139] Entscheidung zu § 7 Abs. 1 i. d. F. v. 16. 2. 2004, www.fs-arzneimittelindustrie.de.
[140] Entscheidung zu § 7 Abs. 1 i. d. F. v. 16. 2. 2004, www.fs-arzneimittelindustrie.de (=PharmR 2009, 105).

B. Kodex – Erläuterungen (§ 17)

§ 16 Verbot der Fernbehandlung / Beantwortung individueller Anfragen
Die Erkennung oder Behandlung von Krankheiten ist den Ärzten vorbehalten. Auf Anfragen, die sich auf eine individuelle Therapiesituation beziehen, soll das Unternehmen dem Anfragenden raten, einen Arzt zu konsultieren.

Übersicht

	Rdnr.
I. Vorbemerkung	138
II. Arztvorbehalt (Satz 1)	139
III. Verhaltenspflichten für Unternehmer (Satz 2)	140

I. Vorbemerkung

Die Regelung des Verbots der Fernbehandlung bzw. der Beantwortung individueller Anfragen beruht auf Art. 8.01 **EFPIA-Kodex**. Sie entspricht zudem dem **ärztlichen Berufsrecht**. 138

II. Arztvorbehalt (Satz 1)

Wer den ärztlichen Beruf ausüben will, bedarf gemäß § 2 Abs. 1 der Bundesärzteordnung (BÄO) der Approbation. Die Ausübung der ärztlichen Heilkunde ist in Deutschland ausschließlich Personen vorbehalten, die nach Maßgabe der BÄO die Bezeichnung „Arzt" oder „Ärztin" tragen dürfen. Zudem gilt das Fernbehandlungsverbot. Dementsprechend sieht § 7 Abs. 3 MBO-Ä vor, dass Ärzte individuelle ärztliche Behandlung, insbesondere auch Beratung, weder ausschließlich brieflich noch in Zeitungen oder Zeitschriften noch ausschließlich über Kommunikationsmedien oder Computerkommunikationsnetze durchführen dürfen. Dies bedeutet gleichzeitig ein Verbot für pharmazeutische Unternehmer, Fragen von Patienten, die sich auf eine **konkrete individuelle Therapie** beziehen, persönlich oder über Kommunikationsmedien zu beantworten. 139

III. Verhaltenspflichten für Unternehmer (Satz 2)

Den Unternehmen ist es nicht gestattet, bei Anfragen von Personen, die sich auf eine individuelle Therapiesituation beziehen, diese zu beraten. Vielmehr hat das Unternehmen die Pflicht, in einem solchen Fall den Anfragenden darauf zu verweisen, **einen Arzt zu konsultieren**. 140

4. Abschnitt: Zusammenarbeit

§ 17 Verordnungen und Empfehlungen
Es ist unzulässig, Angehörigen der Fachkreise oder Dritten für die Verordnung und die Anwendung eines Arzneimittels oder die Empfehlung eines Arzneimittels gegenüber dem Patienten ein Entgelt oder einen sonstigen geldwerten Vorteil anzubieten, zu gewähren oder zu versprechen.

Übersicht

	Rdnr.
I. Vorbemerkung	141
II. Verbot der Vergütung des Verordnungsverhaltens von Ärzten	142
III. Spruchpraxis	143

I. Vorbemerkung

141 Die Regelung entspricht § 4 Abs. 6 der Ursprungsfassung des Kodex vom 16. 2. 2004 und steht im Einklang mit Art. 10.01 **EFPIA-Kodex**.

II. Verbot der Vergütung des Verordnungsverhaltens von Ärzten

142 Diese Regelung konkretisiert § 6 Abs. 1 Nr. 1 und entspricht dem berufsrechtlichen Verbot, für die Verordnung oder die Anwendung eines Arzneimittels oder die Empfehlung eines Arzneimittels ein Entgelt oder einen sonstigen geldwerten Vorteil anzunehmen (§ 34 Abs. 1 MBO-Ä). Daher soll es nach dem Kodex auch dem pharmazeutischen Unternehmen und deren Mitarbeitern verboten sein, ein derartiges Entgelt anzubieten, zu gewähren oder auch nur zu versprechen (FS I 2006.6–127).[141] Dies gilt auch dann, wenn diese Entgelte oder Vorteile **Dritten** (etwa Familienangehörigen oder Mitarbeitern des Arztes) (vgl. § 6 Abs. 1 Satz 2, Rdnr. 70) zufließen oder zufließen sollen. Dementsprechend stellt auch die Einladung von Ärzten zur Teilnahme an Fortbildungsveranstaltungen einen Verstoß gegen § 17 dar, wenn im Vorfeld bereits ein bestimmtes Verschreibungsverhalten erwartet wird, um die Fortbildungsveranstaltung finanzieren und durchführen zu können (FS I 2005.1-55).[142]

III. Spruchpraxis

143 – Die Einladung zu einer Fortbildungsveranstaltung ist unzulässig, wenn dafür **im Vorfeld ein bestimmtes Verschreibungsverhalten** erwartet wird (FS I 2005.1-55).[143]
– Die Bezahlung einer Aufwandsentschädigung von 6 Euro pro Kunde für die Befragung durch einen Apotheker zur Akzeptanz eines Arzneimittels ist nicht kodexkonform, sofern die Teilnahme an der Befragung gleichzeitig die **Bestellung von Arzneimitteln** im Gegenwert von 200 Euro voraussetzt (FS I 2006.6-127).[144]

---

§ 18 Vertragliche Zusammenarbeit mit Angehörigen der Fachkreise

(1) Unternehmen dürfen Angehörige der Fachkreise („Vertragspartner") mit der Erbringung entgeltlicher Leistungen (z. B. für Vortragstätigkeit, Beratung, klinische Prüfungen, nichtinterventionelle Studien einschließlich Anwendungsbeobachtungen, die Teilnahme an Sitzungen von Beratungsgremien, die Durchführungen von Schulungsveranstaltungen oder für die Mitwirkung an Marktforschungsaktivitäten) nur unter folgenden Voraussetzungen beauftragen:
1. Vertragspartner und Unternehmen müssen sich vor der Aufnahme der Leistungen auf einen schriftlichen Vertrag einigen, aus dem sich die zu erbringenden Leistungen sowie die hierfür geschuldete Vergütung ergeben.
2. Es muss ein berechtigter Bedarf an den zu erbringenden Leistungen sowie an dem Vertragsschluss mit dem Vertragspartner eindeutig feststellbar sein.
Bei der durch den jeweiligen Vertragspartner zu erbringenden vertraglichen Leistung muss es sich um eine wissenschaftliche oder fachliche Tätigkeit für das Unternehmen handeln, wozu auch Ausbildungszwecke zählen (Verbot von „Scheinverträgen").
3. Die Auswahl der Vertragspartner muss dem jeweiligen Bedarf entsprechen.
4. Die Anzahl der beauftragten Vertragspartner darf nicht größer sein als die für die Erfüllung der vorgesehenen Aufgaben vernünftiger Weise erforderliche Zahl.
5. Das Unternehmen hat das Vertragsverhältnis und die erbrachten Leistungen zu dokumentieren. Die wesentlichen Dokumente sind für einen Zeitraum von mindestens

---

[141] Siehe www.fs-arzneimittelindustrie.de.
[142] Entscheidung zu § 1 Abs. 1 i. d. F. v. 16. 2. 2004, www.fs-arzneimittelindustrie.de.
[143] Entscheidung zu § 3 Abs. 1 und § 4 Abs. 6 i. d. F. v. 16. 2. 2004, www.fs-arzneimittelindustrie.de.
[144] Siehe www.fs-arzneimittelindustrie.de.

1 Jahr nach Beendigung der Vertragsverhältnisses aufzubewahren. Das Unternehmen hat ferner die erbrachten Leistungen in geeigneter Weise zu verwenden.

6. Die Vergütung darf nur in Geld bestehen und muss zu der erbrachten Leistung in einem angemessenen Verhältnis stehen. Bei der Beurteilung der Angemessenheit kann unter anderem die Gebührenordnung für Ärzte einen Anhaltspunkt bieten. Dabei können auch angemessene Stundensätze vereinbart werden, um den Zeitaufwand zu berücksichtigen.

Den Vertragspartnern können zudem nach Maßgabe von Abs. 4 die in Erfüllung der ihnen obliegenden vertraglichen Leistungen entstehenden angemessenen Auslagen und Spesen erstattet werden.

7. Der Abschluss von Verträgen darf nicht zum Zwecke der Beeinflussung von Therapie-, Verordnungs- und Beschaffungsentscheidungen oder zu bloßen Werbezwecken missbraucht werden. Dies gilt auch für klinische Studien und Anwendungsbeobachtungen sowie alle anderen Studien oder Datenerhebungen (einschließlich retrospektiver Untersuchungen).

(2) Die Unternehmen müssen ihre Vertragspartner verpflichten, im Rahmen ihrer Publikationen, Vorträge und anderen öffentlichen Äußerungen auf ihre Tätigkeit für das Unternehmen hinzuweisen, sofern der Gegenstand der öffentlichen Äußerungen gleichzeitig Gegenstand der Vertragsbeziehung oder irgendein anderer das Unternehmen betreffender Gegenstand ist. Dasselbe gilt entsprechend für angestellte ärztliche Mitarbeiter des Unternehmens, soweit sie außerhalb ihrer Tätigkeit für das Unternehmen ihren ärztlichen Beruf (als niedergelassener Arzt oder Klinikarzt) weiter ausüben. Bereits bestehende Verträge sind bei nächster Gelegenheit (z. B. bei Vertragsverlängerungen) entsprechend zu ergänzen.

(3) Die in Abs. 1 und 2 geregelten Anforderungen an die vertragliche Zusammenarbeit sind nicht anwendbar auf die Erbringung nicht wiederkehrender, vereinzelter Leistungen von Angehörigen der Fachkreise im Zusammenhang mit Marktforschungsaktivitäten (z. B. kurze Telefoninterviews), sofern die Vergütung hierfür geringfügig ist. Zur Auslegung des Begriffs „geringfügig" im Sinne dieser Bestimmung erlässt der Vorstand des Vereins verbindliche Leitlinien nach § 6 Abs. 2.

(4) Sofern ein Vertragspartner im Rahmen seiner vertraglichen Tätigkeit für das Unternehmen an internen oder externen Aus- und Weiterbildungsveranstaltungen teilnimmt, gelten die Regelungen von § 20 entsprechend (etwa zur Auswahl des Tagungsortes und/oder der Tagungsstätte, für die Erstattung der Reise- und Übernachtungskosten sowie das Verbot von Unterhaltungs- und Freizeitprogrammen). Dasselbe gilt für die Teilnahme von Vertragspartnern an Beratertreffen (sog. Advisory Board Meetings) oder die Teilnahme an Prüfertreffen (sog. Investigator Meetings) für klinische oder nichtinterventionelle Studien.

(5) Den Vertragspartnern oder Dritten darf kein Entgelt dafür gewährt werden, dass sie bereit sind, Pharmaberater zu empfangen oder von anderen Unternehmensangehörigen Informationen entgegen zu nehmen.

Leitlinie

des Vorstandes des FSA gemäß § 6 Abs. 2 i. V. m. § 18 Abs. 3 Satz 2 zur Auslegung des Begriffs „geringfügig" (§ 18 Abs. 3 Satz 1) (Stand: Juli 2008)

Nach § 18 Abs. 3 Satz 1 sind die in § 18 Abs. 1 und 2 geregelten Anforderungen an die vertragliche Zusammenarbeit mit Angehörigen der Fachkreise nicht auf die Erbringung nicht wiederkehrender, vereinzelter Leistungen im Zusammenhang von Marktforschungsaktivitäten (z. B. kurze Telefoninterviews) anwendbar, sofern die Vergütung hierfür „geringfügig" ist.

Eine Vergütung im Sinne von § 18 Abs. 3 Satz 1 ist dann „geringfügig", sofern sie einen Betrag von EUR 50,00 nicht überschreitet.

Übersicht

	Rdnr.
I. Vorbemerkung	144
II. Allgemeines	145
III. Voraussetzungen für die Zusammenarbeit (Abs. 1)	146

Kapitel 11. FSA-Kodex Fachkreise

	Rdnr.
1. Schriftform (Nr. 1)	146
2. Berechtigter Bedarf und Verbot von Scheinverträgen (Nr. 2)	149
3. Auswahl der Vertragspartner (Nr. 3)	152
4. Anzahl der Vertragspartner (Nr. 4)	153
5. Dokumentationspflicht (Nr. 5)	154
6. Vergütung ärztlicher Leistungen (Nr. 6)	155
a) Vergütung in Geld	156
b) Angemessenheit der Vergütung	159
c) Erstattung von Auslagen und Spesen	161
7. Beeinflussungsverbot (Nr. 7)	162
8. Besonderheiten bei Verträgen mit Klinikärzten	163
IV. Hinweispflicht (Abs. 2)	168
V. Nicht wiederkehrende Leistungen (Abs. 3)	169
VI. Teilnahme an Weiterbildungsveranstaltungen (Abs. 4)	170
VII. Verbot der Vergütung des Empfanges von Pharmaberatern (Abs. 5)	171
VIII. Spruchpraxis	173

I. Vorbemerkung

144 Im Zuge der Neufassung des Kodex vom 18. 1. 2008 wurde die Regelung zur vertraglichen Zusammenarbeit erheblich ergänzt. Ihrem Grundgedanken nach entspricht die Regelung § 4 des Kodex i. d. F. vom 16. 2. 2004, wobei der dortige Abs. 6 nunmehr eigenständig unter § 17 gefasst ist. Die Bestimmung spiegelt ferner weitestgehend Art. 14 **EFPIA-Kodex,** welcher seinerseits ebenfalls neu gefasst wurde, sowie auch Art. 9.01 EFPIA-Kodex wieder. Abs. 2 ist vor dem Hintergrund der Vorgabe in Art. 7.02 EFPIA-Kodex am Ende (insbesondere durch Einfügung von Satz 2) um Beispiele konkretisiert worden, die auch von der Ursprungsfassung des Kodex schon erfasst waren.

II. Allgemeines

145 Die Bestimmung regelt die **allgemeinen Voraussetzungen für die vertragliche Zusammenarbeit mit Angehörigen der Fachkreise,** die für alle Beziehungen zwischen der pharmazeutischen Industrie und den Angehörigen der Fachkreise gelten, die den Austausch von Leistungen und Gegenleistungen zum Gegenstand haben. Damit wurde eine Ausweitung des Anwendungsbereichs vorgenommen. Denn die Fassung des § 18 FSA-Kodex vom 2. 12. 2005 war lediglich auf Ärzte anwendbar. Durch die Neufassung sind also auch Verträge der Industrie z. B. mit Apothekern, Krankenpflegern oder Hebammen erfasst. Allerdings sollen die Regelungen des § 18 FSA-Kodex nicht die Lieferverhältnisse der Industrie mit Apotheken oder Großhändlern etc., sondern nur die Erbringung von (Dienst-) Leistungen durch Vertragspartner gegenüber pharmazeutischen Unternehmen betreffen. Diese Bestimmung ist damit etwa auf Verträge über klinische Prüfungen und Anwendungsbeobachtungen, Berater- und Autorenverträge sowie auf alle anderen Vertragsbeziehungen zwischen pharmazeutischen Unternehmen und Angehörigen der Fachkreise anwendbar. Im Hinblick auf Verträge über nichtinterventionelle Studien (einschließlich Anwendungsbeobachtungen) enthält § 19 zusätzliche Anforderungen (Rdnr. 174 ff.). Der Umstand, dass § 18 nicht auch die Vertragsverhältnisse mit medizinischen Einrichtungen erfasst, bedeutet nicht, dass diese Verhältnisse völlig ungeregelt wären. Hierzu sind §§ 25 und 26 sowie die Bestimmungen des Gemeinsamen Standpunkts (siehe hierzu § 24) einschlägig.

III. Voraussetzungen für die Zusammenarbeit (Abs. 1)

1. Schriftform (Nr. 1)

146 Entgeltliche Leistungen von Angehörigen der Fachkreise für pharmazeutische Unternehmen dürfen nur unter engen Voraussetzungen erbracht werden. Welche Voraussetzungen erfüllt sein müssen regelt Abs. 1 in seinen Nr. 1 bis 7. Zunächst darf eine Leistung nur auf der **Grundlage eines schriftlichen Vertrages** erbracht werden, welcher sowohl die zu erbringenden Leistungen als auch die Höhe der geschuldeten Vergütung festlegt. Diese Regelung orientiert sich an § 33 Abs. 1 Satz 2 MBO-Ä, wonach „Verträge über die Zusammenarbeit […] schriftlich abzuschließen" sind. Sie zielt auf eine **nachprüfbare Dokumentation** der Leistungsbeziehungen von pharmazeutischen Unternehmen mit Ärzten. Dies ist auch deshalb von Bedeutung, da die Ärztekammern von Ärzten nach Maßgabe des ärztlichen Berufsrechts die Vorlage von Verträgen mit der Industrie verlangen können (§ 33 Abs. 3 Satz 2 a. E. MBO-Ä). Die Regelung stellt daher u. a. auf Seiten der Industrie sicher, dass Ärzte dieser berufsrechtlichen Verpflichtung auch nachkommen können.

147 Es sollte beachtet werden, dass durch die Neufassung des § 18 vom 18. 1. 2008 eine Änderung dahingehend erfolgt ist, dass die schriftliche Einigung der Vertragsparteien **vor Aufnahme der Leistungen** erfolgen muss. Bei formalistischer Betrachtungsweise könnte sich aus diesem Umstand folgende Problemstellung ergeben: Verträge mit Angehörigen der Fachkreise unterliegen häufig einer Genehmigungspflicht seitens des Dienstherrren (siehe dazu Kap. 2 Rdnr. 35 ff.). Da im Falle des Nichtvorliegens dieser Genehmigung nicht unerhebliche Risiken für beide Parteien drohen, werden diese Verträge in der Praxis zum Teil in der Form gestaltet, dass die Wirksamkeit des Vertrages unter der aufschiebenden Bedingung der Genehmigungserteilung steht. In der Folge ist der Vertrag bis zur Erteilung der Genehmigung **schwebend unwirksam**.¹⁴⁵ Daher könnte man an dem Vorliegen eines Vertrags i. S. d. § 18 Abs. 1 Nr. 1 zweifeln.¹⁴⁶ Eine solche Auslegung kann aber aus verschiedenen Gründen nicht überzeugen. Denn zum einen spricht bereits der Wortlaut des § 18 Abs. 1 Nr. 1 nur davon, dass sich die Parteien „auf einen schriftlichen Vertrag einigen" müssen. Ein wirksamer Vertragsschluss i. e. S. wird von § 18 Abs. 1 Nr. 1 nicht gefordert. Das ist auch nach der ratio der Norm nicht nötig, denn wenn dem **Schriftformerfordernis i. S. d. § 126 BGB** genügt wurde, also beide Parteien ihre Willenserklärungen in einer unterzeichneten Urkunde dokumentiert haben, sind die notwendigen Voraussetzungen für eine transparente Vertragsbeziehung erfüllt. Anderenfalls würden auch nachträglich eintretende Wirksamkeitshindernisse wie z. B. eine Anfechtung rückwirkend zur Kodexwidrigkeit eines Vertrags führen. Spätestens an diesem Beispiel wird deutlich, dass die Auffassung, § 18 Abs. 1 Nr. 1 setze nicht nur die Unterschriften der Vertragsparteien sondern auch die Wirksamkeit des Vertrags voraus, nicht haltbar ist.

148 Das Schriftformerfordernis des Abs. 1 wird seinem Sinn und Zweck nur dann gerecht, wenn sich aus dem Vertrag die geschuldeten Leistungen und Gegenleistungen **eindeutig ergeben**. Dies bedeutet, dass insbesondere die von dem Arzt oder anderen Angehörigen der Fachkreise als Gegenleistung für eine bestimmte Vergütung zu erbringenden Leistungen in dem Vertrag im Einzelnen **nachvollziehbar aufgeführt werden** müssen. Ein Dokument, aus dem dies nicht hervorgeht, erfüllt die Voraussetzungen eines „schriftlichen Vertrages" i. S. v. Abs. 1 nicht. In der Praxis war es vor Einführung des Kodex häufig üblich, etwa die Referententätigkeit von niedergelassenen Ärzten für pharmazeutische Unternehmen im Rahmen der von diesen Unternehmen veranstalteten Fort- und Weiterbildungsveranstaltungen auf mündliche Vereinbarungen zu gründen. In solchen Fällen wurden allein die Honorare schriftlich abgerechnet. Das Vorliegen schriftlicher Rechnungen, die lediglich das Honorar ausweisen, entspricht dem Schriftformerfordernis von Abs. 1 nicht. Darüber hinaus muss die vertragliche Vereinbarung vor Aufnahme der Leistungen vorliegen, während eine Rechnung nach Erbringung solcher Leistungen gestellt wird. Vielmehr ist ein Vertrag erforderlich, aus dem neben der Höhe der Vergütung das genaue Thema der Tätigkeit sowie der gegebenenfalls erforderliche zeitliche Vorbereitungs- und Durchführungsaufwand der Referententätigkeit hervorgehen (FS I 2004.10-40).¹⁴⁷ So ist es

---

¹⁴⁵ Siehe dazu *Palandt*, BGB, 68. Aufl. 2009, § 158, Rdnr. 1 ff.
¹⁴⁶ Zu dieser Problematik siehe *Geiger*, A&R 2008, 195, 196.
¹⁴⁷ Entscheidung zu § 4 Abs. 1 bis 3 i. d. F. v. 16. 2. 2004, www.fs-arzneimittelindustrie.de.

beispielsweise nicht als ausreichend angesehen worden, in einem Beratungsvertrag die Beratertätigkeit anhand der allgemeinen Beschreibung „Marktbeobachtung inklusive Sammeln von Werbematerialien" zu kennzeichnen. Dies soll nach der Spruchpraxis des FSA keine eindeutige Beschreibung der Beratungsleistung darstellen (FS I 2006.9-140).[148] Aufgrund der möglichen Vorlagepflicht dieser Verträge durch die betroffenen Ärzte gegenüber den Ärztekammern liegt ein ausführlicher Vertrag nicht zuletzt auch im **Interesse der ärztlichen Vertragspartner.** Entscheidend ist dabei, dass die für einen Nachvollzug der vereinbarten Leistungen und Gegenleistungen erforderlichen Angaben aus dem Vertrag hervorgehen. Dies muss nicht unbedingt in der typischen äußeren Form eines Vertrages erfolgen. Vielmehr kann eine derartige Vereinbarung auch **in Briefform** oder dem Austausch von Briefen erfolgen, sofern derartige Dokumente die erforderlichen Informationen enthalten.

2. Berechtigter Bedarf und Verbot von Scheinverträgen (Nr. 2)

149   Ferner ist es unzulässig, wenn ein Vertrag mit einem Vertragspartner nur zum Schein geschlossen wird („Scheinvertrag"), um dem Vertragspartner unter dem „Deckmantel des Vertrages" einen Vorteil zukommen zu lassen. Es muss daher immer ein **berechtigter Bedarf** an den zu erbringenden Leistungen eindeutig feststellbar sein. Diese Regelung ist im Kern nicht neu. In der vorherigen Fassung des Kodex vom 2. 12. 2005 war bereits in § 18 Abs. 2 Satz 2 das Verbot enthalten, klinische Studien, Anwendungsbeobachtungen, usw. zum Zwecke der Beeinflussung zu missbrauchen, was letztlich auch auf ein nachvollziehbares und berechtigtes Interesse des beteiligten Unternehmens abstellt (siehe Rdnr. 162).[149] Dieses Interesse wurde auch über den Wortlaut von Satz 2 a. F. hinaus, der sich auf Studien bezog, als Voraussetzung für alle anderen Verträge angesehen.[150] Durch die Neuregelung ist diese vormalige Auffassung **ausdrücklich in den Kodex aufgenommen** worden. Eine darüber hinausgehende Regelung im Sinne eines inhaltlichen Eingriffs in die unternehmerische Entscheidungsfreiheit der Mitgliedsunternehmen durch den FSA ist weder intendiert noch steht sie zu befürchten.[151]

150   Die Bestimmung steht auch im Einklang mit dem ärztlichen Berufsrecht. Nach den Erläuterungen der Bundesärztekammer zu § 33 MBO-Ä ist bei Verträgen zwischen der Industrie und Ärzten „kritisch zu prüfen, ob Austauschverträge lediglich dazu dienen, der Sache nach einseitige Zuwendungen zu verdecken oder das Verbot der einseitigen Zuwendungen zu umgehen".[152] Ein entsprechender berufsrechtlicher Verstoß wird danach z. B. dann angenommen, wenn dem Arzt allein der Zeitaufwand für die Teilnahme an produktbezogenen Veranstaltungen (etwa die Teilnahme an einem eintägigen Qualitätszirkel, der sich ausschließlich mit der Anwendung eines bestimmten Arzneimittels befasst) ersetzt wird und dem keine Gegenleistung des Arztes für das Unternehmen gegenübersteht. Dementsprechend hat der FSA die Vergütung von Ärzten für die Teilnahme an einem „**Erfahrungsaustausch**" im Sinne einer bloßen Diskussion über bestimmte Themen im Rahmen einer internen Fortbildungsveranstaltung als Verstoß gegen Abs. 2 und 3 i. V. m. § 18 Abs. 8 bewertet (FS I 2005.9–91).[153] An einer wissenschaftlich oder fachlich gerechtfertigten Tätigkeit fehlt es auch, wenn das Unternehmen ärztliche Stellungnahmen oder Datenbögen vergütet, an denen aus Sicht des Unternehmens **kein Interesse besteht**.

151   Der Begriff der „**fachlichen Tätigkeit**" i. S. v. Abs. 1 Nr. 2 ist weit zu verstehen. Eine „fachliche Tätigkeit" liegt nicht nur dann vor, wenn ein Vertragspartner für ein Unternehmen etwa als Referent oder Berater auf dem Gebiet der Medizin oder Pharmazie tätig ist.

---

[148] Entscheidung zu § 18 i. d. F. v. 5. 12. 2005, www.fs-arzneimittelindustrie.de.
[149] Das Beeinflussungsverbot i. R. v. Studien findet sich jetzt in § 18 Abs. 1 Nr. 7.
[150] Vgl. die Vorauflage (2. Aufl. 2007), Kapitel 11, Rdnr. 146.
[151] Solche Bedenken äußert *Geiger,* A&R 2008, 195, 196 f.
[152] Siehe www.bundesaerztekammer.de/30/Berufsordnung/11Zusammenarbeit.html.
[153] Entscheidung zu § 4 Abs. 2 und 3 i. d. F. v. 16. 2. 2004, www.fs-arzneimittelindustrie.de.

Unter eine „fachliche" Tätigkeit fällt vielmehr beispielsweise auch der Abschluss eines Vertrages mit einem niedergelassenen Arzt als Veranstalter eines medizinischen Fachkongresses über einen **Ausstellungsstand,** wenn das pharmazeutische Unternehmen ein nachvollziehbares und gerechtfertigtes Interesse an der Präsentation seiner Arzneimittel oder der Auslage von Produktinformationen anlässlich dieser Fachveranstaltung hat. Dabei muss die von dem Unternehmen zu zahlende Standgebühr angemessen und nicht überhöht sein und die entsprechende Fachveranstaltung einen Besucherkreis haben, der für die Vermittlung der entsprechenden Informationen des Unternehmens von Interesse ist. Auch die Teilnahme an einem **„Berater-Workshop"** ist eine „fachliche Tätigkeit" und darf gegen Zahlung einer Vergütung erfolgen, wenn der weit überwiegende Teil des Workshops durch die Teilnehmer fachlich und wissenschaftlich bestritten wird und für das Unternehmen ein Nutzen (z.B. Marktforschung) festgestellt werden kann (FS I 2005.12-104).[154] Die **Abgrenzung** zwischen internen Fortbildungsveranstaltungen und vergütungsfähigen Berater-Workshops kann sich im Einzelfall als problematisch erweisen. Maßgeblich ist letztlich die Frage, welchen Anteil die produktspezifischen Informationen des Unternehmens an der Veranstaltung einnehmen. In diesen Fällen kann der Durchführung und Moderation eines Workshops durch einen **unabhängigen Dritten,** der keinen näheren Einblick in ein Unternehmen und dessen Produktpalette hat, eine **indizielle Wirkung** zukommen. Nach der Spruchpraxis des FSA spricht die Beauftragung eines unabhängigen Dritten dafür, dass es sich bei der Veranstaltung um einen vergütungsfähigen Berater-Workshop handelt (FS I 2006.2–113).[155] Allerdings kann aus dieser Entscheidung gleichzeitig nicht abgeleitet werden, dass bei Durchführung und Moderation des Workshops durch **unternehmenseigene Mitarbeiter** der Charakter einer vergütungsfähigen Teilnahme ausgeschlossen wäre. Zu einer „fachlichen Tätigkeit" im Sinne von Abs. 1 Nr. 2 zählen auch Ausbildungszwecke.

3. Auswahl der Vertragspartner (Nr. 3)

Absatz 1 Nr. 3 legt fest, dass die Auswahl der Vertragspartner **dem jeweiligen Bedarf** entsprechen muss und entspricht damit dem Art. 14.01 (b) EFPIA-Kodex. Die Regelung bedeutet, dass die Unternehmen nur solche Vertragspartner mit der Durchführung von Leistungen beauftragen dürfen, die einem festgestellten Beratungsbedarf in jeder Hinsicht (insbesondere hinsichtlich der qualitativen Voraussetzungen) entsprechen. 152

4. Anzahl der Vertragspartner (Nr. 4)

Absatz 1 Nr. 4 setzt wiederum Art. 14.01 (d) EFPIA-Kodex um und legt die Anzahl der Vertragspartner dahingehend fest, dass sich diese Anzahl an der zu erfüllenden Aufgabe zu orientieren hat und daher nicht größer als die für die Erfüllung der vorgesehenen Aufgabe **vernünftiger Weise erforderliche Zahl** sein darf. 153

5. Dokumentationspflicht (Nr. 5)

Die von den Vertragspartnern erbrachten Leistungen sind von den Unternehmen zu **dokumentieren** und über einen **Zeitraum von einem Jahr aufzubewahren.** Damit geht diese Regelung des FSA über den EFPIA-Kodex hinaus, welcher in Art. 14.01 (e) EFPIA-Kodex lediglich eine Dokumentationspflicht verlangt, nicht aber auch eine Aufbewahrungsfrist festlegt. Der Aufbewahrungszeitraum von einem Jahr knüpft an § 4 Abs. 2 FSA-Verfahrensordnung an, wonach Beanstandungen nicht behandelt werden, sofern die entsprechenden Vorgänge länger als ein Jahr zurückliegen. Vor diesem Hintergrund ist auch eine entsprechende Aufbewahrungspflicht sachgerecht. Hiervon zu unterscheiden ist die in § 19 Abs. 1 Ziff. 11 Satz 2 geregelte **Aufbewahrungspflicht von zehn Jahren für** 154

---

[154] Entscheidung zur Abgrenzung von § 4 zu § 6 i.d.F. v. 16. 2. 2004, www.fs-arzneimittelindustrie.de.
[155] Entscheidung zu § 20 Abs. 2, www.fs-arzneimittelindustrie.de (= PharmR 2006, 342).

die Zusammenfassung der **Studienergebnisse** bei nichtinterventionellen Studien (siehe hierzu Rdnr. 200).

6. Vergütung ärztlicher Leistungen (Nr. 6)

155 Absatz 1 Nr. 6, welcher § 18 Abs. 3 in der Fassung vom 2. 12. 2005 entspricht, regelt in welcher Form die Vergütung vertraglicher Leistungen von Angehörigen der Fachkreise durch pharmazeutische Unternehmen zu erfolgen hat und welche Kriterien für die Höhe der Bemessung der Vergütung anzulegen sind. Von wesentlicher Bedeutung für die Lauterkeit der Vergütung ärztlicher Leistungen ist hierbei deren **Angemessenheit**.

a) Vergütung in Geld

156 Die Vergütung vertraglich geschuldeter Leistungen darf **nur in Geld** erfolgen. Diese Bestimmung verfolgt den Zweck, die Angemessenheit der Vergütung derartiger Leistungen genauer beurteilen zu können. Dies ist nicht ohne weiteres der Fall, wenn die Vergütung in der **Gewährung von Gegenständen** (etwa Geräten, Fachliteratur oder sonstige Leistungen etc.) statt in Geld bestehen würde. Es ist nämlich nur selten problemlos möglich, den genauen Wert dauerhaft überlassener Geräte, sonstiger Leistungen oder von Nutzungsvorteilen zu bestimmen. Zudem ist die Vergütung mit Gegenständen im Wirtschaftsleben generell unüblich und hat daher in der öffentlichen Wahrnehmung häufig ein „Geschmäckle". Insbesondere wenn es sich bei den gewährten Gegenständen um hochwertige elektronische Geräte handelt, wird in dieser Art der Vergütung *per se* der Versuch einer unsachlichen Beeinflussung des jeweiligen Arztes gesehen. Derartige Fälle können auch in das Visier staatsanwaltschaftlicher Ermittlungen geraten, was unabhängig vom Ausgang eines solchen Ermittlungsverfahrens doch zumindest zu einem erheblichen Reputationsverlust des betroffenen Unternehmens führen kann.[156]

157 Diese Regelung des Abs. 1 Nr. 6 wirft in der praktischen Umsetzung verschiedene Fragen auf. Sie schließt zunächst zwar die Gewährung von Geräten als Vergütung oder Vergütungsbestandteilen aus, nicht aber die sog. **„Beistellung"** von Geräten, wenn diese zur Durchführung etwa einer Forschungskooperation oder einer anderen Kooperationsform im Rahmen eines Vertrages für die Dauer der Kooperation überlassen werden. In der Praxis können bestimmte Forschungsvorhaben oftmals nur dann durchgeführt werden, wenn hierzu dem jeweiligen Vertragspartner etwa bestimmte **Diagnosegeräte** überlassen werden, um hierdurch eine einheitliche Diagnostik und damit eine Vergleichbarkeit der erhobenen medizinischen Daten im Rahmen eines Forschungsprojekts oder einer Datenerfassung etc. sicherzustellen. Bei der nur vorübergehenden Überlassung solcher Diagnosegeräte handelt es sich deshalb **nicht um einen Vergütungsbestandteil**, sondern um das Vorliegen einer „Beistellung". In der Praxis ist teilweise nicht ohne weiteres zu bestimmen, ob es sich bei der Überlassung eines Gerätes um eine nach dem Kodex zulässige „Beistellung" oder um eine nach dem Kodex unzulässige Überlassung eines Gerätes als (Teil der) Vergütung handelt. Dies kann oft nur unter Berücksichtigung aller Umstände des Einzelfalls entschieden werden. Indikatoren für das Vorliegen einer „Beistellung" sind, dass das Gerät ausschließlich für die Dauer der Zusammenarbeit überlassen oder die Verwendung des Gerätes auf den ausschließlichen Einsatz im Rahmen der jeweiligen Zusammenarbeit begrenzt wird. Ist dies der Fall, ist regelmäßig von einer „Beistellung" eines Gerätes und nicht von einem unzulässigen Vergütungsbestandteil nach Abs. 1 Nr. 6 auszugehen. Um zulässige Beistellungen (zur steuerrechtlichen Bewertung Kap. 8 Rdnr. 47 ff.) eindeutig von dem Anwendungsbereich des Abs. 1 Nr. 6 abzugrenzen, ist **dringend zu empfehlen,** die Verwendung des Diagnosegerätes auf den ausschließlichen Einsatz im Rahmen der Forschungskooperation sowie auf die Dauer dieser Kooperation vertraglich zu begrenzen (vgl.

---

[156] Vgl. zu den jüngsten Entwicklungen den Artikel „Staatsanwaltschaft ermittelt gegen Ärzte", Handelsblatt v. 21. 7. 2009 sowie den Artikel „iPods für den Doktor", Spiegel-Online v. 21. 7. 2009, abrufbar unter www.spiegel.de/wirtschaft/0,1518,637278,00.html.

hierzu auch FS I 2006.1-109).¹⁵⁷ Um eine zulässige Beistellung handelt es sich auch, wenn einem Arzt im Zusammenhang eines (Rahmen-) Referentenvertrages von dem Unternehmen, für das er als Referent tätig werden soll, ein **Laptop**, ein **Overhead-Projektor** oder ein **Beamer** zur Verfügung gestellt wird, die er für seine Vorträge benötigt. Allerdings sollte auch hier die Verwendung dieser Geräte in dem (Rahmen-) Referentenvertrag auf den ausschließlichen Einsatz im Zusammenhang der Vertragstätigkeit des Arztes für das Unternehmen begrenzt werden, da andernfalls ein Verstoß gegen Abs. 1 Nr. 6 in Betracht kommen würde.

Es handelt sich auch **nicht um einen Vergütungsbestandteil**, wenn das pharmazeutische Unternehmen als Auftraggeber eines Projekts eigene Mitarbeiter zur **Einweisung** in die Anwendung von Geräten oder zur **Unterstützung** bei der Anwendung durch den ärztlichen Vertragspartner oder die Klinik abstellt, sofern dies der Durchführung des Projektes dient. Die Unterstützung und Mitwirkung von Mitarbeitern des pharmazeutischen Unternehmens ist auch in **anderen Bereichen** nicht unüblich. Sofern für Referate etwa, die im Auftrag eines pharmazeutischen Unternehmens von einem ärztlichen Vertragspartner erarbeitet werden, z. B. bestimmte Formate der Präsentationsslides oder eine bestimme grafische Aufarbeitung der von dem Referenten vorzutragenden Themen verlangt werden, wird dies vielfach durch Mitarbeiter des pharmazeutischen Unternehmens unterstützt oder erledigt. Dies ist insbesondere dann der Fall, wenn hierfür entweder eine besondere Software benötigt wird, die dem Referenten nicht zur Verfügung steht, die Anwendung einer solchen Software erst von dem Referenten eine zeitintensive Einarbeitung erfordern müsste oder aber die Qualität der entsprechenden Vortragsslides bei einer Aufarbeitung durch den Referenten selbst nicht den entsprechenden Anforderungen genügen würde. **158**

b) Angemessenheit der Vergütung

Die **Beurteilung der Angemessenheit** von Leistung und Gegenleistung ist nicht immer einfach. Ob Leistung und Gegenleistung in einem angemessenen Verhältnis zueinander stehen, beurteilt sich unter anderem danach, ob die Vergütung in einem vernünftigen, also sachlich gerechtfertigten Verhältnis zu dem **Zeitaufwand** und zu dem **Schwierigkeitsgrad** der vertraglichen Aufgabenstellung steht. Weitere Kriterien, wie etwa die **individuelle Kompetenz** des ärztlichen Leistungserbringers, sind ebenfalls bei der Feststellung von Bedeutung, ob sich Leistungen und Gegenleistungen in einem angemessenen Verhältnis entsprechen. Anhaltspunkte für die Beurteilung der Angemessenheit kann die **Gebührenordnung für Ärzte** (GOÄ) sein. **159**

Im Hinblick auf die Angemessenheit von Vergütungen für Anwendungsbeobachtungen hat die Berechnung in Anlehnung an die GOÄ zu erfolgen (vgl. Rdnr. 189 ff.). Im Rahmen anderer Vertragsverhältnisse kann die GOÄ für die Bestimmung der Angemessenheit der Vergütung allerdings nur ein und nicht das allein ausschlaggebende Kriterium sein.¹⁵⁸ Würde man sich z. B. im Falle von Referentenverträgen lediglich auf die Berechnung der Vergütung nach der GOÄ beschränken, würde dies nämlich nicht zu sachgerechten Ergebnissen führen,¹⁵⁹ da die GOÄ eben keine Abrechnungsziffern für Vorträge beinhaltet. Zudem ist zu berücksichtigen, dass durch eine allzu restriktive Vergütungspolitik der Aus- und Weiterbildungsstandort Deutschland langfristig in Mitleidenschaft gezogen werden kann. Als weitere Maßstäbe sind deshalb der zu erwartende bzw. der **tatsächlich erforderliche** **160**

---

¹⁵⁷ Entscheidung zu § 18 i. d. F. v. 2. 12. 2005, www.fs-arzneimittelindustrie.de (= PharmR 2006, 596).

¹⁵⁸ So auch *Geiger*, PharmR 2007, 373, der die Angemessenheit von Leistung und Gegenleistung im Rahmen von Kooperationsverträgen zwischen Pharmaindustrie und Angehörigen der Fachkreise völlig zu Recht nicht allein auf einen auf die GOÄ gestützten, „rein legalistisch zu ermittelnden Stundensatz für wissenschaftlichen Dienstleistungen – in der Regel – hochqualifizierter Akademiker und teilweise international renommierter Wissenschaftler angesichts des aktuellen allgemeinen Preisniveaus und im Vergleich zu Stundensätzen anderer Berufsgruppen" stützen will.

¹⁵⁹ Vgl. zu dieser Thematik auch *Koyuncu*, PharmR 2009, 211, 216.

Zeitaufwand sowie die **Marktüblichkeit der Vergütung** heranzuziehen. Dies zeigt auch die praktische Erfahrung, denn häufig berechnen Unternehmen die Höhe der Vergütung wie auch bei Vertragsverhältnissen mit Angehörigen anderer Fachrichtungen nach allgemeinen Kriterien, wie z. B. den Empfehlungen, die der Betreffende vorweisen kann, der Fachausbildung, der Qualifikation oder der allgemeinen Reputation. Zur Festlegung der Höhe der Vergütung sollte von Seiten des Unternehmens jeweils eine nachvollziehbare und dokumentierte Kalkulation vorgenommen werden, aus der sich die Angemessenheit der Vergütung herleiten lässt. Häufig wird in der Praxis eine pauschale Vergütung für die Tätigkeiten (z. B. die Durchführung einer Anwendungsbeobachtung o. ä.) vereinbart, deren Höhe sich an der Zeit orientiert, die durchschnittlich für die Erbringung der Leistungen notwendig ist. Bei der Berechnung dieser Zeit ist aber zu berücksichtigen, dass Leistungen, die nicht in allen Fällen zu erbringen sind (sog. hypothetische Leistungen) nicht in voller Höhe berücksichtigt werden dürfen. Ein lediglich hypothetisch bestimmter Zeitaufwand ist im Wege einer Durchschnittsberechnung nur zur Hälfte zu berücksichtigen (FS II 2007.12-217).[160]

c) Erstattung von Auslagen und Spesen

161 Angehörigen der Fachkreise können die in Erfüllung der ihnen obliegenden vertraglichen Leistungen entstehenden angemessenen Auslagen und Spesen erstattet werden. Dies ist etwa dann der Fall, wenn im Rahmen der Erfüllung von vertraglich vereinbarten Beratungsleistungen eines Vertragspartners gegenüber einem pharmazeutischen Unternehmen eine **Reise** oder eine **Hotelunterbringung** notwendig wird. Von einer „Angemessenheit" der erstatteten Auslagen und Spesen ist nur dann auszugehen, wenn keine Leistungen gewährt werden, die als so luxuriös gelten, dass hierin eine Be- oder Entlohnung gesehen werden kann. Demnach kommen Arbeitsessen in Luxusrestaurants oder im Rahmen der sog. Erlebnisgastronomie, aber auch die Erstattung von First-Class-Flugtickets oder die Übernachtung in Luxushotels nicht in Betracht. Sofern es sich um Überseeflüge handelt, ist die Erstattung von Business-Class-Flugtickets nicht unangemessen und daher zulässig. Die Erstattung von Bahnfahrten 1. Klasse wird ebenfalls allgemein als angemessen angesehen. Von einer Angemessenheit dürfte ferner in der Regel dann ausgegangen werden, wenn die Erstattung nicht über die entsprechenden Standards für die Abrechnung solcher Auslagen bei Mitarbeitern des beauftragenden Unternehmens hinausgeht, da diese unternehmensinternen Standards gemeinhin wirtschaftlich vernünftigen Gesichtspunkten folgen. Allerdings ist insoweit für die **Teilnahme von Vertragspartnern an internen oder externen Fortbildungsveranstaltungen** sowie **Beratertreffen** zusätzlich Abs. 4 zu beachten. Danach gelten auch insofern die Einschränkungen der Bestimmung des § 20 hinsichtlich der übernahmefähigen Kosten (etwa zur Erstattung von Übernachtungskosten), die ansonsten lediglich sogenannte „passive Teilnehmer" an solchen Veranstaltungen erfasst (siehe auch Rdnr. 170).

7. Beeinflussungsverbot (Nr. 7)

162 Der neu eingeführte Abs. 1 Nr. 7 ist ein **Auffangtatbestand,** denn Nr. 1 bis 6 dienen im Kern alle der Verhinderung der Beeinflussung von Fachkreisen durch Verträge mit der Industrie. Damit geben die Nr. 1 bis 6 die besonderen Prüfungsschwerpunkte vor, bei denen eine solche Beeinflussung vorliegen kann. Nr. 7 stellt jedoch klar, dass auch dann eine unzulässige Beeinflussung vorliegen kann, wenn Nr. 1 bis 6 nicht verletzt werden, jedoch andere missbräuchliche Einflussnahmen vorliegen. Durch die Betonung von klinischen Studien, Anwendungsbeobachtungen und allen anderen Studien oder Datenerhebungen (einschließlich retrospektiver Untersuchungen) wird der bisherige Abs. 2 Satz 2 im Sinne einer Klarstellung aufgegriffen.

---

[160] Entscheidung zu § 18 Abs. 1 Nr. 6 i. d. F. v. 2. 12. 2005, www.fs-arzneimittelindustrie.de.

8. Besonderheiten bei Verträgen mit Klinikärzten

Bei der Zusammenarbeit mit Klinikärzten ist darauf zu achten, dass nach den Empfehlungen des „Gemeinsamen Standpunkts", die nach § 24 zu beachten sind, bestimmte Verträge (etwa Verträge über klinische Prüfungen, Anwendungsbeobachtungen oder Sponsorverträge) **in der Regel mit der medizinischen Einrichtung** und nicht mit dem Klinikarzt selbst abgeschlossen werden sollen (vgl. etwa Kap. B.I.2.a des „Gemeinsamen Standpunkts"; siehe auch Kap. 6 Rdnr. 6ff.). Die medizinische Einrichtung wird dann nicht nur Vertragspartner, sondern auch Empfänger der vertraglichen Gegenleistung. Klinikärzte werden in diesen Fällen von der medizinischen Einrichtung damit betraut, bestimmte Aufgaben bei der Durchführung des Vertrages **im Rahmen ihrer Dienstaufgaben** zu übernehmen, ohne dass die Klinikärzte selbst Vertragspartner des pharmazeutischen Unternehmens werden. Im Rahmen der Durchführung von **klinischen Prüfungen und Anwendungsbeobachtungen** werden Ärzte in der Praxis oftmals neben der medizinischen Einrichtung weitere Vertragspartner, um hierdurch auch vertraglich gegenüber dem pharmazeutischen Unternehmen bestimmte regulatorische Pflichten zu übernehmen oder eine spätere Übertragung von Arbeitsergebnissen bzw. gewerblichen Schutzrechten auf das pharmazeutische Unternehmen sicherzustellen (dazu näher Kap. 6 Rdnr. 6). 163

Diese Regelungen des „Gemeinsamen Standpunkts" sind allerdings **lediglich als Empfehlung** zu verstehen, da aufgrund des Vertragsschlusses zwischen dem pharmazeutischen Unternehmen einerseits und der medizinischen Einrichtung (anstelle des Klinikarztes) andererseits von vornherein der Eindruck weitgehend minimiert bzw. gänzlich ausgeschlossen werden kann, die Vertragsbeziehung solle das Verordnungs- oder Verschreibungsverhalten des Arztes beeinflussen. Sofern Verträge unmittelbar zwischen pharmazeutischen Unternehmen und Klinikärzten zustande kommen (dies ist in der Praxis etwa bei Berater- oder Referentenverträgen der Fall), findet die Tätigkeit des Arztes vielfach **nicht im Rahmen seiner Dienstaufgaben, sondern als Nebentätigkeit** (vgl. Kap. 2 Rdnr. 38ff.) außerhalb seines Dienstverhältnisses mit der medizinischen Einrichtung statt. In diesen Fällen ist der Klinikarzt auch der Empfänger der vertraglich vereinbarten Gegenleistung. 164

Nach dem Wortlaut des „Gemeinsamen Standpunkts" dürfen derartige Verträge zwischen pharmazeutischen Unternehmen und Klinikärzten nur dann abgeschlossen und durchgeführt werden, wenn eine schriftliche Bestätigung des Klinikarztes vorliegt, dass dieser seinen Dienstherrn oder Arbeitgeber umfassend informiert hat und die **im Regelfall erforderliche Genehmigung** des Dienstherrn oder Arbeitgebers eingeholt worden ist (siehe Kap. 2 Rdnr. 38ff.). Die Information ist danach nur umfassend, wenn sie unter Offenlegung derjenigen Tatsachen erfolgt, die für die Beziehung zwischen dem Klinikarzt und dem Unternehmen von Bedeutung ist. Aus Dokumentationsgründen kann das Unternehmen von dem Klinikarzt nach dem „Gemeinsamen Standpunkt" darüber hinaus die Vorlage der entsprechenden schriftlichen Genehmigung des Dienstherrn oder Arbeitgebers verlangen. Die Einhaltung des Genehmigungserfordernisses des „Gemeinsamen Standpunkts" kann in der Praxis regelmäßig nur dadurch sichergestellt und langfristig dokumentiert werden, indem die Überlassung der schriftlichen Genehmigung des Dienstherrn oder Arbeitgebers des Klinikarztes von dem betreffenden Klinikarzt durch das Unternehmen auch tatsächlich verlangt wird. Aus der praktischen Erfahrung heraus, dass von ärztlicher Seite der jeweilige Dienstherr oder Arbeitgeber oftmals nicht über den konkreten Vertragsabschluss informiert und eine konkrete Genehmigung des Vertragsverhältnisses nicht eingeholt wird (etwa weil eine allgemeine Nebentätigkeitsgenehmigung als ausreichend erachtet wird), aber auch vor dem Hintergrund, dass die strafgerichtliche Rechtsprechung der **Transparenz und Genehmigung von Leistungsbeziehungen** zwischen Klinikärzten und der Industrie einen **überragenden Stellenwert für die Lauterkeit** der Zusammenarbeit zuweist, ist es üblich geworden und auch **dringend zu empfehlen,** die Vorlage der schriftlichen Genehmigung des Dienstherrn oder Arbeitgebers zu verlangen und diese Genehmigung zu dokumentieren. 165

166 In der **Praxis** macht die Einholung von Genehmigungen der Dienstherren oder Arbeitgeber oft **Schwierigkeiten**. Verwaltungen scheuen vielfach den damit verbundenen Arbeitsaufwand oder fürchten, sich durch die konkrete Genehmigung eines Vertragsverhältnisses zwischen dem pharmazeutischen Unternehmen und einem „ihrer" Klinikärzte selbst rechtlichen Risiken auszusetzen. In anderen Fällen werden lediglich die Kenntnisnahme bzw. die Offenlegung des beabsichtigten Vertragsverhältnisses (schriftlich) bestätigt, nicht aber eine ausdrückliche Genehmigung erteilt. Gerade die Änderung des beamtenrechtlichen Nebentätigkeitsrechts im Zuge der Föderalismusreform könnte diese Haltung noch verstärken (siehe dazu sowie ausführlich zum gesamten Komplex der straf- und dienstrechtlichen Genehmigung Kap. 2 Rdnr. 54ff.). In wieder anderen Fällen wird auf eine erteilte allgemeine Nebentätigkeitsgenehmigung verwiesen, die naturgemäß allerdings, wie dies für eine möglichst weitgehende strafrechtliche Risikominimierung erforderlich sein dürfte, das in Rede stehende konkrete Vorhaben nicht erfasst. Hierzu ist anzumerken, dass aus Gründen einer weitgehenden strafrechtlichen Risikominimierung **grundsätzlich auf einer Genehmigung** bestanden werden sollte. In Fällen, in denen lediglich die Kenntnisnahme bzw. Offenlegung des beabsichtigten Vertragsvorhabens bestätigt wird, sollte von Seiten des Unternehmens zumindest schriftlich erwidert werden, dass dies nach Lage der Dinge zugleich als Einverständnis mit der Durchführung des Projekts verstanden wird, sofern nicht in einer angemessenen Frist eine gegenteilige Stellungnahme erfolgt. Der mit Einholung von Genehmigungen verbundene **Verwaltungsaufwand** kann bei wiederkehrenden Leistungen, wie Referentenleistungen, **reduziert** werden, indem etwa eine Referentenrahmenvereinbarung zur Genehmigung vorgelegt wird, die die beabsichtigte Gesamtzahl der für das Unternehmen in nächster Zeit zu erbringenden Referate sowie die hierfür geschuldete Honorierung erfasst.

167 Da **niedergelassene Ärzte** im Regelfall selbständig sind, reicht bei Verträgen mit niedergelassenen Ärzten die Unterzeichnung der Verträge durch den niedergelassenen Arzt aus. Dasselbe gilt für Belegärzte, sofern diese nicht gleichzeitig Mitarbeiter einer Klinik sind. In diesem Fall wird die vertraglich vereinbarte Vergütung an den Arzt selbst gezahlt.

IV. Hinweispflicht (Abs. 2)

168 Die in Abs. 2 geregelte Hinweispflicht der Vertragspartner beruht auf Art. 14.02 EFPIA-Kodex. Die Regelung entspricht den **Anforderungen medizinisch/wissenschaftlicher Fachverlage und ihrer Verbände,** wonach Wissenschaftler aus Gründen der Transparenz auf mögliche Interessenkonflikte hinweisen müssen.[161] Im Gegensatz zu Art. 14.02 EFPIA-Kodex, welcher lediglich eine Aufforderung zum Hinweis enthält, hat der FSA-Kodex eine verbindliche Ausgestaltung der Hinweispflicht vorgenommen. Der Hinweispflicht ist genügt, wenn dem angesprochenen Publikum offengelegt wird, dass der Vertragspartner seine Tätigkeiten für ein Unternehmen ausübt. Dies bedeutet bei Publikationen, dass im unmittelbaren Zusammenhang dieser Publikationen ein entsprechender Hinweis erfolgt (etwa in einer **Fußnote**). Im Rahmen von mündlichen Präsentationen kann eine solche Offenlegung dadurch erfolgen, dass der Referent im Zusammenhang seiner Präsentation darauf hinweist. Es genügt auch, wenn das angesprochene Publikum den Umstand anderweitig ohne weiteres zur Kenntnis nehmen kann (etwa durch einen Hinweis in dem **Programmheft** oder auf **Veranstaltungsplakaten**). Da bei solchen Präsentationen regelmäßig **Slides** verwendet werden, die in der Regel auch unabhängig von der Präsentation weitergereicht oder verwendet werden, empfiehlt sich die Aufnahme eines entsprechenden Hinweises zu Beginn oder zum Ende der Präsentation, um den hier bestehenden Transparenzgeboten am besten Genüge zu tun.

---

[161] Vgl. etwa die „Uniform Requirements for Manuscripts Submitted to Biomedical Journals: Writing and Editing for Biomedical Publication" des International Committee of Medical Journal Editors, zu finden unter www.icmje.org.

V. Nicht wiederkehrende Leistungen (Abs. 3)

Vom Anwendungsbereich der strengen Regelungen der Abs. 1 und 2 sind bestimmte, nicht wiederkehrende, also einmalige oder vereinzelte Leistungen ausgenommen. Dies gilt jedoch nur dann, wenn diese Leistungen im Zusammenhang von Marktforschungsaktivitäten stehen und die **Vergütung hierfür geringfügig** ist. Der Kodex führt ausdrücklich das Beispiel kurzer Telefoninterviews auf. Um den unbestimmten Rechtsbegriff „geringfügig" konkret auszufüllen, hat der Vorstand des FSA eine Leitlinie nach § 6 Abs. 2 des Kodex erlassen und den Betrag von **50 Euro als obere Grenze** festgesetzt. 169

VI. Teilnahme an Weiterbildungsveranstaltungen (Abs. 4)

Mit § 18 Abs. 4 FSA-Kodex wird Art. 14.04 EFPIA-Kodex umgesetzt. Damit wird gleichzeitig der **Anwendungsbereich des § 20 FSA-Kodex erweitert,** da dessen Regelungen nun bei vertraglich vereinbarten Aus- und Weiterbildungsveranstaltungen, bei Beratertreffen und bei Prüfertreffen für klinische oder nichtinterventionelle Studien entsprechend zur Anwendung kommen. Die ansonsten nur für **„passive Teilnehmer"** geltenden Einschränkungen des § 20 hinsichtlich der Übernahme von Veranstaltungskosten gelten aufgrund § 18 Abs. 4 damit auch für die Teilnahme von **Vertragspartnern des Mitgliedsunternehmens** (siehe dazu auch Rdnr. 161). Auch hier muss demzufolge z.B. die Angemessenheit von Übernachtung und Bewirtung gewahrt sein. 170

VII. Verbot der Vergütung des Empfangs von Pharmaberatern (Abs. 5)

Vertragspartnern oder Dritten darf **kein Entgelt für die Bereitschaft** gewährt werden, **Pharmaberater zu empfangen** oder von anderen Unternehmensangehörigen Informationen entgegen zu nehmen. Die Annahme eines derartigen Entgelts verstößt gegen die ärztliche Berufsordnung (vgl. § 33 Abs. 2 MBO-Ä). Dieses Verbot gilt auch dann, wenn ein derartiges Entgelt **Dritten** zufließen würde, z.B. Familienangehörigen oder Mitarbeitern des Arztes (vgl. § 6 Abs. 1 Nr. 1 Satz 2, Rdnr. 70). Von dem Verbot erfasst ist auch die Zahlung eines Entgelts durch pharmazeutische Unternehmen an sogenannte „Terminvermittler", die im Auftrag von Ärzten die Besuche von Pharmavertretern koordinieren. Die Gewährung eines derartigen Entgelts würde zugleich wettbewerbswidrig sein und gegen § 3 UWG verstoßen. 171

Absatz 5 spricht **lediglich von dem Verbot, ein „Entgelt"** für den Empfang von Pharmaberatern entgegen zu nehmen. Dagegen erwähnt Abs. 5 nicht, wie etwa § 17, auch „sonstige geldwerte Vorteile". Die fehlende ausdrückliche Erwähnung des „sonstigen geldwerten Vorteils" im Zusammenhang von Abs. 5 bedeutet allerdings nicht, dass die Entgegennahme derartiger Vorteile für den Empfang von Pharmaberatern erlaubt wäre. Auch diese ist nach Sinn und Zweck von Abs. 5 unzulässig. 172

VIII. Spruchpraxis

- Bei **Veranstaltungen**, die **keine Fortbildung** darstellen und **mit einem Honorar verbunden** sind, muss das Unternehmen die Themenstellung, den Zeitaufwand und die Anforderungen und Zielsetzungen an die teilnehmenden Ärzte in der Einladung genau beschreiben und auf das Abstimmungserfordernis mit dem Arbeitgeber hinweisen (FS I 2004.10-40).[162] 173
- Schriftliche Beraterverträge mit Angehörigen der Fachkreise zur **„Marktbeobachtung inkl. Sammeln von Werbematerialien"** verstoßen gegen § 18 Abs. 1 und 2 des Ko-

---

[162] Entscheidung zu § 4 Abs. 1 bis 3 i. d. F. v. 16. 2. 2004, www.fs-arzneimittelindustrie.de.

dex, wenn es sich weder um eine wissenschaftliche oder fachliche Tätigkeit für das Pharmaunternehmen handelt, noch Leistung und Gegenleistung eindeutig definiert werden (FS I 2006.9-140).[163]
- Der **Erfahrungsaustausch von Ärzten** ist keine wissenschaftliche oder fachliche Leistung i. S. d. Kodex und rechtfertigt keine Vergütung (FS I 2005.9-91).[164]
- Die Durchführung und Moderation eines **Berater-Workshops** durch einen unabhängigen Dritten, der keinen näheren Einblick in ein Unternehmen und dessen Produktpalette hat, kann als ein Indiz für einen vergütungsfähigen Berater-Workshop angesehen werden (FS I 2006.2-113).[165]
- Bei Veranstaltungen, die keine Fortbildung darstellen, ist ein Honorar von **100 Euro pro Stunde** der aktiven Teilnahme mit Blick auf die GOÄ und die Tätigkeit an einem Samstag als am oberen Limit der Angemessenheit anzusehen (FS I 2004.10-40).[166]
- Ein Arzt, der an einem Berater-Workshop teilnimmt, darf eine Vergütung erhalten, wenn der weit überwiegende Teil durch die eingeladenen Teilnehmer fachlich oder wissenschaftlich bestritten wird und **für das Unternehmen ein Nutzen** festgestellt werden kann (FS I 2005.12-104).[167]
- Die vertragliche **Überlassung eines Messgerätes** an einen Arzt verstößt gegen den Kodex, wenn die Gegenleistung nicht in Geld erfolgt und die Überlassung nicht der Durchführung eines Forschungsvorhabens (sog. „Beistellung") dient (FS I 2006.1-109).[168]
- Die Durchführung einer **generischen Feldstudie** durch ein Nichtmitglied ist unlauter, wenn der Dokumentationsaufwand des Arztes nur maximal **eine Stunde** beträgt und er hierfür auf Grundlage einer schriftlichen Vereinbarung ein **Honorar in Höhe von 1.000,00 Euro** erhält. In Anlehnung an Ziff. 80 GOÄ steht die Vergütung zu der erbrachten Leistung in keinem angemessenen Verhältnis (FS I 2008.2-226).[169]
- Eine **Vergütung von 200 Euro** für die Durchführung einer Patientenschulung (pneumologische Schulungen für Asthmapatienten) durch einen Angehörigen der Fachkreise, die neben einer Vorbereitungszeit von einer Stunde eine Schulungszeit von eineinhalb Stunden in Anspruch nimmt, ist angemessen (FS I 2007.12-216).[170]
- Eine Vergütung von **150 Euro** für die Erstellung eines Fallberichts durch einen Arzt, der dafür ca. **30 Minuten** benötigt, wurde als **unangemessen** hoch bewertet. Der FSA sah hier die Angemessenheitsgrenze als um ca. 50% überschritten an (FS 2008.1-220).[171]
- Vergütungsfähig ist nur der über die Praxisroutine hinausgehende, tatsächlich entstandene Mehraufwand. **Hypothetischer Zeitaufwand,** der nur in einem Teil der Fälle tatsächlich geleistet werden muss (z. B. Nachfragen des Unternehmens oder das Ausfüllen von UAW-Erfassungsbögen) ist bei einer Durchschnittsberechnung der benötigten Zeit **nur zur Hälfte zu berücksichtigen** (FS II 2007.12-217).[172]

---

[163] Entscheidung zu § 18 Abs. 1 und 2 i. d. F. v. 2. 12. 2005, www.fs-arzneimittelindustrie.de.
[164] Entscheidung zu § 6 Abs. 8 i. V. m. § 4 Abs. 2 und 3 i. d. F. v. 16. 2. 2004, www.fs-arzneimittelindustrie.de.
[165] Entscheidung zu § 18 Abs. 2 i. d. F. v. 2. 12. 2005, www.fs-arzneimittelindustrie.de (= PharmR 2006, 342).
[166] Entscheidung zu § 4 Abs. 1–3 i. d. F. v. 16. 2. 2004, www.fs-arzneimittelindustrie.de.
[167] Entscheidung zu § 18 i. d. F. v. 16. 2. 2004, www.fs-arzneimittelindustrie.de. Der Spruchkörper des FSA zitiert hier aus Vereinfachungsgründen bereits die entsprechenden Regelungen des Kodex i. d. F. vom 2. 12. 2005.
[168] Entscheidung zu § 18 i. d. F. v. 2. 12. 2005, www.fs-arzneimittelindustrie.de (= PharmR 2006, 596).
[169] Entscheidung zu § 18 i. d. F. v. 2. 12. 2005, www.fs-arzneimittelindustrie.de.
[170] Entscheidung zu § 18 i. d. F. v. 2. 12. 2005, www.fs-arzneimittelindustrie.de (= PharmR 2009, 105).
[171] Entscheidung zu § 18 Abs. 1 Nr. 6 i. d. F. v. 18. 1. 2008, www.fs-arzneimittelindustrie.de (= PharmR 2009, 148).
[172] Entscheidung zu § 19 Abs. 5 i. d. F. v. 2. 12. 2005, www.fs-arzneimittelindustrie.de.

B. Kodex – Erläuterungen (§ 19)

Praxishinweise: Vertragliche Zusammenarbeit

Folgende Punkte sind bei der Zusammenarbeit mit Angehörigen der Fachkreise unbedingt zu beachten:
- Schriftlicher Vertrag vor Aufnahme der Tätigkeit ist zwingend
- Klarer Nutzen für Unternehmen muss erkennbar sein
- Vertragliche Tätigkeit darf nur in Geld vergütet werden
- Gleichzeitige Geräteüberlassung kann problematisch sein und kommt in der Regel nur in Form einer Beistellung in Betracht
- Dienstherrengenehmigung Voraussetzung im Klinikbereich, um Korruptionsrisiken zu vermeiden
- Hinweispflicht auf Zusammenarbeit gegenüber dem angesprochenen Publikum bei Veröffentlichungen/Präsentationen des ärztlichen Vertragspartners aus Gründen der Transparenz

---

§ 19 Nichtinterventionelle Studien mit zugelassenen Arzneimitteln

(1) Nichtinterventionelle Studien, zu denen auch Anwendungsbeobachtungen gehören, sind prospektive Untersuchungen, in deren Rahmen Erkenntnisse aus der Behandlung von Patienten mit Arzneimitteln gemäß den in der Zulassung festgelegten Angaben für seine Anwendungen gewonnen werden (z. B. zur Unbedenklichkeit oder Wirksamkeit von Arzneimitteln). Für sämtliche therapeutischen und diagnostischen Maßnahmen gilt der Grundsatz der Nichtintervention. Die Einbeziehung und Behandlung einschließlich der Diagnose und Überwachung folgen daher nicht einem vorab festgelegten Prüfplan, sondern ausschließlich der ärztlichen Praxis. Die Entscheidung, einen Patienten in eine nichtinterventionelle Prüfung einzubeziehen, hat von der Entscheidung über die Verordnung des Arzneimittels klar getrennt zu erfolgen. Die Auswertung der erhobenen Daten hat anhand epidemiologischer Methoden zu erfolgen.

(2) Bei der Planung, Durchführung und Auswertung nichtinterventioneller Studien sind sämtliche gegebenenfalls anwendbaren gesetzlichen Vorschriften sowie die durch das Bundesinstitut für Arzneimittel und Medizinprodukte (BfArM) und das Paul-Ehrlich-Institut (PEI) veröffentlichten Empfehlungen und Leitlinien zu beachten. Ungeachtet dessen müssen die Planung, Durchführung und Auswertung nichtinterventioneller Studien in jedem Fall auch folgende Voraussetzungen erfüllen:
1. Die Studie muss einen wissenschaftlichen Zweck verfolgen.
2. Die Planung, Leitung, Auswertung und die Qualitätssicherung der Studie müssen innerhalb des Unternehmens im Verantwortungsbereich des Leiters der medizinischen Abteilung (§ 27 Abs. 6) erfolgen. Dies beinhaltet auch die Budgetverantwortlichkeit.
3. Die Implementierung (etwa die Auswahl der Studienzentren und Ansprache von Ärzten oder anderen Angehörigen der Fachkreise) und die Durchführung der Studie (einschließlich der Betreuung während der Laufzeit der Studie) müssen unter der Verantwortung des Leiters der medizinischen Abteilung erfolgen. Dies gilt auch, soweit Mitarbeiter anderer Bereiche an der Implementierung und Durchführung der Studie beteiligt werden.
4. Es kommen Systeme zur Qualitätssicherung zum Einsatz, welche die Validität und Repräsentativität der erhobenen Daten sicherstellen.
5. Die Studie muss auf der Grundlage eines schriftlichen Beobachtungsplans sowie eines schriftlichen Vertrages zwischen den Angehörigen der Fachkreise und/oder den Einrichtungen einerseits, an denen die Studie durchgeführt wird, sowie dem Unternehmen andererseits, das die Verantwortung als „Sponsor" der Studie übernimmt, beruhen. Aus dem Vertrag müssen sich insbesondere die zu erbringenden Leistungen sowie die hierfür geschuldete Vergütung ergeben.
6. Das Unternehmen hat auch die geplante Zahl der Patienten sowie die Höhe der Vergütung pro Beobachtungsbogen in den Unterlagen zu begründen und zu dokumentieren. Das Unternehmen hat, sofern es sich um Anwendungsbeobachtungen handelt, im Rahmen seiner Anzeigepflichten gegenüber den kassenärztlichen Bundesvereini-

gungen, dem Spitzenverband Bund der Krankenkassen sowie der zuständigen Bundesoberbehörde nach § 67 Abs. 6 AMG auch Ort, Zeit und Ziel der Studie anzugeben sowie die beteiligten Ärzte namentlich zu benennen (§ 67 Abs. 6 Satz 2 AMG). [Änderung von Satz 2 aufgrund des Beschlusses der Mitgliederversammlung v. 27. 11. 2009: „*... auch Ort, Zeit, Ziel und Beobachtungsplan der Studie anzugeben sowie gegenüber der Kassenärztlichen Bundesvereinigung und dem Spitzenverband Bund der Krankenkassen ...*"][173] Sofern beteiligte Ärzte Leistungen zu Lasten der gesetzlichen Krankenversicherung erbringen, sind bei Anzeigen nach § 67 Abs. 6 Satz 1 AMG auch die Art und die Höhe der an sie geleisteten Entschädigungen anzugeben, sowie jeweils eine Ausfertigung der mit ihnen geschlossenen Verträge zu übermitteln. Hiervon sind Anzeigen gegenüber den zuständigen Bundesoberbehörden ausgenommen (§ 67 Abs. 6 Satz 4 AMG).

7. Die vereinbarte Vergütung muss in einem angemessenen Verhältnis zu den zu erbringenden Leistungen stehen. Hinsichtlich der Höhe der Vergütung gilt § 18 Abs. 1 Nr. 6 mit der Maßgabe, dass die Vergütung so zu bemessen ist, dass dadurch kein Anreiz zur Verordnung eines Arzneimittels entsteht. Die Durchführung der Studie darf auch ansonsten nicht zur Beeinflussung von Therapie-, Verordnungs- und Beschaffungsentscheidungen missbraucht werden.

8. Es wird empfohlen, vor der Durchführung der Studie von dem wissenschaftlichen Studienleiter eine Beratung durch eine nach Landesrecht gebildete unabhängige Ethik-Kommission einzuholen.

9. Die Einbeziehung in die Studie setzt eine vorherige schriftliche Patienteneinwilligung voraus, sofern dies datenschutzrechtlich erforderlich ist. Darüber hinaus wird eine vorherige schriftliche Patientenaufklärung und -einwilligung (über die Mitwirkung des Studienzentrums bzw. des Arztes oder anderer Angehöriger der Fachkreise, die beabsichtigte Einbeziehung der Patienten und die vorgesehene Verwendung der zu erhebenden Daten) empfohlen.

10. Innerhalb von 21 Tagen nach Beginn der Patientenrekrutierung müssen Informationen über die beabsichtigte Studie (Studientitel, Zielsetzungen, Name des Studienleiters, geplante Zahl der Studienzentren sowie die angestrebte Fallzahl) in ein öffentlich zugängliches Register eingestellt werden (in Anlehnung an die gemeinsame Erklärung von IFPMA, EFPIA, JPMA und PhRMA zur Registrierung klinischer Prüfungen).

11. Die Studienergebnisse müssen durch das Unternehmen bzw. von einem von dem Unternehmen beauftragten Dritten ausgewertet werden. Die Verantwortung für die Auswertung liegt innerhalb des Unternehmens im Verantwortungsbereich des Leiters der medizinischen Abteilung. Eine Zusammenfassung der Ergebnisse muss hierbei dem Leiter der medizinischen Abteilung in einer angemessenen Frist vorliegen, der die entsprechenden Berichte für einen Zeitraum von 10 Jahren aufzubewahren hat. Das Unternehmen hat die Zusammenfassung der Ergebnisse allen Angehörigen der Fachkreise, die an der Studie teilgenommen haben, spätestens 12 Monate nach Abschluss der Studie (last patient / last visit) zur Verfügung zu stellen. Die Zusammenfassung der Ergebnisse der Studie ist spätestens 12 Monate nach ihrem Abschluss auch der Öffentlichkeit (etwa per Internet) zur Verfügung zu stellen. Sofern die Studie zu Ergebnissen führt, die für die Nutzen-Risiko-Bewertung von Bedeutung sind, ist die Zusammenfassung auch an die zuständige Arzneimittelbehörde weiterzuleiten. Die Unternehmen müssen die in Abs. 2 Nr. 11 enthaltenen Verpflichtungen für alle nicht-interventionellen Studien beachten, die nach dem 1. Juli 2008 abgeschlossen werden.

12. Pharmaberater dürfen nur zu administrativen Zwecken bei der Durchführung der Studie eingesetzt werden. Ihr Einsatz hat unter der Überwachung des Leiters der medizinischen Abteilung des Unternehmens (§ 27 Abs. 6) zu erfolgen. Der Einsatz von Pharmaberatern im Rahmen der Studie darf nicht mit Werbeaktivitäten für Arzneimittel verbunden werden.

13. Die Grundsätze sowie die hierbei zu beachtenden innerbetrieblichen Prozessabläufe für die Planung, Durchführung und Auswertung sowie geeignete Qualitätssiche-

---

[173] Die Wirksamkeit der Änderung steht unter dem Vorbehalt der Anerkennung durch das Bundeskartellamt, die zum Zeitpunkt des Redaktionsschlusses dieses Werks noch nicht vorlag, mit der jedoch bis März 2010 gerechnet werden dürfte.

rungsmaßnahmen (insbesondere zur Verifizierung der erhobenen Daten) sind im unternehmenseigenen „Standard Operating Procedures" näher zu konkretisieren. Hierbei sind neben den gesetzlichen Rahmenbedingungen sowie den Empfehlungen des BfArM und des PEI auch die einschlägigen Bestimmungen des Kodex umzusetzen.

(3) Die Unternehmen müssen die in Abs. 2 genannten Kriterien nicht nur für die unter Abs. 2 fallenden nichtinterventionellen Studien, sondern auch für andere retrospektive Studien beachten, sofern diese Kriterien auf solche Studien sinnvoller Weise anwendbar sind. In jedem Fall sind für diese Studien die Bestimmungen von § 26 anwendbar.

Leitlinie

des Vorstandes des FSA gemäß § 6 Abs. 2 zur Auslegung des Begriffs „nicht mit Werbeaktivitäten für Arzneimittel verbinden" (§ 19 Abs. 2 Nr. 12 Satz 3) (Stand: Juli 2008)

Nach § 19 Abs. 2 Nr. 12 Satz 3 darf der Einsatz von Pharmaberatern nicht mit Werbeaktivitäten für Arzneimittel verbunden werden.

Bei der Anwendung von § 19 Abs. 2 Nr. 12 Satz 3 ist darauf zu achten, dass zum einen der Kerngehalt der Vorschrift gewahrt wird (keine missbräuchliche Instrumentalisierung oder Verknüpfung studienbezogener Tätigkeiten für bzw. mit bloße(n) Werbezwecke(n)) und zum anderen aber auch eine legitime Bewerbung von Arzneimitteln durch Pharmaberater nicht in Frage gestellt wird.

Eine unzulässige Verbindung ist daher z. B. dann gegeben, wenn in einem unmittelbaren zeitlichen oder sachlichen Zusammenhang mit studienbezogenen Tätigkeiten Werbematerialien (etwa Produktbroschüren mit werblichem Charakter) zu dem von der nichtinterventionellen Studie erfassten Arzneimittel abgegeben werden. Dagegen schließt die Übernahme studienbezogener Tätigkeiten Werbeaktivitäten des Pharmaberaters für andere Arzneimittel selbst im Fall eines unmittelbaren zeitlichen Zusammenhangs mit solchen studienbezogenen Tätigkeiten nicht aus, sofern beide Tätigkeiten funktional voneinander getrennt werden. Eine funktionale Trennung in diesem Sinne liegt beispielsweise dann vor, wenn eine Werbeaktivität nur bei Gelegenheit einer studienbezogenen Tätigkeit stattfindet, ohne auf sie sachlich Bezug zu nehmen.

Zur Veranschaulichung der genannten Auslegungsgrundsätze wird folgender Beispielsfall gebildet:

Das Mitgliedsunternehmen führt für sein Arzneimittel X eine NIS durch. Im Rahmen der Durchführung der NIS setzt das Unternehmen den Pharmaberater P ein, der unter Überwachung des Leiters der medizinischen Abteilung des Unternehmens Ärzte besucht, um die NIS zu erläutern, Ärzte in die NIS einzubeziehen sowie Datenerfassungsbögen zu verteilen und einzusammeln. Neben dem Arzneimittel X vertreibt das Unternehmen auch noch das Arzneimittel Y. Als Pharmaberater hat P auch die Aufgabe die Arzneimittel X und Y bei Ärzten zu besprechen und Werbematerialien hierzu abzugeben.

In folgenden Fallkonstellationen wird die Bestimmung des § 19 Abs. 2 Satz 3 beispielsweise nicht verletzt:

a) P besucht einen Arzt und befasst sich im Rahmen dieses Besuchs allein mit Aufgaben im Rahmen der NIS.

b) P besucht einen Arzt. Er möchte den Arzt als Teilnehmer der neuen NIS (zu dem Arzneimittel X) gewinnen. Er bespricht zunächst ausführlich den Beobachtungsplan der NIS und überlässt dem Arzt auch die Fachinformation zu dem Arzneimittel X (der Gegenstand der NIS ist).

c) P besucht einen Arzt und bezieht diesen in die NIS (zu dem Arzneimittel X) ein. Vor oder nach der Erörterung der NIS-bezogenen Aspekte bespricht P das Arzneimittel Y (das nicht Gegenstand der NIS ist) ausführlich und überlässt dem Arzt zwei neue, zur Abgabe durch den Außendienst bestimmte Werbebroschüren sowie einen Plastikkugelschreiber mit dem Markennamen von Y.

d) P besucht einen Arzt am 26. Mai und bespricht mit dem Arzt ausschließlich studienbezogene Fragen (zu dem Arzneimittel X, das Gegenstand der NIS ist). Am 2. Juni besucht P den Arzt erneut und bespricht das Arzneimittel X (das Gegenstand der NIS ist) ausführlich (ohne dass hierbei die laufende NIS thematisiert wird). Er überlässt bei diesem Besuch auch zwei neue, zur Abgabe durch den Außendienst bestimmte Produktbroschüren zu X sowie einem Plastikkugelschreiber mit dem Markennamen von X.

e) P besucht am 26. Mai einen Arzt und bespricht mit dem Arzt ausschließlich NIS-bezogene Fragen (zu dem Arzneimittel X, das Gegenstand der NIS ist). Am 2. Juni besucht P den Arzt erneut und bespricht das Arzneimittel Y (das nicht Gegenstand der NIS ist) ausführlich. Er überlässt bei diesem Besuch auch zwei neue, zur Abgabe durch den Außendienst bestimmte Werbebroschüren zu Y sowie einen Plastikkugelschreiber mit dem Markennamen von Y.

In folgenden Fallkonstellationen wird hingegen die Bestimmung des § 19 Abs. 2 Satz 3 beispielsweise verletzt:

a) P besucht einen Arzt und bezieht ihn in die NIS (zu dem Arzneimittel X) ein. Vor oder nach der Erörterung studienbezogener Aspekte bespricht P das Arzneimittel X (das Gegenstand der NIS ist) ausführlich und überlässt dem Arzt zwei neue, zur Abgabe durch den Außendienst bestimmte Werbebroschüren zu dem Arzneimittel X sowie einen Plastikkugelschreiber mit dem Markennamen von X.

b) P besucht einen Arzt. Er möchte den Arzt als Teilnehmer der neuen NIS (zu dem Arzneimittel X) gewinnen. Er bespricht zunächst den Beobachtungsplan der NIS. Um den Arzt von der Sinnhaftigkeit seiner Teilnahme weiter zu überzeugen, überlässt er ihm auch zwei neue, zur Abgabe durch den Außendienst bestimmte Werbebroschüren über das Arzneimittel X (das Gegenstand der NIS ist).

Übersicht

	Rdnr.
I. Vorbemerkung	174
II. Nichtinterventionelle Studien	176
1. Begriffsbestimmung: Nichtinterventionelle Studie (Abs. 1)	176
2. Begriffsbestimmung: Anwendungsbeobachtung (Abs. 1)	178
3. Grundsatz der Nichtintervention (Abs. 1 Satz 2)	180
III. Beachtung der Vorschriften (Abs. 2)	181
1. Anwendung nationaler Vorschriften und Empfehlungen (Abs. 2 Satz 1)	181
2. Anwendung sonstiger Vorschriften nach dem Kodex (Abs. 2 Satz 2)	182
a) Wissenschaftlicher Zweck (Nr. 1)	183
b) Zuständigkeitsbereich des Leiters der medizinischen Abteilung (Nr. 2)	184
c) Implementierung und Durchführung der Studie (Nr. 3)	185
d) Systeme der Qualitätssicherung (Nr. 4)	186
e) Beobachtungsplan als Grundlage der Studie (Nr. 5)	187
f) Besondere Dokumentationspflichten (Nr. 6)	188
g) Vergütung (Nr. 7)	189
h) Beratung durch die Ethik-Kommission (Nr. 8)	194
i) Patienteneinwilligung (Nr. 9)	195
j) Öffentlich zugängliches Register (Nr. 10)	196
k) Studienergebnisse (Nr. 11)	200
l) Einsatz von Pharmaberatern (Nr. 12)	201
aa) Bestimmung des Begriffes „unzulässige Verbindung" durch die Leitlinie des Vorstandes des FSA	202
bb) Beispiele für zulässige bzw. unzulässige Verbindungen	203
m) Konkretisierung durch „Standard Operating Procedures (SOPs)" (Nr. 13)	204
IV. Anwendung des Abs. 2 auf retrospektive Studien (Abs. 3)	206
V. Spruchpraxis	207

I. Vorbemerkung

174 Die Vorschrift basiert auf **§ 5 der Ursprungsfassung des Kodex** vom 16. 2. 2004, ist aber nun seitdem wesentlich erweitert worden. Durch die aktuelle Neufassung vom 18. 1. 2008 werden einerseits die Vorgaben aus Art. 15 EFPIA-Kodex umgesetzt sowie den bereits bestehenden Anforderungen des Art. 7.02 EFPIA-Kodex Rechnung getragen, andererseits aber auch die „Gemeinsamen Empfehlungen" des Bundesamts für Arzneimittel und Medizinprodukte (BfArM) und des Paul-Ehrlich-Instituts (PEI)[174] sowie die Empfehlungen

---

[174] Die Empfehlungen des BfArM zur Planung, Durchführung und Auswertung von Anwendungsbeobachtungen v. 12. 11. 1998 – BAnz. Nr. 229, S. 16884 v. 4. 12. 1998 wurde durch eine neue

B. Kodex – Erläuterungen (§ 19)

des Vereins Forschender Arzneimittelhersteller (VFA)[175] in den FSA-Kodex aufgenommen. § 19 FSA-Kodex hat seit seiner Ursprungsfassung an Regelungsdichte gewonnen und ist nicht nur auf Anwendungsbeobachtungen (AWB) anwendbar sondern gilt nun für jede Form **nichtinterventioneller Studien** (NIS). Grund für die Einführung dieser weitreichenden inhaltlichen Neugestaltung des § 19 FSA-Kodex – und insbesondere dessen Abs. 2 – ist die Kritik bezüglich der bislang fehlenden Transparenz der Studien sowie die verbreitete Annahme, NIS seien bloße **„Marketinginstrumente"**, die vielfach von den Marketing- und Verkaufsabteilungen der Unternehmen zur Förderung des Absatzes von Arzneimitteln zweckentfremdet würden und damit lediglich dem Ziel der Umsatzsteigerung dienten.[176] An dieser Kritik vermochte bislang weder die Spruchpraxis des FSA, wonach der Missbrauch von Anwendungsbeobachtungen zur Umsatzsteigerung einen schwerwiegenden Verstoß gegen § 19 Abs. 1 darstellt und im Wiederholungsfalle die Festsetzung des maximal zulässigen Ordnungsgeldes (§ 22 Abs. 2 Satz 1 VerfO) i. H. v. 50 000 Euro rechtfertigt (FS II 1/07/2006.11-149),[177] noch vereinzelt eingerichtete Kontrollgremien der Forschungsinstitute etwas zu ändern, wie beispielsweise dem Antikorruptionsbeauftragten der Universitätsklinik Göttingen, der ausdrücklich mit der Überwachung von Studien betraut ist.[178] Vielmehr wurde das „schlechte Image" von Anwendungsbeobachtungen in der Öffentlichkeit noch dadurch verstärkt, dass vielfach keine fachgerechte Auswertung und Qualitätssicherung der Ergebnisse von NIS vorgenommen wurde. Schließlich wurde schon die bloße Budgetverantwortlichkeit der Marketing- und Verkaufsabteilung von verschiedenen Staatsanwaltschaften als Indiz für unlautere Beeinflussung von Ärzten verstanden. Von daher haben sich eine Reihe von staatsanwaltlichen Ermittlungsverfahren, aber auch von Verfahren der für Abrechnungsbetrug zuständigen Abteilungen der Kostenträger in den letzten Jahren unter anderem auf Unregelmäßigkeiten im Zusammenhang mit der Durchführung von Anwendungsbeobachtungen konzentriert (Rdnr. 189).[179] Vor dem Hintergrund der aktuellen Kritik waren sowohl der FSA als auch der VFA der Auffassung, dass die schon bestehenden Qualitäts- und Transparenzkriterien für NIS noch weiter präzisiert und verbessert werden müssen, um mittels § 19 FSA-Kodex den bestehenden Missständen entgegen zu treten. Ziel war es zudem, neben der Erzielung von mehr Transparenz auch die Einhaltung hoher Qualitätskriterien bei NIS sicherzustellen. Mit der Steigerung der Qualität von NIS soll zudem langfristig der positive Effekt erzielt werden, dass die Notwendigkeit der Durchführung klinischer Studien verringert wird. Auf diese Weise soll die für Probanden und Patienten belastende Teilnahme an klinischen Prüfungen verringert und gleichzeitig eine Kostenreduktion erreicht werden.

Trotz der bestehenden Kritik an NIS und insbesondere an AWB kann an der grundsätzlichen **Berechtigung von NIS grundsätzlich kein Zweifel** bestehen. NIS und insbesondere AWB sind nämlich nach wie vor ein unverzichtbares Instrument zur Generierung

175

„Gemeinsame Empfehlung des BfArM und des PEI zur Planung, Durchführung und Auswertung von Anwendungsbeobachtungen" v. 9. 5. 2007 aktualisiert, welche auch hier als Grundlage der Kommentierung herangezogen wurde. Die Empfehlung befindet sich zum jetzigen Stand noch in einer Entwurfsfassung. Abzurufen ist diese unter: www.bfarm.de/cln_030/nn_1198726/SharedDocs/Publikationen/DE/Arzneimittel/1_vorDerZul/klin-pr/nichtInterventPruef/EmpfAWBEntwurf,templateId=raw,property=publicationFile.pdf/EmpfAWBEntwurf.pdf.

[175] Vgl. die VFA-Empfehlungen v. 31. 1. 2007, www.vfa.de/de/forschung/nisdb/nis-vfa-empfehlungen.html.

[176] Vgl. „Die Schein-Forscher", Stern Heft 5/2007.

[177] Entscheidung zu § 19 Abs. 1 i. d. F. v. 2. 12. 2005, www.fs-arzneimittelindustrie.de (= PharmR 2008, 169).

[178] Vgl. dazu www.uni-goettingen.de/de/sh/25576.html sowie den Artikel „Forscher im Zwielicht", FTD v. 20. 12. 2007.

[179] Siehe hierzu zuletzt die Artikel „Staatsanwalt ermittelt gegen 480 Ärzte", FAZ v. 22. 7. 2009 sowie „Staatsanwalt ermittelt gegen Ärzte", Handelsblatt v. 21. 7. 2009; ein Überblick findet sich bei *Böse/Mölders,* MedR 2008, 585.

von Erkenntnissen über Arzneimittel zum Nutzen der Patienten.[180] Auch die regulatorischen Vorgaben sehen solche Untersuchungen ausdrücklich vor. Die Hersteller von Arzneimitteln sind zudem auch nach deren Markteinführung aus regulatorischen, aber auch aus haftungsrechtlichen Gründen verpflichtet, die Wirksamkeit und Sicherheit von Arzneimitteln laufend zu überwachen bzw. zu überprüfen. Umso mehr kommt es darauf an, einen **Missbrauch von NIS** zur Beeinflussung der Verordnungsentscheidungen von Ärzten zu **vermeiden**. Ein solcher Missbrauch verstößt gegen den Grundsatz, wonach Ärzte in ihren Therapie-, Verordnungs- und Beschaffungsentscheidungen nicht in unlauterer Weise beeinflusst werden dürfen (§ 6 Abs. 1). Die Planung, Durchführung und Auswertung von NIS soll daher nach dem Kodex strikt an den Empfehlungen des BfArM und des PEI ausgerichtet werden. Ferner haben die NIS nach Abs. 2 Satz 2 Nr. 1 bis 13 gewissen Mindestanforderungen zu genügen, welche neben den bestehenden nationalen Regelungen nach Abs. 2 Satz 1 Anwendung finden. Diese Regeln gelten nach Abs. 3 auch für retrospektive Studien, sofern sie auf diese Studien sinnvollerweise anzuwenden sind. In jedem Fall sind für retrospektive Studien die Bestimmungen unter § 26 FSA-Kodex anwendbar.

II. Nichtinterventionelle Studien (Abs. 1)

1. Begriffsbestimmung: Nichtinterventionelle Studie (NIS)

176 Absatz 1 nimmt die Begriffsbestimmung des Art. 15.01 EFPIA-Kodex auf, wonach nichtinterventionelle Studien, zu denen auch Anwendungsbeobachtungen zählen, prospektive Untersuchungen sind, in deren Rahmen Erkenntnisse aus der Behandlung von Patienten mit Arzneimitteln gemäß den in der Zulassung festgelegten Angaben für seine Anwendung gewonnen werden (z.B. zur Unbedenklichkeit oder Wirksamkeit von Arzneimitteln). Die Definition in Abs. 1 steht zugleich im **Einklang mit § 4 Abs. 23 AMG**. Das besondere Charakteristikum von NIS liegt in der weitgehenden **Nichtbeeinflussung des behandelnden Arztes** in Bezug auf Indikationsstellungen sowie auf die Wahl und Durchführung der Therapie im Einzelfall (vgl. Abs. 1 Satz 2; zum Grundsatz der „Nichtintervention", Rdnr. 180). Die Einbeziehung und Behandlung einschließlich der Diagnose und Überwachung folgen daher **nicht einem vorab festgelegten Prüfplan**, sondern ausschließlich der ärztlichen Praxis. Die Entscheidung, einen Patienten in eine nichtinterventionelle Prüfung einzubeziehen, hat von der Entscheidung über die Verordnung des Arzneimittels klar getrennt zu erfolgen. Die Auswertung der erhobenen Daten hat anhand epidemiologischer Methoden zu erfolgen.

177 Anwendungsbeobachtungen dienen u.a. der Gewinnung wissenschaftlicher Erkenntnisse zur Wirksamkeit von Arzneimitteln. In seinen Empfehlungen vom 12.11.1998 hat das BfArM als ein mögliches Ziel von AWB „das Erweitern von Erkenntnissen zur Wirksamkeit (z.B. unter Bedingungen der routinemäßigen Anwendung; in Gruppen, die in klinische Prüfungen nicht eingeschlossen wurden; in Subgruppen; zur Charakterisierung von Non-respondern; etc.)" angesehen. In dem Entwurf der neuen Empfehlungen vom 9.5.2007 hat das BfArM drei **mögliche Ziele von NIS** formuliert und dabei erneut das Ziel des „Erweiterns von Erkenntnissen zur Wirksamkeit", wozu auch Erkenntnisse zur Wirksamkeit zählen, betont. Allgemein dienen NIS einem der folgenden Ziele: Zum einen der **Gewinnung von Erkenntnissen** über das Verordnungsverhalten und Verschreibungsgewohnheiten, die Beachtung der Fach- und Gebrauchsinformationen, die Akzeptanz und Compliance, die Praktikabilität, die Beachtung von Zulassungsauflagen etc. Zum anderen kommt als Ziel die **Vertiefung von Erkenntnissen** zu bekannten unerwünschten Arz-

---

[180] Siehe neben den oben genannten Quellen zum VFA und BfArM u.a. die Pressemitteilung des VFA v. 23.4.2007, www.vfa.de/presse/pressemitteilungen/pm_012_2007.html und die dpa-Meldung „Arzneimittelhersteller gegen Geschenke an Ärzte" mit einer Stellungnahme des Geschäftsführers des vfa für Rechtsfragen, abrufbar unter www.krankenkassen.de/dpa/156432.html.

neimittelwirkungen unter routinemäßiger Anwendung (z. B. von Schweregraden, Häufigkeitsabschätzungen, Wechselwirkungen), die Gewinnung von Erkenntnissen zu bisher unbekannten, insbesondere seltenen unerwünschten Arzneimittelwirkungen und Wechselwirkungen sowie Untersuchungen zu besonderen Populationen innerhalb der zugelassenen Indikation in Betracht. Ein weiteres Ziel kann in der **Erweiterung von Erkenntnissen** innerhalb der zugelassenen Indikation unter den Bedingungen der routinemäßigen Anwendung liegen.

2. Begriffsbestimmung: Anwendungsbeobachtung (Abs. 1)

Absatz 1 Satz 1 FSA-Kodex führt explizit Anwendungsbeobachtungen als NIS auf, sodass für Anwendungsbeobachtungen die Regelungen des Abs. 1 und 2 auch weiterhin gelten. Anwendungsbeobachtungen sind **systematische Sammlungen von Kenntnissen und Erfahrungen**, die bei der Anwendung eines bestimmten, **bereits zugelassenen oder registrierten Arzneimittels** gemacht werden. Anwendungsbeobachtungen können, soweit sie wissenschaftlich geplant und sorgfältig durchgeführt werden, als „anderes wissenschaftliches Erkenntnismaterial" i. S. v. § 22 Abs. 3 AMG in die Nutzen-/Risikobewertung bekannter Arzneimittel einbezogen werden. Nach Abschnitt 5 Nr. 1 der Arzneimittel-Prüfrichtlinien sind neue Untersuchungen nicht zu fordern, wenn sich die für eine Beurteilung von Wirksamkeit und Unbedenklichkeit notwendigen Angaben aus dem „anderen wissenschaftlichen Erkenntnismaterial", darunter auch Anwendungsbeobachtungen, entnehmen lassen.

178

Anwendungsbeobachtungen, die der Sammlung von Erfahrungen anlässlich der bestimmungsgemäßen Verwendung des betreffenden Arzneimittels dienen, unterliegen **nicht den Regelungen über die Durchführung klinischer Studien** und damit keiner besonderen arzneimittelrechtlichen Überwachung. Nach § 67 Abs. 6 AMG hat der pharmazeutische Unternehmer jedoch Unterlagen, die dazu bestimmt sind, Erkenntnisse bei der Anwendung zugelassener oder registrierter Arzneimittel zu sammeln, der **Kassenärztlichen Bundesvereinigung, dem Spitzenverband Bund der Krankenkassen sowie der zuständigen Bundesoberbehörde unverzüglich anzuzeigen.** Hierdurch soll es insbesondere der zuständigen Bundesoberbehörde ermöglicht werden, die im Rahmen von Anwendungsbeobachtungen gewonnenen zusätzlichen Erkenntnisse bei der Beurteilung von Erfahrungsberichten (§ 49 Abs. 6 AMG) sowie von Verlängerungsanträgen (§ 31 Abs. 2 AMG) zu nutzen. Die Behörde kann dem pharmazeutischen Unternehmer in diesem Zusammenhang die Vorlage des Untersuchungsergebnisses aufgeben. Nach § 67 Satz 6 AMG sind im Rahmen der Anzeige auch **Ort, Zeit, Ziel und Beobachtungsplan der Anwendungsbeobachtung anzugeben und die beteiligten Ärzte namentlich zu nennen.**

179

3. Grundsatz der Nichtintervention (Abs. 1 Satz 2)

NIS unterliegen dem Grundsatz der Nichtintervention. Der Grundsatz der „Nichtintervention" bedeutet, dass dem behandelnden Arzt **keine studienspezifischen Vorgaben** gemacht werden dürfen, ob überhaupt oder mit welchem Arzneimittel zu therapieren oder zu diagnostizieren ist, wie die Modalitäten der Behandlung sind (Dosis oder Applikationsart) und unter welchen Umständen die Therapie abgesetzt bzw. geändert wird.[181] Bei einer Anwendungsbeobachtung erhält das pharmazeutische Unternehmen Informationen über die routinemäßige Anwendung eines Arzneimittels, indem dem **Arzt „über die Schulter" geschaut** wird. Es dürfen daher im Rahmen von Anwendungsbeobachtungen keinerlei zusätzliche Vorgaben gemacht werden, die **von der normalen Beobachtung der Anwendung** eines Arzneimittels oder einer Therapie **abweichen** (etwa zusätzliche Blut-

180

---

[181] *HansOLG* Urt. v. 3. 6. 2004 – 3 U 143/03; so auch der FSA in FS II 2006.11-149, eine Entscheidung die zu § 19 Abs. 2 i. d. F. v. 2. 12. 2005 erging, abrufbar unter www.fs-arzneimittelindustrie.de (= PharmR 2008, 169).

abnahmen, Röntgenbilder etc.). Die Einbeziehung und Behandlung einschließlich der Diagnose und Überwachung folgen daher nicht einem vorab festgelegten Prüfplan, sondern ausschließlich der ärztlichen Praxis.

III. Beachtung der Vorschriften (Abs. 2)

1. Anwendung nationaler Vorschriften und Empfehlungen (Abs. 2 Satz 1)

181 Absatz 2 setzt Art. 15.02 EFPIA-Kodex um und verweist auf bestehende nationale Gesetze oder Empfehlungen, welche wiederum gemäß der Vorgabe des Art. 15.02 (e) EFPIA-Kodex bei der Durchführung von NIS Beachtung finden. Demnach sind neben den bestehenden gesetzlichen Regelungen auch die Empfehlungen des BfArM und des PEI bei der Planung, Durchführung und Auswertung zu beachten. Solche Empfehlungen sind zunächst vom BfArM und nun vom BfArM und dem PEI, wie oben bereits angeführt, in der „BfArM-Empfehlung (Entwurf)" zusammengefasst worden.[182] Diese Empfehlungen sollen bei der Planung und Durchführung von Anwendungsbeobachtungen berücksichtigt werden. Abweichungen von den Empfehlungen des BfArM sind danach ausreichend zu begründen. Den Empfehlungen des BfArM kommt ein hoher Stellenwert zu. Die Rechtsprechung versteht einen Verstoß gegen die Empfehlungen des BfArM als gleichzeitigen Verstoß gegen die guten Sitten im Wettbewerb.[183] Dies wird damit begründet, dass die Empfehlungen des BfArM in den dem Kodex zugrunde liegenden Verhaltensempfehlungen des BAH, des BPI und des VFA (siehe hierzu Kap. 4 Rdnr. 25) als **„Kunstregeln"**[184] für die Planung und Durchführung von Anwendungsbeobachtungen von der pharmazeutischen Industrie akzeptiert worden seien.[185] In einer weiteren Entscheidung zur Durchführung von Anwendungsbeobachtungen hat die Rechtsprechung neben den Verhaltensempfehlungen des BAH, des BPI und des VFA erstmals ausdrücklich eine Verletzung der Bestimmungen von § 19 Abs. 3 und 5 des **Kodex des FSA als Indiz** dafür angesehen, welches Wettbewerbshandeln nach der Auffassung der beteiligten Verkehrskreise als unlauter anzusehen ist und damit einen Wettbewerbsverstoß darstellen kann.[186]

2. Anwendung sonstiger Vorschriften nach dem Kodex (Abs. 2 Satz 2)

182 Der Kodex hat in Abs. 2 Satz 2 Nr. 1 bis 12 **Mindeststandards** aufgenommen, welche in jedem Fall und **unabhängig von den nationalen Regelungen** zu erfüllen sind. Diese Mindeststandards gehen sowohl auf entsprechende Regelungen in Art. 15.02 EFPIA-Kodex, als auch auf Empfehlungen des BfArM und des VFA zurück.

a) Wissenschaftlicher Zweck (Nr. 1)

183 Dass die Studie einen **wissenschaftlichen** und somit gerade **keinen „absatzwirtschaftlichen" Zweck** verfolgen muss, verlangt Nr. 1 im Einklang mit Art. 15.02 (a) EFPIA-Kodex. Auch die VFA-Empfehlungen sowie die BfArM-Empfehlung lassen NIS lediglich zu wissenschaftlichen Zwecken zu. NIS dürfen daher nicht als „Marketinginstrument" missbraucht werden.

---

[182] Abzurufen ist diese unter: www.bfarm.de/cln_030/nn_1198726/SharedDocs/Publikationen/DE/Arzneimittel/1__vorDerZul/klin-pr/nichtInterventPruef/EmpfAWBEntwurf,templateId=raw,-property=publicationFile.pdf/EmpfAWBEntwurf.pdf.
[183] *HansOLG* PharmR 2005, 466 ff.
[184] *HansOLG* PharmR 2005, 466, 470.
[185] Siehe hierzu auch *Meier*, A&R 2005, 155 ff.
[186] *LG Aachen* Urt. v. 27. 6. 2006, 41 O 6/06, das jedoch ebenso auf die Notwendigkeit der Unlauterkeit des Handelns vom Standpunkt der betroffenen Allgemeinheit hinweist; siehe dazu auch *Czettritz*, in: FS für Sander, S. 387, 389.

b) Zuständigkeitsbereich des Leiters der medizinischen Abteilung (Nr. 2)

Im Zusammenhang mit Nr. 1 ist in Nr. 2 die Verantwortung für die gesamten Maßnahmen bei NIS dem Leiter der medizinischen Abteilung des pharmazeutischen Unternehmens übertragen worden, das eine NIS durchführt. Da der medizinische Leiter gleichzeitig gemäß § 27 Abs. 6 Satz 5 **nicht für die Bereiche Marketing oder Vertrieb zuständig** sein darf, ist durch die Nr. 2 i. V. m. § 27 Abs. 6 Satz 5 eine klare **Trennung der Bereiche** vorgenommen und der Instrumentalisierung von NIS entgegengetreten worden. Indem der medizinische Leiter zudem nach Nr. 2 Satz 2 auch die **Budgetverantwortlichkeit** hat, soll die wissenschaftliche Ausrichtung verstärkt und missbräuchlichen Instrumentalisierungen entgegen gearbeitet werden. 184

c) Implementierung und Durchführung der Studie (Nr. 3)

Die Regelung geht auf eine VFA-Empfehlung zurück und soll einer möglichen Instrumentalisierung dadurch begegnen, wonach die **Auswahl der Studienzentren** und die **Ansprache von Ärzten** im Rahmen der Implementierung von NIS zukünftig unter der Verantwortung des Leiters der medizinischen Abteilung erfolgt. Dasselbe gilt für die Betreuung während der Laufzeit von NIS. Damit soll der **Grundsatz der Nichtintervention** gewahrt und ferner vermieden werden, dass beispielsweise Außendienstmitarbeiter im Rahmen von Marketingaktivitäten NIS und die damit verbundene Honorierung von Ärzten missbrauchen. Ferner soll die Verantwortlichkeit des medizinischen Leiters die **Qualität** der Studien **erhöhen.** 185

d) Systeme der Qualitätssicherung (Nr. 4)

Nummer 4 dient der Qualitätssicherung von NIS, da diese Systeme der Qualitätssicherung unterworfen werden sollen, welche die **Validität und Repräsentativität der erhobenen Daten** sicherstellen. Damit sollen mögliche Verzerrungen durch einen geeigneten Beobachtungs- und Auswertungsplan und eine adäquate Datenanalyse minimiert und die Vollständigkeit sowie die Validität der Daten gesichert werden. 186

e) Beobachtungsplan als Grundlage der Studie (Nr. 5)

Absatz 2 Nr. 5 basiert wiederum auf Art. 15.02 (b) EFPIA-Kodex und sieht einen **Beobachtungsplan** und einen **schriftlichen Vertrag** als Grundlagen für die Studie vor.[187] Aus dem Vertrag müssen sich insbesondere die zu erbringenden Leistungen sowie die hierfür geschuldete Vergütung ergeben (vgl. auch § 18 Abs. 1 Nr. 1). 187

f) Besondere Dokumentationspflichten (Nr. 6)

Absatz 2 Nr. 6 Satz 1 entspricht § 19 Abs. 4 in der Fassung vom 2. 12. 2005. Der neu eingefügte Absatz 2 Satz 2 Nr. 6 verlangt bei der Durchführung von Anwendungsbeobachtungen die Beachtung von Begründungs- und Dokumentationspflichten, die über die allgemeine Regelung des Abs. 1 hinausgehen. Zunächst ist die Durchführung einer Anwendungsbeobachtung gegenüber der **Kassenärztlichen Bundesvereinigung**,[188] dem **Spitzenverband Bund der Krankenkassen** und der **zuständigen Bundesoberbehörde** nach § 67 Abs. 6 Satz 1 AMG unverzüglich anzuzeigen. Die Aufnahme der Ergänzungen in Satz 2 erfolgt aufgrund der im November 2007[189] geänderten Bestimmung des § 67 Abs. 6 AMG. Inhaltlich spiegeln die Sätze 2 bis 5 daher § 67 Abs. 6 AMG wider. Dabei gelten die gemäß § 63 b AMG bestehenden Dokumentations- und Meldepflichten unein- 188

---

[187] Umfassend zu dem Beobachtungsplan für AWBs siehe *Sickmüller/Breitkopf,* pharmind 2009, 764, 767 f.
[188] Siehe hierzu das Merkblatt der Kassenärztlichen Bundesvereinigung zu den gesetzlich vorgeschriebenen Meldungen bei der Durchführung von Anwendungsbeobachtungen, www.kbv.de/6932.html.
[189] Grundlage ist das AMG nach seiner letzten Änderung vom 17. 6. 2009, BGBl. I S. 1990.

geschränkt auch bei der Durchführung von AWB. Jegliche Änderungen des wissenschaftlichen Kenntnisstandes im Sinne von § 29 Abs. 1 und 1a AMG müssen ebenfalls angezeigt werden. Diese Verpflichtung ist in Nr. 6 zwar nicht aufgeführt, aber nach § 19 Abs. 2 Satz 1 FSA-Kodex zu erfüllen.

g) Vergütung (Nr. 7)

189 In der Öffentlichkeit wurde in der Vergangenheit, wie bereits oben unter Rdnr. 174f. angesprochen, vielfach eine unangemessene Höhe der Vergütung für NIS gerügt und damit zum Ausdruck gebracht, dass der Nutzen einer NIS im Vergleich zu deren Vergütung in keinem ausgewogenen Verhältnis stünde.[190] Die Kritik an der **Vergütungspraxis** geht teilweise dahin, dass NIS und insbesondere Anwendungsbeobachtungen einigen Pharmafirmen als „Schmiermittel" dienten, um den Absatz ihrer Medikamente anzukurbeln.[191] Verstärkt hat sich diese öffentliche Kritik in jüngster Zeit durch das Bekanntwerden verschiedener staatsanwaltschaftlicher Ermittlungsverfahren, deren Gegenstand die Vergütung von Ärzten im Rahmen von AWBs mit hochwertigen elektronischen Geräten war.[192] Der Kodex hat in Nr. 7 klare Leitlinien bezüglich der Bestimmung einer angemessenen Vergütung geschaffen, um einer „Überbezahlung" von Ärzten im Zusammenhang mit der Durchführung von NIS entgegenzuwirken. Dabei geht Nr. 7 auf Art. 15.02 (c) und (f) EFPIA-Kodex zurück. Indem Nr. 7 dabei auf § 18 Abs. 1 Nr. 6 verweist, wird zudem klargestellt, dass eine Vergütung nur in Geld erfolgen darf. Ferner finden sich Regelungen bezüglich der Vergütung auch in den VFA-Empfehlungen sowie in den Empfehlungen des BfArM. Nach Nr. 15 der Empfehlungen des BfArM darf ein Arzneimittel nicht zu dem Zweck verschrieben werden, einen Patienten in eine Anwendungsbeobachtung einzuschließen. Nach den Erläuterungen der Bundesärztekammer zu § 33 MBO-Ä[193] dürfen Zahlungen für Anwendungsbeobachtungen nicht dazu dienen, etwa eine Änderung der Arzneimittelverordnung (Wechsel des Präparates) ohne eine medizinische Veranlassung herbeizuführen. Die **Verordnung eines Arzneimittels** einerseits und der **Einschluss eines Patienten** in einer Anwendungsbeobachtung andererseits sind danach zwei Aspekte, die **getrennt gesehen** werden müssen. Die an Ärzte gezahlte Vergütung muss so bemessen werden, dass hierdurch **kein Anreiz zur Verordnung** eines Arzneimittels entsteht. Das LG Aachen hat es etwa als eine **Verletzung der Empfehlungen** des BfArM und der Bestimmungen von 19 Abs. 3 und 5 i.d.F. vom 2. 12. 2005 des Kodex angesehen, wenn einem Arzt **„Anreize" (etwa durch ein Punktesystem zu Erlangung von Prämien)** gegeben werden, eine gewisse Anzahl an Anwendungsbeobachtungen zu erreichen.[194]

190 Für die Honorierung von Ärzten für die Beteiligung an einer Anwendungsbeobachtung ist nach Abs. 2 Nr. 7 i.V.m. Abs. 2 Satz 1 die Regelung von **Nr. 9 der Empfehlungen des BfArM** zu berücksichtigen. Dort heißt es: „Die Beteiligung an einer AWB ist eine ärztliche Tätigkeit. Ein über die Regelversorgung hinaus durch die AWB entstehender Aufwand ist in Anlehnung an die ärztliche Gebührenordnung (GOÄ) zu honorieren. Die Honorierung soll sich am Zeitaufwand für zusätzlich erforderliche Dokumentations- und andere Maßnahmen orientieren. Die Erstattung von über die Routine hinausgehenden

---

[190] Vgl. auch *Leipold,* in: Hauschka, S. 690, der diese Frage ebenfalls anspricht.
[191] Vgl. den Bericht „Getäuschte Patienten" in der Sendung Frontal21 v. 7. 11. 2006 im ZDF, nachzulesen unter http://frontal21.zdf.de/ZDFde/inhalt/12/0,1872,3997132,00.html?dr=1.
[192] Vgl. dazu den Artikel „Staatsanwaltschaft ermittelt gegen Ärzte", Handelsblatt v. 21. 7. 2009 sowie den Artikel „iPods für den Doktor", Spiegel-Online v. 21. 7. 2009, abrufbar unter http://www.spiegel.de/wirtschaft/0,1518,637278,00.html; als Resultat dieser Berichterstattungen fordert auch die Politik von Medizinern, Unternehmen und Selbstverwaltungsgremien ein stärkeres Engagement bei der Korruptionsbekämpfung, insbesondere im Zusammenhang mit AWBs, siehe dazu den Artikel „Schmidt sagt Ärztekorruption den Kampf an", Spiegel-Online v. 22. 7. 2009, abrufbar unter www.spiegel.de/wirtschaft/0,1518,637463,00.html.
[193] http://www.bundesaerztekammer.de/page.asp?his=1.100.1144.1755.
[194] *LG Aachen* Urt. v. 27. 6. 2006, 41 O 6/06.

Leistungen ist gesondert zu klären und gegebenenfalls auch mit der Ethik-Kommission zu beraten. Die Erstattung und Honorierung dürfen die wissenschaftliche Zielsetzung und die Auswahl der einzubeziehenden Patienten nicht beeinflussen." Auch die VFA-Empfehlungen verlangen eine an der GOÄ orientierte Vergütung.

Im Hinblick auf die konkrete Berechnung der Vergütung ergibt sich in **Anlehnung an die GOÄ** Folgendes[195]: Sofern sich der **Dokumentationsaufwand** in einem Zeitrahmen von **15 bis 20 Minuten** hält, empfiehlt sich die Festlegung einer pauschalen Vergütung in Anlehnung an die Vergütung für eine „**schriftliche gutachterliche Äußerung**" (Ziff. 80 GOÄ). Der einfache Satz beträgt hierbei zurzeit 17,49 Euro. In der Regel sollte diese Pauschale je nach Schwierigkeitsgrad der Dokumentation zwischen dem einfachen und dem 2,3-fachen dieses Vergütungssatzes liegen.[196] Sofern der Dokumentationsaufwand einen das „gewöhnliche Maß" **übersteigenden Aufwand** darstellt (**ab** einem Zeitaufwand von ca. **15 bis 20 Minuten**) kommt in Anlehnung an die GOÄ die Berechnung der Vergütung auf der Basis eines Stundensatzes in Betracht (Ziff. 85 GOÄ). Der einfache Satz beläuft sich insofern zurzeit auf 29,14 Euro. In der Regel sollte auch hier die Vergütung zwischen dem **einfachen und 2,3-fachen** des Vergütungssatzes bemessen werden (FS I 2005.8-87).[197] Ein Überschreiten des 2,3-fachen Satzes ist, wie auch bei Ziff. 80 GOÄ, möglich, jedoch nur dann, wenn diese Dokumentation einen **besonderen Schwierigkeitsgrad** aufweist oder einen **besonderen Zeitaufwand** erfordert[198]. Insofern empfiehlt es sich, den Zeitaufwand zu ermitteln und zu dokumentieren, der im Durchschnitt für die Dokumentation der jeweils in Rede stehenden Anwendungsbeobachtung in Betracht kommt.

Neben Ziff. 80 und 85 der GOÄ können auch **Schreibgebühren** nach den Ziff. 95 und 96 der GOÄ berechnet werden – jedoch nur mit dem einfachen Satz. Diese Gebühr beträgt zurzeit 3,50 Euro je angefangener DIN-A 4-Seite.[199] Ferner sind **Porto- und Versandkosten** gem. § 10 der GOÄ berechenbar.[200]

Sofern die Vergütung der Tätigkeiten eines Arztes in Anlehnung an die GOÄ ordnungsgemäß erfolgt ist, ist ohne weiteres von der **Beachtung des Angemessenheitsprinzips** des § 19 Abs. 2 Nr. 7 **auszugehen**. Für die Unternehmenspraxis empfiehlt sich die Orientierung an der GOÄ auch aus dem Grund, weil sie eine relativ einfache **Standardisierung des Berechnungsvorgangs** selbst erlaubt, mit der die Einhaltung des Angemessenheitsprinzips in jedem Einzelfall sichergestellt werden kann.

h) Beratung durch die Ethik-Kommission (Nr. 8)

Die unter Nr. 8 empfohlene Einholung einer Beratung durch eine unabhängige Ethik-Kommission geht auf Art. 15.02 (d) EFPIA-Kodex zurück. Es handelt sich dabei um **keine zwingende Regelung** des Kodex. Die Regelung reagiert auf die zuweilen anzutreffende Kritik, wonach NIS im Gegensatz zu klinischen Prüfungen bislang keiner solchen Beratung bedürften und es damit solchen Studien an fehlendem fachlichem Input durch unabhängige Dritte fehle. Tatsächlich ist bislang gem. § 40 Abs. 1 Satz 1 AMG nur für klinische Prüfungen eine zustimmende Bewertung der zuständigen **Ethik-Kommission** erforderlich. Auch die Bestimmungen des § 67 Abs. 6 AMG verlangen nicht zwingend eine Involvierung von Ethik-Kommissionen bei AWB. Die einschlägigen Heilberufs- bzw. Heilberufskammergesetze der Länder bzw. die Landesberufsordnungen für Ärzte sehen nur teilweise bei NIS eine zwingende Involvierung von Ethik-Kommissionen vor. Diese haben aber, sofern sie „nach Landesrecht gebildete unabhängige Ethik-Kommissionen" im Sinne des AMG darstellen, regelmäßig die Aufgabe, in **berufsethischen Fragen** zu be-

---

[195] Dem zustimmend *Geiger*, PharmR 2007, 372.
[196] Siehe hierzu *Wezel/Liebold*, Bd. II, Ziff. 80 GOÄ.
[197] Entscheidung zu § 19 i. d. F. v. 2. 12. 2005, www.fs-arzneimittelindustrie.de.
[198] Siehe a. a. O., Bd. II, § 5 Abs. 2 GOÄ.
[199] Siehe a. a. O., Bd. II, Ziff. 95 und 96 GOÄ.
[200] Siehe a. a. O., Bd. II, § 10 GOÄ.

raten.²⁰¹ Auch wenn bislang keine Regelung der Involvierung einer Ethik-Kommission in Bezug auf NIS besteht, kann die Hinzuziehung einer Ethik-Kommission sinnvoll sein, um die Anlage der Studie durch eine unabhängige dritte „Instanz" zu prüfen. Die Bundesärztekammer, sieht die Involvierung von Ethik-Kommissionen skeptisch, da sie befürchtet, dass dies zu einer zu starken Beanspruchung der Ethik-Kommissionen führen könnte. Sie schlägt daher vor, „neue Wege zu gehen" und anstelle der Ethik-Kommissionen andere unabhängige Kommissionen mit der Begutachtung von NIS zu betrauen.²⁰² Es bleibt abzuwarten, ob es durch die Überprüfung von NIS tatsächlich zu einer Überlastung der Ethik-Kommissionen kommen wird und es dann anderer „unabhängiger Kommissionen" bedarf.²⁰³ Selbst dann wäre es in der Praxis nicht möglich, die von der Bundesärztekammer vorgeschlagenen „unabhängige Kommissionen" mit der Aufgabe der Begutachtung von NIS zu betrauen, weil von der Bundesärztekammer bislang nicht klargestellt wurde, wer genau diese Kommissionen sein sollen und wie sie sich zusammensetzen. Obwohl die Regelung der Nr. 8 nur als Empfehlung und nicht als zwingende Verpflichtung im Kodex ausgestaltet worden ist, ist deren gänzliche Nichtbeachtung in der Praxis nicht zu befürchten. Es ist bereits heute **gängige Praxis** verschiedener Mitgliedsunternehmen, die Beratung durch eine Ethik-Kommission bei NIS bzw. AWB einzuholen. Die Gründe hierfür liegen auch darin, dass vielfach auch die Veröffentlichung der Ergebnisse einer AWB in anerkannten medizinischen Fachzeitschriften beabsichtigt wird und diese auch bei Berichten über NIS und AWB im zunehmenden Maße als Qualitätskriterien die vorherige Einschaltung einer Ethik-Kommission verlangen.

i) Patienteneinwilligung (Nr. 9)

195   Absatz 2 Nr. 9 geht auf Art. 15.02 (e) EFPIA-Kodex zurück und regelt die Anforderungen an die Patienteneinwilligung. Art. 15.02 (e) EFPIA-Kodex sieht eine Patienteneinwilligung (nur) dann vor, wenn nationale Regelungen diese etwa aus **datenschutzrechtlichen Gründen** erfordern. Dies gibt auch die Regelung in Nr. 9 Satz 1 wider. Nach den BfArM-Empfehlungen unter Ziff. 5 ist eine über die **ärztliche Aufklärungspflicht** hinausgehende Information des Patienten grundsätzlich nicht notwendig. Die Empfehlungen des VFA sehen dagegen eine über diese Pflicht hinausgehende Aufklärungs- und Informationsverpflichtung seitens des Arztes vor und empfehlen eine **generelle Patientenaufklärung** bzw. Patienteneinwilligung. Diese Empfehlung ist in Nr. 9 Satz 2 FSA-Kodex umgesetzt worden. Der Kodex sieht daher in § 19 Abs. 2 Nr. 9 eine vorherige schriftliche Patientenaufklärung und Einwilligung auch in den Fällen vor, in denen dazu keine datenschutzrechtliche Notwendigkeit besteht. Diese Regelung ist jedoch nicht als zwingende Verpflichtung, sondern lediglich als Empfehlung ausgestaltet worden. Eine solche Aufklärung der Patienten dient der **Transparenz** und kann gleichzeitig etwaige Unsicherheiten auf Seiten der Patienten ausräumen. Denn Patienten werden über deren Aufnahme in NIS durch den behandelnden Arzt bislang regelmäßig nicht unterrichtet. Diese Bedenken werden durch die Anwendung der Empfehlung in der Praxis gänzlich ausgeräumt. Durch das Erfordernis einer vorherigen schriftlichen Aufklärung des Patienten soll gleichzeitig auch das Bewusstsein der Ärzte geschärft werden, wonach deren Teilnahme an NIS deren Verordnungs- und Therapieentscheidungen nicht beeinflussen dürfen.

j) Öffentlich zugängliches Register (Nr. 10)

196   Um NIS von Anfang an dem Transparenzgebot zu unterstellen, müssen Informationen über die beabsichtigte Studie **innerhalb von 21 Tagen** nach Beginn der Patientenrekru-

---

²⁰¹ Vgl. etwa § 5 Abs. 1 S. 2 des Heilberufe-Kammergesetzes BW bzw. § 7 Abs. 1 S. 2 Heilberufsgesetz NRW.
²⁰² Stellungnahme der Arzneimittelkommission der deutschen Ärzteschaft, Fachausschuss der Bundesärztekammer, S. 5, abrufbar unter http://www.akdae.de/46/10/20080522.pdf.
²⁰³ Zur Unabhängigkeit von Ethik-Kommissionen siehe *Lippert*, GesR 2009, 355 ff.

tierung in ein **öffentlich zugängliches Register eingestellt** werden.[204] Diese Regelung geht auf eine Empfehlung des VFA zurück. Die Veröffentlichung soll zu einer Erhöhung der Transparenz und einer Steigerung der Qualität von NIS führen. Aufgrund dieser klaren Regelung werden auch die Bedenken der Bundesärztekammer ausgeräumt, dass negative Studienergebnisse von den Unternehmen unterdrückt oder verzögert würden.[205] Die 21-Tage-Frist beruht dabei auf einer Gemeinsamen Position der IFPMA, EFPIA, JPMA und PhRMA zur Offenlegung von Informationen zu klinischen Studien über Register und Datenbanken vom 6. 1. 2005.

197 Der Kodex lässt offen, **wie und wo** die Unternehmen ihren Veröffentlichungspflichten nachkommen sollen. Es besteht unter http://clinicaltrials.gov bereits ein **Register,** dass hierfür genutzt werden kann. Ferner können die Unternehmen auf ihren eigenen Websites entsprechende Register schaffen. Für die Unternehmen, die die Registrierung ihrer Studien nicht im Studienregister http://clinicaltrials.gov oder auf ihrer eigenen Website vornehmen wollen, bietet der VFA auf seiner öffentlichen Website ein Register an, welches von seinen Mitgliedsunternehmen genutzt werden kann.
In das jeweilige Register sind folgende Angaben vom „Sponsor" der Studie einzustellen und im Verlauf der Studie zu aktualisieren:
– Studientitel
– Zielsetzung bzw. Fragestellung
– Name des Studienleiters
– Anzahl der vorgesehenen Studienzentren/Praxen in Deutschland und die angestrebte Fallzahl

198 Bei der **Formulierung** insbesondere **des Studientitels,** und der **Zielsetzung der Studie,** aber auch bei den anderen einzutragenden Informationen, sind jegliche Art von Werbebotschaften oder andere Aussagen zu unterlassen die darauf abzielen, den Absatz des Arzneimittels zu fördern. Dies würde nicht nur der Zielsetzung des FSA-Kodex widersprechen, sondern gegebenenfalls auch gegen gesetzliche Vorschriften wie das **HWG verstoßen.** Zur Vermeidung eines Missbrauchs der Register zu Werbezwecken sind daher die einzustellenden Informationen von dem jeweiligen Unternehmen vor ihrer Einstellung daraufhin zu überprüfen, ob diese auf eine „Absatzförderungsabsicht" schließen lassen könnten. Dabei sind der Inhalt der Informationen und deren genaue Formulierung mit dem Leiter der medizinischen Abteilung, als Ausfluss der ihm obliegenden Qualitätssicherungsaufgabe, abzustimmen und durch diesen als unbedenklich freizugeben.

199 Die **VFA Empfehlungen**[206] gehen über die aufgrund des Kodex zu tätigenden Angaben hinaus und verlangen, dass auch noch **folgende Angaben** in das öffentlich zugängliche Register zusätzlich einzutragen bzw. zu aktualisieren sind:
– Handelsname des zu untersuchenden Arzneimittels
– Wirkstoff(e) dieses Arzneimittels
– Studiennummer
– Indikationen, in denen das Arzneimittel untersucht wird
– geplanter Beginn und vorgesehene Dauer der NIS
– Kontaktperson im Unternehmen für Nachfragen aus Deutschland
– Link zur Veröffentlichung und Stand der Information

Diese zusätzlichen Informationen sollen die **Transparenz von NIS weiter erhöhen.** Allerdings ist diese weitergehende Informationspflicht für die dem FSA-Kodex unterliegenden Unternehmen nach dem FSA-Kodex nicht vorgeschrieben. Da aber fast alle Mitgliedsunternehmen des FSA auch dem VFA angehören, ist damit zu rechnen, dass die weitergehenden VFA-Empfehlungen in der Praxis ebenfalls Beachtung finden dürften.

---

[204] Abrufbar unter www.vfa.de/nis.
[205] Stellungnahme der Arzneimittelkommission der deutschen Ärzteschaft, Fachausschuss der Bundesärztekammer, S. 3, abrufbar unter http://www.akdae.de/46/10/20080522.pdf.
[206] Abrufbar unter http://www.vfa.de/de/forschung/nisdb/nis-vfa-empfehlungen.html.

k) Studienergebnisse (Nr. 11)

200 Absatz 2 Nr. 11 Satz 1 legt fest, dass Studienergebnisse durch das Unternehmen bzw. durch Dritte ausgewertet werden müssen und entspricht damit Art. 15.02 (h) EFPIA-Kodex. Die Verantwortung für die Auswertung liegt innerhalb des Unternehmens beim **Leiter der medizinischen Abteilung**, welcher zugleich innerhalb einer angemessenen Frist eine **Zusammenfassung der Ergebnisse** der Studie erhalten muss, die er wiederum für den Zeitraum von zehn Jahren aufzubewahren hat. Die **zehnjährige Aufbewahrungsfrist** geht auf die BfArM-Empfehlungen vom 12. 11. 1998[207] zurück und wird im Kodex verbindlich festgesetzt. Die Ergebnisse der Studie müssen spätestens zwölf Monate nach Abschluss der NIS veröffentlicht werden. Eine zeitnahe Veröffentlichung der Ergebnisse der NIS ist äußerst sinnvoll. Einerseits werden die Ergebnisse der NIS damit transparent gemacht, sodass sich die Öffentlichkeit über alle NIS informieren kann. Andererseits werden durch die Publikation Qualitätsmängel der Studien sichtbar, welche zukünftig durch das Unternehmen zumindest reduziert bzw. abgestellt werden können, da hierdurch der Sorgfaltsmaßstab bei der Planung, Durchführung und Auswertung der Studien zur Vermeidung der Fehler erhöht wird. Auf lange Sicht dürfte die Veröffentlichung der Studienergebnisse aber zu einer Qualitätssteigerung führen. Ferner ist die Regelung in Ergänzung zu der Durchführung von klinischen Studien zu sehen, für welche eine derartige Transparenz von den Mitgliedsunternehmen des VFA bereits seit geraumer Zeit praktiziert wird. Das zusammengefasste Ergebnis der Studie ist dabei zunächst der Öffentlichkeit zur Verfügung zu stellen. Sofern die Studie zu Ergebnissen führt, welche für die **Nutzen-Risiko-Bewertung** von Bedeutung sind, ist die Zusammenfassung auch an die zuständige **Arzneimittelbehörde** weiterzuleiten. Die öffentliche Bekanntgabe kann etwa per Internet erfolgen, wie dies bereits der Praxis bei klinischen Prüfungen entspricht.[208] Dabei ist die Empfehlung des EFPIA-Kodex zur Veröffentlichung der Studienergebnisse bzw. der Weiterleitung an die zuständige Arzneimittelbehörde in Art. 15.02 (h) EFPIA-Kodex im Rahmen der Einarbeitung in den Kodex als verpflichtendes Element ausgestaltet worden. Die Regelung erstreckt sich unabhängig vom Zeitpunkt des Inkrafttretens des Kodex auf alle NIS die nach dem 1. 7. 2008 abgeschlossen wurden.

l) Einsatz von Pharmaberatern (Nr. 12)

201 Absatz 2 Nr. 12 basiert auf Art. 15.02 (i) EFPIA-Kodex und regelt den Einsatz von Pharmaberatern bei der Durchführung der Studien. Dieser Einsatz soll grundsätzlich auf **administrative Zwecke** beschränkt sein und hat **unter der Überwachung des medizinischen Leiters** zu erfolgen. Ferner darf nach Nr. 12 Satz 3 der Einsatz von Pharmaberatern im Rahmen der Studie nicht mit Werbeaktivitäten für Arzneimittel verbunden werden. Damit wird den Bedenken der Öffentlichkeit entgegen getreten, Pharmaberater würden NIS und die damit verbundene Honorierung von Ärzten verschiedentlich dazu instrumentalisieren, auch das Verschreibungsverhalten von Ärzten zugunsten eigener Produkte zu verändern.[209] Durch die Regelung soll sichergestellt sein, dass Pharmaberater bei der Durchführung der Studien nur eine **untergeordnete Rolle** spielen und zu jeder Zeit unter der Aufsicht des medizinischen Leiters stehen. Damit wird der Einfluss des Pharmaberaters auf NIS stark beschränkt worden, um hierdurch eine Instrumentalisierung von NIS zu Marketingzwecken zu verhindern. Ein von der Bundesärztekammer geforderter, kompletter Ausschluss des Pharmaberaters ist daher nicht notwendig.

---

[207] Empfehlungen des BfArM zur Planung, Durchführung und Auswertung von Anwendungsbeobachtungen v. 12. 11. 1998 – BAnz. Nr. 229, S. 16 884 v. 4. 12. 1998.
[208] Siehe etwa www.clinicalstudyresults.org.
[209] So der Artikel „Erwünschte Rezepte" im FOCUS v. 28. 7. 2008, S. 32.

aa) Bestimmung des Begriffes „unzulässige Verbindung" durch die Leitlinie des Vorstandes des FSA

Bei Nr. 12 Satz 3 ist zu beachten, dass – entgegen dem Wortlaut – nicht sämtliche Werbeaktivitäten im Zusammenhang mit der Studie untersagt sind, sondern es sich um eine **„unzulässige Verbindung"** handeln muss. Zum besseren Verständnis dieses unbestimmten Rechtsbegriffs hat daher der Vorstand des FSA eine **Auslegungsrichtlinie**, basierend auf § 6 Abs. 2 FSA-Kodex, erlassen, welche den Begriff „nicht mit Werbeaktivitäten für Arzneimittel verbinden" näher konkretisiert. Die Leitlinie nimmt beispielsweise dann eine unzulässige Verbindung als gegeben an, wenn in einem unmittelbaren zeitlichen oder sachlichen Zusammenhang mit studienbezogenen Tätigkeiten Werbematerialien (etwa Produktbroschüren mit werblichem Charakter) zu dem von der NIS erfassten Arzneimittel abgegeben werden. Dagegen schließt die Übernahme studienbezogener Tätigkeiten Werbeaktivitäten des Pharmaberaters für andere Arzneimittel selbst im Fall eines unmittelbaren zeitlichen Zusammenhangs mit solchen studienbezogenen Tätigkeiten nicht aus, sofern beide Tätigkeiten funktional voneinander getrennt werden. Eine funktionale Trennung in diesem Sinne kann z. B. dann vorliegen, wenn eine **Werbeaktivität nur bei Gelegenheit** einer studienbezogenen Tätigkeit stattfindet ohne auf sie sachlich Bezug zu nehmen. **202**

bb) Beispiele für zulässige bzw. unzulässige Verbindungen

Die **Leitlinie** nennt anhand eines Szenarios unterschiedliche beispielhafte **Fallkonstellationen**, bei denen nach Auffassung des FSA von einer zulässigen bzw. unzulässigen Verbindung auszugehen sein soll. Die Beispielsfälle sollen die Intention des FSA verdeutlichen, die hinter der Schaffung des § 19 Abs. 2 Nr. 12 steht, und Anhaltspunkte für die Auslegung anderer Fallkonstellationen bieten. **203**

m) Konkretisierung durch „Standard Operating Procedures (SOPs)" (Nr. 13)

Die Grundsätze der Planung, Durchführung und Auswertung sowie geeignete Qualitätssicherungsmaßnahmen sind von den Mitgliedsunternehmen durch unternehmenseigene „Standard Operating Procedures" zu konkretisieren. Die Regelung der Nr. 13 setzt damit eine VFA-Empfehlung um. Als **Standard Operating Procedures** im Sinne der Vorschrift ist ein fester Ablaufplan als Leitfaden für die Planung, Durchführung und Auswertung einer NIS zu verstehen, welcher sich auch auf geeignete Qualitätssicherungsmaßnahmen erstreckt und sämtliche für NIS einschlägige rechtliche Rahmenbedingungen und Bestimmungen beinhaltet. Die Regelung soll der Einhaltung der Bestimmungen von NIS dienen und ihre Zweckentfremdung und Instrumentalisierung durch die Etablierung innerbetrieblicher Prozesse verhindern. Durch einen geeigneten Ablaufplan kann zudem – wie das BfArM in seinen Empfehlungen unter 4. zu Recht anführt – eine höhere Qualität erreicht werden. Nr. 13 ist nicht nur eine Empfehlung, sondern hat verbindlichen Charakter und ist demnach zwingend zu beachten. **204**

Nach Abs. 2 Satz 1 sind die durch das BfArM und PEI erlassenen Empfehlungen bei der Planung, Durchführung und Auswertung von NIS zu berücksichtigen. Das BfArM hat hinsichtlich des Beobachtungs- und Auswertungsplans, wie er in Nr. 13 geregelt wird, für Anwendungsbeobachtungen Mindestanforderungen an den Umfang des Planes gestellt. So soll der **Beobachtungsplan** mindestens folgende Angaben enthalten: **205**
– Die Formulierung einer (oder mehrerer) präzisen(r) Fragestellungen sowie eine Begründung, weshalb die Anwendungsbeobachtung für ihre Beantwortung das geeignete Instrument ist;
– eine Definition der einzubeziehenden Patienten sowie gegebenenfalls eine Beschreibung des Vorgehens bei der Auswahl der Patienten; eine Beschreibung der Maßnahmen zum Erreichen von Repräsentativität;
– bei Gruppenvergleichen ist auf eine Beobachtungsgleichheit der Gruppen zu achten;

- Festlegung der zu erhebenden Merkmale, eine Beschreibung ihrer Relevanz sowie ihres Stellenwertes für die Beantwortung der Fragestellung (Zielgröße, Einflussgröße, Störgröße);
- Diskussion möglicher Störgrößen und Beschreibung von Maßnahmen zu ihrer Kontrolle;
- Zeitraster der Beobachtung;
- Dauer der Anwendungsbeobachtung;
- Beschreibung der für die Beobachtung benötigten Erhebungsinstrumente (z. B. Dokumentationsbögen);
- Begründung der Zahl der einzubeziehenden Patienten;
- Festlegung der Berichtsprozesse über beobachtete unerwünschte Arzneimittelwirkungen vom Arzt an den Auftraggeber;
- Beschreibung von Maßnahmen zur Qualitätssicherung;
- Beschreibung der statistischen Auswertung;
- Regelung der Verantwortlichkeit;
- Regelung für Berichterstellung einschließlich biometrischer und medizinischer Bewertung.

Die statistische Auswertung der Daten einer Anwendungsbeobachtung erfolgt mit problemadäquaten **epidemiologischen Methoden.** Das geplante Vorgehen ist im Auswertungsplan vor Beginn der Anwendungsbeobachtung festzulegen; Abweichungen von diesem Vorgehen sind zu begründen.

IV. Anwendung des Abs. 2 auf retrospektive Studien (Abs. 3)

206   Absatz 3 geht auf Art. 15.03 EFPIA-Kodex zurück und basiert ebenfalls auf den VFA-Empfehlungen. Danach sind die in Abs. 2 genannten Kriterien, sofern anwendbar, zwingend auch für **andere retrospektive Studien** zu beachten. Auch an dieser Stelle geht der FSA-Kodex **über den EFPIA-Kodex hinaus,** indem eine zwingende Anwendung der Kriterien vorgeschrieben wird (und nicht wie im EFPIA-Kodex lediglich eine Anregung zur Anwendung). Die EFPIA-Vorgabe, wonach die Anwendung von Abs. 2 auf retrospektive Studien nur dann gilt, sofern die Kriterien des Abs. 2 auf solche Studien sinnvollerweise anwendbar sind, wurde aufgegriffen. In jedem Fall ist nach Abs. 3 Satz 2 aber § 26 FSA-Kodex einschlägig.

V. Spruchpraxis

207   – Die Durchführung einer Anwendungsbeobachtung ist unzulässig, wenn bereits in den Projektunterlagen erwähnt wird, dass eine Ein- bzw. Umstellung auf ein anderes Präparat als Teilnahmevoraussetzung erforderlich ist. Für die Prüfung der Angemessenheit der Aufwandsentschädigung bei der Durchführung einer Anwendungsbeobachtung sind die **Grundsätze der Gebührenordnung für Ärzte (GOÄ) heranzuziehen.** Dabei kommt es hinsichtlich der Höhe der Aufwandsentschädigung nicht auf die allgemeine Marktüblichkeit für Aufwandsentschädigungen an. Die Überlassung eines **Gutscheins im Wert von 5 Euro als „Trinkgeld"** für die Dokumentation der Nachverordnung durch eine Arzthelferin stellt die Gewährung eines geldwerten Vorteils an Dritte dar und verstößt gegen den Kodex (FS I 2005.8-87).[210]
- Eine Wettbewerbshandlung ist unlauter, wenn ein Nichtmitglied mit der Honorierung der Teilnahme an einer Anwendungsbeobachtung dem teilnehmenden Arzt **Sachleistungen** oder völlig im Ermessen des Arztes stehende **sonstige Leistungen** zusagt (FS I 2005.9-92).[211]
- Die Durchführung einer Anwendungsbeobachtung im Zusammenhang mit der zugelassenen Indikation eines seit mehreren Jahren auf dem Markt befindlichen Arzneimittels ist

---

[210] Entscheidung zu § 19 i. d. F. v. 2. 12. 2005, www.fs-arzneimittelindustie.de.
[211] Entscheidung zu § 19 i. d. F. v. 2. 12. 2005, www.fs-arzneimittelindustie.de.

B. Kodex – Erläuterungen (§ 20)

unzulässig, wenn aus der Anwendungsbeobachtung aufgrund unvollständiger Angaben zum Studienplan, zur Gruppenbildung, Datenerhebung und Maßnahmen zur Qualitätssicherung **konkrete wissenschaftliche Informationen** über die Wirksamkeit nicht gewonnen werden können (FS I 2006.11-152).[212]

– Die **Durchführung von Anwendungsbeobachtungen zur Umsatzsteigerung** stellt einen schwerwiegenden Kodexverstoß dar, der für den Wiederholungsfall die Festsetzung eines Ordnungsgeldes gem. § 22 Abs. 2 Satz 1 VerfO i. H. v. 50.000 Euro rechtfertigt. Der **Grundsatz der „Nichtintervention" ist verletzt,** wenn dem behandelnden Arzt studienspezifische Vorgaben gemacht werden, ob und mit welchen Arzneimitteln zu therapieren und zu diagnostizieren ist, wie die Modalitäten der Behandlung sind und unter welchen Umständen die Therapie abgesetzt bzw. geändert wird (FS II 2006.11-149).[213]

– Der Grundsatz der „Nichtintervention" ist verletzt, wenn die den Ärzten **zur Anwendungsbeobachtung überreichten Unterlagen** außer den notwendigen Angaben auch herausgehobene und gehäufte **Werbeaussagen** zum betreffenden Arzneimittel enthalten (FS II 2007.12-218 (b)).[214]

Praxishinweise: NIS

Folgende Punkte sind bei der Planung, Organisation und Durchführung von nichtinterventionellen Studien (NIS) unbedingt zu beachten:
– Regulatorische Anforderungen und Empfehlungen von BfArM und PEI müssen eingehalten werden (z. B. Beobachtungsplan)
– Berechtigter Bedarf an den Ergebnissen der NIS muss bestehen und dokumentiert werden
– Grundsatz der Nichtintervention muss eingehalten werden („dem Arzt darf nur über die Schulter geschaut werden")
– Zuständigkeit liegt beim Leiter der medizinischen Abteilung, nicht im Marketing
– Wenn Außendienstmitarbeiter im Rahmen der Studie tätig sind, darf das Arzneimittel nicht gleichzeitig beworben werden

---

§ 20 Einladung zu berufsbezogenen wissenschaftlichen Fortbildungsveranstaltungen

(1) Die Mitgliedsunternehmen dürfen Angehörige der Fachkreise zu eigenen berufsbezogenen Aus- und Weiterbildungsveranstaltungen (Fortbildungsveranstaltungen) einladen, die sich insbesondere mit ihren Forschungsgebieten, Arzneimitteln und deren Indikationen befassen (interne Fortbildungsveranstaltungen).

(2) Für die Eingeladenen dürfen angemessene Reise- und notwendige Übernachtungskosten nur dann übernommen werden, sofern der berufsbezogene wissenschaftliche Charakter der internen Fortbildungsveranstaltung eindeutig im Vordergrund steht. Im Rahmen solcher Fortbildungsveranstaltungen ist auch eine angemessene Bewirtung der Teilnehmer möglich. Unterhaltungs- und Freizeitprogramme (z. B. Theater, Konzert, Sportveranstaltungen) der Teilnehmer dürfen weder finanziert noch organisiert werden. Die Anwesenheit der Teilnehmer sowie das durchgeführte Programm der Veranstaltung sind zu dokumentieren.

(3) Unterbringung und Bewirtung dürfen einen angemessenen Rahmen nicht überschreiten und müssen insbesondere in bezug auf den berufsbezogenen wissenschaftlichen Zweck der internen Veranstaltung von untergeordneter Bedeutung sein. Die Auswahl des Tagungsortes und der Tagungsstätte für interne Fortbildungsveranstaltungen sowie die Einladung von Angehörigen der Fachkreise hierzu hat allein nach sachlichen Gesichts-

---

[212] Entscheidung zu § 19 Abs. 1 und 3 i. d. F. v. 2. 12. 2005, www.fs-arzneimittelindustrie.de.
[213] Entscheidung zu § 19 Abs. 1 und 2 i. d. F. v. 2. 12. 2005, www.fs-arzneimittelindustrie.de (= PharmR 2008, 169).
[214] Entscheidung zu § 19 Abs. 1 S. 4 i. d. F. v. 18. 1. 2008, www.fs-arzneimittelindustrie.de.

punkten zu erfolgen. Ein solcher Grund ist beispielsweise nicht der Freizeitwert des Tagungsortes. Die Unternehmen sollen ferner Tagungsstätten vermeiden, die für ihren Unterhaltungswert bekannt sind oder als extravagant gelten.

(4) Die Einladung von Angehörigen der Fachkreise zu berufsbezogenen Fortbildungsveranstaltungen Dritter (externe Fortbildungsveranstaltungen) darf sich nur auf angemessene Reisekosten, notwendige Übernachtungskosten (gegebenenfalls unter Einschluss eines Hotelfrühstücks) sowie die durch den Dritten erhobenen Teilnahmegebühren erstrecken, wenn bei diesen Veranstaltungen der wissenschaftliche Charakter eindeutig im Vordergrund steht und ein sachliches Interesse des Unternehmens an der Teilnahme besteht. Eine Übernahme von Kosten darf nur erfolgen, wenn bei der Veranstaltung sowohl ein Bezug zum Tätigkeitsgebiet des Mitgliedsunternehmens als auch zum Fachgebiet des Veranstaltungsteilnehmers vorliegt. [Ergänzung aufgrund des Beschlusses der Mitgliederversammlung v. 27. 11. 2009: *„Unterhaltungsprogramme dürfen von den Mitgliedsunternehmen durch die Teilnahmegebühren weder direkt noch indirekt unterstützt werden".*][215]

(5) Die finanzielle Unterstützung von externen Fortbildungsveranstaltungen gegenüber den Veranstaltern ist in einem angemessenen Umfang zulässig. Unterhaltungsprogramme dürfen dabei weder finanziell oder durch Spenden unterstützt noch organisiert werden. Die Mitgliedsunternehmen, die externe Fortbildungsveranstaltungen finanziell unterstützen, müssen darauf hinwirken, dass die Unterstützung sowohl bei der Ankündigung als auch bei der Durchführung der Veranstaltung von dem Veranstalter offen gelegt wird.

(6) Sofern es sich um einen ärztlichen Veranstalter handelt, müssen Art, Inhalt und Präsentation der Fortbildungsveranstaltung allein von dem ärztlichen Veranstalter bestimmt werden.

(7) Die Einladung oder die Übernahme von Kosten darf sich bei internen und externen Fortbildungsveranstaltungen nicht auf Begleitpersonen erstrecken. Dies gilt auch für Bewirtungen.

(8) Die Organisation, Durchführung und/oder Unterstützung von internationalen Veranstaltungen oder die Übernahme von Kosten für deren Teilnehmer ist nur zulässig, wenn
1. die Mehrzahl der Teilnehmer aus einem anderen Land als dem kommt, in dem das Mitgliedsunternehmen seinen Sitz hat, oder
2. an dem Veranstaltungsort notwendige Ressourcen oder Fachkenntnisse zur Verfügung stehen (etwa bei anerkannten Fachkongressen mit internationalen Referenten),
und angesichts dessen jeweils logistische Gründe für die Wahl des Veranstaltungsortes in einem anderen Land sprechen. Bei externen internationalen Veranstaltungen können „logistische Gründe" für die Wahl des Veranstaltungsortes im Ausland sprechen, wenn es sich um eine etablierte Veranstaltung handelt, die von einer anerkannten nationalen oder internationalen medizinisch-wissenschaftlichen Fachgesellschaft oder einem Zusammenschluss solcher Fachgesellschaften an einem für die Durchführung solcher Veranstaltungen geeigneten Ort im Land des Sitzes einer solchen Fachgesellschaft ausgerichtet wird (etwa bei gemeinsamen, historisch gewachsenen Veranstaltungen anerkannter deutschsprachiger Fachgesellschaften aus Deutschland, Österreich und der Schweiz in hierfür geeigneten Veranstaltungsorten in Österreich und der Schweiz). Internationale Veranstaltungen sind interne oder externe Fortbildungsveranstaltungen, bei denen das die Veranstaltung organisierende, durchführende oder diese Veranstaltung oder deren Teilnehmer unterstützende Unternehmen seinen Sitz nicht im Land des Veranstaltungsortes hat.

(9) Auf die Organisation, Durchführung und/oder Unterstützung von internationalen Veranstaltungen finden sowohl der Kodex des Landes, in dem das die internationale Veranstaltung organisierende, durchführende oder unterstützende Unternehmen seinen Sitz hat, als auch der Kodex des Landes Anwendung, in dem die internationale Veranstaltung durchgeführt wird. Auf die Einladung und Unterstützung der Teilnahme von Angehörigen der Fachkreise an internationalen Veranstaltungen findet im Hinblick auf den jeweiligen Teilnehmer neben dem Kodex des Landes, in dem das unterstützende Unternehmen seinen Sitz hat, der Kodes des Landes Anwendung, in dem dieser Teilnehmer als Angehö-

---

[215] Die Wirksamkeit der Ergänzung steht unter Vorbehalt der Anerkennung durch das Bundeskartellamt, die zum Zeitpunkt des Redaktionsschlusses dieses Werks noch nicht vorlag, mit der jedoch bis März 2010 gerechnet werden dürfte.

riger der Fachkreise tätig ist. Kodex im Sinne von Satz 1 dieser Regelung ist der FSA-Kodex Fachkreise sowie der jeweils am Veranstaltungsort geltende Kodex, durch den der EFPIA Code on the Promotion of Prescription-only Medicines to, and Interactions with, Healthcare Professionals umgesetzt wird. Kodex im Sinne von Satz 2 dieser Regelung ist der FSA Kodex Fachkreise sowie der jeweils im Herkunftsland des Angehörigen der Fachkreise geltenden Kodex, durch den der EFPIA Code on the Promotion of Prescription-only Medicines to, and Interactions with, Healthcare Professionals umgesetzt wird. Im Konfliktfall findet die strengere Regelung Anwendung. Das Unternehmen muss Aktivitäten im Sinne von Satz 1 einem verbundenen Unternehmen mit Sitz in dem Land des Veranstaltungsortes (im Falle von Satz 1) oder mit Sitz in dem Herkunftsland des teilnehmenden Angehörigen der Fachkreise (im Falle von Satz 2), sofern vorhanden, vorher anzeigen oder dort entsprechenden Rat für die ordnungsgemäße Umsetzung dieser Aktivitäten einholen.

(10) Sofern von Angehörigen der Fachkreise bei internen oder externen Fortbildungsveranstaltungen im Auftrag von Mitgliedsunternehmen Vorträge gehalten oder andere Leistungen erbracht werden, ist § 18 anwendbar.

(11) Zur Auslegung der Begriffe „angemessen", „für ihren unterhaltungswert bekannt" und „extravagant" im Sinne dieser Bestimmung erlässt der Vorstand des Vereins verbindliche Leitlinien nach § 6 Abs. 2.

Leitlinie

des Vorstandes des FSA gemäß § 6 Abs. 2 i. V. m. § 20 Abs. 11 zur Auslegung des Begriffs „angemessene Reisekosten" (§ 20 Abs. 2 Satz 1 und Abs. 4 Satz 1) (Stand: Juli 2008)

Nach § 20 Abs. 2 Satz 1 und Abs. 4 Satz 1 dürfen die eingeladenen Teilnehmer von internen und externen Fortbildungsveranstaltungen nur „angemessene Reisekosten" sowie die notwendigen Übernachtungskosten übernommen werden.

Unter „angemessenen Reisekosten" sind Bahntickets (1. Klasse) sowie PKW-Fahrtkosten in Höhe der steuerlich zugelassenen pauschalen Kilometersatz je Fahrtkilometer für Dienstreisen und die Erstattung sonstiger Reisekosten (öffentliche Verkehrsmittel, Taxen) zu verstehen.

Bei Flugreisen ist die Übernahme von Kosten der Economy-Class für innereuropäische Flüge sowie der Business-Class für interkontinentale Flüge angemessen. Die Erstattung von First-Class-Flügen ist hingegen unangemessen.

Leitlinie

des Vorstandes des FSA gemäß § 6 Abs. 2 i. V. m. § 20 Abs. 11 zur Auslegung des Begriffe „angemessene Bewirtung" (§ 20 Abs. 2 Satz 2) und „angemessener Rahmen von Unterbringung und Bewirtung" (§ 20 Abs. 3 Satz 1) (Stand: Juli 2008)

Nach § 20 Abs. 2 Satz 2 ist im Rahmen interner Fortbildungsveranstaltungen auch eine „angemessene Bewirtung" der Teilnehmer möglich. Gemäß § 20 Abs. 3 Satz 1 dürfen bei diesen Veranstaltungen ferner „Unterbringung und Bewirtung einen angemessenen Rahmen" nicht überschreiten.

Die „Bewirtung" ist „angemessen" und überschreitet einen „angemessenen Rahmen" nicht, sofern diese sozialadäquat ist. Als Orientierungsgröße für eine noch angemessene Bewirtung ist bei Bewirtungen im Inland unter Berücksichtigung der seit dem Inkrafttreten des Kodex im Jahr 2004 stattgefundenen Preiserhöhungen und der erfolgten Erhöhung der Umsatzsteuer ein Betrag von etwa EUR 60,00 anzusehen (Stand: Juli 2008).

Bei einer Bewirtung im Ausland sollte sich die Angemessenheit der Bewirtung am Maßstab der geltenden steuerlichen Pauschbeträge für Verpflegungsmehraufwendungen im Ausland orientieren, da hierdurch ein gegebenenfalls bestehendes höheres Preisniveau abgebildet wird. Die Angemessenheit einer Bewirtung im Ausland kann insofern durch einen Vergleich der insofern geltenden Pauschbeträge mit dem für das Inland geltenden Pauschbetrag ermittelt werden (FS I 2006.8-135). Die oben unter Ziff. 5.1 genannte Orientierungsgröße kann sich daher je nach dem im Ausland bestehenden Preisniveau um einen bestimmten Prozentsatz erhöhen.

Die „Unterbringung" überschreitet einen „angemessenen Rahmen" dann nicht, sofern – das Hotel im Hinblick auf seine Infrastruktur, Technik und Räumlichkeiten die Kriterien eines Business-Konferenzhotels entspricht;

- keine außergewöhnlichen Wellness-Bereiche und -Angebote aufweist; und
- keinen erhöhten Erlebnis- oder Erholungscharakter hat.

Bei der Beurteilung der Angemessenheit der Unterbringung ist zudem darauf abzustellen, ob auf Grund der Wahrnehmung des Hotels durch die eingeladenen Angehörigen der Fachkreise der bloße Aufenthalt in dem Hotel selbst einen besonderen Anreizfaktor bildet, der geeignet ist, diese in ihrer Therapie- und Verordnungsfreiheit unsachlich zu beeinflussen.

Hotels, die in die 5-Sterne Kategorie fallen, scheiden nicht von vornherein als unangemessen aus, sofern der Business-Charakter des Hauses im Vordergrund steht und sich das Hotel nicht durch Luxusmerkmale in besonderer Weise auszeichnet.

Leitlinie
des Vorstandes des FSA gemäß § 6 Abs. 2 i. V. m. § 20 Abs. 11 zur Auslegung des Begriffs „angemessener Umfang der finanziellen Unterstützung von externen Fortbildungsveranstaltungen" (§ 20 Abs. 5 Satz 1) (Stand: Juli 2008)

Nach § 20 Abs. 5 Satz 1 ist die „finanzielle Unterstützung von externen Fortbildungsveranstaltungen gegenüber den Veranstaltern in einem angemessenen Umfang" zulässig.

Eine finanzielle Unterstützung von externen Fortbildungsveranstaltungen erfolgt gegenüber den Veranstaltern in der Praxis regelmäßig durch die Gewährung von Spenden oder den Abschluss von Sponsoring-Verträgen.

Eine solche finanzielle Unterstützung ist dann nicht angemessen, wenn hierdurch Unterhaltungsprogramme unterstützt werden (§ 20 Abs. 5 Satz 2). Diese Regelung verfolgt den Zweck, einer Umgehung des Verbots zur Übernahme von Kosten für Rahmen- und Begleitprogramme (z. B. Theater-, Konzert-, Sportveranstaltungen etc.) entgegen zu wirken. Der Veranstalter soll daher in der zugrundeliegenden Vereinbarung verpflichtet werden, die zur Verfügung gestellten finanziellen Mittel nicht für die Finanzierung von Unterhaltungsprogrammen oder die Einladung von Begleitpersonen, sondern ausschließlich zweckgebunden zur Förderung der Fortbildungsmaßnahme zu verwenden (siehe auch FS I 2005.2-56).

Die Angemessenheit der finanziellen Unterstützung von externen Fortbildungsveranstaltungen gegenüber den Veranstaltern im Wege des Sponsorings ist zudem an dem Sponsor eingeräumten Werbeumfang (Marketing- und Werbeeffekt) zu messen (siehe auch FS I 2005.2-56).

Leitlinie
des Vorstandes des FSA gemäß § 6 Abs. 2 i. V. m. § 20 Abs. 11 zur Auslegung des Begriffs „für ihren Unterhaltungswert bekannt" (§ 20 Abs. 3 Satz 4) (Stand: Juli 2008)

Nach § 20 Abs. 3 Satz 4 sollen Unternehmen Tagungsstätten vermeiden, die „für ihren Unterhaltungswert bekannt" sind.

Tagungsstätten sind „für ihren Unterhaltungswert bekannt", wenn dort gewöhnlich Veranstaltungen stattfinden wie etwa Shows, Varietés, Musik- und Kinodarbietungen, Fahrattraktionen oder Glücksspielveranstaltungen. Aus diesem Grund kommen auch Tagungsstätten nicht in Betracht, die zwar über eine geeignete Konferenzausstattung verfügen, sich jedoch etwa auf dem Gelände eines Freizeitparks befinden und die Nutzungsmöglichkeit eröffnen.

Leitlinie
des Vorstandes des FSA gemäß § 6 Abs. 2 i. V. m. § 20 Abs. 11 zur Auslegung des Begriffs „extravagant" (§ 20 Abs. 3 Satz 4) (Stand: Juli 2008)

Nach § 20 Abs. 3 Satz 4 sollen Unternehmen Tagungsstätten vermeiden, die für ihren Unterhaltungswert bekannt sind oder als „extravagant" gelten.

Unter „extravagant" sind Tagungsstätten zu verstehen, die sich nicht in erster Linie als typisches Geschäfts- oder Konferenzhotel auszeichnen, sondern bei denen eine besonders luxuriöse oder ausgefallene Ausstattung eindeutig im Vordergrund steht. „Extravagant" sind auch solche Tagungsstätten, die zwar als Tagungsstätten geeignet sind, bei denen aber gleichzeitig der Erlebnischarakter auf Grund der Gestaltung und der vorhandenen Einrichtungen den Eindruck erwecken muss, die Tagungsstätte sei nicht auf Grund der Konferenzmöglichkeiten, sondern vor allem auf Grund ihres Erlebnischarakters ausgewählt worden. „Extravagante" Tagungsstätten zeichnen sich in der Regel auch dadurch aus, dass sie sich im oberen Preissegment bewegen.

B. Kodex – Erläuterungen (§ 20)

Übersicht

	Rdnr.
I. Vorbemerkung	208
II. Allgemeines	209
III. Einladungen zu berufsbezogenen internen Fortbildungsveranstaltungen (Abs. 1)	216
IV. Kostenübernahme bei internen Fortbildungsveranstaltungen (Abs. 2)	222
1. Voraussetzungen	222
2. Berufsbezogener und wissenschaftl. Charakter der Veranstaltung (Abs. 2 Satz 1)	223
3. Zulässige Kostenübernahme	224
4. Bewirtung von Teilnehmern (Abs. 2 Satz 2)	226
a) Umfang der Bewirtung	226
b) Wertobergrenzen	227
aa) Spruchpraxis	227
bb) Leitlinie zur Bestimmung des Begriffes „angemessene Bewirtung"	228
cc) Ausblick	229
5. Kosten für Rahmen- und Unterhaltungsprogramme (Abs. 2 Satz 3)	230
6. Dokumentationspflicht (Abs. 2 Satz 4)	232
7. Besonderheiten für Mitarbeiter medizinischer Einrichtungen	233
V. Angemessenheit der übernommenen Kosten für interne Fortbildungsveranstaltungen (Abs. 3)	235
1. Untergeordnete Bedeutung von Unterbringung und Bewirtung (Abs. 3 Satz 1)	235
2. Auswahl des Tagungsortes (Abs. 3 Satz 2, 3 und 4)	237
a) Leitlinie	238
b) Durch die Spruchpraxis entwickelte Grundsätze	239
3. Fortbildungsveranstaltungen im Ausland	242
VI. Kostenerstattung bei externen Fortbildungsveranstaltungen (Abs. 4)	243
1. Voraussetzungen	243
2. Zulässige Kostenübernahme	244
3. Bewirtung von Teilnehmern	245
4. Fortbildungsveranstaltungen im Ausland	248
5. Besonderheiten für Mitarbeiter medizinischer Einrichtungen	249
VII. Generelle Unterstützung externer Fortbildungsveranstaltungen (Abs. 5)	250
VIII. Ärztliche Veranstalter (Abs. 6)	253
IX. Keine Kostenübernahme für Begleitpersonen (Abs. 7)	254
1. Allgemeines	254
2. Einladung zu Fortbildungsveranstaltungen und die Übernahme von Reisekosten für Begleitpersonen	255
3. Organisation der Mitreise von Begleitpersonen durch pharmazeutische Unternehmen	256
4. Bewirtung von Begleitpersonen	257
X. Internationale Veranstaltungen (Abs. 8 und 9)	258
1. Allgemeines	258
2. Veranstaltungen im Ausland (Abs. 8)	260
a) Definition	260
b) Zulässigkeitskriterien (Abs. 8 Satz 1)	261
aa) Abs. 8 Satz 1 Nr. 1	262
bb) Abs. 8 Satz 1 Nr. 2	263
cc) Fallgruppen	264
c) „Anerkannte Veranstaltungen" (Abs. 8 Satz 2)	266
3. Anwendbarkeit ausländischer Kodices (Abs. 9)	267
a) Doppelstandard (Abs. 9 Satz 1)	267
b) Doppelstandard bei Einladung und Unterstützung (Abs. 9 Satz 2)	268
c) Bestimmung des ausländischen Kodex (Abs. 9 Satz 3 und 4)	270
d) Konfliktfälle (Abs. 9 Satz 5)	271
e) Involvierung verbundener Unternehmen (Abs. 9 Satz 6)	272
XI. Aktive Teilnahme (Abs. 10)	274
XII. Leitlinien (Abs. 11)	277
XII. Spruchpraxis	278
1. Absatz 1	278
2. Absatz 2	279
3. Absatz 3	280
4. Absatz 4	281
5. Absatz 5	282
6. Absatz 7	283
7. Absatz 8	284
8. Absatz 10	285

I. Vorbemerkung

208 Die Regelung ist eine Zentralvorschrift des Kodex und beruht auf **§ 6 der Ursprungsfassung des FSA-Kodex**, der die Vorgaben von Art. 9 des EFPIA-Kodex bereits im Wesentlichen vorwegnahm. Die Umsetzung der weiteren Anforderungen von Art. 9 des EFPIA-Kodex erfolgte vor allem durch Einfügung der Abs. 8 und 9. Die Erweiterung von Satz 2 in Abs. 2 auf Unterhaltungs- und Freizeitprogramme ist bedingt durch die bestehende Regelung in Art. 9.07 des EFPIA-Kodex und dient, wie Satz 2 in Abs. 7, der Klarstellung. Letztere basiert auf der Spruchpraxis des FSA (siehe Rdnr. 283). Satz 2 des Abs. 9 setzt wiederum Art. 13.01 des EFPIA-Kodex um.

II. Allgemeines

209 Die pharmazeutische Industrie unterstützt seit jeher die Teilnahme von Angehörigen der Fachkreise, insbesondere von Klinikärzten und niedergelassenen Ärzten, an Symposien, Konferenzen, Kongressen, Fortbildungs- und Informationsveranstaltungen sowie Betriebsbesichtigungen. Diese Unterstützung hat vielfach die **Gewährung bzw. die Übernahme von Reise- und Unterbringungskosten** zum Gegenstand. Bei medizinischen Fachkongressen wird zum Teil auch die regelmäßig von dem Veranstalter erhobene **Gebühr für die Teilnahme** von Ärzten oder anderen Angehörigen der Fachkreise an diesen Fachkongressen durch die pharmazeutische Industrie übernommen. Gemeinhin unterscheidet man danach, in welcher Weise diese an medizinischen Fachkongressen, Fort- und Weiterbildungsveranstaltungen etc. teilnehmen. Hierbei kommt entweder eine „**aktive**" oder eine „**passive**" Teilnahme in Betracht (siehe hierzu im Einzelnen Kap. 6 Rdnr. 39 ff.).

210 Der persönliche Anwendungsbereich der Regelungen betrifft alle **Angehörigen der Fachkreise**. Diese sind in § 2 definiert (siehe hierzu Rdnr. 51 f.). Ihrer Natur nach bezieht sich die Regelung vor allem auf die Unterstützung der Teilnahme von **Ärzten** und **Apothekern** an Fort- und Weiterbildungsveranstaltungen der Industrie. In der Praxis kommt daneben auch die Unterstützung der Teilnahme von Angehörigen der **Heilhilfsberufe** (etwa Krankenpfleger, Krankenschwestern oder Krankenpflegehelfer) und der technischen **Heilhilfsberufe** (etwa med.-techn. Laboratoriumsassistenten oder med.-techn. Radiologieassistenten) für die Teilnahme an solchen Veranstaltungen in Betracht, sofern diese Arzneimittel im Rahmen ihrer beruflichen Tätigkeit anwenden. Hierbei ist allerdings zu beachten, dass eine solche Unterstützung keinen Verstoß gegen § 10 Abs. 1 HWG darstellen darf, wonach für verschreibungspflichtige Arzneimittel nur bei Ärzten, Zahnärzten, Apothekern oder Personen geworben werden darf, die mit diesen Arzneimitteln erlaubterweise Handel treiben. Zu den Angehörigen der Fachkreise gehören dagegen nicht Vertreter der Krankenkassen oder Fachjournalisten, da diese nicht von der Definition in § 2 erfasst sind (siehe dazu Rdnr. 52).

211 Von einer „**aktiven Teilnahme**" an Veranstaltungen der Industrie bzw. fremdorganisierten Veranstaltungen wird dann gesprochen, wenn etwa ein Arzt oder Apotheker derartige Veranstaltungen **moderiert,** in deren Rahmen **referiert** oder eine **Präsentation darbietet.** Regelmäßig steht die Moderation, das Referat oder die Präsentation in einem engen Zusammenhang mit Fragen, die für Produkte des Unternehmens bzw. deren Anwendung unmittelbar oder mittelbar von besonderem Interesse sind. Ein typisches Beispiel ist der Bericht eines Arztes auf einer medizinischen wissenschaftlichen Fachtagung oder im Rahmen einer von einem pharmazeutischen Unternehmen selbst ausgerichteten Fortbildungsveranstaltung über die Ergebnisse eines für ein pharmazeutisches Unternehmen durchgeführten **Forschungsprojekts** oder über den Ausgang einer von dem pharmazeutischen Unternehmen zuvor in Auftrag gegebenen **klinischen Studie.** Es ist ferner vielfach üblich und zulässig, dass am Rande großer, oftmals mit internationaler Beteiligung ausge-

richteter medizinischer Fachkongresse gleichzeitig sog. **"Satelliten-Symposien"** pharmazeutischer Unternehmen stattfinden, auf denen sowohl Mitarbeiter dieser Unternehmen selbst als auch Ärzte oder Apotheker als Referenten dieser Unternehmen wissenschaftliche Erkenntnisse im Zusammenhang neuer innovativer Arzneimittel vorstellen. In diesen Fällen handelt es sich jeweils um „aktive Teilnahmen" im Sinne von Abs. 10, in denen die entsprechende Tätigkeit des Arztes regelmäßig entweder auf der Grundlage eines mit dem pharmazeutischen Unternehmen bestehenden Referenten- (Rdnr. 274) oder Beratervertrages (Rdnr. 275) durchgeführt wird (vgl. im Einzelnen weiter unter Rdnr. 274). Der bloße Umstand, dass die eingeladenen Ärzte an den Fachdiskussionen **durch Redebeiträge teilnehmen,** führt allerdings noch nicht zu einer „aktiven Teilnahme" (FS I 2005.9-91).[216] Vielmehr erfordert dies einen gewissen, über bloße Rede- und Diskussionsbeiträge hinausgehenden Tätigkeits- und Vorbereitungsumfang. Die Honorierung bloßer Rede- und Diskussionsbeiträge ist daher nicht zulässig. Auch wird eine Honorierung nicht allein dadurch gerechtfertigt, dass die eingeladenen Angehörigen der Fachkreise mit Blick auf ihre (passive) Teilnahme dem einladenden Unternehmen ihre Zeit gegen eine Vergütung zur Verfügung stellen (FS I 2005.12-104; FS I 2004.10-40).[217]

Von einer **„passiven Teilnahme"** an unternehmensinternen oder fremdorganisierten Fort- und Weiterbildungsveranstaltungen wird dann gesprochen, wenn Angehörige der Fachkreise an solchen Veranstaltungen lediglich teilnehmen, ohne dass ein Fall der „aktiven Teilnahme" vorliegt. Dies ist dann der Fall, wenn keine aktiven Beiträge in Form eines Referates, einer Präsentation oder der Vermittlung wissenschaftlicher Erkenntnisse im Rahmen der Veranstaltung für das pharmazeutische Unternehmen erbracht werden. Die **bloße Teilnahme bzw. bloße Redebeiträge** in Fachdiskussionen führen nicht dazu, dass der Charakter einer „passiven Teilnahme" entfällt (sieht hierzu im Einzelnen Rdnr. 211 a. E.). 212

Ferner wird danach unterschieden, ob es sich bei den jeweiligen Fort- und Weiterbildungsveranstaltungen um Veranstaltungen handelt, die von den pharmazeutischen Unternehmen selbst organisiert oder veranstaltet werden (**„interne Fortbildungsveranstaltungen"**) oder ob dies von dritter Seite erfolgt (**„externe Fortbildungsveranstaltungen"**). 213

Die Übernahme von Kosten für Klinikärzte (aber auch für niedergelassene Ärzte) für die Teilnahme an derartigen Fort- und Weiterbildungsveranstaltungen ist in den vergangenen Jahren zunehmend in die **Kritik geraten,** insbesondere im Rahmen einer Reihe von Ermittlungsverfahren[218] bzw. strafgerichtlichen Urteilen gegenüber Klinikärzten sowie verantwortlichen Mitarbeitern der Industrie. Diese Kritik richtet sich nicht nur gegen die Unterstützung der Teilnahme von Klinikärzten an Fort- und Weiterbildungsveranstaltungen, sondern auch gegen die Unterstützung niedergelassener Ärzte.[219] Hierin wird dann eine unlautere (im Fall von Klinikärzten gegebenenfalls auch strafbare) Beeinflussung der Therapie- oder Verordnungsentscheidungen gesehen, wenn die entsprechenden Unterstützungsleistungen auch privaten Charakter annehmen (etwa durch die Übernahme von Kosten für die Mitreise von Begleitpersonen, Anschlussurlaube, Stadtrundfahrten, Konzertbesuche oder für die Beherbergung in besonders luxuriös ausgestatteten Hotels; Rdnr. 224 ff.). Dass weder an der Legitimität noch an der Rechtmäßigkeit der Unterstützung von Ärzten zur Teilnahme an internen oder externen Fortbildungsveranstaltungen 214

---

[216] Entscheidung zu § 4 Abs. 2 i. d. F. v. 16. 2. 2004, www.fs-arzneimittelindustrie.de.
[217] Entscheidungen zu § 18 und § 4 Abs. 1 bis 3 i. d. F. v. 16. 2. 2004; www.fs-arzneimittelindustrie.de.
[218] Allein die Staatsanwaltschaft München I hat nach eigenen Angaben mehr als 3800 Verfahren gegen mehr als 3.400 Ärzte an mehr als 850 deutschen Kliniken wegen des Verdachts auf Vorteilsannahme durch die Pharmaindustrie eröffnet. Die gegen Pharmaunternehmen wegen des Verdachtes auf Vorteilsgewährung von der Staatsanwaltschaft München I eröffneten Ermittlungsverfahren sollen die oben genannte Zahl noch übersteigen, vgl. Süddeutsche Zeitung v. 6. 2. 2008.
[219] Siehe z. B. die Ausgabe des Stern v. 16. 8. 2007, Artikel „Vorsicht, Pharma!".

dem Grunde nach bei **Beachtung einer Reihe von allgemein anerkannten Kriterien** Zweifel bestehen können, ist von verschiedener Seite, etwa den Herausgebern des „Gemeinsamen Standpunkts" (Kap. 4 Rdnr. 19), der Kultusministerkonferenz der Länder (vgl. Kap. 6 Rdnr. 55), der bayerischen Staatsregierung (vgl. Kap. 6 Rdnr. 55) oder aber auch der Bundesärztekammer klargestellt worden. Dementsprechend heißt es etwa in § 33 Abs. 4 MBO-Ä:

> „Die Annahme von geldwerten Vorteilen in angemessener Höhe für die Teilnahme an wissenschaftlichen Fortbildungsveranstaltungen **ist nicht berufswidrig**. Der Vorteil ist unangemessen, wenn er die Kosten der Teilnahme (notwendige Reisekosten, Tagungsgebühren) des Arztes an der Fortbildungsveranstaltung übersteigt oder der Zweck der Fortbildung nicht im Vordergrund steht. Satz 1 und 2 gelten für berufsbezogene Informationsveranstaltungen von Herstellern entsprechend."[220]

215 Die äußerst positive Reaktion des Bundesministeriums für Gesundheit und Soziale Sicherung auf die Veröffentlichung des Kodex und des Schiedsstellenkonzepts am 16. 2. 2004[221] zeigt, dass diese Auffassung offensichtlich auch der Bundesregierung zu eigen ist. Die Ratio der Regelung des § 20 ist, dass die weitere Fortführung der für die pharmazeutische Industrie aus einer Vielzahl legitimer Gründe wichtigen Unterstützung von Ärzten zur Teilnahme an internen und externen Fort- und Weiterbildungsveranstaltungen nur dann gewährleistet werden kann, wenn die jeweilige Ausgestaltung der Veranstaltungen sowie der gewährten Unterstützungsleistungen **über jeden Zweifel erhaben ist und keine missbräuchliche Beeinflussung des Verordnungs- und Beschaffungsverhaltens** darstellt (hierzu FS I 2005.1-55).[222] Aus diesem Grund nimmt sich der Kodex in § 20 diesen Fragen sehr ausführlich an und regelt die mit der Einladung von Ärzten und anderen Angehörigen der Fachkreise zu berufsbezogenen Fortbildungsveranstaltungen in Verbindung stehenden Fragen **im Detail**. Die Absätze 1 bis 3 befassen sich dabei mit der passiven Teilnahme von Ärzten an internen Fortbildungsveranstaltungen, die Absätze 4 bis 6 mit passiven Teilnahmen an externen Fortbildungsveranstaltungen sowie der Unterstützung von externen Fortbildungsveranstaltungen selbst. Absatz 7 beinhaltet das Verbot, die Einladung und die Übernahme von Kosten bei internen und externen Fortbildungsveranstaltungen auf Begleitpersonen zu erstrecken. Absätze 8 und 9 regeln die Voraussetzungen für die Organisation, Durchführung und Unterstützung von **internationalen Veranstaltungen**. Absatz 10 betrifft aktive Teilnahmen an internen oder externen Fortbildungsveranstaltungen im Auftrag der pharmazeutischen Industrie. Absatz 11 ermächtigt den Vorstand zur Auslegung der Begriffe „angemessen", „für ihren Unterhaltungswert bekannt" und „extravagant" zum Erlass von verbindlichen Leitlinien.

§ 20	aktive Teilnahme	passive Teilnahme
intern	– Abs. 10 – Referenten-/Beratervertrag – Honorar (§ 18 Abs. 1 Nr. 6 Satz 1, 2) – angemessene Reise- und Übernachtungskosten (§ 18 Abs. 1 Nr. 6 Satz 3) – Bewirtung (§ 22)	– Abs. 1 bis 3 – angemessene Reise- und Übernachtungskosten (Abs. 2 Satz 1), wenn → berufsbezogen und wissenschaftlicher Charakter → keine arzneimittelfremden Fortbildungsveranstaltungen – angemessene Bewirtung (Abs. 2 Satz 2)

---

[220] Siehe http://www.bundesaerztekammer.de/page.asp?his=1.100.1143 (Hervorhebung durch den Verfasser).

[221] Siehe Pressemitteilung des Bundesministeriums für Gesundheit und Soziale Sicherung, Nr. 40, 16. 2. 2004.

[222] Entscheidung zu § 4 Abs. 6 i. d. F. v. 16. 2. 2004, www.fs-arzneimittelindustrie.de.

§ 20	aktive Teilnahme	passive Teilnahme
extern	– Abs. 10 – Referenten-/Beratervertrag – Honorar (§ 18 Abs. 1 Nr. 6 Satz 1, 2) – angemessene Reise- und Übernachtungskosten (§ 18 Abs. 1 Nr. 6 Satz 3) – Bewirtung (§ 22)	– Abs. 4 – angemessene Reise- und Übernachtungskosten, wenn → berufsbezogen und wissenschaftlicher Charakter → Themenbezug zu Produkten und Forschungsfeldern des Unternehmens → ggf. mit Hotelfrühstück – angemessene Bewirtung unter Voraussetzungen eines „Arbeitsessens" (§ 22)
	Internationale Veranstaltungen	

	– Unterstützungen im Umfang zulässig, wie bei sonstigen internen/externen Veranstaltungen (siehe oben in dieser Tabelle)
	– Darüber hinaus
	  – Mehrzahl der Teilnehmer darf nicht aus dem Land kommen, in dem das Mitgliedsunternehmen seinen Sitz hat; oder
	  – an dem Veranstaltungsort stehen die notwendige Ressourcen oder Fachkenntnisse zur Verfügung.
	  – **Zusätzlich** müssen in jedem Fall logistische Gründe für die Wahl des Veranstaltungsortes im Ausland sprechen.	

Abb. 19: Unterstützung der Teilnahme von Ärzten an internen und externen sowie internationalen Fort- und Weiterbildungsveranstaltungen

III. Einladungen zu berufsbezogenen internen Fortbildungsveranstaltungen (Abs. 1)

Absatz 1 stellt klar, dass Angehörige der Fachkreise von Unternehmen der pharmazeutischen Industrie zu berufsbezogenen (d. h. wissenschaftlichen oder fachlichen) Aus- und Weiterbildungsveranstaltungen (Fortbildungsveranstaltungen) eingeladen werden dürfen, die sich mit den Arzneimitteln oder den Indikations- oder Forschungsgebieten des Unternehmens befassen. Der gegenüber § 20 Abs. 1 a. F. vorgenommene Zusatz der Aus- und Weiterbildungsveranstaltungen in Abs. 1 stellt dabei lediglich eine terminologische Klarstellung dar. Sie soll deutlich machen, dass von dem Begriff der Fortbildungsveranstaltung auch Ausbildungsveranstaltungen umfasst sind. Die **Einladung** von Ärzten und anderen Angehörigen der Fachkreise zu berufsbezogenen Veranstaltungen sowie deren Teilnahme hieran ist eine Selbstverständlichkeit und Ausdruck der **Informationsfreiheit der pharmazeutischen Unternehmen und der jeweiligen Fachkreise** und ohne jeden Zweifel zulässig.

Sofern die Bundesärztekammer in ihrer Stellungnahme zu dem FSA-Kodex[223] die Aus- und Weiterbildung der Angehörigen der Fachkreise und insbesondere der Ärzte allein für sich reklamiert, ist diese Ansicht nur schwer verständlich. Diese Auffassung verkennt zudem die praktische Bedeutung der Fortbildung von Ärzten durch die Pharmaindustrie, wenn sie meint, die Arzneimittelindustrie sei nicht zur Aus- und Weiterbildung von Ärzten befugt. Vielmehr gehöre die Weiterbildung allein in den Aufgabenbereich der Ärztekammern und habe daher dort unter der Verantwortung der weiterbildungsberechtigten Ärzte zu erfolgen. Diese Auffassung steht zunächst im Widerspruch zu § 33 Abs. 4 MBO-Ä. Die Hersteller von Arzneimitteln haben zudem das **legitime und grundrechtlich geschützte Interesse,** den Wissensstand der Ärzte und Apotheker etwa über neue Therapieprinzipien und insbesondere innovative Arzneimittel zu fördern. Ferner beruht die Bestimmung des § 20 Abs. 1 FSA-Kodex auf der Erstfassung des Kodex vom 16. 2. 2004,

---

[223] Stellungnahme der Arzneimittelkommission der deutschen Ärzteschaft, Fachausschuss der Bundesärztekammer vom 22. 5. 2008, abrufbar unter: http://www.akdae.de/46/10/20080522.pdf.

welcher gerade im Hinblick auf die Behandlung von Fortbildungsveranstaltungen damals an der Musterberufsordnung der Ärzte der Bundesärztekammer orientiert worden ist. Aus dieser geht bis heute deutlich hervor, dass diese Unterstützung durch die Industrie auch aus der Sicht der Bundesärztekammer mit dem Berufsrecht vereinbar ist. Nach der Musterberufsordnung der Ärzte sind nicht nur Veranstaltungen der Industrie selbst, sondern auch Unterstützungsleistungen der Industrie für die Ermöglichung der Teilnahme ausdrücklich vorgesehen. Nach § 33 Abs. 4 MBO-Ä gilt das Folgende:

„Die Annahme von geldwerten Vorteilen in angemessener Höhe für die Teilnahme an wissenschaftlichen Fortbildungsveranstaltungen ist nicht berufswidrig. Der Vorteil ist unangemessen, wenn er die Kosten der Teilnahme (notwendige Reisekosten, Tagungsgebühren) der Ärztin oder des Arztes an der Fortbildungsveranstaltung übersteigt und der Zweck der Fortbildung nicht im Vordergrund steht. Satz 1 und 2 gelten für berufsbezogene Informationsveranstaltungen von Herstellern entsprechend."

Es ist nach alledem nicht ersichtlich, woraus die Bundesärztekammer ihre o.g. Auffassung ableitet. Die Ärztekammern haben es im Übrigen, nach dem derzeit geltenden System, durch die **Zertifizierung von Fortbildungsveranstaltungen** selbst in der Hand, welche Veranstaltungen sie als ärztliche Fortbildungsveranstaltungen anerkennen und welche nicht, sodass sie das Geschehen wirksam beeinflussen können.[224]

218   Die grundsätzliche Zulässigkeit der Einladung von Ärzten zu Fortbildungsveranstaltungen durch die Industrie bedeutet allerdings nicht zugleich, dass auch die **Übernahme von Kosten für die Teilnahme** an derartigen berufsbezogenen Veranstaltungen durch pharmazeutische Unternehmen ohne jede Einschränkung zulässig ist. Dies wird mit Blick auf die Regelungen des Kodex vielfach verneint. Im Ergebnis sollten daher berufsbezogene oder fachliche Fortbildungsveranstaltungen, die keinen direkten Zusammenhang mit den pharmazeutischen Unternehmen oder einem Produktbereich des pharmazeutischen Unternehmens aufweisen (etwa Seminare zum Praxismanagement, zur Praxisorganisation oder zur Mitarbeiterführung von Klinikärzten oder niedergelassenen Ärzten etc.) und damit einen arzneimittelfremden Charakter haben, **nur gegen ein angemessenes Entgelt** angeboten werden. Dieses Ergebnis folgt nicht unmittelbar aus dem Wortlaut von Abs. 1. Es wird allerdings gemeinhin aus dem Sinn und Zweck der Gesamtregelung von § 20 i. V. m. § 21 (Geschenke) mit folgender Begründung abgeleitet: Da derartige Veranstaltungen mit der Vermittlung von Informationen über Arzneimittel und deren sachgerechter Auswahl und Anwendung nicht in einem direkten Zusammenhang stehen, sondern originär ärztliche Fragen der Praxisorganisation betreffen, steht hier weniger die von Abs. 1 erfasste Fortbildung in arzneibezogenen Fragen im Vordergrund als vielmehr der Charakter einer **unentgeltlichen Zuwendung arzneimittelfremder Fortbildungsleistungen**. Dies legt es in der Tat nahe, diese Fälle nach den Vorgaben von § 21 (Geschenke) zu beurteilen. Da die Kosten für die Teilnahme an einer solchen Veranstaltung regelmäßig die dort und in den Erläuterungen der Bundesärztekammer zur MBO-Ä zu Geschenken vorgesehenen Wertgrenzen überschreiten dürften, ist nach dieser Empfehlung in der Regel ein angemessenes Entgelt von den ärztlichen Teilnehmern zu entrichten. Entsprechende Überlegungen dürften auch für Apotheker und andere Angehörige der Fachkreise gelten. Gleichzeitig dürfen jedenfalls **keine Reise- und Übernachtungskosten** übernommen werden, da derartige Veranstaltungen nicht das hierfür erforderliche Kriterium einer berufsbezogenen wissenschaftlichen Veranstaltung erfüllen (vgl. Abs. 2). Vor diesem Hintergrund hat der FSA etwa einen im Rahmen einer internen Fortbildungsveranstaltung durchgeführten (unentgeltlichen) Vortrag zum Thema **„Regressprophylaxe"** als Verstoß gegen Abs. 1 bewertet, sofern er sich nicht in besonderer Weise mit den Arzneimitteln oder deren Indikationen des Unternehmens befasst (FS I 2005.9-91).[225] Dies war in der konkreten Kons-

---

[224] Siehe zu diesem Thema *Griebenow et al.,* Deutsche Medizinische Wochenschrift 2003, 775 ff.; sowie 734 ff.; siehe auch *Dieners/Miege,* A&R 2009, 71 ff.

[225] Entscheidung zu § 6 Abs. 1 i. d. F. v. 16. 2. 2004, www.fs-arzneimittelindustrie.de.

tellation nicht der Fall, da es dort ausschließlich um originär ärztliche Fragen der Regressprophylaxe ging. Im Umkehrschluss bedeutet die Entscheidung gleichzeitig, dass pharmazeutische Unternehmen durchaus Ärzte unentgeltlich an ihren Fortbildungsveranstaltungen teilnehmen lassen und dort auch Fragen der „Regressprophylaxe" thematisieren dürfen, sofern diese Fragen einen Bezug zu den Arzneimitteln oder deren Indikationsbereichen aufweist, die das Unternehmen vertreibt (FS II 2005.9-90).[226]

Die Anforderungen an den erforderlichen Bezug zu den Arzneimitteln oder Indikationsbereichen dürfen hierbei nicht überzogen werden. Dasselbe gilt, wenn in solchen Veranstaltungen **gesundheitspolitische Themen** behandelt werden (so auch FS I 2006.1-119).[227] Natürlich ist es den Unternehmen im Übrigen unbenommen, Ärzten Seminarveranstaltungen auch zu Fragen der allgemeinen Regressprophylaxe ohne Bezug zu Arzneimitteln des Unternehmens anzubieten, sofern von den eingeladenen Ärzten für deren Teilnahme ein angemessenes Entgelt verlangt wird.

Dagegen dürfen Ärzten und anderen Angehörigen der Fachkreise berufsbezogene Informations- und Fortbildungsveranstaltungen, die sich **mit den Arzneimitteln eines Unternehmens, deren Anwendung oder damit in Zusammenhang stehenden Therapieformen** befassen, angeboten werden, ohne dass von diesen für eine Teilnahme an solchen Veranstaltungen ein Entgelt verlangt werden muss (FS I 2005.7-79).[228] Insofern können bei derartigen arzneimittelbezogenen Fortbildungsveranstaltungen natürlich auch mit den konkreten Produkten in Zusammenhang stehende kostenerstattungsrechtliche Fragen behandelt werden. **Allgemein arzneimittelbezogene kostenrechtliche Fragen** können aber nicht für sich alleine Gegenstand einer Fortbildungsveranstaltung sein, ohne dass sich die Teilnehmer an den Kosten angemessen beteiligen. Sie können allenfalls, wie bereits gesagt, in eine erlaubte Fortbildungsveranstaltung einbezogen werden, soweit ihr Zeitanteil unter 50% beträgt (FS I 2008.1-219).[229] Interne Fortbildungsveranstaltungen dürfen sich über den pharmakologischen Bereich eines Mitgliedsunternehmens hinaus auch mit präventiven und begleitenden, nichtmedikamentösen Maßnahmen (etwa sportlichen Aktivitäten bei der Erkrankung des Herz-Kreislauf-Systems) befassen (FS II 2005.12-106)[230] oder auch Fragen einer begleitenden Patientenkommunikation bzw. -schulung behandeln. Werden dagegen während eines vom Hersteller ausgerichteten Golfturniers nur dessen Produkte beworben, ohne dass eine wissenschaftliche, berufsbezogene Fortbildung stattfindet, so stellt dies – neben einem Kodex-Verstoß bei Mitgliedsunternehmen des FSA – einen Verstoß gegen § 7 HWG dar, der auch bei einem Nichtmitglied durch den FSA abgemahnt werden kann (FS I 2004.5-6).[231] Gleiches gilt bei einer wissenschaftlichen Fortbildungsveranstaltung, bei der der **Zeitanteil der Fortbildung** mit 1,5 Stunden angesetzt ist, während die Freizeitveranstaltungen (Dancing-Party, „Zu-Fuß-Ralley", Ostseeausflug) mindestens 13 Stunden dauern (FS I 2004.7-12).[232]

Die Vorschrift des § 20 (§ 6 a. F.) regelt zwar örtlich gebundene Veranstaltungen. Fortbildungsveranstaltungen können allerdings auch in der Form des sog. **E-learnings** durch individuelle Ansprache und einen Internetzugang des Arztes durchgeführt werden, wenn die „E-learning-Module" die Merkmale einer fachlichen, wissenschaftlichen Informationsvermittlung erfüllen und die Kompetenzbereiche des Unternehmens betreffen. Der FSA

---

[226] Entscheidung zu § 6 Abs. 1 i. d. F. v. 16. 2. 2004, www.fs-arzneimittelindustrie.de. Der Spruchkörper des FSA zitiert hier aus Vereinfachungsgründen bereits die entsprechenden Regelungen des Kodex i. d. F. v. 2. 12. 2005.
[227] Entscheidung zu § 20 Abs. 1 i. d. F. v. 2. 12. 2005, www.fs-arzneimittelindustrie.de.
[228] Entscheidung zu § 6 Abs. 1 FSA-Kodex i. d. F. v. 16. 2. 2004, www.fs-arzneimittelindustrie.de (= PharmR 2006, 287).
[229] Entscheidung zu § 20 Abs. 1 i. d. F. v. 2. 12. 2005, www.fs-arzneimittelindustrie.de (= PharmR 2009, 204).
[230] Entscheidung zu § 6 Abs. 1 FSA-Kodex i. d. F. v. 16. 2. 2004, www.fs-arzneimittelindustrie.de.
[231] Entscheidung zu § 6 Abs. 1 FSA-Kodex i. d. F. v. 16. 2. 2004, www.fs-arzneimittelindustrie.de.
[232] Entscheidung zu § 6 Abs. 1 FSA-Kodex i. d. F. v. 16. 2. 2004, www.fs-arzneimittelindustrie.de.

hat insofern ein internetbasiertes Fortbildungssystem völlig zu Recht als mit § 6 a. F. vereinbar betrachtet, durch das Ärzten von einem Unternehmen zertifizierte Fortbildungsmaßnahmen angeboten wurden, die in Zusammenarbeit mit einem externen Verlag abgewickelt worden waren (FS I 2005.4-62).[233]

221   Die Absätze 2 bis 4 enthalten Hinweise, unter welchen genauen Voraussetzungen den an internen und externen Fortbildungsveranstaltungen teilnehmenden Angehörigen der Fachkreise im Hinblick auf ihre Teilnahme darüber hinaus auch Unterstützungsleistungen (etwa die Übernahme von Reise- und Übernachtungskosten) gewährt werden dürfen. Dies setzt in jedem Fall voraus, dass es sich um eine berufsbezogene **wissenschaftliche Veranstaltung** handelt. Die zusätzliche Übernahme von Reise- und Unterbringungskosten für die Teilnahme an internen Fort- und Weiterbildungsveranstaltungen durch ein pharmazeutisches Unternehmen darf danach nur dann erstattet werden, wenn es sich um berufsbezogene Veranstaltungen mit einem wissenschaftlichen Charakter handelt. Damit sind folgende **Veranstaltungstypen** zu unterscheiden:

– Berufsbezogene Fachveranstaltungen **ohne Bezug zu den Indikations- und Forschungsgebieten des pharmazeutischen Unternehmens:** Die Teilnahme an diesen Veranstaltungen darf Angehörigen der Fachkreise nur gegen Entrichtung eines angemessenen Entgelts angeboten werden. Fortbildungsveranstaltungen, die in der Regel keinen direkten Zusammenhang mit dem pharmazeutischen Unternehmen oder einem Produktbereich des pharmazeutischen Unternehmens aufweisen sind etwa Seminare zum Praxismanagement, zur Praxisorganisation oder zur Mitarbeiterführung von Ärzten.

– Berufsbezogene Fachveranstaltungen **mit Bezug zu den Indikations- und Forschungsgebieten des pharmazeutischen Unternehmens, jedoch ohne wissenschaftlichen Charakter:** Die Teilnahme an diesen Veranstaltungen darf Angehörigen der Fachkreise unentgeltlich angeboten werden. Allerdings ist hier die Übernahme von Reise- und Übernachtungskosten nicht möglich. Bei diesen Veranstaltungen handelt es sich in der Regel um bloße Werbeveranstaltungen mit ausschließlich produktbezogenen Informationen, ohne dass diese Informationen eine darüber hinausgehende wissenschaftlich-informative Zielsetzung haben.

– Berufsbezogene Fachveranstaltungen **mit Bezug zu den Indikations- und Forschungsgebieten des pharmazeutischen Unternehmens, jedoch mit wissenschaftlich-informativer Zielsetzung:** In diesem Fall darf die Teilnahme an der Veranstaltung unentgeltlich angeboten werden. Darüber hinaus dürfen nach Maßgabe der in Abs. 2 und 3 geregelten Grenzen auch die Kosten für die Hin- und Rückreise sowie die Übernachtung der Veranstaltungsteilnehmer übernommen werden. Es handelt sich hierbei um Veranstaltungen, bei denen der wissenschaftliche Charakter, d. h. die wissenschaftlich-informative Zielsetzung im Vordergrund steht. Dies schließt die gleichzeitige Vermittlung von produktbezogenen Informationen nicht aus. Jedoch müssen sich diese produktbezogenen Informationen in den allgemeinen wissenschaftlichen Kontext und Charakter der Veranstaltung einfügen.

IV. Kostenübernahme bei internen Fortbildungsveranstaltungen (Abs. 2)

1. Voraussetzungen

222   Absatz 2 betrifft die Frage, unter welchen Voraussetzungen Angehörigen der Fachkreise Kosten zur Teilnahme an Veranstaltungen von pharmazeutischen Unternehmen erstattet werden dürfen, die diese Unternehmen selbst veranstalten oder ausrichten (interne Fortbildungsveranstaltungen). Danach dürfen Ärzten (also sowohl Klinikärzten als auch niedergelassenen Ärzten) oder anderen Angehörigen der Fachkreise **angemessene Reise- und notwendige Übernachtungskosten** erstattet werden, wenn es sich um berufsbezogene

---

[233] Entscheidung zu § 6 Abs. 1 FSA-Kodex i. d. F. v. 16. 2. 2004, www.fs-arzneimittelindustrie.de.

wissenschaftliche Veranstaltungen handelt. Der Kodex geht insoweit weiter als etwa § 33 Abs. 4 MBO-Ä, wonach lediglich ein „Berufsbezug" der Veranstaltung verlangt wird.

2. Berufsbezogener und wissenschaftlicher Charakter der Veranstaltung (Abs. 2 Satz 1)

Eine berufsbezogene wissenschaftliche Veranstaltung muss eine **wissenschaftlich-informative Zielsetzung** haben, in die sich auch produktbezogene Informationen (einschließlich etwa Informationen über die Erstattungsfähigkeit dieser Produkte) einbetten dürfen.[234] Die Fortbildungsveranstaltung muss sich hierbei mit Forschungsgebieten, Arzneimitteln und deren Indikationen des Unternehmens befassen (FS II 2005.9-90).[235] Die Übernahme von Reise- und Übernachtungskosten kommt daher nicht in Betracht, wenn es sich um reine Werbeveranstaltungen ohne jeden wissenschaftlichen Charakter handelt.[236]

223

3. Zulässige Kostenübernahme

Sofern eine berufsbezogene wissenschaftliche Veranstaltung vorliegt, dürfen den eingeladenen Ärzten angemessene Reise- und notwendige Übernachtungskosten erstattet werden. Voraussetzung hierfür ist selbstverständlich die **tatsächliche Teilnahme** der eingeladenen Ärzte oder anderer Angehöriger der Fachkreise an der Veranstaltung, die hinreichend (z. B. in einer Anwesenheitsliste) dokumentiert werden sollte.[237] Was unter dem Begriff der „angemessenen Reisekosten" zu verstehen ist, hat der Vorstand des FSA in einer Leitlinie gemäß § 6 Abs. 2 FSA-Kodex geregelt. Danach ist die Übernahme von **Bahntickets (1. Klasse)** sowie von **Pkw-Fahrtkosten** in Höhe der steuerlich zugelassenen pauschalen Kilometersätze je Fahrtkilometer für Dienstreisen sowie die Erstattung sonstiger Reisekosten **(öffentliche Verkehrsmittel, Taxen)** angemessen und damit möglich. Bei Flugreisen ist die Übernahme von Kosten eines Tickets der **Economy-Class** für innereuropäische Flüge[238] sowie der Business-Class für interkontinentale Flüge angemessen. Die Erstattung von First-Class-Flügen ist hingegen unangemessen. Damit wurden die bisher geltenden Maßstäbe[239] bestätigt und nunmehr durch die Leitlinie des Vorstands des FSA schriftlich festgesetzt.

224

Die Erstattung ist ferner auf die für die Teilnahme an der Veranstaltung **notwendigen Übernachtungskosten** begrenzt. „Notwendig" bedeutet, dass die Übernahme von Übernachtungskosten erst dann in Betracht kommt, wenn dies aufgrund des zeitlichen Beginns bzw. des Endes der Veranstaltung erforderlich wird. Von daher dürfen Übernachtungskosten für sog. **„Verlängerungstage"** nicht übernommen werden, es sei denn, dass aufgrund der vorhandenen Verkehrsverbindungen eine vernünftige An- und Abreise der Teilnehmer nicht möglich ist (vgl. auch FS I 2006.6-128).[240] Bei einer eintägigen Fortbildungsveranstaltung ist die Übernahme von zwei Übernachtungen zulässig, wenn der gesamte **Zeitaufwand** (An- und Abreise, Fortbildungsveranstaltung, angemessene Pausen und Mahlzei-

225

---

[234] So auch *Geiger*, PharmR 2007, 320, 323, der Reise-, Übernachtungs- und Bewirtungskosten nur dann für erstattungsfähig ansieht, sofern der berufsbezogene wissenschaftliche Charakter der internen Fortbildungsveranstaltung eindeutig im Vordergrund steht. *Geiger* sieht hierfür das Vorliegen einer „straffen Agenda" als ausschlaggebendes Kriterium der Frage.

[235] Entscheidung zu § 6 Abs. 2 i. d. F. v. 16. 2. 2004, www.fs-arzneimittelindustrie.de. Der Spruchkörper des FSA zitiert hier aus Vereinfachungsgründen bereits die entsprechenden Regelungen des Kodex i. d. F. v. 2. 12. 2005.

[236] Zustimmend *Geiger*, PharmR 2007, 320.

[237] Siehe zu dieser Frage auch FS 2006.8–135, abrufbar unter www.fs-arzneimittelindustrie.de.

[238] So auch die Bundesärztekamer, http://www.bundesaerztekammer.de/page.asp?his=1.100.1144. 1155.

[239] Siehe die Vorauflage Kap. 9 Rdnr. 193 sowie http://www.bundesaerztekammer.de/page.asp?his =1.100.1144.1155.

[240] Entscheidung zu 2. 12. 2005 v. 2. 12. 2005, www.fs-arzneimittelindustrie.de.

ten) für einen Teilnehmer 14 Stunden übersteigt (FS I 2006.2-112).[241] **Zwei Übernachtungen** im Sinne des Abs. 2 sind im Rahmen einer an **drei Tagen stattfindenden, gemeinsamen Fortbildungsveranstaltungen** für Ärzte und Arzthelferinnen auch dann **notwendig**, wenn die Veranstaltung am Abend des 1. Tages begonnen hat, am zweiten Tag bereits um 15 Uhr endete und um 16.15 Uhr noch ein gemeinsamer Informations- und Gedankenaustausch für etwa eine Stunde sowie am dritten Tag eine gemeinsame Fortbildung von 2 ¼ Stunden stattfand (FS II 2007.3-176).[242]

Im Einklang mit den Erläuterungen der Bundesärztekammer zu § 33 MBO-Ä dürfen nach Abs. 2 nur **„angemessene" Übernachtungskosten** übernommen werden. Zulässig ist danach die Übernahme von Kosten für die Übernachtung in üblichen Business- und Konferenz-Hotels, nicht aber die Übernahme von Kosten für „Luxushotels", bei denen etwa ein besonderer Erlebnis- oder Erholungscharakter im Vordergrund steht.[243] Die Spruchpraxis des FSA scheint zuweilen dahin zu tendieren, **lediglich Drei- und Vier-Sterne-Hotels** als im Regelfall kodexkonform anzusehen. Dementsprechend hat der FSA in seiner Entscheidung zu einer Veranstaltung im Hotel Alpenhof Murnau (FS I 2006.12-155)[244] einen Kodexverstoß festgestellt, da mit der Zugehörigkeit dieses Hauses zu den Relais- und Chateaux Hotels ein weltweiter Standard für erstklassige Luxushotels verbunden wird. In seinen drei Entscheidungen zu Veranstaltungen im Hotel Le Royal Méridien in Hamburg hat der FSA dagegen die Zulässigkeit davon abhängig gemacht, ob den Teilnehmern die Nutzung der luxuriösen Einrichtungen des Hotels möglich ist. Werden für eine halbtägige Veranstaltung lediglich die Konferenzräume des Hotels genutzt, ist die Veranstaltung als kodexkonform zu bewerten (FS I 2008.4-234).[245] Das gilt auch, wenn im Rahmen einer halbtägigen Veranstaltung in einem 5-Sterne-Hotel, bei der die Teilnehmer aus der angrenzenden Region kommen, ein Mittagessen in dem Konferenzraum serviert wird. Die Kosten lagen in diesem Fall deutlich unter der 60 Euro-Grenze und die Bewirtung stand nach der Auffassung des FSA in keinem Verhältnis zu der in demselben Hotel angebotenen Sterne-Küche (FS I 2009.3-255).[246] Dient ein solches Hotel jedoch nur der Unterbringung der Teilnehmer und die eigentliche Veranstaltung findet in den Konferenzräumen eines anderen Hotels statt, so ist die Veranstaltung nicht als kodexkonform anzusehen (FS I 2006.10-143).[247] Das gilt auch, wenn die Teilnehmer zu einer eintägigen Veranstaltung bereits am Vortag anreisen können, sie in luxuriös ausgestatteten Zimmern übernachten und ihnen der ausgedehnte Wellness-Bereich des Hotels zur Verfügung steht (FS I 2009.3-258).[248] Die Auswahl eines Fünf-Sterne-Hotels soll auch dann einen Kodex-Verstoß darstellen, wenn die Auswahl durch das Mitgliedsunternehmen allein mit der Behauptung gerechtfertigt wird, dass die Preisangebote der Drei- und Vier-Sterne-Hotels über dem des Fünf-Sterne-Hotels gelegen hätten (FS II 2005.9-90).[249] Diese sehr restriktive Spruchpraxis kann jedenfalls dann nicht gelten, wenn zugleich **andere Gesichtspunkte für die Auswahl eines Fünf-Sterne-Hotels sprechen (Geeignetheit der Tagungsräume sowie der Konferenztechnik, Verkehrsanbindung etc.).** Ziel der Regelung ist nämlich lediglich die Vermeidung des Eindrucks, dass der Teilnehmer nicht aus berufsbezogenen wissenschaftlichen Beweggründen an der Veranstaltung teilnimmt, sondern eher Erlebnis-

---

[241] Entscheidung zu § 20 Abs. 2, i. d. F. v. 2. 12. 2005, www.fs-arzneimittelindustrie.de (= PharmR 2006, 341).
[242] Entscheidung zu § 20 Abs. 2 i. d. F. v. 2. 12. 2005, www.fs-arzneimittelindustrie.de.
[243] Eine Darstellung des Problems aus der Sicht der Hoteliers findet sich in dem Artikel „Schluss mit Luxus", FAZ v. 24. 6. 2007.
[244] Entscheidung zu § 20 Abs. 3 i. d. F. v. 2. 12. 2005, www.fs-arzneimittelindustrie.de.
[245] Entscheidung zu § 20 Abs. 3 i. d. F. v. 18. 1. 2008, www.fs-arzneimittelindustrie.de.
[246] Entscheidung zu § 20 Abs. 3 Sätze 1 u. 2 i. d. F. v. 18. 1. 2008, www.fs-arzneimittelindustrie.de.
[247] Entscheidung zu § 20 Abs. 3 i. d. F. v. 2. 12. 2005, www.fs-arzneimittelindustrie.de.
[248] Entscheidung zu § 20 Abs. 3 i. d. F. v. 18. 1. 2008 sowie Ziff. 5.3 der Leitlinien, Stand: Juli 2008, www.fs-arzneimittelindustrie.de.
[249] Entscheidung zu § 6 Abs. 2 i. d. F. v. 16. 2. 2004, www.fs-arzneimittelindustrie.de.

oder Erholungsinteressen verfolgt. Dies ist nicht der Fall, wenn es sich bei dem Hotel um ein **allgemein akzeptiertes Business- und Konferenz-Hotel** handelt, das nicht zugleich den Eindruck eines ausgesprochenen Luxushotels erweckt. Die **Eingruppierung** als Drei-, Vier- oder Fünf-Sterne-Hotel ist hierbei von **untergeordneter Bedeutung**, zumal diese Eingruppierung auch Faktoren berücksichtigt, die für die nach dem Kodex zu prüfenden Gesichtspunkte zum Teil irrelevant sind. Die neuere Entwicklung einiger 5-Sterne-Hotels, mit Hinweis auf den Kodex des FSA auf ihre DEHOGA Klassifizierung mit der Begründung zu verzichten, man befürchte, dass viele Veranstaltungsagenturen und Reisestellen der Pharmaunternehmen nur noch 4-Sterne-Häuser oder nicht klassifizierte Hotels für Fortbildungsveranstaltungen buchen,[250] ist für die Bewertung nach § 20 unbeachtlich. Der FSA hat daher in einer Pressemitteilung vom November 2007 die oben genannten Grundsätze zur Zulässigkeit von Veranstaltungs- und Tagungsorten dargestellt[251] und auch in seinen Entscheidungen vom Juli 2008 und November 2009 hervorgehoben, wonach die alleinige Tatsache, dass eine Fortbildungsveranstaltung in den Tagungsräumen eines Fünf-Sterne-Hotels durchgeführt wird, keinen Verstoß gegen § 20 Abs. 3 Satz 2 FSA-Kodex darstellt (FS I 2008.4-234; FS I 2009.3-255).[252] Auch durch die Leitlinie gem. § 6 Abs. 2 i. V. m. § 20 Abs. 11 zur Auslegung des Begriffs „angemessene Bewirtung" (20 Abs. 2 Satz 2) und „angemessener Rahmen von Unterbringung und Bewirtung" (§ 20 Abs. 3 Satz 1) wird klargestellt, dass Hotels in der **5-Sterne Kategorie nicht von vornherein als unangemessen** ausscheiden, sofern der Business-Charakter des Hauses im Vordergrund steht und sich das Hotel nicht durch Luxusmerkmale in besonderer Weise auszeichnet.

4. Bewirtung von Teilnehmern (Abs. 2 Satz 2)

a) Umfang der Bewirtung

Im Rahmen von internen Fortbildungsveranstaltungen ist auch eine **angemessene Bewirtung der Teilnehmer** möglich (siehe hierzu auch Rdnr. 324 ff.). In der Regel findet die Bewirtung der Teilnehmer in den Veranstaltungshotels statt. Erfolgt die Bewirtung außerhalb des Veranstaltungshotels, ist auch die Bewirtung in einem Restaurant möglich, das jedoch kein Luxusrestaurant bzw. kein Restaurant der sog. Erlebnisgastronomie sein darf. Die Herstellung von für Diabetiker geeigneten Snacks im Wert von 3 Euro durch einen überregional anerkannten **Sternekoch** anlässlich eines Diabetiker-Präventions-Kongresses verstößt hierbei nicht gegen den Kodex, sofern eine fachlich wissenschaftliche Fortbildung damit verbunden ist (FS I 2005.4-63).[253] Ferner verstößt es nicht gegen den FSA-Kodex, wenn anlässlich einer Fortbildungsveranstaltung neben den üblichen Getränken wie Kaffee, Tee, Mineralwasser und Fruchtsäften, auch alkoholfreie Fruchtcocktails angeboten werden, sofern diese nicht wesentlich teurer sind als die üblicherweise angebotenen Getränke (FS II 2007.10-208).[254] Unzulässig ist allerdings eine Einladung zum Mittagessen im Rahmen einer Fortbildungsveranstaltung, wenn zwischen Frühstück und Mittagessen keine Fortbildungsveranstaltung stattgefunden hat (FS I 2006.9-137).[255] Voraussetzung für die Übernahme der Kosten für die Bewirtung von Teilnehmern ist grundsätzlich, dass mit dem Arzt, unabhängig von einer direkten produkt- und leistungsbezogenen Absatzwerbung für Arzneimittel, bestimmte Fachfragen oder etwa der Stand des Ausgangs von Projekten erörtert werden, in denen der Arzt für das pharmazeutische Unternehmen tätig ist oder tätig

226

---

[250] Vgl. den Artikel „Weniger Sterne in Berlin" im SPIEGEL v. 21. 6. 2008, www.spiegel.de/wirtschaft/0,1518,561206,00.html.

[251] Die Pressemitteilung vom 14. 11. 2007 kann unter folgender Addresse nachgelesen werden: www.fs-arzneimittelindustrie.de/fsa.nsf/0/71AA7764E38B5710C1257393003105A2.

[252] Entscheidung zu § 20 Abs. 2 und 3 i.d. F. v. 2. 12. 2005, www.fs-arzneimittelindustrie.de bzw. Entscheidung zu § 20 Abs. 3 Sätze 1 und 2 i.d. F. v. 18. 1. 2008, www.fs-arzneimittelindustrie.de.

[253] Entscheidung zu § 6 Abs. 2 Satz 2 i.d. F. v. 16. 2. 2004, www.fs-arzneimittelindustrie.de.

[254] Entscheidung zu § 20 Abs. 3 i.d. F. v. 2. 12. 2005, www.fs-arzneimittelindustrie.de.

[255] Entscheidung zu § 20 Abs. 2 i.d. F. v. 2. 12. 2005, www.fs-arzneimittelindustrie.de.

werden soll (FS I 2006.1-108).[256] In diesem Zusammenhang wird auch häufig von einem sog. **„Arbeitsessen"** gesprochen (siehe dazu Rdnr. 323).

b) Wertobergrenzen
aa) Spruchpraxis

227 Die Festlegung von absoluten Wertgrenzen der Bewirtung ist aufgrund regionaler Unterschiede nicht ohne weiteres möglich. Aufwendungen in Höhe bis zu 50 Euro für eine Bewirtung wurden von dem FSA in seiner **früheren Spruchpraxis** bislang grundsätzlich als angemessen bewertet[257] und nicht beanstandet (FS I 2006.8-135).[258] Dagegen hat der FSA die Bewirtung von Ärzten im Rahmen von zwei Abendessen in Höhe von jeweils 65 Euro als Kodexverstoß gewertet, unter anderem mit der Begründung, dass der zeitlich zwischen den Bewirtungen gelegene Fortbildungsvortrag lediglich zwei Stunden gedauert hätte (FS II 2005.9-90).[259]

Bei der Bewirtung im Ausland beurteilt sich der Rahmen für eine „angemessene" Bewirtung an der steuerlichen Gesetzgebung zur steuerbefreiten Geltendmachung von Pauschalbeträgen, da diese ein ggf. im Vergleich zu Deutschland höheres Preisniveau abbilden. In diesem Fall wurde eine abendliche Bewirtung Kosten in Höhe von **65 Euro** pro Teilnehmer am Tagungsort Lissabon als **nicht zu hoch** beanstandet (FS I 2006.8-135).[260] In einer im Juli 2008 ergangenen Entscheidung der 2. Instanz hat der FSA die bislang geltende **„Obergrenze"** von 50 Euro auf **60 Euro** pro Person angehoben (FS II 200710-208).[261] Diese Anhebung der Bewirtungskosten rechtfertigte der Spruchkörper der 2. Instanz mit der inzwischen eingetretenen Preissteigerung und der Erhöhung der Mehrwertsteuer. 60 Euro seien daher angemessen und sozialadäquat.

bb) Leitlinie zur Bestimmung des Begriffes „angemessene Bewirtung"

228 Die vom FSA-Vorstand erlassene Leitlinie zur Auslegung des Begriffs „angemessene Bewirtung" schreibt diese Orientierungsgröße ausdrücklich fest. Danach gilt eine Bewirtung als „angemessen", sofern diese sozialadäquat ist. Als Orientierungsgröße für eine noch angemessene Bewirtung ist bei Bewirtungen im Inland unter der Berücksichtigung der seit dem Inkrafttreten des Kodex im Jahre 2004 stattgefundenen Preiserhöhungen ein **Betrag von etwa 60 Euro** anzusehen **(Stand: Juli 2008)**. Bei einer Bewirtung im Ausland sollte sich die Angemessenheit der Bewirtung – entsprechend der oben genannten FSA-Entscheidung (FS I 2006.8-135)[262] – am Maßstab der geltenden steuerlichen Pauschbeträge für Verpflegungsmehraufwendungen im Ausland orientieren, da hierdurch ein gegebenenfalls bestehendes höheres Preisniveau abgebildet wird. Die **Angemessenheit einer Bewirtung im Ausland** kann insofern durch einen Vergleich der geltenden Pauschbeträge mit dem für das Inland geltenden Pauschbetrag ermittelt werden. Die Orientierungsgröße von 60 Euro kann sich daher je nach dem im Ausland bestehenden Preisniveau **um einen bestimmten Prozentsatz erhöhen**.

cc) Ausblick

229 Auch wenn die Orientierungsgrößen nun in Leitlinien verankert sind, bedeutet eine Überschreitung dieser Orientierungsgröße jedoch nicht gleichzeitig ohne Weiteres, dass

---

[256] Entscheidung zu § 22 i. d. F. v. 2. 12. 2005, www.fs-arzneimittelindustrie.de.
[257] Siehe etwa Süddeutsche Zeitung v. 16. 1. 2004, S. 2.
[258] Entscheidung zu § 20 Abs. 3 i. d. F. v. 2. 12. 2005, www.fs-arzneimittelindustrie.de (= PharmR 2008, 400).
[259] Entscheidung zu § 6 Abs. 3 i. d. F. v. 16. 2. 2004, www.fs-arzneimittelindustrie.de.
[260] Entscheidung zu § 20 Abs. 3 i. d. F. v. 2. 12. 2005, www.fs-arzneimittelindustrie.de (= PharmR 2008, 400).
[261] Entscheidung zu § 20 Abs. 3 i. d. F. v. 2. 12. 2005, www.fs-arzneimittelindustrie.de.
[262] Entscheidung zu § 20 Abs. 3 i. d. F. v. 2. 12. 2005, www.fs-arzneimittelindustrie.de (= PharmR 2008, 400).

B. Kodex – Erläuterungen (§ 20)

von einer unangemessenen oder sozial inadäquaten Bewirtung auszugehen ist, da auch bei normalen, eher bescheidenen Maßstäben genügenden Bewirtungen in **Abwägung des konkreten Einzelfalls** (Region der Bewirtung, Lage des Restaurants, beschränkte Kapazitäten etwa zu Messe- oder Kongresszeiten etc.) auch höhere Bewirtungskosten entstehen können. Die Spruchpraxis des FSA räumt insofern ausdrücklich ein, dass in einem Fall, in welchem das Catering wegen der großen Zahl der Teilnehmer durch ein Catering-Unternehmen durchgeführt wurde, die abermalige Anhebung des Höchstbetrages auf 65 Euro pro Person vom FSA für angemessen und sozial adäquat zu erachten war (FS II 2007.10-208).[263] Es ist jedoch auch darauf hinzuweisen, dass bei Klinikärzten, die Amtsträger sind, zum Teil in Rechtsprechung, Literatur und Dienstvorschriften strengere Maßstäbe angelegt werden. Allerdings ist auch insofern die genannte „Orientierungsgröße" in der Praxis mittlerweile weitgehend üblich und allgemein akzeptiert. Angesichts dessen hat der FSA einen **Stehimbiss** im Rahmen einer Fortbildungsveranstaltung mit einem Aufwand in Höhe von 17,50 Euro pro Person nicht als Verstoß gegen Abs. 3 angesehen, obwohl die entsprechende Küchenleistung durch einen **Dreisterne-Koch** erbracht wurde (FS I 2004.8-19 II).[264]

5. Kosten für Rahmen- und Unterhaltungsprogramme (Abs. 2 Satz 3)

Kosten für Unterhaltungs- und Freizeitaktivitäten dürfen nicht übernommen werden. 230 Hierunter fallen etwa die **Einladung zu Theater-, Konzert- oder Sportveranstaltungen**, welche zur Klarstellung als Beispiele für Unterhaltungs- und Freizeitprogramme in Abs. 2 Satz 3 genannt werden. Die Spruchpraxis des FSA legt hieran einen strengen Maßstab an. Bereits die **musikalische Begleitung** der Begrüßung zu einer ärztlichen Fortbildungsveranstaltung durch eine Blechbläsergruppe, die in der Einladung zu der Veranstaltung bereits angekündigt war, verstößt danach gegen Abs. 2 Satz 3 (FS II 2005.1-52).[265] Ein Unterhaltungsprogramm, das die Durchführung eines Grillfestes für Ärzte und Begleitpersonen zum Gegenstand hat, stellt nach der Spruchpraxis des FSA auch ohne eine gleichzeitige Fortbildungsveranstaltung einen Kodexverstoß dar (FS I 2005.6-75).[266] Auch darf kein **„Green Fee"** für ein Golfturnier übernommen werden, das im Anschluss an eine interne Fortbildungsveranstaltung stattfindet. Die Kosten hierfür müssten von den teilnehmenden Ärzten selbst übernommen werden. Auch die Weitergabe eines verbilligten bzw. rabattierten „Green Fee" ist unzulässig, wenn derartige Verbilligungen oder Rabattierungen durch das veranstaltende Unternehmen organisiert und weitergegeben werden und ihrerseits die **Geringwertigkeitsschwelle von § 21 Abs. 1** i.V.m. mit § 7 HWG (Rdnr. 293) überschreiten, was regelmäßig der Fall sein dürfte. Darüber hinaus sind insofern die Voraussetzungen von § 21 Abs. 2 nicht erfüllt, da es zum einen in der Regel an einem „besonderen Anlass" für die Gewährung eines solchen Rabattes fehlen dürfte und zudem auch eine Verwendung der beruflichen Praxis nicht gegeben ist. Zu beachten ist ferner, dass nach den Erläuterungen der Bundesärztekammer zu § 33 die Übernahme von Reise- und Übernachtungskosten für eine Veranstaltung unzulässig ist, in deren Rahmen nur ein zeitlich geringer Anteil für die Fortbildung zur Verfügung steht, im überwiegenden Maß jedoch ihr Freizeitwert im Vordergrund steht. Der FSA hat dementsprechend die Ausgestaltung von Rahmenprogrammen von Arzneimittelsymposien oder Fortbildungsveranstaltungen durch **Golfturniere, „Schnuppergolfen", Kochkurse unter Leitung eines Sterne-Kochs, Oldtimertouren** oder **Trüffelverkostungen** als unzulässig bewertet (vgl. FS I 2004.8-19 II; FS I 2004.8-17).[267] Ebenfalls wurde die Finanzierung und Organisation einer „Entdeckungsreise in die spanische Weinwelt" durch die **Verprobung**

---

[263] Entscheidung zu § 20 Abs. 2 i.d.F. v. 2. 12. 2005, www.fs-arzneimittelindustrie.de.
[264] Entscheidung zu § 6 Abs. 3 i.d.F. v. 16. 2. 2004, www.fs-arzneimittelindustrie.de.
[265] Entscheidung zu § 6 Abs. 2 Satz 3 i.d.F. v. 16. 2. 2004, www.fs-arzneimittelindustrie.de.
[266] Entscheidung zu § 6 Abs. 1 i.d.F. v. 16. 2. 2004, www.fs-arzneimittelindustrie.de.
[267] Entscheidungen zu § 6 Abs. 1 i.d.F. v. 16. 2. 2004, www.fs-arzneimittelindustrie.de.

hochwertiger Weine im Anschluss an ein Symposium als unzulässiges Unterhaltungsprogramm gewertet (FS I 2007.7-188).[268]

231   Absatz 2 untersagt den Unternehmen nicht nur die finanzielle Unterstützung von Unterhaltungsprogrammen für die Teilnehmer oder deren Begleitpersonen, sondern auch deren **Organisation,** da hierdurch der **Eindruck eines privaten und erlebnisorientierten Charakters** der Veranstaltung erweckt werden kann, der nach Sinn und Zweck von § 20 (vgl. auch Abs. 5 und 7) bereits im Ansatz vermieden werden soll.

6. Dokumentationspflicht (Abs. 2 Satz 4)

232   Der in Abs. 2 Satz 4 statuierten Dokumentationspflicht muss zwar seitens des Veranstalters nachgekommen werden. Ihre Vorlage vor dem Spruchkörper ist aber nicht Gegenstand der Regelung des § 20 Abs. 2 Satz 4, sondern ist lediglich **nach der Verfahrensordnung** zu beurteilen. (FS II 2006.8-135[269]; Details zu dieser Entscheidung siehe Kap. 13 Rdnr. 209).

7. Besonderheiten für Mitarbeiter medizinischer Einrichtungen

233   Für Klinikärzte gilt gem. § 24 FSA-Kodex in Verbindung mit den Hinweisen und Empfehlungen des „Gemeinsamen Standpunkts" (vgl. dort B. II.2.a), dass die Einzelheiten der Teilnahme (Dauer und Höhe der übernommenen Kosten) dem Dienstherrn/Arbeitgeber (in der Regel der Verwaltung) offen zu legen und von diesen die **vorherige schriftliche Genehmigung** zur Teilnahme an der Veranstaltung einzuholen ist (vgl. Rdnr. 165). Die Bedeutung derartiger Genehmigungen kann nicht deutlich genug betont werden. Dies gilt auch mit Blick auf alle anderen Mitarbeiter medizinischer Einrichtungen. Aufgrund des hohen Stellenwertes, den solche Genehmigungen mit Blick auf die Einhaltung des allgemeinen Transparenzgebots im Klinikbereich besitzen (vgl. Rdnr. 166), ist diese Genehmigung sowohl für ermittelnde Staatsanwaltschaften als auch für Rechtsprechung der Strafgerichte inzwischen vielfach zum **entscheidenden Indikator für die Ordnungsgemäßheit** der Unterstützungsleistungen von Seiten der Industrie geworden. Die Genehmigungen sollten sich daher auf die im Einzelfall konkret übernommenen Leistungen beziehen (möglichst mit Angabe der Höhe der Kosten) und von dem Unternehmen sorgfältig aufbewahrt werden. Ohne die vorherige Einholung der Genehmigung sollten keine Leistungen gewährt werden.[270]

234   Dagegen ist eine Genehmigung des Dienstherrn oder Arbeitgebers für die Teilnahme von Klinikärzten an internen Fort- und Weiterbildungsveranstaltungen im Regelfall dann nicht zwingend erforderlich, wenn die eingeladenen Klinikärzte oder anderen Mitarbeiter medizinischer Einrichtungen **lediglich (unentgeltlich) an diesen Veranstaltungen** teilnehmen, ohne dass gleichzeitig auch Reise- und Übernachtungskosten übernommen werden. Eine derartige bloße **„Wissensvermittlung"** dürfte regelmäßig als **„sozialadäquat"** anzusehen sein und keiner Genehmigung bedürfen. Folgerichtig knüpfen auch die Hinweise und Empfehlungen des „Gemeinsamen Standpunkts" mit Blick auf das Erfordernis der Verwaltungsgenehmigung an die Übernahme der Reise- und Übernachtungskosten an und nicht an den Umstand der bloßen (unentgeltlichen) Vermittlung von produktbezogenem Wissen (mit wissenschaftlichem Charakter). Dies bedeutet gleichzeitig nicht, dass nicht auch Fälle denkbar wären, bei denen die „Zuwendung von Wissen" an Klinikärzte nicht mehr als sozialadäquat zu betrachten wäre. Dies könnte etwa der Fall sein, wenn es sich bei

---

[268] Entscheidung zu § 20 Abs. 2 Satz 3 i. d. F. v. 2. 12. 2005, www.fs-arzneimittelindustrie.de.

[269] Entscheidung zu § 20 Abs. 2 Satz 4 i. d. F. v. 2. 12. 2005, www.fs-arzneimittelindustrie.de (= PharmR 2008, 400).

[270] So sieht etwa die Drittmittelsatzung der Medizinischen Fakultät Charité – Universitätsmedizin Berlin i. d. F. v. 19. 12. 2008 in § 11 Abs. 3 der Satzung ausdrücklich eine vorherige Genehmigung als Rechtfertigung im Sinne von § 331 Abs. 3 StGB vor, www.charite.de/fileadmin/user_upload/portal/charite/presse/publikationen/amtl-mitteilungsblatt/2007/AMB071219-030.pdf.

der entsprechenden Veranstaltung um eine Fortbildungsveranstaltung handelt, die zwar einen Arzneimittelbezug aufweist, eine Teilnahme jedoch gleichzeitig nur gegen Zahlung eines Entgelts üblich ist. In derartigen Fällen sollte eine Teilnahme nur gegen ein angemessenes Entgelt ermöglicht werden.

V. Angemessenheit der übernommenen Kosten für interne Fortbildungsveranstaltungen (Abs. 3)

1. Untergeordnete Bedeutung von Unterbringung und Bewirtung (Abs. 3 Satz 1)

Absatz 3 Satz 1 stellt nochmals klar, dass die nach Abs. 2 Satz 1 übernahmefähigen Kosten für die Unterbringung und Bewirtung vertretbar und von untergeordneter Bedeutung im Hinblick auf den berufsbezogenen wissenschaftlichen Charakter der Veranstaltung sein müssen. Um Abs. 3 Satz 1 gerecht zu werden, muss aber die **Vermittlung von Fachwissen** mit wissenschaftlichem Charakter im **Vordergrund**[271] stehen, und nicht etwa die Unterbringung der teilnehmenden Ärzte in besonderen Luxushotels oder deren Bewirtung in ausgesuchten Feinschmeckerrestaurants. Anderenfalls kann der zu vermeidende Eindruck entstehen, die teilnehmenden Ärzte sollten durch derartige Leistungen in ihren Verordnungs- und Therapieentscheidungen in unsachgemäßer Weise beeinflusst werden. 235

Wann die Unterbringung einen angemessenen Rahmen nicht überschreitet, regelt die vom Vorstand des FSA erlassenen Leitlinie. Danach überschreitet die „Unterbringung" einen „angemessenen Rahmen" dann nicht, sofern 236

– das Hotel im Hinblick auf seine Infrastruktur, Technik und Räumlichkeiten den Kriterien eines Business-Konferenz-Hotels entspricht;
– keine außergewöhnlichen Wellness-Bereiche und -Angebote aufweist; und
– keinen erhöhten Erlebnis- oder Erholungscharakter hat.

Bei der Beurteilung der Angemessenheit der Unterbringung ist zudem darauf abzustellen, ob aufgrund der Wahrnehmung des Hotels durch die eingeladenen Angehörigen der Fachkreise der bloße **Aufenthalt in dem Hotel selbst einen besonderen Anreizfaktor** bildet, der geeignet ist, diese in ihrer Therapie- und Verordnungsfreiheit unsachlich zu beeinflussen. Hotels, die in die **5-Sterne Kategorie** fallen, scheiden nicht von vornherein als unangemessen aus, sofern der Business-Charakter des Hauses im Vordergrund steht und sich das Hotel nicht durch Luxusmerkmale in besonderer Weise auszeichnet. Damit bestätigt die Leitlinie die durch die Spruchpraxis herausgearbeiteten Grenzen der Unterbringung (vgl. Rdnr. 239 f.; zur Frage von 5-Sterne-Hotels als Tagungshotels siehe ausführlich Rdnr. 22).

2. Auswahl des Tagungsortes (Abs. 3 Satz 2, 3 und 4)

Interne Fort- und Weiterbildungsveranstaltungen der Industrie sind in der Vergangenheit zuweilen dadurch in Misskredit geraten, dass sie an besonders attraktiven Orten stattfanden und die Übernahme der entsprechenden Reise- und Übernachtungskoten vor diesem Hintergrund insbesondere in der Öffentlichkeit den Eindruck erweckt hat, als finanziere die Industrie Ärzten Reisen mit einem vornehmlich touristischen Charakter. Absatz 3 Satz 2 stellt daher ausdrücklich klar, dass weder die Auswahl des Tagungsortes noch die Einladung von Angehörigen der Fachkreise hierzu **anhand seines Freizeit- oder Unterhaltungswertes** erfolgen darf. Ferner sollen, wie in Abs. 3 Satz 4 geregelt, solche Tagungsstätten vermieden werden, die für ihren Unterhaltungswert bekannt sind oder als extravagant gelten. 237

---

[271] So auch *Geiger*, PharmR 2007, 321.

a) Leitlinie

238 Was als „extravagant" gilt und wann eine Tagungsstätte „für ihren Unterhaltungswert bekannt" ist, hat der Vorstand des FSA anhand einer Leitlinie gemäß § 6 Abs. 2 FSA-Kodex näher präzisiert. Unter „extravagant" sind nach der Leitlinie, Tagungsstätten zu verstehen, die sich nicht in erster Linie als typisches Geschäfts- oder Konferenzhotel auszeichnen, sondern bei denen eine besonders luxuriöse oder ausgefallene Ausstattung eindeutig im Vordergrund steht. **„Extravagant"** sind auch solche Tagungsstätten, die zwar als Tagungsstätte geeignet sind, bei denen aber gleichzeitig der Erlebnischarakter aufgrund der Gestaltung und der vorhandenen Einrichtungen den Eindruck erwecken muss, die Tagungsstätte sei nicht aufgrund der Konferenzmöglichkeiten, sondern vor allem aufgrund ihres Erlebnischarakters ausgewählt worden. „Extravagante" Tagungsstätten zeichnen sich in der Regel auch dadurch aus, dass sie sich preislich in den oberen Rängen bewegen. **„Für ihren Unterhaltungswert"** bekannt, sind Tagungsstätten nach der Leitlinie dann, wenn dort gewöhnlich Veranstaltungen, wie etwa Shows, Varietés, Musik- und Kinodarbietungen, Fahrattraktionen oder Glücksspielveranstaltungen stattfinden. Aus diesem Grund kommen auch Tagungsstätten nicht in Betracht, die zwar über eine geeignete Konferenzausstattung verfügen, sich jedoch etwa auf dem Gelände eines Freizeitparks befinden und die Nutzungsmöglichkeit eröffnen. Die Präzisierungen der Begriffe „extravagant" und „für ihren Unterhaltungswert bekannt" spiegeln damit die durch die FSA Spruchpraxis bis dato entwickelten Grundsätze wieder, welche im Folgenden dargestellt werden.

b) Durch die Spruchpraxis entwickelte Grundsätze

239 Auch die Auswahl des Tagungsortes und der Tagungsstätte darf daher nicht unter touristischen, sondern ausschließlich unter sachlichen Gesichtspunkten (etwa gute Erreichbarkeit für Teilnehmer und Referenten, geeignete Tagungsräume, ausreichende Kapazitäten etc.) erfolgen. **Indikatoren** für eine Auswahl nach „touristischen Gesichtspunkten" können die Auswahl von Veranstaltungsorten in Urlaubsregionen oder „touristisch attraktiven Städten" sein.[272] Findet die Veranstaltung an einem Ort mit überwiegendem touristischen Charakter statt, prüft der FSA, ob die Tagung in einen Zeitraum fällt, in dem der Ort für Freizeitaktivitäten besonders attraktiv ist (FS II 2005.5-65).[273] Es ist daher zu empfehlen, Fortbildungsveranstaltungen vorzugsweise nicht in attraktiven Skiorten, auf Ferieninseln oder in anderen beliebten Urlaubsorten stattfinden zu lassen, um einen entsprechenden Eindruck von vornherein zu vermeiden. Die Durchführung einer Fortbildungsveranstaltung in einem Graubündner Ski- und Erholungsgebiet stellt insofern einen Verstoß gegen Abs. 3 Satz 2 dar, wenn der Tagungsort nicht allein nach sachlichen Gesichtspunkten, sondern auch aufgrund seines Freizeitwertes ausgesucht wurde und kein internationaler Bezug der Fortbildungsveranstaltung gegeben ist (FS II 2004.5-4).[274] Der FSA ist vor diesem Hintergrund zu der allgemeinen Feststellung gelangt, dass die Auswahl des Tagungsortes an einem **touristisch attraktiven Ort** (Skigebiet) immer dann einen Verstoß gegen den Kodex darstellt, wenn bereits in der Einladung deutlich auf Freizeitaktivitäten hingewiesen wird und auch die Agenda zeitlich so aufgebaut ist, dass reichlich Zeit für die Wahrnehmung solcher Aktivitäten verbleibt (FS I 2005.3-58).[275] Die Frage, ob ein Tagungsort allein nach sachlichen Gesichtspunkten ausgewählt wurde, ist hierbei unter Berücksichtigung aller

---

[272] Siehe hierzu die Erläuterungen der Bundesärztekammer zu § 33 MBO-Ä: www.bundesaerztekammer.de/30/Berufsordnung/11Zusammenarbeit.html.

[273] Entscheidung zu § 6 Abs. 3 Satz 2 i.d.F. v. 16. 2. 2004, www.fs-arzneimittelindustrie.de (= PharmR 2006, 127 ff.). Der Spruchkörper des FSA zitiert hier aus Vereinfachungsgründen bereits die entsprechenden Regelungen des Kodex i. d. F. v. 2. 12. 2005.

[274] Entscheidung zu § 6 Abs. 3 Satz 2 i. d. F. v. 16. 2. 2004, www.fs-arzneimittelindustrie.de.

[275] Entscheidung zu § 6 Abs. 3 Satz 2 i. d. F. v. 16. 2. 2004, www.fs-arzneimittelindustrie.de.

B. Kodex – Erläuterungen (§ 20)

Umstände des Einzelfalls zu beantworten (FS II 2005.5-65).[276] Bei der Abwägung dieser Umstände ist vor allem zu berücksichtigen, wie sich der Teilnehmerkreis regional zusammensetzt und ob der Tagungsort von den Teilnehmern in vernünftiger Weise erreicht werden kann. So hat der FSA entschieden, dass die Auswahl eines Tagungsortes am **Tegernsee** dann nicht nach allein sachlichen Gesichtspunkten erfolgte, wenn es sich hierbei um einen über die Region hinaus sehr bekannten und attraktiven Freizeitort handelt und die eingeladenen Ärzte aus dem gesamten Bundesgebiet anreisen, wobei die Erreichbarkeit des Tagungsortes nur über eine aufwendige Verkehrsorganisation (z. B. Bustransfer) möglich war (FS I 2005.5-70).[277] Ferner hat der FSA klargestellt, dass der besondere Freizeitwert eines Tagungsortes von vornherein gegen diesen sprechen kann. Dies ist nun auch ausdrücklich in Abs. 3 Satz 4 geregelt. Laut FSA spreche der große Freizeitwert der **Ferieninsel Sylt** gegen deren Heranziehung als geeigneten Tagungsort, da die Teilnehmer von Tagungen geneigt sein könnten, deren Freizeitmöglichkeit wahrzunehmen und dafür die Teilnahme an der Tagung zu vernachlässigen (FS I 2007.11-211).[278] Von Bedeutung ist nach der Spruchpraxis des FSA auch, ob das Programm derart straff gestaltet ist, dass kaum oder nur wenig Freizeit verbleibt. So hat der FSA entschieden, dass eine Fortbildungsveranstaltung auf der **Fraueninsel im Chiemsee** wiederum im Einklang mit dem Kodex steht, obwohl es sich um einen Tagungsort mit erheblichem Freizeitwert handelt, sofern die Fortbildungsveranstaltung straff organisiert ist, ausweislich der Einladung keinerlei Hinweise auf einen besonderen Freizeitwert der Insel gegeben wurden und die eingeladenen Angehörigen der Fachkreise aus dem unmittelbaren Umfeld des Tagungsortes, hier dem Raum Chiemsee, München und Augsburg stammen (FS I 2007.9-192).[279] Eine Veranstaltung in **Monte Carlo** ist nach einer anderen Entscheidung des FSA jedenfalls dann nicht allein nach sachlichen Gesichtspunkten gewählt, wenn die Agenda der internen Fortbildungsveranstaltung ausreichend Zeit zur Nutzung des Freizeitwertes des Ortes ermöglicht (FS II 2005.9-89).[280] Sachliche Gründe für die Wahl einer europäischen Großstadt als Veranstaltungsort scheiden aus, wenn der Fortbildungsteil und der Freizeitanteil der Teilnehmer in demselben Verhältnis bemessen sind (FS I 2006. 3-118).[281] Gleichzeitig hat der FSA die Veranstaltung eines „Diabetes Workshops" im **Ostseeheilbad Zings** als kodexkonform bewertet, da es sich insofern um einen regional zusammengesetzten Teilnehmerkreis gehandelt hat, für den der Tagungsort in vernünftiger Weise zu erreichen war (FS II 2005.5-65).[282] Ein Verstoß gegen Abs. 3 liegt aber dann vor, wenn Ärzte zu einer mehrtägigen wissenschaftlichen Fortbildungsveranstaltung eingeladen werden, die mit einem Ausflugsprogramm mit „kulinarischen Höhepunkten" verbunden ist (Besichtigung einer Käserei und Schinkenmanufaktur, Abendessen in einem italienischen Feinschmeckerrestaurant, Stadtbesichtigung, Wellness-Programm, FS I 2004.7-14).[283]

---

[276] Entscheidung zu § 6 Abs. 3 Satz 2 i.d.F. v. 16. 2. 2004, www.fs-arzneimittelindustrie.de (= PharmR 2006, 127 ff.). Der Spruchkörper des FSA zitiert hier aus Vereinfachungsgründen bereits die entsprechenden Regelungen des Kodex i. d. F. v. 2. 12. 2005.

[277] Entscheidung zu § 20 Abs. 3 i. d. F. v. 2. 12. 2005, www.fs-arzneimittelindustrie.de.

[278] Entscheidung zu § 20 Abs. 3 Satz 2 i.d.F. v. 2. 12. 2005, www.fs-arzneimittelindustrie.de (= PharmR 2008, 399).

[279] Entscheidung zu § 20 Abs. 3 Satz 2 i.d.F. v. 2. 12. 2005, www.fs-arzneimittelindustrie.de (= PharmR 2008, 88).

[280] Entscheidung zu § 6 Abs. 3 Satz 2 i. d. F. v. 16. 2. 2004, www.fs-arzneimittelindustrie.de. Der Spruchkörper des FSA zitiert hier aus Vereinfachungsgründen bereits die entsprechenden Regelungen des Kodex i. d. F. v. 2. 12. 2005.

[281] Entscheidung zu § 20 Abs. 3 Satz 2 i. d. F. v. 16. 2. 2004, www.fs-arzneimittelindustrie.de (= PharmR 2006, 454).

[282] Entscheidung zu § 6 Abs. 3 Satz 2 i. d. F. v. 16. 2. 2004, www.fs-arzneimittelindustrie.de (= PharmR 2006, 127 ff.). Der Spruchkörper des FSA zitiert hier aus Vereinfachungsgründen bereits die entsprechenden Regelungen des Kodex i. d. F. v. 2. 12. 2005.

[283] Entscheidung zu § 6 Abs. 3 i. d. F. v. 16. 2. 2004, www.fs-arzneimittelindustrie.de.

240 Ein **sachlicher Grund** für die Auswahl des Tagungsortes ist auch dann **nicht gegeben**, wenn unter Kostenaspekten (preisgünstige Hotel- und Veranstaltungskosten in der Nebensaison) die Veranstaltung auf einer Ferieninsel (etwa Mallorca oder Sylt) für das pharmazeutische Unternehmen **finanziell günstiger** ist als die Durchführung einer derartigen Veranstaltung in einer Stadt ohne besonderen touristischen Charakter (etwa Hamburg, Berlin, Hannover, Stuttgart oder München), da hierdurch regelmäßig der **Eindruck** entsteht, der Freizeit- und Erholungscharakter der Veranstaltung stehe im Vordergrund, was unbedingt vermieden werden sollte (FS I 2007.11-211).[284] Unzulässig ist es auch, Ärzte oder andere Angehörige der Fachkreise zur Teilnahme an einer Fortbildungsveranstaltung zu motivieren, indem die Veranstaltung an einem bestimmten Ort ausgerichtet wird, weil dort gleichzeitig eine attraktive Großveranstaltung (etwa die Fußball-Weltmeisterschaft oder das Konzert der „Drei Tenöre") stattfindet. Als Indikator für eine derartige unsachgemäße Auswahl des Veranstaltungsortes kann der Umstand sprechen, dass in der an den Arzt gerichteten Einladung zu der Fortbildungsveranstaltung oder etwa in dem **Prospekt der Fortbildungsveranstaltung** auf eine gleichzeitig stattfindende Großveranstaltung mit Freizeit- oder Erlebniswert hingewiesen wird oder anderweitig mit besonderen Attributen für eine Teilnahme an der Veranstaltung geworben wird, die keinen Fachbezug haben. Dementsprechend hat es der FSA als Verstoß gegen Abs. 3 gewertet, Fortbildungsveranstaltungen zu wissenschaftlichen und fachbezogenen Themen in **Kinozentren** durchzuführen, wenn im Anschluss an den Fortbildungsteil ein Kinofilm angeboten wird, der keinen konkreten sachlichen Bezug zum Fortbildungsinhalt hat (FS II 2004.7-13).[285] In diesem Fall hatte das veranstaltende Unternehmen Ärzte im Anschluss an die Fortbildungsveranstaltung zu einer für die Ärzte entgeltlichen Teilnahme an der Vorpremiere eines Films eingeladen. In einer weiteren Entscheidung hat es der FSA als Verstoß gegen den Kodex angesehen, wenn der einseitigen Einladung zu einer Fortbildungsveranstaltung ein **fünfseitiger Prospekt über einen historischen Bahnpark** inklusive Wegbeschreibung beigefügt ist (FS I 2005.11-102).[286] Auch die Durchführung eines Symposiums im **Gastraum eines Campingplatzes** stellt keine Auswahl des Tagungsortes nach sachlichen Gesichtspunkten dar (FS II 2004.7-9).[287] Die Auswahl der Tagungsstätte allein aus Gründen der **räumlichen Nähe zur Durchführung eines Rahmenprogramms** (Konzert im Schloss Schwerin) verstößt gegen Abs. 3 Satz 2, wenn in der Einladung als Schwerpunkt im Schlosskonzert und nicht die Fortbildungsveranstaltung dargestellt ist (FS I 2004.12-50).[288] Bereits ein Hinweis auf die Möglichkeit der Nutzung einer touristischen Attraktion **(Freizeitpark)** durch Begleitpersonen in einer Veranstaltungseinladung stellt einen Verstoß gegen Abs. 3 Satz 2 dar (FS I 2006.4-120).[289] Dagegen bedeutet die Durchführung einer vierstündigen internen Fortbildungsveranstaltung in einem **Verkehrsmuseum** keinen Verstoß gegen Abs. 3 Satz 2, wenn der Tagungsort allein nach sachlichen Gesichtspunkten ausgesucht wird und die Agenda keine Freiräume zur Besichtigung des Museums eröffnet (FS I 2005.9-91).[290] Der FSA hat dies damit begründet, dass die in dem konkreten Fall eingeladenen Ärzte aus der näheren Umgebung des Veranstaltungsortes kamen und die Infrastruktur des Museums für Fortbildungsveranstaltungen unter allen Aspekten als geeignet angesehen wurde. Ebenso ist die **Einbeziehung einer Betriebsbesichtigung** im Rahmen einer internen Fortbildungsveranstaltung kodexkonform, sofern die bei der Besichtigung erhaltenen Informationen (bspw. über verschiedene Darreichungsformen) in engem Zusammenhang mit dem Thema der

---

[284] Entscheidung zu § 20 Abs. 3 Satz 2 i. d. F. v. 2. 12. 2005, www.fs-arzneimittelindustrie.de (= PharmR 2008, 399).

[285] Entscheidung zu § 6 Abs. 3 Satz 2 i. d. F. v. 16. 2. 2004, www.fs-arzneimittelindustrie.de.

[286] Entscheidung zu § 20 Abs. 3 Satz 2 i. d. F. v. 2. 12. 2005, www.fs-arzneimittelindustrie.de

[287] Entscheidung zu § 6 Abs. 3 Satz 2 i. d. F. v. 16. 2. 2004, www.fs-arzneimittelindustrie.de.

[288] Entscheidung zu § 6 Abs. 3 Satz 2 i. d. F. v. 16. 2. 2004, www.fs-arzneimittelindustrie.de.

[289] Entscheidung zu § 20 Abs. 3 Satz 2, i. d. F. v. 2. 12. 2005, www.fs-arzneimittelindustrie.de (= PharmR 2006, 405).

[290] Entscheidung zu § 6 Abs. 3 Satz 2 i. d. F. v. 16. 2. 2004, www.fs-arzneimittelindustrie.de.

B. Kodex – Erläuterungen (§ 20)

Fortbildung stehen und die Ärzte Einblicke in die Umsetzung von Erkenntnissen in der Praxis erhalten. Dabei muss sich die Betriebsbesichtigung zwanglos in den wissenschaftlichen Kontext und Charakter der Tagung einfügen (FS II 2007.3-174).[291] Der Umstand, dass eine interne Fortbildungsveranstaltung an einem **touristisch attraktiven Ort** stattfindet, bedeutet damit also nicht per se einen Verstoß gegen Abs. 3 Satz 2. Einen solchen Verstoß hat der FSA auch in einem Fall verneint, in dem ein Unternehmen Ärzte zu einem neurologischen Kongress nach Miami (USA) eingeladen hatte (FS I 2005.5-66).[292] Im Rahmen des 6-tägigen Kongresses wurde eine halbtägige Fahrt nach **Key West** durch den Kongressorganisator angeboten, für die die ärztlichen Teilnehmer die anfallenden Kosten vollständig übernehmen mussten. Der FSA hat eine im Rahmen dieses Ausflugs angebotene 2-stündige, interne Fortbildungsveranstaltungen als kodexkonform angesehen, weil die Tagungsstätte allein nach sachlichen Gesichtspunkten den Erfordernissen für Fortbildungsveranstaltungen genügte und für die Teilnehmer eine **deutliche Abgrenzung** zwischen der Fortbildungsveranstaltung und dem Unterhaltungsprogramm erkennbar war. Das Unterhaltungsprogramm wurde durch den Kongressveranstalter gegen eine vollumfängliche Kostentragung durch die teilnehmenden Ärzte durchgeführt.

Die Regelung des § 20 Abs. 3 Satz 2 des FSA-Kodex Fachkreise ist **auf externe Fortbildungsveranstaltungen nicht anwendbar,** da das unterstützende Unternehmen in der Regel keinen Einfluss auf die Auswahl des Tagungsortes nehmen kann. Aus § 20 Abs. 5 lässt sich keine entsprechende Bestimmung ableiten. Ob eine analoge Anwendung der Kriterien des § 20 Abs. 3 Satz 2 möglich ist, ist unklar (FS I 2008.5-239).[293] 241

3. Fortbildungsveranstaltungen im Ausland

Die Kostenübernahme für die Teilnahme an einer **im Ausland** stattfindenden internen Fortbildungsveranstaltung ist in Abs. 8 und 9 geregelt (sieht hierzu Rdnr. 258 ff.). 242

VI. Kostenerstattung bei externen Fortbildungsveranstaltungen (Abs. 4)

1. Voraussetzungen

Absatz 4 betrifft die Einladung und die Kostenübernahme für Veranstaltungen Dritter (etwa für die Teilnahme an medizinischen Fachkongressen), die nicht von dem pharmazeutischen Unternehmen selbst durchgeführt oder organisiert werden (**„externe Veranstaltungen"**). Insofern muss sich die Kostenübernahme durch das pharmazeutische Unternehmen dadurch legitimieren, dass ein besonderes und gerechtfertigtes Interesse des pharmazeutischen Unternehmens (**„sachliches Interesse"**) an der Teilnahme des Arztes oder anderer Angehöriger der Fachkreise besteht. Dieses Interesse ist dann gerechtfertigt, wenn bei der Veranstaltung sowohl ein Bezug zum Tätigkeitsgebiet des pharmazeutischen Unternehmens sowie des Arztes, d. h. zu einem der **Indikations- oder Forschungsgebiete des Unternehmens** als auch zum **Fachgebiet des betreffenden Arztes** besteht. Eine individuelle Unterstützung zur Teilnahme an Fortbildungsveranstaltungen darf sich aber keinesfalls als Belohnung für ein Verordnungs- oder Beschaffungsverhalten etc. darstellen. 243

2. Zulässige Kostenübernahme

Die Kostenübernahme ist bei externen Fortbildungsveranstaltungen auf die Erstattung von **angemessenen Reise-, notwendigen Übernachtungskosten und die Teilnahme-** 244

---

[291] Entscheidung zu § 20 Abs. 3 Satz 2, i.d. F. v. 2. 12. 2005, www.fs-arzneimittelindustrie.de (= PharmR 2009, 201).

[292] Entscheidung zu § 6 Abs. 3 Satz 2 i.d. F. v. 16. 2. 2004, www.fs-arzneimittelindustrie.de.

[293] Entscheidung zu § 20 Abs. 3 Satz 2, i.d. F. v. 18. 1. 2008, www.fs-arzneimittelindustrie.de (= PharmR 2008, 628).

gebühren (etwa Kongressgebühren) beschränkt. Insofern kann hier auf die Erläuterungen von Abs. 2 und 3 insbesondere auf die vom Vorstand des FSA erlassenen Richtlinie (Rdnr. 224 ff.) verwiesen werden. Bei Fortbildungsveranstaltungen Dritter im Ausland dürfen dabei für Ärzte die Kosten eines Hotels nicht in der oberen Hälfte des oberen Preissegments liegen, wenn der wissenschaftliche Charakter der Veranstaltung nicht eindeutig im Vordergrund steht (FS I 2004.10-35).[294] In diesem Fall beliefen sich die übernommenen Kosten für den Aufenthalt in einem Hotel in Peking auf mehr als 200 Euro pro Person und Nacht, obgleich es in ausreichender Anzahl auch gut renommierte weltweit tätige Hotels im Preissegment von deutlich unter 200 Euro gab. Kosten für die Teilnahme an Rahmen- und Unterhaltungsprogrammen (etwa die Übernahme der Kosten für Opern- oder Theaterkarten, Sportveranstaltungen, Varietés etc.) sind hier ebenfalls nicht erstattungsfähig. Dasselbe gilt im Übrigen wie bei internen Veranstaltungen auch für andere Kosten, **die privaten Zwecken** dienen (Übernahme von Telefongebühren, Minibar, Hotelvideos, Kleiderreinigung etc.).

3. Bewirtung von Teilnehmern

245   Für interne Fortbildungsveranstaltungen regelt Abs. 2 Satz 2 ausdrücklich, dass sämtliche Teilnehmer von dem veranstaltenden pharmazeutischen Unternehmen in den unter Abs. 2 (Rdnr. 222 ff.) beschriebenen Grenzen bewirtet werden dürfen. Der Kodex sieht unter Abs. 4 für externe Fortbildungsveranstaltungen keine entsprechende Regelung vor. Dies bedeutet allerdings nicht, dass eine Bewirtung von Ärzten anlässlich ihrer Teilnahme an externen Fortbildungsveranstaltungen nach dem Kodex schlechthin unzulässig wäre. In jedem Fall ist die Übernahme der **allgemeinen Verpflegungskosten nicht möglich.** Bei mehrtägigen internen Fort- und Weiterbildungsveranstaltungen stellt stellte sich bislang die Frage, ob die Möglichkeit der Bewirtung i. S. v. Abs. 4 a. F. auch die Übernahme des **Hotelfrühstücks** erfasste.[295] Vielfach wurde dies bereits in der Vergangenheit mit dem Argument bejaht, dass die Übernahme des Hotelfrühstücks auch bei externen Veranstaltungen zulässig sei. Ferner wurde angeführt, dass dieses Ergebnis auch der gesetzlichen Wertung in § 7 Abs. 2 HWG entspreche.[296] Darüber hinaus war die Übernahme der Kosten für ein Hotelfrühstück unstreitig schon immer dann möglich, sofern dieses im Rahmen eines Arbeitsessen unter Beteiligung eines Mitarbeiters des Unternehmens nach § 22 stattfand.

246   In der Neufassung des Kodex hat der FSA durch den Klammerzusatz in Abs. 4 Satz 2 die Diskussion beendet und die Kosten für das **Hotelfrühstück nun ausdrücklich unter die Übernachtungskosten subsumiert.** Diese Änderung trägt insbesondere auch dem praktischen Umstand Rechnung, dass das Hotelfrühstück in der Regel bereits in den Übernachtungspauschalen der Hotels enthalten ist und individuelle Abweichungen unnötigen administrativen Aufwand verursachen.

247   Allerdings kommt eine **sonstige Bewirtung** von Teilnehmern bei externen Fortbildungsveranstaltungen durch ein pharmazeutisches Unternehmen ansonsten nur dann in Betracht, wenn es sich dabei um ein „Arbeitsessen" i. S. v. § 22 handelt (vgl. hierzu Rdnr. 319, FS I 2004.10-35).[297]

4. Fortbildungsveranstaltungen im Ausland

248   Die Kostenübernahme für die Teilnahme an einer **im Ausland** stattfindenden externen Fortbildungsveranstaltung ist in Abs. 8 und 9 geregelt (vgl. hierzu Rdnr. 258 ff.).

---

[294] Entscheidung zu § 6 Abs. 4 i. d. F. v. 16. 2. 2004, www.fs-arzneimittelindustrie.de.
[295] Gegen die Zulässigkeit der Übernahme der Kosten für ein Hotelfrühstück nach Abs. 4 a. F. noch die Vorauflage, vgl. 2. Aufl. 2007, Kapitel 9, Rdnr. 209.
[296] Siehe hierzu etwa im Einzelnen Gröning/Weihe-Gröning, § 7 HWG, Rdnr. 23.
[297] Entscheidung zu § 6 Abs. 4 i. d. F. v. 16. 2. 2004, www.fs-arzneimittelindustrie.de.

5. Besonderheiten für Mitarbeiter medizinischer Einrichtungen

Für Klinikärzte und andere Mitarbeiter medizinischer Einrichtungen gilt gem. § 24 in Verbindung mit den Hinweisen und Empfehlungen des „Gemeinsamen Standpunkts", dass die Einzelheiten der Teilnahme (Dauer und Höhe der übernommenen Kosten) dem Dienstherrn/Arbeitgeber (in der Regel der Verwaltung) des Klinikarztes offen zu legen und von diesem die **vorherige schriftliche Genehmigung** zur Teilnahme an der Veranstaltung (siehe im Einzelnen Rdnr. 165 f.) einzuholen ist. Ohne vorherige Einholung der Genehmigung sollten keine Leistungen gewährt werden. Vor dem Hintergrund entsprechender Regelungen in den Drittmittelrichtlinien der Länder wird es in zunehmendem Maße üblich, dass Universitätskliniken die für die Teilnahme an externen Fortbildungsveranstaltungen angebotenen Unterstützungsleistungen nicht genehmigen, sondern selbst als sog. „Industrie-Drittmittel" annehmen (Kap. 6 Rdnr. 37 ff.). Auch dies ist im Einklang mit den Anforderungen des „Gemeinsamen Standpunkts"[298] (Kap. 6 Rdnr. 55).

249

VII. Generelle Unterstützung externer Fortbildungsveranstaltungen(Abs. 5)

Absatz 5 stellt klar, dass die finanzielle Unterstützung von externen Fortbildungsveranstaltungen selbst gegenüber den jeweiligen Veranstaltern in einem angemessenen Umfang zulässig ist (etwa durch Spenden oder im Wege des sog. „Sponsoring"). Was unter einem **„angemessenen Umfang"** der finanziellen Unterstützung von externen Fortbildungsveranstaltungen" verstanden werden kann, regelt die vom Vorstand des FSA erlassene Leitlinie, durch welche frühere Überlegungen[299] aufgenommen und nun schriftlich in der Leitlinie niedergelegt wurden. Nach der Leitlinie ist die **Angemessenheit** der finanziellen Unterstützung von externen Fortbildungsveranstaltungen gegenüber dem Veranstalter im Wege des **Sponsoring** an dem dem Sponsor eingeräumten **Werbeumfang** zu messen (siehe auch FS I 2005.2-56).[300] Eine finanzielle Unterstützung ist dann nicht angemessen, wenn hierdurch Unterhaltungsprogramme unterstützt werden (§ 20 Abs. 5 Satz 2). Diese Regelung verfolgt den Zweck, einer Umgehung des Verbots zur Übernahme von Kosten für Rahmen- und Begleitprogramme (z.B. Theater-, Konzert-, Sportveranstaltungen etc.) entgegen zu wirken. Der Veranstalter soll daher in der zugrundeliegenden Vereinbarung verpflichtet werden, die zur Verfügung gestellten finanziellen Mittel nicht für die Finanzierung von Unterhaltungsprogrammen oder die Einladung von Begleitpersonen, sondern ausschließlich zweckgebunden zur Förderung der Fortbildungsmaßnahme zu verwenden (siehe auch FS I 2005.2-56).[301] Die Gewährung einer **generellen Unterstützung ohne weitere Zweckbestimmung** für eine Veranstaltung ist dagegen zulässig, auch wenn der Veranstalter die Mittel zur Finanzierung eines „Festlichen Dinners" verwendet (FS I 2008.10-245).[302] Ein Mitgliedsunternehmen hatte in diesem Fall einer bereits seit mehreren Jahren alljährlich stattfindenden Veranstaltung eine Unterstützung zukommen lassen. Daraufhin wurde das Unternehmen zwar (zunächst) nicht als einer der Unterstützer der Veranstaltung benannt, stattdessen fand aber ausweislich des Veranstaltungsprogramms das „Festliche Dinner" auf Einladung des Mitgliedsunternehmens statt, womit der Veranstalter den Finanzierungsbeitrag des Mitgliedsunternehmens würdigen wollte. Ein Verstoß gegen § 20 Abs. 4 lag nicht vor, da das Unternehmen die Teilnehmer nicht eingeladen hatte. Ein Verstoß gegen § 20 Abs. 5 wurde ebenfalls abgelehnt, da eine analoge Anwendung des Verbots der Unterstützung von Unterhaltungsprogrammen auf Bewirtungen nicht geboten sei.

250

---

[298] Vgl. etwa den „Gemeinsamen Standpunkt" unter B. II.2.a).
[299] Vgl. die Vorauflage, 2. Aufl. 2007, Kapitel 9, Rdnr. 212.
[300] Entscheidung zu § 6 Abs. 5 i. d. F. v. 16. 2. 2004, www.fs-arzneimittelindustrie.de.
[301] Entscheidung zu § 6 Abs. 5 i. d. F. v. 16. 2. 2004, www.fs-arzneimittelindustrie.de.
[302] Entscheidung zu § 20 Abs. 4, Abs. 5 S. 3 i. d. F. v. 18. 1. 2008, www.fs-arzneimittel.de.

251　Der FSA hat ferner die finanzielle Unterstützung der Fortbildungsveranstaltung eines ärztlichen Berufsverbandes durch ein Mitgliedsunternehmen, die auf einem **Donauschiff** stattfand, nicht als Verstoß gegen Abs. 5 gewertet (FS I 2004.8-19 I).[303] Der FSA hat diese nicht unumstrittene Entscheidung damit begründet, dass Abs. 5 nur anwendbar sei, wenn „explizit ein separates Unterhaltungsprogramm mit der Fortbildungsveranstaltung verbunden" werde. In dem entschiedenen Fall sei das Boot hinsichtlich Größe und Ausstattung als geeigneter Tagungsraum genutzt worden, um eine qualifizierte Fortbildung für Ärzte durchzuführen. Auch seien die Ärzte nicht ausdrücklich zu einer Schiffsfahrt eingeladen worden. Die Möglichkeit die Entscheidungs- und Therapiefreiheit der eingeladenen Ärzte im Vorfeld zu beeinflussen, habe daher nicht bestanden. Diese Entscheidung ist aufgrund ihrer tatsächlichen Besonderheiten nicht ohne weiteres zu verallgemeinern.

252　Nach Abs. 5 Satz 3 hat das Unternehmen, das eine externe Fortbildungsveranstaltung finanziell unterstützt, darauf hinzuwirken, dass die Unterstützung sowohl bei der Ankündigung als auch bei der Durchführung der Veranstaltung von dem Veranstalter **offen gelegt wird**. Dafür hat das Unternehmen alle gebotenen, ihm zumutbaren Maßnahmen zu ergreifen, damit dieses Transparenzgebot des Kodex vom Veranstalter eingehalten wird (FS II 2005.1-53).[304] Hierzu ist zumindest ein klarer und eindeutiger schriftlicher Hinweis des Unternehmens gegenüber dem Veranstalter erforderlich, dass seine Sponsoreneigenschaft bei der Ankündigung und während der Veranstaltung offen gelegt werden muss. Der FSA hat es bislang offen gelassen, ob das Unternehmen die finanzielle Unterstützung sogar von einer **Verpflichtung des Veranstalters zur Offenlegung** abhängig machen oder die Einladung sich vor deren Versendung zur Überprüfung vorlegen lassen muss. In dem vom FSA entschiedenen Fall (s.o.) wurde dies verneint. Anders sei dies jedoch „möglicherweise im Fall der Wiederholung nach erfolgtem Verstoß". Aus Gründen der **Risikominimierung** ist zu empfehlen, in den zugrunde liegenden Sponsoring- oder Spenden-Verträgen entsprechende Verpflichtungen des Veranstalters zur Offenlegung zu vereinbaren.

VIII. Ärztliche Veranstalter (Abs. 6)

253　Absatz 6 orientiert sich an der Regelung in § 35 MBO-Ä. Danach ist einem Arzt die Annahme von Beiträgen Dritter (Sponsoring) für Veranstaltungskosten dann erlaubt, wenn Art, Inhalt und Präsentationen von einem ärztlichen Veranstalter bestimmt werden. Allerdings müssen sich diese Beiträge Dritter in einem angemessenen Umfang halten. Ferner ist in diesem Zusammenhang die Einhaltung der Regelung des Abs. 5 zu beachten. Darüber hinaus sind die Beziehungen des ärztlichen Veranstalters bei der Ankündigung und Durchführung offen zu legen. Der Kodex bestimmt insofern, dass in diesem Fall **Art, Inhalt und Präsentation** der Fortbildungsveranstaltung **allein von dem ärztlichen Veranstalter bestimmt** werden müssen. Diese Regelung soll die Unabhängigkeit ärztlicher Veranstalter für den Fall der Annahme von Industrieunterstützungen sicherstellen.

IX. Keine Kostenübernahme für Begleitpersonen (Abs. 7)

1. Allgemeines

254　Nach § 20 Abs. 7 FSA-Kodex ist sowohl die **Einladung** von Begleitpersonen (etwa Ehefrauen, Ehemänner, Kinder, Freunde oder Freundinnen der Angehörigen der Fachkreise) als auch die **Übernahme von Kosten** für diese Begleitpersonen unzulässig. Dies gilt auch für die Übernahme von Kosten für Rahmen- und Unterhaltungsprogramme. Darüber hinaus verbietet die Vorschrift neben der Übernahme der Kosten für Begleitpersonen

---

[303] Entscheidung zu § 6 Abs. 5 i. d. F. v. 16. 2. 2004, www.fs-arzneimittelindustrie.de.
[304] Entscheidung zu § 6 Abs. 5 i. d. F. v. 16. 2. 2004, www.fs-arzneimittelindustrie.de.

schon die **Organisation ihrer Mitreise** sowie die bloße Einladung ohne Kostenübernahme oder die Verauslagung entsprechender Kosten (FS II 2007.3-160).[305]

2. Einladung zu Fortbildungsveranstaltungen und die Übernahme von Reisekosten für Begleitpersonen

Die Einladung von Begleitpersonen (etwa Ehefrauen, Ehemänner, Kinder, Freunde oder Freundinnen der eingeladenen Ärzte) oder auch die Übernahme von Kosten für Begleitpersonen sind sowohl bei internen als auch bei externen Veranstaltungen unzulässig (und zwar auch die **Übernahme von Kosten für Rahmen- und Unterhaltungsprogramme**).[306] Kostenlose Einladungen an Ärzte, deren Ehepartner oder andere Begleitpersonen im Zusammenhang eines Symposiums zu einem Kanuwandern oder vergleichbaren **sportlichen Aktivitäten**, verstoßen daher gegen Abs. 7 (FS II 2004.7-9).[307] Allein die Teilnahme von Begleitpersonen am Abendessen anlässlich von Fortbildungsveranstaltungen zu organisieren, indem die Kosten für die Begleitpersonen kalkuliert werden, verstößt gegen Abs. 7 (FS II 2007.3-160).[308] Zu Begleitpersonen im Sinne von Abs. 7 können auch Ärzte selbst gehören. Dies ist dann der Fall, wenn sich die Einladung etwa auch auf einen ärztlichen Ehepartner erstreckt, dessen Fach- oder Tätigkeitsgebiet keinen Bezug zu den Themengebieten der Veranstaltung aufweist. In diesem Fall ist die Übernahme der Kosten für diesen Arzt unzulässig, weil es sich hierbei um eine Begleitperson im Sinne von Abs. 7 handeln würde. Ein Kodexverstoß liegt auch dann vor, wenn Mitarbeiter der eingeladenen Ärzte angesprochen werden (FS I 2005.3-58)[309] und für deren Einladung keine fachlichen Gründe sprechen (vgl. auch FS I 2005.6-74)[310].

3. Organisation der Mitreise von Begleitpersonen durch pharmazeutische Unternehmen

Die Organisation der Mitreise von Begleitpersonen ist in jedem Fall unzulässig, wenn sie im Rahmen der Einladung angeboten wird, da sich in diesem Fall die Einladung schon dem Wortlaut nach unzulässigerweise auch auf die Begleitpersonen beziehen würde. Von der **Organisation der Mitreise von Begleitpersonen** sowie **Verauslagung entsprechender Kosten durch pharmazeutische Unternehmen** (bei gleichzeitiger späterer Übernahme dieser Kosten durch die teilnehmenden Angehörige der Fachkreise selbst) wird in Abs. 7 zwar nicht ausdrücklich gesprochen. Sie widerspricht jedoch der Zielsetzung von § 20, da dies auf eine **private Motivation** des Angehörigen der Fachkreise mit Blick auf seine Teilnahme hindeutet. Vielmehr sollen sich die Aktivitäten des pharmazeutischen Unternehmens im Zusammenhang mit der Einladung und Kostenübernahme für interne und externe Fortbildungsveranstaltungen allein auf die eingeladenen und an den Veranstaltungen teilnehmenden Ärzte oder anderen Angehörigen der Fachkreise beziehen. Dabei soll i. S. v. § 32 MBO-Ä bereits jeder **Anschein eines (auch) privaten Charakters** der Veranstaltung **vermieden** werden. Hierzu hatte der FSA bereits zu § 6 Abs. 7 FSA-Kodex in der Fassung vom 16. 2. 2004 entschieden, dass die Einladung von Begleitpersonen selbst dann einen Verstoß darstellt, wenn **für die Begleitpersonen** seitens des pharmazeutischen Unternehmens **keine Kosten** übernommen werden (FS II 2004.5-4).[311] Daher bedeutet eine auch Begleitpersonen umfassende Einladung **immer einen Verstoß** gegen Abs. 7 (FS I 2004.12-50)[312], und zwar bereits dann, wenn in der Einladung zu einer Fortbildungs-

---

[305] Entscheidung zu § 20 Abs. 1, 7 i. d. F. v. 2. 12. 2005, www.fs-arzneimittelindustrie.de.
[306] Siehe auch www.baek.de/30/Berufsordnung/11Zusammenarbeit.html.
[307] Entscheidung zu § 6 Abs. 7 i. d. F. v. 16. 2. 2004, www.fs-arzneimittelindustrie.de.
[308] Entscheidung zu § 20 Abs. 7 i. d. F. v. 2. 12. 2005, www.fs-arzneimittelindustrie.de.
[309] Entscheidung zu § 6 Abs. 7 i. d. F. v. 16. 2. 2004, www.fs-arzneimittelindustrie.de.
[310] Entscheidung zu § 6 Abs. 7 i. d. F. v. 16. 2. 2004, www.fs-arzneimittelindustrie.de.
[311] Entscheidung zu § 6 i. d. F. v. 16. 2. 2004, www.fs-arzneimittelindustrie.de.
[312] Entscheidung zu § 6 Abs. 7 i. d. F. v. 16. 2. 2004, www.fs-arzneimittelindustrie.de.

veranstaltung auch nur auf die Möglichkeit zur Mitnahme von Begleitpersonen hingewiesen wird (FS II 2005.9-90)[313]. Die Einladung von Begleitpersonen ist auch dann unzulässig, wenn für diese eine separate **Einzugsermächtigung** beigefügt wird (FS I 2004.9-25).[314] Der Hinweis auf einer Einladung zu einer Fortbildungsveranstaltung für Ärzte, dass diese sich mit Blick auf die Mitnahme von Begleitpersonen an eine Organisationsfirma hinsichtlich der Kosten und Organisation zur Mitnahme der Begleitpersonen wenden sollen, verstößt ebenfalls gegen Abs. 7 (FS I 2005.8-86).[315] Sinn und Zweck von Abs. 7 ist nach der Spruchpraxis des FSA nicht nur die Unterbindung jeder Form der Organisation der Teilnahme von Begleitpersonen, sondern auch jede Form der Teilnahme von Begleitpersonen an Fortbildungsveranstaltungen selbst. Die **Unkenntnis der gefestigten Spruchpraxis** zur Einladung und Übernahme von Kosten für Begleitpersonen soll zu einer **Verschärfung des Sanktionsrahmens** im Wiederholungsfall führen, da sich die Mitgliedsunternehmen verpflichtet haben, die Inhalte der Spruchpraxis des FSA intern umzusetzen (FS I 2006.6-128).[316]

4. Bewirtung von Begleitpersonen

257 Nach Satz 2 erstreckt sich das Verbot der Übernahme von Kosten für Begleitpersonen auch **auf deren Bewirtung**.

X. Internationale Veranstaltungen (Abs. 8 und 9)

1. Allgemeines

258 Die Organisation, Durchführung oder Unterstützung von Veranstaltungen, vor allem aber die Übernahme von Kosten für deren Teilnehmer durch die pharmazeutische Industrie, ist in der Vergangenheit insbesondere dann in die Kritik geraten, wenn es sich hierbei um Veranstaltungen handelte, die im Ausland stattfinden. Bereits nach der Ursprungsfassung des Kodex galt der Grundsatz, dass sowohl interne als auch externe Fortbildungsveranstaltungen **grundsätzlich in Deutschland** stattfinden sollten. Die Organisation derartiger Fortbildungsveranstaltungen im Ausland konnte bereits danach zu einer Unzulässigkeit der Übernahme von Reise- und Übernachtungskosten führen, wenn für die Organisation einer solchen Veranstaltung gerade in einer zumeist auch **touristisch sehr attraktiven ausländischen Stadt** keine sachlichen Gründe sprachen. Unter dem Ursprungskodex bestand jedoch gleichzeitig auch Einigkeit darüber, dass es verfehlt wäre, wenn schon aus dem bloßen Umstand eines ausländischen Tagungsortes ohne Weiteres auf eine unsachgemäße Auswahl des Veranstaltungsortes durch das pharmazeutische Unternehmen geschlossen würde, da angesichts der Globalisierung und Europäisierung des Arzneimittelmarktes in zunehmendem Maße auch der wissenschaftliche Erfahrungsaustausch auf internationaler bzw. europäischer Ebene stattfindet. Ein sachlicher Grund für die Durchführung interner und externer Fortbildungsveranstaltungen im Ausland wurde daher dann bejaht, wenn die Veranstaltung einen **internationalen Themenbezug** aufwies.[317] Ein solcher internationaler Themenbezug wurde angenommen, wenn die Veranstaltung aufgrund der behandelten

---

[313] Entscheidung zu § 6 Abs. 7 i. d. F. v. 16. 2. 2004, www.fs-arzneimittelindustrie.de. Der Spruchkörper des FSA zitiert hier aus Vereinfachungsgründen bereits die entsprechenden Regelungen des Kodex i. d. F. v. 2. 12. 2005.

[314] Entscheidung zu § 6 Abs. 7 i. d. F. v. 16. 2. 2004, www.fs-arzneimittelindustrie.de.

[315] Entscheidung zu § 6 Abs. 7 i. d. F. v. 16. 2. 2004, www.fs-arzneimittelindustrie.de. Der Spruchkörper des FSA zitiert hier aus Vereinfachungsgründen bereits die entsprechenden Regelungen des Kodex i. d. F. v. 2. 12. 2005.

[316] Entscheidung zu § 20 i. d. F. v. 2. 12. 2005, www.fs-arzneimittelindustrie.de.

[317] Siehe hierzu die Erläuterungen der Bundesärztekammer zu § 33 MBO-Ä; www.bundesaerztekammer.de/30/Berufsordnung/11Zusammenarbeit.html.

Themen oder der **Zusammensetzung der Teilnehmer** einen internationalen Charakter hatte und damit gerade der **internationale Meinungsaustausch** für die Veranstaltung als erheblich angesehen wurde, oder Referenten nur für eine derartige Auslandsveranstaltung verfügbar waren.

Auch der **EFPIA-Kodex** sieht die Notwendigkeit, die Organisation, Durchführung und Unterstützung von Veranstaltungen im Ausland sowie die Übernahme von Kosten für deren Teilnehmer zu regeln, um Missbräuchen und der hieraus resultierenden Kritik in einer sachgerechten Weise zu begegnen. Der EFPIA-Kodex regelt die entsprechenden Voraussetzungen in Art. 9.02 sowie in dem Abschnitt „Applicability of Codes". Der FSA-Kodex hat diese Anforderungen in Abs. 8 und 9 umgesetzt. Ihrem Sinn und Zweck nach entsprechen sowohl die Regelung von Art. 9.02 des EFPIA-Kodex als auch deren Umsetzung durch den FSA-Kodex dem vormaligen Regelungsgehalt der Ursprungs-fassung des FSA-Kodex sowie der hierzu ergangenen Spruchpraxis des FSA. Demnach hatte es der FSA etwa als Verstoß gegen den Kodex gewertet, 224 deutsche Ärzte zu einem eintägigen Symposium im Ausland mit zwei Übernachtungen einzuladen, wobei der Grund für die Einladung das Referat eines vor Ort ansässigen Referenten war, dessen Beitrag zeitlich von untergeordneter Bedeutung (17%) zum Gesamtablauf der Fortbildungsveranstaltung stand (FS I 2005.7-80).[318] Mithin sind internationale Veranstaltungen sowie die Übernahme von Kosten für deren Teilnehmer dann zulässig, wenn sie dem internationalen Meinungsaustausch dienen und daher eine **internationale Teilnehmerschaft sachlich rechtfertigen** (Abs. 8). Um sicherzustellen, dass im Ausland stattfindende Veranstaltungen auch den an dem Veranstaltungsort jeweils anwendbaren Kodices entsprechen, sieht der EFPIA-Kodex zudem vor, dass neben dem sog. Heimatkodex (hier der FSA-Kodex) auch derjenige Kodex des Landes gelten soll, in dem die Veranstaltung stattfindet. Dies setzt der FSA-Kodex in Abs. 9 Satz 1 um, wobei im Konfliktfall die strengere Vorschrift anwendbar ist. Damit jeweils auch eine Prüfung der Voraussetzungen nach dem Kodex des Gastlandes tatsächlich durchgeführt wird, muss das betroffene Unternehmen seine Aktivitäten einem verbundenen Unternehmen mit Sitz in dem Land des Veranstaltungsortes, sofern vorhanden, vorher anzeigen oder dort entsprechenden Rat für die ordnungsgemäße Umsetzung der Aktivitäten einholen.

2. Veranstaltungen im Ausland (Abs. 8)

a) Definition

Die Absätze 8 und 9 finden Anwendung auf die Organisation, Durchführung und/oder Unterstützung von internationalen Veranstaltungen sowie die Übernahme von Kosten für deren Teilnehmer. Nach Abs. 8 Satz 2 sind „internationale Veranstaltungen" interne oder externe Fortbildungsveranstaltungen, bei denen das die Veranstaltung organisierende, durchführende oder diese Veranstaltung oder deren Teilnehmer unterstützende **Unternehmen seinen Sitz nicht im Land des Veranstaltungsortes** hat. Eine internationale Veranstaltung setzt danach also voraus, dass das jeweilige Unternehmen seinen Sitz in einem anderen Land hat als dem, in dem die Veranstaltung stattfinden soll.

b) Zulässigkeitskriterien

Die Organisation, Durchführung und Unterstützung von internationalen Veranstaltungen sowie die Übernahme von Kosten für deren Teilnehmer ist nur unter bestimmten Voraussetzungen zulässig, die in Abs. 8 Satz 1 **abschließend geregelt** sind. Hierbei sind folgende Fallkonstellationen zulässig:
– Die Mehrzahl der Teilnehmer kommt aus einem anderen Land **und** logistische Gründe sprechen für die Wahl des Veranstaltungsortes (in einem anderen Land) (Abs. 8 Satz 1 Nr. 1).

---

[318] Entscheidung zu § 6 i. d. F. v. 16. 2. 2004, www.fs-arzneimittelindustrie.de.

– An dem Veranstaltungsort stehen notwendige Ressourcen oder Fachkenntnisse zur Verfügung **und** logistische Gründe sprechen für die Wahl des Veranstaltungsortes (in einem anderen Land) (Abs. 8 Satz 1 Nr. 2).

Beide Alternativen von Abs. 8 Satz 1 verfolgen den Zweck, **sachgerechte Kriterien** für die Organisation, Durchführung und Unterstützung von internationalen Veranstaltungen sowie die Übernahme von Kosten für deren Teilnehmer zu statuieren.

aa) Abs. 8 Satz 1 Nr. 1

262 Die erste Alternative (Abs. 8 Satz 1 Nr. 1) setzt voraus, dass die **Mehrzahl der Teilnehmer aus einem anderen Land** als dem kommt, in dem das Mitgliedsunternehmen seinen Sitz hat. Bereits hierdurch soll die Sachgerechtheit der Wahl des Veranstaltungsortes sichergestellt werden. Sollten nämlich diese Voraussetzungen nicht erfüllt sein und – entgegen dieser Voraussetzung – die Mehrzahl der Teilnehmer aus dem Land kommen, in dem das Mitgliedsunternehmen seinen Sitz hat, mangelt es, jedenfalls nach der Alternative von Abs. 8 Satz 1 Nr. 1, an einer solchen Sachgerechtheit: Insofern würde es nämlich näher liegen, die Veranstaltung für einen solchen Teilnehmerkreis nicht im Ausland, sondern im Inland stattfinden zu lassen, sofern nicht die zweite Alternative (Abs. 8 Satz 1 Nr. 2) einschlägig ist. Darüber hinaus ist nach dieser Alternative – wie auch nach der zweiten Alternative – erforderlich, dass **logistische Gründe** für die Wahl des Veranstaltungsortes in einem anderen Land sprechen. Durch dieses Kriterium soll zusätzlich sichergestellt werden, dass der gewählte Veranstaltungsort im Ausland auch unter den Gesichtspunkten seiner Erreichbarkeit sowie der vorhandenen Einrichtungen etc. sinnvollerweise als geeigneter Veranstaltungsort in Betracht gezogen werden kann. Die Wahl des Ortes einer Fortbildungsveranstaltung im Ausland entspricht etwa dann nicht mehr den erforderlichen logistischen Gründen, wenn der Veranstaltungsort nur zum Zwecke der Besichtigung einer Betriebsstätte gewählt wurde und der Anteil der Besichtigung an der Gesamtveranstaltung deutlich unter 50% liegt (FS I 2006.3-117).[319]

bb) Abs. 8 Satz 1 Nr. 2

263 Die zweite Alternative (Abs. 8 Satz 1 Nr. 2) knüpft dagegen nicht daran an, dass die Mehrzahl der Teilnehmer aus einem anderen Land als dem kommt, in dem das Mitgliedsunternehmen seinen Sitz hat. Entscheidendes Kriterium ist hier vielmehr, dass an dem Veranstaltungsort die **notwendigen Ressourcen oder Fachkenntnisse zur Verfügung stehen**. Zusätzlich müssen auch hier, wie bei der ersten Alternative, **logistische Gründe** für die Wahl des Veranstaltungsortes sprechen. Nach dem Wortlaut von Abs. 8 Satz 1 Nr. 2 ist dies etwa bei anerkannten Fachkongressen mit internationalen Referenten der Fall. Die zweite Alternative betrifft damit insbesondere die für deutsche Unternehmen bedeutsamen Fälle internationaler Veranstaltungen im Ausland, bei denen die Mehrzahl der Teilnehmer aus Deutschland kommt. Aufgrund der Größe Deutschlands ist es nicht selten anzutreffen, dass die Mehrzahl der Teilnehmer internationaler Veranstaltungen aus Deutschland stammt. Ohne die zweite Alternative würde dies bedeuten, dass derartige Veranstaltungen durch pharmazeutische Unternehmen mit Sitz in Deutschland nicht unterstützt oder die Kosten für die deutschen Teilnehmer von diesen Unternehmen nicht übernommen werden dürften. Dies würde für **im Ausland stattfindende anerkannte Fachkongresse** bedeuten, dass sowohl deren Organisation, Durchführung und Unterstützung als auch die Übernahme von Kosten für deren Teilnehmer für in Deutschland ansässige Unternehmen nicht in Betracht käme mit der Folge eines Ausschlusses sowohl der Unternehmen als auch der entsprechenden Teilnehmer von dem notwendigen internationalen wissenschaftlichen Erfahrungs- und Meinungsaustausch. Da dies nicht sachgerecht wäre, lässt Abs. 8 Satz 1 Nr. 2 sowohl eine Organisation, Durchführung und Unterstützung als auch die Übernah-

---

[319] Entscheidung zu § 20 Abs. 1 i.d.F. v. 2. 12. 2005, www.fs-arzneimittelindustrie.de (= PharmR 2006, 405).

me der Kosten für die Teilnehmer solcher Veranstaltungen unter den dort genannten Voraussetzungen auch dann zu, wenn die Mehrzahl der Teilnehmer nicht aus dem Ausland, sondern dem Inland kommt und zusätzlich die oben bereits angesprochenen logistischen Gründe für die Wahl des Veranstaltungsortes (im Ausland) sprechen.

cc) Fallgruppen

Nicht jede im Ausland stattfindende Veranstaltung bei der (internationale) Referenten auftreten, erfüllt ohne weiteres die Voraussetzungen von § 20 Abs. 8 Satz 1 FSA-Kodex. Wäre dies der Fall, würde nämlich der Ausnahmecharakter der Regelung des § 20 Abs. 8 Satz 1 Nr. 1 und Nr. 2 FSA-Kodex ins Leere laufen, wonach grundsätzlich darauf abgestellt wird, dass Veranstaltungen im Inland und nur unter ganz bestimmten, engen Voraussetzungen im Ausland stattfinden sollen. Von daher dürften an die Erfüllung der Voraussetzungen des § 20 Abs. 8 Satz 1 Nr. 2 FSA-Kodex erhöhte Anforderungen anzulegen sein. Die Konkretisierung dieser Anforderungen hat anhand einer **„EFPIA-Kodex konformen"** Auslegung zu erfolgen, da § 20 Abs. 8 Satz 1 Nr. 2 FSA-Kodex die Umsetzung des Art. 9.02 (b) EFPIA-Kodex darstellt. Nach den Vorgaben des Art. 9.02 (b) EFPIA-Kodex muss sich der Veranstaltungsort im Ausland danach rechtfertigen, ob es aufgrund der am Veranstaltungsort zur Verfügung stehenden „relevanten" **Ressourcen oder Fachkenntnisse,** die Gegenstand dieser Veranstaltung sind, einen größeren logistischen Sinn macht, die Veranstaltung an dem Veranstaltungsort im Ausland stattfinden zu lassen. Subsumiert man vor diesem Hintergrund die hier in Rede stehenden Veranstaltungen unter die genannten Gesichtspunkte, sollte die Erfüllung der Voraussetzungen von § 20 Abs. 8 Satz 1 Nr. 2 FSA-Kodex in den folgenden Fällen zu bejahen sein:

— Die Veranstaltung zeichnet sich durch **internationale Referenten** aus, die in der entsprechenden Zusammensetzung nur auf dieser Veranstaltung an dem Veranstaltungsort zur Verfügung stehen (Beispiel: Jahreskongress einer internationalen Fachgesellschaft mit internationalen Referenten findet in Wien statt). Hierbei würde es sich um den typischen, in § 20 Abs. 8 Satz 1 Nr. 2 FSA-Kodex selbst genannten Fall einer Veranstaltung handeln, bei der deutsche Ärzte die Mehrzahl stellen dürften, obgleich der Veranstaltungsort nicht in Deutschland gelegen ist. Diese Voraussetzungen dürften zumindest insoweit bei Veranstaltung der sog. „Dreiländergesellschaften" (siehe dazu unten unter Rdnr. 266) – jedenfalls in der Regel – nicht vorliegen, bei denen aus rein turnusmäßigen Gründen die jeweilige Veranstaltung entweder in Deutschland, Österreich oder der Schweiz stattfindet.)

— Die Veranstaltung hat einen **bestimmten Bezug zu dem Veranstaltungsort,** der die Abhaltung an dem Veranstaltungsort aus logistischen Gründen in besondere Weise rechtfertigt (Beispiel: Die Präsentation der Arbeit österreichischer Wissenschaftler ist (aus sinnvollen Gründen) mit der Besichtigung des Wiener Forschungsinstitutes verbunden).

— Ferner dürfte das Vorliegen der Voraussetzungen des § 20 Abs. 8 Satz 1 Nr. 2 FSA-Kodex auch verlangen, dass etwa aus dem Programm der Veranstaltung die Gründe hervorgehen, wonach die wissenschaftliche Ausrichtung der Veranstaltung die Teilnahme deutscher Ärzte (etwa zum Zwecke des internationalen Meinungstausches etc.) an dem ausländischen Veranstaltungsort als sinnvoll erscheinen lässt.

Vor dem Hintergrund von Sinn und Zweck von § 20 Abs. 8 Satz 1 Nr. 2 FSA-Kodex dürften dagegen in folgenden Fallkonstellationen Bedenken gegen das Vorliegen der Voraussetzungen des § 20 Abs. 8 S, 1 Nr. 2 FSA-Kodex sprechen bzw. die Annahme dieser Voraussetzungen zu verneinen sein:

— Das bloße Auftreten von Referenten bei der Veranstaltung an einem Veranstaltungsort im Ausland dürfte nicht ausreichen, da ansonsten der Ausnahmecharakter der Regelung leer laufen würde. Sowohl der Blick auf die Regelung des § 20 Abs. 8 Satz 1 Nr. 2 FSA-Kodex als auch auf die zugrundeliegende Bestimmung von Art. 9.02 (b) EFPIA-Kodex zeigt, dass es aufgrund der vorhandenen Ressourcen oder Fachkenntnisse, die

264

265

Gegenstand der Veranstaltung sind, an dem entsprechenden Ort **größeren logistischen Sinn** machen muss, die Veranstaltung dort abzuhalten. Dies wäre jedenfalls dann nicht der Fall, wenn beispielsweise die weitaus überwiegende Zahl der Referenten aus Deutschland stammte und an den Veranstaltungsort ins Ausland erst anreisen müsste.

– Zweifel an der Erfüllung der Voraussetzungen könnten zudem auch dann begründet sein, wenn sowohl die (Mehrzahl der) Referenten aus Deutschland kommt als auch die Themenstellung keinen spezifischen Bezug zum Veranstaltungsort (oder -land) aufweist.

c) „Anerkannte Veranstaltungen" (Abs. 8 Satz 2)

266   Neu eingefügt ist Abs. 8 Satz 2, wonach bei externen internationalen Veranstaltungen „logistische Gründe" für die Wahl des Veranstaltungsortes im Ausland sprechen können, wenn es sich um eine etablierte Veranstaltung handelt, die von einer anerkannten nationalen oder internationalen medizinisch-wissenschaftlichen Fachgesellschaft oder einem Zusammenschluss solcher Fachgesellschaften an einem für die Durchführung solcher Veranstaltungen geeigneten Ort im Land des Sitzes einer solchen Fachgesellschaft ausgerichtet wird (etwa bei gemeinsamen, historisch gewachsenen Veranstaltungen anerkannter deutschsprachiger Fachgesellschaften aus Deutschland, Österreich und der Schweiz in hierfür geeigneten Veranstaltungsorten in Österreich und der Schweiz). Die Intention des Abs. 8 Satz 2 ist es, die Voraussetzungen für die Unterstützung der Teilnahme an Veranstaltungen von sogenannten **„Dreiländergesellschaften"** klarzustellen. Die ursprüngliche Regelung sah diesen Zusatz nicht vor, so dass die Veranstaltungen von Dreiländergesellschaften de facto die Kriterien nach § 20 Abs. 8 Satz 1 Nr. 1 und 2 FSA-Kodex nicht erfüllten. Die Tradition solcher Veranstaltungen konnte auch nicht als Rechtfertigungsgrund angeführt werden, da historisch gewachsene Gewohnheiten weder in § 20 Abs. 8 FSA-Kodex noch in Art. 9 EFPIA-Kodex als Rechtfertigungskriterium anerkannt waren. Dieser Zustand war nicht zuletzt aufgrund des Umstandes sehr unbefriedigend, dass im deutschsprachigen Raum (Deutschland, Schweiz, Österreich) wissenschaftliche Vereinigungen wie beispielsweise die Deutsche Gesellschaft für Hämatologie und Onkologie (DGHO)[320] existieren, die seit Jahrzehnten ihre Kongresse mit Unterstützung der Industrie alternierend in jeweils einem der drei Länder ausrichten und an deren hohem wissenschaftlichen Wert kein Zweifel besteht. Nunmehr sind Veranstaltungen von Dreiländergesellschaften als historisch gewachsene Veranstaltungen ausdrücklich in Abs. 8 Satz 2 aufgenommen und damit anerkannt.

3. Anwendbarkeit ausländischer Kodices (Abs. 9)

a) Doppelstandard (Abs. 9 Satz 1)

267   Nach Abs. 9 Satz 1 finden auf die **Organisation, Durchführung und/oder Unterstützung von internationalen Veranstaltungen** sowohl der Kodex des Landes, in dem das die internationale Veranstaltung organisierende, durchführende oder unterstützende Unternehmen seinen Sitz hat, als auch der Kodex des Landes Anwendung, in dem die internationale Veranstaltung durchgeführt wird. Diese Regelung setzt die Vorgaben des EFPIA-Kodex („Applicability of Codes") um, wonach für Veranstaltungen im Ausland ein **doppelter „Kodex-Standard"** gilt (sog. „home-and-host-country-Prinzip"). „Kodex" im Sinne dieser Regelung ist sowohl der (FSA-) Kodex als auch der am Veranstaltungsort geltende Kodex, durch den der EFPIA-Kodex umgesetzt wird. (Abs. 9 Satz 3). Abs. 9 Satz 5 bestimmt, dass bei unterschiedlichen Regelungen der jeweiligen anwendbaren Kodices die jeweils strengere Regelung Anwendung finden soll (vgl. hierzu auch Rdnr. 38).

---

[320] Vgl. www.dgho.de.

B. Kodex – Erläuterungen (§ 20)

b) Doppelstandard bei Einladung und Unterstützung (Abs. 9 Satz 2)

268 Bislang galt dieses home-and-host-country-Prinzip auch für die **Einladung oder Unterstützung der Teilnahme von Angehörigen der Fachkreise** an internationalen Veranstaltungen. Mit der Änderung des EFPIA-Kodex vom 5. 10. 2007 in Art. 13.01 EFPIA-Kodex und der entsprechenden Anpassung des FSA-Kodex unter § 20 Abs. 9 Satz 2 FSA-Kodex ist nun reglementiert, dass das **home-and-host-country-Prinzip** für dies Fälle der Einladung oder Unterstützung der Teilnahme nicht mehr gilt. Vielmehr ist in diesen Konstellationen der **Kodex des Landes** zu beachten, in dem das die internationale Veranstaltung organisierende, durchführende oder unterstützende **Unternehmen seinen Sitz hat.** Ferner findet auch der **Kodex des Landes** Anwendung, in dem der jeweils eingeladene **Angehörige der Fachkreise tätig ist.** Diese Änderung hat folgende praktische Auswirkungen auf die zulässigen Unterstützungsleistungen durch Unternehmen: Lädt ein dem FSA angehöriges Unternehmen Ärzte aus Frankreich, Dänemark, Spanien und Italien nach Brüssel ein, so sind neben dem FSA Kodex auch die entsprechenden Kodices aus Frankreich Dänemark, Spanien und Italien zu beachten. Lediglich der belgische Kodex muss nicht beachtet werden. Sofern das Unternehmen in der obigen Konstellation allerdings nach München eingeladen hätte, läge nach Abs. 8 Satz 2 FSA-Kodex keine internationale Veranstaltung vor, da das die Veranstaltung organisierende, durchführende oder diese Veranstaltung oder deren Teilnehmer unterstützende Unternehmen seinen Sitz im Land des Veranstaltungsortes (Deutschland) hätte. Es wäre lediglich der FSA-Kodex zu beachten.

269 In der Praxis sind die **Unterschiede** der anzuwendenden ausländischen Kodices aufgrund der harmonisierten Vorgaben des EFPIA-Kodex **gering.**[321] Es ist allerdings nicht von vornherein auszuschließen, dass dort die Einhaltung zusätzlicher oder strengerer Voraussetzungen gefordert wird. Ungeachtet dessen können für die Organisation oder Durchführung von Veranstaltungen im Ausland oder aber die Unterstützung ausländischer Ärzte zur Teilnahme an aus- und inländischen Veranstaltungen zusätzlich gesetzliche Regelungen des aus- und/oder inländischen Rechts zu beachten sein, die von den einschlägigen Kodices nicht (oder noch nicht) erfasst sind. Für die Unternehmenspraxis macht es Sinn, die Gesamtheit der entsprechenden Anforderungen durch die Festlegung von **standardisierten Vorgaben** zu erfassen und diese Vorgaben in ihre vorhandenen **Prozesse** zu implementieren (siehe hier auch Kap. 7 Rdnr. 32 ff.). Erfahrungsgemäß kann hierdurch eine genaue Einhaltung der jeweils geltenden Anforderungen bei gleichzeitiger Reduzierung des Prüfungs- und Entscheidungsaufwands für den jeweiligen Einzelfall erreicht werden.

c) Bestimmung des ausländischen Kodex (Abs. 9 Satz 3 und 4)

270 Absatz 9 Satz 3 und 4 gibt vor, auf welche Weise der nach Abs. 9 Satz 1 neben dem (deutschen FSA-) Kodex zusätzlich anzuwendende **ausländische Kodex** zu bestimmen ist. Es handelt sich hierbei nach Satz 3 im Fall des Vorliegens der Voraussetzungen des Satz 1 um den „am Veranstaltungsort geltenden Kodex", durch den der EFPIA-Kodex umgesetzt wird (siehe Abb. 20), nach Satz 4, beim Vorliegen der Konstellation nach Satz 2 „der jeweils im Herkunftsland der Angehörigen der Fachkreise geltenden Kodex".

---

[321] So auch *Geiger*, PharmR 2007, 370.

Kapitel 11. FSA-Kodex Fachkreise

Land	Nationale Umsetzung des EFPIA-Kodex	Aktuelle Fassung vom
Belgien	Code de déontologie www.pharma.be/data/File/publicaties/FR/0803 21_code_FR_def.pdf Code of Deontology www.pharma.be/data/File/dossiers/thematisch/code_2006_EN.pdf	21. 3. 2008
Bulgarien	Кодекс на IFPMA за търговска дейност с лекарствени средства http://www.arpharm.org/index.php?l=bg Code of Ethics of the Research-based Pharmaceutical Industry in Bulgaria http://www.efpia.eu/content/default.asp?PageID=559&DocID=6104	Juni 2008
Dänemark	Den Almindelige Dansk Lægeforening og Lægemiddelindustrforeningen om kliniske lægemiddelforsøg www.lifdk.dk/graphics/Lif/dokumenter/Bilag%20til%20Lif-info/2006/februar/DADL%20aftalen%20underskrevet%20 080 206.pdf Heads of Agreement for Terms and Conditions for collaboration between doctors and pharmacists and pharmaceutical companies www.lifdk.dk/graphics/Lif/dokumenter/diverse/DADL%20aftale%20underskrevet%20feb%202006%20eng%20udgave.pdf Etiske regler for lægemiddelinsdustriens samabejde med patientforeninger mv. www.lifdk.dk/graphics/Lif/dokumenter/diverse/Etik%20og%20regler/Etiske%20regler%20for%20samarbe-jde%20DANSK%202008%20Revideret%20_6_.pdf Ethical Rules for Collaboration between Patient Associations, etc. and the Phamaceutical Industry www.lifdk.dk/graphics/Lif/dokumenter/diverse/Etik%20og%20regler/Ethical%20rules%20updat e%20ENG%20 050 408.pdf	8. 2. 2006 26. 3. 2008
Deutschland	Kodex der Mitglieder des Vereins „Freiwillige Selbstkontrolle für die Arzneimittelindustrie e. V." („FS Arzneimittelindustrie"-Kodex) www.fs-arzneimittelindustrie.de Code of Conduct of the Members of the Association „Freiwillige Selbstkontrolle für die Arzneimittelindustrie e. V." (FSA Code of Conduct) www.fs-arzneimittelindustrie.de/FSA.nsf/0/96B7C4558CCF60AB80256EA80047F0AE/$file/Kodex-englisch_2. 12. 05.pdf	18. 1. 2008
Estland	RAVIMITOOTJATE TURUNDUSTAVADE KOODEKS www.rrle.ee/index.php?picfile=284	9. 12. 2005

B. Kodex – Erläuterungen (§ 20)

Land	Nationale Umsetzung des EFPIA-Kodex	Aktuelle Fassung vom
	APME code of practice on the promotion of medicines www.rrle.ee/index.php?go=I_APMEcode	
Finnland	Lääkemarkkinoinnin ohjeet www.laaketeollisuus.fi/tiedostot/LT_laakem_ohj_2007_final.pdf *The Code for the Marketing of Medicinal Products* www.pif.fi/tiedostot/PIF_MarketingCode2007.pdf	1. 2. 2007
	Eettiset ohjeet voimassa 1. 7. 2008 alkaen http://www.laaketietokeskus.fi/tiedostot/PIF_Code_of_Ethics_08_final.pdf *Code of Ethics* http://www.pif.fi/tiedostot/PIF_Code_of_Ethics_08_final.pdf	1. 7. 2008
Frankreich	*Référentiel des Bonnes Pratiques de la Visite Médicale des Entreprises du Médicament* www.efpia.org/6_publ/codecon/Frenchcodeofpractice.pdf	9. 12. 2003
Griechenland	*ΚΩΔΙΚΑΣ ΠΡΑΚΤΙΚΗΣ ΚΑΙ ΔΕΟΝΤΟΛΟΓΙΑΣ ΚΑΤΑ ΤΗΝ ΠΡΟΩΘΗΣΗ ΤΩΝ ΣΥΝΤΑΓΟΓΡΑΦΟΥΜΕΝΩΝ ΦΑΡΜΑΚΕΥΤΙΚΩΝ ΠΡΟΪΟΝΤΩΝ* sfee.gr/article/greek/33/141/index.htm *Code of Practice on the Promotion of Prescription only Medicinal Products* sfee.gr/article/english/252/148/index.htm	1. 7. 2008
Großbritannien	*Code of Practice for the Pharmaceutical Industry* www.abpi.org.uk/publications/pdfs/pmpca_code2006.pdf	1. 7. 2008
Irland	*Code of Marketing Practice for the Pharmaceutical Industry* www.ipha.ie/htm/info/download/Publications/Code%20of%20Marketing%20Practice%20Edition%206.1.pdf	1. 9. 2007
Island	*Yfirlýsing EFPIA, samtaka lyfjaiðnaðarins í Evrópu og CPME, fastanefndar evrópskra lækna* www.frumtok.is/Forsida/Greinar/Lesagrein/33	1. 3. 2007
Italien	*Codice Deontologico Farmindustria* www.farmindustria.it/Farmindustria/documenti/01cofait.pdf	20. 5. 2009
	Farmindustria's Code of Professional Conduct www.farmindustria.it/Farmindustria/documenti/02cofain.pdf	20. 10. 2008
Kroatien	*Code of Conduct in Promotion of Medicinal Products and Medicinal Devices* http://www.efpia.eu/content/default.asp?PageID=559&DocID=5341	

Kapitel 11. FSA-Kodex Fachkreise

Land	Nationale Umsetzung des EFPIA-Kodex	Aktuelle Fassung vom
Lettland	KODEKSA PAR RECEPŠU ZĀĻU REKLAMĒŠANU UN SADARBĪBU AR VESELĪBAS APRŪPES SPECIĀLISTIEM UN PACIENTU ORGANIZĀCIJĀM PIEMĒROŠANAS NOTEIKUMI http://www.siffa.lv/uploads/etika/AFA_Kodeks s_piemerosana_080630.doc AFA Code of Practice on the Promotion of Prescription only Medicines to and Interactions with Healthcare Professionals http://www.siffa.lv/uploads/etika/Kodekss_080 701_en.doc	1. 7. 2008
Litauen	Farmacijos preparatų marketingo praktikos kodeksas http://www.efa.lt/kodeksas.html Association of representative offices of ethical pharmaceutical manufacturers The code of Pharmaceutical Marketing practises (Published on the basis of IFPMA Code) www.efa.lt/ekodeksas.html#opA	1999 Edition
Malta	PRIMA Code on the Promotion of Prescription only Medicines to, and Interactions with Healthcare Professionals http://www.efpia.eu/content/default.asp?PageI D=559&DocID=5908	13. 11. 2008
Niederlande	Gedragscode Geneesmiddelenreclame www.cgr.nl/1831/getpdf.aspx?showtitle=true Code of Conduct for Pharmaceutical Advertising www.cgr.nl/1831/getpdf.aspx?showtitle=true	1. 10. 2007
Norwegen	Rules Governing Drug Information www.lmi.no/FullStory.aspx?m=12&amid =22056	25. 3. 2008
Österreich	PHARMIG-Verhaltenskodex und Verfahrensordnung der Fachausschüsse VHC I. und II. Instanz http://www.pharmig.at/upload/Publikationen/ 17%20VHC%20Deutsch_v0.8_31Jul2008_freige geben.pdf?&SESS=aa74f82a6d9020c3d3ad9e7509e 9d1e0 Pharmig Code of Conduct and Code of Procedure of the COC Committees of Experts of the 1st and 2nd Instance http://www.efpia.eu/content/default.asp?PageI D=559&DocID=6277	1. 5. 2008
Polen	Kodeks Dobrych Praktyk Marketingowych Przemysłu Farmaceutycznego, Współpracy z Przedstawicielami Ochrony Zdrowia i Organizacjami Pacjentów http://infarma.pl/uploads/media/kodeks-farmaceutycznej-etyki-marketingowej.pdf	1. 7. 2008

B. Kodex – Erläuterungen (§ 20)

Land	Nationale Umsetzung des EFPIA-Kodex	Aktuelle Fassung vom
	Pharmaceutical Industry Code of Good Marketing Practices, Interactions with Healthcare Professionals and Patient Organisations http://infarma.pl/fileadmin/doc_upload/Code_of_Good_Marketing_Practices.pdf	
Portugal	*Código Deontológico para as Prácticas Promocionais da Indústria Farmaceutica* www.apifarma.pt/Default.aspx?parentid=962 *Code of Ethics for the Pharmaceutical Industry's Promotional Practices* www.apifarma.pt/Default_en.aspx?parentid=56	1. 7. 2008
Rumänien	*Codul ARPIM de etica in promovarea medicamentelor* www.arpim.ro/files/Codul_etic_ARPIM_RO.pdf *ARPIM Code of Ethics in Medicine Promotion* www.arpim.ro/files/Codul_etic_ARPIM_EN.pdf	1. 11. 2007
Schweden	*Regler för Läkemedelsinformation* www.lif.se/cs/default.asp?id=24553&ptid= *Ethical Rules for the pharmaceutical Industry* www.lif.se/cs/default.asp?id=6973&ptid=	1. 7. 2009
Schweiz	*Verhaltenskodex der pharmazeutischen Industrie in der Schweiz* www.sgci.ch/plugin/template/sgci/*/27685 *Code of Conduct of the Pharmaceutical Industry in Switzerland* www.sgci.ch/plugin/template/sgci/*/27686	12. 6. 2008
Slowakei	*Code of Conduct of Pharmaceutical Industry in Slovakia* http://www.safs.sk/En/Documents/ethical_code_01_08_08.doc	1. 8. 2008
Slowenien	*Kodeks Obveščanja in seznanjanja o zdravilih na recept* www.firdpc.com/index.php?index=pages&id=3 *Code of Practice for Advising, Introducing and Informing on Prescription Medicines* www.firdpc.com/index.php?index=pages&id=3	Juni 2008
Spanien	*Código de Buenas Prácticas para la Promoción de los Medicamentos* www.farmaindustria.es/Index_secundaria_publicaciones.htm *Code of Practice for the Promotion of Medicines* www.farmaindustria.es/index_secundaria_codigo.htm	30. 6. 2008
Tschechien	*Etický kodex MAFS* www.aifp.cz/cz/clanky.php?kat=3 *Code of Conduct* www.aifp.cz/cz/clanek-detail.php?clanek=47	1. 10. 2008

Dieners

Land	Nationale Umsetzung des EFPIA-Kodex	Aktuelle Fassung vom
Ungarn	A GYÓGYSZER-KOMMUNIKÁCIÓ ETIKAI KÓDEXE www.igy.hu/index.php3?sid=12084269551188578674&tract=5&mod=etikkod CODE OF ETHICS FOR PHARMACEUTICAL COMMUNICATION www.igy.hu/index.php3?sid=12084269551188578674&tract=3&mod=etikkod	3. 7. 2008
Türkei	Code on the Good Promotion Practices for Medicinal Products to, and Interactions with Healthcare Professionals http://www.efpia.eu/content/default.asp?PageID=559&DocID=6177	1. 7. 2008

Abb. 20: Am Veranstaltungsort geltende Kodices gem. § 20 Abs. 9 Satz 3 FSA-Kodex

d) *Konfliktfälle (Abs. 9 Satz 5)*

271   Absatz 9 Satz 5 regelt die Frage, welcher Kodex in dem Fall widersprechender Regelungen anwendbar sein soll. Dies soll die jeweils **strengere Regelung** sein.

e) *Involvierung verbundener Unternehmen (Abs. 9 Satz 6)*

272   Absatz 9 Satz 6 verfolgt den Zweck, die Einhaltung der bei internationalen Veranstaltungen zu beachtenden ausländischen Kodices sicherzustellen. Aus diesem Grund ist vorgeschrieben, dass Unternehmen Aktivitäten im Sinne von Abs. 9 Satz 1 einem verbundenen Unternehmen mit Sitz in dem Land des Veranstaltungsortes (im Falle von Satz 1) oder mit Sitz in dem Herkunftsland des teilnehmenden Angehörigen der Fachkreise (im Falle von Satz 2), sofern vorhanden, **vorher anzeigen** (1. Alt.) **oder** dort entsprechenden **Rat** für die ordnungsgemäße Umsetzung dieser Aktivitäten **einholen** (2. Alt.).

273   Die Regelung beruht auf einer **Vorgabe des EFPIA-Kodex** (Applicability of Codes), die Folgendes verlangt: „[…] international events (as defined in the EFPIA Code) must be notified to any local subsidiary or, alternatively, local advice taken". Für die Auslegung von Abs. 9 Satz 5 bedeutet dies, dass ein Mitgliedsunternehmen die Durchführung der Organisation etc. einer internationalen Veranstaltung

– entweder einem verbundenen Unternehmen mit Sitz in dem Land des Veranstaltungsortes vorher anzeigen oder

– alternativ hierzu in dem Land des Veranstaltungsortes entsprechenden Rat für die ordnungsgemäße Umsetzung dieser Aktivitäten einholen

muss.

Während die 1. Alt. eine individuelle Anzeige der konkreten Veranstaltung voraussetzt, ist mit Blick auf die 2. Alt. nicht klar, ob dies für jeden Einzelfall erfolgen soll oder auch **generelle Festlegungen durch Implementierung von Regeln** in den einschlägigen Prozessabläufen des Unternehmens ausreichen. Letzteres sollte nach Sinn und Zweck der Vorschrift ausreichen, sofern die Aktualität sowie regelmäßige Aktualisierungen solcher prozessualer Festlegungen durch das Unternehmen sichergestellt sind. Auch dürfte es Sinn und Zweck der 2. Alt. überstrapazieren, wenn man verlangen würde, dass der „entsprechende Rat" unbedingt **„in dem Land"** des Veranstaltungsortes einzuholen ist. Der EFPIA-Kodex spricht insofern von **„local advice"**. Sollte dieser Rat dem Unternehmen in Deutschland zur Verfügung stehen (etwa durch einen hier tätigen und geschulten Mitarbeiter aus dem Land des Veranstaltungsortes oder auch durch andere Mitarbeiter, die über die

Anforderungen des ausländischen Kodex in hinreichendem Maße geschult wurden), sollte auch die Einholung eines entsprechenden Rates in Deutschland mit der 2. Alt. in vollem Einklang stehen.

XI. Aktive Teilnahme (Abs. 10)

Absatz 10 enthält die **Klarstellung**, dass die Bestimmungen von § 18 (Vertragliche Zusammenarbeit mit Ärzten) anwendbar sind, sofern Ärzte bei internen oder externen Fortbildungsveranstaltungen im Auftrag von Unternehmen der pharmazeutischen Industrie wissenschaftliche Vorträge halten oder vergleichbare Leistungen (**„aktive Teilnahme"**) erbringen. In dem Fall, dass ein Arzt etwa im Auftrag eines pharmazeutischen Unternehmens auf einer internen oder externen Fortbildungsveranstaltung einen Vortrag hält (siehe auch Rdnr. 209), ist demnach ein **Referentenvertrag** zu schließen, der die Voraussetzungen von § 18 erfüllt. Dies bedeutet, dass für den Vortrag ein **angemessenes Honorar** gezahlt werden darf, das auch die Übernahme von angemessenen Reise- und Übernachtungskosten beinhalten kann. Die bloße Beteiligung eines Arztes an den im Rahmen von internen Fortbildungsveranstaltungen stattfindenden wissenschaftlichen **Fachdiskussionen**, die Teilnahme an einer im Anschluss an die Veranstaltung stattfindenden Bewertung der Veranstaltung durch den Arzt oder der bloße Erfahrungsaustausch im Rahmen interner Fortbildungsveranstaltungen bedeuten noch keine „aktive Teilnahme" i. S. v. Abs. 10 und rechtfertigen nicht die Zahlung eines Honorars (FS I 2005.9-91).[322] Um eine „aktive Teilnahme" handelt es sich allerdings dann, wenn ein Arzt, der etwa für das betreffende Unternehmen an klinischen Prüfungen oder anderen Forschungsvorhaben teilgenommen hat, anlässlich von **Podiumsdiskussionen** im Rahmen einer externen Fortbildungsveranstaltung über die Ergebnisse seiner Forschungen für das Unternehmen berichtet. Die Verpflichtung des Arztes, einen Kongressbericht zu verfassen, führt nur dann zu einer „aktiven Teilnahme", wenn tatsächlich ein berechtigtes Interesse des Unternehmens an dem Erhalt eines solchen Berichts gegeben ist. Dies ist der Fall, wenn in dem Kongressbericht das Unternehmen interessierende medizinische oder wissenschaftliche Fragestellungen angesprochen werden, die von dem Unternehmen oder seinen Mitarbeitern selbst nicht ohne weiteres beantwortet werden können.

274

Ärzte sind zudem vielfach als Berater für pharmazeutische Unternehmen tätig. Da eine Zusammenkunft mit den für pharmazeutische Unternehmen tätigen ärztlichen Beratern aus aller Welt terminlich oftmals nur am Rande internationaler Fachkongresse möglich ist, finden dort regelmäßig Sitzungen der entsprechenden Beratergremien (sog. **„Advisory Boards"**) statt (vgl. FS I 2005.9-91)[323], in denen die Berater Mitarbeitern des Unternehmens (zumeist aus den Forschungs- und Entwicklungsabteilungen) über die Ergebnisse ihrer Tätigkeit berichten und aktuelle Fachfragen erörtern. Internationale Fachkongresse werden aus denselben terminlichen Gründen vielfach auch für sog. **„Prüfarzttreffen"** genutzt, in denen sich die mit der Durchführung einer klinischen Studie betrauten Prüfärzte mit dem Leiter der klinischen Prüfung sowie Mitarbeitern der wissenschaftlich-medizinischen Fachabteilungen des Unternehmens zusammenfinden, um das Konzept, den aktuellen Stand oder die Ergebnisse einer von dem pharmazeutischen Unternehmen geplanten oder durchgeführten klinischen Studie zu besprechen. Üblich ist auch die Veranstaltung von sog. **„Konzept-Boards"**, die in der Praxis oftmals mit der Teilnahme an internen oder externen Fortbildungsveranstaltungen verbunden werden und bei denen Ärzte aufgrund ihres Erfahrungsfundus Informationen an das pharmazeutische Unternehmen vermitteln. Die Teilnahme an solchen Veranstaltungen darf von dem Unternehmen nur honoriert werden, wenn es sich nicht um eine bloße Fachdiskussion oder einen Erfahrungsaustausch im Rahmen einer internen Fortbildungsveranstaltung handelt. Dies setzt

275

---

[322] Entscheidung zu § 6 Abs. 8 i. d. F. v. 16. 2. 2004, www.fs-arzneimittelindustrie.de.
[323] Entscheidung zu § 6 Abs. 8 i. d. F. v. 16. 2. 2004, www.fs-arzneimittelindustrie.de.

nicht nur eine **messbare, aktive Leistung des Arztes** (in der Regel verbunden mit einer gewissen Vorbereitung), sondern auch eine genaue Fixierung dieser Form der Zusammenarbeit (genaue Themenstellung, Zeitaufwand, Zielsetzungen, etc.) im Rahmen eines **schriftlichen Vertrages** voraus (FS I 2004.10-40).[324] Dementsprechend hat der FSA entschieden, dass auch die Teilnahme an einem „**Berater-Workshop**" vergütet werden darf, wenn der „weit überwiegende Teil" des Workshops durch die eingeladenen Teilnehmer fachlich oder wissenschaftlich bestritten wird und für das einladende Unternehmen ein Nutzen (z. B. Marktforschung) festgestellt werden kann (FS I 2005.12-104).[325] Obgleich diese Tätigkeiten nicht selten am Rande einer externen Fortbildungsveranstaltung stattfinden, handelt es sich hierbei nicht um eine „aktive Teilnahme" i. S. v. Abs. 10, weil die Tätigkeiten von der Veranstaltung völlig unabhängig sind und auch anderswo stattfinden könnten. Wie bei einer „aktiven Teilnahme" findet hier die Tätigkeit aber auch im Rahmen eines Vertrages (etwa eines **Beratervertrages** oder einem Vertrag über eine klinische Prüfung) statt, wobei die **Voraussetzungen von § 18** zu berücksichtigen sind.

276   Bei **Klinikärzten** ist in allen dargestellten Fällen die **vorherige schriftliche Genehmigung des Dienstherrn** oder **Arbeitgebers** (im Regelfall der Verwaltung) zusätzlich erforderlich (vgl. hierzu im Einzelnen die Erläuterungen unter § 18 Abs. 1, Rdnr. 146 ff.).

XII. Leitlinien (Abs. 11)

277   Zur Auslegung der Begriffe „**angemessen**", „**für ihren Unterhaltungswert bekannt**" und „**extravagant**" im Sinne dieser Bestimmung erlässt der Vorstand des Vereins verbindliche Leitlinien nach § 6 Abs. 2. Dieser neu eingefügte Abs. 11 setzt Art. 9.08 des EFPIA-Kodex um und zielt, wie auch die übrigen Möglichkeiten zum Erlass von Leitlinien, darauf ab, eine Vereinheitlichung der Auslegung bei unbestimmten Begriffen zu erreichen.

XIII. Spruchpraxis

1. Absatz 1

278   – **Vortrag zur „Regressprophylaxe"** stellt eine unentgeltliche Zuwendung arzneimittelfremder Fortbildung dar und ist damit unzulässig (FS I 2005.9-91).[326]
– Fortbildungsveranstaltungen im Wege von **E-learnings sind zulässig** (FS I 2005. 4-62).[327]
– **Allgemein formulierte Vortragsthemen** führen dann nicht zu einer Kostenbeteiligung der teilnehmenden Ärzte, wenn der Vortrag selbst nur fachwissenschaftliche Inhalte aufweist („falsa demonstratio non nocet") (FS I 2005.7-79).[328]
– Befasst sich eine Fortbildungsveranstaltung in pharmakologischer Hinsicht mit einem konkreten Arzneimittel des veranstaltenden Pharmaunternehmens, so können auch damit verbundene (arzneimittelbezogene) **kostenerstattungsrechtliche Fragen** behandelt werden (FS II 2005.9-90).[329]

---

[324] Entscheidung zu § 4 Abs. 1 bis 3 i. d. F. v. 16. 2. 2004, www.fs-arzneimittelindustrie.de.
[325] Entscheidung zur Abgrenzung von § 4 zu § 6 i. d. F. v. 16. 2. 2004, www.fs-arzneimittelindustrie.de.
[326] Entscheidung zu § 6 Abs. 1 i. d. F. v. 16. 2. 2004, www.fs-arzneimittelindustrie.de.
[327] Entscheidung zu § 6 i. d. F. v. 16. 2. 2004, www.fs-arzneimittelindustrie.de.
[328] Entscheidung zu § 6 Abs. 1 i. d. F. v. 16. 2. 2004, www.fs-arzneimittelindustrie.de (= PharmR 2006, 287).
[329] Entscheidung zu § 6 Abs. 1 i. d. F. v. 16. 2. 2004, www.fs-arzneimittelindustrie.de. Der Spruchkörper des FSA zitiert hier aus Vereinfachungsgründen bereits die entsprechenden Regelungen des Kodex i. d. F. v. 2. 12. 2005.

- Ein konkreter Arzneimittelbezug im Rahmen einer berufsbezogenen Fortbildungsveranstaltung kann im Einzelfall zu bejahen sein, wenn sich die Veranstaltung mit der **Erstattungsfähigkeit von Arzneimitteln** befasst, die zuvor in Veranstaltungen einer kassenärztlichen Vereinigung von der Erstattungsfähigkeit ausgenommen worden sind und dadurch ein Mitgliedsunternehmen in seinen Wirtschaftlichkeitsüberlegungen betroffen ist (FS I 2006.3–119).[330]
- Eine interne Fortbildungsveranstaltung, die sich in Form eines Workshops nicht allein auf den pharmakologischen Bereich eines Mitgliedsunternehmens beschränkt, sondern sich auch mit präventiven und **begleitenden nicht medikamentösen,** insbesondere sportlichen **Maßnahmen** bei der Erkrankung des Herz-Kreislauf-Systems befasst, verstößt nicht gegen § 20 Abs. 1 FSA-Kodex (FS II 2005.12-106).[331]
- Werden im Rahmen einer internen Fortbildungsveranstaltung auch praktische Übungen angeboten, die eine aktive Beteiligung der Teilnehmer erfordern, fällt die **Auswertung der individuellen Leistungstests** als Bestandteil der fachlichen Ärztefortbildung in den erlauben Rahmen des § 20 Abs. 1 FSA-Kodex (FS II 2005.12-106).[332]
- Die **Überlassung von Texten der gehaltenen Vorträge als Tagungsunterlagen** fällt in den erlaubten Rahmen einer gemäß § 20 Abs. 1 FSA-Kodex zulässigen Fortbildungsveranstaltung. Dies gilt auch für die schriftliche Überlassung von individuellen Leistungstests der Teilnehmer des Workshops (FS II 2005.12-106).[333]
- Die Einladung zu einem halbtägigen **Golfturnier,** verbunden mit verschiedenen Mahlzeiten, stellt einen Verstoß gegen § 7 Abs. 1 und 2 HWG und § 1 UWG a. F. i. V. m. § 33 Abs. 4 MBO-Ä dar, wenn dabei für konkrete Produkte geworben wird (FS I 2004. 5-6).[334]
- Die Einladung zu einer eineinhalbstündigen produktbezogenen Fortbildungsveranstaltung, verbunden mit kostenfreier Übernachtung und Verpflegung in einem renommierten **Golf- und Sporthotel** am Timmendorfer Strand und einem mindestens 17-stündigen, attraktiven Freizeitprogramm, stellt einen Verstoß gegen § 7 HWG und § 1 UWG a. F. i. V. m. § 33 MBO-Ä dar (FS I 2004.7-12).[335]
- Eine **Betriebsbesichtigung im Ausland** ist sachlich nicht gerechtfertigt, wenn die dabei vermittelten Informationen für den unmittelbaren Tätigkeitsbereich der eingeladenen Ärzte keine grundlegende Bedeutung für ihre Entscheidung zur Anwendung von Medikamenten am Patienten haben (FS I 2006.3-117).[336]
- **Grillfeste** für Ärzte und Begleitpersonen sind auch ohne Anbindung an eine Fortbildungsveranstaltung unzulässig (FS I 2005.6-75).[337]
- Eine **interne berufsbezogene Fortbildungsveranstaltung** setzt nicht unbedingt voraus, dass sich die Veranstaltung zwingend mit bestimmten Arzneimitteln des Unternehmens befasst. Ausreichend ist, dass es um Themen geht, die sich (unmittelbar) mit dem Pharmabereich des Unternehmens befassen. Dabei ist bei der gebotenen Gesamtbetrachtung der Fortbildungsveranstaltung **kein zu strenger Maßstab** anzulegen. Es können ökonomische bzw. gesellschaftliche Fragen behandelt werden, sofern sich diese wenigstens mittelbar auf den Pharmabereich des veranstaltenden Unternehmens beziehen und dieser Fortbildungsteil hinsichtlich seines Zeitanteils unter 50% der Dauer der gesamten Veranstaltung liegt (FS II 2007.3-160).[338]

---

[330] Entscheidung zu § 20 Abs. 1 i. d. F. v. 2. 12. 2005, www.fs-arzneimittelindustrie.de.
[331] Entscheidung zu § 6 Abs. 1 i. d. F. v. 16. 2. 2004, www-fs-arzneimittelindustrie.de.
[332] Entscheidung zu § 6 Abs. 1 i. d. F. v. 16. 2. 2004, www.fs-arzneimittelindustrie.de.
[333] Entscheidung zu § 6 Abs. 1 i. d. F. v. 16. 2. 2004, www.fs-arzneimittelindustrie.de.
[334] Entscheidung zu § 6 Abs. 1 i. d. F. v. 16. 2. 2004, www.fs-arzneimittelindustrie.de.
[335] Entscheidung zu § 6 Abs. 1 i. d. F. v. 16. 2. 2004, www.fs-arzneimittelindustrie.de.
[336] Entscheidung zu § 20 Abs. 1 i. d. F. v. 2. 12. 2005, www.fs-arzneimittelindustrie.de (= PharmR 2006, 405).
[337] Entscheidung zu § 6 Abs. 1 i. d. F. v. 16. 2. 2004, www.fs-arzneimittelindustrie.de.
[338] Entscheidung zu § 20 Abs. 1 i. d. F. v. 2. 12. 2005, www.fs-arzneimittelindustrie.de.

– **Allgemein arzneimittelbezogene kostenrechtliche Fragen** können **nicht für sich allein Gegenstand einer Fortbildungsveranstaltung** im Sinne des Kodex sein, ohne dass sich die Teilnehmer an den Kosten angemessen beteiligen. Sie können allenfalls in eine erlaubte Fortbildungsveranstaltung einbezogen werden, soweit ihr Zeitanteil unter 50% beträgt (FS I 2008.1-219 = PharmR 2009, 204).[339]

2. Absatz 2

279 – Rahmenprogramm mit **Golfturnier** und „**Schnuppergolfen**" bei Fortbildungsveranstaltung ist unzulässig (FS I 2004.8-17).[340]
– Fortbildungsveranstaltungen von Nichtmitgliedern, bei denen das Rahmenprogramm (**Golfturnier, Kochkurs, Oldtimertouren, Trüffelverkostung**) einen erheblichen Kostenanteil darstellt und auch Begleitpersonen kostenfrei teilnehmen können, verstoßen gegen § 7 Abs. 1 und 2 HWG (FS I 2004.6-7).[341]
– Mehrtätige Fortbildungsveranstaltung eines Nichtmitglieds mit einer Fortbildung von 4 Stunden und einem **Unterhaltungsprogramm** von mindestens 17 Stunden stellt einen Verstoß gegen § 1 UWG dar (FS I 2004.7-14).[342]
– Musikalische Begleitung einer Begrüßung durch eine **Blechbläsergruppe** stellt ein unzulässiges Rahmenprogramm dar und ist nicht Teil der Bewirtung (FS II 2005. 1-52).[343]
– Ein **Ausflug** mit Freizeitcharakter ist als Unterhaltungsprogramm zulässig, wenn er bei einem internationalen Kongress von der Kongressorganisation durchgeführt wird und die Ärzte die Kosten vollständig selbst tragen (FS I 2005.5-66).[344]
– Die Durchführung eines eineinhalbstündigen Vortrags auf einem **Campingplatz** mit anschließender kostenloser 3-stündiger sportlicher Aktivität (Kanufahrt, Radwandern) ist unzulässig (FS II 2004.7-9).[345]
– Die Herstellung von Diabetiker-Snacks durch einen **Sternekoch** ist zulässig, sofern eine fachliche Fortbildung damit verbunden ist (FS I 2005.4-63).[346]
– Die Übernahme der Bewirtungskosten für **Abendessen** in Höhe von 66,05 Euro und 65,57 ist unzulässig, wenn der Zeitanteil der Fortbildung an einem Tag nur ca. 2 Stunden beträgt (FS II 2005.9-90).[347]
– **Bewirtungskosten** (Essen/Getränke) sind angesichts der inzwischen eingetretenen Preissteigerung und der Erhöhung der Mehrwertsteuer angemessen und sozialadäquat, wenn sie eine **Obergrenze von 60 Euro pro Person** (bisher 50 Euro) nicht überschreiten. Ein höherer Betrag kommt im **Einzelfall** nur bei besonderen Umständen (z.B. allgemein höheres Preisniveau vor Ort) in Betracht. Erfolgt die Bewirtung wegen der großen Zahl der Teilnehmer durch ein Catering-Unternehmen, so wird die Anhebung des Höchstbetrages auf 65 Euro pro Person für angemessen und sozial adäquat erachtet. Cateringkosten i.H.v. 71,34 Euro pro Person sind jedenfalls nicht mehr angemessen und sozial adäquat. Es verstößt nicht gegen den FSA-Kodex, wenn anlässlich einer Fortbildungsveranstaltung neben den üblichen Getränken wie Kaffee, Tee, Mineralwasser und Fruchtsäften, auch alkoholfreie **Fruchtcocktails** angeboten werden, sofern

---

[339] Entscheidung zu § 20 Abs. 1 i.d.F. v. 2. 12. 2005, www.fs-arzneimittelindustrie.de.
[340] Entscheidung zu § 6 Abs. 3 i.d.F. v. 16. 2. 2004, www.fs-arzneimittelindustrie.de.
[341] Entscheidung zu § 6 und 7 i.d.F. v. 16. 2. 2004, www.fs-arzneimittelindustrie.de.
[342] Entscheidung zu § 6 Abs. 3 i.d.F. v. 16. 2. 2004, www.fs-arzneimittelindustrie.de.
[343] Entscheidung zu § 6 Abs. 2 Satz 3 i.d.F. v. 16. 2. 2004, www.fs-arzneimittelindustrie.de.
[344] Entscheidung zu § 6 Abs. 2 Satz 3 i.d.F. v. 16. 2. 2004, www.fs-arzneimittelindustrie.de.
[345] Entscheidung zu § 6 i.d.F. v. 16. 2. 2004, www.fs-arzneimittelindustrie.de.
[346] Entscheidung zu § 6 Abs. 2 Satz 2 und § 6 Abs. 3 i.d.F. v. 16. 2. 2004, www.fs-arzneimittelindustrie.de.
[347] Entscheidung zu § 6 Abs. 3 Satz 1 i.d.F. v. 16. 2. 2004, www.fs-arzneimittelindustrie.de. Der Spruchkörper des FSA zitiert hier aus Vereinfachungsgründen bereits die entsprechenden Regelungen des Kodex i.d.F. v. 2. 12. 2005.

diese nicht wesentlich teurer sind als die üblicherweise angebotenen Getränke (FS II 2007.10-208).[348]
- Die Übernahme von zwei Übernachtungen anlässlich einer eintägigen Fortbildungsveranstaltung ist dann nicht kodexkonform, wenn die **Zeitdauer des Fortbildungsteils** 5,45 Stunden beträgt und der **Zeitanteil für Verpflegung und Pausen** sowie zwischen dem Ende der Fortbildung und dem Abendessen ca. 4,5 Stunden ausmacht (FS I 2006.6-128).[349]
- Unabhängig von der Höhe der Übernachtungskosten ist eine Fortbildungsveranstaltung unzulässig, die sich nicht mit den **Forschungsgebieten, Arzneimitteln** und deren **Indikationen** des Unternehmens befasst (FS II 2005.9-90).[350]
- Bei einer eintägigen Fortbildungsveranstaltung ist die Übernahme von zwei Übernachtungen zulässig, wenn der gesamte **Zeitaufwand** (An- und Abreise, Fortbildungsveranstaltung, angemessene Pausen und Mahlzeiten) für einen Teilnehmer 14 Stunden übersteigt (FS I 2006.2-112).[351]
- Die Finanzierung und Organisation einer „Entdeckungsreise in die spanische Weinwelt" durch die **Verprobung hochwertiger Weine im Anschluss an ein Symposium** stellt ein Unterhaltungsprogramm dar, das gegen den Abs. 2 verstößt (FS I 2007.7-188).[352]
- Ein **Verstoß** gegen Abs. 2 und 3 liegt vor, wenn Ärztinnen und Ärzte im Rahmen einer Fortbildungsveranstaltung zu einem **Mittagessen eingeladen** werden, **ohne** dass zwischen Frühstück und Mittagessen eine **Fortbildungsveranstaltung** stattfindet (FS I 2006.9-137).[353]
- Bei der **Bewirtung** von Angehörigen der Fachkreise **im Ausland** beurteilt sich der Rahmen für eine „angemessene" Bewirtung an der steuerlichen Gesetzgebung zur steuerbefreiten Geltendmachung von Pauschalbeträgen (FS I 2006.8-135).[354]
- Wird die **Dokumentation der Anwesenheit bei Fortbildungsveranstaltungen** dem Spruchkörper nicht vorgelegt, folgt daraus kein Verstoß gegen den Kodex, sondern das weitere Vorgehen des Spruchkörpers bestimmt sich nach Maßgabe der Verfahrensordnung (FS II 2006.8-135).[355]
- Es ist **zulässig für Ärzte und Arzthelferinnen** (Praxispersonal) eine **gemeinsame Fortbildungsveranstaltung** durchzuführen, die für ein Praxisteam **als sinnvoll erscheint**. Die Veranstaltung muss aber für jede Gruppe den Voraussetzungen des Abs. 1 und Abs. 2 genügen. **Zwei Übernachtungen** im Sinne des Abs. 2 sind im Rahmen einer an **drei Tagen stattfindenden, gemeinsamen Fortbildungsveranstaltungen** für Ärzte und Arzthelferinnen sind auch dann **notwendig**, wenn die Veranstaltung am Abend des 1. Tages begann, am zweiten Tag bereits um 15 Uhr endete und um 16.15 Uhr noch ein gemeinsamer Informations- und Gedankenaustausch für etwa eine Stunde sowie am dritten Tag eine gemeinsame Fortbildung von 2¼ Stunden stattgefunden hat (FS II 2007.3-176).[356]

---

[348] Entscheidung zu § 20 Abs. 2 und 3 i. d. F. v. 2. 12. 2005, www.fs-arzneimittelindustrie.de.
[349] Entscheidung zu § 20 Abs. 2 und 3 i. d. F. v. 2. 12. 2005, www.fs-arzneimittelindustrie.de.
[350] Entscheidung zu § 6 Abs. 2 i. d. F. v. 16. 2. 2004, www.fs-arzneimittelindustrie.de. Der Spruchkörper des FSA zitiert hier aus Vereinfachungsründen bereits die entsprechenden Regelungen des Kodex i. d. F. v. 2. 12. 2005.
[351] Entscheidung zu § 20 Abs. 2 i. d. F. v. 2. 12. 2005, www.fs-arzneimittelindustrie.de (= PharmR 2006, 341).
[352] Entscheidung zu § 20 Abs. 2 i. d. F. v. 2. 12. 2005, www.fs-arzneimittelindustrie.de (= PharmR 2006, 341).
[353] Entscheidung zu § 20 Abs. 2 i. d. F. v. 2. 12. 2005, www.fs-arzneimittelindustrie.de.
[354] Entscheidung zu § 20 Abs. 2 i. d. F. v. 2. 12. 2005, www.fs-arzneimittelindustrie.de (= PharmR 2008, 400).
[355] Entscheidung zu § 20 Abs. 2 i. d. F. v. 2. 12. 2005, www.fs-arzneimittelindustrie.de.
[356] Entscheidung zu § 20 Abs. 2 i. d. F. v. 2. 12. 2005, www.fs-arzneimittelindustrie.de.

Kapitel 11. FSA-Kodex Fachkreise

– Eine interne Fortbildungsveranstaltung setzt nicht voraus, dass sich die Veranstaltung zwingend mit bestimmten Arzneimitteln eines Unternehmens befasst. Es ist ausreichend, wenn es um Themen geht, die sich (unmittelbar) mit dem **Pharmabereich des Unternehmens** befassen. Es können auch **ökonomische bzw. gesellschaftliche** Fragen behandelt werden, sofern sich diese wenigstens mittelbar auf den Pharmabereich des veranstaltenden Unternehmens beziehen und dieser Fortbildungsteil weniger als 50% der gesamten Veranstaltung ausmacht (FS II 2007.3-160).[357]

3. Absatz 3

280 – Allein der Umstand, dass **sternedekorierte Köche** ein Essen für Ärzte anlässlich einer Fortbildungsveranstaltung zusammenstellen, stellt keinen Verstoß gemäß § 20 Abs. 3 dar (FS I 2004.8-19 II).[358]
– Fortbildungsveranstaltungen in einem **Verkehrsmuseum** (Auto, Bundesbahn) stellen keinen Verstoß gegen das Gebot der sachlichen Auswahl dar, sofern die Agenda keine Freiräume zur Besichtigung eröffnet (FS I 2005.9-91).[359]
– Interne Fortbildungsveranstaltung in **historischem Bahnmuseum** ist unzulässig, wenn der einseitigen Einladung ein fünfseitiger Prospekt des historischen Bahnparks inkl. Wegbeschreibung beiliegt (FS I 2005.11-102).[360]
– Ein **Tagungsort mit Freizeitcharakter** ist dann zulässig, wenn die berufsbezogene wissenschaftliche Fortbildung der Veranstaltung eindeutig im Vordergrund steht (FS I 2005.5–66 und 2004.8-19 II).[361]
– Fortbildungsveranstaltungen, die in unmittelbar Nähe zu einem **Freizeitpark** stattfinden, und bei denen in der Einladung auf die Möglichkeit der Nutzung des Freizeitparks durch Begleitpersonen hingewiesen wird, lässt die Auswahl des Tagungsortes nach sachlichen Gesichtspunkten entfallen (FS I 2006.4-120).[362]
– Die Einladung zu einem **Kinofilm** im Anschluss an eine zweistündige Fortbildungsveranstaltung in einem Filmtheater ist unzulässig (FS II 2004.7-13).[363]
– Durchführung eines 1,5-stündigen Vortrags auf einem Campingplatz mit anschließender 3-stündiger **sportlicher Aktivität** (Kanufahrt, Radwandern) ist unzulässig (FS II 2004.7-9).[364]
– Fortbildungsveranstaltung in **Graubündener Ski- und Erholungsgebiet** ist unzulässig, sofern der Tagungsort nur nach seinem Freizeitwert ausgesucht wird und ein internationaler Bezug nicht gegeben ist (FS II 2004.5-4).[365]
– Auswahl eines attraktiven Tagungsorts **(Skigebiet)** ist unzulässig, wenn in der Einladung auf den Freizeitwert hingewiesen wird und die Agenda reichlich Gelegenheit für Freizeitaktivitäten enthält (FS I 2005.3-58).[366]
– Auswahl eines Tagungsortes allein wegen der **räumlichen Nähe zum Rahmenprogramm** ist unzulässig, wenn die Einladung das Rahmenprogramm als Schwerpunkt der Veranstaltung darstellt (FS I 2004.12-50).[367]

---

[357] Entscheidung zu § 20 Abs. 1, 7 FSA-Kodex i.d.F. v. 2.12. 2005, www.fs-arzneimittelindustrie-de.
[358] Entscheidung zu § 6 Abs. 3 i. d. F. v. 16. 2. 2004, www.arzneimittelindustrie.de.
[359] Entscheidung zu § 6 Abs. 3 Satz 2 i. d. F. v. 16. 2. 2004, www.fs-arzneimittelindustrie.de.
[360] Entscheidung zu § 6 Abs. 3 Satz 2 i. d. F. v. 16. 2. 2004, www.fs-arzneimittelindustrie.de (= PharmR 2006, 245). Der Spruchkörper des FSA zitiert hier aus Vereinfachungsgründen bereits die entsprechenden Regelungen des Kodex i. d. F. v. 2. 12. 2005.
[361] Entscheidungen zu § 6 Abs. 2 Satz 3 i. d. F. v. 16. 2. 2004, www.fs-arzneimittelindustrie.de.
[362] Entscheidung zu § 20 Abs. 3 Satz 3, www.fs-arzneimittelindustrie.de (= PharmR 2006, 405).
[363] Entscheidung zu § 6 Abs. 3 Satz 2 i. d. F. v. 16. 2. 2004, www.fs-arzneimittelindustrie.de.
[364] Entscheidung zu § 6 i. d. F. v. 16. 2. 2004, www.fs-arzneimittelindustrie.de.
[365] Entscheidung zu § 6 i. d. F. v. 16. 2. 2004, www.fs-arzneimittelindustrie.de.
[366] Entscheidung zu § 6 Abs. 3 Satz 2 i. d. F. v. 16. 2. 2004, www.fs-arzneimittelindustrie.de.
[367] Entscheidung zu § 6 Abs. 3 Satz 2 i. d. F. v. 16. 2. 2004, www.fs-arzneimittelindustrie.de.

B. Kodex – Erläuterungen (§ 20)

- Die Auswahl eines **5-Sterne-Hotels** ist unzulässig, wenn als alleiniger Grund die höheren Preise für 3- und 4-Sterne-Hotels angeführt werden (FS II 2005.9-90).[368]
- Die Auswahl des Tagungsortes ist unzulässig, wenn bei einer Veranstaltung von Freitagabend bis Sonntagmorgen nur eine **Fortbildungsveranstaltung von zwei Stunden** am Samstagmorgen stattfindet (FS II 2005.9-90).[369]
- Keine sachliche Auswahl des Tagungsorts **Monte Carlo**, wenn die Agenda der internen Fortbildungsveranstaltung ausreichend Zeit zur Nutzung des Freizeitwerts des Ortes bietet (FS II 2005.9-89).[370]
- Die Auswahl eines Tagungsortes in einer **europäischen Großstadt** entspricht nicht sachlichen Gründen, wenn der Fortbildungsteil und der Freizeitanteil der Teilnehmer gleich groß bemessen sind (FS I 2006.3-118).[371]
- **Timmendorf** (am Timmendorfer Strand gelegen) ist kein nach regionalen Gesichtspunkten ausgewählter verkehrsgünstiger Tagungsort, sofern die Teilnehmer aus dem gesamten Nordteil der Bundesrepublik zwischen den Niederlanden und der ehemaligen innerdeutschen Grenze sowie vom Ruhrgebiet bis an die Nord-/Ostseeküste eingeladen werden (FS I 2006.6-128).[372]
- Die Frage, ob ein Tagungsort allein nach sachlichen Gesichtspunkten ausgewählt wurde, ist unter **Berücksichtigung aller Umstände des Einzelfalls** (Zusammensetzung des Teilnehmerkreises, Erreichbarkeit des Tagungsortes, Zeit zur Wahrnehmung von Freizeitaktivitäten) zu beantworten (FS II 2005.5-65).[373]
- Die Auswahl des **Tagungsortes im Südosten Bayerns** ist dann nicht nach allein sachlichen Gesichtspunkten erfolgt, wenn es sich hierbei um einen **über die Region hinaus sehr bekannten und attraktiven Freizeit- und Urlaubsort** handelt und die eingeladenen Ärzte aus dem gesamten Bundesgebiet anreisen, wobei die Erreichbarkeit des Tagungsortes nur über eine **aufwendige Verkehrsorganisation** (z. B. Bustransfer) möglich ist. Bei einem **Fünf-Sterne-Haus** der gehobenen Klasse, das als Luxus- und Boutiquehotel auftritt, handelt es sich **nicht** um ein „**übliches Businesshotel**", sofern bereits in der Einladung zu einer Fortbildungsveranstaltung auf den **besonderen Freizeitwert des Hotels** hingewiesen wird und die Agenda entsprechende Freiräume zur Nutzung des besonders attraktiven Angebotes des Hotels ermöglicht. **Unterbringungskosten** pro Tag und Person in Höhe von **163,00 Euro** überschreiten den zulässig vertretbaren Rahmen (FS I 2005.5-70).[374]
- Die Unterbringung im **Hotel Le ROYAL Méridien in Hamburg** (5-Sterne-Hotel), direkt an der Außenalster, entspricht nicht dem angemessenen Rahmen einer Unterbringung. **Bewirtungskosten in Höhe von 108,46 Euro** pro Teilnehmer anlässlich eines Abendessens bei einer Fortbildungsveranstaltung in Hamburg entsprechen **nicht dem angemessenen Rahmen** einer Bewirtung (FS I 2006.10-143).[375]

---

[368] Entscheidung zu § 6 Abs. 3 Satz 2 i.d.F. v. 16. 2. 2004, www.fs-arzneimittelindustrie.de. Der Spruchkörper des FSA zitiert hier aus Vereinfachungsgründen bereits die entsprechenden Regelungen des Kodex i.d.F. v. 2. 12. 2005.

[369] Entscheidung zu § 6 Abs. 3 Satz 2 i.d.F. v. 16. 2. 2004, www.fs-arzneimittelindustrie.de. Der Spruchkörper des FSA zitiert hier aus Vereinfachungsgründen bereits die entsprechenden Regelungen des Kodex i.d.F. v. 2. 12. 2005.

[370] Entscheidung zu § 6 Abs. 3 i.d.F. v. 16. 2. 2004, www.fs-arzneimittelindustrie.de. Der Spruchkörper des FSA zitiert hier aus Vereinfachungsgründen bereits die entsprechenden Regelungen des Kodex i.d.F. v. 2. 12. 2005.

[371] Entscheidung zu § 20 Abs. 3 Satz 3, www.fs-arzneimittelindustrie.de (= PharmR 2006, 454).

[372] Entscheidung zu § 20 Abs. 3 i.d.F. v. 2. 12. 2005, www.fs-arzneimittelindustrie.de.

[373] Entscheidung zu § 6 Abs. 3 Satz 2 i.d.F. v. 16. 2. 2004, www.fs-arzneimittelindustrie.de (= PharmR 2006, 127 ff.). Der Spruchkörper des FSA zitiert hier aus Vereinfachungsgründen bereits die entsprechenden Regelungen des Kodex i.d.F. v. 2. 12. 2005.

[374] Entscheidung zu § 20 Abs. 3 i.d.F. v. 2. 12. 2005, www.fs-arzneimittelindustrie.de.

[375] Entscheidung zu § 20 Abs. 3 i.d.F. v. 2. 12. 2005, www.fs-arzneimittelindustrie.de.

- Die Durchführung einer halbtätigen Fortbildungsveranstaltung in einem zentral in einer deutschen Großstadt gelegenen Fünf-Sterne-Hotel (hier: **Hotel Le ROYAL Méridien** in Hamburg) ohne Übernahme von Übernachtungskosten bzw. der Organisation der Unterbringung verstößt nicht gegen Art. 20 Abs. 3 des Kodex (FS I 2008.4-234).[376]
- Die **Unterbringung** von Ärzten und Ärztinnen anlässlich einer Fortbildungsveranstaltung in einem Hotel, das zu den **„Relais- und Chateauxhotels"** gehört, entspricht nicht dem angemessenen Rahmen einer Unterbringung (FS I 2006.12-155).[377]
- Die Durchführung einer **Fortbildungsveranstaltung auf der Insel Sylt** verstößt gegen Abs. 3, da Sylt eine Ferieninsel mit einem besonderen touristischen Charakter ist und aufgrund ihrer besonderen geographischen Situation (Anreise nur mit Schiff, Bahn oder Flugzeug) nicht in „vernünftiger Weise" erreichbar ist. Der **Freizeitwert** der Insel Sylt ist so groß, dass die Teilnehmer geneigt sein können, deren Freizeitmöglichkeit wahrzunehmen und dafür die Teilnahme an der Tagung zu vernachlässigen. Ein sachlicher Grund für die Auswahl eines Tagungsortes liegt auch dann nicht vor, wenn unter Kostenaspekten die Veranstaltung auf einer Ferieninsel für das Mitgliedsunternehmen finanziell günstiger ist als die Durchführung einer derartigen Veranstaltung in der Stadt ohne besonderen touristischen Charakter, da bei einer Veranstaltung auf einer **Ferieninsel regelmäßig der Eindruck entsteht, der Freizeit- und Erholungscharakter der Veranstaltung stehe im Vordergrund** (FS I 2007.11-211).[378]
- Die **Einbeziehung einer Betriebsbesichtigung** im Rahmen einer Fortbildungsveranstaltung ist kodexkonform, sofern die bei der Besichtigung erhaltenen Informationen (z.B. über verschiedene Darreichungsformen) in engem Zusammenhang mit dem Thema der Fortbildung stehen und die Ärzte Einblicke in die Umsetzung von Erkenntnissen in der Praxis erhalten. Die Betriebsbesichtigung muss sich zwanglos in den wissenschaftlichen Kontext der Tagung einfügen (FS II 2007.3-174 = PharmR 2009, 201).[379]
- Die Durchführung einer Fortbildungsveranstaltung auf der **Fraueninsel im Chiemsee** steht im Einklang mit dem Kodex, da Tagungsorte mit einem (erheblichen) Freizeitwert nicht grundsätzlich als Tagungsorte ausgeschlossen werden, sofern die Fortbildungsveranstaltung straff organisiert ist, keinerlei Hinweise auf einen besonderen Freizeitwert der Insel hat und die eingeladenen Angehörigen der Fachkreise aus den unmittelbaren Umfeld des Tagungsortes, hier Raum Chiemsee, München, Augsburg, stammen (FS I 2007.9-192).[380]
- Die Regelung des **§ 20 Abs. 3 Satz 2 FSA-Kodex** ist auf externe Fortbildungsveranstaltungen **nicht anwendbar** (FS I 2008.5-239).[381]
- Die Durchführung einer **halbtätigen Veranstaltung in einem Fünf-Sterne-Hotel** mit einem Mittagessen in den Konferenzräumen verstößt nicht gegen den Kodex, wenn die Teilnehmer ausschließlich aus der angrenzenden Region kommen (FS I 2009.3-255).[382]

4. Absatz 4

281 - Bei externen Fortbildungsveranstaltungen im Ausland dürfen die **Hotelkosten** nicht in der oberen Hälfte des oberen Preissegments liegen, wenn der wissenschaftliche Charakter der Veranstaltung nicht eindeutig im Vordergrund steht (FS I 2004.10-35).[383]

---

[376] Entscheidung zu § 20 Abs. 3 i.d.F. v. 2. 12. 2005, www.fs-arzneimittelindustrie.de.
[377] Entscheidung zu § 20 Abs. 3 i.d.F. v. 2. 12. 2005, www.fs-arzneimittelindustrie.de.
[378] Entscheidung zu § 20 Abs. 3 i.d.F. v. 2. 12. 2005, www.fs-arzneimittelindustrie.de (= PharmR 2008, 399).
[379] Entscheidung zu § 20 Abs. 3 i.d.F. v. 2. 12. 2005, www.fs-arzneimittelindustrie.de.
[380] Entscheidung zu § 20 Abs. 3 i.d.F. v. 2. 12. 2005, www.fs-arzneimittelindustrie.de (= PharmR 2008, 88).
[381] Entscheidung zu § 20 Abs. 3 i.d.F. v. 2. 12. 2005, www.fs-arzneimittelindustrie.de (= PharmR 2008, 628).
[382] Entscheidung zu § 20 Abs. 3 Sätze 1 und 2, www.fs-arzneimittelindustrie.de.
[383] Entscheidung zu § 6 Abs. 4 i.d.F. vom 16. 2. 2004, www.fs-arzneimittelindustrie.de.

B. Kodex – Erläuterungen (§ 20)

– Die Übernahme von **Bewirtungskosten** von über 50 EUR ist auch **im Ausland** nur ausnahmsweise Kodex-konform (FS I 2004.10-35).[384] Diese Entscheidung ist inzwischen aufgrund der Entscheidung FS I 2006.8-135 überholt.[385]

– Bei der **Bewirtung** von Angehörigen der Fachkreise **im Ausland** beurteilt sich der Rahmen für eine „angemessene" Bewirtung an der steuerlichen Gesetzgebung zur steuerbefreiten Geltendmachung von Pauschalbeträgen (FS I 2006.8–135).[386]

– Bewirtungskosten dürfen von Mitgliedern bei Fortbildungsveranstaltungen Dritter nur übernommen werden, wenn es sich um **Arbeitsessen** im Sinne des Kodex handelt (FS I 2004.10-35).[387]

– Die von einem Unternehmen zur generellen Unterstützung einer Veranstaltung ohne weitere Zweckbestimmung geleisteten finanziellen Beiträge dürfen auch zur Finanzierung eines **abschließenden Dinners** verwendet werden (FS I 2008.10-245).[388]

5. Absatz 5

– Externe Fortbildungsveranstaltung auf einem **Donauschiff** ist zulässig, sofern eine reine Fortbildung ohne separates Unterhaltungsprogramm angeboten wird (FS I 2004.8-19 I).[389]

– Bei einer externen Fortbildungsveranstaltung durch Dritte ist das unterstützende Unternehmen bereits in der Einladung deutlich als **Sponsor** zu nennen (FS II 2005.1-53).[390]

– Angemessenheit der finanziellen Unterstützung von externen Fortbildungsveranstaltungen ist am **Werbeumfang des Sponsors** während der Veranstaltung zu messen (FS I 2005.2-56).[391]

– Die finanzielle Förderung des Sponsors ist durch **vertragliche Vereinbarung mit dem Veranstalter** zweckgebunden auf die Fortbildungsveranstaltung zu beschränken und darf nicht für das Unterhaltungsprogramm verwendet werden (FS I 2005.2-56).[392]

– Die finanzielle Unterstützung eines **wissenschaftlichen Symposiums** durch ein Mitgliedsunternehmen, das von der Universität Rostock in einem Hotel im Ostseebad Warnemünde veranstaltet wurde, stellt keinen Verstoß gegen den FSA-Kodex dar (FS I 2008.5-239).[393] Zum einen hat das Unternehmen bei externen Veranstaltungen in der Regel keinen Einfluss auf die Wahl des Veranstaltungsortes, zum anderen kam ein großer Teil der Teilnehmer aus dem nahegelegenen Rostock und der Veranstaltungskalender war sehr dicht gelegt, so dass sich die Frage einer analogen Anwendung des § 20 Abs. 3 wegen des Freizeitwertes des Veranstaltungsortes nicht stellte.

– Die **Hinwirkungspflicht nach § 20 Abs. 5 Satz 3** FSA-Kodex Fachkreise gebietet nicht, dass ein Unternehmen einen erfahrenen und zuverlässigen Veranstalter erneut schriftlich auf die Offenlegung der finanziellen Unterstützung hinweist, wenn dieser den Hinweis schon bei einer vergleichbaren Veranstaltung im Vorjahr aufgenommen hatte (FS I 2008.10-245).[394]

---

[384] Entscheidung zu § 6 Abs. 4 i.d.F. v. 16. 2. 2004, www.fs-arzneimittelindustrie.de.
[385] Entscheidung zu § 20 Abs. 2 i.d.F. v. 2. 12. 2005, www.fs-arzneimittelindustrie.de (= PharmR 2008, 400).
[386] Entscheidung zu § 20 Abs. 2 i.d.F. v. 2. 12. 2005, www.fs-arzneimittelindustrie.de (= PharmR 2008, 400).
[387] Entscheidung zu § 6 Abs. 4 i.d.F. v. 16. 2. 2004, www.fs-arzneimittelindustrie.de.
[388] Entscheidung zu § 20 Abs. 4 i.d.F. v. 18. 1. 2008, www.fs-arzneimittelindustrie.de.
[389] Entscheidung zu § 6 Abs. 5 i.d.F. v. 16. 2. 2004, www.fs-arzneimittelindustrie.de.
[390] Entscheidung zu § 5 Abs. 5 Satz 3 i.d.F. v. 16. 2. 2004, www.fs-arzneimittelindustrie.de.
[391] Entscheidung zu § 6 Abs. 5 i.d.F. v. 16. 2. 2004, www.fs-arzneimittelindustrie.de.
[392] Entscheidung zu § 6 Abs. 5 i.d.F. v. 16. 2. 2004, www.fs-arzneimittelindustrie.de.
[393] Entscheidung zu § 20 Abs. 3 i.d.F. v. 2. 12. 2005, www.fs-arzneimittelindustrie.de (= PharmR 2008, 628).
[394] Entscheidung zu § 20 Abs. 5 Satz 3 i.d.F. v. 18. 1. 2008, www.fs-arzneimittelindustrie.de.

6. Absatz 7

283 – Eine Einladung mit dem Hinweis „Ich nehme an der Veranstaltung mit ___ Personen teil" reicht nicht aus, um das Erscheinen **fachlich nicht beteiligter Begleitpersonen** auszuschließen (FS I 2005.6-74).[395]
– Auch ein auf das Rahmenprogramm beschränktes Angebot der **kostenlosen Teilnahme** darf nicht gegenüber Begleitpersonen ausgesprochen werden (FS II 2004.7-9).[396]
– Bereits die **bloße Einladung einer Begleitperson** – ohne Kostenübernahme durch das Pharmaunternehmen – ist unzulässig, da der wissenschaftliche/berufliche Charakter der Veranstaltung beeinträchtigt wird (FS II 2004.5-4 und FS I 2004.12-50).[397]
– Der bloße Hinweis auf die **Möglichkeit der Mitnahme von Begleitpersonen** ist unzulässig (FS II 2005.9-90).[398]
– Die Übersendung einer **Einzugsermächtigung für Begleitpersonen** – auch ohne besondere Erwähnung von Begleitpersonen in der Einladung – stellt einen Umgehungsversuch von Abs. 7 dar und ist unzulässig (FS I 2004.9-25).[399]
– Einladung von **Mitarbeitern des Arztes als Begleitpersonen** ist unzulässig (FS I 2005.3-58).[400]
– Der Hinweis in einer Reiseanmeldung ist unzulässig, der neben der Wahl eines Doppel- oder Einzelzimmers auch die Möglichkeit der **Anmeldung weiterer Teilnehmer** vorsieht (FS I 2006.3-116).[401]
– Der Hinweis auf einer Einladung, dass sich Ärzte auf Wunsch für die Mitnahme einer Begleitperson wegen der Organisation und der Kosten an eine **dritte Organisationsfirma** wenden können, ist unzulässig (FS I 2005.8-86).[402]
– Die Unkenntnis **der gefestigten Spruchpraxis** zur Einladung und Übernahme von Kosten für Begleitpersonen führt zu einer **Verschärfung des Sanktionsrahmens** im Wiederholungsfall (FS I 2006.6-128).[403]
– Die **Berechnung einer Pauschale** zur Teilnahme an einem Abendessen für Begleitpersonen in Höhe von 40 Euro steht nicht im Einklang mit Abs. 7, wenn sich die effektiv angefallenen Bewirtungskosten auf 108,46 Euro belaufen. Dabei spielt es keine Rolle, ob für das veranstaltende Unternehmen effektive Mehrkosten für die Begleitperson entstanden sind oder durch eine Pauschale die Verpflegung aller Teilnehmer abgegolten war (FS I 2006.10-143).[404]

7. Absatz 8

284 – Internationale Veranstaltung ist unzulässig, wenn der einzige Grund in einem Vortrag eines ortsansässigen Referenten liegt, dessen **Beitrag von absolut untergeordneter Bedeutung** (17%) für den Gesamtablauf ist (FS I 2005.7-80).[405]

---

[395] Entscheidung zu § 6 Abs. 7 i. d. F. v. 16. 2. 2004, www.fs-arzneimittelindustrie.de.
[396] Entscheidung zu § 6 i. d. F. v. 16. 2. 2004, www.fs-arzneimittelindustrie.de.
[397] Entscheidung zu § 6 Abs. 3 Satz 2 i. d. F. v. 16. 2. 2004, www.fs-arzneimittelindustrie.de.
[398] Entscheidung zu § 6 Abs. 7 i. d. F. v. 16. 2. 2004, www.fs-arzneimittelindustrie.de. Der Spruchkörper des FSA zitiert hier aus Vereinfachungsgründen bereits die entsprechenden Regelungen des Kodex i. d. F. v. 2. 12. 2005.
[399] Entscheidung zu § 6 Abs. 7 i. d. F. v. 16. 2. 2004, www.fs-arzneimittelindustrie.de.
[400] Entscheidung zu § 6 Abs. 7 i. d. F. v. 16. 2. 2004, www.fs-arzneimittelindustrie.de.
[401] Entscheidung zu § 20 Abs. 7, www.fs-arzneimittelindustrie.de (= PharmR 2006, 340).
[402] Entscheidung zu § 6 Abs. 7 i. d. F. v. 16. 2. 2004, www.fs-arzneimittelindustrie.de. Der Spruchkörper des FSA zitiert hier aus Vereinfachungsgründen bereits die entsprechenden Regelungen des Kodex i. d. F. vom 2. 12. 2005.
[403] Entscheidung zu § 20 Abs. 7 i. d. F. v. 2. 12. 2005, www.fs-arzneimittelindustrie.de.
[404] Entscheidung zu § 20 Abs. 7 i. d. F. v. 2. 12. 2005, www.fs-arzneimittelindustrie.de.
[405] Entscheidung zu § 6 i. d. F. v. 16. 2. 2004, www.fs-arzneimittelindustrie.de.

B. Kodex- Erläuterungen (§ 21)

– Eine Fortbildungsveranstaltung im Ausland ist unzulässig, wenn der Grund für die Einladung die **Besichtigung einer Produktionsstätte** ist, deren Anteil deutlich unter 50% der gesamten Fortbildungsveranstaltung ausmacht (FS I 2006.3-117).[406]
– Die **Teilnahme von Begleitpersonen am Abendessen** anlässlich von Fortbildungsveranstaltungen mit zu organisieren (durch die Kalkulation von Kosten der Begleitpersonen) und/oder diese teilnehmen zu lassen, verstößt gegen Abs. 7 (FS II 2007.3-160).[407]

8. Absatz 10

– Bei Veranstaltungen, die keine Fortbildung darstellen und mit einem Honorar verbunden sind, muss das Unternehmen die **Themenstellung**, den **Zeitaufwand** und die **Anforderungen** und **Zielsetzungen** an die teilnehmenden Ärzte in der Einladung **genau beschreiben** und auf das Abstimmungserfordernis mit dem Arbeitgeber hinweisen (FS I 2004.10-40).[408]
– Der bloße **Erfahrungsaustausch von Ärzten** ist keine wissenschaftliche oder fachliche Leistung i. S. d. Kodex und rechtfertigt keine Vergütung (FS I 2005.9-91).[409]
– Bei Veranstaltungen, die keine Fortbildung darstellen, ist ein Honorar von **100 Euro pro Stunde der aktiven Teilnahme** mit Blick auf die GOÄ und die Tätigkeit an einem Samstag als am oberen Limit der Angemessenheit anzusehen (FS I 2004.10-40).[410]
– Ein Arzt, der an einem **Berater-Workshop** teilnimmt, darf eine Vergütung erhalten, wenn der weit überwiegende Teil durch die eingeladenen Teilnehmer fachlich oder wissenschaftlich bestritten wird und für das Unternehmen ein Nutzen festgestellt werden kann (FS I 2005.12-104).[411]

285

Praxishinweise: Fortbildungsveranstaltungen

Folgende Gesichtspunkte sind bei der Konzeption, Einladung und Durchführung von Fortbildungsveranstaltungen von besonderer Bedeutung:
– Es müssen objektive Kriterien bei der Auswahl von aktiven und passiven Teilnehmern beachtet und dokumentiert werden
– Fortbildungsveranstaltungen müssen durch den wissenschaftlichen Bezug entscheidend geprägt sein
– Begleitpersonen dürfen noch nicht einmal eingeladen werden, selbst wenn diese ihre Kosten selbst begleichen (auch die bloße Organisation der Reise ist unzulässig)
– Bewirtungen kommen bei externen Fortbildungsveranstaltungen mit Ausnahme des Hotelfrühstücks nur als Arbeitsessen in Betracht
– Unterhaltungsprogramme sind unzulässig
– Der Tagungsort muss aufgrund seiner guten Erreichbarkeit und seines Charakters als typischer Veranstaltungsort gewählt werden

---

§ 21 Geschenke

(1) Im Rahmen einer produktbezogenen Werbung sind bei Werbegaben die Grenzen von § 7 HWG zu beachten. Sofern § 7 HWG nichts anderes bestimmt, müssen diese „ge-

---

[406] Entscheidung zu § 20 Abs. 7 i. d. F. v. 2. 12. 2005, www.fs-arzneimittelindustrie.de (= PharmR 2006, 405).
[407] Entscheidung zu § 20 Abs. 7 i. d. F. v. 2. 12. 2005, www.fs-arzneimittelindustrie.de.
[408] Entscheidung zu § 4 Abs. 1–3 i. d. F. v. 16. 2. 2004, www.fs-arzneimittelindustrie.de.
[409] Entscheidung zu § 6 Abs. 8 i. V. m. § 4 Abs. 2 und 3 i. d. F. v. 16. 2. 2004, www.fs-arzneimittelindustrie.de.
[410] Entscheidung zu § 4 Abs. 1–3 i. d. F. v. 16. 2. 2004, www.fs-arzneimittelindustrie.de.
[411] Entscheidung zu § 18 i. d. F. v. 16. 2. 2004, www.fs-arzneimittelindustrie.de. Der Spruchkörper des FSA zitiert hier aus Vereinfachungsgründen bereits die entsprechenden Regelungen des Kodex i. d. F. v. 2. 12. 2005.

ringwertig" sein. Werbeaussagen auf Werbegaben, die über die Nennung des Firmennamens, des Firmenlogos oder Marke des Unternehmens bzw. des Namens des Arzneimittels oder die Bezeichnung seines Wirkstoffs hinausgehen, sind lediglich dann zulässig, wenn die in § 10 geregelten Pflichtangaben enthalten sind.

(2) Darüber hinaus dürfen im Rahmen einer nicht produktbezogenen Werbung Geschenke nur zu besonderen Anlässen (z. B. Praxis-Eröffnung, Jubiläen) gewährt werden, wenn sie sich in einem sozialadäquaten Rahmen halten und zur Verwendung in der beruflichen Praxis bestimmt sind.

(3) Zur Auslegung des Begriffs „geringwertig" im Sinne dieser Bestimmung erlässt der Vorstand des Vereins verbindliche Leitlinien nach § 6 Abs. 2.

Leitlinie
des Vorstandes des FSA gemäß § 6 Abs. 2 i. V. m. § 21 Abs. 3 zur Auslegung
des Begriffs „geringwertig" (§ 21 Abs. 1 Satz 2) (Stand: Juli 2008)

Nach § 21 Abs. 1 Satz 1 müssen, sofern § 7 HWG nichts anderes bestimmt, Werbegaben im Rahmen einer produktbezogenen Werbung „geringwertig" sein.

„Geringwertig" sind hierbei Werbegaben, deren Verbrauchs- oder Verkehrswert einen Betrag von EUR 5,00 nicht überschreitet. Bei der Berechnung ist von dem Bruttowert (d. h. dem jeweiligen Wert einschließlich der gesetzlichen Umsatzsteuer (USt.) auszugehen.

Übersicht

	Rdnr.
I. Vorbemerkung	286
1. Absatz 1	286
2. Absatz 2	288
3. Absatz 3	289
4. Generelles Geschenkverbot?	290
II. Produktbezogene Absatzwerbung (Abs. 1)	291
1. Werbegaben an Angehörige der Fachkreise (Abs. 1 Satz 1)	291
a) Definition der Werbegabe (Abs. 1 Satz 1)	292
b) Geringwertige Werbegaben (Abs. 1 Satz 2)	293
c) Geringwertige Kleinigkeiten (Abs. 1 Satz 2)	296
d) Rabatte	298
e) Hinweise und Werbeaussagen (Abs. 1 Satz 3)	303
2. Verbot der Gewährung von Spenden?	304
III. Geschenke zu besonderen Anlässen (Abs. 2)	305
1. Voraussetzungen	305
2. Wertgrenzen	306
3. Verwendung für die berufliche Praxis (Abs. 2 Satz 2)	307
4. Abgabe von Fachbüchern	308
a) Abgabe als produktbezogene Werbung (Abs. 1)	308
b) Abgabe im Rahmen der Imagewerbung (Abs. 2)	309
c) Kritik an der bestehenden Regelung	310
d) Allgemeinverbindlichkeit der FSA-Regelungen	312
5. Besonderheiten für Klinikärzte	313
6. Ausnahmen des § 7 Abs. 1 HWG	314
IV. Leitlinien (Abs. 3)	315
V. Spruchpraxis	316
1. Absatz 1	316
2. Absatz 2	317

I. Vorbemerkung

1. Absatz 1

286 Absatz 1 beruht auf § 7 Abs. 1 der Ursprungsfassung des FSA-Kodex („Bei Werbegaben sind die Grenzen des § 7 HWG zu beachten"). Die Regelung setzt ferner die Vorgaben von Art. 10.03 und 10.04 des EFPIA-Kodex um. Darüber hinaus stellt die aktuelle Fassung von Abs. 1 ausdrücklich klar, dass diese Vorschrift **nur für produktbezogene Werbung** gilt.

B. Kodex- Erläuterungen (§ 21)

Dementsprechend haben die Spruchkörper des FSA wiederholt entschieden, dass es bei dem Vorgehen gegen Nichtmitglieder entscheidend darauf ankommt, ob ein konkreter Produktbezug i. S. d. § 7 HWG feststellbar ist (FS I 2005.3-59 und FS I 2005.6-73).[412] Danach soll etwa die Abgabe eines „Bobbycars" mit der bildlichen Darstellung einer Figur, die Kindern die Angst vor dem Arztbesuch nehmen soll und keinen konkreten Produktbezug aufweist, keinen Verstoß gegen das HWG darstellen (FS I 2004.8-20).[413] Eine Veranstaltung zum Kennenlernen eines neu gegründeten Unternehmens ohne konkreten Produktbezug stellt ebenfalls keinen Verstoß gegen das HWG dar (FS I 2004.9-22).[414] Ein Produktbezug und ein Verstoß gegen § 21 Abs. 1 liegt aber dann vor, wenn einer medizinischen Fachkraft für die Teilnahme an einem Zertifikatslehrgang der IHK im Rahmen des Mitvertriebs eines verschreibungspflichtigen Medikaments nicht vom Zulassungsinhaber und Vertragspartner der IHK, sondern als Erstattung von Marketingkosten vom Mitvertriebsunternehmer übernommen werden (FS I 2007.9-193).[415]

287 Der am 18. 1. 2008 neu gefasste Abs. 1 Satz 3 stellt die Umsetzung des Art. 10.03 EFPIA-Kodex dar. Abs. 1 Satz 3 in der Fassung vom 2. 12. 2005 beruhte auf einem **redaktionellen Versehen** und bedurfte daher der Korrektur.

2. Absatz 2

288 Absatz 2 beruht weitgehend auf § 7 Abs. 2 der Ursprungsfassung des Kodex vom 16. 2. 2004. Die ausdrückliche Aufnahme des Anwendungsbereichs („im Rahmen einer nicht produktbezogenen Werbung") dient der Klarstellung, dass diese Regelung (nur) für Sachverhalte außerhalb des Anwendungsbereichs von § 7 HWG gilt. Aus der Formulierung „darüber hinaus" in Abs. 2 a. A. lässt sich aber schließen, dass die in § 7 HWG benannten Ausnahmen sinngemäß auch auf den Bereich der nicht-produktbezogenen Werbung Anwendung finden (FS II 2008.2-228).[416] Die zusätzlich aufgenommenen Anforderungen hinsichtlich des Verwendungszwecks von Geschenken im Rahmen der **nicht produktbezogenen Werbung** („zur Verwendung in der beruflichen Praxis bestimmt") dient der Umsetzung von Art. 10.02 und 10.04 des EFPIA-Kodex. Danach gilt das eigentlich nur für die produktbezogene Werbung einschlägige Erfordernis des § 7 Abs. 1 Satz 2 HWG[417] nach dem FSA-Kodex sinngemäß auch für nicht produktbezogene Werbegaben, also auch im Bereich der sog. „Imagewerbung".

3. Absatz 3

289 Der am 18. 1. 2008 neu eingefügte Absatz 3 geht auf Art. 10.05 des EFPIA-Kodex zurück. Er ermächtigt den Vorstand des FSA zum Erlass einer **Leitlinie** welche den Begriff **„geringwertig"** im Sinne des Abs. 1 konkretisieren soll. Von dieser Befugnis hat der Vorstand des FSA Gebrauch gemacht und eine entsprechende Leitlinie erlassen.

4. Generelles Geschenkverbot?

290 Es wird im In- und Ausland immer wieder die Einführung genereller Verbote der Abgabe von Geschenken an Angehörige der Fachkreise diskutiert. Sowohl der Gesetzgeber als auch das Berufsrecht der Ärzte sehen bis heute kein solches Verbot vor. Die Regelungen der §§ 21 bis 23 bestehen seit der Erstfassung des Kodex und gehen über die gesetzlichen **Restriktionen des HWG** sowie die **Einschränkungen des ärztlichen Berufsrechts**

---

[412] Entscheidungen zu § 7 i. d. F. v. 16. 2. 2004, www.fs-arzneimittelindustrie.de.
[413] Entscheidung zu § 7 i. d. F. v. 16. 2. 2004, www.fs-arzneimittelindustrie.de.
[414] Entscheidung zu § 7 i. d. F. v. 16. 2. 2004, www.fs-arzneimittelindustrie.de.
[415] Entscheidung zu § 21 Abs. 1 i. d. F. v. 2. 12. 2005, www.fs-arzneimittelindustrie.de (=PharmR 2009, 53).
[416] Entscheidung zu § 21 i. d. F. v. 18. 1. 2008, www.fs-arzneimittelindustrie.de.
[417] „Werbegaben für Angehörige der Heilberufe sind [...] nur dann zulässig, wenn sie zur Verwendung in der ärztlichen [...] Praxis bestimmt sind."

hinaus. Auch die Musterberufsordnung sowie die Erläuterungen hierzu (vgl. §§ 33 Abs. 2 MBO-Ä i. V. m. Ziff. 2.2 der Hinweise und Erläuterungen der Bundesärztekammer vom 12. 8. 2003 zu §§ 33 MBO-Ä) lassen Geschenke für Ärzte ausdrücklich zu, und zwar zu Bedingungen, die weniger streng sind als die vom FSA-Kodex vorgesehenen Bestimmungen.

II. Produktbezogene Absatzwerbung (Abs. 1)

1. Werbegaben an Angehörigen der Fachkreise (Abs. 1 Satz 1)

291   Nach Abs. 1 sind bei der Abgabe von Werbegaben an Angehörige der Fachkreise die Grenzen von § 7 Abs. 1 HWG zu beachten. Nach § 7 Abs. 1 Satz 1 HWG ist es **grundsätzlich unzulässig**, im Rahmen der **Absatzwerbung für Arzneimittel** Zuwendungen oder sonstige Werbegaben (Waren oder Leistungen) anzubieten, anzukündigen oder zu gewähren, es sei denn, dass es sich bei den Zuwendungen oder Werbegaben um geringwertige Kleinigkeiten oder um Gegenstände von geringem Wert handelt, die durch eine dauerhafte oder deutlich sichtbare Bezeichnung des Werbenden oder des beworbenen Produktes oder beider gekennzeichnet sind. Werbegaben für Angehörige der Heilberufe sind darüber hinaus nur dann zulässig, wenn sie zur Verwendung in der ärztlichen, tierärztlichen oder pharmazeutischen Praxis bestimmt sind (§ 7 Abs. 1 Satz 2 HWG). Daneben sieht § 7 Abs. 1 Satz 1 Nr. 1 bis 5 HWG **weitere Ausnahmen** mit Blick auf Geld- und Warenrabatte, handelsübliches Zubehör und handelsübliche Nebenleistungen, Auskünfte oder Ratschläge sowie unentgeltlich an Verbraucher abzugebende Zeitschriften vor.

a) Definition der Werbegabe (Abs. 1 Satz 1)

292   Der Begriff der **Werbegabe** ist im Sinne von § 7 HWG weit zu verstehen. Werbegaben sind danach alle tatsächlich oder vorgeblich unentgeltlich gewährten **geldwerten Vergünstigungen**, insbesondere Waren oder Leistungen sowie alle sonstigen Zuwendungen, die akzessorisch oder abstrakt zum Zwecke der Absatzförderung von Heilmitteln werblich eingesetzt werden.[418] Dieses **weite Verständnis** des **jeden zuwendungsfähigen Vorteil erfassenden Begriffs der Werbegabe** führt dazu, dass nicht nur Werbegaben im engeren Sinne (Werbegeschenke), sondern jegliche Werbung mit geldwerten Vergünstigungen ohne Berechnung (d. h. Werbegaben im weiteren Sinne) von Abs. 1 erfasst sind. Dies bedeutet, dass etwa auch die in § 7 Abs. 1 Satz 1 Nr. 2 HWG vorgesehenen Vorgaben für die Gewährung von Rabatten dem Regelungsbereich von Abs. 1 unterfallen.

b) Geringwertige Werbegaben (Abs. 1 Satz 2)

293   Werbegaben, die durch eine Bezeichnung des werbenden pharmazeutischen Unternehmens oder eines Arzneimittels oder beider gekennzeichnet sind, sind nur dann zulässig, wenn sie **von geringem Wert** sind. Hierbei kommt es nicht auf den Herstellungs- oder Anschaffungswert für den Werbetreibenden, sondern auf den **Verbrauchs- oder Verkehrswert** an, den der Gegenstand im Allgemeinen für den Durchschnittsadressaten hat. Hierbei kann der Werbaufdruck wertmindernd wirken, was im Einzelfall zu ermitteln ist. In der Rechtsprechung werden insofern etwa Luftballons, Taschenkalender, Kundenzeitschriften, Bleistifte, Kalender, Kugelschreiber, Feuerzeuge, Zündholzbriefe, Briefbeschwerer, Notizblöcke, Zettelkästen und Rezeptstempel als erlaubt angesehen. Zu beachten ist hierbei jedoch, dass derartige Werbeartikel nur dann etwa **an Ärzte** abgegeben werden dürfen, wenn sie gleichzeitig zur Verwendung in der **ärztlichen** Praxis bestimmt sind (§ 7 Abs. 1 Satz 2 HWG). Die Abgabe von Luftballons an Ärzte im Rahmen der Absatzwerbung wäre danach nicht etwa generell, sondern (wenn überhaupt) allenfalls nur an Kinderärzte zulässig. Die Abgabe an andere Angehörige der Fachkreise setzt dementspre-

---

[418] *Doepner*, § 7 HWG, Rdnr. 22.

B. Kodex- Erläuterungen (§ 21)

chend die Bestimmung zur Verwendung in der jeweiligen beruflichen Praxis voraus (§ 7 Abs. 1 Satz 2 HWG).

Eine ziffernmäßig zu erfassende Geringwertigkeitsgrenze lässt sich, obwohl eine derartige Grenzziehung von großer praktischer Bedeutung wäre, **nicht allgemein verbindlich festlegen.** Ein heute zum Teil noch als geringwertig angenommener Verkehrswert von 0,50 Euro beruht auf der bisherigen Rechtsprechung[419], die sich vornehmlich in den 70er und 80er Jahren mit der Festlegung von Wertgrenzen befasst hat. Angesichts der Steigerung des Lebensstandards, der seitdem stattgefundenen Geldentwertung sowie vor dem Hintergrund der mit der Euro-Einführung verbundenen allgemeinen Preissteigerungen wird die Annahme einer Geringwertigkeitsgrenze in dieser Höhe heute vielfach **völlig zu Recht als unangemessen niedrig** und daher als unzeitgemäß und überholt angesehen. Es ist deshalb sachgerecht, die Geringwertigkeitsgrenze heute **entsprechend höher anzusetzen.** 294

Im Zuge der Neufassung des Kodex vom 18. 1. 2008 hat der Vorstand des FSA eine **Leitlinie** erlassen um dem Begriff geringwertig feste Konturen zu verleihen. Er hat dabei die Kritik an der unangemessen niedrig angesetzten Grenze der früheren Rechtsprechung aufgegriffen und die Wertgrenze nunmehr zeitgerecht mit **5 Euro** bestimmt. Damit ist der FSA auch seiner bisherigen Linie treu geblieben (vgl. FS I 2005.11-103),[420] indem er damit auch in Zukunft keine Verstöße gegen Abs. 1 verfolgen wird, sofern der Verkehrswert der Werbegabe die Grenze von 5 Euro **(einschließlich USt.)** nicht übersteigt. 295

c) Geringwertige Kleinigkeiten (Abs. 1 Satz 2)

Neben Werbegaben, die durch die feste Bezeichnung des pharmazeutischen Unternehmens oder eines Arzneimittels gekennzeichnet sind, ist auch die Abgabe geringwertiger Kleinigkeiten, also von Waren **auch ohne Werbebezeichnung zulässig**, die „auch nicht von Käufern, die über nur geringe Mittel verfügen, wirtschaftlich gesondert geachtet werden".[421] Auch hier ist die Abgabe geringwertiger Kleinigkeiten an Ärzte nur zulässig, wenn sie zur Verwendung in der ärztlichen Praxis bestimmt sind (§ 7 Abs. 1 Satz 2 HWG). 296

Auch für geringwertige Kleinigkeiten ließ sich früher eine **allgemein gültige Grenze nicht festlegen** und es war zudem umstritten, ob die Wertgrenze bei geringwertigen Kleinigkeiten nicht noch niedriger als bei Reklamegegenständen von geringem Wert anzusetzen sei. Diese Auffassung wurde allerdings mit guten Gründen verneint, da die durch den Reklameaufdruck bedingte Wertminderung schon bei der Ermittlung des Wertes von letzteren zu berücksichtigen ist[422]. Der Vorstand des FSA hat mit dem Erlass der **Leitlinie** auch hier für Klarheit gesorgt. Parallel zur Begriffsbestimmung „geringer Wert" gilt auch hier die Wertgrenze von **5 Euro.** Dies entspricht der bisherigen Spruchpraxis, nach der Verstöße gegen Abs. 1 nicht verfolgt werden, sofern der Verkehrswert 5 Euro nicht übersteigt (FS I 2005.11-103).[423] In Betracht kommen hier etwa geringwertige Kugelschreiber, Notizblöcke oder Kalender. Wertvolle Fachbücher – wie z.B. ein Handbuch „Reisemedizin" im Wert von 36,50 Euro (FS I 2004.9-24)[424] oder ein medizinisches Fachbuch im Wert von 39,95 Euro (FS I 2006.4-121)[425] –, die im Rahmen der Absatzwerbung für Arzneimittel abgegeben werden, stellen **keine geringwertigen Kleinigkeiten** dar (zur Abgabe von Fachliteratur an Angehörige der Fachkreise vgl. Rdnr. 308). Die Abgabe von produktbezogenem **Schulungs- und Informationsmaterial** (Prospekte, Broschüren, Handouts im Rahmen von Fortbildungsveranstaltungen etc.) ist hingegen als **zulässig** anzusehen 297

---

[419] Siehe hierzu *Doepner*, § 7 HWG, Rdnr. 36.
[420] Entscheidung zu § 21 i. d. F. v. 2. 12. 2005, www.fs-arzneimittelindustrie.de.
[421] *BGHZ* 11, 260, 168.
[422] Vgl. *Doepner*, § 7 HWG, Rdnr. 38 a. E.
[423] Entscheidung zu § 2 i. d. F. v. 2. 12. 2005, www.fs-arzneimittelindustrie.de.
[424] Entscheidung zu § 7 i. d. F. v. 16. 2. 2004, www.fs-arzneimittelindustrie.de.
[425] Entscheidung zu § 21 i. d. F. v. 2. 12. 2005, www.fs-arzneimittelindustrie.de (= PharmR 2006, 486).

(FS II 2005.12-106).[426] Dagegen stellen im Rahmen der produktbezogenen Arzneimittelwerbung abgegebene Knochenmodelle oder Stethoskope, Fachbücher und/oder Demo-CDs zu Fachbüchern (FS I 2005.5-64),[427] die Erstellung von graphologischen Gutachten für Ärzte anlässlich der Teilnahme an einem Kongress (FS I 2005.11-103)[428] oder auch die kostenlose **Abgabe eines Nachschlagewerkes** mit einem Marktwert von 49,90 Euro (FS I 2006.2-114)[429] **keine geringwertigen Kleinigkeiten** dar. Dasselbe gilt für Praxisbedarf (etwa Tupfer oder Latexhandschuhe), sofern diese Gegenstände die zulässige Wertgrenze überschreiten oder nicht als handelsübliches Zubehör oder handelsübliche Nebenleistungen i. S. v. § 7 Abs. 1 Satz 1 Nr. 3 HWG anzusehen sind. Die Abgabe eines medizinischen Fachbuches, welches sich lediglich auf 10% der Seiten mit dem Thema einer Fortbildungsveranstaltung beschäftigt, kann nicht als fortbildungsbegleitendes Informationsmaterial angesehen werden (FS I 2006.4-121).[430] Gegenstände, die offensichtlich ausschließlich **fachfremden Zwecken** dienen (z. B. Gartenartikel, Sportartikel oder sonstige Freizeitartikel) dürfen selbst unter Beachtung des Geringfügigkeitskriteriums nicht an Angehörige der Fachkreise abgegeben werden, da diese nicht zur Verwendung in der beruflichen Praxis bestimmt sind. So ist die Abgabe von Gutscheinen durch Pharmaunternehmen, die einen Arzt berechtigen, am Samstag vor Weihnachten einen Tannenbaum im Verkaufswert von 15 Euro in Empfang zu nehmen, unzulässig.[431] Nicht um Geschenke i. S. v. Abs. 1 handelt es sich bei der vorübergehenden Überlassung von Geräten wie etwa von Diagnosegeräten, die im Rahmen von klinischen Prüf- oder Forschungsverträgen zum ausschließlichen Einsatz bei solchen Prüfungen oder Forschungsprojekten überlassen werden. Vielmehr sind derartige Überlassungen als sogenannte **„Beistellungen"** zulässig (siehe hierzu Rdnr. 157). Dagegen ist ansonsten die Überlassung von Geräten als Geschenke im Rahmen der Absatzwerbung für Arzneimittel nur dann als zulässig anzusehen, wenn dies mit § 7 Abs. 1 Satz 1 HWG vereinbar ist, es sich dabei etwa um **handelsübliches Zubehör** oder **handelsübliche Nebenleistungen** i. S. v. § 7 Abs. 1 Satz 1 Nr. 3 HWG handelt.

d) Rabatte

298   Rabatte unterfallen dem Begriff der Zuwendungen im Sinne von § 7 Abs. 1 Satz 1 HWG und sind daher auch von dem **Regelungsbereich** des Kodex in § 21 Abs. 1 Satz 1 **erfasst**. Rabatte sind damit auch Gegenstand des grundsätzlichen Zuwendungsverbotes und nur in Ausnahmefällen erlaubt.[432] Bisher sah § 7 Abs. 1 Satz 1 Nr. 2 HWG a. F. allerdings eine weitgehende Ausnahme von diesem Grundsatz vor. Geld- und Naturalrabatte waren innerhalb der allgemeinen Grenzen immer dann zulässig, wenn sie als ein bestimmter oder auf bestimmte Art zu berechnender Geldbetrag (§ 7 Abs. 1 Satz 1 Nr. 2a) HWG) oder als eine bestimmte oder auf bestimmte Art zu berechnende Menge gleicher Ware (§ 7 Abs. 1 Satz 1 Nr. 2b) HWG) gewährt wurden. Für apothekenpflichtige Arzneimittel galt dies allerdings nicht gegenüber Endverbrauchern, sondern nur zwischen den übrigen Gliedern der Vertriebskette. In der Praxis wurden in der Vergangenheit vor allem gegenüber Apotheken und Krankenhäusern Naturalrabatte gewährt. Nach Auffassung des Gesetzgebers wurden diese Rabatte nicht in ausreichender Höhe an die gesetzlichen Krankenkassen

---

[426] Entscheidung zu § 6 Abs. 1 i. d. F. v. 10. 2. 2004, www.fs-arzneimittelindustrie.de.
[427] Entscheidung zu § 7 i. d. F. v. 16. 2. 2004, www.fs-arzneimittelindustrie.de.
[428] Entscheidung zu § 7 i. d. F. v. 16. 2. 2004, www.fs-arzneimittelindustrie.de.
[429] Entscheidung zu § 21 i. d. F. v. 2. 12. 2005, www.fs-arzneimittelindustrie.de (=PharmR 2007, 260).
[430] Entscheidung zu § 21 Abs. 1 i. d. F. v. 2. 12. 2005, www.fs-arzneimittelindustrie.de (PharmR 2006, 486).
[431] Entscheidung zu § 21 Abs. 2 i. d. F. v. 2. 12. 2005, www.fs-arzneimittelindustrie.de.
[432] Im Rahmen der Gewährung von Rabatten sind unbedingt auch die entsprechenden sozialrechtlichen Vorschriften zu beachten, insbesondere Rabattvorgaben für pharmazeutische Unternehmer nach § 130a SGB V. Zu diesem Thema siehe *Dieners/Heil*, PharmR 2007, 89, 142 ff.; sowie zu den Rabattverträgen nach § 130a Abs. 8 SGB V *Dieners*, in: FS Sander, S. 31 ff.

B. Kodex- Erläuterungen (§ 21)

(GKV) und die gesetzlich Versicherten weitergegeben. Mit dem Ziel, die Arzneimittelausgaben der GKV zu reduzieren, hat der Gesetzgeber im Rahmen des Gesetzes zur Verbesserung der Wirtschaftlichkeit in der Arzneimittelversorgung (AVWG) das Rabattverbot in § 7 HWG neu geregelt.[433] Diese Änderung ist am 1. 5. 2006 in Kraft getreten und gem. § 21 Abs. 1 Satz 1 auch nach dem Kodex verbindlich.[434] Die neue Regelung des § 7 Abs. 1 Satz 1 Nr. 2 HWG **betrifft weder Arzneimittel noch Medizinprodukte, die nicht apothekenpflichtig** sind. Für diese gilt weiterhin, dass Rabatte dann erlaubt sind, wenn sie eine bestimmte Summe oder Menge beinhalten oder auf eine bestimmte Art zu berechnen sind.

Über die **Einschränkung der Zulässigkeit** von Rabatten im Rahmen von § 7 HWG gab es bereits vor der endgültigen Verabschiedung des AVWG viele Missverständnisse und Diskussionen. Um Wirtschaftlichkeitsreserven zu erschließen, werden jedenfalls durch den neu gefassten § 7 Abs. 1 Satz 1 Nr. 2 HWG **Naturalrabatte entlang der gesamten Vertriebskette** für apothekenpflichtige Arzneimittel verboten, dies gilt sowohl für verschreibungspflichtige wie OTC-Präparate. Dieses Verbot umfasst auch Naturalrabatte zwischen pharmazeutischen Unternehmern und Krankenhäusern sowie zwischen pharmazeutischen Unternehmern und Großhändlern. 299

Die Regelung in Bezug auf Geldrabatte ist ungleich komplexer und lässt Raum für unterschiedliche Auslegungen und weitere Unklarheiten. Grundsätzlich verbietet § 7 HWG Zuwendungen jeglicher Art. Die Regelung des § 7 Abs. 1 Satz 1 Nr. 2 lit. a HWG nimmt von diesem grundsätzlichen Verbot aber Geldrabatte aus. Diese Ausnahme soll wiederum nur dann gelten, wenn sie „bei apothekenpflichtigen Arzneimitteln **nicht entgegen der Preisvorschriften** gewährt werden, die aufgrund des Arzneimittelgesetzes gelten." Als Preisvorschrift kommt hier die **Arzneimittelpreisverordnung** (AMPreisVO) in Betracht. Unstrittig ist, dass **bei OTC-Produkten Geldrabatte weiter erlaubt** bleiben. Dies gilt auch für Geldrabatte gegenüber **Krankenhäusern** und Krankenhaus-Apotheken. Diese Konstellationen sind aus dem Anwendungsbereich der AMPreisVO ausdrücklich ausgenommen. Preisrabatte verstoßen demnach nicht gegen die Preisbildungsvorschriften und können weiterhin gewährt werden. 300

Geldrabatte sind bei **verschreibungspflichtigen Arzneimitteln** dagegen auf das in der AMPreisVO festgesetzte Maß beschränkt, darüber hinausgehende Rabatte stellen einen Verstoß gegen § 7 HWG dar. Durch das GKV-WSG hat der Gesetzgeber die bis dahin bestehende Diskussion, ob der pharmazeutische Unternehmer überhaupt Adressat der AMPreisVO sei[435] beendet, indem er die pharmazeutischen Unternehmer verpflichtet, einen einheitlichen Abgabepreis sicherzustellen. Hinsichtlich der Preisbildung im **klassischen Vertriebsweg** müssen sowohl die Großhandelszuschläge als Höchstzuschläge sowie die festen Apothekenzuschläge nach der AMPreisVO eingehalten werden. Rabatte zwischen Großhändlern und Apotheken dürfen daher **nicht höher** sein **als der Großhandelszuschlag**, auf den der Großhändler nach der AMPreisVO verzichten kann. Darüber hinaus gehende Geldrabatte – auch im Verhältnis pharmazeutischer Unternehmer und Großhändler – sind dagegen verboten. Rabatte des Apothekers gegenüber seinen Abnehmern sind grundsätzlich untersagt (§ 3 Abs. 2 Nr. 1 AMPreisV). Vertreibt ein pharmazeutischer Unternehmer dagegen ein Arzneimittel **ausschließlich im Direktvertrieb** („Direct to Pharmacy"), fällt der Großhändler als Handelsstufe und damit auch der Großhandelszuschlag insgesamt weg, die Preisbildung dieser Arzneimittel findet daher nur durch den Herstellerabgabepreis zuzüglich des Apothekenzuschlags statt. Daher kann hier ebenfalls keine 301

---

[433] BT-Drs. 16/194 vom 13. 12. 2005, BR-Drs. 113/06 vom 17. 2. 2006.

[434] Vgl. insgesamt zur Neuregelung *Meyer,* A&R, 2006, 10 ff. und 60 ff.; *Mand,* A&R 2006, 54 ff., *Ehlers/Streibl,* Pharm. Ind. 2006, 443 ff. und *Wiedemann/Willaschek,* GesR 2006, 298 ff.

[435] Vgl. BT-Drs. 16/3100, S. 199; BT-Drs. 16/4247, S. 65 f.; *LG Hamburg* Urt. v. 12. 4. 2007, 327 O 631/06, Besprechung von *Kaeding,* APR 2007, 155 ff.; Überblick bei *Mand,* A&R 2006, 54 ff.; a. A. *Meyer,* A&R 2007, 151, 158 ff.

Rabattierung des pharmazeutischen Unternehmers gegenüber dem Apotheker erfolgen (§ 3 Abs. 2 Nr. 2 AMPreisVO).[436] Lediglich bei einem Vertrieb eines Arzneimittels, der **sowohl über den Großhandel als auch im Direktvertrieb** erfolgt, hat der pharmazeutische Unternehmer bei den im Direktvertrieb an die Apotheke abgegebenen Arzneimitteln die Möglichkeit, genau wie der Großhändler auf die Großhandelszuschläge gegenüber der Apotheke zu verzichten und damit dem Apotheker einen Rabatt zu gewähren.

302 Die Zulässigkeit **handelsüblicher Skonti** war zunächst umstritten, mittlerweile ist aus den Gesetzesbegründungen zum AVWG und zum GKV-WSG jedoch zu entnehmen, dass zumindest die Gewährung **marktüblicher Skonti und Zahlungsfristen** weiterhin zulässig ist.[437] Das Bundesministerium für Gesundheit (BMG) sieht diese nicht als Rabatte im Sinne dieser Regelung an, da ihnen eine konkrete Gegenleistung in Form einer vorfristigen Zahlung gegenübersteht.

In folgenden Bereichen bestehen insbesondere noch Unklarheiten:
– **Lagerwertverlustausgleich:** bisher offen, ob Rabatt im Sinne von § 7 Abs. 1 Satz 1 Nr. 2 HWG; BMG geht nicht davon aus.
– **Retouren:** bisher offen, ob Rabatt im Sinne von § 7 Abs. 1 Satz 1 Nr. 2 HWG; BMG geht nicht davon aus.
– **Valuta-Zahlungen** (Stundungen): bisher offen, ob Rabatt im Sinne von § 7 Abs. 1 Satz 1 Nr. 2 HWG; BMG geht nicht davon aus.
– **Koppelung von Rabatten** zwischen Rx- und OTC-Produkten: offen, ob zulässig.

Insgesamt bleibt abzuwarten, wie die Änderungen im Bereich der Rabatte in der Praxis gehandhabt und insbesondere von den Gerichten und den Spruchkörpern des FSA interpretiert werden. Die alte Rechtsprechung zur Zugabeverordnung und zum Rabattgesetz, die seit 2001 außer Kraft sind, könnte durch das AVWG eine Renaissance erleben.

e) Hinweise und Werbeaussagen (Abs. 1 Satz 3)

303 Der Wortlaut der Regelung in Abs. 1 Satz 3 a. F. sah vor, dass Werbegaben über die in § 10 geregelten Angaben hinaus keine weiteren Hinweise oder Werbeaussagen enthalten durften als den Firmennamen, dass Firmenlogo oder die Marke des Unternehmens bzw. der Name des Arzneimittels oder die Bezeichnung seines Wirkstoffs. Dem bloßen Wortlaut der Vorschrift nach durften auf Werbegaben (etwa Notizblöcken) auch dann keine Werbeaussagen enthalten sein, wenn die erforderlichen Pflichtangaben gemacht worden waren. Da damit diese Regelung über die Anforderungen des EFPIA-Kodex in Art. 10.03 hinausging[438] und auch kein Grund ersichtlich war, warum trotz der Angabe der Pflichtangaben Werbeaussagen auf Werbegaben unzulässig sein sollten, wurde die Formulierung in Abs. 1 Satz 3 vom FSA zu Recht als **redaktionelles Versehen** verstanden. Vom Sinn und Zweck der Vorschrift wurde daher diese Regelung dahin verstanden, dass Werbeaussagen auf Werbegaben, die über die Nennung des Firmennamens, Firmenlogos, der Marke des Unternehmens bzw. des Namens des Arzneimittels oder Bezeichnung seines Wirkstoffs hinausgehen, lediglich dann zulässig sein sollten, wenn die in § 10 geregelten Pflichtangaben enthalten waren. Die erfolgte Änderung des Abs. 1 Satz 3 kodifiziert genau diese Ansicht.

2. Verbot der Gewährung von Spenden?

304 Die Bestimmung des § 7 HWG lässt die Zulässigkeit der Gewährung von Sach- und Geldspenden (z. B. Bücher, Geräte, Spenden oder Drittmittel) an gemeinnützige Vereine

---

[436] Dieses Vertriebskonzept könnte demnächst ohnehin unzulässig werden, vgl. § 52 b des AMG i. d. F. der 15. AMG-Novelle (Regierungsentwurf vom 16. 3. 2009, BT-Drs. 16/12 256, S. 26 f.).

[437] BT-Drs. 16/194, S. 11 f. und 16/3100, S. 199.

[438] „Except where they carry all the information stipulated in Section 2.01 above, gifts may bear no more than the name and logo of the company and the name of the medicinal product, or its international non-proprietary name, where this exists, or the trademark."

oder Institutionen (z. B. Universitätskliniken) für gemeinnützig anerkannte Zwecke unberührt (siehe hierzu Kap. 6 Rdnr. 58 ff.). Dagegen sind Spenden an niedergelassene Ärzte, Klinikärzte, Apotheker oder andere Angehörige der Fachkreise nicht möglich, da diese **keine gemeinnützigen Zwecke** verfolgen. Niedergelassene Ärzte oder Klinikärzte können zudem auch **keine Spendenbescheinigung** im Sinne des Steuerrechts erteilen (vgl. Kap. 8 Rdnr. 68).

III. Geschenke zu besonderen Anlässen (Abs. 2)

1. Voraussetzungen

Absatz 2 sieht vor, dass bei **„besonderen Anlässen"** abweichend von den Voraussetzungen des § 7 HWG Geschenke an Ärzte gemacht werden dürfen. Derartige Geschenke dürfen aber **nicht im Zusammenhang mit der Absatzwerbung für Arzneimittel stehen** („im Rahmen einer nicht produktbezogenen Werbung"). Nach der Spruchpraxis des FSA werden unter einem „besonderen Anlass" aufgrund des Klammerzusatzes („z. B. Praxis-Eröffnung, Jubiläen") lediglich Anlässe mit „personenbezogenem" und nicht „anlassbezogenem" Inhalt verstanden. Daher sollen insbesondere allgemeine Feiertage keine „besonderen Anlässe" im Sinne von Abs. 2 darstellen (FS I 2005.1-51).[439] Als besondere Anlässe sind danach etwa Praxiseröffnungen und -veränderungen, Jubiläen, runde Geburtstage, die Ernennung zum Ober- oder Chefarzt oder die Emeritierung von Professoren anzusehen, nicht aber das Weihnachtsfest. Dies bedeutet zugleich, dass Geschenke im Rahmen einer bloßen **„Imagewerbung"** ohne konkreten Produkt- bzw. Absatzbezug, die nicht unter eine der Ausnahmeregelungen des § 7 HWG fallen, ebenfalls nach dem Kodex zu anderen als den beschriebenen „besonderen Anlässen" **nicht zulässig** sind (siehe dazu auch Rdnr. 309). Mit anderen Worten: Ausgenommen vom Verbot des Abs. 2 sind solche Geschenke, die im Rahmen einer produktbezogenen Werbung nach Abs. 1 zulässig wären (FS II 2008.2-228).[440] So ist eine Einladung zur einer ganztätigen **Dampferfahrt** unter dem Motto „Pharmaunternehmen macht Dampf!" ohne Kostenbeteiligung der eingeladenen Ärzte unlauter (FS I 2006.10-142).[441] Auch die Einrichtung einer externen Rechtsanwalts-Hotline ist als Geschenk im Sinne des Abs. 2 anzusehen, da sie als eine unentgeltlich gewährte geldwerte Vergünstigung, die als Imagewerbung der Absatzförderung dient, zu qualifizieren ist (FS II 2006.6-130).[442] Auch die Abgabe von Geschenkkartons im Wert von 10 Euro anlässlich der Neuausrichtung der Produktlinie eines Pharmaunternehmens ist unzulässig (FS I 2007.11-209).[443] An den Begriff „Geschenk" sind nach dem FSA keine hohen Anforderungen zu stellen. Ferner sei auch ein persönlicher Kontakt zwischen dem Unternehmen (als Geber) und dem Angehörigen der Fachkreise (als Empfänger) ist nicht Voraussetzung für die Annahme eines Geschenks i. S. d. § 21 Abs. 2 (FS II 2008.2-228).[444] Gegenüber der gesetzlichen Regelung des § 7 HWG bedeutet Abs. 2 also eine **erhebliche Verschärfung**, da das strenge Werbeverbot des § 7 HWG lediglich die Absatzwerbung für Arzneimittel betrifft, die Abgabe von Geschenken im Rahmen der produktunabhängigen „Imagewerbung" jedoch unberührt lässt. Von daher ist auch etwa die geschenkweise Abgabe von Fachbüchern (siehe dazu Rdnr. 308), Geräten (etwa Blutzuckermessgeräte), Knochenmodellen oder Praxisbedarf (etwa Tupfer oder Latexhandschuhe), die nicht im Zu-

305

---

[439] Entscheidung zu § 7 i. d. F. v. 16. 2. 2004, www.fs-arzneimittelindustrie.de.
[440] Entscheidung zu § 1 Abs. 3 Nr. 5, § 21 Abs. 1, 2 i. d. F. v. 18. 1. 2008, § 7 Abs. 1 Nr. 4 HWG, www.fs-arzneimittelindustrie.de.
[441] Entscheidung zu § 21 Abs. 2 i. d. F. v. 2. 12. 2005, www.fs-arzneimittelindustrie.de.
[442] Entscheidung zu § 21 Abs. 2 i. d. F. v. 2. 12. 2005, www.fs-arzneimittelindustrie.de.
[443] Entscheidung zu § 21 Abs. 1 und 2 i. d. F. v. 2. 12. 2005, www.fs-arzneimittelindustrie.de (= PharmR 2008, 308).
[444] Entscheidung zu § 1 Abs. 3 Nr. 5, § 21 Abs. 1, 2 i. d. F. v. 18. 1. 2008, § 7 Abs. 1 Nr. 4 HWG, www.fs-arzneimittelindustrie.de.

sammenhang der Absatzwerbung für Arzneimittel erfolgt, nach Abs. 2 unzulässig, es sei denn, diese erfolgt – unter Beachtung der einschlägigen Wertgrenze (Rdnr. 306) – zu „besonderen Anlässen". Zur Abgrenzung (unzulässiger) Geschenke zu (zulässigen) **„Beistellungen"** von Geräten im Rahmen von klinischen Prüf-, Forschungs- oder Referentenverträgen siehe Rdnr. 157.

2. Wertgrenzen

306   Der Wert von Geschenken zu „besonderen Anlässen" muss sich in einem **„sozialadäquaten" Rahmen** halten. Die Erläuterungen der Bundesärztekammer zu § 33 Abs. 3 MBO-Ä, nach denen die Annahme von Vorteilen verboten ist, die nicht geringfügig sind, sehen eine Höchstgrenze von 50 Euro vor.[445] die auch im Rahmen des Kodex als Maßstab anzusehen sein dürften. (§ 4 Abs. 1). Bei **regelmäßigen Zuwendungen**, die im Einzelfall unterhalb dieser Grenze liegen, soll nach den Erläuterungen der Bundesärztekammer nicht der Wert der einzelnen Leistungen zugrunde gelegt, sondern eine Gesamtbetrachtung vorgenommen werden.

3. Verwendung für die berufliche Praxis (Abs. 2 Satz 2)

307   Nach Abs. 1 Satz 2 müssen auch Werbegaben, die im Rahmen einer nicht produktbezogenen Werbung gewährt werden, zur Verwendung in der beruflichen Praxis bestimmt sein. Hierdurch gilt die Regelung des § 7 Abs. 1 Satz 2 HWG auch **unabhängig von einer produktbezogenen Werbung.** Dies bedeutet, dass etwa die Gewährung von Weingeschenken zu besonderen Anlässen unzulässig ist. Dies dürfte wohl auch für Blumengeschenke gelten, da diese aufgrund ihrer Gebrauchs- und Verbrauchseigenschaften objektiv nicht zur Verwendung in der beruflichen Praxis der Angehörigen der Heilberufe geeignet sind. Es kommt hierzu nicht auf die subjektiv-konkrete Zweckbestimmung des Werbenden an. Maßgeblich ist vielmehr die typische Eignung der Werbegabe, die jeweilige Tätigkeit des Angehörigen der Fachkreise zu ermöglichen oder zu fördern.[446]

4. Abgabe von Fachbüchern

a) Abgabe als produktbezogene Werbung (Abs. 1)

308   Die Abgabe von Fachbüchern durch pharmazeutischer Unternehmen an Angehörige der Fachkreise unterliegt ebenfalls den in § 21 FSA-Kodex statuierten Regelungen, da es sich im Regelfall um ein Geschenk i. S. v. § 21 handelt. Um nicht gegen § 21 FSA-Kodex zu verstoßen, müsste es sich bei den Fachbüchern gemäß Abs. 1 Satz 2 um geringwertige Werbeartikel oder um geringwertige Kleinigkeiten handeln. Da Fachliteratur in der Regel einen weitaus höheren Wert als 5 Euro besitzt, ist eine Abgabe von Fachbüchern an Angehörige der Fachkreise nach § 21 Abs. 1 FSA-Kodex in der Regel unzulässig.[447] Daher hat auch der FSA in der Vergangenheit entschieden, dass Fachbücher – wie z. B. ein Handbuch „Reisemedizin" im Wert von 36,50 Euro (FS I 2004.9-24)[448] oder ein medizinisches Fachbuch im Wert von 39,95 Euro (FS I 2006.4-121)[449] –, die im Rahmen der Absatzwerbung für Arzneimittel abgegeben werden, **keine geringwertigen Kleinigkeiten** darstellen. Anders hat der FSA die Abgabe von **Informationsbroschüren** auch allgemeineren Inhalts bewertet. Deren Abgabe soll sowohl als Download als auch in gedruckter Form keinen

---

[445] Siehe http://www.bundesaerztekammer.de/page.asp?his=1.100.1144.1155.
[446] *Doepner*, § 7 HWG, Rdnr. 58.
[447] Durch die Verschärfungen im Bereich des Urheberrechts können hier selbst bei einfachen Vervielfältigungen bereits Kodexverstöße auftreten.
[448] Entscheidung zu § 7 i. d. F. v. 16. 2. 2004, www.fs-arzneimittelindustrie.de.
[449] Entscheidung zu § 21 i. d. F. v. 2. 12. 2005, www.fs-arzneimittelindustrie.de (= PharmR 2006, 486).

B. Kodex- Erläuterungen (§ 21)

Verstoß gegen § 21 FSA-Kodex darstellen, sondern vom Geschenkverbot wegen § 7 Abs. 1 Nr. 4 HWG ausgenommen sein (FS II 2008.2-228).[450]

b) Abgabe im Rahmen der Imagewerbung (Abs. 2)

Grundsätzlich erlaubt § 21 Abs. 2 FSA-Kodex die Abgabe von Geschenken im Rahmen einer nicht produktbezogenen Werbung (also Imagewerbung). Allerdings müssen sich derartige Geschenke in einem sozialadäquaten Rahmen halten, zur Verwendung in der beruflichen Praxis bestimmt sein und dürfen nur zu besonderen Anlässen abgegeben werden. Was sozialadäquat ist, ist unter Rdnr. 306 dargestellt worden. Danach ist unter Berücksichtigung der Erläuterungen der Bundesärztekammer zu § 33 Abs. 3 MBO-Ä eine **Wertobergrenze von 50 Euro** zugrunde zu legen. Sachbücher sind auch unzweifelhaft „zur Verwendung in der beruflichen Praxis" bestimmt. Allerdings sieht § 21 Abs. 2 FSA-Kodex vor, dass Geschenke zur Imagewerbung nur dann abgegeben werden dürfen, wenn auch das dritte Kriterium erfüllt ist, also wenn die Abgabe zu einem **„besonderen Anlass"** erfolgt (siehe dazu Rdnr. 305). Sofern auch dieses Kriterium erfüllt ist und die Wertgrenze von 50 Euro gewahrt ist, ist die Abgabe eines Fachbuches an Angehörige der Fachkreise nach dem FSA-Kodex zulässig. 309

c) Kritik an der bestehenden Regelung

Gegen dieses Ergebnis wird zuweilen eingewandt, dass pharmazeutische Unternehmen Ärzte einerseits zu Fort- und Weiterbildungsveranstaltungen einladen dürften, welche zum Teil mit erheblichen Kosten verbunden sein können, während denselben Ärzten andererseits entsprechende Informationen nicht durch die Abgabe von Fachliteratur zugewendet werden könnten.[451] Ferner wird auch gefordert, in Bezug auf die Abgabe von Fachliteratur die Voraussetzung eines **„besonderen Anlasses"** nach Abs. 2 für **nicht erforderlich** zu halten und so eine Ausnahmeregelung für Fachliteratur in Abs. 2 zu verankern. Beide Ansätze sind jedoch mit der Intention des § 21 FSA-Kodex in seiner aktuell geltenden Fassung nicht ohne weiteres zu vereinbaren. 310

Die Regelung des § 21 Abs. 2 ist bewusst sehr streng gefasst worden. Über die gesetzlichen Regelungen hinaus sollten auch Geschenke im Rahmen einer bloßen **„Imagewerbung"** ohne konkreten Produkt- bzw. Absatzbezug erfasst werden. Wie schon im Rahmen des § 7 HWG sollte auch für die produktunabhängige „Imagewerbung" die **Abgabe von Geschenken grundsätzlich unzulässig** und nur ausnahmsweise, d.h. **„zu besonderen Anlässen"**, möglich sein. Die ursprüngliche Intention war es daher, die regelmäßige Abgabe von Fachliteratur an Ärzte zu unterbinden, da diese Abgabe als möglicher Missbrauchstatbestand bei der Zusammenarbeit der Industrie mit Ärzten identifiziert worden war. Darüber hinaus war der FSA bei der Schaffung der Regelung der Auffassung, dass die kostenlose Abgabe von (oft sehr teurer) Fachliteratur auch gegenüber der Öffentlichkeit nur schwer zu vermitteln sein dürfte. Dies gilt auch mit Blick auf Staatsanwaltschaften und Strafgerichte, die sich in der Vergangenheit mit der kostenlosen Abgabe von Fachliteratur (etwa medizinischen Enzyklopädien oder Zeitschriftenabonnements) an Klinikärzte befasst haben. Insofern sieht auch *Fischer*[452] die kostenlose Abgabe von Fachliteratur mit deutlichen Worten als durchaus als kritisch an. 311

---

[450] Entscheidung zu § 1 Abs. 3 Nr. 5, § 21 Abs. 1, 2 FSA-Kodex i.d.F. v. 18. 1. 2008, § 7 Abs. 1 Nr. 4 HWG, www.fs-arzneimittelindustrie.de.
[451] Siehe hierzu *Finn*, PharmR 2009, 481 ff., 488.
[452] *Fischer*, StGB, 56 Aufl. 2009, § 331, Rdnr. 27 d: „Es erscheint zumindest kriminologisch auffällig, dass der weitaus größte Teil der Diskussion sich auf Fragen medizinischer Forschung konzentriert; verständlich mag dies sein, weil hier die Gewinnspannen besonders hoch, die Interessen besonders mächtig und die Heuchelei besonders wohlfeil sind. Würden z.B. an Rechts-, Betriebswirtschafts- oder Informatikprofessoren durch Verlage oder Chip-Hersteller nach Maßgabe von Absatzzahlen unter Studenten, Zitathäufigkeit oder Beschaffungsentscheidungen von Universitäten verdeckte

d) Allgemeinverbindlichkeit der FSA-Regelungen

312 Die Regelungen des FSA-Kodex zum Geschenkverbot im Rahmen der Imagewerbung haben auch über die Mitgliedsunternehmen hinaus ein bestimmtes Maß an Geltung entwickelt. Das LG München I hat in der sog. **„Wasserspender-Entscheidung"**[453] eine unlautere Wettbewerbshandlung eines Unternehmens angenommen, das Ärzten die Überlassung eines Wasserspenders mit Aufdruck des Unternehmenslogos zum Vorzugspreis angeboten hatte. Der FSA hatte gegen dieses Verhalten des Unternehmens, das nicht Mitglied im FSA ist, mit der Begründung geklagt, das Verhalten verstoße gegen § 21 Abs. 2 des FSA-Kodex Fachkreise. Das Gericht hat der Klage stattgegeben und führte dazu aus:

> „Aufgrund einer inzwischen auf allen Ebenen durchgesetzten Abkehr von früher vereinzelt noch herrschenden Vorstellungen und geduldeten Auswüchsen entspricht das Verbot von mehr als geringfügigen unentgeltlichen Zuwendungen an Ärzte auch im Bereich der Imagewerbung inzwischen den „anständigen Gepflogenheiten in Gewerbe und Handel". Dieser Bewusstseinswandel, der aufgrund einer verstärkten Aufmerksamkeit der Öffentlichkeit bei Verbrauchern schon länger eingetreten ist, hat inzwischen auch die Pharmaunternehmen erreicht, die nicht zuletzt mit der Schaffung des Klägers [FSA] und der Unterzeichnung von Selbstverpflichtungserklärungen einer von der Politik bereits angedrohten gesetzlichen Regelung des Gesamtkomplexes „Zusammenarbeit zwischen Pharmaunternehmen und Ärzten" zuvor kommen wollten."

Aus dieser Entscheidung wird deutlich, dass der FSA-Kodex nicht nur als Selbstverpflichtungserklärung seiner Mitglieder, sondern auch als **Maßstab** anzusehen ist, wie die **„anständigen Gepflogenheiten in Gewerbe und Handel"** als Begriff des allgemeinen Lauterkeitsrechts im Bereich der Pharmaindustrie zu interpretieren sind.

5. Besonderheiten für Klinikärzte

313 Für den Klinikbereich wird zum Teil empfohlen, dass ein Betrag in Höhe von 25 Euro bis 40 Euro für Geschenke an Klinikärzte nicht überschritten werden sollte.[454] In **Zweifelsfällen** sollte zur Risikovermeidung zuvor die **Genehmigung des Dienstherrn bzw. des Arbeitgebers** (d.h. im Regelfall der Verwaltung) eingeholt werden. Dies gilt insbesondere dann, wenn die internen Dienstanweisungen der Klinik Besonderheiten vorsehen. Auch hier ist jedoch **in der Praxis** unter Berücksichtigung der Erläuterungen der Bundesärztekammer zu § 33 Abs. 3 MBO-Ä eine Höchstgrenze von **50 Euro üblich und allgemein anerkannt**.

6. Ausnahmen des § 7 Abs. 1 HWG

314 Ein weiteres Problem, dass sich bislang im Rahmen der Anwendung des § 21 Abs. 2 stellte, war die Frage, ob die **Ausnahmevorschriften des § 7 Abs. 1 HWG** auch im Falle der **nicht produktbezogenen Werbung** Anwendung finden. Der Spruchkörper hat zu Recht die Anwendbarkeit dieser Ausnahmen bejaht (FS II 2008.2-228).[455] Ein Mitgliedsunternehmen hatte über sein Internetportal kostenlos eine Broschüre zum Thema „Wirtschaftlichkeitsprüfungen" zum Download angeboten. Neben der Frage, ob in diesen Fällen der FSA-Kodex überhaupt anwendbar ist (siehe dazu Rdnr. 29), beschäftigte sich der Spruchkörper 2. Instanz mit der Anwendbarkeit der Ausnahmeregelungen des § 7 Abs. 1 HWG. Dabei wurde die Regelung des Absatzes 2 als ein grundsätzliches Verbot

---

„Rückerstattungen" gezahlt, oder erhielten Richter oberster Gerichte kostenlose Privatbibliotheken in der „Erwartung", dass nur Werke bestimmter Verlage zitiert werden, so käme niemand auf die Idee, es handele sich hierbei um aufopferungsvolle Förderung der Wissenschaft. Ein sachlicher Grund, warum Mediziner oder Pharmakologen anderen Maßstäben unterfallen sollten, ist nicht ersichtlich."

[453] *LG München I* PharmR 2008, 330 ff. (nicht rechtskräftig).

[454] Vgl. etwa *Kaiser*, NJW 1981, 321; *Schönke/Schröder*, § 331 StGB, Rdnr. 53; siehe hierzu auch *Dieners/Lembeck*, Rdnr. 143.

[455] Entscheidung zu § 1 Abs. 3 Nr. 5, § 21 Abs. 1, 2 FSA-Kodex, i.d.F. v. 18.1.2008, § 7 Abs. 1 Nr. 4 HWG, www.fs-arzneimittelindustrie.de.

von Geschenken als nicht produktbezogene Werbemaßnahmen aufgefasst.[456] Indem der Spruchkörper den Produktbezug des Downloads als Werbemaßnahme ablehnte, mussten die Voraussetzungen des Absatzes 2 vorliegen. Es handelte sich jedoch offensichtlich nicht um einen besonderen Anlass, allerdings kam die Ausnahmevorschrift des § 7 Abs. 1 Nr. 4 HWG in Betracht, derzufolge Zuwendungen zulässig sind, die „in der Erteilung von Auskünften oder Ratschlägen bestehen". Zwar sind nicht produktbezogene Werbemaßnahmen nicht vom Anwendungsbereich des HWG erfasst, jedoch geht aus § 21 Abs. 2 des Kodex hervor, dass sie „darüber hinaus", also über den auf § 7 HWG Bezug nehmenden Abs. 1 hinaus, nur zu „besonderen Anlässen" zulässig sein sollen. Aus diesem Grund ist die Anwendung der **Ausnahmen des § 7 Abs. 1 HWG** auch im Falle **nicht produktbezogener Werbung gerechtfertigt.**

IV. Leitlinien (Abs. 3)

Zur Auslegung des **Begriffs „geringwertig"** im Sinne dieser Bestimmung erlässt der Vorstand des Vereins verbindliche Leitlinien nach § 6 Abs. 2. Dieser neu eingefügte Abs. 3 setzt Art. 10.05 des EFPIA-Kodex um und zielt, wie die übrigen Möglichkeiten zum Erlass von Leitlinien darauf ab, eine Vereinheitlichung der Auslegung bei unbestimmten Begriffen zu erreichen.

315

V. Spruchpraxis

1. Absatz 1

- Abgabe von **Gutscheinen ohne Produkt- oder Firmenvermerke** stellt keine Werbegabe dar (FS I 2005.1-51).[457]
- Maßstab der Geringwertigkeit i. S. v. § 7 HWG sind der **Marktwert** (z. B. Lizenzgebühr für eine Fach-CD) und nicht allein die Herstellungskosten (FS I 2005.5-64).[458]
- Werbegabe bis zu einem Marktwert von **5 Euro** inkl. MwSt. ist **geringwertig** – **graphologisches Gutachten** stellt Werbegabe dar und ist nicht geringwertig (FS I 2005.11-103).[459]
- Mehrtägige Fortbildungsveranstaltung mit Ausflugsprogramm und **kulinarischen Höhepunkten** (Besichtigung von Käserei und Schinkenmanufaktur, Abendessen, Stadtbesichtigung, Wellness-Programm) stellt Verstoß gegen § 7 Abs. 1 HWG dar (FS I 2004.7-14).[460]
- Fortbildungsveranstaltungen von Nichtmitgliedern, bei denen das Rahmenprogramm **(Golfturnier, Kochkurs, Oldtimertouren, Trüffelverkostung)** einen erheblichen Kostenanteil darstellt und auch Begleitpersonen kostenfrei teilnehmen können, verstoßen gegen § 7 Abs. 1 und 2 HWG (FS I 2004.6-7).[461]
- Die Verwendung der bildlichen Darstellung einer Figur, die Kindern die Angst vor dem Arztbesuch nehmen soll und **keinem konkreten Produkt zuzuordnen** ist, stellt keinen Verstoß gegen § 7 HWG dar (FS I 2004.8-20).[462]
- Das HWG findet auf Pharmunternehmen nur bei **konkreter Produktwerbung** Anwendung, nicht bei Maßnahmen zum persönlichen Kennenlernen eines neu gegründeten Unternehmens mit „Häppchen" und „einem Glas Wein" (FS I 2004.9-22).[463]

316

---

[456] Diese Auffassung wurde bereits in der Vergangenheit vertreten, vgl. Vorauflage, 2. Aufl. 2007, Kap. 9, Rdnr. 259.
[457] Entscheidung zu § 7 i. d. F. v. 16. 2. 2004, www.fs-arzneimittelindustrie.de.
[458] Entscheidung zu § 7 Abs. 1 i. d. F. v. 16. 2. 2004, www.fs-arzneimittelindustrie.de.
[459] Entscheidung zu § 7 Abs. 1 i. d. F. v. 16. 2. 2004, www.fs-arzneimittelindustrie.de.
[460] Entscheidung zu § 7 i. d. F. v. 16. 2. 2004, www.fs-arzneimittelindustrie.de.
[461] Entscheidung zu § 6 und 7 i. d. F. v. 16. 2. 2004, www.fs-arzneimittelindustrie.de.
[462] Entscheidung zu § 7 i. d. F. v. 16. 2. 2004, www.fs-arzneimittelindustrie.de.
[463] Entscheidung zu § 7 i. d. F. v. 16. 2. 2004, www.fs-arzneimittelindustrie.de.

- Die kostenlose **Abgabe eines Handbuchs „Reisemedizin"** mit einem Wert von 36,50 Euro inkl. Versandkosten und MwSt. stellt einen Verstoß gegen § 7 HWG dar, sofern es Produktwerbung enthält (FS I 2004.9-24).[464]
- Die Abgabe eines **medizinischen Fachbuches im Wert von 39,95 Euro** anlässlich einer Fortbildungsveranstaltung ist nicht geringwertig im Sinne von § 21 Abs. 1 des Kodex i. V. m. § 7 HWG (FS I 2006.4-121).[465]
- Die **kostenlose Abgabe eines Nachschlagewerkes** mit einem Marktwert von 49,90 Euro an Angehörige der Fachkreise stellt eine wettbewerbswidrige Absatzwerbung dar (FS I 2006.2-114).[466]
- Die **Überlassung** von Texten der gehaltenen Vorträge als **Tagungsunterlagen** fällt in den erlaubten Rahmen einer gem. § 20 Abs. 1 FSA-Kodex zulässigen Fortbildungsveranstaltung und verstößt nicht gegen § 21 Abs. 1 FSA-Kodex (FS II 2005.12-106).[467]
- Die Einladung eines Nichtmitglieds zu einer **Ausstellungsführung** mit anschließendem „Round Table" ohne konkreten Produktbezug stellt keinen Verstoß gegen § 7 HWG dar, kann aber für Mitgliedsunternehmen wegen §§ 6 und 7 des Kodex (§§ 20 und 21 n. F.) ggf. unzulässig sein (FS I 2005.3-59).[468]
- Wenn ein Nichtmitglied Ärzten die Möglichkeit eröffnet, in einem „Internet-Shop" **firmeneigene und Fremdprodukte zu reduzierten Preisen (Rabatte) zu erwerben**, liegt kein Verstoß gegen § 7 HWG vor, sofern eine produktbezogene Absatzwerbung mit diesen Angeboten nicht einhergeht (FS I 2005.6-73).[469]
- Ein medizinisches Fachbuch kann nicht als **veranstaltungsbegleitendes Informationsmaterial** angesehen werden, wenn es sich lediglich auf 10% der Seiten mit dem Thema der Fortbildungsveranstaltung beschäftigt (FS I 2006.4-121).[470]
- Wird die **Teilnahme an einem Zertifikatslehrgang** bei einer Selbstbeteiligung in Höhe von 200 Euro ermöglicht, wobei die übliche Teilnahmegebühr 2000 Euro beträgt, so verstößt die Finanzierung dieser arzneimittelfremden Fortbildungsleistung sowie die Übernahme der Reise- und Übernachtungsgebühren gegen Abs. 1 (FS I 2007.9-193).[471]

2. Absatz 2

317
- **Allgemeine Feiertage** (z. B. Weihnachtsfest) stellen **keinen „besonderen Anlass"** dar, da sie nicht personenbezogen sind (FS I 2005.1-51).[472]
- Die **Einladung zu einer ganztägigen Dampferfahrt** ohne Kostenbeteiligung der eingeladenen Ärzte verstößt gegen § 21 Abs. 2 und ist somit unlauter (FS I 2006.10-142).[473]
- Abs. 2 enthält ein **grundsätzliches Verbot von Geschenken** und regelt nicht etwa nur Fälle erlaubter Geschenke zu besonderen Anlässen. Über die Regelung des Abs. 1 hinaus dürfen im Rahmen einer nicht-produktbezogenen Werbung Geschenke „nur" zu besonderen Anlässen gewährt werden, in anderen Fällen überhaupt nicht. **Der Kodex ist be-**

---

[464] Entscheidung zu § 7 i. d. F. v. 16. 2. 2004, www.fs-arzneimittelindustrie.de.
[465] Entscheidung zu § 21 i. d. F. v. 2. 12. 2005, www.fs-arzneimittelindustrie.de (= PharmR 2006, 486).
[466] Entscheidung zu § 21 i. d. F. v. 2. 12. 2005, www.fs-arzneimittelindustrie.de (= PharmR 2007, 260).
[467] Entscheidung zu § 6 Abs. 1 i. d. F. v. 16. 2. 2004, www.fs-arzneimittelindustrie.de.
[468] Entscheidung zu § 7 i. d. F. v. 16. 2. 2004, www.fs-arzneimittelindustrie.de.
[469] Entscheidung zu § 7 i. d. F. v. 16. 2. 2004, www.fs-arzneimittelindustrie.de.
[470] Entscheidung zu § 21 i. d. F. v. 2. 12. 2005, www.fs-arzneimittelindustrie.de (= PharmR 2006, 486).
[471] Entscheidung zu § 21 i. d. F. v. 2. 12. 2005, www.fs-arzneimittelindustrie.de (= PharmR 2009, 53).
[472] Entscheidung zu § 7 i. d. F. v. 16. 2. 2004, www.fs-arzneimittelindustrie.de.
[473] Entscheidung zu § 21 i .d. F. v. 2. 12. 2005, www.fs-arzneimittelindustrie.de.

B. Kodex- Erläuterungen (§ 21)

wusst strenger als das Wettbewerbsrecht (UWG, HWG). Die Errichtung einer externen **Rechtsanwaltshotline ist** als **Geschenk** im Sinne des Abs. 2 anzusehen. Als
Imagewerbung dient sie der Absatzförderung. Vom Verbot des Abs. 2 ausgenommen sind
solche geringwertige **Kleinigkeiten** i. S. v. § 7 Abs. 1 Nr. 1 HWG, welche einen **Wert
bis etwa 5 Euro haben** (FS II 2006.6-130).[474]

- Die **Abgabe eines Geschenkkartons im Wert von 10 Euro** an Angehörige der
Fachkreise anlässlich der Neuausrichtung der Produktlinie eines Pharmaunternehmens
stellt **keine geringwertige Werbeabgabe** im Sinne des Abs. 1 dar. Ein „besonderer
Anlass" im Sinne des Abs. 2 kann nur auf Seiten der Fachangehörigen und nicht auf der
Seite des Pharmaunternehmens vorliegen (FS I 2007.11-209).[475]

- Die Veranstaltung eines **Golfwochenendes** durch ein Mitgliedsunternehmen (auch) für
Angehörige der Fachkreise und deren Begleitpersonen verstößt gegen Abs. 2, da bei derartigen Veranstaltungen der berufliche und private Bereich von Ärzten und Apothekern
nicht getrennt werden kann (FS II 2007.7-190).[476]

- Die Gewährung eines Betrages in Höhe von 10 Euro für jedes für eine **„onlineAkade-
mie"** eines Mitgliedsunternehmens geworbene Mitglied stellt ein Geschenk im Sinne des § 21 Abs. 2 des Kodex dar, bei dem die Geringwertigkeitsgrenzen des § 7 HWG
überschritten sind. (FS I 2008.5-238).[477]

- Ein Unternehmen (kein Mitglied des FSA), das Ärzte, die den Europäischen Röntgen-
kongress in Wien besuchen, sowie deren Begleitpersonen zu einem **„Gala-Event"** einlädt, bei dem Bewirtung und Unterhaltung ohne Kostenbeteiligung der Eingeladenen
angeboten werden, verstößt gegen §§ 3, 4 Nr. 1, Nr. 11 UWG in Verbindung mit § 21
Abs. 2 FSA-Kodex. (FS I 2008.3-230).[478]

- Die im Rahmen einer Imagewerbung erfolgte **unentgeltliche Abgabe eines Fach-
buchs** (Buchhandelspreis 89,50 Euro) durch ein Nichtmitglied an Teilnehmer einer wissenschaftlichen Tagung einer medizinischen Fachgesellschaft stellt einen Verstoß gegen
§§ 3, 4 Nr. 1, Nr. 11 UWG in Verbindung mit § 21 FSA-Kodex dar. (FS I 2008.5-
235).[479]

- Ein **mehrstündiges Seminar über ärztliches Gebührenrecht**, das von einem Unternehmen Fachkreisen unentgeltlich angeboten wird, ist ein geldwerter Vorteil und damit
ein „Geschenk" im Sinne des § 21 Abs. 2 FSA-Kodex, das außerhalb personenbezogener
Anlässe auf Seiten des Beschenkten nicht gewährt werden darf. (FS I 2007.5-179).[480]

- Der Begriff „Geschenk" nach § 21 Abs. 2 FSA-Kodex setzt nicht voraus, dass zwischen
Geber (Unternehmer) und Empfänger (Arzt) ein persönlicher Kontakt besteht. Ermög-
licht ein Unternehmen Ärzten das **unentgeltliche Herunterladen** einer 68-seitigen
Broschüre über Wirtschaftlichkeitsprüfungen von seiner Homepage, gewährt es damit ein
„Geschenk" im Sinne des § 21 Abs. 2 FSA-Kodex. Ein Verstoß gegen die Norm liegt
gleichwohl nicht vor, weil die Broschüre als **systematische Zusammenfassung von
„Auskünften und Ratschlägen"** in entsprechender Anwendung des § 7 Abs. 1 Nr. 4
HWG vom Geschenkverbot ausgenommen ist. Das Überreichen einer gedruckten Aus-
gabe der Broschüre wäre nicht anders zu beurteilen. (FS II 2008.2–228).[481]

---

[474] Entscheidung zu § 2 i. d. F. v. 2. 12. 2005, www.fs-arzneimittelindustrie.de.
[475] Entscheidung zu § 21 i. d. F. v. 2. 12. 2005, www.fs-arzneimittelindustrie.de (=PharmR 2008, 308).
[476] Entscheidung zu § 21 i. d. F. v. 2. 12. 2005, www.fs-arzneimittelindustrie.de.
[477] Entscheidung zu § 21 i. d. F. v. 2. 12. 2005, www.fs-arzneimittelindustrie.de (=PharmR 2009, 106).
[478] Entscheidung zu § 21 i. d. F. v. 2. 12. 2005, www.fs-arzneimittelindustrie.de.
[479] Entscheidung zu § 21 i. d. F. v. 2. 12. 2005, www.fs-arzneimittelindustrie.de (=PharmR 2008, 628).
[480] Entscheidung zu § 21 i. d. F. v. 2. 12. 2005, www.fs-arzneimittelindustrie.de.
[481] Entscheidung zu § 21 i. d. F. v. 2. 12. 2005, www.fs-arzneimittelindustrie.de.

> **Praxishinweise: Werbung**
>
> Folgende Punkte sind bei Werbemaßnahmen gegenüber Fachkreisen unbedingt zu beachten:
> - Kodex erfasst sowohl produktbezogene Werbung als auch Imagewerbung (Anwendungsbereich weiter als HWG)
> - Bei Produktbezug nur
>   - Geschenke bis 5 Euro mit Bezug zur beruflichen Praxis
>   - Rabatte
>   - Bei OTC in der Regel möglich
>   - Bei Rx sehr eingeschränkt (AHPreisVO)
>   - Zubehör
> - Bei Imagewerbung nur
>   - Bei besonderen Anlässen
>   - Nur persönliche Anlässe (nicht Weihnachten)
>   - Bis 50 Euro
>   - Bezug zur beruflichen Praxis
>   - Ohne besonderen Anlass
>   - Bis 5 Euro

§ 22 Bewirtung

(1) Eine Bewirtung ist nur im Rahmen von internen Fortbildungsveranstaltungen sowie Arbeitsessen und in einem angemessenen und sozialadäquaten Umfang zulässig. Der Anlass eines Arbeitsessens ist zu dokumentieren. Eine Bewirtung von Begleitpersonen ist unzulässig.

(2) Zur Auslegung des Begriffs „angemessen" im Sinne dieser Bestimmung erlässt der Vorstand des Vereins verbindliche Leitlinien nach § 6 Abs. 2.

Leitlinie
des Vorstandes des FSA gemäß § 6 Abs. 2 i. V. m. § 22 Abs. 2 zur Auslegung des Begriffs „angemessen" (§ 22 Abs. 1 Satz 1) (Stand: Juli 2008)

Nach § 22 Abs. 1 Satz 1 ist eine Bewirtung nur in einem „angemessenen" und sozialadäquaten Umfang zulässig.

Die „Bewirtung" ist „angemessen" und überschreitet einen „angemessenen Rahmen" nicht, sofern diese sozialadäquat ist. Als Orientierungsgröße für eine noch angemessene Bewirtung ist bei Bewirtungen im Inland unter Berücksichtigung der seit dem Inkrafttreten des Kodex im Jahr 2004 stattgefundenen Preiserhöhungen und der erfolgten Erhöhung der Umsatzsteuer ein Betrag von etwa EUR 60,00 anzusehen.

Bei einer Bewirtung im Ausland sollte sich die Angemessenheit der Bewirtung am Maßstab der geltenden steuerlichen Pauschbeträge für Verpflegungsmehraufwendungen im Ausland orientieren, da hierdurch ein gegebenenfalls bestehendes höheres Preisniveau abgebildet wird. Die Angemessenheit einer Bewirtung im Ausland kann insofern durch einen Vergleich der insofern geltenden Pauschbeträge mit dem für das Inland geltenden Pauschbetrag ermittelt werden (FS I 2006.8–135 = PharmR 2008, 400). Die oben unter Ziff. 5.1 genannte Orientierungsgröße kann sich daher je nach dem im Ausland bestehenden Preisniveau um einen bestimmten Prozentsatz erhöhen.

Übersicht

	Rdnr.
I. Vorbemerkung	318
II. Voraussetzungen für die Bewirtung von Angehörigen der Fachkreise (Abs. 1)	319
1. Umfang und Wertgrenzen (Abs. 1 Satz 1)	324
2. Dokumentation (Abs. 1 Satz 2)	329
3. Personenkreis (Abs. 1 Satz 3)	330
4. Besonderheiten für Mitarbeiter medizinischer Einrichtungen	331
III. Leitlinien (Abs. 2)	332
IV. Spruchpraxis	333

B. Kodex- Erläuterungen (§ 22)

I. Vorbemerkung

Die Regelung entspricht im Wesentlichen § 8 der Ursprungsfassung des FSA-Kodex. **318**
Der vormalige Wortlaut von Satz 1 („im Rahmen von wissenschaftlichen Fortbildungsveranstaltungen/Kongressen") ist dahingehend **klargestellt** worden, dass hiermit **„interne Fortbildungsveranstaltungen"** gemeint sind. Mit der Einfügung von Satz 3 wurde Art. 9.04 des EFPIA-Kodex umgesetzt. Diese Umsetzung entspricht im Übrigen der bisherigen Spruchpraxis des FSA zu § 8 der Ursprungsfassung. Absatz 2 geht auf Art. 9.08 des EFPIA-Kodex in der Fassung vom 5. 10. 2007 zurück.

II. Voraussetzungen für die Bewirtung von Angehörigen der Fachkreise (Abs. 1)

Die Regelung orientiert sich an der Parallelbestimmung des „Gemeinsamen Stand- **319**
punkts" (siehe dort C. I.). Danach ist eine „Bewirtung [...] nur im Rahmen von Veranstaltungen oder Arbeitsessen und nur in einem angemessen sozialadäquaten Umfang zulässig". Der „Gemeinsame Standpunkt" knüpft damit an der Ratio seiner Regelung für Geschenke an („Im Hinblick auf Bewirtungen gelten die für Geschenke genannten Grundsätze entsprechend."). Der Kodex folgt der von dem „Gemeinsamen Standpunkt" vorgezeichneten Linie. In Anlehnung an die Regelung zur Gewährung von Geschenken (§ 21) sind Bewirtungen nur **in einem angemessenen und sozialadäquaten Umfang** erlaubt, um eine unlautere Beeinflussung von Ärzten zu vermeiden. Danach sollen Bewirtungen „nur im Rahmen von **internen Fortbildungsveranstaltungen**" (siehe hierzu Rdnr. 222) sowie im Rahmen von **„Arbeitsessen"** stattfinden, sofern sie einen angemessenen, d. h. sozialadäquaten, Rahmen nicht überschreiten. Ein bloßes „Verkaufsgespräch" eines Außendienstmitarbeiters stellt demnach keinen sachlichen Grund für eine Bewirtung dar. Eine solche Bewirtung würde auch unter dem Gesichtspunkt der für die Absatzwerbung für Arzneimittel geltenden Beschränkungen gegen § 7 HWG verstoßen.[482] Vielmehr ist die Bewirtung eines Arztes im Rahmen eines **Arbeitsessens** nur dann gerechtfertigt, wenn unabhängig von einer direkten produkt- oder leistungsbezogenen Absatzwerbung für Arzneimittel bestimmte **Fachfragen** oder etwa der **Stand oder Ausgang von Projekten erörtert** werden, in denen der Arzt für das pharmazeutische Unternehmen tätig ist oder tätig werden soll. Allerdings sollten an den Bewirtungsgrund auch nicht übersteigerte und lebensfremde Anforderungen gestellt werden.

Absatz 1 erwähnt ausdrücklich die Zulässigkeit der Bewirtung von Ärzten anlässlich von **320**
internen Fortbildungsveranstaltungen und konkretisiert die oben genannte Bestimmung des Gemeinsamen Standpunkts. Insofern lehnt sich Satz 1 an die Regelung in § 7 Abs. 2 HWG an. Danach gilt das strikte Zuwendungsverbot von § 7 Abs. 1 HWG (vgl. Kap. 2 Rdnr. 61 ff.) „nicht für Zuwendungen im Rahmen ausschließlich berufsbezogener wissenschaftlicher Veranstaltungen, sofern diese einen vertretbaren Rahmen nicht überschreiten, insbesondere in Bezug auf den wissenschaftlichen Zweck der Veranstaltung von untergeordneter Bedeutung sind und sich nicht auf andere als im Gesundheitswesen tätige Personen erstrecken". Auf die Frage der Zulässigkeit von Bewirtungen übertragen bedeutet dies, dass es sich in jedem Fall um eine **interne wissenschaftliche Veranstaltung** handeln muss, die ausschließlich **berufsbezogen** ist. Dementsprechend hat der FSA die Herstellung von für Diabetiker geeigneten Snacks zu einem Herstellungswert von jeweils 3 Euro durch einen überregional bekannten Sternekoch anlässlich eines Diabetiker-Präventions-Kongresses als kodexkonform bewertet, sofern eine fachlich wissenschaftliche Fortbildung damit verbunden ist (FS I 2005.4-63).[483]

---

[482] Siehe hierzu *Doepner*, § 7 HWG, Rdnr. 27 m. w. N.
[483] Entscheidung zu § 6 Abs. 2 Satz 2 i. d. F. v. 16. 2. 2004, www.fs-arzneimittelindustrie.de.

321 **Fachfremde wissenschaftliche Veranstaltungen** sind von Abs. 1 also nicht erfasst, ebenso wenig berufsbezogene Veranstaltungen ohne wissenschaftlichen Charakter, wie der Kodex im Hinblick auf „interne Fortbildungsveranstaltungen" in § 20 Abs. 2 Satz 2 ausdrücklich klarstellt („solche Fortbildungsveranstaltungen", d. h. Fortbildungsveranstaltungen mit berufsbezogenem und wissenschaftlichem Charakter, § 20 Abs. 2 Satz 1). Dasselbe gilt nach § 22 aber auch für externe Fortbildungsveranstaltungen und zwar unabhängig von der Frage, ob aufgrund einer hier wohl regelmäßig fehlenden konkret produktbezogenen Absatzwerbung § 7 Abs. 2 HWG überhaupt anwendbar wäre.[484]

322 Die Beschränkung in Abs. 1 auf interne Fortbildungsveranstaltungen sowie Arbeitsessen indiziert die **Notwendigkeit eines Sachbezugs** der Bewirtung. Die Bewirtung darf danach kein Selbstzweck sein, der als unlauterere Beeinflussung von Angehörigen der Fachkreise missverstanden werden könnte; sie muss vielmehr dazu geeignet sein, z.B. den wissenschaftlichen Gedankenaustausch anlässlich einer Fortbildungsveranstaltung oder die Erörterung von Fachfragen zwischen Vertretern eines pharmazeutischen Unternehmens einerseits und Ärzten andererseits zu fördern, etwa indem die Gesprächspartner bei einer internen Fortbildungsveranstaltung für die Einnahme einer Mahlzeit die Veranstaltung nicht unterbrechen und auseinander gehen müssen. Dieser Gedanke setzt die Teilnahme von Mitarbeitern des bewirtenden pharmazeutischen Unternehmens an der Bewirtung selbst voraus. Die Übernahme von Bewirtungskosten der **Weihnachtsfeier einer Krankenhausabteilung** oder einer Praxis oder der Kosten für das Geburtstagsessen eines Arztes erfüllt diese Voraussetzungen nicht und wäre als sog. **„Sozialspende"** unzulässig. Auch die Durchführung eines **Grillfestes für Ärzte und Begleitpersonen** verstößt mangels Sachbezugs gegen den Kodex und zwar unabhängig davon, ob es während einer solchen oder ohne eine gleichzeitige Fortbildungsveranstaltung stattfinden soll (FS I 2005.6-75).[485]

323 In den speziellen Regelungen zu den berufsbezogenen wissenschaftlichen Fortbildungsveranstaltungen (§ 20) findet sich lediglich für interne Fortbildungsveranstaltungen eine ausdrückliche Regelung (§ 20 Abs. 2 Satz 2), dass dort eine angemessene Bewirtung der Teilnehmer möglich ist (siehe Rdnr. 226 ff.). Dagegen wird dies für externe Fortbildungsveranstaltungen in § 20 Abs. 4 nicht ausdrücklich genannt. Insofern richtet sich die Frage der Zulässigkeit der Bewirtung von Teilnehmern an externen Fortbildungsveranstaltungen allein nach § 22. Der Wortlaut beschränkt Bewirtungen auf interne Fortbildungsveranstaltungen und gilt nicht auch für externe Fortbildungsveranstaltungen. Im Rahmen von externen Fortbildungsveranstaltungen sollen im Ergebnis vielmehr nur solche Bewirtungen zulässig sein, die die Voraussetzungen eines „Arbeitsessens" (Rdnr. 319) erfüllen. Hierdurch soll etwa die Übernahme **sämtlicher Verpflegungskosten** des Teilnehmers einer externen Fortbildungsveranstaltung ausgeschlossen werden, die leicht als unlautere Beeinflussung verstanden werden könnte. Die Übernahme sämtlicher Verpflegungskosten bei mehrtätigen Kongressen ist nur zulässig, wenn bei jeder Bewirtung die Voraussetzungen eines Arbeitsessens vorgelegen haben (FS I 2006.1-108).[486] Ferner wird der Begriff der Bewirtung dem allgemeinen Sprachgebrauch folgend dahin verstanden, dass dieser Begriff die Teilnahme von Mitarbeitern an den entsprechenden Mahlzeiten voraussetzt, wonach die **generelle Übernahme sämtlicher Mahlzeiten** während externer Fortbildungsveranstaltungen in der Praxis ebenfalls von vornherein **ausscheidet**. Aus diesem Grund wurde bislang – im Gegensatz zu internen Veranstaltungen – auch die generelle Übernahme der Kosten für das **Hotelfrühstück** bei externen Veranstaltungen z.T. als unzulässig angesehen.[487] Durch die Änderung des § 20 Abs. 4 im Zuge der Neufassung vom 18. 1. 2008 wurde dieser in der Praxis häufig problematische Umstand geändert. Durch die Neufassung fällt das Hotelfrüh-

---

[484] Siehe hierzu *Doepner*, § 7 HWG, Rdnr. 69.
[485] Entscheidung zu § 6 Abs. 1 i. d. F. v. 16. 2. 2004, www.fs-arzneimittelindustrie.de.
[486] Entscheidung zu § 22 Satz 1 i. d. F. v. 2. 12. 2005, www.fs-arzneimittelindustrie.de (= PharmR 2006, 455).
[487] So noch Vorauflage, 2. Aufl. 2007, Kap. 9, Rdnr. 270.

stück unter die Übernachtungskosten, deren Übernahme grundsätzlich zulässig ist. Diese Neuerung ist sachgerecht, denn häufig ist das Frühstück in der Übernachtungspauschale eines Hotels enthalten und die bisherige Regelung führte deshalb immer wieder zu unnötigem administrativen Aufwand (siehe dazu auch Rdnr. 245 f.).

1. Umfang und Wertgrenzen (Abs. 1 Satz 1)

In **sachlicher Hinsicht** darf die Bewirtung einen angemessenen und sozialadäquaten Umfang nicht überschreiten. Was als „angemessen" gilt, regelt die vom Vorstand des FSA erlassene Leitlinie mittels einer **Orientierungsgröße**. Danach ist die Bewirtung „angemessen" und überschreitet einen „angemessenen Rahmen" nicht, sofern diese sozialadäquat ist. Als Orientierungsgröße für eine angemessene Bewirtung ist bei Bewirtungen im Inland unter Berücksichtigung der seit dem Inkrafttreten des Kodex im Jahr 2004 stattgefundenen Preiserhöhungen ein Betrag von etwa **60 Euro** anzusehen (Stand: Juli 2008). Damit spiegelt die Leitlinie die bis dato durch die Rechtsprechung des FSA entwickelten Grundsätze, den von der Öffentlichkeit akzeptierten Umfang einer „angemessenen Bewirtung" und den grundsätzlichen Überlegungen[488] zum Umfang der Bewirtungskosten wieder. Zu beachten ist, dass es sich bei dem in der Leitlinie bestimmten Betrag lediglich um eine Orientierungsgröße handelt. Das bedeutet, dass auch Bewirtungskosten über 60 Euro nicht per se unangemessen und damit unzulässig sind. Umgekehrt können auch Bewirtungskosten unter 60 Euro bzw. 50 Euro theoretisch unangemessen sein. Daher bedarf es immer einer konkreten Beurteilung im Einzelfall. Zu beobachten ist hier auch, dass weder die Leitlinie des FSA noch die Erläuterungen der Bundesärztekammer zu § 33 MBO-Ä, an denen sich die Bewertung des FSA orientiert (siehe Rdnr. 325), danach differenziert, ob es sich bei den bewirteten Ärzten um **Amtsträger** (z. B. Klinikärzte in öffentlichen Krankenhäusern, Universitätskliniken etc.) oder **Nicht-Amtsträger** (etwa niedergelassene Ärzte oder Ärzte in privat betriebenen Krankenhausketten) handelt. Es bestehen **gute Gründe** dafür, insofern **keine Differenzierung** vorzunehmen und beide Gruppen gleich zu behandeln, da es sich in der Regel auch um Personen mit einer vergleichbaren sozialen Stellung handelt und die in den Leitlinien des FSA festgelegte Orientierungsgröße für Bewirtungen als allgemein anerkannt angesehen werden kann. Da gleichzeitig aber bei der allgemeinen Diskussion zu Geschenken und Bewirtungen im Amtsträgerbereich eine tendenziell strenger werdende Sichtweise bei verschiedenen Staatsanwaltschaften zu beobachten ist, kann sich gegebenenfalls die unternehmensinterne Festlegung geringerer Wertgrenzen für die Bewirtung von Ärzten und anderen Angehörigen der Fachkreise empfehlen, um hier bestehende Restrisiken weiter zu minimieren bzw. völlig auszuschließen. 324

Grundsätzlich wird eine Bewirtung in der Regel dann als angemessen und sozialadäquat angesehen werden, wenn diese üblich und angemessen ist und ihren Grund in den **Regeln des Umgangs und der Höflichkeit** hat, denen man sich nicht entziehen kann, ohne gegen gesellschaftlich allgemein anerkannte Formen zu verstoßen. Hierbei ist die Festlegung von absoluten **Wertgrenzen** aufgrund der gebotenen Einzelfallbetrachtung nur schwer möglich. Grundsätzlich können Bewirtungskosten als sozialadäquat angesehen werden, die der Höflichkeit oder Gefälligkeit entsprechen und als gewohnheitsrechtlich anerkannt gelten. Dazu zählt die gelegentliche Bewirtung von Ärzten, wobei jeweils die Umstände des Einzelfalls für die Beurteilung entscheidend sind. In der Praxis der Unternehmen wird regelmäßig die in den Erläuterungen der Bundesärztekammer zu § 33 MBO-Ä für Geschenke festgelegte Höhe von 50 Euro als Orientierungsgröße herangezogen.[489] Die Überschreitung dieser Orientierungsgröße bedeutet gleichzeitig jedoch nicht ohne Weiteres, dass von einer unangemessenen oder sozialinadäquaten Bewirtung auszugehen ist, da auch bei einer normalen, eher bescheidenen Maßstäben genügenden Bewirtung in Abhängigkeit des konkreten Einzelfalls (Region der Bewirtung, Bewirtung im Ausland mit wesentlich 325

---

[488] Vgl. Vorauflage, 2. Aufl. 2007, Kap. 9, Rdnr. 271.
[489] Siehe etwa Süddeutsche Zeitung v. 16. 2. 2004, S. 2.

höheren Durchschnittspreisen, Lage des Restaurants etc.) höhere Bewirtungskosten entstehen können. Allerdings akzeptierte der FSA die Übernahme von Bewirtungskosten für Ärzte (im In- oder Ausland) über dem in der MBO-Ä ausgewiesenen Betrag in Höhe von 50 Euro bislang nur in **besonders begründeten Ausnahmefällen** (FS I 2004.10-35).[490] Ein solcher Ausnahmefall wird insbesondere nicht durch den bloßen Umstand eines Auslandsaufenthalts oder einer fremdländischen Küche begründet. Allerdings werden die Spruchkörper des FSA bei zukünftigen Entscheidungen zu § 22 die ergangene Leitlinie berücksichtigen und auch Bewirtungskosten von bis zu 60 Euro als sozialadäquat und damit als angemessen beurteilen. Es wird in der Fachdiskussion zur Auslegung des § 22 Abs. 1 vertreten, dass die vom FSA in seinen Leitlinien festgelegte Orientierungsgröße von 60 Euro bei **mehrfachen Bewirtungen pro Tag** (bei internen Fortbildungsveranstaltungen etwa für das Mittag- und Abendessen) nicht einfach mit der Zahl der Bewirtungen multipliziert werden dürfe. Vielmehr könne hier zwar insgesamt die Orientierungsgröße von 60 Euro für eine Mahlzeit überschritten werden. Gleichzeitig müsse aber auch darauf geachtet werden, dass insgesamt eine moderate Bewirtung stattfinde. Eine Entscheidung des FSA in dieser Frage existiert noch nicht.

326 Auch bezüglich der **Bewirtung im Ausland** legt die Leitlinie eine Orientierungsgröße fest: Bei einer Bewirtung im Ausland soll sich die Angemessenheit der Bewirtung am Maßstab der geltenden steuerlichen Pauschbeträge für Verpflegungsmehraufwendungen im Ausland orientieren, da hierdurch ein gegebenenfalls bestehendes höheres Preisniveau abgebildet wird. Die Angemessenheit einer Bewirtung im Ausland kann durch einen Vergleich der insofern geltenden Pauschbeträge mit dem für das Inland geltenden Pauschbetrag ermittelt werden (FS I 2006.8-135).[491] Dieses Verfahren ist insofern sachgemäß, da hier das unterschiedliche Niveau der Lebenshaltungskosten zueinander in Relation gesetzt wird als Maßstab für eine auch im Ausland angemessene Bewirtung. Da die sich hier ergebenden Beträge zum Teil allerdings erheblich über den in Deutschland akzeptierten Satz hinausgehen, wird mit Blick auf die besondere Rechtslage bei Klinikärzten vielfach in der Unternehmenspraxis zur Minimierung verbleibender Risiken entweder eine allgemeine Höchstgrenze für Auslandsbewirtungen festgesetzt oder eine konsequente Einholung vorheriger Dienstherren- und Arbeitgebergenehmigungen vorgesehen.[492] Die zu § 20 Abs. 2 Satz 2 und § 20 Abs. 3 Satz 1 ergangene Leitlinie hat eine Orientierungsgröße (vgl. dazu Rdnr. 222 ff., 235 ff.) von etwa 60 Euro festgelegt. Auf diese Orientierungsgröße nimmt die Leitlinie Bezug, erlaubt es jedoch, dass sich der Betrag von etwa 60 Euro je nach dem im Ausland bestehenden Preisniveau, um einen bestimmten Prozentsatz erhöht. Auch hier bedarf es demnach einer konkreten Betrachtung im Einzelfall. Es empfiehlt sich, für die Praxis, eine Tabelle zu erstellen, aus der sich die Wertobergrenzen für Auslandsbewirtungen ergeben.[493] Zur Frage der Besonderheiten bei der Bewirtung von Ärzten, die zugleich Amtsträger sind, siehe im Einzelnen Rdnr. 324 a. E. und 327.

327 In der Praxis ist eine unternehmensinterne Umsetzung nicht einfach. Vielfach schreiben Unternehmen ihren Mitarbeitern eine „Orientierung" an dem genannten Betrag von 60 Euro vor. In anderen Fällen wird zwischen niedergelassenen Ärzten und Klinikärzten differenziert und für Klinikärzte eine geringere Orientierungsgröße vorgegeben. In anderen Unternehmen sollen auch für niedergelassene Ärzte die **strengeren** Orientierungsgrößen für **Klinikärzte** gelten (siehe hierzu im Einzelnen Rdnr. 324 a. E.). Um den jeweiligen

---

[490] Entscheidung zu § 8 i. d. F. v. 16. 2. 2004, www.fs-arzneimittelindustrie.de.

[491] Entscheidung zu § 22 i. d. F. v. 2. 12. 2005, www.fs-arzneimittelindustrie.de (= PharmR 2008, 400).

[492] Siehe zu Thematik der Auslandsbewirtungen auch *Bleile,* Convention International Juli/August 2009, 86 f.

[493] In der Tabelle könnten jene Länder/Städte berücksichtigt werden, in denen potentielle Einladungen zu Bewirtungen stattfinden. Darüber hinaus könnten dann maximale Wertgrenzen für diese Länder/Städte aufgeführt werden.

B. Kodex- Erläuterungen (§ 22)

Mitarbeitern nicht nur Orientierungs- sondern auch Höchstgrenzen vorzugeben, werden von einigen Unternehmen fixe Höchstbeträge von z. B. 75 Euro vorgegeben, die bei der Bewirtung von Ärzten in keinem Fall überschritten werden dürfen. Die genannten Verfahrensweisen sind Ausdruck der Schwierigkeit, den jeweiligen Mitarbeitern einerseits die **notwendige Flexibilität** zu gewähren und andererseits **klare** und **verlässliche Vorgaben** zu geben, um das Angemessenheitskriterium von Bewirtungen erfüllen zu können.

Die Bewirtung von Ärzten im Rahmen von ausgesuchten **Luxusrestaurants oder** 328 **Gourmet-Restaurants** sowie im Rahmen der sog. **Erlebnisgastronomie** wird nicht als „angemessen" oder sozialadäquat betrachtet. Auch darf die Bewirtung **nicht von einem Unterhaltungsprogramm** begleitet werden. Danach sind Bewirtungen im Rahmen von Musikdarbietungen oder Varieté-Veranstaltungen als unzulässig anzusehen, da in solchen Fällen der Unterhaltungs- oder Erlebnischarakter den Arbeitscharakter der Bewirtung überlagert.[494]

2. Dokumentation (Abs. 1 Satz 2)

Nach Satz 2 ist der **Anlass** eines Arbeitsessens zu dokumentieren. Dies setzt gleichzeitig 329 die Aufzeichnung des **Namens des bewirteten Angehörigen der Fachkreise** voraus.

3. Personenkreis (Abs. 1 Satz 3)

In **persönlicher** Hinsicht darf der Empfänger einer Bewirtung lediglich ein Angehöri- 330 ger der Fachkreise sein. Satz 1 verbietet ausdrücklich die gleichzeitige Bewirtung von Begleitpersonen, die nicht selbst im Gesundheitswesen tätig sind (etwa die Ehefrau oder der Ehemann des bewirteten Arztes bzw. der bewirteten Ärztin). Die Bewirtung solcher Begleitpersonen würde auch ohne diese ausdrückliche Regelung dem Sinn und Zweck von § 22 widersprechen, die Bewirtung von Angehörigen der Fachkreise nur in einem sachbezogenen Kontext zu erlauben. Im Rahmen von internen und externen Fortbildungsveranstaltungen folgt dies bereits unmittelbar aus § 20 Abs. 2 Satz 2 und Abs. 7 sowie auch aus dem Gesetz selbst (§ 7 Abs. 2 HWG), sofern der entsprechende Anwendungsbereich des Gesetzes im Einzelfall gegeben ist. Für **Klinikärzte** ist das Verbot der Bewirtung von Begleitpersonen aus § 24 i. V. m. C. II. Satz 1 des „Gemeinsamen Standpunkts" abzuleiten **(Verbot „privater Bewirtungen")**.

4. Besonderheiten für Mitarbeiter medizinischer Einrichtungen

Für **Klinikärzte und andere Mitarbeiter medizinischer Einrichtungen, die** 331 **Amtsträger sind**, wird von der Rechtsprechung und der juristischen Literatur bzgl. des Maßstabes für die Höhe der noch als sozialadäquat anzusehenden Bewirtung zum Teil ein strenger Maßstab angelegt. Dies wird damit begründet, dass die Gepflogenheiten innerhalb der Wirtschaft nicht ohne weiteres auf die Beziehungen zu Mitarbeitern der Öffentlichen Hand übertragen werden könnten.[495] Dies hat in der Praxis verschiedentlich dazu geführt, dass pharmazeutische Unternehmen aus Vorsichtsgründen mit Blick auf die wertmäßigen Orientierungsgrößen für die Bewirtung von Klinikärzten ihren Mitarbeitern intern strengere Vorgaben machen als bei niedergelassenen Ärzten, bei denen allgemein ein Betrag von 60 Euro als angemessen betrachtet wird (siehe auch Rdnr. 324). Eine derartige Unterscheidung kann sich im Alltag allerdings als sehr unpraktikabel erweisen. Zudem wird eine Orientierungsgröße von ca. 60 Euro überwiegend in der Praxis sowohl für niedergelassene als auch für Klinikärzte als im Regelfall **durchaus angemessen und sozialadäquat** bewertet. In Zweifelsfällen sollte zur Risikovermeidung die Genehmigung des Dienstherrn bzw. des Arbeitgebers (d. h. im Regelfall der Verwaltung) eingeholt werden (zur speziellen Frage von Auslandsbewirtungen siehe Rdnr. 326).

---

[494] Vgl. dazu auch die Leitlinie zur Auslegung des Begriffes „für ihren Unterhaltungswert bekannt" (§ 20 Abs. 3 S. 4).
[495] Vgl. *Schönke/Schröder*, § 331 StGB, Rdnr. 53 m. w. N.

III. Leitlinien (Abs. 2)

332 Zur Auslegung der Begriffe „**angemessen**", „**für ihren Unterhaltungswert bekannt**" und „**extravagant**" im Sinne dieser Bestimmung erlässt der Vorstand des Vereins verbindliche Leitlinien nach § 6 Abs. 2. Dieser neu eingefügte Abs. 11 setzt Art. 9.08 des EFPIA-Kodex um und zielt wie die übrigen Möglichkeiten zum Erlass von Leitlinien darauf ab, eine Vereinheitlichung der Auslegung bei unbestimmten Begriffen zu erreichen. Von dieser Befugnis hat der Vorstand des FSA durch den Erlass der Leitlinie zur Auslegung des Begriffs „angemessen", wie unter 1. dargestellt, Gebrauch gemacht.

IV. Spruchpraxis

333 – **Grillfeste** für Ärzte und Begleitpersonen sind auch ohne Anbindung an eine Fortbildungsveranstaltung unzulässig (FS I 2005.6-75).[496]
– Die Herstellung von Diabetiker-Snacks durch **Sternekoch** ist zulässig, sofern eine fachliche Fortbildung damit verbunden ist (FS I 2005.4-63).[497]
– Die Übernahme von Bewirtungskosten von **über 50 Euro** ist auch im **Ausland** nur ausnahmsweise Kodex-konform (FS I 2004.10-35).[498]
– Bewirtungskosten dürfen von Mitgliedern bei Fortbildungsveranstaltungen Dritter nur übernommen werden, wenn es sich um **Arbeitsessen** im Sinne des Kodex handelt (FS I 2004.10-35).[499]
– **Musikalische Begleitung** einer Begrüßung durch Blechbläsergruppe stellt unzulässiges Rahmenprogramm dar und ist nicht Teil der Bewirtung (FS II 2005.1-52).[500]
– Übernahme der Bewirtungskosten für Abendessen in Höhe von **66,05 und 65,57 Euro** unzulässig, wenn der Zeitanteil der Fortbildung an einem Tag ca. 2 Stunden beträgt (FS II 2005.9-90).[501]
– Das HWG findet auf Pharmaunternehmen **nur bei konkreter Produktwerbung** Anwendung, nicht bei Maßnahmen zum persönlichen Kennenlernen eines neu gegründeten Unternehmens mit „Häppchen" und „einem Glas Wein" (FS I 2004.9-22).[502]
– Die vollständige Übernahme der Bewirtungskosten der Teilnehmer einer externen **mehrtägigen Fortbildungsveranstaltung** ist nur möglich, wenn bei allen Bewirtungen die Voraussetzungen eines **Arbeitsessens** vorliegen (FS I 2006.1-108).[503]
– Bei der Bewirtung von Angehörigen der Fachkreise im Ausland beurteilt sich der Rahmen für eine „angemessene" Bewirtung an der steuerlichen Gesetzgebung zur **steuerbefreiten Geltendmachung von Pauschalbeträgen** (FS I 2006.8-135).[504]

---

[496] Entscheidung zu § 6 Abs. 1 i. d. F. v. 16. 2. 2004, www.fs-arzneimittelindustrie.de.
[497] Entscheidung zu § 6 Abs. 2 Satz 2 und § 6 Abs. 3 i. d. F. v. 16. 2. 2004, www.fs-arzneimittelindustrie.de.
[498] Entscheidung zu § 6 Abs. 4 i. d. F. v. 16. 2. 2004, www.fs-arzneimittelindustrie.de.
[499] Entscheidung zu § 6 Abs. 4 i. d. F. v. 16. 2. 2004, www.fs-arzneimittelindustrie.de.
[500] Entscheidung zu § 6 Abs. 2 Satz 3 i. d. F. v. 16. 2. 2004, www.fs-arzneimittelindustrie.de.
[501] Entscheidung zu § 6 Abs. 3 Satz 1 i. d. F. v. 16. 2. 2004, www.fs-arzneimittelindustrie.de. Der Spruchkörper des FSA zitiert hier aus Vereinfachungsgründen bereits die entsprechenden Regelungen des Kodex i. d. F. vom 2. 12. 2005.
[502] Entscheidung zu § 6 Abs. 2 Satz 3 i. d. F. v. 16. 2. 2004, www.fs-arzneimittelindustrie.de.
[503] Entscheidung zu § 22 i. d. F. v. 2. 12. 2005, www.fs-arzneimittelindustrie.de (= PharmR 2006, 455).
[504] Entscheidung zu § 22 i. d. F. v. 2. 12. 2005, www.fs-arzneimittelindustrie.de (= PharmR 2008, 400).

> **Praxishinweise: Bewirtungen**
> Folgende Aspekte sind bei der Bewirtung von Angehörigen der Fachkreise zu beachten:
> – Nur zulässig bei
>   • Internen Veranstaltungen und/oder
>   • Arbeitsessen
> – Bis zu 60 Euro pro Person (FSA-Leitlinie)
> – Für Angehörige der Fachkreise, die zugleich Amtsträger sind, können sich aus Gründen der Risikominimierung niedrigere Orientierungswerte empfehlen
> – Keine Luxusgastronomie (Gourmet-Restaurant, Erlebnisgastronomie, etc.)
> – Übernahme eines Hotelfrühstücks nach Übernachtung ist zulässig

§ 23 Gewinnspiele für Angehörige der Fachkreise

(1) Die Werbung mit Gewinnspielen, bei denen der Gewinn allein vom Zufall abhängt, ist auch gegenüber Angehörigen der Fachkreise unzulässig.

(2) Preisausschreiben sind nur zulässig, sofern die Teilnahme von einer wissenschaftlichen oder fachlichen Leistung der teilnehmenden Angehörigen der Fachkreise abhängt und bei denen der in Aussicht gestellte Preis in einem angemessenen Verhältnis zu der durch die Teilnehmer zu erbringenden wissenschaftlichen oder fachlichen Leistung steht.

Übersicht

	Rdnr.
I. Werbung mit Gewinnspielen gegenüber Angehörigen der Fachkreise (Abs. 1)	334
II. Voraussetzungen für Preisausschreiben gegenüber Angehörigen der Fachkreise (Abs. 2)	335
III. Spruchpraxis	339
1. Absatz 1	339
2. Absatz 2	340

I. Werbung mit Gewinnspielen gegenüber Angehörigen der Fachkreise (Abs. 1)

Die Werbung mit Gewinnspielen (Preisausschreiben, Verlosungen oder anderen Verfahren), deren Ergebnis vom Zufall abhängig ist, ist nach § 11 Abs. 1 Satz 1 Nr. 13 HWG nur bei der Werbung für Arzneimittel **außerhalb der Fachkreise** (d. h. etwa gegenüber Patienten) **unzulässig**. Absatz 1 enthält die Bestimmung, dass in Anlehnung an dieses Verbot die Werbung mit derartigen Gewinnspielen **auch gegenüber Angehörigen der Fachkreise** unterbleiben muss. Besonderheiten gelten dann, wenn es sich um ein „Preisausschreiben" i. S. v. Abs. 2 handelt, bei denen die Teilnahme bzw. der Gewinn nicht allein vom Zufall, sondern (auch) von einer wissenschaftlichen oder fachlichen Leistung des Arztes abhängt. 334

II. Voraussetzungen für Preisausschreiben gegenüber Angehörigen der Fachkreise (Abs. 2)

Preisausschreiben, bei denen der Gewinn nicht allein vom Zufall abhängig ist, dürfen nach Abs. 2 nur dann durchgeführt werden, wenn die Teilnahme von einer **wissenschaftlichen** oder **fachlichen Leistung** eines Angehörigen der Fachkreise abhängt und bei denen der in Aussicht gestellte **Preis (Gegenleistung)** in einem **angemessenen Verhältnis** zu der durch den Teilnehmer zu erbringenden Leistung steht. Hierbei handelt es sich um Preisausschreiben, bei denen Angehörige der Fachkreise etwa Meinungen zu einem Werbeauftritt äußern, Werbeslogans vorschlagen oder Fachfragen beantworten sollen. Die Frage, ob der in Aussicht gestellte Preis in einem angemessenen Verhältnis zu der durch 335 den Angehörigen der Fachkreise zu erbringenden wissenschaftlichen oder fachlichen Leistung steht, kann nur im **Einzelfall** beurteilt werden. Nach der Spruchpraxis des FSA dürfen an die wissenschaftliche oder fachliche Leistung des Teilnehmers an einem Preisausschreiben **keine allzu hohen und strengen Maßstäbe** angelegt werden. Es kann im Einzelfall ausreichen, dass durch die Befragung erhebliche Aufwendungen für eine ansonsten durch Dritte durchzuführende Marktanalyse eingespart werden (FS I 2004.8-15).[505] Es handelt sich dagegen nicht um eine wissenschaftliche oder fachliche Leistung, wenn sich die zu beantwortenden Fragen aus dem Preisausschreiben selbst beantworten lassen (FS I 2004.11-47).[506] Zweifelhaft und **im Ergebnis abzulehnen** ist allerdings eine Entscheidung des FSA, mit der Fragen zum Handling von E-learning Modulen sowie zur Behandlungsdauer bei der Verwendung eines Arzneimittels nicht als fachliche Leistung im Sinne von Abs. 2 anerkannt wurden. Der FSA hat dies damit begründet, dass hierdurch lediglich eine „**Praxisübung**" abgefragt worden sei. Zudem müssten auch entsprechende Fragen zur Marktanalyse immer der Gewinnung produktspezifischer Erkenntnisse dienen (FS I 2005.4-62).[507] Richtig ist hingegen ein **weites Verständnis der „fachlichen Leistung"**, die selbstverständlich auch die Abfrage praktischer Erfahrungen von Ärzten beinhaltet, sofern die Kenntnis dieser Erfahrungen für das Unternehmen von nachvollziehbarem Interesse ist. Es kann insofern nicht Aufgabe des FSA sein, diese Interessen selbst zu definieren. Der Prüfungsauftrag unter Abs. 2 ist deshalb richtigerweise darauf zu beschränken, als sinnlos zu bewertende Leistungen zu identifizieren.

336   Sofern der Teilnehmer keine hinreichende Gegenleistung zu erbringen hat oder etwa ein krasses Missverhältnis der zu erbringenden Leistung einerseits und dem in Aussicht gestellten Preis andererseits besteht, handelt es sich im Ergebnis um eine „Gratis-Verlosung" i. S. v. Abs. 1, die nach dem Kodex auch gegenüber den Fachkreisen unzulässig ist (Rdnr. 334). Zu beachten ist hierbei, dass der **ausgelobte Preis** – und **nicht die Gewinnchance** des einzelnen Teilnehmers – in einem angemessenen Verhältnis zur Leistung des einzelnen Teilnehmers stehen muss. Im Hinblick auf den **Wert des ausgelobten Preises** hat der FSA entschieden, dass der ausgelobte Gewinn die übliche Vergütung der erbrachten Leistung nicht um mehr als den **fünffachen Wert** der in der **GOÄ genannten Gebührensätze** übersteigen darf (FS II 2004.9-26; FS II 2004.10-28)[508], wobei eine analoge Anwendung der Zuwendungsgrenzen des § 21 Abs. 2 des Kodex und des § 33 Abs. 3 MBO-Ä ausscheidet. Der FSA hat insofern eine Formel entwickelt, mit der ein zulässiger Höchstwert des ausgelobten Preises ermittelt werden kann Er geht hierbei von der Vergütung für eine „schriftliche gutachterliche Äußerung" nach Ziff. 80 GOÄ aus. Bei einem das gewöhnliche Maß übersteigenden Aufwand gilt Ziff. 85 GOÄ, und zwar unter Umständen mit einem Vergütungssatz, der den einfachen Satz bis zum 2,3-fachen überschreitet (FS II 2004.9-26; FS II 2004.10-28).[509] Der einfache Satz beträgt danach 17,49 Euro und soll einen Zeitaufwand von 15 bis 20 Minuten abdecken. Demnach lautet die Berechnungsformel für einen einfachen Fall: 17,49 Euro: 20 Min. x tatsächlicher Zeitaufwand in Minuten x Faktor 5. Bei Fragen ohne erhöhte Anforderungen, die mit einem Zeitaufwand von 15 Minuten zu bewältigen sind, ergibt sich nach dieser Berechnungsformel zum Beispiel ein maximaler Auslobungswert von ca. 66 Euro. Zu beachten ist in diesem Zusammenhang, dass der FSA einen Einzelgewinn bis zur Höhe von 30 Euro bei Erfüllung aller (sonstigen) Voraussetzungen des Abs. 2 stets als „angemessen" betrachtet (FS II 2004.9-26; 2004.10-28).[510] An dieser Spruchpraxis hat der FSA bis zuletzt ausdrücklich festgehalten (FS I 2007.7-186;[511] FS I

---

[505] Entscheidung zu § 9 Abs. 2 i. d. F. v. 16. 2. 2004, www.fs-arzneimittelindustrie.de.
[506] Entscheidung zu § 9 Abs. 2 i. d. F. v. 16. 2. 2004, www.fs-arzneimittelindustrie.de.
[507] Entscheidung zu § 9 Abs. 2 i. d. F. v. 16. 2. 2004, www.fs-arzneimittelindustrie.de.
[508] Entscheidungen zu § 9 Abs. 2 i. d. F. v. 16. 2. 2004, www.fs-arzneimittelindustrie.de.
[509] Ebd.
[510] Entscheidung zu § 9 Abs. 2 i. d. F. v. 16. 2. 2004, www.fs-arzneimittelindustrie.de.
[511] Entscheidung zu § 23 Abs. 2 i. d. F. v. 2. 12. 2005, www.fs-arzneimittelindustrie.de.

2009.5-259).⁵¹² Eine Berechnung des zulässigen Höchstwertes erscheint also bis zu einem Wert von 30 Euro – bei Erfüllung aller anderen Voraussetzungen – als nicht erforderlich. Auch verstößt die Auslobung einer Kongressreise im Rahmen eines Preisausschreibens dann nicht gegen Abs. 2, wenn der Wert dieser Reise außer Verhältnis zur wissenschaftlichen bzw. fachlichen Leistung der teilnehmenden Ärzte steht, vorausgesetzt die ausgelobte Kongressreise hat sowohl einen Bezug zum Tätigkeitsgebiet des Mitgliedsunternehmens als auch zum Fachgebiet des Veranstaltungsteilnehmers (§ 20 Abs. 4) (FS I 2006.8-134).⁵¹³ In diesem Fall hatte ein Mitgliedsunternehmen Angehörigen der Fachkreise ein fachlich, wissenschaftliches Online-Fortbildungstool angeboten und als Gegenleistung für die Teilnahme an dem Fortbildungstool eine Kongressreise zu einem Fachkongress in Berlin ausgelobt.

In keinem Fall darf die Teilnahme an einem Preisausschreiben **direkt oder indirekt mit Umsatzgeschäften** oder Beschaffungsentscheidungen von Ärzten oder anderen Angehörigen von Fachkreisen verknüpft werden. 337

Sofern die Voraussetzungen von Abs. 2 erfüllt sind, die Leistung des Teilnehmers also mit dem in Aussicht gestellten Preis in einem angemessenen Verhältnis steht, darf der Preis auch in einem Gegenstand bestehen, der **nicht zur Verwendung in der beruflichen Praxis bestimmt ist,** da § 7 Abs. 1 Satz 2 HWG nicht anwendbar ist. Der Preis muss auch nicht unbedingt in Geld bestehen (§ 18 Abs. 3 Satz 1); die Regelung des § 23 Abs. 2 ist insoweit als **Ausnahme** hierzu zu verstehen, da es sich bei einem Preisausschreiben nicht um ein typisches Vertragsverhältnis im Sinne von § 18 handelt (FS I 2005.9-93).⁵¹⁴ 338

III. Spruchpraxis

1. Absatz 1

– Preisausschreiben, bei denen die **Antworten** für gestellte Fragen **auf demselben Werbe-Flyer** vorhanden sind, verlangen keine fachliche oder wissenschaftliche Leistung, sind nicht Kodex-konform und verstoßen gegen § 7 Abs. 1 HWG (FS I 2004.11-47).⁵¹⁵ 339
– Die **Werbung mit einem Gewinnspiel** allein stellt einen Kodexverstoß im Sinne des Abs. 1 dar (FS I 2006.12-154).⁵¹⁶

2. Absatz 2

– Die **wissenschaftliche oder fachliche Leistung** des teilnehmenden Arztes muss keinen allzu hohen und strengen Maßstäben genügen (FS I 2004.8-15).⁵¹⁷ 340
– **Fragen zur Medizingeschichte,** die mit entsprechendem Rechercheaufwand auch von interessierten Laien beantwortet werden könnten, stellen **keine wissenschaftliche oder fachliche Leistung** dar (FS I 2008.9-242).
– Enthält ein Gewinnspiel sowohl fachliche als auch allgemeine Fragen, müssen die **fachlichen Fragen mehr als 50% der erreichbaren Punktzahl** ausmachen (FS I 2008.9-242).
– Der maßgebliche Wert für die Ermittlung der Angemessenheit eines Preises in einem Preisausschreiben ist immer der **Bruttowert (inkl. Mehrwertsteuer)** (FS I 2005.9-93).⁵¹⁸
– Preise bis zu einem **Marktwertwert von 5 Euro** inkl. MwSt. sind **kodexkonform**, sofern mehrere fachliche Fragen zu beantworten sind (FS I 2004.10-30).⁵¹⁹

---

⁵¹² Entscheidung zu § 23 Abs. 2 i. d. F. v. 18. 1. 2008, www.fs-arzneimittelindustrie.de (= PharmR 2009, 580).
⁵¹³ Entscheidung zu § 23 Abs. 2 i.d. F. v. 2. 12. 2005, www.fs-arzneimittelindustrie.de.
⁵¹⁴ Entscheidung zu § 9 Abs. 2 i.d. F. v. 16. 2. 2004, www.fs-arzneimittelindustrie.de (= PharmR 2006, 129 f.).
⁵¹⁵ Entscheidung zu § 9 Abs. 1 i.d. F. v. 16. 2. 2004, www.fs-arzneimittelindustrie.de.
⁵¹⁶ Entscheidung zu § 23 Abs. 1 i.d. F. v. 2. 12. 2005, www.fs-arzeimittelindustrie.de.
⁵¹⁷ Entscheidung zu § 9 Abs. 2 i.d. F. v. 16. 2. 2004, www.fs-arzneimittelindustrie.de.
⁵¹⁸ Entscheidung zu § 9 Abs. 2 i.d. F. v. 16. 2. 2004, www.fs-arzneimittelindustrie.de (= PharmR 2006, 129 f.).
⁵¹⁹ Entscheidung zu § 9 Abs. 2 i.d. F. v. 16. 2. 2004, www.fs-arzneimittelindustrie.de.

- Der Einzelgewinn darf den **fünffachen Wert** der üblichen Vergütung der fachlichen Leistung des Arztes **nach GOÄ** betragen (FS II 2004.9-26; 2004.10-28).[520]
- Ein **Einzelgewinn bis 30 Euro** ist bei Erfüllung der (sonstigen) Voraussetzungen des § 23 Abs. 2 **stets „angemessen"** (FS II 2004.9-26; 2004.10-28).[521]
- Zuwendungsgrenzen des **§ 21 des Kodexes und § 33 Abs. 3 der MBO-Ä** sind **nicht analog** auf Preisausschreiben anwendbar (FS II 2004.9-26; 2004.10-28).[522]
- § 7 Abs. 1 Satz 2 HWG findet im Rahmen von § 23 Abs. 2 des Kodex keine Anwendung. Der in Aussicht gestellte **Preis darf auch ein Gegenstand** sein, der nicht zur Verwendung in der ärztlichen Praxis bestimmt ist (FS I 2005.9-93).[523]
- Eine **15-minütige Beantwortung von 6 Fragen** zu einem Arzneimittel steht nicht in einem angemessenem Verhältnis zu werberechtlicher Beratung durch Rechtsanwalt im Wert von 275 Euro oder Original-Zeichnungen im Wert von 89 Euro (beides inkl. MwSt.) (FS I 2005.12-105).[524]
- Der **ausgelobte Preis (und nicht die Gewinnchance)** des einzelnen Teilnehmers muss in einem angemessenen Verhältnis zur Leistung des Teilnehmers stehen (FS II 2004.9-26; 2004.10-28).[525]
- **Sammelpunkte** für eine medizinische/wissenschaftliche Befragung, die später gegen Sachpreise eingetauscht werden können, sind grundsätzlich zulässig (FS I 2005.4-62).[526]
- Wird die **Kongressteilnahme eines Mitgliedsunternehmens durch die ausländische Mutter- und/oder Tochtergesellschaft** in Deutschland organisiert und durchgeführt, muss sich das Mitglied Kodexverstöße dann zurechnen lassen, wenn Mitarbeiter des Mitgliedsunternehmens während des Kongresses an der Durchführung und Organisation mitgewirkt haben (FS I 2004.10-32 und FS I 2004.10-39).[527]
- Der in Aussicht gestellte Preis anlässlich eines Preisausschreibens darf auch in Gegenständen bestehen, die nicht zur **Verwendung in der ärztlichen Praxis** bestimmt sind. § 7 Abs. 1 Satz 2 HWG ist insofern nicht anwendbar (FS I 2005.10-95).[528]
- Die **Auslobung einer Kongressreise** im Rahmen eines Preisausschreibens verstößt auch dann nicht gegen Abs. 2, wenn der Wert der Reise außer Verhältnis zur wissenschaftlichen bzw. fachlichen Leistung der teilnehmenden Ärzte steht, vorausgesetzt die ausgelobe Kongressreise hat sowohl einen Bezug zum Tätigkeitsgebiet des Mitgliedsunternehmens als auch zum Fachgebiet des Veranstaltungsteilnehmers (FS I 2006.8-134).[529]
- Ein Gewinnspiel mit einem **Gewinn von bis zu 30 Euro Marktwert**, welches die Voraussetzungen des Abs. 2 erfüllt, steht immer in einem „angemessenen Verhältnis" zur fachlich oder wissenschaftlichen Leistung (FS I 2007.7-186).[530]
- Ein **Fachbuch** zum Marktwert von **29,95 Euro** als **ausgelobter Gewinn** stellt keinen Verstoß gegen § 23 Abs. 2 dar (FS I 2009.5-259).[531]

---

[520] Entscheidung zu § 9 Abs. 2 i. d. F. v. 16. 2. 2004, www.fs-arzneimittelindustrie.de.
[521] Entscheidung zu § 9 Abs. 2 i. d. F. v. 16. 2. 2004, www.fs-arzneimittelindustrie.de.
[522] Entscheidung zu § 9 Abs. 2 i. d. F. v. 16. 2. 2004, www.fs-arzneimittelindustrie.de.
[523] Entscheidung zu § 9 Abs. 2 i. d. F. v. 16. 2. 2004, www.fs-arzneimittelindustrie.de (= PharmR 2006, 129f.).
[524] Entscheidung zu § 9 Abs. 2 i. d. F. v. 16. 2. 2004, www.fs-arzneimittelindustrie.de (= PharmR 2006, 208). Der Spruchkörper des FSA zitiert hier aus Vereinfachungsgründen bereits die entsprechenden Regelungen des Kodex i. d. F. v. 2. 12. 2005.
[525] Entscheidung zu § 9 Abs. 2 i. d. F. v. 16. 2. 2004, www.fs-arzneimittelindustrie.de.
[526] Entscheidung zu § 9 Abs. 2 i. d. F. v. 16. 2. 2004, www.fs-arzneimittelindustrie.de.
[527] Entscheidung zu § 9 Abs. 2 i. d. F. v. 16. 2. 2004, www.fs-arzneimittelindustrie.de.
[528] Entscheidung zu § 9 Abs. 2 i. d. F. v. 16. 2. 2004, www.fs-arzneimittelindustrie.de.
[529] Entscheidung zu § 23 i. d. F. v. 2. 12. 2005, www.fs-arzneimittelindustrie.de.
[530] Entscheidung zu § 23 i. d. F. v. 2. 12. 2005, www.fs-arzneimittelindustrie.de.
[531] Entscheidung zu § 23 Abs. 2 i. d. F. v. 18. 1. 2008, www.fs-arzneimittelindustrie.de (= PharmR 2009, 580).

§ 24 Zusammenarbeit mit Angehörigen der Fachkreise als Amtsträger und/oder Mitarbeiter medizinischer Einrichtungen

Bei der Zusammenarbeit mit Angehörigen der Fachkreise, die Amtsträger und/oder Mitarbeiter medizinischer Einrichtungen sind, sind zusätzlich die Hinweise und Empfehlungen des „Gemeinsamen Standpunktes" der Verbände zu beachten.

Übersicht

	Rdnr.
I. Zusätzliche Voraussetzungen für die Zusammenarbeit	341
II. Grundprinzipien des „Gemeinsamen Standpunkts"	342
1. Trennungsprinzip	343
2. Transparenz-/Genehmigungsprinzip	344
3. Äquivalenzprinzip	345
4. Dokumentationsprinzip	346

I. Zusätzliche Voraussetzungen für die Zusammenarbeit

Bei der Zusammenarbeit von pharmazeutischen Unternehmen mit Angehörigen der Fachkreise, die Amtsträger und/oder Mitarbeiter medizinischer Einrichtungen sind (insbesondere Klinikärzte), sind die Hinweise und Empfehlungen des „Gemeinsamen Standpunkts zur strafrechtlichen Bewertung der Zusammenarbeit zwischen Industrie, medizinischen Einrichtungen und deren Mitarbeitern" (siehe hierzu Kap. 4 Rdnr. 19 ff.) zu beachten. Dies gilt nach den Empfehlungen des „Gemeinsamen Standpunkts" unabhängig von der Frage, ob es sich bei den betreffenden Klinikärzten um Beamte, Angestellte des öffentlichen Dienstes oder angestellte Ärzte in Krankenhäusern unter öffentlicher oder privater Trägerschaft handelt. Der „Gemeinsame Standpunkt" zielt vor allem darauf, durch die Beachtung einer Reihe von Grundprinzipien, die auf den einschlägigen **straf- und dienstrechtlichen Vorschriften** und der hierzu in jüngster Zeit ergangenen Rechtsprechung beruhen, korruptive Handlungen (also Verstöße gegen §§ 331 ff. und 229 StGB) zu verhindern (siehe hierzu Kap. 2 Rdnr. 2 ff.). 341

II. Grundprinzipien des „Gemeinsamen Standpunkts"

Der „Gemeinsame Standpunkt" fordert die Einhaltung des **Trennungsprinzips**, des **Transparenz-/Genehmigungsprinzips**, des **Äquivalenzprinzips** und des **Dokumentationsprinzips**. 342

1. Trennungsprinzip

Nach dem Trennungsprinzip ist eine **klare Trennung** zwischen Zuwendungen und etwaigen Umsatzgeschäften bzw. Beschaffungsentscheidungen vorzunehmen (siehe Kap. 5 Rdnr. 2). Die Kooperation der pharmazeutischen Industrie einerseits und Klinikärzten andererseits darf demnach nicht dazu missbraucht werden, Klinikärzte in deren Beschaffungsentscheidungen unlauter zu beeinflussen. Dies entspricht § 6 Abs. 1 des Kodex sowie § 33 Abs. 3 MBO-Ä, wonach etwa ein Arzt seine Beschaffungsentscheidungen nicht von der Gewährung von Vorteilen abhängig machen darf. Dasselbe gilt für alle anderen Angehörige der Fachkreise. 343

2. Transparenz-/Genehmigungsprinzip

Das Transparenz-/Genehmigungsprinzip verlangt, dass Klinikärzte und andere Mitarbeiter medizinischer Einrichtungen Zuwendungen, durch die sie begünstigt werden bzw. begünstigt werden könnten, ihren Dienstherren oder Arbeitgebern (in der Regel den Krankenhausverwaltungen) **offen zu legen** und von diesen **genehmigen zu lassen** (siehe 344

Rdnr. 165 ff.). Dies gilt sowohl für Vergütungen, die im Rahmen von Vertragsbeziehungen mit Unternehmen der pharmazeutischen Industrie geschlossen werden (etwa Berater- oder Referentenverträge, siehe Rdnr. 164), als auch für die Entgegennahme von einseitigen Leistungen (etwa Unterstützungsleistungen zur Teilnahme an internen oder externen Fortbildungsveranstaltungen). Die Einhaltung des Transparenz-/Genehmigungsprinzips ist von essentieller Bedeutung. Hierzu hat der Bundesgerichtshof jüngst ausgeführt:

> „Die Sensibilität der Rechtsgemeinschaft bei der Erwägung der Strafwürdigkeit der Entgegennahme von Vorteilen durch Amtsträger ist [...] mittlerweile deutlich geschärft. Mithin wird in derartigen Fällen künftig Amtsträgern vor der Annahme jeglicher Vorteile, die in Zusammenhang mit ihrer Dienstausübung gebracht werden können, die strikte Absicherung von Transparenz im Wege von Anzeigen und Einholungen von Genehmigungen [...] abzuverlangen sein. Die Gewährleistung eines derartigen Verhaltens obliegt namentlich auch der besonderen Verantwortung des jeweiligen Vorgesetzten."[532]

3. Äquivalenzprinzip

345   Das Äquivalenzprinzip entspricht der Bestimmung unter § 18 Abs. 3 und besagt, dass die Vergütung für vertraglich vereinbarte Leistungen zu diesen Leistungen in einem **angemessenen Verhältnis** stehen muss (siehe Rdnr. 159 ff.).

4. Dokumentationsprinzip

346   Das Dokumentationsprinzip (Kap. 5 Rdnr. 7) verlangt, dass die Bedingungen, die Ausgestaltung und die Abwicklung aller entgeltlichen oder unentgeltlichen Leistungen an Klinikärzte **schriftlich festgehalten werden.** Dies entspricht der Bestimmung unter § 18 Abs. 1 (Rdnr. 146 ff.).

§ 25 Spenden und andere Zuwendungen an Institutionen

(1) Spenden (Geld- oder Sachspenden) sowie andere einseitige Geld- oder Sachleistungen an Institutionen, Organisationen oder Vereinigungen, die sich aus Angehörigen der Fachkreise zusammensetzen (z. B. medizinisch-wissenschaftliche Fachgesellschaften) und/oder medizinische Leistungen erbringen oder forschen (z. B. Krankenhäuser oder Universitätskliniken) setzen neben der Einhaltung der einschlägigen gesetzlichen Anforderungen voraus, dass solche Zuwendungen
1. den Zwecken des Gesundheitswesens (einschließlich etwa den Zwecken der Forschung, der Lehre sowie der Aus- und Weiterbildung) oder vergleichbarer Zwecke dienen;
2. ordnungsgemäß dokumentiert werden, wobei diese Dokumentation für einen Zeitraum von mindestens 5 Jahren nach Beendigung des Vertragsverhältnisses aufzubewahren ist; und
3. nicht als Anreiz für die Beeinflussung von Therapie-, Verordnungs- und Beschaffungsentscheidungen missbraucht werden.

(2) Spenden an einzelne Angehörige der Fachkreise sind unzulässig.

(3) Die Unterstützung von Angehörigen der Fachkreise zur Teilnahme an Aus- und Weiterbildungsveranstaltungen ist Gegenstand von § 20.

(4) Die Unternehmen müssen die Gewährung von Spenden oder anderen einseitigen Geld- oder Sachleistungen im Sinne von Abs. 1 mit einem Wert von über € 10.000 pro Leistungsempfänger/Jahr veröffentlichen. Die Mitgliedsunternehmen müssen für die seit dem 1. Januar 2008 bis zum 31. Dezember 2008 erfolgten Leistungen erstmalig bis zum 31. März 2009 Auskunft geben. Die Liste ist mindestens einmal jährlich (spätestens jeweils bis zum 31. März für das vorangegangene Kalenderjahr) zu aktualisieren.

---

[532] *BGH* NStZ-RR 2003, 171, 172.

B. Kodex- Erläuterungen (§ 25)

Übersicht

	Rdnr.
I. Vorbemerkung	347
II. Spenden (Abs. 1)	348
1. Einhaltung der gesetzlichen Anforderungen (Abs. 1)	349
2. Zweck des Gesundheitswesens (Abs. 1 Nr. 1)	350
3. Ordnungsgemäße Dokumentation (Abs. 1 Nr. 2)	351
4. Keine Anreizwirkung (Abs. 1 Nr. 3)	352
III. Unzulässige Spenden (Abs. 2)	353
IV. Aus- und Weiterbildungsveranstaltungen (Abs. 3)	355
V. Veröffentlichungspflicht (Abs. 4)	356

I. Vorbemerkung

Der neu eingefügte § 25 FSA-Kodex stellt die nahezu wortgetreue Umsetzung des Art. 11.01 des **EFPIA-Kodex** dar. **347**

II. Spenden (Abs. 1)

Absatz 1 der Regelung sieht die Möglichkeit von Spenden an Institutionen, Organisationen oder Vereinigungen, die sich aus Angehörigen der Fachkreise zusammensetzen und/oder medizinische Leistungen erbringen oder forschen vor. **Spenden** sind Zuwendungen, die freiwillig oder aufgrund einer freiwillig eingegangenen Rechtspflicht geleistet werden, kein Entgelt für eine bestimmte Leistung des Empfängers darstellen und nicht in einem tatsächlichen wirtschaftlichen Zusammenhang mit den Leistungen des Zuwendenden stehen. Die **altruistischen Motive des Zuwendenden** müssen aus den äußeren Umständen erkennbar sein (siehe dazu ausführlich und m.w.N. Kap. 8 Rdnr. 65ff.). Neben der Einhaltung der einschlägigen gesetzlichen Anforderungen sieht die Bestimmung vor, dass solche Zuwendungen die in Abs. 1 Nr. 1 bis 3 festgesetzten Voraussetzungen erfüllen müssen. Diese Regelung stellt ein Novum im Kodex dar, da bislang durch den Kodex lediglich Zuwendungen an einzelne Angehörige der Fachkreise geregelt waren (vgl. etwa § 21). In § 25 werden erstmals Spenden und andere Geld- und Sachleistungen an Institutionen geregelt. **348**

1. Einhaltung der gesetzlichen Anforderungen (Abs. 1)

Die Einhaltung der **gesetzlichen Vorschriften** bei Spenden und Zuwendungen an Institutionen ist selbstverständlich. Diese Bestimmung als Voraussetzung für eine Spende oder Zuwendung in § 25 Abs. 1 ist daher lediglich **klarstellender Natur**. **349**

2. Zweck des Gesundheitswesens (Abs. 1 Nr. 1)

Die Spende oder Zuwendung darf ausschließlich den **Zwecken des Gesundheitswesens** oder vergleichbaren Zwecken dienen. **350**

3. Ordnungsgemäße Dokumentation (Abs. 1 Nr. 2)

Die Spende oder Zuwendung muss von dem zuwendenden Unternehmen (vgl. Art. 11.01 EFPIA-Kodex) ordnungsgemäß dokumentiert werden. Abs. 1 Nr. 2 dient damit zum einen der **Transparenz** und zum anderen auch der **Aufklärung**, da die Dokumentation über 5 Jahre nach der Beendigung des Vertragsverhältnisses aufzubewahren ist. **351**

4. Keine Anreizwirkung (Abs. 1 Nr. 3)

Spenden oder Zuwendungen an Institutionen dürfen nicht als Anreiz für die **Beeinflussung von Therapie- Verordnungs- und Beschaffungsentscheidungen** missbraucht werden. **352**

III. Unzulässige Spenden (Abs. 2)

353 Nach Abs. 2 sind Spenden an einzelne Angehörige der Fachkreise unzulässig. Auch wenn der Begriff der „Spende" nach Abs. 1 bestimmte Geld- oder Sachzuwendungen erfasst, besteht kein Widerspruch zu § 21 Abs. 2, welcher die Gewährung von Geschenken zu besonderen Anlässen erlaubt. Die Begriffe „Spende" und „Geschenk" sind **weder austauschbar noch synonym** zu verwenden. Vielmehr ist zwischen beiden Begriffen zu trennen. Demnach sind Geschenke auch weiterhin an einzelne Angehörige der Fachkreise im Rahmen des § 21 Abs. 2 erlaubt.

354 Dass Spenden an einzelne Angehörige der Fachkreise weder gewährt werden dürfen noch können, ist im Übrigen (jedenfalls in Deutschland) eine Selbstverständlichkeit. Denn Spenden sind Zuwendungen, die freiwillig oder aufgrund einer freiwillig eingegangenen Rechtspflicht geleistet werden, kein Entgelt für eine bestimmte Leistung darstellen und nicht in einem tatsächlichen, wirtschaftlichen Zusammenhang mit den Leistungen des Zuwendenden stehen; ferner muss die Verfolgung steuerbegünstigter Zwecke uneigennützig zur **Förderung bestimmter, im allgemeinen Interesse liegender Zwecke** erfolgen. Der Empfänger der Spende muss schließlich eine Institution sein (in Deutschland etwa eine inländische juristische Person des öffentlichen Rechts, eine inländische öffentliche Dienststelle oder eine steuerbefreite Körperschaft oder Personenvereinigung). Es ist damit **ausgeschlossen,** dass **natürliche Personen,** beispielsweise niedergelassene oder angestellte Ärzte, Empfänger von Spenden sein können.

IV. Aus- und Weiterbildungsveranstaltungen (Abs. 3)

355 Klarstellender Natur ist auch Abs. 3, wonach sich die Unterstützung von Angehörigen der Fachkreise zur Teilnahme an Aus- und Weiterbildungsveranstaltungen nach § 20 richtet. Damit ist gemeint, dass etwa die Einladung einzelner Fachkreisangehöriger nach § 20 zu beurteilen ist. Handelt es sich hingegen um eine Zweckspende an eine medizinische Einrichtung, damit die Einrichtung in eigener Verantwortung Mitarbeitern die Teilnahme an Fortbildungsveranstaltungen ermöglichen kann, beurteilt sich die **Zulässigkeit dieser Zweckspende** zunächst nach § 25. Allerdings müssen auch in diesen Fällen die Veranstaltungen, deren Besuch mit der Zuwendung unterstützt wird, gewisse Anforderungen erfüllen. Dies ergibt sich aus § 25 Abs. 1 Nr. 1, nach dem der Zuwendungszweck den **Zwecken des Gesundheitswesens dienen** muss. Die Veranstaltung dürfte aber etwa dann nicht der Zwecken des Gesundheitswesens dienen, wenn sie Unterhaltungsprogramme enthält. Dies entspricht im Ergebnis auch der Spruchpraxis des FSA zum Sponsoring von Fortbildungsveranstaltungen (FS I 2005.2-56).[533] In dieser Entscheidung hatte der FSA das Sponsoring von externen Fortbildungsveranstaltungen für unzulässig erklärt, soweit dessen Einnahmen zur Finanzierung von Unterhaltungsprogrammen im Rahmen der Veranstaltung genutzt werden. Im Falle von Zweckspenden zur Ermöglichung der Teilnahme an einer internationalen Fortbildungsveranstaltung dürfte zudem § 20 Abs. 8 sinngemäß Anwendung finden, weil die Vorschrift allgemein die „Unterstützung von internationalen Veranstaltungen" erfasst und nicht nur auf die Unterstützung einzelner Teilnehmer beschränkt ist.

V. Veröffentlichungspflicht (Abs. 4)

356 Absatz 4 dient der **Transparenz.** Die hier geregelte Veröffentlichungspflicht ist verbindlich ausgestaltet. Damit geht die Regelung über Art. 11.01 EFPIA-Kodex hinaus, der lediglich als Empfehlung ausgestaltet ist. Zwar macht der EFPIA-Kodex in seiner Regelung keine Angaben zu einer Bagatellgrenze, dennoch wurde eine solche durch die **Festsetzung der 10 000 Euro-Grenze** in Abs. 4 eingeführt.

---

[533] Entscheidung zu § 6 Abs. 5 i. d. F. v. 16. 2. 2004, www.fs-arzneimittelindustrie.de.

B. Kodex- Erläuterungen (§ 26)

§ 26 Gegenseitige Leistungsbeziehungen mit Institutionen

Verträge zwischen Unternehmen einerseits und Institutionen, Organisationen oder Vereinigungen im Sinne von § 25 Abs. 1 Satz 1 andererseits, die die Erbringung von Dienstleistungen gegenüber den Unternehmen vorsehen, sind nur zulässig, sofern solche Verträge
1. den Zwecken des Gesundheitswesens (einschließlich etwa den Zwecken der Forschung, der Lehre, der Aus- und Weiterbildung) oder vergleichbarer Zwecke dienen; und
2. nicht als Anreiz für die Beeinflussung von Therapie-, Verordnungs- und Beschaffungsentscheidungen missbraucht werden.

Übersicht

	Rdnr.
I. Vorbemerkung	357
II. Inhalt	358
III. Spruchpraxis	359

I. Vorbemerkung

Der neu gefasste § 26 FSA-Kodex dient der Umsetzung von Art. 12.01 des **EFPIA-Kodex.** 357

II. Inhalt

Die Umsetzung stellt jedoch keine direkte Übersetzung der zugrunde liegenden Vorschrift des EFPIA-Kodex dar. Es stellt sich die Frage, ob von dieser Vorschrift **nur Dienstleistungsverträge** i. e. S. oder auch **gegenseitige Verträge im Allgemeinen** erfasst sind. Im Gegensatz zu Art. 12 EFPIA-Kodex ist der Anwendungsbereich auf gegenseitige Leistungsbeziehungen beschränkt, die die Erbringung von Dienstleistungen vorsehen. Art. 12 des EFPIA-Kodex erfasst im Gegensatz zum Wortlaut des § 26 alle Vertragstypen und schließt dabei, wie sich aus dem Klammerzusatz „or any other type of funding" ergibt, auch einseitige Verträge mit ein. Die Differenzen zwischen den Kodices erklären sich aus den Abgrenzungsschwierigkeiten, die aus der Regelung der EFPIA resultieren. Durch die weite Fassung des Art. 12 sind auch einseitige Verträge erfasst, die ebenfalls unter Art. 11 des EFPIA-Kodex fallen. Um hier eine höhere Trennschärfe der beiden Regelungen zu erreichen, wurde § 25 FSA-Kodex auf einseitige und § 26 FSA-Kodex auf gegenseitige Vertragsverhältnisse reduziert. Dieser Abgrenzung dient daher die Formulierung „Verträge [...] die die Erbringung von Dienstleistungen [...] vorsehen". Unter § 26 des FSA-Kodex fallen damit alle Zuwendungen von Unternehmen an Institutionen, die im Rahmen von gegenseiteigen vertraglichen Leistungsbeziehungen, wie z. B. auch einem Sponsoring-Vertrag erfolgen (FS I 2008.12-250a).[534] Davon dürfte allerdings die finanzielle Unterstützung von externen Fortbildungsveranstaltungen im Rahmen von gegenseitigen vertraglichen Leistungsbeziehungen nicht erfasst sein. Insofern liegt es vielmehr nahe, § 20 Abs. 5 als lex specialis anzusehen. 358

III. Spruchpraxis

– Der Begriff der „Dienstleistung" umfasst auch Verträge sui generis wie einen **Sponsoringvertrag,** der die Platzierung des Firmenlogos eines Mitgliedsunternehmens auf der Homepage eines ärztlichen Netzwerks beinhaltet. Die vertragliche Zuwendung dient den Zwecken des Gesundheitswesens, wenn sie einer Organisation zugute kommt, die **das Gesundheitswesen fördernde Zielsetzungen** verfolgt (FS I 2008.12-250a)).[535] 359

---

[534] Entscheidung zu §§ 25, 26 i. d. F. v. 18. 1. 2008, www.fs-arzneimittelindustrie.de.
[535] Entscheidung zu §§ 25, 26 i. d. F. v. 18. 1. 2008, www.fs-arzneimittelindustrie.de; zu Sponsoring-Verträgen im Lichte der §§ 25 und 26 siehe *Geiger,* A&R 2009, 203 ff.

5. Abschnitt: Verpflichtung und Schulung von Mitarbeitern und beauftragten Dritten

§ 27 Qualifikation und Pflichten der Mitarbeiter

(1) Die Unternehmen haben dafür Sorge zu tragen, dass ihre Pharmaberater einschließlich der über Verträge mit Dritten eingeschalteten Personen sowie andere Vertreter des Unternehmens, die Angehörige der Fachkreise, Krankenhäuser oder andere Einrichtungen des Gesundheitswesens im Zusammenhang mit der Werbung für Arzneimittel aufsuchen, angemessen ausgebildet und sachkundig sind, damit sie zutreffende und hinreichend vollständige Informationen über die von ihnen präsentierten Arzneimittel geben können.

(2) Pharmaberater müssen mit den Verpflichtungen, die die Unternehmen nach diesem Kodex treffen, sowie allen anwendbaren gesetzlichen Vorschriften vertraut sein. Die Unternehmen sind dafür verantwortlich, dass die Pharmaberater diese Anforderungen einhalten.

(3) Auch die übrigen Beschäftigten der Unternehmen sowie die über Verträge mit Dritten herangezogenen Personen, die mit der Vorbereitung oder Genehmigung von Werbematerialien oder -aktivitäten beschäftigt sind, müssen mit den Anforderungen der anwendbaren Regelungen und einschlägigen Gesetze und Vorschriften vertraut sein.

(4) Die für die Auswahl von Vertragspartnern im Sinne des § 18 zuständigen Personen müssen über die erforderlichen Fachkenntnisse verfügen, um beurteilen zu können, dass diese die vertraglichen Leistungen auch tatsächlich erbringen können.

(5) Jedes Unternehmen muss über einen wissenschaftlichen Dienst verfügen, der für sämtliche Informationen über die Arzneimittel dieses Unternehmens verantwortlich ist und der die persönlichen und fachlichen Voraussetzungen des § 74 a Absatz 2 AMG erfüllt. Die Unternehmen sind in ihrer Entscheidung frei, auf welche Weise sie den wissenschaftlichen Dienst auf Grund der vorhandenen Ressourcen und Organisationsstrukturen am besten einrichten und organisieren und welchen Funktionseinheiten sie die nachfolgend genannten Aufgaben getrennt oder gemeinsam zuweisen. Der wissenschaftliche Dienst ist insbesondere dafür verantwortlich, dass

1. die Arzneimittel nicht mit einer irreführenden Bezeichnung, Angabe oder Aufmachung versehen sind und
2. die Kennzeichnung, die Packungsbeilage, die Fachinformation und die Werbung mit dem Inhalt der Zulassung übereinstimmen.

(6) Die Verantwortung für die Ordnungsgemäßheit und Beaufsichtigung der in dem Unternehmen durchgeführten nichtinterventionellen Studien (einschließlich der damit verbundenen Unternehmen von Pharmaberatern), hat der Leiter der medizinischen Abteilung. Die Unternehmen sind in ihrer Entscheidung frei, wie sie die Funktion des Leiters der medizinischen Abteilung bezeichnen und mit welchen weiteren Aufgaben sie diesen im Einzelfall betrauen. Im Regelfall ist der Leiter der medizinischen Abteilung auch für die Planung und Durchführung klinischer Studien zuständig. Keinesfalls darf er jedoch zugleich auch für die Bereiche Marketing oder Vertrieb verantwortlich sein. Vielmehr muss eine Trennung der Funktionen gewährleistet sein.

(7) Die Pharmaberater haben dem wissenschaftlichen Dienst ihrer Unternehmen jegliche Informationen weiterzugeben, die sie im Zusammenhang mit dem Gebrauch der Arzneimittel dieses Unternehmens erhalten, insbesondere Berichte über Nebenwirkungen.

(8) Pharmaberater haben darauf zu achten, dass Häufigkeit, Dauer sowie Art und Weise ihrer Besuche bei den Angehörigen der Fachkreise den Praxisbetrieb nicht unzumutbar beeinträchtigen.

Übersicht

	Rdnr.
I. Vorbemerkung	360
II. Pharmaberater	361
1. Allgemeine Sachkenntnis (Abs. 1)	361
2. Kodex- und Gesetzeskenntnisse (Abs. 2)	362
3. Informationspflicht (Abs. 7)	364
4. Belästigungsverbot (Abs. 8)	365

B. Kodex- Erläuterungen (§ 27)

	Rdnr.
III. Übrige Mitarbeiter und Dritte (Abs. 3)	366
IV. Qualifikationsvoraussetzungen (Abs. 4)	367
V. Wissenschaftliche Stelle (Abs. 5)	368
VI. Medizinischer Leiter	369

I. Vorbemerkung

Die Regelung setzt verschiedene **Anforderungen des EFPIA-Kodex** um. Absatz 1 beruht auf Art. 17.01 EFPIA-Kodex und entspricht inhaltlich § 75 AMG. Die Absätze 2 und 3 setzen Art. 17.01 und 17.01 (a) sowie 17.02 um und stimmen inhaltlich mit § 8 Abs. 2 UWG überein. Absatz 4 stellt die Umsetzung von Art. 14.01 (c) dar, der inhaltlich § 74a AMG entspricht. Absatz 5 geht auf Art. 17.02 (a) EFPIA-Kodex zurück, wohingegen Absatz 6 auf einer NIS-Empfehlung beruht. Absatz 7 setzt wiederum Art. 17.02 (a) (§ 76 Abs. 1 Satz 2 AMG) um. Absatz 8 setzt Art. 17.01 (e) um und konkretisiert das Verbot belästigender Werbung (§ 7 UWG) für Pharmaberater in Ergänzung zu § 13. 360

II. Pharmaberater

1. Allgemeine Sachkenntnis (Abs. 1)

Absatz 1 entspricht inhaltlich der **gesetzlichen Regelung des § 75 AMG** und verlangt, dass die Mitgliedsunternehmen nur Pharmaberater und andere Mitarbeiter beauftragen dürfen, Angehörige der Fachkreise oder Einrichtungen des Gesundheitswesens im Zusammenhang der Werbung für Arzneimittel aufzusuchen, wenn diese über die in Abs. 1 beschriebene Sachkenntnis verfügen. Hierzu gehört insbesondere das Vermögen, zutreffende und hinreichend vollständige Informationen über die von diesen Personen präsentierten Arzneimittel geben zu können. Unter dem Begriff des „Aufsuchens" ist dem Sinn und Zweck der Regelung nach auch die telefonische Kontaktaufnahme zu verstehen, um über Arzneimittel zu informieren.[536] 361

2. Kodex- und Gesetzeskenntnisse (Abs. 2)

Absatz 2 Satz 1 ergänzt die in Abs. 1 genannten allgemeinen Anforderungen an die erforderlichen Sachkenntnisse von Pharmaberatern. Danach müssen Pharmaberater mit den Verpflichtungen, die die Unternehmen nach dem Kodex treffen, sowie allen anderen anwendbaren gesetzlichen Vorschriften vertraut sein. Zu den anwendbaren gesetzlichen Vorschriften zählen vor allem das **Heilmittelwerbe- und das Arzneimittelgesetz.** 362

Nach Abs. 2 Satz 2 sind die Unternehmen dafür verantwortlich, dass die Pharmareferenten die in Abs. 2 Satz 1 genannten Anforderungen einhalten. Mit dieser Regelung wird den Mitgliedsunternehmen das entsprechende **Fehlverhalten zugerechnet.** Sie entspricht inhaltlich § 8 Abs. 2 UWG. Danach richten sich Unterlassungsansprüche und Beseitigungsansprüche auch gegen den Inhaber eines Unternehmens, wenn Zuwiderhandlungen im Unternehmen von einem Mitarbeiter oder Beauftragtem begangen werden. Das (Fehl-) Verhalten eines Mitarbeiters wird einem Pharmaunternehmen zugerechnet, ohne dass es darauf ankommt, ob das Pharmaunternehmen ein eigenes Verschulden trifft, insbesondere ob es den Mitarbeiter genügend geschult und/oder kontrolliert hat (FS II 2007.2-159).[537] 363

3. Informationspflicht (Abs. 7)

Absatz 7 verlangt von den für ein Unternehmen tätigen Pharmareferenten die Weitergabe derjenigen Informationen an den wissenschaftlichen Dienst (siehe Rdnr. 368), die sie 364

---

[536] Vgl. *Sander*, § 75 AMG, Erl. 6a. E.; *Kloesel/Cyran*, § 75 AMG, Rdnr. 6.
[537] Entscheidung zu § 15 Abs. 1 und 3, 21 Abs. 1 i.d.F. v. 2. 12. 2005, www.fs-arzneimittelindustrie.de (= PharmR 2008, 211).

im Zusammenhang mit dem Gebrauch der Arzneimittel des Unternehmens erhalten. Hierzu gehören insbesondere **Berichte über Nebenwirkungen**. Diese Vorschrift entspricht inhaltlich § 76 Abs. 1 Satz 1 AMG. Danach hat der Pharmaberater Mitteilungen von Angehörigen der Fachkreise über Nebenwirkungen und Gegenanzeigen oder sonstige Risiken bei Arzneimitteln mitzuteilen. Die Regelung des Abs. 7 verlangt lediglich die Weitergabe solcher Informationen, jedoch nicht, wie § 76 Abs. 1 Satz 1 AMG, dass diese Informationen auch schriftlich aufzuzeichnen und schriftlich mitzuteilen sind. Der Umstand, dass Abs. 7 diese Anforderungen nicht aufführt, ändert allerdings nichts an den entsprechenden gesetzlichen Verpflichtungen.

4. Belästigungsverbot (Abs. 8)

365   Absatz 8 enthält die Verpflichtung für Pharmaberater, dass Häufigkeit, Dauer sowie Art und Weise ihrer Besuche bei den Angehörigen der Fachkreise den Praxisbetrieb **nicht unzumutbar** beeinträchtigen. Diese Regelung konkretisiert das allgemeine Verbot belästigender Werbung (§ 7 UWG) für Pharmaberater ergänzend zu § 13.

III. Übrige Mitarbeiter und Dritte (Abs. 3)

366   Absatz 3 erweitert die nach Abs. 2 für Pharmaberater geltenden Verpflichtungen auf alle anderen Mitarbeiter sowie die **über Verträge mit Dritten herangezogenen Personen**, die mit der Vorbereitung oder Genehmigung von Werbematerialien oder -aktivitäten beschäftigt sind. Auch diese Regelung stimmt inhaltlich mit § 8 Abs. 2 UWG überein. Sofern ein Unternehmen die genannten Aktivitäten nicht durch eigene Mitarbeiter, sondern Mitarbeiter Dritter (etwa durch Werbeagenturen) erbringen lässt, erfordert diese Regelung i. V. m. § 28 entweder eigene Schulungen oder aber die vertragliche Verpflichtung der beauftragten Dritten, ihren Mitarbeitern diese Verpflichtung entsprechend aufzuerlegen sowie diese hierüber zu schulen oder schulen zu lassen.

IV. Qualifikationsvoraussetzungen (Abs. 4)

367   Der neu eingefügte Abs. 4 dient der Umsetzung der Qualifikationsvoraussetzungen der für die Vertragsbeziehungen mit Angehörigen der Fachkreise **zuständigen Personen im Unternehmen**.

V. Wissenschaftliche Stelle (Abs. 5)

368   Die Regelung erfasst die Anforderungen an den wissenschaftlichen Dienst und entspricht inhaltlich den Anforderungen des § 74a AMG an Informationsbeauftragte pharmazeutischer Unternehmen. Hinsichtlich der erforderlichen persönlichen und fachlichen Voraussetzungen verweist Satz 1 ausdrücklich auf § 74a Abs. 2 AMG.[538] Die wesentlichen Verantwortlichkeiten des **„wissenschaftlichen Dienstes"** besteht in der Vermeidung irreführender Bezeichnungen oder Aufmachungen (Satz 1 Nr. 1) sowie die Übereinstimmung der gesetzlich geforderten Produktinformationen (Kennzeichnung, Packungsbeilage, Fachinformation) mit dem Inhalt der jeweiligen Zulassung (Satz 1 Nr. 2). Die Einrichtung sowie die Art der Ausgestaltung der Organisation des wissenschaftlichen Dienstes obliegen dabei nach Satz 2 grundsätzlich den Unternehmen.

VI. Medizinischer Leiter (Abs. 6)

369   Absatz 6 geht zum einen auf eine NIS-Empfehlung zurück und setzt zum anderen Art. 17.02 (a) EFPIA-Kodex um. Die Beaufsichtigung nichtinterventioneller Studien (NIS)

---

[538] Vgl. hierzu *Sander*, § 74a AMG, Erl. 9 bis 15; *Kloesel/Cyran*, § 74a, Rdnr. 1 ff.

obliegt dem **Leiter der medizinischen Abteilung.** Dazu zählt nach Satz 2 auch eine regelmäßige und angemessene **Schulung** der hierbei eingesetzten Pharmaberater sowie der anderen Mitarbeiter und beauftragten Dritten über die nach § 19 Abs. 2 Nr. 13 zu beachtenden Anforderungen. Der medizinische Leiter ist auch für die **Planung und Durchführung klinischer Studien** verantwortlich. Wie bei der Einrichtung und Organisation der wissenschaftlichen Dienstes nach Abs. 5 sind auch hier die Unternehmen in ihrer Entscheidung frei, wie sie die Funktion des Leiters der medizinischen Abteilung bezeichnen und mit welchen Aufgaben dieser betraut wird. Allerdings darf der Leiter nicht auch zugleich für die Bereiche **Marketing und Vertrieb** verantwortlich sein oder diesen unterstehen.

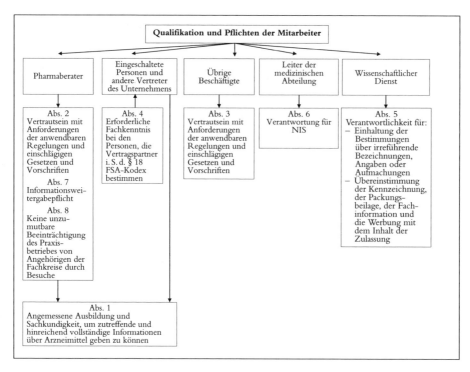

Abb. 21: Systematik des § 27 FSA-Kodex

§ 28 Verpflichtung und Schulung von Mitarbeitern und beauftragten Dritten

(1) Die Mitgliedsunternehmen haben ihre Mitarbeiter und beauftragte Dritte, die im Bereich der Werbung von Arzneimitteln tätig sind oder mit Angehörigen der Fachkreise zusammenarbeiten, auf die Einhaltung dieses Kodex zu verpflichten und durch geeignete organisatorische Vorkehrungen dessen Einhaltung zu sichern, wozu auch die Etablierung und Ausgestaltung der Funktion eines „Compliance Officers" durch einen oder mehrere Mitarbeiter zählt.

(2) Die Mitarbeiter sind ferner über die wesentlichen Grundsätze der Berufsordnungen und der Berufspflichten der Angehörigen der Fachkreise zu informieren. Sie sind ferner über den Inhalt des „FS Arzneimittelindustrie"-Kodex zu schulen. Der Verein wird die Mitgliedsunternehmen durch Schulungs- und Beratungsmaßnahmen dabei unterstützen, Kenntnisse über den Kodex und seine Auslegung zu erweitern sowie Verstöße gegen den Kodex zu vermeiden.

Kapitel 11. FSA-Kodex Fachkreise

Übersicht

	Rdnr.
I. Vorbemerkung	370
II. Organisatorische Maßnahmen zur Einhaltung des Kodex (Abs. 1)	371
III. Informations- und Schulungspflichten (Abs. 2)	372
IV. Spruchpraxis	373

I. Vorbemerkung

370   Der neu eingefügte Abs. 2 Satz 3 beruht auf Art. 19.01 **EFPIA-Kodex**.

II. Organisatorische Maßnahmen zur Einhaltung des Kodex (Abs. 1)

371   Absatz 1 sieht vor, dass die Mitgliedsunternehmen des FSA ihre Mitarbeiter und beauftragte Dritte, die mit Ärzten zusammenarbeiten, auf die Einhaltung des Kodex verpflichten und durch geeignete organisatorische Maßnahmen (siehe hierzu Kap. 7 Rdnr. 32 ff.) die **Einhaltung des Kodex sicherstellen**.[539] Hiermit soll der Kodex in der Unternehmenspraxis konsequent umgesetzt werden. Die Verpflichtung, die Einhaltung des Kodex durch geeignete organisatorische Vorkehrungen zu sichern, kann in der Praxis dazu führen, dass die Mitgliedsunternehmen ihre Mitarbeiter bei Nichtbeachtung der Verhaltensempfehlungen auch mit **arbeitsrechtlichen Konsequenzen** belegen. Aus Abs. 1 folgt ferner, dass die Einhaltung des Kodex von den Geschäftsleitungen der Unternehmen durch geeignete organisatorische Maßnahmen zu überwachen ist (siehe hierzu im Einzelnen Kap. 7).

III. Informations- und Schulungspflichten (Abs. 2)

372   Für eine rechtlich und ethisch einwandfreie Zusammenarbeit pharmazeutischer Unternehmen mit Ärzten ist die Kenntnis der Mitarbeiter über die wesentlichen **Grundsätze der Berufsordnung der Ärzte** und der hieraus für Ärzte resultierenden Berufspflichten von **hoher Bedeutung**. Daher sollen die Mitarbeiter der Mitgliedsunternehmen des FSA über die Grundsätze der ärztlichen Berufsordnung, insbesondere im Hinblick auf Abschnitt 4 der MBO-Ä, informiert werden, der sich mit der Wahrung der ärztlichen Unabhängigkeit bei der Zusammenarbeit mit Dritten (gemeint ist vor allem die Industrie) befasst (§§ 30–35 MBO-Ä). Zu dem Pflichtenkatalog der Mitgliedsunternehmen des FSA gehört ferner die **regelmäßige Schulung ihrer Mitarbeiter** über den Inhalt des Kodex selbst.

IV. Spruchpraxis

373   – Kein Kodexverstoß des Unternehmens, wenn bei Verstoß eines Mitarbeiters ein **lückenloses System** zur Vermeidung von Verstößen (durch SOPs) nachgewiesen wird (FS I 2005.1-55).[540]

6. Abschnitt: Inkrafttreten

§ 29 Inkrafttreten

Der FSA-Kodex Fachkreise in der von der Mitgliederversammlung am 18. Januar 2008 verabschiedeten Fassung tritt am 1. Juli 2008, jedoch nicht vor der Anerkennung als Wettbewerbsregeln durch das Bundeskartellamt gemäß § 24 Abs. 3 GWB in Kraft.

---

[539] Siehe hierzu *Dieners*, in: Dölling, Handbuch der Korruptionsprävention, S. 183, 217 ff.
[540] Entscheidung zu § 12 i. d. F. v. 16. 2. 2004, www.fs-arzneimittelindustrie.de.

B. Kodex- Erläuterungen (§ 29)

Übersicht

	Rdnr.
I. Ursprungsfassung des Kodex vom 16. 2. 2004	374
II. Fassung vom 2. 12. 2005	375
1. Verabschiedung durch die Mitgliederversammlung und Anerkennung durch das Bundeskartellamt	375
2. Inkrafttreten	376
III. Fassung vom 18. 1. 2008	377
1. Verabschiedung durch die Mitgliederversammlung und Anerkennung durch das Bundeskartellamt	377
2. Inkrafttreten	378
IV. Spruchpraxis	379

I. Ursprungsfassung des Kodex vom 16. 2. 2004

Die Mitgliederversammlung des FSA hat die Ursprungsfassung des FSA-Kodex in der Mitgliederversammlung vom 16. 2. 2004 verabschiedet. Das Bundeskartellamt hat diese als **Wettbewerbsregeln gem. § 26 Abs. 1 GWB** mit Beschluss vom 6. 4. 2004 anerkannt und festgestellt, dass der Inhalt des Kodex gesetzeskonform und mit dem Kartellrecht vereinbar ist. Diese Entscheidung wurde am 22. 4. 2004 im Bundesanzeiger veröffentlicht.[541] Der FSA hat seinen Mitgliedern den Beschluss des Bundeskartellamts am 8. 4. 2004 mitgeteilt. Die Ursprungsfassung war demnach seit dem 6. 4. 2004 in Kraft. Der FSA griff Verstöße gegen die Ursprungsfassung des Kodex auf, die seit dem Tag der Mitteilung (8. 4. 2004) der erfolgten Anerkennung der Ursprungsfassung durch das Bundeskartellamt begangen worden sind.

374

II. Fassung vom 2. 12. 2005

1. Verabschiedung durch die Mitgliederversammlung und Anerkennung durch das Bundeskartellamt

Die Mitgliederversammlung des FSA hat die erweiterte aktuelle Fassung des Kodex in der Mitgliederversammlung vom 2. 12. 2005 verabschiedet. Das Bundeskartellamt hat diese Fassung als **Wettbewerbsregeln** gem. § 26 Abs. 1 GWB mit Beschluss vom 13. 3. 2006 anerkannt. Diese Entscheidung wurde am 29. 3. 2006 im Bundesanzeiger veröffentlicht.[542] Der FSA hat seinen Mitgliedern den Beschluss des Bundeskartellamts am 20. 3. 2006 mitgeteilt.

375

2. Inkrafttreten

Die Fassung des FSA-Kodex vom 2. 12. 2005 war seit dem **13. 2. 2006 in Kraft.**

376

III. Fassung vom 18. 1. 2008

1. Verabschiedung durch die Mitgliederversammlung und Anerkennung durch das Bundeskartellamt

Die Mitgliederversammlung des FSA hat die erweiterte aktuelle Fassung des Kodex in der Mitgliederversammlung vom 18. 1. 2008 verabschiedet. Das Bundeskartellamt hat diese Fassung als **Wettbewerbsregeln** gem. § 24 Abs. 3 GWB mit Beschluss vom 4. 8. 2008 anerkannt. Diese Entscheidung wurde am 7. 5. 2008 im Bundesanzeiger veröffentlicht.[543]

377

2. Inkrafttreten

Die Fassung des FSA-Kodex vom 18. 1. 2008 ist seit dem **4. 8. 2008 in Kraft.**

378

---

[541] BAnz. Nr. 76, S. 8732.
[542] BAnz. Nr. 62, S. 2220.
[543] BAnz. Nr. 68, S. 1636.

IV. Spruchpraxis

379 – Der FS Arzneimittelindustrie e.V. **verfolgt keine Kodexverstöße, die vor dem 8. 4. 2004** begangen wurden (FS I 2004.7-11).[544]

– Maßgebend für die Beurteilung, ob ein Verstoß gegen den Kodex in der aktuellen Version vorliegt, ist nicht der (rückwirkend) vereinbarte Vertragsbeginn, sondern das **Unterzeichnungsdatum** des Vertrags und damit die Begründung der vertraglichen Verpflichtungen der Parteien (FS I 2008.12-250 a)).[545]

---

[544] Entscheidung zu § 27 i. d. F. v. 16. 2. 2004, www.fs-arzneimittelindustrie.de.
[545] Entscheidung zu §§ 25, 26 i. d. F. v. 18. 1. 2008, www.fs-arzneimittelindustrie.de.

Kapitel 12. FSA-Kodex zur Zusammenarbeit mit Patientenorganisationen („FSA-Kodex Patientenorganisationen")

Literatur: *Becker/Kingreen*, SGB V, München 2008; *Bonstein*, Kranke Geschäfte, Der Spiegel v. 21. 4. 2008; *Dieners*, Compliance-Management in der betrieblichen Praxis von Pharmaunternehmen, in: Festschrift für Doepner, München 2008, S. 181 ff.; *Dieners*, Der neue FSA-Kodex zur Zusammenarbeit mit Patientenorganisationen, PharmR 2009, 6 ff.; *Doepner*, Heilmittelwerbegesetz, 2. Aufl., München 2000; *Doepner/Reese*, Auswirkungen von EG-Richtlinien auf die innerstaatliche Anwendung wettbewerbsregelnden Nebenstrafrechts, GRUR 1998, 761 ff.; *Gröning*, Perspektiven für die Heilmittelwerbeverbote, WRP 1994, 355 ff.; *Hefermehl/Köhler/Bornkamm*, Wettbewerbsrecht, 27. Aufl., München 2009; *Merten/Rabbata*, Selbsthilfe und Pharmaindustrie: Nicht mit und nicht ohne einander, Deutsches Ärzteblatt v. 16. 11. 2007; *Kasseler Kommentar zum Sozialversicherungsrecht*, München (Losebl., Stand Januar 2009); *Schaub*, Sponsoringverträge und Lauterkeitsrecht, GRUR 2008, 955; *Schlegel/Voelzke*, SGB V, Saarbrücken 2008; *Schubert/Glaeske*, Einfluss des pharmazeutischen Komplexes auf die Selbsthilfe, Universität Bremen – Zentrum für Sozialpolitik, November 2006; *Weihe-Gröning*, Der heilmittelrechtliche Werbebegriff, WRP 1997, 409 ff.; *Zöller/Greger*, Zivilprozessordnung, Kommentar, 27. Aufl., Köln 2009.

Übersicht

	Rdnr.
A. Einleitung	1
I. FSA-Kodex Patientenorganisationen – Ausgangssituation und Entwicklung	1
II. Bestehende Regelwerke	23
1. Memorandum von 1999	23
2. EFPIA-Kodex Patientenorganisationen	27
3. FSA-Kodex Patientenorganisationen	31
B. FSA-Kodex Patientenorganisationen – Erläuterungen	34
§ 1 Anwendungsbereich	37
§ 2 Definitionen	47
§ 3 Verantwortlichkeit für das Verhalten Dritter	53
§ 4 Auslegungsgrundsätze	57
§ 5 Leitlinien des FSA-Vorstands	62
§ 6 Neutralität und Unabhängigkeit	65
§ 7 Trennung	73
§ 8 Transparenz	80
§ 9 Empfehlungs- und Werbebeschränkungen	86
§ 10 Beachtung von Werbebeschränkungen	97
§ 11 Schriftliche Vereinbarungen	101
§ 12 Verwendung von Logos und urheberrechtlich geschützten Materialien	106
§ 13 Verbot unsachlicher und redaktioneller Einflussnahmen	111
§ 14 Unterrichtung der Öffentlichkeit	114
§ 15 Keine Exklusivität	124
§ 16 Veranstaltungen	127
§ 17 Überwachung	140
§ 18 Verpflichtung und Schulung von Mitarbeitern und beauftragten Dritten	142
§ 19 Fortschreibung des Kodex	146
§ 20 Inkrafttreten	148

A. Einleitung

I. FSA-Kodex Patientenorganisationen – Ausgangssituation und Entwicklung

1   Patientenorganisationen haben über lange Zeit zunächst ein wenig beachtetes **Schattendasein** geführt.[1] So nahmen die im Jahr 1956 gegründeten „Anonymen Alkoholiker" als erste Selbsthilfegruppe ihre Aufgabe vor allem im **Innenverhältnis** gegenüber ihren Mitgliedern war, ohne an der öffentlichen Diskussion aktiv teilzunehmen. Die Mitglieder der Selbsthilfebewegungen rekrutierten sich dabei fast ausschließlich aus ehrenamtlich tätigen Betroffenen. Das Ziel bestand vor allem in einer besseren Krankheitsbewältigung, der Veränderung der persönlichen Lebensumstände und einer sozialen Kompetenzentwicklung außerhalb der etablierten Medizinstrukturen.[2]

2   Ein Wandel trat dann Anfang der siebziger Jahre ein und führte dazu, dass sich die Selbsthilfebewegung in Deutschland **strukturell, numerisch** und in ihrer **Zielsetzung** deutlich gewandelt hat. Flankiert wurde diese Entwicklung durch zwei Forschungsprojekte, die am Institut für Medizin-Soziologie an der Universität Hamburg[3] und an der Psychosomatischen Universitätsklinik Gießen[4] durchgeführt wurden. Aus dem Gießener Forschungsprojekt entwickelte sich die deutsche Arbeitsgemeinschaft Selbsthilfegruppen als eine der führenden Dachorganisationen. Die genaue Zahl der heute existierenden Selbsthilfegruppen ist nicht bekannt. Die **Schätzungen** bewegen sich in einem Rahmen von 50 000 Selbsthilfegruppen[5] **bis zu 100 000 Selbsthilfegruppen.**[6] Zu diesen regionalen Selbsthilfegruppen treten ca. 800 Selbsthilfeorganisationen auf Landes- und ca. 300 auf Bundesebene. Insgesamt sind aktuell **ca. 3 Mio. Betroffene** oder ihre **Angehörigen** in Selbsthilfegruppen organisiert. Die wachsende Bedeutung der Selbsthilfebewegung ist u. a. auf folgende Faktoren zurückzuführen:[7]

- Veränderung sozialer Netzwerke (Familie, Nachbarschaft, Kirchengemeinden oder Sportvereine),
- zunehmende Vernachlässigung psycho-sozialer Bedürfnisse (insbesondere bei Behinderten und chronisch kranken Menschen),
- Zunahme chronischer Erkrankungen (infolge verbesserter Therapiemaßnahmen und steigender Lebenserwartung),
- fortschreitende Ausdifferenzierung und Spezialisierung einzelner Krankheitsbilder,
- Unzulänglichkeiten in der medizinischen Versorgung und Rehabilitation sowie
- Bewusstseinswandel und Vertrauenseinbuße gegenüber etablierten Medizinstrukturen.

---

[1] Vgl. hierzu *Merten/Rabbata*, Selbsthilfe und Pharmaindustrie: Nicht mit und nicht ohne einander, Deutsches Ärzteblatt v. 16. 11. 2007.

[2] Vgl. *Schubert/Glaeske*, Einfluss des pharmazeutisch-industriellen Komplexes auf die Selbsthilfe, S. 6.

[3] Vgl. hierzu *Trojan*, Wissen ist Macht. Eigenständig durch Selbsthilfe in Gruppen; *Fischer* – alternativ, Frankfurt am Main, zitiert nach *Schubert/Glaeske*, a. a. O., S. 6.

[4] Vgl. hierzu *Moeller*, Anders helfen. Selbsthilfegruppen und Fachleute arbeiten zusammen; ders., Selbsthilfegruppen. Selbstbehandlung und Selbsterkenntnis in eigenverantwortlichen Kleingruppen; *Rowohlt/Reinbeck*, zitiert nach *Schubert/Glaeske*, a. a. O., S. 6.

[5] Leitfaden zur Selbsthilfeförderung des GKV-Spitzenverbandes, Grundsätze des GKV-Spitzenverbandes zur Förderung der Selbsthilfe gemäß § 20c SGB V vom 10. 3. 2000 i. d. F. v. 8. 9. 2008, abrufbar unter www.bag-selbsthilfe.de.

[6] So die Angabe der Deutschen Arbeitsgemeinschaft Selbsthilfegruppen e. V. in der Stellungnahme zum GKV-WSG, abrufbar unter www.dag- shg.de/site/data/dagshg_gkvwsg_asdrs2006_10_30.pdf.

[7] Vgl. *Schubert/Glaeske*, Einfluss des pharmazeutisch-industriellen Komplexes auf die Selbsthilfe, S. 6.

A. Einleitung

Begrifflich sind Selbsthilfegruppen, Selbsthilfeorganisationen und Selbsthilfekontaktstellen zu unterscheiden. Unter **Selbsthilfegruppen** sind freiwillige Zusammenschlüsse von betroffenen Menschen auf örtlicher Ebene zu verstehen, deren Aktivitäten sich auf die gemeinsame Bewältigung eines bestimmten Krankheitsbildes, einer Krankheitsursache oder -folge und/oder psychischer Probleme richten, von denen sie entweder selbst oder als Angehörige betroffen sind.[8] Sie zielen darauf ab, die persönliche Lebensqualität zu verbessern und die mit vielen chronischen Krankheiten und Behinderungen einhergehende Isolation und gesellschaftliche Ausgrenzung zu überwinden. Der Tätigkeitsschwerpunkt liegt zumeist im örtlichen/regionalen Bereich und ist auf das soziale und politische Umfeld gerichtet. Dabei wird Hilfestellung in Form von regelmäßiger Gruppenarbeit sowie als Gesprächspartner für Mitglieder geleistet. Zu der gegenseitigen Unterstützung und dem Erfahrungsaustausch tritt zudem die Interessenvertretung der Mitglieder nach außen. Selbsthilfegruppen werden regelmäßig nicht von professionellen Helfern (Ärzten etc.) geleitet, wobei jedoch Experten zu einzelnen Fragestellungen hinzugezogen werden können.

Von Selbsthilfegruppen zu unterscheiden sind **Selbsthilfeorganisationen,** die einen Zusammenschluss von Selbsthilfegruppen auf Landes- oder Bundesebene darstellen und regelmäßig auf ein bestimmtes Krankheitsbild, eine gemeinsame Krankheitsursache oder eine gemeinsame Krankheitsfolge spezialisiert sind.[9] Sie weisen im Verhältnis zu Selbsthilfegruppen meist höhere Mitgliederzahlen auf und verfügen als eingetragener Verein über einen höheren Organisationsgrad (hauptamtliches Personal etc.). Aufgrund der überregionalen Interessenvertretung stehen Kontakte zu Behörden, Sozialleistungsträgern, Leistungserbringern und anderen gesellschaftlichen Institutionen im Vordergrund. Die Aufgaben der Selbsthilfeorganisationen umfassen die Vernetzung von Selbsthilfegruppen, die Interessenvertretung im gesundheits- und sozialpolitischen Bereich, die Öffentlichkeitsarbeit durch Herausgabe von Medien- und Informationsschriften sowie die Aufklärung und Unterrichtung (Durchführung von Schulungen für örtliche Gruppen, Seminare, Konferenzen etc.). Darüber hinaus erbringen Selbsthilfeorganisationen auch Beratungs- und Informationsleistungen für Dritte, die nicht zu ihren Mitgliedern zählen. Die Voraussetzungen der *„Maßgeblichen Organisationen für die Wahrnehmung der Interessen der Patientinnen und Patienten und der Selbsthilfe chronisch kranker und behinderter Menschen auf Bundesebene im Sinne des § 140f SGB V"* i. S. d. § 1 der Patientenbeteiligungsverordnung müssen nicht zwingend erfüllt sein, um allgemein als Selbsthilfeorganisation zu gelten. Diese maßgeblichen Organisationen sind in verschiedenen Ausschüssen (u. a. dem Gemeinsamen Bundesausschuss) zu beteiligen und bedürfen dazu der Anerkennung i. S. d. § 2 der Patientenbeteiligungsverordnung.[10]

Als dritte Organisationsform haben sich **Selbsthilfekontaktstellen** etabliert. Hierunter sind örtliche oder regional arbeitende, professionelle Beratungseinrichtungen mit hauptamtlichen Personal zu verstehen.[11] Parallel hierzu existieren allerdings auch überregionale Strukturen (wie insbesondere die bundesweite Selbsthilfekontaktstelle NAKOS). Die Aufgabe von Selbsthilfekontaktstellen besteht darin, Dienstleistungsangebote zur methodischen Anleitung, Unterstützung und Stabilisierung von Selbsthilfegruppen bereitzustellen. Hierzu zählt insbesondere die Unterstützung bei der Gruppengründung und der Vermittlung von infrastrukturellen Hilfen. Eine wichtige Funktion von Selbsthilfekontaktstellen besteht des Weiteren darin, Patienten oder Betroffene, die noch nicht Mitglieder von Selbsthilfegruppen sind, über die bestehenden Selbsthilfeangebote zu unterrichten, Kontakte herzustellen

---

[8] So die Definition in dem Leitfaden zur Selbsthilfeförderung des GKV-Spitzenverbandes, S. 10; vgl. auch *Schütze,* in: Schlegel/Voelzke, SGB V, Gesetzliche Krankenversicherung, § 20c Rdnr. 9–12.
[9] Zu dieser Begriffsbestimmung siehe die Definition des GKV-Spitzenverbandes in dem Leitfaden zur Selbsthilfeförderung, S. 10.
[10] Ein Überblick zu den maßgeblichen Patientenorganisationen findet sich bei *Adolf,* in: Schlegel/Voelzke, SGB V, § 140f., Rdnr. 18 ff.
[11] Siehe die Definition des GKV-Spitzenverbandes in dem Leitfaden zur Selbsthilfeförderung, S. 12.

und die Angebotsvernetzung in der Region zu fördern. Selbsthilfekontaktstellen haben damit eine **Wegweiserfunktion** im System der gesundheitsbezogenen oder sozialen Dienstleistungsangebote.[12]

6   Bei **großen Verbänden** erfolgt die Aufgabenerfüllung in der Regel durch örtliche Selbsthilfegruppen, während bei **kleineren Verbänden** häufig die Aufgabenerfüllung unmittelbar von der Bundesebene wahrgenommen wird. Auch bei **seltenen Erkrankungen**, bei denen die Bildung örtlicher Selbsthilfegruppen nicht möglich ist, kommt es typischerweise zu einem Zusammenschluss innerhalb einer Bundesorganisation. Prägend für die Arbeit und das Selbstverständnis von Selbsthilfeorganisationen ist die **Betonung des Selbsthilfeprinzips** sowie der **Betroffenenkompetenz** der in der Selbsthilfe zusammengeschlossenen Menschen. Viele Selbsthilfeorganisationen auf Bundesebene haben sich der Bundesarbeitsgemeinschaft SELBSTHILFE von Menschen mit Behinderung und chronischer Erkrankung und ihren Angehörigen e. V. (BAG SELBSTHILFE) in Düsseldorf[13], im PARITÄTISCHEN-GESAMTVERBAND e. V. in Berlin[14] oder in der Deutschen Hauptstelle für Suchtfragen e. V. (DHS) in Hamm[15] zusammengeschlossen. Auf Landesebene bestehen Mitgliedschaften in den Landesarbeitsgemeinschaften Selbsthilfe e. V., der Landesarbeitsgemeinschaftenhilfe für Behinderte e. V. sowie den jeweiligen Landesverbänden des PARITÄTISCHEN-GESAMTVERBANDS e. V.

7   Die wachsende Bedeutung der Selbsthilfebewegung hat auch ihren Niederschlag in den **gesetzlichen Rahmenbedingungen der Finanzierung** gefunden. So wird in § 20 c SGB V das Verfahren der Förderung von Selbsthilfegruppen, Selbsthilfeorganisationen und Kontaktstellen durch Krankenkassen und Krankenkassenverbände geregelt,[16] die Notwendigkeit der institutionellen Förderung der Selbsthilfe in § 20c SGB V ausdrücklich anerkannt und ein rechtlicher Rahmen für die Förderung von gesundheitsbezogenen Selbsthilfeeinrichtungen gesetzt.[17] Nach Abs. 1 Satz 1 haben die Krankenkassen und ihre Verbände Selbsthilfegruppen und Selbsthilfeorganisationen, die sich die gesundheitliche Prävention oder die Rehabilitation von Versicherten zum Ziel gesetzt haben, zu fördern. Hierdurch sollen die vielfältigen Möglichkeiten der Selbsthilfe bei der Prävention und Rehabilitation zur Ergänzung der professionellen Gesundheitsdienste nutzbar gemacht werden.[18] In Abweichung von der früheren Rechtslage handelt es sich hierbei nicht mehr um eine Ermessensregelung, sondern eine **verbindliche Soll-Vorschrift,** von der nur in Ausnahmefällen abgewichen werden kann.[19] Das Prinzip zur Förderung der Selbsthilfe korrespondiert mit dem Grundsatz der Eigenverantwortung in § 1 Satz 2 SGB V. Danach kann von den Versicherten erwartet werden, durch eine gesundheitsbewusste Lebensführung den Eintritt von Krankheiten oder Behinderungen im Rahmen des Möglichen und Zumutbaren zu vermeiden und hierdurch die eigene Gesundheit mitverantwortlich zu gestalten.

8   Die Förderung ist nach Abs. 1 Satz 2 an die Bedingung geknüpft, dass die Zielsetzung in der **Prävention oder Rehabilitation** einer Krankheit besteht, die in dem vom GKV Spitzenverband Bund erstellten Verzeichnis gelistet ist. Unter Prävention ist dabei jede Maßnahme und Aktivität zu verstehen, die eine gesundheitliche Schädigung verhindern, weniger wahrscheinlich machen oder verzögern soll, wobei zwischen der **primären Prävention** (Senkung der Eintrittswahrscheinlichkeit von Erkrankungen), der **sekundären Prävention** (Entdeckung eines Frühstadiums einer Krankheit mit dem Ziel, die Inzidenz manifester bzw. fortgeschrittener Erkrankungen zu senken) und **tertiärer Prävention** (die

---

[12] So anschaulich die Beschreibung in dem Leitfaden zur Selbsthilfeförderung des GKV-Spitzenverbandes, S. 12.
[13] Nähere Informationen hierzu unter www.bag-selbsthilfe.de/60/ueber-uns/.
[14] Nähere Informationen hierzu unter www.der-paritaetische.de.
[15] Weitere Angaben hierzu unter www.dhs.de.
[16] *Welti*, in: Becker/Kingreen, SGB V, § 20 c Rdnr. 1.
[17] *Schütze*, in: Schlegel/Voelzke, SGB V, Gesetzliche Krankenversicherung, § 20 c Rdnr. 7.
[18] Vgl. *Hoefler*, in: Kasseler Kommentar Sozialversicherungsrecht, § 20 Rdnr. 20.
[19] Vgl. Hoefler, in: Kasseler Kommentar Sozialversicherungsrecht, § 20 Rdnr. 22.

A. Einleitung

Behandlung einer Krankheit mit dem Ziel, ihre Verschlimmerung zu vermeiden oder zu verzögern) zu unterscheiden ist.[20] Allerdings geht der GKV-Spitzenverband davon aus, dass unter den Begriff der Prävention nur die Sekundär- und Tertiärprävention fallen und demgegenüber Selbsthilfegruppen mit ausschließlich primär präventiver Zielsetzung nicht förderungsberechtigt sein sollen.[21] Dem liegt offensichtlich die Vorstellung zugrunde, dass nach der Funktion und Entstehungsgeschichte von Selbsthilfegruppen hiervon nur (aktuell) Krankheitsbetroffene erfasst werden sollen.

Das **Verzeichnis**[22] der relevanten Krankheitsbilder, die Voraussetzung für eine Selbsthilfeförderung sind, umfasst im Einzelnen u. a. **folgende Krankheitsbilder:** Herz-Kreislauferkrankungen, Krankheiten des Skeletts, der Gelenke, der Muskeln und des Bindegewebes, Tumorerkrankungen, allergische und asthmatische Erkrankungen, Atemwegserkrankungen, Erkrankungen der Verdauungsorgane und des Harntraktes, Lebererkrankungen, Hauterkrankungen, Suchterkrankungen, Krankheiten des Nervensystems, Hirnschädigungen, endokrine Ernährungs- und Stoffwechselkrankheiten, Krankheiten des Blutes, des Immunsystems/Immundefekte, Krankheiten der Sinnesorgane, Hör-, Seh- und Sprachbehinderungen, infektiöse Krankheiten, psychische und Verhaltensstörungen/psychische Erkrankungen, angeborene Fehlbildungen/Deformitäten und Behinderungen, chronische Schmerzen sowie Organtransplantation. **9**

Der GKV-Spitzenverband beschließt nach Abs. 2 darüber hinaus auch die **Grundsätze** **10** zu den **Inhalten der Förderung.** An der Entscheidung sind die Interessenvertretungen der Selbsthilfe zu beteiligen. Der Gesetzgeber hat mit dieser Regelung die Erwartung verknüpft, dass die gemeinsamen und einheitlichen Grundsätze zu einer **Transparenz der Förderkriterien** führen und eine **flächendeckende, gerechtere Verteilung der Fördermittel** gewährleisten.[23] Zugleich soll der Rückzug anderer Kostenträger vermieden werden.[24] In den Grundsätzen sollen die Voraussetzungen, der Inhalt, der Umfang und die Formen der Förderung sowie ferner die Abstimmung mit anderen Förderungswegen (z. B. der öffentlichen Hand) geregelt werden. Die Förderung kann zum einen projektbezogen, zum anderen aber auch durch pauschale Zuschüsse erfolgen. Voraussetzung für die Gewährung ist stets, dass die finanziellen Mittel effektiv und zuverlässig für Ziele der Krankheitsverhütung oder Rehabilitation eingesetzt werden.

Die Konkretisierung der Selbsthilfeförderung ist damit der Selbstverwaltung der **11** Krankenkassen überlassen.[25] Zu den **generellen Fördervoraussetzungen** von Selbsthilfegruppen und Selbsthilfeorganisationen zählen nach den Grundsätzen des GKV-Spitzenverbandes[26] die nachfolgenden Anforderungen:
- **Interessenwahrnehmung durch Betroffene** (die Selbsthilfearbeit in den Gruppen und Vereinsorganen wird von Betroffenen getragen)
- **gesundheitsbezogene Selbsthilfeaktivitäten** stehen im Mittelpunkt der Arbeit (gemeinsame Bewältigung chronischer Krankheiten und/oder Behinderungen),
- **Offenheit für neue Mitglieder** und öffentliche Bekanntmachung des Selbsthilfeangebots,
- **neutrale Ausrichtung** und **Unabhängigkeit** der Selbsthilfeaktivitäten von wirtschaftlichen Interessen,

---

[20] Vgl. hierzu näher *Schütze*, in: Schlegel/Voelzke, SGB V, § 20 Rdnr. 14.
[21] Leitfaden zur Selbsthilfeförderung des GKV-Spitzenverbands, S. 9; kritisch hierzu *Schütze*, in: Schlegel/Voelzke, SGB V, § 20c Rdnr. 14 unter Hinweis auf den Wortlaut und die gleichgewichtige Bedeutung von Prävention und Rehabilitation.
[22] Abgedruckt im Leitfaden zur Selbsthilfeförderung des GKV-Spitzenverbandes, Anhang 1., S. 31 f.
[23] Fraktionsentwurf BT-Drs. 14/1245, S. 36.
[24] Vgl. BT-Drs. 14/1245, S. 63.
[25] Vgl. hierzu *Schütze*, in: Schlegel/Voelzke, SGB V, § 20c Rdnr. 20 mit kritischem Hinweis darauf, dass dieser Konkretisierungsauftrag den Rahmen des Beschlussverfahrens nach § 213 SGB V sprengen dürfte und als Rechtssetzung eher dem Bundesgesetzgeber vorbehalten sein sollte.
[26] Leitfaden zur Selbsthilfeförderung des GKV-Spitzenverbandes, S. 16.

Kapitel 12. FSA-Kodex Patientenorganisationen

– **Transparenz** über die Finanzsituation (auch Einnahmequellen und Mittelverwendung)
– Bereitschaft zur **partnerschaftlichen Zusammenarbeit** mit den Krankenkassen und ihren Verbänden unter Wahrung der **Neutralität** und **Unabhängigkeit** der Selbsthilfe.

12   Zu den ergänzenden **Fördervoraussetzungen** für Selbsthilfeorganisationen auf **Bundes- und Landesebene** zählen zudem gewisse strukturelle Anforderungen:
– Organisation in der Rechtsform eines eingetragenen Vereins (Existenz organisatorischer Kontrollgremien und demokratische Willensbildung),
– Existenz nachgelagerter Strukturen (örtliche Gruppen oder Landesverbände) und deren Betreuung und Unterstützung sowie
– Transparenz der Einnahmequellen (Mitgliedsbeiträge, Spenden, Sponsorengelder sowie geldwerte Dienstleistungen von Kooperationspartnern).

Für die **örtlichen Selbsthilfegruppen** werden darüber hinaus folgende Anforderungen gestellt:
– verlässliche/kontinuierliche Gruppenarbeit und Erreichbarkeit,
– Gruppengröße von mindestens sechs Mitgliedern sowie
– Durchführung eines Gründungstreffens und öffentliche Bekanntmachung der Existenz und des Gruppenangebots.

Weitere Fördervoraussetzungen für Selbsthilfekontaktstellen betreffen im Wesentlichen Mindestanforderungen an eine gewisse sachliche, personelle und organisatorische Infrastruktur.

13   Als weitere **Voraussetzung der Förderung** gilt schließlich auch die **neutrale Ausrichtung und Unabhängigkeit von wirtschaftlichen Interessen**.[27] Nach den Vorgaben des GKV-Spitzenverbandes sind Selbsthilfegruppen oder Organisationen, die vorrangig kommerzielle Ziele verfolgen oder zu kommerziellen Zwecken gegründet wurden, von einer Förderung ausgeschlossen.[28] Zu diesem Zweck ist von den Selbsthilfegruppen, Selbsthilfeorganisationen und Selbsthilfekontaktstellen eine „Erklärung zur Wahrung von Neutralität und Unabhängigkeit" abzugeben. Durch diese Erklärung verpflichtet sich der Antragsteller die Grundsätze
– der **Autonomie** der Selbsthilfe (keine Abhängigkeit von Wirtschaftsunternehmen),
– der **Transparenz** (Offenlegung von Unterstützungsleistungen und Kooperationen mit Wirtschaftsunternehmen),
– des **Datenschutzes** (Einhaltung der Bestimmungen des Datenschutzes bei Weitergabe von Daten)
– der **Dokumentation** (schriftliche Vereinbarungen über Art und Umfang der Verwendung des Vereinsnamens oder des Logos in Publikationen sowie Verbot der unmittelbaren oder mittelbaren Bewerbung von Produkten),
– der **Neutralität** und **Unabhängigkeit** der organisierten und durchgeführten Veranstaltungen
einzuhalten.

14   Die Selbsthilfeförderung erfolgt seit der Einführung der Neuregelung des § 20 c SGB V ab dem 1. 1. 2005 durch **zwei unterschiedliche Förderstränge,** nämlich zum einen durch die **kassenartenübergreifende** Gemeinschaftsförderung und zum anderen durch die **krankenkassenindividuelle** Förderung. Mindestens 50% der insgesamt jährlich zur Verfügung stehenden Fördermittel sind dabei nach Abs. 3 Satz 3 der kassenartenübergreifenden Gemeinschaftsförderung bereitzustellen. Die übrigen (maximal) 50% der Fördermittel verbleiben den einzelnen Krankenkassen für ihre krankenkassenspezifische Förderung. Diese Förderung hat dabei unter Berücksichtigung des in § 1 SGB V verankerten Grundsatzes der „Solidarität und Eigenverantwortung" und des Wirtschaftlichkeitsgebots in § 12 SGB V zu erfolgen.[29] Ein subjektiver, konkret durchsetzbarer **Rechtsanspruch auf Ge-**

---

[27] *Welti*, in: Becker/Kingreen, SGB V, § 20 c Rdnr. 7.
[28] Leitfaden zur Selbsthilfeförderung des GKV-Spitzenverbandes, S. 19.
[29] Leitfaden zur Selbsthilfeförderung des GKV-Spitzenverbandes, S. 22.

A. Einleitung

währung einer bestimmten Fördersumme besteht nach § 20 c SGB V **nicht**. Die Vergabe der Fördermittel erfolgt unter Berücksichtigung des Gesamtvolumens, der Anzahl der förderungsfähigen Projekte und dem dargelegten und nachvollziehbaren Förderbedarf der Antragsteller. Generell haben die Fördermittel der Krankenkassen Zuschusscharakter und zielen nicht darauf ab, eine Vollfinanzierung zu gewährleisten.[30] Im Rahmen der kassenartenübergreifenden Gemeinschaftsförderung werden pauschale Mittel zur Abdeckung wiederkehrender Aufwendungen (Raumkosten, Miete, Büroausstattung, etc.) zur Verfügung gestellt. Demgegenüber hat die krankenkassenindividuelle Förderung mehr Projektcharakter und betrifft Aktivitäten, die über das Maß der täglichen Selbsthilfearbeit hinausgehen.[31] Dabei können die Krankenkassen und ihre Verbände im Rahmen der individuellen Förderung eigene Förderschwerpunkte setzen. Eine **Vollfinanzierung** ist bewusst **nicht** vorgesehen, da dies dem Begriff des Zuschusses widersprechen würde und auch **nicht mit dem Konzept der Selbsthilfe vereinbar** wäre, das vom Eigeninteresse der Versicherten an ihrer Gesundheit ausgeht.[32]

In Abs. 3 Satz 1 wird ein **Richtwert als Sollgröße** vorgegeben: Danach sollen die Ausgaben der Krankenkassen und ihrer Verbände für die Förderung insgesamt im Jahr 2006 für jeden ihrer Versicherten einen Betrag von 0,55 Euro umfassen. Sie sind in den Folgejahren entsprechend der prozentualen Veränderung der monatlichen Bezugsgröße nach § 18 Abs. 1 SGB IV anzupassen. Erreicht eine Krankenkasse den in Satz 1 genannten Betrag der Förderung in einem Jahr nicht, hat sie die nicht verausgabten Fördermittel im Folgejahr zusätzlich für die Gemeinschaftsförderung zur Verfügung zu stellen (Satz 5). Vom GKV-Spitzenverband wurden **Eckpunkte für die Umsetzung der kassenartenübergreifenden Gemeinschaftsförderung** festgelegt.[33] Danach ist die kassenartenübergreifende Gemeinschaftsförderung entsprechend der folgenden Rahmenvorgaben auszugestalten: 15

– **unbürokratische** Förderung („Ein-Ansprechpartner-Modell"),
– **wettbewerbsneutrale** Verausgabung der Fördermittel,
– Förderung auf allen Förderebenen und für alle Förderbereiche als **Pauschalförderung**,
– Förderung der **Selbsthilfekontaktstellen pauschal** über die kassenartenübergreifende Gemeinschaftsförderung auf Landesebene,
– Fixierung der Fördermittel im Startjahr 2008 auf **mindestens 0,275 Euro pro Versicherten,**
– Verteilung der Fördermittel auf Bundesebene zur landes- und örtlichen Ebene im Verhältnis von mindestens **20% zu 80%,**
– **Übertragung** nicht ausgeschöpfter Fördermittel in das Folgejahr,
– **demokratische Legitimierung** der Vertretungen der Selbsthilfe sowie
– **schriftliche Fixierung** der getroffenen Fördervereinbarungen (Schaffung von Transparenz durch Angabe der Vergabekriterien, Höhe der zur Verfügung stehenden Mittel, der geförderten Selbsthilfegruppen und der gewährten Förderungshöhe).

Während die Selbsthilfeförderung durch die Krankenkassen gesetzlich geregelt ist, existiert eine entsprechende Regelung zur **Selbsthilfeförderung durch die öffentliche Hand** nicht. Über die Gesamtfördersumme wird vielmehr jedes Jahr parlamentarisch entschieden. Für die Jahre 2005 und 2006 betrug das Fördervolumen des BMG jeweils 2,5 Mio. Euro. Von diesen wurden 2,3 Mio. Euro im Jahre 2005 genehmigt und als projektbezogene Förderung den **bundesweiten Dachverbänden** (BAGS, DAG SHG, NAKOS) und einzelnen Selbsthilfeorganisationen zur Verfügung gestellt.[34] Auf **Landes- und kommunaler Ebene** erfolgt keine einheitliche Förderung; als gemeinsamer Trend lässt 16

---

[30] Leitfaden zur Selbsthilfeförderung des GKV-Spitzenverbandes, S. 22.
[31] Leitfaden zur Selbsthilfeförderung des GKV-Spitzenverbandes, S. 27.
[32] *Hoefler*, in: Kasseler Kommentar Sozialversicherungsrecht, § 20 Rdnr. 29.
[33] Leitfaden zur Selbsthilfeförderung des GKV-Spitzenverbandes, S. 33.
[34] *Schubert/Glaeske*, a. a. O., S. 11.

Kapitel 12. FSA-Kodex Patientenorganisationen

sich jedoch ein Sinken der Fördermittel in den letzten Jahren ausmachen. So betrugen die Fördermittel im Jahre 2005 lediglich 12,1 Mio. Euro (entsprechend einem bundesweiten Durchschnitt von 0,15 Euro je Einwohner), während im Jahr 2001 noch ein Förderbetrag von 14,7 Mio. Euro erreicht wurde. Die Voraussetzungen zur Förderung durch **Rehabilitationsträger** sind in den jeweiligen Leistungsgesetzen geregelt (vgl. § 7 SGB IX). Danach hat die gesetzliche Rentenversicherung in den zurückliegenden Jahren die Selbsthilfe insgesamt mit jeweils 3,2 Mio. Euro gefördert.[35] Annähernd die Hälfte ihres Finanzierungsbedarfs deckt die Selbsthilfe mit **Eigenmitteln,** finanziert durch Mitgliedsbeiträge, ab (40,6% im Jahre 2004).[36] Der verbleibende Finanzierungsbedarf von knapp einem Viertel wird durch **private Geldgeber** (Stiftungen, Spenden und Sponsoring) gedeckt.

17 Die vorstehenden Ausführungen verdeutlichen, dass die Selbsthilfe zwar formal und institutionell unabhängig, in ihrem praktischen Wirken jedoch vielfältig mit anderen **Einrichtungen und Organisationen verbunden** und zur Erfüllung ihrer Aufgaben zumindest partiell auch auf diese angewiesen ist. Diese **Verflechtungen** und **Beziehungen** werfen naturgemäß die Frage auf, ob hierin nicht auch gewisse **Gefahren** mit Blick auf die **Unabhängigkeit** und das **Selbstverständnis** von Selbsthilfegruppen liegen können. Darüber hinaus kann eine fehlende Neutralität und Unabhängigkeit ein Ausschlusskriterium für die Förderungsberechtigung durch die Krankenkassen darstellen. Diese – dem Grunde nach mit Blick auf alle Beziehungen zu anderen Einrichtungen und Organisationen relevante – Grundsatzfrage ist in den letzten Jahren verstärkt kritisch in Bezug auf den Einfluss der Pharmaindustrie diskutiert worden.

18 Die **Kritik** variiert zwar nach Grad und Ton, zielt im Kern aber stets auf denselben Aspekt: Patientenselbsthilfegruppen seien von der **Pharmaindustrie nicht unabhängig,** sondern „hingen vielmehr an deren Tropf".[37] Mittels finanzieller Zuwendungen versuche die Pharmaindustrie, Einfluss auf die Selbsthilfegruppen zu gewinnen, um so schnellstmöglich und auf direktem Wege ihre Produkte dem Endverbraucher präsentieren zu können. Durch die fehlende Transparenz der Zuwendungen erfolge letztlich eine nicht sichtbare Steuerung, so dass sich der Eindruck eines „Marionetten-Daseins" aufdränge.[38]

19 Die **Liste** der geltend gemachten Gefahren einer **unsachgemäßen Einflussnahme** auf die Selbsthilfe ist lang[39]: Genannt werden verdeckte Marketingmaßnahmen im Rahmen von Vorträgen und Kongressen (dies auch bei noch nicht zugelassenen Arzneimitteln sowie im Bereich des „Off-label-use"), Rekrutierung von Selbsthilfe-Mitgliedern und anderen Betroffenen für wissenschaftliche Studien, Generierung von Adresslisten von Patienten über Vortragsveranstaltungen, aktiv beeinflussende und gestaltende Rolle bei der Gründung von Förderkreisen von Selbsthilfeorganisationen bzw. von Selbsthilfegruppen, nicht transparente Gestaltung von Selbsthilfe-Websites, Einflussnahme auf die Erstellung von wissenschaftlichen Leitlinien, (verdeckte) Öffentlichkeitsarbeit durch Pharma-gesponserte PR-Agenturen, Pathologisierung physiologisch normaler Vorgänge, Einschaltung prominenter Leitfiguren für (verdeckte) Arzneimittelwerbung, Durchleuchtung von Selbsthilfegruppen über Meinungsforschungsinstitute oder die verdeckte Teilnahme an Internet-Foren durch Pharma-Mitarbeiter.

20 Die geltend gemachten **Bedenken und Kritikpunkte sind ernst zu nehmen,** betreffen sie doch den **Kern und die Funktion des Grundverständnisses von Selbsthilfegruppen.** Die Kritik würde allerdings an Glaubwürdigkeit und Überzeugungskraft gewinnen, wenn sie ein stärkeres Bemühen um Differenzierung und Vermeidung von Pau-

---

[35] *Schubert/Glaeske*, a. a. O., S. 13.
[36] *Schubert/Glaeske*, a. a. O., S. 13.
[37] Siehe die Überschrift der taz v. 4. 1. 2008: „Am Tropf der Pharmaindustrie".
[38] Siehe als Beispiel *Bonstein*, Kranke Geschäfte, Der Spiegel v. 21. 4. 2008.
[39] *Schubert/Glaeske*, a. a. O., S. 18 ff; vgl. auch die von den Ersatzkassen und ihren Verbänden herausgegebene Stellungnahme „Ungleiche Partner – Patientenselbsthilfe und Wirtschaftsunternehmen im Gesundheitssektor", 2008.

schalurteilen erkennen ließe. Schon die bloße Existenz von Selbsthilfegruppen und ihr Bedeutungszuwachs in den letzten Jahrzehnten zeigt, dass das System staatlicher Gesundheitsfürsorge allein offensichtlich nicht in der Lage ist, den Belangen besonders bedürftiger Patienten so gerecht zu werden, wie es von diesen für notwendig empfunden wird. Ohne ein zumindest **partielles Systemversagen,** wäre die Entwicklung der Selbsthilfebewegung der vergangenen Jahrzehnte nicht zu erklären. Eine staatliche Vollfinanzierung ist dabei politisch bewusst nicht gewollt. Vor diesem Hintergrund erscheint es widersprüchlich, Selbsthilfegruppen einerseits bewusst nur in einem völlig unzureichenden Umfang mit Fördermitteln von „unabhängiger Seite" auszustatten und andererseits die diese Finanzierungslücke schließenden privaten Geldgeber unter den Generalverdacht der manipulativen Beeinflussung zu stellen.

Gerade wenn die **gesellschaftliche Verantwortung von Unternehmen** für Kultur und Soziales (Stichwort **Corporate Social Responsibility**) in den Vordergrund gerückt und die gemeinsame Verantwortung von Staat, Unternehmen und Gesellschaft für die Durchführung sozialer Projekte oder Maßnahmen betont wird, sollte die Verwendung privater Mittel zur Förderung gemeinwohlorientierter Belange grundsätzlich positiv bewertet werden. Ferner entspricht es auch dem Wesen der Selbsthilfe und dem dahinter stehenden Leitbild des „mündigen Patienten", diese selbst über die Wahl ihrer Partner und die Ausgestaltung ihrer Zusammenarbeit entscheiden zu lassen. Schließlich kann den betroffenen Pharmaunternehmen auch nicht von vornherein ein legitimes Interesse daran abgesprochen werden, ein besseres Verständnis für die Bedürfnisse und Wünsche der Patienten zu entwickeln, für die sie ihre Produkte entwickeln. Insgesamt sollte daher dem Grundsatz nach das Recht und die Freiheit der Selbsthilfegruppen und Pharmaunternehmen **gesellschaftlich anerkannt werden,** im Bereich der Selbsthilfe zusammenzuarbeiten, wenn und soweit hierbei die geltenden ethischen und rechtlichen Rahmenregelungen eingehalten werden.[40] 21

Der **Umfang des Mittelzuflusses** durch private Geldgeber an die Selbsthilfe lässt sich nur schwer exakt bemessen. Nach zum Teil veröffentlichten Angaben soll der Finanzierungsbeitrag durch Stiftungen, Spenden und Sponsoring im Jahr 2004 23,9% des Gesamtvolumens betragen haben.[41] Splittet man diese Angaben weiter auf, so sollen 14,5% aus Spendenmitteln, 2% aus Stiftungsmitteln und 7,4% aus Sponsoringmitteln stammen.[42] Diesen Werten lag eine Befragung von NAKOS (Nationale Kontakt- und Informationsstelle zur Anregung und Unterstützung von Selbsthilfegruppen) gegenüber 357 Bundesvereinigungen der Selbsthilfe zugrunde. Aus den 237 auswertbaren Angaben ging hervor, dass bei diesen 237 Vereinigungen der durchschnittliche Förderanteil durch Sponsoren lediglich bei 7,4% des Gesamtvolumens lag. 168 der 237 Selbsthilfeorganisationen (71%) erhielten nach eigenen Angaben gar keine Mittel von Sponsoren. Lediglich 9 Organisationen (knapp 4%) gaben Anteile von 41% bis 70% an. 22

II. Bestehende Regelwerke

1. Memorandum von 1999

Die heute bestehenden Rahmenregelungen[43] sind in einem mehrfach gestuften Prozess entstanden. Zunächst fiel die Festlegung von Regelungen zur Zusammenarbeit mit Patientenorganisationen in den **Verantwortungsbereich des** einzelnen **Pharmaunternehmens** selbst. In diesem Rahmen wurden verschiedene **Transparenzinitiativen** gestartet 23

---

[40] Siehe zu diesem Kernproblem auch *Dieners,* PharmR 2009, 6 ff.
[41] *Schubert/Glaeske,* a.a.O., S. 13.
[42] *Helms,* Chancen und Risiken von Sponsoringverträgen im Feld der gesundheitsbezogenen Selbsthilfe, S. 167, 172, abrufbar unter www.nakos.de.
[43] Derzeit ist auch ein Patientenorganisationskodex des AKG in Planung, er wurde jedoch noch nicht im BAnz. veröffentlicht und ist damit noch nicht verbindlich.

und **Selbstverpflichtungserklärungen** statuiert.[44] Entsprechendes galt für die Offenlegung von Spenden oder anderen finanziellen Zuwendungen der Pharmaindustrie an Patientenselbsthilfeorganisationen.[45] Die Notwendigkeit der Schaffung transparenter Strukturen wurde aber auch von den **Selbsthilfeorganisationen** erkannt. So formulierten große Patientenselbsthilfeorganisationen bzw. Dachverbände wie beispielsweise die „Bundesarbeitsgemeinschaft (BAG) SELBSTHILFE" oder der „Paritätische Wohlfahrtsverband" ethische Grundsätze zur Zusammenarbeit mit Wirtschaftsunternehmen.[46]

24 In den „**Leitsätzen der Selbsthilfe** für die Zusammenarbeit mit Personen des privaten und öffentlichen Rechts, Organisationen und Wirtschaftsunternehmen, insbesondere im Gesundheitswesen"[47] der **BAG SELBSTHILFE** werden u. a. folgende Anforderungen gestellt:

– Übereinstimmung der Kooperation zwischen Selbsthilfeorganisation und Wirtschaftsunternehmen mit den **satzungemäßen Zielen und Aufgaben** der Selbsthilfeorganisationen,
– keine Akzeptanz von Zusammenarbeitsformen, die die **Gemeinnützigkeit** des Verbandes gefährden oder ausschließen,
– Erhalt der **vollen Kontrolle** durch die Selbsthilfeorganisation über die Inhalte der Arbeit im Rahmen einer ideellen oder auch finanziellen Förderung und Kooperation,
– Herstellung von **Transparenz** über jedwede Kooperation mit Unterstützung durch Wirtschaftsunternehmen,
– eindeutige **Trennung** zwischen **Informationen** der Selbsthilfeorganisationen und **Werbung** des Unternehmens,
– **Kennzeichnungspflicht** von Werbung von Wirtschaftsunternehmen,
– **Grundsatzverbot von Empfehlungen** für einzelne Medikamente durch Selbsthilfeorganisationen,
– **Empfehlungen** nur auf der Basis von Bewertungsergebnissen anerkannter und neutraler Expertengremien, die öffentlich **transparent** und **nachvollziehbar** sein müssen,
– Einräumung von Kommunikationsrechten an Wirtschaftsunternehmen nur auf der Grundlage eindeutiger **schriftlicher Vereinbarungen,**
– Gewährleistung von **Neutralität** und **Unabhängigkeit** der Veranstaltungen von Selbsthilfeorganisationen,
– Einbindung von Selbsthilfeorganisationen bei **Veranstaltungen** von Wirtschaftsunternehmen nur unter Wahrung der **Neutralität** und **Unabhängigkeit** der Selbsthilfeorganisationen,
– Annahme von **finanziellen Zuwendungen** nur unter Wahrung der **Unabhängigkeit** der Selbsthilfeorganisationen sowie
– Unterstützung von **Forschungsleistungen** nur bei Gewährleistung **vollständiger Transparenz.**

25 Die Einhaltung dieser Grundsätze werden von der BAG SELBSTHILFE und dem Paritätischen Wohlfahrtsverband im Rahmen eines **Monitoring** überwacht. Dabei kommen mindestens einmal im Jahr Vertreter beider Organisationen zusammen, um über die Erfahrungen in der Anwendung der Leitsätze und der notwendigen Weiterentwicklung zu beraten. Die Ergebnisse dieser Fachaustausche werden öffentlich gemacht. Festgestellte Verstöße werden aktiv angesprochen und die betroffenen Organisationen zu einem Beratungsgespräch eingeladen. Darüber hinaus beraten und informieren die Selbsthilfeorganisa-

---

[44] Vgl. hierzu exemplarisch www.roche.com/de/guidelines_on_working_with_patient_groups.pdf bzw. www.bayervital.de/pages/unternehmen/patientenorganisationen/kodex/index.jsp.
[45] Vgl. hierzu z. B. www.glaxosmithkline.de/html/patienten/index.html. sowie www.glaxosmithkline.de/html/patienten/transparenzinitiative.html.
[46] Vgl. die Leitsätze der Bundesarbeitsgemeinschaft Hilfe für Behinderte (BAGH) und die des Deutschen Paritätischen Wohlfahrtsverbandes, abrufbar unter www.bag-selbsthilfe.de/62/satzung/.
[47] Abrufbar unter www.bag-selbsthilfe.de/62/satzung/.

A. Einleitung

tionen regelmäßig in ihren angeschlossenen Untergliederungen über die einzuhaltenden Verfahrensregelungen.

Ein Grundsatzproblem hinsichtlich der Einhaltung allgemein verbindlicher Maßstäbe 26 liegt in der **dezentralen Organisationsstruktur** vieler Selbsthilfeorganisationen. Hinzu kommt, dass diese regelmäßig auf dem ehrenamtlichen Engagement einzelner Personen basieren und über einen geringen internen Organisationsgrad verfügen. Selbst bei zentral organisierten Selbsthilfeorganisationen ist die Notwendigkeit interner Abstimmungsprozesse zu beachten. All dies kann der **Implementierung einer einheitlichen Praxis** im Rahmen der Zusammenarbeit mit Wirtschaftsunternehmen **praktische Schwierigkeiten** bereiten. Aus Sicht der Selbsthilfeorganisationen besteht deshalb ein Interesse daran, die von der BAG SELBSTHILFE erarbeiteten Musterverträge zu Sponsoring-Vereinbarungen zu verwenden. Tatsächlich ist jedoch die bisherige Vertragspraxis sehr heterogen. Insoweit erscheint es sinnvoll und erstrebenswert, wenn sich die Selbsthilfegruppen und Industrieunternehmen auf einheitliche Musterverträge verständigen könnten, die zumindest die typischen Grundkonstellationen abdecken würden.

2. EFPIA-Kodex Patientenorganisationen

Das EFPIA Board hat sodann am 31. 5. 2007 beschlossen, auf internationaler Ebene 27 erstmals einen Patientenorganisations-Kodex einzuführen, welcher am 5. 10. 2007 verabschiedet wurde und zum 1. 7. 2008 in Kraft trat. Es handelt sich dabei um den „**EFPIA Code of Practice on Relationships between the Pharmaceutical Industry and Patient Organisations**"[48] (kurz: **EFPIA-Kodex Patientenorganisationen**). Der Entwicklung des EFPIA-Kodex Patientenorganisationen war ebenfalls ein informeller Konsultationsprozess mit pan-europäischen Selbsthilfeorganisationen vorangegangen. Er ist von dem Bemühen getragen, die auf europäischer Ebene von den Selbsthilfegruppen bereits entwickelten Grundsätze aufzunehmen und weiter zu entwickeln.

Der EFPIA-Kodex Patientenorganisationen soll sicherstellen, dass die Zusammenarbeit 28 zwischen der pharmazeutischen Industrie und Patientenorganisationen in **transparenter** und **ethisch korrekter Weise** stattfindet.[49] Durch den EFPIA-Kodex Patientenorganisationen soll insbesondere gewährleistet werden, dass die **Neutralität** und **Unabhängigkeit** von Selbsthilfeorganisationen im Rahmen der Zusammenarbeit erhalten bleibt. Ferner soll die Zusammenarbeit auf den **Prinzipien** des **wechselseitigen Respekts** und der **Transparenz** beruhen. Dabei setzt der EFPIA-Kodex Patientenorganisationen lediglich **Mindeststandards,** welche durch die nationalen Mitgliedsverbände der EFPIA bei der Erstellung jeweiliger nationaler Kodices beachtet werden müssen und nicht unterschritten, wohl aber überschritten werden dürfen.

Der EFPIA-Kodex Patientenorganisationen enthält zu diesem Zweck **Vorgaben** hin- 29 sichtlich der folgenden Aspekte:
– Beachtung des **Werbeverbots** für verschreibungspflichtige Arzneimittel (Art. 1),
– Notwendigkeit **schriftlicher Vereinbarungen** als Grundlage der Förderung (Art. 2),
– Gebrauch von Logos von Patientengruppen nur mit schriftlicher **Genehmigung** (Art. 3),
– **Keine unlautere Beeinflussung** von Veröffentlichungen (Art. 4)
– **Transparenz** der Förderung (Art. 5),
– **Verbot** der Vereinbarung **monistischer Finanzstrukturen** (Art. 6) sowie
– **Sponsoring** von Veranstaltungen nur im **angemessenen Rahmen** (Art. 7).

Diese Vorgaben mussten durch den FSA-Kodex Patientenorganisationen **bis spätestens zum 1. 7. 2008 umgesetzt** werden.

---

[48] Der Kodex ist abrufbar unter: http://212.3.246.100/Objects/2/Files/Code%20with%20Patients%20final%20Oct%202007.pdf.

[49] Zu den Zielen des EFPIA Kodex vgl. auch die Pressemitteilung v. 30. 6. 2008, abrufbar unter www.efpia.eu/Content/Default.asp?PageID=559&DocID=4959.

30   Da der EFPIA-Kodex Patientenorganisationen lediglich einen **Mindeststandard** setzt, können strengere Bestimmungen, die bereits bislang in einzelnen Mitgliedsstaaten entwickelt worden sind, weiter beibehalten werden. Dies ist insbesondere in Bezug auf solche EU-Mitgliedsstaaten von Bedeutung, in denen bereits jetzt verbindliche Kodices existieren (so beispielsweise in Dänemark, Irland, den Niederlanden, Schweden und dem Vereinigten Königreich). Die **Umsetzung** und Durchsetzung des EFPIA-Kodex Patientenorganisationen obliegt den nationalen Mitgliedsverbänden der EFPIA. Die konkreten Sanktionen können dabei von den nationalen Mitgliedsverbänden selbst festgelegt werden, so dass länderspezifische Unterschiede bestehen können. Bis spätestens zum 31. 3. 2009 müssen auf nationaler Ebene die Selbsthilfeorganisationen, die von Pharmaunternehmen unterstützt werden, öffentlich benannt werden. Dabei steht den Unternehmen ein gewisser Spielraum bei der Frage zu, wie die Liste zu veröffentlichen ist. Im Ergebnis muss jedoch ein einfacher Zugang gewährleistet sein. Unternehmen, die ihren Sitz außerhalb der EU haben und die Selbsthilfeorganisationen innerhalb der EU unterstützen, müssen sowohl den EFPIA-Kodex Patientenorganisationen als auch den Industriekodex einhalten, der in dem Land ihrer Niederlassung gilt. Es ist vorgesehen, dass der EFPIA-Kodex Patientenorganisationen nach dem ersten Jahr seiner Umsetzung überprüft werden soll.

3. FSA-Kodex Patientenorganisationen

31   Zur Umsetzung des EFPIA-Kodex Patientenorganisationen hat der FSA am 13. 6. 2008 den FSA-Kodex Patientenorganisationen verabschiedet. Dieser wurde vom Bundeskartellamt am 13. 10. 2008 genehmigt und trat am **15. 10. 2008 in Kraft.** Dem war die Einsetzung einer eigenen Arbeitsgruppe durch den Vorstand des FSA im Jahre 2006 vorangegangen. Die Arbeitsgruppe hatte sich zum Ziel gesetzt, zum einen die Vorgaben des EFPIA-Kodex Patientenorganisationen vollständig umzusetzen, zum anderen aber auch die von den Selbsthilfeorganisationen entwickelten Grundsätze zur Wahrung der Unabhängigkeit so weit wie möglich ebenfalls abzubilden. Hieraus erklärt sich der mehrstufige Aufbau des FSA-Kodex Patientenorganisationen: Während im zweiten Abschnitt **allgemein gehaltene Grundsätze** für die Zusammenarbeit mit Organisationen der Patientenselbsthilfe zusammengefasst sind (in Anlehnung an die von den Selbsthilfegruppen entwickelten Regelungen), enthält der dritte Abschnitt die **besonderen Pflichten von Pharmaunternehmen** bei der Zusammenarbeit mit Organisationen der Patientenselbsthilfe, durch die die Vorgaben des EFPIA-Kodex Patientenorganisationen umgesetzt werden sollen.

32   Der FSA-Kodex Patientenorganisationen ist in **fünf Abschnitte** gegliedert: Der 1. Abschnitt enthält **allgemeine Bestimmungen** zur Zielsetzung und zum **Anwendungsbereich**. Dem folgen **allgemeine Grundsätze für die Zusammenarbeit** mit Organisationen der Patientenselbsthilfe im 2. sowie **spezielle Pflichten** im 3. Abschnitt. Im 4. Abschnitt sind Regelungen zur **Überwachung** und **Schulung** enthalten. Der 5. Abschnitt regelt das **Inkrafttreten.** Die Regelungen des FSA-Kodex Patientenorganisationen sind bewusst so gestaltet worden, dass sie möglichst **umfassend** die unterschiedlichen Fallgestaltungen im Rahmen der Zusammenarbeit zwischen der Pharmaindustrie und Patientenorganisationen abdecken. Hierdurch erhalten die Regelungen einen „ abstrakt generellen Charakter", der im Einzelfall für die praktische Anwendung der **Konkretisierung** bedarf. Als **Auslegungshilfe** der generell gehaltenen Regelungen sollen, wie auch bei dem FSA-Kodex Fachkreise (vgl. Kap. 11 Rdnr. 7), **Leitlinien** des Vorstandes des FSA dienen.

33   Die im **zweiten Abschnitt** des Kodex (§§ 6–9) statuierten Grundsätze reflektieren allgemeine Programmsätze, die aufgrund ihrer allgemeinen Fassung **nicht ohne Weiteres justiziabel sind.** Insoweit ist es konsequent, wenn § 2 Abs. 1 Nr. 2 der FSA-Verfahrensordnung vorsieht, dass nur Verstöße gegen die Vorschriften des dritten Abschnitts (§§ 10–16) von den Spruchkörpern verfolgt und sanktioniert werden dürfen. Gleichwohl sind die im zweiten Abschnitt statuierten Programmsätze bedeutsam, da sie zum einen die Funktion und die Tragweite des FSA-Kodex Patientenorganisationen deutlich machen und

B. FSA-Kodex Patientenorganisationen – Erläuterungen (Einleitung)

zum anderen auch als Auslegungsmaßstäbe für die – sanktionsfähigen – Regelungen des dritten Abschnitts herangezogen werden können.

FSA-Kodex Zusammenarbeit mit Patientenorganisation („FSA-Kodex Patientenorganisationen") i. d. F. v. 13. 6. 2008	EFPIA Code of Practice on Relationships between the Pharmaceutical Industry and Patient Organisations i. d. F. v. 5. 10. 2007
Einleitung	Applicability
§ 1	Scope; Applicability
§ 2	Scope
§ 3	Scope, Art. 5 lit. b
§ 4	Introduction
§ 5	Art. 8 Abs. 2
§ 6	Introduction
§ 7	–
§ 8	–
§ 9	–
§ 10	Art. 1
§ 11	Art. 2 Satz 1–3
§ 12	Introduction; Art. 3
§ 13	Art. 4
§ 14	Art. 5, Art. 8
§ 15	Art. 6
§ 16	Art. 7. Art. 8
§ 17	Art. 2 Satz 4
§ 18	–
§ 19	–
§ 20	–

Abb. 22: Synoptische Darstellung des FSA-Kodex Patientenorganisationen und der entsprechenden Regelungen des EFPIA-Kodex Patientenorganisationen

B. FSA-Kodex Patientenorganisationen – Erläuterungen

Einleitung 34

Die Mitglieder des Vereins „Freiwillige Selbstkontrolle für die Arzneimittelindustrie e. V." verfolgen das Ziel, die Gesundheit als das höchste Gut des Menschen durch die Erforschung, Entwicklung, Herstellung und den Vertrieb von Arzneimitteln zu erhalten und zu fördern. Der Patient steht dabei im Mittelpunkt der Bemühungen, durch wirksame Arzneimittel Krankheiten vorzubeugen, diese zu heilen oder deren Folgen zu lindern.

Die Aufgabe des Vereins „Freiwillige Selbstkontrolle für die Arzneimittelindustrie e. V." besteht hierbei darin, ein lauteres Verhalten im Gesundheitswesen zu fördern. Um dieses Ziel zu erreichen, sind neben der selbstverständlichen Beachtung der bestehenden gesetzlichen Vorschriften (etwa des Heilmittelwerbegesetzes) vor allem auch ein respektvoller und von Vertrauen geprägter Dialog sowie transparente Kooperationen mit den in Organisationen der Patientenselbsthilfe zusammengeschlossenen Patienten und deren Angehörigen unverzichtbar. Die Mitglieder des Vereins betrachten eine solche Zusammenarbeit mit diesen Organisationen als wichtigen Bestandteil ihrer Arbeit, um die Bedürfnisse der Betroffenen besser verstehen zu können.

Mit dem Ziel, die Zusammenarbeit mit Organisationen der Patientenselbsthilfe so zu gestalten, dass deren Neutralität und Unabhängigkeit gewahrt werden und auf diese Weise eine lautere und sachliche Zusammenarbeit im Interesse der Patienten zu gewährleisten, hat die Mitgliederversammlung des Vereins, „Freiwillige Selbstkontrolle für die Arzneimittelindustrie e. V." den nachstehenden

FSA-Kodex zur Zusammenarbeit mit Patientenorganisationen

beschlossen.

35   Der FSA-Kodex Patientenorganisationen verlangt nach den in der Einleitung festgelegten **Prinzipien** von den Mitgliedsunternehmen:
– die Beachtung der Unabhängigkeit und Neutralität der Patientenorganisationen,
– die Einhaltung der gesetzlichen Werbebeschränkungen,
– den Abschluss schriftlicher Vereinbarungen als Grundlage für die Zusammenarbeit,
– die Einhaltung des Verbotes der Etablierung exklusiver Beziehungen,
– die Beachtung des Verbotes unsachlicher Einflussnahmen sowie
– die Unterrichtung der Öffentlichkeit über finanzielle Zuwendungen.

Diese Regelungen sind ihrerseits kein Selbstzweck, sondern sollen gewährleisten, dass die Zusammenarbeit zwischen Organisationen der Patientenselbsthilfe und Mitgliedsunternehmen im Rahmen eines **„respektvollen und von Vertrauen geprägten Dialogs"** erfolgt. Während aus Sicht der Organisationen der Patientenselbsthilfe dabei die von den Mitgliedsunternehmen gewährten Unterstützungsleistungen im Vordergrund des Interesses stehen, geht es für letztere neben dem Aspekt der Übernahme einer gesellschaftlichen Verantwortung auch darum, die Bedürfnisse der Betroffenen besser verstehen zu lernen und diese Erkenntnisse in die Produktentwicklung und Produktplanung einbeziehen zu können.

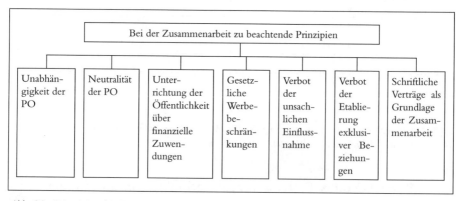

Abb. 23: Prinzipien der Zusammenarbeit

36   Wie der EFPIA-Kodex Patientenorganisationen greift auch der FSA-Kodex Patientenorganisationen in der Einleitung das Ziel eines „respektvollen und von Vertrauen geprägten Dialogs" auf. Zugleich wird der Grundsatz der „transparenten Kooperation" als unverzichtbar hervorgehoben. Die Zielsetzung des FSA-Kodex Patientenorganisationen wird vor diesem Hintergrund darin gesehen, die **Neutralität und Unabhängigkeit der Patientenselbsthilfe zu wahren** und auf diese Weise eine lautere und sachliche Zusammenarbeit im Interesse der Patienten zu gewährleisten. Diese Prinzipien sind als solche zwar nicht im Sinne einer strikten Gebots- oder Verbotsvorschrift unmittelbar justitiabel. Sie können jedoch als Orientierungspunkte **für die Auslegung bei Zweifelsfragen** herangezogen werden. Insoweit sollte bei Auslegungsunsicherheiten im Zweifel derjenigen Auslegung der

B. FSA-Kodex Patientenorganisationen – Erläuterungen (§ 1)

Vorzug gegeben werden, die diese allgemeinen Prinzipien am besten zum Ausdruck bringt. Dabei ist der sich aus dem Wortlaut ergebende mögliche Wortsinn als verbindliche Grenze der Auslegung stets anzuerkennen. Eine analoge Anwendung zu Lasten der Normadressaten auf Fallkonstellationen, die von dem Wortlaut der Regelung nicht erfasst werden, kommt dabei nicht in Betracht. Zum einen würde dies der Funktion des Kodex, einen verlässlichen Leitfaden zu geben, widersprechen. Zum anderen stehen einer analogen Anwendung auch die strafähnlichen Sanktionen, die an einen Verstoß geknüpft sind, entgegen.

1. Abschnitt: Allgemeine Bestimmungen

§ 1 Anwendungsbereich

(1) Der Kodex gilt für die Mitgliedsunternehmen sowie deren inländische Tochterunternehmen und die anderen verbundenen Unternehmen, sofern die verbundenen Unternehmen die Verbindlichkeit des „FSA-Kodex Patientenorganisationen" durch eine gesonderte schriftliche Vereinbarung anerkannt haben („Mitgliedsunternehmen" oder „Unternehmen"). Die Zurechnung von Verstößen verbundener abhängiger Unternehmen, die weder Mitglied des Vereins sind noch die Verbindlichkeit des Kodex anerkannt haben, richtet sich nach § 1 Abs. 3 der „FS Arzneimittelindustrie"-Verfahrensordnung.

(2) Der Kodex findet Anwendung auf die Zusammenarbeit der Mitgliedsunternehmen mit Organisationen der Patientenselbsthilfe. Sofern eine Zusammenarbeit mit in Deutschland ansässigen Organisationen der Patientenselbsthilfe oder bestimmte damit verbundene Aktivitäten außerhalb Deutschlands in einem anderen europäischen Land stattfinden, findet neben dem vorliegenden FSA-Kodex Patientenorganisationen zusätzlich der in diesem Land geltende Kodex Anwendung. Sofern eine Zusammenarbeit mit im europäischen Ausland ansässigen Organisationen der Patientenselbsthilfe oder bestimmte damit verbundene Aktivitäten stattfinden, findet neben dem vorliegenden FSA-Kodex Patientenorganisationen zusätzlich der Kodex des Landes Anwendung, in dem die Organisation der Patientenselbsthilfe ihren europäischen Hauptsitz hat. Unter „Kodex" im Sinne von Satz 2 und 3 ist jeweils der Kodex des Landes zu verstehen, durch den der EFPIA Code of Practice on Relationships between the Pharmaceutical Industry and Patient Organisations in diesem Land umgesetzt wird. Im Konfliktfall findet die strengere Regelung Anwendung.

Übersicht

	Rdnr.
I. Vorbemerkung	37
II. Adressaten des Kodex (Abs. 1)	38
1. Anwendung auf Mitgliedsunternehmen und inländische Tochterunternehmen	39
2. Anwendung auf andere verbundene Unternehmen	40
3. Zurechnung von Verstößen Dritter	41
III. Sachlicher Anwendungsbereich (Abs. 2)	42
IV. Grenzüberschreitende Konstellationen (Abs. 2 Satz 2–4)	43
1. Zusammenarbeit im europäischen Ausland mit in Deutschland ansässigen Organisationen (Abs. 2 Satz 2)	44
2. Zusammenarbeit mit im europäischen Ausland ansässigen Organisationen (Abs. 2 Satz 3)	45
3. Kollision von Kodices (Abs. 2 Satz 5)	46

I. Vorbemerkung

Die Regelung des § 1 Abs. 1 beruht auf der im EFPIA-Kodex Patientenorganisationen zum Anwendungsbereich (Scope) gefassten Regelung und umschreibt den **Kreis der Normadressaten**. Abs. 2 Satz 1 reflektiert die Einleitung (Introduction) des EFPIA-Kodex Patientenorganisationen und umschreibt lediglich in sehr allgemeiner Form den Anwendungsbereich. Die weiteren Regelungen des Abs. 2 setzen die **konkretisierenden Vorgaben** zur Anwendbarkeit (Applicability) des EFPIA-Kodex Patientenorganisationen in **grenzüberschreitenden Konstellationen** um.

37

II. Adressaten des Kodex (Abs. 1)

38 § 1 Abs. 1 stimmt mit § 1 Abs. 1 FSA-Kodex Fachkreise überein, so dass grundsätzlich auf die entsprechende Kommentierung (Kap. 11 Rdnr. 13 ff.) verwiesen werden kann. Von den Regelungen des FSA-Kodex Patientenorganisationen werden drei Gruppen umfasst: zunächst gilt der FSA-Kodex Patientenorganisationen für die **Mitgliedsunternehmen** des FSA selbst. Zweitens gilt der FSA-Kodex Patientenorganisationen auch für **inländische Tochterunternehmen** der Mitgliedsunternehmen. Schließlich erstreckt sich die Geltung auch auf **verbundene Unternehmen,** die die Verbindlichkeit **schriftlich anerkannt** haben.

1. Anwendung auf Mitgliedsunternehmen und inländische Tochterunternehmen

39 Der FSA zählt gegenwärtig ca. **70 Mitgliedsunternehmen**[50]. Diese Unternehmen haben den FSA-Kodex Patientenorganisationen in ihrer Eigenschaft als „Mitgliedsunternehmen" zu beachten. Deren inländische Tochtergesellschaften unterliegen ebenfalls automatisch dem Kodex.[51]

2. Anwendung auf andere verbundene Unternehmen

40 Durch gesonderte **schriftliche Vereinbarung** mit dem FSA können sich andere verbundene Unternehmen auch durch schriftliche Vereinbarung dem Kodex unterwerfen.[52] Erst hierdurch ist der Kodex auch auf diese verbundenen Unternehmen unmittelbar anwendbar. Diese Regelung entspricht dem § 1 Abs. 1 Satz 2 FSA-Kodex Fachkreise und auch der gängigen Spruchpraxis (hierzu im Einzelnen auch Kap. 13 Rdnr. 28 ff., 51 ff.)[53]. Der Begriff des „verbundenen Unternehmens" orientiert sich dabei an den entsprechenden Vorschriften des Aktiengesetzes (vgl. §§ 15 ff. AktG). Bei einem verbundenen Unternehmen handelt es sich demnach um ein oder mehrere abhängige Unternehmen, die unter der **einheitlichen Leitung** eines herrschenden Unternehmens zusammengefasst sind.

3. Zurechnung von Verstößen Dritter

41 Während § 1 Abs. 1 Satz 1 des Kodex den Kreis der Normadressaten festlegt, regelt § 1 Abs. 1 Satz 2 des Kodex die **Zurechnung** von Verstößen verbundener Unternehmen, die **nicht zu den Normadressaten** zählen. Insoweit gilt die Regelung in § 1 Abs. 3 FSA-Verfahrensordnung. Nach der dort in Satz 2 statuierten Regelung werden Verstöße von verbundenen abhängigen Unternehmen, die weder Mitglied des Vereins noch unterworfene Unternehmen sind, dem Mitglied zugerechnet, welches das betreffende Unternehmen **beherrscht**. In einem mehrstöckigen Konzern erfolgt eine Zurechnung **zu dem nächsthöheren herrschenden Unternehmen,** das selbst Mitglied ist oder seinerseits unterworfenes Unternehmen ist. Dabei ist stets die Vorfrage zu klären, wann einem Unternehmen als juristische Person ein Fehlverhalten eigener Mitarbeiter als eigenes Fehlverhalten zugerechnet werden kann (siehe hierzu Kap. 13 Rdnr. 45 ff.).

III. Sachlicher Anwendungsbereich (Abs. 2)

42 Der Kodex findet Anwendung auf die **Zusammenarbeit** der Mitgliedsunternehmen mit Organisationen der Patientenhilfe (§ 1 Abs. 2 Satz 1). Der Begriff der Zusammenarbeit

---

[50] Abrufbar unter www.fs-arzneimittelindustrie.de/mitgliedsunternehmen.html (Stand Mai 2009).
[51] Siehe auch *Dieners,* PharmR 2009, 6, 7.
[52] Bislang haben sich 22 Unternehmen den Regelungen und Sanktionierungen des FSA unterworfen, die Liste ist abrufbar unter www.fs-arzneimittelindustrie.de/unterworfene_Unternehmen.html (Stand: Mai 2009).
[53] Siehe FS I 2004.10-33.

ist in § 2 Abs. 3 des Kodex weit gefasst. Hierdurch wird der sachliche Anwendungsbereich nur in sehr abstrakt-genereller Weise beschrieben.

IV. Grenzüberschreitende Konstellationen (Abs. 2 Satz 2–4)

Absatz 2 Satz 2–4 FSA-Kodex Patientenorganisationen regelt die Anwendbarkeit bei grenzüberschreitenden Fallkonstellationen. Insoweit sind **folgende Fallgestaltungen zu unterscheiden**: 43

1. Zusammenarbeit im europäischen Ausland mit in Deutschland ansässigen Organisationen (Abs. 2 Satz 2)

Absatz 2 Satz 2 regelt den Fall, dass die Zusammenarbeit mit einer in Deutschland ansässigen Organisation der Patientenselbsthilfe nicht im Inland, sondern in einem anderen europäischen Land stattfindet. In diesem Fall findet neben dem FSA-Kodex Patientenorganisationen zusätzlich der in diesem Land geltende Kodex Anwendung. Damit greift das bereits unter § 20 Abs. 9 FSA-Kodex Fachkreise angewandte sog. **„home-and-host-country-Prinzip"** (siehe hierzu Kap. 11 Rdnr. 268). „Kodex" im Sinne von Abs. 2 Satz 2 ist der am Veranstaltungsort geltende Kodex, durch den der EFPIA-Kodex Patientenorganisationen umgesetzt wird (Abs. 2 Satz 4). 44

2. Zusammenarbeit mit im europäischen Ausland ansässigen Organisationen (Abs. 2 Satz 3)

Des Weiteren ist denkbar, dass eine Zusammenarbeit mit einer im europäischen Ausland ansässigen Organisation der Patientenselbsthilfe erfolgt. Für diesen Fall ordnet Abs. 2 Satz 3 FSA-Kodex Patientenorganisationen an, dass neben diesem selbst zusätzlich der Kodex des Landes Anwendung findet, in dem die Organisation der Patientenselbsthilfe ihren **europäischen Hauptsitz** hat. Auch hier gilt also ein **doppelter Kodex-Standard.** Bei einer Zusammenarbeit, die mehrere Mitgliedstaaten der EU betrifft, ist danach zu differenzieren, ob die Organisation der Patientenselbsthilfe ihren Sitz in Deutschland oder im EU-Ausland hat. Im ersten Fall muss neben dem FSA-Kodex Patientenorganisationen auch der jeweilige Kodex des Landes beachtet werden, in dem die Zusammenarbeit stattfindet. Im zweiten Fall reicht es aus, wenn neben dem FSA-Kodex Patientenorganisationen der Kodex des Landes beachtet wird, in dem die Organisation der Patientenselbsthilfe ihren europäischen Hauptsitz hat. Auch dieses Prinzip ist bereits aus § 20 Abs. 9 Satz 2 FSA-Kodex bekannt. 45

3. Kollision von Kodices (Abs. 2 Satz 5)

Absatz 2 Satz 5 bestimmt, dass bei unterschiedlichen Regelungen der jeweiligen anwendbaren Kodices, die **jeweils strengere Regelung** Anwendung findet. In der Praxis dürften die **Unterschiede** der anzuwendenden ausländischen Kodices allerdings aufgrund der harmonisierten Vorgaben des EFPIA-Kodex Patientenorganisationen, wie auch beim Komplex FSA-Kodex Fachkreise/EFPIA-Fachkreisekodex, eher **gering** sein. Da es sich hierbei jedoch nur um Mindeststandards handelt, ist aber nicht von vornherein auszuschließen, dass in anderen Kodices die Einhaltung zusätzlicher oder strengerer Voraussetzungen gefordert wird. Zudem können zusätzlich gesetzliche Regelungen des aus- oder inländischen Rechts zu beachten sein, die von den einschlägigen Kodices nicht (oder noch nicht) erfasst sind. Für die Unternehmenspraxis macht es deshalb auch hier Sinn, die Gesamtheit der entsprechenden Anforderungen durch die Festlegung von **standardisierten Vorgaben** zu erfassen und diese Vorgaben in ihre vorhandenen **Prozesse** zu implementieren (siehe auch Kap. 7 Rdnr. 32 ff.). Erfahrungsgemäß kann hierdurch eine genaue Einhaltung der jeweils geltenden Anforderungen bei gleichzeitiger Reduzierung des Prüfungs- und Entscheidungsaufwands für den jeweiligen Einzelfall erreicht werden. 46

§ 2 Definitionen

(1) „Organisationen der Patientenselbsthilfe" sind freiwillige, keinen wirtschaftlichen Gewinn anstrebende Zusammenschlüsse von Patienten und/oder deren Angehörigen, deren Aktivitäten sich auf die gemeinsame Bewältigung von Krankheiten, die Vermittlung von Informationen über Krankheiten und deren Therapiemöglichkeiten, die Interessenvertretung im gesundheits- und sozialpolitischen Bereich, die Herausgabe von Medien zur Information und Unterstützung von Patienten und/oder die Erbringung von Beratungsleistungen erstrecken.

(2) „Mitglieder" von Organisationen der Patientenselbsthilfe sind neben deren Mitgliedern auch Personen oder Institutionen, die als deren Vertreter oder Repräsentanten für diese handeln oder auftreten.

(3) „Zusammenarbeit" ist die Kooperation zwischen Mitgliedsunternehmen und Organisationen der Patientenselbsthilfe oder deren Förderung durch Mitgliedsunternehmen.

(4) „Veranstaltungen" sind Treffen oder Begegnungen zwischen Organisationen der Patientenselbsthilfe, deren Mitgliedern und/oder anderen eingeladenen Teilnehmern (etwa Patienten und/oder deren Angehörige) mit dem Ziel der Informationsvermittlung oder des Informationsaustauschs. Die Themenfelder können von der Diagnose, Therapie und Prävention von Krankheiten über versorgungsrelevante bis zu gesundheitspolitischen oder ökonomischen Themen reichen. Veranstaltungen werden entweder von den Organisationen der Patientenselbsthilfe selbst organisiert oder durchgeführt und durch Mitgliedsunternehmen unterstützt oder auch durch diese Mitgliedsunternehmen oder auch dritte Veranstalter selbst organisiert, ausgerichtet, finanziert und/oder durchgeführt.

(5) „Sponsoring" ist die Gewährung von Geld, geldwerten Vorteilen, Sachzuwendungen oder erheblichen nicht-finanziellen Zuwendungen durch Unternehmen zur Förderung von Organisationen der Patientenselbsthilfe, sofern damit auch eigene unternehmensbezogene Ziele der Imagewerbung oder der Öffentlichkeitsarbeit des Unternehmens verfolgt werden.

Leitlinie
gemäß § 5 zur Auslegung von § 2 Abs. 4 (Stand: 20. April 2009)

Die Bestimmung von § 2 Abs. 4 betrifft die Definition von „Veranstaltungen". „Veranstaltungen" sind Treffen oder Begegnungen zwischen Organisationen der Patientenselbsthilfe, deren Mitgliedern und/oder anderen Teilnehmern mit dem Ziel der Informationsvermittlung oder des Informationsaustausches.

Der Begriff der „Informationsvermittlung" in § 2 Abs. 4 ist weit auszulegen. Darunter ist das gesamte Spektrum der Wissens- und Meinungsvermittlung von der Vermittlung von Fachinformationen bis hin zu politischen Meinungsäußerungen zu verstehen.

Leitlinie
gemäß § 5 zur Auslegung von § 2 Abs. 5 (Stand: 20. April 2009)

In § 2 Abs. 5 wird der Begriff des „Sponsoring" definiert. Danach ist „Sponsoring" die Gewährung von Geld, geldwerten Vorteilen, Sachzuwendungen oder erheblichen nicht-finanziellen Zuwendungen durch Unternehmen zur Förderung von Organisationen der Patientenselbsthilfe, sofern damit auch eigene unternehmensbezogene Ziele der Imagewerbung oder der Öffentlichkeitsarbeit des Unternehmens verfolgt werden.

In Abgrenzung zum „Sponsoring", bei dem der Gesponserte eine imagefördernde oder werbewirksame Gegenleistung erbringt, erfolgt die Gewährung einer Spende stets ohne Erwartung einer Gegenleistung des Spendenempfängers und aus einer fremdnützigen Motivation heraus. Unter einer Spende ist demnach eine einseitige Gewährung von Geld, geldwerten Vorteilen, Sachzuwendungen oder erheblichen nicht-finanziellen Zuwendungen durch Mitgliedsunternehmen zu verstehen, wobei diese Zuwendungen kein Entgelt für eine bestimmte Leistung darstellen. Spenden als Unterfall einer einseitigen Zuwendung können ferner nur für gemeinnützige Zwecke und nur an gemeinnützige Organisationen erbracht werden, die berechtigt sind, Spendenbestätigungen im Sinne des Steuerrechts auszustellen.

Die Gewährung von Spenden durch Mitgliedsunternehmen an Organisationen der Patientenselbsthilfe ist nach dem Kodex unter den in [Abs. 2] genannten Voraussetzungen möglich. Die Tatsache, dass der Kodex „Spenden" nicht ausdrücklich erwähnt, bedeutet nicht die Unzulässigkeit der Gewährung von Spenden.

B. FSA-Kodex Patientenorganisationen – Erläuterungen (§ 2)

Übersicht

	Rdnr.
I. Vorbemerkung	47
II. Begriffsbestimmungen	48
1. Organisationen der Patientenselbsthilfe (Abs. 1)	48
2. Mitglieder (Abs. 2)	49
3. Zusammenarbeit (Abs. 3)	50
4. Veranstaltungen (Abs. 4)	51
5. Sponsoring (Abs. 5)	52

I. Vorbemerkung

§ 2 FSA-Kodex Patientenorganisationen geht auf die zum Anwendungsbereich (Scope) statuierten Regelungen des EFPIA-Kodex Patientenorganisationen zurück, enthält aber auch **weitergehende Konkretisierungen** der für den Kodex maßgeblichen Begriffe.   47

II. Begriffsbestimmungen

1. Organisationen der Patientenselbsthilfe (Abs. 1)

Der Begriff der Patientenselbsthilfeorganisationen ist durch **zwei Elemente** gekennzeichnet, nämlich zum einen durch eine **bestimmte Struktur** (Freiwilligkeit, Zusammenschluss von Patienten und/oder deren Angehörigen) sowie zum anderen durch eine **bestimmte Zielsetzung** (keine Gewinnerzielungsabsicht, gemeinsame Bewältigung von Krankheiten, Informationsaustausch, Interessenvertretung, Öffentlichkeitsarbeit und Beratungsleistungen). Beide Elemente müssen **kumulativ** erfüllt sein, damit von einer Patientenselbsthilfeorganisation im Sinne des FSA-Kodex Patientenorganisationen die Rede sein kann. Das Merkmal der fehlenden Gewinnerzielungsabsicht ist erfüllt, wenn keine kommerziellen **Renditeinteressen,** sondern ausschließlich nicht-wirtschaftliche Zielsetzungen verfolgt werden (sog. Non-Profit-Organisation). Hierfür reicht es aus, dass sich die fehlende Gewinnerzielungsabsicht aus der Satzung der Organisation ergibt. Die förmliche steuerrechtliche Anerkennung als „gemeinnützig" (die für ausländische Organisationen in Deutschland ohnehin nicht möglich ist), ist keine zwingende Voraussetzung. Allerdings dürften sich die materiellen Voraussetzungen im Wesentlichen entsprechen. Die Terminologie des FSA-Kodex Patientenorganisationen deckt sich insoweit nicht vollständig mit dem differenzierten Begriffsverständnis welches von den Selbsthilfegruppen (und auch vom Gesetzgeber in § 20c SGB V) verwendet wird. Danach wird zwischen Selbsthilfegruppen, Selbsthilfeorganisationen und Selbsthilfekontaktstellen differenziert (vgl. Rdnr. 3–5). Selbsthilfegruppen in diesem Sinne fallen regelmäßig unter die Begriffsdefinition des § 2 Abs. 1. Bei Selbsthilfeorganisationen könnte dies zweifelhaft sein, da es sich hierbei nicht unmittelbar um Zusammenschlüsse von Patienten und/oder deren Angehörigen, sondern um einen Zusammenschluss von Selbsthilfegruppen auf Landes- oder Bundesebene handelt. Allerdings dürfte auch ein solcher „mittelbarer Zusammenschluss" noch von § 2 Abs. 1 erfasst werden, wenn von diesem eine der genannten Zielsetzungen (hier insbesondere Interessenvertretung im gesundheits- und sozialpolitischen Bereich) verfolgt wird. Demgegenüber dürften Selbsthilfekontaktstellen regelmäßig nicht von § 2 Abs. 1 erfasst werden, da es sich hierbei nicht um Zusammenschlüsse von Patienten und/oder deren Angehörigen, sondern um professionelle Beratungseinrichtungen mit hauptamtlichem Personal handelt.   48

2. Mitglieder (Abs. 2)

Der Begriff der „Mitglieder" ist weit zu verstehen. Es wird nicht allein auf einen förmlichen „Mitgliedsstatus" abgestellt. Vielmehr erfolgt eine **funktionale Betrachtungsweise,** die auch sonstige Vertreter oder Repräsentanten der Patientenselbsthilfeorganisationen er-   49 fasst, die für diese handeln oder auftreten, auch wenn es sich hierbei nicht formell um „Mitglieder" handelt. Maßgeblich ist insoweit, ob nach dem **objektiven Empfängerhorizont** erkennbar ist, dass die Personen oder Institutionen nicht für sich selbst, sondern – zumindest auch – für die Organisation der Patientenselbsthilfe handeln wollen. Soweit sich beispielsweise eine Patientenselbsthilfeorganisation der Hilfe eines sachkundigen unabhängigen Experten bedient, müssen die Mitgliedsunternehmen auch diesem gegenüber die Regelungen des FSA-Kodex Patientenorganisationen einhalten. Insoweit können hierunter auch Selbsthilfeorganisationen und Selbsthilfekontaktstellen (vgl. Rdnr. 4 und 5) erfasst werden, soweit sie nicht ohnehin schon unter § 2 Abs. 1 fallen.

3. Zusammenarbeit (Abs. 3)

50   Der Begriff „Zusammenarbeit" ist weit auszulegen. Er umfasst **jede Kooperation** zwischen Mitgliedsunternehmen und Organisationen der Patientenselbsthilfe, ohne dass es auf deren Inhalt und Intensität näher ankäme. Der Begriff der „Zusammenarbeit" ist durch ein **gemeinsames Zusammenwirken** der beteiligten Parteien gekennzeichnet, so dass einseitige Maßnahmen von Organisationen der Patientenselbsthilfe an sich nicht erfasst werden. Absatz 3 stellt jedoch klar, dass auch die **(einseitige) Förderung** durch Mitgliedsunternehmen erfasst wird, auch wenn keine weiteren Interaktionen mit der Organisation der Patientenselbsthilfe erfolgen.

4. Veranstaltungen (Abs. 4)

51   Der ebenfalls weit auszulegende Begriff der „Veranstaltungen" umfasst eine **formale** und eine **funktionale Komponente:** In formaler Hinsicht setzt er ein **Treffen** oder eine **Begegnung** zwischen Organisationen der Patientenselbsthilfe, deren Mitgliedern oder anderen Teilnehmern (zu denen auch Patienten oder deren Angehörige zählen können) voraus. Funktional fallen unter den Veranstaltungsbegriff solche Treffen oder Begegnungen, die das **Ziel der Informationsvermittlung** oder des **Informationsaustausches** verfolgen. Ein feststehender Themenkatalog ist hierfür nicht vorgegeben. Der Begriff der „Informationen" ist dabei grundsätzlich weit auszulegen.[54] Erfasst werden somit medizinische, gesundheitspolitische oder ökonomische Fragestellungen gleichermaßen. Diese Informationsvermittlung oder der Informationsaustausch muss gegenüber anderen Organisationen der Patientenselbsthilfe, deren Mitgliedern oder anderen eingeladenen Teilnehmern erfolgen. Zu diesen Teilnehmern können auch externe Dritte zählen (Politiker, Journalisten, Meinungsbildner aus der Gesellschaft etc.). Es kommt auch nicht darauf an, ob die Mitgliedsunternehmen die Veranstaltungen lediglich unterstützen oder aber diese selbst organisieren und ausrichten. In beiden Fallgestaltungen ist der Anwendungsbereich des Kodex eröffnet, so dass gem. § 6 Abs. 5 und 6 jeweils die Neutralität und Unabhängigkeit der Organisationen der Patientenselbsthilfe zu respektieren sind.

5. Sponsoring (Abs. 5)

52   Der Begriff des „Sponsoring" enthält eine **objektive** und eine **subjektive Komponente.** In objektiver Hinsicht setzt der Begriff voraus, dass **finanzielle**, **sachliche** oder **erhebliche nicht-finanzielle Zuwendungen** durch Unternehmen erfolgen. In subjektiver Hinsicht muss die Zuwendung **zur Förderung** von Organisationen der Patientenselbsthilfe gewährt werden, wodurch auch eigene unternehmensbezogene Ziele der **Imagewerbung** oder der **Öffentlichkeitsarbeit** des Unternehmens verfolgt werden. Der Sponsoringbegriff des FSA-Kodex Patientenorganisationen deckt sich insoweit mit dem allgemeinen Verständnis eines Sponsoringvertrags. Hierunter wird üblicherweise ein Rechtsgeschäft verstanden, bei dem der Gesponserte eine Kommunikationsleistung (durch aktive Werbung oder das Verschaffen tätigkeits- oder persönlichkeitsgeprägter Nutzungsmöglichkeiten) erbringt und dafür vom Sponsor eine Förderleistung in Form einer Geld-

---

[54] Vgl. Leitlinie zur Auslegung von § 2 Abs. 4.

zahlung, Sachzuwendung, Gebrauchsüberlassung, Werk- oder Dienstleistung (oder eine Kombination solcher Leistungen) erhält.[55] Hierdurch wird eine überindividuellen Zwecken dienende Aktivität des Gesponserten gefördert, deren Durchführung auch zur zusätzlichen Vertragspflicht des Gesponserten erhoben werden kann.[56] Die den Sponsoringvertrag prägende, vertragstypische Leistung ist somit die Kommunikationsleistung des Gesponserten, die der Förderleistung des Sponsors (als gleichwertige, gegebenenfalls aber auch geringerwertige Leistung) gegenübersteht. Somit kann es sich in Abhängigkeit von dem vorausgesetzten Wertverhältnis beider Leistungen um einen voll- oder teilweise entgeltlichen Sponsoringvertrag handeln.[57] Die bloße Zuwendung von Spenden, bei der keine Kommunikationsleistung seitens des Zuwendungsempfängers erfolgt und die somit rein ideellen Charakter hat, wird demgegenüber nicht von dem Begriff des Sponsoring erfasst.[58] Die in Erfüllung des Transparenzgebots (§ 8) des Kodex erfolgende Offenlegung einer Förderung als solche allein lässt eine (einseitige) Spende noch nicht zu einem (wechselseitigen) Sponsoring mutieren.

§ 3 Verantwortlichkeit für das Verhalten Dritter

(1) **Die Verpflichtungen nach diesem Kodex treffen Unternehmen auch dann, wenn sie Andere (z. B. Presse- oder Veranstaltungsagenturen) damit beauftragen, die von diesem Kodex erfassten Aktivitäten für sie zu gestalten und durchzuführen.**

(2) **Wenn Agenturen oder andere Auftragnehmer im Auftrag von Unternehmen mit Organisationen der Patientenselbsthilfe in Kontakt treten, ist deren Beauftragung deutlich zu machen.**

Übersicht

	Rdnr.
I. Vorbemerkung	53
II. Verantwortlichkeit für das Verhalten Dritter	54
1. Bei Beauftragung (Abs. 1)	54
2. Transparenzprinzip (Abs. 2)	56

I. Vorbemerkung

Die Regelung des § 3 geht auf die Regelungen zum **Anwendungsbereich** (Scope) und Art. 5 lit. b) EFPIA-Kodex Patientenorganisationen zurück. Inhaltlich entspricht die Regelung in Abs. 1 dem § 3 Abs. 1 FSA-Kodex (siehe hierzu auch Kap. 11 Rdnr. 53 ff.). 53

II. Verantwortlichkeit für das Verhalten Dritter

1. Bei Beauftragung (Abs. 1)

Bereits nach den gesetzlichen Vorschriften des UWG (§ 8 Abs. 2 UWG) sind die pharmazeutischen Unternehmen auch für Zuwiderhandlungen verantwortlich, die von einem „Beauftragten" begangen worden sind. Dieses **Verantwortungs- und Zurechnungsprinzip** wird in § 3 Abs. 1 FSA-Kodex Patientenorganisationen aufgegriffen. Die Pharmaunternehmen sind somit für eine kodexkonforme Ausgestaltung der Zusammenarbeit mit Angehörigen der Fachkreise rechtlich auch dann verantwortlich, wenn Dritte (etwa Presse-, Kongress- und Veranstaltungsagenturen etc.) von ihnen beauftragt werden, diese Zusammenarbeit durchzuführen.[59] 54

---

[55] Vgl. hierzu *Schaub*, GRUR 2008, 955.
[56] *Schaub*, GRUR 2008, 955.
[57] *Schaub*, GRUR 2008, 955.
[58] Vgl. Leitlinie zur Auslegung von § 2 Abs. 5.
[59] Siehe hierzu *Doepner*, § 1 HWG, Rdnr. 13 und 117, vor §§ 14, 15 HWG, Rdnr. 56 f. m. w. N.

55 Die dem Anwendungsbereich des FSA-Kodex Patientenorganisationen unterliegenden Unternehmen müssen **alle erforderlichen Maßnahmen** treffen, um eine Einhaltung der Regelungen des Kodex zu gewährleisten. Dies gilt unabhängig davon, ob die Aktivitäten durch die Unternehmen **selbst** durchgeführt oder aber auf **Dritte** delegiert werden. Beauftragte Dritte sind daher zur Einhaltung des Kodex anzuhalten. Dies sollte möglichst im Wege einer schriftlich fixierten Verpflichtung erfolgen. Erfolgt dies nicht, kann bereits in der fehlenden Instruierung bzw. fehlender Überwachung des beauftragten Dritten eine Verletzung der dem Unternehmen nach dem FSA-Kodex Patientenorganisationen obliegenden Pflichten liegen. Abweichend von der strikten Zurechnungsregelung in § 8 Abs. 2 UWG sind jedoch einmalige Verstöße Dritter, die trotz eindeutiger Instruierung und Überwachung des Unternehmens erfolgen, diesen nicht zuzurechnen. Der FSA hat in diesem Zusammenhang bezüglich des FSA-Kodex Fachkreise entschieden, dass eine Zurechnung von Kodexverstößen (hier: „Schnuppergolfen") eine Verletzung von Sorgfaltspflichten für eine „gewisse Dauer" und mit „einer gewissen Häufigkeit" voraussetzt (FS I 2004.8-16[60] sowie Kap. 11 Rdnr. 54).

2. Transparenzprinzip (Abs. 2)

56 Der FSA-Kodex Patientenorganisationen basiert maßgeblich auf dem Prinzip der **Transparenz**. Deshalb ist es erforderlich, dass beauftragte Dritte bei der Zusammenarbeit mit Patientenorganisationen **deutlich zu erkennen** geben, **ob** und **durch wen** eine Beauftragung vorliegt. Diese Offenlegung sollte grundsätzlich bei erster Gelegenheit, also der erstmaligen Kontaktaufnahme, erfolgen. Unvereinbar mit dem Transparenzprinzip wäre demgegenüber ein „Anschleichen" durch einen beauftragten Dritten, der den Umstand der Beauftragung erst dann offenlegt, nachdem bereits über mögliche Inhalte und Grundsätze einer Zusammenarbeit gesprochen worden ist.

> **Praxishinweise: Anwendungsbereich**
>
> – Der FSA-Kodex Patientenorganisationen gilt:
>   • für alle Mitgliedsunternehmen und deren inländische Tochterunternehmen
>   • für Unternehmen, die sich dem Kodex unterworfen haben
>   • für verbundene Unternehmen, die sich dem Kodex nicht unterworfen haben
>   • bei Verstößen beauftragter Dritter
> – Es ist zu erwarten, dass die Gerichte den Kodex zukünftig auch als Marktverhaltensstandard auf Nicht-Mitglieder erstrecken werden
> – Für Aktivitäten beauftragter Dritter (z.B. Werbe- oder Eventagenturen) sind die Mitgliedsunternehmen verantwortlich

§ 4 Auslegungsgrundsätze

(1) Bei der Anwendung dieses Kodex sind nicht nur der Wortlaut der einzelnen Vorschriften, sondern auch deren Sinn und Zweck sowie die geltenden Gesetze, insbesondere die Werbebeschränkungen zur Werbung für verschreibungspflichtige Arzneimittel außerhalb der Fachkreise zu beachten.

(2) Die Unternehmen müssen sich jederzeit an hohen ethischen Standards messen lassen. Insbesondere darf ihr Verhalten nicht die pharmazeutische Industrie in Misskredit bringen, das Vertrauen in sie reduzieren oder anstößig sein.

Leitlinie

gemäß § 5 zur Auslegung des Begriffs „hohe ethische Standards" (§ 4 Abs. 2) (Stand: 20. April 2009)

Nach § 4 Abs. 2 Satz 1 müssen sich die Mitgliedsunternehmen jederzeit an hohen ethischen Standards messen lassen.

---

[60] www.fs-arzneimittelindustrie.de.

B. FSA-Kodex Patientenorganisationen – Erläuterungen (§ 4)

Zu den „hohen ethischen Standards" im Sinne der Regelung gehört auch, dass die Mitgliedsunternehmen durch ihr Verhalten das Ansehen der Patientenselbsthilfe nicht in Misskredit bringen dürfen.

Übersicht

	Rdnr.
I. Vorbemerkung	57
II. Auslegungssystematik	58
1. Auslegungsgrundsätze (Abs. 1)	58
a) Verhältnis FSA-Kodex Patientenorganisationen zu anderen gesetzlichen Regelungen	59
b) Bedeutung des Verbotes der Publikumswerbung für verschreibungspflichtige Arzneimittel	60
2. Ethische Standards (Abs. 2)	61

I. Vorbemerkung

§ 4 basiert auf der Einleitung (Introduction) zum **EFPIA-Kodex Patientenorganisationen** und entspricht zudem inhaltlich im wesentlichen § 4 FSA-Kodex Fachkreise (siehe hierzu Kap. 11 Rdnr. 57). 57

II. Auslegungssytematik

1. Auslegungsgrundsätze (Abs. 1)

Die Auslegung erfolgt nach den allgemeinen Grundsätzen der Gesetzesauslegung. Danach sind insoweit der Wortlaut, die Regelungssystematik, die Entstehungsgeschichte sowie der objektive Sinn und Zweck der Regelungen maßgeblich. Die Orientierung am **Sinn und Zweck** der Regelung hat dabei besonderes Gewicht, so dass im Zweifel der Auslegung der Vorzug gebührt, die die objektive Regelungsintention am besten umsetzt und die **verfolgten Prinzipien** (Transparenz, Unabhängigkeit und Neutralität) im Lichte des EFPIA-Kodex **am stärksten zur Geltung** bringt.[61] Ähnlich wie im Gemeinschaftsrecht der Grundsatz der Gemeinschaftstreue zu einer richtlinienkonformen Auslegung des nationalen Rechts verpflichtet,[62] ist zur Erreichung der Regelungsziele des EFPIA-Kodex der Grundsatz der **EFPIA-Kodex-konformen Auslegung** zu beachten. Die Grenze der Auslegung wird allerdings durch den sich aus dem Wortlaut ergebenden möglichen Wortsinn gezogen. Deutungsvarianten, die darüber hinausgehen, fallen in den Bereich der Analogiebildung. Eine solche widerspricht dem Leitfaden-Charakter des FSA-Kodex Patientenorganisationen und ist auch im Hinblick auf sanktionsbewehrte Regelungen zu Lasten der Unternehmen nicht zulässig (vgl. auch die Kommentierung zum FSA-Kodex Fachkreise, Kap. 11 Rdnr. 6 ff.). In dem hierdurch gezogenen Rahmen ist jedoch im Zweifel diejenige Auslegung zu wählen, die die Vorgaben und den Regelungszweck des EFPIA-Kodex Patientenorganisationen am Besten zur Geltung bringt. Der Grundsatz der EFPIA-Kodexkonformen Auslegung trägt insoweit zu einer Einheitlichkeit der Auslegungs- und Durchsetzungspraxis der nationalen Kodices in den einzelnen Mitgliedstaaten bei. 58

a) Verhältnis FSA-Kodex Patientenorganisationen zu anderen gesetzlichen Regelungen

Der FSA-Kodex Patientenorganisationen ist gesetzeskonform, d. h. in einer Art und Weise auszulegen, dass **keine Widersprüche zu den geltenden Gesetzen** entstehen. Insbesondere kann der FSA-Kodex Patientenorganisationen nicht so ausgelegt werden, dass er ein Verhalten gebieten oder tolerieren würde, das gesetzlich untersagt ist. Es ist allerdings denkbar, dass gesetzlich eröffnete Freiräume durch den FSA-Kodex Patientenorganisatio- 59

---

[61] Sog. „effet utile-Prinzip", siehe dazu *Dieners,* PharmR 2009, 6, 8.
[62] Vgl. *EuGH* Slg. 1984, 1921 – *Harz;* 1990 I-4135 – *Marleasing.*

Reese 433

nen näher konkretisiert werden. Eine hierin liegende Einschränkung der Handlungsspielräume ist nicht als Gesetzeswiderspruch anzusehen, da es den Normadressaten stets freisteht, durch privatautonome Regelungen eröffnete Spielräume zu konkretisieren oder auch einzugrenzen, solange hierbei die Grenzen höherrangigen Rechts, insbesondere des Kartellrechts, beachtet werden.

b) Bedeutung des Verbotes der Publikumswerbung für verschreibungspflichtige Arzneimittel

60   Ein zentrales Anliegen des FSA-Kodex Patientenorganisationen ist es, einen Missbrauch von Patientenselbsthilfeorganisationen zur Umgehung des Publikumswerbeverbotes für verschreibungspflichtige Arzneimittel zu verhindern. Die **Abgrenzung** zwischen der **zulässigen Informationsübermittlung** einerseits und der unzulässigen **produktspezifischen Absatzwerbung** andererseits kann dabei nur im Einzelfall erfolgen. Die Abgrenzung kann im konkreten Einzelfall schwierig sein. Zudem sind die Rechtsprechung und die weitere legislatorische Entwicklung in diesem Bereich im Fluss.[63] Der Verweis in § 4 Abs. 1 FSA-Kodex Patientenorganisationen ist in dem Sinne **dynamisch** zu verstehen und zwar im Hinblick auf die jeweils geltenden Regelungen in der Auslegung durch die aktuelle höchstrichterliche Rechtsprechung.

2. Ethische Standards (Abs. 2)

61   Die Regelung des Abs. 2 geht auf die Einleitung (Introduction) des EFPIA-Kodex Patientenorganisationen zurück und findet sich in ähnlicher Form bereits in § 4 Abs. 2 FSA-Kodex Fachkreise (vgl. hierzu Kap. 11 Rdnr. 63). § 4 Abs. 2 FSA-Kodex Patientenorganisationen erhebt die „hohen ethischen Standards" zum ergänzenden Auslegungsmaßstab. Dieser Begriff wird nicht näher definiert und ist aufgrund seiner **Unschärfe nur eingeschränkt justitiabel**. Eine **negative Abgrenzung** lässt sich jedoch in dem Sinne vornehmen, dass hierdurch Verhaltensweisen verhindert werden sollen, die aus der Perspektive eines objektiven und neutralen Betrachters geeignet sind, die pharmazeutische Industrie in **Misskredit** zu bringen, das **Vertrauen in sie zu reduzieren** oder als **anstößig** erscheinen.[64] Mittelbar werden hierdurch auch die Organisationen der Patientenselbsthilfe geschützt, da ein Verhalten von Mitgliedsunternehmen, welches die ethischen Standards nach Abs. 2 nicht einhält, geeignet wäre, ebenfalls die Organisationen der Patientenselbsthilfe in Misskredit zu bringen oder das Vertrauen in sie zu reduzieren. Eine entsprechende Gebotsnorm findet sich auch in § 6 Abs. 4.

§ 5 Leitlinien des FSA-Vorstands
Der Verein „Freiwillige Selbstkontrolle für die Arzneimittelindustrie e. V." kann über die in diesem Kodex im Einzelnen vorgeschriebenen Fälle hinaus durch den Vorstand verbindliche Leitlinien zur Auslegung dieses Kodex erlassen. Der Verein veröffentlicht diese Leitlinien im Internet (www.fs-arzneimittelindustrie.de).

Übersicht

	Rdnr.
I. Vorbemerkung	62
II. Kompetenz zum Erlass von Leitlinien (Satz 1)	63
III. Bekanntgabe der Leitlinien (Satz 2)	64

---

[63] Vgl. hierzu die jüngste Entscheidung des *EuGH* v. 2. 4. 2009 in der Rechtssache C-421/07 *(Vestre Landsret – Dänemark)*, sowie den Vorschlag der EU-Kommission für eine Änderung der Richtlinie 2001/83/EG in Bezug auf die Information der breiten Öffentlichkeit über verschreibungspflichtige Arzneimittel, KOM/2008/0663 endg.-COD 2008/0256, abrufbar unter http://eur-lex.europa.eu sowie den parallelen Vorschlag zur Änderung der Verordnung 726/2004, COM/2008/0662 final-COD 2008/0255, abrufbar unter http://eur-lex.europa.eu.

[64] Siehe auch Leitlinie zu § 4 Abs. 2.

I. Vorbemerkung

§ 5 basiert auf § 8 Abs. 2 EFPIA-Kodex Patientenorganisationen und entspricht § 6 Abs. 2 FSA-Kodex Fachkreise.

II. Kompetenz zum Erlass von Leitlinien (Satz 1)

Der FSA-Kodex Patientenorganisationen differenziert zwischen Leitlinien, die **zwingend** durch den Vorstand zu erlassen sind, und solchen die darüber hinaus durch den Vorstand erlassen werden **können**. Zwingend zu erlassen sind Leitlinien zur Auslegung
– des Begriffs der „Eckpunkte", die bei einer Zusammenarbeit mit Organisationen der Patientenselbsthilfe schriftlich zu fixieren sind (§ 11 Abs. 2),
– des Begriffes der „Erheblichkeit" von indirekten oder nicht-finanziellen Zuwendungen, die Voraussetzung dafür sind, dass Mitgliedsunternehmen eine Liste der diese Zuwendung empfangenden Organisationen der Patientenselbsthilfe der Öffentlichkeit zur Verfügung stellen müssen (§ 14 Abs. 4) sowie
– der Begriffe „angemessen", „für ihren Unterhaltungswert bekannt" sowie „extavagant" (im Sinne von § 16 bei der Organisation oder Durchführung von Veranstaltungen).

In Ergänzung zu diesen verbindlich vorgeschriebenen Fällen können Leitlinien zur Auslegung des Kodex erlassen werden. Ob dies geschieht, liegt im **Ermessen** des Vorstandes. Dieser sollte sich bei seiner Entscheidung von der Erwägung leiten lassen, ob ein Erlass einer Leitlinie geeignet ist, die Rechtssicherheit zu erhöhen, ohne dabei die Notwendigkeit einer einzelfallbezogenen Auslegung zu weit einzuengen (siehe dazu auch Kap. 11 Rdnr. 73). Da die Auslegung dieser unbestimmten Rechtsbegriffe ihrerseits dem zeitlichen Wandel und den jeweils etablierten Usancen unterworfen ist, sind diese Leitlinien durch den FSA in regelmäßigen Abständen zu überprüfen und gegebenenfalls anzupassen.

III. Bekanntgabe der Leitlinien (Satz 2)

Die erlassenen Leitlinien sind im Internet (www.fs-arzneimittelindustrie.de) abrufbar. Da es sich jedoch nur um Auslegungshilfen handelt, können Leitlinien bereits dann herangezogen werden, wenn sie erlassen worden sind. Da durch den Erlass von Leitlinien keine materielle Regeländerung vorgenommen wird, gilt dies auch dann, wenn die zu **beurteilende Handlung vor einer Veröffentlichung** der Leitlinien im Internet erfolgt ist.

2. Abschnitt: Grundsätze für die Zusammenarbeit mit Organisationen der Patientenselbsthilfe

§ 6 Neutralität und Unabhängigkeit
(1) Der Verein „Freiwillige Selbstkontrolle für die Arzneimittelindustrie e. V." und seine Mitgliedsunternehmen erkennen an, dass die Organisationen der Patientenselbsthilfe ihre fachliche und politische Arbeit ausschließlich an den Bedürfnissen und Interessen von behinderten, kranken und pflegebedürftigen Menschen sowie ihrer Angehörigen ausrichten, um damit die Selbstbestimmung behinderter, kranker und pflegebedürftiger Menschen zu fördern.
(2) Die Zusammenarbeit der Mitgliedsunternehmen mit Organisationen der Patientenselbsthilfe muss mit den jeweiligen satzungsmäßigen Zielen und Aufgaben dieser Organisationen im Einklang stehen und diesen dienen.
(3) Bei der Zusammenarbeit der Mitgliedsunternehmen mit Organisationen der Patientenselbsthilfe müssen diese Organisationen die volle Kontrolle über die Inhalte ihrer Arbeit behalten und unabhängig bleiben. Dies gilt sowohl für die ideelle als auch finanzielle Förderung sowie alle anderen Arten der Zusammenarbeit.

(4) Die Mitgliedsunternehmen dürfen im Rahmen ihrer Zusammenarbeit mit Organisationen der Patientenselbsthilfe keine Maßnahmen treffen, die dem Ansehen der Patientenselbsthilfe schaden.

(5) Die Mitgliedsunternehmen haben die Neutralität und Unabhängigkeit der Organisationen der Patientenselbsthilfe insbesondere bei den von diesen organisierten und durchgeführten Veranstaltungen zu beachten. Sofern die Mitgliedsunternehmen bei der Festlegung von Inhalten oder bei der Auswahl der Referenten mitwirken, hat dies ausgewogen und sachlich zu erfolgen. Dies schließt z. B. bei der Durchführung von Veranstaltungen eine einseitige Darstellung zu Gunsten eines Unternehmens, einer bestimmten Therapie oder eines bestimmten Produktes aus und beinhaltet auch eine Bereitschaft, weitere Referate zu demselben Thema zuzulassen, um eine möglichst umfassende Information der Veranstaltungsteilnehmer sicherzustellen.

(6) Die Mitgliedsunternehmen haben die Neutralität und Unabhängigkeit der Organisationen der Patientenselbsthilfe auch im Rahmen von ihnen selbst ausgerichteter Veranstaltungen zu beachten. Auch hier sind Äußerungen der Mitgliedsunternehmen als solche zu kennzeichnen (etwa durch die bloße Wiedergabe des Unternehmenslogos oder durch eine entsprechende Autorenangabe) und die Werbung für konkrete Produkte, Produktgruppen oder Dienstleistungen auszuschließen. Bei Präsentationen und Vorträgen muss der wissenschaftliche und sachlich-informierende Charakter im Vordergrund stehen.

Leitlinie
gemäß § 5 zur Auslegung von § 6 Abs. 2 (Stand: 20. April 2009)

Nach § 6 Abs. 2 muss die Zusammenarbeit der Mitgliedsunternehmen mit Organisationen der Patientenselbsthilfe mit den jeweiligen satzungsmäßigen Zielen und Aufgaben dieser Organisationen im Einklang stehen und diesen dienen.

Hierzu gehört auch, dass die Mitgliedsunternehmen darauf vorbereitet sein sollen, die speziellen rechtlichen sowie auch steuerlichen Anforderungen und Positionen der Organisationen der Patientenselbsthilfe im Rahmen der Zusammenarbeit zu berücksichtigen.

Leitlinie
gemäß § 5 zur Auslegung der Begriffe „ideelle" und „finanzielle" Förderung (§ 6 Abs. 3 Satz 2) (Stand: 20. April 2009)

Nach § 6 Abs. 3 Satz 1 müssen die Organisationen der Patientenselbsthilfe bei der Zusammenarbeit mit Mitgliedsunternehmen die volle Kontrolle über die Inhalte ihrer Arbeit behalten und unabhängig bleiben. Dies gilt nach § 6 Abs. 3 Satz 2 sowohl für die „ideelle" als auch für die „finanzielle" Förderung sowie für alle anderen Arten der Zusammenarbeit.

Unter „finanzieller" Förderung im Sinne von § 6 Abs. 3 Satz 2 sind sämtliche Geld- und Sachleistungen zu verstehen, die einer Organisation der Patientenselbsthilfe von Seiten eines Mitgliedsunternehmen zugewendet werden, sei dies direkt oder indirekt über Dritte (etwa die Übernahme von Kosten für Agenturen etc.). Unter „ideeller" Förderung sind Fälle zu verstehen, in denen Mitgliedsunternehmen Organisationen der Patientenselbsthilfe keine Geld- oder Sachleistungen zukommen lassen, sondern bestimmte Zwecke oder Ziele von Organisationen der Patientenselbsthilfe ohne die gleichzeitige Gewährung von Geld- oder Sachleistungen „ideell" unterstützen (etwa indem die Mitgliedsunternehmen sich gegenüber politischen Gremien für bestimmte Ziele und Zwecke von Organisationen der Patientenselbsthilfe einsetzen).

Übersicht

	Rdnr.
I. Vorbemerkung	65
II. Grundverständnis für die Zusammenarbeit (Abs. 1 und Abs. 2)	66
III. Prinzip der Unabhängigkeit (Abs. 3)	67
IV. Schädigende Maßnahmen (Abs. 4)	68
V. Organisation und Durchführung von Veranstaltungen durch Patientenorganisationen (Abs. 5)	69
VI. Organisation und Durchführung von Veranstaltungen durch Mitgliedsunternehmen (Abs. 6)	71

B. FSA-Kodex Patientenorganisationen – Erläuterungen (§ 6)

I. Vorbemerkung

§ 6 Abs. 1 FSA-Kodex Patientenorganisationen basiert auf der Einleitung (Introduction) zum EFPIA-Kodex Patientenorganisationen. Die Absätze 2 bis 6 finden sich im EFPIA-Kodex Patientenorganisationen nicht ausdrücklich wieder, ergeben sich jedoch aus der von diesem verfolgten allgemeinen Zielsetzung. Sie sind als **tragende Grundsätze** für die Zusammenarbeit mit Organisationen der Patientenselbsthilfe durch den FSA in der Regelung des § 6 FSA-Kodex Patientenorganisationen verankert worden.

65

II. Grundverständnis für die Zusammenarbeit (Abs. 1 und Abs. 2)

Die Zusammenarbeit muss von dem Grundverständnis getragen sein, dass Organisationen der Patientenselbsthilfe ihre Arbeit ausschließlich an den Bedürfnissen und Interessen bestimmter Patienten ausrichten. Selbsthilfegruppen haben aufgrund ihrer Struktur und Funktion ihr eigenes (partielles) Expertenwissen und einen großen Erfahrungsschatz im täglichen Umgang mit Krankheiten und ihren Auswirkungen auf Patienten. Ihnen sind daher die Probleme und Erwartungen aus der Patientenperspektive zumeist bestens vertraut. Hieraus leiten Selbsthilfegruppen ihre eigenen Interessen und Zielvorstellungen ab. Demgegenüber ist es nicht Aufgabe von Organisationen der Patientenselbsthilfe, wirtschaftliche Zielsetzungen interessierter Wirtschaftskreise zu verfolgen oder zu fördern. Die Zusammenarbeit muss diese Zielsetzung respektieren. Aktivitäten, die mit den Zielen und Aufgaben von Patientenorganisationen nicht vereinbar sind, müssen unterbleiben.[65] Die **Verpflichtung zur Respektierung der Zielsetzung der Selbsthilfe** schließt zwar nicht aus, dass die Unternehmen auch **parallel verlaufende Eigeninteressen** verfolgen dürfen. Denn die Wahrnehmung von Eigeninteressen gehört zu den selbstverständlichen Freiheiten in einer offenen und freien Gesellschaftsordnung. Bei der Zusammenarbeit mit Patientenorganisationen darf die Interessenwahrnehmung **jedoch nicht** der **Unabhängigkeit und Neutralität** der Patientenselbsthilfeorganisationen **entgegenarbeiten.** Wie bereits in der Einleitung zum FSA-Kodex Patientenorganisationen deutlich wird, sollte die parallele Zielverfolgung deshalb vor allem darauf gerichtet sein, die Bedürfnisse der Betroffenen besser zu verstehen und hierdurch Krankheiten durch wirksame Arzneimittel noch besser vorbeugen, heilen oder deren Folgen lindern zu können.

66

III. Prinzip der Unabhängigkeit (Abs. 3)

Von grundlegender Bedeutung bei der Zusammenarbeit ist das Prinzip der Unabhängigkeit. Dieses bezieht sich sowohl auf den **materiellen Gehalt** der Maßnahmen („Inhalt ihrer Arbeit") wie auch die **Organisation** und das **Verfahren** („volle Kontrolle"). Der Grundsatz der Unabhängigkeit gilt unabhängig davon, ob die Förderung in ideeller, finanzieller oder sonstiger Weise erfolgt.[66] Damit ist jedwede Form der Zusammenarbeit **unzulässig,** bei der die Organisationen der Patientenselbsthilfe in einem **Unterordnungsverhältnis** gegenüber den Mitgliedsunternehmen stehen. Das Prinzip der Unabhängigkeit wird zusätzlich durch das **Verflechtungsverbot** in § 7 abgesichert.

67

IV. Schädigende Maßnahmen (Abs. 4)

Der FSA-Kodex Patientenorganisationen zielt darauf ab, das **Vertrauen der Öffentlichkeit** in die Integrität von Patientenselbsthilfeorganisationen und ihren Kooperationen

68

---

[65] Der Leitlinie zu § 6 Abs. 2 zufolge resultiert daraus auch eine Verpflichtung der Unternehmen, sich über die rechtlichen und steuerlichen Anforderungen und Positionen der Organisationen zu informieren und diese zu berücksichtigen.

[66] Zur Abgrenzung siehe Leitlinie zu § 6 Abs. 3 Satz 2.

mit Unternehmen der pharmazeutischen Industrie zu schützen. Deshalb müssen die Mitgliedsunternehmen von Maßnahmen Abstand nehmen, die in der Öffentlichkeit den **Eindruck** erwecken, dass die Patientenselbsthilfeorganisationen durch die Zusammenarbeit die ihnen satzungsmäßig obliegenden Pflichten und Aufgaben verletzen würden. Diese Verbotsnorm ist damit das Spiegelbild des in den Absätzen 1 und 2 statuierten Förderungsgebots und ergänzt insoweit die Auslegungsregel des § 4 Abs. 2. Da Schutzgut das Ansehen der Patientenselbsthilfe in der Öffentlichkeit ist, kommt es maßgeblich auf die Bewertung **aus Sicht eines unabhängigen Dritten** an. Das Verbot greift bereits dann ein, wenn aus dieser Perspektive das Ansehen der Patientenselbsthilfe geschädigt wird, auch wenn materiell keine Interessenverletzung vorliegt.

V. Organisation und Durchführung von Veranstaltungen durch Patientenorganisationen (Abs. 5)

69   Veranstaltungen von Organisationen der Patientenselbsthilfe stellen wichtige Foren zur Umsetzung der satzungsgemäßen Ziele und Aufgaben dieser Organisationen dar. Vor diesem Hintergrund ist es von großer Bedeutung, dass die Organisation und Durchführung dieser Veranstaltungen **nicht** durch Mitgliedsunternehmen **fremdbestimmt** werden. Diese haben vielmehr die Neutralität und Unabhängigkeit der Organisationen der Patientenselbsthilfe zu respektieren.

70   Das schließt eine **Mitwirkung** von pharmazeutischen Unternehmen allerdings nicht per se aus. Mitgliedsunternehmen dürfen bei der Festlegung von Inhalten sowie auch bei der Auswahl der Referenten **unterstützend** mitwirken, wenn dies von den Organisationen der Patientenselbsthilfe gewünscht wird. Allerdings muss auch hier die Sicherung der ordnungsgemäßen Aufgabenerfüllung der Organisationen der Patientenselbsthilfe im Vordergrund stehen. Die Mitwirkung muss daher **ausgewogen** und **sachlich** erfolgen. Versuche, die Veranstaltungen einseitig zu Gunsten eines bestimmten Unternehmens zu beeinflussen, sind verboten. Das gemeinsame Verständnis von Mitgliedsunternehmen und Organisationen der Patientenselbsthilfe muss es sein, durch die Bestimmung der Inhalte und die Auswahl der Referenten eine möglichst objektive, neutrale und umfassende Information der Veranstaltungsteilnehmer zu gewährleisten. Da gerade der Grundsatz der Unabhängigkeit eine Steuerung des Inhalts von Veranstaltungen durch Mitgliedsunternehmen ausschließt, steht es allerdings nicht in der Rechtsmacht der Mitgliedsunternehmen, den (neutralen und ausgewogenen) Inhalt der Veranstaltung selbst zu gewährleisten. Aus diesem Grund knüpft die Regelung an die Mitwirkungshandlungen der Mitgliedsunternehmen an, ohne diesen eine „Erfolgshaftung" aufzuerlegen. Damit unterfällt es letztlich der **Eigenverantwortung der Organisationen der Patientenselbsthilfe,** die Neutralität und Ausgewogenheit bei der Organisation und Durchführung von Veranstaltungen selbst zu gewährleisten.

VI. Organisation und Durchführung von Veranstaltungen durch Mitgliedsunternehmen (Abs. 6)

71   Absatz 6 ordnet an, dass die Grundsätze der Neutralität und Unabhängigkeit der Organisationen der Patientenselbsthilfe auch bei der Organisation und Durchführung von Veranstaltungen durch Mitgliedsunternehmen zu respektieren ist. Hierdurch wird der Grundsatz der Neutralität und Unabhängigkeit unabhängig davon abgesichert, ob die Veranstaltung von der Organisation der Patientenselbsthilfe selbst oder von dem Unternehmen ausgerichtet wird. Bei der Durchführung muss insbesondere deutlich erkennbar sein, ob eine bestimmte Äußerung einem Mitgliedsunternehmen oder einer Patientenselbsthilfeorganisation zuzurechnen ist. Auch die Auswahl der Referenten sollte sachlich und ausgewogen erfolgen. Zudem dürfen die Patientenselbsthilfeorganisationen weder verdeckt noch

offen für die Zwecke einer produktspezifischen Absatzwerbung instrumentalisiert werden. Insgesamt muss der **sachlich-informierende Charakter** prägend für die Veranstaltung sein.

Die **Abgrenzung** zwischen einer unzulässigen **Produktwerbung** einerseits und einer erlaubten **informativen Darstellung** von klinisch relevanten Behandlungsunterschieden bei einzelnen Arzneimitteln andererseits ist naturgemäß fließend und lässt sich nicht immer trennscharf ziehen. Als Abgrenzungskriterium ist nach § 6 Abs. 6 eine **Schwerpunktbetrachtung** („im Vordergrund stehend") vorzunehmen. Hierdurch wird klargestellt, dass Veranstaltungen mit wissenschaftlichem und sachlich-informierendem Charakter nicht allein deshalb als unzulässig angesehen werden können, weil nach der bislang geltenden Rechtsprechung Unternehmen im Rahmen informativer produktbezogener Aussagen grundsätzlich (auch) die Verfolgung von Interessen der Absatzförderung zu unterstellen ist. Somit kommt es – ebenso wie bei der Abgrenzung zwischen einer (nicht den Vorschriften des Heilmittelwerbegesetzes unterfallenden) Imagewerbung einerseits und einer produktspezifischen Absatzwerbung andererseits – darauf an, ob nach dem Gesamterscheinungsbild die objektive Informationsvermittlung oder aber die werbliche Anpreisung bestimmter oder zumindest individualisierbarer Arzneimittel bezweckt wird.[67]

72

§ 7 Trennung

(1) Die Mitgliedsunternehmen dürfen keine Organisationen der Patientenselbsthilfe gründen. Vertreter oder Mitarbeiter von Mitgliedsunternehmen dürfen keine Funktionen in Organisationen der Patientenselbsthilfe (insbesondere deren Organe) ausüben, es sei denn, es handelt sich um wissenschaftliche Beiräte dieser Organisationen. Die Mitgliedschaft von Mitarbeitern der Mitgliedsunternehmen in Organisationen der Patientenselbsthilfe bleibt hiervon unberührt. Fördermitgliedschaften von Mitgliedsunternehmen in Organisationen der Patientenselbsthilfe ohne Stimmrechte in deren Mitgliedsversammlungen sind zulässig.

(2) Die Mitgliedsunternehmen haben bei der Zusammenarbeit mit Organisationen der Patientenselbsthilfe auf eine eindeutige Trennung zwischen Informationen oder Empfehlungen dieser Organisation einerseits und Informationen des Unternehmens andererseits zu achten.

(3) Sofern Mitarbeiter von Mitgliedsunternehmen in Organisationen der Patientenselbsthilfe tätig werden oder diese beraten, haben diese Mitarbeiter in besonderem Maße auf mögliche Interessenkonflikte zwischen den Mitgliedsunternehmen und den Organisationen zu achten und diese zu vermeiden.

Leitlinie
gemäß § 5 zur Auslegung von § 7 Abs. 3 (Stand: 20. April 2009)

Mitgliedsunternehmen sollen alles vermeiden, was im Zusammenhang mit der Tätigkeit ihrer Mitarbeiter in oder für Organisationen der Patientenselbsthilfe zu Interessenkonflikten zwischen den Mitgliedsunternehmen und den Organisationen führen kann. Insbesondere dürfen Mitgliedsunternehmen ihren Mitarbeitern keine Aufträge oder Weisungen erteilen, die zu solchen Interessenkonflikten führen können.

Übersicht

	Rdnr.
I. Vorbemerkung	73
II. Keine Verflechtung zwischen Mitgliedsunternehmen und Patientenselbsthilfeorganisationen (Abs. 1)	74
III. Trennungsgrundsatz (Abs. 2)	78
IV. Grundsätze der Mitwirkung (Abs. 3)	79

---

[67] Vgl. hierzu *BGH* NJW 1992, 2964 – Pharma-Werbespot; NJW 1995, 1617 – Pharma-Hörfunkwerbung.

Kapitel 12. FSA-Kodex Patientenorganisationen

I. Vorbemerkung

73   Die Regelung des § 7 findet im **EFPIA-Kodex keine ausdrückliche Entsprechung**. Jedoch gehört auch nach dem EFPIA-Kodex die Unabhängigkeit zu den Grundprinzipien der Zusammenarbeit. Da der EFPIA-Kodex nur Mindestanforderungen statuiert, konnte der FSA eine weitergehende Konkretisierung des Unabhängigkeitsprinzips vornehmen. Dies ist im § 7 durch die Einführung des **Trennungsprinzips** geschehen. Strukturell handelt es sich bei dem Trennungsprinzip um eine Grundsatznorm, die der näheren Ausfüllung durch spezielle Regelungen (insbesondere in den §§ 6, 8 und 9) bedarf. Aufgrund des generalklauselartigen Charakters des Trennungsprinzips handelt es sich darüber hinaus aber auch um eine Auffangnorm, die geeignet ist, etwaige Schutzlücken zu schließen.

II. Keine Verflechtung zwischen Mitgliedsunternehmen und Patientenselbsthilfeorganisationen (Abs. 1)

74   Eine Verflechtung zwischen Mitgliedsunternehmen und Organisationen der Patientenselbsthilfe widerspricht dem **Trennungsprinzip** und ist grundsätzlich unzulässig. Mitgliedsunternehmen dürfen daher Organisationen der Patientenselbsthilfe nicht gründen. Dieses Verbot darf auch nicht durch die Einschaltung von Drittgesellschaften (etwa Managementgesellschaften) umgangen werden, an denen die Mitgliedsunternehmen beteiligt sind.

75   Von dem **Gründungsverbot** zu unterscheiden ist die Frage der Funktionsbesetzung. Auch insoweit besteht für Vertreter oder Mitarbeiter von Mitgliedsunternehmen ein **Funktionsausübungsverbot**. Davon ist allerdings die Mitwirkung in wissenschaftlichen Beiräten der Organisation ausgenommen. Hierdurch soll der besondere Sachverstand, der bei den Pharmaunternehmen verfügbar ist, für die Zusammenarbeit fruchtbar gemacht werden, wie es dem Geiste und Sinn und Zweck der Zusammenarbeit zwischen Organisationen der Patientenselbsthilfe einerseits und Unternehmen der Pharmaindustrie andererseits entspricht. Ein pauschales Verbot der Mitwirkung in wissenschaftlichen Beiräten durch Pharmaunternehmen erscheint deshalb wenig zweckmäßig und in der Sache nicht angemessen. Denn insoweit entspricht es gerade dem Grundsatz der Unabhängigkeit und Autonomie von Patientenselbsthilfeorganisationen, dass diese selbst darüber entscheiden können, wen sie aus welchen Gründen für welche Aufgabe in einen wissenschaftlichen Beirat berufen. Da eine Mitwirkung insoweit stets einen freiwilligen „Bestellungsakt" seitens der Patientenselbsthilfeorganisationen voraussetzt, besteht insoweit auch keine Gefahr der „unfreiwilligen Unterwanderung". Auch in seiner Eigenschaft als Mitglied eines wissenschaftlichen Beirats bleibt ein Vertreter eines Mitgliedsunternehmens dabei vollumfänglich den Bindungen des FSA-Kodex Patientenorganisationen unterworfen. Nach dem Transparenzprinzip ist er deshalb auch gehalten, vor seiner Berufung in den Beirat seine Unternehmenszugehörigkeit offenzulegen.

76   Nach § 7 Abs. 1 Satz 2 bleibt die **Mitgliedschaft** von Mitarbeitern der Mitgliedsunternehmen von dem Funktionsausübungsverbot in Organisationen der Patientenselbsthilfe unberührt. So würde es einen unverhältnismäßigen und sachlich nicht zu rechtfertigenden Eingriff darstellen, einem von einer Krankheit betroffenen Patienten oder Angehörigen die Mitgliedschaft in einer Organisation der Patientenselbsthilfe allein deshalb zu verwehren, nur weil dieser ein Mitarbeiter eines Mitgliedsunternehmens ist. Allerdings sind dann besonders strenge Maßstäbe an die Wahrung der durch § 6 geschützten Neutralität und Unabhängigkeit zu stellen. Dies wird durch § 7 Abs. 3 (klarstellend) hervorgehoben.

77   Nach § 7 Abs. 1 Satz 3 ist eine **Fördermitgliedschaft** von Mitgliedsunternehmen zulässig, soweit mit dieser **kein Stimmrecht** in der Mitgliederversammlung verbunden ist.

Hierdurch wird sichergestellt, dass es den Mitgliedsunternehmen nicht möglich ist, sich in eine Patientenselbsthilfeorganisation „einzukaufen" und hierdurch einen institutionell-beherrschenden Einfluss auf diese zu gewinnen. Insoweit wird das Recht der Patientenselbsthilfeorganisation auf Autonomie und Selbstbestimmung durch eine Beschränkung des Kreises abstimmungsbefugter Mitglieder zusätzlich abgesichert. Eine solche Fördermitgliedschaft kann auch nachträglich im Wege eines Beitritts erfolgen.

III. Trennungsgrundsatz (Abs. 2)

Nach dem Trennungsprinzip müssen die Mitgliedsunternehmen bei der Zusammenarbeit mit Organisationen der Patientenselbsthilfe zudem auf eine eindeutige Trennung zwischen Informationen oder Empfehlungen dieser Organisation einerseits und Informationen des Unternehmens andererseits achten. Im Rahmen der Zusammenarbeit muss somit nach außen deutlich erkennbar sein, **welche Äußerung oder Maßnahme wem zuzuordnen** ist. Unzulässig ist es insbesondere, Informationen des Unternehmens als Informationen oder Empfehlungen der Patientenselbsthilfeorganisation auszugeben oder darzustellen. Hiervon unberührt bleibt die Möglichkeit der Mitgliedsunternehmen, im Rahmen der Zusammenarbeit Dritten gegenüber auf Informationen oder Empfehlungen der Patientenselbsthilfeorganisation wahrheitsgemäß hinzuweisen. Soweit bestimmte Inhalte von den Unternehmen und Patientenselbsthilfeorganisationen bewusst gemeinsam verantwortet werden sollen, verstößt eine entsprechende Darstellung ebenfalls nicht gegen den Trennungsgrundsatz (zu den Grenzen nach § 9 Abs. 6 vgl. aber auch Rdnr. 94).

78

IV. Grundsätze der Mitwirkung (Abs. 3)

Mitarbeiter von Mitgliedsunternehmen, die als Patienten oder Angehörige zu der Zielgruppe von Organisationen der Patientenselbsthilfe gehören, haben ein legitimes persönliches Interesse daran, sich für diese zu engagieren (vgl. hierzu Rdnr. 76). Umgekehrt ist es grundsätzlich auch ein berechtigtes Anliegen der Patientenselbsthilfeorganisationen, das Wissen von Mitarbeitern von Mitgliedsunternehmen für die eigene Arbeit fruchtbar zu machen. Soweit diese Interessen parallel verlaufen, ist dies von vornherein unbedenklich. Wenn sich jedoch das Interesse des Mitgliedsunternehmens und das Interesse der Organisationen der Patientenselbsthilfe überschneiden, sollten Mitarbeiter von Mitgliedsunternehmen sich der daraus resultierenden **Interessenkonflikte** bewusst werden und unter Berücksichtigung des Prinzips der Trennung und Unabhängigkeit die gebotenen Konsequenzen ziehen. Dies kann im Einzelfall dazu führen, dass ein aktives Engagement des Mitarbeiters in den Bereichen, in denen ein Interessenkonflikt unvermeidlich ist, zu unterbleiben hat. Eine Mitwirkung in anderen Bereichen, die nicht von dem Interessenskonflikt tangiert werden, bleibt hiervon unberührt. Dem Grundsatz der Transparenz entspricht es zudem, dass die Mitarbeiter gegenüber der Organisation der Patientenselbsthilfe ihre **Verbindung zu dem Mitgliedsunternehmen offenlegen.** Der in § 6 verbürgte Grundsatz der Neutralität und Unabhängigkeit gebietet es ferner, dass die Mitgliedsunternehmen strikt davon Abstand nehmen, diesem Mitarbeiter Aufträge oder gar Weisungen zu erteilen, wie er unternehmensspezifische Interessen im Rahmen der Patientenselbsthilfeorganisationen zur Geltung bringen solle. Insgesamt erscheint dabei eine restriktive Auslegung geboten, so dass schon der (ernstzunehmende) Anschein eines bestehenden Interessenkonflikts vermieden werden sollte.

79

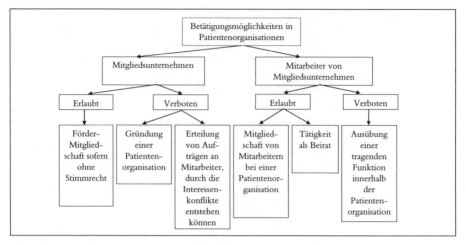

Abb. 24: Betätigungsmöglichkeiten von Unternehmen bei Patientenorganisationen

§ 8 Transparenz

(1) Die Zusammenarbeit der Mitgliedsunternehmen mit Organisationen der Patientenselbsthilfe sowie deren Förderung durch die Mitgliedsunternehmen haben transparent und offen zu erfolgen. Die Mitgliedsunternehmen sollen mit den Organisationen der Patientenselbsthilfe jeweils Einvernehmen über Art und Umfang der Außendarstellung der Zusammenarbeit und Förderung herstellen und dies schriftlich festhalten.

(2) Die Mitgliedsunternehmen müssen darauf hinwirken, dass Organisationen der Patientenselbsthilfe auf die Autorenschaft der Mitgliedsunternehmen hinweisen, sofern diese Organisationen in ihren Publikationen Veröffentlichungen oder sonstige Darstellungen der Mitgliedsunternehmen verwenden. Wenn Mitgliedsunternehmen Organisationen der Patientenselbsthilfe im Rahmen eines gemeinsamen Projekts unterstützen, ist auch dies nach außen deutlich zu machen.

Übersicht

	Rdnr.
I. Vorbemerkung	80
II. Transparenzgebot (Abs. 1)	84
III. Publikationen von Patientenselbsthilfeorganisationen (Abs. 2)	85

I. Vorbemerkung

80 § 8 Abs. 1 beruht auf der **Einleitung** (Introduction) **zum EFPIA-Kodex Patientenorganisationen**. Abs. 2 ist eine über den EFPIA-Kodex Patientenorganisationen hinausgehende **konkretisierende** Regelung, die aus dem **Transparenzgebot** auch eine **Hinwirkungspflicht** der Mitgliedsunternehmen auf Organisationen der Patientenselbsthilfe ableitet.

81 **Hinwirkungspflichten** kennt die Rechtsordnung zum einen im Prozessrecht, um dort seitens des Gerichts den Beteiligten „den rechten Weg zu weisen"[68]. Im materiellen Recht ergeben sich Hinwirkungspflichten mittelbar aus der in § 831 BGB statuierten Haftung für deliktische Handlungen von Verrichtungsgehilfen. Strukturell handelt es sich hierbei um eine **Haftung für eigenes Fehlverhalten** (fehlerhafte Auswahl/Überwachung), nicht aber um eine Zurechnungsnorm für fremdes Verschulden. Sowohl der FSA-Kodex Fach-

---

[68] Vgl. hierzu *Zöller/Greger*, Zivilprozessordnung, Kommentar, § 139 Rdnr. 1 unter Hinweis darauf, dass es sich nicht um einen bloßen Appell, sondern eine zwingende (Verfahrens-) Vorschrift handelt.

kreise (dort § 3 Abs. 2 und § 20 Abs. 5 Satz 3) als auch der FSA-Kodex Patientenorganisationen (neben § 8 Abs. 2 auch § 14 Abs. 2) enthalten nunmehr entsprechende Hinwirkungspflichten der Mitgliedsunternehmen. Hierbei handelt es sich ebenfalls nicht um eine Zurechnungsnorm für fremdes Verschulden. Den Mitgliedsunternehmen wird vielmehr eine eigene Verpflichtung auferlegt, für deren Erfüllung sie selbst verantwortlich sind. Diese Hinwirkungspflichten lösen somit zwar die Notwendigkeit für ein zielgerichtetes Tätigwerden aus, statuieren jedoch **keine Erfolgs- oder Gefährdungshaftung.** Wie weit der Pflichtenkreis des Unternehmens im Rahmen einer Hinwirkungspflicht reicht, ist im konkreten Einzelfall festzustellen. Nach einer Entscheidung des Spruchkörpers 2. Instanz muss ein Unternehmen beispielsweise alle gebotenen, ihm zumutbaren Maßnahmen ergreifen, damit das Transparenzgebot des Kodex eingehalten wird. Hierfür soll ein nachträglicher mündlicher Hinweis nicht ausreichen, sondern eine Regelung im Vertrag oder ein gesonderter schriftlicher Hinweis erforderlich sein (FS II 4/05/2005.1-53).[69]

Wirkt ein Unternehmen trotz einer ihm obliegenden Hinwirkungspflicht nicht oder nicht hinreichend deutlich auf die Einhaltung des Kodex hin, stellt dies eine Kodex-Verletzung dar, für die das Unternehmen selbst haftet. Erfolgt demgegenüber eine hinreichend deutliche und ernsthafte Hinwirkung und kommt es gleichwohl zu einem (einmaligen) Verstoß, löst dies noch keine Haftung des Mitgliedsunternehmens aus. Kommt es in der Folgezeit jedoch zu **fortgesetzten Verstößen,** kann dies wiederum eine Haftung des Unternehmens begründen, falls dieses untätig bleibt und nicht weiterhin (hinreichend deutlich und ernsthaft) auf die Einhaltung des Kodex hinwirkt. Wenn eine Patientenselbsthilfeorganisation von vornherein die Einhaltung des Kodex ablehnt, kann dieser Umstand einer Zusammenarbeit entgegenstehen, wenn absehbar ist, dass es sich nicht lediglich um einen formal-rhetorischen Vorbehalt handelt, sondern die Einhaltung der Prinzipien des Kodex tatsächlich nicht gewährleistet ist. 82

Als **praktische Handlungsempfehlung** ist hieraus abzuleiten, dass im Rahmen bestehender Hinwirkungspflichten die Beachtung der Kodexprinzipien möglichst schriftlich verankert und Rügen/Sanktionsmechanismen (gegebenenfalls auch eine Kündigung) für den Fall der Missachtung vorgesehen werden sollten. Zudem sollten Beanstandungen schriftlich erfolgen und dokumentiert werden. Im Ergebnis wird es einem Unternehmen im Rahmen seiner Hinwirkungspflichten mittel- bis langfristig nicht möglich sein, mit Organisationen der Patientenselbsthilfe zusammenzuarbeiten, die nicht gewillt sind, die Prinzipien des Kodex zu beachten. In praktischer Hinsicht unterstreicht dieses Erfordernis aber zusätzlich die Notwendigkeit und Sinnhaftigkeit, die Regelungen des FSA-Kodex Patientenorganisationen und seine Auslegung eng mit den Organisationen der Patientenselbsthilfe abzustimmen, damit diese sich zu einer Einhaltung der dort verankerten Grundsätze auch ohne Weiteres bekennen können. 83

II. Transparenzgebot (Abs. 1)

Das in Abs. 1 Satz 1 verankerte **Transparenzgebot** betrifft jegliche Form der Zusammenarbeit zwischen Organisationen der Patientenselbsthilfe und Mitgliedsunternehmen und ist eines der tragenden Elemente des FSA-Kodex Patientenorganisationen. Die Mitgliedsunternehmen sind gehalten, mit den Organisationen der Patientenselbsthilfe **Einvernehmen über Art und Umfang der Außendarstellung** der Zusammenarbeit herzustellen. Dies ist schriftlich festzuhalten. Hierdurch wird gewährleistet, dass die Außendarstellung nach klar definierten Regeln im Einvernehmen beider Seiten erfolgt. Da eine solche Festlegung nur einvernehmlich erfolgen kann, lässt sie sich nicht einseitig durch die Mitgliedsunternehmen erzwingen. Lässt sich jedoch ein Konsens über Art und Umfang der Außendarstellung der Zusammenarbeit und Förderung nicht herstellen, kann dies einer 84

---

[69] Entscheidung zu § 20 Abs. 5 Satz 3 FSA-Kodex Patientenorganisationen i. d. F. v. 3. 8. 2005, www.fs-arzneimittelindustrie.de.

Zusammenarbeit grundsätzlich entgegenstehen (vgl. Rdnr. 58), wenn die von § 8 Abs. 1 geforderte Transparenz nicht auf andere Weise adäquat gewährleistet werden kann.

III. Publikationen von Patientenselbsthilfeorganisationen (Abs. 2)

85 Dem Transparenzprinzip entspricht es, wenn bei der Verwendung von Veröffentlichungen oder sonstigen Darstellungen von Mitgliedsunternehmen auf deren **Autorenschaft hingewiesen** wird. Ebenfalls ist bei Projekten von Patientenorganisationen, welche durch Mitgliedsunternehmen unterstützt werden, diese Unterstützung nach außen kenntlich zu machen. Da die Unabhängigkeit der Öffentlichkeitsarbeit von Organisationen der Patientenselbsthilfe einem entsprechenden verbindlichen Weisungs- und Direktionsrecht der Mitgliedsunternehmen entgegensteht, sieht der FSA-Kodex Patientenorganisationen keine Erfolgshaftung, sondern lediglich eine **Hinwirkungspflicht** vor. Kommt das Mitgliedsunternehmen dieser Hinwirkungspflicht hinreichend nach, hat es eine etwaige Verletzung des Transparenzgebots durch die Organisation der Patientenselbsthilfe nicht zu verantworten (vgl. Rdnr. 80 ff.). Bei gemeinsamen Projekten, bei denen die Mitgliedsunternehmen selbst nach außen in Erscheinung treten, sind diese für die Gewährleistung der Transparenz allerdings selbst verantwortlich. In dieser Konstellation geht das Transparenzgebot somit über eine bloße „Hinwirkungspflicht" hinaus.

§ 9 Empfehlungs- und Werbebeschränkungen

(1) Die Zusammenarbeit der Mitgliedsunternehmen mit Organisationen der Patientenselbsthilfe darf keine Empfehlungen für einzelne verschreibungspflichtige Arzneimittel oder Arzneimittelgruppen zum Gegenstand haben.

(2) Das Auftreten von Vertretern der Mitgliedsunternehmen bei Organisationen der Patientenselbsthilfe darf nicht darauf abzielen, einen werblichen Bezug zu verschreibungspflichtigen Arzneimitteln herzustellen.

(3) Die Mitgliedsunternehmen dürfen nur auf der Grundlage entsprechender schriftlicher Vereinbarungen mit Organisationen der Patientenselbsthilfe damit werben, dass sie diese durch Zuwendungen fördern. Hiervon unberührt bleibt die Verpflichtung der Mitgliedsunternehmen, mit Organisationen der Patientenselbsthilfe schriftlich zu vereinbaren, dass die von den Mitgliedsunternehmen getätigten Zuwendungen an die jeweilige Organisation der Patientenselbsthilfe einmal jährlich als Gesamtsumme seitens der Mitgliedsunternehmen offengelegt werden (§ 14 Abs. 1).

(4) Mitgliedsunternehmen dürfen mit Organisationen der Patientenselbsthilfe vereinbaren, dass diese Organisationen in ihrer Eigenwerbung (einschließlich der jeweiligen Homepage/Website solcher Organisationen) auf die Unterstützung durch das Mitgliedsunternehmen hinweisen. Hierbei sind Umfang sowie Art und Weise der jeweiligen Hinweise in einer schriftlichen Vereinbarung festzuhalten.

(5) In Publikationen von Organisationen der Patientenselbsthilfe, die mit Unterstützung durch ein Mitgliedsunternehmen entstanden sind, muss auf diese Unterstützung hingewiesen werden. Dabei dürfen auch das Logo oder der Schriftzug des Unternehmens verwendet werden.

(6) Die Mitgliedsunternehmen dürfen in ihren Internetauftritten eine Verlinkung zu der jeweiligen Homepage/Website von Organisationen der Patientenselbsthilfe nur mit Zustimmung dieser Organisationen vornehmen. Eine Verlinkung zum Download-Bereich dieser Organisationen ist nur auf Grund einer schriftlichen Vereinbarung zulässig, sofern hierdurch für diese Organisationen Kosten entstehen. Bei Sponsoring-Vereinbarungen ist die Schaltung aktiver Links von Internetauftritten dieser Organisationen auf Internetseiten der Mitgliedsunternehmen unzulässig. Gemeinsam betriebene Internetseiten sind ebenfalls unzulässig.

(7) Die Einräumung von Werberechten im Sinne von Abs. 3 bis 6 durch Organisationen der Patientenselbsthilfe darf von den Mitgliedsunternehmen weder unmittelbar noch mittelbar zur Bewerbung von Produkten oder Produktgruppen verwendet werden.

B. FSA-Kodex Patientenorganisationen – Erläuterungen (§ 9)

Übersicht

	Rdnr.
I. Vorbemerkung	86
II. Empfehlungen (Abs. 1)	87
III. Auftreten von Vertretern der Mitgliedsunternehmen (Abs. 2)	88
IV. Lautere Werbung mit Patientenorganisationen seitens der Mitgliedsunternehmen (Abs. 3)	90
V. Lautere Werbung mit Mitgliedsunternehmen seitens der Patientenorganisationen (Abs. 4)	91
VI. Hinweis auf Unterstützung seitens der Patientenorganisationen bei Veröffentlichungen (Abs. 5)	92
VII. Verlinkung (Abs. 6)	93
VIII. Grenzen der Unterstützung (Abs. 7)	95

I. Vorbemerkung

§ 9 FSA-Kodex Patientenorganisation basiert auf dem auch vom EFPIA-Kodex Patientenorganisationen (Art. 1) anerkannten **Grundsatz des Webeverbots für verschreibungspflichtige Arzneimittel** gegenüber Organisationen der Patientenselbsthilfe. § 9 FSA-Kodex Patientenorganisationen enthält allerdings wesentlich weitergehende Konkretisierungen, die so im EFPIA-Kodex Patientenorganisationen keine Entsprechung haben. 86

II. Empfehlungen (Abs. 1)

Die Zusammenarbeit muss stets darauf gerichtet sein, Ziele, die mit den **Interessen der Organisationen der Patientenselbsthilfe vereinbar sind**, zu fördern und zu verwirklichen. Dies schließt einseitig von Mitgliedsunternehmen definierte Ziele aus, deren Förderung den Interessen der Patientenselbsthilfeorganisationen entgegenläuft. Die Zusammenarbeit mit Patientenorganisationen darf insbesondere **nicht** darauf gerichtet sein, **einseitige Empfehlungen** für einzelne verschreibungspflichtige Arzneimittel oder Arzneimittelgruppen abzugeben. Allerdings gehört es durchaus zu den Aufgaben von Patientenorganisationen, Therapien und Medikamente, mit denen gute Erfahrungen gemacht wurden, gegenüber ihren Mitgliedern und anderen Dritten weiterzuempfehlen, wie auch umgekehrt auf Therapien und Medikamente hinzuweisen, mit denen schlechte Erfahrungen gemacht worden sind.[70] Die hierauf bezogene „Kommunikationshoheit" muss ausschließlich bei den Organisationen der Patientenselbsthilfe liegen und darf nicht durch die Mitgliedsunternehmen fremdbestimmt werden. Deren Mitwirkung muss sich vielmehr darauf beschränken, unter Hintanstellung kommerzieller Eigeninteressen die Organisationen der Patientenselbsthilfe mit objektiv zutreffenden, vollständigen und ausgewogenen Informationen zu versorgen. 87

III. Auftreten von Vertretern der Mitgliedsunternehmen (Abs. 2)

Auch die Vertreter der Mitgliedsunternehmen selbst unterliegen dem Verbot, die Zusammenarbeit für kommerzielle Zwecke des Mitgliedsunternehmens zu missbrauchen. Ihre Aktivitäten dürfen daher nicht darauf abzielen, einen **werblichen Bezug** zu verschreibungspflichtigen Arzneimitteln herzustellen. Die Bezugnahme auf verschreibungspflichtige Arzneimittel ist somit nicht per se verboten, sondern nur dann, wenn dies in werblicher Form geschieht. Die **Abgrenzung** kann insoweit **nur im Einzelfall** erfolgen und ist aus der Perspektive eines objektiven und neutralen Betrachters vorzunehmen. Steht das Bemühen um eine neutrale, sachliche und vollständige Unterrichtung der Patienten über verschiedene Behandlungsmethoden im Vordergrund, wird im Regelfall eine „werbliche" 88

---

[70] So ausdrücklich auch die Stellungnahme des Arbeitskreises niedersächsischer Kontakt- und Beratungsstellen im Selbsthilfebereich, abrufbar unter www.nakos.de.

Bezugnahme zu verneinen sein. Das Verbot greift dem Wortlaut nach unabhängig davon ein, ob es sich um ein verschreibungspflichtiges Arzneimittel von des Mitgliedsunternehmens des Vertreters selbst oder um Arzneimittel eines anderen Unternehmens handelt. Allerdings wird man bei einer Bezugnahme zu verschreibungspflichtigen Arzneimitteln anderer Unternehmen (erst Recht) nicht ohne weiteres davon ausgehen können, dass eine solche mit „werblicher Absicht" erfolgt, es sei denn, dass es sich um eine betont kritische oder negative Darstellung handelt.

89   Die Abgrenzung zwischen einer erlaubten objektiv zutreffenden Produktinformation ohne werbliche Absicht einerseits und einer unzulässigen produktspezifischen Absatzwerbung gegenüber dem Laienpublikum andererseits hat die Rechtsprechung wiederholt beschäftigt, ohne dass eine völlig überzeugende Abgrenzungsformel gefunden worden wäre.[71] Trotz aller Schwierigkeiten kann jedoch dem Abgrenzungserfordernis zum Werbebegriff nicht ausgewichen werden, da die Rechtsordnung „schrankenlose Rechtsbegriffe" nicht kennt. Auch der EuGH hat in seiner Rechtsprechung die in der Richtlinie 2001/83/EG angelegte Unterscheidung zwischen Werbung und Information anerkannt und in seiner Entscheidung vom 2. 4. 2009 klargestellt, dass für die Abgrenzung **nicht (allein)** auf die **Quelle der Angabe** (Unternehmen oder unabhängiger Dritter) abgestellt werden dürfe, sondern es maßgeblich auf den Inhalt und die Art der Darstellung ankommt.[72] Im Rahmen der einzelfallbezogenen Abgrenzung bietet es sich an, u. a. auf die Kriterien zurückzugreifen, die die EU-Kommission im Rahmen des sogenannten **EG-Pharmapakets**[73] in der vorgeschlagenen (politisch umstrittenen) Neuregelung zu Art. 100b Richtlinie 2001/83 statuiert hat, um den Kreis der zulässigen Angaben zu verschreibungspflichtigen Arzneimitteln zu bestimmen. Hierunter fallen

– die behördlich genehmigten Angaben der Packungsbeilage, der Kennzeichnung und der Fachinformation sowie die allgemein öffentlich zugängliche Fassung des Beurteilungsberichts („Assessment Report") durch die Zulassungsbehörden,
– inhaltlich deckungsgleiche, aber sprachlich modifizierte Informationen zu der Packungsbeilage, der Fachinformation, der Kennzeichnung sowie dem Beurteilungsbericht,
– Informationen zur Umweltverträglichkeit des Arzneimittels, Preisen und sachbezogenen Angaben und Begleitmaterial (beispielsweise zu Kennzeichnungsänderungen oder Hinweisen zu Nebenwirkungen und Gegenanzeigen),
– produktbezogene Angaben über nicht interventionelle Studien oder begleitende Maßnahmen zur Prävention und Behandlung.

Die Darstellung dieser zulässigen Informationen muss dabei objektiv und ausgewogen erfolgen. Diese dürfen zudem nicht in Widerspruch zu den behördlich genehmigten Texten stehen und müssen durch eine hinreichende medizinische Evidenz abgesichert sein.

IV. Lautere Werbung mit Unterstützungsleistungen von Patientenorganisationen seitens der Mitgliedsunternehmen (Abs. 3)

90   Die Werbung von Mitgliedsunternehmen mit der Tatsache, dass sie Patientenorganisationen unterstützen, ist nicht per se unzulässig. Der FSA-Kodex Patientenorganisationen erlaubt eine solche Werbung, soweit hierüber eine schriftliche Vereinbarung mit Organisationen der Patientenselbsthilfe getroffen worden ist. Das **Dokumentations- und Schriftlichkeitsprinzip** verlangt, dass eine schriftliche Vereinbarung darüber getroffen wird, ob

---

[71] Vgl. *BGH* GRUR 1991, 860, 861 – Katovit; GRUR 1998, 959, 960 – Neurotrat Forte; zum Ganzen näher *Doepner/Reese*, GRUR 1998, 761 ff.; *Gröning*, WRP 1994, 355 ff.; *Weihe-Gröning*, WRP 1997, 409 ff.

[72] *EuGH* Urt. v. 2. 4. 2009 Rs. C-421/07 (*Vestre Landsret – Dänemark*).

[73] Proposal for a directive amending, as regards information to the general public on medicinal products subject to medical prediction, Directive 2001/83/EC on the community code relating to medicinal product for human use, Brussels, 10. December 2008, CON (2008) 663.

und in welcher Form eine werbliche Bezugnahme auf die Förderung durch die Mitgliedsunternehmen erfolgen darf. Diese Verpflichtung gilt unabhängig von der weiteren Verpflichtung der Mitgliedsunternehmen, die Öffentlichkeit über die jährlich gewährten Fördersummen zu unterrichten. Diese nach dem FSA-Kodex Patientenorganisationen zwingende Unterrichtung der Öffentlichkeit stellt daher keine Werbung dar, für die eine schriftliche Vereinbarung nach Abs. 3 geschlossen werden müsste. Die in bloßer Erfüllung einer bestehenden Verpflichtung erfolgende Unterrichtung der Öffentlichkeit stellt auch keine kommunikative Gegenleistung der Organisationen der Patientenselbsthilfe dar, die aus einer ansonsten einseitigen Zuwendung ein Sponsoringverhältnis werden lassen würde (vgl. auch Rdnr. 52).

V. Lautere Werbung mit Mitgliedsunternehmen seitens der Patientenorganisationen (Abs. 4)

Absatz 4 erlaubt es Patientenselbsthilfeorganisationen, in ihrer Außendarstellung auf die Unterstützung durch Mitgliedsunternehmen hinzuweisen. Die Entscheidung, ob eine solche Darstellung erfolgt, liegt zwar grundsätzlich bei den Organisationen der Patientenselbsthilfe. Dem **Transparenzprinzip** entspricht es jedoch, eine solche **Förderung offen zu legen**. Nach § 14 Abs. 2 sind die Mitgliedsunternehmen deshalb gehalten, darauf **hinzuwirken**, dass die Patientenselbsthilfeorganisationen die Unterstützung von Beginn an nach Außen offenlegen (zu dem Charakter von Hinwirkungspflichten vgl. näher Rdnr. 80 ff.). § 8 Abs. 1 sieht dabei vor, dass das Einvernehmen über Art und Umfang der Außendarstellung der Zusammenarbeit und Förderung schriftlich festzuhalten ist.

91

VI. Hinweis auf Unterstützung seitens der Patientenorganisationen bei Veröffentlichungen (Abs. 5)

Sind Publikationen von Organisationen der Patientenselbsthilfe mit Unterstützung durch ein Mitgliedsunternehmen entstanden, so verlangt das Transparenzprinzip, dass auch diese **Unterstützung offengelegt** wird. Die Art und Weise der Offenlegung wird vom FSA-Kodex Patientenorganisation nicht genau geregelt; als zulässiges Mittel wird aber die Verwendung des Logos oder des Schriftzuges des Unternehmens angesehen. Ein Verstoß gegen die Regelungen zu Empfehlungs- und Werbebeschränkungen ist hierin nicht zu sehen. Die Gestattung zur Verwendung des **Logos** oder des **Schriftzugs des Unternehmens** in Abs. 5 bedeutet in diesem Zusammenhang lediglich, dass hierin kein Verstoß gegen den FSA-Kodex Patientenorganisationen zu sehen ist. Ob eine solche Verwendung durch die Organisationen der Patientenselbsthilfe seitens der Mitgliedsunternehmen erlaubt werden soll, ist von diesen autonom im jeweiligen Innenverhältnis zu regeln. Eine hierfür erforderliche lizenzrechtliche Gestattung wird somit nicht bereits durch Abs. 5 ersetzt.

92

VII. Verlinkung (Abs. 6)

Bei einer Zusammenarbeit zwischen Mitgliedsunternehmen und Organisationen der Patientenselbsthilfe stellt sich die Frage, ob und inwieweit im Rahmen des Internetauftritts eine Verbindung hergestellt werden darf. Absatz 6 trifft insoweit eine **differenzierende Regelung**. Grundsätzlich dürfen Mitgliedsunternehmen eine Verlinkung zur der Homepage/Website von Organisationen der Patientenselbsthilfe nur mit deren Zustimmung vornehmen. Die Zustimmung bedarf nicht der Schriftlichkeit, sondern kann auch formlos, also beispielsweise mündlich erteilt werden. Allerdings gilt diese Formlosigkeit nicht für die Verlinkung zum Download-Bereich von Organisationen der Patientenselbsthilfe, sofern aus der Verlinkung für die Organisationen Kosten entstehen. In diesen Fällen bedarf es einer schriftlichen Vereinbarung. Das Zustimmungserfordernis ist hierbei umfassend auszulegen und gilt

93

sowohl für den **Surface-Link** als auch für den **Deep-Link**. Ein Surface-Link ist eine Vernetzung einer Website mit einer anderen, fremden Website, wobei die Verknüpfung mit der Homepage, also der Startseite der fremden Seite hergestellt wird. Unter einem Deep-Link ist die Herstellung einer Verbindung zu einer anderen Website zu verstehen, welcher nicht zu der Homepage der Website führt, sondern zu darunter liegenden Seiten.[74]

94 Unabhängig vom Vorliegen eines (schriftlichen) Einverständnisses werden der Verlinkung durch den FSA-Kodex Patientenorganisationen weitere Grenzen gesetzt. Bei Sponsoring-Vereinbarungen ist die **Schaltung aktiver Links** von Internetauftritten dieser Organisationen auf Internetseiten der Mitgliedsunternehmen **unzulässig**. Ebenfalls **unzulässig** sind **gemeinsam betriebene Internetseiten**. Eine gemeinsam betriebene Internetseite liegt vor, wenn es sich bei den dort hinterlegten Angaben nach außen erkennbar um einen von den Patientenselbsthilfeorganisationen und den Mitgliedsunternehmen gemeinsam verfassten und verantworteten Inhalt handelt. Eine finanzielle Unterstützung des Internetauftritts von Patientenselbsthilfeorganisationen als solche führt noch nicht zur Annahme einer gemeinsam betriebenen Internetseite. Eine solche Unterstützung ist vielmehr nach den allgemeinen Regelungen des Kodex zu beurteilen. Gleiches gilt für die Entwicklung und Zurverfügungstellung von Internetseiten im Wege des Sachsponsoring. Entscheidend ist, ob im Außenverhältnis der Internet-Auftritt nur der Organisation der Patientenselbsthilfe oder auch einem Dritt-Unternehmen zugeordnet wird. Bei der Gestaltung der Internetseiten ist zudem das Verbot unsachlicher und redaktioneller Einflussnahme nach § 13 zu beachten.

VIII. Grenzen der Unterstützung (Abs. 7)

95 Absatz 7 bestimmt, dass die – nach den Absätzen 3 bis 6 zulässige – Einräumung von Werberechten **nicht** dazu führen darf, dass diese **unmittelbar oder mittelbar zur Bewerbung von Produkten** oder Produktgruppen durch die Mitgliedsunternehmen verwendet werden. Die Grenze zur unzulässigen Bewerbung von Produkten oder Produktgruppen ist im Einzelfall – unter Berücksichtigung des Unabhängigkeits- und Neutralitätsgrundsatzes – zu ziehen. Unzulässig wäre es, wenn aus der Perspektive eines objektiven und neutralen Betrachters der Eindruck entstünde, dass Produkte oder Produktgruppen des Mitgliedsunternehmens durch die Organisation der Patientenselbsthilfe empfohlen oder beworben werden würden. Erlaubt sind demgegenüber sachlich zutreffende Hinweise auf die Unterstützung von Organisationen der Patientenselbsthilfe durch die Mitgliedsunternehmen. Dies kann auch im Rahmen einer produktbezogenen Darstellung durch das Mitgliedsunternehmen erfolgen, solange nicht hierdurch oder aus dem Gesamtkontext der Eindruck erweckt wird, es liege eine Empfehlung einer Organisation der Patientenselbsthilfe für eine Verwendung dieses Arzneimittels vor.

3. Abschnitt: Besondere Pflichten bei der Zusammenarbeit mit Organisationen der Patientenselbsthilfe

96 Im **dritten Abschnitt** des FSA-Kodex Patientenorganisationen werden die **Kernbestimmungen** zusammengefasst, durch die die Vorgaben des EFPIA-Kodex Patientenorganisationen umgesetzt werden sollen. Sie weisen im Vergleich zu den Regelungen des zweiten Abschnitts einen **höheren Grad an Konkretheit und Bestimmtheit** auf. Unvermeidliche Unschärfen und Unsicherheiten, die sich aus der Verwendung unbestimmter Rechtsbegriffe ergeben, sind dabei zum einen durch Leitlinien des FSA-Vorstands, zum anderen durch die Spruchpraxis einzugrenzen. Vor diesem Hintergrund ist es konsequent, wenn § 2 Abs. 1 Nr. 2 der FSA-Verfahrensordnung vorsieht, dass (nur) Verstöße gegen die Vorschriften dieses dritten Abschnitts (§§ 10–16) von den Spruchkörpern verfolgt und sanktioniert werden können.

---

[74] Vgl. *Köhler*, in: Hefermehl/Köhler/Bornkamm, 27. Aufl. 2009, § 4 UWG, Rdnr. 1.209.

§ 10 Beachtung von Werbebeschränkungen
Die Mitgliedsunternehmen müssen die jeweils geltenden allgemeinen wettbewerbsrechtlichen und heilmittelwerberechtlichen Beschränkungen für die Bewerbung von verschreibungspflichtigen Arzneimitteln (insbesondere § 10 HWG) beachten.

Übersicht

	Rdnr.
I. Vorbemerkung	97
II. Werbebeschränkungen	98

I. Vorbemerkung

§ 10 FSA-Kodex Patientenorganisationen spiegelt **Art. 1 EFPIA-Kodex Patientenorganisationen** wieder und betont die – ohnehin bestehende – Verpflichtung der Mitgliedsunternehmen zur Einhaltung der wettbewerbsrechtlichen und heilmittelwerberechtlichen Regelungen, dies insbesondere in Bezug auf das **Publikumswerbeverbot für verschreibungspflichtige Arzneimittel (§ 10 HWG)**. Kommt es im Rahmen der Zusammenarbeit zu einer Verletzung von § 10 HWG, stellt dies zugleich einen Verstoß gegen § 10 FSA-Kodex Patientenorganisationen dar. 97

II. Werbebeschränkungen

Entscheidend kommt es darauf an, ob aus der Perspektive eines objektiven und neutralen Betrachters das Bemühen erkennbar wird, die teilnehmenden Patienten möglichst gut, umfassend und neutral zu informieren. Dies bedeutet keineswegs, dass alle Behandlungsmöglichkeiten stets als völlig gleichwertig dargestellt werden müssten, obwohl für die betroffenen Patienten durchaus klinisch relevante Unterschiede bestehen. So ist es nicht per se unzulässig, bestehende **Therapieunterschiede** wahrheitsgemäß und vollständig offenzulegen. Dabei dürfen aber relevante **Gegenauffassungen nicht verschwiegen** werden. In der Wissenschaft umstrittene Sachverhalte müssen zudem als solche dargelegt und kenntlich gemacht werden. Nicht zulässig ist es, ungesicherte Angaben als wissenschaftlich gesicherte Erkenntnis darzustellen. 98

Die **Abgrenzung** der unzulässigen produktspezifischen Absatzwerbung von der zulässigen Übermittlung von objektiven, neutralen und sachlich zutreffenden Informationen kann nur im **Einzelfall** erfolgen. Soweit in der älteren Rechtsprechung der Wettbewerbsgerichte bei produktbezogenen Angaben durch Unternehmen regelmäßig eine wettbewerbsbezogene Absicht der Absatzförderung angenommen worden ist,[75] kann dies nicht unbesehen auf die Zusammenarbeit mit Organisationen der Patientenselbsthilfe übertragen werden. Denn gerade der Austausch über einzelne Produkte und die hiermit gemachten Therapieerfahrungen stellen einen Kernbereich der gemeinsamen Zusammenarbeit dar. Ein solcher Dialog ist nur dann sinnvoll und zielführend, wenn auch beide Seiten dazu inhaltlich beitragen (können). Hieraus ergibt sich die Notwendigkeit einer einzelfallbezogenen Differenzierung, die sich an den Grundsätzen und Zielen des FSA-Kodex Patientenorganisationen zu orientieren hat. 99

Dabei bietet es sich auch hier an, als Ausgangspunkt u.a. auf die **Kriterien** zurückzugreifen, die die EU-Kommission im Rahmen des **EG-Pharmapakets** zur Abgrenzung des Kreises der zulässigen Informationen über verschreibungspflichtige Arzneimittel formuliert hat (vgl. hierzu Rdnr. 89). In sachlicher Hinsicht müssen sich somit die Angaben auf Informationen beschränken, die in Übereinstimmung mit den behördlich genehmigten Texten der Fachinformation, der Fach- und Packungsbeilage, der Kennzeichnung sowie dem 100

---

[75] Vgl. hierzu *BGH* NJW 1992, 2964.

öffentlich zugänglichen Beurteilungsbericht der Zulassungsbehörden stehen. Die Darstellung hat zudem der äußeren Form nach ausgewogen, objektiv und neutral zu erfolgen. Demgegenüber liegt eine unzulässige produktspezifische Absatzwerbung vor, wenn die Mitgliedsunternehmen im Rahmen der Zusammenarbeit ihre Produkte werblich in den Vordergrund stellen oder in sonstiger Weise deren Absatz einseitig zu fördern versuchen.

§ 11 Schriftliche Vereinbarungen

(1) Die Zusammenarbeit zwischen einem Mitgliedsunternehmen und Organisationen der Patientenselbsthilfe darf, sofern im Rahmen dieser Zusammenarbeit finanzielle Leistungen durch Mitgliedsunternehmen an diese Organisationen gewährt werden, nur auf Grund eines schriftlichen Vertrages stattfinden, der die Eckpunkte der Zusammenarbeit beschreibt. Zu diesen Eckpunkten gehören insbesondere Art und Umfang der jeweiligen Leistungen und gemeinsamen Aktivitäten. Die Verträge müssen auch die zu gewährenden indirekten Zuwendungen (etwa die unentgeltliche Zurverfügungstellung von Serviceleistungen durch das Mitgliedsunternehmen) oder anderweitige nicht-finanzielle Zuwendungen (etwa Schulungen, Agenturleistungen, Einrichtung von Internetseiten) aufführen, sofern diese Zuwendungen oder Unterstützungsleistungen erheblich sind. Die Verpflichtung zum Abschluss eines schriftlichen Vertrages besteht auch dann, wenn im Rahmen der Zusammenarbeit nur erhebliche indirekte Zuwendungen oder erhebliche anderweitige nicht-finanzielle Zuwendungen gewährt werden.

(2) Zur Auslegung des Begriffs „Eckpunkte" im Sinne dieser Bestimmung erlässt der Vorstand des Vereins eine verbindliche Leitlinie nach § 5.

Leitlinie
des Vorstandes des FSA gemäß § 5 i. V. m. § 11 Abs. 2 zur Auslegung des Begriffs „Eckpunkte" (§ 11 Abs. 1) (Stand: 20. April 2009)

Nach § 11 Abs. 1 dürfen finanzielle Leistungen durch Mitgliedsunternehmen gegenüber Organisationen der Patientenselbsthilfe nur aufgrund eines schriftlichen Vertrages gewährt werden, der die Eckpunkte der Zusammenarbeit beschreibt. Diese Eckpunkte müssen Art und Umfang der jeweiligen Leistungen und die gemeinsamen Aktivitäten festlegen. Dies gilt auch dann, wenn nur indirekt erhebliche Zuwendungen oder erhebliche anderweitige nicht-finanzielle Zuwendungen gewährt werden.

Die Leistungen, die von den Mitgliedsunternehmen erbracht werden sollen, sind möglichst bestimmt und detailliert wiederzugeben. Gleiches gilt für etwaige Gegenleistungen, die durch die Organisationen der Patientenselbsthilfe (etwa: die zweckgebundene Verwendung bestimmter finanzieller Leistungen) erbracht werden sollen. Leistungen und Gegenleistungen sind somit nach
– Art;
– Gegenstand;
– Ort und
– Zeit

möglichst konkret und detailliert zu bestimmen. Die Kriterien für die Leistungsbestimmung müssen soweit wie möglich schriftlich konkretisiert werden. Eine Leistungsbestimmung nach lediglich billigem oder freiem Ermessen einer Vertragspartei oder eines Dritten ist grundsätzlich unzureichend. Zusätzliche Leistungen sowie insbesondere die Erstattung von Reisekosten sind ebenfalls nach Art und Umfang vorher schriftlich festzulegen. Zudem ist vertraglich zu bestimmen, dass Zahlungen in der Regel nur nach vorheriger Leistungserbringung und Rechnungsstellung auf das vorher angegebene Konto der Patientenselbsthilfeorganisation erfolgen dürfen

Übersicht

	Rdnr.
I. Vorbemerkung	101
II. Schriftliche Vereinbarung (Abs. 1)	102
III. Eckpunkte (Abs. 2)	105

B. FSA-Kodex Patientenorganisationen – Erläuterungen (§ 11)

I. Vorbemerkung

§ 11 Abs. 1 beruht auf den in **Art. 2 Satz 1–3 des EFPIA-Kodex Patientenorganisationen** kodifizierten Dokumentations- und Transparenzprinzipen. § 11 Abs. 2 gibt dem Vorstand des Vereins auf, zum Zwecke der Konkretisierung des Begriffs „Eckpunkte" eine verbindliche Leitlinie zu erlassen. 101

II. Schriftliche Vereinbarung (Abs. 1)

Eine Zusammenarbeit zwischen Mitgliedsunternehmen und Organisationen der Patientenselbsthilfe darf, sofern im Rahmen dieser Zusammenarbeit finanzielle Leistungen durch Mitgliedsunternehmen an diese Organisationen gewährt werden, nur aufgrund eines schriftlichen Vertrages stattfinden, der die Eckpunkte der Zusammenarbeit beschreibt (Abs. 1 Satz 1). Es gilt also auch hier der strenge **Schriftlichkeitsgrundsatz,** der das Dokumentations- und Transparenzprinzip absichern soll. Die Regelung knüpft damit an § 18 FSA-Kodex Fachkreise an, welcher die Zusammenarbeit zwischen Mitgliedsunternehmen und Angehörigen der Fachkreise regelt und ebenfalls die schriftliche Fixierung der Leistungsbeziehungen voraussetzt. Die in den Verträgen bestimmten Eckpunkte müssen Art und Umfang der jeweiligen Leistungen und die gemeinsamen Aktivitäten festlegen (Abs. 1 Satz 2). 102

Nach Abs. 1 Satz 3 sind auch indirekte Zuwendungen oder anderweitige nicht-finanzielle Zuwendungen im schriftlichen Vertrag aufzuführen. Indirekte Zuwendungen umfassen beispielsweise die unentgeltliche Zurverfügungstellung von **Serviceleistungen.** Unter nicht-finanziellen Zuwendungen sind **sonstige Leistungen** durch das Mitgliedsunternehmen zu verstehen. Wenn diese Zuwendungen oder Leistungen „**erheblich**" sind, dürfen diese nur auf der Grundlage eines schriftlichen Vertrages erfolgen, der diese Zuwendungen oder Leistungen festlegt (Rdnr. 114 ff.).[76] Bei finanziellen Zuwendungen ist stets eine schriftliche Vereinbarung erforderlich, ohne dass es auf eine Erheblichkeitsschwelle ankommt. Dies ergibt sich aus dem eindeutigen Wortlaut von Satz 1 und Satz 3. 103

Wann Zuwendungen von Mitgliedsunternehmen „erheblich" sind, statuiert der FSA-Kodex Patientenorganisationen in § 11 nicht. Eine gleichlautende Regelung findet sich jedoch in der Regel des § 14 Abs. 1 FSA-Kodex Patientenorganisationen, zu der eine Leitlinie ergangen ist. Es ist nicht ersichtlich, dass der Begriff der „Erheblichkeit" im Sinne von § 11 Abs. 1 anders als bei **§ 14 Abs. 1** auszulegen wäre, so dass die dortigen Ausführungen (Rdnr. 116) und die Konkretisierungen in der diesbezüglichen Leitlinie hier entsprechend gelten. Der Anwendungsbereich des § 11 Abs. 1 ist eröffnet, wenn es sich um eine „**geldwerte**" **Leistung** handelt, deren Erbringung im Geschäftsverkehr üblicherweise nur gegen Entgelt erwartet werden kann. Nicht erfasst werden demgegenüber **reine Gefälligkeiten,** wie sie auch im Privat- oder Wirtschaftsleben allgemein üblich sind und deren Erbringung auch dann als **sozial adäquat** anzusehen ist, wenn keine finanzielle Gegenleistung erfolgt. Als Beispielsfall ließe sich hierfür an die Mitnahme eines Mitglieds einer Patientenselbsthilfeorganisation im Taxi durch einen Mitarbeiter eines Mitgliedsunternehmens auf dem Weg zu einer gemeinsam organisierten und/oder durchgeführten Veranstaltung denken. Demgegenüber wäre die Einrichtung eines unentgeltlichen „Shuttleservices" für Mitglieder von Patientenselbsthilfeorganisationen bereits als eine geldwerte Leistung anzusehen, die den Charakter einer bloßen Gefälligkeit ab einem Schwellenwert von **60 Euro** übersteigt (vgl. hierzu auch die Leitlinie zu § 14 Abs. 1 sowie Rdnr. 123). 104

III. Eckpunkte (Abs. 2)

Absatz 1 verlangt von den Parteien bei der Zusammenarbeit, dass diese einen schriftlichen Vertrag schließen, welcher die Eckpunkte der Zusammenarbeit beschreibt. Dabei sind 105

---

[76] Eine ähnliche Differenzierung findet sich auch i. R. d. Veröffentlichungspflichten gem. § 14.

insbesondere Art und Umfang der jeweiligen Leistungen und gemeinsame Aktivitäten schriftlich festzulegen. Die nähere Konkretisierung, welche Eckpunkte in dem schriftlichen Vertrag festgelegt werden müssen, ist durch die Leitlinie des Vorstands erfolgt. Danach sind die von den Mitgliedsunternehmen zu erbringenden **Leistungen möglichst bestimmt und detailliert** wiederzugeben. Entsprechendes gilt für die von den Organisationen der Patientenselbsthilfe zu erbringenden etwaigen Gegenleistungen. Die Forderung nach einer möglichst bestimmten und detaillierten Festlegung geht über eine bloße Fixierung der „essentialia negotii" hinaus und zielt auf die Herstellung möglichst großer Transparenz und Klarheit ab. Die Frage, wie weit eine Konkretisierung im Einzelfall möglich ist, ist aus der Perspektive eines objektiven und neutralen Betrachters zu beurteilen. Die Verpflichtung zur Konkretisierung stellt **keinen regulatorischen Selbstzweck** dar, sondern erfolgt im Hinblick auf das **Transparenz- und Dokumentationsprinzip.** Der Grad der Konkretisierung bemisst sich deshalb maßgeblich danach, welches Maß der Bestimmtheit zur Gewährleistung des Transparenz- und Dokumentationsprinzips vernünftigerweise erwartet werden kann. Dem stünde insbesondere eine Leistungsbestimmung nach lediglich billigem oder freien Ermessen einer Vertragspartei oder eines Dritten grundsätzlich entgegen, weshalb die Leitlinie dies auch für unzulässig erklärt.

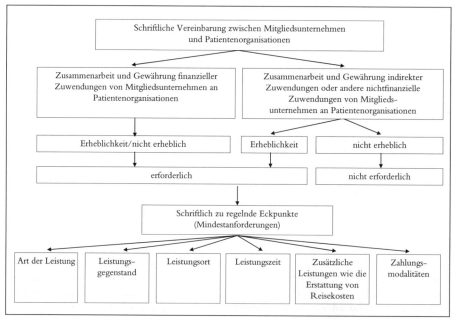

Abb. 25: Schriftlichkeitserfordernis

§ 12 Verwendung von Logos und urheberrechtlich geschützten Materialien

(1) Die Mitgliedsunternehmen dürfen das Logo oder urheberrechtlich geschützte Materialien von Organisationen der Patientenselbsthilfe (etwa das Recht zur Verwendung des Logos einer Organisation in Publikationen, Produktinformationen, im Internet, in der Werbung oder auf Veranstaltungen) nur auf der Grundlage eines schriftlichen Vertrages mit diesen Organisationen verwenden. Hierbei sind insbesondere auch die Regelungen in § 9 Abs. 7 und § 10 zu beachten.

(2) Verträge nach Abs. 1 müssen den beabsichtigten Zweck sowie die Art der Verwendung des Logos oder der urheberrechtlich geschützten Materialien von Organisationen der Patientenselbsthilfe klar erkennen lassen.

(3) Absatz 2 gilt entsprechend für Verträge, mit denen Mitgliedsunternehmen Organisationen der Patientenselbsthilfe das Recht einräumen, das Logo des Mitgliedsunternehmens in Publikationen, im Internet oder auf Veranstaltungen zu verwenden. Organisationen der Patientenselbsthilfe dürfen durch das Unternehmen nicht verpflichtet werden, Produkte, Produktgruppen oder Dienstleistungen zur Diagnostik und Therapie von Erkrankungen oder Behinderungen mittelbar oder unmittelbar zu bewerben.

Übersicht

	Rdnr.
I. Vorbemerkung	106
II. Verwendung von geschützten Materialien (Abs. 1)	107
III. Inhalt des Vertrags (Abs. 2)	108
IV. Benutzung von Logos der Mitgliedsunternehmen durch Patientenorganisationen (Abs. 3)	109

I. Vorbemerkung

§ 12 beruht auf dem in der Einleitung (Introduction) des EFPIA-Kodex Patientenorganisationen verankerten **Unabhängigkeits- und Trennungsprinzip**, das in Art. 3 seine nähere Ausprägung gefunden hat. Dem Trennungs- und Unabhängigkeitsprinzip würde es widersprechen, wenn die Mitgliedsunternehmen und Organisationen der Patientenselbsthilfe wechselseitig völlig frei und ungehindert das Logo und urheberrechtlich geschützte Materialien des jeweils anderen Partners verwenden könnten. Dem setzt § 12 Grenzen, indem das Schriftlichkeitsprinzip und Transparenzprinzip auch auf die Verwendung von Logos oder von urheberrechtlich geschützten Materialien erstreckt wird. Ebenso wie in § 9 Abs. 5 wird bei Einhaltung der Regelungen des § 12 lediglich ein Verstoß gegen den FSA-Kodex Patientenorganisationen ausgeschlossen. Die Frage, ob überhaupt eine **Befugnis** zur Verwendung des Logos oder anderer urheberrechtlich geschützter Materialien bestehen soll, ist **privatautonom im Innenverhältnis** zwischen den Mitgliedsunternehmen und den Organisationen der Patientenselbsthilfe zu regeln. § 12 ordnet damit gerade keine „Zwangslizenz" (vgl. hierzu Rdnr. 92) an. Auch hierdurch wird sichergestellt, dass die Organisationen der Patientenselbsthilfe die autonome Entscheidung darüber behalten, ob und in welchem Umfang eine Verwendung ihrer Logos oder sonstiger urheberrechtlich geschützter Materialien durch Dritte erfolgen darf.

106

II. Verwendung von geschützten Materialien (Abs. 1)

Absatz 1 statuiert, unter welchen **Voraussetzungen** Mitgliedsunternehmen das **Logo** oder andere urheberrechtlich geschützte **Materialien** von Organisationen der Patientenselbsthilfe verwenden dürfen. Auch hier erfordert das **Dokumentationsprinzip** das Vorliegen eines schriftlichen Vertrages mit den jeweiligen Organisationen. Ferner sind die Regelungen nach § 9 Abs. 7 zu beachten (dazu Rdnr. 95), wonach die Verwendung von Logos und urheberrechtlich geschützten Materialien inhaltlich nicht für eine unmittelbare oder mittelbare produktspezifische Absatzwerbung der Mitgliedsunternehmen missbraucht werden darf. Ferner ist gem. § 10 das Publikumswerbeverbot für verschreibungspflichtige Arzneimittel zu berücksichtigen (vgl. dazu Rdnr. 97 ff.).

107

III. Inhalt des Vertrags (Abs. 2)

Die nach Abs. 1 zu schließenden Verträge müssen so gestaltet sein, dass diese den beabsichtigten Zweck sowie die Art der Verwendung des Logos oder des urheberrechtlich geschützten Materials von Organisationen der Patientenselbsthilfe klar erkennen lassen. Nur so wird dem **Transparenzgebot** ausreichend Rechnung getragen. Pauschale Generaler-

108

mächtigungen, wonach der jeweilige Partner grenzen- und schrankenlos die Materialien oder Logos des jeweiligen anderen Partners benutzen darf, genügen diesen Anforderungen nicht. Vielmehr muss jeweils eine konkretisierende Eingrenzung erfolgen, aus der der Umfang und die Grenzen des Nutzungsrechts hinreichend deutlich erkennbar werden.

IV. Benutzung von Logos der Mitgliedsunternehmen durch Patientenorganisationen (Abs. 3)

109 Die in Abs. 2 gefassten Regelungen gelten umgekehrt auch für Verträge, mit denen Mitgliedsunternehmen den Organisationen der Patientenselbsthilfe das Recht einräumen, das Logo oder urheberrechtsfähiges Material des Mitgliedsunternehmens in Publikationen, im Internet oder auf Veranstaltungen zu verwenden. Auch insoweit müssen die Verträge den **Zweck sowie die Art der Verwendung des Logos** klar erkennen lassen. Ebenso dürfen Organisationen der Patientenselbsthilfe nicht verpflichtet werden, unmittelbar oder mittelbar eine produktspezifische Absatzwerbung zu betreiben (vgl. hierzu Rdnr. 99).

110 Die Verwendung des Logos des Mitgliedsunternehmens durch Organisationen der Selbsthilfe im Wege von Publikationen, bedarf ebenfalls eines **schriftlichen Vertrages**, in dem das Mitgliedsunternehmen die Verwendung seines Logos durch die veröffentlichende Organisation der Patientenselbsthilfe als Mittel der Kenntlichmachung der Unterstützung nach § 9 Abs. 5 FSA-Kodex Patientenorganisationen gestattet.

§ 13 Verbot unsachlicher und redaktioneller Einflussnahmen

Die Mitgliedsunternehmen dürfen auf die redaktionelle Arbeit der von ihnen geförderten Publikationen von Organisationen der Patientenselbsthilfe nicht ohne rechtfertigenden sachlichen Grund (z. B. unter wissenschaftlichen Aspekten oder zur Berichtigung inhaltlicher Ungenauigkeiten) Einfluss nehmen. Bloße wirtschaftliche Interessen stellen keinen rechtfertigenden sachlichen Grund im Sinne von Satz 1 dar.

Übersicht

	Rdnr.
I. Vorbemerkung	111
II. Einfluss auf redaktionelle Arbeit	112

I. Vorbemerkung

111 § 13 reflektiert das in der Einleitung (Introduction) und Art. 4 EFPIA-Kodex Patientenorganisationen verankerte **Unabhängigkeitsprinzip** und das hieraus spiegelbildlich resultierende Verbot der unlauteren Beeinflussung von Patientenorganisationen.

II. Einfluss auf redaktionelle Arbeit

112 § 13 trifft eine differenzierende Regelung: Danach ist es zwar dem Mitgliedsunternehmen nicht von vornherein versagt, Einfluss auf die redaktionelle Arbeit der von ihnen geförderten Publikationen von Organisationen von Patientenselbsthilfe zu nehmen. Das wäre auch kaum zu rechtfertigen, da der **Sinn und Zweck der Zusammenarbeit** auch und gerade in der **Kommunikation** besteht. Jedwede Kommunikation ist jedoch ihrem Wesen nach darauf gerichtet, die Meinungsbildung des jeweiligen Adressaten zu beeinflussen. Dies schließt notwendigerweise Maßnahmen ein, die den Wissensstand der Betroffenen verbessern sollen. Die Berichtigung inhaltlicher Ungenauigkeiten wird man stets als zulässig ansehen müssen, da diese als eine erwünschte sachliche Form der Einflussnahme anzusehen ist. Auf der anderen Seite dürfen die Organisationen der Patientenselbsthilfe insoweit auch nicht als (verdeckter) „verlängerter Arm" der Mitgliedsunternehmen tätig werden. Dies würde

B. FSA-Kodex Patientenorganisationen – Erläuterungen (§ 14)

dem **Unabhängigkeits- und Neutralitätsgrundsatz** fundamental zuwider laufen. Insoweit kritisch zu bewerten wären beispielsweise vorgefertigte „Textbausteine" oder sogar komplette Textentwürfe, die der Selbsthilfeorganisation von Mitgliedsunternehmen oder beauftragten Agenturen zum Zwecke der Publikation im eigenen Namen zur Verfügung gestellt werden.

Der im Patienteninteresse liegende **informative Austausch von Informationen** als 113 solcher kann dabei ggf. einen **rechtfertigenden sachlichen Grund** darstellen. Im Vordergrund muss dabei jedoch stets das Bemühen um eine objektive Unterrichtung und eine Aufklärung des relevanten medizinisch-pharmakologischen Sachverhalts stehen. Eine aktive einseitige Beeinflussung würde zudem bereits gegen das Verbot der Werbung für verschreibungspflichtige Arzneimittel gemäß § 10 verstoßen (vgl. hierzu Rdnr. 97 ff.). Satz 2 hat nur eine klarstellende Funktion, wenn dort ausgeführt wird, dass bloße wirtschaftliche Interessen keinen rechtfertigenden sachlichen Grund darstellen können. Die genannte Fallgruppe der „Berichtigung inhaltlicher Ungenauigkeiten" hat allerdings nur Beispielscharakter, so dass auch andere sachliche Rechtfertigungsgründe in Betracht kommen. Hierunter können somit auch allgemeine Fragestellungen fallen, beispielsweise wie die Versorgung in einem bestimmten Therapiefeld insgesamt verbessert werden kann (dies unter Einschluss gesetzlicher Rahmenbedingungen wie Erstattungsfragen etc.).

§ 14 Unterrichtung der Öffentlichkeit

(1) Die Mitgliedsunternehmen müssen jeweils der Öffentlichkeit eine Liste derjenigen Organisationen der Patientenselbsthilfe zur Verfügung stellen, die sie national oder auch europaweit finanziell unterstützen oder denen sie erhebliche indirekte oder nichtfinanzielle Zuwendungen (etwa Serviceleistungen des Mitgliedsunternehmens oder Leistungen beauftragter Agenturen etc.) gewähren. Die Mitgliedsunternehmen verpflichten sich, über die Summe der Geld- und Sachzuwendungen pro Kalenderjahr und Patientenorganisation zu berichten. Die Mitgliedsunternehmen müssen für die seit dem 1. Juli 2008 bis zum 31. Dezember 2008 erfolgte Zusammenarbeit mit Organisationen der Patientenselbsthilfe erstmalig spätestens bis zum 31. März 2009 Auskunft geben. Die Liste ist mindestens einmal jährlich (spätestens jeweils bis zum 31. März für das vorangegangene Kalenderjahr) zu aktualisieren.

(2) Die Mitgliedsunternehmen müssen darauf hinwirken, dass ihre Unterstützung von Organisationen der Patientenselbsthilfe durch diese Organisationen von Beginn an gegenüber der Öffentlichkeit kenntlich gemacht wird.

(3) Die Verträge der Mitgliedsunternehmen mit Organisationen der Patientenselbsthilfe haben jeweils eine Bestimmung vorzusehen, mit der die jeweilige Organisation der Patientenselbsthilfe gegenüber dem Mitgliedsunternehmen ihr Einverständnis mit der Veröffentlichung der jährlichen, kumulierten Geld- und Sachzuwendungen durch das Mitgliedsunternehmen erklärt.

(4) Zur Auslegung des Begriffs „erheblich" im Sinne von Abs. 1 erlässt der Vorstand des Vereins eine verbindliche Leitlinie nach § 5.

Leitlinie
gemäß § 5 i. V. m. § 14 Abs. 4 zur Auslegung des Begriffs „erheblich" (§ 14 Abs. 1)
(Stand: 20. April 2009)

Die Mitgliedsunternehmen müssen der Öffentlichkeit eine Liste derjenigen Organisationen der Patientenhilfe zur Verfügung stellen, die sie finanziell unterstützen oder denen sie erhebliche indirekte oder nicht-finanzielle Zuwendungen gewähren.

Indirekte Zuwendungen sind dadurch gekennzeichnet, dass geldwerte Leistungen durch Dritte (etwa beauftragte Agenturen) erbracht werden (Beispiel: Unterstützung einer Organisation der Patientenselbsthilfe durch eine Agentur bei der Vorbereitung einer Veranstaltung, wobei die Kosten der Agentur von dem Unternehmen direkt übernommen werden). Nicht-finanzielle Zuwendungen sind solche, bei denen die Mitgliedsunternehmen selbst geldwerte Leistungen erbringen (Beispiel: Unterstützung einer Organisation der

Patientenselbsthilfe bei der Vorbereitung einer Veranstaltung durch eine (interne) Abteilung des Unternehmens).

Bei finanziellen Förderungen muss – unabhängig von ihrem Wert – eine Aufnahme in die Liste erfolgen. Zu finanziellen Förderungen zählen auch Fördermitgliedschaften von Mitgliedsunternehmen. Für sämtliche indirekten oder nicht finanziellen Zuwendungen ist eine Listung nur dann erforderlich, soweit diese als „erheblich" anzusehen sind.

Der Begriff der „Erheblichkeit" bringt zum Ausdruck, dass es sich um eine „geldwerte" Leistung handeln muss, die einen bestimmten Schwellenwert überschreitet. Hierunter fallen solche Leistungen, deren Erbringung im Geschäftsverkehr üblicherweise nur gegen Entgelt erwartet wird und deren Wert bei objektiver Betrachtung einen Einfluss auf das Verhalten von Organisationen der Patientenselbsthilfe auslösen könnte. Hiervon zu unterscheiden sind reine Gefälligkeiten oder Zuordnungen untergeordneter Natur, wie sie auch im Wirtschaftsleben allgemein üblich sind und deren Erbringung als sozialadäquat anzusehen ist, auch wenn keine finanzielle Gegenleistung erfolgt. Der Wert für das Erreichen der Erheblichkeitsschwelle liegt bei EUR 60,00 für eine einzelne Leistung.

Übersicht

	Rdnr.
I. Vorbemerkung	114
II. Unterrichtung der Öffentlichkeit durch Mitgliedsunternehmen (Abs. 1)	115
III. Unterrichtung der Öffentlichkeit durch Organisationen der Patientenselbsthilfe (Abs. 2)	121
IV. Gemeinsame Verträge (Abs. 3)	122
V. Erheblichkeit (Abs. 4)	123

I. Vorbemerkung

114 § 14 geht auf das in Art. 5 EFPIA-Kodex Patientenorganisationen verankerte **Transparenzprinzip** zurück. Die in § 14 Abs. 1 Satz 3 und 4 statuierten Fristen entsprechen der Festsetzung in Art. 5 lit. a) Fußnote 1 EFPIA-Kodex Patientenorganisationen. Abs. 2 basiert auf Art. 5 lit. b) EFPIA-Kodex Patientenorganisationen, Abs. 4 wiederum auf dessen Art. 8.

II. Unterrichtung der Öffentlichkeit durch Mitgliedsunternehmen (Abs. 1)

115 Absatz 1 trifft eine **differenzierende Regelung** zwischen **finanziellen** und **nichtfinanziellen Zuwendungen**. Finanzielle Zuwendungen lösen stets die Veröffentlichungspflichten des § 14 aus, dies unabhängig davon, ob eine bestimmte **Wertschwelle** erreicht wird. Bei nicht-finanziellen oder indirekten Zuwendungen besteht eine Unterrichtungsverpflichtung nur dann, wenn diese als **„erheblich"** anzusehen ist. Zur Konkretisierung dieses Begriffs ist die gemäß § 14 Abs. 4 erlassene Leitlinie heranzuziehen. Danach sind indirekte Zuwendungen solche, bei denen **geldwerte Leistungen** durch Dritte (etwa beauftragte Agenturen) erbracht werden. Im Gegensatz hierzu werden bei nicht-finanziellen Zuwendungen geldwerte Leistungen durch die Mitgliedsunternehmen selbst erbracht.

116 Ob die **Erheblichkeitsschwelle** erreicht wird, kann nur im Einzelfall beurteilt werden. Hierbei ist davon auszugehen, dass erhebliche Leistungen solche sind, die „geldwerten" Charakter haben und den in der Leitlinie festgelegten Schwellenwert von **60 Euro** überschreiten. Entscheidend ist also zunächst, ob die Erbringung solcher Leistungen im Geschäftsverkehr üblicherweise nur gegen Entgelt erwartet werden kann. Demgegenüber werden reine Gefälligkeiten, wie sie auch im Wirtschaftsleben allgemein üblich sein können und deren Erbringung auch ohne finanzielle Gegenleistung als sozialadäquat anzusehen ist, nicht erfasst (vgl. hierzu das Beispiel unter Rdnr. 104). Entscheidend sind somit die tatsächlichen Usancen und die herauf bezogenen gesellschaftlichen Vorstellungen, die ihrerseits einem gewissen Wandel unterliegen können. Die Übernahme von Kosten bei

B. FSA-Kodex Patientenorganisationen – Erläuterungen (§ 14)

fachbezogenen Veranstaltungen (Verpflegung, Raummiete, Referentenhonorare etc.) dürften regelmäßig die Erheblichkeitsschwelle von **60 Euro** erreichen und damit zu einer Veröffentlichungspflicht führen.

Absatz 1 gebietet, dass Mitgliedsunternehmen ihre **finanzielle Unterstützung** oder 117 sonstige erhebliche Förderung von Organisationen der Patientenselbsthilfe gegenüber der Öffentlichkeit **transparent** machen müssen. Die Mitgliedsunternehmen müssen dazu der Öffentlichkeit eine **Liste** der von ihnen geförderten **Organisationen** der Patientenselbsthilfe zur Verfügung stellen. Sie müssen zudem jährlich über die **Summe der Geld- und Sachzuwendungen** berichten. Dabei ist die **konkrete Summe** zu beziffern. Eine Einteilung in Spannbreiten, wie z. B. „1000 bis 5000 Euro" oder „über 5000 Euro" reicht nicht aus, um dem hier zum Ausdruck kommenden Transparenzprinzip zu genügen (FS I 2009.7-267).[77] Die Nennung der Gesamtsumme, gestaffelt pro Kalenderjahr und pro Patientenorganisation, ist ausreichend. Sachzuwendungen sind mit ihrem Marktwert zzgl. Mehrwertsteuer anzusetzen. In der Praxis gehen bereits heute einige Unternehmen über diesen Mindeststandard hinaus, indem weitergehend auch das konkret geförderte Projekt und der Verwendungszweck sowie der prozentuale Anteil der Fördersumme am Gesamtbudget der Organisation offengelegt werden.[78] Geld- und Sachzuwendungen, die an ausländische Patientenselbsthilfeorganisationen im In- oder Ausland gewährt werden, sind ebenfalls in den Bericht einzubeziehen. Denn gemäß § 1 Abs. 2 gelten die Verpflichtungen des Kodex auch für die Zusammenarbeit der Mitgliedsunternehmen mit ausländischen Patientenorganisationen. Die Mitgliedsunternehmen müssen für die seit dem 1. 7. 2008 bis zum 31. 12. 2008 erfolgte Zusammenarbeit mit Organisationen der Patientenselbsthilfe erstmalig spätestens bis zum 31. 3. 2009 Auskunft geben. Die der Öffentlichkeit zur Verfügung gestellte Liste ist mindestens einmal jährlich (spätestens jeweils bis zum 31. März für das vorangegangene Kalenderjahr) zu aktualisieren.

Der FSA-Kodex Patientenorganisationen zielt somit darauf ab, die **finanziellen Unter-** 118 **stützungsleistungen** in Bezug auf die jeweilige Patientenorganisation, die Zuwendungsempfänger ist, jährlich **transparent** zu machen. Allein diese Angabe ist allerdings kaum aussagekräftig, wenn die gewährten Zuwendungen nicht in ein **relatives Verhältnis zu den anderen Fördermitteln** gesetzt werden, die diese Patientenselbsthilfeorganisationen empfangen. Die hierfür erforderliche Transparenz und Datenlage ist jedoch regelmäßig nicht gegeben. Solange diese Informationen nicht vorliegen, führt auch die von § 14 FSA-Kodes Patientenorganisationen geforderte Unterrichtung der Öffentlichkeit im Ergebnis nicht wirklich dazu, dass der tatsächliche (relative) Umfang der Förderungsleistungen transparent gemacht wird.

Der Begriff der finanziellen Unterstützung oder Zuwendung umfasst auch **Sponsoring-** 119 **Maßnahmen,** bei denen im Gegenzug ein Recht zur Werbung oder Öffentlichkeitsarbeit eingeräumt wird. Denn auch beim Sponsoring überwiegt in der Regel der Charakter einer fördernden Zuwendung.[79] Demgegenüber sind typische Austauschverhältnisse mit vollständig äquivalenten Gegenleistungen von der Transparenzregelung in § 14 Abs. 1 nicht erfasst.

Zu den **Normadressaten** zählen Mitgliedsunternehmen sowie Unternehmen im Sinne 120 von § 1 Abs. 1 Satz 1. Die Unterrichtungsverpflichtung der inländischen Tochterunternehmen und anderer verbundener Unternehmen kann auch durch das Mitgliedsunternehmen selbst erfüllt werden. Die Veröffentlichung muss so erfolgen, dass dem Transparenzprinzip Rechnung getragen wird. Bei Zuwendungen im Inland an **inländische Patientenorganisationen** genügt eine Veröffentlichung in Deutschland in deutscher Sprache. Bei Zuwen-

---

[77] Entscheidung zu § 14 Abs. 1 FSA-Kodex Patientenorganisationen i. d. F. v. 13. 6. 2008, www.fs-arzneimittelindustrie.de (= PharmR 2009, 578).

[78] Vgl. etwa die Darstellung unter www.glaxosmithkline.de/html/patienten/transparenzinitiative.html.

[79] Zur Differenzierung zwischen voll oder teilweise entgeltlichen Sponsoringverträgen vgl. näher *Schaub*, GRUR 2008, 955 m. w. N.

dungen an **ausländische Patientenorganisationen,** die im In- oder Ausland gewährt werden, entspricht es dem Transparenzgedanken, wenn die Veröffentlichung auch für die Angehörigen des Landes zugänglich ist, in dem die Patientenorganisation ihren Sitz hat. Diese Voraussetzung dürfte regelmäßig durch eine Veröffentlichung in Englisch (oder der jeweiligen Landessprache) auf der deutschen Webseite des Mitgliedsunternehmens erfüllt sein.

III. Unterrichtung der Öffentlichkeit durch Organisationen der Patientenselbsthilfe (Abs. 2)

121 Organisationen der Patientenselbsthilfe sind dem FSA-Kodex Patientenorganisationen nicht unterworfen und können durch diesen daher auch nicht verpflichtet werden. Deshalb haben die Mitgliedsunternehmen eine in Abs. 2 näher konkretisierte **Hinwirkungspflicht,** wonach die Organisation der Patientenselbsthilfe dazu angehalten werden sollen, ihre Unterstützung gegenüber der Öffentlichkeit kenntlich zu machen (zum Rechtscharakter einer Hinwirkungspflicht vgl. näher Rdnr. 80 ff.). Zu beachten ist, dass die Offenlegungsfrist der Patientenselbsthilfeorganisationen kürzer als die von Mitgliedsunternehmen ist; eine Offenlegung hat bereits **zu Beginn der Unterstützungshandlung** zu erfolgen. Ist die Organisation der Patientenselbsthilfe hierzu nicht bereit und lässt sich die gebotene Transparenz nicht in anderer Weise adäquat herstellen, kann dies einer Zusammenarbeit zwischen den Mitgliedsunternehmen und einer Organisation der Patientenselbsthilfe grundsätzlich entgegenstehen.

IV. Gemeinsame Verträge (Abs. 3)

122 Um das **Transparenzprinzip** auch vertraglich abzusichern, schreibt § 14 Abs. 3 vor, dass die Verträge der Mitgliedsunternehmen mit Organisation der Patientenselbsthilfe eine Bestimmung vorzusehen haben, in der das **Einverständnis** der Organisation der Patientenselbsthilfe mit der Veröffentlichung der jährlichen, kumulierten Geld- und Sachzuwendungen erklärt wird.

V. Erheblichkeit (Abs. 4)

123 Die Entscheidung, wann eine indirekte oder nicht-finanzielle Zuwendung **erheblich** ist, wird durch eine **Leitlinie** des Vorstandes nach § 5 FSA-Kodex Patientenorganisationen getroffen. Dabei ist ein Schwellenwert von 60 000 Euro festgelegt worden. Indirekte oder nicht-finanzielle Zuwendungen unterhalb dieses Schwellenwertes, wie sie im Rahmen der Üblichkeit und Sozialadäquanz gewährt werden, sind daher nicht als erheblich anzusehen. Diese Leitlinie dient neben der Bestimmung des Begriffs „erheblich" nach Abs. 1 aus den oben genannten Gründen (vgl. Rdnr. 103 ff.) auch dem des Begriffs „erheblich" nach § 11 Abs. 1 FSA-Kodex Patientenorganisationen.

B. FSA-Kodex Patientenorganisationen – Erläuterungen (§ 15)

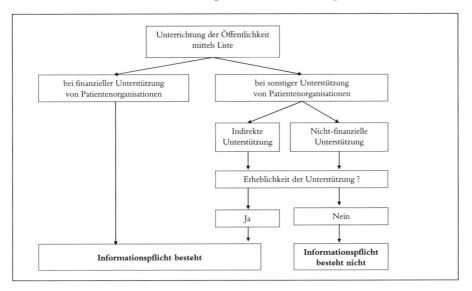

Abb. 26: Unterrichtung der Öffentlichkeit

Praxishinweise: Unterrichtung der Öffentlichkeit
Folgende Angaben müssen durch das Mitgliedsunternehmen veröffentlicht werden:
– Die Summe der finanziellen Zuwendungen pro Patientenselbsthilfeorganisation
– Die Summe aller nicht-finanziellen Zuwendungen ab einem Wert von 60 Euro pro Patientenorganisation
– Die Angaben sind jährlich zu aktualisieren
– Zur weiteren Verbesserung der Transparenz könnte zusätzlich das konkret geförderte Projekt, der Verwendungszweck und der prozentuale Anteil der Zuwendung am Gesamtbudget der Organisation offfengelegt werden (nicht zwingend)
Zudem besteht die Hinwirkungspflicht der Mitgliedsunternehmen gegenüber den Patientenselbsthilfeorganisationen, dass diese die Unterstützungsleistungen ihrerseits ebenfalls veröffentlichen.

§ 15 Keine Exklusivität

Die Mitgliedsunternehmen dürfen von Organisationen der Patientenselbsthilfe nicht verlangen, dass diese Organisationen dem jeweiligen Unternehmen Exklusivität hinsichtlich der Unterstützung einer solchen Organisation oder ihrer Aktivitäten (einschließlich ihrer Veranstaltungen) einräumen und sich eine solche Exklusivität auch nicht unverlangt einräumen lassen.

Übersicht

	Rdnr.
I. Vorbemerkung	124
II. Keine Exklusivität	125

I. Vorbemerkung

§ 15 geht auf Art. 6 EFPIA-Kodex Patientenorganisationen zurück und soll auch in **124** **wirtschaftlicher Hinsicht das Unabhängigkeitsprinzip** absichern. Diese Unabhängigkeit wäre ernsthaft gefährdet, wenn die Unterstützungsleistung eines Mitgliedsunternehmens gegenüber einer Organisation der Patientenselbsthilfe davon abhängig gemacht werden würde, dass diese sich keiner Unterstützungsleistung konkurrierender Drittunternehmen bedient.

II. Keine Exklusivität

125   Eine Exklusivität der Zusammenarbeit zwischen Mitgliedsunternehmen und Organisationen der Patientenselbsthilfe darf von keinem der beiden Parteien verlangt werden. Eine vertraglich vereinbarte exklusive Bindung an ein einzelnes Mitgliedsunternehmen widerspräche dem **Grundsatz der Unabhängigkeit der Patientenselbsthilfeorganisationen**. Grundsätzlich lassen sich die Ziele von Organisationen der Patientenselbsthilfe besser verwirklichen, wenn eine Berücksichtigung aller verfügbaren Fördermöglichkeiten erfolgt und die Organisation hierfür auch offen bleibt.

126   Das bedeutet aber nicht, dass eine Zusammenarbeit seitens einer Patientenselbsthilfeorganisation mit nur einem Mitgliedsunternehmen stets unzulässig wäre. Vielmehr bedeutet das Exklusivitätsverbot nur, dass keine **Verpflichtung** zu einer exklusiven Vereinbarung mit einem einzelnen Mitgliedsunternehmen eingegangen werden darf. Die Entscheidung, ob und mit welchen Mitgliedsunternehmen eine Zusammenarbeit eingegangen wird, liegt allein bei den Verantwortlichen der Patientenselbsthilfeorganisationen. Wenn keine anderen Unternehmen in Betracht kommen oder sich die Organisationen aus sachlichen Gründen faktisch für die Zusammenarbeit mit nur einem Mitgliedsunternehmen entscheiden, wird allein hierdurch das Exklusivitätsverbot **nicht verletzt**. Allerdings setzt eine Verletzung des Exklusivitätsverbots nicht voraus, dass eine entsprechende Verpflichtung schriftlich fixiert werden muss. Ein Verstoß ist vielmehr auch dann gegeben, wenn die fehlende Inanspruchnahme von Unterstützungsleistungen Dritter erkennbar zur (stillschweigenden) Bedingung zur Begründung und zum Fortbestand der Zusammenarbeit gemacht wird.

§ 16 Veranstaltungen

(1) Die Mitgliedsunternehmen dürfen Veranstaltungen nur organisieren oder unterstützen, sofern die Auswahl des Tagungsortes und der Tagungsstätte allein nach sachlichen Gesichtspunkten erfolgt. Tagungsstätten, die für ihren Unterhaltungswert bekannt sind oder als extravagant gelten, sind zu vermeiden.

(2) Im Rahmen von Veranstaltungen ist auch eine angemessene Bewirtung der Mitglieder von Organisationen der Patientenselbsthilfe möglich und zwar unabhängig davon, ob die Veranstaltung von einer Organisation der Patientenselbsthilfe oder einem Mitgliedsunternehmen organisiert wird.

(3) Die Mitgliedsunternehmen dürfen Mitgliedern von Organisationen der Patientenselbsthilfe oder anderen Teilnehmern, die solche Veranstaltungen besuchen, angemessene Reisekosten, notwendige Übernachtungskosten sowie die gegebenenfalls erhobenen Teilnahmegebühren erstatten. Sofern es sich bei den in Satz 1 genannten Mitgliedern oder anderen Teilnehmern um Angehörige der Fachkreise handelt, ist neben diesem Kodex auch der „FS Arzneimittelindustrie"-Kodex zu beachten.

(4) Die Organisation oder Unterstützung oder die Übernahme von Kosten für Teilnehmer von Veranstaltungen, die außerhalb des Landes stattfinden, in dem das Mitgliedsunternehmen seinen Sitz hat, ist durch dieses Unternehmen nur zulässig, wenn
1. die Mehrzahl der Teilnehmer aus einem anderen Land als dem kommt, in dem das Mitgliedsunternehmen seinen Sitz hat, oder
2. an dem Veranstaltungsort notwendige Ressourcen oder Fachkenntnisse zur Verfügung stehen

und angesichts dessen jeweils logistische Gründe für die Wahl des Veranstaltungsortes im Ausland sprechen.

(5) Sofern Referenten im Auftrag von Mitgliedsunternehmen Vorträge halten, gelten Abs. 2 und 3 entsprechend, wobei zusätzlich ein angemessenes Honorar übernommen werden darf.

(6) Zur Auslegung der Begriffe „angemessen", „für ihren Unterhaltungswert bekannt" und „extravagant" im Sinne dieser Bestimmung erlässt der Vorstand des Vereins verbindliche Leitlinien nach § 5.

Leitlinie
des Vorstandes des FSA gemäß § 5 zur Auslegung des Begriffs „für ihren Unterhaltungswert bekannt" (§ 16 Abs. 1 i. V. m. § 16 Abs. 6) (Stand: 20. April 2009)

Nach § 16 Abs. 1 muss die Auswahl des Tagungsortes und der Tagungsstätte bei von Mitgliedsunternehmen organisierten oder unterstützten Veranstaltungen nach sachlichen Gesichtspunkten erfolgen. Tagungsstätten, die für ihren Unterhaltungswert bekannt sind, sind zu vermeiden.

Tagungsstätten sind „für ihren Unterhaltungswert bekannt", wenn dort gewöhnlich Veranstaltungen stattfinden wie etwa Shows, Varietés, Musik- und Kinodarbietungen, Fahrattraktionen oder Glücksspielveranstaltungen. Aus diesem Grund kommen auch Tagungsstätten nicht in Betracht, die zwar über eine geeignete Konferenzausstattung verfügen, sich jedoch etwa auf dem Gelände eines Freizeitparks befinden. Die Auslegung des Begriffs deckt sich insoweit mit der Auslegung des gleichlautenden Begriffs im FSA-Kodex Fachkreise (§ 20 Abs. 3 Satz 4).

Leitlinie
gemäß § 5 i. V. m. § 16 Abs. 6 zur Auslegung des Begriffs „extravagant" (§ 16 Abs. 1) (Stand: 20. April 2009)

Nach § 16 Abs. 1 Satz 1 muss die Auswahl des Tagungsortes und der Tagungsstätte allein nach sachlichen Gesichtspunkten erfolgen. Gemäß § 16 Abs. 1 Satz 2 sind Tagungsstätten zu vermeiden, die als extravagant gelten.

Unter „extravagant" sind Tagungsstätten zu verstehen, die sich nicht in erster Linie als typisches Geschäfts- oder Konferenzhotel auszeichnen, sondern bei denen eine besonderes luxuriöse oder ausgefallene Ausstattung eindeutig im Vordergrund steht. „Extravagant" sind auch solche Tagungsstätten, die zwar für Tagungsstätten geeignet sind, bei denen aber gleichzeitig der Erlebnischarakter auf Grund der Gestaltung und der vorhandenen Einrichtungen den Eindruck erwecken muss, die Tagungsstätte sei nicht auf Grund der Konferenzmöglichkeiten, sondern vor allem auf Grund ihres Erlebnischarakters ausgewählt worden. „Extravagante" Tagungsstätten zeichnen sich in der Regel auch dadurch aus, dass sie sich preislich in den oberen Rängen bewegen. Die Auslegung des Begriffs deckt sich insoweit mit der Auslegung des gleichlautenden Begriffs im FSA-Kodex Fachkreise (§ 20 Abs. 3 Satz 4).

Leitlinie
gemäß § 5 i. V. m. § 16 Abs. 6 zur Auslegung des Begriffs „angemessene Bewirtung" (§ 16 Abs. 2) (Stand: 20. April 2009)

Bei Veranstaltungen ist eine angemessene Bewirtung der Mitglieder von Organisationen der Patientenselbsthilfe zulässig.

Die „Bewirtung" ist „angemessen" und überschreitet einen „angemessenen Rahmen" nicht, sofern diese sozialadäquat ist. Als Orientierungsgröße für eine noch angemessene Bewirtung ist bei Bewirtungen im Inland ein Betrag von etwa EUR 60,00 anzusehen (Stand: Juli 2008).

Bei einer Bewirtung im Ausland sollte sich die Angemessenheit der Bewirtung am Maßstab der geltenden steuerlichen Pauschbeträge für Verpflegungsmehraufwendungen im Ausland orientieren, da hierdurch ein gegebenenfalls bestehendes höheres Preisniveau abgebildet wird. Die Angemessenheit einer Bewirtung im Ausland kann insofern durch einen Vergleich der insofern geltenden Pauschbeträge mit dem für das Inland geltenden Pauschbetrag ermittelt werden (FS I 2006.8–135). Die oben unter Ziff. 10.2 genannte Orientierungsgröße kann sich daher je nach dem im Ausland bestehenden Preisniveau um einen bestimmten Prozentsatz erhöhen.

Leitlinie
des Vorstandes des FSA gemäß § 5 i. V. m. § 16 Abs. 6 zur Auslegung des Begriffs „angemessene Reisekosten" (§ 16 Abs. 4) (Stand: 20. April 2009)

Die Mitgliedsunternehmen dürfen Mitgliedern von Organisationen der Patientenselbsthilfe oder anderen Teilnehmern im Rahmen von Veranstaltungen angemessene Reisekosten erstatten.

Unter „angemessenen Reisekosten" sind Bahntickets (1. Klasse) sowie PKW-Fahrtkosten in Höhe der steuerlich zugelassenen pauschalen Kilometersatz je Fahrtkilometer für Dienstreisen und die Erstattung sonstiger Reisekosten (öffentliche Verkehrsmittel, Taxen) zu verstehen.

Bei Flugreisen ist die Übernahme von Kosten der Economy-Class für innereuropäische Flüge sowie der Business-Class für interkontinentale Flüge angemessen. Die Erstattung von First-Class-Flügen ist hingegen unangemessen.

Bei der Beurteilung der Angemessenheit können auch die „Leitsätze der Selbsthilfe für die Zusammenarbeit mit Personen des privaten und öffentlichen Rechts, Organisationen und Wirtschaftsunternehmen, insbesondere im Gesundheitswesen" einen Anhaltspunkt bieten.

Leitlinie
gemäß § 5 i. V. m. § 16 Abs. 6 zur Auslegung des Begriffs „angemessenes Honorar"
(§ 16 Abs. 5) (Stand: 20. April 2009)

Mitgliedsunternehmen dürfen für Referenten, die in ihrem Auftrag Vorträge auf Veranstaltungen halten, zusätzlich ein angemessenes Honorar übernehmen.

Nach dem Äquivalenzprinzip müssen Leistung und Gegenleistung in einem angemessenen Verhältnis zueinander stehen. Die Angemessenheit ist danach zu beurteilen, was konkret in Bezug auf die jeweilige Referententätigkeit für die in Frage stehende Veranstaltung als „marktüblich" anzusehen ist. Insoweit gelten keine anderen Maßstäbe als bei der generellen Zusammenarbeit mit Angehörigen der Fachkreise, so dass es auf den jeweiligen Einzelfall ankommt.

Zu berücksichtigen sind hierfür insbesondere:
– Art und Umfang der Referententätigkeit (einschließlich des Aufwands für Vorbereitung, Durchführung und Folgeaktivitäten, wie z. B. Veröffentlichungen etc.),
– Bedeutung und Komplexität des behandelten Themas,
– die fachliche Qualifikation und das Ansehen des Referenten in der Fachöffentlichkeit,
– etwaige Einräumung von Nutzungsrechten an den erstellten Unterlagen und Arbeitsergebnissen.

Für die Bemessung des Honorars darf es demgegenüber keine Rolle spielen, ob der Referent Produkte des Unternehmens bezieht oder Einfluss auf den Bezug von Produkten hat.

Bei der Beurteilung der Angemessenheit können auch die „Leitsätze der Selbsthilfe für die Zusammenarbeit mit Personen des privaten und öffentlichen Rechts, Organisationen und Wirtschaftsunternehmen, insbesondere im Gesundheitswesen" einen Anhaltspunkt bieten.

Übersicht

	Rdnr.
I. Vorbemerkung	127
II. Auswahl des Tagungsorts (Abs. 1)	131
III. Bewirtung (Abs. 2)	133
IV. Erstattung von Kosten (Abs. 3)	134
V. Organisation und Unterstützung von Veranstaltungen im Ausland (Abs. 4)	135
1. Mehrzahl der Teilnehmer aus einem anderen Land (Abs. 4 Satz 1 Nr. 1)	135
2. Notwendige Ressourcen oder Fachkenntnisse (Abs. 4 Satz 1 Nr. 2)	136
3. „Dreiländergesellschaften"	137
VI. Teilnahme von Referenten im Auftrag von Mitgliedsunternehmen (Abs. 5)	138
VII. Leitlinien (Abs. 6)	139

I. Vorbemerkung

127 § 16 basiert auf Art. 7 EFPIA-Kodex Patientenorganisationen und setzt den **Grundsatz der Verhältnismäßigkeit** um. Die Regelungen zur Auswahl des Tagungsortes und der Tagungsstätte (Abs. 1) entsprechen dabei Art. 7 Abs. 1, die Vorgaben hinsichtlich einer angemessenen Bewirtung (Abs. 2) den Art. 7 Abs. 2 und 3, die Begrenzung der Erstattung auf angemessene Reisekosten, notwendige Übernachtungskosten und Teilnahmegebühren dem Art. 7 Abs. 2 und die Regelungen zu internationalen Veranstaltungen (Abs. 4) dem

Art. 7 Abs. 4 EFPIA-Kodex Patientenorganisationen. Absatz 5 hat keine Entsprechung im EFPIA-Kodex Patientenorganisationen und stellt eine – grundsätzlich zulässige – Verschärfung der Anforderungen des EFPIA-Kodex Patientenorganisationen dar. Absatz 6 gibt dem Vorstand auf, zur Auslegung der Begriffe „angemessen", „für ihren Unterhaltungswert bekannt" und „extravagant" eine verbindliche Leitlinie nach § 5 zu erlassen.

Die Regelung in § 16 ähnelt insoweit den Vorgaben für die Einladung zu berufsbezogenen wissenschaftlichen Fortbildungsveranstaltungen durch § 20 FSA-Kodex Fachkreise, ohne diesen jedoch in jeder Hinsicht voll zu entsprechen. So dürfen bei **internen Fortbildungsveranstaltungen** ebenfalls „angemessene Reise- und notwendige Übernachtungskosten" übernommen werden. Dabei wird in § 20 Abs. 2 FSA-Kodex Fachkreise ausdrücklich angeordnet, dass Unterhaltungs- und Freizeitprogramme (zum Beispiel Theater, Konzert, Sportveranstaltungen) weder finanziert noch organisiert werden dürfen. Bei **externen Fortbildungsveranstaltungen** darf zudem eine Kostenübernahme nur erfolgen, wenn bei der Veranstaltung sowohl ein Bezug zum Tätigkeitsgebiet des Mitgliedsunternehmens als auch zum Fachgebiet des Veranstaltungsteilnehmers vorliegt (§ 20 Abs. 4 FSA-Kodex Fachkreise). Ferner findet sich in § 20 Abs. 7 FSA-Kodex Fachkreise ein ausdrückliches Verbot der Einladung oder Kostenübernahme von und für Begleitpersonen (einschließlich Bewirtungen). Die Honorierung der aktiven Teilnahme an Fortbildungsveranstaltungen unterliegt ferner den Regelungen zur vertraglichen Zusammenarbeit mit Angehörigen der Fachkreise (vgl. § 20 Abs. 10 i. V. m. § 18 FSA-Kodex Fachkreise).

128

Vor dem Hintergrund der fehlenden (vollständigen) Deckungsgleichheit von § 16 FSA-Kodex Patientenorganisationen mit § 20 FSA-Kodex Fachkreise stellt sich die Frage des **Konkurrenzverhältnisses.** In praktischer Hinsicht dürften allerdings Überschneidungen nur selten relevant sein, da es sich insoweit um unterschiedliche Zielgruppen handelt. Veranstaltungen mit Patientenselbsthilfeorganisationen im Sinne von § 16 FSA-Kodex Patientenorganisationen dürften in den seltensten Fällen zugleich auch die Voraussetzungen einer berufsbezogenen wissenschaftlichen Fortbildungsveranstaltung im Sinne von § 20 FSA-Kodex Fachkreise erfüllen (und umgekehrt). Eine normative Grenze ergibt sich auch daraus, dass nach § 20 Abs. 2 und Abs. 5 FSA-Kodex Fachkreise der berufsbezogene wissenschaftliche Charakter im Vordergrund stehen muss, während sich die Zusammenarbeit der Pharmaunternehmen mit Organisationen der Patientenselbsthilfe an deren Zielen (Bedürfnisse und Interessen von behinderten, kranken, pflegebedürftigen Menschen sowie ihrer Angehörigen) ausrichten muss.

129

Der Kreis der denkbaren „Mischveranstaltungen" dürfte daher von vornherein sehr begrenzt sein. In Ermangelung einer **ausdrücklichen Kollisionsregel** wird man bei den verbleibenden Fallgestaltungen von der parallelen Geltung beider Kodices auszugehen haben. Damit ist in diesen Fällen die **jeweils strengere Regelung** zur Anwendung zu bringen. Werden Veranstaltungen mit Organisationen der Patientenselbsthilfe organisiert oder durchgeführt, bei denen die Mitglieder der Organisationen der Patientenselbsthilfe zugleich zu den Angehörigen der Fachkreise zählen, stellt § 16 Abs. 3 FSA-Kodex Patientenselbsthilfeorganisationen ausdrücklich klar, dass beide Kodices zur parallelen Anwendung gelangen („Prinzip der Doppelschranke").

130

II. Auswahl des Tagungsorts (Abs. 1)

Die Mitgliedsunternehmen dürfen Veranstaltungen nur dann organisieren oder unterstützen, wenn die Auswahl des Tagungsortes und der Tagungsstätte allein nach **sachlichen Gesichtspunkten** erfolgt. Tagungsstätten, die für ihren Unterhaltungswert bekannt sind oder als extravagant gelten, sind insgesamt zu vermeiden.

131

Die Regelung lehnt sich an § 20 Abs. 3 Satz 2 FSA-Kodex an, welcher ebenfalls die Auswahl des Tagungsortes und der Tagungsstätte nach allein sachlichen Gesichtspunkten vorschreibt (vgl. Kap. 11 Rdnr. 237). Die Veranstaltungen müssen **tatsächlich geeignet** sein, die **Erfüllung der Ziele und Aufgaben der Patientenorganisationen zu för-**

132

dern. Aus diesem Grund sind Tagungsstätten, die für ihren Unterhaltungswert bekannt sind oder als extravagant gelten, zu vermeiden. Die Begriffe „für ihren Unterhaltungswert bekannt", „extravagant" und „angemessene Bewirtung" sind durch eine Leitlinie des Vorstands näher konkretisiert worden. Die Auslegung deckt sich insoweit mit den gleichlautenden Begriffen in § 20 Abs. 3 Satz 4 bzw. § 20 Abs. 2 Satz 2 FSA-Kodex Fachkreise. Aufgrund der Unabhängigkeit der Patientenselbsthilfeorganisationen haben diese über die Auswahl des Tagungsortes oder der Tagungsstätte selbst zu entscheiden; Mitgliedsunternehmen haben also auf die Auswahl keinen Einfluss. Genügen Tagungsort und Tagungsstätte jedoch nicht den vorstehend genannten Anforderungen, dürfen Mitgliedsunternehmen solche Veranstaltungen weder organisieren noch unterstützen.

III. Bewirtung (Abs. 2)

133   Eine Bewirtung ist in einem **„angemessenen Rahmen"** zulässig. Auch diese Formulierung ist an den FSA-Kodex angelehnt, welcher in § 20 Abs. 2 FSA-Kodex eine entsprechende Regelung enthält (vgl. Kap. 11 Rdnr. 222 ff., 324, 327). Der Begriff der „angemessenen Bewirtung" ist ebenfalls durch eine **Leitlinie** konkretisiert worden.[80] Die Grenze der Angemessenheit gilt **unabhängig** davon, ob die Veranstaltung von einer Organisation der Patientenselbsthilfe oder einem Mitgliedsunternehmen organisiert wird. Es erfolgt also keine Differenzierung zwischen internen und externen (also lediglich finanziell unterstützten) Veranstaltungen.

IV. Erstattung von Kosten (Abs. 3)

134   Die Mitgliedsunternehmen dürfen Mitgliedern von Organisationen der Patientenselbsthilfe oder anderen Teilnehmern, die solche Veranstaltungen besuchen, **angemessene Reisekosten, notwendige Übernachtungskosten** sowie die gegebenenfalls erhobenen **Teilnahmegebühren** erstatten. Da auch diese Regelung ihren Ursprung in § 20 FSA-Kodex Fachkreise findet, ist insoweit eine parallele Auslegung geboten. Hinsichtlich der „Angemessenheit" der Reisekosten ist die vom Vorstand erlassene Leitlinie zugrunde zu legen. Sofern es sich bei den Teilnehmern auch um Angehörige der Fachkreise handelt, ist neben dem FSA-Kodex Patientenorganisationen auch der FSA-Kodex Fachkreise zu beachten. In diesem Fall kommen dann die Regelungen des § 20 FSA-Kodex Fachkreise direkt zur Anwendung (vgl. hierzu Rdnr. 129 f.).

V. Organisation und Unterstützung von Veranstaltungen im Ausland (Abs. 4)

1. Mehrzahl der Teilnehmer aus einem anderen Land (Abs. 4 Nr. 1)

135   Veranstaltungen, die außerhalb des Landes stattfinden, in dem das Mitgliedsunternehmen seinen Sitz hat, dürfen durch das Mitgliedsunternehmen nur unter **zusätzlichen,** in Abs. 4 aufgeführten Voraussetzungen organisiert oder unterstützt werden. Eine Förderung durch Organisation, Unterstützung oder Übernahme von Teilnahmegebühren ist nach Abs. 4 Nr. 1 in diesen Fällen nur dann zulässig, wenn die **Mehrzahl der Teilnehmer nicht aus dem Land** kommt, in dem das Mitgliedsunternehmen seinen **Sitz** hat. Dahinter steht die Erwägung, dass die überwiegende Rekrutierung der Teilnehmer aus dem Ausland einen sachlichen Grund darstellt, die im Ausland stattfindenden Veranstaltungen zu unterstützen. Eine entsprechende Regelung findet sich in § 20 Abs. 8 Nr. 1 FSA-Kodex Fachkreise (siehe Kap. 11 Rdnr. 262).

---

[80] Leitlinie zur Auslegung von § 20 Abs. 2 Satz 2.

2. Notwendige Ressourcen oder Fachkenntnisse (Abs. 4 Nr. 2)

Als zweite Ausnahmebestimmung sieht Abs. 4 Nr. 2 vor, dass eine Unterstützung von ausländischen Veranstaltungen erfolgen darf, wenn an dem ausländischen Veranstaltungsort notwendige **Ressourcen oder Fachkenntnisse zur Verfügung stehen.** In § 20 Abs. 8 Nr. 2 FSA-Fachkreise findet sich eine entsprechende Regelung, die Ausführungen dazu gelten auch hier (siehe Kap. 11 Rdnr. 263). 136

3. „Dreiländergesellschaften"

Ein mit **§ 20 Abs. 8 Satz 2 FSA-Kodex vergleichbarer Zusatz,** welcher die Organisation oder Unterstützung von sogenannten „Dreiländergesellschaften" erlaubt, ist im FSA-Kodex Patientenorganisationen demgegenüber **nicht vorgesehen.** Wenn man dieser Zusatzregelung (siehe hierzu auch Kap. 11 Rdnr. 266) allerdings nur **klarstellende Funktion** zuerkennen wollte, wäre die Förderung von Veranstaltungen von „Dreiländergesellschaften" auch nach dem FSA-Kodex Patientenorganisationen zulässig, soweit hierfür **logistische Gründe** sprechen. Ein sachlicher Grund für eine Ungleichbehandlung von Veranstaltungen, die dem FSA-Kodex Fachkreise einerseits und dem FSA-Kodex Patientenorganisationen andererseits unterfallen, ist unabhängig davon nicht erkennbar, so dass sich jedenfalls die Frage nach einer **analogen Anwendung** stellt. 137

VI. Teilnahme von Referenten im Auftrag von Mitgliedsunternehmen (Abs. 5)

Sofern Referenten im Auftrag von Mitgliedsunternehmen Vorträge halten, gelten die Abs. 2 und 3 entsprechend. Zusätzlich darf jedoch ein **angemessenes Honorar** vereinbart werden. Die Angemessenheit richtet sich nach der vom Vorstand erlassenen Richtlinie. Auch für Referenten ist nur eine **angemessene Bewirtung** nach Abs. 2 gestattet. Sofern es sich bei den Referenten um Angehörige der Fachkreise handelt, sind die Vorschriften des FSA-Kodex Fachkreise (insbesondere § 18) zusätzlich zu beachten. Eine Verpflichtung des Referenten, auf die Förderung bei seinem Beitrag hinzuweisen, besteht nicht. Jedoch muss die Neutralität und Unabhängigkeit der Organisationen der Patientenselbsthilfe bei der Organisation und Durchführung der Veranstaltung beachtet werden (§ 6 Abs. 5), so dass ein (vermeintlich) unabhängiger Referent auch nicht zum Zwecke der (verdeckten) Produktwerbung eingesetzt werden darf. Zudem unterliegt die Übernahme der Referentenkosten der Unterrichtungspflichten des § 14, da es sich hierbei regelmäßig um erhebliche Zuwendungen handeln dürfte. 138

VII. Leitlinien (Abs. 6)

Zur Auslegung der Begriffe „**angemessen**", „**für ihren Unterhaltungswert bekannt**" und „**extravagant**" im Sinne dieser Bestimmung hat der Vorstand des Vereins verbindliche Leitlinien nach § 5 erlassen. Hierdurch wird – im Rahmen des Möglichen – eine Konkretisierung dieser unbestimmten Rechtsbegriffe vorgenommen. 139

> **Praxishinweise: Veranstaltungen**
> Folgende Gesichtspunkte sind bei der Konzeption, Einladung und Durchführung von Veranstaltungen zu berücksichtigen:
> – Programmauswahl und -gestaltung müssen nach sachlichen Gesichtspunkten erfolgen und dokumentiert werden
> – Bewirtungen, Reisekosten und Honorare dürfen nur im angemessenen Rahmen gewährt werden

> – Der Tagungsort muss aufgrund seiner guten Erreichbarkeit und seines Charakters als typischer Veranstaltungsort gewählt werden
> – Handelt es sich um eine Veranstaltung, an der sowohl Mitglieder von Patientenselbsthilfeorganisationen als auch Angehörige der Fachkreise teilnehmen, findet jeweils der strengere Kodex Anwendung

4. Abschnitt: Überwachung und Schulung

§ 17 Überwachung

Die Mitgliedsunternehmen haben geeignete organisatorische Vorkehrungen zu treffen, um die Einhaltung des Kodex sicherzustellen. Hierzu gehört auch die Einrichtung eines geeigneten Genehmigungsprozesses für den Abschluss von Verträgen mit Organisationen der Patientenselbsthilfe.

Übersicht

	Rdnr.
I. Vorbemerkung	140
II. Überwachungsmaßnahmen	141

I. Vorbemerkung

140 § 17 setzt Art. 2 Satz 4 **EFPIA-Kodex Patientenorganisationen** um.

II. Überwachungsmaßnahmen

141 § 17 regelt in abstrakt-genereller Weise, dass die Mitgliedsunternehmen Maßnahmen zu treffen haben, um die Einhaltung des Kodex zu gewährleisten. Danach muss durch organisatorische Vorkehrungen gewährleistet werden, dass der Kodex auch tatsächlich eingehalten wird. Diese organisatorischen Vorkehrungen müssen „geeignet" sein, um dieses Ziel zu erreichen. Wie weit die organisatorischen Vorkehrungen erfolgen müssen, hängt von der **Art der Zusammenarbeit** und dem **jeweiligen Unternehmen** ab. Solange die organisatorischen Vorkehrungen geeignet sind, die tatsächliche Einhaltung des Kodex zu gewährleisten, haben die Mitgliedsunternehmen bei der konkreten Ausgestaltung ein **organisatorisches Ermessen** (Kap. 7 Rdnr. 32).[81] Kommt es **gleichwohl** zu einer Kodexverletzung, bedeutet dies nicht zwangsläufig, dass die organisatorischen Vorkehrungen unzureichend sind. Vielmehr kommt es darauf an, ob der Verstoß auf ein „Systemversagen" zurückzuführen ist oder sich als eine Art „unvermeidbarer Ausreißer" darstellt, der auch bei gut funktionierenden Überwachungsprozessen nie ganz auszuschließen ist. Unabdingbares Erfordernis einer hinreichenden Überwachung ist jedoch die Einrichtung eines geeigneten Genehmigungsprozesses für den Abschluss von Verträgen mit Organisationen der Patientenselbsthilfe.

§ 18 Verpflichtung und Schulung von Mitarbeitern und beauftragten Dritten

(1) Die Mitgliedsunternehmen haben ihre Mitarbeiter und beauftragte Dritte, die im Bereich der Zusammenarbeit mit Organisationen der Patientenselbsthilfe tätig sind, auf die Einhaltung dieses Kodex zu verpflichten.

(2) Die Mitarbeiter sind ferner über den Inhalt dieses Kodex zu schulen.

(3) Der Verein wird die Mitgliedsunternehmen durch Schulungs- und Beratungsmaßnahmen dabei unterstützen, Kenntnisse über diesen Kodex und seine Auslegung zu erweitern sowie Verstöße gegen den Kodex zu vermeiden.

---

[81] Siehe hierzu ausführlich *Dieners*, in: FS Doepner, S. 181 ff.

B. FSA-Kodex Patientenorganisationen – Erläuterungen (§ 18)

Übersicht

	Rdnr.
I. Vorbemerkung	142
II. Verpflichtung Dritter zur Einhaltung des FSA-Kodex Patientenorganisationen (Abs. 1)	143
III. Schulung von Mitarbeitern (Abs. 2)	144
IV. Rolle des FSA (Abs. 3)	145

I. Vorbemerkung

§ 18 basiert nicht auf dem EFPIA-Kodex Patientenorganisationen, sondern geht auf den **142** **FSA-Kodex Fachkreise** zurück. § 18 Abs. 1 entspricht dabei § 28 Abs. 1 Satz 1 FSA-Kodex Fachkreise, Abs. 2 dem § 28 Abs. 2 Satz 1 FSA-Kodex Fachkreise und Abs. 3 dem § 28 Abs. 2 Satz 3 FSA-Kodex Fachkreise.

II. Verpflichtung Dritter zur Einhaltung des FSA-Kodex Patientenorganisationen (Abs. 1)

§ 18 Abs. 1 FSA-Kodex Patientenorganisationen entspricht § 28 Abs. 1 Satz 1 FSA- **143** Kodex Fachkreise. Danach müssen **Mitarbeiter und Dritte** von den Mitgliedsunternehmen auf die Einhaltung **des Kodex verpflichtet werden,** wenn sie im Bereich der Zusammenarbeit mit Organisationen der Patientenselbsthilfe tätig sind. Die Verpflichtung ist dabei lediglich als **ein Element** anzusehen, welches die Mitgliedsunternehmen im Rahmen der ihnen nach § 17 obliegenden organisatorischen Vorkehrungen vorsehen müssen.

III. Schulung von Mitarbeitern (Abs. 2)

Die Mitgliedsunternehmen sind verpflichtet, die Mitarbeiter über den Inhalt des FSA- **144** Kodex Patientenorganisationen zu schulen. Bei dieser **Schulungspflicht** darf es sich nicht um eine bloße, formale Unterrichtung handeln. Vielmehr muss ein **Prozess** etabliert werden, der die Mitarbeiter auch **tatsächlich** in die Lage versetzt, die Regelungen zu erfassen und anzuwenden. Dadurch wird gewährleistet, dass die Mitarbeiter **effektiv** befähigt sind, die Regelungen des FSA-Kodex Patientenorganisationen in der unternehmerischen Praxis einzuhalten (vgl. auch die Kommentierung zum FSA-Kodex Fachkreise, Kap. 11 Rdnr. 372).

IV. Rolle des FSA (Abs. 3)

Der FSA ist aufgefordert die Mitgliedsunternehmen durch Schulungs- und Beratungs- **145** maßnahmen dabei zu **unterstützen,** die bereits vorhandenen Kenntnisse über den Kodex und seine Auslegung zu erweitern. Das Ziel dieser unterstützenden Maßnahmen besteht darin, **Verstöße** gegen den Kodex bereits **im Vorfeld zu vermeiden.** In erster Linie ist hier zunächst an eine Schulung über den Inhalt und Anwendungsbereich der Regelungen des Kodex zu denken, dies unter besonderer Berücksichtigung der sich fortlaufend etablierenden Spruchpraxis. Dabei sollten im Zentrum die besonders praxisrelevanten Bestimmungen in §§ 14 und 16 stehen. Die Frage, welche organisatorischen Maßnahmen unternehmensseitig zu ergreifen sind, um eine bestmögliche Einhaltung der Kodexbestimmungen zu gewährleisten, hängt von der jeweiligen Organisationsstruktur des Unternehmens ab und entzieht sich weitgehend der Beratungskompetenz des FSA. Allerdings ist es denkbar, dass dieser aus den gesammelten Erfahrungswerten gewisse Grundsätze im Sinne einer „Best Practice" vermitteln kann, die sich über die Jahre als geeignete und effiziente Maßnahme zur Sicherstellung der Compliance in diesem Bereich erwiesen haben.

§ 19 Fortschreibung des Kodex

Der Verein „Freiwillige Selbstkontrolle für die Arzneimittelindustrie e. V." wird sich regelmäßig mit der Bundesarbeitsgemeinschaft SELBSTHILFE von Menschen mit Behinderung und chronischer Erkrankungen und ihren Angehörigen e. V. (BAG SELBSTHILFE[82]) als dem maßgeblichen Dachverband der Organisationen der Patientenselbsthilfe in Deutschland mit dem Ziel austauschen, die Regelungen dieses Kodex und deren Durchsetzung im Sinne einer vertrauensvollen Kooperation der Mitgliedsunternehmen mit Organisationen der Patientenselbsthilfe weiter zu entwickeln.

Übersicht

	Rdnr.
I. Vorbemerkung	146
II. Fortschreibung des Kodex	147

I. Vorbemerkung

146   Die Regelung geht weder auf eine Bestimmung des EFPIA-Kodex Patientenorganisationen noch auf eine Regelung eines anderen Kodex zurück. Die Regelung ist als eine Art Absichtserklärung vor dem Hintergrund des rasch fortschreitenden Wandels der Entwicklung der Selbsthilfebewegung einzustufen. Sie verdeutlicht, dass es sich bei dem FSA-Kodex Patientenorganisationen nicht um ein statisches Regelwerk, sondern um einen Normengeflecht handelt, welches permanent fortentwickelt werden wird.

II. Fortschreibung des Kodex

147   Der FSA-Kodex Patientenorganisationen dient dazu, eine **vertrauensvolle Kooperation** der Mitgliedsunternehmen mit Organisationen der Patientenselbsthilfe zu gewährleisten. Vor diesem Hintergrund enthält die Regelung in § 19 ein ausdrückliches Bekenntnis dazu, dass der Verein „Freiwillige Selbstkontrolle für die Arzneimittelindustrie e. V." sich regelmäßig mit der BAG-SELBSTHILFE als dem maßgeblichen Dachverband austauschen wird, um die Regelungen des Kodex und seiner Durchsetzung fortlaufend zu überprüfen und weiter zu entwickeln. Die Bezugnahme auf die BAG-SELBSTHILFE hat ihren inneren Grund darin, dass in dieser die meisten Organisationen der Selbsthilfe zusammengeschlossen sind und diese damit über den größten Erfahrungsschatz verfügen dürfte, welche Regelungen sich bewährt haben und welche der Überarbeitung oder Anpassung bedürfen. Hierbei handelt es sich um eine prozedurale Selbstbindung des FSA, der – ganz bewusst – kein konkreter materieller Regelungsgehalt zugewiesen worden ist.

5. Abschnitt: Inkrafttreten

§ 20 Inkrafttreten

Der Kodex in der von den Mitgliedsunternehmen am 13. Juni 2008 verabschiedeten Fassung tritt am 1. Juli 2008, jedoch nicht vor der Anerkennung als Wettbewerbsregeln durch das Bundeskartellamt gemäß § 24 Abs. 3 GWB in Kraft.

148   Das Bundeskartellamt hat den FSA-Kodex Patientenorganisationen in der vorliegenden Fassung mit Beschluss vom 13. 10. 2008, zugegangen am 15. 10. 2008, als **Wettbewerbsregeln** anerkannt.[83] Der FSA-Kodex Patientenorganisationen ist somit am 15. 10. 2008 in Kraft getreten.

---

[82] www.bag-selbsthilfe.de.
[83] BAnz. Nr. 109, S. 2684.

Kapitel 13. Verfahrensordnung des Vereins „Freiwillige Selbstkontrolle für die Arzneimittelindustrie e.V." – Erläuterungen

Literatur: *Balzer/Dieners*, Die neue „Schiedsstelle" der pharmazeutischen Industrie – Konsequenzen für Arzt und Unternehmen, NJW 2004, 908; *Diener*, Aktuelle Erweiterung und Präzisierung des FSA-Kodex Fachkreise, PharmR 2008, 478 ff.; *Dieners*, Der neue FSA-Kodex Fachkreise, CCZ 2008, 214 ff.; *Dieners*, Die Neufassung des FSA-Kodex, A&R 2006, 110; *Fink-Anthe*, Transparenz und Verhaltensregeln für mehr Vertrauen, Pharm. Ind. 2006, 265; *Soergel*, Bürgerliches Gesetzbuch, Bd. 1. Allgemeiner Teil (§§ 1–103), 13. Aufl., Stuttgart 2000.

Übersicht

	Rdnr.
A. Einleitung	1
I. FSA-Verfahrensordnung	1
II. Änderungen der Verfahrensordnung	2
1. Änderungen vom 2. 12. 2005	2
2. Änderungen vom 18. 1. 2008	3
3. Änderungen vom 28.11. 2008	4
III. Konzeption	5
IV. Organisation	6
1. Grundmodell	6
2. Mitgliederstruktur und „unterworfene Unternehmen"	8
3. Vereinsorgane	10
4. Spruchkörper	12
V. Verfahren	14
1. Einleitung	14
2. Beanstandung	15
3. Besetzung der Spruchkörper	21
VI. Entscheidungs- und Sanktionsmöglichkeiten	23
B. Verfahrensordnung – Erläuterungen	26
§ 1 Grundsätze	26
§ 2 Beanstandungsberechtigung	52
§ 3 Weitere Rechte des Beanstandenden	63
§ 4 Inhalt und Form der Beanstandung	70
§ 5 Zuständigkeiten	76
§ 6 Ablauf des Verfahrens	87
§ 7 Mündliche Verhandlung	105
§ 8 Vertretung des betroffenen Mitglieds	115
§ 9 Akteneinsichtsrechte	118
§ 10 Fristen	123
§ 11 Entscheidungen	131
§ 12 Verhinderungsfälle	151
§ 13 Befangenheit	157
§ 14 Aktenverwaltung	178
§ 15 Informationspflichten und Berichte über die Arbeit der Spruchkörper	179
§ 16 Geheimhaltung	189
§ 17 Dauer der Bestellung der Mitglieder der Spruchkörper 1. und 2. Instanz	194
§ 18 Zusammensetzung	198
§ 19 Aufgaben	205
§ 20 Regelverfahren vor dem Spruchkörper 1. Instanz	208
§ 21 Fortsetzung des Verfahrens vor dem Spruchkörper 1. Instanz	228
§ 22 Sanktionen des Spruchkörpers 1. Instanz	231
§ 23 Zusammensetzung	249
§ 24 Sanktionen des Spruchkörpers 2. Instanz	255
§ 25 Einspruch/Beschwerde wegen Untätigkeit	271

	Rdnr.
§ 26 Unanfechtbarkeit der Entscheidungen	284
§ 27 Wiederaufnahme des Verfahrens	287
§ 28 Aussetzung des Verfahrens	300
§ 29 Regelverfahren	306
§ 30 Kosten bei Fortsetzung des Verfahrens vor dem Spruchkörper 1. Instanz	306
§ 31 Verfahren vor dem Spruchkörper 2. Instanz	306
§ 32 Notwendige Auslagen	306
§ 33 Fälligkeit der Verfahrensgebühren und notwendigen Auslagen/Umsatzsteuer	311
§ 34 Wiederaufnahme des Verfahrens	312

A. Einleitung

I. FSA-Verfahrensordnung

1 Um die Einhaltung der Regelungen des FSA-Kodex Fachkreise (Kap. 11 Rdnr. 1 ff.) und des FSA-Kodex Patientenorganisationen (Kap. 12 Rdnr. 1 ff.) zu sichern und zu überwachen, haben sich die Mitglieder des FSA zur Etablierung einer **freiwilligen Selbstkontrolle** mit Sanktionsbefugnissen entschieden. Hierin besteht, neben der Verfolgung von Wettbewerbsverstößen von Nichtmitgliedern, der vorrangige Zweck dieses Vereins. Der Schaffung einer freiwilligen Selbstkontrolle liegt der Gedanke zugrunde, dass die Konzeption der Kodices nur dann glaubwürdig verfolgt werden kann, wenn dieser von einer effektiven freiwilligen Selbstkontrolle mit entsprechenden **Sanktions- und Überwachungsfunktionen** gegenüber den Mitgliedern und mit diesen verbundenen Unternehmen begleitet wird. Obgleich der FSA am 16. 2. 2004 zunächst von sämtlichen Mitgliedsunternehmen des Verbandes Forschender Arzneimittelhersteller e. V. (VFA) gegründet worden ist,[1] steht die Mitgliedschaft allen in Deutschland tätigen Unternehmen der pharmazeutischen Industrie offen (vgl. § 3 der Satzung des FSA). Die Einzelheiten der Überwachung und Sanktionierung der Kodices gegenüber den Mitgliedern des Vereins und den mit diesen verbundenen Unternehmen sind in der Verfahrensordnung des Vereins („FS Arzneimittelindustrie"-Verfahrensordnung, FSA-Verfahrensordnung oder kurz: **Verfahrensordnung**) festgelegt.

II. Änderungen der Verfahrensordnung

1. Änderungen vom 2. 12. 2005

2 Mit der Neufassung des Kodex vom 2. 12. 2005 ging eine Anpassung der Verfahrensordnung einher. Der Kodex setzt in seiner geänderten Fassung den revidierten „Code of Practice on the Promotion of Medicines" der European Federation of Pharmaceutical Industries and Associations vom 19. 11. 2004 (kurz: **EFPIA-Kodex**)[2] um. Der EFPIA-Kodex legt für die 32 Mitgliedsverbände und über 40 Mitgliedsunternehmen dieses europäischen Pharmaverbandes (kurz: **EFPIA**) europaweite Mindeststandards fest, die zu ihrer Verbindlichkeit bis zum 1. 1. 2006 in die nationalen Kodices der Mitgliedsverbände umgesetzt werden mussten. Der EFPIA-Kodex enthält detaillierte Regelungen für ein ethisches Pharmamarketing und entspricht im Wesentlichen dem europäischen und deutschen Heilmittelwerbe- und Wettbewerbsrecht. Im Rahmen seiner Umsetzung in der Verfahrensordnung sind die Stärkung der Verfahrensrechte des Beanstandenden und eine erhöhte Transparenz der Aktivitäten des FSA hervorzuheben (vgl. hierzu auch § 2 Abs. 1a der Satzung des FSA). Sofern eine Beanstandung nicht in der ersten Instanz erfolgreich ist, steht dem Beanstandenden nunmehr auch das Rechtsmittel des Einspruchs beim Spruchkörper der 2.

---

[1] Zusammenfassend *Balzer/Dieners*, NJW 2004, 908 f.
[2] Hierzu *Dieners*, A&R 2006, 111 ff.; siehe auch *Fink-Anthe*, Pharm. Ind. 2006, 265 ff.

A. Einleitung

Instanz zu. Handelt es sich bei dem Beanstandenden um ein Mitgliedsunternehmen, kann dieses allerdings keinen Verstoß gegen die Werbeverbote des Kodex rügen. Insofern kann es Verstöße gegen wettbewerbsrechtliche Regelungen nach wie vor nur vor den ordentlichen Gerichten geltend machen. Seit der Neufassung sind grundsätzlich auch anonyme Beanstandungen zulässig. Sie dürfen aber nicht zur Umgehung der soeben genannten Einschränkung genutzt werden. Außerdem wurde eine sog. „Untätigkeitsklage" eingeführt, die nach sechsmonatiger Untätigkeit des Spruchkörpers 1. Instanz die direkte Anrufung der 2. Instanz ermöglicht. Aus Gründen der Transparenz veröffentlichen die Spruchkörper des FSA ihre Entscheidungen in anonymisierter Form im Internet unter www.fs-arzneimittelindustrie.de und geben einen jährlichen Arbeitsbericht an das „EFPIA Code Committee" ab.

2. Änderungen vom 18. 1. 2008

Im Zuge der Neufassung des FSA-Kodex vom 18. 1. 2008 wurde auch die Verfahrensordnung den veränderten Umständen angepasst. Der FSA-Kodex setzt in seiner geänderten Fassung den revidierten „Code of Practice on the Promotion of Medicines" der European Federation of Pharmaceutical Industries and Associations vom (kurz: **EFPIA-Kodex**)[3] um. Am 18. 1. 2008 wurde daher die Neufassung der Verfahrensordnung vom FSA beschlossen. Inhaltlich ist gegenüber der Vorfassung die Erweiterung auf den Kodex Patientenorganisationen als wesentliche Änderung hinzugekommen. Desweiteren sind gegenüber der Vorfassung hauptsächlich kleinere Änderungen vorgenommen worden, die im Folgenden kurz dargestellt werden: Die Verfahrensordnung war mit der Verabschiedung des **FSA-Kodex Patientenorganisationen** in ihrem Anwendungsbereich dahingehend zu ändern, dass die Verfahrensordnung in Zukunft auch der Überwachung und der Sanktionierung von Verstößen gegen den FSA-Kodex Patientenorganisationen dient. Damit wird gleichzeitig die Vorgabe aus Art. 8 EFPIA-Kodex Patientenorganisationen erfüllt, welcher eine Sanktionierung von Verstößen gegen den jeweiligen nationalen Patientenorganisationskodex verlangt. Ferner wurde durch eine Änderung von § 1 und § 18 Verfahrensordnung betont, dass die vorangehende Beratung durch den Verein keine Bindungswirkung hinsichtlich der Spruchkörper 1. und 2. Instanz entfaltet. Weiterhin wurde die Besetzung des Spruchkörpers 1. Instanz nach § 18 verändert. Statt wie bisher wird dieser Spruchkörper nicht nur mit dem Geschäftsführer des FSA besetzt, sondern kann an seiner statt oder zusätzlich auch aus dessen Stellvertretern oder Dritten bestehen, die dann einen jeweils eigenen Spruchkörper bilden. Die Betrauung mit dieser Tätigkeit erfolgt durch den Vorstand. In § 6 Abs. 5 und § 18 finden sich Folgeänderungen der veränderten Besetzung.

3. Änderungen vom 28. 11. 2008

Zum 28. 11. 2008 wurde die **Besetzung des Spruchkörpers 2. Instanz** geändert. Damit wurde die Zusammensetzung des Spruchkörpers 2. Instanz dem Umstand angepasst, dass nunmehr auch die Zusammenarbeit mit Organisationen der Patientenselbsthilfe durch einen eigenen Kodex, den FSA-Kodex Patientenorganisationen, erfasst ist. Die Satzung sah bis dahin vor, dass drei Angehörige der Fachkreise im Spruchkörper der 2. Instanz vertreten sein mussten, wenn Beanstandungen nach dem FSA-Kodex „Fachkreise" entschieden wurden. Außerdem sollte nur ein Vertreter der Patienten an einem Verfahren vor dem Spruchkörper 2. Instanz teilnehmen. Die Regelung des § 23 der Verfahrensordnung sieht seit dem 28. 11. 2008 vor, dass sowohl Patienten- als auch Fachkreisevertreter in **angemessener Anzahl,** nämlich zwei für jeden Bereich, in den Spruchkörper zu bestellen sind. Diese Regelung betrifft Verfahren, die ab dem 1. 1. 2009 bei dem Spruchkörper 2. Instanz anhängig sind.

---

[3] *Dieners*, CCZ 2008, 214 ff.; *Diener*, PharmR 2008, 478 ff.

III. Konzeption

5   Das mit dem FSA und dessen Verfahrensordnung verfolgte Konzept der freiwilligen Selbstkontrolle lässt sich wie folgt zusammenfassen:
– Dieses Konzept beschränkt sich in seiner Zielrichtung nicht auf die Mitgliedsunternehmen eines einzelnen Verbandes (etwa des VFA), sondern ermöglicht **verbändeübergreifend den Beitritt sämtlicher Unternehmen** der pharmazeutischen Industrie mit Sitz in Deutschland. Möglichen Gesetzesverstößen von Unternehmen, die sich nicht der freiwilligen Selbstkontrolle unterwerfen, soll der Verein durch Abmahnungen und gegebenenfalls im Wege der Verbandsklage vor den zuständigen Zivilgerichten begegnen. Dadurch soll eine einheitliche Überwachung und Sanktionierung von Wettbewerbsverstößen bei der Zusammenarbeit mit Ärzten erreicht werden.
– Im Sinne einer echten Selbstkontrolle bleiben Regelverstöße dem Verantwortungsbereich der Industrie überlassen. Auf diese Weise kann ein unlauteres Verhalten durch die Etablierung eines **bürokratiearmen Abmahn- und Sanktionsverfahrens** effizient und zeitnah abgestellt werden. Gegen die nach der Verfahrensordnung unanfechtbar gewordenen Entscheidungen der Spruchkörper 1. und 2. Instanz (Rdnr. 284) bleibt zwar der ordentliche Rechtsweg grundsätzlich erhalten. Eine inhaltliche Überprüfung der Entscheidungen durch die Zivilgerichte findet aber nur in einem eingeschränkten Maße statt.
– Das Verfahren ermöglicht eine **sachgerechte und praxisnahe** Entwicklung und Fortschreibung von Verhaltensstandards im Bereich der Zusammenarbeit der Industrie mit Ärzten, das der weiterhin möglichen Verfolgung von Verstößen durch staatliche Behörden oder Gerichte aufgrund seines schlichtenden Charakters, seiner zeitnahen Behandlung von Beanstandungen sowie aufgrund seiner Spezialisierung überlegen ist und hierdurch zu einer effektiven Durchsetzung der Kodices führen kann. Dabei knüpft sich an eine effektive Selbstkontrolle die nicht unbegründete Erwartung, dass sich in diesem Umfang die **staatliche Kontrolle auch weiterhin zurückhalten** kann und wird.

IV. Organisation

1. Grundmodell

6   Die Ausgestaltung der freiwilligen Selbstkontrolle als ein Modell, das grundsätzlich allen deutschen Unternehmen der pharmazeutischen Industrie die Teilnahme ermöglicht, setzt eine von den bestehenden Verbandsstrukturen der pharmazeutischen Industrie **unabhängige Organisation** der Selbstkontrolle voraus. Zu diesem Zweck wurde am 16. 2. 2004 ein eigenständiger Verein „Freiwillige Selbstkontrolle für die Arzneimittelindustrie e. V." (FSA) gegründet. Dieser Verein verfügt über eine Satzung (FSA-Satzung), eigene Verhaltenskodices (FSA-Kodices Fachkreise und Patientenorganisationen) sowie eine Verfahrensordnung (FSA-Verfahrensordnung).

7   Die wesentlichen Verfahrensgrundsätze und -abläufe sowie die möglichen Sanktionen im Fall etwaiger Verstöße gegen die Kodices sind bereits in der **Satzung** des Vereins abgebildet. Sie werden in der – wesentlich ausführlicheren – **Verfahrensordnung weiter konkretisiert.** Hierdurch wird den Mitgliedsunternehmen der Umgang mit dem Instrument der freiwilligen Selbstkontrolle erleichtert. Das Überwachungs- und Sanktionierungsverfahren der FSA ist – wie bereits die Verhaltensregeln der Kodices – sehr detailliert ausgestaltet. Wie bei den Kodices verbleibt allerdings auch im Hinblick auf das Verfahren aufgrund der Vielzahl möglicher Fallkonstellationen ein gewisser Erklärungsbedarf, dem die nachfolgenden Erläuterungen Rechnung tragen sollen.

2. Mitgliederstruktur und „unterworfene Unternehmen"

8   Die Mitgliedschaft im FSA ist nicht an die gleichzeitige Zugehörigkeit zu bestimmten Verbänden (etwa dem VFA) geknüpft, sondern steht **jedem Unternehmen der phar-**

A. Einleitung

mazeutischen Industrie mit Sitz in Deutschland offen, das selbst oder durch verbundene Unternehmen Arzneimittel in Deutschland in den Verkehr bringt. Unternehmen, die diese Voraussetzungen erfüllen, können dem Verein entweder als Mitglied beitreten oder sich alternativ durch eine entsprechende schriftliche Erklärung gegenüber dem Verein dessen Kontrolle und Sanktionierung bezüglich der Einhaltung der Kodices unterwerfen (**„unterworfene Unternehmen"**).

Unternehmen, die zu einem Beitritt zum FSA nicht bereit oder wegen vereinsschädi- 9 genden Verhaltens aus diesem ausgeschlossen worden sind, sollen hieraus im Fall unlauteren Verhaltens keine Wettbewerbsvorteile ziehen können. Daher verfolgt der Verein zusätzlich Gesetzesverstöße von Unternehmen, die verschreibungspflichtige Arzneimittel vertreiben und nicht in die freiwillige Selbstkontrolle des Vereins eingebunden sind, im Wege von **Abmahnungen** und gegebenenfalls im Wege der **Verbandsklage** vor den ordentlichen Gerichten.

3. Vereinsorgane

Der FSA verfügt über die **üblichen Organe** eines Vereins, d. h. die Mitgliederversamm- 10 lung, den Vorstand, einen Beirat sowie darüber hinaus über die sogenannten **„Spruchkörper 1. und 2. Instanz"**. Ferner bestellt der Vorstand einen Geschäftsführer, der die Geschäftsstelle des Vereins leitet. Abhängig von dem jeweiligen Arbeitsanfall kann der Vorstand weitere Personen zu Stellvertretern des Geschäftsführers bestellen. Der Geschäftsführer, seine Stellvertreter oder Dritte können durch den Vorstand mit der Tätigkeit als jeweils eigenständige Spruchkörper 1. Instanz betraut werden.

Alle Verbände der pharmazeutischen Industrie, die ihre Mitglieder in ihren Satzungen 11 zur Mitgliedschaft im FSA verpflichtet haben, bilden einen **Beirat**. Dieser nimmt beratende Funktionen wahr. Zusätzlich ist die Zustimmung des Beirats in den Fällen erforderlich, in denen die Satzung, die Verfahrensordnung oder einer der Kodices geändert werden soll.

4. Spruchkörper

Die Kontrolle der Einhaltung der Kodices sowie deren Sanktionierung obliegt im Sinne 12 einer echten Selbstkontrolle ausschließlich **vereinsinternen Organen.** Zu diesem Zweck verfügt der Verein über die so genannten Spruchkörper 1. und 2. Instanz, denen damit die Stellung erst- und zweitinstanzlicher Vereinsgerichte zukommt (vgl. Rdnr. 34f.). Der Spruchkörper 1. Instanz kann bei einem Fehlverhalten eines der Vereinsgewalt unterworfenen Unternehmens Geldstrafen von 5000 Euro bis zum 20fachen des Beitrages des betroffenen Mitglieds, höchstens jedoch 50000 Euro der Spruchkörper 2. Instanz von 5000 Euro bis zum 20fachen des Beitrages des betroffenen Mitglieds, höchstens jedoch 250000 Euro sowie eine öffentliche Rüge verhängen. Bei diesen Sanktionen handelt es sich um sogenannte Vereinsstrafen, die ein Verein zur Durchsetzung seines vereinsinternen Regelungswerks aussprechen darf.

Dieses Kontroll- und Sanktionsmodell wird in der Praxis häufig – wenn auch im Sinne 13 einer strengen juristischen Begrifflichkeit nicht korrekt – als **„Schiedsstelle"** bezeichnet, ohne dass es sich jedoch um ein echtes Schiedsgericht im Sinne zivilprozessualer Vorgaben handeln würde. Von Bedeutung ist in diesem Zusammenhang, dass die Ermittlung bzw. Sanktionierung eines etwaigen Fehlverhaltens der freiwilligen Selbstkontrolle durch vereinsinterne Instanzen des FSA vorbehalten bleibt und nicht außenstehenden Dritten zugewiesen wird. Die Ausübung der „Strafgewalt" des Vereins, wie etwa der Ausspruch von Vereinsstrafen bei Kodex-Verstößen, bleibt also echten Vereinsorganen vorbehalten. Dagegen ist ein echtes Schiedsgericht schon per definitionem kein Organ des Vereins, da es juristisch nur dann als Schiedsgericht angesehen werden könnte, wenn es von dem Verein sowohl in personeller als auch sachlicher Sicht als unabhängig zu betrachten wäre. Bei den Spruchkörpern handelt es sich daher um **Vereinsgerichte** in Form von eigenständigen und unabhängigen Kontrollorganen des Vereins.

V. Verfahren

1. Einleitung

14 Das Verfahren des Vereins zur Überprüfung und Sanktionierung von Kodex-Verstößen ist mehrstufig angelegt und obliegt den Spruchkörpern 1. und 2. Instanz. Jede **Beanstandung** muss **schriftlich** und mit einer Begründung bei der Geschäftsstelle des FS Arzneimittelindustrie e. V. eingereicht werden. Die Antragsberechtigung ist nicht auf bestimmte Personenkreise beschränkt. Vielmehr können entsprechende Beschwerden über Kodex-Verstöße sowohl von natürlichen als auch juristischen Personen anhängig gemacht werden (**„jedermann"**). Es können auch **anonyme Beanstandungen** erhoben werden. Liegen dem Vorstand ausreichende Anhaltspunkte für einen Verstoß vor, kann auch er selbst ein Beanstandungsverfahren initiieren. Der Beanstandende wird nach Abschluss des Verfahrens über dessen Ausgang umfassend informiert.

2. Beanstandung

15 Der Spruchkörper 1. Instanz prüft die eingegangene Beanstandung und bereitet das Verfahren durch eine **eigene Sachverhaltsaufklärung** vor. Dies betrifft etwa die Aufforderung an den Beanstandenden zur weiteren Substantiierung oder Konkretisierung des vorgebrachten Sachverhalts. Der Spruchkörper 1. Instanz kann auch das betroffene Mitgliedsunternehmen zu einer Stellungnahme hinsichtlich der Vorwürfe oder zur Überlassung ergänzender Unterlagen oder Dokumente auffordern. Darüber hinaus ist der Spruchkörper 1. Instanz auch zuständig für die Einladung von Zeugen, deren Vernehmung er zur weiteren Aufklärung des Sachverhalts für erforderlich hält. Lehnt das Mitgliedsunternehmen eine Aufforderung zur Mitwirkung ab, erfolgt die rechtliche Wertung nach Lage der Akten bzw. auf der Grundlage des zum Beurteilungszeitraum verfügbaren Beweismaterials. Darunter fallen etwa aussagebereite Zeugen, Sachverständige oder Urkunden, die weiteren Aufschluss über Hintergründe oder relevante Begleitumstände des einzelnen Vorgangs geben können.

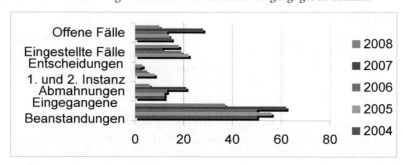

Abb. 27: Übersicht der Beanstandungen von 2004 bis 2008 (Quelle: Jahresberichte des FSA)[4]

16 Hält der Spruchkörper 1. Instanz die Vorwürfe auf dieser Grundlage für begründet, kann er das Unternehmen abmahnen und zur **Abgabe einer Unterlassungserklärung** dergestalt auffordern, dass der beanstandete Verstoß für die Zukunft abgestellt wird („Regelverfahren"). Diese Unterlassungserklärung ist strafbewehrt. Gibt das betroffene Unternehmen diese Erklärung freiwillig ab, endet das Verfahren im Regelfall. Verweigert das betroffene Unternehmen dagegen die Abgabe einer strafbewehrten Unterlassungserklärung, wird das Verfahren fortgesetzt, wobei einer später abgegebenen Unterlassungserklärung allerdings keine verfahrensbeendigende Wirkung mehr zukommt. In diesem Fall kann die spätere Abgabe der Erklärung allein bei der Bemessung eventuell auszusprechender Sanktionen zugunsten des jeweiligen Unternehmens Berücksichtigung finden.

---

[4] Die Jahresberichte des FSA sind abrufbar unter der Rubrik Service auf www.fs-arzneimittelindustrie.de.

A. Einleitung

Ist das Verfahren mangels einer von dem betroffenen Unternehmen abzugebenden Unterlassungserklärung fortzusetzen und liegt eine zulässige und begründete Beanstandung vor, kommt es zu einer Entscheidung des Spruchkörpers 1. Instanz, mit der ein Kodex-Verstoß festgestellt wird. Diese Feststellung wird mit der Verpflichtung des Mitglieds verbunden, das beanstandete Verhalten **zukünftig zu unterlassen** und im Fall der Zuwiderhandlung ein **Ordnungsgeld** zu zahlen. Je nach Schwere des Verstoßes kann der Spruchkörper eine zusätzliche Sanktionierung in Form einer **Geldstrafe** zugunsten einer gemeinnützigen Einrichtung und einer Veröffentlichung des Namens des verstoßenden Unternehmens anordnen. 17

Erstinstanzliche Entscheidungen kann das betroffene Unternehmen im Wege des Einspruchs vor dem Spruchkörper 2. Instanz abschließend **überprüfen lassen.** Die 2. Instanz verfügt dabei über höhere Sanktionsmöglichkeiten als die Eingangsinstanz (Rdnr. 266 ff.). 18

Bei **wiederholten Verstößen der gleichen Art** (drei „kerngleiche" Verstöße innerhalb von zwei Jahren, Rdnr. 81 ff.) muss der Spruchkörper 1. Instanz das Verfahren unmittelbar an die 2. Instanz abgeben. Die freiwillige Abgabe einer Unterlassungserklärung auf erstes Anfordern hat in einem solchen Fall keine verfahrensbeendigende Wirkung. Die spätere Abgabe einer solchen Erklärung kann dagegen nur im Rahmen der Sanktionszumessung Berücksichtigung finden. 19

Gibt das Unternehmen eine freiwillige Unterlassungserklärung ab oder enthält die abschließende Entscheidung einen entsprechenden Ausspruch des Verstoßes gegen einen der Kodices, fallen **Verfahrensgebühren** für das Unternehmen an. Deren genaue Höhe ist abhängig von der jeweils in dem Fall involvierten Instanz. 20

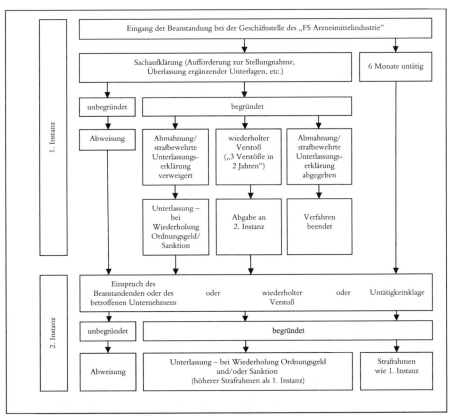

Abb. 28: Verfahrensübersicht – Überwachung und Sanktionierung der FSA-Kodices

3. Besetzung der Spruchkörper

21 Der **Spruchkörper 1. Instanz** ist mit nur einer Person besetzt. Mit der Neufassung der Verfahrensordnung ist die Besetzung nicht mehr zwingend personengleich mit dem Geschäftsführer. Der Spruchkörper kann mit dem **Geschäftsführer**, seinen **Stellvertretern** oder **Dritten** besetzt werden, die durch den Vorstand zu dieser Tätigkeit berufen werden. Jeder einzelne bildet dabei einen eigenen Spruchkörper der 1. Instanz.

22 Der Spruchkörper **2. Instanz** besteht aus insgesamt **neun bis dreizehn Personen**. Die genaue Zahl wird durch den Vorstand bestimmt: Der Vorsitzende muss die Befähigung zum Richteramt besitzen und neutral sein, darf also weder für ein Mitglied noch für ein anderes Unternehmen der pharmazeutischen Industrie tätig sein. Die Hälfte der weiteren Mitglieder des Spruchkörpers muss aus Unternehmensangehörigen der Mitglieder des Vereins, ein Viertel aus approbierten Ärzten und ein Viertel aus Patientenvertretern bestehen. Die Bestellung der Mitglieder des Spruchkörpers erfolgt durch den Vorstand des Vereins; bei den Ärzte- bzw. Patientenvertretern auf der Grundlage von Vorschlägen von Ärzte- bzw. Patientenorganisationen.

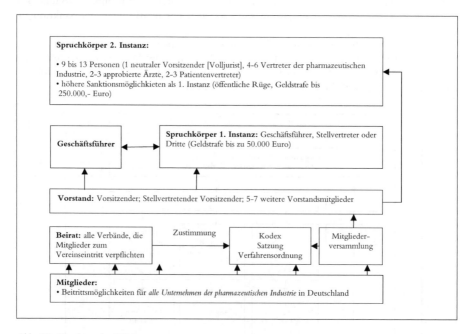

Abb. 29: Struktur des FSA

VI. Entscheidungs- und Sanktionsmöglichkeiten

23 Das Verfahren soll möglichst effektiv sein und Verstöße gegen einen der Kodices zeitnah abstellen. Im Sinne einer **effizienten Selbstkontrolle** verfolgt die Verfahrensordnung für den Regelfall das Ziel, das Verfahren durch Abgabe einer strafbewehrten Unterlassungserklärung des betroffenen Unternehmens bereits in der 1. Instanz abschließend zu beenden.

24 Wird im Fall eines Kodex-Verstoßes nach Einleitung des Verfahrens von dem betroffenen Unternehmen freiwillig keine verfahrensbeendigende Unterlassungserklärung abgegeben oder stellt die 1. Instanz im Entscheidungswege einen Kodex-Verstoß fest, kann sie zusätzlich gegebenenfalls auch eine **Geldstrafe** in Höhe von 5 000 bis 50 000 Euro **zugunsten einer gemeinnützigen Einrichtung** aussprechen. Dieser Ausspruch wird mit der Verpflichtung des Mitgliedsunternehmens verbunden, das festgestellte Fehlverhalten

zukünftig zu unterlassen und im Falle eines wiederholten Verstoßes ein Ordnungsgeld zu zahlen. Greift das Unternehmen diese Entscheidung mit einem Einspruch an oder verweist die 1. Instanz den Fall bei wiederholten Verstößen direkt an den Spruchkörper 2. Instanz, beurteilt dieser den beanstandeten Vorgang abschließend. Der mögliche Entscheidungsrahmen, der dem Spruchkörper 2. Instanz zu Sanktionierungszwecken zur Verfügung steht, ist dabei weiter als der der 1. Instanz (5 000 bis 250 000 Euro). Die 2. Instanz kann etwa – neben dem Ausspruch eines Kodex-Verstoßes sowie der Untersagung entsprechender zukünftiger Verstöße – bei wiederholten oder besonders schwerwiegenden Verstößen auch eine **öffentliche Rüge** anordnen, die in angemessener Weise veröffentlicht wird (insbesondere auf der Homepage des Vereins im Internet und in dessen Jahresbericht; dazu näher unter Rdnr. 268). Da der ordentliche Rechtsweg durch die Einrichtung einer freiwilligen Selbstkontrolle nicht generell ausgeschlossen wird, ist auch der Fall denkbar, dass in gleicher Sache ein zivilgerichtliches Verfahren gegen ein Unternehmen eingeleitet worden ist. In diesem Fall darf eine öffentliche Rüge erst nach dem rechtskräftigen Abschluss des Zivilverfahrens ausgesprochen werden (Rdnr. 302). Gibt der Ausgang des zivilgerichtlichen Verfahrens dazu Veranlassung, sollte von einem solchen Ausspruch abgesehen werden. Zusätzlich wird der 2. Instanz die Möglichkeit eingeräumt, eine Geldstrafe zugunsten einer gemeinnützigen Einrichtung auszusprechen, wobei der Sanktionsrahmen hinsichtlich der Höhe der möglichen Zahlungen betragsmäßig über den der 1. Instanz hinausgehen kann (zur Sanktionierung durch den Spruchkörper 2. Instanz vgl. Rdnr. 256 ff., 266 ff.).

Sofern sich Mitgliedsunternehmen vereinsschädigend verhalten und ihren vereinsrechtlichen Pflichten hartnäckig zuwider handeln sollten, besteht die Möglichkeit, dem betroffenen Unternehmen durch einen Beschluss des Vereinsvorstandes die **Mitgliedschaftsrechte zu entziehen** oder diese zumindest zeitweise zu suspendieren. Dies gilt insbesondere bei dauerhaften Verstößen gegen die satzungsgemäßen Verpflichtungen des Unternehmens oder gegen die innerhalb der Kodices festgeschriebenen Lauterkeitsstandards. Ein solcher Beschluss wird im Internet veröffentlicht. 25

B. Verfahrensordnung – Erläuterungen

Einleitung

Die Erforschung, Entwicklung, Herstellung und der Vertrieb von Arzneimitteln sind von hoher Bedeutung für die Gesundheit und das Wohlbefinden des Menschen. Die Erforschung und Entwicklung wirksamer Arzneimittel setzt eine enge fachliche Zusammenarbeit mit Ärzten und anderen Angehörigen der Fachkreise voraus. Gleichzeitig gehört es zu den Aufgaben der pharmazeutischen Unternehmen, zutreffende und sachgerechte Informationen über Arzneimittel zu vermitteln, die für eine sachgerechte Auswahl, Abgabe und Anwendung von Arzneimitteln erforderlich sind. Um einen lauteren Wettbewerb bei der Werbung und der Zusammenarbeit mit Angehörigen der Fachkreise zu fördern, hat die Mitgliederversammlung des Vereins „Freiwillige Selbstkontrolle für die Arzneimittelindustrie e. V." „FSA-Kodex zur Zusammenarbeit mit Fachkreisen" („FSA-Kodex Fachkreise") sowie den „FSA-Kodex zur Zusammenarbeit mit Patientenorganisationen" (FSA-Kodex Patientenorganisationen") (zusammen auch: „Kodices") beschlossen.

Die Mitglieder des Vereins sind sich hierbei bewusst, dass das Vertrauen der Allgemeinheit in die Integrität der pharmazeutischen Unternehmen bei der Werbung und der Zusammenarbeit mit Angehörigen der Fachkreise entscheidend von einer wirksamen Überwachung und Durchsetzung der Regelungen der Kodices Fachkreise abhängt. Dies setzt neben einer effektiven Sanktionierung von Verstößen das Recht Jedermanns voraus, Beanstandungen in einem zweistufigen Verfahren überprüfen zu lassen, bei dem neben Vertretern der Mitgliedsunternehmen auch Vertreter der Angehörigen der Fachkreise, Patientenvertreter und unabhängige Mitglieder beteiligt sind. Mit dem Ziel ein derartiges Verfahren einzurichten und hierdurch eine konsequente Um- und Durchsetzung der Kodices sicherzustellen, hat die Mitgliederversammlung des Vereins „Freiwillige Selbstkontrolle für die Arzneimittelindustrie e. V." die nachstehende

Verfahrensordnung der Mitglieder des Vereins „Freiwillige Selbstkontrolle für die Arzneimittelindustrie e. V."

beschlossen.

1. Abschnitt: Allgemeines (§ 1 Grundsätze)

§ 1 Grundsätze

(1) Die Bestimmungen dieser Verfahrensordnung dienen der Überwachung und Sanktionierung der Kodices gegenüber den Mitgliedern des FS Arzneimittelindustrie e. V. (nachfolgend „Verein" genannt) und den mit den Mitgliedern verbundenen Unternehmen, die sich schriftlich der Satzung, dieser Verfahrensordnung und den Kodices unterworfen haben („unterworfene Unternehmen").

(2) Zur Erfüllung der in § 1 Abs. 1 genannten Aufgaben sind die Spruchkörper 1. und 2. Instanz berufen. Sie haben gemäß dieser Verfahrensordnung tätig zu werden und Verstöße von Mitgliedern des Vereins und von unterworfenen Unternehmen gegen die Kodices nach Maßgabe dieser Verfahrensordnung zu sanktionieren. Sie sind keinen Weisungen unterworfen und nicht an eine etwaige vorhergehende Beratung der Mitgliedsunternehmen durch den Verein gebunden.

(3) Bei einem Konzern wird dabei vorrangig das verbundene Unternehmen verfolgt, sofern es selbst Mitglied des Vereins oder unterworfenes Unternehmen ist. Im Übrigen werden Verstöße von verbundenen abhängigen Unternehmen, die weder Mitglied des Vereins noch unterworfenes Unternehmen sind, dem Mitglied zugerechnet, welches das betreffende Unternehmen beherrscht. In mehrstöckigen Konzernen erfolgt eine Zurechnung zu dem nächst höheren herrschenden Unternehmen, das selbst Mitglied des Vereins oder unterworfenes Unternehmen ist.

(4) Im übrigen sind die für die Mitglieder geltenden Bestimmungen dieser Verfahrensordnung für die unterworfenen Unternehmen entsprechend anwendbar.

Übersicht

	Rdnr.
I. Vorbemerkung	26
II. Zweck und Geltungsbereich (Abs. 1)	27
1. Zweck	27
2. Geltungsbereich	28
a) Grundsätze	28
b) Besonderheiten im Rahmen von Konzernstrukturen	31
c) Territoriale Beschränkungen	33
III. Rechtsstellung und Aufgaben der Spruchkörper (Abs. 2)	34
1. Rechtsstellung	34
2. Aufgaben	36
IV. Aufklärungsstrukturen und Ahndung im Konzern (Abs. 3)	40
1. Primär Verantwortliche (Abs. 3 Satz 1)	42
2. Zurechnungsmöglichkeiten (Abs. 3 Satz 2 und 3)	42
a) Zurechnung des Verhaltens von Mitarbeitern	45
b) Zurechnung von Verstößen im Konzern	47
V. Entsprechende Anwendung auf unterworfene Unternehmen (Abs. 4)	51

I. Vorbemerkung

26 Die Regelungen des § 1 blieben durch die Neufassung der Verfahrensordnung vom 28. 11. 2008 in ihren Grundzügen unverändert, da sich die Gesamtkonzeption insgesamt bewährt hat. Abs. 1 und Abs. 2 erfuhren eine **Erweiterung,** um auch den neu ins Leben gerufenen Patientenkodex zu erfassen.

II. Zweck und Geltungsbereich (Abs. 1)

1. Zweck

Die Verfahrensordnung dient der wirksamen Überwachung und der Sanktionierung des FSA-Kodex Fachkreise und des FSA-Kodex Patientenorganisationen in der Praxis. Die Verfahrensordnung regelt hierzu im Einzelnen die Ausgestaltung der **vereinsinternen Spruchkörper**, den **Ablauf des Verfahrens** sowie die möglichen **Entscheidungs- und Sanktionsmöglichkeiten**. Darüber hinaus sind die Rechtsmittel geregelt, die einem Unternehmen gegen Entscheidungen des jeweiligen Spruchkörpers zur Verfügung stehen.

27

2. Geltungsbereich

a) Grundsätze

Die Regelungen der Verfahrensordnung finden zunächst Anwendung auf solche Unternehmen, die dem Verein zur Umsetzung einer freiwilligen Selbstkontrolle innerhalb der pharmazeutischen Industrie als **Mitglied** beigetreten sind. Sofern ein Unternehmen dem Verein nicht selbst als Mitglied angehören will, besteht darüber hinaus unter bestimmten Umständen (nachfolgend unter Rdnr. 29 f.) die Möglichkeit, sich auch ohne eine eigene Mitgliedschaft der Kontrolle und Sanktionierung durch den Verein zu unterwerfen. Dazu unterwirft sich das betreffende Unternehmen vertraglich der Satzung, der Verfahrensordnung sowie den Kodices des Vereins. In diesem Fall wird die Überwachung bzw. Sanktionierung der Kodices sowohl für Mitglieder wie auch für solchermaßen „Unterworfene" als Nichtmitglieder nach den gleichen Grundsätzen ausgeübt. Auf diese Weise wird dafür gesorgt, dass die Selbstkontrolle von einer möglichst großen Anzahl an Unternehmen mitgetragen und mitgestaltet werden kann, ohne dass diese zwingend Vereinsmitglieder werden müssen.

28

Voraussetzung für eine solche **Unterwerfungserklärung** ist jedoch, dass das Unternehmen der pharmazeutischen Industrie seinen Sitz in Deutschland hat, mit einem Vereinsmitglied „verbunden" ist sowie entweder selbst oder durch ein wiederum mit ihm verbundenes Unternehmen Arzneimittel in Deutschland in den Verkehr bringt (vgl. auch § 3 der Satzung des FSA). Unter dem Begriff des „verbundenen Unternehmens" sind dabei die sogenannten Konzernunternehmen nach den §§ 15 ff. des Aktiengesetzes (AktG) zu verstehen, d. h. ein oder mehrere abhängige Unternehmen, die unter der einheitlichen Leitung eines herrschenden Unternehmens, regelmäßig der Konzernmutter, zusammengefasst sind.

29

Das bedeutet, dass insbesondere **Tochtergesellschaften**, die von einem Vereinsmitglied im Sinne des Handels- bzw. Aktienrechts beherrscht werden, sich der Kontrolle der Schiedsstelle mittels einer entsprechenden Erklärung unmittelbar unterwerfen können. Auch „rechtlich selbstständige Unternehmen, die im Verhältnis zueinander in Mehrbesitz stehen" (vgl. § 15 f. AktG: die Anteile des Unternehmens werden mehrheitlich von einem anderen Unternehmen gehalten) werden erfasst, ebenso wie die mit Mehrheit beteiligten Unternehmen (vgl. ebenfalls § 15 f. AktG: das Unternehmen hält mehrheitlich Anteile eines anderen Unternehmens). Darüber hinaus erfasst der Begriff der „Verbundenheit" auch abhängige und herrschende Unternehmen (§ 17 AktG: das herrschende Unternehmen kann mittelbar oder unmittelbar beherrschenden Einfluss ausüben), Konzernunternehmen (§ 18 AktG) und wechselseitig beteiligte Unternehmen (§ 19 AktG).

30

b) Besonderheiten im Rahmen von Konzernstrukturen

Besonderheiten bei der Überwachung bzw. Sanktionierung von Kodex-Verstößen gelten innerhalb von Konzernstrukturen. Grundsätzlich wird innerhalb eines Konzerns vorrangig dasjenige Unternehmen verfolgt, in dessen **betrieblicher Sphäre** der jeweilige Verstoß gegen einen der Kodices **begangen** worden sein soll (vgl. Rdnr. 40). Betrifft die Beanstandung etwa eine nach einem der Kodices unlautere Werbemaßnahme einer Tochtergesellschaft, richtet sich das Verfahren allein gegen diese Tochtergesellschaft und nicht gegen die

31

Konzernmutter, sofern das Tochterunternehmen selbst Mitglied des Vereins ist oder sich der Verfahrensordnung und den Kodices schriftlich unterworfen hat.

32　Liegen diese Voraussetzungen dagegen nicht vor und ist das Unternehmen gleichwohl mit einem Vereinsmitglied oder einem unterworfenen Unternehmen verbunden, wird das Verhalten dieses Unternehmens der **Muttergesellschaft wie ein eigener Kodex-Verstoß zugerechnet** (Rdnr. 48). Daraus folgt, dass in einem solchen Fall auch nur die Muttergesellschaft am Verfahren beteiligt ist. Auch im Rahmen dieses Verfahrens gegebenenfalls ausgesprochene Sanktionen treffen dann allein das Mutterunternehmen (Rdnr. 49).

c) Territoriale Beschränkungen

33　Der Geltungsbereich der Selbstkontrolle ist örtlich beschränkt. Zunächst können nur Unternehmen Mitglied werden oder sich der Überwachung und Sanktionierung des Vereins unterwerfen, wenn sie ihren **Sitz in Deutschland haben** und – selbst oder durch verbundene Unternehmen – **Arzneimittel in Deutschland in den Verkehr bringen** (§ 3 Abs. 1 und 2 der Satzung des FSA).

III. Rechtsstellung und Aufgaben der Spruchkörper (Abs. 2)

1. Rechtsstellung

34　Die Überwachung und Sanktionierung von Verstößen gegen die Kodices durch Vereinsmitglieder oder unterworfene Unternehmen obliegt den Spruchkörpern 1. bzw. 2. Instanz. Bei diesen Spruchkörpern handelt es sich um **Vereinsgerichte** als sog. „**Rechtsorgane" des Vereins.** Anders als bei einem Schiedsgericht im Sinne zivilprozessualer Vorschriften (§§ 1025 ff. ZPO) ist darunter eine Einrichtung des Vereins mit Organstatus zu verstehen, wie dies beispielsweise auch bei der Mitgliederversammlung oder dem Vereinsvorstand der Fall ist. Der FSA bezweckt die Etablierung einer vereinsgerichtlichen Selbstkontrolle mit der Befugnis, die Durchsetzung von Verhaltensstandards (Kodices) im Wege von Vereinsorganen vorzunehmen. Eine solche **originäre Vereinsstrafgewalt** darf allerdings nicht außenstehenden Dritten übertragen werden. Als Außenstehende in diesem Sinne wären etwa Schiedsgerichte im Sinne der ZPO anzusehen. Anders als bei einer echten Selbstkontrolle, bei der die Einhaltung vereinsrechtlicher Vorgaben gerade von den Vereinsmitgliedern selbst umgesetzt wird, handelt es sich bei einem echten Schiedsgericht im Sinne der ZPO um eine neutrale, überparteiliche dritte Stelle.

35　Ein weiteres Unterscheidungskriterium der Spruchkörper des Vereins gegenüber einem echten Schiedsgericht ist der Ausschluss des Rechtswegs zu den ordentlichen Gerichten. Das von dem FSA gewählte Modell der freiwilligen Selbstkontrolle lässt den ordentlichen Rechtsweg grundsätzlich offen. Ist ein von einer Entscheidung der Spruchkörper betroffenes Unternehmen nicht bereit, dessen Entscheidung zu akzeptieren, kann es diese Entscheidung in einem bestimmten Umfang durch die **staatlichen Gerichte überprüfen** lassen. Eine volle inhaltliche Überprüfung der Entscheidungen der Spruchkörper durch die Zivilgerichte findet jedoch nach der Rechtsprechung nur in eingeschränktem Maße statt. Der eingeschränkte Prüfungsumfang der Zivilgerichte trägt insofern dem Selbstbestimmungsrecht privatautonomer Verbände Rechnung. Nach Auffassung des Bundesgerichtshofs wird der gebotene Rechtsschutz gegenüber Entscheidungen vereinsinterner Spruchkörper bereits dadurch ausreichend gewährleistet, dass die ordentlichen Gerichte Vereinsentscheidungen dahingehend überprüfen, ob die verhängte Maßnahme bzw. Vereinsstrafe eine Stütze im Gesetz oder in der Satzung hat, ob das satzungsmäßig vorgeschriebene Verfahren beachtet, und das betroffene Unternehmen auch der Vereinsstrafgewalt unterworfen ist.[5] Darüber hinaus darf die ausgesprochene Sanktion nicht grob unbillig oder willkürlich oder mit anderweitigen Gesetzes- oder Satzungsverstößen verbunden sein.[6]

---

[5] Zusammenfassend *BGHZ* 87, 337, 343; m. w. N. auch Soergel/*Hadding*, § 25 BGB, Rdnr. 59 ff.
[6] Soergel/*Hadding*, § 25 BGB, Rdnr. 59.

2. Aufgaben

Wird unter Einhaltung der formellen Voraussetzungen (vgl. Rdnr. 70 ff.) eine Beanstandung bei der Vereinsgeschäftsstelle eingereicht, prüft der Spruchkörper 1. Instanz eine solche Beanstandung und bereitet das Verfahren gegebenenfalls durch eine eigene Sachverhaltsaufklärung vor. Hält der Spruchkörper 1. Instanz die Vorwürfe auf der Grundlage der ermittelten bzw. zur Verfügung gestellten Informationen für begründet, kann er das Unternehmen abmahnen und zur Abgabe einer strafbewehrten Unterlassungserklärung auffordern. Der Spruchkörper 1. Instanz kann darüber hinaus bei schweren und/oder wiederholten Verstößen eine Geldstrafe und die Veröffentlichung des Namens des betroffenen Unternehmens anordnen. Ist das betroffene Unternehmen mit diesem Vorschlag einverstanden, muss es erklären, dass der beanstandete Verstoß für die Zukunft abgestellt wird und im Falle eines erneuten Verstoßes ein bestimmtes Ordnungsgeld zu zahlen ist. In diesem Fall endet das Verfahren (sog. **Regelverfahren**). Wird nach Einleitung des Verfahrens dagegen keine verfahrensbeendigende Unterlassungserklärung abgegeben, kann der Spruchkörper 1. Instanz im Entscheidungswege einen Kodex-Verstoß aussprechen und gegebenenfalls zusätzlich eine Geldstrafe zu Gunsten einer gemeinnützigen Einrichtung verhängen. Dieser Ausspruch wird mit der Verpflichtung des betroffenen Unternehmens verbunden, das beanstandete Verhalten zukünftig zu unterlassen und im Falle eines wiederholten Verstoßes ein Ordnungsgeld zu zahlen. Mit der Neufassung der Verfahrensordnung vom 2. 12. 2005 kann der Spruchkörper 1. Instanz statt der üblicherweise vollständig anonymisierten Veröffentlichung seiner Entscheidung bei schweren oder wiederholten Verstößen auch anordnen, dass der Name des verstoßenden Mitgliedsunternehmens in der Entscheidung ebenfalls veröffentlicht wird. Diese Anordnung darf nicht mit dem Ausspruch einer öffentlichen Rüge im Sinne des § 24 Abs. 4 Satz 1 verwechselt werden, die nur vom Spruchkörper 2. Instanz angeordnet werden kann (vgl. Rdnr. 37). 36

Die Entscheidung des Spruchkörpers 1. Instanz kann das Unternehmen im Wege des Einspruchs durch die **2. Instanz überprüfen** lassen. Dabei besteht allerdings auch die Möglichkeit, dass diese als nächsthöhere Instanz – neben dem weiterhin möglichen Ausspruch eines Kodex-Verstoßes und der Untersagung entsprechender zukünftiger Verstöße – die Geldstrafe zu Gunsten einer gemeinnützigen Einrichtung erhöht. Der Sanktionsrahmen der 2. Instanz liegt über dem der 1. Instanz (vgl. Rdnr. 266 ff.). Darüber hinaus wird die zweite Instanz als Eingangsinstanz bei wiederholten Verstößen tätig, um eine angemessene Sanktionierung des beanstandeten Verhaltens im Wege des erweiterten Sanktionsrahmens zu gewährleisten. Nach § 23 Abs. 4 Satz 1 kann allein die 2. Instanz – allerdings nur im Fall von wiederholten oder besonders schwerwiegenden Verstößen – zusätzlich eine **öffentliche Rüge** anordnen, die in angemessener Weise veröffentlicht wird. Eine solche Veröffentlichung kann beispielsweise auf der Homepage des Vereins im Internet erfolgen oder im Jahresbericht des Vereins. 37

Die Spruchkörper sanktionieren Verstöße gegen die im **3. und 4. Abschnitt des FSA-Kodex Fachkreise** niedergelegten materiellen Verhaltensstandards, wobei die Auslegungsgrundsätze des FSA-Kodex Fachkreise, die sich dort aus dem 2. Abschnitt ergeben, zu berücksichtigen sind. Diese Grundsätze beinhalten auch den Verweis auf die bei der Werbung und der Zusammenarbeit mit Ärzten einschlägigen gesetzlichen Bestimmungen. Hierdurch wird sichergestellt, dass bei der Auslegung des FSA-Kodex Fachkreise alle maßgeblichen rechtlichen Vorgaben für die Werbung sowie die Zusammenarbeit der Industrie mit Ärzten berücksichtigt werden (Kap. 2 Rdnr. 1 ff.). Ferner werden Verstöße gegen den 3. Abschnitt des FSA-Kodex Patientenorganisation geahndet wobei dabei die unter § 4 dieses Kodex niedergelegten Auslegungsgrundsätze zu berücksichtigen sind. 38

Der neu gefasste Abs. 2 Satz 2 sichert die rechtliche und tatsächliche Unabhängigkeit der Spruchkörper erster und zweiter Instanz indem ausdrücklich aufgenommen wurde, dass diese weder Weisungen unterworfen noch an eine etwaige vorherige Beratung der Mitgliedsunternehmen durch den Verein gebunden sind. 39

IV. Aufklärungsstrukturen und Ahndung im Konzern (Abs. 3)

1. Primär Verantwortliche (Abs. 3 Satz 1)

40   Bei Unternehmen, die zu einem Konzern gehören, soll nach der Verfahrensordnung vorrangig dasjenige Konzernunternehmen verfolgt werden, innerhalb **dessen betrieblicher Sphäre** der Kodex-Verstoß vorgefallen ist. Der Sinn dieser Regelung ist, dass möglichst dort die Verantwortung in den Unternehmen für Kodex-Verstöße bei der Zusammenarbeit mit Ärzten übernommen werden soll, wo solche Verstöße tatsächlich stattgefunden haben. Darüber hinaus ist eine Beanstandung im Verfahren wesentlich besser, vor allem aber einfacher aufzuklären, wenn das konkrete Unternehmen, dem ein Kodex-Verstoß vorgeworfen wird, selbst und nicht etwa durch die Muttergesellschaft an dem Verfahren direkt beteiligt ist. Dies ist allerdings nur dann möglich, wenn das betroffene Unternehmen entweder selbst auch Mitglied ist oder sich gem. Abs. 1 den Regularien des Vereins (Verfahrensordnung und Kodices) schriftlich unterworfen hat („unterworfene Unternehmen").

41   Daneben besteht innerhalb von Konzernen auch die Möglichkeit, Verstöße gegen die Kodices **anderen Unternehmen des Konzerns zuzurechnen** (Rdnr. 47 f.).

2. Zurechnungsmöglichkeiten (Abs. 3 Satz 2 und 3)

42   Absatz 3 Satz 1 und 2 regelt die Zurechnung von Verstößen gegen die Kodices durch **„verbundene abhängige"** Konzernunternehmen, die weder Mitglied des FSA noch „unterworfenes Unternehmen" sind. Solche Verstöße sollen nach Satz 2 dem Mitglied zugerechnet werden, welches das betreffende Unternehmen **beherrscht**. Abs. 3 Satz 3 betrifft den Sonderfall sog. „mehrstöckiger Konzerne". Hier soll eine Zurechnung von Verstößen gegen die Kodices an das nächsthöhere Unternehmen erfolgen, das selbst Mitglied des Vereins oder „unterworfenes Unternehmen" ist.

43   Daneben ist bei Konzernen eine **zusätzliche Zurechnungsmöglichkeit** zu beachten. Nach § 26 Abs. 2 Satz 1 und 2 der Satzung wird nämlich auch das Fehlverhalten eines abhängigen verbundenen Unternehmens dem herrschenden Unternehmen (d. h. in der Regel der Mutter) zugerechnet, wenn das abhängige verbundene Unternehmen, bei dem es zu einem Kodex-Verstoß gekommen ist, selbst weder Vereinsmitglied ist noch sich dessen vereinsrechtlichen Vorgaben nach § 1 Abs. 1 unterworfen hat („unterworfenes Unternehmen").

44   Neben diesen Zurechnungsfragen im Konzern stellt sich in der Praxis regelmäßig die Vorfrage, wann einem Unternehmen als juristischer Person ein Fehlverhalten auf Seiten eigener Mitarbeiter auch als **eigenes Fehlverhalten** zugerechnet wird (nachfolgend unter Rdnr. 45 f.).

a) Zurechnung des Verhaltens von Mitarbeitern

45   Grundsätzlich wird einem Unternehmen als juristischer Person nur das Verhalten von Organen bzw. von bestimmten **Mitarbeitern mit Leitungsfunktion** zugerechnet (§ 31 BGB analog). Darunter fällt zunächst die eigentliche „Führungsebene" des Unternehmens (etwa der Vorstand oder die Geschäftsführung). Aber auch unterhalb dieser Managementebene wird dem Unternehmen das Verhalten von Mitarbeitern als eigenes Verhalten zugerechnet, wenn diesen Personen durch die allgemeine Betriebsregelung und Handhabung bedeutsame Funktionen des Unternehmens zur selbstständigen, eigenverantwortlichen Wahrnehmung zugewiesen sind. Der einzelne Mitarbeiter muss dabei über eine **„ausreichende Leitungsfunktion"** verfügen. Diese Voraussetzungen können beispielsweise im Fall eines Abteilungsleiters des jeweiligen Unternehmens erfüllt sein. Wird der Mitarbeiter in diesem Sinne überwiegend eigenverantwortlich tätig, wird sein Verhalten dem Unternehmen wie eigenes Verhalten zugerechnet.

46   Da bei der Zusammenarbeit zwischen Arzt und Industrie die einzelnen **alltäglichen Kooperationsentscheidungen** im Regelfall unterhalb der eigentlichen Leitungsebene

getroffen bzw. konkreter ausgestaltet werden, wird es jedoch vielfach fallentscheidend sein, inwieweit auch das Verhalten dieser Mitarbeitergruppen dem Unternehmen zugerechnet und vor die „Schiedsstelle" gebracht werden kann. Eine entsprechende Zurechnungsvorschrift für diesen Mitarbeiterkreis findet sich in § 26 Abs. 2 Satz 3 der Vereinssatzung. Danach wird dem jeweiligen Unternehmen auch das schuldhafte Verhalten von **Angestellten und Erfüllungsgehilfen** zugerechnet, die nicht über die angesprochenen Organeigenschaften oder Leitungsfunktionen innerhalb des Unternehmens verfügen. Verstoßen diese Personen daher entweder fahrlässig oder vorsätzlich gegen Vorschriften der Kodices, wird dem Unternehmen dies als eigener Verstoß zugerechnet und gegebenenfalls sanktioniert. In der Praxis dürfte daher die Zurechnung bestimmter Verstöße gegenüber einem Unternehmen nur selten problematisch werden.

b) Zurechnung von Verstößen im Konzern

Innerhalb von Konzernstrukturen sind darüber hinaus weitere Zurechnungsmöglichkeiten von Bedeutung. Im Unterschied zu der vorstehend behandelten Konstellation (Rdnr. 45 f.), in der es um die Zurechnung des Verhaltens eigener Mitarbeiter an ihren Arbeitgeber geht, behandelt die zweite Fallgestaltung die weitergehende Möglichkeit, unter bestimmten Voraussetzungen das Fehlverhalten einzelner Mitarbeiter gegebenenfalls auch **unternehmensübergreifend** zurechnen zu können. 47

Nach § 26 Abs. 2 Satz 1 und 2 der Satzung wird grundsätzlich das Fehlverhalten eines **abhängigen verbundenen Unternehmens** dem herrschenden Unternehmen (d. h. in der Regel der Mutter) zugerechnet (zur Frage der „Beherrschung" vgl. Rdnr. 28 f.), wenn das abhängige verbundene Unternehmen, bei dem es zu einem Kodex-Verstoß gekommen ist, selbst weder Mitglied ist noch sich nach § 1 Abs. 1 unterworfen hat („unterworfenes Unternehmen"). In mehrstöckigen Konzernen, in denen mehrere Mitgliedsunternehmen in Frage kommen, denen der Verstoß zugerechnet werden könnte, erfolgt eine Zurechnung gem. § 26 Abs. 2 Satz 2 der Satzung stets „gegenüber dem nächst höheren herrschenden Unternehmen, das selbst Mitglied des Vereins ist oder sich dessen Kontrolle und Sanktionierung schriftlich unterworfen hat". 48

Zu prüfen ist daher zunächst, welchem Unternehmen ein Verstoß zuzurechnen ist. Wenn dieses Unternehmen selbst Mitglied oder unterworfenes Unternehmen ist, richtet sich das Verfahren direkt gegen das Unternehmen. Ist dies nicht der Fall, muss das herrschende Unternehmen einen Kodex-Verstoß gegen sich gelten und sich im weiteren Verfahren so behandeln lassen, als wäre der Verstoß im eigenen Unternehmen aufgetreten. In der Folge ist auch nur das **herrschende Unternehmen „verfahrensbeteiligt"** i. S. v. § 6 Abs. 5 Satz 1. 49

Gleichwohl bleiben die (herrschenden) **Konzernmitglieder** weiterhin verpflichtet, darauf hinzuwirken, dass die mit ihnen verbundenen abhängigen Unternehmen ebenfalls Mitglied in dem Verein werden oder sich dessen Kontrolle und Sanktionierung schriftlich unterwerfen, wenn diese Unternehmen ebenfalls die Mitgliedschaftsvoraussetzungen nach Abs. 1 erfüllen. 50

V. Entsprechende Anwendung auf unterworfene Unternehmen (Abs. 4)

Absatz 4 bestimmt, dass die Regelungen der Verfahrensordnung auf die **„unterworfenen Unternehmen"** entsprechend anwendbar sind. Hierdurch wird klar gestellt, dass die Selbstkontrolle der pharmazeutischen Industrie für alle Unternehmen, die als Mitglied oder unterworfenes Unternehmen der Vereinsordnungsgewalt unterliegen, gleichermaßen ausgeübt wird. Für die Unternehmen ergeben sich insoweit weder Unterschiede in der Ausgestaltung des Verfahrens noch hinsichtlich der inhaltlichen Anforderungen, die an ihr Verhalten bei der Zusammenarbeit mit Ärzten zu stellen sind. 51

2. Abschnitt: Allgemeine Verfahrensregeln (§§ 2–15)

1. Unterabschnitt: Einleitung des Verfahrens (§§ 2–3)

§ 2 Beanstandungsberechtigung

(1) Jedermann kann Beanstandungen bei dem Verein mit der Behauptung einreichen, ein Mitglied habe nach seinem Beitritt zu dem Verein gegen die Regelungen
1. des 3. und 4. Abschnitts des FSA-Kodex Fachkreise unter Berücksichtigung der im 2. Abschnitt dieses Kodex niedergelegten Auslegungsgrundsätze verstoßen oder
2. des 3. Abschnittes des FSA-Kodex Patientenorganisationen unter Berücksichtigung der in § 4 dieses Kodex niedergelegten Auslegungsgrundsätze verstoßen („Kodex-Verstoß").

(2) Das Beanstandungsrecht nach § 2 Abs. 1 Nr. 1 ist für Unternehmen auf Verstöße gegen Regelungen des 4. Abschnitts des FSA-Kodex Fachkreise unter Berücksichtigung der hierfür geltenden Grundsätze beschränkt. Für nicht verschreibungspflichtige Arzneimittel von Mitgliedern und den mit ihnen verbundenen Unternehmen sind die Regelungen des FSA-Kodex Fachkreise nicht anwendbar, es sei denn das jeweilige Mitgliedsunternehmen hat sich freiwillig dem FSA-Kodex Fachkreise auch für nicht verschreibungspflichtige Arzneimittel unterworfen.

(3) Der Vorstand kann auch von sich aus ein Beanstandungsverfahren gegen Mitglieder des Vereins einleiten. Dies gilt auch dann, wenn das von dem Vorstand eingeleitete Beanstandungsverfahren auf einer anonymen Beanstandung (§ 4 Abs. 3) beruht.

(4) Gegenstand einer Beanstandung können nur behauptete Verstöße sein, die nach dem Beitritt des Mitglieds oder der Unterzeichnung der Unterwerfungserklärung begangen wurden.

(5) Die Beanstandung ist unzulässig, wenn zum Zeitpunkt der Einlegung der Beanstandung das betroffene Mitglied gegenüber dem Beanstandenden bereits eine vollumfängliche Unterlassungserklärung abgegeben oder der Beanstandende eine entsprechende gerichtliche Entscheidung erreicht oder insofern ein gerichtliches Verfahren anhängig ist, das noch nicht rechtskräftig abgeschlossen ist. Die vorherige Abgabe von (strafbewehrten) Unterlassungserklärungen gegenüber Dritten schließt die Verpflichtung des betroffenen Mitglieds zur Abgabe einer strafbewehrten Unterlassungserklärung nach dieser Verfahrensordnung dagegen nicht aus.

Übersicht

	Rdnr.
I. Vorbemerkung	52
II. Beanstandungsrechte	53
1. Jedermann (Abs. 1)	53
2. Beschränkungen für Unternehmen (Abs. 2)	55
3. Recht des Vorstandes zur Einleitung eines Verfahrens (Abs. 3)	58
III. Gegenstand der Beanstandung (Abs. 5)	60
V. Unzulässigkeit der Beanstandung (Abs. 4)	61
VI. Spruchpraxis	62

I. Vorbemerkung

52   Im Zuge der **Neufassung** der Verfahrensordnung vom 28. 11. 2008 wurde der 3. Abschnitt des Patientenorganisationskodex als für die Beurteilung von Kodex-Verstößen maßgebliche Norm neben den 3. und 4. Abschnitt des FSA-Kodex Fachkreise gestellt. Dazu wurde die Beanstandungsberechtigung auf (freiwillig) unterworfene Unternehmen erweitert.

II. Beanstandungsrechte

1. Jedermann (Abs. 1)

53   Das Recht, bei der Geschäftsstelle des FSA eine Beanstandung einzureichen, ist nicht auf bestimmte Personengruppen beschränkt. Beanstandungen können daher sowohl von

allen juristischen Personen (etwa Ärzteorganisationen, Krankenkassen, anderen Unternehmen der pharmazeutischen Industrie etc.) als auch von allen natürlichen Personen (etwa Ärzte, Patienten etc.) eingereicht werden (**"jedermann"**). Die Beanstandungen werden von der Geschäftsstelle des Vereins bearbeitet. Eine Selbstanzeige zur nachträglichen Überprüfung der Kodex-Konformität des eigenen Verhaltens ist dagegen unzulässig (siehe FS I 2005.10-95).[7]

Die Beanstandung muss ferner mit einem Verstoß gegen die im 3. und 4. Abschnitt des **FSA-Kodex Fachkreise** niedergelegten Verhaltensstandards bzw. der damit in Zusammenhang stehenden Grundsätze (§§ 4, 6 des FSA-Kodex Fachkreise) oder gegen die im 3. Abschnitt des **FSA-Kodex Patientenorganisationen** unter Berücksichtigung der in § 4 dieses Kodex niedergelegten Auslegungsgrundsätze **begründet** werden. Da sich die Sanktionsgewalt des Vereins nur auf solche Unternehmen erstreckt, die diese durch Vereinsmitgliedschaft oder durch eine entsprechende Unterwerfungserklärung für sich anerkannt haben, sieht Abs. 1 eine **zeitliche Beschränkung** vor, wonach der beanstandete Verstoß nach dem Beitritt des betroffenen Unternehmens stattgefunden haben muss. 54

2. Beschränkungen für Unternehmen (Abs. 2)

Der Begriff "jedermann" umfasst auch Unternehmen, sie haben daher dem Grunde nach vollumfängliche Beanstandungsrechte. Allerdings ist das Beanstandungsrecht von Unternehmen nach § 2 Abs. 1 Nr. 1, also das Beanstandungsrecht hinsichtlich Verstößen gegen den FSA-Kodex Fachkreise, nach Abs. 2 Satz 1 beschränkt. Demzufolge können Unternehmen nur Verstöße gegen den 4. Abschnitt des FSA-Kodex Fachkreise ("Zusammenarbeit mit Angehörigen der Fachkreise") beanstanden. Das Beanstandungsrecht hinsichtlich Verstößen gegen den FSA-Kodex Patientenorganisationen aus § 2 Abs. 1 Nr. 2 bleibt unberührt. Damit ist es einem Unternehmen verwehrt, Verstöße anderer Unternehmen gegen die Werberegeln des FSA-Kodex Fachkreise durch den Spruchkörper des FSA überprüfen zu lassen. Für diese Materie wird die deutsche Zivilgerichtsbarkeit als ein ausreichend effektiver und bewährter Rechtsschutz angesehen. Insofern macht der FSA hier von der Ausnahmeoption der **"vorwiegend kommerziellen Interessen"** unter Art. 4 lit. c von Annex A des EFPIA-Kodex zur Zusammenarbeit mit Fachkreisen Gebrauch, indem von vornherein bei Unternehmen "kommerzielle Interessen" hinsichtlich der Überprüfung der Zulässigkeit von Werbung eines anderen Unternehmens angenommen werden. Diese Ausnahmeoption gilt allerdings auch für die Verfolgung von Wettbewerbsverstößen durch Nichtmitglieder, die ebenfalls nicht vom FSA verfolgt werden, wenn eine entsprechende Beanstandung gegen ein Mitglied nach § 2 Abs. 2 Satz 1 ausgeschlossen wäre (FS I 2006.7-132).[8] Das folgt zum einen aus dem Grundsatz der Gleichbehandlung von Mitgliedern und Nichtmitgliedern. Zum anderen ist dem Satzungszweck nicht zu entnehmen, dass der FSA verpflichtet wäre, Wettbewerbsverstöße ohne eine gleichzeitige Verletzung des FSA-Kodex Fachkreise zu verfolgen. Diese Grundsätze gelten auch dann, wenn eine Anwaltskanzlei ausdrücklich im Auftrag eines Mitgliedsunternehmens des FSA einen Wettbewerbsverstoß eines Nichtmitglieds beanstandet, der zugleich einen Verstoß gegen Vorschriften des 3. Abschnitts des FSA-Kodex Fachkreise (§ 7 Verbot der irreführenden Werbung) darstellt (FS I 2009.5-260).[9] 55

Ebenso sind **Mitarbeiter eines Wettbewerbers** nicht berechtigt, bei Verstößen gegen den 3. und 4. Abschnitt des FSA-Kodex Fachkreise Beanstandungen einzureichen, da für einen Mitarbeiter des Wettbewerbers dieselben Beschränkungen wie für das Unternehmen gelten, dem er angehört (siehe FS II 2007.2-159).[10] Der Spruchkörper 2. Instanz hat damit den Anwendungsbereich des § 2 Abs. 2 Satz 1 der Verfahrensordnung weit gezogen. Der 56

---

[7] Siehe www.fs-arzneimittelindustrie.de.
[8] Siehe www.fs-arzneimittelindustrie.de.
[9] Entscheidung zu § 2 Abs. 2 i. d. F. v. 18. 1. 2008 (= PharmR 2009, 580).
[10] Entscheidung zu § 15 Abs. 1 und 3; 21 Abs. 1 i. d. F. v. 2. 12. 2005 (= PharmR 2008, 211).

Entscheidung liegt eine Beanstandung einer Regionalleiterin eines Wettbewerbers zu Grunde, die in der Praxis eines Arztes diverse Musterpackungen eines Medikaments des Beanstandeten vorgefunden hatte. In der ersten Instanz wurde die Beanstandungsberechtigung der Mitarbeiterin des Wettbewerbers angenommen. Die 2. Instanz lehnte sie mit der Begründung ab, dass ansonsten der Umgehung dieser Vorschrift Tür und Tor geöffnet sei. Die Entscheidung ist beachtenswert, denn immerhin steht, wie auch der Spruchkörper in seiner Entscheidung berücksichtigt hat, der Mitarbeiterin im Gegensatz zu ihrem Unternehmen nicht die Möglichkeit zu, einen Verstoß gegen wettbewerbsrechtliche Vorschriften ggf. auch nach dem UWG vor den ordentlichen Gerichten zu rügen. Aus Gründen der praktischen Handhabung der Vorschriften des FSA erscheint jedoch die Entscheidung des Spruchkörpers durchaus nachvollziehbar und im Ergebnis richtig. Anderenfalls drohte ein Wandel des FSA hin zum „Abmahnverein" für heilmittelwerberechtliche Beanstandungen der Mitgliedsunternehmen mit eigener Sanktionierung, was allerdings nicht gewünscht war.

Bei anderen Beschwerdeführern wird im Rahmen des die Werbung betreffenden Teils des FSA-Kodex Fachkreise vermutet, dass sie keine „kommerziellen Interessen" an der Verfolgung von Verstößen besitzen. Dementsprechend bleibt das Beanstandungsrecht anderer Beschwerdeführer weiterhin unbeschränkt.

57   Absatz 2 Satz 2 wurde durch die Änderung der Verfahrensordnung vom 14. 7. 2006 eingefügt. Durch Satz 3 werden die Bestimmungen des 4. Abschnitts des FSA-Kodex Fachkreise für **nicht verschreibungspflichtige Arzneimittel** von Mitgliedern und den mit ihnen verbundenen Unternehmen für nicht anwendbar erklärt. Diese Bestimmung ist durch die Änderung des § 1 Abs. 2 Nr. 2 des FSA-Kodex Fachkreise obsolet geworden und erfüllt im Regelfall nunmehr nur noch klarstellende Funktion. Satz 2, 2. HS eröffnet aber ausdrücklich den Mitgliedsunternehmen oder den mit diesen verbundenen Unternehmen die Möglichkeit, sich freiwillig den Regelungen des 4. Abschnitts des FSA-Kodex Fachkreise auch für nicht verschreibungspflichtige Arzneimittel zu unterwerfen.

3. Rechte des Vorstandes zur Einleitung eines Verfahrens (Abs. 3)

58   Es ist nicht zwingend erforderlich, dass die Beanstandung von einer außenstehenden Person bei der Geschäftsstelle eingereicht wird. Vielmehr kann auch der Vorstand des Vereins von sich aus ein Verfahren gegen Mitglieder des Vereins oder unterworfene Unternehmen einleiten, wenn er von einem Verstoß gegen die relevanten Verhaltensvorgaben der Kodices Kenntnis erlangt und ein solches Vorgehen für angemessen bzw. erforderlich hält. Dem Vorstand steht insoweit ein **Ermessensspielraum** zu („kann"). Obgleich der Wortlaut der Regelung dem Vorstand einen unbegrenzten Ermessensspielraum einräumt, verhält sich der Vorstand bislang, soweit ersichtlich, mit der Inanspruchnahme seines Rechts aus Abs. 3 äußerst zurückhaltend. Und tatsächlich sprechen der Ausnahmecharakter, die Genese sowie der Sinn und Zweck der Regelung dafür, diese nur dann anzuwenden, wenn ein nach Art und Ausmaß schwerwiegender Verstoß gegen die Vorschriften der Kodices vorliegt oder der Verstoß geeignet ist, das öffentliche Ansehen der pharmazeutischen Industrie nicht unerheblich zu beeinträchtigen. Diese Gesichtspunkte dürften bei der Ausübung des Ermessensspielraums **einschränkend zu berücksichtigen** sein. Dagegen steht dem Geschäftsführer des Vereins oder (anderen) Mitgliedern der Spruchkörper nicht das Recht zu, von sich aus ein Verfahren einzuleiten. Ihnen steht es allerdings frei, den Vorstand über Vorgänge oder Erkenntnisse zu unterrichten, der dann die Einleitung eines Verfahrens beschließen kann.

59   Absatz 3 durchbricht einen wesentlichen Grundsatz der Verfahrensordnung. Der Vorstand kann sich eine Beanstandung eines Unternehmens wegen des Verstoßes eines Mitgliedsunternehmens **zu eigen machen** und trotz der Regelung in Abs. 2 ein Verfahren einleiten. Insofern durchbricht Abs. 3 auch den Grundsatz in § 4 Abs. 3, wonach anonyme Beanstandungen wegen Verstößen gegen Regelungen des 3. Abschnitts des FSA-Kodex Fachkreise („Werbung") nicht verfolgt werden dürfen.

IV. Gegenstand der Beanstandung (Abs. 4)

Der Beitritt eines Mitglieds oder die Unterzeichnung einer Unterwerfungserklärung stellt eine **zeitliche Zäsur** dar. Nur wenn Verstöße nach diesen Ereignissen (erneut) stattfinden, können sie durch eine Beanstandung geltend gemacht werden. Der Grund für diese Einschränkung liegt darin, dass vor dem Beitritt bzw. der Unterzeichnung einer Unterwerfungserklärung die Regelungen der Kodices noch nicht anwendbar sind. 60

V. Unzulässigkeit der Beanstandung (Abs. 5)

Sofern das betroffene Mitglied gegenüber dem Beanstandenden zum Zeitpunkt der Beanstandung bereits eine umfassende Unterlassungserklärung abgegeben hat oder eine entsprechende gerichtliche Entscheidung vorliegt, ist die Beanstandung unzulässig. Insofern fehlt es dem Beanstandenden an einem **berechtigten Interesse** zur Anrufung der Spruchkörper des FSA. 61

VI. Spruchpraxis

- Eine **Selbstanzeige** zur Überprüfung des eigenen Kodex-konformen Verhaltens ist unzulässig (FS I 2005.10-95).[11] 62
- Aus dem Satzungszweck des FSA folgt nicht, dass der FSA verpflichtet ist, **Wettbewerbsverstöße ohne eine gleichzeitige Verletzung des FSA-Kodex Fachkreise** zu verfolgen (FS I 2006.7-132).[12]
- Die **Mitarbeiter eines Wettbewerbers** sind nicht berechtigt als „jedermann" bei Verstößen gegen den 3. und 4. Abschnitt des FSA-Kodex Fachkreise Beanstandungen einzureichen, da für einen Mitarbeiter des Wettbewerbers dieselben Beschränkungen wie für das Unternehmen gelten, dem er angehört. Damit ist er nicht „jedermann" i. S. v. § 2 Abs. 1 VerfO (FS II 2007.2-159).[13]
- Aus Gründen der Gleichbehandlung kann der FSA einen Wettbewerbsverstoß eines Nichtmitglieds, der einen Verstoß gegen Vorschriften des 3. Abschnitts des FSA-Kodex Fachkreise (§ 7, Verbot der irreführenden Werbung) darstellt, nicht verfolgen, wenn ein solcher Verstoß von einer Anwaltskanzlei **im Auftrag eines Mitgliedsunternehmens** des FSA beanstandet wird (FS I 2009.5-260).[14]

---

§ 3 Weitere Rechte des Beanstandenden
(1) Der Beanstandende hat im weiteren Verfahren folgende Informations- und Überprüfungsrechte:
1. Der Beanstandende wird über den Ausgang des Verfahrens durch Übersendung des Tenors der Entscheidung und der wesentlichen Entscheidungsgründe informiert (§ 11 Abs. 5 S. 2). Der Beanstandende wird hierbei jeweils auf die für ihn bestehenden Verfahrensrechte hingewiesen.
2. Der Beanstandende hat das Recht,
   a) gegen Entscheidungen des Spruchkörpers 1. Instanz Einspruch einzulegen, soweit seine Beanstandung nicht zur Feststellung eines Kodex-Verstoßes führt (§ 25 Abs. 2);
   b) bei Untätigkeit des Spruchkörpers 1. Instanz den Spruchkörper 2. Instanz anzurufen, sofern der Spruchkörper 1. Instanz nicht innerhalb von 6 Monaten nach Eingang der Beanstandung eine Entscheidung trifft und es auch nicht innerhalb dieses Zeitraums

---

[11] Siehe www.fs-arzneimittelindustrie.de.
[12] Siehe www.fs-arzneimittelindustrie.de.
[13] Entscheidung zu § 15 Abs. 1 und 3; 21 Abs. 1 i. d. F. v. 2. 12. 2005 (= PharmR 2008, 211).
[14] Entscheidung zu § 2 Abs. 2 der FSA-Verfahrensordnung i. d. F. v. 18. 1. 2008 (= PharmR 2009, 580).

Kapitel 13. Freiwillige Selbstkontrolle für die Arzneimittelindustrie e.V.

zur Abgabe einer strafbewehrten Unterlassungserklärung durch das betroffene Unternehmen wegen des beanstandeten Kodex-Verstoßes gekommen ist (§ 25 Abs. 3). In diesen Fällen wird das Verfahren vor dem Spruchkörper 2. Instanz fortgesetzt.

(2) Der Beanstandende ist ansonsten am Verfahren nicht beteiligt.

Übersicht

	Rdnr.
I. Vorbemerkung	63
II. Informations- und Überprüfungsrechte des Beanstandenden (Abs. 1)	66
III. Keine weitere Beteiligung des Beanstandenden am Verfahren (Abs. 2)	69

I. Vorbemerkung

63 Diese Vorschrift fasst die **Rechte des Beanstandenden** zusammen, die über die bloße Beanstandungsberechtigung (§ 2) hinausgehen.

64 Über § 2 Abs. 2 Satz 2 der Ursprungsfassung der Verfahrensordnung hinaus wird der Beanstandende nach Abs. 1 Nr. 1 nunmehr über den Ausgang des Verfahrens **vollumfänglich informiert**. Sinn und Zweck dessen ist die Umsetzung der nach den EFPIA-Kodices erforderlichen Transparenz sowie die hiermit verbundene Ermöglichung der Ausübung der Verfahrensrechte des Beanstandenden.

65 Die Regelung des Abs. 1 Nr. 2 setzt ebenfalls die EFPIA-Kodices um, die **effektive Rechtsmittel für den Beanstandenden** verlangen. Dies bedeutet eine erhebliche Erweiterung der dem Beanstandenden nach der Ursprungsfassung der Verfahrensordnung zustehenden Rechte, die auf die Einlegung einer Beanstandung beschränkt waren.

II. Informations- und Überprüfungsrechte des Beanstandenden (Abs. 1)

66 Diese weiteren **Rechte des Beanstandenden** bestehen in Informations- und Überprüfungsrechten.

67 Nach Abs. 1 Nr. 1 ist der Beanstandende **in vollem Umfang** über den Ausgang des Verfahrens **zu informieren**. Die Regelung des § 2 Abs. 2 Satz 2 der ursprünglichen Fassung sah hingegen nur die Mitteilung des Entscheidungstenors ohne die Entscheidungsgründe vor. Außerdem soll dem Beanstandenden die Ausübung seiner Verfahrensrechte durch umfassende Information ermöglicht und erleichtert werden.

68 Die Regelung der Abs. 1 Nr. 2 fasst die Einspruchs- und Beschwerderechte des Beanstandenden zusammen. Sie stellt eine Umsetzung des EFPIA-Kodex zur Zusammenarbeit mit den Fachkreisen dar, der in Art. 4 (d) von Annex A die Etablierung von **effektiven Rechtsmitteln** verlangt (der EFPIA-Kodex zur Zusammenarbeit mit Patientenorganisationen enthält in Art. 4 lit. d von Annex II eine Parallelvorschrift). Danach hat der Beanstandende das Recht, Einspruch gegen Entscheidungen der Spruchkörper einzulegen, sofern die Beanstandung nicht zur Feststellung eines Kodex-Verstoßes geführt hat. Ferner wird dem Beanstandenden das Recht eingeräumt, den Spruchkörper 2. Instanz anzurufen, sofern der Spruchkörper 1. Instanz nicht innerhalb von sechs Monaten nach Einlegung der Beanstandung eine Entscheidung getroffen hat. Sie bedeutet eine erhebliche Erweiterung der dem Beanstandenden nach der Ursprungsfassung der Verfahrensordnung zustehenden Rechte. Dort waren seine Rechte auf die Einlegung der Beanstandung selbst beschränkt.

III. Keine weitere Beteiligung des Beanstandenden am Verfahren (Abs. 2)

69 Absatz 2 stellt klar, dass die Informations- und Überprüfungsrechte des Beanstandenden in Abs. 1 **abschließend** sind.

§ 4 Inhalt und Form der Beanstandung

(1) Die Beanstandung ist schriftlich an den Geschäftsführer des Vereins zu richten und zu begründen. Sie sollte die vorgebrachten Beanstandungen möglichst durch die Beifügung von relevanten Unterlagen (etwa Einladungsschreiben zu medizinischen Fachkongressen u. ä.) im Original oder in Ablichtung substantiieren. Der Geschäftsführer leitet die Beanstandung zur Behandlung an den jeweils zuständigen Spruchkörper 1. Instanz weiter.

(2) Beanstandungen, die Vorgänge betreffen, die länger als ein Jahr zurückliegen, werden nicht behandelt.

(3) Anonyme Beanstandungen wegen Verstößen gegen Regelungen des 3. Abschnitts des FSA-Kodex Fachkreise werden mit Ausnahme von § 2 Abs. 3 nicht behandelt.

Übersicht

	Rdnr.
I. Vorbemerkung	70
II. Inhalt der Beanstandung (Abs. 1)	71
III. Ausschlussfristen (Abs. 2)	72
IV. Anonyme Beanstandungen (Abs. 3)	74

I. Vorbemerkung

Diese Regelung entspricht im Wesentlichen § 3 der Verfahrensordnung i. d. F. vom 16. 2. 2004. Durch die **Fassung vom 2. 12. 2005** wurde in Abs. 3 eine **anonyme Beanstandung** grundsätzlich erlaubt. Diese Änderung beruht auf der Überlegung, dass das vormalige Verbot anonymer Beanstandung nach den Erfahrungen des FSA abschreckend wirken kann und eine effektive Tätigkeit des FSA nicht fördert. Eine Ausnahme besteht lediglich für sog. „commercial complaints", um einen Widerspruch mit § 2 Abs. 1 Satz 2 zu verhindern. Durch die **Neufassung vom 28. 11. 2008** wurde mit § 4 Abs. 1 Satz 3 gleichermaßen ein transparenterer Zugang zu dem Verfahren sowie eine Anpassung an die veränderte Besetzungsregelung des Spruchkörpers 1. Instanz in § 18 vorgenommen. 70

II. Inhalt der Beanstandung (Abs. 1)

Die Beanstandung ist **schriftlich** an den Geschäftsführer des Vereins zu richten und zu **begründen.** Sie kann auch direkt bei der Geschäftsstelle eingereicht werden. Dabei sollten die Beanstandungen möglichst bereits durch Beifügung von Unterlagen substantiiert werden, so dass eine Prüfung der Schlüssigkeit der Beanstandung möglich ist. Hiermit sind etwa Werbematerialien gemeint, die das von der Beanstandung betroffene Unternehmen bei der Zusammenarbeit mit Ärzten verwendet hat, Kopien von Berater- oder anderweitigen Kooperationsverträgen oder auch Einladungsschreiben zu medizinischen Fachkongressen oder unternehmensintern organisierten Fortbildungsangeboten für Ärzte. Ein bereits in Gang gesetztes Beanstandungsverfahren ist einzustellen, wenn der Beanstandende nicht bereit ist, den Zeugen (hier Arzt) namentlich zu benennen, welcher den Kodex-Verstoß nachweisen kann und das beanstandete Unternehmen nachweist, dass die eigenen Außendienstmitarbeiter fortlaufend und vollständig über den Inhalt des entsprechenden Kodex informiert und geschult werden (FS I 2005.10-97).[15] Klarstellend sei erwähnt, dass diese Entscheidung nicht im Widerspruch zu der Entscheidung des FSA zur Beanstandungsberechtigung von Mitarbeitern (FS II 2007.2-159)[16] steht (siehe zu dieser Entscheidung auch 71

---

[15] Entscheidung zu § 15 des Kodex i. V. m. §§ 4 und 20 der Verfahrensordnung i. d. F. v. 2. 12. 2005, www.fs-arzneimittelindustrie.de.
[16] Abgedruckt in PharmR 2008, 211.

Rdnr. 56). Zwar beschäftigen sich beide Entscheidungen mit der Frage, welchen Einfluss die **Durchführung adäquater Schulungen** im Falle von kodexwidrigem Verhalten von Mitarbeitern hat. In der Entscheidung FS II 2007.2-159 hatte der FSA die Verantwortlichkeit für das Verhalten eines Mitarbeiters angenommen, obwohl das Unternehmen sich darauf berufen hatte, ein adäquates System zur Mitarbeiterschulung eingeführt zu haben. Aus der Entscheidung FS I 2005.10-97 folgt dagegen, dass für den **Nachweis eines kodexwidrigen Verhaltens** der Durchführung adäquater Schulungen eine **indizielle Wirkung** zukommt, dass sich die Mitarbeiter kodexkonform verhalten. Es handelt sich also um eine Beweisfrage. Ist aber wie in der Entscheidung FS II 2007.2-159 das kodexwidrige Verhalten eines Mitarbeiters nachgewiesen, so soll **im Rahmen der Zurechnung keine „Exkulpation"** des Mitgliedsunternehmens aufgrund der Durchführung adäquater Schulungen erreicht werden.

Durch die Änderung von § 4 Abs. 1 Satz 3 der Verfahrensordnung wird die **Weiterleitung von Beschwerden** durch den Geschäftsführer an den zuständigen Spruchkörper 1. Instanz klargestellt. Hierdurch wird ein möglichst einfacher und transparenter Zugang zum Spruchkörper 1. Instanz erreicht, da der Geschäftsführer weiterhin als Eingangsstelle für etwaige Beschwerden zuständig bleibt. Diese Änderung ist notwendig, da mit der Änderung der Besetzungsregelung des Spruchkörpers der 1. Instanz eine solche Weiterleitung erforderlich werden kann.

III. Ausschlussfristen (Abs. 2)

72 Die Beanstandung ist **schriftlich einzureichen** und zu **begründen** und darf nur Vorgänge betreffen, die nicht bereits länger als ein Jahr zurückliegen (**„einjährige Ausschlussfrist"**). Für ältere Vorgänge fehlt es insoweit an einem aus der Aktualität erwachsenden besonderen Verfolgungsinteresses, das die Behandlung des Vorgangs durch den Verein als notwendig bzw. sinnvoll erscheinen ließe. Bei der Bestimmung der Ausschlussfrist ist darauf abzustellen, inwieweit das beanstandete Verhalten bei einer Gesamtbetrachtung als abgeschlossen zu beurteilen ist. Bei **Dauerschuldverhältnissen,** d.h. bei auf längere Zeit angelegten Kooperationsbeziehungen (wie etwa der Durchführung von Beraterverträgen) kommt es nicht auf den Beginn der Kooperation an, sondern allein darauf, inwieweit die letzte Zusammenarbeit länger als ein Jahr zurückliegt. Entscheidend bei Vertragsverhältnissen ist daher die jeweilige Vertragslaufzeit bzw. die Zahlung der geschuldeten Vergütung, je nach dem welcher Vorgang weniger lang zurückliegt.

73 Dasselbe gilt für zeitlich aufeinander folgende **Mehrfachverstöße,** die in einem inhaltlichen Zusammenhang stehen und bei denen jeder für sich einen Kodex-Verstoß verwirklichen würde. Für den Fall, dass diese Verstöße so eng miteinander verbunden sind, dass eine Einzeluntersuchung nicht möglich bzw. sinnvoll ist (z.B. bei verschiedenen Teilzahlungen an einen Arzt innerhalb desselben Kooperationsverhältnisses), sind derartige Verstöße als einheitliche Handlung im juristischen Sinne zu bewerten, die in der früheren Rechtsprechung als **„fortgesetzte Handlung"** bezeichnet wurde. Entscheidend für die Bestimmung der Ausschlussfrist nach Abs. 2 ist dabei der letzte Teilakt des jeweiligen Kodex-Verstoßes (letzte Teilzahlung, Überweisung etc.).

IV. Anonyme Beanstandungen (Abs. 3)

74 Entgegen der Ursprungsfassung der Verfahrensordnung (§ 3 Abs. 3 a.F.), wonach die Zulassung von anonymen Beanstandungen für eine effektive Arbeit der Spruchkörper als eher ungeeignet angesehen wurde, erlaubt Abs. 3 nunmehr grundsätzlich anonyme Beanstandungen. Erfahrungen des FSA führten zur Überzeugung, dass die **Zulassung von anonymen Beanstandungen als sinnvoll** erscheint. Sie können der Arbeit des FSA förderlich sein, indem sie wertvolle Hinweise auf nicht kodex-konformes Verhalten erbringen, die der FSA in Ermangelung eigener Zwangsmittel zur Sachverhaltsaufklärung ansonsten

nicht erhalten würde. Entsprechend werden sie in der Verfahrensordnung in der Fassung vom 2. 12. 2005 im Grundsatz für zulässig erklärt.

Einzige **Ausnahme** von der grundsätzlichen Zulässigkeit von anonymen Beanstandungen sind die „**kommerziellen Interessen**" von Unternehmen hinsichtlich der Regelungsmaterie des 3. Abschnitts des FSA-Kodex Fachkreise („Werbung") (Rdnr. 55). Um nicht die Regelung des § 2 Abs. 2 unterlaufen zu können, werden anonyme Beanstandungen zu Verstößen hinsichtlich des 3. Abschnittes des FSA-Kodex Fachkreise **nicht behandelt**. Gleichwohl steht es aber im Ermessen des Vorstands, sich nach § 2 Abs. 3 derartige, eigentlich unzulässige Beanstandungen zu eigen zu machen und ein entsprechendes Verfahren einzuleiten. Es ist wohl zu erwarten, dass die bisherige Praxis in diesem Zusammenhang insofern weiterhin Gültigkeit behält, wonach ein ausreichender **tatsächlicher Beleg der konkret zu nennenden Umstände** Voraussetzung für einen entsprechenden Beschluss des Vorstands ist. 75

2. Unterabschnitt: Grundsätze und Gang des Verfahrens (§§ 5–11)

§ 5 Zuständigkeiten

(1) Der Spruchkörper 1. Instanz ist erstinstanzlich für alle Beanstandungen zuständig, sofern nicht die Zuständigkeit des Spruchkörpers 2. Instanz gegeben ist (§ 5 Abs. 2). Der Spruchkörper 1. Instanz hat im Fall von zulässigen und begründeten Beanstandungen von den Mitgliedern eine strafbewehrte Unterlassungserklärung zu verlangen („Regelverfahren", § 20). Sofern das Mitglied die Abgabe einer solchen Unterlassungserklärung verweigert, wird das Verfahren vor dem Spruchkörper 1. Instanz fortgesetzt (§ 21). Sofern sich die Beanstandung in diesem Verfahren als zulässig und begründet erweist, ist durch den Spruchkörper 1. Instanz im Wege einer Entscheidung ein Verstoß gegen den Kodex festzustellen.

(2) Der Spruchkörper 2. Instanz ist bei wiederholten Verstößen derselben Art (drei Verstöße innerhalb von zwei Jahren) gemäß § 20 Abs. 8 i.V.m. § 24 Abs. 1 sowie gemäß § 25 für die Entscheidung über Einsprüche gegen Entscheidungen des Spruchkörpers 1. Instanz zuständig. Ferner ist der Spruchkörper 2. Instanz bei Beschwerden des Beanstandenden wegen Untätigkeit des Spruchkörpers 1. Instanz zuständig (§ 25 Abs. 3).

Übersicht

	Rdnr.
I. Vorbemerkung	76
II. Zuständigkeit des Spruchkörpers 1. Instanz (Abs. 1)	77
1. Eingangsinstanz	77
2. „Regelverfahren"	78
3. Zusätzliche Spruchkörper 1. Instanz	79
III. Zuständigkeit des Spruchkörpers 2. Instanz (Abs. 2)	80
1. Dreifache Zuständigkeit	80
a) Wiederholte Verstöße	81
b) Begriff der „Kerngleichheit"	83
c) Zweijahres-Zeitraum	84
d) Untätigkeit des Spruchkörpers 1. Instanz	85
2. Zusätzliche Spruchkörper 2. Instanz („Kammern")	86

I. Vorbemerkung

Die Regelung entspricht weitgehend § 4 der Ursprungsfassung der Verfahrensordnung. Die Regelung in Abs. 2 Satz 2 setzt die Anforderungen der EFPIA-Kodices an einen effektiven Rechtsschutz um, indem der Beanstandende gegen ablehnende Entscheidungen **Einspruch erheben** oder eine **Untätigkeitsbeschwerde** bei Passivität des Spruchkörpers 1. Instanz einlegen kann. Durch die **Neufassung** vom 28. 11. 2008 wurde diese Regelung **nicht geändert**. 76

II. Zuständigkeit des Spruchkörpers 1. Instanz (Abs. 1)

1. Eingangsinstanz

77   Der Spruchkörper 1. Instanz ist **erstinstanzlich** für alle Beanstandungen zuständig (Abs. 1 Satz 1). Der Spruchkörper 2. Instanz wird als Eingangsinstanz im Fall von „wiederholten Verstößen derselben Art" gem. Abs. 2 tätig, wenn derartige Verstöße mindestens dreimal innerhalb eines Zeitraumes von zwei Jahren auftreten. Angesichts der besonderen Uneinsichtigkeit des betroffenen Unternehmens bzw. der Nachhaltigkeit solcher Verstöße „derselben Art" kann die 2. Instanz von ihren höheren Sanktionsmöglichkeiten Gebrauch machen (Rdnr. 256 ff.). Daneben wird der Spruchkörper 2. Instanz auch im Rahmen der sog. Untätigkeitsklage als Eingangsinstanz tätig, wenn der Spruchkörper 1. Instanz nach Eingang einer Beanstandung sechs Monate untätig bleibt. Hier ist die 2. Instanz „anstelle" der untätigen 1. Instanz auch nur mit deren geringeren Sanktionsmöglichkeiten ausgestattet.

2. „Regelverfahren"

78   Um die Vorteile einer eigenverantwortlich ausgestalteten Selbstkontrolle zu nutzen und auf diese Weise Verstößen zeitnah und bürokratiearm begegnen zu können, wird der Spruchkörper 1. Instanz im Fall von zulässigen und begründeten Beanstandungen die Abgabe einer **strafbewehrten Unterlassungserklärung** verlangen. Ist das betroffene Unternehmen mit diesem Vorgehen einverstanden, ist das Verfahren mit Abgabe der entsprechenden Erklärung beendet (**„Regelverfahren"**, § 20). Zur Durchführung eines streitigen Verfahrens kommt es daher nur, wenn das Mitglied bzw. das unterworfene Unternehmen mit der Abgabe einer entsprechenden Unterlassungserklärung nicht einverstanden ist. In diesem Fall wird das Verfahren vor dem Spruchkörper 1. Instanz fortgesetzt (§ 21). Bestätigt dieses Verfahren den Verstoß und erweist sich die Beanstandung damit auch im streitigen Verfahren als zulässig und begründet, wird der Spruchkörper 1. Instanz den Kodex-Verstoß feststellen und gegebenenfalls auch gem. § 22 sanktionieren (Rdnr. 212 ff.).

3. Zusätzliche Spruchkörper 1. Instanz

79   Sofern der Vorstand mehr als einen Spruchkörper mit der Wahrnehmung der Tätigkeit als Spruchkörper 1. Instanz betraut, bilden diese jeweils **eigenständige Spruchkörper 1. Instanz** (§ 18 Abs. 1 Satz 3). Die genauen Zuständigkeiten der einzelnen Spruchkörper 1. Instanz bestimmen sich in diesem Fall nach dem Geschäftsverteilungsplan, der zu diesem Zweck vom Vorstand erlassen wird (Rdnr. 198).

III. Zuständigkeit des Spruchkörpers 2. Instanz (Abs. 2)

1. Dreifache Zuständigkeit

80   Der Spruchkörper 2. Instanz verfügt seit der Neufassung der Verfahrensordnung vom 2. 12. 2005 über eine **„dreifache Zuständigkeit"**. Er ist zunächst als 2. Instanz für die Entscheidung über Einsprüche gegen Entscheidungen des Spruchkörpers 1. Instanz zuständig. Darüber hinaus wird er in den Fällen als Eingangsinstanz tätig, in denen es zu „wiederholten Verstößen derselben Art" durch ein Unternehmen kommt. Außerdem ist er für Beschwerden zuständig, wenn ein Beanstandender die Untätigkeit des Spruchkörpers 1. Instanz rügen will.

a) Wiederholte Verstöße

81   Von „wiederholten Verstößen" ist in zeitlicher Hinsicht dann auszugehen, wenn das betreffende Unternehmen drei sogenannte **„kerngleiche Verstöße"** innerhalb von zwei Jahren begeht (§ 20 Abs. 7 Satz 6). In diesem Fall wird der dritte kerngleiche Verstoß unmittelbar zur Untersuchung bzw. Sanktionierung an die 2. Instanz abgegeben.

B. Verfahrensordnung – Erläuterungen (§ 5)

Hinsichtlich der Identität des Unternehmens ist darauf zu achten, dass es nicht erforderlich ist, dass der wiederholte Verstoß zwingend durch ein und dasselbe Unternehmen begangen werden muss, um die Abgabe an die nächsthöhere Instanz auszulösen. Bei Konzernen ist auch dann von einem wiederholten Verstoß desselben Unternehmens auszugehen, wenn die Verstöße einem bestimmten Konzernunternehmen als eigene Verstöße zuzurechnen sind (Rdnr. 42 ff.). Entscheidend ist allein, welches Unternehmen innerhalb der letzten zwei Jahre **verfahrensbeteiligt** war und in diesem Zusammenhang für entsprechend kerngleiche Verstöße **sanktioniert** worden ist oder freiwillig eine entsprechende **Unterlassungserklärung** abgegeben hat (dazu Rdnr. 78). 82

b) Begriff der „Kerngleichheit"

Von einer „kerngleichen Handlung" ist dann auszugehen, wenn die beanstandete Handlung **entweder identisch** oder in ihren **charakteristischen Elementen „kerngleich"** mit einer solchen Handlung ist, die bereits in der Vergangenheit Gegenstand einer begründeten Beanstandung gewesen ist. Nach § 20 Abs. 7 Satz 6 ist von einer begründeten Beanstandung dann auszugehen, wenn entweder von dem betroffenen Mitglied eine entsprechende Unterlassungserklärung abgegeben oder von den Spruchkörpern 1. oder 2. Instanz eine im Sinne der Verfahrensordnung unanfechtbare Unterlassungsverpflichtung ausgesprochen worden ist. „Kerngleichheit" liegt nicht schon deshalb vor, weil das nunmehr beanstandete Verhalten gegen die gleiche Norm verstößt, wie das Verhalten, das Gegenstand der Unterlassungserklärung war. Es muss stattdessen gerade das Charakteristische der früheren Verletzung wiederkehren, so dass keine erneute selbstständige rechtliche Beurteilung notwendig ist (FS II 2007.12-218 (b)).[17] Der Spruchkörper 2. Instanz hatte in dieser Entscheidung über eine Anwendungsbeobachtung zu entscheiden, die in kodexwidriger Art und Weise den teilnehmenden Arzt zur Verschreibung des Arzneimittels beeinflusste: Diese Beeinflussung erfolgte dadurch, dass in den zur Anwendungsbeobachtung gehörenden Mappen unzulässige Werbeschriftzüge enthalten waren und damit das Prinzip der Nichtintervention von Anwendungsbeobachtungen verletzt wurde (siehe dazu Kap. 11 Rdnr. 180). Diesem Verfahren war ein ähnliches Verfahren vorangegangen, in dem ebenfalls eine kodexwidrige Anwendungsbeobachtung vorlag. Bei dieser erfolgte ebenfalls eine unzulässige Beeinflussung der Fachkreise, jedoch nicht durch die verwendeten Mappen, sondern durch den Außendienst des Unternehmens, der die Anwendungsbeobachtung begleitete. Trotz dieser Parallelen lag nach Auffassung des FSA keine Kerngleichheit zwischen den beiden Verstößen vor. Denn auch wenn letztlich gegen die gleiche Norm verstoßen wurde, erfolgte der zweite Verstoß durch andere Mittel und musste daher vollständig neu beurteilt werden. Er war auch nicht von der Unterlassungserklärung erfasst, die im Rahmen des ersten Verfahrens abgegeben wurde. 83

c) Zweijahres-Zeitraum

Zur genauen Bestimmung von Fristen liegt es nahe, auf die **Vorschriften des Bürgerlichen Gesetzbuchs** (§§ 186 ff. BGB) zurückzugreifen. Zur Bestimmung des Zweijahres-Zeitraums nach Abs. 2, dem eigentlichen Fristbeginn, ist insofern vom Datum des ersten der drei Verstöße gegen den entsprechenden Kodex auszugehen. Hat der erste Verstoß etwa am 1. 6. 2004 stattgefunden, beginnt der Fristlauf der Zweijahres-Frist am 2. 6. 2004 (vgl. § 187 Abs. 1 BGB) und endet entsprechend § 188 Abs. 2 BGB am 1. 6. 2006. 84

d) Untätigkeit des Spruchkörpers 1. Instanz

Der durch die Neufassung der Verfahrensordnung vom 2. 12. 2005 eingeführte Rechtsbehelf der Untätigkeitsbeschwerde ermöglicht dem Beanstandenden bei **Untätigkeit des** 85

---

[17] Entscheidung zu § 19 Abs. 2 FSA-Kodex (2006), § 19 Abs. 1 Satz 4 FSA-Kodex Fachkreise (2008), www.fs-arzneimittelindustrie.de.

Spruchkörpers 1. Instanz einen unmittelbaren Zugang zum Spruchkörper 2. Instanz. Die Sanktionsmöglichkeiten sind hier aber auf den Rahmen beschränkt, der für den Spruchkörper 1. Instanz gilt, da der **Spruchkörper der 2. Instanz als Eingangsinstanz** „anstelle" des Spruchkörpers der 1. Instanz tätig wird (§ 25 Abs. 3 Satz 2).

2. Zusätzliche Spruchkörper 2. Instanz („Kammern")

86   Abhängig vom Geschäftsaufkommen des Spruchkörpers 2. Instanz kann der Vorstand **weitere Spruchkörper** 2. Instanz als Kammern mit entsprechenden Besetzungen einrichten (§ 24 Abs. 4 Satz 2 der Satzung). Diese bilden ähnlich wie in der 1. Instanz jeweils einen eigenständigen Spruchkörper 2. Instanz. Die Zuständigkeit zwischen den einzelnen Spruchkörpern bestimmt sich nach dem Geschäftsverteilungsplan, der zu diesem Zweck vom Vorstand erlassen wird (§ 24 Abs. 4 Satz 3 der Satzung).

§ 6 Ablauf des Verfahrens

(1) Sofern eine Beanstandung nicht bereits im Regelverfahren (§ 20) erledigt wird, bestimmt der Vorsitzende des jeweiligen Spruchkörpers einen Termin zur mündlichen Verhandlung.

(2) Die Spruchkörper tagen grundsätzlich am Sitz des Vereins in Berlin. Auf Beschluss des Vorsitzenden des jeweiligen Spruchkörpers oder auf Antrag des betroffenen Mitglieds kann die Beanstandung im schriftlichen Verfahren weiterverfolgt werden, wenn die Anberaumung einer mündlichen Verhandlung nach billigem Ermessen des Vorsitzenden als entbehrlich zu betrachten ist. Sofern das betroffene Mitglied der Anordnung eines schriftlichen Verfahrens durch den Vorsitzenden des jeweiligen Spruchkörpers innerhalb einer einwöchigen Frist schriftlich widerspricht, hat der Vorsitzende einen Termin zur mündlichen Verhandlung anzuberaumen.

(3) Der Vorsitzende des jeweiligen Spruchkörpers veranlasst gegebenenfalls weitere verfahrensleitende und sitzungsvorbereitende Maßnahmen (Einholung von ergänzenden Auskünften etc.).

(4) Der Vorsitzende des jeweiligen Spruchkörpers kann nach seinem Ermessen Zeugen sowie gegebenenfalls Sachverständige einladen. Die von der Beanstandung betroffenen Mitglieder (nachfolgend: „betroffene Mitglieder") sind gehalten, Firmenangehörigen, die als Zeugen oder Sachverständigen eingeladen sind, die Teilnahme an der mündlichen Verhandlung zu ermöglichen, sofern dem nicht arbeitsrechtliche oder andere gewichtige Gründe entgegenstehen.

(5) Das betroffene Mitglied und die Mitglieder des jeweiligen Spruchkörpers werden darüber hinaus in jedem Fall zur mündlichen Verhandlung eingeladen, bei Verhandlungen des Spruchkörpers 2. Instanz auch derjenige Vorsitzende des Spruchkörpers 1. Instanz, der die Entscheidung als Spruchkörper 1. Instanz getroffen hat (nachfolgend „Verfahrensbeteiligte" genannt). An Verhandlungen des Spruchkörpers 2. Instanz kann in jedem Fall auch der Geschäftsführer des Vereins teilnehmen. Die mündliche Verhandlung ist ansonsten nicht vereinsöffentlich.

(6) Die Einladung erfolgt schriftlich per eingeschriebenem Brief mit Rückschein. Die Einladung soll spätestens drei Wochen vor der mündlichen Verhandlung abgesandt werden. Diese Einladung muss ferner die folgenden Informationen enthalten:
1. Inhalt der Beanstandung, gegebenenfalls unter Beifügung von Dokumenten, die dem betroffenen Mitglied eine sachgerechte Vorbereitung der mündlichen Verhandlung ermöglichen,
2. Ort und Zeit der mündlichen Verhandlung,
3. die Namen der Mitglieder des jeweiligen Spruchkörpers,
4. den Hinweis, dass Mitglieder des Spruchkörpers wegen Besorgnis der Befangenheit abgelehnt werden können,
5. den Hinweis, dass auch bei unentschuldigtem Fernbleiben des betroffenen Mitglieds oder seines Vertreters eine Entscheidung getroffen werden kann,
6. gegebenenfalls die Namen eingeladener Zeugen,

7. einen Hinweis an das betroffene Mitglied, dass es sich in jeder Lage des Verfahrens durch einen bevollmächtigten Mitarbeiter und/oder einen Rechtsanwalt vertreten lassen kann.

(7) Sofern das Verfahren im schriftlichen Verfahren verfolgt werden soll, trifft der Vorsitzende des jeweiligen Spruchkörpers die notwendigen verfahrensleitenden Maßnahmen. § 6 Abs. 6 S. 3 Nr. 1, 3, 4 und 7 gilt entsprechend. Dem betroffenen Mitglied ist Gelegenheit zur Stellungnahme zu geben. Der Vorsitzende des jeweiligen Spruchkörpers kann hierzu Fristen festsetzen.

Übersicht

	Rdnr.
I. Mündliche Verhandlung (Abs. 1)	87
1. Abgabe einer freiwilligen Unterlassungserklärung	87
2. Fortsetzung des Verfahrens	90
3. Wiedereinsetzung in den vorigen Stand	92
a) Verschuldensbegriff und Zurechnung von Fehlverhalten	93
b) Spezielle Zurechnungs- und Verschuldensfragen	94
II. Vorbereitung der mündlichen Verhandlung (Abs. 2 bis 7)	96
1. Tagungsort (Abs. 2)	96
2. Einladung zur mündlichen Verhandlung (Abs. 5)	97
a) Versendung der Einladung (Abs. 6 Satz 1 und 2)	98
b) Inhalt der Einladung (Abs. 6 Satz 3 Nr. 1 bis 6)	99
3. Entscheidung im schriftlichen Verfahren (Abs. 7)	102

I. Mündliche Verhandlung (Abs. 1)

1. Abgabe einer freiwilligen Unterlassungserklärung

Sofern die Beanstandung nicht bereits im Regelverfahren nach § 20 durch Abgabe einer entsprechenden strafbewehrten Unterlassungserklärung durch das betroffene Unternehmen erledigt wird, bestimmt der Vorsitzende des jeweiligen Spruchkörpers einen Termin zur mündlichen Verhandlung. Dies gilt auch für den Fall, in dem zwar seitens des betroffenen Unternehmens eine Unterlassungserklärung abgegeben wird, diese Erklärung jedoch nicht **„auf erstes Anfordern"** durch den Spruchkörper erfolgt. Nur der sofortigen Abgabe einer solchen Erklärung kommt insofern eine verfahrensbeendigende Wirkung zu. Verweigert das jeweilige Unternehmen daher entweder die Abgabe einer solchen Erklärung, oder entschließt es sich erst im weiteren Verlauf des Verfahrens zu diesem Schritt, **entfällt die verfahrensbeendigende Wirkung** der Unterlassungserklärung und eine Erledigung im Regelverfahren scheidet aus. Die Abgabe der freiwilligen Unterlassungserklärung wird in diesem Fall lediglich im Rahmen der **Strafzumessung** berücksichtigt.

Hinsichtlich der Abgabe einer Unterlassungserklärung und einer damit gegebenenfalls verbundenen verfahrensbeendigenden Wirkung enthält § 20 Abs. 7 Satz 7 für „wiederholte Verstöße derselben Art" eine **Sonderregelung.** Erklärt sich das Unternehmen mit der Zahlung des – mit dem erneuten Verstoß fälligen – Ordnungsgeldes und seiner Erhöhung für zukünftige Fälle einverstanden, endet das Verfahren. Ist das betroffene Unternehmen hiermit nicht einverstanden, wird das Verfahren fortgesetzt (§ 21). Sofern es sich bei der Beanstandung um den dritten „Verstoß derselben Art" im Sinne von § 5 Abs. 2 handelt, führt dieser Verstoß zur Zuständigkeit der 2. Instanz als Eingangsinstanz.

Bestreitet das betroffene Unternehmen nicht den Verstoß als solchen, sondern allein dessen **Wiederholungscharakter,** kann es die Zahlung des Ordnungsgeldes und seine Erhöhung für zukünftige Verstöße ablehnen und gleichzeitig die Abgabe einer „einfachen" Unterlassungserklärung für einen „andersartigen Verstoß" anbieten (§ 20 Abs. 6 Satz 1). Stellt sich im weiteren Verfahren heraus, dass die Auffassung des Unternehmens zutreffend war und die Eingangsprüfung durch den Spruchkörper 1. Instanz zu Unrecht einen Wiederholungstatbestand angenommen hatte, endet das Verfahren auch in diesem Fall auf der Grundlage der von dem Unternehmen abgegebenen Unterlassungserklärung.

2. Fortsetzung des Verfahrens

90 Wird das Verfahren fortgesetzt, bestimmt der Vorsitzende des jeweiligen Spruchkörpers einen Termin zur **mündlichen Verhandlung**. Alternativ dazu besteht die Möglichkeit, die Beanstandung im schriftlichen Verfahren zu verfolgen. Der Vorsitzende kann von der Anberaumung einer mündlichen Verhandlung nach billigem Ermessen dann absehen, wenn er dies entweder als entbehrlich betrachtet oder das betroffene Unternehmen die Durchführung des schriftlichen Verfahrens beantragt (§ 6 Abs. 2 Satz 2 i. V. m. Abs. 7).

91 Entscheidet sich der Vorsitzende, ein **schriftliches Verfahren** durchzuführen, ohne dass ein entsprechender Antrag des Unternehmens vorliegt, kann das Unternehmen innerhalb einer Woche schriftlich widersprechen. Nach § 10 Abs. 1 Satz 2 ist das Schriftlichkeitserfordernis erfüllt, wenn der Widerspruch durch einen eingeschriebenen Brief, Telefax, E-Mail oder durch die quittierte Abgabe bei der Geschäftsstelle des Vereins erfolgt. Die Beweislast, dass der Widerspruch tatsächlich eingegangen ist, obliegt dem betroffenen Unternehmen (§ 10 Abs. 1 Satz 3). Die Geschäftsstelle bestätigt auf Verlangen des Unternehmens den Eingang der Erklärung per Telefax oder E-Mail (§ 10 Abs. 1 Satz 4).

3. Wiedereinsetzung in den vorigen Stand

92 Dem betroffenen Unternehmen kann auf Antrag von dem jeweiligen Spruchkörper Wiedereinsetzung in den vorigen Stand gewährt werden, wenn es **unverschuldet** an der Einhaltung der Wochenfrist zur Einlegung des Widerspruches gehindert war (Rdnr. 93).

a) Verschuldensbegriff und Zurechnung von Fehlverhalten

93 Der Begriff „ohne Verschulden" bedeutet das Fehlen von Vorsatz und Fahrlässigkeit sowohl auf Seiten des Unternehmens als auch auf Seiten etwaiger Vertreter bzw. Bevollmächtigter des Unternehmens. Zur Auslegung des Verschuldensbegriffes kann auf die zivilrechtliche Rechtsprechung zu § 233 der ZPO („Wiedereinsetzung in den vorigen Stand") zurückgegriffen werden. Dem Unternehmen wird dabei in entsprechender Anwendung des § 51 Abs. 2 ZPO das Fehlverhalten seiner **gesetzlichen Vertreter** (z. B. Geschäftsführer oder Vorstand) als eigenes Verschulden zugerechnet. Darüber hinaus haftet das Unternehmen auch für ein mögliches Fehlverhalten seiner **gewillkürten Vertreter,** d. h. entweder für Unternehmensmitarbeiter, die zur Betreuung des Verfahrens bevollmächtigt sind, oder für ein Verschulden des mit dem Verfahren betrauten Rechtsanwalts als Bevollmächtigtem (entsprechend § 85 Abs. 2 ZPO).

b) Spezielle Zurechnungs- und Verschuldensfragen

94 Dass juristischen Personen das Verschulden ihrer gesetzlichen Vertreter zugerechnet wird, führt etwa bei der Organisationsform der GmbH dazu, dass diese für schuldhaftes Fehlverhalten ihres Geschäftsführers wie für eigenes Fehlverhalten einstehen muss. **Versäumt** daher etwa der Geschäftsführer **schuldhaft die Einhaltung einer Verfahrensfrist,** kann dem betroffenen Unternehmen keine Wiedereinsetzung in den vorigen Stand gewährt werden. Hinsichtlich des Verschuldenserfordernisses können sich bei Wirtschaftsunternehmen durchaus Organisationsobliegenheiten ergeben, die den strengen Anforderungen zur innerbetrieblichen Organisation nahe kommen, die den berufsmäßigen Verfahrensbevollmächtigten, namentlich Rechtsanwälten, abverlangt werden. Dies führt bei juristischen Personen und Handelsgesellschaften dazu, dass insbesondere Krankheit oder auch Unglücksfälle nur in Ausnahmefällen eine Wiedereinsetzung zugunsten des betroffenen Unternehmens rechtfertigen können. Das Unternehmen muss daher dafür Sorge tragen, dass Posteingänge etwa auch während der Erkrankung des Geschäftsführers bearbeitet werden.

95 Auf die **normalen Postlaufzeiten** darf ein Unternehmen sich dagegen verlassen. Gibt es den fristwahrenden Schriftsatz daher ausreichend adressiert und frankiert so rechtzeitig auf, dass er üblicherweise innerhalb der Wochenfrist der Schiedsstelle hätte zugehen müssen, handelt das Unternehmen schuldlos. Verzögerungen der Post oder Störungen im Tele-

fax-Betrieb, auch wenn deren Ursache ungeklärt bleibt, belasten danach nicht das Unternehmen, sondern rechtfertigen eine Wiedereinsetzung. Auch in diesem Zusammenhang ähneln die organisatorischen Maßnahmen, die einem Wirtschaftsunternehmen zugemutet werden, denen, die eine Anwaltskanzlei erfüllen muss. Dem Unternehmen ist insofern auch zuzumuten, eine Ausgangskontrolle für fristwahrende Schriftsätze durchzuführen, d. h. etwaige Faxbestätigungen auf ordnungsgemäßen Empfang zu kontrollieren.

II. Vorbereitung der mündlichen Verhandlung (Abs. 2 bis 7)

1. Tagungsort (Abs. 2)

Die Spruchkörper tagen grundsätzlich am **Sitz des Vereins in Berlin,** sofern eine mündliche Verhandlung erforderlich ist oder von dem betroffenen Unternehmen gewünscht wird. Zur Vorbereitung der mündlichen Verhandlung veranlasst der Vorsitzende des jeweiligen Spruchkörpers verfahrensleitende oder sitzungsvorbereitende Maßnahmen. Er kann etwa das betroffene Unternehmen oder den Beanstandenden um ergänzende Auskünfte bitten oder nach eigenem Ermessen Zeugen oder Sachverständige einladen. Als Zeugen kommen insbesondere Firmenangehörige in Betracht, denen die Teilnahme an der mündlichen Verhandlung ermöglicht werden soll, sofern dem nicht arbeitsrechtliche oder andere gewichtige Gründe entgegen stehen (Abs. 4).

96

2. Einladung zur mündlichen Verhandlung (Abs. 5)

Neben Zeugen und Sachverständigen lädt der jeweilige Spruchkörper das betroffene Unternehmen sowie die Mitglieder des Spruchkörpers zur mündlichen Verhandlung ein (Abs. 5 Satz 2). Entscheidet der Spruchkörper 2. Instanz – wie dies regelmäßig der Fall ist – nicht als Eingangs- sondern als Einspruchsinstanz, wird auch der Vorsitzende des Spruchkörpers 1. Instanz zur mündlichen Verhandlung geladen, der die erstinstanzliche Entscheidung getroffen hat. Nach Abs. 5 Satz 2 kann in Verhandlungen des Spruchkörpers 2. Instanz in jedem Fall auch der Geschäftsführer des Vereins teilnehmen, gleich ob er oder ein anderer Vorsitzender des Spruchkörpers der 1. Instanz war. Dadurch wird sichergestellt, dass der Geschäftsführer des Vereins, der zugleich eine beratende Funktion gegenüber den Mitgliedsunternehmen hat, an den Verhandlungen des Spruchkörpers 2. Instanz teilnehmen darf, damit die Erkenntnisse der mündlichen Verhandlungen unmittelbar in die Beratungspraxis einfließen können. Anderen, nicht eingeladenen Personen ist die Teilnahme an der mündlichen Verhandlung nicht gestattet, da die mündliche Verhandlung ansonsten **nicht vereinsöffentlich** ist (Abs. 5 Satz 3).

97

a) Versendung der Einladung (Abs. 6 Satz 1 und 2)

Der jeweilige Spruchkörper versendet das Einladungsschreiben **per eingeschriebenen Brief mit Rückschein** (Abs. 6 Satz 1). Diese Einladung soll spätestens drei Wochen vor dem Termin der mündlichen Verhandlung versandt werden, so dass den betroffenen Unternehmen ausreichend Zeit zur Vorbereitung der Verhandlung bleibt. Kann die dreiwöchige Ladungsfrist ausnahmsweise nicht eingehalten werden, entscheidet der Vorsitzende nach billigem Ermessen, ob er die mündliche Verhandlung trotzdem zum geplanten Termin durchführen will. Die von Abs. 6 Satz 1 vorgesehene **Frist ist lediglich eine Sollvorschrift.** Eine Unterschreitung dieser Frist ist generell unzulässig. Von der Einhaltung der Frist sollte aber zum Schutz des Unternehmens nur in Ausnahmefällen und dann nur aus zwingenden Gründen abgewichen werden, etwa wenn die Terminsverschiebung dazu führen würde, dass die Durchführung der mündlichen Verhandlung auf absehbare Zeit unmöglich und das Verfahren infolgedessen unzumutbar verzögert würde.

98

b) Inhalt der Einladung (Abs. 6 Satz 3 Nr. 1 bis 6)

Die Einladung muss den **genauen Beanstandungsvorwurf** wiedergeben. Daher sind der Einladung alle bei dem jeweiligen Spruchkörper vorhandenen fallrelevanten Doku-

99

mente in Kopie beizufügen, sofern diese dem Unternehmen nicht bereits zugesandt worden sind, um dem betroffenen Unternehmen eine sachgerechte Vorbereitung zu ermöglichen. Erfolgt die Einleitung des Verfahrens nicht auf Betreiben des Vorstandes, sondern aufgrund einer von einem Dritten eingereichten Beanstandung, sind der Einladung insoweit die Unterlagen beizufügen, die auch der Dritte seiner Eingabe beigelegt hat.

100 Dem Unternehmen sind darüber hinaus Ort und Zeit der mündlichen Verhandlung sowie die Besetzung des jeweiligen Spruchkörpers und die Namen der gegebenenfalls eingeladenen Zeugen in der Einladung offen zu legen. Dem Schreiben ist auch der **ausdrückliche Hinweis** beizufügen, dass Mitglieder des Spruchkörpers im Falle der Besorgnis der Befangenheit abgelehnt werden können. Ferner ist darauf hinzuweisen, dass sich das betroffene Unternehmen in dem Verfahren durch einen bevollmächtigten Mitarbeiter bzw. Rechtsanwalt vertreten lassen kann.

101 Die Einladung muss auch einen Hinweis darauf enthalten, dass der jeweilige Spruchkörper für den Fall eines unentschuldigten Fernbleibens des betroffenen Mitglieds oder seines Vertreters eine Entscheidung treffen kann (§ 7 Abs. 3 Satz 1 und 3). In diesen Fällen erfolgt eine Entscheidung auf der Grundlage des vorhandenen Beweismaterials. Der Spruchkörper entscheidet dabei nach pflichtgemäßem Ermessen, inwieweit die zum Zeitpunkt der mündlichen Verhandlung vorhandenen Beweismittel ausreichen, um eine abschließende Entscheidung zu treffen. Der Spruchkörper kann sich in einem solchen Fall jedoch auch für die **Weiterermittlung** des vorliegenden Sachverhalts entscheiden (etwa durch Vernehmung von Sachverständigen und/oder Zeugen), wenn er ein solches Vorgehen für angemessen und erforderlich hält (§ 7 Abs. 3 Satz 3).

3. Entscheidung im schriftlichen Verfahren (Abs. 7)

102 Auch im Fall der Einleitung des schriftlichen Verfahrens trifft der Vorsitzende des jeweiligen Spruchkörpers die notwendigen verfahrensleitenden Maßnahmen. Er teilt dem betroffenen Unternehmen insbesondere den Inhalt der Beanstandung mit. Zu diesem Zweck überlässt er dem Unternehmen auch die fallrelevanten Dokumente in Kopie. Dabei gelten die Vorgaben von Abs. 6 entsprechend, soweit sie nicht ausschließlich auf die mündliche Verhandlung bezogen sind: Abs. 6 Nr. 1 (**„Inhalt der Beanstandung"**), Nr. 3 (**„Namen der Mitglieder des jeweiligen Spruchkörpers"**), Nr. 4 (**„Besorgnis der Befangenheit"**) und Nr. 7 (**„Vertretungsmöglichkeiten für das Unternehmen"**) sind daher auch im schriftlichen Verfahren entsprechend anzuwenden.

103 Der **„Grundsatz des rechtlichen Gehörs"** wird zu Gunsten des betroffenen Unternehmens dadurch gewahrt, dass dieses auch im schriftlichen Verfahren Gelegenheit zur Stellungnahme erhält. Allerdings kann der Vorsitzende des jeweiligen Spruchkörpers zur Einreichung der schriftlichen Stellungnahme eine angemessene Frist bestimmen.

104 Im schriftlichen Verfahren erfolgt auch eine gegebenenfalls erforderliche **Beweisaufnahme** grundsätzlich in schriftlicher Form. Hiervon kann der Vorsitzende abweichen, wenn er eine andere Vorgehensweise für zweckdienlicher hält. Er kann sich etwa für eine telefonische Befragung von Zeugen entscheiden, solange er das Ergebnis dieser Befragung in schriftlicher Form in das Verfahren einführt.

> § 7 Mündliche Verhandlung
>
> (1) Der Vorsitzende leitet die mündliche Verhandlung. Er gibt nach der Eröffnung die Besetzung des Spruchkörpers bekannt und stellt die Anwesenheit fest. Er fordert die Zeugen zur Wahrheit auf und entlässt sie bis zu ihrer Befragung. Er befragt anschließend das betroffene Mitglied sowie die Zeugen und benennt und erläutert die sonstigen Beweismittel. Zeugen können bei Vorliegen besonderer Umstände auch schriftlich oder vorab durch den Vorsitzenden oder einen von ihm beauftragten Vertreter befragt werden. Das Befragungsergebnis ist in der mündlichen Verhandlung von dem Vorsitzenden vorzutragen. Es kann auch eine telefonische Befragung während der Verhandlung durchgeführt werden. Das betroffene Mitglied hat bis zum Ende der mündlichen Verhandlung das

B. Verfahrensordnung – Erläuterungen (§ 7)

Recht, zusätzliche Zeugen zu benennen. Diese Zeugen müssen, sofern sie nicht bereits von dem Vorsitzenden des jeweiligen Spruchkörpers zu der mündlichen Verhandlung eingeladen worden sind, in der mündlichen Verhandlung präsent sein.

(2) Die Verfahrensbeteiligten haben in der mündlichen Verhandlung ein Fragerecht. Der Vertreter des betroffenen Mitglieds hat das Schlusswort.

(3) Erscheint das Mitglied trotz ordnungsgemäßer Ladung unentschuldigt nicht zur mündlichen Verhandlung und ist es auch nicht wirksam vertreten, entscheidet der Spruchkörper nach Lage der Akten. Anderenfalls wird ein neuer Termin zur mündlichen Verhandlung von dem Vorsitzenden des jeweiligen Spruchkörpers festgesetzt. Im Fall des unentschuldigten Fernbleibens sind die eingeladenen Zeugen oder Sachverständigen nur dann zu befragen, wenn der jeweilige Spruchkörper dies für sachdienlich hält.

(4) Über die mündliche Verhandlung ist ein Protokoll anzufertigen, das den wesentlichen Inhalt der mündlichen Verhandlung wiedergibt. Etwaige Anträge von Verfahrensbeteiligten und Beschlüsse des jeweiligen Spruchkörpers sind im Wortlaut aufzunehmen oder dem Protokoll als Anlage beizufügen.

(5) Alle Verfahrensbeteiligten können verlangen, dass einzelne Äußerungen wörtlich protokolliert werden.

(6) Das Protokoll ist vom Vorsitzenden zu unterzeichnen und den Verfahrensbeteiligten zu übersenden.

Übersicht

	Rdnr.
I. Leitung der mündlichen Verhandlung	105
1. Allgemeines	105
2. Einzelheiten der Verhandlungsleitung	108
a) Vernehmung von Zeugen (Abs. 1)	109
b) Rechte der Verfahrensbeteiligten (Abs. 2)	111
c) Unentschuldigtes Fehlen (Abs. 3)	112
II. Protokoll (Abs. 4 bis 6)	113

I. Leitung der mündlichen Verhandlung

1. Allgemeines

Die mündliche Verhandlung wird vom Vorsitzenden des jeweiligen Spruchkörpers geleitet. Hierunter ist diejenige Tätigkeit zu verstehen, die zur Vorbereitung der Entscheidung auf ein einwandfreies Verfahren und einen **zweckmäßigen Verlauf** der Verhandlung gerichtet ist. **105**

Die **formelle Verhandlungsleitung** umfasst insoweit die äußere Ordnung des Verfahrens. Dazu gehören beispielsweise die Eröffnung der Verhandlung sowie die Erteilung des Wortes an die Verfahrensbeteiligten. Die **sachliche Verhandlungsleitung** soll die innere Ordnung des Verfahrens sicherstellen, d.h. der Vorsitzende des jeweiligen Spruchkörpers wirkt durch Aufklärung und Ausübung des Sachermittlungsrechts darauf hin, dass der der Beanstandung zu Grunde liegende Sachverhalt erschöpfend erörtert wird. Der Vorsitzende soll auch darauf hinwirken, dass die Verhandlung möglichst ohne Unterbrechung zu Ende geführt wird. Er leitet zudem eine etwaige Beweisaufnahme innerhalb der mündlichen Verhandlung. **106**

Ist nach Ansicht des Spruchkörpers die Sache vollständig erörtert worden, schließt der Vorsitzende die Beweisaufnahme und verkündet gegebenenfalls im Anschluss an die Beratung die **Entscheidung sowie ihre wesentliche Begründung** (§ 11 Abs. 3 Satz 1). Andernfalls gibt er den Verfahrensbeteiligten bekannt, dass ihnen die Entscheidung schriftlich übermittelt wird. **107**

2. Einzelheiten der Verhandlungsleitung

Der Vorsitzende des jeweiligen Spruchkörpers gibt nach der Eröffnung der Verhandlung die Besetzung des Spruchkörpers namentlich bekannt und stellt die **Anwesenheit** der Ver- **108** fahrensbeteiligten sowie geladener Dritter fest. In diesem Zusammenhang fordert er die Zeugen zur Wahrheit auf und entlässt sie bis zu ihrer Befragung. Zunächst wird das von der Beanstandung betroffene Unternehmen befragt, im Anschluss daran eventuelle Zeugen. Daraufhin benennt und erläutert der Vorsitzende sonstige Beweismittel, etwa vorhandene Urkunden oder Sachverständigengutachten.

a) Vernehmung von Zeugen (Abs. 1)

109   Die Vernehmung von Zeugen erfolgt im Rahmen der mündlichen Verhandlung. Ausnahmsweise ist es auch möglich, auf die **persönliche Vernehmung** des Zeugen in der mündlichen Verhandlung zu verzichten und sich stattdessen auf eine schriftliche Befragung zu beschränken. Es besteht auch die Möglichkeit, den Zeugen durch den Vorsitzenden oder einen von ihm beauftragten Vertreter vor der mündlichen Verhandlung befragen zu lassen. Dies sollte allerdings nur dann erfolgen, wenn von vornherein anzunehmen ist, dass der Spruchkörper das Beweisergebnis auch ohne unmittelbaren Eindruck von dem Verlauf der Beweisaufnahme sachgemäß zu würdigen vermag und die persönliche Anwesenheit des Zeugen angesichts der Bedeutung seiner Aussage entbehrlich erscheint. Ob vor diesem Hintergrund auf ein persönliches Erscheinen des Zeugen verzichtet werden kann, entscheidet der Vorsitzende nach pflichtgemäßem Ermessen. Der Vorsitzende kann eine solche Entscheidung insbesondere dann treffen, wenn das persönliche Erscheinen nur mit unverhältnismäßigem Aufwand ermöglicht werden könnte, insbesondere wenn der Zeuge aus dem Ausland anreisen müsste oder terminlich so eingebunden ist, dass sich das Verfahren unnötig verzögern würde. In diesem Fall würde es sich beispielsweise anbieten, die Zeugenvernehmung durch den Spruchkörper außerhalb der eigentlichen mündlichen Verhandlung durch den Vorsitzenden durchführen zu lassen, um damit in zeitlicher Hinsicht flexibler zu sein. Alternativ dazu sieht § 7 Abs. 1 Satz 5 vor, dass zu diesem Zweck auch eine **telefonische Befragung** während der Verhandlung zulässig ist.

110   Das betroffene Unternehmen hat bis zum Ende der mündlichen Verhandlung jederzeit das Recht, zusätzliche Zeugen zu benennen. Für den Fall, dass diese Zeugen nachbenannt werden sollen, jedoch nicht bereits vom Vorsitzenden des jeweiligen Spruchkörpers zur mündlichen Verhandlung eingeladen worden sind, müssen diese in der mündlichen Verhandlung präsent sein, um das Verfahren **nicht zu verzögern**.

b) Rechte der Verfahrensbeteiligten (Abs. 2)

111   Die Verfahrensbeteiligten haben während der mündlichen Verhandlung ein **Fragerecht**. Der Vorsitzende des jeweiligen Spruchkörpers kann allerdings ungeeignete oder nicht zur Sache gehörende Fragen zurückweisen. Der Vertreter des betroffenen Unternehmens hat das Wort, bevor die mündliche Verhandlung geschlossen wird.

c) Unentschuldigtes Fehlen (Abs. 3)

112   Erscheint das betroffene Unternehmen trotz ordnungsgemäßer Ladung unentschuldigt nicht zur mündlichen Verhandlung und ist es auch nicht wirksam vertreten, entscheidet der Spruchkörper **nach Lage der Akten**. Zur Entscheidungsfindung werden in diesem Fall alle Unterlagen herangezogen, die zum Zeitpunkt der mündlichen Verhandlung verfügbar sind. Ist auf dieser Grundlage eine abschließende Entscheidung nicht möglich, bestimmt der Vorsitzende des jeweiligen Spruchkörpers nach billigem Ermessen einen neuen Termin zur mündlichen Verhandlung. Waren zur Verhandlung bereits Zeugen oder Sachverständige geladen worden, kann der jeweilige Spruchkörper entscheiden, ob deren Befragung dennoch durchgeführt wird. Dies liegt nahe, wenn die schriftliche Dokumentation für eine Entscheidung allein nicht ausreicht und ansonsten ein weiterer Termin zur mündlichen Verhandlung anberaumt werden müsste. In diesem Fall ist es nach dem Grundsatz der **Verfahrensökonomie** sinnvoll, erschienene Zeugen oder Sachverständige trotz des Fernbleibens des betroffenen Unternehmens zu vernehmen.

II. Protokoll (Abs. 4 bis 6)

Über die mündliche Verhandlung ist ein Protokoll anzufertigen, das den **wesentlichen** **113**
Inhalt der Verhandlung wiedergibt. Es ist allerdings nicht erforderlich, den genauen Wortlaut der mündlichen Verhandlung im Protokoll festzuhalten. In jedem Fall sind die Namen der Erschienenen, der Vertreter der jeweiligen Unternehmen bzw. ihrer Bevollmächtigten sowie die Namen von Zeugen und Sachverständigen in das Protokoll aufzunehmen **(Anwesenheitsliste)**. Anträge von Verfahrensbeteiligten bzw. die Beschlüsse des jeweiligen Spruchkörpers sind dabei im Wortlaut aufzunehmen und dem Protokoll als Anlage beizufügen.

Darüber hinaus können alle Verfahrensbeteiligten beantragen, dass bestimmte **Äuße-** **114**
rungen wörtlich in das Protokoll aufgenommen werden. Der Spruchkörper kann allerdings von einer Aufnahme der entsprechenden Vorgänge oder Äußerungen absehen, wenn es auf die Feststellung des Vorgangs oder der Äußerung nicht ankommt, da nur der „wesentliche Inhalt" der mündlichen Verhandlung im Protokoll festgehalten werden muss. Diese Feststellung des Spruchkörpers ist im Beschlusswege zu treffen und als verfahrensleitende Maßnahme nicht isoliert anfechtbar (§ 25 Abs. 7 Satz 1). Dagegen sind Anträge der Verfahrensbeteiligten sowie Beschlüsse des Spruchkörpers zwingend im Wortlaut aufzunehmen.

§ 8 Vertretung des betroffenen Mitglieds

(1) Das betroffene Mitglied kann sich in jeder Lage des Verfahrens durch einen bevollmächtigten Mitarbeiter und/oder einen Rechtsanwalt vertreten lassen.

(2) Die Kosten für die Vertretung oder Beratung des betroffenen Mitglieds gehen ohne Rücksicht auf den Ausgang des Verfahrens zu dessen Lasten.

(3) Bevollmächtigte des betroffenen Mitglieds haben sich auf Verlangen durch eine bei dem Spruchkörper einzureichende Vollmacht auszuweisen.

Übersicht

	Rdnr.
I. Vertretungsmöglichkeit (Abs. 1)	115
II. Kosten der Vertretung (Abs. 2)	116
III. Vollmacht für Bevollmächtigte (Abs. 3)	117

I. Vertretungsmöglichkeiten (Abs. 1)

Das betroffene Unternehmen kann sich im Verfahren vor dem Spruchkörper durch **115**
einen **bevollmächtigten Mitarbeiter und/oder einen Rechtsanwalt** vertreten lassen. Es ist nicht erforderlich, sich bereits zu Beginn des Verfahrens auf einen bestimmten Vertreter festzulegen. Hinsichtlich der Anzahl etwaiger Vertreter ist das Unternehmen nicht beschränkt. Es kann auch mehreren Mitarbeitern bzw. Anwälten die Wahrnehmung seiner Interessen vor dem jeweiligen Spruchkörper übertragen.

II. Kosten der Vertretung (Abs. 2)

Im Unterschied zum zivilgerichtlichen Verfahren fallen die Kosten für die Vertretung **116**
bzw. auch für die verfahrensvorbereitende oder -begleitende Beratung stets dem **Unternehmen zur Last**. Derartige Kosten werden auch dann nicht von dem FS Arzneimittelindustrie e. V. erstattet, wenn sich die Beanstandung im Laufe des Verfahrens als unbegründet erweist.

III. Vollmacht für Bevollmächtigte (Abs. 3)

117 Bevollmächtigte des betroffenen Unternehmens haben mit der Neufassung der Verfahrensordnung vom 2. 12. 2005 nur noch **auf Verlangen** eine **schriftliche Vollmacht** bei dem jeweiligen Spruchkörper zu den Akten zu reichen. Diese Änderung zielt auf eine Vereinfachung des Verfahrens ab.

---

§ 9 Akteneinsichtsrechte

(1) Das betroffene Mitglied verfügt über ein jederzeitiges Akteneinsichtsrecht.

(2) Daneben haben die übrigen Verfahrensbeteiligten und der Vorstand des Vereins ebenfalls ein jederzeitiges Akteneinsichtsrecht. Dies gilt nicht für den Beanstandenden.

Übersicht

	Rdnr.
I. Akteneinsichtsrechte der betroffenen Unternehmen (Abs. 1)	118
1. Grundsätze	118
2. Besonderheiten im Konzern	119
II. Akteneinsichtsrechte Dritter (Abs. 2)	120
III. Spruchpraxis	122

I. Akteneinsichtsrechte des betroffenen Unternehmens (Abs. 1)

1. Grundsätze

118 Das von der Beanstandung betroffene Unternehmen kann die Akten der Spruchkörper jederzeit ohne Angabe von Gründen einsehen oder durch beliebige, mit entsprechender Vollmacht ausgewiesene Vertreter einsehen lassen. Die Verfahrensordnung regelt nicht ausdrücklich die Frage, inwieweit auch die **Anfertigung von Kopien** aus den Akten zulässig sein soll. Eine solche Entscheidung obliegt daher als verfahrensleitende Maßnahme dem billigen Ermessen des Vorsitzenden des jeweiligen Spruchkörpers. Er beurteilt, inwieweit es etwa wegen der Komplexität der jeweils beanstandeten Vorgänge für eine angemessene Vorbereitung als notwendig erscheint, dem Unternehmen entsprechende Rechte einzuräumen. Bei dieser Frage sind die Geheimhaltungsinteressen **unbeteiligter Dritter** oder **anderer** Unternehmen und Organisationen zu beachten, die unter Umständen nur indirekt in den Vorgang involviert sind. Daher wird der Vorsitzende des jeweiligen Spruchkörpers zu entscheiden haben, inwieweit es gegebenenfalls erforderlich ist, die Anfertigung von Kopien entweder ganz abzulehnen oder insofern zumindest auf die Anfertigung anonymisierter Versionen zu beschränken **(Einzelfallentscheidung).** Darüber hinaus ist eine Anonymisierung allerdings unzulässig. Insbesondere darf bei nicht-anonymen Beanstandungen die Identität des Beanstandenden gegenüber dem von der Beanstandung betroffenen Unternehmen **nicht anonymisiert** werden (FS II 5/05/2005.5-65).[18]

2. Besonderheiten im Konzern

119 Wird einem **Konzernunternehmen** der Verstoß zugerechnet (Rdnr. 47), ist zu beachten, dass nur demjenigen Unternehmen ein Akteneinsichtsrecht zusteht, das auch verfahrensbeteiligt i. S. v. § 6 Abs. 5 Satz 1 ist. Dies ist das Unternehmen, dem der jeweilige Verstoß als eigener Verstoß zugerechnet wird und das infolgedessen allein am Verfahren beteiligt ist.

---

[18] Siehe www.fs-arzneimittelindustrie.de (= PharmR 2006, 127 ff.).

II. Akteneinsichtsrechte Dritter (Abs. 2)

Die **übrigen Verfahrensbeteiligten sowie der Vorstand des Vereins** haben ebenfalls ein jederzeitiges Akteneinsichtsrecht. Dabei erfasst der Begriff „Verfahrensbeteiligte" die Mitglieder des zur Entscheidung berufenen Spruchkörpers sowie – bei Verhandlungen des Spruchkörpers 2. Instanz – den jeweiligen Geschäftsführer, der die erstinstanzliche Entscheidung getroffen hat (§ 6 Abs. 5 Satz 1, vgl. auch Rdnr. 97). 120

Der **Beanstandende** hat nach Abs. 2 Satz 2 ausdrücklich **kein Recht auf Akteneinsicht**. Die Aufnahme der Regelung wurde mit der Neufassung der Verfahrensordnung vom 2. 12. 2005 notwendig, um sicherzustellen, dass der Beanstandende trotz seiner ansonsten erweiterten Verfahrensrechte im Sinne dieser Vorschrift nicht als Verfahrensbeteiligter anzusehen ist. 121

III. Spruchpraxis

– Das beanstandete Mitgliedsunternehmen hat das Recht auf **vollständige Akteneinsicht**; ein Anonymisierung findet nicht statt (FS II 5/05/2005.5-65).[19] 122

§ 10 Fristen

(1) Das betroffene Mitglied ist an die Einhaltung von Fristen gebunden. Alle Verfahrenshandlungen des betroffenen Mitglieds, die an Fristen gebunden und schriftlich einzubringen sind, können entweder durch eingeschriebenen Brief, Telefax, E-Mail oder durch quittierte Abgabe bei der Geschäftsstelle des Vereins bewirkt werden. Die Beweislast für den Zugang derartiger Erklärungen trägt das betroffene Mitglied. Auf Verlangen bestätigt die Geschäftsstelle des Vereins den Eingang fristwahrender Erklärungen per Telefax oder E-Mail gegenüber dem betroffenen Mitglied.

(2) Bei Fristversäumung kann dem betroffenen Mitglied auf Antrag Wiedereinsetzung in den vorigen Stand gewährt werden, wenn es unverschuldet an der Einhaltung der Frist gehindert war. Der Antrag ist innerhalb von einer Woche nach Wegfall des Hinderungsgrundes schriftlich bei dem jeweiligen Spruchkörper zu stellen, gegenüber dem die ursprüngliche Frist hätte eingehalten werden müssen.

Übersicht

	Rdnr.
I. Einhaltung von Fristen (Abs. 1)	123
II. Wiedereinsetzung in den vorigen Stand (Abs. 2)	125
1. Anspruch	125
2. Wirkung	126
3. „Unverschuldet"	127
III. Sorgfaltsmaßstab	128
IV. Antragstellung	129
V. Besonderheiten im Konzern	130

I. Einhaltung von Fristen (Abs. 1)

Sofern mit Verfahrenshandlungen Fristen verbunden sind, sind diese von dem betroffenen Unternehmen einzuhalten. Wenn **fristgebundene Verfahrenshandlungen** von dem betroffenen Unternehmen schriftlich vorgenommen werden, kann dies mittels eingeschriebenem Brief, Telefax oder der Zusendung per E-Mail geschehen. Auch die persönliche Abgabe von Schriftstücken bei der Geschäftsstelle des Vereins gegen Quittung ist möglich. 123

Allerdings liegt **die Beweislast für den Zugang** derartiger Erklärungen bei dem betroffenen Unternehmen. Zu Beweiszwecken kann das Unternehmen beantragen, dass die 124

---

[19] Siehe www.fs-arzneimittelindustrie.de (= PharmR 2006, 127 ff.).

Geschäftsstelle den Eingang fristwahrender Erklärungen per Telefax oder E-Mail gegenüber dem Unternehmen bestätigt, um auf diese Weise Unklarheiten über einen (rechtzeitigen) Eingang des Schriftstücks von vornherein zu vermeiden (§ 10 Abs. 1 Satz 4).

II. Wiedereinsetzung in den vorigen Stand (Abs. 2)

1. Anspruch

125   Bei Fristversäumung bleibt dem betroffenen Unternehmen unter bestimmten Voraussetzungen (Rdnr. 92) die Möglichkeit, einen Antrag auf Wiedereinsetzung in den vorigen Stand zu stellen. Sind dessen inhaltliche und verfahrensmäßige Voraussetzungen erfüllt, besteht ein Anspruch des Unternehmens auf Wiedereinsetzung. Diese ist zwingend von dem jeweiligen Spruchkörper zu gewähren. Die Entscheidung steht also **nicht im Ermessen** des Spruchkörpers.

2. Wirkung

126   Wird die Wiedereinsetzung gewährt, wird das Verfahren in den Stand zurückversetzt, in dem es sich **vor der Fristversäumung** befunden hat.

3. „Unverschuldet"

127   Eine Wiedereinsetzung in den vorigen Stand setzt voraus, dass das betreffende Unternehmen unverschuldet an der Einhaltung der Frist gehindert war. „Unverschuldet" bedeutet das **Fehlen von Vorsatz und Fahrlässigkeit** auf Seiten des betroffenen Unternehmens selbst oder des von ihm bevollmächtigten Vertreters (Rdnr. 93).

III. Sorgfaltsmaßstab

128   Der Sorgfaltsmaßstab, der zur Bestimmung des Verschuldensbegriffs an das Verhalten des Unternehmens bzw. das Verhalten von dessen gesetzlichen oder gewillkürten Vertretern anzulegen ist, kann nicht einheitlich bestimmt werden. Der Grad der erforderlichen Sorgfalt ist vielmehr unter Berücksichtigung aller Gesamtumstände **individuell und einzelfallbezogen** zu ermitteln.

IV. Antragstellung

129   Der Antrag auf Wiedereinsetzung in den vorigen Stand ist **schriftlich** bei dem Spruchkörper einzureichen, der das Verfahren verantwortlich betreut (§ 10 Abs. 2 Satz 2). Darüber hinaus ist es erforderlich, diesen Antrag innerhalb von einer Woche nach Wegfall des Umstandes zu stellen, der dazu geführt hat, dass die ursprüngliche Frist nicht eingehalten werden konnte. Das ergibt sich ebenfalls aus § 10 Abs. 2 Satz 2.

V. Besonderheiten im Konzern

130   Sofern nicht dem am Verfahren konkret beteiligten Unternehmen der Verstoß selbst vorgeworfen wird, sondern das Verfahren gegen das Unternehmen aus den konzernbedingten Zurechungsgrundsätzen nach § 1 Abs. 3 resultiert, kommt es hinsichtlich der Frage eines verschuldeten Fristversäumnisses gleichwohl allein auf das **Verschulden des (herrschenden) Mutterunternehmens** an. Nur dieses ist nämlich im Sinne der Verfahrensordnung am Verfahren beteiligt (zum Begriff der „Verfahrensbeteiligung" siehe § 6 Abs. 5 Satz 1 sowie Rdnr. 97).

§ 11 Entscheidungen

(1) Sofern eine Beanstandung nicht im Wege des Regelverfahrens (§ 19) beendet wird, treffen die jeweiligen Spruchkörper, sofern sie erstinstanzlich tätig werden, eine Entscheidung. Sofern die Beanstandung zulässig und begründet ist, wird ein Kodex-Verstoß festgestellt und der Beanstandung stattgegeben. Ist die Beanstandung unzulässig oder unbegründet, wird das Beanstandungsverfahren eingestellt. Daneben können die erstinstanzlich tätig werdenden Spruchkörper auch das Beanstandungsverfahren im Wege einer Entscheidung einstellen, wenn sich der Sachverhalt in einer für eine Entscheidung notwendigen Weise nicht aufklären lässt.

(2) Sofern der Spruchkörper 2. Instanz auf den Einspruch eines betroffenen Mitglieds oder des Beanstandenden gegen eine Entscheidung des Spruchkörpers 1. Instanz tätig wird, kann der Spruchkörper 2. Instanz die angefochtene Entscheidung bestätigen oder aufheben. Der Spruchkörper 2. Instanz kann auch eine Entscheidung treffen, wonach die Entscheidung des Spruchkörpers lediglich im Hinblick auf die festgestellten Sanktionen geändert wird.

(3) Bei der Beschlussfassung innerhalb der Spruchkörper entscheidet bei dem Spruchkörper 1. Instanz der Vorsitzende des Spruchkörpers 1. Instanz, bei dem Spruchkörper 2. Instanz die Mehrheit der Stimmen der Mitglieder dieses Spruchkörpers. Bei Stimmengleichheit wird die Beanstandung als unbegründet zurückgewiesen.

(4) Vor einer Entscheidung, der eine mündliche Verhandlung vorausgeht, ist dem betroffenen Mitglied Gelegenheit zu einer abschließenden Stellungnahme zu geben. Darüber hinaus sind auch die weiteren Verfahrensbeteiligten (mit Ausnahme der Mitglieder des jeweiligen Spruchkörpers) zu einer abschließenden Stellungnahme berechtigt. Die Spruchkörper können dem betroffenen Mitglied sowie den weiteren Verfahrensbeteiligten unmittelbar im Anschluss an die mündliche Verhandlung und nach dem Abschluss der Beratung die Entscheidung und ihre wesentliche Begründung bekannt geben. Der Vorsitzende des jeweiligen Spruchkörpers kann den Beteiligten auch bekannt geben, dass die Entscheidung schriftlich übermittelt wird.

(5) Die abschließende, schriftlich abgefasste Entscheidung des Spruchkörpers ist vom Vorsitzenden zu unterschreiben und dem betroffenen Mitglied mit schriftlicher Begründung innerhalb von zwei Wochen nach der mündlichen Verhandlung oder nach Abschluss des schriftlichen Verfahrens zuzustellen. Der Beanstandende wird über den Ausgang des Verfahrens durch Übersendung des Tenors der Entscheidung und der wesentlichen Entscheidungsgründe ebenfalls schriftlich informiert. Die Namen von Mitarbeitern des betroffenen Mitglieds oder anderer beteiligter Personen oder Unternehmen, Organisationen etc. sind gegebenenfalls zu anonymisieren.

Übersicht

	Rdnr.
I. Vorbemerkung	131
II. Entscheidungsmöglichkeiten	132
1. Regelverfahren	134
2. Erstinstanzliche Entscheidung (Abs. 1)	136
a) Stattgebende Entscheidungen	136
b) Einstellung des Verfahrens	137
III. Der Spruchkörper 2. Instanz als Einspruchsinstanz (Abs. 2)	138
IV. Beschlussfassung innerhalb der Spruchkörper (Abs. 3)	140
V. Abschließende Stellungnahme (Abs. 4 Satz 1 und 2)	141
VI. Bekanntgabe der Entscheidung (Abs. 4 Satz 3 und 4)	144
1. Bekanntgabe an die Verfahrensbeteiligten	144
2. Bekanntgabe an den Beanstandenden	147
VII. Ausfertigung und Zustellung der Entscheidung (Abs. 5)	148
1. Zustellungsarten	148
2. Zustellungsempfänger	149
3. Form des zuzustellenden Schriftstücks	150

Kapitel 13. Freiwillige Selbstkontrolle für die Arzneimittelindustrie e.V.

I. Vorbemerkung

131 Durch § 11 Abs. 2 Satz 1 wurde die Möglichkeit des Einspruchs gegen eine Entscheidung des Spruchkörpers 1. Instanz auch für den Beanstandenden aufgenommen. Nach Abs. 5 Satz 2 muss der Beanstandende nunmehr neben dem Tenor der Entscheidung auch mittels Übersendung der **wesentlichen Entscheidungsgründe** schriftlich über den Ausgang des Verfahrens informiert werden.

II. Entscheidungsmöglichkeiten

132 Das Verfahren zur Überprüfung und Sanktionierung von Kodex-Verstößen ist mehrstufig angelegt. Abhängig vom Verhalten des betroffenen Unternehmens sind für den Fall einer zulässigen und begründeten Beanstandung daher mehrere Entscheidungen des jeweiligen Spruchkörpers denkbar. Es besteht zunächst die Möglichkeit, dass das Verfahren einvernehmlich in der Eingangsinstanz beendet wird. Dies ist dann der Fall, wenn das Unternehmen auf erstes Anfordern des Spruchkörpers 1. Instanz eine strafbewehrte Unterlassungserklärung abgibt (**„Regelverfahren"**; Rdnr. 212 ff.).

133 Für den Fall, dass das Unternehmen mit der Abgabe einer solchen Unterlassungserklärung nicht einverstanden ist oder eine solche Erklärung erst im weiteren Verlauf des Verfahrens abgibt, **entscheidet der Spruchkörper** im streitigen Verfahren. Dieses sieht in der Regel auch die Durchführung einer mündlichen Verhandlung vor, bevor eine abschließende Entscheidung getroffen werden kann.

1. Regelverfahren

134 In dem sog. „Regelverfahren" prüft der Spruchkörper 1. Instanz die Beanstandung auf ihre **Zulässigkeit und Begründetheit.** Handelt es sich daher um ein Verfahren, das nicht aufgrund von § 5 Abs. 2 als wiederholter Verstoß an den Spruchkörper 2. Instanz abgegeben werden muss, bereitet der Spruchkörper 1. Instanz das Verfahren durch eigene **Sachverhaltsaufklärung** vor. Er kann den Beanstandenden sowohl selbst zur weiteren Konkretisierung des vorgebrachten Sachverhalts auffordern als auch das betroffene Unternehmen um eine Stellungnahme hinsichtlich der vorgebrachten Vorwürfe bitten.

135 Der Spruchkörper 1. Instanz darf Zeugen einladen, wenn er deren Befragung zur weiteren Aufklärung des Sachverhalts für erforderlich hält. Wird das betroffene Unternehmen zur Mitwirkung aufgefordert und kommt es dieser Aufforderung nicht nach, kann die Bewertung des beanstandeten Verhaltens nach Lage der Akten, d.h. auf der Grundlage des verfügbaren Beweismaterials erfolgen. Hält der Spruchkörper 1. Instanz den Vorwurf vor diesem Hintergrund für begründet, kann er das Unternehmen **abmahnen** und zur Abgabe einer **strafbewehrten Unterlassungserklärung** auffordern, mit der das Unternehmen versichert, dass der beanstandete Verstoß für die Zukunft abgestellt wird. Gibt das betroffene Unternehmen diese Erklärung unmittelbar nach Aufforderung durch den Spruchkörper ab, endet das Verfahren.

2. Erstinstanzliche Entscheidung (Abs. 1)

a) Stattgebende Entscheidungen

136 Verweigert das betroffene Unternehmen die Abgabe einer Unterlassungserklärung oder gibt es diese nicht „auf erstes Anfordern", sondern erst im weiteren Verlauf des Verfahrens ab, wird das Verfahren vor dem Spruchkörper 1. Instanz **„streitig"** fortgesetzt. Bestätigt sich der Kodex-Verstoß im weiteren Verlauf des Verfahrens, wird der Verstoß **„festgestellt und der Beanstandung stattgegeben".** Diese Feststellung wird gleichzeitig mit der Verpflichtung verbunden, das beanstandete Verhalten zukünftig zu unterlassen und im Falle eines wiederholten Verstoßes ein Ordnungsgeld zu zahlen. Je nach Schwere des Verstoßes kann der Spruchkörper zusätzlich eine Geldstrafe verhängen (zu den möglichen Sanktionen vgl. im Einzelnen Rdnr. 231 ff.).

b) Einstellung des Verfahrens

Kommt der jeweilige Spruchkörper auf der Grundlage des vorhandenen Informationsmaterials zu dem Ergebnis, dass die eingereichte Beanstandung entweder **unzulässig oder unbegründet** ist, wird das Verfahren eingestellt. Das Verfahren ist auch dann einzustellen, wenn sich nach der Überzeugung des Spruchkörpers der Sachverhalt hinreichend aufklären lässt, um eine Stattgabe der Beanstandung zu rechtfertigen.

137

III. Der Spruchkörper 2. Instanz als Einspruchsinstanz (Abs. 2)

Das betroffene Unternehmen und seit der Neufassung der Verfahrensordnung vom 2. 12. 2005 auch der Beanstandende können erstinstanzlich getroffene Entscheidungen im Wege des Einspruchs durch den Spruchkörper 2. Instanz **überprüfen lassen** (vgl. Rdnr. 272). Nach Abs. 2 ist der Spruchkörper 2. Instanz nicht an die Entscheidung des Spruchkörpers 1. Instanz oder den von ihm zugrunde gelegten Sachverhalt gebunden. Auch der zweiten Instanz stehen alle Ermittlungsmöglichkeiten auf tatsächlicher Ebene zur Verfügung.

138

Der Spruchkörper 2. Instanz muss die Entscheidung des Spruchkörpers 1. Instanz **bestätigen oder aufheben**. Nach Abs. 2 Satz 2 besteht auch die Möglichkeit, lediglich die Sanktionen des bereits festgestellten Verstoßes zu ändern, die eigentliche Feststellung des Spruchkörpers 1. Instanz jedoch unbeanstandet zu lassen. Dies gilt auch dann, wenn das betroffene Unternehmen seinen Einspruch von vornherein gegen die erstinstanzlich verhängten Sanktionen beschränkt hat (vgl. § 25 Abs. 6).

139

IV. Beschlussfassung innerhalb der Spruchkörper (Abs. 3)

Innerhalb des Spruchkörpers 1. Instanz entscheidet der jeweilige Vorsitzende als **Einzelrichter**. Im Rahmen des Spruchkörpers 2. Instanz entscheidet die **Mehrheit der Stimmen**. Abs. 3 Satz 3 sieht in diesem Zusammenhang vor, dass bei Stimmengleichheit innerhalb des Spruchkörpers 2. Instanz die Beanstandung als unbegründet zurückgewiesen wird. Zu einer Stimmengleichheit kann es etwa dann kommen, wenn Mitglieder des Spruchkörpers wegen einer möglichen Besorgnis der Befangenheit am weiteren Verfahren nicht teilnehmen.

140

V. Abschließende Stellungnahme (Abs. 4 Satz 1 und 2)

Zur Wahrung des rechtlichen Gehörs berechtigt Abs. 4 die Verfahrensbeteiligten (mit Ausnahme der Mitglieder des jeweils entscheidenden Spruchkörpers), zum Ergebnis der Verhandlung in tatsächlicher und rechtlicher Hinsicht abschließend **Stellung zu nehmen**.

141

Die Gelegenheit zu einer abschließenden Stellungnahme ist den Verfahrensbeteiligten zwingend einzuräumen. Das **Recht zur abschließenden Stellungnahme** steht nach Abs. 4 Satz 2 – mit Ausnahme der Mitglieder des jeweiligen Spruchkörpers – auch den weiteren Verfahrensbeteiligten zu. Die Definition des Begriffs des Verfahrensbeteiligten findet sich in § 6 Abs. 5 Satz 1. Davon werden neben dem betroffenen Unternehmen die Mitglieder des jeweiligen Spruchkörpers sowie bei Verhandlungen des Spruchkörpers 2. Instanz als Einspruchsinstanz auch der Vorsitzende des Spruchkörpers 1. Instanz erfasst, der die Ursprungsentscheidung erstinstanzlich getroffen hat. Dies bedeutet hier, dass das Recht zu einer abschließenden Stellungnahme neben dem betroffenen Unternehmen auch dem Vorsitzenden des Spruchkörpers 1. Instanz zusteht, wenn in der Einspruchsinstanz eine Sache verhandelt wird, die er als Eingangsinstanz entschieden hat.

142

Dagegen begründet Abs. 4 Satz 1 und 2 **keine Pflicht zur abschließenden Stellungnahme**. Die Reihenfolge, in der den Verfahrensbeteiligten das letzte Wort erteilt wird, bestimmt der Vorsitzende des jeweiligen Spruchkörpers nach billigem Ermessen. Es liegt jedoch nahe, dass dem betroffenen Unternehmen das letzte Wort zukommt.

143

VI. Bekanntgabe der Entscheidung (Abs. 4 Satz 3 und 4)

1. Bekanntgabe an die Verfahrensbeteiligten

144 Sofern eine mündliche Verhandlung stattgefunden hat, bestehen grundsätzlich **zwei Möglichkeiten,** den Verfahrensbeteiligten die abschließende Entscheidung bekannt zu geben.

145 Der jeweilige Spruchkörper kann sich dazu entschließen, die Entscheidung nebst ihrer wesentlichen Begründung direkt **im Anschluss an die mündliche Verhandlung** bekannt zu geben. Von einer „wesentlichen Begründung" ist in diesem Zusammenhang dann auszugehen, wenn sowohl der festgestellte Kodex-Verstoß als auch die in diesem Zusammenhang verhängten Sanktionen nachvollziehbar dargestellt und rechtlich erläutert werden. Die mündliche Vorabbekanntgabe wird in der Regel nur bei einfach gelagerten Fällen in Betracht kommen. Das betroffene Unternehmen erhält in jedem Fall (also auch im Nachgang zur mündlichen Bekanntgabe) eine schriftlich abgefasste Entscheidung zugestellt.

146 Als Alternative zur mündlichen Bekanntgabe der Entscheidung kann der Vorsitzende des Spruchkörpers den Verfahrensbeteiligten auch erklären, dass die **Entscheidung auf schriftlichem Wege** zugestellt wird. Dies kommt regelmäßig dann in Betracht, wenn die Würdigung schwieriger ist und der jeweilige Spruchkörper vor Bekanntgabe der Entscheidung noch weiteren Beratungsbedarf hat.

2. Bekanntgabe an den Beanstandenden

147 In Übereinstimmung mit § 3 Abs. 1 Nr. 1 wird der Beanstandende nach Abschluss des Verfahrens über dessen Ausgang informiert (Abs. 5 Satz 2). Zu diesem Zweck werden ihm der **Tenor** (d. h. der eigentliche Entscheidungsausspruch) und die **wesentlichen Entscheidungsgründe** mitgeteilt. Die Kenntnis der wesentlichen Entscheidungsgründe ist notwendige Voraussetzung für eine effektive Ausübung seiner durch die Fassung vom 2. 12. 2005 eingeführten weiteren Verfahrensrechte. Nur wenn der Beanstandende auch die Begründung einer Entscheidung des Spruchkörpers 1. Instanz kennt, kann er die Einlegung eines Rechtsmittels gegen diese Entscheidung vernünftigerweise in Erwägung ziehen.

VII. Ausfertigung und Zustellung der Entscheidung (Abs. 5)

1. Zustellungsarten

148 Die schriftliche Entscheidung ist nach Abs. 5 Satz 1 dem betroffenen Unternehmen in jedem Fall mit **ausführlicher schriftlicher Begründung** zuzustellen, und zwar spätestens innerhalb von zwei Wochen nach der mündlichen Verhandlung bzw. im Fall des schriftlichen Verfahrens zwei Wochen nach Abschluss des schriftlichen Verfahrens. Bezüglich der Einzelheiten liegt es nahe, auf die Vorschriften der **Zivilprozessordnung (ZPO) zurückzugreifen.** Danach ist die Zustellung die Bekanntgabe eines Schriftstücks an eine Person in der in den §§ 166 ff. ZPO bestimmten Form. Die Vereinsgeschäftsstelle wird zu diesem Zweck regelmäßig die Post beauftragen und insofern die Zustellung durch ein Schreiben mit Rückschein (§ 175 ZPO) veranlassen. In diesem Fall genügt zum Nachweis der Zustellung der Rückschein.

2. Zustellungsempfänger

149 Bei juristischen Personen des Privatrechts erfolgt die Zustellung grundsätzlich an deren **gesetzliche Vertreter,** d. h. im Falle einer Aktiengesellschaft beispielsweise an den Vorstand. Im Falle einer GmbH ist die Zustellung gegenüber dem Geschäftsführer zu bewirken (§ 170 Abs. 1 Satz 1 ZPO). Gibt es einen **rechtsgeschäftlich bestellten Vertreter,** kann auch direkt an diesen zugestellt werden (§ 171 ZPO). Dies betrifft insbesondere die Fälle, in denen sich das betroffene Unternehmen während des Verfahrens durch einen seiner Mitarbeiter vertreten lässt. Dieser ist nach § 8 Abs. 3 durch eine bei dem jeweiligen

Spruchkörper einzureichende Vollmacht ausgewiesen. Ist das Unternehmen durch einen Rechtsanwalt vertreten, erfolgt die Zustellung der Entscheidung an ihn (vgl. § 172 Abs. 1 Satz 1 ZPO).

3. Form des zuzustellenden Schriftstücks

Gemäß Abs. 5 Satz 1 ist die abschließende Entscheidung dem betroffenen Unternehmen in **schriftlicher Form** und **mit einer Unterschrift des Vorsitzenden** versehen zuzustellen. Danach ist es erforderlich, dem Unternehmen bzw. seinen Vertretern oder Verfahrensbevollmächtigten als Zustellungsempfängern (vgl. Rdnr. 115) die Entscheidung im Original zuzustellen. 150

3. Unterabschnitt: Sonstiges (§§ 12–16)

§ 12 Verhinderungsfälle

(1) Im Fall der kurzfristigen Verhinderung eines Mitglieds des Spruchkörpers 2. Instanz kann der Spruchkörper 2. Instanz nach Beschluss des Vorsitzenden ohne das betroffene Mitglied, mindestens jedoch mit sieben Mitgliedern entscheiden.

(2) Das Nähere regelt der vom Vorstand aufzustellende Geschäftsverteilungsplan i. S. v. § 24 Abs. 4 der Satzung.

Übersicht

	Rdnr.
I. Beschlussfassung im Verhinderungsfall (Abs. 1)	151
1. Geltungsbereich	152
2. Kurzfristige Verhinderung	153
3. Maximale Anzahl verhinderter Mitglieder	154
4. Unanfechtbarkeit	155
II. Geschäftsverteilungsplan (Abs. 2)	156

I. Beschlussfassung im Verhinderungsfall (Abs. 1)

Aus Praktikabilitätsgründen soll eine Entscheidung des Spruchkörpers 2. Instanz auch dann möglich sein, wenn einzelne Mitglieder dieses Spruchkörpers **kurzfristig verhindert** sind. Aus diesem Grund sieht § 12 vor, dass der Vorsitzende durch Beschluss unter bestimmten Voraussetzungen gleichwohl die Entscheidungsfähigkeit des Spruchkörpers 2. Instanz feststellen kann. Von dieser Möglichkeit wird der Vorsitzende insbesondere dann Gebrauch machen, wenn ein besonderes Interesse an einem **beschleunigten Verfahren** besteht. 151

1. Geltungsbereich

§ 12 gilt nur für die **Entscheidungsfindung** durch den Spruchkörper 2. Instanz, da nur dieser mit mehreren Mitgliedern besetzt ist. Ist der vom Vorstand gem. § 18 Abs. 1 als Spruchkörper 1. Instanz Betraute kurzfristig verhindert, muss die Entscheidung verschoben werden. 152

2. Kurzfristige Verhinderung

Ein Mitglied des Spruchkörpers ist dann „kurzfristig" verhindert, wenn der Hinderungsgrund so spät eintritt, dass eine Verlegung der Sitzung nur mit **unverhältnismäßigem Aufwand** möglich wäre. In diesem Fall ist es nicht erforderlich, ein Ersatzmitglied zu benennen. Der Vorsitzende des Spruchkörpers 2. Instanz kann vielmehr durch Beschluss die Entscheidungsfähigkeit des Spruchkörpers feststellen. 153

3. Maximale Anzahl verhinderter Mitglieder

Aus § 12 Abs. 1 folgt, dass maximal **zwei bis fünf Mitglieder** des Spruchkörpers 2. Instanz verhindert sein dürfen, abhängig von der Größe der Besetzung gem. § 23 Abs. 1. 154

Dies ergibt sich daraus, dass der Spruchkörper mit mindestens sieben Mitgliedern entscheiden muss. Es ist insoweit unbeachtlich, ob lediglich ein „einfaches Mitglied" oder der Vorsitzende selbst an der Teilnahme verhindert ist. In dem zuletzt genannten Fall wird die Beschlussfähigkeit durch den stellvertretenden Vorsitzenden (§ 23 Abs. 5) festgestellt. Sofern ausnahmsweise sowohl der Vorsitzende als auch der stellvertretende Vorsitzende des Spruchkörpers 2. Instanz kurzfristig verhindert sind, kann die **Beschlussfähigkeit** durch die Person festgestellt werden, die der Geschäftsverteilungsplan nach Abs. 2 und § 24 Abs. 4 der Satzung des Vereins vorsieht.

4. Unanfechtbarkeit

155   Die Entscheidung des Vorsitzenden nach Abs. 1 ist **als verfahrensleitende Maßnahme** unanfechtbar. Erscheint das betroffene Mitglied nachträglich zur mündlichen Verhandlung, entscheidet der Vorsitzende, inwieweit die Teilnahme an der Verhandlung angesichts des fortgeschrittenen Verfahrens bzw. Sachermittlungsstadiums als sinnvoll erscheint. Hier liegt es nahe, das jeweilige Mitglied des Spruchkörpers durch eine kurze Einführung in den aktuellen Sach- und Streitstand in die Lage zu versetzen, der weiteren Verhandlung zu folgen und aktiv an der Entscheidungsfindung mitwirken zu können.

II. Geschäftsverteilungsplan (Abs. 2)

156   Die für den Verhinderungsfall vorgesehenen Einzelheiten können dem Geschäftsverteilungsplan entnommen werden, der **konkrete Regelungen** für die jeweils denkbaren Fallgestaltungen vorhält. Dort ist beispielsweise der Fall geregelt, dass gleichzeitig der Vorsitzende als auch sein Stellvertreter an der Teilnahme der Sitzung verhindert sind (Rdnr. 154). Ein solcher Geschäftsverteilungsplan ist gem. § 23 Abs. 6 der Verfahrensordnung sowie in § 24 Abs. 4 der Vereinssatzung vorgesehen und regelt danach sowohl die Behandlung denkbarer Verhinderungs- wie auch möglicher Befangenheitsfälle.

> **§ 13 Befangenheit**
>
> (1) Mitglieder des jeweiligen Spruchkörpers können von dem betroffenen Mitglied wegen Besorgnis der Befangenheit abgelehnt werden oder sich selbst für befangen erklären, wenn ein Grund vorliegt, der geeignet ist, Misstrauen an ihrer Unparteilichkeit zu begründen. Sie haben sich selbst für befangen zu erklären, wenn sie dem betroffenen Mitglied oder dem Beanstandenden als Mitarbeiter angehören oder selbst an dem beanstandeten Vorgang beteiligt waren oder sind.
>
> (2) Hält das betroffene Mitglied ein Mitglied des Spruchkörpers für befangen, ist das Ablehnungsgesuch durch das betroffene Mitglied bei dem jeweiligen Spruchkörper innerhalb einer Frist von einer Woche ab Zugang der Ladung einzureichen und zu begründen. Das betroffene Mitglied des Spruchkörpers soll sich innerhalb von einer weiteren Woche ab Zugang des Ablehnungsgesuchs zur Ablehnung äußern. Seine Stellungnahme ist dem betroffenen Mitglied zuzuleiten.
>
> (3) Wird ein Mitglied des Spruchkörpers 1. Instanz von dem betroffenen Mitglied als befangen abgelehnt, entscheidet der Vorsitzende des Spruchkörpers 2. Instanz über das Vorliegen von Ablehnungsgründen. Über das Vorliegen von Ablehnungsgründen im Hinblick auf Mitglieder des Spruchkörpers 2. Instanz entscheiden die Mitglieder dieses Spruchkörpers in der jeweiligen Besetzung ohne das betroffene Mitglied. Bei Stimmengleichheit entscheidet der Vorsitzende des Spruchkörpers 2. Instanz. Sofern sich das Ablehnungsgesuch gegen den Vorsitzenden des Spruchkörpers 2. Instanz richtet, entscheidet bei Stimmengleichheit der Stellvertreter des Vorsitzenden. Einer solchen Entscheidung bedarf es nicht, wenn das abgelehnte Mitglied das Ablehnungsgesuch selbst für begründet hält.
>
> (4) Erklärt der Vorsitzende des Spruchkörpers 2. Instanz das Ablehnungsgesuch gegenüber dem Vorsitzenden des Spruchkörpers 1. Instanz für begründet, entscheidet der Vorsitzende des Spruchkörpers 2. Instanz als Spruchkörper 1. Instanz über die Beanstandung, sofern nicht weitere Spruchkörper 1. Instanz eingerichtet worden sind, deren Zu-

ständigkeit sich in diesem Fall nach dem Geschäftsverteilungsplan für die Spruchkörper 1. Instanz richtet (§ 18 Abs. 1 S. 3). Sofern das betroffene Mitglied gegen die Entscheidung des Vorsitzenden des Spruchkörpers 2. Instanz als Spruchkörper 1. Instanz Einspruch einlegt, nimmt der Vorsitzende des Spruchkörpers 2. Instanz an dem weiteren Verfahren nicht teil. An seine Stelle tritt der stellvertretende Vorsitzende des Spruchkörpers 2. Instanz. Der Spruchkörper 2. Instanz entscheidet in solchen Fällen in einer Besetzung von acht Mitgliedern.

(5) Sofern der Vorsitzende an einem Verfahren wegen der Besorgnis der Befangenheit nicht teilnimmt, entscheidet der Spruchkörper 2. Instanz unter Leitung des stellvertretenden Vorsitzenden mit einer Besetzung von acht Personen. Bei Stimmengleichheit wird die Beanstandung als unbegründet zurückgewiesen.

(6) Tritt während des Verfahrens ein Umstand ein, der die Besorgnis der Befangenheit rechtfertigen könnte, ist das Ablehnungsgesuch unverzüglich vor weiteren Äußerungen zur Sache vorzubringen.

(7) Rechtsbehelfe gegen die Entscheidung über ein Ablehnungsgesuch sind nicht zulässig.

Übersicht

	Rdnr.
I. Zulässigkeit des Ablehnungsgesuchs	157
1. Statthaftigkeit	158
2. Zeitpunkt	159
3. Form des Ablehnungsgesuchs	162
4. Missbrauch	163
II. Begründetheit des Ablehnungsgesuchs	164
1. Besorgnis der Befangenheit	164
a) Im Verhältnis zum betroffenen Unternehmen	166
b) Im Verhältnis zu Dritten	169
c) Verhalten des Mitglieds im Rahmen seiner spruchkörperlichen Tätigkeit	170
2. Entscheidung über das Ablehnungsgesuch	171
a) Entscheidung im Hinblick auf Mitglieder des Spruchkörpers 1. Instanz	173
b) Entscheidung im Hinblick auf Mitglieder des Spruchkörpers 2. Instanz	174
3. Sachentscheidung	175
III. Rechtsbehelfe	177

I. Zulässigkeit des Ablehnungsgesuchs

Die Mitglieder der Spruchkörper können wegen Besorgnis der Befangenheit abgelehnt **157** werden. Sie können sich aber auch selbst für befangen erklären. Ein Ablehnungsgesuch des von dem Verfahren betroffenen Unternehmens ist nur wirksam, wenn dessen Voraussetzungen eingehalten sind. Dies betrifft insbesondere die **Statthaftigkeit des Antrags**, den **Zeitpunkt**, zu dem dieser spätestens einzureichen ist, sowie dessen **Form**.

1. Statthaftigkeit

Die Ablehnung muss sich auf ein **bestimmtes Mitglied** des Spruchkörpers beziehen. **158** Der Antrag kann nur von dem betroffenen Unternehmen oder dessen Bevollmächtigten, nicht dagegen von anderen Verfahrensbeteiligten, dem Beanstandenden oder anderen Unternehmen oder Organisationen, gestellt werden.

2. Zeitpunkt

Das **Ablehnungsgesuch** kann vom Beginn des Verfahrens an bis zur abschließenden Ent- **159** scheidung des jeweiligen Spruchkörpers gestellt werden. Wenn während des Verfahrens Umstände eintreten, die die Besorgnis der Befangenheit rechtfertigen könnten, ist das Ablehnungsgesuch unverzüglich vor weiteren Äußerungen zur Sache vorzubringen (§ 13 Abs. 6).

Der „**Normalfall**" ist allerdings in Abs. 2 Satz 1 abgebildet. Danach ist das betroffene **160** Unternehmen im Sinne der Verfahrensökonomie verpflichtet, das Ablehnungsgesuch innerhalb einer Woche ab Zugang der Ladung zur mündlichen Verhandlung einzureichen und zu begründen. Handelt es sich um ein schriftliches Verfahren, läuft diese Frist ab Zugang der Mitteilung, dass ein entsprechendes Verfahren gegen das betroffene Mitgliedsunternehmen eingeleitet worden ist.

161 Erfährt das Unternehmen jedoch unverschuldet erst verspätet von möglichen Befangenheitsgründen, ist ein Ablehnungsgesuch auch **nach Ablauf dieser Wochenfrist** möglich. Gleichwohl muss das betroffene Unternehmen das Ablehnungsgesuch in diesen Fällen unverzüglich vor weiteren Äußerungen zur Sache vorbringen (§ 13 Abs. 6).

3. Form des Ablehnungsgesuchs

162 Es ist nicht völlig eindeutig geregelt, ob das Ablehnungsgesuch **schriftlich** bei dem jeweiligen Spruchkörper einzureichen ist. Abs. 2 Satz 1 sieht vor, dass der Antrag „bei dem jeweiligen Spruchkörper einzureichen und zu begründen ist". Trotz des Begriffs des „Einreichens", der für eine schriftliche Eingabe spricht, schließt der Wortlaut nicht aus, dass entsprechende Eingaben **auch mündlich** (etwa zu Protokoll) erklärt werden können. Es ist gleichwohl empfehlenswert, das Ablehnungsgesuch schriftlich einzureichen, da dieses an das betroffene Mitglied des Spruchkörpers weitergeleitet werden muss, um diesem eine fundierte Stellungnahme zu ermöglichen (Abs. 2 Satz 2).

4. Missbrauch

163 Ein Ablehnungsgesuch ist dann als unzulässig zurückzuweisen, wenn der entsprechende Antrag als missbräuchlich zu bewerten ist. Ein Missbrauch ist etwa dann anzunehmen, wenn der Antrag ersichtlich eine **Verschleppung des Verfahrens** zum Ziel hat oder gleichlautende Anträge trotz mehrfacher Ablehnungen wiederholt eingereicht werden. Eine Wiederholung des Gesuchs wäre nur bei Angabe neuer Ablehnungsgründe zulässig.

II. Begründetheit des Ablehnungsgesuchs

1. Besorgnis der Befangenheit

164 Dem Ablehnungsgesuch ist stattzugeben, wenn ein Umstand vorliegt, der geeignet ist, **Misstrauen an der Unparteilichkeit** einzelner Mitglieder des jeweiligen Spruchkörpers zu begründen. Diese Umstände müssen vom Standpunkt des betroffenen Unternehmens aus – objektiv und vernünftig betrachtet – vorliegen und können sowohl aus dem bisherigen Verhältnis des Unternehmens zu dem betroffenen Mitglied des Spruchkörpers als auch aus dessen bisherigem Verhältnis zu Dritten erwachsen.

165 Es ist auch denkbar, dass aus dem Verhalten des Mitglieds des Spruchkörpers während des Verfahrens Grund zur Besorgnis der Befangenheit erwächst. Die dieser Besorgnis zu Grunde liegenden Umstände sind seitens des Unternehmens zu **substantiieren**. Vorbehalte, die allein auf rein subjektive Vorstellungen und Bedenken des betroffenen Unternehmens zurückgehen, scheiden als Befangenheitsgründe dagegen aus. Im Zweifel sollte einem Ablehnungsgesuch eher stattgegeben werden, um jeglichem Misstrauen in die Objektivität der Selbstkontrolle entgegen zu wirken. Die nachfolgenden möglichen Fallgruppen geben die häufigsten Konstellationen wieder, die zur Stattgabe eines Ablehnungsgesuchs führen können.

a) Im Verhältnis zum betroffenen Unternehmen

166 Im Verhältnis des Mitglieds eines Spruchkörpers zu dem betroffenen Unternehmen kann sich die Besorgnis der Befangenheit aus verschiedenen Aspekten ergeben. Sie kommt insbesondere dann in Betracht, wenn **persönliche Beziehungen** zwischen Unternehmensvertretern bzw. dem Unternehmen selbst und dem jeweiligen Mitglied des Spruchkörpers bestehen. Denkbar wäre beispielsweise eine aktuelle oder frühere Zugehörigkeit des Mitglieds des Spruchkörpers zu dem von der Beanstandung betroffenen Unternehmen oder einem seiner Organe. Bei größeren Unternehmen führt eine frühere Mitarbeit des Mit-

glieds des Spruchkörpers nicht automatisch dazu, dass dieses zwingend von einer weiteren Mitarbeit im Verfahren ausgeschlossen werden müsste.

In Anlehnung an die zivilprozessuale Rechtsprechung zu sog. **Massenorganisationen** ist jeweils im Einzelfall zu prüfen, ob durch die frühere Mitarbeit indizierte Nähe des Mitglieds zum betroffenen Unternehmen tatsächlich von einer fortbestehenden Besorgnis der Befangenheit auszugehen ist. Es reicht nicht aus, dass sich das betroffene Unternehmen auf die bloße Tatsache der früheren Mitarbeit beruft. Vielmehr muss es darüber hinausgehende Umstände vorbringen, die eine Besorgnis der Befangenheit begründen können. 167

In Betracht kommt etwa ein nicht einvernehmlich aufgelöster Arbeitsvertrag zwischen dem Mitglied des Spruchkörpers und dem betroffenen Unternehmen. Denkbar sind auch **persönliche Auseinandersetzungen** zwischen einzelnen Mitgliedern des Spruchkörpers und Mitarbeitern bzw. Vertretern des Unternehmens in der Vergangenheit oder mit diesem Unternehmen verbundenen Unternehmen. Eine Besorgnis der Befangenheit kann sich auch aus persönlichen Beziehungen zwischen dem betroffenen Mitglied des jeweiligen Spruchkörpers und dem Prozessbevollmächtigten des Unternehmens ergeben. 168

b) Im Verhältnis zu Dritten

Gründe zur Besorgnis der Befangenheit können sich auch aus dem Verhältnis des betroffenen Mitglieds des Spruchkörpers zu Dritten ergeben. Denkbar sind beispielsweise **vertragliche Beziehungen** des Mitglieds des Spruchkörpers zu Wettbewerbern des betroffenen Unternehmens, aus denen ein besonderes Näheverhältnis zu dessen Wettbewerbern folgt, das die Neutralität des Mitglieds gegenüber dem betroffenen Unternehmen in Frage stellen könnte. Auch muss das betroffene Unternehmen die Tatsachen, die eine Besorgnis der Befangenheit begründen können, möglichst konkret und substantiiert vorbringen (etwa der Verweis auf einen Beratervertrag zwischen einem Mitglied des Spruchkörpers und einem bedeutenden Mitbewerber des Unternehmens). Auch hier ist darauf zu achten, dass Ablehnungsgesuche wegen Besorgnis oder Befangenheit nicht dazu missbraucht werden, die **Arbeit der Schiedsstelle zu behindern.** 169

c) Verhalten des Mitglieds im Rahmen seiner spruchkörperlichen Tätigkeit

Befangenheitsgründe können sich auch aus der spruchrichterlichen Tätigkeit des Mitglieds eines Spruchkörpers ergeben. Dies gilt etwa bei **unsachlichen Äußerungen,** die auf die Voreingenommenheit gegen das betroffene Unternehmen hindeuten. Der bloße Hinweis auf die Beteiligung in früheren Verfahren gegen das betroffene Unternehmen reicht dagegen nicht aus, die Besorgnis der Befangenheit zu begründen. 170

2. Entscheidung über das Ablehnungsgesuch

Zur Erklärung der Befangenheit bedarf es nicht zwingend eines Antrags des betroffenen Unternehmens. Stattdessen müssen die Mitglieder des jeweiligen Spruchkörpers jeweils **auch selbst prüfen,** inwieweit in ihrer Person Gründe vorliegen, die geeignet sein könnten, Misstrauen an ihrer Unparteilichkeit zu begründen. Bejahendenfalls haben sie sich auch ohne Antrag des betroffenen Unternehmens selbst für befangen zu erklären. Dies ist nach Abs. 1 Satz 2 insbesondere dann der Fall, wenn sie dem betroffenen Unternehmen oder dem Beanstandenden als Mitarbeiter angehören oder an dem beanstandeten Vorgang selbst beteiligt waren oder sind. 171

Sofern keine Befangenheitserklärung durch das Mitglied des Spruchkörpers erfolgt, sondern vielmehr das betroffene Unternehmen ein Befangenheitsgesuch einlegt, ist das **weitere Verfahren** abhängig von der jeweiligen Instanz bzw. der Stellung des betroffenen Mitglieds innerhalb des Spruchkörpers. Dieses soll sich zunächst gem. § 13 Abs. 2 Satz 2 innerhalb von einer Woche ab Zugang des Ablehnungsgesuchs hierzu äußern. Von dieser Stellungnahme wird auch das betroffene Unternehmen in Kenntnis gesetzt. 172

a) Entscheidung im Hinblick auf Mitglieder des Spruchkörpers 1. Instanz

173   Wird die mögliche **Unparteilichkeit** eines Mitglieds des **Spruchkörpers 1. Instanz** geprüft, entscheidet der Vorsitzende des Spruchkörpers 2. Instanz (§ 13 Abs. 3 Satz 1).

b) Entscheidung im Hinblick auf Mitglieder des Spruchkörpers 2. Instanz

174   Beanstandet das betroffene Unternehmen die mögliche Unparteilichkeit eines Mitglieds des Spruchkörpers 2. Instanz, entscheiden die Mitglieder dieses Spruchkörpers in der jeweiligen Besetzung **ohne das betroffene Mitglied.** Kommt es bei diesem Abstimmungsprozess zu einer Stimmengleichheit, entscheidet die Stimme des Vorsitzenden des Spruchkörpers 2. Instanz. Für den Fall, dass sich das Ablehnungsgesuch gegen den Vorsitzenden des Spruchkörpers 2. Instanz selbst richtet, ist bei einer eventuellen Stimmgleichheit die Stimme seines Stellvertreters ausschlaggebend. Dem abgelehnten Mitglied bleibt stets die Möglichkeit, sich selbst für befangen zu erklären, wenn es die Argumentation des betroffenen Unternehmens teilt (§ 13 Abs. 3 Satz 5).

3. Sachentscheidung

175   Gibt der Vorsitzende des Spruchkörpers 2. Instanz dem Ablehnungsgesuch im Hinblick auf die personelle Besetzung des eigentlich zuständigen Spruchkörpers 1. Instanz statt, entscheidet er als „**Einzelrichter**" über die Beanstandung in eigener Zuständigkeit. Hierbei ist er allerdings auf den Sanktionsrahmen der 1. Instanz beschränkt. Werden wegen des besonderen Arbeitsaufkommens bei der Schiedsstelle verschiedene Kammern des Spruchkörpers 1. Instanz eingerichtet, ist für die Sachentscheidung nicht der Vorsitzende der 2. Instanz zuständig (§ 13 Abs. 4 Satz 1). In einem solchen Fall wird der Vorgang an eine andere Kammer des Spruchkörpers 1. Instanz abgegeben. Die Einzelheiten ergeben sich auch hier aus dem vom Vorstand zu erlassenen Geschäftsverteilungsplan (§ 23 Abs. 6 i.V.m. § 18 Abs. 1 Satz 3).

176   Wird dem Befangenheitsgesuch eines Unternehmens bezüglich eines Mitglieds der 2. Instanz stattgegeben, nimmt dieses Mitglied an dem weiteren Verfahren nicht mehr teil. Die Mitglieder des Spruchkörpers 2. Instanz entscheiden in der jeweiligen Besetzung **ohne das ausgeschiedene Mitglied.** Dies gilt auch, wenn der Vorsitzende selbst von einem solchen Befangenheitsgesuch betroffen sein sollte. In diesem Fall entscheidet der Spruchkörper 2. Instanz unter Leitung des stellvertretenden Vorsitzenden mit einer Besetzung von acht Personen (Abs. 5 Satz 1). Sollte von der Neuregelung der größeren Besetzung des Spruchkörpers 2. Instanz nach § 23 Abs. 1 der Verfahrensordnung Gebrauch gemacht werden, sodass der Spruchkörper aus insgesamt mehr als neun Personen besteht, ist die Besetzung entsprechend anzupassen. Bei Stimmengleichheit entscheidet – anders als bei Ablehnung der übrigen Mitglieder (Abs. 3 Satz 2, Rdnr. 174) – nicht die Stimme des stellvertretenden Vorsitzenden, sondern die Beanstandung wird als unbegründet zurückgewiesen (Abs. 5 Satz 2).

III. Rechtsbehelfe

177   Nach Abs. 7 sind Rechtsbehelfe gegen die Entscheidung über das Ablehnungsgesuch nicht zulässig. Wenn ein Ablehnungsgesuch in der 1. Instanz erfolgreich war und der Vorsitzende des Spruchkörpers 2. Instanz als Spruchkörper 1. Instanz über die Beanstandung entschieden hat, kann das Unternehmen nur die Entscheidung im Wege des **Einspruchs gem. § 25** angreifen. In der Einspruchsinstanz nimmt der Vorsitzende des Spruchkörpers 2. Instanz, der schon über das Befangenheitsgesuch hinsichtlich der Besetzung der 1. Instanz entschieden hatte, allerdings nicht mehr teil. An seine Stelle tritt der stellvertretende Vorsitzende des Spruchkörpers 2. Instanz, so dass der Spruchkörper in solchen Fällen in der Besetzung von acht Mitgliedern entscheidet (Abs. 4 Satz 4). Auch hier gilt, dass im Falle eines Spruchkörpers 2. Instanz, der aus mehr als insgesamt neun Personen gebildet wird, die Besetzung entsprechend anzupassen ist.

§ 14 Aktenverwaltung
Die Geschäftsstelle des Vereins führt und verwaltet die Akten der Spruchkörper.

§ 14 stellt klar, dass die Aktenführung bzw. -verwaltung von der Geschäftsstelle des Vereins wahrgenommen wird. Die Mitarbeiter des Vereins unterliegen hierbei nach § 16 Abs. 1 der **Geheimhaltungspflicht**. Sie müssen über die im Rahmen der Aktenanlage bzw. -verwaltung erlangten Informationen Vertraulichkeit bewahren. Die Frage der Gewährung von Akteneinsichtsrechten obliegt der Entscheidung des jeweiligen Spruchkörpers (siehe auch Rdnr. 118). 178

§ 15 Informationspflichten und Berichte über die Arbeit der Spruchkörper

(1) Der Verein veröffentlicht die Satzung, die Kodices, die Verfahrensordnung sowie die Auslegungsleitlinien nach § 6 Abs. 2 des FSA-Kodex Fachkreise und des § 5 des FSA-Kodex Patientenorganisationen im Internet (www.fs-arzneimittelindustrie.de).

(2) Der Geschäftsführer informiert den Vorstand, die Mitglieder und den Beirat regelmäßig über die Arbeit der Spruchkörper und über die von den Spruchkörpern 1. und 2. Instanz behandelten Beanstandungen. Darüber hinaus legt der Geschäftsführer zum Ende des Monats Februar eines jeden neuen Kalenderjahres einen ausführlichen öffentlichen Bericht über die Arbeit der Spruchkörper in dem vorangegangenen Kalenderjahr vor, der auch im Internet (www.fs-arzneimittelindustrie.de) veröffentlicht wird. Dieser Bericht soll die Tätigkeit der Spruchkörper in sämtlichen Verfahren zusammenfassend wiedergeben.

(3) In den Fällen, in denen ein Kodex-Verstoß rechtskräftig festgestellt worden ist, werden die rechtskräftigen Entscheidungen der Spruchkörper 1. und 2. Instanz im Internet laufend durch die Einstellung des Tenors und der wesentlichen Entscheidungsgründe veröffentlicht (www.fs-arzneimittelindustrie.de). Dies gilt auch, sofern ein Verfahren durch Abgabe einer Unterlassungserklärung im Sinne von § 20 Abs. 5 S. 2 beendet worden ist. Sofern Beanstandungen nicht zu der Annahme eines Kodex-Verstoßes geführt haben, erfolgt eine Veröffentlichung nach S. 1, sofern der jeweilige Spruchkörper dies im Hinblick auf die Bedeutung der Entscheidung befürwortet.

(4) Die Berichte und Veröffentlichungen nach Abs. 1 und 2 erfolgen grundsätzlich in anonymisierter Form. Sofern ein schwerer oder wiederholter Kodex-Verstoß festgestellt wird, sollten die Spruchkörper im Regelfall auch die Veröffentlichung des Namens des betroffenen Mitglieds anordnen. Sofern der Spruchkörper 2. Instanz eine öffentliche Rüge ausspricht, findet zusätzlich § 24 Abs. 4 Anwendung. Die Namen von Mitarbeitern betroffener Mitglieder oder anderer beteiligter Personen oder anderer Unternehmen, Organisationen etc. sind in jedem Fall zu anonymisieren.

(5) Der Spruchkörper 2. Instanz ist über alle Entscheidungen des Spruchkörpers 1. Instanz sowie über erfolgte Unterlassungserklärungen zu informieren. Die Mitglieder der Spruchkörper 1. und 2. Instanz erörtern regelmäßig die Arbeit der Spruchkörper. Der Vorsitzende des Spruchkörpers 2. Instanz hat das Recht, dem Vorstand des Vereins Vorschläge für Änderungen und Ergänzungen dieser Verfahrensordnung oder der Kodices zu unterbreiten, die der Spruchkörper 2. Instanz in Hinblick auf eine effektive Sanktionierung von Verstößen bei der Werbung und Zusammenarbeit mit Angehörigen der Fachkreise oder bei der Zusammenarbeit mit Organisationen der Patientenselbsthilfe für sinnvoll hält.

Übersicht

	Rdnr.
I. Vorbemerkung	179
II. Veröffentlichung des Regelwerks im Internet (Abs. 1)	180
III. Informations- und Berichtspflichten (Abs. 2)	181
IV. Veröffentlichung rechtskräftiger Entscheidungen (Abs. 3)	183
V. Form (Abs. 4)	186
VI. Information des Spruchkörpers 2. Instanz (Abs. 5)	188

Kapitel 13. Freiwillige Selbstkontrolle für die Arzneimittelindustrie e.V.

I. Vorbemerkung

179 Die Regelung des § 15 setzt mehrere Anforderungen der EFPIA-Kodices um. Die Veröffentlichung des Regelungswerks, der Entscheidungen der Spruchkörper und der jährlichen Tätigkeitsberichte dienen der Sicherstellung der nach Art. 18 und Art. 4 des Annex A des EFPIA-Kodex zur Zusammenarbeit mit den Fachkreisen sowie nach Art. 8 und Art. 4 des Annex II des EFPIA-Kodex zur Zusammenarbeit mit Patientenorganisationen **erforderlichen Transparenz**. Bei schweren oder wiederholten Verstößen soll ferner der Name des verstoßenden Unternehmens veröffentlicht werden.

II. Veröffentlichung des Regelwerks im Internet (Abs. 1)

180 In Erfüllung der **Publikationspflichten**, die sich aus Art. 1 lit. b von Annex A bzw. Annex II der EFPIA-Kodices ergeben, stellt der FSA sein **gesamtes Regelwerk** in Form von Satzung, Kodices, Verfahrensordnung und Auslegungsleitlinien zu § 6 Abs. 2 des FSA-Kodex Fachkreise und zu § 5 des FSA-Kodex Patientenorganisationen auf seiner Website (www.fs-arzneimittelindustrie.de) frei zugänglich ins Internet. Dies entspricht den Anforderungen der entsprechenden EFPIA-Kodices. Zusätzliche Veröffentlichungen beispielsweise in Printmedien sind ebenfalls denkbar und zulässig.

III. Informations- und Berichtspflichten (Abs. 2)

181 Der Geschäftsführer des FSA ist verpflichtet, den Vorstand, die Mitgliedsunternehmen und den Beirat des Vereins regelmäßig über die Arbeit der Spruchkörper und über die von den Spruchkörpern behandelten Beanstandungen zu informieren. Zu diesem Zweck hat der Geschäftsführer des Vereins **jährlich einen ausführlichen** Bericht über die Arbeit der Schiedsstelle im vorangegangenen Kalenderjahr zu erstellen. Der Geschäftsführer hat einen Ermessensspielraum, wie ausführlich er die einzelnen Verfahren schildert. Jedoch soll der Bericht die gesamte Tätigkeit in allen verhandelten Verfahren zumindest zusammenfassend wiedergeben. Mit der Veröffentlichung dieses ausführlichen Berichts im Internet wird gleichzeitig der Verpflichtung von Art. 1 lit. c von Annex A des EFPIA-Kodex zur Zusammenarbeit mit den Fachkreisen bzw. Art. 1 lit. c von Annex II des EFPIA-Kodex zur Zusammenarbeit mit Patientenorganisationen entsprochen, jährlich einen **„country report"** dem EFPIA Code Committee vorzulegen.

182 Um die Aktualität des den Mitgliedsunternehmen sowie der Öffentlichkeit zur Verfügung gestellten Informationsmaterials zu gewährleisten und den Unternehmen hierdurch spezifische Hinweise zur Auslegung der Kodices in der Praxis zu geben, sieht die Verfahrensordnung einen **engen Zeitrahmen** für die Erstellung der Berichte vor. Danach ist der Geschäftsführer verpflichtet, dem Vorstand, dem Beirat bzw. den Mitgliedsunternehmen bis zum Ende des Monats Februar eines jeden neuen Kalenderjahrs die entsprechende aktuelle Berichtsversion zur Verfügung zu stellen.

IV. Veröffentlichung rechtskräftiger Entscheidungen (Abs. 3)

183 Rechtskräftige, d.h. nicht mehr mit einem Rechtsmittel anfechtbare Entscheidungen beider Spruchkörper werden immer dann im Internet veröffentlicht, wenn in ihnen ein **Kodex-Verstoß** festgestellt wird. Damit entspricht die Fassung vom 2. 12. 2005 dem in den EFPIA-Kodices vorgeschriebenen Transparenzgebot. Inhaltlich ist die Veröffentlichung des Tenors und der wesentlichen Entscheidungsgründe vorgesehen. Aus Gründen der Verständlichkeit stellt der FSA den wesentlichen Entscheidungsgründen meist eine kurze Zusammenfassung des Sachverhalts voran.

184 Nach Abs. 3 Satz 2 kann das beanstandete Unternehmen bei einem festgestellten Kodex-Verstoß die Veröffentlichung der Entscheidung nicht im Wege der Abgabe einer Un-

B. Verfahrensordnung – Erläuterungen (§ 16)

terlassungserklärung nach § 20 Abs. 5 Satz 2 abwenden. Diese Vorschrift dient der Entwicklung einer **öffentlich zugänglichen Spruchpraxis**, die als zusätzliche Leitlinie für die Etablierung kodex-konformer Verhaltensweisen in den Mitgliedsunternehmen angesehen werden kann.

Bei Entscheidungen, die nicht zur Feststellung eines Kodex-Verstoßes geführt haben, steht es nach Abs. 3 Satz 3 im Ermessen des jeweiligen Spruchkörpers, auch diese Entscheidung zu veröffentlichen. Eine Veröffentlichung sollte hier dann erfolgen, wenn dies angesichts der **Bedeutung der Beanstandung** oder der hiermit verbundenen **rechtlichen Fragestellung** für die Mitgliedsunternehmen oder die interessierte Öffentlichkeit sinnvoll ist. **185**

V. Form (Abs. 4)

Um die gebotene Vertraulichkeit der Beanstandungsverfahren (siehe auch Rdnr. 189 ff.) ausreichend zu berücksichtigen, erfolgen die Berichte und Veröffentlichungen grundsätzlich in **anonymisierter Form**. Die Offenlegung der Namen der betroffenen Unternehmen ist seit der Fassung vom 2. 12. 2005 nicht mehr auf eine Weitergabe im Rahmen der öffentlichen Rüge des Spruchkörpers 2. Instanz gem. § 24 Abs. 4 beschränkt (vgl. auch § 15 Abs. 4 Satz 2 und 3). Vielmehr kann schon der Spruchkörper 1. Instanz die Veröffentlichung des Namens des betroffenen Unternehmens anordnen, wenn bei diesem schwere und/oder wiederholte Verstöße gegen die Kodices festgestellt wurden. **186**

Die Berichte werden in anonymisierter Form auch der **Öffentlichkeit** zugänglich gemacht. Die Verfahrensordnung legt insofern kein bestimmtes Veröffentlichungsmedium fest. In Betracht kommt daher etwa die Veröffentlichung im Internet oder in Form einer Broschüre. Zu beachten ist hierbei, dass Namen von Mitarbeitern betroffener Unternehmen oder anderer Personen bzw. Unternehmen oder Organisationen in jedem Fall auch zu anonymisieren sind, um die Personen, Unternehmen oder Organisationen, die selbst nicht der Vereinsgewalt unterworfen sind, zu schützen. **187**

VI. Information des Spruchkörpers 2. Instanz (Abs. 5)

Mit der Regelung des durch die Fassung vom 2. 12. 2005 eingeführten Abs. 5 soll der **Spruchkörper 2. Instanz** in die gesamte Arbeit des FSA integriert und an dieser Arbeit auch beteiligt werden. Die nun erfolgte Einarbeitung des Satz 3 Alt. 2 trägt dem FSA-Kodex Patientenorganisationen Rechnung. **188**

§ 16 Geheimhaltung

(1) Die Mitglieder der Organe des Vereins, die Mitglieder von Ausschüssen und die Mitarbeiter des Vereins einschließlich des Geschäftsführers sind verpflichtet, über ihre Tätigkeit, die dabei erlangten Informationen sowie über alle Vorgänge, die ihrer Natur nach vertraulich sind oder ausdrücklich als solche bezeichnet werden, Stillschweigen zu bewahren.

(2) Soweit andere als die in Abs. 1 bezeichneten Personen in die Vereinsarbeit einbezogen werden, sind diese vor Aufnahme ihrer Tätigkeit entsprechend zur Verschwiegenheit zu verpflichten.

Übersicht

	Rdnr.
I. Sachlicher Geltungsbereich	189
II. Persönlicher Geltungsbereich	191

I. Sachlicher Geltungsbereich

189 Die Regelung des § 16 hat die Geheimhaltung von vertraulich erlangten Informationen sowie aller vertraulichen Vorgänge des Vereins zum Gegenstand. Diese **Geheimhaltungspflicht** ist aus verschiedenen Gründen umfassend angelegt. Zunächst sollen die besonders vertraulichen Informationen, die dem Verein im Rahmen der Verfahren zur Selbstkontrolle zur Verfügung gestellt werden, vor Missbrauch geschützt werden. Mitglieder von Vereinsorganen oder -ausschüssen sowie die Vereinsmitarbeiter selbst sind daher verpflichtet, alle Informationen, zu denen sie im Rahmen ihrer Vereinstätigkeit Zugang erlangen, vor einer Weitergabe zu schützen und hierüber Stillschweigen zu bewahren.

190 Informationen dürfen nur weitergegeben werden, wenn die Satzung des Vereins bzw. die Verfahrensordnung dies ausdrücklich gestattet, etwa im Zusammenhang mit den unter § 15 geregelten **Informationspflichten und Berichten** über die Arbeit des Spruchkörpers (Rdnr. 181 ff.), bei der Veröffentlichung des Namens des betroffenen Unternehmens (§ 15 Abs. 4) oder im Zusammenhang einer **öffentlichen Rüge**, mit welcher gem. § 24 Abs. 4 Informationen in bestimmtem Umfang der Öffentlichkeit zugänglich gemacht werden sollen. Vorgänge, die nicht von vornherein als vertraulich erkennbar sind, können als vertraulich bezeichnet werden und unterfallen in der Folge ebenfalls der Geheimhaltungspflicht.

II. Persönlicher Geltungsbereich

191 Die Vorschrift erfasst in persönlicher Hinsicht alle Mitglieder der **Vereinsorgane** (etwa die Mitglieder des Vorstands, des Beirats oder der Ausschüsse des Vereins, die nach § 19 der Satzung vom Vorstand des Vereins eingerichtet werden können).

192 Darüber hinaus sind **alle Angestellten des Vereins** einschließlich des Geschäftsführers der Geheimhaltungspflicht unterworfen. Sie gilt selbstverständlich auch für die **Mitglieder des Spruchkörpers 2. Instanz,** der ein Organ des Vereins ist.

193 Es ist denkbar, dass sich der Verein zur Erledigung seiner Aufgaben Personen bedient, ohne dass diese als „Mitarbeiter" zu klassifizieren sind. Auch eine entsprechende Einbindung ehrenamtlich tätiger Personen ist denkbar. Damit auch dieser Personenkreis in jedem Fall von den Geheimhaltungsvorgaben erfasst wird, sieht Abs. 2 vor, dass diese Personen durch eine **gesonderte Erklärung** vor Aufnahme ihrer Tätigkeit zur Verschwiegenheit verpflichtet werden. Die Umsetzung dieser Vorgabe obliegt der Geschäftsstelle des Vereins.

3. Abschnitt: Spruchkörper (§§ 17–24)

§ 17 Dauer der Bestellung der Mitglieder der Spruchkörper 1. und 2. Instanz

(1) Das Mitglied bzw. die Mitglieder des Spruchkörpers 1. Instanz wird/werden jeweils für einen Zeitraum von zwei bis fünf Jahren berufen. Nach Ablauf dieses Zeitraums erfolgt eine Neuberufung. Eine Wiederberufung ist zulässig.

(2) Die Mitglieder des Spruchkörpers 2. Instanz werden nach Maßgabe des § 23 jeweils für den Zeitraum von zwei Jahren von dem Vorstand berufen. Nach Ablauf dieses Zeitraums erfolgt eine Neuberufung. Eine Wiederberufung ist zulässig.

(3) Eine Abberufung von Mitgliedern der Spruchkörper 1. und 2. Instanz während des Zeitraums ihrer Benennung ist durch den Vorstand nur aus wichtigem Grund möglich.

Übersicht

	Rdnr.
I. Dauer der Bestellung	194
1. Mitglieder des Spruchkörpers 1. Instanz (Abs. 1)	194
2. Mitglieder des Spruchkörpers 2. Instanz (Abs. 2)	195
II. Abberufungsmöglichkeiten (Abs. 3)	196

I. Dauer der Bestellung

1. Mitglieder des Spruchkörpers 1. Instanz (Abs. 1)

Der Spruchkörper 1. Instanz besteht gem. § 18 in der Neufassung vom 28. 11. 2008 aus dem Geschäftsführer des Vereins, dessen Stellvertreter oder einem Dritten. Die Betrauung mit der Aufgabe erfolgt durch den Vorstand. Werden in Abhängigkeit von dem Geschäftsaufkommen **mehrere „Kammern"** eingerichtet, gelten die Regelungen für die Berufung entsprechend. Zeitlich ist die Berufung auf einen Zeitraum von **zwei bis fünf Jahren** beschränkt. Die Entscheidung hinsichtlich der Einzelheiten obliegt insoweit dem Vorstand. Gleichzeitig sieht Abs. 1 Satz 2 vor, dass nach Ablauf dieses Zeitraums eine Neuberufung der Mitglieder des Spruchkörpers 1. Instanz erforderlich ist. Es bleibt dem Vorstand unbenommen, dieselben Personen für eine weitere Amtsperiode zu berufen, da nach Abs. 1 Satz 3 eine **Wiederberufung** zulässig ist.

194

2. Mitglieder des Spruchkörpers 2. Instanz (Abs. 2)

Die Dauer der Bestellung ist für die Mitglieder des Spruchkörpers 2. Instanz auf **zwei Jahre** begrenzt. Auch hier werden die Mitglieder durch den Vorstand berufen. Nach Ablauf des Zeitraums muss eine Neuberufung erfolgen. Hierbei ist eine Wiederberufung derselben Personen zulässig (Abs. 2 Satz 2 und 3). Durch den neu eingefügten Hinweis „nach Maßgabe des § 23" wird auf die dort genannten Voraussetzungen an eine Berufung als Mitglied dieses Spruchkörpers verwiesen.

195

II. Abberufungsmöglichkeiten (Abs. 3)

Um die Unabhängigkeit der Spruchkörper sicherzustellen, sieht Abs. 3 vor, dass die Abberufung von Mitgliedern der Spruchkörper während der Dauer ihrer Bestellung nur **„aus wichtigem Grund"** möglich ist. Die Abberufung erfolgt mit Stimmenmehrheit durch den Vorstand. Sie kommt nur als „ultima ratio" in Betracht. Die Beschlussfähigkeit des Vorstands ist gegeben, wenn mindestens zwei Drittel seiner Mitglieder anwesend sind (vgl. § 11 Abs. 2 Satz 2 der Satzung).

196

Für die **genaue Bestimmung des Begriffs** des „wichtigen Grundes" bietet sich die Orientierung an der Rechtsprechung zur fristlosen Kündigung von Dienst- bzw. Arbeitsverhältnissen an. Danach liegt ein wichtiger Grund nur dann vor, wenn Umstände vorliegen, aufgrund derer die Fortsetzung des Rechtsverhältnisses bis zum Ablauf der normalerweise vorgesehenen Vertragslaufzeit nicht zumutbar ist. Darunter fallen grundsätzlich auch Umstände, die zeitlich vor Beginn der vereinsrechtlichen Zusammenarbeit liegen und dem Verein bzw. dessen Vorstand nicht bekannt waren. Als wichtige Gründe für eine sofortige Beendigung der Zusammenarbeit kommen insbesondere **gravierende Pflichtverletzungen** in Betracht, etwa die unbegründete Weigerung, an Sitzungen des Spruchkörpers teilzunehmen. Kein „wichtiger Grund" ist dagegen die Äußerung einer Auslegung der Kodices, die von der Interpretation des Vorstands abweicht. Daraus ergibt sich, dass die vorzeitige Abberufung einzelner Mitglieder der jeweiligen Spruchkörper den Ausnahmefall darstellt. Ein weiterer Abberufungsgrund wäre etwa das Bekanntwerden strafbarer Handlungen oder der Verdacht schwerer Verfehlungen, die die Grundlagen des Vertrauensverhältnisses zerstören und eine Fortsetzung der Tätigkeit als Mitglied eines Spruchkörpers für den Verein unzumutbar machen.

197

1. Unterabschnitt: Spruchkörper 1. Instanz (§§ 18–22)

§ 18 Zusammensetzung

(1) Der Spruchkörper 1. Instanz kann aus dem Geschäftsführer, stellvertretenden Geschäftsführern oder Dritten bestehen. Die Betrauung des Geschäftsführers, stellvertretender Geschäftsführer oder Dritter erfolgt durch den Vorstand. Sofern anstelle oder neben

dem Geschäftsführer einzelne stellvertretende Geschäftsführer oder Dritte vom Vorstand mit der Wahrnehmung der Tätigkeit als Spruchkörper 1. Instanz betraut werden, bilden diese jeweils einen eigenen Spruchkörper 1. Instanz. Der Vorstand erlässt für diesen Fall einen Geschäftsverteilungsplan, aus dem sich die genauen Zuständigkeiten ergeben. Der Geschäftsführer sowie etwaige stellvertretende Geschäftsführer oder Dritte müssen über die Befähigung zum Richteramt verfügen.

(2) Der Geschäftsführer und seine Stellvertreter oder Dritte unterliegen im Hinblick auf ihre Tätigkeiten als Spruchkörper 1. Instanz keinen inhaltlichen Weisungen durch den Verein. Sie sind insbesondere nicht an das Ergebnis der Beratung einzelner Mitglieder durch den Verein gebunden.

(3) Der Geschäftsführer und seine Stellvertreter dürfen zur Vermeidung eines Interessenkonflikts außerhalb ihrer Geschäftstätigkeit für den Verein nicht für ein Mitglied des Vereins tätig sein oder werden.

Übersicht

	Rdnr.
I. Besetzung (Abs. 1)	198
II. Weisungsfreiheit (Abs. 2)	200
III. Interessenkonflikte (Abs. 3)	202

I. Besetzung (Abs. 1)

198 Der Spruchkörper 1. Instanz besteht nur aus **einer Person**. Er kann aus dem Geschäftsführer, dem stellvertretenden Geschäftsführern oder einem Dritten bestehen. Die Betrauung der jeweiligen Person erfolgt durch den Vorstand. Sofern mehrere Personen durch den Vorstand mit der Wahrnehmung der Tätigkeit als Spruchkörper betraut wurden, bilden diese jeweils einen eigenen Spruchkörper 1. Instanz. Die genauen Zuständigkeiten in diesem Zusammenhang bestimmt der Vorstand im Wege eines Geschäftsverteilungsplans, der die Zuständigkeitsbereiche der Spruchkörper 1. Instanz zueinander abgrenzt. Sofern der Geschäftsführer des Vereins Spruchkörper ist, hat er eine **Doppelfunktion**. Er nimmt einerseits administrative Aufgaben wahr und fungiert gleichzeitig als Spruchkörper 1. Instanz und damit als Vereinsorgan.

199 Die Betrauten müssen über die **Befähigung zum Richteramt** verfügen, d. h. mit Erfolg das zweite juristische Staatsexamen abgelegt haben.

II. Weisungsfreiheit (Abs. 2)

200 Im Hinblick auf ihre Tätigkeit als Spruchkörper 1. Instanz unterliegen sowohl der Geschäftsführer als auch seine Stellvertreter oder Dritte keinen inhaltlichen Weisungen durch den Verein. Die Spruchkörper 1. Instanz sind insbesondere nicht an das Ergebnis der Beratung einzelner Mitglieder durch den Verein gebunden. Diese **Unabhängigkeit** ist von besonderer Bedeutung, um eine möglichst breite Akzeptanz der freiwilligen Selbstkontrolle zu erreichen. Dies wird in Abs. 2 ausdrücklich klargestellt. Das bedeutet, dass die inhaltliche Tätigkeit der Spruchkörper nicht von Seiten des Vereins beeinflusst werden kann bzw. darf.

201 Allerdings unterliegen die Mitglieder des Spruchkörpers 1. Instanz **administrativen Vorgaben**. Der Verein kann etwa im Hinblick auf die Auswahl der durch die Spruchkörper zu nutzenden Geschäftsräume Entscheidungen treffen oder über die Ausstattung mit Sachmitteln (etwa Büromaterial und ähnliches) selbst entscheiden, ohne dass dies eine Verletzung von Abs. 2 darstellen würde.

III. Interessenkonflikte (Abs. 3)

202 Absatz 3 dient der Sicherung der **Unabhängigkeit des Spruchkörpers** 1. Instanz. Zur Vermeidung von Interessenkonflikten ist dort festgeschrieben, dass dem Geschäftsführer

sowie etwaigen Stellvertretern oder Dritten ein Tätigwerden für Mitgliedsunternehmen oder unterworfene Unternehmen untersagt ist.

Für die Mitglieder des Spruchkörpers 1. Instanz bedeutet dies, dass sie für die entsprechenden Unternehmen weder als Arbeitnehmer noch **anderweitig tätig** werden dürfen. Ein anderweitiges Tätigwerden wäre etwa dann gegeben, wenn die Mitglieder des Spruchkörpers 1. Instanz über Beratungsverträge für Unternehmen tätig wären. 203

Die Formulierung „tätig sein oder werden" ist dahingehend zu verstehen, dass eine Tätigkeit des Spruchkörpers 1. Instanz nicht nur dann ausgeschlossen ist, wenn ein Mitglied des Spruchkörpers 1. Instanz **zum Zeitpunkt der Bestellung** als Mitglied des Spruchkörpers 1. Instanz tätig ist. Vielmehr soll das Verbot auch dann greifen, wenn ein Mitglied erst nach Bestellung zum Mitglied des Spruchkörpers tätig wird. 204

§ 19 Aufgaben

(1) Der Spruchkörper 1. Instanz ist erstinstanzlich für alle Beanstandungen zuständig, sofern nicht der Spruchkörper 2. Instanz auch erstinstanzlich zuständig ist (§ 5 Abs. 2).

(2) Der Spruchkörper 1. Instanz prüft die eingegangenen Beanstandungen und bereitet das Verfahren durch eigene Sachverhaltsaufklärung vor. Des Weiteren prüft der Spruchkörper 1. Instanz, ob eine Zuständigkeit des Spruchkörpers 2. Instanz gegeben ist. In einem solchen Fall leitet der Spruchkörper 1. Instanz die Beanstandung und das Ergebnis der Vorprüfung an den Vorsitzenden des Spruchkörpers 2. Instanz weiter.

Übersicht

	Rdnr.
I. Zuständigkeit des Spruchkörpers 1. Instanz (Abs. 1)	205
II. Prüfungsumfang (Abs. 2)	207

I. Zuständigkeit des Spruchkörpers 1. Instanz (Abs. 1)

Der Spruchkörper 1. Instanz ist grundsätzlich für alle Beanstandungen als **Eingangsinstanz** zuständig (vgl. auch Rdnr. 77 ff.). Für **wiederholte Verstöße** kann der Spruchkörper 2. Instanz erstinstanzlich zuständig sein. Der Spruchkörper 2. Instanz ist nämlich Eingangsinstanz für alle Fälle „wiederholter Verstöße derselben Art" gem. § 5 Abs. 2. Kommt es daher mehrfach zu kerngleichen Verstößen (vgl. zur Definition der „Kerngleichheit" auch Rdnr. 83), ist die 2. Instanz – mit dem entsprechend erhöhten Sanktionsrahmen – alleinzuständig. 205

§ 5 Abs. 2 sieht dazu vor, dass von wiederholten Verstößen derselben Art dann auszugehen ist, wenn solche Verstöße dreimal innerhalb von zwei Jahren begangen werden. Ab dem dritten Verstoß „derselben Art" wird die **2. Instanz als Eingangsinstanz** tätig, um angesichts der offensichtlichen Nachhaltigkeit der Verstöße bzw. der besonderen Uneinsichtigkeit des betroffenen Unternehmens das Fehlverhalten **höher sanktionieren** zu können. Um einen „wiederholten Verstoß derselben Art" handelt es sich dann, wenn die beanstandete Handlung entweder identisch oder in ihren charakteristischen Elementen „kerngleich" mit einer solchen Handlung ist, die bereits in der Vergangenheit Gegenstand einer begründeten Beanstandung war (§ 20 Abs. 7 Satz 6). Eine begründete Beanstandung in diesem Sinne liegt vor, wenn entweder von dem betroffenen Unternehmen bereits eine entsprechende Unterlassungserklärung abgegeben oder von dem jeweiligen Spruchkörper im Entscheidungswege ein entsprechender Kodex-Verstoß ausgesprochen worden war. 206

II. Prüfungsumfang (Abs. 2)

Der Spruchkörper 1. Instanz prüft zunächst seine eigene Zuständigkeit. Kommt er zu dem Ergebnis, dass eine Zuständigkeit des Spruchkörpers 2. Instanz gegeben ist, leitet er 207 die Beanstandung sowie das **Ergebnis seiner Vorprüfung** an den Vorsitzenden des Spruchkörpers 2. Instanz weiter. Die Zuständigkeitsprüfung durch den Spruchkörper 1. Instanz ist abschließend. Der Vorsitzende der 2. Instanz kann die Beanstandung nicht wieder an den Spruchkörper 1. Instanz zurückverweisen, wenn er dessen rechtliche Einschätzung (etwa mit Hinblick auf einen angenommenen „kerngleichen Verstoß" derselben Art) nicht teilen sollte. Hierdurch sollen zeitaufwändige Rückverweisungen zwischen den Instanzen vermieden werden.

§ 20 Regelverfahren vor dem Spruchkörper 1. Instanz

(1) Zum Zweck der Sachverhaltsaufklärung kann der Spruchkörper 1. Instanz den Beanstandenden zur weiteren Substantiierung seiner Beanstandung, das betroffene Mitglied zur Stellungnahme oder zur Überlassung von Unterlagen auffordern. Der Spruchkörper 1. Instanz kann in jedem Verfahrensstadium auch die Befragung von Zeugen oder Sachverständigen durchführen.

(2) Ergibt sich auf dieser Grundlage, dass die Beanstandung entweder offensichtlich unzulässig oder offensichtlich unbegründet ist, erhält der Beanstandende unter Mitteilung der vorläufigen Einschätzung die Gelegenheit, seine Beanstandung innerhalb von zwei Wochen weiter zu substantiieren. Danach entscheidet der Spruchkörper 1. Instanz, ob das Verfahren fortgesetzt oder eingestellt wird. Die Einstellung des Verfahrens ist von dem Beanstandenden im Wege des Einspruchs (§ 25 Abs. 2 S. 2) anfechtbar.

(3) Kommt das betroffene Mitglied einer Aufforderung unter Fristsetzung zur Mitwirkung nicht nach, erfolgt die Beurteilung der Beanstandung nach Lage der Akten oder auf der Grundlage des verfügbaren Beweismaterials.

(4) Hält der Spruchkörper 1. Instanz die Beanstandung für begründet, mahnt er das betroffene Mitglied ab und fordert es unter Fristsetzung von zwei Wochen zur Abgabe einer Unterlassungserklärung dergestalt auf, dass der beanstandete Verstoß für die Zukunft abgestellt wird. Die Verpflichtung zur Abgabe einer strafbewehrten Unterlassungserklärung kann im Fall von schweren Kodex-Verstößen mit der Verpflichtung zur Zahlung einer Geldstrafe für einen Kodex-Verstoß nach Maßgabe von § 22 Abs. 2 S. 2 verbunden werden. Die Geldstrafe wird mit der Abgabe einer solchen strafbewehrten Unterlassungserklärung, die auch das Einverständnis mit der festgesetzten Geldstrafe enthalten muss, durch das betroffene Mitglied fällig. § 22 Abs. 2 S. 4 gilt entsprechend. Sofern der Spruchkörper 1. Instanz nach Maßgabe von § 15 Abs. 4 S. 2 auch auf die Veröffentlichung des Namens des betroffenen Unternehmens erkennen sollte, hat die strafbewehrte Unterlassungserklärung auch das Einverständnis mit einer gegebenenfalls festgesetzten Geldstrafe und mit der Veröffentlichung des Namens des betroffenen Mitglieds zu enthalten.

(5) Diese Unterlassungserklärung ist in hinreichender Höhe strafbewehrt, um eine Wiederholungsgefahr auszuräumen. Mit Abgabe der Unterlassungserklärung durch einen vertretungsberechtigten Repräsentanten des betroffenen Mitglieds endet das Verfahren.

(6) Gibt das betroffene Mitglied nicht die verlangte strafbewehrte Unterlassungserklärung ab, wird das Verfahren fortgesetzt (§ 21), es sei denn der Spruchkörper 1. Instanz erkennt eine von der verlangten Unterlassungserklärung abweichende Unterlassungserklärung des betroffenen Mitglieds als eine hinreichende Unterlassungserklärung an. Eine später gleichwohl abgegebene Unterlassungserklärung hat keine verfahrensbeendigende Wirkung, sondern findet allein bei der Bemessung eventuell ausgesprochener zusätzlicher Sanktionen Berücksichtigung.

(7) Ergibt sich für den Spruchkörper 1. Instanz im Rahmen der Eingangsprüfung, dass es sich um einen wiederholten Verstoß derselben Art handelt und das betroffene Mitglied gegen eine strafbewehrte Unterlassungserklärung bzw. Unterlassungsverpflichtung verstoßen hat, wird der Verein das dort festgelegte Ordnungsgeld gegenüber dem betroffenen Mitglied geltend machen. Das Ordnungsgeld ist ferner zur Ausräumung der dann bestehenden Wiederholungsgefahr angemessen zu erhöhen. Darüber hinaus kann der Spruchkörper 1. Instanz im Fall eines wiederholten Verstoßes eine Geldstrafe nach Maßgabe von § 22 Abs. 2 festsetzen. Diese Geldstrafe wird mit der Einverständniserklärung des betroffenen Mitglieds nach Abs. 7, 2. Unterabsatz, S. 1 fällig. Abs. 4 S. 6 sowie § 22 Abs. 2 S. 4

gelten entsprechend. Um einen wiederholten Verstoß derselben Art handelt es sich dann, wenn die beanstandete Handlung entweder identisch oder in ihren charakteristischen Elementen „kerngleich" mit einer solchen Handlung ist, die bereits in der Vergangenheit Gegenstand einer begründeten Beanstandung gewesen ist; eine begründete Beanstandung ist dann gegeben, wenn entweder von dem betroffenen Mitglied eine Unterlassungserklärung abgegeben oder von den Spruchkörpern 1. oder 2. Instanz eine im Sinne dieser Verfahrensordnung unanfechtbare Unterlassungsverpflichtung ausgesprochen worden ist. Sofern sich das betroffene Mitglied mit der Zahlung des Ordnungsgelds und seiner Erhöhung für zukünftige Verstöße sowie der gegebenenfalls festgesetzten Geldstrafe bzw. Veröffentlichung seines Namens (Abs. 4 S. 5 i.V.m. § 15 Abs. 4 S. 2) einverstanden erklärt, endet das Verfahren. Ist das betroffene Mitglied hiermit nicht einverstanden, wird das Verfahren fortgesetzt (§ 21). Stellt sich im weiteren Verfahren vor den Spruchkörpern 1. oder gegebenenfalls 2. Instanz heraus, dass im Rahmen der Eingangsprüfung von dem Spruchkörper 1. Instanz zu Unrecht von einem wiederholten Verstoß derselben Art sowie von einem Verstoß gegen eine Unterlassungserklärung bzw. eine Unterlassungsverpflichtung ausgegangen worden ist, es sich also tatsächlich um einen andersartigen, neuen Verstoß handelt, und hat das betroffene Mitglied dem Spruchkörper 1. Instanz gemeinsam mit seinem Widerspruch nach § 20 Abs. 7 Satz 8 die Abgabe einer Unterlassungserklärung unter Angabe eines angemessenen Ordnungsgeldes im Hinblick auf einen begangenen andersartigen, neuen Verstoß angeboten, endet das Verfahren entsprechend § 20 Abs. 5.

(8) In Abweichung von § 20 Abs. 7 muss der Spruchkörper 1. Instanz das Verfahren unmittelbar an den Spruchkörper 2. Instanz zur Entscheidung abgeben, wenn sich für den Spruchkörper 1. Instanz im Rahmen der Eingangsprüfung einer Beanstandung ergibt, dass das betroffene Mitglied innerhalb der letzten beiden Jahre vor dem Zeitpunkt der Begehung des beanstandeten Verstoßes wegen mindestens zwei Verstößen derselben Art entweder eine Unterlassungserklärung abgegeben hat oder von den Spruchkörpern 1. oder 2. Instanz eine unanfechtbare Unterlassungsverpflichtung ausgesprochen worden ist, es sich also bei den Vorverstößen um begründete Beanstandungen im Sinne von § 20 Abs. 7 Satz 6 handelt. Die Abgabe eines behaupteten weiteren Verstoßes an den Spruchkörper 2. Instanz kommt danach erst dann in Betracht, wenn in dem genannten Sinne die für eine Abgabe erforderliche Anzahl vorangegangener begründeter Beanstandungen vorliegt und der Spruchkörper 1. Instanz zu dem Ergebnis gelangt, dass der beanstandete weitere Verstoß nicht offensichtlich unzulässig oder unbegründet ist (§ 20 Abs. 2) und es sich um einen wiederholten Verstoß derselben Art (§ 20 Abs. 7 Satz 6) handelt. In diesem Fall ist das Verfahren vor dem Spruchkörper 2. Instanz als Eingangsinstanz fortzusetzen. Anderenfalls ist das Verfahren im Hinblick auf die Beanstandung vor dem Spruchkörper 1. Instanz fortzusetzen.

Übersicht

	Rdnr.
I. Eingangsprüfung (Abs. 1 bis 3)	208
1. Verfahren	208
2. Entscheidung	210
II. Begründete Beanstandung	212
1. Abgabe einer Unterlassungserklärung (sog. „Regelverfahren")	212
2. Fehlende Abgabe einer strafbewehrten Unterlassungserklärung	215
III. Verstoß gegen eine strafbewehrte Unterlassungserklärung	217
1. „Wiederholter Verstoß derselben Art" (Abs. 7 Satz 6, 1. Hs.)	217
2. „Begründete Beanstandung" (Abs. 7 Satz 6, 1. Hs.)	219
3. Folgen eines Verstoßes gegen eine strafbewehrte Unterlassungserklärung	220
4. Unzutreffende Annahme eines „Wiederholungsverstoßes"	221
IV. „Hartnäckige Wiederholungsverstöße"	222
V. Spruchpraxis	223
1. Absatz 1	223
2. Absatz 4 und 5	225
3. Absatz 6	226
4. Absatz 7	227

I. Eingangsprüfung (Abs. 1 bis 3)

1. Verfahren

208 Im Rahmen der Eingangsprüfung kann der Spruchkörper 1. Instanz den **Beanstandenden** zur weiteren Substantiierung seines Vorbringens veranlassen. Alternativ dazu steht ihm die Möglichkeit offen, das **betroffene Unternehmen** zur Stellungnahme oder zur Überlassung von Unterlagen aufzufordern. Schließlich hat er, wie in jedem Verfahrensstadium, die Option, die Befragung von Zeugen oder Sachverständigen durchzuführen. Auf der Grundlage der auf diese Weise gewonnenen Informationen kann der Spruchkörper 1. Instanz eine vorläufige Einschätzung hinsichtlich der Erfolgsaussichten der eingereichten Beanstandung treffen. Sofern diese erste Bewertung ergibt, dass die Beanstandung offensichtlich unzulässig oder offensichtlich unbegründet ist, ist dem Beanstandenden die Möglichkeit zur **weiteren Stellungnahme** einzuräumen. Zu diesem Zweck teilt der Spruchkörper 1. Instanz dem Beanstandenden die eigene vorläufige Einschätzung mit und verbindet diese mit der Bitte, seine ursprüngliche Beanstandung innerhalb von zwei Wochen konkreter zu fassen und weiter zu substantiieren. Weigert sich der Beanstandende, Zeugen namentlich zu benennen (etwa zum Schutz der eigenen Geschäftsbeziehung mit diesem Zeugen), kann dies zu einer Einstellung des Verfahrens führen (FS I 2005.10-97). Der Spruchkörper 1. Instanz hatte über einen Sachverhalt zu entscheiden, in dem der Beanstandende im Rahmen einer potentiell kodexwidrigen Musterabgabe den Namen des Arztes, bei dem die unzulässige Musterabgabe angeblich erfolgt war, nicht nannte und der Beanstandete die ordnungsgemäße Schulung seiner Mitarbeiter nachweisen konnte (siehe zu dieser Entscheidung auch Rdnr. 71).

209 Besondere Beachtung verdient aufgrund einer Entscheidung des Spruchkörpers 2. Instanz Abs. 3 dieser Vorschrift (FS II 2006.8-135). In dem der Entscheidung zugrunde liegenden Sachverhalt hatte ein Mitgliedsunternehmen eine Veranstaltung nach § 20 des FSA-Kodex Fachkreise durchgeführt. Der **Verpflichtung zur Dokumentation der Anwesenheit der Teilnehmer** nach § 20 Abs. 2 Satz 4 des Kodex war es dabei zwar nachgekommen, jedoch weigerte sich das Unternehmen, diese Dokumentation im Rahmen eines Beanstandungsverfahrens dem Spruchkörper 1. Instanz vorzulegen. Darin sah der Spruchkörper 1. Instanz einen Verstoß gegen § 20 Abs. 2 Satz 4 des Kodex und verpflichtete das Unternehmen, „*es zu unterlassen, [...] die Herausgabe der Dokumentationen der Anwesenheit von Teilnehmern [...] zu verweigern [...].*" Der Spruchkörper 2. Instanz hat diese Entscheidung in der Berufung mit der Begründung aufgehoben, aus § 20 Abs. 2 Satz 4 des FSA-Kodex Fachkreise folge zwar die Verpflichtung, eine entsprechende Dokumentation zu führen, nicht aber eine Vorlagepflicht. Dies sei allein eine Frage der Verfahrensordnung, die im Falle der Nichtvorlage von Dokumenten ggf. eine Entscheidung nach Aktenlage gem. § 20 Abs. 3 der VerfO vorsieht. Die Nichtvorlage per se sei aber kein Kodexverstoß.

2. Entscheidung

210 Nach Ablauf der zweiwöchigen Frist zur weiteren Stellungnahme durch den Beanstandenden entscheidet der Spruchkörper 1. Instanz unter Berücksichtigung der neuen Erkenntnisse und nach **freiem Ermessen,** ob das Verfahren fortzusetzen ist oder aufgrund mangelnder Beweise oder Tatsachen eingestellt werden muss. Diese Entscheidung des Spruchkörpers 1. Instanz ist aufgrund der Fassung der Verfahrensordnung vom 2. 12. 2005 im Wege eines Einspruchs nach § 25 Abs. 2 Satz 2 anfechtbar (Abs. 2 Satz 3).

211 Sofern das betroffene Unternehmen zur Mitwirkung bei der Sachverhaltsaufklärung aufgefordert worden ist, der Anfrage des Spruchkörpers jedoch nicht oder nicht termingerecht nachkommt, entscheidet dieser nach **Aktenlage** bzw. auf der Basis des zu diesem Zeitpunkt verfügbaren Beweismaterials.

II. Begründete Beanstandung

1. Abgabe einer Unterlassungserklärung (sog. „Regelverfahren")

Kommt der Spruchkörper 1. Instanz im Rahmen der **Eingangsprüfung** zu dem Ergebnis, dass die Beanstandung zulässig und begründet ist, mahnt er das betroffene Unternehmen – unter **zweiwöchiger Fristsetzung** zur Abgabe einer entsprechenden Unterlassungserklärung – ab. Inhalt der Abmahnung ist die Aufforderung, das beanstandete Verhalten in Zukunft zu unterlassen. 212

Die EFPIA-Kodices fordern **in allen Stadien des Verfahrens** die Möglichkeit, neben der Abgabe der strafbewehrten Unterlassungserklärung weitere Sanktionen gegenüber dem beanstandeten Unternehmen auszusprechen. Dementsprechend ist mit der Fassung vom 2. 12. 2005 bei schweren und/oder wiederholten Verstößen eine **Geldstrafe** nach § 22 Abs. 2 Satz 2 und die **Veröffentlichung des Namens** des betroffenen Unternehmens möglich (siehe auch § 20 Abs. 7 Satz 3). 213

Um insoweit eine Wiederholungsgefahr auszuschließen, ist die Unterlassungserklärung in hinreichender Höhe **strafbewehrt**, d. h. bei einem Verstoß gegen die Unterlassungserklärung wird das dort festgesetzte Ordnungsgeld fällig (dazu näher unter Rdnr. 85 f.). Mit Abgabe einer solchen Unterlassungserklärung durch einen Vertretungsberechtigten des Unternehmens endet das Verfahren vor dem vereinsgerichtlichen Spruchkörper (sog. „Regelverfahren"). 214

2. Fehlende Abgabe einer strafbewehrten Unterlassungserklärung

Weigert sich das betroffene Unternehmen, eine strafbewehrte Unterlassungserklärung abzugeben, wird das Verfahren fortgesetzt (siehe Rdnr. 89 f.). Wird die Unterlassungserklärung dagegen erst im weiteren Verlauf des Verfahrens abgegeben, kommt dieser anders als der „Unterlassungserklärung auf erstes Anfordern" **keine verfahrensbeendigende Wirkung** zu (FS II 2004.7-9).[20] Auf diese Weise soll im Sinne der Verfahrensökonomie ein verzögerndes, d. h. „taktisches Abwarten" des Unternehmens hinsichtlich des weiteren Verfahrensverlaufs vermieden werden. Andernfalls wären solche Unternehmen benachteiligt, die einen Kodex-Verstoß direkt bei Einleitung des vereinsrechtlichen Verfahrens einräumen würden. Eine nicht auf erstes Anfordern abgegebene Unterlassungserklärung hat daher nach Abs. 6 Satz 2 allenfalls Einfluss auf die **Sanktionszumessung,** d. h. sie findet zugunsten des Unternehmens bei der Festlegung möglicher Sanktionen Berücksichtigung, führt jedoch nicht (mehr) zur Beendigung des Verfahrens. Sofern der Abmahnung durch das betroffene Unternehmen durch Abgabe einer strafbewehrten Unterlassungserklärung nur **teilweise** entsprochen wird, hat dies insoweit eine streiterledigende Wirkung. 215

Mit dem Ziel der Vereinfachung des Verfahrens wurde durch die Fassung der Verfahrensordnung vom 2. 12. 2005 eine **Ausnahmeregelung** in den Abs. 6 Satz 1 eingefügt. Abweichend von der bis dahin geltenden Regelung in § 19 Abs. 6 a. F. kann der Spruchkörper 1. Instanz nunmehr auch eine andere als die geforderte Unterlassungserklärung als ausreichend akzeptieren. 216

III. Verstoß gegen eine strafbewehrte Unterlassungserklärung

1. „Wiederholter Verstoß derselben Art" (Abs. 7 Satz 6, 1. Hs.)

Ein Verstoß gegen eine bereits zuvor abgegebene Unterlassungserklärung wird angesichts seines Wiederholungscharakters strenger geahndet als der Erstverstoß. Im Fall des wiederholten Verstoßes wird dabei zunächst das in der ersten Erklärung festgelegte Ordnungsgeld gegenüber dem betroffenen Unternehmen durch den Verein geltend gemacht, gleichzeitig ist das in der Unterlassungserklärung festgesetzte Ordnungsgeld zur Ausräumung der verbleibenden **Wiederholungsgefahr** angemessen zu erhöhen. 217

---

[20] Siehe www.fs-arzneimittelindustrie.de.

218 Nach Abs. 7 Satz 6 handelt es sich um einen **„wiederholten Verstoß derselben Art"** immer dann, wenn die hinsichtlich ihrer Vereinbarkeit mit den Kodices in Frage stehende Handlung entweder vollkommen identisch oder zumindest in ihren charakteristischen Elementen „kerngleich" mit der Handlung ist, die bereits in der Vergangenheit Gegenstand einer erfolgreichen Beanstandung war (zur „Kerngleichheit von Wiederholungsverstößen" vgl. auch Rdnr. 83).

2. „Begründete Beanstandung" (Abs. 7 Satz 6, 2. Hs.)

219 Eine Beanstandung ist begründet, wenn entweder von dem betroffenen Unternehmen eine Unterlassungserklärung abgegeben oder von den Spruchkörpern 1. oder 2. Instanz eine **unanfechtbare Unterlassungsverpflichtung** ausgesprochen wurde (zur Unanfechtbarkeit vereinsgerichtlicher Entscheidungen vgl. näher Rdnr. 284; zu Fragen der Zurechnung im Konzern bereits unter Rdnr. 47 ff.).

3. Folgen eines Verstoßes gegen die strafbewehrte Unterlassungserklärung

220 Im Rahmen der Eingangsprüfung prüft der Spruchkörper 1. Instanz, ob es sich bei dem beanstandeten Verhalten um einen **„wiederholten Verstoß derselben Art"** handelt und ob das betroffene Mitglied damit gegen eine strafbewehrte Unterlassungserklärung bzw. -verpflichtung verstoßen hat. In diesem Falle ist das betroffene Unternehmen zur Zahlung des ursprünglich festgelegten Ordnungsgeldes verpflichtet. Darüber hinaus wird das ursprünglich festgesetzte Ordnungsgeld angemessen erhöht, um die Wiederholungsgefahr für die Zukunft auszuräumen. Der Umfang der Erhöhung des anzudrohenden Ordnungsgeldes bestimmt sich nach den Umständen des Einzelfalls und liegt insoweit im pflichtgemäßen Ermessen des mit der jeweiligen Beanstandung befassten Spruchkörpers. Ist das betroffene Unternehmen mit der **Zahlung des Ordnungsgelds** sowie dessen Erhöhung für den Fall der erneuten Zuwiderhandlung einverstanden, endet das Verfahren (Abs. 7 Satz 7). Andernfalls ist das Verfahren fortzusetzen (vgl. Rdnr. 228). In diesem Fall kann der wiederholte Verstoß – neben dem verwirkten Ordnungsgeld – zusätzlich entsprechend § 22 bzw. § 24 sanktioniert werden.

4. Unzutreffende Annahme eines „Wiederholungsverstoßes"

221 Denkbar ist auch der Fall, dass sich erst im weiteren Verlauf des Verfahrens vor den Spruchkörpern 1. oder gegebenenfalls 2. Instanz herausstellt, dass es sich bei dem beanstandeten Verhalten in Wahrheit um einen **andersartigen, neuen Verstoß** handelt und der Wiederholungscharakter des Vorgangs insoweit zu Unrecht angenommen wurde. Hat das betroffene Unternehmen diesbezüglich Widerspruch eingelegt und diesen mit dem Angebot verbunden, hinsichtlich des neuen, andersartigen Verstoßes eine entsprechende Unterlassungserklärung abzugeben, endet das Verfahren auch in diesem Fall entsprechend Abs. 5.

IV. „Hartnäckige Wiederholungsverstöße"

222 Bei wiederholten Verstößen derselben Art (drei „kerngleiche" Verstöße innerhalb von zwei Jahren, dazu ausführlich bereits unter Rdnr. 83) muss der Spruchkörper 1. Instanz das Verfahren unmittelbar an die 2. Instanz abgeben. Diese wird im Fall „hartnäckiger Wiederholungsverstöße" als Eingangsinstanz tätig (Abs. 8 i.V.m. § 5 Abs. 2). Von solchen „hartnäckigen wiederholten Verstößen" ist in zeitlicher Hinsicht dann auszugehen, wenn das betreffende Unternehmen drei sog. **kerngleiche Verstöße innerhalb von zwei Jahren** begangen hat (Abs. 7 Satz 6). In diesem Fall wird der dritte kerngleiche Verstoß zur Untersuchung bzw. Sanktionierung unmittelbar an die 2. Instanz abgegeben. Zur genauen Bestimmung von Fristen liegt es nahe, auf die Vorschriften des Bürgerlichen Gesetzbuchs zurückzugreifen (§§ 186 ff. BGB, dazu bereits unter Rdnr. 84).

B. Verfahrensordnung – Erläuterungen (§ 21)

V. Spruchpraxis

1. Absatz 1

– Ein **Beanstandungsverfahren ist einzustellen,** wenn der **Beanstandende nicht bereit** ist, **Zeugen namentlich zu benennen** und das beanstandete Pharmaunternehmen darüber hinaus belegt, dass die im Außendienst tätigen Mitarbeiter vollständig und fortlaufend über die kodexrelevanten Inhalte informiert worden sind. (FS I 2005.10-97).[21]   223

Aus dem FSA-Kodex ergibt sich nicht, dass ein Verstoß auch dann gegeben ist, wenn die **Dokumentation im Beanstandungsverfahren nicht vorgelegt** wird. Zwar hat die Dokumentation den Sinn, im Falle eines Beanstandungsverfahrens, falls erforderlich, Nachweise erbringen und Überprüfungen vornehmen zu können. Das aber ist allein eine Frage der Verfahrensordnung, nicht (auch) des Kodex (FS II 2006.8-135)[22].   224

2. Absatz 4 und 5

– Die Absage einer unzulässigen Veranstaltung aufgrund des Hinweises des FSA entbindet nicht von der **Abgabe einer Unterlassungs- und Verpflichtungserklärung** (FS I 2005.6-75).[23]   225

3. Absatz 6

– Verpflichtungserklärungen, die **im Einspruchsverfahren** abgegeben werden, haben **keine verfahrensbeendende Wirkung** (FS II 3/04/2004.7-9).[24]   226

4. Absatz 7

– Eine Vereinbarung, nach der eine Überprüfung des nach billigem Ermessen **(sog. „Hamburger Brauch")** festgesetzten Ordnungsgeldes durch ein ordentliches Gericht erfolgen soll, ist nach der FSA- Verfahrensordnung ausgeschlossen (FS II 1/04/2004.5-4).[25]   227

§ 21 Fortsetzung des Verfahrens vor dem Spruchkörper 1. Instanz

(1) Ist das Verfahren vor dem Spruchkörper 1. Instanz fortzusetzen, bestimmt der Vorsitzende des Spruchkörpers 1. Instanz einen Termin zur mündlichen Verhandlung oder ordnet das schriftliche Verfahren an.

(2) Die mündliche Verhandlung soll innerhalb von vier Wochen nach Ablauf der zweiwöchigen Frist zur Abgabe der Unterlassungserklärung stattfinden.

Übersicht

	Rdnr.
I. Mündliche Verhandlung vor dem Spruchkörper 1. Instanz (Abs. 1)	228
II. Zeitpunkt der mündlichen Verhandlung (Abs. 2)	229
III. Schriftliches Verfahren	230

I. Mündliche Verhandlung vor dem Spruchkörper 1. Instanz (Abs. 1)

Kann eine nach Auffassung des Spruchkörpers 1. Instanz begründete Beanstandung **nicht im Regelverfahren** gem. § 20 durch Abgabe einer strafbewehrten Unterlassungs-   228

---

[21] Siehe www.fs-arzneimittelindustrie.de.
[22] Entscheidung zu § 20 Abs. 2 S. 4 des FSA-Kodex Fachkreise i.d.F. v. 2.12.2005, www.fs-arzneimittelindustrie.de.
[23] Siehe www.fs-arzneimittelindustrie.de.
[24] Siehe www.fs-arzneimittelindustrie.de.
[25] Siehe www.fs-arzneimittelindustrie.de.

erklärung durch das betroffene Unternehmen abgeschlossen werden, bestimmt der Vorsitzende des Spruchkörpers 1. Instanz im Regelfall einen Termin zur mündlichen Verhandlung. Im Hinblick auf die Einladung zur mündlichen Verhandlung ergeben sich die Einzelheiten aus § 6 Abs. 5 bis 6 (Rdnr. 96 ff.).

II. Zeitpunkt der mündlichen Verhandlung (Abs. 2)

229 Entscheidet sich der Vorsitzende für die Anberaumung einer mündlichen Verhandlung, so soll diese nach Abs. 2 so terminiert werden, dass sie „innerhalb von vier Wochen nach Ablauf der zweiwöchigen Frist zur Abgabe der Unterlassungserklärung stattfindet. Bei der Vier-Wochen-Frist handelt es sich lediglich um eine **Soll-Vorschrift**. Der Vorsitzende kann daher nach billigem Ermessen auch anderweitig einen Termin zur mündlichen Verhandlung festlegen.

III. Schriftliches Verfahren

230 Alternativ zur Festsetzung eines Termins zur mündlichen Verhandlung kann die Beanstandung auch im schriftlichen Verfahren weiter verfolgt werden. Der Vorsitzende kann von der Anberaumung einer mündlichen Verhandlung nach billigem Ermessen dann absehen, wenn er diese entweder als entbehrlich betrachtet oder das betroffene Unternehmen selbst die Durchführung des schriftlichen Verfahrens beantragt hat (§ 6 Abs. 2 Satz 2 i. V. m. Abs. 7). Auch in diesem Fall trifft der Vorsitzende des jeweiligen Spruchkörpers die **notwendigen verfahrensleitenden Maßnahmen** und überlässt dem Unternehmen – sofern noch nicht geschehen – die für den Fall relevanten Dokumente in Kopie, die zur Erarbeitung einer Verteidigungslinie durch das Unternehmen erforderlich sind. Hinsichtlich der inhaltlichen Vorgaben gelten die Vorschriften zur Ausgestaltung der Einladung der mündlichen Verhandlung entsprechend, soweit sie nicht ausschließlich auf diese beschränkt bleiben sollen. Dies betrifft die Vorgaben nach § 6 Abs. 6 Nr. 1 („Inhalt der Beanstandung"), Nr. 3 („Namen der Mitglieder des jeweiligen Spruchkörpers"), Nr. 4 („Besorgnis der Befangenheit") und Nr. 7 („Vertretungsmöglichkeiten für das Unternehmen"), die auch im Rahmen des schriftlichen Verfahrens **entsprechend anzuwenden** sind (siehe hierzu im Einzelnen Rdnr. 96 ff.).

§ 22 Sanktionen des Spruchkörpers 1. Instanz

(1) Ist die Beanstandung nicht bereits im Regelverfahren (§ 20) beendet worden und ist die Beanstandung zulässig und begründet, muss durch den Spruchkörper 1. Instanz ein Kodex-Verstoß festgestellt werden. Diese Feststellung muss mit der Verpflichtung des Mitglieds verbunden werden, das beanstandete Verhalten zukünftig zu unterlassen und für einen wiederholten Verstoß ein Ordnungsgeld in einer hinreichenden Höhe zur Ausräumung der Wiederholungsgefahr zu zahlen. Wird das Verfahren vor dem Spruchkörper 1. Instanz gem. § 20 Abs. 7 Satz 6 fortgesetzt, ist festzustellen, ob die Beanstandung zulässig und begründet ist, es sich um einen wiederholten Verstoß derselben Art handelt und das betroffene Mitglied gegen eine strafbewehrte Unterlassungserklärung bzw. Unterlassungsverpflichtung verstoßen hat. Sofern der Spruchkörper 1. Instanz dies bejaht, spricht er eine entsprechende Feststellung aus, die auch eine Entscheidung über die Erhöhung des Ordnungsgeldes nach Maßgabe von § 20 Abs. 7 umfasst. Nach Unanfechtbarkeit der Entscheidung im Sinne von § 25 Abs. 4 Satz 3 oder nach Bestätigung der Entscheidung nach § 24 Abs. 2 S. 1 wird der Verein auf der Grundlage der getroffenen Feststellung das in der Unterlassungserklärung bzw. Unterlassungsverpflichtung festgelegte Ordnungsgeld gegenüber dem betroffenen Mitglied geltend machen. Gelangt der Spruchkörper 1. Instanz hingegen zu der Feststellung, dass das betroffene Mitglied nicht gegen eine strafbewehrte Unterlassungserklärung verstoßen hat, die Beanstandung aber gleichwohl zulässig und begründet ist, gilt Abs. 1 Satz 1 und 2 unter Berücksichtigung von § 20 Abs. 7 Satz 7.

(2) Das von dem Spruchkörper 1. Instanz festzulegende Ordnungsgeld darf für jeden Fall der Zuwiderhandlung einen Betrag in Höhe des 20fachen des Beitrags des betroffenen Mitglieds, höchstens jedoch EUR 50.000,00 nicht überschreiten. Hält der Spruchkörper 1. Instanz dies angesichts des beanstandeten Verhaltens für notwendig und angemessen, kann der Spruchkörper 1. Instanz im Fall der Feststellung eines Kodex-Verstoßes zusätzlich eine Geldstrafe von EUR 5.000,00 bis zum 20fachen des Beitrags des betroffenen Mitglieds, höchstens jedoch EUR 50.000,00, zu Gunsten einer gemeinnützigen Einrichtung verhängen. Die ausgesprochenen Geldstrafen werden bei Unanfechtbarkeit der jeweiligen Entscheidung im Sinne von § 25 Abs. 4 Satz 3 fällig. Eine bereits gezahlte Geldstrafe bleibt auch von einer Wiederaufnahme des Verfahrens gem. § 27 unberührt.

(3) Die in den Abs. 1 und 2 aufgeführten Sanktionen stehen nicht in einem Ausschließlichkeitsverhältnis. Jedoch soll im Wiederholungsfall neben der Geltendmachung des Ordnungsgeldes auf eine Geldstrafe ausnahmsweise und nur dann zusätzlich erkannt werden, wenn dies auf Grund der Gesamtumstände und der Schwere des Verstoßes zu dessen sofortiger Ahndung unter Berücksichtigung eines zunächst festgesetzten und nunmehr verwirkten Ordnungsgeldes sowie der Verfahrenskosten für den vorangegangenen Verstoß notwendig und angemessen ist.

Bei der Sanktionszumessung sind die Folgen für das durch die Sanktionen betroffene Mitglied zu berücksichtigen. Besonders zu berücksichtigen ist auch, ob und inwieweit das betroffene Mitglied Verstößen gegen die Kodices organisatorisch entgegengearbeitet hat und es sich bei dem beanstandeten Verhalten lediglich um ein einmaliges Fehlverhalten gehandelt hat. Darüber hinaus ist zu berücksichtigen, welche internen Sanktionen und organisatorische Maßnahmen das betroffene Mitglied als Reaktion auf das beanstandete Fehlverhalten im Allgemeinen sowie im jeweiligen Einzelfall getroffen und umgesetzt bzw. in Aussicht gestellt hat.

(4) Ist die Beanstandung unzulässig oder unbegründet, wird das Beanstandungsverfahren eingestellt. Dasselbe gilt, wenn sich der Sachverhalt nicht in einer für eine Entscheidung notwendigen Weise aufklären lässt.

(5) Eine etwaige Haftung des Vereins, seiner Organe und Organmitglieder richtet sich bei Entscheidungen des Spruchkörpers nach § 839 Abs. 2, 3 BGB und ist im übrigen ausgeschlossen. Die Haftung wegen vorsätzlichen Handelns bleibt unberührt.

Übersicht

	Rdnr.
I. Obligatorische Sanktionierung eines Kodex-Verstoßes	231
1. Ausspruch eines festgestellten Kodex-Verstoßes (Abs. 1 Satz 1)	233
2. Ordnungsgeld (Abs. 1 Satz 2)	234
3. Vorgehen bei Wiederholungsverstößen (Abs. 1 Satz 3)	236
II. Fakultative Sanktionsmöglichkeiten	240
1. Geldstrafen	240
2. Sanktionsrahmen und -zumessung	242
III. Einstellungsmöglichkeiten (Abs. 4)	245
IV. Haftungsfragen (Abs. 5)	247

I. Obligatorische Sanktionierung eines Kodex-Verstoßes

Die Verfahrensordnung unterscheidet für den Fall der Feststellung von Kodex-Verstößen durch den Spruchkörper 1. Instanz im „fortgesetzten Verfahren" zwei unterschiedliche Sanktionsformen. In jedem Fall hat der Spruchkörper 1. Instanz **zwingend** 231
– den Kodex-Verstoß festzustellen
– die Verpflichtung auszusprechen, das beanstandete Verhalten in der Zukunft zu unterlassen und
– für einen wiederholten Verstoß die Zahlung eines Ordnungsgeldes in hinreichender Höhe zur Ausräumung der Wiederholungsgefahr festzulegen.

Fakultativ kann der Spruchkörper 1. Instanz darüber hinaus auch auf eine Geldstrafe zu 232 Lasten des betroffenen Unternehmens erkennen. Dies kommt jedoch nur dann in Betracht, wenn eine Geldstrafe aufgrund der Gesamtumstände und der Schwere des Verstoßes ausnahmsweise als notwendig und angemessen erscheint.

1. Ausspruch eines festgestellten Kodex-Verstoßes (Abs. 1 Satz 1)

233   War das Verfahren in Ermangelung einer durch das Unternehmen freiwillig erklärten Unterlassungserklärung fortzusetzen und kommt der Spruchkörper 1. Instanz auch nach Abschluss des festgesetzten Verfahrens zu dem Ergebnis, dass die **Beanstandung zulässig und begründet** ist, ist der Kodex-Verstoß des betroffenen Unternehmens im Wege einer Entscheidung festzustellen. Diese Feststellung ist mit der Verpflichtung des Unternehmens zu verbinden, das beanstandete Verhalten zukünftig zu unterlassen und im Falle eines wiederholten Verstoßes ein Ordnungsgeld zu zahlen. Die Feststellung des Kodex-Verstoßes hat auch die im Einzelfall **verletzten Regelungen** der Kodices zu enthalten, gegen die das Unternehmen mit dem beanstandeten Verhalten verstoßen hat.

2. Ordnungsgeld (Abs. 1 Satz 2)

234   Neben der Feststellung eines Kodex-Verstoßes muss der Spruchkörper 1. Instanz für einen **wiederholten Verstoß** ein Ordnungsgeld festsetzen. Hierdurch soll die Gefahr einer möglichen Wiederholung für die Zukunft ausgeschlossen werden. Nach Abs. 2 Satz 1 darf dieses Ordnungsgeld für jeden Fall der Zuwiderhandlung einen Betrag in Höhe des 20fachen des Beitrages des betroffenen Mitglieds, höchstens jedoch einen Betrag von 50 000 Euro nicht überschreiten. Die genaue Höhe des im Einzelfall festzusetzenden Ordnungsgeldes richtet sich nach der Bedeutung des festgestellten Verstoßes und steht im billigen Ermessen des Spruchkörpers 1. Instanz.[26]

235   Der Spruchkörper 1. Instanz muss das Ordnungsgeld nach Abs. 1 Satz 2 so festsetzen, dass eine Wiederholung des Verstoßes durch das betroffene Unternehmen ausgeschlossen wird. **Fällig** wird das Ordnungsgeld daher nur dann, wenn es gleichwohl zu einem wiederholten „Verstoß derselben Art" durch das Unternehmen kommt. Von einem solchen Wiederholungsfall ist in diesem Zusammenhang nur dann auszugehen, wenn es sich um einen „im Wesentlichen kerngleichen Verstoß" handelt. Eine solche „Kerngleichheit" ist dabei immer nur dann anzunehmen, wenn die beanstandete wiederholte Handlung entweder identisch oder in ihren charakteristischen Elementen kerngleich mit der Handlungsweise ist, die zur Festsetzung des Ordnungsgeldes geführt hat (vgl. zur Definition der Kerngleichheit auch Rdnr. 83).

3. Vorgehen bei Wiederholungsverstößen (Abs. 1 Satz 3)

236   Abs. 1 Satz 3 betrifft den Fall, dass der Spruchkörper 1. Instanz im Rahmen der Eingangsprüfung zu dem Ergebnis gelangt ist, dass es sich bei dem beanstandeten Verhalten des betroffenen Unternehmens um einen „wiederholten Verstoß derselben Art" handelt und das betroffene Unternehmen hierdurch gegen eine frühere strafbewehrte Unterlassungserklärung oder Unterlassungsverpflichtung verstoßen hat (§ 20 Abs. 7 Satz 1). Die Regelung des Abs. 1 Satz 3 setzt ferner voraus, dass das Verfahren nicht unmittelbar an den Spruchkörper 2. Instanz abzugeben war (§ 20 Abs. 8) und dass sich das betroffene Unternehmen mit der Zahlung des Ordnungsgeldes und seiner Erhöhung für zukünftige Verstöße **nicht einverstanden erklärt** hat (§ 20 Abs. 7 Satz 7). In diesem Fall findet nach § 20 Abs. 7 Satz 8 die Regelung des Abs. 1 Satz 3 Anwendung. Hierbei hat der Spruchkörper 1. In-

---

[26] Dass der FSA durchaus die volle Höhe des Ordnungsgeldes ausschöpft, war erst in jüngster Vergangenheit in verschiedenen Presseartikeln zu lesen, als Anfang Februar 2008 ein Ordnungsgeld in der maximalen Höhe von 50 000 Euro gegen ein Mitgliedsunternehmen verhängt wurde. Dieses Unternehmen hatte gegen die Regeln des § 20 FSA-Kodex verstoßen, indem Ärzte und deren Angehörige zu einer „Vergnügungsreise" in den Spreewald eingeladen wurden, vgl. u. a. Financial Times Deutschland v. 20. 2. 2008, S. 8; FAZ v. 20. 2. 2008, S. 13. Siehe auch den das Verfahren auslösenden Bericht in der Zeitschrift „Stern" v. 29. 11. 2007.

stanz im Rahmen des „fortgesetzten Verfahrens" zu prüfen, ob es sich bei der Beanstandung tatsächlich um einen „wiederholten Verstoß derselben Art" handelt und das betroffene Unternehmen insoweit gegen eine strafbewehrte Unterlassungserklärung oder -verpflichtung verstoßen hat.

Wird diese Frage von dem Spruchkörper 1. Instanz **bejaht,** spricht er eine entsprechende Feststellung aus, die mit einer Erhöhung des Ordnungsgeldes für zukünftige Verstöße im Sinne von § 20 Abs. 7 Satz 7 zu verbinden ist (Abs. 1 Satz 5). Gleichzeitig wird das in der vorangegangenen Unterlassungserklärung bzw. Unterlassungsverpflichtung festgelegte frühere Ordnungsgeld nach Unanfechtbarkeit der neuen Feststellung (§ 25 Abs. 4 Satz 3) geltend gemacht (Abs. 1 Satz 5). 237

Auch hier sind die **Umstände des Einzelfalls,** insbesondere die Schwere des wiederholten Verstoßes und die Bemühungen des Unternehmens, entsprechende Wiederholungen für die Zukunft zu vermeiden, erneut zu berücksichtigen. 238

Für den Fall, dass der Spruchkörper 1. Instanz zwar zu dem Ergebnis kommt, dass die Beanstandung zulässig und begründet ist, gleichzeitig jedoch den Wiederholungscharakter der Handlungsweise **verneint,** stellt der Spruchkörper einen Kodex-Verstoß fest und setzt für einen wiederholten Verstoß in der Zukunft ein eigenständiges Ordnungsgeld in hinreichender Höhe fest (Abs. 1 Satz 6 i.V.m. § 20 Abs. 7 Satz 7). Die Geltendmachung des in einer früheren Unterlassungserklärung bzw. -verpflichtung festgelegten Ordnungsgeldes unterbleibt hier, da kein „wiederholter Verstoß derselben Art" vorliegt und von daher durch das betroffene Unternehmen auch nicht gegen eine frühere Unterlassungserklärung bzw. Unterlassungsverpflichtung verstoßen wurde. 239

II. Fakultative Sanktionsmöglichkeiten

1. Geldstrafen

Hält der Spruchkörper 1. Instanz es nicht allein für ausreichend, die Wiederholungsgefahr für die Zukunft durch die Festsetzung eines Ordnungsgeldes auszuräumen, kann er neben der Feststellung eines Kodex-Verstoßes und der Festsetzung eines Ordnungsgeldes für künftige Verstöße **zusätzlich** eine Geldstrafe von 5 000 Euro bis zum 20fachen des Beitrags des betroffenen Mitglieds, höchstens jedoch 50 000 Euro verhängen. Diese Geldstrafen können zu Gunsten gemeinnütziger Einrichtungen – nicht jedoch zu Gunsten des FS Arzneimittelindustrie e. V. selbst – ausgesprochen werden. Bei der Auswahl der insoweit begünstigten Einrichtung ist der Spruchkörper 1. Instanz frei. 240

Die ausgesprochene Geldstrafe wird **fällig,** sobald die Entscheidung des Spruchkörpers 1. Instanz nicht mehr mit den Rechtsmitteln der Verfahren angegriffen werden kann (§ 25 Abs. 4 Satz 3 bzw. § 26 Abs. 1). § 22 Abs. 2 Satz 4 stellt ausdrücklich klar, dass eine bereits gezahlte Geldstrafe auch dann nicht zurückgefordert werden kann, wenn es nach Zahlung zu einer erfolgreichen Wiederaufnahme des Verfahrens i. S. v. § 27 kommt, durch das die ursprüngliche Entscheidung aufgehoben wird. 241

2. Sanktionsrahmen und -zumessung

Bei dem Ausspruch von Geldstrafen hat der Spruchkörper 1. Instanz gem. Abs. 3, 2. Unterabsatz die damit verbundenen Folgen für das betroffene Unternehmen und die Schwere des jeweiligen Verstoßes zu berücksichtigen. Dabei können Ordnungsgeld und Geldstrafe **nebeneinander** verhängt werden, d. h. die genannten Sanktionsmöglichkeiten stehen nicht in einem Ausschließlichkeitsverhältnis (Abs. 3 Satz 1). 242

Der Spruchkörper 1. Instanz kann nur auf eine Geldstrafe in Höhe von 5 000 bis zu 50 000 Euro erkennen. Bei der Sanktionszumessung ist zusätzlich die Überlegung von Bedeutung, inwieweit das Unternehmen **bereits betriebliche Rahmenbedingungen** geschaffen hat, die ein derartiges Fehlverhalten für die Zukunft ausschließen und den Verstoß insoweit eher als „Ausreißer" erscheinen lassen. Auch dem Verstoß zeitlich nachgelagerte 243

Maßnahmen können sich strafmildernd zu Gunsten des betroffenen Unternehmens auswirken. Dies ist etwa der Fall, wenn das betroffene Unternehmen bereits **interne Sanktionen** anlässlich des Fehlverhaltens umgesetzt oder auch bestimmte organisatorische Maßnahmen zur Vermeidung derartiger Vorkommnisse für die Zukunft konkret angekündigt hat.

244 Beim Vorliegen eines wiederholten Verstoßes gilt nach Abs. 3 Satz 2 die Besonderheit, dass neben dem durch den Verstoß fällig gewordenen Ordnungsgeld nur **ausnahmsweise** eine zusätzliche Geldstrafe verhängt werden soll. In diesem Fall muss der Spruchkörper aufgrund der Gesamtumstände und der besonderen Schwere des Verstoßes zu dem Ergebnis kommen, dass eine ergänzende Sanktionierung für eine effektive Ahndung zwingend erforderlich ist. Im Regelfall reicht hier zu Sanktionierungszwecken allerdings bereits die Zahlung des durch den weiteren Verstoß fällig gewordenen Ordnungsgeldes aus.

III. Einstellungsmöglichkeiten (Abs. 4)

245 Kommt der Spruchkörper 1. Instanz im fortgesetzten Verfahren zu dem Ergebnis, dass die eingereichte Beanstandung **unzulässig oder unbegründet** ist, hat der Spruchkörper das Verfahren einzustellen. Dasselbe gilt, wenn sich das Geschehen nicht in hinreichendem Maße durch die zur Verfügung stehenden Beweismittel aufklären lässt. Eine **Fortführung des Verfahrens** kommt nach Beendigung des Regelverfahrens nur in Betracht, wenn entweder das betroffene Unternehmen einen Wiederaufnahmeantrag vor dem Spruchkörper gestellt hat, vor dem das Verfahren stattgefunden hat (siehe Rdnr. 287 ff.) oder wenn Einspruch vor dem Spruchkörper 2. Instanz gegen die Entscheidung erhoben wurde (siehe Rdnr. 272 ff.). Dagegen ist es nicht möglich, dass der Spruchkörper 1. Instanz ein einmal eingestelltes Verfahren wieder aufnimmt und fortführt, auch wenn nach erfolgter Einstellung **neues Beweismaterial** bekannt geworden ist.

246 Absatz 4 Satz 2 sieht daher auch eine **Verpflichtung zur Einstellung** des Verfahrens für den Fall vor, dass „sich der Sachverhalt nicht in einer für die Entscheidung notwendigen Weise aufklären lässt". Von einer „nicht hinreichenden Aufklärung" ist in diesem Zusammenhang dann auszugehen, wenn der Spruchkörper nicht die volle Überzeugung gewinnen kann, dass es auf Unternehmensseite tatsächlich zu einem entsprechenden Kodex-Verstoß gekommen ist.

IV. Haftungsfragen (Abs. 5)

247 In Anlehnung an das zivilrechtliche „Spruchrichterprivileg" sieht Abs. 5 hinsichtlich der Haftung des FS Arzneimittelindustrie e.V., seiner Organe und Organmitglieder bei Entscheidungen des Spruchkörpers 1. Instanz vor, dass diese nur **eingeschränkt** für fehlerhafte Entscheidungen haftbar gemacht werden können. Daher wird für etwaige fehlerhafte Entscheidungen nur dann gehaftet, „wenn die Pflichtverletzung in einer Straftat besteht".[27] Daneben kann sich eine Haftung auch aus einem vorsätzlichen Fehlverhalten des verantwortlichen Spruchkörpers ergeben (Abs. 5 Satz 2).

248 Gleichwohl bleibt das betroffene Unternehmen grundsätzlich weiterhin verpflichtet, einen möglichen Schaden durch **Einlegung eines Rechtsmittels** abzuwenden.[28] In entsprechender Anwendung des § 839 Abs. 3 BGB tritt eine Ersatzpflicht daher nicht ein, wenn das Unternehmen es „vorsätzlich oder fahrlässig unterlassen hat, den Schaden durch Gebrauch eines Rechtsmittels abzuwenden". Es handelt sich insoweit um eine besondere Ausprägung des **Mitverschuldensprinzips**, das in § 254 BGB niedergelegt ist und dabei für das gesamte private und öffentliche Haftungsrecht gilt. Der Sinn und Zweck von Abs. 5 liegt in der Sicherung der Unabhängigkeit der mit der Entscheidungsfindung betrauten Personen des Spruchkörpers 1. Instanz. Auf diese Weise soll sowohl die persönliche als

---

[27] Vgl. dazu den Wortlaut des § 839 Abs. 2 BGB.
[28] Siehe § 839 Abs. 3 BGB.

auch sachliche Unabhängigkeit des jeweiligen Spruchkörpers gewährleistet werden, der sich im Regelfall keiner persönlichen Haftung ausgesetzt sehen soll. Eine entsprechende Regelung gilt für die Entscheidungen des Spruchkörpers 2. Instanz nach § 24 Abs. 6 (Rdnr. 270).

2. Unterabschnitt: Spruchkörper 2. Instanz (§§ 23–24)

§ 23 Zusammensetzung

(1) Der Spruchkörper 2. Instanz wird aus dem Vorsitzenden und mindestens acht und höchstens zwölf weiteren Personen gebildet. Von diesen weiteren Personen muss die Hälfte aus Unternehmensangehörigen der Mitglieder des Vereins bestehen, ein Viertel müssen Vertreter der Ärzteschaft und ein weiteres Viertel Vertreter der Patienten sein.

(2) Der Vorstand bestimmt die Anzahl der Mitglieder des Spruchkörpers 2. Instanz und bestellt die Mitglieder des Spruchkörpers 2. Instanz nach Maßgabe der Vorgaben in § 23 Abs. 1. Der Vorsitzende muss über die Befähigung zum Richteramt verfügen und darf nicht für ein Mitglied des Vereins oder ein anderes Unternehmen der pharmazeutischen Industrie tätig sein (Neutralität). Die Personen, die die Ärzteschaft vertreten, müssen über eine Approbation als Arzt verfügen. Die Bestellung der Ärztevertreter soll auf der Grundlage von Vorschlägen einer oder mehrerer Ärzteorganisationen und die Bestellung des Patientenvertreters auf der Grundlage des Vorschlags einer oder mehrerer Patientenorganisationen erfolgen. Der Vorstand kann von diesen Vorschlägen nur dann abweichen, wenn begründete Zweifel an der Unvoreingenommenheit der vorgeschlagenen Personen bestehen. Sofern keine Vorschläge unterbreitet werden, bestimmt der Vorstand die Mitglieder des Spruchkörpers 2. Instanz aus dem Kreis approbierter Ärzte sowie dem Kreis der Patienten nach freiem Ermessen.

(3) Der Vorsitzende des Spruchkörpers 2. Instanz sowie die Vertreter der Mitglieder des Vereins werden vom Vorstand bestellt, ohne dass es eines Vorschlags Dritter bedarf.

(4) Für den Befangenheits- bzw. Verhinderungsfall der Mitglieder des Spruchkörpers 2. Instanz kann der Vorstand für jedes Mitglied einen oder mehrere Stellvertreter bestellen, wobei für die Auswahl und Bestellung der Stellvertreter die Abs. 1 bis 3 entsprechend gelten.

(5) Der Vorstand bestimmt ferner ein Mitglied des Spruchkörpers 2. Instanz zum stellvertretenden Vorsitzenden.

(6) Der Vorstand legt einen Geschäftsverteilungsplan fest, der die Zuständigkeiten der Vertreter im Verhinderungs- oder Befangenheitsfall im Einzelnen regelt.

Übersicht

	Rdnr.
I. Besetzung und Auswahl (Abs. 1 bis 5)	249
II. Befangenheits- und Verhinderungsfälle (Abs. 6)	254

I. Besetzung und Auswahl (Abs. 1 bis 5)

Der Spruchkörper 2. Instanz besteht aus insgesamt neun bis dreizehn Mitgliedern, d. h. **249** dem Vorsitzenden sowie weiteren acht bis zwölf Personen. Die Leitung obliegt dabei dem Vorsitzenden, einem „Volljuristen", der gleichzeitig **nicht für ein Unternehmen der pharmazeutischen Industrie** tätig sein darf. Dieses strenge Neutralitätsgebot betrifft dabei jede Tätigkeit für ein Unternehmen der pharmazeutischen Industrie, unabhängig davon, ob dieses selbst Mitglied des FS Arzneimittelindustrie e. V. ist oder nicht.

Die Bestellung des **Vorsitzenden** erfolgt durch den **Vorstand**. Dieser ist in diesem Zu- **250** sammenhang nicht an Vorschläge Dritter gebunden, sondern bestimmt die Person nach eigenem billigen Ermessen unter Beachtung der vorstehend aufgeführten Voraussetzungen.

Auch die **Vertreter der pharmazeutischen Industrie** werden vom **Vorstand** bestellt, **251** ohne dass es dazu eines Vorschlags Dritter bedarf. Zum Zeitpunkt ihrer Bestellung müssen diese in einem Unternehmen beschäftigt sein, dass entweder Vereinsmitglied ist oder sich dessen Vorgaben schriftlich unterworfen hat („unterworfenes Unternehmen"). Ändert sich dieses Beschäftigungsverhältnis während der Amtsdauer, ist dies für die verbleibende Spruchkörpertätigkeit bis zum Ablauf des Bestellungszeitraums grundsätzlich ohne Belang. Nur wenn der Beendigung des Beschäftigungsverhältnisses Umstände zu Grunde liegen, die gleichzeitig einen wichtigen Grund i. S. v. § 17 Abs. 3 darstellen, kann dies zur vorzeitigen Abberufung des Mitglieds führen (Rdnr. 196).

252 Die Mitglieder des Spruchkörpers, welche die Partner der pharmazeutischen Industrie im Gesundheitswesen repräsentieren sollen (Ärzte- sowie Patientenvertreter), werden von den **entsprechenden Berufsgruppen selbst vorgeschlagen.** Die Verfahrensordnung sieht insofern keine konkreten Vorgaben vor, welchen medizinischen Fach- bzw. Patientenorganisationen ein Vorschlagsrecht zukommen soll. Für die Vertretung der Ärzteschaft kommt etwa ein **Vorschlagsrecht** zu Gunsten der Arbeitsgemeinschaft der Wissenschaftlichen Medizinischen Fachgesellschaften (AWMF) oder der Bundesärztekammer (BÄK) in Betracht. Hinsichtlich der Patientenvertreter ist ein Vorschlagsrecht der Bundesarbeitsgemeinschaft Hilfe für Behinderte e. V. (BAGH) in Betracht zu ziehen.

253 Die Vorschläge der genannten Organisationen sind von besonderer Bedeutung, da der Vorstand gem. Abs. 2 Satz 6 von diesen nur dann abweichen kann, wenn **begründete Zweifel an der Unvoreingenommenheit** der vorgeschlagenen Personen bestehen (vgl. zum inhaltsgleichen Begriff der „Besorgnis der Befangenheit" Rdnr. 164). Nach Abs. 5 bestimmt der Vorstand ferner ein Mitglied des Spruchkörpers 2. Instanz zum stellvertretenden Vorsitzenden. In dieser Entscheidung ist er grundsätzlich frei.

II. Befangenheits- und Verhinderungsfälle (Abs. 6)

254 Die Einzelheiten im Befangenheits- bzw. Verhinderungsfall sind dem **Geschäftsverteilungsplan** zu entnehmen, der vom Vorstand festgelegt wird (Abs. 6 bzw. § 24 Abs. 4 der Vereinssatzung; vgl. dazu auch bereits Rdnr. 156).

§ 24 Sanktionen des Spruchkörpers 2. Instanz

(1) **Wird der Spruchkörper 2. Instanz durch Verweisung als Eingangsinstanz (§ 20 Abs. 8) tätig,** gilt § 22 Abs. 1 entsprechend. In diesem Fall darf das von dem Spruchkörper 2. Instanz gegebenenfalls festzulegende Ordnungsgeld für jeden Fall der Zuwiderhandlung einen Betrag in Höhe des 20fachen des Beitrags des betroffenen Mitglieds, höchstens jedoch EUR 250.000,00, nicht überschreiten. Gelangt der Spruchkörper 2. Instanz zu der Feststellung, dass eine Abgabe nach § 20 Abs. 8 zu Unrecht erfolgte, weil kein Verstoß derselben Art im Sinne von § 20 Abs. 8 vorliegt oder ansonsten die Voraussetzungen für eine direkte Abgabe an den Spruchkörper 2. Instanz nicht erfüllt sind, wird das Verfahren vor dem Spruchkörper 2. Instanz fortgesetzt; allerdings darf der Spruchkörper 2. Instanz in diesem Fall nur die für den Spruchkörper 1. Instanz geltenden Sanktionen (§ 22) zur Anwendung bringen. § 20 Abs. 4 und 5 gilt entsprechend. Sofern der Spruchkörper aufgrund einer Beschwerde wegen Untätigkeit des Spruchkörpers 1. Instanz (§ 25 Abs. 3) als Eingangsinstanz tätig wird, gilt § 22 Abs. 1 und 2 entsprechend.

(2) Wird der Spruchkörper 2. Instanz auf einen Einspruch des betroffenen Mitglieds gegen eine Entscheidung des Spruchkörpers 1. Instanz hin tätig (§ 25) und ist die Beanstandung zulässig und begründet, verwirft er den Einspruch und bestätigt die Entscheidung des Spruchkörpers 1. Instanz. Das Gleiche gilt, wenn der Spruchkörper 2. Instanz auf einen Einspruch des Beanstandenden gegen eine Entscheidung des Spruchkörpers 1. Instanz die Beanstandung für unzulässig oder unbegründet hält. Hält der Spruchkörper 2. Instanz die Feststellung des Kodex-Verstoßes durch die Entscheidung des Spruchkörpers 1. Instanz zwar für zulässig und begründet, jedoch die von dem Spruchkörper 1. Instanz verhängten Sanktionen (Ordnungsgeld oder Geldstrafe) oder auch die Anordnung der Veröffentlichung des Namens des betroffenen Unternehmens (§ 15 Abs. 4 S. 2) für unangemessen, kann der Spruchkörper 2. Instanz die Entscheidung des Spruchkörpers

B. Verfahrensordnung – Erläuterungen (§ 24)

1. Instanz insoweit aufheben und die verhängten Sanktionen abändern oder die Anordnung der Veröffentlichung aufheben. Dabei kann der Spruchkörper 2. Instanz gem. Abs. 3 und 4 im Rahmen des ihm zur Verfügung stehenden Strafrahmens auch schwerere Sanktionen als der Spruchkörper 1. Instanz verhängen oder auch die Veröffentlichung des Namens des betroffenen Mitglieds nach § 15 Abs. 4 S. 2 anordnen (kein Verböserungsverbot). Richtet sich der Einspruch gegen eine Entscheidung des Spruchkörpers 1. Instanz gem. § 21 Abs. 1 Satz 4 und gelangt der Spruchkörper 2. Instanz zu der Feststellung, dass das betroffene Mitglied nicht gegen eine strafbewehrte Unterlassungserklärung oder Unterlassungsverpflichtung verstoßen hat, wird das Verfahren zur weiteren Entscheidung gem. § 22 Abs. 1 Satz 1 und 2 unter Berücksichtigung von § 20 Abs. 7 Satz 7 an den Spruchkörper 1. Instanz zurückverwiesen. Hält der Spruchkörper 2. Instanz die Beanstandung für unzulässig oder unbegründet oder lässt sich der Sachverhalt seiner Auffassung nach nicht in einer für die Entscheidung notwendigen Weise aufklären, muss er die Entscheidung des Spruchkörpers 1. Instanz aufheben und das Beanstandungsverfahren einstellen.

(3) Hält der Spruchkörper 2. Instanz dies angesichts des beanstandeten Verhaltens für notwendig und angemessen, kann der Spruchkörper 2. Instanz im Fall der Feststellung eines Kodex-Verstoßes im Sinne von Abs. 1 oder im Fall der Bestätigung der Entscheidung des Spruchkörpers 1. Instanz im Sinne von Abs. 2 eine Geldstrafe von EUR 5.000,00 bis zum 20fachen des Beitrags des betroffenen Mitglieds, höchstens jedoch EUR 250.000,00, zu Gunsten einer gemeinnützigen Einrichtung verhängen. Im Fall der Bestätigung einer Entscheidung des Spruchkörpers 1. Instanz soll der Spruchkörper 2. Instanz nur dann eine höhere Geldstrafe verhängen, wenn die von dem Spruchkörper 1. Instanz verhängten Sanktionen nach Auffassung des Spruchkörpers 2. Instanz nicht ausreichen, um der Schwere der Verhaltensverfehlung in angemessener Weise zu entsprechen. Die ausgesprochenen Geldstrafen werden nach Zustellung der Entscheidung des Spruchkörpers 2. Instanz an das betroffene Mitglied fällig. Eine bereits gezahlte Geldstrafe bleibt auch von einer Wiederaufnahme des Verfahrens gem. § 27 unberührt.

(4) Der Spruchkörper 2. Instanz kann zudem bei besonders schwerwiegenden oder bei wiederholten Verstößen unter Berücksichtigung von § 28 Abs. 2 eine öffentliche Rüge aussprechen. In diesem Fall veröffentlicht der Verein diese Rüge in ihrem vollen Wortlaut und unter namentlicher Benennung des betroffenen Mitglieds. Die Namen von Mitarbeitern des betroffenen Mitglieds oder anderer beteiligten Personen oder anderer Unternehmen, Organisationen etc. sind gegebenenfalls zu anonymisieren. Die Rüge wird auf der Homepage des Vereins im Internet sowie im Jahresbericht des Vereins veröffentlicht und dem Verband bzw. den Verbänden der pharmazeutischen Industrie mitgeteilt, dem bzw. denen das Mitglied ebenfalls angehört.

(5) Die in den Abs. 1 bis 4 aufgeführten Sanktionen stehen nicht in einem Ausschließlichkeitsverhältnis. Hierbei sind gegebenenfalls die Höhe eines gegen das betroffene Mitglied zunächst festgesetzten und nunmehr verwirkten Ordnungsgeldes sowie die Verfahrenskosten zu berücksichtigen. Bei der Sanktionszumessung sind die Folgen für das durch die Sanktionen betroffene Mitglied zu berücksichtigen. Besonders zu berücksichtigen ist auch, ob und inwieweit das betroffene Mitglied Verstößen gegen die Kodices organisatorisch entgegengearbeitet hat und es sich bei dem beanstandeten Verhalten lediglich um ein einmaliges Fehlverhalten gehandelt hat. Darüber hinaus ist zu berücksichtigen, welche internen Sanktionen und organisatorische Maßnahmen das betroffene Mitglied als Reaktion auf das beanstandete Fehlverhalten im allgemeinen sowie im jeweiligen Einzelfall getroffen und umgesetzt bzw. in Aussicht gestellt hat.

(6) § 22 Abs. 5 gilt entsprechend.

Übersicht

	Rdnr.
I. Vorbemerkung	255
II. Entscheidungsmöglichkeiten als Eingangsinstanz (Abs. 1)	256
III. Entscheidungsmöglichkeiten als Einspruchsinstanz (Abs. 2)	260
1. Verwerfung des Einspruchs	261
2. Teilaufhebung der Ausgangsentscheidung	262
3. Zurückverweisung an den Spruchkörper 1. Instanz	263
4. Einstellung des Verfahrens	264

Kapitel 13. Freiwillige Selbstkontrolle für die Arzneimittelindustrie e.V.

	Rdnr.
IV. Zu Unrecht erfolgte Direktabgabe an den Spruchkörper 2. Instanz	265
V. Sanktionen	266
1. Geldstrafen	266
2. Öffentliche Rüge	268
3. Sanktionsrahmen und -zumessung (Abs. 5)	269
VI. Haftungsfragen (Abs. 6)	270

I. Vorbemerkung

255   Die Anforderungen der EFPIA-Kodices führten zu Änderungen der Verfahrensrechte des Beanstandenden in §§ 2, 3 und 15 der Verfahrensordnung (siehe dort, Rdnr. 52, 63 und 179). Bei den in § 24 aufgenommenen Ergänzungen im Zuge der Fassung vom 2. 12. 2005 handelt es sich um **Folgeänderungen.** Im Zuge der Neufassung vom 28. 11. 2008 wurden in den Abs. 1 und 3 die Einschränkungen eingeführt, dass die maximale Höhe des Ordnungsgeldes bzw. der Geldstrafe nicht über dem 20fachen des Beitrags des betroffenen Mitglieds liegen darf.

II. Entscheidungsmöglichkeiten als Eingangsinstanz (Abs. 1)

256   Der Spruchkörper 2. Instanz kann aufgrund der in § 5 getroffenen Zuständigkeitsregelung als **Eingangs- oder als Einspruchsinstanz** tätig werden. Verweist der Spruchkörper 1. Instanz Beanstandungen aufgrund der Annahme eines „hartnäckigen Wiederholungsverstoßes" daher unmittelbar an die übergeordnete 2. Instanz („drei kerngleiche Verstöße innerhalb von zwei Jahren", dazu ausführlich unter Rdnr. 83), steht dem Spruchkörper 2. Instanz auch als Eingangsinstanz der nach § 24 **erweiterte Sanktionsrahmen** zur Verfügung.

257   Neben dem obligatorisch auszusprechenden Kodex-Verstoß sowie der verpflichtenden Feststellung, das beanstandete Verhalten in Zukunft zu unterlassen, hat der Spruchkörper 2. Instanz für jeden Fall des erneuten Zuwiderhandelns die Zahlung eines **Ordnungsgeldes bis zum 20fachen des Beitrages des betroffenen Mitglieds, höchstens jedoch von bis zu 250 000 Euro** festzulegen.

258   Darüber hinaus kann der Spruchkörper 2. Instanz eine **zusätzliche Geldstrafe von 5 000 Euro bis zum 20fachen des Beitrages des betroffenen Mitglieds, höchstens jedoch 250 000 Euro** zugunsten einer gemeinnützigen Einrichtung verhängen, wenn er dies angesichts des beanstandeten Verhaltens des Unternehmens für notwendig und angemessen hält (Abs. 3 Satz 1). Bei wiederholten oder besonders schwerwiegenden Verstößen ist nach Abs. 4 auch der Ausspruch einer **öffentlichen Rüge** zulässig, die in angemessener Weise zu veröffentlichen ist (dazu nachfolgend unter Rdnr. 268).

259   Hinsichtlich der durch die Fassung der Verfahrensordnung vom 2. 12. 2005 in § 25 Abs. 3 eingeführten **Untätigkeitsbeschwerde** wird der Spruchkörper 2. Instanz als Eingangsinstanz tätig (Abs. 1 Satz 5). Mit dem Verweis auf die Regelungen der Abs. 1 und 2 des § 22 wird klargestellt, das dem Spruchkörper 2. Instanz in diesem Verfahren nur die **Sanktionsmöglichkeiten der Eingangsinstanz** zur Verfügung stehen.

III. Entscheidungsmöglichkeiten als Einspruchsinstanz (Abs. 2)

260   Das betroffene Unternehmen sowie der Beanstandende haben die Möglichkeit gegen Entscheidungen des Spruchkörpers 1. Instanz Einspruch einzulegen (vgl. Rdnr. 272 ff.). Der Spruchkörper 2. Instanz, der über den Einspruch entscheidet, hat in diesem Fall grundsätzlich **vier Entscheidungsmöglichkeiten:**
– die Verwerfung des Einspruchs (nachfolgend unter Rdnr. 261),
– die Teilaufhebung der Ausgangsentscheidung unter Abänderung der erstinstanzlich verhängten Sanktionen (nachfolgend unter Rdnr. 262),

- die Zurückverweisung für den Fall, dass der Spruchkörper 1. Instanz zu Unrecht einen wiederholten Verstoß gegen eine Unterlassungsverpflichtung festgestellt hat (nachfolgend unter Rdnr. 263), sowie
- die Einstellung des Verfahrens (nachfolgend unter Rdnr. 264).

1. Verwerfung des Einspruchs

Sofern der Spruchkörper 2. Instanz zu der Entscheidung gelangt, dass die vom **betroffenen Unternehmen** angegriffene Beanstandung zulässig und begründet war und auch die verhängten Sanktionen angemessen sind, **verwirft** er den Einspruch und bestätigt die Entscheidung des Spruchkörpers 1. Instanz. Umgekehrt verwirft der Spruchkörper 2. Instanz einen Einspruch des **Beanstandenden** und bestätigt die Entscheidung des Spruchkörpers 1. Instanz, wenn die Beanstandung unzulässig oder unbegründet war. 261

2. Teilaufhebung der Ausgangsentscheidung

Der Spruchkörper 2. Instanz kann die grundsätzliche Bewertung des Kodex-Verstoßes durch den Spruchkörper 1. Instanz teilen und die Beanstandung ebenfalls für zulässig und begründet halten, jedoch hinsichtlich der Angemessenheit der verhängten Sanktion(en) zu einer abweichenden Beurteilung kommen. In einem solchen Fall kann der Spruchkörper 2. Instanz die Ausgangsentscheidung **teilweise aufheben** und aussprechen, dass diese lediglich hinsichtlich der Sanktionen abzuändern ist. Dabei können die ursprünglich verhängten Sanktionen auch verschärft werden. Ein **„Verböserungsverbot",** das einer solchen Strafschärfung entgegenstehen könnte, sieht die Verfahrensordnung ausdrücklich nicht vor (Abs. 2 Satz 3). 262

3. Zurückverweisung an den Spruchkörper 1. Instanz

Stellt der Spruchkörper 2. Instanz fest, dass die Ausgangsentscheidung zu Unrecht einen Wiederholungsverstoß des Unternehmens gegen eine strafbewehrte Unterlassungserklärung bzw. -verpflichtung angenommen hat, es sich also in Wirklichkeit um einen **andersartigen, neuen Verstoß** gegen einen der Kodices handelt (§§ 24 Abs. 2 Satz 5, 22 Abs. 1 Satz 4 i. V m. § 20 Abs. 7), wird das Verfahren zur weiteren Entscheidung an den Spruchkörper 1. Instanz **zurückverwiesen**. 263

4. Einstellung des Verfahrens

Wenn der Spruchkörper 2. Instanz zu der Entscheidung kommt, dass die Beanstandung unzulässig bzw. unbegründet ist oder sich der Sachverhalt seiner Auffassung nach nicht in einer für die Entscheidung notwendigen Weise aufklären lässt, muss er die Entscheidung des Spruchkörpers 1. Instanz **aufheben** und das Beanstandungsverfahren **einstellen** (Abs. 2 Satz 6). 264

IV. Zu Unrecht erfolgte Direktabgabe an den Spruchkörper 2. Instanz

Stellt sich im weiteren Verlauf des Verfahrens heraus, dass die **Direktabgabe** der Beanstandung an den Spruchkörper 2. Instanz als Eingangsinstanz **zu Unrecht** erfolgte und die Voraussetzungen des § 5 Abs. 2 nicht erfüllt waren, wird das Verfahren gleichwohl aus Gründen der Verfahrensökonomie vor der höheren Instanz fortgesetzt. Um das betroffene Unternehmen jedoch insoweit nicht durch einen zu Unrecht **erweiterten Sanktionsrahmen** zu benachteiligen, stehen dem Spruchkörper 2. Instanz in diesem Fall nur die Sanktionsmöglichkeiten zur Verfügung, die auch der – eigentlich zuständige – Spruchkörper 1. Instanz hätte aussprechen können. Der Sanktionsrahmen bestimmt sich daher in diesem Zusammenhang entsprechend § 22. Auch eine Beendigung des Vorgangs im **Regelverfahren** bleibt auf diese Weise weiterhin möglich (vgl. Abs. 1 Satz 5). 265

V. Sanktionen

1. Geldstrafen

266 Wie der Spruchkörper 1. Instanz hat auch der der 2. Instanz die Möglichkeit, neben der Feststellung eines Kodex-Verstoßes (als Eingangsinstanz) oder der Bestätigung der Entscheidung des Spruchkörpers 1. Instanz (als Einspruchsinstanz) nebst der Festsetzung eines entsprechenden Ordnungsgeldes **zusätzlich** auf eine **Geldstrafe von 5 000 Euro bis zum 20fachen des Beitrages des betroffenen Mitgliedes, höchstens jedoch 250 000 Euro,** zu Gunsten einer gemeinnützigen Einrichtung zu erkennen. Sollte der Spruchkörper 2. Instanz die Ausgangsentscheidung lediglich bestätigen, ohne selbst weitere Kodex-Verstöße festzustellen, soll eine **über die Ausgangsentscheidung hinausgehende Geldstrafe** jedoch nur dann verhängt werden, wenn die ursprünglich verhängten Sanktionen aus seiner Sicht nicht ausreichend sind, um der Schwere des Verstoßes Rechnung zu tragen.

267 Die Geldstrafe wird **fällig**, sobald dem betroffenen Unternehmen die Entscheidung des Spruchkörpers 2. Instanz zugestellt worden ist. Eine bereits gezahlte Geldstrafe wird auch bei erfolgreicher **Wiederaufnahme** des Verfahrens nicht zurückgezahlt (Abs. 3 Satz 4).

2. Öffentliche Rüge

268 Bei **besonders schwerwiegenden** oder bei **wiederholten Verstößen** kann der Spruchkörper 2. Instanz sowohl als Eingangs- als auch als Überprüfungsinstanz eine öffentliche Rüge aussprechen. Eine öffentliche Rüge ist nur im Sanktionsrahmen des Spruchkörpers 2. Instanz vorgesehen. Veröffentlicht wird die öffentliche Rüge insbesondere über die **Homepage** des Vereins im Internet sowie im **Jahresbericht des Vereins.** Die Rüge wird dabei in ihrem vollen Wortlaut und unter namentlicher Benennung des betroffenen Unternehmens bekanntgegeben. **Namen von Unternehmensmitarbeitern** oder anderer beteiligter Personen sind vor der Veröffentlichung zu **anonymisieren.** Zusätzlich erfolgt eine Mitteilung über die öffentliche Rüge an den bzw. die Verbände der pharmazeutischen Industrie, dem das Unternehmen ebenfalls angehört (zum Ausspruch einer öffentlichen Rüge im Fall von straf- oder zivilrechtlichen Parallelverfahren vor staatlichen Gerichten vgl. Rdnr. 302).

3. Sanktionsrahmen und -zumessung (Abs. 5)

269 Der Abs. 5 ist im Wesentlichen **wortgleich mit § 22 Abs. 3,** so dass, um Wiederholungen zu vermeiden, auf die dortigen Ausführungen Bezug genommen werden kann (Rdnr. 242 ff.).

VI. Haftungsfragen (Abs. 6)

270 Hinsichtlich der **Haftung** des Vereins, seiner Organe bzw. -mitglieder für Entscheidungen des Spruchkörpers 2. Instanz gilt § 22 Abs. 5 entsprechend (Abs. 6). Insofern wird auf die dortigen Ausführungen verwiesen (Rdnr. 247 ff.).

4. Abschnitt: Rechtsbehelfe (§§ 25–28)

1. Unterabschnitt: Rechtsbehelf gegen Entscheidungen des Spruchkörpers 1. Instanz

§ 25 Einspruch/Beschwerde wegen Untätigkeit

(1) Gegen die Entscheidungen des Spruchkörpers 1. Instanz kann das verurteilte Mitglied binnen einer Frist von zwei Wochen nach Zustellung der Entscheidung Einspruch einlegen.

(2) Dasselbe gilt für den Beanstandenden, soweit nicht zur Abgabe einer strafbewehrten Unterlassungserklärung durch das betroffene Mitglied oder zu Verurteilung des betroffenen Mitglieds durch den Spruchkörper 1. Instanz geführt hat oder der Spruchkörper 1. Instanz die Beanstandung nach § 20 Abs. 2 als entweder offensichtlich unzulässig oder offensichtlich unbegründet eingestellt hat. Sofern sich der Einspruch des Beanstandenden gegen eine Einstellung des Verfahrens durch den Spruchkörper 1. Instanz nach § 20 Abs. 2 richtet, wird das Verfahren von dem Spruchkörper 2. Instanz als Eingangsinstanz nach § 24 Abs. 1 durch dessen Vorsitzenden als Einzelrichter oder im schriftlichen Verfahren fortgesetzt und entschieden.

(3) Darüber hinaus hat der Beanstandende das Recht bei Untätigkeit des Spruchkörpers 1. Instanz den Spruchkörper 2. Instanz im Wege einer Beschwerde anzurufen, sofern der Spruchkörper 1. Instanz nicht innerhalb von 6 Monaten nach Eingang der Beanstandung eine Entscheidung trifft und es auch nicht innerhalb dieses Zeitraums zur Abgabe einer strafbewehrten Unterlassungserklärung durch das betroffene Unternehmen wegen des beanstandeten Kodex-Verstoßes gekommen ist. In diesem Fall wird der Spruchkörper 2. Instanz als Eingangsinstanz nach § 24 Abs. 1 tätig.

(4) Der Einspruch muss schriftlich innerhalb der Frist nach § 25 Abs. 1 bei dem Spruchkörper 1. Instanz eingelegt und begründet werden. Der Spruchkörper 1. Instanz leitet den Einspruch unverzüglich an den Vorsitzenden des Spruchkörpers 2. Instanz weiter. Wird binnen einer Frist von zwei Wochen nach Zustellung der Entscheidung kein Einspruch eingelegt, wird die Entscheidung des Spruchkörpers 1. Instanz im Sinne dieser Verfahrensordnung unanfechtbar.

(5) Der Einspruch des Beanstandenden kann sich nur gegen die unterbliebene Feststellung eines Kodex-Verstoßes richten. Ein Einspruch des Beanstandenden gegen unterbliebene Sanktionen (Ordnungsgelder, Geldstrafen) oder die Höhe der verhängten Sanktionen sowie gegen eine unterbliebene Anordnung der Veröffentlichung des Namens des betroffenen Mitglieds (§ 15 Abs. 4 S. 2) ist dagegen nicht statthaft.

(6) Das betroffene Mitglied kann seinen Einspruch auf die verhängten Sanktionen (Ordnungsgelder, Geldstrafen) oder die Anordnung der Veröffentlichung seines Namens (§ 15 Abs. 4 S. 2) beschränken.

(7) Ein gesonderter Einspruch des betroffenen Mitglieds oder des Beanstandenden gegen verfahrensleitende Maßnahmen und Entscheidungen ist nicht statthaft. Einer Nachprüfung unterliegt die Entscheidung nur insoweit, als sie angefochten ist.

(8) Im Fall des Einspruchs durch das betroffene Unternehmen setzt die Nachprüfung durch den Spruchkörper der 2. Instanz die vorherige Einzahlung eines Kostenvorschusses (§ 31 Abs. 1) voraus. Dasselbe gilt für den Beanstandenden, sofern es sich bei dem Beanstandenden um ein Mitglied oder ein anderes Unternehmen der pharmazeutischen Industrie handelt (§ 31 Abs. 2).

(9) Im Rahmen dieser Nachprüfung kann der Spruchkörper 2. Instanz nach Maßgabe von § 24 Abs. 2 bis 5 auch Sanktionen verhängen, die über die von dem Spruchkörper 1. Instanz verhängten Sanktionen hinausgehen oder die Veröffentlichung des Namens des betroffenen Mitglieds anordnen (§ 15 Abs. 4 S. 2).

(10) Jede Entscheidung eines Spruchkörpers 1. Instanz (§ 22), die das betroffene Mitglied beschwert, muss eine Rechtsbehelfsbelehrung enthalten. In der Rechtsbehelfsbelehrung sind die Art des Rechtsbehelfs, die Frist zur Einlegung des Rechtsbehelfs und die Stelle anzugeben, bei der der Rechtsbehelf einzulegen ist. Bei fehlender oder unvollständiger Belehrung wird die Entscheidung erst nach Ablauf von sechs Wochen ab Zustellung im Sinne dieser Verfahrensordnung unanfechtbar. Dies gilt entsprechend für die Benachrichtigung des Beanstandenden (§ 3 Abs. 1 Nr. 1) in dem Fall, dass die Beanstandung nicht zu einer strafbewehrten Unterlassungserklärung durch das betroffene Mitglied oder zu einer Verurteilung des betroffenen Mitglieds durch den Spruchkörper 1. Instanz geführt hat.

(11) Bei Versäumung der Einspruchsfrist nach Abs. 1 ist eine Wiedereinsetzung nicht zulässig.

Kapitel 13. Freiwillige Selbstkontrolle für die Arzneimittelindustrie e.V.

Übersicht

	Rdnr.
I. Vorbemerkung	271
II. Einspruchsberechtigung des betroffenen Unternehmens (Abs. 1 Satz 1)	272
III. Rechtsmittel des Beanstandenden (Abs. 2 und 3)	274
IV. Einspruchseinlegung (Abs. 4 Satz 1 und 2)	276
V. Folgen eines fehlenden Einspruchs (Abs. 4 Satz 3)	277
VI. Gegenstand des Einspruchs (Abs. 5)	278
VII. Beschränkung des Einspruchs (Abs. 6)	279
VIII. Kostenvorschuss (Abs. 8)	281
IX. Einspruchsfrist (Abs. 10)	282

I. Vorbemerkung

271 Die Regelungen der EFPIA-Kodices führten zu Änderungen der Verfahrensrechte des Beanstandenden in §§ 2, 3 und 15 (siehe dort, Rdnr. 52, 63, 179). Bei den in der Fassung vom 2. 12. 2005 in § 25 aufgenommenen Ergänzungen handelt es sich um **Folgeänderungen**.

II. Einspruchsberechtigung des betroffenen Unternehmens (Abs. 1 Satz 1)

272 Gegen Entscheidungen des Spruchkörpers 1. Instanz kann das betroffene Unternehmen binnen einer **Frist von zwei Wochen** nach der Zustellung der Entscheidung bei dem Spruchkörper 1. Instanz Einspruch einlegen (zur Fristberechnung vgl. Rdnr. 84). Der Spruchkörper 1. Instanz leitet den Einspruch zur Prüfung unverzüglich an die Vorsitzenden des Spruchkörpers 2. Instanz weiter.

273 Hinsichtlich der Einzelheiten der Zustellung an das Unternehmen liegt es nahe, auf die entsprechenden Vorschriften der **Zivilprozessordnung** zurückzugreifen. Danach fällt unter den Begriff der „Zustellung" die Bekanntgabe eines Schriftstücks an eine Person in der in den §§ 166ff. ZPO bestimmten Form. Die Geschäftsstelle des FSA wird zu diesem Zweck regelmäßig die Post beauftragen und insofern die Zustellung durch ein Schreiben mit Rückschein (§ 175 ZPO) veranlassen (vgl. auch Rdnr. 148ff.).

III. Rechtsmittel des Beanstandenden (Abs. 2 und 3)

274 Als Folge der **Erweiterung der Verfahrensrechte** des Beanstandenden durch die Fassung der Verfahrensordnung vom 2. 12. 2005 kann nunmehr auch der Beanstandende eine Entscheidung durch einen **Einspruch** anfechten, wenn diese nicht zur Abgabe einer strafbewehrten Unterlassungserklärung oder nicht zur Feststellung eines Kodex-Verstoßes geführt hat. Ebenso kann der Beanstandende rügen, dass das Verfahren vor dem Spruchkörper 1. Instanz zu einer Einstellung wegen offensichtlicher Unzulässigkeit oder offensichtlicher Unbegründetheit geführt hat. In letzterem Fall wird der Spruchkörper 2. Instanz als Eingangsinstanz nach § 24 Abs. 1 entweder in verkleinerter Besetzung (nur vertreten durch den Vorsitzenden) oder im schriftlichen Verfahren tätig. Sofern der Vorsitzende des Spruchkörpers 2. Instanz die Beanstandung entgegen der 1. Instanz für zulässig und begründet hält, muss dem betroffenen Mitglied – wie ansonsten in der 1. Instanz – die Möglichkeit gegeben werden, auf eine Abmahnung eine Verpflichtungserklärung abzugeben und dadurch die Beendigung des Verfahrens herbeizuführen. Sofern dies nicht erfolgt und der Vorsitzende des Spruchkörpers 2. Instanz auf einen Kodex-Verstoß erkennt, steht dem betroffenen Mitglied ein **Einspruch** zu, der von dem vollständigen Spruchkörper 2. Instanz zu verhandeln ist. Dies ist zwar in der Verfahrensordnung nicht ausdrücklich vorgesehen, jedoch im Wege der ergänzenden Auslegung der Verfahrensordnung zu bejahen. Unklar, im Ergebnis jedoch wohl zu bejahen ist die Frage, ob dem Einspruchsverfah-

ren auch der Vorsitzende teilnehmen darf, der die ursprüngliche Entscheidung getroffen hat. Diese Erweiterung der Verfahrensrechte des Beanstandenden entspricht den Vorgaben der EFPIA-Kodices. Durch die zusätzlichen Informationsrechte gem. § 15 Abs. 2 ist auch die effektive Wahrnehmung des Einspruchsrechts sichergestellt (vgl. hierzu Rdnr. 181).

Weiterhin hat der Beanstandende das Recht, nach sechsmonatiger Untätigkeit des Spruchkörpers 1. Instanz Beschwerde beim Spruchkörper 2. Instanz einzulegen. Auch hier wird klargestellt, dass bei einer **Untätigkeitsbeschwerde** der Spruchkörper 2. Instanz „nur" als Eingangsinstanz tätig wird. 275

IV. Einspruchseinlegung (Abs. 4 Satz 1 und 2)

Der Einspruch ist nach Abs. 4 Satz 1 schriftlich einzulegen. Der Einspruch kann auch bereits vor der Zustellung der Entscheidung eingelegt werden, sofern die angegriffene Entscheidung wenigstens „existent" ist und dem betroffenen Unternehmen dazu unmittelbar im Anschluss an die mündliche Verhandlung bekanntgegeben worden ist (vgl. § 11 Abs. 4 Satz 3). Der Einspruch kann, nachdem er wirksam eingelegt worden ist, **nicht mehr zurückgenommen werden.** Ein entsprechendes „Rücktrittsrecht" des Unternehmens von einem einmal eingelegten Rechtsbehelf ist in der Verfahrensordnung nicht vorgesehen. Dem Einspruch ist eine **Begründung** beizufügen, mittels derer das mit der Überprüfung der Ausgangsentscheidung befasste Gericht erkennen kann, welche Teile der Entscheidung das betroffene Unternehmen anfechten möchte. Zu diesem Zweck hat das Unternehmen im Einzelnen aufzuführen, welche Einwände es gegen die Ausgangsentscheidung geltend machen möchte. 276

V. Folgen eines fehlenden Einspruchs (Abs. 4 Satz 3)

Die erstinstanzliche Entscheidung wird bei einem fehlenden oder verspäteten Einspruch mit dem Ablauf der Einspruchsfrist im Sinne dieser Verfahrensordnung **unanfechtbar.** Dies bedeutet, dass die Entscheidung mit den Mitteln der Verfahrensordnung nicht weiter angreifbar ist. Da der Zivilrechtsweg durch die Schaffung des Überwachungs- und Sanktionsverfahrens des FSA (vgl. dazu näher unter Rdnr. 35) nicht ausgeschlossen wird, verbleibt grundsätzlich die Möglichkeit, die Entscheidung durch **staatliche Gerichte** überprüfen zu lassen. Allerdings ist der Umfang der gerichtlichen Nachprüfung aus Gründen der Vereinsautonomie durch die höchstrichterliche Rechtsprechung deutlich eingeschränkt.[29] Eine derartige Nachprüfung durch staatliche Gerichte beschränkt sich im Wesentlichen auf Verstöße gegen das Willkürverbot. 277

VI. Gegenstand des Einspruchs (Abs. 5)

Die genannten Rechtsmittel sollen dem Beanstandenden nur hinsichtlich einer **unterbliebenen Feststellung eines Kodex-Verstoßes** zustehen. Dagegen sollen das Unterbleiben der Verhängung von bestimmten Sanktionen oder die Höhe der verhängten Sanktionen nicht angreifbar sein. Aus dem Sinnzusammenhang der Vorschriften ergibt sich, dass ein Einspruch des Beanstandenden auch dann ausgeschlossen ist, wenn der beanstandete Lebenssachverhalt zur Feststellung des Verstoßes gegen eine bestimmte Regelung eines der Kodices geführt hat, der Beanstandende jedoch die Verletzung einer anderen Bestimmung oder zusätzlicher Regelungen als gegeben ansieht. Diese Regelung dient der Verfahrensökonomie und soll ein Ausufern der Einspruchsmöglichkeiten verhindern. 278

---

[29] Zusammenfassend *BGHZ* 87, 337, 343; siehe ebenfalls *BGHZ* 13, 5, 7; 21, 370, 372 ff.; vgl. auch Soergel/*Hadding*, § 25 BGB, Rdnr. 59 f. m. w. N.

VII. Beschränkung des Einspruchs (Abs. 6)

279 Der Einspruch kann auch auf die Berechtigung der verhängten Sanktionen bzw. deren Angemessenheit beschränkt werden. In den Fällen, in denen mehrere Kodex-Verstöße in einem Verfahren behandelt worden sind, kann der Einspruch auch auf einzelne Verstöße bzw. die damit verbundenen Umstände beschränkt werden. **Unzulässig** ist es dagegen, einzelne verfahrensleitende Maßnahmen des Vorsitzenden im Nachhinein mit dem Einspruch angreifen zu wollen.

280 Beschränkt das Unternehmen den Einspruch in sachlicher Hinsicht, unterliegt die Nachprüfung durch die höhere Instanz dem insofern vorgegebenen Umfang. Gegenstand der Überprüfung durch den Spruchkörper 2. Instanz ist also lediglich der in 1. Instanz festgestellte und zur Überprüfung durch die 2. Instanz gestellte Verstoß. Die 2. Instanz hat in einem solchen Fall nicht die Möglichkeit, sich auch mit weiteren Beanstandungen zu befassen, die etwa – entgegen der Auffassung der 2. Instanz – von dem Spruchkörper 1. Instanz als unbegründet angesehen worden sind. Der Spruchkörper 2. Instanz ist im Rahmen seiner Überprüfungsmöglichkeiten jedoch nicht an ein sogenanntes „Verböserungsverbot" gebunden. Stattdessen stehen dem Spruchkörper 2. Instanz **vollumfänglich** die in § 24 vorgesehenen Sanktionsmöglichkeiten zur Verfügung. Absatz 9 stellt insofern ausdrücklich klar, dass der Spruchkörper 2. Instanz über die in der Ausgangsentscheidung **verhängten Sanktionen hinausgehen** kann.

VIII. Kostenvorschuss (Abs. 8)

281 Der obligatorische Kostenvorschuss dient der **Effektivität** des Verfahrens. Sofern der Beanstandende kein Unternehmen der pharmazeutischen Industrie ist, muss allerdings kein Kostenvorschuss geleistet werden.

IX. Einspruchsfrist (Abs. 10)

282 Die Einspruchsfrist beträgt **zwei Wochen ab Zustellung der Entscheidung** des Spruchkörpers 1. Instanz (Abs. 1 Satz 1). Diese **Frist verlängert** sich im Falle einer fehlenden oder unvollständigen Rechtsbehelfsbelehrung auf sechs Wochen (Abs. 10 Satz 3). Diese ist ebenfalls ab dem Zeitpunkt der Zustellung zu berechnen. Vollständig ist die Rechtsbehelfsbelehrung dabei nur dann, wenn der Hinweis die Art des möglichen Rechtsbehelfs, die entsprechende Frist zur Einlegung sowie die Stelle benennt, bei der der Rechtsbehelf eingelegt werden muss.

283 Die Regelung der Einspruchsfrist gilt für die **Benachrichtigung des Beanstandenden** entsprechend (Abs. 10 Satz 4). Dadurch werden die Verfahrensrechte des Beanstandenden gewahrt.

2. Unterabschnitt: Rechtsbehelf gegen Entscheidungen des Spruchkörpers 2. Instanz

§ 26 Unanfechtbarkeit der Entscheidungen

(1) Die Entscheidungen des Spruchkörpers 2. Instanz sind im Sinne dieser Verfahrensordnung unanfechtbar.

(2) Diese Entscheidungen sollen einen Hinweis enthalten, dass ein Rechtsbehelf insoweit nicht möglich ist. Dasselbe gilt für die Benachrichtigung des Beanstandenden über den Ausgang des Verfahrens vor dem Spruchkörper 2. Instanz.

B. Verfahrensordnung – Erläuterungen (§ 27)

Übersicht

	Rdnr.
I. Unanfechtbarkeit (Abs. 1)	284
II. Rechtsbehelfsbelehrung (Abs. 2)	285
III. Spruchpraxis (Abs. 3)	286

I. Unanfechtbarkeit (Abs. 1)

Eine Entscheidung des Spruchkörpers 2. Instanz wird unter vereinsrechtlichen Gesichtspunkten unmittelbar ab Verkündung unanfechtbar, ohne dass die Verfahrensordnung dem betroffenen Unternehmen weitere Rechtsmittel einräumt. Dies bedeutet, dass die jeweilige Entscheidung mit Mitteln der Verfahrensordnung **nicht mehr angreifbar** ist (zum Verhältnis zu den staatlichen Gerichten vgl. Rdnr. 35). **284**

II. Rechtsbehelfsbelehrung (Abs. 2)

Das betroffene Unternehmen ist im Rahmen der Rechtsbehelfsbelehrung und der Beanstandende ist im Rahmen der Benachrichtigung darauf hinzuweisen, dass die ergangene Entscheidung nach der Verfahrensordnung **nicht abermals im Wege des Einspruchs angegriffen** werden kann. Entscheidungen des Spruchkörpers 2. Instanz sind vielmehr im Sinne der Verfahrensordnung unanfechtbar, worauf das Unternehmen ausdrücklich durch die der Entscheidung beizufügende Rechtsbehelfsbelehrung hinzuweisen ist. **285**

III. Spruchpraxis

– Ein **Einspruch gegen die Entscheidung 1. Instanz** ist innerhalb von zwei Wochen schriftlich einzulegen und in derselben Frist auch zu begründen (FS II 1/04/2004.5-4).[30] **286**
– Die **spätere Rücknahme** eines zulässigen Einspruchs gegen die Entscheidung der 1. Instanz ist **unwirksam** (FS II 7/05/2005.9-89).[31]

3. Unterabschnitt: Wiederaufnahme des Verfahrens

§ 27 Wiederaufnahme des Verfahrens

(1) Die Wiederaufnahme eines abgeschlossenen Beanstandungsverfahrens vor den Spruchkörpern 1. und 2. Instanz ist nur zulässig, wenn
1. das betroffene Mitglied dies beantragt und
2. neue Gegebenheiten nachgewiesen werden, die – unter entsprechender Anwendung der Voraussetzungen der §§ 579, 580 ZPO – allein oder in Verbindung mit den früheren Entscheidungsgrundlagen eine wesentlich andere Entscheidung zu begründen geeignet sind.

(2) Die Wiederaufnahme des Verfahrens ist bei dem Spruchkörper zu beantragen, welcher die Entscheidung erlassen hat. Der Antrag kann nur innerhalb von einem Monat nach Kenntnis des Wiederaufnahmegrundes, höchstens jedoch ein Jahr nach Unanfechtbarkeit der betreffenden Entscheidung gestellt werden.

(3) Die Entscheidung über die Wiederaufnahme des Verfahrens ist im Sinne dieser Verfahrensordnung unanfechtbar.

(4) Sofern das betroffene Mitglied im Regelverfahren eine strafbewehrte Unterlassungserklärung abgegeben hat, ist eine Wiederaufnahme des Verfahrens nicht möglich.

---

[30] Siehe www.fs-arzneimittelindustrie.de.
[31] Siehe www.fs-arzneimittelindustrie.de.

Kapitel 13. Freiwillige Selbstkontrolle für die Arzneimittelindustrie e.V.

Übersicht

	Rdnr.
I. Inhalt und Funktion des Wiederaufnahmeverfahrens	287
II. Zulässigkeitsvoraussetzungen	289
1. Schlüssiger Vortrag eines Wiederaufnahmegrundes (Abs. 1)	290
2. Zuständigkeit (Abs. 2 Satz 1)	292
3. Fristen (Abs. 2 Satz 2)	293
III. Antrag des betroffenen Unternehmens (Abs. 1 Nr. 1)	294
IV. Begründetheit (Abs. 1 Nr. 2)	295
V. Rechtsfolge	296
VI. Rechtmittel (Abs. 3)	298
VII. Kosten	299

I. Inhalt und Funktion des Wiederaufnahmeverfahrens

287 Mit der Möglichkeit der Wiederaufnahme des Verfahrens in der Verfahrensordnung ist sichergestellt, dass eine Durchbrechung der „Rechtskraft" von Entscheidungen der Spruchkörper in den Fällen ermöglicht wird, in denen schwere verfahrensrechtliche Mängel einem Fortbestand der Entscheidung des jeweiligen Spruchkörpers entgegenstehen. Gleichzeitig muss eine solche Wiederaufnahmemöglichkeit auf besonders definierte und ausgewählte **Ausnahmeregelungen beschränkt** bleiben, um eine effektive Tätigkeit der Spruchkörper sicherzustellen. Abgeschlossene Entscheidungen der Spruchkörper sollen daher auch nur in eng umgrenzten Fällen korrigiert werden.

288 Die Wiederaufnahme von Verfahren erfolgt in **drei Schritten:** Zunächst ist die Zulässigkeit des Wiederaufnahmeverfahrens zu prüfen (Rdnr. 289). Wird die Zulässigkeit verneint, ist der Antrag des betroffenen Unternehmens als unzulässig abzulehnen. Bei Zulässigkeit des Wiederaufnahmeantrags ist dagegen in einem zweiten Schritt die Begründetheit des Antrags zu prüfen. Kommt der mit dem Antrag befasste Spruchkörper dabei zu dem Ergebnis, dass der Antrag unbegründet ist und demzufolge kein ausreichender Wiederaufnahmegrund vorliegt, wird der Antrag abgelehnt. Anderenfalls, d. h. bei Bejahung eines entsprechenden Wiederaufnahmegrundes, wird die ursprünglich ergangene Entscheidung aufgehoben. In diesem Fall wird in einem dritten Schritt über das durch die angefochtene Entscheidung zunächst abgeschlossene Beanstandungsverfahren erneut befunden (Rdnr. 296f.).

II. Zulässigkeitsvoraussetzungen

289 Das Unternehmen, das einen Wiederaufnahmeantrag einreicht, muss in schlüssiger Weise einen **Verfahrensmangel** i. S. d. §§ 579, 580 ZPO darlegen, der entweder allein oder in Verbindung mit den ursprünglichen Entscheidungsgrundlagen geeignet erscheint, ein von der angefochtenen ursprünglichen Entscheidung wesentlich anderes Ergebnis zu begründen. Dies bedeutet, dass die Verfahrensmängel nicht bereits in dem ursprünglichen Verfahren thematisiert worden sein dürfen. Der Antrag auf Wiederaufnahme dient nicht dazu, dass das betroffene Unternehmen die rechtliche Auffassung durchsetzen kann, mit der es bereits im Ausgangsverfahren ausdrücklich gescheitert ist.

1. Schlüssiger Vortrag eines Wiederaufnahmegrundes (Abs. 1)

290 Ein Wiederaufnahmeantrag ist unzulässig, wenn auf der Grundlage des Vortrags des betroffenen Unternehmens von vornherein nicht erkennbar ist, inwieweit die vorgetragenen Verfahrensmängel das Ergebnis der Ausgangsentscheidung beeinflusst haben könnten. Erforderlich ist daher die **Kausalität** des beanstandeten Verfahrensfehlers für die vom Unternehmen angegriffene Ausgangsentscheidung. Diese Kausalität ist zu bejahen, wenn nicht ausgeschlossen werden kann, dass ohne den Verfahrensfehler die Ausgangsentscheidung zu einem wesentlich anderen Ergebnis hätte führen können.

Absatz 1 stellt klar, dass eine Wiederaufnahme ferner nur dann in Frage kommt, wenn 291
das entsprechende Verfahren bereits abgeschlossen ist. **„Abgeschlossenheit"** in diesem
Sinne bedeutet, dass die angegriffene Ausgangsentscheidung im Sinne der Verfahrensordnung unanfechtbar geworden ist. Kann diese stattdessen auch im Wege des Einspruchs angegriffen werden, ist diese verfahrensrechtliche Möglichkeit vorrangig. Die Einleitung eines Wiederaufnahmeverfahrens ist in solchen Fällen nicht möglich.

2. Zuständigkeit (Abs. 2 Satz 1)

Zuständig für die **Entscheidung** über die Wiederaufnahme des Verfahrens ist der 292
Spruchkörper, der die angegriffene Ausgangsentscheidung erlassen hat.

3. Fristen (Abs. 2 Satz 2)

Erfährt das durch die Ausgangsentscheidung betroffene Unternehmen von einem Wie- 293
deraufnahmegrund, muss es diesen innerhalb eines Monats nach Bekanntwerden geltend
machen. Im Sinne der Rechtssicherheit sieht Abs. 2 Satz 2, 2. Hs. eine zeitliche Obergrenze
vor. Die Einleitung eines Wiederaufnahmeverfahrens ist insofern **gänzlich ausgeschlossen,** wenn der Abschluss des Ausgangsverfahrens bereits länger als ein Jahr zurückliegt.

III. Antrag des betroffenen Unternehmens (Abs. 1 Nr. 1)

Die neuen Gegebenheiten i. S. v. Abs. 1 Nr. 1 müssen **nachgewiesen** werden. Der An- 294
trag ist bereits unzulässig, wenn lediglich Vermutungen geäußert oder nur Schlussfolgerungen mitgeteilt werden. Darüber hinaus muss die Gegebenheit **beweisbar** sein, d. h. substantiiert vorgetragen werden. Auf der Grundlage dieses Vortrags muss der Spruchkörper
erkennen können, wie die neue Gegebenheit gegebenenfalls unter Beweis gestellt werden
kann. Dabei müssen die Beweismittel so genau bezeichnet werden, dass der Spruchkörper
sie gegebenenfalls in das Verfahren einführen kann. Aus dem Vorbringen muss auch ersichtlich werden, welche Gegebenheiten genau durch die neuen Tatsachen oder Beweismittel bewiesen werden sollen.

IV. Begründetheit (Abs. 1 Nr. 2)

Der Antrag auf Wiederaufnahme des Verfahrens ist begründet, wenn der mit dem Ver- 295
fahren befasste Spruchkörper zu dem Ergebnis kommt, dass die im Rahmen der Zulässigkeit bereits auf ihre Schlüssigkeit geprüften **Wiederaufnahmegründe tatsächlich vorliegen.**

V. Rechtsfolge

Bei Zulässigkeit und Begründetheit des Wiederaufnahmeantrags ist die angegriffene 296
Ausgangsentscheidung **aufzuheben.** Sind lediglich Teile dieser Entscheidung von dem
Wiederaufnahmegrund betroffen, dann ist die Aufhebung auf diesen Teil zu beschränken.
Im Fall einer solchen Aufhebung muss das frühere Verfahren wiederaufgenommen und
fortgesetzt werden, um auf diese Weise eine nunmehr endgültige Entscheidung herbeizuführen. Das frühere Verfahren wird in die Lage vor Abschluss des Verfahrens zurückversetzt, so dass die Rechtslage des früheren Verfahrens unverändert bestehen bleibt, sofern sie
nicht von dem Anfechtungsgrund betroffen ist. Die Grundlagen für das **Folgeverfahren**
bilden also die im Vorverfahren gewonnenen Erkenntnisse, soweit sie nicht vom Wiederaufnahmegrund betroffen sind. Hat sich seit dem Erlass der Ausgangsentscheidung die
Rechtslage (z. B. durch Änderung der Kodices) geändert, ist dies bei der Neuverhandlung
zu berücksichtigen. Die bloße Änderung der Rechtslage allein ist jedoch kein Wiederaufnahmegrund, da ansonsten theoretisch sämtliche vor Änderung der Kodices ergangenen
Entscheidungen automatisch von einer entsprechenden Anfechtbarkeit bedroht wären.

297 Zusätzlich stellt Abs. 4 als Ausprägung des **Verbots des widersprüchlichen Verfahrens** ausdrücklich klar, dass eine Wiederaufnahme des Verfahrens von vornherein ausgeschlossen ist, sofern das betroffene Unternehmen bereits im Regelverfahren eine strafbewehrte Unterlassungserklärung abgegeben und damit den Verstoß gegen einen der Kodices eingeräumt hat.

VI. Rechtsmittel (Abs. 3)

298 Absatz 3 stellt klar, dass die Entscheidung über die Wiederaufnahme des Verfahrens durch den jeweiligen Spruchkörper **unanfechtbar** ist. Dies bedeutet, dass etwa die für das Unternehmen negative Entscheidung des Spruchkörpers 1. Instanz, das Verfahren nicht wiederaufzunehmen, nicht durch eine weitere Beschwerde durch den Spruchkörper 2. Instanz überprüft werden kann. Über das Vorliegen von Wiederaufnahmegründen entscheidet stattdessen allein der Spruchkörper, der auch die Ausgangsentscheidung erlassen hat.

VII. Kosten

299 Lehnt der jeweilige Spruchkörper den Antrag auf Wiederaufnahme ab, fallen grundsätzlich Verfahrensgebühren für das betroffene Unternehmen an, deren **Höhe** sich nach der Verfahrensgebühr für die angefochtene Entscheidung richtet. Ist der Antrag auf Wiederaufnahme dagegen erfolgreich, fallen zwar keine Gebühren für die Wiederaufnahme an, die im Ausgangsverfahren gezahlten Auslagen und Gebühren werden dem Unternehmen jedoch nicht zurückerstattet. Die Einzelheiten ergeben sich insoweit aus § 33 (vgl. Rdnr. 313 ff.).

4. Unterabschnitt: Aussetzung des Verfahrens

§ 28 Aussetzung des Verfahrens

(1) Ist zum Zeitpunkt der Einleitung des Verfahrens vor den Spruchkörpern ein staatsanwaltschaftliches Ermittlungsverfahren oder ein strafgerichtliches Verfahren in gleicher Sache anhängig oder werden solche im Laufe des Verfahrens vor den Spruchkörpern eingeleitet, ordnet der jeweilige Spruchkörper auf Antrag des betroffenen Mitglieds die Aussetzung des Verfahrens bis zur rechtskräftigen Erledigung der strafrechtlichen Verfahren an. Das betroffene Mitglied wird die Spruchkörper über die rechtskräftige Erledigung der jeweiligen Verfahren unverzüglich in Kenntnis setzen und auf Anfrage der Spruchkörper über den aktuellen Stand der strafrechtlichen Verfahren Auskunft geben.

(2) Ist in gleicher Sache ein zivilgerichtliches Verfahren gegen ein Mitglied eingeleitet worden, darf eine öffentliche Rüge auf Antrag des betroffenen Mitglieds gegebenenfalls erst nach dem rechtskräftigen Abschluss des Zivilgerichtsverfahrens ausgesprochen werden. Von einem solchen Ausspruch soll abgesehen werden, wenn der Ausgang des zivilgerichtlichen Verfahrens dazu Veranlassung gibt. Sollte das zivilgerichtliche Verfahren auf Betreiben der Parteien länger als 6 Monate i. S. v. § 251 ZPO ruhen, wird das Verfahren vor dem Spruchkörper 2. Instanz fortgesetzt. Das betroffene Mitglied wird den Spruchkörper 2. Instanz über die rechtskräftige Erledigung des jeweiligen zivilgerichtlichen Verfahrens unverzüglich in Kenntnis setzen und auf Anfrage des Spruchkörpers 2. Instanz über den aktuellen Stand des zivilgerichtlichen Verfahrens Auskunft geben.

Übersicht

	Rdnr.
I. Voraussetzungen	300
1. „Strafrechtliche Parallelverfahren" (Abs. 1)	301
2. „Zivilgerichtliche Parallelverfahren" (Abs. 2)	302
II. Informations- und Auskunftspflichten (Abs. 1 Satz 2 und Abs. 2 Satz 3)	303
III. Entscheidung	305

I. Voraussetzungen

Der ordentliche Rechtsweg soll durch die Einrichtung des Überwachungs- und Sanktionssystems des FSA nicht generell ausgeschlossen werden. Grundsätzlich besteht daher die Möglichkeit, dass es neben dem vereinsinternen Verfahren zu gleichgelagerten Untersuchungen durch staatliche Institutionen kommen kann. Für diese „Parallelverfahren" sieht die Verfahrensordnung vor, dass das vereinsgerichtliche Verfahren in bestimmtem Umfang bzw. in besonderen Fällen **ausgesetzt werden** kann.

1. „Strafrechtliche Parallelverfahren" (Abs. 1)

Für den Fall staatsanwaltlicher oder strafgerichtlicher Parallelverfahren wird das Verfahren bis zur Rechtskraft der staatlichen Entscheidung ausgesetzt. Dies gilt sowohl für den Fall, dass ein entsprechendes staatliches Verfahren zum Zeitpunkt der Beanstandung in gleicher Sache bereits anhängig ist oder im Laufe des vereinsrechtlichen Verfahrens anhängig wird. In beiden Fällen hat der jeweilige Spruchkörper, sofern das betroffene Unternehmen dies beantragt, zwingend die Aussetzung des Verfahrens bis zum **rechtskräftigen Abschluss der strafrechtlichen Verfahren** anzuordnen, um widersprüchliche Entscheidungen zu vermeiden. Dieser Antrag kann auch mündlich – etwa im Rahmen der mündlichen Verhandlung – gestellt werden.

2. „Zivilgerichtliche Parallelverfahren" (Abs. 2)

Im zivilrechtlichen Bereich wird das Unternehmen vor widersprüchlichen Entscheidungen staatlicher bzw. vereinsinterner Spruchkörper dadurch geschützt, dass eine öffentliche Rüge auf Antrag des betroffenen Unternehmens erst nach dem rechtskräftigen Abschluss eines entsprechenden Zivilgerichtsverfahrens ausgesprochen werden kann. Lehnt das staatliche Gericht daher einen Verstoß gegen bestimmte gesetzliche Vorschriften ab, **die mit den Kodices inhaltsgleich** sind, soll der zuständige Spruchkörper die besonders schwerwiegende Sanktion der öffentlichen Rüge nicht gegen das Unternehmen verhängen. Die öffentliche Rüge ist jedoch auch in solchen Fällen nicht zwingend ausgeschlossen. Die Regelung des Abs. 2 Satz 2 stellt lediglich eine Soll-Vorschrift dar. Bestehen daher vor dem Hintergrund der vereinsrechtlichen Regelungen gegebenenfalls Besonderheiten, die von der zivilrechtlichen Beurteilung abweichen, kann der Spruchkörper auch in solchen Fällen eine entsprechende Rüge veröffentlichen. In diesen Fällen empfiehlt es sich, die Notwendigkeit und Angemessenheit einer solchen Sanktion in den Entscheidungsgründen **besonders darzulegen**. Weitere Möglichkeiten der Verfahrensaussetzung – insbesondere im Hinblick auf Beanstandungsverfahren in 1. Instanz – sind im zivilrechtlichen Bereich nicht vorgesehen, um einen damit verbundenen Zeitverlust zu Gunsten einer Effizienz des vereinsinternen Verfahrens zu vermeiden.

II. Informations- und Auskunftspflichten (Abs. 1 Satz 2 und Abs. 2 Satz 3)

Kommt es nach Abs. 1 oder Abs. 2 zu einer Aussetzung des Verfahrens, ist das begünstigte Unternehmen verpflichtet, den mit der Sache befassten Spruchkörper über die rechtskräftige Erledigung der jeweiligen staatlichen Verfahren **unverzüglich in Kenntnis** zu setzen. Darüber hinaus ist das Unternehmen verpflichtet, dem zuständigen Spruchkörper jederzeit über den aktuellen Stand des staatlichen Verfahrens Auskunft zu erteilen. Der jeweilige Spruchkörper hat das Recht, das **Verfahren wieder aufzunehmen,** wenn das betroffene Unternehmen diesen Anfragen zum Stand der staatlichen Verfahren nicht nachkommt.

Für den Fall zivilgerichtlicher Parallelverfahren gilt darüber hinaus, dass das vereinsinterne Verfahren automatisch fortgesetzt wird, wenn das zivilgerichtliche Verfahren vor dem staatlichen Gericht auf Betreiben der Parteien länger als sechs Monate ruht (vgl. § 251 ZPO). Auf diese Weise soll ein **Missbrauch des § 251 ZPO** ausgeschlossen werden, der sich daraus ergeben könnte, dass die Parteien des parallelen zivilgerichtlichen Verfahrens das vereinsinterne Verfahren durch Aussetzungsanträge im Zivilverfahren „verschleppen" bzw. verzögern, um auf diese Weise den Ausspruch einer öffentlichen Rüge zu vermeiden.

III. Entscheidung

305   Die Entscheidung des jeweiligen Spruchkörpers, das Beanstandungsverfahren aufgrund zivil- oder strafrechtlicher „Parallelverfahren" auszusetzen, steht **nicht im Ermessen** der Spruchkörper. Stellt das betroffene Unternehmen einen entsprechenden Antrag, muss der jeweilige Spruchkörper diesem stattgeben, wenn die hierfür erforderlichen Voraussetzungen vorliegen.

5. Abschnitt: Kosten des Verfahrens (§§ 29–34)

§ 29 Regelverfahren

Gibt das betroffene Mitglied in dem Regelverfahren (§ 20) gegenüber dem Spruchkörper 1. Instanz eine strafbewehrte Unterlassungserklärung ab, ist von dem betroffenen Mitglied eine Verfahrensgebühr in Höhe von EUR 2.000,00 an den Verein zu entrichten.

§ 30 Kosten bei Fortsetzung des Verfahrens vor dem Spruchkörper 1. Instanz

Stellt der Spruchkörper 1. Instanz im Rahmen der Fortsetzung des Verfahrens (§ 21 f.) in seiner Entscheidung einen Kodex-Verstoß des betroffenen Mitglieds fest, beträgt die von dem betroffenen Mitglied an den Verein zu entrichtende Verfahrensgebühr EUR 5.000,00. Die Verfahrensgebühren für die Fortsetzung des Verfahrens im Sinne des § 22 f. sind nicht zu entrichten, wenn der Spruchkörper 2. Instanz die Entscheidung des Spruchkörpers 1. Instanz auf den Einspruch des betroffenen Mitglieds als unzulässig oder unbegründet aufhebt.

§ 31 Verfahren vor dem Spruchkörper 2. Instanz

(1) Die Durchführung eines Verfahrens vor dem Spruchkörper 2. Instanz auf den Einspruch des betroffenen Unternehmens gegen eine Entscheidung des Spruchkörpers 1. Instanz setzt die vorherige Einzahlung eines Kostenvorschusses in Höhe von EUR 10.000,00 voraus, der innerhalb von 14 Tagen nach Zugang einer entsprechenden Zahlungsaufforderung der Geschäftsstelle des Vereins einzuzahlen ist. Sofern dieser Kostenvorschuss innerhalb dieser Frist nicht auf einem Konto des Vereins eingegangen ist, wird das Verfahren vor dem Spruchkörper 2. Instanz nicht durchgeführt. Stellt der Spruchkörper 2. Instanz einen Kodex-Verstoß des betroffenen Mitglieds im Sinne von § 24 Abs. 1 fest, verfällt der Kostenvorschuss zugunsten des Vereins. Dasselbe gilt, wenn der Spruchkörper 2. Instanz den Einspruch des betroffenen Mitglieds gegen eine Entscheidung des Spruchkörpers 1. Instanz im Sinne von § 24 Abs. 2 verwirft; mildert der Spruchkörper 2. Instanz dagegen die von dem Spruchkörper 1. Instanz verhängten Sanktionen lediglich ab, verfällt der Kostenvorschuss lediglich im Maße des Obsiegens und Unterliegens. § 30 bleibt unberührt. Anderenfalls ist der Kostenvorschuss nach Abschluss des Verfahrens im Sinne des § 26 Abs. 1 an das betroffene Unternehmen zurückzuzahlen.

(2) Die Einlegung eines Einspruchs sowie einer Beschwerde wegen Untätigkeit des Spruchkörpers 1. Instanz ist für den Beanstandenden grundsätzlich kostenfrei. Dies gilt nicht für den Einspruch eines Beanstandenden, bei dem es sich um ein Mitglied oder ein anderes Unternehmen der pharmazeutischen Industries handelt. In diesem Fall setzt das Verfahren vor dem Spruchkörper 2. Instanz die Einzahlung eines vorherigen Kostenvorschusses in Höhe von EUR 10.000,00 voraus, der innerhalb einer Frist von 14 Tagen nach Zugang einer entsprechenden Zahlungsaufforderung der Geschäftsstelle des Vereins einzuzahlen ist, wobei Abs. 1 S. 2 entsprechend gilt. Der Kostenvorschuss verfällt zugunsten des Vereins, sofern es auf den Einspruch des Beanstandenden hin vor dem Spruchkörper 2. Instanz nicht zur Feststellung eines Kodex-Verstoßes kommt. Anderenfalls ist der Kostenvorschuss nach Abschluss des Verfahrens im Sinne von § 26 Abs. 1 an den Beanstandenden zurückzuzahlen. Sofern es sich bei dem beanstandenden Unternehmen nicht um ein Mitglied des Vereins handelt, ist das Verfahren vor dem Spruchkörper 2. Instanz zu-

B. Verfahrensordnung – Erläuterungen (§ 29)

dem von einer vorherigen ausdrücklichen schriftlichen Einverständniserklärung mit der Kostentragungsregelung von Abs. 2 S. 2 und 3 abhängig.

§ 32 Notwendige Auslagen

Stellen die jeweiligen Spruchkörper einen Kodex-Verstoß des betroffenen Mitglieds fest, hat dieses neben den Verfahrensgebühren auch die angemessenen Auslagen für Reise und Unterbringung eventuell eingeladener Zeugen oder Sachverständigen zu entrichten. Dasselbe gilt für eine angemessene Vergütung der Tätigkeit von Sachverständigen.

Übersicht

	Rdnr.
I. Kostensystematik	306
II. Notwendige Auslagen	309

I. Kostensystematik

Die Höhe der für das betroffene Unternehmen anfallenden Verfahrenskosten ermittelt sich nach einem **gestaffelten Kostensystem.** Dies bedeutet, dass die genaue Höhe in Abhängigkeit von der jeweiligen Instanz zu ermitteln ist. Wird danach das Beanstandungsverfahren im Regelverfahren, d. h. im Wege einer freiwilligen strafbewehrten Unterlassungserklärung durch das betroffene Unternehmen beendet, fällt lediglich eine Verfahrensgebühr in Höhe von 2 000 Euro an. Diese ist **an den Verein** zu entrichten, der sich aus diesen Verfahrensgebühren teilweise finanziert. **306**

Entscheidet sich das Unternehmen gegen die Abgabe einer solchen Unterlassungserklärung oder gibt es diese nicht auf erstes Anfordern ab, beträgt die an den Verein zu entrichtende Verfahrensgebühr vor dem Spruchkörper 1. Instanz 5 000 Euro. Handelt es sich um einen **wiederholten Verstoß,** der gem. § 5 Abs. 2 in die erstinstanzliche Zuständigkeit des Spruchkörpers 2. Instanz fällt oder scheitert das Unternehmen mit einem Einspruch vor dem Spruchkörper 2. Instanz, sind Verfahrensgebühren in Höhe von 10 000 Euro – zusätzlich zu den in der 1. Instanz fällig gewordenen Verfahrensgebühren – zu entrichten. **307**

Sofern die erstinstanzliche Entscheidung aufgrund eines Einspruchs des betroffenen Unternehmens **aufgehoben wird,** werden die Verfahrensgebühren für die Ausgangsentscheidung nicht fällig (§ 30 Satz 2). Ist der Einspruch dagegen nur hinsichtlich der Höhe der in der 1. Instanz verhängten Sanktionen erfolgreich, d. h. mildert der Spruchkörper 2. Instanz die erstinstanzlich verhängten Strafen lediglich ab, hat der Einspruchsführer die Verfahrensgebühr nur anteilig in Höhe seines Unterliegens zu tragen. Wird beispielsweise die Sanktion der 1. Instanz auf einen Einspruch des betroffenen Unternehmens hin auf ein Drittel des ursprünglichen Betrages reduziert, muss das betroffene Unternehmen nur ein Drittel der Verfahrensgebühren tragen. Hätte im selben Fall das beanstandende Unternehmen den Einspruch erhoben, müsste es zwei Drittel der Verfahrensgebühren bezahlen, da es mit diesem Anteil „unterlegen", also nicht mit seinem Einspruch durchgedrungen ist. **308**

II. Notwendige Auslagen

Zu den notwendigen Auslagen zählen insbesondere die Kosten für die **Anreise und die Unterbringung** von Zeugen oder Sachverständigen am Verhandlungsort. Der Begriff der Angemessenheit bestimmt sich nach dem, was der Betroffene den Umständen nach für erforderlich halten darf. So dürften etwa Übernachtungen in Luxushotels oder Anreisen mit First-Class-Flügen unangemessen sein. Für die Erstattung der Auslagen ist ein geeigneter Nachweis (Hotelrechnung o. ä.) erforderlich. **309**

Die angemessene **Vergütung für Sachverständige** richtet sich nach den branchenüblichen Sätzen für gutachterliche Tätigkeiten. Die notwendigen Auslagen für Reise und Unterkunft der Zeugen bzw. Sachverständigen und die angemessene Vergütung für etwaige Sachverständigentätigkeiten fallen neben den Verfahrensgebühren an. **310**

Kapitel 13. Freiwillige Selbstkontrolle für die Arzneimittelindustrie e.V.

§ 33 Fälligkeit der Verfahrensgebühren und notwendigen Auslagen

(1) Die Verfahrensgebühren und notwendigen Auslagen werden von der Geschäftsstelle des Vereins festgelegt und bei Unanfechtbarkeit der Entscheidung der jeweiligen Spruchkörper fällig.

(2) Auf die in den § 29 bis 31 festgelegten Verfahrensgebühren sowie auf die notwendigen Auslagen nach § 32 wird zusätzlich die jeweils geltende gesetzliche Umsatzsteuer erhoben.

311   Die Geschäftsstelle des Vereins legt die Höhe der Verfahrensgebühren und der notwendigen Auslagen fest. **Fällig** wird die festgesetzte Summe bei Unanfechtbarkeit der Entscheidung des jeweiligen Spruchkörpers. Die erstinstanzliche Entscheidung wird bei einem fehlenden oder verspäteten Einspruch mit dem Ablauf der Einspruchsfrist unanfechtbar (Rdnr. 277). Eine Entscheidung des Spruchkörpers 2. Instanz wird unmittelbar ab Verkündung unanfechtbar. Die Verfahrensordnung räumt dem betroffenen Unternehmen insoweit keine weiteren Rechtsmittel mehr ein (siehe Rdnr. 284).

§ 34 Wiederaufnahme des Verfahrens

(1) Lehnt der jeweilige Spruchkörper einen Antrag auf Wiederaufnahme eines abgeschlossenen Beanstandungsverfahrens ab, bemisst sich die Verfahrensgebühr für die Entscheidung über diesen Antrag nach der Gebühr für das abgeschlossene Beanstandungsverfahren.

(2) Gibt der jeweilige Spruchkörper einem Antrag auf Wiederaufnahme des Verfahrens statt und führt die Wiederaufnahme des Verfahrens zur Aufhebung der ursprünglichen Entscheidung, bleiben bereits gezahlte Verfahrensgebühren und Auslagen für das ursprüngliche Verfahren unberührt. Führt die Wiederaufnahme des Verfahrens zu einer teilweisen Aufhebung der ursprünglichen Entscheidung, ist von der Geschäftsstelle eine Verfahrensgebühr gegenüber dem betroffenen Mitglied festzusetzen. Die Höhe der Verfahrensgebühr steht im Ermessen der Geschäftsstelle und soll das Verhältnis der ursprünglichen und aufgrund des Wiederaufnahmeverfahrens neu festgesetzten Strafe berücksichtigen. Sie darf die Gebühr, die im Falle der Ablehnung des Antrags auf Wiederaufnahme i. S. v. Absatz 1 geschuldet wäre, nicht übersteigen.

Übersicht

	Rdnr.
I. Ablehnung eines Wiederaufnahmeantrages (Abs. 1)	312
II. Stattgabe eines Wiederaufnahmeantrages (Abs. 2)	313
1. Aufhebung der ursprünglichen Entscheidung	313
2. Teilweise Aufhebung der ursprünglichen Entscheidung (Abs. 2)	314

I. Ablehnung eines Wiederaufnahmeantrages (Abs. 1)

312   Der jeweilige Spruchkörper kann einen **Antrag auf Wiederaufnahme** eines abgeschlossenen Beanstandungsverfahrens ablehnen (vgl. Rdnr. 288). Die für diese Entscheidung anfallenden Kosten richten sich nach der Gebühr für das abgeschlossene Beanstandungsverfahren. Die genaue Höhe der für das betroffene Unternehmen anfallenden Kosten ist daher in Abhängigkeit von der jeweiligen Instanz zu ermitteln (zur Kostensystematik näher unter Rdnr. 299).

II. Stattgabe eines Wiederaufnahmeantrages (Abs. 2)

1. Aufhebung der ursprünglichen Entscheidung

313   Wird dem Antrag auf Wiederaufnahme des Verfahrens durch den jeweiligen Spruchkörper stattgegeben und führt diese Wiederaufnahme zur Aufhebung der ursprünglichen

Entscheidung, entstehen dem betroffenen Unternehmen einerseits **keine zusätzlichen Kosten für das Wiederaufnahmeverfahren**. Andererseits lässt auch ein erfolgreiches Wiederaufnahmeverfahren die bereits gezahlten Verfahrensgebühren und Auslagen für das Ausgangsverfahren unberührt. Ein erfolgreiches Wiederaufnahmeverfahren berechtigt daher nicht zur Rückforderung bereits gezahlter Beträge.

2. Teilweise Aufhebung der ursprünglichen Entscheidung

Hebt der jeweilige Spruchkörper – nach Beantragung der Wiederaufnahme des Verfahrens – die vorangegangene Entscheidung nur **teilweise** auf, sind dem betroffenen Unternehmen als Antragsteller **erneut Verfahrensgebühren** aufzuerlegen. Jedoch bestimmt sich die Höhe nicht nach fest vorgegebenen Gebührensätzen, sondern steht stattdessen im Ermessen der Geschäftsstelle. Diese hat dazu das Verhältnis der ursprünglichen und aufgrund des Wiederaufnahmeverfahrens neu festgesetzten Strafe zu berücksichtigen. Eine absolute Obergrenze der solchermaßen zu ermittelnden Gebühr ergibt sich aus der Regelung von Abs. 1, wonach sich die Verfahrensgebühr für die Entscheidung über den Wiederaufnahmeantrag nach der Gebühr für das abgeschlossene Beanstandungsverfahren richtet. Diesen Betrag darf die erneute Gebühr bei einer teilweisen Aufhebung der ursprünglichen Entscheidung nicht überschreiten.

314

Anhang

I. Kodex der Mitglieder des Vereins „Freiwillige Selbstkontrolle für die Arzneimittelindustrie e. V." („FSA-Kodex Fachkreise")

Vom 16. Februar 2004 (bekannt gemacht im Bundesanzeiger
vom 22. 4. 2004, BAnz. Nr. 76, S. 8732), geändert am 2. 12. 2005
(bekannt gemacht im Bundesanzeiger vom 29. 3. 2006,
BAnz. Nr. 62, S.2220), geändert am 18. 1. 2008 (bekannt gemacht im Bundesanzeiger
vom 7. 5. 2008, BAnz. Nr. 68, S. 1636), [geändert am 27. 11. 2009][1]

Inhaltsübersicht

Einleitung

1. Abschnitt: Anwendungsbereich

- § 1 Anwendungsbereich
- § 2 Definitionen
- § 3 Verantwortlichkeit für das Verhalten Dritter

2. Abschnitt: Auslegungsgrundsätze

- § 4 Allgemeine Auslegungsgrundsätze
- § 5 Werbung
- § 6 Zusammenarbeit

3. Abschnitt: Werbung

- § 7 Irreführungsverbot
- § 8 Verbot der Schleichwerbung/Transparenzgebot
- § 9 Verbot der Werbung für nicht zugelassene Arzneimittel und nicht zugelassene Indikationen
- § 10 Pflichtangaben
- § 11 Bezugnahme auf Veröffentlichungen
- § 12 Vergleichende Werbung
- § 13 Unzumutbare belästigende Werbung
- § 14 Rote Hand
- § 15 Muster
- § 16 Verbot der Fernbehandlung/Beantwortung individueller Anfragen

4. Abschnitt: Zusammenarbeit mit Angehörigen der Fachkreise

- § 17 Verordnungen und Empfehlungen
- § 18 Vertragliche Zusammenarbeit mit Angehörigen der Fachkreise
- § 19 Nichtinterventionelle Studien mit zugelassenen Arzneimitteln
- § 20 Einladung zu berufsbezogenen wissenschaftlichen Fortbildungsveranstaltungen
- § 21 Geschenke
- § 22 Bewirtung
- § 23 Gewinnspiele für Angehörige der Fachkreise
- § 24 Zusammenarbeit mit Angehörigen der Fachkreise als Amtsträger und/oder Mitarbeiter medizinischer Einrichtungen

---

[1] Die mit den Beschlüssen der Mitgliederversammlung vom 27.11. 2009 erfolgten Änderungen stehen unter dem Vorbehalt der Anerkennung durch das Bundeskartellamt, die zum Zeitpunkt des Redaktionsschlusses dieses Werks noch nicht vorlag, mit der jedoch bis März 2010 gerechnet werden dürfte.

Anhang

§ 25 Spenden und andere Zuwendungen an Institutionen
§ 26 Gegenseitige Leistungsbeziehungen mit Institutionen

5. Abschnitt: Verpflichtung und Schulung von Mitarbeitern und beauftragten Dritten

§ 27 Qualifikation und Pflichten der Mitarbeiter
§ 28 Verpflichtung und Schulung von Mitarbeitern und beauftragten Dritten

6. Abschnitt: Inkrafttreten

§ 27 Inkrafttreten

Einleitung

Die Gesundheit ist das höchste Gut des Menschen. Arzneimittel tragen ganz wesentlich zur Gesundheit und zum Wohlbefinden bei. Die Erforschung, Entwicklung, Herstellung und der Vertrieb von Arzneimitteln stellen an die Unternehmen der pharmazeutischen Industrie hohe Anforderungen. Der Patient steht dabei im Mittelpunkt der Bemühungen, durch wirksame Arzneimittel Krankheiten vorzubeugen, diese zu heilen oder deren Folgen zu lindern.

Die Mitglieder des Vereins „Freiwillige Selbstkontrolle für die Arzneimittelindustrie e. V." sehen es als ihre Aufgabe, durch zutreffende und objektive wissenschaftliche Informationen über Arzneimittel das Wissen zu vermitteln, das für eine sachgerechte Auswahl und Anwendung von Arzneimitteln erforderlich ist. Arzneimittel sind technisch hochentwickelte und komplexe Güter, die umfassend erklärt werden müssen. Es gehört daher zu den unabdingbaren Aufgaben jedes pharmazeutischen Unternehmers, alle notwendigen und geeigneten Informationen über Bedeutung und Eigenschaften von Arzneimitteln an die Fachkreise zu vermitteln. Hierbei sollen nicht nur die Anwendungsmöglichkeiten und der Nutzen der Arzneimittel, sondern auch die Grenzen und Risiken ihrer Anwendung unter Berücksichtigung der neuesten Erkenntnisse der medizinischen Wissenschaften dargestellt werden. Darüber hinaus ist sowohl die Erforschung als auch die Entwicklung wirksamer Arzneimittel ohne eine enge fachliche Zusammenarbeit mit Ärzten, Apothekern und anderen Angehörigen der Fachkreise nicht vorstellbar. Das vertrauensvolle Verhältnis zwischen Arzt und Patient ist die Basis jeder Therapie. Die Therapieentscheidung liegt in der alleinigen Verantwortung der Ärzteschaft. Die Apotheker gewährleisten eine sachgerechte Beratung bei der Abgabe des von dem behandelnden Arzt verschriebenen Arzneimittels.

Die Werbung ist ein wesentliches Element der Marktwirtschaft und Ausdruck intensiven Wettbewerbs in der pharmazeutischen Industrie. Der lautere Wettbewerb soll durch diesen Kodex nicht beschränkt werden. Vielmehr gilt für die Mitglieder des Vereins „Freiwillige Selbstkontrolle für die Arzneimittelindustrie e. V." der Grundsatz, dass Arzneimittel zutreffend zu bewerben und dabei unlautere Praktiken und berufsethische Konflikte mit den Angehörigen der Fachkreise zu vermeiden sind. Alle Maßnahmen bei der Werbung und der Zusammenarbeit mit Ärzten und anderen Angehörigen der Fachkreise haben sich in einem angemessenen Rahmen und in den Grenzen der geltenden Gesetze zu halten. Hierbei markieren die Grundsätze der Trennung, der Transparenz, der Dokumentation und bei gegenseitigen Leistungen zudem der Äquivalenz, wie sie im „Gemeinsamen Standpunkt" der Verbände (Gemeinsamer Standpunkt der Verbände zur strafrechtlichen Bewertung der Zusammenarbeit zwischen Industrie, medizinischen Einrichtungen und deren Mitarbeitern) für den Klinikbereich niedergelegt sind, auch wertvolle Orientierungspunkte für die Zusammenarbeit der pharmazeutischen Industrie mit Ärzten und anderen Angehörigen der Fachkreise im niedergelassenen Bereich.

Mit dem Ziel, ein diesen Grundsätzen entsprechendes Verhalten zu fördern, das Vertrauen der Allgemeinheit, dass die Auswahl ihrer Arzneimittel sich an den Vorteilen jedes Produktes und den gesundheitlichen Bedürfnissen der Patienten orientiert, zu festigen und einen lauteren Wettbewerb bei der Werbung und Zusammenarbeit mit den Ärzten und den anderen Angehörigen der Fachkreise sicherzustellen, hat die Mitgliederversammlung des Vereins „Freiwillige Selbstkontrolle für die Arzneimittelindustrie e. V." nachstehenden

**FSA-Kodex
zur Zusammenarbeit
mit Fachkreisen
(FSA-Kodex Fachkreise)**

beschlossen.

1. Abschnitt: Anwendungsbereich

§ 1 Anwendungsbereich

(1) Der Kodex gilt für die Mitgliedsunternehmen sowie deren inländische Tochterunternehmen und die anderen verbundenen Unternehmen, sofern die verbundenen Unternehmen die Verbindlichkeit des FSA-Kodex Fachkreise („Kodex") durch eine gesonderte schriftliche Vereinbarung anerkannt haben („Mitgliedsunternehmen" oder „Unternehmen"). Die Zurechnung von Verstößen verbundener abhängiger Unternehmen, die weder Mitglied des Vereins sind noch die Verbindlichkeit des Kodex anerkannt haben, richtet sich nach § 1 Abs. 3 der „FS-Arzneimittelindustrie"-Verfahrensordnung.

(2) Der Kodex findet Anwendung
1. auf die im 3. Abschnitt dieses Kodex geregelte produktbezogene Werbung für Arzneimittel im Sinne des § 2 des Arzneimittelgesetzes, wenn
   a) es sich um gemäß § 48 Arzneimittelgesetz (AMG) verschreibungspflichtige Humanarzneimittel handelt und
   b) die Werbung gegenüber den Fachkreisen im Sinne des § 2 dieses Kodex erfolgt und
2. auf die im 4. Abschnitt dieses Kodex geregelte Zusammenarbeit der Mitgliedsunternehmen mit Angehörigen der Fachkreise im Bereich von Forschung, Entwicklung, Herstellung und Vertrieb von verschreibungspflichtigen Humanarzneimitteln.

(3) Der Kodex findet keine Anwendung auf nicht-werbliche Informationen; darunter sind im Sinne dieses Kodex insbesondere zu verstehen:
1. die Etikettierung eines Arzneimittels sowie die Packungsbeilage;
2. Schriftwechsel und Unterlagen, die nicht Werbezwecken dienen und die zur Beantwortung einer konkreten Anfrage zu einem bestimmten Arzneimittel erforderlich sind;
3. sachbezogene Informationen wie Ankündigungen von Packungsänderungen, Warnungen über Nebenwirkungen sowie Referenzmaterialien (z. B. Warenkataloge und Preislisten, die keine produktspezifischen Aussagen enthalten);
4. sachbezogene Informationen in Bezug auf Krankheiten oder die menschliche Gesundheit;
5. unternehmensbezogene Informationen, z. B. an Investoren oder gegenwärtige oder zukünftige Mitarbeiter, einschließlich Finanzdaten, Berichte über Forschungs- und Entwicklungsprogramme sowie die Information über regulatorische Entwicklungen, die das Unternehmen und seine Produkte betreffen.

§ 2 Definitionen

„Angehörige der Fachkreise" sind Ärzte und Apotheker sowie alle Angehörigen medizinischer, zahnmedizinischer, pharmazeutischer oder sonstiger Heilberufe und sämtliche andere Personen, die im Rahmen ihrer beruflichen Tätigkeit Humanarzneimittel verschreiben oder anwenden oder mit diesen in erlaubter Weise Handel treiben.

§ 3 Verantwortlichkeit für das Verhalten Dritter

(1) Die Verpflichtungen nach diesem Kodex treffen Unternehmen auch dann, wenn sie Andere (z. B. Berater, Mietaußendienste, Werbeagenturen, Marktforschungsunternehmen) damit beauftragen, die von diesem Kodex erfassten Aktivitäten für sie zu gestalten oder durchzuführen.

(2) Die Unternehmen haben ferner in angemessener Weise darauf hinzuwirken, dass auch Andere, mit denen sie zusammenarbeiten (z. B. Joint Venture Partner, Lizenznehmer), die im EFPIA Code on the Promotion of Prescription-only Medicines to, and Interactions with, Healthcare Professionals niedergelegten Mindeststandards einhalten.

2. Abschnitt: Auslegungsgrundsätze

§ 4 Allgemeine Auslegungsgrundsätze

(1) Bei der Anwendung dieses Kodex sind nicht nur der Wortlaut der einzelnen Vorschriften, sondern auch dessen Geist und Intention sowie auch die geltenden Gesetze, insbesondere die Vorschriften des AMG, des Heilmittelwerbegesetzes (HWG), des Gesetzes gegen unlauteren Wettbewerb (UWG) und des Strafgesetzbuches (StGB) und die allgemein anerkannten Grundsätze des Berufsrechts der Angehörigen der Fachkreise zu beachten sowie die hierauf beruhenden Verhaltensempfehlungen der beteiligten Verbände der pharmazeutischen Industrie ihrem Wortlaut sowie ihrem Sinn und Zweck entsprechend zu berücksichtigen.

(2) Die Unternehmen müssen sich jederzeit an hohen ethischen Standards messen lassen. Insbesondere darf ihr Verhalten nicht die pharmazeutische Industrie in Misskredit bringen, das Vertrauen in sie reduzieren oder anstößig sein. Zudem muss die besondere Natur von Arzneimitteln und das berufliche Verständnis der angesprochenen Fachkreise berücksichtigt werden.

§ 5 Werbung

Bei der Anwendung des 3. Abschnitts dieses Kodex sind insbesondere die nachfolgenden Auslegungsgrundsätze zu berücksichtigen:
1. Werbung soll die angesprochenen Fachkreise in die Lage versetzen, sich ein eigenes Bild von dem therapeutischen Wert eines Arzneimittels zu machen. Sie muss daher so zutreffend, ausgewogen, fair, objektiv und vollständig sein, dass sie einen richtigen Gesamteindruck vermittelt. Sie sollte auf einer aktuellen Auswertung aller einschlägigen Erkenntnisse beruhen und diese Erkenntnisse klar und deutlich wiedergeben.
2. Werbung soll den vernünftigen Gebrauch von Arzneimitteln unterstützen, indem sie sie objektiv und ohne ihre Eigenschaften zu übertreiben, darbietet.
3. Pharmaberater müssen ihre Pflichten verantwortungsvoll und ethisch einwandfrei erfüllen.

§ 6 Zusammenarbeit

(1) Bei der Anwendung des 4. Abschnitts dieses Kodex sind insbesondere die nachfolgenden Auslegungsgrundsätze zu berücksichtigen:
1. Die Angehörigen der Fachkreise dürfen in ihren Therapie-, Verordnungs- und Beschaffungsentscheidungen nicht in unlauterer Weise beeinflusst werden. Es ist daher verboten, ihnen oder einem Dritten unlautere Vorteile anzubieten, zu versprechen oder zu gewähren. Insbesondere dürfen die nachfolgend im 4. Abschnitt im Einzelnen beschriebenen

möglichen Formen der Zusammenarbeit nicht in unlauterer Weise dazu missbraucht werden, die Freiheit der Angehörigen der Fachkreise in ihren Therapie-, Verordnungs- und Beschaffungsentscheidungen zu beeinflussen.
2. Unlauter sind insbesondere Vorteile, die unter Verstoß gegen die Vorschriften des HWG des UWG, des StGB oder gegen die allgemein anerkannten Grundsätze des für die Angehörigen der Fachkreise geltenden Berufsrechts gewährt werden.

(2) Der Verein „Freiwillige Selbstkontrolle für die Arzneimittelindustrie e. V." kann auch über die in diesem Kodex vorgeschriebenen Fälle hinaus durch den Vorstand verbindliche Leitlinien zur Auslegung dieses Kodex erlassen. Der Verein veröffentlicht diese Leitlinien im Internet (www.fs-arzneimittelindustrie.de).

3. Abschnitt: Werbung

§ 7 Irreführungsverbot

(1) Irreführende Werbung ist unzulässig, dies unabhängig davon, ob die Irreführung durch Verzerrung, Übertreibung, besondere Herausstellungen oder Auslassungen oder in sonstiger Weise hervorgerufen wird.

(2) Eine Irreführung liegt insbesondere dann vor, wenn
1. Arzneimitteln eine therapeutische Wirksamkeit, Wirkungen oder eine Verwendbarkeit beigelegt werden, die sie nicht haben,
2. fälschlich der Eindruck erweckt wird, dass ein Erfolg mit Sicherheit erwartet werden kann,
3. unwahre oder zur Täuschung geeignete Angaben über die Zusammensetzung oder Beschaffenheit von Arzneimitteln gemacht werden.

(3) Bei der Beurteilung, ob das Verschweigen einer Tatsache irreführend ist, ist insbesondere ihre Eignung, die Verordnungsentscheidung der angesprochenen Fachkreise zu beeinflussen, zu berücksichtigen.

(4) Werbung muss hinreichend wissenschaftlich abgesichert sein und darf den Angaben in der Fachinformation nicht widersprechen. Dies gilt insbesondere für Werbeaussagen, die sich auf bestimmte Vorzüge, Qualitäten oder Eigenschaften eines Arzneimittels oder eines Wirkstoffes beziehen. Auch Werbeaussagen über Nebenwirkungen müssen alle verfügbaren Erkenntnisse widerspiegeln oder durch klinische Erfahrungen belegbar sein. Aussagen, die bereits in der Zulassung des Arzneimittels enthalten sind, bedürfen keiner weiteren wissenschaftlichen Absicherung. Auf Anfrage von Angehörigen der Fachkreise müssen die entsprechenden wissenschaftlichen Belege unmittelbar in angemessenem Umfang zur Verfügung gestellt werden können.

(5) Als „sicher" dürfen Arzneimittel nur bei entsprechender wissenschaftlicher Absicherung bezeichnet werden.

(6) Pauschale Aussagen, dass ein Arzneimittel keine Nebenwirkungen, toxischen Gefahren oder Risiken der Sucht oder Abhängigkeit birgt, sind unzulässig. Aussagen, dass bestimmte Nebenwirkungen, toxische Gefahren oder Risiken der Sucht oder Abhängigkeit bislang nicht bekannt geworden sind, sind nur zulässig, wenn sie hinreichend wissenschaftlich abgesichert sind.

(7) Als „neu" dürfen Arzneimittel nur innerhalb eines Jahres nach dem ersten Inverkehrbringen, Indikationen nur innerhalb eines Jahres seit deren erster Bewerbung bezeichnet werden.

§ 8 Verbot der Schleichwerbung/Transparenzgebot

(1) Der werbliche Charakter von Werbemaßnahmen darf nicht verschleiert werden.

(2) Anzeigen, die von einem Unternehmen bezahlt oder geschaltet werden, sind so zu gestalten, dass sie nicht mit unabhängigen redaktionellen Beiträgen verwechselt werden können.

(3) Bei Veröffentlichungen Dritter über Arzneimittel und ihren Gebrauch, die von einem Unternehmen ganz oder teilweise finanziert werden, muss dafür Sorge getragen werden, dass diese Veröffentlichungen einen deutlichen Hinweis auf die Finanzierung durch das Unternehmen enthalten.

§ 9 Verbot der Werbung für nicht zugelassene Arzneimittel und nicht zugelassene Indikationen

Werbung für zulassungspflichtige Arzneimittel ist nur zulässig, wenn diese zugelassen sind. Eine Werbung, die sich auf Anwendungsgebiete oder Darreichungsformen bezieht, die nicht von der Zulassung erfasst sind, ist unzulässig.

§ 10 Pflichtangaben

(1) Jede Werbung für Arzneimittel muss klar und deutlich lesbar die folgenden Angaben enthalten:
1. den Namen oder die Firma und den Sitz des pharmazeutischen Unternehmers,
2. die Bezeichnung des Arzneimittels,
3. die Zusammensetzung des Arzneimittels gemäß § 11 Abs. 1 Satz 1 Nr. 6 d) AMG,
4. die Anwendungsgebiete,
5. die Gegenanzeigen,
6. die Nebenwirkungen,
7. Warnhinweise, soweit sie für die Kennzeichnung der Behältnisse und äußeren Umhüllungen vorgeschrieben sind,
8. den Hinweis „verschreibungspflichtig" und
9. den Zeitpunkt des aktuellen Stands der Angaben.

(2) Bei Arzneimitteln, die nur einen arzneilich wirksamen Bestandteil enthalten, muss der Angabe nach Absatz 1 Nr. 2 die Bezeichnung dieses Bestandteils mit dem Hinweis: „Wirkstoff:" folgen; dies gilt nicht, wenn in der Angabe nach Absatz 1 Nr. 2 die Bezeichnung des Wirkstoffs enthalten ist.

(3) Die Angaben nach den Absätzen 1 und 2 müssen mit denjenigen übereinstimmen, die nach § 11 AMG für die Packungsbeilage vorgeschrieben sind.

(4) Absätze 1 und 2 gelten nicht für Erinnerungswerbung. Eine Erinnerungswerbung liegt vor, wenn ausschließlich mit der Bezeichnung eines Arzneimittels oder zusätzlich mit dem Namen, der Firma, der Marke des pharmazeutischen Unternehmers oder mit dem Wirkstoff geworben wird.

(5) Der Pharmaberater hat, soweit er einzelne Arzneimittel gegenüber den Angehörigen der Fachkreise bewirbt, die jeweilige Fachinformation vorzulegen.

§ 11 Bezugnahme auf Veröffentlichungen

Unzulässig ist eine Werbung, wenn
1. auf wissenschaftliche, fachliche oder sonstige Veröffentlichungen Bezug genommen wird, ohne dass aus der Werbung hervorgeht, ob die Veröffentlichung das Arzneimittel, das Verfahren, die Behandlung, den Gegenstand oder ein anderes Mittel selbst betrifft,

für die geworben wird, und ohne dass der Name des Verfassers, der Zeitpunkt der Veröffentlichung und die Fundstelle genannt werden,
2. aus wissenschaftlichen Veröffentlichungen entnommene Zitate, Tabellen, Ablichtungen, sonstige Darstellungen oder fachliche Äußerungen Dritter nicht wortgetreu übernommen werden, es sei denn, es liegt ein sachlich gerechtfertigter Grund für eine nicht wortgetreue Übernahme vor. In diesem Fall ist auf die vorgenommene Modifikation deutlich und erkennbar hinzuweisen.

§ 12 Vergleichende Werbung

(1) Vergleichende Werbung ist jede Werbung, die unmittelbar oder mittelbar die von einem Mitbewerber angebotenen Arzneimittel erkennbar macht.

(2) Eine vergleichende Werbung, die sich nicht objektiv auf eine oder mehrere wesentliche, relevante, nachprüfbare und typische Eigenschaften der verglichenen Arzneimittel bezieht, ist unzulässig.

(3) Vergleichende Werbung darf weder irreführend sein noch das Arzneimittel eines Mitbewerbers herabsetzen oder verunglimpfen.

§ 13 Unzumutbare belästigende Werbung

(1) Werbung soll die Angehörigen der Fachkreise nicht unzumutbar belästigen. Eine unzumutbare Belästigung liegt vor, wenn eine Werbung erfolgt, obwohl es für den Werbenden erkennbar ist, dass der Empfänger diese nicht wünscht.

(2) Werbung unter Verwendung von Faxgeräten, automatischen Anrufmaschinen oder elektronischer Post ist nur zulässig, wenn eine Einwilligung des Empfängers vorliegt. Bei der Verwendung elektronischer Post ist eine mutmaßliche Einwilligung anzunehmen, wenn der Unternehmer die elektronische Postadresse von dem Empfänger erhalten hat und der Empfänger bei jeder Verwendung klar und deutlich darauf hingewiesen wird, dass er der Verwendung jederzeit widersprechen kann.

(3) Die Einwilligung des Werbeadressaten darf nicht durch Lock- oder Täuschungsmittel, insbesondere durch eine Irreführung bezüglich der Identität des Pharmaberaters oder des durch ihn vertretenen Unternehmens, erschlichen werden.

(4) Adresslisten dürfen zu Werbezwecken nur verwendet werden, soweit die darin enthaltenen Daten aktuell sind. Auf Verlangen eines Angehörigen der Fachkreise ist der ihn betreffende Eintrag von der Adressliste zu entfernen.

§ 14 Rote Hand

(1) Für Mitteilungen von neu erkannten, erheblichen arzneimittelbedingten Gefahren oder für andere Risikoinformationen, die den Arzt und/oder Apotheker bei Handlungsbedarf unmittelbar erreichen sollen, um eine Gefährdung des Patienten nach Möglichkeit auszuschließen, ist sowohl auf den Briefumschlägen als auch auf den Briefen das Symbol einer roten Hand mit der Aufschrift „Wichtige Mitteilung über ein Arzneimittel" zu benutzen. Beim Versand eines „Rote Hand"-Briefes können sämtliche zur Verfügung stehenden Medien genutzt und entsprechend den Erfordernissen einer möglichst flächendeckenden Zustellbarkeitsquote eingesetzt werden. In besonders eilbedürftigen Fällen kann es erforderlich sein, diese Mitteilungen auch mündlich, per Telefax oder durch öffentliche Aufrufe, z.B. über Presse, Rundfunk und Fernsehen zu verbreiten.

(2) Ein „Rote Hand"-Brief darf weder als ganzes noch in Teilen den Charakter von Werbesendungen haben oder werbliche Aussagen enthalten. Andere wissenschaftliche Informationen, Anzeigen oder Werbeaussendungen dürfen weder mit dem Symbol der „Roten Hand" noch als „Wichtige Mitteilung" gekennzeichnet werden.

§ 15 Muster

(1) Pharmazeutische Unternehmer dürfen nur im Rahmen von § 47 Abs. 3 und 4 sowie § 10 Abs. 1 Nr. 11 AMG Muster eines Arzneimittels den Angehörigen der Fachkreise zur Verfügung stellen, die dieses Produkt verschreiben dürfen, um sie mit dem Arzneimittel bekannt zu machen.

(2) Die Abgabe von Mustern darf nicht als ein darüber hinausgehender Anreiz zur Beeinflussung von Therapie-, Verordnungs- und Beschaffungsentscheidungen missbraucht werden

Leitlinie
gemäß § 6 Abs. 2 i. V. m. § 15 zur Auslegung von Musterabgaben
bei zentral zugelassenen Arzneimitteln (Stand: Juli 2008)

Auch von einem Fertigarzneimittel, das durch die Europäische Union in einem zentralen Zulassungsverfahren nach Verordnung (EG) 726/2004 zugelassen worden ist, kann derjenige, der pharmazeutischer Unternehmer nach § 4 Abs. 18 AMG ist, Muster an Ärzte abgeben. Vertreiben mehrere Firmen ein zentral zugelassenes Fertigarzneimittel gemeinsam (Mitvertrieb), so kann jede von Ihnen unter den Voraussetzungen und im Rahmen des § 15 des Kodex Muster abgeben, wenn jeder der Mitvertreiber pharmazeutischer Unternehmer gem. § 4 Abs. 18 AMG ist, eine schriftliche Mitvertriebsvereinbarung mit dem Zulassungsinhaber besteht und jede Firma der Verpflichtung nach § 94 AMG nachkommt.

Wer unter Nennung seines Namens Werbung für ein zentral zugelassenes Fertigarzneimittel betreibt oder das Fertigarzneimittel mit seinem Namen versieht, bringt es i. S. d. § 4 Abs. 17 und 18 AMG im eigenen Namen in den Verkehr, übernimmt die Verantwortung und ist daher pharmazeutischer Unternehmer mit allen Rechten und Pflichten.

Werden ausschließlich auf den Musterpackungen, nicht jedoch auf der Verkaufsware, die Namen mehrerer Firmen genannt und treten die auf den Musterpackungen genannten Firmen auch in sonstiger Weise (z. B. in der Werbung) nicht in Erscheinung, liegt eine Umgehung der in § 15 enthaltenen Beschränkung der Mustermenge auf zwei Muster der kleinsten Packungsgröße pro Jahr.

§ 16 Verbot der Fernbehandlung/Beantwortung individueller Anfragen

Die Erkennung oder Behandlung von Krankheiten ist den Ärzten vorbehalten. Auf Anfragen, die sich auf eine individuelle Therapiesituation beziehen, soll das Unternehmen dem Anfragenden raten, einen Arzt zu konsultieren.

4. Abschnitt: Zusammenarbeit mit Angehörigen der Fachkreise

§ 17 Verordnungen und Empfehlungen

Es ist unzulässig, Angehörigen der Fachkreise oder Dritten für die Verordnung und die Anwendung eines Arzneimittels oder die Empfehlung eines Arzneimittels gegenüber dem Patienten ein Entgelt oder einen sonstigen geldwerten Vorteil anzubieten, zu gewähren oder zu versprechen.

§ 18 Vertragliche Zusammenarbeit mit Angehörigen der Fachkreise

(1) Unternehmen dürfen Angehörige der Fachkreise („Vertragspartner") mit der Erbringung entgeltlicher Leistungen (z. B. für Vortragstätigkeit, Beratung, klinische Prüfungen, nichtinterventionelle Studien einschließlich Anwendungsbeobachtungen, die Teilnahme an Sitzungen von Beratergremien, die Durchführung von Schulungsveranstaltungen oder für

die Mitwirkung an Marktforschungsaktivitäten) nur unter folgenden Voraussetzungen beauftragen:
1. Vertragspartner und Unternehmen müssen sich vor Aufnahme der Leistungen auf einen schriftlichen Vertrag einigen, aus dem sich die zu erbringenden Leistungen sowie die hierfür geschuldete Vergütung ergeben.
2. Es muss ein berechtigter Bedarf an den zu erbringenden Leistungen sowie an dem Vertragsschluss mit dem Vertragspartner eindeutig feststellbar sein. Bei der durch den Vertragspartner zu erbringenden vertraglichen Leistung muss es sich um eine wissenschaftliche oder fachliche Tätigkeit für das Unternehmen handeln, wozu auch Ausbildungszwecke zählen (Verbot von „Scheinverträgen").
3. Die Auswahl der Vertragspartner muss dem jeweiligen Bedarf entsprechen.
4. Die Anzahl der beauftragten Vertragspartner darf nicht größer sein als die für die Erfüllung der vorgesehenen Aufgaben vernünftiger Weise erforderliche Zahl.
5. Das Unternehmen hat das Vertragsverhältnis und die erbrachten Leistungen zu dokumentieren. Die wesentlichen Dokumente sind für einen Zeitraum von mindestens 1 Jahr nach Beendigung des Vertragsverhältnisses aufzubewahren. Das Unternehmen hat ferner die erbrachten Leistungen in geeigneter Weise zu verwenden.
6. Die Vergütung darf nur in Geld bestehen und muss zu der erbrachten Leistung in einem angemessenen Verhältnis stehen. Bei der Beurteilung der Angemessenheit kann unter anderem die Gebührenordnung für Ärzte einen Anhaltspunkt bieten. Dabei können auch angemessene Stundensätze vereinbart werden, um den Zeitaufwand zu berücksichtigen.
Den Vertragspartnern können zudem nach Maßgabe von Abs. 4 die in Erfüllung der ihnen obliegenden vertraglichen Leistungen entstehenden angemessenen Auslagen und Spesen erstattet werden.
7. Der Abschluss von Verträgen darf nicht zum Zwecke der Beeinflussung von Therapie-, Verordnungs- und Beschaffungsentscheidungen oder zu bloßen Werbezwecken missbraucht werden. Dies gilt auch für klinische Studien und Anwendungsbeobachtungen sowie alle anderen Studien oder Datenerhebungen (einschließlich retrospektiver Untersuchungen).

(2) Die Unternehmen müssen ihre Vertragspartner verpflichten, im Rahmen ihrer Publikationen, Vorträge und anderen öffentlichen Äußerungen auf ihre Tätigkeit für das Unternehmen hinzuweisen, sofern der Gegenstand der öffentlichen Äußerung gleichzeitig Gegenstand der Vertragsbeziehung oder irgendein anderer das Unternehmen betreffender Gegenstand ist. Dasselbe gilt entsprechend für angestellte ärztliche Mitarbeiter des Unternehmens, soweit sie außerhalb ihrer Tätigkeit für das Unternehmen ihren ärztlichen Beruf (als niedergelassener Arzt oder Klinikarzt) weiter ausüben. Bereits bestehende Verträge sind bei nächster Gelegenheit (z. B. bei Vertragsverlängerungen) entsprechend zu ergänzen.

(3) Die in Abs. 1 und 2 geregelten Anforderungen an die vertragliche Zusammenarbeit sind nicht anwendbar auf die Erbringung nicht wiederkehrender, vereinzelter Leistungen von Angehörigen der Fachkreise im Zusammenhang von Marktforschungsaktivitäten (z. B. kurze Telefoninterviews), sofern die Vergütung hierfür geringfügig ist. Zur Auslegung des Begriffs „geringfügig" im Sinne dieser Bestimmung erlässt der Vorstand des Vereins verbindliche Leitlinien nach § 6 Abs. 2.

(4) Sofern ein Vertragspartner im Rahmen seiner vertraglichen Tätigkeit für das Unternehmen an internen oder externen Aus- und Weiterbildungsveranstaltungen teilnimmt, gelten die Regelungen von § 20 entsprechend (etwa zur Auswahl des Tagungsortes und/oder der Tagungsstätte, für die Erstattung der Reise- und Übernachtungskosten sowie das Verbot von Unterhaltungs- und Freizeitprogrammen). Dasselbe gilt für die Teilnahme von Vertragspartnern an Beratertreffen (sog. Advisory Board Meetings) oder die Teilnahme an Prüfertreffen (sog. Investigator Meetings) für klinische oder nichtinterventionelle Studien.

(5) Den Vertragspartnern oder Dritten darf kein Entgelt dafür gewährt werden, dass bereit sind, Pharmaberater zu empfangen oder von anderen Unternehmensangehörigen Informationen entgegen zu nehmen.

§ 19 Nichtinterventionelle Studien mit zugelassenen Arzneimitteln

(1) Nichtinterventionelle Studien, zu denen auch Anwendungsbeobachtungen gehören, sind prospektive Untersuchungen, in deren Rahmen Erkenntnisse aus der Behandlung von Patienten mit Arzneimitteln gemäß den in der Zulassung festgelegten Angaben für seine Anwendung gewonnen werden (z. B. zur Unbedenklichkeit oder Wirksamkeit von Arzneimitteln). Für sämtliche therapeutischen und diagnostischen Maßnahmen gilt der Grundsatz der Nichtintervention. Die Einbeziehung und Behandlung einschließlich der Diagnose und Überwachung folgen daher nicht einem vorab festgelegten Prüfplan, sondern ausschließlich der ärztlichen Praxis. Die Entscheidung, einen Patienten in eine nichtinterventionelle Prüfung einzubeziehen, hat von der Entscheidung über die Verordnung des Arzneimittels klar getrennt zu erfolgen. Die Auswertung der erhobenen Daten hat anhand epidemiologischer Methoden zu erfolgen.

(2) Bei der Planung, Durchführung und Auswertung nichtinterventioneller Studien sind sämtliche gegebenenfalls anwendbaren gesetzlichen Vorschriften sowie die durch das Bundesinstitut für Arzneimittel und Medizinprodukte (BfArM) und das Paul-Ehrlich-Institut (PEI) veröffentlichten Empfehlungen und Leitlinien zu beachten. Ungeachtet dessen müssen die Planung, Durchführung und Auswertung nichtinterventioneller Studien in jedem Fall auch folgende Voraussetzungen erfüllen:
1. Die Studie muss einen wissenschaftlichen Zweck verfolgen.
2. Die Planung, Leitung, Auswertung und die Qualitätssicherung der Studie müssen innerhalb des Unternehmens im Verantwortungsbereich des Leiters der medizinischen Abteilung (§ 27 Abs. 6) erfolgen. Dies beinhaltet auch die Budgetverantwortlichkeit.
3. Die Implementierung (etwa die Auswahl der Studienzentren und Ansprache von Ärzten oder anderen Angehörigen der Fachkreise) und die Durchführung der Studie (einschließlich der Betreuung während der Laufzeit der Studie) müssen unter der Verantwortung des Leiters der medizinischen Abteilung erfolgen. Dies gilt auch, soweit Mitarbeiter anderer Bereiche an der Implementierung und Durchführung der Studie beteiligt werden.
4. Es kommen Systeme zur Qualitätssicherung zum Einsatz, welche die Validität und Repräsentativität der erhobenen Daten sicherstellen.
5. Die Studie muss auf der Grundlage eines schriftlichen Beobachtungsplans sowie eines schriftlichen Vertrages zwischen den Angehörigen der Fachkreise und/oder den Einrichtungen einerseits, an denen die Studie durchgeführt wird, sowie dem Unternehmen andererseits beruhen, das die Verantwortung als „Sponsor" der Studie übernimmt. Aus dem Vertrag müssen sich insbesondere die zu erbringenden Leistungen sowie die hierfür geschuldete Vergütung ergeben.
6. Das Unternehmen hat auch die geplante Zahl der Patienten sowie die Höhe der Vergütung pro Beobachtungsbogen in den Unterlagen zu begründen und zu dokumentieren. Das Unternehmen hat, sofern es sich um Anwendungsbeobachtungen handelt, im Rahmen seiner Anzeigepflichten gegenüber den kassenärztlichen Bundesvereinigungen, dem Spitzenverband Bund der Krankenkassen sowie der zuständigen Bundesoberbehörde nach § 67 Abs. 6 AMG auch Ort, Zeit und Ziel der Studie anzugeben sowie die beteiligten Ärzte namentlich zu benennen (§ 67 Abs. 6 Satz 2 AMG) [Änderungen zu Satz 2 aufgrund des Beschlusses der Mitgliederversammlung v. 27. 11. 2009: „... Ort, Zeit, Ziel und Beobachtungsplan der Studie anzugeben sowie gegenüber der kassenärztlichen Bundesvereinigung und dem Spitzenverband Bund der Krankenkassen

*die ... "].*² Sofern beteiligte Ärzte Leistungen zu Lasten der gesetzlichen Krankenversicherung erbringen, sind bei Anzeigen nach § 67 Abs. 6 Satz 1 AMG auch die Art und die Höhe der an sie geleisteten Entschädigungen anzugeben, sowie jeweils eine Ausfertigung der mit Ihnen geschlossenen Verträge zu übermitteln. Hiervon sind Anzeigen gegenüber den zuständigen Bundesoberbehörden ausgenommen (§ 67 Abs. 6 Satz 4 AMG).

7. Die vereinbarte Vergütung muss in einem angemessenen Verhältnis zu den zu erbringenden Leistungen stehen. Hinsichtlich der Höhe der Vergütung gilt § 18 Abs. 1 Nr. 6 mit der Maßgabe, dass die Vergütung so zu bemessen ist, dass dadurch kein Anreiz zur Verordnung eines Arzneimittels entsteht. Die Durchführung der Studie darf auch ansonsten nicht zur Beeinflussung von Therapie-, Verordnungs- und Beschaffungsentscheidungen missbraucht werden.
8. Es wird empfohlen, vor der Durchführung der Studie von dem wissenschaftlichen Studienleiter eine Beratung durch eine nach Landesrecht gebildete unabhängige Ethik-Kommission einzuholen.
9. Die Einbeziehung in die Studie setzt eine vorherige schriftliche Patienteneinwilligung voraus, sofern dies datenschutzrechtlich erforderlich ist. Darüber hinaus wird eine vorherige schriftliche Patientenaufklärung und -einwilligung (über die Mitwirkung des Studienzentrums bzw. des Arztes oder anderer Angehöriger der Fachkreise, die beabsichtigte Einbeziehung der Patienten und die vorgesehene Verwendung der zu erhebenden Daten) empfohlen.
10. Innerhalb von 21 Tagen nach Beginn der Patientenrekrutierung müssen Informationen über die beabsichtigte Studie (Studientitel, Zielsetzungen, Name des Studienleiters, geplante Zahl der Studienzentren sowie die angestrebte Fallzahl) in ein öffentlich zugängliches Register eingestellt werden (in Anlehnung an die gemeinsame Erklärung von IFPMA, EFPIA, JPMA und PhRMA zur Registrierung klinischer Prüfungen).
11. Die Studienergebnisse müssen durch das Unternehmen bzw. von einem von dem Unternehmen beauftragten Dritten ausgewertet werden. Die Verantwortung für die Auswertung liegt innerhalb des Unternehmens im Verantwortungsbereich des Leiters der medizinischen Abteilung. Eine Zusammenfassung der Ergebnisse muss hierbei dem Leiter der medizinischen Abteilung in einer angemessenen Frist vorliegen, der die entsprechenden Berichte für einen Zeitraum von 10 Jahren aufzubewahren hat. Das Unternehmen hat die Zusammenfassung der Ergebnisse allen Angehörigen der Fachkreise, die an der Studie teilgenommen haben, spätestens 12 Monate nach Abschluss der Studie (last patient/last visit) zur Verfügung zu stellen. Die Zusammenfassung der Ergebnisse der Studie ist spätestens 12 Monate nach ihrem Abschluss auch der Öffentlichkeit (etwa per Internet) zur Verfügung zu stellen. Sofern die Studie zu Ergebnissen führt, die für die Nutzen-Risiko-Bewertung von Bedeutung sind, ist die Zusammenfassung auch an die zuständige Arzneimittelbehörde weiterzuleiten. Die Unternehmen müssen die in Abs. 2 Nr. 11 enthaltenen Verpflichtungen für alle nichtinterventionellen Studien beachten, die nach dem 1. Juli 2008 abgeschlossen werden.
12. Pharmaberater dürfen nur zu administrativen Zwecken bei der Durchführung der Studie eingesetzt werden. Ihr Einsatz hat unter der Überwachung des Leiters der medizinischen Abteilung des Unternehmens (§ 27 Abs. 6) zu erfolgen. Der Einsatz von Pharmaberatern im Rahmen der Studie darf nicht mit Werbeaktivitäten für Arzneimittel verbunden werden.
13. Die Grundsätze sowie die hierbei zu beachtenden innerbetrieblichen Prozessabläufe für die Planung, Durchführung und Auswertung sowie geeignete Qualitätssicherungsmaßnahmen (insbesondere zur Verifizierung der erhobenen Daten) sind im unternehmens-

---

² Die Wirksamkeit der Änderung steht unter dem Vorbehalt der Anerkennung durch das Bundeskartellamt, die zum Zeitpunkt des Redaktionsschlusses dieses Werks noch nicht vorlag, mit der jedoch bis März 2010 gerechnet werden dürfte.

eigenen „Standard Operating Procedures" näher zu konkretisieren. Hierbei sind neben den gesetzlichen Rahmenbedingungen sowie den Empfehlungen des BfArM und des PEI auch die einschlägigen Bestimmungen des Kodex umzusetzen.

(3) Die Unternehmen müssen die in Abs. 2 genannten Kriterien nicht nur für die unter Abs. 2 fallenden nichtinterventionellen Studien, sondern auch für andere retrospektive Studien beachten, sofern diese Kriterien auf solche Studien sinnvoller Weise anwendbar sind. In jedem Fall sind für diese Studien die Bestimmungen von § 26 anwendbar.

Leitlinie

des Vorstandes des FSA gemäß § 6 Abs. 2 zur Auslegung des Begriffs „nicht mit Werbeaktivitäten für Arzneimittel verbinden" (§ 19 Abs. 2 Nr. 12 Satz 3) (Stand: Juli 2008)

Nach § 19 Abs. 2 Nr. 12 Satz 3 darf der Einsatz von Pharmaberatern nicht mit Werbeaktivitäten für Arzneimittel verbunden werden.

Bei der Anwendung von § 19 Abs. 2 Nr. 12 Satz 3 ist darauf zu achten, dass zum einen der Kerngehalt der Vorschrift gewahrt wird (keine missbräuchliche Instrumentalisierung oder Verknüpfung studienbezogener Tätigkeiten für bzw. mit bloße(n) Werbezwecke(n)) und zum anderen aber auch eine legitime Bewerbung von Arzneimitteln durch Pharmaberater nicht in Frage gestellt wird

Eine unzulässige Verbindung ist daher z. B. dann gegeben, wenn in einem unmittelbaren zeitlichen oder sachlichen Zusammenhang mit studienbezogenen Tätigkeiten Werbematerialien (etwa Produktbroschüren mit werblichem Charakter) zu dem von der nichtinterventionellen Studie erfassten Arzneimittel abgegeben werden. Dagegen schließt die Übernahme studienbezogener Tätigkeiten Werbeaktivitäten des Pharmaberaters für andere Arzneimittel selbst im Fall eines unmittelbaren zeitlichen Zusammenhangs mit solchen studienbezogenen Tätigkeiten nicht aus, sofern beide Tätigkeiten funktional voneinander getrennt werden. Eine funktionale Trennung in diesem Sinne liegt beispielsweise dann vor, wenn eine Werbeaktivität nur bei Gelegenheit einer studienbezogenen Tätigkeit stattfindet, ohne auf sie sachlich Bezug zu nehmen.

Zur Veranschaulichung der genannten Auslegungsgrundsätze wird folgender Beispielsfall gebildet:

Das Mitgliedsunternehmen führt für sein Arzneimittel X eine NIS durch. Im Rahmen der Durchführung der NIS setzt das Unternehmen den Pharmaberater P ein, der unter Überwachung des Leiters der medizinischen Abteilung des Unternehmens Ärzte besucht, um die NIS zu erläutern, Ärzte in die NIS einzuziehen sowie Datenerfassungsbögen zu verteilen und einzusammeln. Neben dem Arzneimittel X vertreibt das Unternehmen auch noch das Arzneimittel Y. Als Pharmaberater hat P auch die Aufgabe die Arzneimittel X und Y bei Ärzten zu besprechen und Werbematerialien hierzu abzugeben.

In folgenden Fallkonstellationen wird die Bestimmung des § 19 Abs. 2 Satz 3 beispielsweise nicht verletzt:

a) P besucht einen Arzt und befasst sich im Rahmen dieses Besuchs allein mit Aufgaben im Rahmen der NIS.

b) P besucht einen Arzt. Er möchte den Arzt als Teilnehmer der neuen NIS (zu dem Arzneimittel X) gewinnen. Er bespricht zunächst ausführlich den Beobachtungsplan der NIS und überlässt dem Arzt auch die Fachinformation zu dem Arzneimittel X (der Gegenstand der NIS ist).

c) P besucht einen Arzt und bezieht diesen in die NIS (zu dem Arzneimittel X) ein. Vor oder nach der Erörterung der NIS-bezogenen Aspekte bespricht P das Arzneimittel Y (das **nicht** Gegenstand der NIS ist) ausführlich und überlässt dem Arzt zwei neue, zur Abgabe durch den Außendienst bestimmte Werbebroschüren sowie einen Plastikkugelschreiber mit dem Markennamen von Y.

d) P besucht einen Arzt am 26. Mai und bespricht mit dem Arzt ausschließlich studienbezogene Fragen (zu dem Arzneimittel X, das Gegenstand der NIS ist). Am 2. Juni besucht P den Arzt erneut und bespricht das Arzneimittel X (das Gegenstand der NIS ist) ausführlich (ohne dass hierbei die laufende NIS thematisiert wird). Er überlässt bei diesem Besuch auch zwei neue, zur Abgabe durch den Außendienst bestimmte Produktbroschüren zu X sowie einem Plastikkugelschreiber mit dem Markennamen von X.

e) P besucht am 26. Mai einen Arzt und bespricht mit dem Arzt ausschließlich NIS-bezogene Fragen (zu dem Arzneimittel X, das Gegenstand der NIS ist). Am 2. Juni besucht P den Arzt erneut und bespricht das Arzneimittel Y (das nicht Gegenstand der NIS ist) ausführlich. Er überlässt bei diesem Besuch auch zwei neue, zur Abgabe durch den Außendienst bestimmte Werbebroschüren zu Y sowie einen Plastikkugelschreiber mit dem Markennamen von Y.

In folgenden Fallkonstellationen wird hingegen die Bestimmung des § 19 Abs. 2 Satz 3 beispielsweise verletzt:

a) P besucht einen Arzt und bezieht ihn in die NIS (zu dem Arzneimittel X) ein. Vor oder nach der Erörterung studienbezogener Aspekte bespricht P das Arzneimittel X (das Gegenstand der NIS ist) ausführlich und überlässt dem Arzt zwei neue, zur Abgabe durch den Außendienst bestimmte Werbebroschüren zu dem Arzneimittel X sowie einen Plastikkugelschreiber mit dem Markennamen von X.

b) P besucht einen Arzt. Er möchte den Arzt als Teilnehmer der neuen NIS (zu dem Arzneimittel X) gewinnen. Er bespricht zunächst den Beobachtungsplan der NIS. Um den Arzt von der Sinnhaftigkeit seiner Teilnahme weiter zu überzeugen, überlässt er ihm auch zwei neue, zur Abgabe durch den Außendienst bestimmte Werbebroschüren über das Arzneimittel X (das Gegenstand der NIS ist).

§ 20 Einladung zu berufsbezogenenwissenschaftlichen Fortbildungsveranstaltungen

(1) Die Mitgliedsunternehmen dürfen Angehörige der Fachkreise zu eigenen berufsbezogenen Aus- und Weiterbildungsveranstaltungen (Fortbildungsveranstaltungen) einladen, die sich insbesondere mit ihren Forschungsgebieten, Arzneimitteln und deren Indikationen befassen (interne Fortbildungsveranstaltungen).

(2) Für die Eingeladenen dürfen angemessene Reise- und notwendige Übernachtungskosten nur dann übernommen werden, sofern der berufsbezogene wissenschaftliche Charakter der internen Fortbildungsveranstaltung eindeutig im Vordergrund steht. Im Rahmen solcher Fortbildungsveranstaltungen ist auch eine angemessene Bewirtung der Teilnehmer möglich. Unterhaltungs- und Freizeitprogramme (z. B. Theater, Konzert, Sportveranstaltungen) der Teilnehmer dürfen weder finanziert noch organisiert werden. Die Anwesenheit der Teilnehmer sowie das durchgeführte Programm der Veranstaltung sind zu dokumentieren.

(3) Unterbringung und Bewirtung dürfen einen angemessenen Rahmen nicht überschreiten und müssen insbesondere in Bezug auf den berufsbezogenen wissenschaftlichen Zweck der internen Veranstaltung von untergeordneter Bedeutung sein. Die Auswahl des Tagungsortes und der Tagungsstätte für interne Fortbildungsveranstaltungen sowie die Einladung von Angehörigen der Fachkreise hierzu hat allein nach sachlichen Gesichtspunkten zu erfolgen. Ein solcher Grund ist beispielsweise nicht der Freizeitwert des Tagungsortes. Die Unternehmen sollen ferner Tagungsstätten vermeiden, die für ihren Unterhaltungswert bekannt sind oder als extravagant gelten.

(4) Die Einladung von Angehörigen der Fachkreise zu berufsbezogenen Fortbildungsveranstaltungen Dritter (externe Fortbildungsveranstaltungen) darf sich nur auf angemessene Reisekosten, notwendige Übernachtungskosten (gegebenenfalls unter Einschluss eines Hotelfrühstücks) sowie die durch den Dritten erhobenen Teilnahmegebühren erstrecken, wenn bei diesen Veranstaltungen der wissenschaftliche Charakter eindeutig im Vordergrund steht und ein sachliches Interesse des Unternehmens an der Teilnahme besteht. Eine Übernahme von Kosten darf nur erfolgen, wenn bei der Veranstaltung sowohl ein Bezug zum Tätigkeitsgebiet des Mitgliedsunternehmens als auch zum Fachgebiet des Veranstaltungsteilnehmers vorliegt [Ergänzung aufgrund des Beschlusses der Mitgliederversammlung v. 27. 11. 2009: *„Unterhaltungsprogramme dürfen von den Mitgliedsunternehmen durch die Teilnahmegebühren weder direkt noch indirekt unterstützt werden."*][3]

(5) Die finanzielle Unterstützung von externen Fortbildungsveranstaltungen gegenüber den Veranstaltern ist in einem angemessenen Umfang zulässig. Unterhaltungsprogramme dürfen dabei weder finanziell oder durch Spenden unterstützt noch organisiert werden. Die Mitgliedsunternehmen, die externe Fortbildungsveranstaltungen finanziell unterstützen, müssen darauf hinwirken, dass die Unterstützung sowohl bei der Ankündigung als auch bei der Durchführung der Veranstaltung von dem Veranstalter offen gelegt wird.

---

[3] Die Wirksamkeit der Ergänzung steht unter dem Vorbehalt der Anerkennung durch das Bundeskartellamt, die zum Zeitpunkt des Redaktionsschlusses des Werkes noch nicht vorlag, mit der jedoch bis März 2010 gerechnet werden dürfte.

(6) Sofern es sich um einen ärztlichen Veranstalter handelt, müssen Art, Inhalt und Präsentation der Fortbildungsveranstaltung allein von dem ärztlichen Veranstalter bestimmt werden.

(7) Die Einladung oder die Übernahme von Kosten darf sich bei internen und externen Fortbildungsveranstaltungen nicht auf Begleitpersonen erstrecken. Dies gilt auch für Bewirtungen.

(8) Die Organisation, Durchführung und/oder Unterstützung von internationalen Veranstaltungen oder die Übernahme von Kosten für deren Teilnehmer ist nur zulässig, wenn
1. die Mehrzahl der Teilnehmer aus einem anderen Land als dem kommt, in dem das Mitgliedsunternehmen seinen Sitz hat, oder
2. an dem Veranstaltungsort notwendige Ressourcen oder Fachkenntnisse zur Verfügung stehen (etwa bei anerkannten Fachkongressen mit internationalen Referenten),

und angesichts dessen jeweils logistische Gründe für die Wahl des Veranstaltungsortes in einem anderen Land sprechen. Bei externen internationalen Veranstaltungen können „logistische Gründe" für die Wahl des Veranstaltungsortes im Ausland sprechen, wenn es sich um eine etablierte Veranstaltung handelt, die von einer anerkannten nationalen oder internationalen medizinisch-wissenschaftlichen Fachgesellschaft oder einem Zusammenschluss solcher Fachgesellschaften an einem für die Durchführung solcher Veranstaltungen geeigneten Ort im Land des Sitzes einer solchen Fachgesellschaft ausgerichtet wird (etwa bei gemeinsamen, historisch gewachsenen Veranstaltungen anerkannter deutschsprachiger Fachgesellschaften aus Deutschland, Österreich und der Schweiz in hierfür geeigneten Veranstaltungsorten in Österreich und der Schweiz). Internationale Veranstaltungen sind interne oder externe Fortbildungsveranstaltungen, bei denen das die Veranstaltung organisierende, durchführende oder diese Veranstaltung oder deren Teilnehmer unterstützende Unternehmen seinen Sitz nicht im Land des Veranstaltungsortes hat.

(9) Auf die Organisation, Durchführung und/oder Unterstützung von internationalen Veranstaltungen finden sowohl der Kodex des Landes, in dem das die internationale Veranstaltung organisierende, durchführende oder unterstützende Unternehmen seinen Sitz hat, als auch der Kodex des Landes Anwendung, in dem die internationale Veranstaltung durchgeführt wird. Auf die Einladung und Unterstützung der Teilnahme von Angehörigen der Fachkreise an internationalen Veranstaltungen findet im Hinblick auf den jeweiligen Teilnehmer neben dem Kodex des Landes, in dem das unterstützende Unternehmen seinen Sitz hat, der Kodex des Landes Anwendung, in dem dieser Teilnehmer als Angehöriger der Fachkreise tätig ist. Kodex im Sinne von Satz 1 dieser Regelung ist der FSA-Kodex Fachkreise sowie der jeweils am Veranstaltungsort geltende Kodex, durch den der EFPIA Code on the Promotion of Prescription-only Medicines to, and Interactions with, Healthcare Professionals umgesetzt wird. Kodex im Sinne von Satz 2 dieser Regelung ist der FSA-Kodex Fachkreise sowie der jeweils im Herkunftsland des Angehörigen der Fachkreise geltenden Kodex, durch den der EFPIA Code on the Promotion of Prescription-only Medicines to, and Interactions with, Healthcare Professionals umgesetzt wird. Im Konfliktfall findet die strengere Regelung Anwendung. Das Unternehmen muss Aktivitäten im Sinne von S. 1 einem verbundenen Unternehmen mit Sitz in dem Land des Veranstaltungsortes (im Falle von Satz 1) oder mit Sitz in dem Herkunftsland des teilnehmenden Angehörigen der Fachkreise (im Falle von Satz 2), sofern vorhanden, vorher anzeigen oder dort entsprechenden Rat für die ordnungsgemäße Umsetzung dieser Aktivitäten einholen.

(10) Sofern von Angehörigen der Fachkreise bei internen oder externen Fortbildungsveranstaltungen im Auftrag von Mitgliedsunternehmen Vorträge gehalten oder andere Leistungen erbracht werden, ist § 18 anwendbar.

(11) Zur Auslegung der Begriffe „angemessen", „für ihren Unterhaltungswert bekannt" und „extravagant" im Sinne dieser Bestimmung erlässt der Vorstand des Vereins verbindliche Leitlinien nach § 6 Abs. 2.

I. FSA-Kodex Fachkreise

Leitlinie

des Vorstandes des FSA gemäß § 6 Abs. 2 i. V. m. § 20 Abs. 11 zur Auslegung des Begriffs „angemessene Reisekosten" (§ 20 Abs. 2 Satz 1 und Abs. 4 Satz 1) (Stand: Juli 2008)

Nach § 20 Abs. 2 Satz 1 und Abs. 4 Satz 1 dürfen die eingeladenen Teilnehmer von internen und externen Fortbildungsveranstaltungen nur „angemessene Reisekosten" sowie die notwendigen Übernachtungskosten übernommen werden.

Unter „angemessenen Reisekosten" sind Bahntickets (1. Klasse) sowie PKW-Fahrtkosten in Höhe der steuerlich zugelassenen pauschalen Kilometersatz je Fahrtkilometer für Dienstreisen und die Erstattung sonstiger Reisekosten (öffentliche Verkehrsmittel, Taxen) zu verstehen.

Bei Flugreisen ist die Übernahme von Kosten der Economy-Class für innereuropäische Flüge sowie der Business-Class für interkontinentale Flüge angemessen. Die Erstattung von First-Class-Flügen ist hingegen unangemessen.

Leitlinie

des Vorstandes des FSA gemäß § 6 Abs. 2 i. V. m. § 20 Abs. 11 zur Auslegung des Begriffe „angemessene Bewirtung" (§ 20 Abs. 2 Satz 2) und „angemessener Rahmen von Unterbringung und Bewirtung" (§ 20 Abs. 3 Satz 1) (Stand: Juli 2008)

Nach § 20 Abs. 2 Satz 2 ist im Rahmen interner Fortbildungsveranstaltungen auch eine „angemessene Bewirtung" der Teilnehmer möglich. Gemäß § 20 Abs. 3 Satz 1 dürfen bei diesen Veranstaltungen ferner „Unterbringung und Bewirtung einen angemessenen Rahmen" nicht überschreiten.

Die „Bewirtung" ist „angemessen" und überschreitet einen „angemessenen Rahmen" nicht, sofern diese sozialadäquat ist. Als Orientierungsgröße für eine noch angemessene Bewirtung ist bei Bewirtungen im Inland unter Berücksichtigung der seit dem Inkrafttreten des Kodex im Jahr 2004 stattgefundenen Preiserhöhungen und der erfolgten Erhöhung der Umsatzsteuer ein Betrag von etwa EUR 60,00 anzusehen (Stand: Juli 2008).

Bei einer Bewirtung im Ausland sollte sich die Angemessenheit der Bewirtung am Maßstab der geltenden steuerlichen Pauschbeträge für Verpflegungsmehraufwendungen im Ausland orientieren, da hierdurch ein gegebenenfalls bestehendes höheres Preisniveau abgebildet wird. Die Angemessenheit einer Bewirtung im Ausland kann insofern durch einen Vergleich der insofern geltenden Pauschbeträge mit dem für das Inland geltenden Pauschbetrag ermittelt werden (FS I 2006.8–135, PharmR 2008, 400). Die oben unter Ziff. 5.1 genannte Orientierungsgröße kann sich daher je nach dem im Ausland bestehenden Preisniveau um einen bestimmten Prozentsatz erhöhen.

Die „Unterbringung" überschreitet einen „angemessenen Rahmen" dann nicht, sofern
– das Hotel im Hinblick auf seine Infrastruktur, Technik und Räumlichkeiten die Kriterien eines Business-Konferenzhotels entspricht;
– keine außergewöhnlichen Wellness-Bereiche und -Angebote aufweist; und
– keine außergewöhnlichen Wellness-Bereiche und -Angebote aufweist; und
– keinen erhöhten Erlebnis- oder Erholungscharakter hat.

Bei der Beurteilung der Angemessenheit der Unterbringung ist zudem darauf abzustellen, ob auf Grund der Wahrnehmung des Hotels durch die eingeladenen Angehörigen der Fachkreise der bloße Aufenthalt in dem Hotel selbst einen besonderen Anreizfaktor bildet, der geeignet ist, diese in ihrer Therapie- und Verordnungsfreiheit unsachlich zu beeinflussen.

Hotels, die in die 5-Sterne Kategorie fallen, scheiden nicht von vornherein als unangemessen aus, sofern der Business-Charakter des Hauses im Vordergrund steht und sich das Hotel nicht durch Luxusmerkmale in besonderer Weise auszeichnet.

Leitlinie

des Vorstandes des FSA gemäß § 6 Abs. 2 i. V. m. § 20 Abs. 11 zur Auslegung des Begriffs „angemessener Umfang der finanziellen Unterstützung von externen Fortbildungsveranstaltungen" (§ 20 Abs. 5 Satz 1) (Stand: Juli 2008)

Nach § 20 Abs. 5 Satz 1 ist die „finanzielle Unterstützung von externen Fortbildungsveranstaltungen gegenüber den Veranstaltern in einem angemessenen Umfang" zulässig.

Eine finanzielle Unterstützung von externen Fortbildungsveranstaltungen erfolgt gegenüber den Veranstaltern in der Praxis regelmäßig durch die Gewährung von Spenden oder den Abschluss von Sponsoring-Verträgen.

Eine solche finanzielle Unterstützung ist dann nicht angemessen, wenn hierdurch Unterhaltungsprogramme unterstützt werden (§ 20 Abs. 5 Satz 2). Diese Regelung verfolgt den Zweck, einer Um-

Anhang

gehung des Verbots zur Übernahme von Kosten für Rahmen- und Begleitprogramme (z. B. Theater-, Konzert-, Sportveranstaltungen etc.) entgegen zu wirken. Der Veranstalter soll daher in der zugrundeliegenden Vereinbarung verpflichtet werden, die zur Verfügung gestellten finanziellen Mittel nicht für die Finanzierung von Unterhaltungsprogrammen oder die Einladung von Begleitpersonen, sondern ausschließlich zweckgebunden zur Förderung der Fortbildungsmaßnahme zu verwenden (siehe auch FS I 2005.2–56).

Die Angemessenheit der finanziellen Unterstützung von externen Fortbildungsveranstaltungen gegenüber den Veranstaltern im Wege des Sponsorings ist zudem an dem, dem Sponsor eingeräumten Werbeumfang (Marketing- und Werbeeffekt), zu messen (siehe auch FS I 2005.2–56).

Leitlinie
des Vorstandes des FSA gemäß § 6 Abs. 2 i. V. m. § 20 Abs. 11 zur Auslegung des Begriffs
„für ihren Unterhaltungswert bekannt „ (§ 20 Abs. 3 Satz 4) (Stand: Juli 2008)

Nach § 20 Abs. 3 Satz 4 sollen Unternehmen Tagungsstätten vermeiden, die „für ihren Unterhaltungswert bekannt" sind.

Tagungsstätten sind „für ihren Unterhaltungswert bekannt", wenn dort gewöhnlich Veranstaltungen stattfinden wie etwa Shows, Varietés, Musik- und Kinodarbietungen, Fahrattraktionen oder Glückspielveranstaltungen. Aus diesem Grund kommen auch Tagungsstätten nicht in Betracht, die zwar über eine geeignete Konferenzausstattung verfügen, sich jedoch etwa auf dem Gelände eines Freizeitparks befinden und die Nutzungsmöglichkeit eröffnen.

Leitlinie
des Vorstandes des FSA gemäß § 6 Abs. 2 i. V. m. § 20 Abs. 11 zur Auslegung des Begriffs
„extravagant „ (§ 20 Abs. 3 Satz 4) (Stand: Juli 2008)

Nach § 20 Abs. 3 Satz 4 sollen Unternehmen Tagungsstätten vermeiden, die für ihren Unterhaltungswert bekannt sind oder als „extravagant" gelten.

Unter „extravagant" sind Tagungsstätten zu verstehen, die sich nicht in erster Linie als typisches Geschäfts- oder Konferenzhotel auszeichnen, sondern bei denen eine besonders luxuriöse oder ausgefallene Ausstattung eindeutig im Vordergrund steht. „Extravagant" sind auch solche Tagungsstätten, die zwar als Tagungsstätten geeignet sind, bei denen aber gleichzeitig der Erlebnischarakter auf Grund der Gestaltung und der vorhandenen Einrichtungen den Eindruck erwecken muss, die Tagungsstätte sei nicht auf Grund der Konferenzmöglichkeiten, sondern vor allem auf Grund ihres Erlebnischarakters ausgewählt worden. „Extravagante" Tagungsstätten zeichnen sich in der Regel auch dadurch aus, dass sie sich im oberen Preissegment bewegen.

§ 21 Geschenke

(1) Im Rahmen einer produktbezogenen Werbung sind bei Werbegaben die Grenzen von § 7 HWG zu beachten. Sofern § 7 HWG nichts anderes bestimmt, müssen diese „geringwertig" sein. Werbeaussagen auf Werbegaben, die über die Nennung des Firmennamens, des Firmenlogos oder der Marke des Unternehmens bzw. des Namens des Arzneimittels oder die Bezeichnung seines Wirkstoffs hinausgehen, sind lediglich dann zulässig, wenn die in § 10 geregelten Pflichtangaben enthalten sind.

(2) Darüber hinaus dürfen im Rahmen einer nicht produktbezogenen Werbung Geschenke nur zu besonderen Anlässen (z. B. Praxis-Eröffnung, Jubiläen) gewährt werden, wenn sie sich in einem sozialadäquaten Rahmen halten und zur Verwendung in der beruflichen Praxis bestimmt sind.

(3) Zur Auslegung des Begriffs „geringwertig" im Sinne dieser Bestimmung erlässt der Vorstand des Vereins verbindliche Leitlinien nach § 6 Abs. 2.

Leitlinie
des Vorstandes des FSA gemäß § 6 Abs. 2 i. V. m. § 21 Abs. 3 zur Auslegung des Begriffs
„geringwertig" (§ 21 Abs. 1 Satz 2) (Stand: Juli 2008)

Nach § 21 Abs. 1 Satz 1 müssen, sofern § 7 HWG nichts anderes bestimmt, Werbegaben im Rahmen einer produktbezogenen Werbung „geringwertig" sein.

"Geringwertig" sind hierbei Werbegaben, deren Verbrauchs- oder Verkehrswert einen Betrag von EUR 5,00 nicht überschreitet. Bei der Berechnung ist von dem Bruttowert (d. h. dem jeweiligen Wert einschließlich der gesetzlichen Umsatzsteuer (USt.) auszugehen.

§ 22 Bewirtung

(1) Eine Bewirtung ist nur im Rahmen von internen Fortbildungsveranstaltungen sowie Arbeitsessen und in einem angemessenen und sozialadäquaten Umfang zulässig. Der Anlass eines Arbeitsessens ist zu dokumentieren. Eine Bewirtung von Begleitpersonen ist unzulässig.

(2) Zur Auslegung des Begriffs „angemessen" im Sinne dieser Bestimmung erlässt der Vorstand des Vereins verbindliche Leitlinien nach § 6 Abs. 2.

Leitlinie
des Vorstandes des FSA gemäß § 6 Abs. 2 i. V. m. § 22 Abs. 2 zur Auslegung des Begriffs „angemessen" (§ 22 Abs. 1 Satz 1) (Stand: Juli 2008)

Nach § 22 Abs. 1 Satz 1 ist eine Bewirtung nur in einem „angemessenen" und sozialadäquaten Umfang zulässig.
Die „Bewirtung" ist „angemessen" und überschreitet einen „angemessenen Rahmen" nicht, sofern diese sozialadäquat ist. Als Orientierungsgröße für eine noch angemessene Bewirtung ist bei Bewirtungen im Inland unter Berücksichtigung der seit dem Inkrafttreten des Kodex im Jahr 2004 stattgefundenen Preiserhöhungen und der erfolgten Erhöhung der Umsatzsteuer ein Betrag von etwa EUR 60,00 anzusehen (Stand: Juli 2008).
Bei einer Bewirtung im Ausland sollte sich die Angemessenheit der Bewirtung am Maßstab der geltenden steuerlichen Pauschbeträge für Verpflegungsmehraufwendungen im Ausland orientieren, da hierdurch ein gegebenenfalls bestehendes höheres Preisniveau abgebildet wird. Die Angemessenheit einer Bewirtung im Ausland kann insofern durch einen Vergleich der insofern geltenden Pauschbeträge mit dem für das Inland geltenden Pauschbetrag ermittelt werden (FS I 2006.8–135, PharmR 2008, 400). Die oben unter Ziff. 5.1 genannte Orientierungsgröße kann sich daher je nach dem im Ausland bestehenden Preisniveau um einen bestimmten Prozentsatz erhöhen.

§ 23 Gewinnspiele für Angehörige der Fachkreise

(1) Die Werbung mit Gewinnspielen, bei denen der Gewinn allein vom Zufall abhängt, ist auch gegenüber Angehörigen der Fachkreise unzulässig.

(2) Preisausschreiben sind nur zulässig, sofern die Teilnahme von einer wissenschaftlichen oder fachlichen Leistung der teilnehmenden Angehörigen der Fachkreise abhängt und der in Aussicht gestellte Preis in einem angemessenen Verhältnis zu der durch die Teilnehmer zu erbringenden wissenschaftlichen oder fachlichen Leistung steht.

§ 24 Zusammenarbeit mit Angehörigen der Fachkreise als Amtsträger und/oder Mitarbeiter medizinischer Einrichtungen

Bei der Zusammenarbeit mit Angehörigen der Fachkreise, die Amtsträger und/oder Mitarbeiter medizinischer Einrichtungen sind, sind zusätzlich die Hinweise und Empfehlungen des „Gemeinsamen Standpunktes" der Verbände zu beachten.

§ 25 Spenden und andere Zuwendungen an Institutionen

(1) Spenden (Geld- oder Sachspenden) sowie andere einseitige Geld- oder Sachleistungen an Institutionen, Organisationen oder Vereinigungen, die sich aus Angehörigen der Fachkreise zusammensetzen (z. B. medizinisch-wissenschaftliche Fachgesellschaften) und/

oder medizinische Leistungen erbringen oder forschen (z. B. Krankenhäuser oder Universitätskliniken) setzen neben der Einhaltung der einschlägigen gesetzlichen Anforderungen voraus, dass solche Zuwendungen
1. den Zwecken des Gesundheitswesens (einschließlich etwa den Zwecken der Forschung, der Lehre sowie der Aus- und Weiterbildung) oder vergleichbarer Zwecke dienen;
2. ordnungsgemäß dokumentiert werden, wobei diese Dokumentation für einen Zeitraum von mindestens 5 Jahren nach Beendigung des Vertragsverhältnisses aufzubewahren ist; und
3. nicht als Anreiz für die Beeinflussung von Therapie-, Verordnungs- und Beschaffungsentscheidungen missbraucht werden.

(2) Spenden an einzelne Angehörige der Fachkreise sind unzulässig.

(3) Die Unterstützung von Angehörigen der Fachkreise zur Teilnahme an Aus- und Weiterbildungsveranstaltungen ist Gegenstand von § 20.

(4) Die Unternehmen müssen die Gewährung von Spenden oder anderen einseitigen Geld- oder Sachleistungen im Sinne von Abs. 1 mit einem Wert von über 10.000 pro Leistungsempfänger/Jahr veröffentlichen. Die Mitgliedsunternehmen müssen für die seit dem 1. Januar 2008 bis zum 31. Dezember 2008 erfolgten Leistungen erstmalig bis zum 31. März 2009 Auskunft geben. Die Liste ist mindestens einmal jährlich (spätestens jeweils bis zum 31. März für das vorangegangene Kalenderjahr) zu aktualisieren.

§ 26 Gegenseitige Leistungsbeziehungen mit Institutionen

Verträge zwischen Unternehmen einerseits und Institutionen, Organisationen oder Vereinigungen im Sinne von § 25 Abs. 1 Satz 1 andererseits, die die Erbringung von Dienstleistungen gegenüber den Unternehmen vorsehen, sind nur zulässig, sofern solche Verträge
1. den Zwecken des Gesundheitswesens (einschließlich etwa den Zwecken der Forschung, der Lehre, der Aus- und Weiterbildung) oder vergleichbarer Zwecke dienen; und
2. nicht als Anreiz für die Beeinflussung von Therapie-, Verordnungs- und Beschaffungsentscheidungen missbraucht werden.

5. Abschnitt: Verpflichtung und Schulung von Mitarbeitern und beauftragten Dritten

§ 27 Qualifikation und Pflichten der Mitarbeiter

(1) Die Unternehmen haben dafür Sorge zu tragen, dass ihre Pharmaberater einschließlich der über Verträge mit Dritten eingeschalteten Personen sowie andere Vertreter des Unternehmens, die Angehörige der Fachkreise, Krankenhäuser oder andere Einrichtungen des Gesundheitswesens im Zusammenhang mit der Werbung für Arzneimittel aufsuchen, angemessen ausgebildet und sachkundig sind, damit sie zutreffende und hinreichend vollständige Informationen über die von ihnen präsentierten Arzneimittel geben können.

(2) Pharmaberater müssen mit den Verpflichtungen, die die Unternehmen nach diesem Kodex treffen, sowie allen anwendbaren gesetzlichen Vorschriften vertraut sein. Die Unternehmen sind dafür verantwortlich, dass die Pharmaberater diese Anforderungen einhalten.

(3) Auch die übrigen Beschäftigten der Unternehmen sowie die über Verträge mit Dritten herangezogenen Personen, die mit der Vorbereitung oder Genehmigung von Werbematerialien oder -aktivitäten beschäftigt sind, müssen mit den Anforderungen der anwendbaren Regelungen und einschlägigen Gesetze und Vorschriften vertraut sein.

I. FSA-Kodex Fachkreise

(4) Die für die Auswahl von Vertragspartnern im Sinne von § 18 zuständigen Personen müssen über die erforderlichen Fachkenntnisse verfügen, um beurteilen zu können, dass diese die vertraglichen Leistungen auch tatsächlich erbringen können.

(5) Jedes Unternehmen muss über einen wissenschaftlichen Dienst verfügen, der für sämtliche Informationen über die Arzneimittel dieses Unternehmens verantwortlich ist und der die persönlichen und fachlichen Voraussetzungen des § 74a Absatz 2 AMG erfüllt. Die Unternehmen sind in ihrer Entscheidung frei, auf welche Weise sie den wissenschaftlichen Dienst aufgrund der vorhandenen Ressourcen und Organisationsstrukturen am besten einrichten und organisieren und welchen Funktionseinheiten sie die nachfolgend genannten Aufgaben getrennt oder gemeinsam zuweisen. Der wissenschaftliche Dienst ist insbesondere dafür verantwortlich, dass
1. die Arzneimittel nicht mit einer irreführenden Bezeichnung, Angabe oder Aufmachung versehen sind und
2. die Kennzeichnung, die Packungsbeilage, die Fachinformation und die Werbung mit dem Inhalt der Zulassung übereinstimmen.

(6) Die Verantwortung für die Ordnungsgemäßheit und Beaufsichtigung der in dem Unternehmen durchgeführten nichtinterventionellen Studien (einschließlich der damit verbundenen Unternehmen von Pharmaberatern), hat der Leiter der medizinischen Abteilung. Hierzu zählt auch eine regelmäßige und angemessene Schulung der hierbei eingesetzten Pharmaberater, anderen Mitarbeiter und beauftragten Dritten über die nach § 19 Abs. 2 Nr. 13 zu beachtenden Anforderungen. Die Unternehmen sind in ihrer Entscheidung frei, wie sie die Funktion des Leiters der medizinischen Abteilung bezeichnen und mit welchen weiteren Aufgaben sie diesen im Einzelfall betrauen. Im Regelfall ist der Leiter der medizinischen Abteilung auch für die Planung und Durchführung klinischer Studien zuständig. Keinesfalls darf er jedoch zugleich auch für die Bereiche Marketing oder Vertrieb verantwortlich sein. Vielmehr muss eine Trennung der Funktionen gewährleistet sein.

(7) Die Pharmaberater haben dem wissenschaftlichen Dienst ihrer Unternehmen jegliche Informationen weiterzugeben, die sie im Zusammenhang mit dem Gebrauch der Arzneimittel dieses Unternehmens erhalten, insbesondere Berichte über Nebenwirkungen.

(8) Pharmaberater haben darauf zu achten, dass Häufigkeit, Dauer sowie Art und Weise ihrer Besuche bei den Angehörigen der Fachkreise den Praxisbetrieb nicht unzumutbar beeinträchtigen.

§ 28 Verpflichtung und Schulung von Mitarbeitern und beauftragten Dritten

(1) Die Mitgliedsunternehmen haben ihre Mitarbeiter und beauftragte Dritte, die im Bereich der Werbung von Arzneimitteln tätig sind oder mit Angehörigen der Fachkreise zusammenarbeiten, auf die Einhaltung dieses Kodex zu verpflichten und durch geeignete organisatorische Vorkehrungen dessen Einhaltung zu sichern, wozu auch die Etablierung und Ausgestaltung der Funktion eines „Compliance Officers" durch einen oder mehrere Mitarbeiter zählt.

(2) Die Mitarbeiter sind ferner über die wesentlichen Grundsätze der Berufsordnungen und der Berufspflichten der Angehörigen der Fachkreise zu informieren. Sie sind ferner über den Inhalt des „FS Arzneimittelindustrie"-Kodex zu schulen. Der Verein wird die Mitgliedsunternehmen durch Schulungs- und Beratungsmaßnahmen dabei unterstützen, Kenntnisse über den Kodex und seine Auslegung zu erweitern sowie Verstöße gegen den Kodex zu vermeiden.

6. Abschnitt: Inkrafttreten

§ 29 Inkrafttreten

Der FSA-Kodex Fachkreise in der von der Mitgliederversammlung am 18. 1. 2008 verabschiedeten Fassung tritt am 1. Juli 2008, jedoch nicht vor der Anerkennung als Wettbewerbsregeln durch das Bundeskartellamt gemäß § 24 Abs. 3 GWB in Kraft.

[Das Bundeskartellamt hat den FSA-Kodex Fachkreise in der vorliegenden Fassung mit Beschluss vom 4. 8.2008, zugegangen am 7. 8. 2008, als Wettbewerbsregeln anerkannt.]

II. FSA-Kodex zur Zusammenarbeit mit Patientenorganisationen („FSA-Kodex Patientenorganisationen")

Vom 13. Juni 2008
bekannt gemacht im Bundesanzeiger vom 23. 7. 2008, BAnz. Nr. 109, S. 2684)

1. Abschnitt: Allgemeine Bestimmungen

§ 1 Anwendungsbereich
§ 2 Definitionen
§ 3 Verantwortlichkeit
§ 4 Auslegungsgrundsätze
§ 5 Leitlinien des FSA-Vorstands

2. Abschnitt: Grundsätze für die Zusammenarbeit mit Organisationen der Patientenselbsthilfe

§ 6 Neutralität und Unabhängigkeit
§ 7 Trennung
§ 8 Transparenz
§ 9 Empfehlungs- und Werbebeschränkungen

3. Abschnitt: Besondere Pflichten bei der Zusammenarbeit mit Organisationen der Patientenselbsthilfe

§ 10 Beachtungen von Werbebeschränkungen
§ 11 Schriftliche Vereinbarungen
§ 12 Verwendung von Logos und urheberrechtlich geschützten Materialien
§ 13 Verbot unsachlicher und redaktioneller Einflussnahmen
§ 14 Unterrichtung der Öffentlichkeit
§ 15 Keine Exklusivität
§ 16 Veranstaltungen

4. Abschnitt: Überwachung und Schulung

§ 17 Überwachung
§ 18 Verpflichtung und Schulung von Mitarbeitern und beauftragten Dritten
§ 19 Fortschreibung des Kodex

5. Abschnitt: Inkrafttreten

§ 20 Inkrafttreten

Einleitung

Die Mitglieder des Vereins „Freiwillige Selbstkontrolle für die Arzneimittelindustrie e. V." verfolgen das Ziel, die Gesundheit als das höchste Gut des Menschen durch die Erforschung, Entwicklung, Herstellung und den Vertrieb von Arzneimitteln zu erhalten und zu fördern. Der Patient steht dabei im Mittelpunkt der Bemühungen, durch wirksame Arzneimittel Krankheiten vorzubeugen, diese zu heilen oder deren Folgen zu lindern.

Die Aufgabe des Vereins „Freiwillige Selbstkontrolle für die Arzneimittelindustrie e. V." besteht hierbei darin, ein lauteres Verhalten im Gesundheitswesen zu fördern. Um dieses Ziel zu erreichen, sind neben der selbstverständlichen Beachtung der bestehenden gesetzlichen Vorschriften (etwa des Heilmittelwerbegesetzes) vor allem auch ein respektvoller und von Vertrauen geprägter Dialog sowie transparente Kooperationen mit den in Organisationen der Patientenselbsthilfe zusammengeschlossenen Patienten und deren Angehörigen unverzichtbar. Die Mitglieder des Vereins betrachten eine solche Zusammenarbeit mit diesen Organisationen als wichtigen Bestandteil ihrer Arbeit, um die Bedürfnisse der Betroffenen besser verstehen zu können.

Mit dem Ziel, die Zusammenarbeit mit Organisationen der Patientenselbsthilfe so zu gestalten, dass deren Neutralität und Unabhängigkeit gewahrt werden und auf diese Weise eine lautere und sachliche Zusammenarbeit im Interesse der Patienten zu gewährleisten, hat die Mitgliederversammlung des Vereins, „Freiwillige Selbstkontrolle für die Arzneimittelindustrie e. V." den nachstehenden

**FSA-Kodex
zur Zusammenarbeit
mit Patientenorganisationen**

beschlossen.

1. Abschnitt: Allgemeine Bestimmungen

§ 1 Anwendungsbereich

(1) Der Kodex gilt für die Mitgliedsunternehmen sowie deren inländische Tochterunternehmen und die anderen verbundenen Unternehmen, sofern die verbundenen Unternehmen die Verbindlichkeit des „FSA-Kodex Patientenorganisationen" durch eine gesonderte schriftliche Vereinbarung anerkannt haben („Mitgliedsunternehmen" oder „Unternehmen"). Die Zurechnung von Verstößen verbundener abhängiger Unternehmen, die weder Mitglied des Vereins sind noch die Verbindlichkeit des Kodex anerkannt haben, richtet sich nach § 1 Abs. 3 der „FS Arzneimittelindustrie"-Verfahrensordnung.

(2) Der Kodex findet Anwendung auf die Zusammenarbeit der Mitgliedsunternehmen mit Organisationen der Patientenselbsthilfe. Sofern eine Zusammenarbeit mit in Deutschland ansässigen Organisationen der Patientenselbsthilfe oder bestimmte damit verbundene Aktivitäten außerhalb Deutschlands in einem anderen europäischen Land stattfinden, findet neben dem vorliegenden FSA-Kodex Patientenorganisationen zusätzlich der in diesem Land geltende Kodex Anwendung. Sofern eine Zusammenarbeit mit im europäischen Ausland ansässigen Organisationen der Patientenselbsthilfe oder bestimmte damit verbundene Aktivitäten stattfinden, findet neben dem vorliegenden FSA-Kodex Patientenorganisationen zusätzlich der Kodex des Landes Anwendung, in dem die Organisation der Patientenselbsthilfe ihren europäischen Hauptsitz hat. Unter „Kodex" im Sinne von Satz 2 und 3 ist jeweils der Kodex des Landes zu verstehen, durch den der EFPIA Code of Practice on Relationships between the Pharmaceutical Industry and Patient Organisations in diesem Land umgesetzt wird. Im Konfliktfall findet die strengere Regelung Anwendung

§ 2 Definitionen

(1) „Organisationen der Patientenselbsthilfe" sind freiwillige, keinen wirtschaftlichen Gewinn anstrebende Zusammenschlüsse von Patienten und/oder deren Angehörigen, deren Aktivitäten sich auf die gemeinsame Bewältigung von Krankheiten, die Vermittlung von Informationen über Krankheiten und deren Therapiemöglichkeiten, die Interessenvertretung im gesundheits- und sozialpolitischen Bereich, die Herausgabe von Medien zur Information und Unterstützung von Patienten und/oder die Erbringung von Beratungsleistungen erstrecken.

(2) „Mitglieder" von Organisationen der Patientenselbsthilfe sind neben deren Mitgliedern auch Personen oder Institutionen, die als deren Vertreter oder Repräsentanten für diese handeln oder auftreten.

(3) „Zusammenarbeit" ist die Kooperation zwischen Mitgliedsunternehmen und Organisationen der Patientenselbsthilfe oder deren Förderung durch Mitgliedsunternehmen.

(4) „Veranstaltungen" sind Treffen oder Begegnungen zwischen Organisationen der Patientenselbsthilfe, deren Mitgliedern und/oder anderen eingeladenen Teilnehmern (etwa Patienten und/oder deren Angehörige) mit dem Ziel der Informationsvermittlung oder des Informationsaustauschs. Die Themenfelder können von der Diagnose, Therapie und Prävention von Krankheiten über versorgungsrelevante bis zu gesundheitspolitischen oder ökonomischen Themen reichen. Veranstaltungen werden entweder von den Organisationen der Patientenselbsthilfe selbst organisiert oder durchgeführt und durch Mitgliedsunternehmen unterstützt oder auch durch diese Mitgliedsunternehmen oder auch dritte Veranstalter selbst organisiert, ausgerichtet, finanziert und/oder durchgeführt.

(5) „Sponsoring" ist die Gewährung von Geld, geldwerten Vorteilen, Sachzuwendungen oder erheblichen nicht-finanziellen Zuwendungen durch Unternehmen zur Förderung von Organisationen der Patientenselbsthilfe, sofern damit auch eigene unternehmensbezogene Ziele der Imagewerbung oder der Öffentlichkeitsarbeit des Unternehmens verfolgt werden.

Leitlinie

gemäß § 5 zur Auslegung von § 2 Abs. 4 (Stand: 20. April 2009)

Die Bestimmung von § 2 Abs. 4 betrifft die Definition von „Veranstaltungen". „Veranstaltungen" sind Treffen oder Begegnungen zwischen Organisationen der Patientenselbsthilfe, deren Mitgliedern und/oder anderen Teilnehmern mit dem Ziel der Informationsvermittlung oder des Informationsaustausches.
Der Begriff der „Informationsvermittlung" in § 2 Abs. 4 ist weit auszulegen. Darunter ist das gesamte Spektrum der Wissens- und Meinungsvermittlung von der Vermittlung von Fachinformationen bis hin zu politischen Meinungsäußerungen zu verstehen.

Leitlinie

gemäß § 5 zur Auslegung von § 2 Abs. 5 (Stand: 20. April 2009)

In § 2 Abs. 5 wird der Begriff des „Sponsoring" definiert. Danach ist „Sponsoring" die Gewährung von Geld, geldwerten Vorteilen, Sachzuwendungen oder erheblichen nicht-finanziellen Zuwendungen durch Unternehmen zur Förderung von Organisationen der Patientenselbsthilfe, sofern damit auch eigene unternehmensbezogene Ziele der Imagewerbung oder der Öffentlichkeitsarbeit des Unternehmens verfolgt werden.
In Abgrenzung zum „Sponsoring", bei dem der Gesponserte eine imagefördernde oder werbewirksame Gegenleistung erbringt, erfolgt die Gewährung einer Spende stets ohne Erwartung einer Gegenleistung des Spendenempfängers und aus einer fremdnützigen Motivation heraus. Unter einer Spende ist demnach eine einseitige Gewährung von Geld, geldwerten Vorteilen, Sachzuwendungen oder erheblichen nicht-finanziellen Zuwendungen durch Mitgliedsunternehmen zu verstehen, wobei diese Zuwendungen kein Entgelt für eine bestimmte Leistung darstellen. Spenden als Unterfall einer einseitigen Zuwendung können ferner nur für gemeinnützige Zwecke und nur an gemeinnützige Organisationen erbracht werden, die berechtigt sind, Spendenbestätigungen im Sinne des Steuerrechts auszustellen.
Die Gewährung von Spenden durch Mitgliedsunternehmen an Organisationen der Patientenselbsthilfe ist nach dem Kodex unter den in Ziff. 2.2 genannten Voraussetzungen möglich. Die Tatsache, dass der Kodex „Spenden" nicht ausdrücklich erwähnt, bedeutet nicht die Unzulässigkeit der Gewährung von Spenden.

§ 3 Verantwortlichkeit für das Verhalten Dritter

(1) Die Verpflichtungen nach diesem Kodex treffen Unternehmen auch dann, wenn sie Andere (z.B. Presse- oder Veranstaltungsagenturen) damit beauftragen, die von diesem Kodex erfassten Aktivitäten für sie zu gestalten und durchzuführen.

(2) Wenn Agenturen oder andere Auftragnehmer im Auftrag von Unternehmen mit Organisationen der Patientenselbsthilfe in Kontakt treten, ist deren Beauftragung deutlich zu machen.

§ 4 Auslegungsgrundsätze

(1) Bei der Anwendung dieses Kodex sind nicht nur der Wortlaut der einzelnen Vorschriften, sondern auch deren Sinn und Zweck sowie die geltenden Gesetze, insbesondere die Werbebeschränkungen zur Werbung für verschreibungspflichtige Arzneimittel außerhalb der Fachkreise zu beachten.

(2) Die Unternehmen müssen sich jederzeit an hohen ethischen Standards messen lassen. Insbesondere darf ihr Verhalten nicht die pharmazeutische Industrie in Misskredit bringen, das Vertrauen in sie reduzieren oder anstößig sein.

Leitlinie

gemäß § 5 zur Auslegung des Begriffs „hohe ethische Standards" (§ 4 Abs. 2) (Stand: 20. April 2009)

Nach § 4 Abs. 2 Satz 1 müssen sich die Mitgliedsunternehmen jederzeit an hohen ethischen Standards messen lassen.

Zu den „hohen ethischen Standards" im Sinne der Regelung gehört auch, dass die Mitgliedsunternehmen durch ihr Verhalten das Ansehen der Patientenselbsthilfe nicht in Misskredit bringen dürfen.

§ 5 Leitlinien des FSA-Vorstands

Der Verein „Freiwillige Selbstkontrolle für die Arzneimittelindustrie e. V." kann über die in diesem Kodex im Einzelnen vorgeschriebenen Fälle hinaus durch den Vorstand verbindliche Leitlinien zur Auslegung dieses Kodex erlassen. Der Verein veröffentlicht diese Leitlinien im Internet (www.fs-arzneimittelindustrie.de).

2. Abschnitt: Grundsätze für die Zusammenarbeit mit Organisationen der Patientenselbsthilfe

§ 6 Neutralität und Unabhängigkeit

(1) Der Verein „Freiwillige Selbstkontrolle für die Arzneimittelindustrie e. V." und seine Mitgliedsunternehmen erkennen an, dass die Organisationen der Patientenselbsthilfe ihre fachliche und politische Arbeit ausschließlich an den Bedürfnissen und Interessen von behinderten, kranken und pflegebedürftigen Menschen sowie ihrer Angehörigen ausrichten, um damit die Selbstbestimmung behinderter, kranker und pflegebedürftiger Menschen zu fördern.

(2) Die Zusammenarbeit der Mitgliedsunternehmen mit Organisationen der Patientenselbsthilfe muss mit den jeweiligen satzungsmäßigen Zielen und Aufgaben dieser Organisationen im Einklang stehen und diesen dienen.

(3) Bei der Zusammenarbeit der Mitgliedsunternehmen mit Organisationen der Patientenselbsthilfe müssen diese Organisationen die volle Kontrolle über die Inhalte ihrer Arbeit behalten und unabhängig bleiben. Dies gilt sowohl für die ideelle als auch finanzielle Förderung sowie alle anderen Arten der Zusammenarbeit.

(4) Die Mitgliedsunternehmen dürfen im Rahmen ihrer Zusammenarbeit mit Organisationen der Patientenselbsthilfe keine Maßnahmen treffen, die dem Ansehen der Patientenselbsthilfe schaden.

(5) Die Mitgliedsunternehmen haben die Neutralität und Unabhängigkeit der Organisationen der Patientenselbsthilfe insbesondere bei den von diesen organisierten und durchgeführten Veranstaltungen zu beachten. Sofern die Mitgliedsunternehmen bei der Festlegung von Inhalten oder bei der Auswahl der Referenten mitwirken, hat dies ausgewogen und sachlich zu erfolgen. Dies schließt z.B. bei der Durchführung von Veranstaltungen eine einseitige Darstellung zu Gunsten eines Unternehmens, einer bestimmten Therapie oder eines bestimmten Produktes aus und beinhaltet auch eine Bereitschaft, weitere Referate zu demselben Thema zuzulassen, um eine möglichst umfassende Information der Veranstaltungsteilnehmer sicherzustellen.

(6) Die Mitgliedsunternehmen haben die Neutralität und Unabhängigkeit der Organisationen der Patientenselbsthilfe auch im Rahmen von ihnen selbst ausgerichteter Veranstaltungen zu beachten. Auch hier sind Äußerungen der Mitgliedsunternehmen als solche zu kennzeichnen (etwa durch die bloße Wiedergabe des Unternehmenslogos oder durch eine entsprechende Autorenangabe) und die Werbung für konkrete Produkte, Produktgruppen oder Dienstleistungen auszuschließen. Bei Präsentationen und Vorträgen muss der wissenschaftliche und sachlich-informierende Charakter im Vordergrund stehen.

Leitlinie

gemäß § 5 zur Auslegung von § 6 Abs. 2 (Stand: 20. April 2009)

Nach § 6 Abs. 2 muss die Zusammenarbeit der Mitgliedsunternehmen mit Organisationen der Patientenselbsthilfe mit den jeweiligen satzungsmäßigen Zielen und Aufgaben dieser Organisationen im Einklang stehen und diesen dienen.
Hierzu gehört auch, dass die Mitgliedsunternehmen darauf vorbereitet sein sollen, die speziellen rechtlichen sowie auch steuerlichen Anforderungen und Positionen der Organisationen der Patientenselbsthilfe im Rahmen der Zusammenarbeit zu berücksichtigen.

Leitlinie

gemäß § 5 zur Auslegung der Begriffe „ideelle" und „finanzielle" Förderung (§ 6 Abs. 3 Satz 2) (Stand: 20. April 2009)

Nach § 6 Abs. 3 Satz 1 müssen die Organisationen der Patientenselbsthilfe bei der Zusammenarbeit mit Mitgliedsunternehmen die volle Kontrolle über die Inhalte ihrer Arbeit behalten und unabhängig bleiben. Dies gilt nach § 6 Abs. 3 Satz 2 sowohl für die „ideelle" als auch für die „finanzielle" Förderung sowie für alle anderen Arten der Zusammenarbeit.
Unter „finanzieller" Förderung im Sinne von § 6 Abs. 3 Satz 2 sind sämtliche Geld- und Sachleistungen zu verstehen, die einer Organisation der Patientenselbsthilfe von Seiten eines Mitgliedsunternehmen zugewendet werden, sei dies direkt oder indirekt über Dritte (etwa die Übernahme von Kosten für Agenturen etc.). Unter „ideeller" Förderung sind Fälle zu verstehen, in denen Mitgliedsunternehmen Organisationen der Patientenselbsthilfe keine Geld- oder Sachleistungen zukommen lassen, sondern bestimmte Zwecke oder Ziele von Organisationen der Patientenselbsthilfe ohne die gleichzeitige Gewährung von Geld- oder Sachleistungen „ideell" unterstützen (etwa indem die Mitgliedsunternehmen sich gegenüber politischen Gremien für bestimmte Ziele und Zwecke von Organisationen der Patientenselbsthilfe einsetzen).

§ 7 Trennung

(1) Die Mitgliedsunternehmen dürfen keine Organisationen der Patientenselbsthilfe gründen. Vertreter oder Mitarbeiter von Mitgliedsunternehmen dürfen keine Funktionen in Organisationen der Patientenselbsthilfe (insbesondere deren Organe) ausüben, es sei denn, es handelt sich um wissenschaftliche Beiräte dieser Organisationen. Die Mitgliedschaft von Mitarbeitern der Mitgliedsunternehmen in Organisationen der Patientenselbsthilfe bleibt hiervon unberührt. Fördermitgliedschaften von Mitgliedsunternehmen in Organisationen der Patientenselbsthilfe ohne Stimmrechte in deren Mitgliederversammlungen sind zulässig.

(2) Die Mitgliedsunternehmen haben bei der Zusammenarbeit mit Organisationen der Patientenselbsthilfe auf eine eindeutige Trennung zwischen Informationen oder Empfehlungen dieser Organisation einerseits und Informationen des Unternehmens andererseits zu achten.

(3) Sofern Mitarbeiter von Mitgliedsunternehmen in Organisationen der Patientenselbsthilfe tätig werden oder diese beraten, haben diese Mitarbeiter in besonderem Maße auf mögliche Interessenkonflikte zwischen den Mitgliedsunternehmen und den Organisationen zu achten und diese zu vermeiden.

Leitlinie

gemäß § 5 zur Auslegung von § 7 Abs. 3 (Stand: 20. April 2009)

Mitgliedsunternehmen sollen alles vermeiden, was im Zusammenhang mit der Tätigkeit ihrer Mitarbeiter in oder für Organisationen der Patientenselbsthilfe zu Interessenkonflikten zwischen den Mitgliedsunternehmen und den Organisationen führen kann. Insbesondere dürfen Mitgliedsunternehmen ihren Mitarbeitern keine Aufträge oder Weisungen erteilen, die zu solchen Interessenkonflikten führen können.

§ 8 Transparenz

(1) Die Zusammenarbeit der Mitgliedsunternehmen mit Organisationen der Patientenselbsthilfe sowie deren Förderung durch die Mitgliedsunternehmen haben transparent und offen zu erfolgen. Die Mitgliedsunternehmen sollen mit den Organisationen der Patientenselbsthilfe jeweils Einvernehmen über Art und Umfang der Außendarstellung der Zusammenarbeit und Förderung herstellen und dies schriftlich festhalten.

(2) Die Mitgliedsunternehmen müssen darauf hinwirken, dass Organisationen der Patientenselbsthilfe auf die Autorenschaft der Mitgliedsunternehmen hinweisen, sofern diese Organisationen in ihren Publikationen Veröffentlichungen oder sonstige Darstellungen der Mitgliedsunternehmen verwenden. Wenn Mitgliedsunternehmen Organisationen der Patientenselbsthilfe im Rahmen eines gemeinsamen Projekts unterstützen, ist auch dies nach außen deutlich zu machen.

§ 9 Empfehlungs- und Werbebeschränkungen

(1) Die Zusammenarbeit der Mitgliedsunternehmen mit Organisationen der Patientenselbsthilfe darf keine Empfehlungen für einzelne verschreibungspflichtige Arzneimittel oder Arzneimittelgruppen zum Gegenstand haben.

(2) Das Auftreten von Vertretern der Mitgliedsunternehmen bei Organisationen der Patientenselbsthilfe darf nicht darauf abzielen, einen werblichen Bezug zu verschreibungspflichtigen Arzneimitteln herzustellen.

(3) Die Mitgliedsunternehmen dürfen nur auf der Grundlage entsprechender schriftlicher Vereinbarungen mit Organisationen der Patientenselbsthilfe damit werben, dass sie diese durch Zuwendungen fördern. Hiervon unberührt bleibt die Verpflichtung der Mitgliedsunternehmen, mit Organisationen der Patientenselbsthilfe schriftlich zu vereinbaren, dass die von den Mitgliedsunternehmen getätigten Zuwendungen an die jeweilige Organisation der Patientenselbsthilfe einmal jährlich als Gesamtsumme seitens der Mitgliedsunternehmen offengelegt werden (§ 14 Abs. 1).

(4) Mitgliedsunternehmen dürfen mit Organisationen der Patientenselbsthilfe vereinbaren, dass diese Organisationen in ihrer Eigenwerbung (einschließlich der jeweiligen Homepage/Website solcher Organisationen) auf die Unterstützung durch das Mitgliedsunternehmen hinweisen. Hierbei sind Umfang sowie Art und Weise der jeweiligen Hinweise in einer schriftlichen Vereinbarung festzuhalten.

II. FSA-Kodex Patientenorganisationen

(5) In Publikationen von Organisationen der Patientenselbsthilfe, die mit Unterstützung durch ein Mitgliedsunternehmen entstanden sind, muss auf diese Unterstützung hingewiesen werden. Dabei dürfen auch das Logo oder der Schriftzug des Unternehmens verwendet werden.

(6) Die Mitgliedsunternehmen dürfen in ihren Internetauftritten eine Verlinkung zu der jeweiligen Homepage/Website von Organisationen der Patientenselbsthilfe nur mit Zustimmung dieser Organisationen vornehmen. Eine Verlinkung zum Download-Bereich dieser Organisationen ist nur aufgrund einer schriftlichen Vereinbarung zulässig, sofern hierdurch für diese Organisationen Kosten entstehen. Bei Sponsoring-Vereinbarungen ist die Schaltung aktiver Links von Internetauftritten dieser Organisationen auf Internetseiten der Mitgliedsunternehmen unzulässig. Gemeinsam betriebene Internetseiten sind ebenfalls unzulässig.

(7) Die Einräumung von Werberechten im Sinne von Abs. 3 bis 6 durch Organisationen der Patientenselbsthilfe darf von den Mitgliedsunternehmen weder unmittelbar noch mittelbar zur Bewerbung von Produkten oder Produktgruppen verwendet werden.

3. Abschnitt: Besondere Pflichten bei der Zusammenarbeit mit Organisationen der Patientenselbsthilfe

§ 10 Beachtung von Werbebeschränkungen

Die Mitgliedsunternehmen müssen die jeweils geltenden allgemeinen wettbewerbsrechtlichen und heilmittelwerberechtlichen Beschränkungen für die Bewerbung von verschreibungspflichtigen Arzneimitteln (insbesondere § 10 HWG) beachten.

§ 11 Schriftliche Vereinbarungen

(1) Die Zusammenarbeit zwischen einem Mitgliedsunternehmen und Organisationen der Patientenselbsthilfe darf, sofern im Rahmen dieser Zusammenarbeit finanzielle Leistungen durch Mitgliedsunternehmen an diese Organisationen gewährt werden, nur aufgrund eines schriftlichen Vertrages stattfinden, der die Eckpunkte der Zusammenarbeit beschreibt. Zu diesen Eckpunkten gehören insbesondere Art und Umfang der jeweiligen Leistungen und gemeinsamen Aktivitäten. Die Verträge müssen auch die zu gewährenden indirekten Zuwendungen (etwa die unentgeltliche Zurverfügungstellung von Serviceleistungen durch das Mitgliedsunternehmen) oder anderweitige nicht-finanzielle Zuwendungen (etwa Schulungen, Agenturleistungen, Einrichtung von Internetseiten) aufführen, sofern diese Zuwendungen oder Unterstützungsleistungen erheblich sind. Die Verpflichtung zum Abschluss eines schriftlichen Vertrages besteht auch dann, wenn im Rahmen der Zusammenarbeit nur erhebliche indirekte Zuwendungen oder erhebliche anderweitige nichtfinanzielle Zuwendungen gewährt werden.

(2) Zur Auslegung des Begriffs „Eckpunkte" im Sinne dieser Bestimmung erlässt der Vorstand des Vereins eine verbindliche Leitlinie nach § 5.

Leitlinie

gemäß § 5 i. V. m. § 11 Abs. 2 zur Auslegung des Begriffs „Eckpunkte" (§ 11 Abs. 1)
(Stand: 20. April 2009)

Nach § 11 Abs. 1 dürfen finanzielle Leistungen durch Mitgliedsunternehmen gegenüber Organisationen der Patientenselbsthilfe nur aufgrund eines schriftlichen Vertrages gewährt werden, der die Eckpunkte der Zusammenarbeit beschreibt. Diese Eckpunkte müssen Art und Umfang der jeweiligen Leistungen und die gemeinsamen Aktivitäten festlegen. Dies gilt auch dann, wenn nur indirekt erhebliche Zuwendungen oder erhebliche anderweitige nicht-finanzielle Zuwendungen gewährt werden.

Die Leistungen, die von den Mitgliedsunternehmen erbracht werden sollen, sind möglichst bestimmt und detailliert wiederzugeben. Gleiches gilt für etwaige Gegenleistungen, die durch die Organisationen der Patientenselbsthilfe (etwa: die zweckgebundene Verwendung bestimmter finanzieller Leistungen) erbracht werden sollen. Leistungen und Gegenleistungen sind somit nach
– Art,
– Gegenstand,
– Ort und
– Zeit

möglichst konkret und detailliert zu bestimmen. Die Kriterien für die Leistungsbestimmung müssen soweit wie möglich schriftlich konkretisiert werden. Eine Leistungsbestimmung nach lediglich billigem oder freiem Ermessen einer Vertragspartei oder eines Dritten ist grundsätzlich unzureichend. Zusätzliche Leistungen sowie insbesondere die Erstattung von Reisekosten sind ebenfalls nach Art und Umfang vorher schriftlich festzulegen. Zudem ist vertraglich zu bestimmen, dass Zahlungen in der Regel nur nach vorheriger Leistungser-bringung und Rechnungsstellung auf das vorher angegebene Konto der Patientenselbsthilfe-organisation erfolgen dürfen.

§ 12 Verwendung von Logos und urheberrechtlich geschützten Materialien

(1) Die Mitgliedsunternehmen dürfen das Logo oder urheberrechtlich geschützte Materialien von Organisationen der Patientenselbsthilfe (etwa das Recht zur Verwendung des Logos einer Organisation in Publikationen, Produktinformationen, im Internet, in der Werbung oder auf Veranstaltungen) nur auf der Grundlage eines schriftlichen Vertrages mit diesen Organisationen verwenden. Hierbei sind insbesondere auch die Regelungen in § 9 Abs. 7 und § 10 zu beachten.

(2) Verträge nach Abs. 1 müssen den beabsichtigten Zweck sowie die Art der Verwendung des Logos oder der urheberrechtlich geschützten Materialien von Organisationen der Patientenselbsthilfe klar erkennen lassen.

(3) Absatz 2 gilt entsprechend für Verträge, mit denen Mitgliedsunternehmen Organisationen der Patientenselbsthilfe das Recht einräumen, das Logo des Mitgliedsunternehmens in Publikationen, im Internet oder auf Veranstaltungen zu verwenden. Organisationen der Patientenselbsthilfe dürfen durch das Unternehmen nicht verpflichtet werden, Produkte, Produktgruppen oder Dienstleistungen zur Diagnostik und Therapie von Erkrankungen oder Behinderungen mittelbar oder unmittelbar zu bewerben.

§ 13 Verbot unsachlicher und redaktioneller Einflussnahmen

Die Mitgliedsunternehmen dürfen auf die redaktionelle Arbeit der von ihnen geförderten Publikationen von Organisationen der Patientenselbsthilfe nicht ohne rechtfertigenden sachlichen Grund (z.B. unter wissenschaftlichen Aspekten oder zur Berichtigung inhaltlicher Ungenauigkeiten) Einfluss nehmen. Bloße wirtschaftliche Interessen stellen keinen rechtfertigenden sachlichen Grund im Sinne von Satz 1 dar.

§ 14 Unterrichtung der Öffentlichkeit

(1) Die Mitgliedsunternehmen müssen jeweils der Öffentlichkeit eine Liste derjenigen Organisationen der Patientenselbsthilfe zur Verfügung stellen, die sie national oder auch europaweit finanziell unterstützen oder denen sie erhebliche indirekte oder nicht-finanzielle Zuwendungen (etwa Serviceleistungen des Mitgliedsunternehmens oder Leistungen beauftragter Agenturen etc.) gewähren. Die Mitgliedsunternehmen verpflichten sich, über die Summe der Geld- und Sachzuwendungen pro Kalenderjahr und Patientenorganisation zu berichten. Die Mitgliedsunternehmen müssen für die seit dem 1. Juli 2008 bis zum 31. Dezember 2008 erfolgte Zusammenarbeit mit Organisationen der Patienten-

selbsthilfe erstmalig spätestens bis zum 31. März 2009 Auskunft geben. Die Liste ist mindestens einmal jährlich (spätestens jeweils bis zum 31. März für das vorangegangene Kalenderjahr) zu aktualisieren.

(2) Die Mitgliedsunternehmen müssen darauf hinwirken, dass ihre Unterstützung von Organisationen der Patientenselbsthilfe durch diese Organisationen von Beginn an gegenüber der Öffentlichkeit kenntlich gemacht wird.

(3) Die Verträge der Mitgliedsunternehmen mit Organisationen der Patientenselbsthilfe haben jeweils eine Bestimmung vorzusehen, mit der die jeweilige Organisation der Patientenselbsthilfe gegenüber dem Mitgliedsunternehmen ihr Einverständnis mit der Veröffentlichung der jährlichen, kumulierten Geld- und Sachzuwendungen durch das Mitgliedsunternehmen erklärt.

(4) Zur Auslegung des Begriffs „erheblich" im Sinne von Abs. 1 erlässt der Vorstand des Vereins eine verbindliche Leitlinie nach § 5.

Leitlinie
gemäß § 5 i. V. m. § 14 Abs. 4 zur Auslegung des Begriffs „erheblich" (§ 14 Abs. 1)
(Stand: 20. April 2009)

Die Mitgliedsunternehmen müssen der Öffentlichkeit eine Liste derjenigen Organisationen der Patientenhilfe zur Verfügung stellen, die sie finanziell unterstützen oder denen sie erhebliche indirekte oder nicht-finanzielle Zuwendungen gewähren.
Indirekte Zuwendungen sind dadurch gekennzeichnet, dass geldwerte Leistungen durch Dritte (etwa beauftragte Agenturen) erbracht werden (Beispiel: Unterstützung einer Organisation der Patientenselbsthilfe durch eine Agentur bei der Vorbereitung einer Veranstaltung, wobei die Kosten der Agentur von dem Unternehmen direkt übernommen werden). Nicht-finanzielle Zuwendungen sind solche, bei denen die Mitgliedsunternehmen selbst geldwerte Leistungen erbringen (Beispiel: Unterstützung einer Organisation der Patientenselbsthilfe bei der Vorbereitung einer Veranstaltung durch eine (interne) Abteilung des Unternehmens).
Bei finanziellen Förderungen muss – unabhängig von ihrem Wert – eine Aufnahme in die Liste erfolgen. Zu finanziellen Förderungen zählen auch Fördermitgliedschaften von Mitgliedsunternehmen. Für sämtliche indirekten oder nicht finanziellen Zuwendungen ist eine Listung nur dann erforderlich, soweit diese als „erheblich" anzusehen sind.
Der Begriff der „Erheblichkeit" bringt zum Ausdruck, dass es sich um eine „geldwerte" Leistung handeln muss, die einen bestimmten Schwellenwert überschreitet. Hierunter fallen solche Leistungen, deren Erbringung im Geschäftsverkehr üblicherweise nur gegen Entgelt erwartet wird und deren Wert bei objektiver Betrachtung einen Einfluss auf das Verhalten von Organisationen der Patientenselbsthilfe auslösen könnte. Hiervon zu unterscheiden sind reine Gefälligkeiten oder Zuordnungen untergeordneter Natur, wie sie auch im Wirtschaftsleben allgemein üblich sind und deren Erbringung als sozialadäquat anzusehen ist, auch wenn keine finanzielle Gegenleistung erfolgt. Der Wert für das Erreichen der Erheblichkeitsschwelle liegt bei EUR 60,00 für eine einzelne Leistung.

§ 15 Keine Exklusivität

Die Mitgliedsunternehmen dürfen von Organisationen der Patientenselbsthilfe nicht verlangen, dass diese Organisationen dem jeweiligen Unternehmen Exklusivität hinsichtlich der Unterstützung einer solchen Organisation oder ihrer Aktivitäten (einschließlich ihrer Veranstaltungen) einräumen und sich eine solche Exklusivität auch nicht unverlangt einräumen lassen.

§ 16 Veranstaltungen

(1) Die Mitgliedsunternehmen dürfen Veranstaltungen nur organisieren oder unterstützen, sofern die Auswahl des Tagungsortes und der Tagungsstätte allein nach sachlichen Gesichtspunkten erfolgt. Tagungsstätten, die für ihren Unterhaltungswert bekannt sind oder als extravagant gelten, sind zu vermeiden.

(2) Im Rahmen von Veranstaltungen ist auch eine angemessene Bewirtung der Mitglieder von Organisationen der Patientenselbsthilfe möglich und zwar unabhängig davon, ob die Veranstaltung von einer Organisation der Patientenselbsthilfe oder einem Mitgliedsunternehmen organisiert wird.

(3) Die Mitgliedsunternehmen dürfen Mitgliedern von Organisationen der Patientenselbsthilfe oder anderen Teilnehmern, die solche Veranstaltungen besuchen, angemessene Reisekosten, notwendige Übernachtungskosten sowie die gegebenenfalls erhobenen Teilnahmegebühren erstatten. Sofern es sich bei den in Satz 1 genannten Mitgliedern oder anderen Teilnehmern um Angehörige der Fachkreise handelt, ist neben diesem Kodex auch der „FS Arzneimittelindustrie"-Kodex zu beachten.

(4) Die Organisation oder Unterstützung oder die Übernahme von Kosten für Teilnehmer von Veranstaltungen, die außerhalb des Landes stattfinden, in dem das Mitgliedsunternehmen seinen Sitz hat, ist durch dieses Unternehmen nur zulässig, wenn
1. die Mehrzahl der Teilnehmer aus einem anderen Land als dem kommt, in dem das Mitgliedsunternehmen seinen Sitz hat, oder
2. an dem Veranstaltungsort notwendige Ressourcen oder Fachkenntnisse zur Verfügung stehen

und angesichts dessen jeweils logistische Gründe für die Wahl des Veranstaltungsortes im Ausland sprechen.

(5) Sofern Referenten im Auftrag von Mitgliedsunternehmen Vorträge halten, gelten Abs. 2 und 3 entsprechend, wobei zusätzlich ein angemessenes Honorar übernommen werden darf.

(6) Zur Auslegung der Begriffe „angemessen", „für ihren Unterhaltungswert bekannt" und „extravagant" im Sinne dieser Bestimmung erlässt der Vorstand des Vereins verbindliche Leitlinien nach § 5.

Leitlinie
gemäß § 5 zur Auslegung des Begriffs „für ihren Unterhaltungswert bekannt"
(§ 16 Abs. 1 i. V. m. § 16 Abs. 6) (Stand: 20. April 2009)

Nach § 16 Abs. 1 muss die Auswahl des Tagungsortes und der Tagungsstätte bei von Mitgliedsunternehmen organisierten oder unterstützten Veranstaltungen nach sachlichen Gesichtspunkten erfolgen. Tagungsstätten, die für ihren Unterhaltungswert bekannt sind, sind zu vermeiden.

Tagungsstätten sind „für ihren Unterhaltungswert bekannt", wenn dort gewöhnlich Veranstaltungen stattfinden wie etwa Shows, Varietés, Musik- und Kinodarbietungen, Fahrattraktionen oder Glücksspielveranstaltungen. Aus diesem Grund kommen auch Tagungsstätten nicht in Betracht, die zwar über eine geeignete Konferenzausstattung verfügen, sich jedoch etwa auf dem Gelände eines Freizeitparks befinden. Die Auslegung des Begriffs deckt sich insoweit mit der Auslegung des gleichlautenden Begriffs im FSA-Kodex Fachkreise (§ 20 Abs. 3 Satz 4).

Leitlinie
gemäß § 5 i. V. m. § 16 Abs. 6 zur Auslegung des Begriffs „extravagant" (§ 16 Abs. 1)
(Stand: 20. April 2009)

Nach § 16 Abs. 1 Satz 1 muss die Auswahl des Tagungsortes und der Tagungsstätte allein nach sachlichen Gesichtspunkten erfolgen. Gemäß § 16 Abs. 1 Satz 2 sind Tagungsstätten zu vermeiden, die als extravagant gelten.

Unter „extravagant" sind Tagungsstätten zu verstehen, die sich nicht in erster Linie als typisches Geschäfts- oder Konferenzhotel auszeichnen, sondern bei denen eine besonderes luxuriöse oder ausgefallene Ausstattung eindeutig im Vordergrund steht. „Extravagant" sind auch solche Tagungsstätten, die zwar für Tagungsstätten geeignet sind, bei denen aber gleichzeitig der Erlebnischarakter auf Grund der Gestaltung und der vorhandenen Einrichtungen den Eindruck erwecken muss, die Tagungsstätte sei nicht auf Grund der Konferenzmöglichkeiten, sondern vor allem auf Grund ihres Erlebnischarakters ausgewählt worden. „Extravagante" Tagungsstätten zeichnen sich in der Regel auch dadurch aus, dass sie sich preislich in den oberen Rängen bewegen. Die Auslegung des Begriffs deckt sich insoweit mit der Auslegung des gleichlautenden Begriffs im FSA-Kodex Fachkreise (§ 20 Abs. 3 Satz 4).

II. FSA-Kodex Patientenorganisationen

Leitlinie

gemäß § 5 i. V. m. § 16 Abs. 6 zur Auslegung des Begriffs „angemessene Bewirtung" (§ 16 Abs. 2)
(Stand: 20. April 2009)

Bei Veranstaltungen ist eine angemessene Bewirtung der Mitglieder von Organisationen der Patientenselbsthilfe zulässig.

Die „Bewirtung" ist „angemessen" und überschreitet einen „angemessenen Rahmen" nicht, sofern diese sozialadäquat ist. Als Orientierungsgröße für eine noch angemessene Bewirtung ist bei Bewirtungen im Inland ein Betrag von etwa EUR 60,00 anzusehen (Stand: Juli 2008).

Bei einer Bewirtung im Ausland sollte sich die Angemessenheit der Bewirtung am Maßstab der geltenden steuerlichen Pauschbeträge für Verpflegungsmehraufwendungen im Ausland orientieren, da hierdurch ein gegebenenfalls bestehendes höheres Preisniveau abgebildet wird. Die Angemessenheit einer Bewirtung im Ausland kann insofern durch einen Vergleich der insofern geltenden Pauschbeträge mit dem für das Inland geltenden Pauschbetrag ermittelt werden (FS I 2006.8–135). Die oben unter Ziff. 11.2 genannte Orientierungsgröße kann sich daher je nach dem im Ausland bestehenden Preisniveau um einen bestimmten Prozentsatz erhöhen.

Leitlinie

gemäß § 5 i. V. m. § 16 Abs. 6 zur Auslegung des Begriffs „angemessene Reisekosten" (§ 16 Abs. 4)
(Stand: 20. April 2009)

Die Mitgliedsunternehmen dürfen Mitgliedern von Organisationen der Patientenselbsthilfe oder anderen Teilnehmern im Rahmen von Veranstaltungen angemessene Reisekosten erstatten.

Unter „angemessenen Reisekosten" sind Bahntickets (1. Klasse) sowie PKW-Fahrtkosten in Höhe des steuerlich zugelassenen pauschalen Kilometersatzes je Fahrtkilometer für Dienstreisen und die Erstattung sonstiger Reisekosten (öffentliche Verkehrsmittel, Taxen) zu verstehen.

Bei Flugreisen ist die Übernahme von Kosten der Economy-Class für innereuropäische Flüge sowie der Business-Class für interkontinentale Flüge angemessen. Die Erstattung von First-Class-Flügen ist hingegen unangemessen. Bei der Beurteilung der Angemessenheit können auch die „Leitsätze der Selbsthilfe für die Zusammenarbeit mit Personen des privaten und öffentlichen Rechts, Organisationen und Wirtschaftsunternehmen, insbesondere im Gesundheitswesen" einen Anhaltspunkt bieten.

Leitlinie

gemäß § 5 i. V. m. § 16 Abs. 6 zur Auslegung des Begriffs „angemessenes Honorar" (§ 16 Abs. 5)
(Stand: 20. April 2009)

Mitgliedsunternehmen dürfen für Referenten, die in ihrem Auftrag Vorträge auf Veranstaltungen halten, zusätzlich ein angemessenes Honorar übernehmen.

Nach dem Äquivalenzprinzip müssen Leistung und Gegenleistung in einem angemessenen Verhältnis zueinander stehen. Die Angemessenheit ist danach zu beurteilen, was konkret in Bezug auf die jeweilige Referententätigkeit für die in Frage stehende Veranstaltung als „marktüblich" anzusehen ist. Insoweit gelten keine anderen Maßstäbe als bei der generellen Zusammenarbeit mit Angehörigen der Fachkreise, so dass es auf den jeweiligen Einzelfall ankommt.

Zu berücksichtigen sind hierfür insbesondere:
– Art und Umfang der Referententätigkeit (einschließlich des Aufwands für Vorbereitung, Durchführung und Folgeaktivitäten, wie z. B. Veröffentlichungen etc.),
– Bedeutung und Komplexität des behandelten Themas,
– die fachliche Qualifikation und das Ansehen des Referenten in der Fachöffentlichkeit,
– etwaige Einräumung von Nutzungsrechten an den erstellten Unterlagen und Arbeitsergebnissen.

Für die Bemessung des Honorars darf es demgegenüber keine Rolle spielen, ob der Referent Produkte des Unternehmens bezieht oder Einfluss auf den Bezug von Produkten hat.

Bei der Beurteilung der Angemessenheit können auch die „Leitsätze der Selbsthilfe für die Zusammenarbeit mit Personen des privaten und öffentlichen Rechts, Organisationen und Wirtschaftsunternehmen, insbesondere im Gesundheitswesen" einen Anhaltspunkt bieten.

4. Abschnitt: Überwachung und Schulung

§ 17 Überwachung

Die Mitgliedsunternehmen haben geeignete organisatorische Vorkehrungen zu treffen, um die Einhaltung des Kodex sicherzustellen. Hierzu gehört auch die Einrichtung eines geeigneten Genehmigungsprozesses für den Abschluss von Verträgen mit Organisationen der Patientenselbsthilfe

§ 18 Verpflichtung und Schulung von Mitarbeitern und beauftragten Dritten

(1) Die Mitgliedsunternehmen haben ihre Mitarbeiter und beauftragte Dritte, die im Bereich der Zusammenarbeit mit Organisationen der Patientenselbsthilfe tätig sind, auf die Einhaltung dieses Kodex zu verpflichten.

(2) Die Mitarbeiter sind ferner über den Inhalt dieses Kodex zu schulen.

(3) Der Verein wird die Mitgliedsunternehmen durch Schulungs- und Beratungsmaßnahmen dabei unterstützen, Kenntnisse über diesen Kodex und seine Auslegung zu erweitern sowie Verstöße gegen den Kodex zu vermeiden.

§ 19 Fortschreibung des Kodex

Der Verein „Freiwillige Selbstkontrolle für die Arzneimittelindustrie e.V." wird sich regelmäßig mit der Bundesarbeitsgemeinschaft SELBSTHILFE von Menschen mit Behinderung und chronischer Erkrankungen und ihren Angehörigen e.V. (BAG SELBSTHILFE) als dem maßgeblichen Dachverband der Organisationen der Patientenselbsthilfe in Deutschland mit dem Ziel austauschen, die Regelungen dieses Kodex und deren Durchsetzung im Sinne einer vertrauensvollen Kooperation der Mitgliedsunternehmen mit Organisationen der Patientenselbsthilfe weiter zu entwickeln.

5. Abschnitt: Inkrafttreten

§ 20 Inkrafttreten

Der Kodex in der von der Mitgliederversammlung am 13. Juni 2008 verabschiedeten Fassung tritt am 1. Juli 2008, jedoch nicht vor der Anerkennung als Wettbewerbsregeln durch das Bundeskartellamt gemäß § 24 Abs. 3 GWB in Kraft

[Das Bundeskartellamt hat den FSA-Kodex Patientenorganisationen in der vorliegenden Fassung mit Beschluss vom 13. 10. 2008, zugegangen am 15. 10. 2008, als Wettbewerbsregeln anerkannt.]

III. EFPIA-Kodex

European federation of pharmaceutial industries and associations
EFPIA code on the promotion of prescription-only medicines to, and interactions with, healthcare professionals

Adopted by EFPIA[1]

Table of contents

Introduction

Scope of the EFPIA code of practice
Applicability of codes
Provisions of the EFPIA code of practice
Article 1   marketing authorization
Article 2   information to be made available
Article 3   promotion and its substantiation
Article 4   use of quotations in promotion
Article 5   acceptability of promotion
Article 6   distribution of promotion
Article 7   transparency of promotion
Article 8   no advice on personal medical matters
Article 9   events and hospitality
Article 10 gifts
Article 11 donations and grants that support healthcare or research
Article 12 fees for service
Article 13 sponsorship of healthcare professionals
Article 14 the use of consultants
Article 15 non-interventional studies of marketed medicines
Article 16 samples
Article 17 pharmaceutical company stuff
Article 18 enforcement
Article 19 awareness and education

Annex a implementation and procedure rules
Annex b guidelines for internet websites available to health professionals, patients and the public in the EU

INTRODUCTION

The European Federation of Pharmaceutical Industries and Associations ("EFPIA") is the representative body of the pharmaceutical industry in Europe. Its members are the national industry associations of over thirty pharmaceutical producing countries in Europe and over forty leading pharmaceutical companies. EFPIA's primary mission is to promote the technological and economic development of the pharmaceutical industry in Europe and to assist in bringing to market medicinal products which improve human health worldwide.

---

[1] As adopted by EFPIA Board on 05/10/2007.

EFPIA and its members are conscious of the importance of providing accurate, fair and objective information about medicinal products so that rational decisions can be made as to their use. With this in mind, EFPIA has adopted the EFPIA Code on the Promotion of Prescription-Only Medicines to, and Interactions with, Healthcare Professionals (the "EFPIA Code")[2].

The EFPIA Code reflects the requirements of Council Directive 2001/83/EC, as amended, relating to medicinal products for human use (the "Directive"). The EFPIA Code fits into the general framework established by the Directive, which recognises the role of voluntary control of advertising of medicinal products by self-regulatory bodies and recourse to such bodies when complaints arise.

EFPIA encourages competition among pharmaceutical companies. The EFPIA Code is not intended to restrain the promotion of medicinal products to, or limit interactions with, healthcare professionals in a manner that is detrimental to fair competition. Instead, it seeks to ensure that pharmaceutical companies conduct such promotion and interaction in a truthful manner, avoiding deceptive practices and potential conflicts of interest with healthcare professionals, and in compliance with applicable laws and regulations. The EFPIA Code thereby aims to foster an environment where the general public can be confident that choices regarding their medicines are being made on the basis of the merits of each product and the healthcare needs of patients.

SCOPE OF THE EFPIA CODE

The EFPIA Code covers the promotion to healthcare professionals of prescription-only medicinal products and interactions between healthcare professionals and pharmaceutical companies. The EFPIA Code is applicable to EFPIA member companies, their subsidiaries, and any companies affiliated with EFPIA member companies or their subsidiaries if such affiliated companies have agreed to be bound by the EFPIA Code ("Member Companies").

Member Companies shall also be responsible for the obligations imposed under any relevant Applicable Code (defined below) eve n if they commission other parties (e. g., contract sales forces, consultants, market research companies, advertising agencies) to design, imple-

---

[2] Adopted in 1991 at the initiative of the European pharmaceutical industry, the EFPIA Code took effect on 1 January 1992. On 31 March 1992, the Council of the European Communities adopted Council Directive 92/28/EEC to govern the advertising of medicinal products for human use in European Community Member States. The EFPIA Code was therefore adapted in 1992 to make it fully consistent with Directive 92/28/EEC. The revised version of the EFPIA Code took effect on 1 January 1993. In November 2001, Council Directive 2001/83/EC superseded Council Directive 92/28/EEC. Council Directive 2001/83/EC was amended in 2004 by Council Directive 2004/27/EC. The EFPIA Code was further revised in 2004 to adopt various improvements and to make it fully consistent with Directive 2001/83/EC, as amended. This revised version of the EFPIA Code was adopted by EFPIA on 19 November 2004 and took effect in January 2006. In late 2006 and early 2007, the EFPIA Code was further revised to adopt various improvements and address additional topics suggested by the General Assembly. This revised version of the EFPIA Code was adopted by EFPIA Board on 28/09/2007 [date of written approval] with effect from no later than 1 July 2008 (depending on national transposition dates) (the „Implementation Date"). Recognising that the 2007 revision imposes certain obligations upon companies that may take time in order to be implemented fully, the EFPIA Code includes footnotes in the following sections to provide guidance to companies as to their obligations under the EFPIA Code during the transition period: (a) Section 14.02; and (b) Section 15.02. In general, companies should include any applicable provisions in their contracts with healthcare professionals or make any additional disclosures required by the EFPIA Code beginning on the Implementation Date, however, companies are encouraged to take such actions in advance of the Implementation Date.

ment or engage in activities covered by the Applicable Code (defined below) on their behalves. In addition, Member Companies shall take reasonable steps to ensure that any other parties that they commission to design, implement or engage in activities covered by the Applicable Code (defined below) but that do not act on behalf of the member Company (e. g., joint ventures, licensees) comply with Applicable Codes (defined below.)

"Promotion", as used in the EFPIA Code, includes any activity undertaken, organised or sponsored by a Member Company, or with its authority, which promotes the prescription, supply, sale, administration, recommendation or consumption of its medicinal product(s).

"Medicinal products", as used in the EFPIA Code has the meaning set forth in Article 1 of the Directive: (a) any substance[3] or combination of substances presented as having properties for treating or preventing disease in human beings; or (b) any substances or combination of substances which may be used in or administered to human beings either with a view to restoring, correcting or modifying physiological action, or to making a medical diagnosis.

The EFPIA Code covers promotional activity and communication directed towards, and interactions with, any member of the medical, dental, pharmacy or nursing professions or any other person who in the course of his or her professional activities may prescribe, purchase, supply or administer a medicinal product (each, a „healthcare professional").

The EFPIA Code covers all methods of promotion including, but not limited to, oral and written promotional activities and communications, journal and direct mail advertising, the activities of Medical Sales Representatives (defined in Section 17.01), the use of internet and other electronic communications, the use of audio-visual systems such as films, video recordings, data storage services and the like, and the provision of samples, gifts and hospitality.

The EFPIA CODE also covers interactions between Member Companies and healthcare professionals including, but not limited to, those in the context of research or contractual arrangements (including certain aspects of clinical trials, non-interventional studies and consultancy and advisory board arrangements). Interactions between Member Companies and patient organisations are covered by the EFPIA Code of Practice on the Relationships between the Pharmaceutical Industry and Patient Organisations and the EFPIA CODE on the Promotion of Prescription Only Medicines, and Interactions with, Healthcare Professionals requires compliance with such rules.

The EFPIA Code is not intended to restrain or regulate the provision of non-promotional medical, scientific and factual information; nor is it intended to restrain or regulate activities directed towards the general public which relate solely to non-prescription medicinal products. EFPIA, however, acknowledges that some member associations address these activities in their respective national codes, and encourages other member associations to do so, where appropriate.

The EFPIA Code does not cover the following:
– the labelling of medicinal products and accompanying package leaflets, which are subject to the provisions of Title V of the Directive;
– correspondence, possibly accompanied by material of a non-promotional nature, needed to answer a specific question about a particular medicinal product;
– factual, informative announcements and reference material relating, for example, to pack changes, adverse-reaction warnings as part of general precautions, trade catalogues and price lists, provided they include no product claims;
– non-promotional information relating to human health or diseases;

---

[3] "Substance" is defined in Article 1 of the Directive as: Any matter irrespective of origin which may be (a) human (e. g., human blood and human blood products), (b) animal (e. g., micro-organisms, whole animals, parts of organs, animal secretions, toxins, extracts, blood products), (c) vegetable (e. g., micro-organisms, plants, parts of plants, vegetable secretions, extracts, or (d) chemical (e. g., elements, naturally occurring chemical materials and chemical products obtained by chemical change or synthesis).

ctivities which relate solely to non-prescription medicinal products; or
on-promotional, general information about companies (such as information directed to investors or to current/prospective employees), including financial data, descriptions of research and development programmes, and discussion of regulatory developments affecting a company and its products.

Attached to the EFPIA Code are: Annex A, the „Implementation and Procedure Rules" which are binding upon member associations and companies and set forth the framework for the implementation of the EFPIA Code, the processing of complaints and the initiation or administration of sanctions by member associations; and Annex B, the „Guidelines for Internet Websites Available to Healthcare Professionals, Patients and the Public in the EU" which provide guidance to member associations and companies with respect to the content of websites containing information on medicinal products subject to prescription.

APPLICABILITY OF CODES

The EFPIA Code sets out the minimum standards which EFPIA considers must apply. In a manner compatible with their respective national laws and regulations, member associations must, at a minimum, adopt in their national codes provisions no less rigorous than the provisions contained in the EFPIA Code. Member associations are encouraged to tailor their national codes to adapt to national conditions and to adopt additional provisions which extend further than the minimum standards included in the EFPIA Code.

Promotion and interaction which take place within Europe must comply with applicable laws and regulations. **"Europe"** as used in the EFPIA CODE includes those countries in which the EFPIA member associations'codes of practice apply. In addition, promotion and interaction which take place within Europe must also comply with each of the following **"Applicable Codes"**:

(a) (i) in the case of promotion or interaction that is undertaken, sponsored or organised by or on behalf of, or with, a company located within Europe, the member association national code of the country in which such company is located; or (ii) in the case of promotion or interaction that is undertaken, sponsored or organized by or on behalf of, or with, a company located outside of Europe, the EFPIA Code; and

(b) the member association national code of the country in which the promotion or interaction takes place.

In the event of a conflict between the provisions of the Applicable Codes set forth above, the more restrictive of the conflicting provisions shall apply (unless as otherwise covered by Section 13.01). For the avoidance of doubt, the term **"company"** as used in this EFPIA Code, shall mean any legal entity that organises or sponsors promotion, or engages in interactions with healthcare professionals covered by an Applicable Code, which takes place within Europe, whether such entity be a parent company (e.g., the headquarters, principal office, or controlling company of a commercial enterprise), subsidiary company or any other form of enterprise or organisation.

Member Companies must comply with any Applicable Codes and any laws and regulations to which they are subject. All companies that are members of EFPIA must either (i) be a member of the member association in each country where it conducts activities covered by the EFPIA Code (either directly or through the relevant subsidiary) or (ii) agree writing with each such member association that it (or its relevant subsidiary) is bound by such member association's code (including any applicable sanctions that they may be imposed hereunder).

To facilitate compliance with Applicable Codes, each member association must establish adequate procedures for ensuring that each of its member companies complies with the requirements of such member association's national code and any other member association's national code which may be applicable to its conduct, even if the company does not belong to the other member association. In order to establish adequate procedures for ensuring compliance with Applicable Codes, member associations will be required to, among other things, establish appropriate compliant procedures and sanctions for breaches of their respective codes. Additionally, all international events (as defined in Section 9.02 of the EFPIA Code) must be notified to any relevant local subsidiary or, alternatively, local advice must be taken.

The spirit, as well as the letter of the provisions of the EFPIA Code must be complied with. EFPIA also encourages compliance with the letter and spirit of the provisions of the International Federation of Pharmaceutical Manufacturers and Associations (**"IFPMA"**) Code of Pharmaceutical Marketing Practices where applicable.

PROVISIONS OF THE EFPIA CODE

ARTICLE 1 MARKETING AUTHORIZATION

Section 1.01. A medicinal product must not be promoted prior to the grant of the marketing authorization allowing its sale or supply or outside of its approved indications.

Section 1.02. Promotion must be consistent with the particulars listed in the summary of product characteristics of the relevant medicinal product.

ARTICLE 2 INFORMATION TO BE MADE AVAILABLE

Section 2.01. Subject to applicable national laws and regulations, all promotional material must include the following information clearly and legibly:
(a) essential information consistent with the summary of product characteristics, specifying the date on which such essential information was generated or last revised;
(b) the supply classification of the product; and
(c) when appropriate, the selling price or indicative price of the various presentations and the conditions for reimbursement by social security bodies.

Section 2.02. Subject to applicable national laws and regulations, where an advertisement is intended only as a reminder, the requirements of Section 2.01 above need not be complied with, provided that the advertisement includes no more than the name of the medicinal product or its international non-proprietary name, where this exists, or the trademark.

ARTICLE 3 PROMOTION AND ITS SUBSTANTIATION

Section 3.01. Promotion must be accurate, balanced, fair, objective and sufficiently complete to enable the recipient to form his or her own opinion of the therapeutic value of the medicinal product concerned. It should be based on an up-to-date evaluation of all relevant evidence and reflect that evidence clearly. It must not mislead by distortion, exaggeration, undue emphasis, omission or in any other way.

Section 3.02. Promotion must be capable of substantiation which must be promptly provided in response to reasonable requests from healthcare professionals. In particular, promotional claims about side-effects must reflect available evidence or be capable of substantiation by clinical experience. Substantiation need not be provided, however, in relation to the validity of elements approved in the marketing authorization.

Section 3.03. Promotion must encourage the rational use of medicinal products by presenting them objectively and without exaggerating their properties. Claims must not imply that a medicinal product, or an active ingredient, has some special merit, quality or property unless this can be substantiated.

Section 3.04. When promotion refers to published studies, clear references should be given.

Section 3.05. Any comparison made between different medicinal products must be based on relevant and comparable aspects of the products. Comparative advertising must not be misleading or disparaging.

Section 3.06. All artwork, including graphs, illustrations, photographs and tables taken from published studies included in promotional material should:
(a) clearly indicate the precise source(s) of the artwork;
(b) be faithfully reproduced; except where adaptation or modification is required in order to comply with any Applicable Code(s), in which case it must be clearly stated that the artwork has been adapted and/or modified.

Particular care must be taken to ensure that artwork included in promotion does not mislead about the nature of a medicine (for example whether it is appropriate for use in children) or mislead about a claim or comparison (for example by using incomplete or statistically irrelevant information or unusual scales).

Section 3.07. The word "safe" must never be used to describe a medicinal product without proper qualification.

Section 3.08. The word "new" must not be used to describe any product or presentation which has been generally available, or any therapeutic indication which has been generally promoted, for more than one year.

Section 3.09. It must not be stated that a product has no side-effects, toxic hazards or risks of addiction or dependency.

ARTICLE 4 USE OF QUOTATIONS IN PROMOTION

Section 4.01. Quotations from medical and scientific literature or from personal communications must be faithfully reproduced (except where adaptation or modification is required in order to comply with any Applicable Code(s), in which case it must be clearly stated that the quotation has been adapted and/or modified) and the precise sources identified.

ARTICLE 5 ACCEPTABILITY OF PROMOTION

Section 5.01. Companies must maintain high ethical standards at all times. Promotion must: (a) never be such as to bring discredit upon, or reduce confidence in, the pharmaceutical industry; (b) be of a nature which recognises the special nature of medicines and the professional standing of the recipient(s); and (c) not be likely to cause offence.

ARTICLE 6 DISTRIBUTION OF PROMOTION

Section 6.01. Promotion should only be directed at those whose need for, or interest in, the particular information can reasonably be assumed.

Section 6.02. Mailing lists must be kept up-to-date. Requests by healthcare professionals to be removed from promotional mailing lists must be complied with.

Section 6.03. Subject to applicable national laws and regulations, the use of faxes, e-mails, automated calling systems, text messages and other electronic data communications for promotion is prohibited except with the prior permission, or upon the request, of the recipient.

ARTICLE 7 TRANSPARENCY OF PROMOTION

Section 7.01. Promotion must not be disguised.

Section 7.02. Clinical assessments, post-marketing surveillance and experience programmes and post-authorization studies (including those that are retrospective in nature) must not be disguised promotion. Such assessments, programmes and studies must be conducted with a primarily scientific or educational purpose.

Section 7.03. Where a company pays for or otherwise secures or arranges the publication of promotional material in journals, such promotional material must not resemble independent editorial matter.

Section 7.04. Material relating to medicines and their uses, whether promotional in nature or not, which is sponsored by a company must clearly indicate that it has been sponsored by that company.

ARTICLE 8 NO ADVICE ON PERSONAL MEDICAL MATTERS

Section 8.01. In the case of requests from individual members of the general public for advice on personal medical matters, the enquirer should be advised to consult a healthcare professional.

ARTICLE 9 EVENTS AND HOSPITALITY

Section 9.01. All promotional, scientific or professional meetings, congresses, conferences, symposia, and other similar events (including, but not limited to, advisory board meetings, visits to research or manufacturing facilite, and planning, training or investigator meetings for clinical trials and non-interventional studies) (each, an "event") organised or sponsored by or on behalf of a company must be held in an "appropriate" venue that is conducive to the main purpose of the event and may only offer hospitality when such hospitality is appropriate and otherwise complies with the provisions of any Applicable Code(s).

Section 9.02. No company may organise or sponsor an event that takes place outside its home country unless:

(a) most of the invitees are from outside of its home country and, given the countries of origin of most of the invitees, it makes greater logistical sense to hold the event in another country; or

(b) given the location of the relevant resource or expertise that is the object or subject matter of the event, it makes greater logistical sense to hold the event in another country (an **"international event"**).

Section 9.03. Promotional information which appears on exhibition stands or is distributed by participants at international events may, unless prohibites or otherwise regulated by local laws and regulations, refer to medicinal products (or uses) which are not registered in the country where the event takes place, or which are registered under different conditions, as long as (i) any such promotional material (excluding promotional aids) is accompanied by a suitable statement indicating countries in which the product is registered and makes clear that the product or use is not registered locally, and (ii) any such promotional material which refers to the prescribing information (indications, warnings etc.) authorized in a country or countries where the medicinal product is registered should be accompanied by an explanatory statement indicating that registration conditions differ internationally.

Section 9.04. Hospitality extended in connection with events shall be limited to travel, meals, accommodation and genuine registration fees.

Section 9.05. Hospitality may only be extended to persons who qualify as participants in their own right.

Section 9.06. All forms of hospitality offered to healthcare professionals shall be "reasonable" in level and strictly limited to the main purpose of the event. As a general rule, the hospitality provided must not exceed what healthcare professional recipients would normally be prepared to pay for themselves.

Section 9.07. Hospitality shall not include sponsoring or organising entertainment (e. g., sporting or leisure) events. Companies should avoid using venues that are "renowned" for their entertainment facilities or are "extravagant".

Section 9.08. Member associations shall provide guidance on the meaning of the term "reasonable", as used in this Article 9. Member associations shall also provide guidance on "appropriate", "renowned" and "extravagant" venues, as used in Section 9.01 and Section 9.07. Companies must comply with any relevant guidance provided under Section 9.08 in connection with any Applicable Code(s).

ARTICLE 10 GIFTS

Section 10.01. No gift, pecuniary advantage or benefit in kind may be supplied, offered or promised to a healthcare professional as an inducement to recommend, prescribe, purchase, supply, sell or administer a medicinal product.

Section 10.02. Subject to Section 10.01 above, where medicinal products are being promoted to healthcare professionals, gifts, pecuniary advantages or benefits in kind may be supplied, offered or promised to such persons only if they are inexpensive and relevant to the practice of medicine or pharmacy.

Section 10.03. Except where they carry all the information stipulated in Section 2.01 above, gifts may bear no more than the name and logo of the company and the name of the medicinal product, or its international non-proprietary name, where this exists, or the trademark.

Section 10.04. Gifts for the personal benefit of healthcare professionals (such as tickets to entertainment events) should not be offered or provided.

Section 10.05. Member associations shall provide guidance on the meaning of the term "inexpensive", as used in this Article 10. Companies must comply with any relevant guidance provided under this section 10.05 in connection with, any Applicable Code(s).

ARTICLE 11 DONATIONS AND GRANTS THAT SUPPORT HEALTHCARE OR RESEARCH

Section 11.01. Donations, grants and benefits in kind to institutions, organisations or associations that are comprised of healthcare professionals and/or that provide healthcare or conduct research (that are not otherwise covered by the EFPIA Code or the EFPIA Code of Practice on Relationships between the Pharmaceutical Industry and Patient Organisations) are only allowed if: (i) they are made for the purpose of supporting healthcare or research; (ii) they are documented and kept on record by the donor/grantor; and (iii) they do not constitute an inducement to recommend, prescribe, purchase, supply, sell or administer specific medicinal products. Donations and grants to individual healthcare professionals are not permitted under this section. Company sponsorship of healthcare professionals to attend international events is covered by Art. 13. Companies are encouraged to make available publicly information about donations, grants or benefits in kind made by them covered in this Section 11.01.

ARTICLE 12 FEES FOR SERVICE

Section 12.01. Contracts between companies and institutions, organisations or associations of healthcare professionals under which such institutions, organisations or associations provide any type of services to companies (or any other type of funding not covered under Article 11 or not otherwise covered by the EFPIA Code) are only allowed if such services (or other funding): (i) are provided for the purpose of supporting healthcare or research; and (ii) do not constitute an inducement to recommend, prescribe, purchase, supply, sell or administer specific medicinal products.

ARTICLE 13 SPONSORSHIP OF HEALTHCARE PROFESSIONALS

Section 13.01. Companies must comply with criteria governing the selection and sponsorship of healthcare professionals to attend events as provided in, or in connection with, any Applicable Code(s). Funding must not be offered to compensate merely for the time spent by healthcare professionals in attending events. In the case of international events for which a company sponsors the attendance of a healthcare professional in accordance with the provisions of this Section 13.01, such funding is subject to the rules of the jurisdiction where such healthcare professional carries out his/her profession, as opposed to thise in which the international event takes place. For the avoidance of doubt, this Section 13.01 is not intended to prohibit the extension of hospitality to healthcare professionals in accordance with Article 9 hereof.

ARTICLE 14 THE USE OF CONSULTANTS

Section 14.01. It is permitted to use healthcare professionals as consultants and advisors, whether in groups or individually, for services such as speaking at and chairing meetings, involvement in medical/scientific studies, clinical trials or training services, participation at advisory board meetings, and participation in market research where such participation involves remuneration and/or travel. The arrangements that cover these genuine consultancy or other services must, to the extent relevant to the particular arrangement, fulfill all the following criteria:
(a) a written contract or agreement is agreed in advance of the commencement of the services which specifies the nature of the services to be provides and, subject to clause (g) below, the basis fpr payment of those services;
(b) a legitimate need for the services has been clearly identified in advance of requesting the services and entering into arrangements with the prospective consultants;
(c) the criteria for selecting consultants are directly related to the identified need ans the persons responsible fpr selecting the consultants have the experise necessary to evaluate whether the particular healthcare professionals meet those criteria;
(d) the number of healthcare professionals retained is not greater than the number reasonably necessary to achieve the identified need;
(e) the contracting company maintains recods concerning, and makes appropriate use of, the services provided by consultants;
(f) the hiring of the healthcare professional to provide the relevant service is not an inducement to recommend, prescribe, purchase, supply, sell or administer a particular medicinal product; and
(g) the compensation for the services is reasonable and reflects the fair market value of the services provided. In this regard, token consukltancy arrangements should not be used to justify compensating healthcare professionals.

Section 14.02. In their written contracts with consultants, companies are strongly encouraged to include provisions regarding the obligation of the consultant to declare that he/she is a consultant to the company whenever he/she writes or speaks in public about a matter that is the subject of the agreement or any other issue relating to that company. Similarly, companies that employ, on a part-time basis, healthcare professionals that are still practising their profession are strongly encouraged to ensure that such persons have an obligation to declare his/her employment arrangement with the company whenever he/she writes or speaks in public about a matter that is the subject of the employment or any other issue relating to that company. The provisions of this Section 14.02 apply even though the

EFPIA Code does not otherwise cover non-promotional, general information about companies (as discussed in the „Scope of the EFPIA Code" section).[4]

Section 14.03. Limited market research, such as one-off phone interviews or mail/e-mail/internet questionnaires are excluded from the scope of this Article 14, provided that the healthcare professional is not consulted in a recurring manner (either with respect to the frequency of calls generally or of calls relating to the same research) and that the remuneration is minimal. Member associations shall provide guidance on the meaning of **"minimal"** in connection with any Applicable Code(s).

Section 14.04. If a healthcare professional attends an event (an international event or otherwise) in a consultant or advisory capacity the relevant provisions of Article 9 shall apply.

ARTICLE 15 NON-INTERVENTIONAL STUDIES OF MARKETED MEDICINES

Section 15.01. A non-interventional study of a marketed medicine is defined as a study where the medicinal product(s) is (are) prescribed in the usual manner in accordance with the terms of the marketing authorisation. The assignment of the patient to a particular therapeutic strategy is not decided in advance by a trial protocol but falls within current practice and the prescription of the medicine is clearly separated from the decision to include the patient in the study. No additional diagnostic or monitoring procedures shall be applied to the patients and epidemiological methods shall be used for the analysis of collected dat.

Section 15.02. Non-interventional studies that are prospective in nature and that involve the collection of patient data from or on behalf of individual, or groups of, healthcare professionals specifically for the study must comply with all of the following criteria:

(a) The study is conducted with scientific purpose;
(b) (i) There is a written study plan (protocol) and (ii) there are written contracts between healthcare professionals and/or the institutes at which the study will take place, on the one hand, and the company sponsoring the study, on the other hand, which specify the nature of the services to be provided and, subject to clause (c) immediately below, the basis for payment of those services;
(c) Any remuneration provided is reasonable and reflects the fair market value of the work performed;
(d) In countries where ethics committees are prepared to review such studies, the study protocol should be submitted to the ethics committee for review;
(e) Local laws, rules and regulation on personal data privacy (including the collection and use of personal data) must be respected;
(f) The study must not constitute an inducement to recommend, prescribe, purchase, supply, sell or administer a particular medicinal product;
(g) The study protocol must be approved by the company's scientific service and the conduct of the study must be supervised by the company's scientific service as described in Section 17.02 (b);
(h) The study results must be analysed by or on behalf of the contracting company and summaries thereof must be made available within a reasonable period of time to the company's scientific service (as described in Section 17.02 (a)), which service shall maintain records of such reports for a reasonable period of time. The company should send the summary report to all healthcare professionals that participated in the study

---

[4] Companies are strongly encouraged to include such provisions in any contracts entered into or renewed on or after the Implementation Date that are covered by this Section 14.02. In addition, companies are encouraged to renegotiate existing contracts at their earliest convenience to include such provisions.

and should make the summary report available to industry self-regulatory bodies and/or committees that are in charge of supervising or enforcing Applicable Codes upon their request. If the study shows results that are important for the assessment of benefit-risk, the summary report should be immediately forwarded to the relevant competent authority;[5] and
(i) Medical Sales Representatives may only be involved in an administrative capacity and such involvement must be under the supervision of the company's scientific service that will also ensure that the representatives are adequately trained. Such involvement must not be linked to the promotion of any medicinal product.

Section 15.03. To the extent applicable, companies are encouraged to comply with Section 15.02 for all other types of studies covered by Section 15.01, including epidemiological studies and registries and other studies that are retrospective in nature. In any case, such studies are subject to Section 12.01.

ARTICLE 16 SAMPLES

Section 16.01. In accordance with national and/or Community laws and regulations, a limited number of samples of a particular medicinal product may be supplied on an exceptional basis for a limited period of time only to healthcare professionals who are qualified to prescribe that medicinal product in order to familiarise them with the product; but only in response to a written request, signed and dated, from the recipient. Samples must not be given as an inducement to recommend, prescribe, purchase, supply, sell or administer specific medicinal products.

Section 16.02. Companies must have adequate systems of control and accountability for samples which they distribute and for all medicines handled by its representatives.

Section 16.03. Each sample shall be no larger than the smallest presentation on the market.

Section 16.04. Each sample must be marked 'free medical sample – not for resale' or words to that effect and must be accompanied by a copy of the summary of product characteristics.

Section 16.05. No samples of the following medicinal products may be supplied: (a) medicinal products which contain substances defined as psychotropic or narcotic by international convention, such as the United Nations Conventions of 1961 and 1971; and (b) any other medicinal products for which the supply of samples is inappropriate, as determined by competent authorities, from time to time.

Section 16.06. Member associations are encouraged to provide guidance on the meaning of the phrases **"limited number"** and **"limited period of time"** as used in Section 16.01, in the event that national law does not provide such uidance or if they otherwise determine that there is a need for such guidance.

ARTICLE 17 PHARMACEUTICAL COMPANY STAFF

Section 13.01. Each company shall ensure that its sales representatives, including personnel retained by way of contract with third parties, and any other company representatives who call on healthcare professionals, pharmacies, hospitals or other healthcare facilities in connection with the promotion of medicinal products (each, a **"Medical Sales Repre-**

---

[5] Companies must begin to comply with these obligations in connection with any non-interventional studies that are completed after 1 July 2008, though companies are encouraged to do so prior to 1 July 2008. In addition, companies are encouraged to publicly disclose the summary details and results of non-interventional studies in a manner that is consistent with the parallel obligations with respect to clinical trials.

sentative") are familiar with the relevant requirements of the applicable code(s), and all applicable laws and regulations, and are adequately trained and have sufficient scientific knowledge to be able to provide precise and complete information about the medicinal products they promote.
(a) Medical Sales Representatives must comply with all relevant requirements of the Applicable Code(s), and all applicable laws and regulations, and companies are responsible for ensuring their compliance.
(b) Medical Sales Representatives must approach their duties responsibly and ethically.
(c) During each visit, and subject to applicable laws and regulations, Medical Sales Representatives must give the persons visited, or have available for them, a summary of the product characteristics for each medicinal product they present.
(d) Medical Sales Representatives must transmit to the scientific service of their companies forthwith any information they receive in relation to the use of their company's medicinal products, particularly reports of side effects.
(e) Medical Sales Representatives must ensure that the frequency, timing and duration of visits to healthcare professionals, pharmacies, hospitals or other healthcare facilities, together with the manner in which they are made, do not cause inconvenience.
(f) Medical Sales Representatives must not use any inducement or subterfuge to gain an interview. In an interview, or when seeking an appointment for an interview, Medical Sales Representatives must, from the outset, take reasonable steps to ensure that they do not mislead as to their identity or that of the company they represent.
(g) The provisions of section 15.02(i) are also applicable to the activities of Medical Sales Representatives.

Section 17.02.

All company staff, and any personnel retained by way of contract with third parties, who are concerned with the preparation or approval of promotional material or activities must be fully conversant with the requirements of the Applicable Code(s) and relevant laws and regulations.
(a) Every company must establish a scientific service in charge of information about its medicinal products and the approval and suopervision of non-interventional studies. Companies are free to decide how best to establish such service(s) in accordance with this Section 17.02 (i. e., whether there is one service in charge of both duties or separate services with clearly delineated duties), taking into account their own resources and organisation. Th scientific service must include a medical doctor or, where appropriate, a pharmacist who will be responsible for approving any promotional material before release. Such person must certify that he or she has examined the final form of the promotional material and that in his or her belief it is in accordance with the requirements of the Applicable Code(s) and any applicable advertising laws and regulations, is consistent with the summary of product characteristics and is a fair and truthful presentation of the facts about the medicine. In addition, the scientific service must include a medical doctor or, where appropriate, a pharmacist, who will be responsible for the oversight of any non-interventional study (including the review of any responsibilities relating to such studies, particularly with respect to any responsibilities assumed by Medical Sales Representatives). Such person must certify that he or she has examined the protocol relating to the non-interventional study that in his or her belief it is in accordance with the requirements of the Applicable Code(s).
(b) Each company must appoint at least one senior employee who shall be responsible for supervising the company and its subsidiaries to ensure that the standards of the Applicable Code(s) are met.

ARTICLE 18 ENFORCEMENT

Section 18.01. Member associations must, within current applicable rules and legislation enforce the provisions of the EFPIA Code. In the event that a breach is established pursuant to the procedures of its national code, each member association shall require from the offending company an immediate cessation of the offending activity and a signed undertaking by the company to prevent recurrence.

Section 18.02. Each member association shall also include in its national code provisions governing the imposition of sanctions for breaches of its national code. Sanctions should be proportionate to the nature of the infringement, have a deterrent effect and take account of repeated offences of a similar nature or patterns of different offences. A combination of publication and fines is generally considered to be the most effective sanction; however, each member association may use any other effective sanction to enforce its national code. Each member association should consider any applicable legal, regulatory or fiscal requirements which would affect the nature of sanctions which may be imposed. Where publication or fines are not permitted due to applicable legal, regulatory or fiscal requirements, member associations should impose the best alternative effective sanction.

ARTICLE 19 AWARENESS AND EDUCATION

Section 19.01. Member associations must, within current applicable rules and legislation facilitate companies' awareness of and education about the EFPIA CODE, including by providing guidance to companies in order to prevent breaches of the EFPIA Code. EFPIA member associations are encouraged to share their respective interpretations of the EFPIA Code through the IFPMAcode Compliance Netork and the regular meetings organised by the EFPIA (see ANNEX A, Section 2).

ANNEX A (binding)
IMPLEMENTATION AND PROCEDURE RULES

The Implementation and Procedure Rules set forth herein establish the framework for the implementation of the European Federation of Pharmaceutical Industries and Associations (**"EFPIA"**) Code on the Promotion of Prescription-Only Medicines to, and Interactions with, Healthcare Professionals (the **"EFPIA Code"**), the processing of complaints and the initiation or administration of sanctions by member associations.

SECTION 1. *Member Association Implementation.* Each member association is required to:
(a) establish national procedures and structures to receive and process complaints, to determine sanctions and to publish appropriate details regarding the same including, at a minimum, a national body of the member association that is designated to handle complaints and consists of a non-industry chairman and, besides any industry members, membership from other stakeholders;
(b) ensure that its national code, together with its administrative procedures and other relevant information, are easily accessible through, at a minimum, publication of its national code on its website; and
(c) prepare, and provide to the EFPIA Code Committee (defined below), an annual report summarizing the work undertaken by it in connection with the implementation, development and enforcement of its national code during the year.

SECTION 2. *EFPIA Code of Practice Committee Implementation and Key Tasks.*
(a) The EFPIA Code of Practice Committee (the **"EFPIA Code Committee"**) shall assist member associations to comply with their obligations under Section 1 above.

(b) The EFPIA Code Committee will be composed of all the national code secretaries, and chaired by the EFPIA Director General, assisted by one person from the EFPIA staff.
(c) As a key part of its role of assisting member associations in their national code compliance activities, the EFPIA Code Committee shall monitor the adoption of compliant national codes. The EFPIA Code Committee will not participate in the adjudication of any individual complaint under any national code.
(d) The EFPIA Code Committee shall publish an annual code report (the **"EFPIA Code Report"**) which summarizes the work and operations which have taken place in connection with the implementation, development and enforcement of the various national codes during the applicable year, based on the country reports provided by the member associations pursuant to Section 1(c) above.
(e) On an annual basis, the EFPIA Code Committee shall (i) advise the EFPIA Board of its work and operations and the work and operations of the member associations, as summarized in the member association annual reports and (ii) review with the EFPIA Board any additional recommendations to improve the EFPIA Code with a view towards increasing transparency and openness within the pharmaceutical industry and among member associations and companies.

SECTION 3. *Reception of Complaints.*
(a) Complaints may be lodged either with a member association or with EFPIA. Adjudication of complaints shall be a matter solely for the national associations.
(b) Complaints received by EFPIA shall be processed as follows:
   i. EFPIA will forward any complaints it receives (without considering their admissibility or commenting upon them) to the relevant member association(s).
   ii. EFPIA will send an acknowledgement of receipt to the complainant, indicating the relevant national association(s) to which the complaint has been sent for processing and decision.

In addition, upon receipt by EFPIA of multiple external complaints (i. e. several complaints on the same or similar subjects lodged from outside the industry against several subsidiaries of a single company), EFPIA will communicate these complaints to the national association either of the parent company or of the EU subsidiary designated by the parent company.

SECTION 4. *Processing of Complaints and Sanctions by Member Associations.*
(a) Member associations shall ensure that industry and non-industry complaints are processed in the same manner, without regard to who has made the complaint.
(b) Complaints will be processed at the national level through the procedures and structures established by the member associations pursuant to Section 1(a) above. Each member association's national body shall take decisions and pronounce any sanctions on the basis of the national code in force in its country.
(c) Where a complaint fails to establish a prima facie case for a violation of an applicable code, such complaint shall be dismissed with respect to that national code. Member associations may also provide that any complaint which pursues an entirely or predominantly commercial interest shall be dismissed.
(d) Each member association should establish effective procedures for appeals against the initial decisions made by its national body. Such procedures and appeals should also take place at the national level.
(e) National committees shall ensure that any final decision taken in an individual case shall be published in its entirety or, where only selected details are published, in a level of detail that is linked to the seriousness and/or persistence of the breach as follows:
   i. in cases of a serious/repeated breach, the company name(s) should be published together with details of the case;
   ii. in cases of a minor breach, or where there is no breach, publication of the details of the case may exclude the company name(s).

(f) National committees are encouraged to publish summaries in English of cases that have precedential value and are of international interest (keeping in mind that cases resulting in the finding of a breach as well as those where no breach is found to have occurred may each have such value and/or interest).

ANNEX B (guidelines)
GUIDELINES FOR INTERNET WEBSITES AVAILABLE TO HEALTHCARE PROFESSIONALS, PATIENTS AND THE PUBLIC IN THE EU

The Guidelines for Internet Websites Available to Healthcare Professionals, Patients and the Public in the EU set forth herein are intended as a supplement to the provisions of the European Federation of Pharmaceutical Industries and Associations Code on the Promotion of Prescription-Only Medicines to, and Interactions with, Healthcare Professionals (the **"EFPIA Code"**). Member associations and companies may find it necessary to adapt these guidelines to meet their particular requirements or needs and are encouraged to adopt additional measures which extend further than the provisions included in these guidelines.

SECTION 1. *Transparency Of Website Origin, Content And Purpose.* Each website shall clearly identify:
(a) the identity and physical and electronic addresses of the sponsor(s) of the website;
(b) the source(s) of all information included on the website, the date of publication of the source(s) and the identity and credentials (including the date credentials were received) of all individual/institutional providers of information included on the website;
(c) the procedure followed in selecting the content included on the website;
(d) the target audience of the website (e.g., healthcare professionals, patients and the general public, or a combination thereof); and
(e) the purpose or objective of the website.

SECTION 2. *Content Of Websites.*
(a) Information included in the website shall be regularly updated and shall clearly display, for each page and/or item, as applicable, the most recent date as of which such information was up-dated.
(b) Examples of the information that may be included in a single website or in multiple websites are: (i) general information on the company; (ii) health education information; (iii) information intended for healthcare professionals (as defined in the EFPIA Code), including any promotion; and (iv) non-promotional information intended for patients and the general public about specific medicinal products marketed by the company.
  i. *General information on the company.* Websites may contain information that would be of interest to investors, the news media and the general public, including financial data, descriptions of research and development programmes, discussion of regulatory developments affecting the company and its products, information for prospective employees, etc. The content of this information is not regulated by these guidelines or provisions of medicines advertising law.
  ii. *Health education information.* Websites may contain non-promotional health education information about the characteristics of diseases, methods of prevention and screening and treatments, as well as other information intended to promote public health. They may refer to medicinal products, provided that the discussion is balanced and accurate. Relevant information may be given about alternative treatments, including, where appropriate, surgery, diet, behavioural change and other interventions that do not require use of medicinal products. Websites containing health education information must always advise persons to consult a healthcare professional for further information.

iii. *Information for healthcare professionals.* Any information on websites directed to healthcare professionals that constitutes promotion (as defined in the EFPIA Code) must comply with Applicable Code(s) (as defined in the EFPIA Code) and any other industry codes of practice governing the content and format of advertisement and promotion of medicinal products. Such information must be clearly identified as information for healthcare professionals, but need not be encrypted or otherwise restricted.

iv. *Non-promotional information for patients and the general public.* Subject to any applicable national laws and regulations, websites may include non-promotional information for patients and the general public on products distributed by the company (including information on their indications, side-effects, interactions with other medicines, proper use, reports of clinical research, etc.), provided that such information is balanced, accurate and consistent with the approved summary of product characteristics. For each product that is discussed, the website must contain full, unedited copies of the current summary of product characteristics and patient leaflet. These documents should be posted in conjunction with other information about the products or be connected with that discussion by a prominent link advising the reader to consult them. In addition, the website may provide a link to the full, unedited copy of any public assessment report issued by the Committee for Medicinal Products for Human Use or a relevant national competent authority. Brand names should be accompanied by international non-proprietary names. The website may include links to other websites containing reliable information on medicinal products, including websites maintained by government authorities, medical research bodies, patient organisations, etc. The website must always advise persons to consult a healthcare professional for further information.

SECTION 3. *E-mail Enquiries.* A website may invite electronic mail communications from healthcare professionals and patients or the general public seeking further information regarding the company's products or other matters (e. g., feedback regarding the website). The company may reply to such communications in the same manner as it would reply to enquiries received by post, telephone or other media. In communications with patients or members of the general public, discussion of personal medical matters must be avoided. If personal medical information is revealed, it must be held in confidence. Where appropriate, replies shall recommend that a healthcare professional be consulted for further information.

SECTION 4. *Links From Other Websites.* Links may be established to a company-sponsored website from websites sponsored by other persons, but companies should not establish links from websites designed for the general public to company-sponsored websites that are designed for healthcare professionals. In the same manner, links may be established to separate websites, including websites sponsored by the company or by other persons. Links should ordinarily be made to the home page of a website or otherwise managed so that the reader is aware of the identity of the website.

SECTION 5. *Website Addresses In Packaging.* Subject to any applicable national laws an regulations, uniform resource locators (URLs) of company-sponsored websites that comply with these guidelines may be included in packaging of medicinal products.

SECTION 6. *Scientific Review.* Companies should ensure that scientific and medical information prepared by them for inclusion in their websites is reviewed for accuracy and compliance with the Applicable Code(s). The scientific service established within the company pursuant to those provisions of the Applicable Code that adopt Section 17.02 of the EFPIA Code may perform this function, or it may be entrusted to other appropriately qualified persons.

SECTION 7. *Privacy.* The website must conform to legislation and applicable codes of conduct governing the privacy, security and confidentiality of personal information.

IV. EFPIA Code of Practice on Relationships between the Pharmaceutical Industry and Patient Organisations

Adopted by EFPIA[1]

Introduction

The European Federation of Pharmaceutical Industries and Associations (EFPIA) is the representative body of the pharmaceutical industry in Europe. Its members are the national industry associations of thirty countries in Europe and over forty leading pharmaceutical companies. EFPIA's primary mission is to promote the technological and economic development of the pharmaceutical industry in Europe and to assist in bringing to market medicinal products which improve human health.

The pharmaceutical industry recognises that it has many common interests with patient organisations, which represent and/or support the needs of patients and/or caregivers.

In order to ensure that relationships between the pharmaceutical industry and patient organisations take place in an ethical and transparent manner, EFPIA has adopted the EFPIA Code of Practice on Relationships between the Pharmaceutical Industry and Patient Organisations.

This Code builds upon the following principles that EFPIA, together with pan-European patient organisations, last updated in September 2006:
1. The independence of patient organisations, in terms of their political judgement, policies and activities, shall be assured
2. All partnerships between patient organisations and the pharmaceutical industry shall be based on mutual respect, with the views and decisions of each partner having equal value.
3. The pharmaceutical industry shall not request, nor shall patient organisations undertake, the promotion of a particular prescription-only medicine.
4. The objectives and scope of any partnership shall be transparent. Financial and non-financial support provided by the pharmaceutical industry shall always be clearly acknowledged.
5. The pharmaceutical industry welcomes broad funding of patient organisations from multiple sources.

Scope

This EFPIA Code covers relationships between EFPIA member companies and their subsidiaries/contracted third parties and patient organisations which operate in Europe.

Patient organisations are defined as not-for-profit organisations (including the umbrella organisations to which they belong), mainly composed of patients and/or caregivers, that represent and/or support the needs of patients and/or caregivers.

---

[1] As adopted by EFPIA Board on 05/10/2007.

Applicability

The EFPIA Code sets out the standards which EFPIA considers must apply. In a manner compatible with their respective national laws and regulations, member associations must adopt provisions in their national codes which are no less rigorous than the provisions contained in the EFPIA Code.

Pharmaceutical companies must comply with the following applicable codes ('Applicable Codes') and any laws and regulations to which they are subject:
1. If the company is located within Europe, the industry code of the country in which the company is located or, if the company is located outside Europe, the EFPIA Code;
AND
2. a) in the case of partnerships and activities taking place in a particular country within Europe, the industry code of the country in which the activity takes place; or
   b) in the case of cross-border partnerships and activities, the industry code of the country in which the patient organisation has its main European location.

The requirements apply to activities or funding within Europe. 'Europe' as used in this EFPIA Code, includes those countries in which the EFPIA member associations' codes of practice apply.

The Applicable Codes that will apply must be specified in a written agreement between the company and the patient organisation. In the event of a conflict between the provisions of the Applicable Codes set forth above, the more restrictive of the conflicting provisions shall apply. For the avoidance of doubt, the term 'company' as used in this EFPIA code, shall mean any legal entity that provides funds or engages in activities with patient organisations covered by an Applicable Code, which takes place within Europe, whether such entity be a parent company (e.g. the headquarters, principal office, or controlling company of a commercial enterprise), subsidiary company or any other form of enterprise or organisation. 'Activity' as used above, shall mean any interaction covered by an Applicable Code, including the provision of funding.

Provisions

Article 1 Non-promotion of prescription-only medicines

EU and national legislation and codes of practice, prohibiting the advertising of prescription-only medicines to the general public, apply.

Article 2 Written agreements

When pharmaceutical companies provide financial support, significant indirect support and/or significant non-financial support to patient organisations, they must have in place a written agreement. This must state the amount of funding and also the purpose (e.g. unrestricted grant, specific meeting or publication, etc). It must also include a description of significant indirect support (e.g. the donation of public relations agency's time and the nature of its involvement) and significant non-financial support. Each pharmaceutical company should have an approval process in place for these agreements.

A template for a written agreement is available in Annex I.

Article 3 Use of logos and proprietary materials

The public use of a patient organisation's logo and/or proprietary material by a pharmaceutical company requires written permission from that organisation. In seeking such permission, the specific purpose and the way the logo and/or proprietary material will be used must be clearly stated.

Article 4 Editorial control

Pharmaceutical companies must not seek to influence the text of patient organisation material they sponsor in a manner favourable to their own commercial interests. This does not preclude companies from correcting factual inaccuracies

Article 5 Transparency

a) Each company must make publicly available a list of patient organisations to which it provides financial support and/or significant indirect/non-financial support. This should include a short description of the nature of the support. This information may be provided on a national or European level and should be updated at least once a year.[2]
b) Companies must ensure that their sponsorship is always clearly acknowledged and apparent from the outset.

Article 6 Single company funding

No company may require that it be the sole funder of a patient organisation or any of its major programmes

Article 7 Events and hospitality

All events sponsored or organised by or on behalf of a company must be held in an appropriate venue that is conducive to the main purpose of the event, avoiding those that are 'renowned' for their entertainment facilities or are 'extravagant'

All forms of hospitality provided by the pharmaceutical industry to patient organisations and their members shall be reasonable in level and secondary to the main purpose of the event, whether the event is organised by the patient organisation or the pharmaceutical industry.

Hospitality extended in connection with events shall be limited to travel, meals, accommodation and registration fees.

No company may organise or sponsor an event that takes place outside its home country unless:
a. most of the invitees are from outside of its home country and, given the countries of origin of most of the invitees, it makes greater logistical sense to hold the event in another country;
b. given the location of the relevant resource or expertise that is the object or subject matter of the event, it makes greater logistical sense to hold the event in another country.

Article 8 Enforcement

Attached to this EFPIA Code as Annex II, are „Implementation and Procedure Rules" which are binding upon member associations and companies and set forth the framework for the implementation of this EFPIA Code, the processing of complaints and the initiation or administration of sanctions by member associations.

---

[2] The provision of the information required in article 5 a must be made for the first time by member companies no later than the end of the first quarter of 2009 (covering activities commenced as of or ongoing on 1 January 2008).

Member associations shall provide guidance on the meaning of the terms 'appropriate, 'significant', 'major', 'reasonable', 'renowned' and 'extravagant' as used in this code

This Code of Practice will be effective from 1 July 2008.

Annex I Model template for written agreements between the pharmaceutical industry and patient organisations
Annex II Implementation and Procedure Rules

ANNEX I Model template for written agreements between the pharmaceutical industry and patient organisations

When pharmaceutical companies provide financial support, significant indirect support and/or significant non-financial support to patient organisations, they must have in place a written agreement.

Below is a model template, which may be used in its entirety or adapted as appropriate, setting out key points of a written agreement. It is intended as a straightforward record of what has been agreed, taking into account the requirements of EFPIA's Code of Practice on Relationships between the Pharmaceutical Industry and Patient Organisations.
– Name of the activity
– Names of partnering organisations (pharmaceutical company, patient organisation, and where applicable, third parties that will be brought in to help, as agreed by both the pharmaceutical company and the patient organisation)
– Type of activity (e.g. whether the agreement relates to unrestricted grant, specific meeting, publication, etc.)
– Objectives
– Agreed role of the pharmaceutical company and patient organisation
– Time-frame
– Amount of funding
– Description of significant indirect/non-financial support (e.g. the donation of public relations agency's time, free training courses)

All parties are fully aware that sponsorship must be clearly acknowledged and apparent from the outset
Code/s of practice that apply:
Signatories of the agreement:
Date of agreement:

ANNEX II Implementation and Procedure Rules

The Implementation and Procedure Rules set forth herein establish the framework for the implementation of the European Federation of Pharmaceutical Industries and Associations ("EFPIA") Code on Relationships between the Pharmaceutical Industry and Patient Organisations (the „EFPIA Code"), the processing of complaints and the initiation or administration of sanctions by member associations.

SECTION 1. Member Association Implementation.
Each member association is required to:
(a) establish national procedures and structures to receive and process complaints, to determine sanctions and to publish appropriate details regarding the same including, at a minimum, a national body of the member association that is designated to handle complaints and consists of a non-industry chairman and, besides any industry members, membership from other stakeholders

III. EFPIA code

(b) ensure that its national code, together with its administrative procedures and other relevant information, are easily accessible through, at a minimum, publication of its national code on its website; and
(c) prepare, and provide to the EFPIA Code Committee (defined below), an annual report summarizing the work undertaken by it in connection with the implementation, development and enforcement of its national code during the year.

SECTION 2. EFPIA Code of Practice Committee Implementation and Key Tasks
(a) The EFPIA Code of Practice Committee (the „EFPIA Code Committee") shall assist member associations to comply with their obligations under Section 1 above.
(b) The EFPIA Code Committee will be composed of all the national code secretaries, and chaired by the EFPIA Director General, assisted by one person from the EFPIA staff.
(c) As a key part of its role of assisting member associations in their national code compliance activities, the EFPIA Code Committee shall monitor the adoption of compliant national codes. The EFPIA Code Committee will not participate in the adjudication of any individual complaint under any national code.
(d) EFPIA Code Committee will, at least annually, invite member associations and representatives to participate in a meeting at which the participants will be encouraged to share their respective relevant experiences relating to the EFPIA Code. Any conclusions from the meeting shall be summarised in the annual code report (referred to under (e) of this Section 2 below) and, if appropriate, be presented to the EFPIA Board.
(e) The EFPIA Code Committee shall publish an annual code report, which summarizes the work and operations which have taken place in connection with the implementation, development and enforcement of the various national codes during the applicable year, based on the country reports provided by the member associations pursuant to Section 1(c) above.
(f) On an annual basis, the EFPIA Code Committee shall (i) advise the EFPIA Board of its work and operations and the work and operations of the member associations, as summarized in the member association annual reports and (ii) review with the EFPIA Board any additional recommendations to improve the EFPIA Code with a view towards increasing transparency and openness within the pharmaceutical industry and among member associations and companies.

SECTION 3. Reception of Complaints.
Complaints may be lodged either with a member association or with EFPIA. Adjudication of complaints shall be a matter solely for the national associations
(a) Complaints received by EFPIA shall be processed as follows:
  (i) EFPIA will forward any complaints it receives (without considering their admissibility or commenting upon them) to the relevant member association(s).
  (ii) EFPIA will send an acknowledgement of receipt to the complainant, indicating the relevant national association(s) to which the complaint has been sent for processing and decision.
  (iii) In addition, upon receipt by EFPIA of multiple external complaints (i.e. several complaints on the same or similar subjects lodged from outside the industry against several subsidiaries of a single company), EFPIA will communicate these complaints to the national association either of the parent company or of the EU subsidiary designated by the parent company.

SECTION 4. Processing of Complaints and Sanctions by Member Associations
(a) Member associations shall ensure that industry and non-industry complaints are processed in the same manner, without regard to who has made the complaint.
(b) Complaints will be processed at the national level through the procedures and structures established by the member associations pursuant to Section 1(a) above. Each member association's national body shall take decisions and pronounce any sanctions on the basis

of the national code in force in its country. Sanctions should be proportionate to the nature of the infringement, have a deterrent effect and take account of repeated offences of a similar nature or patterns of different offences.
(c) Where a complaint fails to establish a prima facie case for a violation of an Applicable Code, such complaint shall be dismissed with respect to that national code. Member associations may also provide that any complaint which pursues an entirely or predominantly commercial interest shall be dismissed
(d) Each member association should establish effective procedures for appeals against the initial decisions made by its national body. Such procedures and appeals should also take place at the national level.
(e) National committees shall ensure that any final decision taken in an individual case shall be published in its entirety or, where only selected details are published, in a level of detail that is linked to the seriousness and/or persistence of the breach as follows:
  (i) in cases of a serious/repeated breach, the company name(s) should be published together with details of the case;
  (ii) in cases of a minor breach, or where there is no breach, publication of the details of the case may exclude the company name(s)
(f) National committees are encouraged to publish summaries in English of cases that have precedential value and are of international interest (keeping in mind that cases resulting in the finding of a breach as well as those where no breach is found to have occurred may each have such value and/or interest).

V. Eucomed Guidelines On Interactions with Healthcare Professionals

Code of Business Practice
Eucomed Guidelines On Interactions with Healthcare Professionals

Amended September 2008
Board approved, 11 September 2008

The Eucomed Code of Business Practice consists of the Guidelines on Interactions with Healthcare Professionals and the Guidelines on Competition Law. This brochure contains only the Guidelines on Interactions with Healthcare Professionals.

All documents including the Guidelines on Competition Law and the Q&A on the Eucomed Guidelines On Interactions with Healthcare Professionals are available on the Eucomed website
at http://www.eucomed.org/abouteucomed/ethics.aspx.

I. Preamble

These guidelines are intended to provide guidance on the interactions of Eucomed members with individuals (clinical or non-clinical, including but not limited to, physicians, nurses, technicians and research co-ordinators) or entities (such as hospitals or group purchasing bodies) that directly or indirectly purchase, lease, recommend, use, arrange for the purchase or lease of, or prescribe members' medical devices ("Health Care Professionals").

There are many forms of interactions between Eucomed members and Health Care Professionals that advance medical science or improve patient care, including:
– Advancement of medical technology: The development of innovative medical devices and the improvement of existing products require collaboration between members and Health Care Professionals. Innovation and creativity are essential to the development and evolution of medical devices, often occurring outside the facilities of medical device companies.
– Safe and Effective use of Medical Technology: The safe and effective use of medical technology requires members to offer Health Care Professionals appropriate instruction, education, training, service and technical support. Regulators may also require this type of training as a condition of product approval.
– Research and Education: Members' support of bona fide medical research, education, and enhancement of professional skills contribute amongst others to patient safety and increase access to new technology.

Eucomed members recognise that adherence to ethical standards and compliance with applicable laws are critical to the medical technology/devices industry's ability to continue its collaboration with Health Care Professionals. Members must encourage ethical business practices and socially responsible industry conduct related to their interactions with Health Care Professionals. Members must continue to respect the obligation of Health Care Professionals to make independent decisions regarding treatment.

The guidelines are based on the following key principles:
- **The Principle of Separation:** Interaction between industry and Health Care Professionals must not be misused to influence through undue or improper advantages, purchasing decisions, nor should such interaction be contingent upon sales transactions or use or recommendation of members' products.
- **The Principle of Transparency:** Interaction between industry and Health Care Professionals must be transparent and comply with national and local laws, regulations or professional codes of conduct. In countries where specific provision is not made, members shall nevertheless maintain appropriate transparency by requiring prior written notification is made to the hospital administration, the Health Care Professional's superior or other locally-designated competent authority, fully disclosing the purpose and scope of the interaction.
- **The Principle of Equivalence:** Where Health Care Professionals are engaged by a member to perform a service for or on behalf of a member, the remuneration paid by the member must be commensurate with, and represent a fair market value for, the services performed by the Health Care Professional.
- **The Principle of Documentation:** For interactions between a member and a Health Care Professional, such as where services are performed by a Health Care Professional for or on behalf of a member, there must be a written agreement setting out, inter alia, the purpose of the interaction, the services to be performed, the method for reimbursement of expenses as well as the remuneration to be paid by the member. The activities envisaged by the agreement must be substantiated and evidenced by activity reports and the like. Adequate documentation such as the agreement, related reports, invoices etc. must be retained by the member to support the need for, and materiality of, the services as well as the reasonableness of the remuneration paid.

Members should require that third-party intermediaries, both sales intermediaries and other thirdparty agents, including but not limited to consultants, distributors, sales agents, marketing agents, brokers, commissionary commercial agents and independent sales representatives, who interact with Health Care Professionals in connection with the sale, promotion or any other activity involving members' products, comply with standards equivalent to these guidelines. Accordingly, it is recommended that where such arrangements are entered into, the relevant contractual documentation imposes obligations upon the third party to comply with these or equivalent guidelines.

These guidelines set out the standards appropriate to various types of relationships with Health Care Professionals. These guidelines are not intended to supplant or supersede national laws or regulations or professional codes (including company codes) that may impose more stringent requirements upon members or Health Care Professionals who engage in certain activities in those countries. All members should independently ascertain that their interactions with Health Care Professionals comply with all current national and local laws, regulations and professional codes.

II. Member-Sponsored Product Training and Education

Where appropriate, members should make product education and training available to Health Care Professionals to facilitate the safe and effective use of medical technology. Such education and training programmes should occur at appropriate locations taking account of the convenience of the attendees and the nature of the training. In particular:

Programmes and events should be conducted in clinical, laboratory, educational, conference, or other appropriate settings, including members' own premises or commercially available meeting facilities, that are conducive to effective transmission of knowledge and any required "hands-on" training. The training staff should have the appropriate expertise to conduct such training.

Members may provide attendees with reasonably priced meals in connection with the programme, and for educational programmes necessitating overnight stays, additional hospitality may be appropriate. Any hospitality should be reasonable in value, subordinate in time and focus to the educational purpose of the training and in compliance with the regulations of the country where the Health Care Professional is licensed to practise.

Members may pay for reasonable travel and accommodation costs incurred by an attending Health Care Professional, in compliance with the regulations of the country where the Health Care Professional is licensed to practise.

Members are not permitted to facilitate or pay for meals, travel, accommodation or other expenses for spouses or guests of Health Care Professionals, or for any other person who does not have a bona fide professional interest in the information being shared at the meeting.

III. Supporting Third-Party Educational Conferences

Bona fide independent, educational, scientific or policy-making conferences promote scientific knowledge, medical advancement and assist in the delivery of effective healthcare. To these ends, members may support such events provided the educational conference content promotes scientific knowledge, medical advancement and the delivery of effective healthcare and is consistent with relevant guidelines established by professional societies or organisations for such meetings.

Eucomed members may support such events by the provision of financial, scientific, technical, organisational and/or logistical assistance as follows:
- Health Care Professional Sponsorship. Where permitted under national and local laws, regulations and professional codes of conduct, members may provide financial support to cover the cost of conference attendance by individual Health Care Professionals. Such financial support should be limited to the conference registration fee and reasonable travel, meals and accommodation costs relating to attendance at the event. Members must ensure full compliance with national and local laws with regard to the disclosure or approval requirements associated with such sponsorship and where no such requirements are prescribed, shall nevertheless maintain appropriate transparency, for example, by requiring prior written notification of the sponsorship is made to the hospital administration, the Health Care Professional's superior or other locallydesignated competent authority.
- Advertisements and Demonstrations. Members may purchase advertisements and lease booth space for company displays at conferences.
- Conference Support. Members may provide financial grants directly to the conference organiser to reduce the overall cost of attendance for participants and to cover reasonable honoraria, travel, meals and accommodation expenses of Health Care Professionals who are bona fide conference faculty members. A written request must be made by the conference organiser, to the member and any sponsorship must be paid directly to the conference organiser or training institution. The conference organiser alone is responsible for the programme content and the faculty selection. Members may not have any detailed involvement in determining the content of the conference other than recommending speakers or commenting on the programme where requested to do so.
- Satellite Symposia. Members may sponsor satellite symposia at third-party conferences and provide presentations on subjects that are consistent with the overall content of the third-party conference provided hat all information presented is fair, balanced and scientifically rigorous. Members may determine the content of these events and be responsible

for faculty selection. The arrangement must be documented by written contract and the support of the member must be disclosed in all materials relating to the satellite event.
– Scholarships. Members may also provide educational grants to training institutions, health care institutions or professional societies for medical education programmes by providing financial support for fellowships and similar scholarship awards. The selection of the grantee should be within the discretion of the institution at which they are enrolled or the teaching institution at which they will be trained. Grants must be provided to the teaching or professional institution, not to individual fellows, save at the prior written request of the institution. In no way should the funding be tied to an institution's purchase of a company's products, or otherwise be based on an institution's past or potential future use of the company's products or services.

IV. Sales and Promotional Meetings

In the countries where it is appropriate for members to meet with Health Care Professionals to discuss product features, conduct contract negotiations, or discuss sales terms, these meetings should, as a general rule, occur at or close to the Health Care Professional's place of business. In connection with such meetings, members may pay for reasonably priced meals for Health Care Professional attendees in an environment that is conducive to the exchange of information. Where plant tours or demonstrations of non-portable equipment are necessary, members may also pay for the reasonable travel and accommodation costs of Health Care Professional attendees. However, members are not permitted to facilitate or pay for meals, travel, accommodation or other expenses for spouses or guests of Health Care Professionals, or for any other person who does not have a bona fide professional interest in the information being shared at the meeting.

V. Arrangements with Consultants

Health Care Professionals may serve as consultants to members, providing meaningful bona fide services, including research, participation on advisory boards, presentation at membersponsored training or third-party educational conferences, and product development. It is appropriate to pay Health Care Professionals reasonable compensation for performing these services. The following factors support the existence of a bona fide consulting arrangement between members and Health Care Professionals:
– Consulting agreements must be entered into only where a legitimate purpose for the services is identified in advance.
– Selection of consultants must be on the basis of the consultant's qualifications and expertise to address the identified purpose and should not be on the basis of volume or value of business generated by the consultant.
– Consulting arrangements with Health Care Professionals must be described in a written agreement, signed by the parties and must specify the services to be provided. Such arrangements must be consistent with the regulations of the country where the Health Care Professional is licensed to practise.
– The compensation paid to Health Care Professionals engaged as consultants must be the fair market value for the services provided and must not be tied in any way to the value of medical devices which the consultants may use for their own practice. All payments made must comply with applicable tax and other legal requirements. Members may pay for reasonable and actual expenses incurred by consultants in carrying out the subject of the engagement including reasonable and actual travel, meals and accommodation ex-

penses incurred by consultants in attending meetings with or on behalf of members. The written agreement should describe all expenses that can be claimed by the consultant in relation to the provision of the services.
- Members must ensure full compliance with national and local laws with regard to the disclosure or approval requirements associated with members engaging Health Care Professionals as consultants. Where no such national requirements are prescribed, members shall nevertheless maintain appropriate transparency by requiring prior written notification is made to the hospital administration, the Health Care Professional's superior or other locally-designated competent authority, disclosing the purpose and scope of the consultancy arrangement.
- All consultancy arrangements with Health Care Professionals must be documented in writing even where the Health Care Professional does not require payment for services or where the arrangement involves a one-day event only.
- The venue and circumstances for member meetings with consultants should be appropriate to the subject matter of the consultation. The meetings should be conducted in clinical, educational, conference or other suitable settings, including hotel or other available meeting facilities, conducive to the effective exchange of information.
- Member-sponsored hospitality that occurs in conjunction with a consultant meeting should be modest in value and should be subordinate in time and focus for the primary purpose of the meeting.
- When a member contracts with a Health Care Professional acting as a consultant for research services, the written agreement described above must reference a written research protocol or written schedule of work as appropriate and all required consents and approvals should be obtained.
- When a member contracts with a Health Care Professional for the development of intellectual property, there must be a written agreement providing compensation at a fair market value. However, under no circumstances may the Health Care Professional receive any financial compensation in respect of medical devices he/she has prescribed in the past or may prescribe in the future, including medical devices which contain the novel intellectual property. All required consents and approvals should be obtained, including from the hospital administration or the Health Care Professional's superior (or locally-designated competent authority).

VI. Gifts

Members occasionally may provide inexpensive, branded or non-branded items as gifts to Health Care Professionals, if they are modest in value and in accordance with the national and local laws, regulations and industry and professional codes of conduct of the country where the Health Care Professional is licensed to practise. Gifts must relate to the Health Care Professional's practice, benefit patients or serve a genuine educational function. Gifts must not be given in the form of cash or cash equivalents.

This section is not intended to address the legitimate practice of providing appropriate sample products and opportunities for product evaluation.

VII. Provision of reimbursement and other economic information

Members should support accurate and responsible billing to reimbursement authorities and other payors. In doing so, they provide economic efficiency and reimbursement information to Health Care Professionals and third-party payors regarding members' products.

This information should be limited to identifying appropriate coverage, coding or billing of member products, or procedures using those products, or to encouraging the economically efficient delivery of member products. This section is not intended to address the legitimate practice of providing technical or other support intended to aid appropriate use or installation of the member's products.

VIII. Donations for Charitable and Philanthropic Purposes

Members may make donations for charitable or other philanthropic purposes. Donations may be made only to charitable organisations or other non-profit entities entitled to receive them under applicable national or local laws and regulations. Donations may be made to support the general activities of a bona fide organisation or may be made to support general fund-raising drives for projects undertaken by such an organisation.

Charitable donations must not be tied in any way to past, present or potential future use of the member's products or services.

All donations to a charity or non-profit organisation should be appropriately documented. For example, a written request should be submitted by the charitable organisation, detailing the purpose of the charity and the nature of its activities. The payment should be made out in the name of the charity and paid directly to the charity. Charitable donations to a bona fide organisation should not be made in response to requests made by Health Care Professionals unless the Health Care Professional is an employee or officer of the organisation and submits the request on behalf of the organisation. It would not be appropriate for a member to support the favourite charity of a Health Care Professional in response to a request by that Health Care Professional.

Members should have no control over the final use of funds provided as charitable donations to charitable and other non-profit organisations.

IX. Educational Grants

Members may provide funds to support genuine independent medical research, advancement of medical science or education, or patient and public education. However, it is important that support of these programmes and activities by members is not viewed as a price concession, reward to favoured customers or inducements to recommend, prescribe or purchase members' products or services. Therefore members should ensure that they maintain appropriate documentation in respect of all educational grants made.

Educational grants must not be tied in any way to past, present or potential future use of the member's products or services.

Educational grants may be made only to organisations or entities entitled to receive them under applicable national and local laws and regulations and should not be made to individual Health Care Professionals. (For guidance on how members may support the education of individual Health Care Professionals refer to Section III Supporting Third Party Educational Conferences).

Examples of appropriate educational programmes and related considerations are as follows:
- Scholarships. Professional organisations, hospitals and universities where Health Care Professionals are in training may be eligible to receive grants to support scholarships. For guidance on how members may support scholarships and similar awards refer to Section III Supporting Third Party Educational Conferences.
- Advancement of Healthcare Education. Members may support Health Care Professional education by donating funds to institutions or organisations for either accredited or

nonaccredited healthcare education. For further guidance on how members may support such education, refer to Section III Supporting Third Party Educational Conferences.
– Research. Research grants to support customer-initiated studies may be permitted for programmes involving clinical or non-clinical research in areas of legitimate interest to the member. The member may provide funds for documented expenses, in-kind services, or free products to support clearly defined bona fide research activities of Health Care Professionals where permitted by national laws, regulations and professional codes of conduct. All requests for research grants must be in writing from the requestor stating the nature and objective of the research activity. No support should be provided until a written agreement is signed by both parties and said agreement should provide for adverse event reporting where appropriate. Full disclosure of the award must be made to the hospital administration, or the Health Care Professional's superior, or other locally-designated competent authority as appropriate and the recipient of the grant shall be required to acknowledge the member's support of the research in all oral or written presentations of the results.
– Public Education. Members may make grants for the purpose of supporting education of patients or the public about important healthcare topics.

VI. Q&A on the Eucomed Guidelines On Interactions with Healthcare Professionals

Guidance Document
Q&A on the Eucomed Guidelines On Interactions with Healthcare Professionals

18 March 2009

Q1 Under the guidelines, is written notification to the Health Care Professional's employer (or other locally-designated body) required for each interaction with a member? For example, is such notification required each time a member pays for a reasonably priced meal or gives a Health Care Professional a gift which are otherwise in line with the requirements of the guidelines?

A1 Written notification to the Health Care Professional's employer (or other locally-designated body) is required whenever a member engages a Health Care Professional as a consultant or whenever a member makes a financial contribution to the Health Care Professional's medical training. Incidental interactions arising in the normal course of business such as meals associated with educational or business meetings or the receipt of modest gifts related to the Health Care Professional's practice, do not require notification.

Q2 Under the guidelines, what is meant by the term "appropriate location"?

A2 An „appropriate location" is a recognised institution, conference or business centre which is centrally located, providing ease of access when regard is given to the place of origin of the invited participants. The location selected should not become the main attraction of the event and members must consider at all times the image that may be projected to the public by their choice of location. Appropriateness of location applies irrespective of who organises the event.

Q3 What criteria should a member apply when considering the country location of product training or education?

A3 If the participants are primarily of one country, the venue should be in the specific country involved. If the participants are from multiple countries in Europe, then a European country affording ease of access for participants should be chosen. It is expected that the country selected is the residence of at least some of the participants of the meeting.

Q4 Can a member use a meeting venue outside Europe?

A4 Yes, provided the participants are from multiple countries outside Europe. If the participants are primarily from within Europe, the venue should be in Europe. It is expected that the country selected (and the state, if the location is in the United States) is the residence of at least some of the participants of the meeting.

Q5 Are hotels suitable venues for member-sponsored meetings with Health Care Professionals?

A5 Yes, hotels are suitable venues for member-sponsored meetings with Health Care Professionals. The hotel selected should not become the main attraction of the event and members must consider at all times the image that may be conveyed to the public by their choice of hotel. The hotel should not normally be a top category or luxury hotel in the country in which it is located nor be renowned for its entertainment facilities. An important factor in selecting a hotel is its suitability for business meetings, including the availability of conference facilities.

Q6 Can a member use a hotel that offers leisure facilities such as golf, or water sports for member-sponsored training and education?

A6 Many business hotels and conference centres provide leisure facilities and while it would not be reasonable to exclude these venues if otherwise appropriate, members must exercise caution. Members should arrange the meeting agenda such that Health Care Professionals attending the meeting would not be free to make use of the leisure and sporting facilities during any significant part of a normal working day. Further, where hotels require additional payment to enable guests to use the leisure and sporting facilities, members may not make such payments on behalf of the Health Care Professionals.

Q7 Are cruise ships or golf clubs appropriate venues for member-sponsored training and education?

A7 No. Cruise ships, golf clubs or health spas and venues renowned for their entertainment facilities are not appropriate venues and should not be used.

Q8 Under the guidelines, what do the terms 'reasonable' and 'hospitality mean?

A8 The guidelines seek to find a balance between the courteous and professional treatment of Health Care Professionals by Eucomed members, with the desire to avoid even the appearance that hospitality may be used by members as a means to induce Health Care Professionals to purchase, prescribe or recommend company products. Accordingly, members must assess what is 'reasonable' in any given situation and regional variations will apply. As a general guideline, 'reasonable' should be interpreted as the appropriate standard for the given location and must comply with the local laws, regulations and professional codes of conduct. If the meeting venue is a hotel which complies with the requirements of the guidelines, it would be acceptable for members to offer participants meals and accommodation at the same hotel. The term 'hospitality' includes meals and accommodation. It is important that members differentiate between 'hospitality' which is permitted and 'entertainment' which is not. 'Entertainment' includes, but is not limited to, dancing or arrangements where live music is the main attraction, sight-seeing trips, theatre excursions, sporting events and other leisure arrangements.

Q9 Under the guidelines, what standard of air travel may a member provide a Health Care Professional attending member-sponsored training?

A9 Members may provide only economy or standard class air travel to Health Care Professionals unless the flight time is of a duration of greater than 5 hours; in which case, it is appropriate to consider premium economy or business class provided this is permitted under the national and local laws, regulations and professional codes of conduct of the country where the Health Care Professional is licensed to practise.

Q10 What does the term „facilitate" mean where used in connection with the guest or spouse expenses?

A10 The term „facilitate" refers to the prior arrangement, organisation or booking of meals, travel or accommodation by a member on behalf of the spouse/guest of a Health Care Professional participant. Such organisation or booking is not permitted unless the individual qualifies as a participant in their own right. If Health Care Professionals attending product training wish to be accompanied by a spouse/guest who does not have a professional interest in the information being shared, the Health Care Professional must take sole responsibility for the payment and organisation of the spouse/guest's expenses.

Q11 In the event that a Health Care Professional is accompanied by a spouse/guest at member-sponsored product training, may the spouse/guest be admitted to any member-related activity?

A11 It would not be appropriate for the spouse/guest of a Health Care Professional to be invited to attend any of the member-related activities, including associated meals even when the Health Care Professional has paid for the spouse/guest expenses. Any uninvited appearance by a spouse/guest should be strongly discouraged.

Q12 In connection with providing financial support to cover the cost of conference attendance by individual Health Care Professionals, what are deemed to be reasonable travel, meals and accommodation?

A12 Members must assess what is reasonable in any given location and regional and country variations will apply. However, as with member-sponsored training, the hospitality provided by members at third party educational events should not be of such a level as to become the main attraction of the event. Accordingly, hotel accommodation should not normally be provided at top category or luxury hotels, air travel should be economy or standard class unless the duration of the flight extends beyond 5 hours (in which case premium economy or business class may be considered) and meals should be of a standard that Health Care Professionals would routinely expect if they were paying for them out of their own pockets. A meal at the conference hotel with wine would normally be considered acceptable.

Q13 Is it appropriate for members to cover the full registration fee of third-party conferences where such fee covers the cost of a conference dinner and/or social or cultural activities?

A13 Members must not pay for the expenses which relate to the purely social or cultural aspects of the conference. Modest and incidental gatherings such as the welcome cocktail are appropriate and members may cover these expenses. Where the registration fee includes an element of entertainment members must request that these elements are separated in the registration fee and subsequently not pay for this element. If the conference organiser is unable to separate the entertainment costs from the registration fee, members should assess the image that may be projected to the public and reconsider supporting the event. For the avoidance of doubt, the conference dinner may be supported if it is expected that all delegates to the conference would normally attend and provided the dinner is otherwise in line with the requirements of the guidelines.

VI. Q&A on the Eucomed Guidelines On Interactions

Q14 Are members permitted to invite Health Care Professionals to educational conferences, offering to cover their reasonable expenses or are members only permitted to support Health Care Professional attendance at conferences in response to unsolicited requests from Health Care Professionals?

A14 Members are permitted to invite Health Care Professionals to attend educational conferences provided the selection is based upon the training and educational requirements of the individual Health Care Professional and is in no way tied to the Health Care Professional's past or potential future use of the member's products or services. Members have to ensure that they comply with all national and local laws, regulations or professional codes of conduct with regards to transparency. In countries where specific provision is not made, Members must maintain appropriate transparency by giving prior written notification to the hospital administration, the HCP superior (or other designated competent authority) expressly offering the possibility to comment and/or oppose the invitation or to designate an alternative HCP recipient.

Q15 How does the Code apply where a member organises or sponsors an international meeting with Health Care Professionals attending from various European countries?

A15 When organising or sponsoring international events, members must comply with the regulations on hospitality applicable to each Health Care Professional in their respective countries and with the regulations in the country where the event takes place. Each Health Care Professional remains subject to the regulations of his/her own country, irrespective of where the event takes place. In the case of conflict, the member is recommended to apply the stricter rule.

Q16 Is it acceptable to offer a cash advance by way of a cheque or bank transfer payable to a Health Care Professional for a specific amount to cover all or part of the Health Care Professionals' travel or accommodation expenses for attendance at a conference?

A16 It is not acceptable to make an advance payment to a Health Care Professional to cover prospective expenses. Payments should generally be made to the supplier/vendor or intermediary agency. Alternatively members may reimburse individual Health Care Professional expenses retrospectively against original invoices or receipts.

Q17 May member companies offer to cover the travel and accommodation expenses of Health Care Professionals for periods that extend beyond the duration of the congress or other training programme attended?

A17 Generally, travel and accommodation support given by member companies to Health Care Professionals should be strictly tailored to the duration of the congress or educational event. However, where the travel expenses incurred are significantly reduced by the Health Care Professional travelling at alternate times, the travel arrangements may be extended. Any accommodation expenses relating to the extended stay must be met the by Health Care Professional.

Q18 May member companies organise the travel and accommodation arrangements of the spouse or other guest of a Health Care Professional attending a third-party congress if the Health Care Professional pays for the spouse or guest?

A18 No, unless that person qualifies as a proper delegate or participant at the meeting in their own right, it would not be appropriate for a member to organise the travel and/ or accommodation arrangements of the spouse or guest of a Health Care Professional, irrespective of who pays. Such actions are open to misinterpretation.

Q19 Is it permissible under the Code for member companies to sponsor the attendance of individual Health Care Professionals on courses of further education?

A19 No, members may not sponsor individual Health Care Professionals to attend courses of further education. Members may make educational grants available and provide such grants to the training institution but must have no role in the selection of the individual who will receive the grant.

Q20 Is it acceptable for members to subsidise or pay for the attendance of Health Care Professionals at events organised by medical device industry associations or by groups of companies (in both cases with or without the involvement of third parties)?

A20 Yes this is acceptable provided the Health Care Professional is likely to obtain an objective benefit from such attendance and there is no overt commercial promotion. For example, meetings arranged for the purpose of training Health Care Professionals on the guidelines or gaining a better understanding of the industry in general, would be acceptable.

Q21 Is it appropriate for members to invite Health Care Professionals on company plant or factory tours where the Health Care Professionals reside outside the country of location of the plant or factory?

A21 Yes it is appropriate for members to invite Health Care Professionals to plant or factory tours in countries outside their country of residence if there is a legitimate business purpose and the tour complies with the guidelines in all respects. Accordingly, members should ensure that appropriate documentation is put in place, hotel accommodation is not normally provided at top category or luxury hotels, air travel is economy or standard class unless the duration of the flight extends beyond 5 hours (in which case premium economy or business class may be considered) and meals are of a standard that Health Care Professionals would routinely expect if they were paying for them out of their own pocket.

Q22 What general criteria need to be fulfilled for arrangements with Health Care Professionals that are engaged to provide genuine consultancy services?

A22 The criteria that should be adopted are as follows:
– a legitimate business need is identified in advance;
– the criteria for the selection of Health Care Professionals are related to the identified need;
– a written agreement specifying the services to be provided is in place before the service is rendered;
– compensation for the service rendered is reasonable and according to fair market value;
– members document the work products generated by the Health Care Professionals; and the arrangement is entered into without intention of using it as a means to induce the recommendation, purchase, prescription, supply or sale of medical products or services.

Q23 Under the guidelines, is it compulsory that a Health Care Professional engaged as a consultant by a member obtains a written permission from the main health care institution where the Health Care Professional conducts his or her work to render services as a consultant for the member?

A23 Under the guidelines, written permission is not required. However, interaction between industry and Health Care Professionals must be transparent and comply with na-

VI. Q&A on the Eucomed Guidelines On Interactions

tional and local laws, regulations and professional codes of conduct. In countries where specific provision is not made, members shall nevertheless maintain appropriate transparency by requiring prior written notification is made to the hospital administration or the Health Care Professional's superior (or other locallydesignated body), fully disclosing the purpose and scope of the engagement.

Q24 According to the guidelines, would it be permissible for members to organise entertainment or other social or leisure activities in association with meetings with Health Care Professionals who are engaged as consultants by the member?

A24 No. Members should not provide or organise entertainment for Health Care Professionals who are engaged as consultants by the member.

Q25 Is it appropriate for members to cover the cost of meals, travel or other hospitality expenses of the spouse or guest accompanying Health Care Professionals at membersponsored consultant meetings.

A25 No, it is not appropriate for members to pay for the meals, travel or accommodation of persons accompanying Health Care Professional consultants at member-sponsored consultant meetings. Furthermore, members should not organise the travel or accommodation of such guests.

Q26 When a member contracts with a group of Health Care Professionals for the development of intellectual property, is it appropriate for each Health Care Professional pertaining to that group to receive financial compensation in respect of the co-developed medical devices prescribed or used by the other co-developer Health Care Professionals?

A26 No. It is advisable that, the Health Care Professionals who co-develop one or more medical devices under an appropriate contract with a member do not receive financial compensation in respect of the co-developed medical devices used or prescribed by the other co-developer Health Care Professionals.

Q27 Please provide some examples of items of modest value that are „related to the Health Care Professional's practice or for the benefit of patients".

A27 Mugs, stationery items, calendars, diaries, computer accessories for business use and clinical items such as wipes, nail brushes, surgical gloves and tourniquets are examples of modest value items that would be appropriate for use as gifts for Health Care Professionals provided their value falls within the maximum value prescribed under national and local laws, regulations and industry and professional codes of conduct. Items which are primarily for use in the home or car are not appropriate as they are not related to the Health Care Professional's practice nor are they for the benefit of patients.

Q28 Are prize draws and competitions appropriate forms of promoting medical devices?

A28 Prize draws and other competitions may be appropriate if the prize awarded complies with the guidelines on gifts and is in accordance with national and local laws, regulations and industry and professional codes of conduct.

Q29 What are regarded as cash equivalents?

A29 Items that have a specified cash value such as store vouchers, book tokens, music tokens or vouchers offering a discount or free gift are regarded as cash equivalents.

Q30 May a member provide a small gift to a Health Care Professional upon significant life events such as a marriage, birth, birthday or death?

A30 The guidelines restrict the types of gifts that may be given to a Health Care Professional and it would not be appropriate to give gifts to mark significant life events such as a marriage, birth or birthday. However, in the case of death, it is for each member to determine the appropriateness of making a tasteful gift as a mark of respect.

Q31 May a member give gifts to staff of a Health Care Professional who are not themselves Health Care Professionals?

A31 Gifts given to the staff of a Health Care Professional should be treated as though they were given to the Health Care Professional and accordingly, must comply with the provisions of the guidelines in all respects.

Q32 Can a member make a charitable donation to a non-profit organisation in the name of a Health Care Professional?

A32 No. All contributions made with a member's funds must represent the member as the provider of the donation.

Q33 Can a member buy a stand or booth at a conference organised by a charity?

A33 Yes, but this activity would not be considered to be a charitable donation. It would be considered a legitimate commercial transaction as a normal part of marketing activity.

Q34 Under the guidelines, may a member make a charitable donation such as the purchase of a table of dinner invitations at a fundraising dinner?

A34 Yes, charitable donations made by members may take the form of dinner invitations for a fundraising dinner or participating in other recreational events such as a fundraising golf tournament, if arranged by a charity or other eligible entity. However, the member should not invite Health Care Professionals to attend the event at the member's expense. The member may use some or all of its ticket allotment for its own employees and return any unused portion to the sponsoring organisation for use as the sponsoring organisation sees fit.

Q35 Can a member pay a research grant to a Health Care Professional for a clinical study where the member is named as the sponsor of the study?

A35 No. Clinical investigators participating in a member-sponsored study are regarded as providing a consultancy service and arrangements should follow Section V Arrangements with Consultants.

Q36 Do the guidelines apply to requests for educational support made by medical institutions and group purchasing bodies in the context of public tender offerings?

A36 No. Such requests and the subsequent financial support made are not considered to be „educational grants" for the purpose of these guidelines. Such arrangements are commercial in nature and not philanthropic and should be documented in a written commercial agreement in accordance with normal business practice.

VII. Gemeinsamer Standpunkt zur strafrechtlichen Bewertung der Zusammenarbeit zwischen Industrie, medizinischen Einrichtungen und deren Mitarbeitern

Arbeitsgemeinschaft der Wissenschaftlichen Medizinischen Fachgesellschaften
Bundesverband der Arzneimittel-Hersteller e. V.
Bundesverband Medizintechnologie
Bundesverband Deutscher Krankenhausapotheker e. V.
Bundesverband der Pharmazeutischen Industrie e. V.
Deutscher Hochschulverband
Deutsche Krankenhaus Gesellschaft
Forum Deutsche Medizintechnik F+O und ZVEI
Verband der Diagnostica-Industrie e. V.
Verband der Krankenhausdirektoren Deutschlands e. V.
Verband Forschender Arzneimittelhersteller e. V.

Inhaltsübersicht

Einleitung

A. Strafrechtliche Rahmenbedingungen
I. Relevante Straftatbestände
  1. Korruptionsbekämpfungsgesetze
    a) Schutzzweck
    b) Tathandlung
    c) Adressaten der Korruptionsbekämpfungsgesetze
    d) Sonderproblem: Annahme von „Drittvorteilen"
    e) Strafausschluss durch Genehmigung bei §§ 331, 333 StGB
  2. Ärztliches Berufsrecht
II. Grundsätze
  1. Trennungsprinzip
  2. Transparenz-/Genehmigungsprinzip
  3. Dokumentationsprinzip
  4. Äquivalenzprinzip

B. Einzelne Kooperationsformen
I. Dienstleistungsbeziehungen
  1. Allgemeine Grundsätze
  2. Typische Dienstleistungsbeziehungen
    a) Verträge über klinische Prüfungen/Leistungsbewertungen
    b) Verträge über Anwendungsbeobachtungen
    c) Sonstige Forschungs-, wissenschaftliche Dienst- und Beratungsleistungen
    d) Sponsorverträge
II. Andere Formen der Zusammenarbeit
  1. Allgemeine Grundsätze
  2. Typische Formen der Zusammenarbeit
    a) Teilnahme an Kongressen, Informationsveranstaltungen, Betriebsbesichtigungen etc.
    b) Spenden

C. Bewirtungen und Geschenke
I. Geschenke
II. Bewirtungen

Einleitung

Vor dem Hintergrund des sog. Herzklappenkomplexes und der daraufhin eingeleiteten staatsanwaltschaftlichen Ermittlungsverfahren wächst die Unsicherheit hinsichtlich der Zulässigkeit verschiedenster Kooperationsformen zwischen der Industrie, medizinischen Einrichtungen (z. B. Krankenhäuser, Universitätsklinika etc.) und deren Mitarbeitern.

Im Zentrum der Ermittlungen stehen dabei nicht nur persönliche Zuwendungen, sondern seit Jahrzehnten übliche Kooperationsformen zwischen Industrie, medizinischen Einrichtungen und deren Mitarbeitern – etwa die Finanzierung von wissenschaftlichen Studienprojekten, „Arzt im Praktikum" (AiP) und Assistenzarztstellen im Zusammenhang mit der Durchführung solcher Studien, die Unterstützung von Kongressteilnahmen sowie die Überlassung von Geräten an medizinische Einrichtungen zur Weiterentwicklung und Verbesserung der Diagnostik oder für Studien. Darüber hinaus sind Spenden an medizinische Einrichtungen und Fördervereine sowie die Unterstützung bei der Ausrichtung von medizinischen Fachkongressen, aber auch die Finanzierung von Kongressteilnahmen durch Ärzte in besonderem Maße von den Ermittlungen betroffen. Die hierdurch in der Praxis ausgelösten Unsicherheiten sind durch die sog. „Korruptionsbekämpfungsgesetze" vom August 1997, mit denen der Gesetzgeber im Zuge der Änderung einer Vielzahl von Gesetzen die Straftatbestände der Vorteilsgewährung und der Bestechung verschärft und insbesondere auch die Gewährung von Drittvorteilen in den gesetzlichen Tatbestand einbezogen hat, noch größer geworden.

Es geht damit um die grundsätzliche Frage, wie die Kooperation der Industrie in diesen Bereichen mit medizinischen Einrichtungen und deren Mitarbeitern in Zukunft ausgestaltet werden könnte, um einen möglichen Korruptionsverdacht bereits im Ansatz zu vermeiden. Die sich hieraus ergebende Notwendigkeit der Schaffung von Orientierungspunkten für die weitere Zusammenarbeit mit medizinischen Einrichtungen und deren Mitarbeitern hat dazu geführt, dass von Seiten einzelner Unternehmen und Verbände bereits Hinweise für eine zukünftige Zusammenarbeit herausgegeben worden sind. Dasselbe gilt für eine Reihe universitärer Einrichtungen. Schließlich haben die Kultus- und Justizministerkonferenzen der Länder der Bundesrepublik Deutschland durch Beschlüsse vom 17. September 1999 bzw. 15. Dezember 1999 Hinweise für die Ausgestaltung der Verfahren bei der Annahme von Drittmitteln formuliert, die ebenfalls Orientierungspunkte bieten.

Angesichts der anhaltenden Unsicherheiten halten es die beteiligten Verbände jedoch für sinnvoll und notwendig, einen Gemeinsamen Standpunkt zur weiteren Zusammenarbeit zwischen Industrie, medizinischen Einrichtungen und deren Mitarbeitern zu formulieren und präzisierende Hinweise zu geben, wie eine am Wohl der Patienten orientierte und dem wissenschaftlichen Rang Deutschlands gerecht werdende Zusammenarbeit zwischen Industrie, medizinischen Einrichtungen und deren Mitarbeitern aussehen kann.

Diesem Anliegen liegt folgendes gemeinsames Verständnis zugrunde:

Die Kooperation zwischen Industrie, medizinischen Einrichtungen und deren Mitarbeitern ist insbesondere aus rechtlichen Gründen notwendig bzw. forschungs- und gesundheitspolitisch erwünscht. Die medizinische Forschung und die Weiterentwicklung von Arzneimitteln und Medizinprodukten erfordert zwingend eine enge Zusammenarbeit der Industrie mit medizinischen Einrichtungen und deren Mitarbeitern, insbesondere Ärzten. Da die Industrie nicht über eigene Kliniken verfügt, in denen die gesetzlich vorgeschriebenen klinischen Prüfungen und die aus der Produktbeobachtungspflicht der Industrie oder aus Auflagen der Zulassungsbehörden resultierenden Anwendungsbeobachtungen durchgeführt werden können, ist sie auf diese Kooperation angewiesen. Medizinische Einrichtungen und deren Mitarbeiter verfügen andererseits oftmals nicht über ausreichende technische und finanzielle Mittel, um Forschungsergebnisse zu erzielen oder diese für die Entwicklung

VII. Gemeinsamer Standpunkt

von Arzneimitteln und Medizinprodukten umzusetzen. Eine Infragestellung der üblichen und als legitim angesehenen Kooperations- und Unterstützungsformen der Industrie würde neben einer Gefährdung des Wirtschafts- und Forschungsstandortes Deutschland zu einer Stagnation der Gesundheitsversorgung der Patienten führen. Gleichzeitig ist ein verstärktes Engagement der Industrie im Zusammenhang mit der Drittmittelforschung und damit eine engere Zusammenarbeit zwischen Industrie, medizinischen Einrichtungen und deren Mitarbeitern politisch ausdrücklich gewollt, zumal die staatliche Finanzierung der Hochschulen, die Verteilung der Mittel von der zentralen Hochschulebene auf die Fachbereiche und die weitere Verteilung auf die Institute und auf einzelne Forscher leistungsorientiert erfolgen und hierbei u. a. auch auf den Erfolg bei der Einwerbung von Drittmitteln abgestellt werden soll.

Auf der anderen Seite muss unter dem Gesichtspunkt der Korruptionsbekämpfungsgesetze vermieden werden, die Dienstausübung, insbesondere Beschaffungsentscheidungen, mit der Gewährung von Drittmitteln zu verknüpfen. Die den Gemeinsamen Standpunkt tragenden Verbände sind der Auffassung, dass sich ein insoweit bestehendes Strafbarkeitsrisiko insbesondere durch eine strikte Beachtung des Trennungs-, Transparenz-/Genehmigungs-, Dokumentations- und Äquivalenzprinzips ausschließen bzw. erheblich reduzieren lässt. Hierbei kommt der der Drittmittelforschung zugrundeliegenden unmittelbaren Vertragsbeziehung zur medizinischen Einrichtung (bei der Durchführung von Dienstaufgaben von Amtsträgern im Hauptamt) bzw. der Genehmigung oder Offenlegung der Leistungsbeziehungen zwischen der Industrie und den Mitarbeitern medizinischer Einrichtungen durch deren Dienstherren/Arbeitgeber (im Rahmen der Durchführung einer Nebentätigkeit) und der damit verbundenen Transparenz dieser Beziehungen nach Auffassung der beteiligten Verbände ein besonders hoher Stellenwert zu.

Der nachfolgende Gemeinsame Standpunkt der beteiligten Verbände beschreibt Rahmenbedingungen und gibt spezifische Hinweise, deren Einhaltung das Risiko eines Vorwurfs straf- oder dienstrechtswidrigen Verhaltens vermeiden soll. Eine endgültige Rechtssicherheit kann hierdurch jedoch nicht erreicht werden, da das Vorgehen der Staatsanwaltschaften und Gerichte bislang nicht einheitlich ist und jeder Einzelfall unterschiedliche Aspekte aufweisen kann. Die beteiligten Verbände halten es im Sinne einer möglichst weitreichenden straf- und dienstrechtlichen Risikominimierung daher für wünschenswert, wenn diese Hinweise durch möglichst einheitliche Drittmittelrichtlinien oder -erlasse der Bundesländer, die bislang allenfalls fragmentarisch bestehen, sowie in Form von Dienstanweisungen durch die jeweiligen Krankenhausträger bzw. Dienstherren der betroffenen Mitarbeiter ergänzt würden. Die beteiligten Verbände definieren mit diesem Gemeinsamen Standpunkt ihre übereinstimmende Auffassung dazu, welche konkrete Verhaltensweisen im Rahmen von Kooperationen zwischen Industrie und medizinischen Einrichtungen sowie deren Mitarbeitern im Interesse der Wahrung und Fortentwicklung des Forschungsstandortes Deutschland als nicht strafwürdig angesehen werden sollten. Davon unberücksichtigt bleiben Kodices und Empfehlungen der den Gemeinsamen Standpunkt tragenden Verbände, soweit diese für ihre Mitglieder weitergehende Anforderungen an die Zusammenarbeit zwischen der Industrie, medizinischen Einrichtungen und deren Mitarbeitern festlegen.

A. Strafrechtliche Rahmenbedingungen

I. Relevante Straftatbestände

Bei der Planung und Durchführung von Kooperationsformen zwischen der Industrie, medizinischen Einrichtungen und deren Mitarbeitern kann unter bestimmten – im folgenden näher beschriebenen – Voraussetzungen die Verwirklichung folgender Straftatbestände in Betracht kommen:

- § 331 StGB (Vorteilsannahme),
- § 333 StGB (Vorteilsgewährung),
- § 332 StGB (Bestechlichkeit),
- § 334 StGB (Bestechung) und
- § 299 StGB (Bestechlichkeit und Bestechung im geschäftlichen Verkehr).

1. Korruptionsbekämpfungsgesetze

a) Schutzzweck

Geschütztes Rechtsgut der für den öffentlichen Bereich relevanten Straftatbestände der §§ 331 ff. StGB ist die „Lauterkeit des öffentlichen Dienstes" und das „Vertrauen der Allgemeinheit in diese Lauterkeit". Durch die Androhung empfindlicher Freiheits- oder Geldstrafen soll bereits der Anschein der Käuflichkeit von Amtshandlungen vermieden werden. Gemeinsamer Unrechtskern dieser Tatbestände ist die sich aus der verbotenen Beziehung ergebende generelle Gefährdung des Staatsapparates, dessen Ansehen durch die Annahme von Zuwendungen für amtliche Tätigkeiten beeinträchtigt ist, da hierdurch das Vertrauen der Allgemeinheit in die Sachlichkeit staatlicher Entscheidungen leidet.

Durch die Einfügung des Tatbestandes der Bestechlichkeit und Bestechung im geschäftlichen Verkehr (§ 299 StGB) in das StGB soll dies als „allgemein sozialethisch missbilligtes Verhalten" gekennzeichnet und das „Bewusstsein der Bevölkerung geschärft werden" (Bundestags-Drucksache 13/5584, S. 15).

b) Tathandlung

Voraussetzung für die Anwendbarkeit der Tatbestände der §§ 331 ff. StGB ist, dass ein „Amtsträger" für die Dienstausübung (Vorteilsannahme) bzw. als Gegenleistung für pflichtwidrige Diensthandlungen (Bestechlichkeit) für sich oder einen Dritten einen Vorteil fordert, sich versprechen lässt oder annimmt. Dasselbe gilt spiegelbildlich für die Geberseite (Vorteilsgewährung und Bestechung), wobei es für die Vorteilsgewährung bereits ausreichen kann, dass der Vorteil im Hinblick auf die Dienstausübung angeboten oder gewährt wird, ohne dass der Amtsträger dies akzeptieren oder so verstehen muss.

Im Zentrum der Korruptionsdelikte steht die sog. Unrechtsvereinbarung zwischen Geber und Nehmer. Dies bedeutet, dass eine beiderseitige Übereinstimmung hinsichtlich der Gewährung der Zuwendung als Gegenleistung für die Dienstausübung besteht. Unter einem Vorteil versteht man dabei jede Leistung des Zuwendenden, auf die der Amtsträger keinen gesetzlich begründeten Anspruch hat und die ihn materiell oder – nach den nicht unumstrittenen Auffassungen verschiedener Staatsanwaltschaften und Gerichte <196> auch nur immateriell (etwa im Sinne eines Karrierevorteils) in seiner wirtschaftlichen, rechtlichen oder persönlichen Lage objektiv besser stellt. Sie wird regelmäßig dann bejaht, wenn über Zuwendungen Einfluss auf die Bestellung von Produkten genommen oder Bestellungen von Seiten des Amtsträgers belohnt werden. Hierbei wird über den jeweiligen Einzelfall hinaus von den Gerichten in der Praxis das gesamte „Beziehungsgeflecht" zwischen Unternehmen und Zuwendungsempfänger im Rahmen der Beweiswürdigung herangezogen.

Nach der nicht unumstritten gebliebenen Rechtsprechung (BGHSt 31, 264 ff., Hans-OLG Hamburg, Beschluss vom 14. Januar 2000, Aktenzeichen: 2 Ws 243/99) kann ein Vorteil bereits in der Chance auf den Abschluss eines Vertrages liegen, der Leistungen an den Amtsträger zur Folge hat, und zwar auch dann, wenn diese in einem angemessenen Verhältnis zu den aufgrund dieses Vertrages geschuldeten Leistungen stehen (a.A.: G. Pfeiffer, NJW 1997, S. 782 ff.). Entgegen der Rechtsauffassung der den Gemeinsamen Standpunkt tragenden Verbände soll dies auch dann der Fall sein, wenn es sich um Verträge über gesetzlich vorgeschriebene oder von Behörden verlangte Studien, etwa Zulassungsstudien oder Anwendungsbeobachtungen, handelt.

VII. Gemeinsamer Standpunkt

Die Frage nach der Pflichtwidrigkeit der Diensthandlung betrifft die Abgrenzung der Vorteilsannahme bzw. Vorteilsgewährung einerseits von den Tatbeständen der Bestechung und Bestechlichkeit andererseits. Die Rechtsprechung bejaht diese Voraussetzung regelmäßig dann, wenn die Unbefangenheit eines Ermessensbeamten durch den Vorteil beeinträchtigt ist und er seine Entscheidungen aufgrund sachfremder Erwägungen trifft bzw. sich hierzu bereit erklärt. Zum Teil wird eine Pflichtwidrigkeit der Diensthandlung von den Gerichten bereits dann angenommen, wenn der Amtsträger (etwa ein Arzt) den Vorteil „auf die Waagschale künftiger Entscheidungen" legt, ohne dass der Vorteil für die Entscheidung ausschlaggebend sein muss.

c) Adressaten der Korruptionsbekämpfungsgesetze

„Amtsträger" im Sinne der §§ 331 ff. StGB sind nicht nur die als Beamte oder Angestellte des öffentlichen Rechts in öffentlich-rechtlichen Dienstverhältnissen stehenden Mitarbeiter von medizinischen Einrichtungen. Auch Angestellte einer privatrechtlich organisierten Einrichtung – z. B. einer Krankenhaus GmbH oder AG – können Amtsträger im Sinne der §§ 331 ff. StGB sein, sofern sie hoheitliche Aufgaben – etwa in der Forschung oder Krankenversorgung – wahrnehmen. Spiegelbildlich führt dies auf Seiten des Gebers von Vorteilen dazu, dass eine Vorteilsgewährung bzw. Bestechung (§ 333 StGB bzw. § 334 StGB) bei Vorliegen der weiteren Voraussetzungen angenommen werden kann.

Selbst wenn Mitarbeiter auf Seiten medizinischer Einrichtungen als Angestellte für eine medizinische Einrichtung in privater Trägerschaft tätig sind, können sich diese der Bestechlichkeit im geschäftlichen Verkehr gemäß § 299 Abs. 1 StGB strafbar machen. Auch dies gilt spiegelbildlich für die Geberseite (§ 299 Abs. 2 StGB).

Adressaten der Korruptionsbekämpfungsgesetze i. S. d. §§ 331 ff. bzw. des § 299 StGB sind damit alle Mitarbeiter (z. B. Ärzte und Krankenhausapotheker) sämtlicher medizinischer Einrichtungen ungeachtet ihrer rechtlichen Organisationsform.

d) Sonderproblem: Annahme von „Drittvorteilen"

Durch das im August 1997 in Kraft getretene Antikorruptionsgesetz wurden die bis dahin geltenden Straftatbestände weiter verschärft. Danach kann auch die Annahme sog. „Drittvorteile" unzulässig sein. Während es früher nur strafbar war, dem Amtsträger bzw. Handelnden selbst einen Vorteil für die konkrete Handlung zu gewähren, reicht es nunmehr bereits aus, dass der Vorteil einem Dritten gewährt wird. Daher kann auch der Vorteil, der ausschließlich der medizinischen Einrichtung oder einem anderen „Dritten" (etwa wissenschaftlichen Fachgesellschaften oder karitativen Einrichtungen) zugute kommt, die genannten Straftatbestände erfüllen.

e) Rechtfertigung/Strafbarkeitsausschluss durch Genehmigung bei §§ 331, 333 StGB

Eine Besonderheit besteht hinsichtlich der Strafnormen der Vorteilsannahme bzw. Vorteilsgewährung gemäß § 331 Abs. 3 bzw. § 333 Abs. 3 StGB. Danach ist die Annahme eines auf eine pflichtgemäße Diensthandlung gerichteten Vorteils dann nicht strafbar, wenn diese von der Behörde im Rahmen ihrer Befugnisse entweder vorab oder nach unverzüglicher Anzeige genehmigt wird. Eine Genehmigung im Sinne von § 331 Abs. 3 StGB ist jedoch dann ausgeschlossen, wenn es sich um die Annahme eines vom Amtsträger geforderten Vorteils bzw. um die Annahme von Vorteilen für pflichtwidrige Handlungen handelt.

Im Übrigen richtet sich die Frage, ob eine Vorteilsannahme genehmigt werden kann, nach dem öffentlichen Dienstrecht. Das öffentliche Dienstrecht erlaubt die Annahme von Belohnungen und Geschenken nur dann, wenn die Zustimmung des öffentlichen Arbeitgebers oder Dienstherrn vorliegt (§ 43 BRRG, § 70 BBG, § 10 BAT). Allgemein lässt sich sagen, dass eine Zustimmung nur in engen Grenzen erteilt werden kann. Eine Genehmigung scheidet bereits dann aus, wenn der „Anschein der Käuflichkeit" von Amtshandlungen entstehen kann. Wegen des inneren Zusammenhangs mit den genannten dienstrechtlichen Vorschriften ist bei deren Auslegung – also für die Frage der Genehmigungsfähigkeit der Zuwendung – der Regelungsgehalt der strafrechtlichen Normen heranzuziehen. Der öffentliche Arbeitgeber bzw. Dienstherr darf demnach keine Zustimmung erteilen, sofern der Eindruck entsteht, dass der Entscheidungsträger den Vorteil „auf die Waagschale seiner Entscheidung" legen wird bzw. gelegt hat.

Im Zusammenhang mit dem Strafbarkeitsausschluss durch Genehmigungen sind damit auch die Vorschriften des § 42 BRRG und des § 65 BBG sowie die entsprechenden landesrechtlichen Vorschriften relevant, welche die Genehmigungsfähigkeit von Nebentätigkeiten regeln. Für den BAT-gebundenen Bereich sieht die Vorschrift des § 11 BAT die sinngemäße Anwendung der für die Beamten zuvor angeführten Bestimmungen vor.

2. Ärztliches Berufsrecht

Die Zusammenarbeit der Industrie mit Ärzten, die für medizinische Einrichtungen tätig sind, unterliegt neben straf- und dienstrechtlichen Bestimmungen auch dem ärztlichen Berufsrecht. Grundsätzlich gilt hierbei, dass in der Zusammenarbeit zwischen Industrie und Ärzten alles unterbleiben muss, was zu einem Konflikt mit Berufspflichten führt. Ärztliche Entscheidungen müssen danach gänzlich frei von wirtschaftlichem Einfluss getroffen werden (vgl. §§ 32, 33, 35 (Muster-) Berufsordnung für die deutschen Ärztinnen und Ärzte – MBO-Ä 1997).

II. Grundsätze

Das Strafbarkeitsrisiko lässt sich durch die Einhaltung bestimmter Prinzipien erheblich minimieren. Diese Prinzipien folgen aus den dargestellten straf-, dienst- und berufsrechtlichen Regeln sowie aus den hochschulrechtlichen und anderen Bestimmungen über die Einwerbung und Verwaltung von Drittmitteln. Von besonderer Bedeutung sind die insoweit zentralen Grundsätze des Trennungs-, Transparenz-/Genehmigungs-, Äquivalenz- und Dokumentationsprinzips. Diese Grundsätze sollten unbedingt bei allen von Seiten der Industrie finanzierten Kooperationsformen bzw. -projekten beachtet werden.

1. Trennungsprinzip

Das Trennungsprinzip erfordert eine klare Trennung zwischen der Zuwendung und etwaigen Umsatzgeschäften.

Nach dem Trennungsprinzip dürfen Zuwendungen an Mitarbeiter medizinischer Einrichtungen nicht in Abhängigkeit von Umsatzgeschäften mit der medizinischen Einrichtung erfolgen. Sie dürfen insbesondere nicht gewährt werden, um in unzulässiger Weise Einfluss auf Beschaffungsentscheidungen zu nehmen. Dieser Grundsatz ist vor allem bei Personen zu beachten, die Beschaffungsentscheidungen zu treffen oder Einfluss auf Beschaffungsentscheidungen haben, von denen auch Produkte des Vertragspartners oder Zuwendungsgebers betroffen sein können. Mitarbeiter in medizinischen Einrichtungen dürfen keine Zuwendungen annehmen, die ausschließlich oder überwiegend privaten Zwecken dienen. Dies gilt spiegelbildlich für die Geberseite, d. h. im Hinblick auf die Gewährung solcher Zuwendungen. Insbesondere dürfen Angehörige von Mitarbeitern in medizinischen Einrichtungen keinerlei Zuwendungen erhalten.

Das Trennungsprinzip setzt das strafrechtliche Postulat um, wonach Zuwendungen an Amtsträger zur Beeinflussung von Beschaffungsentscheidung unzulässig sind. Hierbei darf nicht einmal der Eindruck entstehen, der Mitarbeiter in medizinischen Einrichtungen lege den Vorteil auf die „Waagschale der Entscheidung" bzw. die Zuwendung erfolge im Hinblick darauf.

2. Transparenz-/Genehmigungsprinzip

Das Transparenzprinzip verlangt die Offenlegung von Zuwendungen gegenüber den Verwaltungen oder Leitungen bzw. Trägern medizinischer Einrichtungen, durch die Mitarbeiter medizinischer Einrichtung begünstigt werden bzw. begünstigt werden könnten. Handelt der Mitarbeiter einer medizinischen Einrichtung im Hauptamt (insbesondere zu Forschungszwecken), liegt eine Vertragsbeziehung zwischen dem Unternehmen und der medizinischen Einrichtung zugrunde, die den Leistungsaustausch festschreibt. Handelt der Mitarbeiter im Rahmen seiner Nebentätigkeit, bedarf jegliche Kooperationsform einer Genehmigung, zumindest aber der Kenntnisnahme, durch den Dienstvorgesetzten.

Durch die strikte Einhaltung des Genehmigungsprinzips wird zum einen dienstrechtlichen Anforderungen entsprochen und zum anderen eine strafrechtliche Verfolgung wegen Vorteilsannahme und Vorteilsgewährung (§§ 331, 333 StGB) vermieden. Darüber hinaus kann die tatsächliche und rechtliche Vorprüfung eines Vorgangs durch die genehmigende Stelle den möglichen Eindruck erheblich reduzieren, ein Vorteil sei auf eine pflichtwidrige Diensthandlung im Sinne der Bestechlichkeitsdelikte (§§ 332, 334 StGB) gerichtet.

3. Dokumentationsprinzip

Das Dokumentationsprinzip erfordert, dass alle entgeltlichen oder unentgeltlichen Leistungen an medizinische Einrichtungen oder deren Mitarbeiter schriftlich fixiert werden. Die Einhaltung dieses Prinzips erleichtert es, Kooperationsbeziehungen mit medizinischen Einrichtungen oder deren Mitarbeitern anhand einer vollständigen Dokumentation der zugrundeliegenden Vertragsbeziehungen und der gewährten Leistungen nachzuvollziehen. Die Unterlagen sollten unter Beachtung der zivil- und handelsrechtlichen Fristen und im Hinblick auf die strafrechtlichen Verjährungsfristen aufbewahrt werden.

4. Äquivalenzprinzip

Bei Vertragsbeziehungen zwischen Unternehmen und medizinischen Einrichtungen bzw. deren Mitarbeitern müssen Leistung und Gegenleistung in einem angemessenen Verhältnis zueinander stehen.

★★★

Die genannten Prinzipien sollten bei allen nachfolgenden Kooperations- und Unterstützungsformen beachtet werden.

B. Einzelne Kooperationsformen

I. Dienstleistungsbeziehungen

1. Allgemeine Grundsätze

Bei Dienstleistungsbeziehungen mit medizinischen Einrichtungen und deren Mitarbeitern sollten in jedem Fall folgende allgemeine Grundsätze beachtet werden:
1. Dienstleistungsbeziehungen mit medizinischen Einrichtungen oder deren Mitarbeitern dürfen nicht dazu missbraucht werden, Beschaffungsentscheidungen zu beeinflussen.
2. Je nach dem Gegenstand der Dienstleistungsbeziehungen und den dienstrechtlichen Vorschriften ist der Vertrag mit der medizinischen Einrichtung selbst oder mit deren Mitarbeitern zu schließen. Soweit der Vertrag mit der medizinischen Einrichtung selbst abgeschlossen wird, regelt sie die Grundsätze der Kooperation durch Dienstanweisungen. Wird der Vertrag mit dem Arzt/Mitarbeiter geschlossen, hat das jeweilige Unternehmen eine schriftliche Bestätigung des ärztlichen Vertragspartners zu verlangen, dass

dieser seinen Dienstherrn/Arbeitgeber umfassend informiert hat und die im Regelfall erforderliche Genehmigung des Dienstherrn/Arbeitgebers vorliegt. Die Information ist nur umfassend, wenn sie unter Offenlegung derjenigen Tatsachen erfolgt, die für die Beziehung zwischen dem Mitarbeiter und dem Unternehmen von Bedeutung ist. Aus Dokumentationsgründen kann darüber hinaus die Vorlage der entsprechenden schriftlichen Genehmigung des Dienstherrn/Arbeitgebers von dem Vertragspartner verlangt werden. Die Überlassung der schriftlichen Genehmigung sollte im letztgenannten Fall der Industrieseite auf entsprechendes Verlangen nicht verweigert werden.
3. Die vertraglichen Regelungen müssen legitime Interessen der Vertragspartner zum Gegenstand haben. In keinem Fall dürfen Preisnachlässe, Rabatte etc. über den Umweg von außerhalb der Umsatzgeschäfte geschlossenen Kooperationsverträgen gewährt werden. Bei der Auswahl des Vertragspartners dürfen allein dessen fachliche Qualifikationen ausschlaggebend sein.
4. Leistung und Gegenleistung müssen in einem angemessenen Verhältnis zueinander stehen. Dies sollte vor Abschluss der Verträge geprüft und umfassend dokumentiert werden. Dasselbe gilt für die Vertragsabwicklung und die entsprechenden Arbeitsergebnisse.
5. Verträge sind schriftlich abzuschließen. Es sind die Konten (einschließlich Kontoinhaber) anzugeben, über die die Finanzierung erfolgen soll.
6. Die Zahlung der vertraglich vereinbarten Vergütung darf nur dann erfolgen, wenn die geschuldeten Leistungen ordnungsgemäß erbracht worden sind. Dabei ist es möglich, vorab Zahlungen, etwa zum Zwecke einer Vorauszahlung zu Beginn eines Forschungsprojektes, zu leisten, wenn diese Vorauszahlung nach Abschluss des Projektes mit der geschuldeten Gesamtvergütung ordnungsgemäß verrechnet wird.
7. Die Zahlung der vertraglich vereinbarten Vergütung sollte per Überweisung an das in dem jeweiligen Vertrag angegebene Bankkonto erfolgen.
8. Soweit die medizinischen Einrichtungen oder ihre Träger Vertragspartner sind und diese interne Richtlinien für die Zusammenarbeit mit Unternehmen erlassen haben, sind diese zu beachten. Soweit die Unternehmen eigene Richtlinien erlassen haben, sind auch diese zu beachten.

2. Typische Dienstleistungsbeziehungen

Im Hinblick auf die nachfolgenden Dienstleistungsbeziehungen wird im Einzelnen die Einhaltung folgender Kriterien und Verfahren empfohlen:

a) Verträge über klinische Prüfungen/Leistungsbewertungen

1. Die Durchführung von klinischen Prüfungen/Leistungsbewertungen an medizinischen Einrichtungen unter Inanspruchnahme der personellen und sachlichen Mittel der Einrichtungen geschieht regelmäßig im Rahmen der Dienstaufgaben der Prüfärzte. Daher sollten Verträge über diese Prüfungen vorrangig mit der medizinischen Einrichtung bzw. mit deren Träger selbst unter Einbeziehung des Prüfarztes und ggf. des Leiters der klinischen Prüfung abgeschlossen werden. Die Vergütung ist in einem solchen Fall auf ein von der medizinischen Einrichtung angegebenes Konto der Einrichtung zu überweisen, das von der medizinischen Einrichtung (Verwaltung) oder deren Träger selbst verwaltet und überwacht wird.
2. In Abstimmung mit der medizinischen Einrichtung kann der Vertrag über die Durchführung der klinischen Prüfung auch mit dem Prüfarzt selbst abgeschlossen werden, soweit die dienstrechtlichen Bestimmungen dies zulassen (Durchführung der klinischen Prüfung im Rahmen einer Nebentätigkeit). Die schriftliche Genehmigung des Dienstherrn/Arbeitgebers (Nebentätigkeitsgenehmigung) zur Durchführung des Vertrages über eine klinische Prüfung ist von dem Prüfarzt einzuholen.
3. In der Vereinbarung sollte angegeben werden, dass sämtliche prüfbedingte Leistungen durch die Vergütung für die klinische Prüfung abgegolten sind. Prüfbedingte Leistungen sind die im Prüfplan als solche beschriebenen Leistungen des Prüfarztes sowie ggf. der

VII. Gemeinsamer Standpunkt

medizinischen Einrichtung (z. B. die Inanspruchnahme von Geräten oder Personal). Prüfbedingte Leistungen sind auch die für die Prüfung erforderlichen diagnostischen Maßnahmen.

4. Soweit bei der Durchführung klinischer Prüfungen Einrichtungen und Personal der medizinischen Einrichtung prüfbedingt im Rahmen einer Nebentätigkeit in Anspruch genommen werden, liegt die etwaige Abführung eines Nutzungsentgelts an die medizinische Einrichtung im Verantwortungsbereich des Prüfarztes, worauf in der Vereinbarung hingewiesen werden sollte.
5. Soweit mit einzelnen Ärzten oder Mitarbeitern, insbesondere mit dem Leiter der klinischen Prüfung, Vereinbarungen für zusätzliche Leistungen, die über die Durchführung der klinischen Prüfung selbst hinausgehen (etwa Koordination von Prüfzentren durch den Leiter der klinischen Prüfung), getroffen werden, gelten für diese die unter c) nachstehend gegebenen Empfehlungen für wissenschaftliche Dienstleistungs-/Beraterverträge.

b) Verträge über Anwendungsbeobachtungen

1. Verträge über Anwendungsbeobachtungen können mit der medizinischen Einrichtung oder mit deren Mitarbeitern abgeschlossen werden. Wird der Vertrag mit der medizinischen Einrichtung abgeschlossen, ist die Vergütung auf ein von der medizinischen Einrichtung genanntes Konto der Einrichtung zu überweisen, das von der medizinischen Einrichtung (Verwaltung) oder deren Träger selbst verwaltet oder überwacht wird.
2. In Abstimmung mit der medizinischen Einrichtung kann die Vereinbarung auch mit einem Beschäftigen der medizinischen Einrichtung selbst im Rahmen einer Nebentätigkeit abgeschlossen werden, soweit die dienstrechtlichen Bestimmungen dies zulassen. In diesem Fall ist ebenfalls die schriftliche Genehmigung des Dienstherrn/Arbeitgebers (Nebentätigkeitsgenehmigung) einzuholen.
3. Bei Verträgen über Anwendungsbeobachtungen ist insbesondere darauf zu achten, dass die vereinbarten Vergütungen einen angemessenen Umfang nicht überschreiten und den erbrachten Leistungen entsprechen.

c) Sonstige Forschungs-, wissenschaftliche Dienst- und Beratungsleistungen

1. Verträge über sonstige Forschungsprojekte und Beratungsleistungen, die unter Inanspruchnahme von personellen und sachlichen Mitteln der medizinischen Einrichtung erfolgen, sollten vorrangig mit der medizinischen Einrichtung bzw. mit deren Träger selbst abgeschlossen werden. Die Vergütung ist auch hier auf ein Konto der medizinischen Einrichtung als dem vertraglichen Leistungserbringer zu überweisen, das von der medizinischen Einrichtung (Verwaltung) oder deren Träger selbst verwaltet und überwacht wird.
2. In Abstimmung mit der medizinischen Einrichtung kann der Vertrag über sonstige Forschungs- und Beratungsleistungen, die unter Inanspruchnahme von personellen und sachlichen Mitteln der medizinischen Einrichtung erfolgen, auch mit deren Mitarbeitern selbst als Vertragspartner abgeschlossen werden, soweit die dienstrechtlichen Bestimmungen dies zulassen. Die Nebentätigkeitsgenehmigung des Dienstherrn/Arbeitgebers zur Durchführung solcher Leistungen ist von dem Mitarbeiter der medizinischen Einrichtung einzuholen.
3. Soweit die Durchführung sonstiger Forschungs- und Beratungsleistungen die Inanspruchnahme von personellen und sachlichen Mitteln der medizinischen Einrichtung nicht erfordert, sind Verträge mit Mitarbeitern medizinischer Einrichtungen dann möglich, wenn dies die dienstrechtlichen Bestimmungen zulassen. Auch hier ist die medizinische Einrichtung von dem Mitarbeiter umfassend zu informieren und eine im Rahmen der dienstrechtlichen Bestimmungen gegebenenfalls erforderliche Nebentätigkeitsgenehmigung des Dienstherrn/Arbeitgebers einzuholen.

d) Sponsorverträge

Unter Sponsorverträgen werden Vereinbarungen verstanden, bei denen Unternehmen für die Zahlung von Sponsorbeiträgen von den Veranstaltern wissenschaftlicher Tagungen, Kongressen oder Fachmessen imagefördernde Werbeaktivitäten eingeräumt werden. In vielen Fällen werden Unternehmen auf die Möglichkeit des Abschlusses von Sponsorverträgen durch Hinweise und Einladungen von Mitarbeitern medizinischer Einrichtungen aufmerksam gemacht. Dabei handelt der Mitarbeiter der medizinischen Einrichtung oftmals in seiner Eigenschaft als Mitglied einer Fachgesellschaft oder anderer wissenschaftlicher Organisationen, oftmals aber auch als Repräsentant seiner medizinischen Einrichtung selbst. Sofern einschlägig, ist die Regelung des § 35 MBO-Ä zu beachten.

Hierbei sollten folgende Hinweise beachtet werden:

1. Der Sponsorvertrag (auch in Form eines Vertrages über die Anmietung eines Ausstellungsstandes) wird zwischen dem Unternehmen (Sponsor) und dem Veranstalter abgeschlossen: Sofern Veranstaltungen von medizinischen Einrichtungen oder unter Verwendung von Sachmitteln und Personal medizinischer Einrichtungen durchgeführt werden, sollte der Sponsorvertrag vorrangig mit den medizinischen Einrichtungen selbst abgeschlossen werden (und nicht mit dem Arzt der diese Veranstaltung für die medizinischen Einrichtungen organisiert). Wird die Veranstaltung von unabhängigen Organisationen (etwa von medizinischen Fachgesellschaften) veranstaltet, sollten die Sponsorverträge vorrangig mit diesen Organisationen abgeschlossen werden (und nicht mit dem Arzt, der die Veranstaltung für diese Organisationen organisiert). Zahlungen sollen nur auf das Konto des Veranstalters erfolgen.
2. Die Vergütung sowie die hierfür gewährten werbewirksamen oder imagefördernden Werbeaktivitäten müssen in einem angemessenen Verhältnis zueinander stehen.

II. Andere Formen der Zusammenarbeit

1. Allgemeine Grundsätze

Die medizinische Industrie hat im Hinblick auf die sichere Anwendung ihrer Produkte durch ärztliche Anwender, aber auch im Hinblick auf deren Fort- und Weiterbildung ein erhebliches Interesse daran, die Teilnahme von Anwendern und medizinischem Fachpersonal an Fort- und Weiterbildungsveranstaltungen zu unterstützen. Nur hierdurch kann der erforderliche Kenntnisstand erworben bzw. beibehalten und die sachgerechte Anwendung von medizinischen Produkten im Sinne einer optimalen Patientenversorgung gesichert werden. Darüber hinaus unterstützt die medizinische Industrie regelmäßig die medizinische Wissenschaft und Forschung, aber auch Einrichtungen des Gesundheitswesens, durch Spenden und andere Leistungen, um hierdurch zur Weiterentwicklung von Wissenschaft und Forschung beizutragen.

Derartige Unterstützungsleistungen sind zur Wahrung sowie zum weiteren Ausbau des Forschungs- und Wissenschaftsstandorts Deutschland unbedingt notwendig und politisch gewollt. Die derzeitigen Unsicherheiten im Hinblick auf die Zusammenarbeit zwischen Industrie, medizinischen Einrichtungen und deren Mitarbeitern dürfen nicht zu einer Gefährdung dieser unverzichtbaren Unterstützungsmaßnahmen der Industrie führen.

Gleichzeitig bergen einseitige Unterstützungsleistungen im besonderen Maße die Gefahr, unter strafrechtlichen Gesichtspunkten als unzulässige Einflussnahme auf die Beschaffungsentscheidungen von Mitarbeitern medizinischer Einrichtungen gewertet zu werden. Um dies oder auch nur den Eindruck dessen zu vermeiden, sollten grundsätzlich bei sämtlichen einseitigen Unterstützungsformen folgende Gesichtspunkte bedacht werden:

VII. Gemeinsamer Standpunkt

1. Preisnachlässe, Rabatte und dergleichen haben offen zu erfolgen und dürfen nicht über den Umweg der nachfolgend aufgeführten Unterstützungsleistungen (etwa Spenden an medizinische Einrichtungen oder gemeinnützige Organisationen) gewährt werden.
2. Ggf. bestehende Genehmigungserfordernisse durch die Träger, Verwaltungen, Vorstände medizinischer Einrichtungen oder durch die Dienstherren der Mitarbeiter medizinischer Einrichtungen sind strikt zu beachten. Angesichts der besonderen strafrechtlichen Risiken, die mit der Annahme/Gewährung der nachfolgenden Leistungen verbunden sind, sollte eine Gewährung der nachfolgenden Leistungen nicht ohne vorherige Vorlage entsprechender schriftlicher Genehmigungen erfolgen.

2. Typische Formen der Zusammenarbeit

a) Teilnahme an Kongressen, Informationsveranstaltungen, Betriebsbesichtigungen etc.

Die Teilnahme von Mitarbeitern medizinischer Einrichtungen an Symposien, Konferenzen, Kongressen, Fortbildungs-, Informationsveranstaltungen, Betriebsbesichtigungen etc. dient dem wissenschaftlichen Erfahrungsaustausch, der Vermittlung und Verbreitung von Forschungsergebnissen und damit der Fortentwicklung medizinischer und pflegerischer Standards zum Wohle aller Patienten. Konflikte mit den Korruptionsbekämpfungsgesetzen können jedoch entstehen, wenn hiermit entweder eine unzulässige Verknüpfung mit sonstigen Diensthandlungen erfolgt oder auch nur der Eindruck entsteht, dass der Teilnehmer den aus der Unterstützung der Veranstaltungsteilnahme resultierenden Vorteil „auf die Waagschale seiner künftigen innerbetrieblichen Beschaffungsentscheidungen legt bzw. gelegt hat". Zur Vermeidung derartiger Konflikte ist eine klare Trennung zwischen der Veranstaltungsteilnahme einerseits und etwaigen Umsatzgeschäften andererseits erforderlich (Trennungsprinzip).

Sofern die für die Veranstaltungsteilnahme bereit gestellten Mittel der medizinischen Einrichtung auf der Grundlage einer entsprechenden Vereinbarung mit der medizinischen Einrichtung zur Verfügung gestellt werden, nehmen deren Mitarbeiter an diesen Veranstaltungen im Rahmen ihrer Dienstaufgaben teil. Sofern eine entsprechende Vereinbarung mit der medizinischen Einrichtung selbst nicht vorliegt, sollten die Dienstherren, Krankenhausverwaltungen bzw. Krankenhausträger über Art und Inhalt der Veranstaltung informiert sein und die Teilnahme genehmigt haben (Genehmigungsprinzip). Bloße Dienstreisegenehmigungen oder die Erteilung von Sonderurlaub reichen hierfür im Regelfall nicht aus, da diese Genehmigungen lediglich das Fernbleiben vom Dienst, nicht jedoch die Annahme eines geldwerten Vorteils betreffen. Nur wenn bei Beantragung von Urlaubs- und Dienstreisen diejenigen Tatsachen unterbreitet werden, die für die Beziehung zwischen Arzt/Mitarbeiter und Unternehmen bedeutsam sind (einschließlich der Funktionen bei der Beschaffung von Produkten sowie Einzelheiten der beabsichtigten Unterstützungsleistungen), kann in der einschränkungslosen Genehmigung des (Sonder-) Urlaub oder der Dienstreisen zugleich auch eine Genehmigung im Hinblick auf die Annahme der Unterstützung gesehen werden, die in den Fällen der Vorteilsannahme/-gewährung strafausschließende Wirkung hat. Eine Genehmigungsfähigkeit scheidet aus, wenn auch nur der „Anschein der Käuflichkeit" von Diensthandlungen besteht.

Für den Fall, dass keine Vereinbarung zwischen dem Unternehmen und der medizinischen Einrichtung über die Veranstaltungsteilnahme vorliegt, setzt die Genehmigung voraus, dass alle Zuwendungen, durch die entweder der Mitarbeiter der medizinischen Einrichtung unmittelbar oder die medizinische Einrichtung selbst mittelbar begünstigt werden bzw. begünstigt werden könnten, offengelegt werden (Transparenzprinzip). Bei der Genehmigung hat der Dienstherr Kenntnisse über die Funktion des Mitarbeiters im Rahmen von Beschaffungsentscheidungen zu berücksichtigen. Durch die Beachtung dieser Grundsätze wird der Eindruck unzulässiger Einflussnahme auf die entsprechenden Entscheidungsträger vermieden und gleichzeitig dienstrechtlichen Anforderungen entsprochen (vgl.

§§ 42, 43 BRRG; §§ 65, 70 BBG; §§ 10, 11 BAT). Zudem scheidet eine strafrechtliche Verfolgung gemäß § 331 StGB (Vorteilsannahme) aus, wenn eine wirksame Genehmigung vorliegt.

Weiterhin sollten der medizinischen Einrichtung bzw. der für die Genehmigung zuständigen Institution (Dienstherr) alle maßgeblichen Informationen über die drittfinanzierte Veranstaltung in schriftlicher Form vorliegen (Dokumentationsprinzip). Durch Vorlage dieser schriftlichen Dokumentationsunterlagen können auch noch lange Zeit nach Durchführung der Veranstaltung etwaige Verdachtsmomente gegenüber Ermittlungsbehörden ausgeräumt werden.

Die Einhaltung dieser Grundsätze sowie der nachfolgenden Hinweise trägt nach Auffassung der diesen Gemeinsamen Standpunkt tragenden Verbände erheblich zu einer strafrechtlichen Risikominimierung bei. Da einzelne Staatsanwaltschaften und Gerichte derzeit bereits die bloße Unterstützung der Teilnahme an den o. g. Veranstaltungen (auch bei Einhaltung der nachfolgenden Hinweise) als unzulässige Einflussnahme auf Beschaffungsentscheidungen im Sinne der Bestechungsdelikte interpretieren, bei denen eine Genehmigung durch den Dienstherrn ohne Relevanz ist, ist ein völliger Risikoausschluss nicht möglich.

Die den Gemeinsamen Standpunkt tragenden Verbände weisen gleichzeitig ausdrücklich darauf hin, dass sie den unmittelbaren Schluss einzelner Staatsanwaltschaften und Gerichte von der Gewährung/Annahme einer derartigen Unterstützung auf das Vorliegen einer pflichtwidrigen Diensthandlung und damit eines Bestechungsdelikts für verfehlt halten. Vielmehr müssen insoweit zusätzliche Anhaltspunkte dafür vorliegen, dass die Unbefangenheit der Ermessensentscheidung durch den Vorteil beeinflusst ist und der Amtsträger seine Beschaffungsentscheidungen aufgrund sachfremder Entscheidungen trifft bzw. sich hierzu bereit erklärt. Darüber hinaus ergibt sich die Legitimität der Unterstützung der Teilnahme von Beschäftigten medizinischer Einrichtungen an Kongress- und Informationsveranstaltungen sowie an Betriebsbesichtigungen auch aus dem Arzneimittel- und Medizinprodukterecht, welches einen Informationsaustausch (Risikoerfassung) zwischen Unternehmen und Ärzten in vielen Bereichen vorsieht. Deutschland würde sich auf dem Gebiet der medizinischen Forschung sowie im Hinblick auf den Austausch entsprechender wissenschaftlicher Erkenntnisse isolieren, wenn deutsche Ärzte aufgrund fehlender finanzieller Möglichkeiten der medizinischen Einrichtungen zukünftig an derartigen Veranstaltungen nicht mehr teilnehmen könnten. Dies kann weder im Interesse der Forschungs- und Gesundheitspolitik liegen noch wirtschaftspolitisch gewollt sein.

Die den Gemeinsamen Standpunkt tragenden Verbände appellieren daher an die Bundes- und Landesgesetzgeber, durch geeignete Rechtsetzungsmaßnahmen entsprechende Klarstellungen im Sinne der Fortführung dieser Zusammenarbeit herbeizuführen.

Angesichts des bisherigen Fehlens dieser Klarstellungen kommt es nach Ansicht der den Gemeinsamen Standpunkt tragenden Verbände für diejenigen Unternehmen, medizinischen Einrichtungen und deren Mitarbeiter, die die entsprechenden Unterstützungsleistungen ungeachtet der entstandenen rechtlichen Unsicherheiten fortgeführt wissen wollen, in besonderem Maße auf eine strikte Einhaltung der hier beschriebenen Grundsätze und Hinweise an.

1. Nimmt ein Mitarbeiter medizinischer Einrichtungen an derartigen Veranstaltungen (z. B. wissenschaftlichen Tagungen, Kongressen, Fort- und Weiterbildungen sowie Betriebsbesichtigungen) teil, ohne hierbei im Auftrag des Unternehmens etwa ein Referat oder eine Präsentation zu halten, eine Veranstaltung zu moderieren oder eine andere Leistung zu erbringen, können von Seiten der Industrie folgende Kosten erstattet werden:
   – Angemessene Hin- und Rückreisekosten zum/vom Veranstaltungsort,
   – Übernachtungskosten,
   – Kongressgebühren,
   – Kosten für Bewirtungen, soweit sie einen angemessenen Rahmen nicht überschreiten und von untergeordneter Bedeutung bleiben.

2. Kosten für Unterhaltung (z. B. Theater, Konzertbesuche, Rundflüge, Sportveranstaltungen, Besuch von Freizeitparks) dürfen von den Unternehmen nicht erstattet werden. Ein Verbleiben auf Kosten des Unternehmens über den für die Veranstaltung notwendigen Zeitraum hinaus darf nicht erfolgen. Die Annahme/Gewährung von sonstigen Belohnungen, Geschenken und geldwerten Vorteilen mit privatem Charakter (z. B. Kosten für Begleitpersonen) darf ebenfalls nicht erfolgen.
3. Nehmen Mitarbeiter an derartigen Veranstaltungen im Rahmen ihrer Dienstaufgaben teil, so wird in der Regel die Zuwendungsvereinbarung zwischen der Verwaltung und dem zuwendendem Unternehmen geschlossen. Wird die Vereinbarung über die Teilnahme an der Veranstaltung in diesen Fällen mit dem Mitarbeiter der medizinischen Einrichtung direkt geschlossen, sind die Einzelheiten der Teilnahme (Dauer der Veranstaltung und Höhe der übernommenen Kosten) dem Dienstherrn/Arbeitgeber offenzulegen und von diesem die Genehmigung zur Teilnahme an der Veranstaltung einzuholen. Sofern medizinische Einrichtungen spezielle Stellen zur Einwerbung bzw. Bewirtschaftung der genannten Leistungen eingerichtet haben, sollte die Abwicklung in Zusammenarbeit mit diesen Stellen erfolgen.
4. Es ist darauf zu achten, dass derartige Veranstaltungen der Vermittlung und Verbreitung von berufsbezogenem Wissen und praktischen Erfahrungen dienen. Die wissenschaftliche Information und die Weitergabe von zur Berufsausübung des Arztes erforderlichen Fachkenntnissen in Diagnostik und Therapie müssen im Vordergrund stehen. Dabei sollte nur die Teilnahme unterstützt werden, bei der sowohl ein Bezug zum Tätigkeitsgebiet des Unternehmens als auch zum Tätigkeitsgebiet des Veranstaltungsteilnehmers vorliegt. Die Annahme von Unterstützungsleistungen setzt zudem eine Verpflichtung zur Teilnahme an den entsprechenden Veranstaltungen voraus.
5. Werden im Rahmen solcher Veranstaltungen im Auftrag von Unternehmen Vorträge gehalten oder andere Leistungen erbracht, gelten die Regeln des Abschnittes „Sonstige Forschungs-, wissenschaftliche Dienst- und Beratungsleistungen" (B.I.2.c)). In diesem Fall sollte die Zahlung eines Honorars bzw. die Übernahme der entsprechenden Aufwendungen auf der Grundlage der vertraglichen Vereinbarung erfolgen.

b) Spenden

Spenden sind Ausgaben zur Förderung mildtätiger, kirchlicher, religiöser, wissenschaftlicher und von als besonders förderungswürdig anerkannter gemeinnütziger Zwecke. Spenden an medizinisch-wissenschaftliche Einrichtungen und Organisationen fördern den wissenschaftlichen Fortschritt und das Gesundheitswesen und sind zugleich Ausdruck der Verantwortung des einzelnen Unternehmens sowie der medizinischen Industrie gegenüber der Gesellschaft.

Vor dem Hintergrund der sog. „Drittvorteilsproblematik" ist auch die Gewährung von Spenden (etwa zur Unterstützung von Forschung und Lehre, zur Verbesserung der Gesundheits- bzw. Patientenversorgung, zur Aus- und Weiterbildung bzw. für mildtätige Zwecke) an medizinische Einrichtungen bzw. an unabhängige Organisationen nicht unproblematisch. Auch hier ist grundsätzlich zu beachten, dass Spenden unabhängig von Umsatzgeschäften erfolgen und nicht zur Beeinflussung von Beschaffungsentscheidungen eingesetzt werden (Trennungsprinzip).

Um bereits den Eindruck zu vermeiden, Spenden dienten den individuellen persönlichen Interessen von Mitarbeitern medizinischer Einrichtungen, sollte darauf geachtet werden, dass Spenden nur auf offizielle Spenden- oder Drittmittelkonten medizinischer Einrichtungen oder unabhängiger Organisationen (z. B. wissenschaftliche Fachgesellschaften etc.) erfolgen, die in der Verfügungsgewalt oder unter Aufsicht der Verwaltungen der medizinischen Einrichtungen oder der Vorstände der unabhängigen Organisationen stehen. Im Hinblick auf Spenden an medizinische Einrichtungen wird dies regelmäßig durch die Einbeziehung der Krankenhaus-/Universitätsverwaltungen sowie ggf. auch durch Einbeziehung der Träger der medizinischen Einrichtungen gewährleistet.

Bei der Vergabe von Geld- und Sachspenden sind folgende Grundsätze zu beachten:
1. Spenden dürfen ausschließlich an anerkannte gemeinnützige Einrichtungen (z. B. auch Fachgesellschaften) und nicht an natürliche Personen erfolgen. Sie dürfen nur solchen Einrichtungen oder Organisationen gewährt werden, die eine Spendenbescheinigung im Sinne des Steuerrechts ausstellen können. Spenden an natürliche Personen sind daher unzulässig.
2. Die Gewährung von Spenden an medizinische Einrichtungen oder andere Organisationen darf nur zum Zwecke von Forschung und Lehre, zur Verbesserung der Gesundheits- oder Patientenversorgung, zu Aus- und Weiterbildungszwecken oder für mildtätige Zwecke erfolgen.
3. Geld- oder Sachspenden dürfen nicht zur Beeinflussung von Beschaffungsentscheidungen oder unter Umsatzgesichtspunkten vergeben werden.
4. Geldspenden dürfen nur auf Spenden- bzw. Drittmittelkonten medizinischer Einrichtungen oder anderer Organisationen erfolgen. Sachspenden müssen in die Verfügungsgewalt der Verwaltung der medizinischen Einrichtungen übergehen.
5. Sofern Spenden nicht medizinischen Einrichtungen, sondern unabhängigen Organisationen, Fachgesellschaften oder Fördervereinen gewährt werden und sofern Mitarbeiter medizinischer Einrichtungen bei der Einwerbung mitwirken, mit denen das spendende Unternehmen in Geschäftsbeziehungen steht, ist aus Gründen einer möglichst weitreichenden Risikominimierung unter dem Gesichtspunkt des sog. „Drittvorteils" bzw. zu Dokumentationszwecken zumindest die Information des Dienstherrn/Arbeitgebers zu empfehlen.

C. Bewirtungen und Geschenke

Mitarbeitern medizinischer Einrichtungen ist die Annahme von Geschenken ohne Zustimmung ihres Dienstherrn grundsätzlich untersagt, sofern es sich nicht um „sozialadäquate" Zuwendungen handelt. Dasselbe gilt dem Grundsatz nach für Bewirtungen.

Im Einzelnen sollte hierbei folgendes beachtet werden:

I. Geschenke

1. Geschenke sind zulässig, wenn sie Werbegeschenke darstellen und von geringem Wert sind (§ 7 HWG).
2. Darüber hinaus sind persönliche Geschenke ausnahmsweise zu besonderen Anlässen (z. B. zu Dienstjubiläen, runden Geburtstagen sowie zu Habilitationen oder zur Ernennung zum Chefarzt) strafrechtlich nicht zu beanstanden, wenn sie sich in einem „sozialadäquaten" Rahmen halten.
In Zweifelsfällen sollten die Dienstherren/Arbeitgeber einbezogen werden.
3. Sog. „Sozialspenden", d. h. finanzielle Unterstützungen für Dienstjubiläums-Veranstaltungen, Betriebsausflüge, Weihnachts- und Geburtstagsfeiern etc. dürfen nicht gewährt werden.
4. Es sollte auch darauf geachtet werden, dass medizinische Fachbücher bzw. Abonnements medizinischer Fachzeitschriften nicht von Mitarbeitern als persönliche Geschenke entgegengenommen werden, da diese regelmäßig einen Wert haben, der den Rahmen eines „sozialadäquaten" Geschenks übersteigt. Möglich ist insofern die Gewährung als Sachspende an die jeweilige medizinische Einrichtung (s. den Abschnitt „Spenden").

VII. Gemeinsamer Standpunkt

II. Bewirtungen

Die private Bewirtung von Mitarbeitern medizinischer Einrichtungen ist unzulässig. Eine Bewirtung ist nur im Rahmen von Veranstaltungen oder Arbeitsessen und nur in einem angemessenen und sozialadäquaten Umfang zulässig.

Im Hinblick auf Bewirtungen gelten die für Geschenke genannten Grundsätze entsprechend:
1. Bewirtungen dürfen nur dann gewährt werden, wenn deren Wert einen „sozialadäquaten" Rahmen nicht übersteigt.
2. In Zweifelsfällen sollten die Dienstherren/Arbeitgeber einbezogen werden.
3. Bei einem Arbeitsessen ist der dienstliche Anlass zu dokumentieren.

***

Die den Gemeinsamen Standpunkt tragenden Verbände weisen darauf hin, dass die hier gegebenen Hinweise und Empfehlungen aufgrund der bislang nicht gefestigten Rechtsprechung und einer Fülle von Abgrenzungsproblemen eine rechtliche Beratung im Einzelfall nicht ersetzen können. Mit ihnen sind ferner keine Bewertungen in steuerlicher Hinsicht verbunden. Die Hinweise und Empfehlungen der den Gemeinsamen Standpunkt tragenden Verbände entbinden wegen ihres allgemeinen Charakters die Unternehmen, die medizinischen Einrichtungen und ihre Beschäftigten insbesondere nicht, anhand des jeweiligen Einzelfalls zu prüfen, ob die geplante Kooperationsform mit den gesetzlichen Anforderungen und der hierzu ergangenen aktuellen Rechtsprechung im Einklang steht.

Stand: 11. 4. 2001

VIII. Strafgesetzbuch (StGB) – Auszug (§§ 263, 266, 299, 331 ff. StGB)

In der Fassung der Bekanntmachung vom 13. November 1998
(BGBl. I S. 3322) FNA 450-2
Zuletzt geändert durch Art. 3 Gesetz zur Neuregelung des Wasserrechts vom 31. 7. 2009
(BGBl. I S. 2585)

§ 263 Betrug

(1) Wer in der Absicht, sich oder einem Dritten einen rechtswidrigen Vermögensvorteil zu verschaffen, das Vermögen eines anderen dadurch beschädigt, dass er durch Vorspiegelung falscher oder durch Entstellung oder Unterdrückung wahrer Tatsachen einen Irrtum erregt oder unterhält, wird mit Freiheitsstrafe bis zu fünf Jahren oder mit Geldstrafe bestraft.

(2) Der Versuch ist strafbar.

(3) In besonders schweren Fällen ist die Strafe Freiheitsstrafe von sechs Monaten bis zu zehn Jahren. Ein besonders schwerer Fall liegt in der Regel vor, wenn der Täter
1. gewerbsmäßig oder als Mitglied einer Bande handelt, die sich zu fortgesetzten Begehung von Urkundenfälschung oder Betrug verbunden hat,
2. einen Vermögensverlust großen Ausmaßes herbeiführt oder in der Absicht handelt, durch die fortgesetzte Begehung von Betrug eine große Zahl von Menschen in die Gefahr des Verlustes von Vermögenswerten zu bringen,
3. eine andere Person in wirtschaftliche Not bringt,
4. seine Befugnisse oder seine Stellung als Amtsträger missbraucht oder
5. einen Versicherungsfall vortäuscht, nachdem er oder ein anderer zu diesem Zweck eine Sache von bedeutendem Wert in Brand gesetzt oder durch eine Brandlegung ganz oder teilweise zerstört oder ein Schiff zum Sinken oder Stranden gebracht hat.

(4) § 243 Abs. 2 sowie die §§ 247 und 248a gelten entsprechend.

(5) Mit Freiheitsstrafe von einem Jahr bis zu zehn Jahren, in minder schweren Fällen mit Freiheitsstrafe von sechs Monaten bis zu fünf Jahren wird bestraft, wer den Betrug als Mitglied einer Bande, die sich zur fortgesetzten Begehung von Straftaten nach den §§ 263 bis 264 oder 267 bis 269 verbunden hat, gewerbsmäßig begeht.

(6) Das Gericht kann Führungsaufsicht anordnen (§ 68 Abs. 1).

(7) Die §§ 43a und 73d sind anzuwenden, wenn der Täter als Mitglied einer Bande handelt, die sich zur fortgesetzten Begehung von Straftaten nach den §§ 263 bis 264 oder 267 bis 269 verbunden hat. § 73d ist auch dann anzuwenden, wenn der Täter gewerbsmäßig handelt.

§ 266 Untreue

(1) Wer die ihm durch Gesetz, behördlichen Auftrag oder Rechtsgeschäft eingeräumte Befugnis, über fremdes Vermögen zu verfügen oder einen anderen zu verpflichten, missbraucht oder die ihm kraft Gesetzes, behördlichen Auftrags, Rechtsgeschäfts oder eines Treueverhältnisses obliegende Pflicht, fremde Vermögensinteressen wahrzunehmen, verletzt und dadurch dem, dessen Vermögensinteressen er zu betreuen hat, Nachteil zufügt, wird mit Freiheitsstrafe bis zu fünf Jahren oder mit Geldstrafe bestraft.

(2) § 243 Abs. 2 und die §§ 247, 248a und 263 Abs. 3 gelten entsprechend.

VIII. Strafgesetzbuch (Auszug)

§ 299 Bestechlichkeit und Bestechung im geschäftlichen Verkehr

(1) Wer als Angestellter oder Beauftragter eines geschäftlichen Betriebes im geschäftlichen Verkehr einen Vorteil für sich oder einen Dritten als Gegenleistung dafür fordert, sich versprechen lässt oder annimmt, dass er einen anderen bei dem Bezug von Waren oder gewerblichen Leistungen im Wettbewerb in unlauterer Weise bevorzuge, wird mit Freiheitsstrafe bis zu drei Jahren oder mit Geldstrafe bestraft.

(2) Ebenso wird bestraft, wer im geschäftlichen Verkehr zu Zwecken des Wettbewerbs einem Angestellten oder Beauftragten eines geschäftlichen Betriebes einen Vorteil für diesen oder einen Dritten als Gegenleistung dafür anbietet, verspricht oder gewährt, dass er ihn oder einen anderen bei dem Bezug von Waren oder gewerblichen Leistungen in unlauterer Weise bevorzuge.

§ 331 Vorteilsannahme

(1) Ein Amtsträger oder ein für den öffentlichen Dienst besonders Verpflichteter, der für die Dienstausübung einen Vorteil für sich oder einen Dritten fordert, sich versprechen lässt oder annimmt, wird mit Freiheitsstrafe bis zu drei Jahren oder mit Geldstrafe bestraft.

(2) Ein Richter oder Schiedsrichter, der einen Vorteil für sich oder einen Dritten als Gegenleistung dafür fordert, sich versprechen lässt oder annimmt, dass er eine richterliche Handlung vorgenommen hat oder künftig vornehme, wird mit Freiheitsstrafe bis zu fünf Jahren oder mit Geldstrafe bestraft. Der Versuch ist strafbar.

(3) Die Tat ist nicht nach Absatz 1 strafbar, wenn der Täter einen nicht von ihm geforderten Vorteil sich versprechen lässt oder annimmt und die zuständige Behörde im Rahmen ihrer Befugnisse entweder die Annahme vorher genehmigt hat oder der Täter unverzüglich bei ihr Anzeige erstattet und sie die Annahme genehmigt.

§ 332 Bestechlichkeit

(1) Ein Amtsträger oder ein für den öffentlichen Dienst besonders Verpflichteter, der einen Vorteil für sich oder einen Dritten als Gegenleistung dafür fordert, sich versprechen lässt oder annimmt, dass er eine Diensthandlung vorgenommen hat oder künftig vornehme und dadurch seine Dienstpflichten verletzt hat oder verletzen würde, wird mit Freiheitsstrafe von sechs Monaten bis zu fünf Jahren bestraft. In minder schweren Fällen ist die Strafe Freiheitsstrafe bis zu drei Jahren oder Geldstrafe. Der Versuch ist strafbar.

(2) Ein Richter oder Schiedsrichter, der einen Vorteil für sich oder einen Dritten als Gegenleistung dafür fordert, sich versprechen lässt oder annimmt, dass er eine richterliche Handlung vorgenommen hat oder künftig vornehme und dadurch seine richterlichen Pflichten verletzt hat oder verletzen würde, wird mit Freiheitsstrafe von einem Jahr bis zu zehn Jahren bestraft. In minder schweren Fällen ist die Strafe Freiheitsstrafe von sechs Monaten bis zu fünf Jahren.

(3) Falls der Täter den Vorteil als Gegenleistung für eine künftige Handlung fordert, sich versprechen lässt oder annimmt, so sind die Absätze 1 und 2 schon dann anzuwenden, wenn er sich dem anderen gegenüber bereit gezeigt hat,
1. bei der Handlung seine Pflichten zu verletzen oder,
2. soweit die Handlung in seinem Ermessen steht, sich bei Ausübung des Ermessens durch den Vorteil beeinflussen zu lassen. des Ermessens durch den Vorteil beeinflussen zu lassen.

§ 333 Vorteilsgewährung

(1) Wer einem Amtsträger, einem für den öffentlichen Dienst besonders Verpflichteten oder einem Soldaten der Bundeswehr für die Dienstausübung einen Vorteil für diesen oder einen Dritten anbietet, verspricht oder gewährt, wird mit Freiheitsstrafe bis zu drei Jahren oder mit Geldstrafe bestraft.

(2) Wer einem Richter oder Schiedsrichter einen Vorteil für diesen oder einen Dritten als Gegenleistung dafür anbietet, verspricht oder gewährt, dass er eine richterliche Handlung vorgenommen hat oder künftig vornehme, wird mit Freiheitsstrafe bis zu fünf Jahren oder mit Geldstrafe bestraft.

(3) Die Tat ist nicht nach Absatz 1 strafbar, wenn die zuständige Behörde im Rahmen ihrer Befugnisse entweder die Annahme des Vorteils durch den Empfänger vorher genehmigt hat oder sie auf unverzügliche Anzeige des Empfängers genehmigt.

§ 334 Bestechung

(1) Wer einem Amtsträger, einem für den öffentlichen Dienst besonders Verpflichteten oder einem Soldaten der Bundeswehr einen Vorteil für diesen oder einen Dritten als Gegenleistung dafür anbietet, verspricht oder gewährt, dass er eine Diensthandlung vorgenommen hat oder künftig vornehme und dadurch seine Dienstpflichten verletzt hat oder verletzen würde, wird mit Freiheitsstrafe von drei Monaten bis zu fünf Jahren bestraft. In minder schweren Fällen ist die Strafe Freiheitsstrafe bis zu zwei Jahren oder Geldstrafe.

(2) Wer einem Richter oder Schiedsrichter einen Vorteil für diesen oder einen Dritten als Gegenleistung dafür anbietet, verspricht oder gewährt, dass er eine richterliche Handlung
1. vorgenommen und dadurch seine richterlichen Pflichten verletzt hat oder
2. künftig vornehme und dadurch seine richterlichen Pflichten verletzen würde,

wird in den Fällen der Nummer 1 mit Freiheitsstrafe von drei Monaten bis zu fünf Jahren, in den Fällen der Nummer 2 mit Freiheitsstrafe von sechs Monaten bis zu fünf Jahren bestraft. Der Versuch ist strafbar.

(3) Falls der Täter den Vorteil als Gegenleistung für eine künftige Handlung anbietet, verspricht oder gewährt, so sind die Absätze 1 und 2 schon dann anzuwenden, wenn er den anderen zu bestimmen versucht, dass dieser
1. bei der Handlung seine Pflichten verletzt oder,
2. soweit die Handlung in seinem Ermessen steht, sich bei der Ausübung des Ermessens durch den Vorteil beeinflussen lässt.

§ 335 Besonders schwere Fälle der Bestechlichkeit und Bestechung

(1) In besonders schweren Fällen wird
1. eine Tat nach
   a) § 332 Abs. 1 Satz 1, auch in Verbindung mit Abs. 3, und
   b) § 334 Abs. 1 Satz 1 und Abs. 2, jeweils auch in Verbindung mit Abs. 3, mit Freiheitsstrafe von einem Jahr bis zu zehn Jahren und
2. eine Tat nach § 332 Abs. 2, auch in Verbindung mit Abs. 3, mit Freiheitsstrafe nicht unter zwei Jahren bestraft.

(2) Ein besonders schwerer Fall im Sinne des Absatzes 1 liegt in der Regel vor, wenn
1. die Tat sich auf einen Vorteil großen Ausmaßes bezieht,
2. der Täter fortgesetzt Vorteile annimmt, die er als Gegenleistung dafür gefordert hat, dass er eine Diensthandlung künftig vornehme, oder
3. der Täter gewerbsmäßig oder als Mitglied einer Bande handelt, die sich zur fortgesetzten Begehung solcher Taten verbunden hat.

§ 336 Unterlassen der Diensthandlung

Der Vornahme einer Diensthandlung oder einer richterlichen Handlung im Sinne der §§ 331 bis 335 steht das Unterlassen der Handlung gleich.

§ 337 Schiedsrichtervergütung

Die Vergütung eines Schiedsrichters ist nur dann ein Vorteil im Sinne der §§ 331 bis 335, wenn der Schiedsrichter sie von einer Partei hinter dem Rücken der anderen fordert, sich versprechen lässt oder annimmt oder wenn sie ihm eine Partei hinter dem Rücken der anderen anbietet, verspricht oder gewährt.

§ 338 Vermögensstrafe und Erweiterter Verfall

(1) In den Fällen des § 332, auch in Verbindung mit den §§ 336 und 337, ist § 73 d anzuwenden, wenn der Täter gewerbsmäßig oder als Mitglied einer Bande handelt, die sich zur fortgesetzten Begehung solcher Taten verbunden hat.

(2) In den Fällen des § 334, auch in Verbindung mit den §§ 336 und 337, sind die §§ 43a, 73 d anzuwenden, wenn der Täter als Mitglied einer Bande handelt, die sich zur fortgesetzten Begehung solcher Taten verbunden hat. § 73 d ist auch dann anzuwenden, wenn der Täter gewerbsmäßig handelt.

IX. Heilmittelwerbegesetz (HWG) – Auszug (§ 7 HWG – Verbot von Werbegaben)

In der Fassung der Bekanntmachung vom 19. Oktober 1994 (BGBl. I S. 3068) Zuletzt geändert durch Art. 2 Gesetz zur Verbesserung der Wirtschaftlichkeit in der Arzneimittelversorgung vom 26. 4. 2006 (BGBl. I S. 984)

§ 7 (Verbot von Werbegaben)

(1) Es ist unzulässig, Zuwendungen und sonstige Werbegaben (Waren oder Leistungen)anzubieten, anzukündigen oder zu gewähren oder als Angehöriger der Fachkreise anzunehmen, es sei denn, dass
1. es sich bei den Zuwendungen oder Werbegaben um Gegenstände von geringem Wert, die durch eine dauerhafte und deutlich sichtbare Bezeichnung des Werbenden oder des beworbenen Produktes oder beider gekennzeichnet sind, oder um geringwertige Kleinigkeiten handelt;
2. die Zuwendungen oder Werbegaben in
    a) einem bestimmten oder auf bestimmte Art zu berechnenden Geldbetrag oder
    b) einer bestimmten oder auf bestimmte Art zu berechnenden Menge gleicher Ware gewährt werden;
    Zuwendungen oder Werbegaben nach Buchstabe a sind für Arzneimittel unzulässig, soweit sie entgegen den Preisvorschriften gewährt werden, die aufgrund des Arzneimittelgesetzes gelten; Buchstabe b gilt nicht für Arzneimittel, deren Abgabe den Apotheken vorbehalten ist;
3. die Zuwendungen oder Werbegaben nur in handelsüblichem Zubehör zur Ware oder in handelsüblichen Nebenleistungen bestehen; als handelsüblich gilt insbesondere eine im Hinblick auf den Wert der Ware oder Leistung angemessene teilweise oder vollständige Erstattung oder Übernahme von Fahrtkosten für Verkehrsmittel des öffentlichen Personennahverkehrs, die im Zusammenhang mit dem Besuch des Geschäftslokals oder des Orts der Erbringung der Leistung aufgewendet werden darf;
4. die Zuwendungen oder Werbegaben in der Erteilung von Auskünften oder Ratschlägen bestehen oder
5. es sich um unentgeltlich an Verbraucherinnen und Verbraucher abzugebende Zeitschriften handelt, die nach ihrer Aufmachung und Ausgestaltung der Kundenwerbung und den Interessen der verteilenden Person dienen, durch einen entsprechenden Aufdruck auf der Titelseite diesen Zweck erkennbar machen und in ihren Herstellungskosten geringwertig sind (Kundenzeitschriften). Werbegaben für Angehörige der Heilberufe sind unbeschadet des Satzes 1 nur dann zulässig, wenn sie zur Verwendung in der ärztlichen, tierärztlichen oder pharmazeutischen Praxis bestimmt sind. § 47 Abs. 3 des Arzneimittelgesetzes bleibt unberührt.

(2) Absatz 1 gilt nicht für Zuwendungen im Rahmen ausschließlich berufsbezogener wissenschaftlicher Veranstaltungen, sofern diese einen vertretbaren Rahmen nicht überschreiten, insbesondere in bezug auf den wissenschaftlichen Zweck der Veranstaltung von untergeordneter Bedeutung sind und sich nicht auf andere als im Gesundheitswesen tätige Personen erstrecken.

(3) Es ist unzulässig, für die Entnahme oder sonstige Beschaffung von Blut-, Plasma oder Gewebespenden zur Herstellung von Blut- und Gewebeprodukten und anderen Produkten zur Anwendung bei Menschen mit der Zahlung einer finanziellen Zuwendung oder Aufwandsentschädigung zu werben.

X. (Muster-)Berufsordnung für die deutsche Ärztinnen und Ärzte (Auszug)

In der Fassung der Beschlüsse des 100. Deutschen Ärztetages 1997 in Eisenach
geändert durch die Beschlüsse des 103. Deutschen Ärztetages 2000 in Köln
(§§ 27, 28 Kap. D. I Nr. 1–6, Kap. D. II Nr. 11)
geändert durch die Beschlüsse des 105. Deutschen Ärztetages 2002 in Rostock
(§§ 27, 28 Kap. D. I Nr. 1–5, §§ 17, 18, 22a, 15, 20)
geändert durch die Beschlüsse des 106. Deutschen Ärztetages 2003 in Köln
(§§ 7 Abs. 4, 18, 26, 30 ff.)
geändert durch die Beschlüsse des 107. Deutschen Ärztetages 2004 in Bremen
(Präambel, §§ 17–19, 22, 22a, 23a–23, Kap. D II Nr. 7–11; §§ 4, 15)
geändert durch den Beschluss des Vorstands der Bundesärztekammer in der Sitzung vom
24. 11. 2006 (§ 18 Absatz. 1)

4. Wahrung der ärztlichen Unabhängigkeit bei der Zusammenarbeit mit Dritten

§ 30 Zusammenarbeit des Arztes mit Dritten

(1) Die nachstehenden Vorschriften dienen dem Patientenschutz durch Wahrung der ärztlichen Unabhängigkeit gegenüber Dritten.

(2) Dem Arzt ist es nicht gestattet, zusammen mit Personen, die weder Ärzte sind, noch zu seinen berufsmäßig tätigen Mitarbeitern gehören, zu untersuchen oder zu behandeln. Dies gilt nicht für Personen, welche sich in der Ausbildung zum ärztlichen Beruf oder zu einem medizinischen Assistenzberuf befinden.

(3) Die Zusammenarbeit mit Angehörigen anderer Gesundheitsberufe ist zulässig, wenn die Verantwortungsbereiche des Arztes und des Angehörigen des Gesundheitsberufs klar erkennbar voneinander getrennt bleiben.

§ 31 Unerlaubte Zuweisung von Patienten gegen Entgelt

Dem Arzt ist es nicht gestattet, für die Zuweisung von Patienten oder Untersuchungsmaterial ein Entgelt oder andere Vorteile sich versprechen oder gewähren zu lassen oder selbst zu versprechen oder zu gewähren.

§ 32 Annahme von Geschenken und anderen Vorteilen

Dem Arzt ist es nicht gestattet, von Patienten oder Anderen Geschenke oder andere Vorteile für sich oder Dritte zu fordern, sich oder Dritten versprechen zu lassen oder anzunehmen, wenn hierdurch der Eindruck erweckt wird, dass die Unabhängigkeit der ärztlichen Entscheidung beeinflusst wird. Eine Beeinflussung liegt dann nicht vor, wenn der Wert des Geschenkes oder des anderen Vorteils geringfügig ist.

§ 33 Arzt und Industrie

(1) Soweit Ärzte Leistungen für die Hersteller von Arznei-, Heil- und Hilfsmitteln oder Medizinprodukten erbringen (z.B. bei der Entwicklung, Erprobung und Begutachtung), muss die hierfür bestimmte Vergütung der erbrachten Leistung entsprechen.

Die Verträge über die Zusammenarbeit sind schriftlich abzuschließen und sollen der Ärztekammer vorgelegt werden.

(2) Die Annahme von Werbegaben oder anderen Vorteilen ist untersagt, sofern der Wert nicht geringfügig ist.

(3) Dem Arzt ist es nicht gestattet, für den Bezug der in Absatz 1 genannten Produkte, Geschenke oder andere Vorteile für sich oder einen Dritten zu fordern. Diese darf er auch nicht sich oder Dritten versprechen lassen oder annehmen, es sei denn, der Wert ist geringfügig.

(4) Die Annahme von geldwerten Vorteilen in angemessener Höhe für die Teilnahme an wissenschaftlichen Fortbildungsveranstaltungen ist nicht berufswidrig. Der Vorteil ist unangemessen, wenn er die Kosten der Teilnahme (notwendige Reisekosten, Tagungsgebühren) des Arztes an der Fortbildungsveranstaltung übersteigt oder der Zweck der Fortbildung nicht im Vordergrund steht. Satz 1 und 2 gelten für berufsbezogene Informationsveranstaltungen von Herstellern entsprechend.

§ 34 Verordnungen, Empfehlungen und Begutachtung von Arznei-, Heil- und Hilfsmitteln

(1) Dem Arzt ist es nicht gestattet, für die Verordnung von Arznei-, Heil- und Hilfsmitteln oder Medizinprodukten eine Vergütung oder andere Vorteile für sich oder Dritte zu fordern, sich oder Dritten versprechen zu lassen oder anzunehmen.

(2) Der Arzt darf Ärztemuster nicht gegen Entgelt weitergeben.

(3) Dem Arzt ist es nicht gestattet, über Arznei-, Heil- und Hilfsmittel, Körperpflegemittel oder ähnliche Waren Werbevorträge zu halten oder zur Werbung bestimmte Gutachten zu erstellen.

(4) Der Arzt darf einer missbräuchlichen Anwendung seiner Verschreibung keinen Vorschub leisten.

(5) Dem Arzt ist nicht gestattet, Patienten ohne hinreichenden Grund an bestimmte Apotheken, Geschäfte oder Anbieter von gesundheitlichen Leistungen zu verweisen.

§ 35 Fortbildungsveranstaltungen und Sponsoring

Werden Art, Inhalt und Präsentation von Fortbildungsveranstaltungen allein von einem ärztlichen Veranstalter bestimmt, so ist die Annahme von Beiträgen Dritter (Sponsoring) für Veranstaltungskosten in angemessenem Umfang erlaubt. Beziehungen zum Sponsor sind bei der Ankündigung und Durchführung offen darzulegen.

Die Bearbeiter

Marc Besen ist Rechtsanwalt und Partner im Düsseldorfer Büro von Clifford Chance. Er studierte Rechtswissenschaften an der Rheinischen Friedrich-Wilhelms-Universität in Bonn. Neben seinem Studium und auch während seines Referendariats war er als studentische Hilfskraft bzw. wissenschaftlicher Mitarbeiter im Deutschen Bundestag tätig. Seine Zulassung als Rechtsanwalt erfolgte im Jahr 2000. Marc Besen berät nationale und internationale Mandanten hauptsächlich im Bereich des deutschen und europäischen Kartellrechts, insbesondere im Zusammenhang mit Ermittlungs- und Missbrauchsverfahren. Ferner betreut er Unternehmen bei der Durchführung von Fusionskontrollverfahren beim Bundeskartellamt sowie bei der Europäischen Kommission und koordiniert multi-jurisdiktionale Anmeldungen. Daneben bilden Fragestellungen im Zusammenhang mit Compliance-Systemen, der vertragstechnischen Umsetzung kartellrechtlicher Anforderungen und des Vertriebsrechts – mit breitem Industriefokus – den Schwerpunkt seiner Tätigkeit. Als Mitglied der weltweiten Healthcare, Life Science & Chemicals Industrie Gruppe von Clifford Chance beinhaltet dies insbesondere die Pharma-, Medizinprodukte-, Biotech-, Kosmetik- und Chemieindustrie. Hier berät er auch in regulatorischen Fragen. Marc Besen ist Autor zahlreicher Fachveröffentlichungen und hält regelmäßig Vorträge zum Thema Kartellrecht.

Dr. jur. Peter Dieners ist Rechtsanwalt und Partner im Düsseldorfer Büro von Clifford Chance. Er studierte Rechtswissenschaften an den Universitäten Saarbrücken und Bonn, wo er 1991 promovierte. Von 1987 bis 1992 war er neben Promotion und Referendariat als Assistent an den Instituten für Öffentliches Recht der Universitäten Bonn und Frankfurt am Main tätig. 1992 wurde er als Rechtsanwalt in Frankfurt am Main zugelassen. Seit 1994 ist er als Rechtsanwalt in Düsseldorf tätig. Ein Schwerpunkt seiner Tätigkeit liegt in der Beratung von Unternehmen der pharmazeutischen und medizintechnologischen Industrie bei der rechtlichen Gestaltung von Kooperationsbeziehungen mit medizinischen Einrichtungen und Ärzten sowie der Erarbeitung und Implementierung betrieblicher Handlungsanweisungen („Compliance Programme"). Daneben unterstützt er verschiedene Industrieverbände beratend bei der Erstellung und Umsetzung von Industrie-Kodices auf nationaler und europäischer Ebene. Peter Dieners ist verantwortlicher Partner für den Bereich „Healthcare, Life Sciences & Chemicals" von Clifford Chance weltweit. Er ist u. a. Mitherausgeber von Handbüchern zum Medizinprodukte- und Pharmarecht sowie der Zeitschrift „Medizin Produkte Recht" (MPR), Autor zahlreicher Fachveröffentlichungen und Mitglied verschiedener Rechtsausschüsse deutscher und europäischer Verbände der pharmazeutischen und medizintechnologischen Industrie.

Ulrich Lembeck ist Of Counsel im Düsseldorfer Büro von Clifford Chance. Er studierte Rechtswissenschaften an den Universitäten in Würzburg und Bonn. 1990 wurde er in Düsseldorf als Anwalt zugelassen. Die Zulassung zum Steuerberater erfolgte 1996. Ulrich Lembeck berät in allen Fragen des deutschen und internationalen Steuerrechts. Er ist u. a. spezialisiert auf steuerliche Fragen von Unternehmen der medizintechnologischen und pharmazeutischen Industrie. Neben der steuerlichen Gestaltung von Kooperationen und Akquisitionen der auf diesem Gebiet tätigen Unternehmen beschäftigt sich Ulrich Lembeck insbesondere mit den steuerlichen Aspekten der Zusammenarbeit der Industrie mit medizinischen Einrichtungen und Ärzten. Neben der gestaltenden und präventiven Beratung im Rahmen dieser Zusammenarbeit betreut er regelmäßig Betriebsprüfungen von Unternehmen, die im Hinblick auf diese Zusammenarbeit häufig auch steuerlich im Fokus stehen.

Anhang

Dr. jur. Ulrich Reese ist Rechtsanwalt und Partner im Düsseldorfer Büro von Clifford Chance. Sein Studium absolvierte er an den Universitäten Saarbrücken, Exeter (England), Nancy (Frankreich) und Bonn. Von 1990–1992 war er Mitglied des Graduiertenkollegs am Zentrum für Europäisches und Internationales Wirtschaftsrecht der Universität Bonn, wo er im Jahr 1992 seine Promotion abschloss. Er ist seit 1995 in Düsseldorf als Rechtsanwalt zugelassen und berät und vertritt seitdem zahlreiche Unternehmen der Arzneimittelindustrie in wettbewerbsrechtlichen und regulatorischen Fragestellungen rund um den Lebenszyklus ihrer Produkte. Hierzu gehört insbesondere die Beratung von Unternehmen und Fachverbänden im Zusammenhang mit der Ausarbeitung und Implementierung branchenspezifischer Verhaltenskodizes. Ulrich Reese ist sowohl als Autor zahlreicher Fachveröffentlichungen wie auch als Referent bei Seminaren und Vorträgen auf diesen Gebieten vielfach in Erscheinung getreten. Er ist Mitherausgeber eines Handbuchs zum Pharmarecht und gehört dem fachlichen Beirat der Zeitschriften „PharmaRecht" sowie „Medizin ProdukteRecht" an. Zudem ist Ulrich Reese Privatdozent an der Universität Marburg im Rahmen der Zusatzausbildung Pharmarecht.

Prof. Dr. jur. Jürgen Taschke ist Partner im Frankfurter Büro von DLA Piper. Er studierte Rechtswissenschaften an der Johann Wolfgang Goethe-Universität in Frankfurt am Main, wo er 1988 promovierte. Er war als wissenschaftlicher Assistent am Lehrstuhl für Strafrecht, Strafprozessrecht, Rechtsphilosophie und Rechtstheorie der Johann Wolfgang Goethe-Universität bei Professor Dr. Klaus Lüderssen tätig. Nach der Zulassung als Rechtsanwalt im Jahre 1986 war er sechs Jahre lang in einer Anwaltssozietät mit wirtschaftsstrafrechtlichem Schwerpunkt tätig. Seit 1992 berät er zunächst bei Pünder, Vollhard, Weber & Axter, dann bei Clifford Chance und seit September 2009 bei DLA Piper nationale und internationale Unternehmen in allen Fragen des Wirtschaftsstrafrechts. Schwerpunktmäßig berät er Unternehmen im Zusammenhang mit der drohenden oder erfolgten Einleitung eines Ermittlungsverfahrens gegen Mitarbeiter des Unternehmens, bei der präventiven Einschätzung strafrechtlicher Risiken für Unternehmen und im Umgang mit strafrechtlichen Vorwürfen in den Medien gegen Unternehmen. Jürgen Taschke beriet Medizinproduktehersteller im sogenannten „Herzklappen-Komplex" und war als Lead Counsel mit der Koordination der Verteidigung von mehr als 60 beschuldigten Unternehmensmitarbeitern befasst. Jürgen Taschke, der auch Vorsitzender Richter am Hessischen Anwaltsgerichtshof ist, betreut verantwortlich die „Schriftenreihe Deutsche Strafverteidiger" und ist Autor zahlreicher Fachveröffentlichungen. Er ist ferner Honorarprofessor an der Johann Wolfgang Goethe-Universität in Frankfurt am Main.

Sachverzeichnis

Die fettgedruckten Zahlen verweisen auf die Kapitel,
die dahinter stehenden mageren Zahlen auf die Randnummern.

Absatzwerbung 2 62, 65 ff.; 11 26, 226, 291 ff., 305, 319 ff.
Abziehbarkeit von Aufwendungen 8 8 ff.
- Abzugsverbote 8 8 ff.
- Aufteilungsverbot 8 11 f.
- Geldstrafen 8 18, 41
- Geschenke 8 8 f.
- rechtmäßige Zuwendungen 8 16 ff.
- Strafverteidigungskosten 8 18, 20
- Unangemessenheit 8 43 ff.
- Verfall 8 41 f.
Adressaten des Kodex 11 15
- Mitgliedsunternehmen 11 16
- Unterwerfung 11 4, 15, 22, 46, 55
- Verbundene Unternehmen 11 17
Advisory-Boards 10 12; 11 275
AKG-Kodices 4 47 ff.
Akkreditierung von Fortbildungsveranstaltungen 2 76 ff.
- Sponsoring 2 76
- Akkreditierungsfähigkeit 2 77 f.
- Kartellrecht 2 79 ff.
Akteneinsichtsrecht 13 118 ff., 178
Aktenverwaltung 13 178
Alpenhof Murnau 11 225
AMG-Novelle 2 84 f., 88 f.; 6 70
Amtsträger 1 1, 3; 2 3, 6, 8, 10 ff., 35 ff.; 4 1, 24; 6 3, 10 f., 45 ff.; 8 17, 22 ff., 96; 10 13 ff.; 11 41, 341 ff.
- Abzugsverbot 8 17, 22 ff., 96
- ausländische Amtsträger 11 41
- Dienstrecht 2 35 ff.
- Drittmittelrecht 4 1, 24
- einseitige Zuwendungen 10 21 ff.
- FSA-Kodex 11 341
- Leistungsaustauschbeziehungen 6 3, 10 f., 45 ff., 59; 10 29
- Mitarbeiter der Selbstverwaltung 10 13 ff.; 11 45
- multiple Funktionsträger 10 15, 19
- Strafrecht 2 3, 6, 8, 10 ff.
anonyme Beanstandung 13 3, 14, 59, 70 ff.
Anwendungsbeobachtungen 2 14, 46; 3 1, 11; 4 26, 40, 50; 6 1, 3 ff., 21 ff.; 7 13, 55; 8 6, 15; 11 2 ff., 21, 149 ff., 160 ff.; 13 83
- siehe auch *nichtinterventionelle Studien*
- Abzugsberechtigung 8 6, 15
- Begründungs-/Dokumentationspflichten 11 183, 188

- Beobachtungsplan 11 187
- berechtigter Bedarf 11 149 ff., 183
- Definition 11 178
- Dokumentationsaufwand 11 191
- Dokumentationspflichten 11 188
- Ergebnisse 11 200
- Ethik-Kommission 11 194
- Missbrauch 11 71, 162, 165
- Neuregelungen 4 40
- Nichtintervention 11 180; 13 83
- Patienteneinwilligung 11 195
- Pharmaberater 11 201 ff.
- Qualitätssicherung 11 186
- regulatorische Vorschriften 11 181
- retrospektive Studien 11 206
- Standard Operating Procedures 11, 204
- Verfahren und Durchführung 11 182 ff.
- Vergütung 11 155 ff., 189 ff.
- Verhaltensempfehlungen 4 26, 50; 11 3 ff., 21, 181
- Veröffentlichung 11 196 ff.
- Zuständigkeit 11 184, 369
- Zweck 11 183
Äquivalenzprinzip 5 6; 11 345
Arms-length-principle 6 12
Arzneimittelrecht 7 12 ff.
- Informationsbeauftragter 7 14
- Pharmaberater 7 16
- Qualitätsmanagement 7 17
- sachkundige Person 7 15
- Stufenplanbeauftragter 7 13
ausländische Konzernobergesellschaften 11 48
ausländische Muttergesellschaften 11 48
Ausschlussfrist 13 72
Aussetzung des Verfahrens 13 300 ff.

Bahnmuseum 11 280
Bahnpark 11 240
Beanstandung 12 83; 13 13 ff., 50 ff.
- anonyme 13 3, 14, 59, 70 ff.
- Beanstandender 13 63 ff.
- Bearbeitung durch den Spruchkörper 13 36 ff.
- Berechtigung 13 53 ff.
- Einschränkungen 13 55 f.
- Form 13 71
- Frist 13 72
- Gegenstand 13 60
- Inhalt 13 71

645

Sachverzeichnis

- kommerzielles Interesse **13** 75
- Verfahren **13** 14 ff.

Beauftragtenstellung von Vertragsärzten **2** 9

Beauty-Effekt 11 81, 89

Beeinflussungsverbot 11 162

Befangenheit 13 100, 157 ff.

Begleitpersonen 2 64, 66, 75; **6** 46, 54; **8** 83, 86, 95, 97; **11** 3, 214 f., 230 f., 239, 250, 254 ff., 322, 330; **12** 128

Beistellung 8 47 f.; **11** 157, 297, 305

Beliehene 2 8, 28, 30

Belohnungen 2 50; **10** 21 ff.

Beraterverträge 6 2, 14, 23 ff.; **8** 53 f.; **10** 30

Berater-Workshop 11 151, 275

berechtigter Bedarf 11 149 ff.

Berufsrecht 2 71 ff.; **4** 26; **5** 5, 7; **6** 61 ff.; **11** 3, 8 ff., 42, 60 ff., 145 ff., 171, 216 ff., 290, 306 ff.
- Akkreditierung von Fortbildungsveranstaltungen **2** 76 ff.
- Bedeutung für die Fachkreise **11** 60 ff.
- Einladungen **11** 216 ff.
- Geschenke, Bewirtungen, Zuwendungen **6** 61 ff.; **11** 20, 290, 306 ff., 325
- Umsetzungen der MBO-Ä **2** 74; **6** 55; **11** 8
- Vertragsschluss **5** 5, 7
- Vergütung **6** 19

Beschaffungsentscheidungen 2 3, 13 ff., 69; **3** 12; **5** 2 ff.; **6** 4 ff., 25, 35, 59; **8** 17; **11** 68 ff., 135, 342 ff., 352

besondere Anlässe 6 65 ff.; **11** 305 ff.

Betriebsbesichtigungen 2 65 f.; **6** 39 f., 46; **11** 240

betriebliche Rahmenbedingungen 13 240

Betrug 1 6; **2** 8, 26, 29 ff.; **9** 8; **11** 175

Bewirtung 2 13, 35, 50, 53, 65 f.; **4** 26, 57; **6** 1 f., 38, 61 ff.; **10** 23; **11** 215, 226 ff., 235 f., 245 ff., 257, 318 ff.; **12** 127 ff.
- Amtsträger **10** 23
- Arbeitsessen **11** 226, 329 ff.
- Ausland **11** 326
- Bestimmtheitsgrundsatz **6** 62
- Leitlinie **11** 225, 228
- mehrfache Bewirtungen **11** 325
- Patientenorganisationen **12** 133
- Sachbezug **9** 322
- Teilnehmer von Fortbildungsveranstaltungen **11** 226 ff., 245 ff.
- Umfang **11** 226 ff., 324 ff.
- untergeordnete Bedeutung **11** 235 f.
- Wertgrenze **11** 227, 324 ff.

Bewirtungen im Sinne des Steuerrechts 8 98 ff.
- Abziehbarkeit (Überblick) **8** 100
- Angemessenheit **8** 103
- beschränkte Abziehbarkeit **8** 102 ff.
- getrennte Verbuchung **8** 107
- Nachweis **8** 105
- Nebenkosten bei Bewirtungen **8** 104

- nicht abziehbare Bewirtungsaufwendungen **8** 104 ff.
- Umsatzsteuer bei Bewirtungen **8** 108 f.
- unbeschränkte Abziehbarkeit **8** 99 ff.

Black List 2 60; **11** 5

Blechbläsergruppe 11 230

Bobbycar 11 286

Broschüren 7 58

Budgetierung 7 55

Bundesverband der Pharmazeutischen Industrie e.V. (BPI) **4** 14, 25 f., 47 ff.; **10** 6

Chiemsee 11 239

Compliance Audits 7 37, 57, 82
- fehlende Audits **7** 73

Compliance 7 1 ff.
- Begriff **7** 1
- branchenspezifische Anforderungen **7** 12 ff.
- Haftung **7** 5
- Kontrollen **7** 76
- Korruptionsprävention **7** 3
- Lösungen für Umsetzungsdefizite **7** 75 ff.
- Medizin und Marketing **7** 30
- Organisation **7** 7, 32, 36, 76 ff.
- Richtlinien und Dienstanweisungen **7** 41, 46 ff., 57
- Schnittstellenprobleme **7** 34
- Schulung **7** 8, 56, 72
- Trennung und Kooperation **7** 24
- Umsetzungsdefizite **7** 63 ff.
- Unterstützungstools **7** 80
- Vertragsmanagement **7** 49
- Werte-Management **7** 9 ff.

Compliance Governance 11 9

Compliance Hotlines 7 53 f.

Compliance Management 7 1 ff.
- Key Performance Indicators **7** 83

Compliance Officer 4 7, 12, 32; **7** 9, 26, 32, 43, 50, 72, 76 ff.

Compliance Programm 7 37 ff., 45 ff., 53, 62 f., 73, 83; **8** 22; **9** 9
- Kernelemente **7** 37, 45

Co-Promotion/Co-Marketing 9 33

Corporate Governance 7 3

Dancing-Party 11 219

Dampferfahrt 11 305

Dawn Raids 9 51, 62 ff.

Diabetes-Workshop 11 239

Dienstanweisungen 3 13; **4** 7, 17, 21, 23; **6** 57; **7** 41, 46 ff., 54; **11** 313

Dienstrecht 1 8; **2** 21, 35 ff., 50, 54 ff.; **3** 10, 13 f.; **4** 1 ff.; **6** 10, 18, 46 ff., 57, 70; **10** 21 f.; **11** 166
- dienst- und strafrechtliche Genehmigung **2** 54 ff.
- Föderalismusreform **2** 41 ff.
- Klinikbereich **6** 46 ff.
- Vertragsgestaltung **2** 43

646

Sachverzeichnis

Dokumentation 6 11, 26, 31, 54, 59; **7** 49 f., 71, 80; **8** 14 f., 53; **11** 146, 154, 188, 191, 232, 329, 346
- Anlass eines Arbeitsessens **11** 329
- Dokumentationsaufwand **11** 191
- Dokumentationspflicht des Veranstalters **11** 232; **13** 209
- Spende oder Zuwendung **11** 351

Dokumentationsprinzip 4 59; **5** 7; **11** 346; **12** 101 ff.

Donauschiff 11 251

Doppelstandard 11 267 ff.

Dreiländergesellschaften 4 41; **11** 264, 266; **13** 137

Drei- und Vier-Sterne Hotel 11 225

Drittmittelrecht 2 15 ff., 23, 36 f., 55; **4** 1 ff., 21 ff.; **6** 14
- Drittmittelkonto **6** 14, 58

Drittmittelrichtlinien 4 4 f., 21; **6** 55, 57; **11** 3, 249

Drittvorteile 2 19; **3** 15; **4** 1 ff.; **6** 3, 6, 36, 58 f.

Durchsuchungen oder Beschlagnahmen 7 61, **9** 51 ff., 62 ff.

EFPIA-Kodices 2 66; **4** 54 ff.; **7** 60; **11** 3, 13 ff., 37 ff., 264, 270; **12** 27 ff.; **13** 3 f.
- ausländische Umsetzungen **11** 37 ff., 270
- EFPIA-Kodex-konforme Auslegung **11** 264
- nationale Umsetzung **4** 28 ff.; **11** 3
- Patientenorganisationen **12** 27 ff.

EG-Pharmapaket 12 89

Eigenanwendungs-IVD-Kodex 4 53 ff.; **11** 22

einseitige Leistungen 6 1 ff., 35 ff., 41 ff.; **8** 63 ff.

Einladung 2 76; **4** 8, 58; **6** 32, 76; **10** 9; **11** 142, 208 f., 230, 237 ff., 254 ff.
- Begleitpersonen **11** 250, 254 ff.
- Doppelstandard **11** 268
- Druck von Einladungskarten **6** 32
- Fortbildungsveranstaltungen **11** 142, 216 ff.
- Patientenorganisationen **12** 128
- Unterhaltungscharakter **8** 44; **11** 230, 237 ff., 305
- Werbung auf Einladungen **2** 76

Einspruch 13 68, 76, 131, 177, 260 ff., 271 ff.

Einstellung 13 137, 208, 245 f., 264

Einzelgewinn 11 336

E-learning 11 220, 335

Empfehlungen 9 141 ff.

Entscheidungen 13 131 ff.
- Bekanntgabe **13** 144
- Beschlussfassung **13** 140
- Regelverfahren **13** 132
- wesentliche Entscheidungsgründe **13** 147
- Zustellung **13** 148 ff.

Entscheidungs-/Sanktionsmöglichkeiten 13 23 ff., 131 ff.

- Einstellung **13** 137
- Geldstrafe **13** 24
- öffentliche Rüge **13** 24, 37
- Ordnungsgeld **13** 17, 24, 36, 234, 257

ertragsteuerliche Aspekte 8 1 ff.
- Abzugsverbote **8** 8 ff.
- Berater- und Referentenverträge **8** 53 f.
- betriebliches Geschenk **8** 75
- Fortbildungsveranstaltungen **8** 76 ff.
- Geschenke **8** 74 ff.
- Mitteilungspflichten der Finanzbehörden **8** 25 f.
- Spendenabzug **8** 64 ff.
- Sponsorverträge **8** 55 ff.

Eucomed-Kodices 4 59 f.

europäische Großstadt 11 239

F&E-Abteilung 7 33, 49, 55

Fachbücher 6 64; **8** 75; **11** 297, 305, 308 ff.

Fachkreise 11 45, 51 f.
- funktionale Auslegung **11** 52

Fernbehandlung 11 138 ff.

festliches Dinner 11 250

Figur-Bonus 11 81, 89

Financial Audits 7 57

Follow-up 3 9; **7** 37, 52 f., 80

Foreign Corrupt Practices Act 3 3; **7** 6

Fortbildungsveranstaltungen 2 64 ff., 71, 74 ff.; **6** 37, 39 ff., 45, 48, 51; **11** 209 ff.
- Akkreditierung **2** 76 ff.
- aktive Teilnahme **6** 41 ff.; **11** 211, 274 ff.
- angemessener Umfang **11** 250
- Begleitpersonen **11** 214, 255 ff.
- Bewirtung **6** 2, 61 ff.; **11** 226, 235 f., 257
- Bundeskartellamt **2** 79 ff.
- Business-Class **11** 224
- Dokumentationspflicht **11** 232; **13** 209
- Doppelstandard **11** 267 ff.
- Dreiländergesellschaften **4** 41; **11** 264, 266; **13** 137
- Economy-Class **11** 224
- Einladung **11** 142, 216
- Entgelt **11** 218
- externe **11** 213 f.
- Genehmigungserfordernis **11** 233, 276
- Heilmittelwerberecht **2** 63 ff.
- Home-and-Host-Country-Prinzip **11** 267 ff.
- Hotelkategorie **11** 225
- international **4** 55; **11** 38, 258 ff.
- interne **11** 216 ff.
- Kostenübernahme **11** 218
- Mitarbeiter med. Einrichtungen **11** 233
- ohne ausschließlich wissenschaftlichen Charakter **2** 68 ff.
- passive Teilnahme **6** 45; **11** 212
- Rahmen-/Unterhaltungsprogramm **11** 230
- Redebeiträge **11** 211
- Reisekosten **11** 218, 224, 244
- Übernachtungskosten **11** 218, 225, 244

Sachverzeichnis

- Übersicht **11** 215
- wissenschaftliche **2** 64 ff.; **11** 221
- Zertifizierung **11** 217
- zulässige Kostenübernahme **11** 222 ff.

Fortbildungsveranstaltungen im Sinne des Steuerrechts 8 76 ff.
- abredewidriges Verhalten des Arztes **8** 95
- Abzug von Werbungskosten **8** 85 ff.
- Aufteilungsverbot **8** 81 ff.
- Bereicherung **8** 77 f.
- betriebliches Geschenk **8** 93 ff.
- eigenbetriebliches Interesse **8** 81
- Folgen für die Ärzte **8** 77 ff.
- Folgen für die Unternehmen **8** 90 ff.
- private Mitveranlassung **8** 86 ff.
- Spendenabzug **8** 93 ff.
- Zuwendungsempfänger **8** 79

Fortsetzung des Verfahrens 13 228 f., 245

Freizeitpark 11 238, 240

Fristen 13 123 ff.
- Ausschlussfrist **13** 72
- Berechnung **13** 84
- Einspruchsfrist **10** 282 f.
- Fristversäumung **13** 123
- mündliche Verhandlung **13** 228
- Stellungnahme **13** 208
- Unterlassungserklärung **13** 214
- Wiederaufnahmeverfahren **13** 293

Frucht-Cocktails 11 226

FSA-Kodex Fachkreise 4 27; **5** 4; **11** 1 ff.
- Adressaten **11** 15
- Äquivalenzprinzip **11** 345
- ärztliches Berufsrecht **11** 60 ff.
- Angehörige der Fachkreise **11** 51 f.
- Anwendungsbeobachtungen **11** 178 ff.
- Anwendungsbereich **11** 24 ff.
- Ärzte **11** 36 ff., 41 f.
- Auslegungsgrundsätze **11** 57 ff.
- Bewirtung **11** 226 ff., 235 f., 245, 257, 318 ff.
- Dokumentationsprinzip **11** 346
- Empfehlungen **11** 141 ff.
- Fassung vom 2. 12. 2005 **4** 28
- Fassung vom 18. 1. 2008 **4** 34
- Fernbehandlung **11** 138 ff.
- Fortbildungsveranstaltungen **11** 209 ff.
- Geschenke **11** 286 ff.
- Gewinnspiele **11** 334 ff.
- Informationsbeauftragter **11** 368
- Konzept **11** 3
- Kostenübernahme **11** 224 ff., 243, 261
- Kooperationsformen **11** 3
- Medizinprodukte **11** 22 f.
- Missbrauchsfälle **11** 3, 11, 71
- Mitgliedsunternehmen **11** 1, 16
- Musterabgabe **11** 131 ff.
- Pharmaberater **11** 361
- rechtliche Rahmenbedingungen **11** 58 f.
- Synopse **11** 3
- Tagungsort **11** 237 ff.
- Transparenz-, Genehmigungsprinzip **11** 344
- Trennungsprinzip **11** 343
- Umsetzung EFPIA-Kodex **4** 28 ff.
- Verantwortlichkeiten **11** 54
- verbundene Unternehmen **11** 17
- Verhaltensstandards **11** 3, 8
- Verordnungen **11** 141 ff.
- Werbung **11** 24 ff., 64, 75 ff.
- Zusammenarbeit **11** 68 ff., 144 ff.

FSA-Kodex Patientenorganisationen 4 46; **12** 1 ff.
- Anwendungsbereich **12** 37 ff.
- Ausgangssituation **12** 1 ff.
- Auslegungsgrundsätze **12** 57 ff.
- Definitionen **12** 47 ff.
- Dokumentations- und Schriftlichkeitsprinzip **12** 90, 105
- Verbot von Einflussnahmen **12** 111 ff.
- Einleitung **12** 34
- Empfehlungs- und Werbebeschränkungen **12** 86
- Erheblichkeit von Leistungen und Zuwendungen **12** 103 f., 115 ff., 123
- ethische Standards **12** 61
- keine Exklusivität **12** 124 ff.
- Gliederung **12** 32 f.
- grenzüberschreitende Konstellationen **12** 43 ff., 121, 135 ff.
- Kernbestimmungen **12** 96
- Kollisionsregel **12** 130
- Leitlinien **12** 62 ff.
- Logos **12** 106 ff.
- Neutralität und Unabhängigkeit **12** 65 ff., 111
- Schriftlichkeitsgrundsatz **12** 101 ff., 110
- Schulung **12** 142 ff.
- Transparenzprinzip **12** 56, 80 ff., 91, 105, 122
- Unterrichtung der Öffentlichkeit **12** 114 ff.
- Trennungsprinzip **12** 73 ff.
- Überwachung **12** 140 f.
- Veranstaltungen **12** 69 ff., 127 ff.
- Verantwortlichkeiten **12** 53 ff.

FS Arzneimittelindustrie e. V. 4 27; **13** 6 ff.
- Organisation **13** 6 ff.
- Spruchkörper **13** 12
- Vereinsorgane **13** 10

FSA-Verfahrensordnung 4 27; **13** 1 ff.
- 1. Neufassung **13** 3
- 2. Neufassung **13** 4, 52
- Akteneinsicht **13** 118 ff., 178
- Ausschlussfrist **13** 72
- Aussetzung **13** 300 ff.
- Beanstandung **13** 15, 53 f., 55 ff., 71 ff.
- Befangenheit **13** 157 ff.
- Einspruch **13** 272 ff.
- Einstellung **13** 137
- Entscheidung **13** 132 ff., 144 f., 256 ff.
- Entscheidungs-/Sanktionsmöglichkeiten **13** 23 ff., 266, 271 ff.

Sachverzeichnis

- Fristen **13** 72, 84, 123 ff., 208 ff., 234, 282 f.
- Fortsetzung des Verfahrens **13** 228 f., 245
- Gebühren **13** 20, 297, 306 ff.
- Geheimhaltungspflicht **13** 178, 189 ff.
- Geldstrafe **13** 234, 240 f., 266 f.
- Geltungsbereich **13** 27 f.
- Geschäftsverteilungsplan **13** 156
- Haftungsfragen **13** 247, 270
- Informationspflichten **13** 179 ff.
- Kerngleichheit **13** 19, 81 ff., 218, 222
- Konzept **13** 5
- Konzern **13** 47 ff.
- Kosten **13** 306 ff.
- mündliche Verhandlung **13** 87, 96 ff., 105 ff., 228 ff.
- Ordnungsgeld **13** 17, 24, 36, 234, 257
- öffentliche Rüge **13** 12, 24, 268, 302
- Parallelverfahren **13** 302 f.
- Persönlichkeitsrecht **13** 67
- Protokoll **13** 113
- Rechte der Verfahrensbeteiligten **13** 110
- Rechtsbehelfe **13** 177, 271 ff., 298
- Regelverfahren **13** 36, 78, 134 ff., 212 ff.
- Sanktionen **13** 23, 231 ff., 255 ff.
- Schiedsstelle **13** 13
- schriftliches Verfahren **13** 90, 102 ff., 230
- Spruchkörper **13** 12 f.
- Unanfechtbarkeit **13** 155, 284
- Untätigkeitsbeschwerde **13** 85, 275
- Unterlassungserklärung **13** 87, 212 f.
- Unterwerfungserklärung **13** 28 f., 54 f.
- Verfahren **13** 12 ff., 87 ff.
- Verfahrensbeteiligte **13** 97, 119
- Verhinderung **13** 151 ff.
- Vertretung **13** 115 ff.
- wesentliche Entscheidungsgründe **13** 147
- Wiederaufnahmeverfahren **13** 287 ff.
- Wiedereinsetzung in den vorherigen Stand **13** 125 ff.
- wiederholter Verstoß derselben Art **13** 217 f.
- Zeugen **13** 109
- Zustellung **13** 148 ff.

Fünf-Sterne-Hotel 11 225, 236

Gebührenordnung für Ärzte (GOÄ) 2 31; **6** 12; **9** 16; **11** 159 f., 173, 190 ff., 207, 285, 336, 340

Geheimhaltung 9 26; **13** 118, 178, 189 ff.
- Clean Teams **9** 26
- Geheimhaltungsinteressen **13** 118
- Geheimhaltungspflicht **13** 189 ff.

Geldstrafe 13 234, 240 f., 266 f.

Geltungsbereich 13 27 f.

gemeinnützige Einrichtungen 6 37 f., 58 ff.; **8** 55, 68 ff., 83, 91, 93; **11** 304; **12** 24, 48; **13** 17, 24, 36 f., 240, 258 266

gemeinsamer Standpunkt der Verbände 1 2; **2** 72; **3** 6; **4** 19 ff.; **6** 1, 6, 11, 36, 53; **11** 163 ff., 342

Genehmigung 2 16 ff., 20 f., 35 f., 39 ff., 46 ff., 53 ff.; **6** 10 f.; **11** 165 f., 233 ff., 249, 276, 313
- Anspruch auf Genehmigungserteilung **2** 47
- Ausnahmen von der Genehmigungspflicht **2** 45 f.
- Belohnungen und Geschenke **2** 51 f.
- Bewirtungen **2** 53
- Genehmigungspflicht als Basis **2** 44
- Genehmigungsprinzip **5** 3 ff.; **6** 10 f.; **11** 344
- Föderalismusreform **2** 41
- Klinikärzte **11** 163
- Nebentätigkeit von Beamten **2** 40 ff.
- Schriftform **11** 147
- Verhältnis dienst- und strafrechtliche Genehmigung **2** 54 ff.
- Vertragsgestaltung **2** 43
- Widerruf der Genehmigung **2** 48

Geräteüberlassung 6 67 ff.

geringfügige Vergütung 11 169

Geringwertigkeit 2 52, 61; **4** 44; **6** 70; **10** 21 f.; **11** 230, 289 ff., 294, 308, 315

Geschäftsverteilungsplan 13 79, 86, 154, 156, 175, 198, 254

Geschenke 2, 50 ff.; **4** 15, 26; **6** 1 f., 36 ff., 51, 61 f.; **10** 20; **11** 286 ff.
- Annahme von Geschenken **2** 50 ff.; **10** 20 ff.
- besondere Anlässe **11** 305
- Fachbücher **11** 308 ff.
- Genehmigung **2** 50
- Geringwertigkeit **11** 230, 289 ff., 294, 308, 315
- Kleinigkeiten **9** 296
- Leitlinie **11** 289
- Spenden **11** 304
- Wertgrenze **11** 306

Geschenke im Sinne des Steuerrechts 8 8 ff., 74 ff.
- Abgrenzung zur Spende **8** 74
- betriebliches Geschenk **8** 75

Geschenkkartons 11 305

Gewinnspiele 11 334 ff.
- GOÄ **11** 336
- Voraussetzungen **11** 335 f.

Graubündner Ski- und Erholungsgebiet 11 239

Green Fee 11 230

Grillfest 11 230, 322

Haftungsfragen 13 82, 247, 270

handelsübliche Nebenleistungen 2 61

handelsübliches Zubehör 2 61; **11** 291, 297

Harmonisierung 1 4

Heilmittelwerberecht 2 61 ff.; **6** 63; **7** 23; **11** 69
- Absatzwerbung **2** 62
- Förderung von Fort- und Weiterbildungsveranstaltungen **2** 63 ff.
- handelsübliches Zubehör **2** 61
- Ordnungswidrigkeit **2** 70

Herzklappenskandal 1 5 ff.

Hinweispflicht 11 168
Hinwirkungspflicht 11 55; **12** 80 ff.
Home-and-Host-Country-Prinzip 11 267 ff.
Hotelfrühstück 11 245 f.
hypothetischer Aufwand 11 160, 173

Informationsaustausch 12 113
Informationsbeauftragter 7 14; **11** 368
Informationspflichten 13 179 ff.
Institutionen 11 347 ff.
– Spenden und Zuwendungen **11** 347 ff.
– gegenseitige Leistungsbeziehungen **11** 357 ff.
IntBestG 2 23

Kartellrecht 9 1 ff.
– Akkreditierung von Fortbildungsveranstaltungen **2** 76 ff.
– Akzo-Formel **9** 36
– Bagatellmarktklausel **9** 46
– Bündelung der Nachfrage **9** 21
– Bußgeld **9** 7, 8
– Co-Promotion/Co-Marketing **9** 33
– Dawn Raids **9** 51, 62 ff.
– Due Diligence **9** 26
– Entflechtungsverfahren **9** 44
– Forschungs- und Entwicklungskooperationen **9** 17
– Geheimwettbewerb **9** 24
– Kernbeschränkungen **9** 12
– Kronzeugenregelungen **9** 2
– Marktabgrenzung **9** 47
– Marktabschottung **9** 37
– Missbrauch einer marktbeherrschenden Stellung **9** 35 ff.
– Schadensersatzansprüche **9** 7
– Sektorenuntersuchung **9** 4
– Selbsteinschätzung **9** 2
– System der Legalausnahme **9** 1
– Technologietransfer-GVO **9** 19
– Vergleichsmarktkonzept **9** 41
– Vertikal-GVO **9** 28
– vorbeugende Maßnahmen **9** 57
– wettbewerbsbeschränkende Vereinbarungen **9** 11 ff.
Kerngleichheit 13 19, 81 ff., 218, 222
Key West 11 240
„Kick-back"-Zahlungen 2 26 f., 29
Kinozentrum 11 240
Klinikärzte 2 35 ff; **9** 341 ff.
klinische Prüfungen 3 1, 10, 11; **6** 1, 6, 15 ff., 21 f.; **7** 52; **8** 6 ff.
klinische Prüfungen nach § 23 MPG 6 15 ff, 21 f.
Kochkurse 11 230
Kodex „Medizinprodukte" 4 15 ff.; **5** 4; **6** 6
– MedTech-Kompass **4** 18
Konzern 13 31, 40 ff.
– Haftung **13** 82
– Zurechnungsmöglichkeiten **13** 42 ff.

Kooperationsbeauftragter 4 27
Kooperationsformen 6 1 ff.; **11** 3
Korruptionsbekämpfungsgesetz 2 4, 11, 22, **4** 1 ff.; **6** 3
Korruptionsdelikte 2 2 ff.
Kosten des Verfahrens 13 306 ff.
Kostenübernahme 11 224 ff.
– Begleitpersonen **11** 255
– externe Fortbildungsveranstaltungen **11** 243
– interne Fortbildungsveranstaltungen **11** 224, 223
– Patientenorganisationen **12** 134

Leistungsaustauschbeziehungen 6 1, 3 ff.; **11** 48
Leistungsbewertungsprüfungen 6 15 ff.
Leitlinien 11 7, 73; **12** 62 ff.
Leitsätze der BAG Selbsthilfe 12 24 ff.
Le Royal Méridien 11 225
Lobbying 10 1 ff.
– Amtsträger **10** 11 ff.
– Begriff **10** 3
– Beratervertrag **10** 30
– Informationsgewinnung **10** 4
– Kommunikationsmanagement **10** 4
– Korruption **10** 8
– multiple Funktionsträger **10** 15, 19
– rechtliche Rahmenbedingungen **10** 2
– Sponsoringvertrag **10** 29
– stillschweigende Genehmigung **10** 22
– Texte zur Korruptionsbekämpfung des BMI **10**, 22, 25
– Verbände **10** 6
– Veröffentlichung von Spenden **10** 27
– Wertgrenzen **10** 21
Lohnsteuerpflicht 3 11; **8** 19, 86

Medizinprodukterecht 7 18 ff.
– Einweisung **7** 20
– Funktionsprüfung **7** 20
– Medizinprodukteberater **7** 21
– Medizinproduktemuster **6** 69
– Qualitätsmanagement **7** 22
– Sicherheitsbeauftragter **7** 19
Miami 11 240
missbräuchliche Beeinflussung 11 215
Mitarbeiterrichtlinien 4 14, 23
Mitarbeiterschulungen 7 56
Mitgliedschaft 11 4
– Mitgliedsunternehmen **11** 1, 16
– Nichtmitglieder **11** 18 ff.
– verbundene Unternehmen **11** 17
Mitteilungspflicht der Finanzbehörde 8 25 ff.
Monte Carlo 11 239
MPG-Novelle 6 22
mündliche Verhandlung 13 87, 96 ff., 105 ff., 228 ff.
Musterabgabe 11 131 ff.
– Begriff **11** 133 ff.

Sachverzeichnis

- Kennzeichnung **11** 134
- Medizinproduktemuster **6** 69

Musterberufsordnung 2 71 ff.

Nebentätigkeit 2 38 ff.
Nichtmitglieder 11 18 ff.
nichtinterventionelle Studien 4 34, 40, 50; **11** 3, 145, 154, 174 ff.
- siehe auch *Anwendungsbeobachtungen*
- Abzugsberechtigung **8** 6, 15
- Begründungs-/Dokumentationspflichten **11** 183, 188
- Beobachtungsplan **11** 187
- Berechtigung **11** 175
- Definition **11** 176 f.
- Dokumentationsaufwand **11** 191
- Dokumentationspflichten **11** 188
- Ergebnisse **11** 200
- Ethik-Kommission **11** 194
- Missbrauch **11** 71, 162, 165
- Neuregelungen **4** 40; **11** 174 ff.
- Nichtintervention **11** 180; **13** 83
- Patienteneinwilligung **11** 195
- Pharmaberater **11** 201 ff.
- Qualitätssicherung **11** 186
- regulatorische Vorschriften **11** 181
- retrospektive Studien **11** 206
- Standard Operating Procedures **11** 204
- Verfahren und Durchführung **11** 182 ff.
- Vergütung **11** 155 ff., 189 ff.
- Verhaltensempfehlungen **4** 26, 50; **11** 3 ff., 21, 181
- Veröffentlichung **11** 196 ff.
- Zuständigkeit **11** 184, 369
- Zweck **11** 183

niedergelassene Ärzte 1 3 f., 9; **2** 8 f., 28, 30, 83; **4** 25 ff.; **5** 5

öffentliche Rüge 4 27; **13** 12, 24, 268, 302
Oldtimertouren 11 230
Ordnungsgeld 13 17, 24, 36, 234, 257
Ostseeausflug 11 219
Ostseeheilbad Zings 11 239

Parallelverfahren 13 300 ff.
- strafrechtlich **13** 301
- zivilrechtlich **13** 302

Pharmaberater 11 171 f., 361
Praxishinweise 11 56, 173, 207, 285, 317
- Anwendungsbereich **11** 56; **13** 56
- Bewirtung **11** 333
- Fortbildungsveranstaltungen **11** 285
- nichtinterventionelle Studien **11** 207
- Unterrichtung der Öffentlichkeit **12** 123
- Veranstaltungen **12** 139
- vertragliche Zusammenarbeit **11** 173
- Werbung **11** 317

Produktschulungen 3 1; **6** 39, 41, 54
Protokoll 13 113 f.
Prüfarzttreffen 11 275

Rabatte auf Zahnimplantate 2 31
rechtliche Rahmenbedingungen 2 1 ff.
Rechtsbehelf 13 177, 271 ff., 298
- beanstandender **13** 274
- Belehrung **13** 282, 285
- Beschränkung **13** 279 f.
- Frist **13** 282
- gegen Entscheidung über Ablehnungsgesuch **13** 171
- gegen Entscheidungen des Spruchkörpers 1. Instanz **13** 271 ff.
- gegen Entscheidungen des Spruchkörpers 2. Instanz **13** 284 f.
- Unanfechtbarkeit **13** 298
- Wiederaufnahmeverfahren **13** 287 ff., 298

Rechtsanwalts-Hotline 11 305
Referentenverträge 6 2, 28 ff., 41 f., 70; **8** 53; **11** 157
Regelungen der Bundesländer 4 24
Regelverfahren 13 36, 78, 134 f., 208 ff.
- Beanstandung **13** 212
- Einspruch **13** 271 ff.
- Frist **13** 208 f.
- Geldstrafe **13** 234, 239 f.
- kerngleiche Verstöße **13** 80 f., 217, 222
- mündliche Verhandlung **13** 228 ff.
- öffentliche Rüge **13** 12, 24, 269
- Ordnungsgeld **13** 17, 24, 36, 234, 257
- Stellungnahme **13** 208 f.
- strafbewehrt **13** 215 f., 220
- Unanfechtbarkeit **13** 179
- Unterlassungserklärung **13** 87, 212 f.
- Verfahren **13** 208
- wiederholter Verstoß derselben Art **13** 81 f. 217 f.

Regressprophylaxe 11 218
Reisekosten 11 218, 224 f., 244
- Begleitpersonen **11** 255 f.

Rote Hand 11 127 f.

Safe Harbours 11 9
Sanktionen 13 231 ff., 256 ff.
- Geldstrafe **13** 234, 239 f., 266 f.
- interne **13** 243
- öffentliche Rüge **13** 12, 24, 268, 302
- Ordnungsgeld **13** 17, 24, 36, 234, 257
- Sanktionsrahmen/-zumessung **13** 242, 269

Scheinvertrag 6 5; **11** 149 ff.
Schiedsstelle 13 13
Schlosskonzert 11 240
Schnuppergolfen 11 230
Schriftformerfordernis 11 146 ff.; **12** 101 ff.
Selbsthilfeförderung 12 10 ff.
- Fördermitgliedschaft **12** 77
- kassenartenübergreifend **12** 14
- krankenkassenindividuell **12** 14
- private Geldgeber **12** 16 ff.

Selbsthilfegruppen 12 3
Selbsthilfeorganisationen 12 4

Sachverzeichnis

Selbsthilfekontaktstellen 12 5
Sorgfaltspflichtverletzung 11 54
sozialadäquate Zuwendung 6 63 ff.; **10** 22; **11** 234, 306, 309
Sozialrecht 2 82 ff.
- Arzneimittelmarkt **2** 84
- Beteiligungsverbot **2** 88
- Depotverbot **2** 86
- Hilfsmittelversorgung **2** 82 ff.
- Homecare-Markt **2** 86
- IGEL **2** 95
- Ordnungshüterfunktion der Krankenkassen **2** 92 ff.
- sozialrechtliche Compliance **2** 82
Sozialspenden 6 64
Sozialversicherungspflicht 3 11
Spanische Weinwelt 11 230
Spenden 6 1 f., 35, 37 f., 56, 58 ff.; **11** 304
- Einbeziehung des Dienstherren **6** 59 f.
- Institutionen **11** 347 ff.
- Sachspenden **6** 56, 64; **8** 70 ff.
- Veröffentlichungspflicht **11** 356
- Zweck **11** 350, 354 f.
Spenden im Sinne des Steuerrechts 8 64 ff.
- Aufwandsspenden **8** 73
- Fremdnützigkeit **8** 66
- Person des Empfängers **8** 68
- Sachspenden **8** 70 ff.
- Schädlichkeit von Gegenleistungen **8** 67
- umsatzsteuerliche Aspekte **8** 72
- Zweckspenden **8** 69
Sponsoringverträge 3 11; **4** 4; **6** 32 ff.; **8** 55 ff.; **10** 29; **13** 119
Sponsorverträge im Sinne des Steuerrechts 8 55 ff.
- Begriff **8** 55
- Betriebsausgabenabzug **8** 56
- Missverhältnis von Leistungen **8** 59
- Mitwirken der Krankenhäuser **8** 61
Spruchkörper 13 12 f.
- 1. Instanz **13** 21, 201 ff, 208 ff.
- 2. Instanz **13** 22, 249 ff.
- Abberufungsmöglichkeiten **13** 196 f.
- Beschlussfassung **13** 140, 151 ff.
- Befangenheit **13** 157 ff., 254
- Besetzung **13** 21 ff., 198 ff., 249 ff.
- Dauer der Bestellung **13** 194
- Eingangsinstanz **13** 77, 256 ff.
- Einspruchsinstanz **13** 138 f., 260 ff.
- Haftungsfragen **13** 247 f., 270
- Informationspflichten **13** 179 ff., 303
- Interessenkonflikte **13** 202 ff.
- Rechtsstellung **13** 34
- Sanktionen **13** 23 f., 256 ff., 271 ff.
- Verhinderungsfall **13** 151 ff., 254
- Weisungsfreiheit **13** 200
- Zuständigkeit **13** 77, 80, 256 ff.
Spruchpraxis des FSA 11 48, 56, 89, 99, 130, 137, 143, 173, 207, 278, 316, 333, 339, 373, 379

- Advisory-Boards **11** 275
- Alpenhof Murnau **11** 225
- Anonymisierung **13** 122
- angemessenes Honorar **11** 159 f.
- angemessene Bewirtung **11** 227
- ausländische Konzernobergesellschaften **11** 48
- ausländische Muttergesellschaften **11** 48
- Bahnmuseum **11** 280
- Bahnpark **11** 240
- Beauty-Effekt **11** 81, 89
- Begleitpersonen **11** 254 ff.
- Besichtigung einer Betriebsstätte im Ausland **11** 262
- Berater-Workshop **11** 151, 275
- berufsbezogene wissenschaftliche Veranstaltung **11** 218
- besondere Anlässe **11** 305
- Blechbläsergruppe **11** 230
- Bobbycar **11** 286
- Chiemsee **11** 239
- Dancing-Party **11** 219
- Dampferfahrt **11** 305
- Diabetes-Workshop **11** 239
- Dokumentationspflicht des Veranstalters **11** 232; **13** 209
- Donauschiff **11** 251
- Drei- und Vier-Sterne Hotel **11** 225
- Einladung zu Fortbildungsveranstaltungen **11** 142
- Einladung von Begleitpersonen **11** 255
- Einzelgewinn **11** 336
- E-learning **11** 220, 335
- europäische Großstadt **11** 239
- Fachbücher **11** 297
- festliches Dinner **11** 250
- Figur-Bonus **11** 81, 89
- Freizeitpark **11** 240
- Frucht-Cocktails **11** 226
- Fünf-Sterne-Hotel **11** 236
- Geringwertigkeit **11** 294
- Geschenkkartons **11** 305
- Graubündner Ski- und Erholungsgebiet **11** 239
- Green Fee **11** 230
- Grillfest **11** 230, 322
- Hotelfrühstück **11** 245
- Key West **11** 240
- Kinozentrum **11** 240
- Kochkurse **11** 230
- Leistungsbeziehungen **11** 48
- Le Royal Méridien **11** 225
- Medizinprodukte **11** 23
- Miami **11** 240
- missbräuchliche Beeinflussung **11** 215
- Monte Carlo **11** 239
- Musterabgabe **11** 134
- Offenlegung des Veranstalters **11** 252
- Oldtimertouren **11** 230
- Ostseeausflug **9** 188

Sachverzeichnis

- Ostseeheilbad Zings **11** 239
- Prüfarzttreffen **11** 275
- Rechtsanwalts-Hotline **11** 305
- Regressprophylaxe **11** 218
- Selbstanzeige **13** 53
- Schlosskonzert **11** 240
- Schnuppergolfen **11** 230
- Sorgfaltspflichtverletzung **11** 54
- Spanische Weinwelt **11** 230
- Stadtbesichtigung **11** 239
- Stehimbiss **11** 229
- Sternekoch**11** 226, 229
- Sylt **11** 239
- Tagungsorte **11** 239
- Teilnahme durch Redebeiträge **11** 212
- Tegernsee **11** 239
- Theater-, Konzert- oder Sportveranstaltungen **11** 230
- Trinkgeld **11** 207
- Trüffelverkostung **11** 230
- unentgeltliche Zuwendungen **11** 218
- Unterwerfung **11** 17
- Verkehrsmuseum **11** 240
- Verlängerungstage **11** 225
- Weigerung der Benennung von Zeugen **13** 208
- Wellness-Programm **11** 239
- Wertobergrenzen **11** 227
- wissenschaftlich informative Zielsetzung **11** 223
- Zeitanteil der Fortbildung **11** 219
- Zertifikatslehrgang der IHK **11** 286
- „Zu-Fuß-Rally" **11** 219

Stadtbesichtigung 11 239
Stehimbiss 11 229
Sternekoch 11 226, 229
steuerliche Aspekte der Kooperation 8 1 ff.
- Abziehbarkeit von Aufwendungen **8** 8 ff.
- Bewirtungen i. S. d. Steuerrechts **8** 98 ff.
- ertragsteuerliche Aspekte **8** 1 ff.
- Fortbildungsveranstaltungen und steuerliche Folgen **8** 76
- gemeinnützige Einrichtungen **8** 68
- Geschenke i. S. d. Steuerrechts **8** 74 ff.
- Spenden i. S. d. Steuerrechts **8** 64 ff.
- Sponsorverträge i. S. d. Steuerrechts **8** 55 ff.
- umsatzsteuerliche Aspekte **8** 46 ff.

Strafrecht 2 2 ff.
- kostenerstattungsrechtliche Rahmenbedingungen **2** 31
- Verhalten bei Durchsuchungs- und Beschlagnahmemaßnahmen **2** 32 ff.

Sylt 11 239
Systematik der Kodices 4 7 ff.
- Auditierung **4** 12
- Auslegung **4** 10, 13
- Minimalstandards **4** 14
- Sanktionierung **4** 11
- Unternehmensstrukturen **4** 12

- Zertifizierung **4** 12

Tagungsort 11 237 ff.; **12** 131 f.
Tegernsee 11 239
Teilnahme durch Redebeiträge 11 212
Theater- Konzert- oder Sportveranstaltungen 11 230
Tochtergesellschaften 13 31
Transparenzprinzip 3 6; **4** 24, 46, 53, 59; **5** 3 ff.; **6** 10 ff.; **7** 10; **10** 14, 18, 26, 28; **11** 90 ff.; **12** 80 ff.
Trennungsprinzip 2 71; **3** 6; **4** 24, 59; **5** 2; **6** 4, 6, 41; **7** 26 ff.; **10** 14, 18; **11** 343; **12** 73, 78, 106
Trinkgeld 11 207
Trüffelverkostung 11 230

Übernachtungskosten 11 161, 170, 215, 218, 222 ff., 235 ff., 244
Umsatzsteuer 6 34
umsatzsteuerliche Aspekte 8 47 ff.
- Bewirtungen **8** 108 f.
- Nichtabziehbarkeit der Vorsteuer **8** 49
- Sachspenden **8** 72
- tauschähnliche Umsätze **8** 47 ff.
- Umsatzsteuerbefreiung bei ärztlicher Tätigkeit/ Studienleistungen **8** 51 f.

Unanfechtbarkeit 13 155, 284
unentgeltliche Zuwendungen 11 218
Unlauterkeit 11 72
Unrechtsvereinbarung 6 48
Untätigkeitsbeschwerde 13 86, 275
Unterhaltungsprogramme 11 230 f.
Unterlassungserklärung 13 87, 212 ff.
Unternehmen 11 16 ff.; **13** 28
- abhängiges **11** 18 f.
- beherrschtes **11** 18; **13** 30
- Hinwirkungspflicht **11** 55
- Konzern **13** 31 ff.
- Mitglieds- **11** 1, 16
- unterworfenes **13** 8
- verbundene **11** 17

Unternehmensrichtlinien 7 57 ff.
Unterwerfungserklärung 13 28 f., 54 f.
Untreue 2 2, 8, 26 ff., 29
UWG-Novelle 2008 2 57 ff.

Verantwortlichkeit für Dritte 11 54
Verbände 13 3
Verband der Diagnostica-Industrie (VDGH) 4 53
Verband Forschender Arzneimittelhersteller (VFA) 11 1, 4; **13** 6
Verfahren 13 12 ff., 87 ff.
Verfahrensbeteiligte 13 97, 119
Vergütung 11 155 ff., 189 ff.
- Angemessenheit **11** 146 ff., 155, 159
- ärztliche Leistungen **11** 155 ff.
- Auslagen und Spesen **11** 161

653

- Bewirtung **11** 215, 226 ff., 235 f., 245 ff., 257, 318 ff.
- geringfügig **11** 169
- Geschenke **2** 50 ff.; **4** 15, 26; **6** 1 f., 36 ff., 51, 61 ff.; **10** 20; **11** 286 ff.
- Marktforschung **11** 169
- Milestones **8** 10
- Reisekosten **11** 218, 224 f., 244
- Spenden **11** 304
- Übernachtungskosten **11** 161, 170, 215, 218, 222 ff.
- Verbot **11** 142 ff., 171 f.
- Vergütung in Geld **11** 156 ff.

Verhaltensempfehlungen 4 25
Verhaltensstandards 11 2
Verhinderung 13 151 ff.
Verkehrsmuseum 11 240
Verlängerungstage 11 225
Verordnungen 11 141 ff.
Veröffentlichung 13 36, 183 f., 213
- anonymisiert **13** 186, 213
- Name des Mitgliedsunternehmens **13** 213, 268

Verstoß
- wiederholter **13** 81 f.
- Kerngleichheit **13** 19, 81 ff., 218, 222

Vertrag 11 144 ff.
Vertragsbeziehung 6 5 ff., 15 ff.
Vertragsgestaltung 6 1 ff.
- Übersicht **6** 70

Vertragspartner 11 149 ff.
- Anzahl **11** 153
- Auswahl **11** 152
- Verbot von Scheinverträgen **11** 149 ff.
- Vergütung **11** 155

Vertriebsweg 11 301 f.
verschreibungspflichtige Arzneimittel 4 29, 48; **9** 48; **11** 13 f., 24 ff., 44 ff., 75, 301; **12** 60, 86 ff.; **13** 9
Vertretung 13 115 ff.
Vier- oder Sechs-Augen-Prinzip 7 51

Wasserspender-Entscheidung 11 4, 21, 312
Weigerung der Benennung von Zeugen 13 208
Wellness-Programm 11 239
Werbung 11 74 ff.
- Absatzwerbung **11** 291 ff.
- Anwendungsbereich **11** 76 f.
- belästigende **11** 120 ff.
- Beschränkungen **12** 97 ff.
- Empfehlungs- und Werbebeschränkungen **12** 86

- Fachbücher **11** 308 ff.
- Fachinformation **11** 85
- fehlende Zulassung **11** 97
- Irreführungsverbot **11** 77 ff.
- Imagewerbung **4** 10, 29, 31, 50, 65; **11** 47, 288, 305 ff.; **13** 52, 72
- Missbrauch des Symbols „Rote Hand" **11** 129 f.
- Werbung mit Mitgliedsunternehmen seitens der Patientenorganisationen **12** 91
- nicht zugelassene Indikation **11** 98
- Offenlegung **11** 90
- Packungsbeilage **11** 103
- Pflichtangaben **11** 101
- Publikumswerbung **12** 60
- Schleichwerbung **11** 90 ff.
- übertreibende **11** 81, 89
- unternehmensbezogene Informationen **11** 29, 50
- Unterstützungsleistungen von Patientenorganisationen **12** 90
- vergleichende **11** 115 ff.
- Verlinkung **12** 93 f.
- Veröffentlichung **11** 108 ff.

wesentliche Entscheidungsgründe 13 147
Wettbewerbsrecht 2 57 ff.
- Black List **2** 60; **11** 5
- Erheblichkeitsschwelle **2** 60
- Marktverhaltensregelungen **2** 58
- UGP-Richtlinie **2** 57 ff.; **11** 5, 21

Wiederaufnahmeverfahren 13 287 ff.
Wiedereinsetzung in den vorherigen Stand 13 125 ff.
wiederholter Verstoß derselben Art 13 219 f.
wissenschaftlich informative Zielsetzung 11 223

Zahlungsbedingungen 6 13 f.
Zeugen 13 109
Zertifikatslehrgang der IHK 11 286
Zusammenarbeit 11 144 ff.
- Dokumentationsprinzip **11** 346
- Empfang von Pharmavertretern **11** 171
- Genehmigung **11** 165 f.
- Klinikärzte **11** 163 f.
- Scheinverträge **11** 149 ff.
- Schriftformerfordernis **11** 146 f.
- Transparenz-/Genehmigungsprinzip **11** 344
- Trennungsprinzip **11** 343
- Vergütung **11** 155 ff.

„Zu-Fuß-Rally" 11 219
Zustellung 13 148 ff.
Zuwendungsbestätigung 8 69

Register der Spruchpraxis des FSA

Die fettgedruckten Zahlen verweisen auf die Kapitel,
die dahinter stehenden mageren Zahlen auf die Randnummern.

I. Entscheidungen des Spruchkörpers 1. Instanz

- FS I 2004.5-6 **11** 219, 278
- FS I 2004.6-7 **11** 279, 316
- FS I 2004.7–11 **11** 379
- FS I 2004.7-12 = PharmR 2006, 405
  11 219, 278
- FS I 2004.7–13 **11** 240
- FS I 2004.7–14 **11** 239, 279, 316
- FS I 2004.8-15 **11** 335, 340
- FS I 2004.8–16 **11** 54, 56; **12** 55
- FS I 2004.8-17 **11** 230, 279
- FS I 2004.8–19 I **11** 251, 282
- FS I 2004.8–19 II **11** 229, 230, 280
- FS I 2004.8-20 **11** 286, 316
- FS I 2004.8-21 **11** 23, 49
- FS I 2004.9-22 **11** 286, 316, 333
- FS I 2004.9-24 **11** 297, 308, 316
- FS I 2004.9-25 **11** 256, 283
- FS I 2004.10-30 **11** 340
- FS I 2004.10–32 **11** 15, 48, 340
- FS I 2004.10–33 **11** 17, 48; **12** 40
- FS I 2004.10–35 **11** 244, 247, 281, 325, 333
- FS I 2004.10–39 **11** 15, 48, 340
- FS I 2004.10–40 **11** 148, 173, 211, 275, 285
- FS I 2004.11–47 **11** 335, 339
- FS I 2004.12-48 **11** 48
- FS I 2004.12-50 **11** 240, 256, 280, 283
- FS I 2005.1-51 **11** 305, 316, 317
- FS I 2005.1-55 **11** 142, 143, 215, 373
- FS I 2005.2-56 **11** 250, 282, 355
- FS I 2005.3-38 **11** 204, 217
- FS I 2005.3-58 **11** 239, 255, 280, 283
- FS I 2005.3-59 **11** 286, 316
- FS I 2005.4-62 **11** 220, 278, 335, 340
- FS I 2005.4-63 **11** 226, 279, 320, 333
- FS I 2005.5-64 **11** 297, 316
- FS I 2005.5-66 **11** 240, 279, 280
- FS I 2005.5–70 **11** 239, 280
- FS I 2005.6-73 **11** 286, 316
- FS I 2005.6-74 **11** 255, 283
- FS I 2005.6-75 **11** 230, 278, 322, 333; **13** 225
- FS I 2005.7-79 = PharmR 2006, 287
  11 219, 278
- FS I 2005.7-80 **11** 259, 284
- FS I 2005.8-85 **11** 44, 48, 52
- FS I 2005.8-86 **11** 256, 283
- FS I 2005.8-87 **11** 191, 207
- FS I 2005.9-91 **11** 150, 173, 211, 218, 240, 274, 275, 278, 280, 285
- FS I 2005.9–92 **4** 44, 207,
- FS I 2005.9-93 = PharmR 2006, 129
  11 338, 340
- FS I 2005.10-95 **11** 340; **13**, 53, 62
- FS I 2005.10-97 **13** 71, 223
- FS I 2005.10-98 **11** 134, 137
- FS I 2005.11-102 = PharmR 2006, 245
  11 240, 280
- FS I 2005.11-103 **11** 295, 297, 316
- FS I 2005.12-104 = PharmR 2006, 209
  11 151, 173, 211, 275, 285
- FS I 2005.12-105 = PharmR 2006, 208
  11 340
- FS I 2006.1-108 = PharmR 2006, 455
  11 226, 323, 333
- FS I 2006.1-109 = PharmR 2006, 596
  11 157, 173
- FS I 2006.1-119 **11** 218
- FS I 2006.2-112 = PharmR 2006, 341
  11 225, 279
- FS I 2006.2-113 = PharmR 2006, 342
  11 151, 173
- FS I 2006.2-114 = PharmR 2007, 260
  11 297, 316
- FS I 2006.3-116 = PharmR 2006, 340
  11 283
- FS I 2006.3-117 = PharmR 2006, 405
  11 262, 278, 284
- FS I 2006.3-118 = PharmR 2006, 454
  11 239, 280
- FS I 2006.3-119 **11** 278
- FS I 2006.4-120 = PharmR 2006, 405
  11 240, 280
- FS I 2006.4-121 = PharmR 2006, 486
  11 297, 305, 316
- FS I 2006.6-127 **11** 142, 143
- FS I 2006.6-128 **11** 225, 256, 279, 280, 283
- FS I 2006.7–132 **13** 55, 62
- FS I 2006.8–134 **11** 335, 340
- FS I 2006.8–135 = PharmR 2008, 400
  11 227, 228, 279, 281, 326, 333; **13** 209
- FS I 2006.9–137 **11** 226, 279
- FS I 2006–9–140 **11** 148, 173,
- FS I 2006.10–142 **11** 305, 317
- FS I 2006.10–143 **11** 225, 280, 283
- FS I 2006.10–144 **11** 81, 89
- FS I 2006.11–152 **11** 207
- FS I 2006.12–154 **11** 339

- FS I 2006.12–155 11 225, 280
- FS I 2007.3–174 = PharmR 2009, 201 11 240
- FS I 2007.5–179 11 317
- FS I 2007.6–182 11 130
- FS I 2007.7–186 11 335, 340
- FS I 2007.7–188 11 230, 279
- FS I 2007.9–192 = PharmR 2008, 88 11 239, 280
- FS I 2007.9–193 = PharmR 2009, 53 11 286, 316
- FS I 2007.9–201 = PharmR 2008, 214 11 97, 99
- FS I 2007.10–205 = PharmR 2009, 106 11 80, 89
- FS I 2007.11–209 = PharmR 2008, 308 11 305, 317
- FS I 2007.11–210 11 64, 81, 89
- FS I 2007.11–211 = PharmR 2008, 399 11 239, 240, 280
- FS I 2007.12–216 = PharmR 2009, 105 11 173
- FS I 2007.12–217 11 173
- FS I 2007.12–218 (a) = PharmR 2009, 105 11, 137
- FS I 2007.12–218 (b) 11 207
- FS I 2008.1–219 = PharmR 2009, 204 11 219, 278
- FS I 2008.1–220 = PharmR 2009, 148 11 173
- FS I 2008.2–226 11 173,
- FS I 2008.3–230 11 317
- FS I 2008.4–234 11 225, 280
- FS I 2008.5–235 = PharmR 2008, 628 11 317
- FS I 2008.5–238 = PharmR 2009, 106 11 317
- FS I 2008.5–239 = PharmR 2008, 628 11 241, 280, 282
- FS I 2008.9–242 11 340
- FS I 2008.10–245 11 250, 281, 282
- FS I 2008.11–247 = PharmR 2009, 148 11 97, 99
- FS I 2008.12–250 (a) 11 358, 359, 379
- FS I 2009.3–258 11 225
- FS I 2009.3–255 11 225
- FS I 2009.5–259 = PharmR 2009, 580 11 336, 340
- FS I 2009.5–260 = PharmR 2009, 580 13 55, 62
- FS I 2009.6–264 11 91
- FS I 2009.6–265 = PharmR 2009, 578 11 54, 121
- FS I 2009.6–266 11 104
- FS I 2009.6–267 = PharmR 2009, 578 12 117

II. Entscheidungen des Spruchkörpers 2. Instanz

- FS II 1/04/2004.5-4 11 239, 256, 280, 283; 13 227, 286
- FS II 2/04/2004.7-13 11 240, 280
- FS II 3/04/2004.7-9 11 240, 255, 279, 280, 283; 13 215, 226
- FS II 1/05/2004.9-26 11 335, 340
- FS II 2/05/2004.10-28 11 335, 340
- FS II 3/05/2005.1-52 11 230, 279, 333
- FS II 4/05/2005.1-53 11 251, 282; 12 81
- FS II 5/05/2005.5-65 = PharmR 2006, 127 11 239, 280; 13 118, 122
- FS II 7/05/2005.9-89 11 239, 280; 13 286
- FS II 1/06/2005.9-90 11 218, 223, 225, 227, 256, 278, 279, 280, 283, 333
- FS II 2/06/2005.12-106 11 219, 278, 297, 316
- FS II 3/06/2006.6-130 11 29, 50, 305, 317
- FS II 5/07/2006.8-135 11 232, 279; 13 224
- FS II 1/07/2006.11-149 = PharmR 2008, 169 11 174, 180, 207,
- FS II 2/07/2007.2-159 = PharmR 2008, 211 11 363; 13 56, 62, 71
- FS II 4/07/2007.3-160 11 254, 255, 278, 279, 284
- FS II 3/07/2007.3-174 = PharmR 2009, 201 11 240, 280
- FS II 7/07/2007.3-176 11 225, 279
- FS II 6/07/2007.7-190 11 317
- FS II 1/08/2007.10-208 11 226, 227, 229, 279
- FS II 5/08/2007.12-217 11 160
- FS II 2007.12–218 (b) 13 83
- FS II 4/08/2008.2-228 11 29, 50, 288, 305, 314, 317